血液净化并发症

主编 于 珮 陶新朝

天津出版传媒集团

天津科学技术出版社

图书在版编目(CIP)数据

血液净化并发症 / 于珮, 陶新朝主编. -- 天津：
天津科学技术出版社, 2023.7
　　ISBN 978-7-5742-0737-0

　　Ⅰ.①血… Ⅱ.①于… ②陶… Ⅲ.①血液透析-并
发症-防治 Ⅳ.①R459.5

　　中国版本图书馆 CIP 数据核字(2022)第 256543 号

血液净化并发症
XUEYE JINGHUA BINGFAZHENG
责任编辑：胡艳杰

出　　版：	天津出版传媒集团
	天津科学技术出版社
地　　址：	天津市西康路 35 号
邮　　编：	300051
电　　话：	(022) 23332695
网　　址：	www.tjkjcbs.com.cn
发　　行：	新华书店经销
印　　刷：	天津午阳印刷股份有限公司

开本 787×1092　1/16　印张 69　插页 4　字数 1 500 000
2023 年 7 月第 1 版第 1 次印刷
定价：368.00 元

编委名单

主　　编： 于　珮　陶新朝

副 主 编： （排名不分先后）

刘俊铎	贾俊亚	苏海华	杨剑明	宋　洁
张　萍	张悦凤	付　滨	李　谦	李家瑞
石爱杰	杨海侠	马　虹	刘向阳	

主编助理： 刘红岩　周　雪

编　　者： （按姓氏拼音排序）

阿山江·阿尼琬		敖小凤	蔡　彦	曹朕笃
陈冬玲	陈佳刚	陈亚巍	陈钰泱	楚善霞
戴　璇	董文敬	杜　原	范立萍	冯洪玲
冯淑焕	高秀梅	耿　玲	巩传勇	郭　婵
郭超花	胡辅华	孔德玮	李　静	李　康
李金芳	李秋红	刘　乾	刘　颖	刘红岩
刘玉萍	柳化霞	吕　欣	马　君	马　涛
马丹萍	马艳艳	马泽军	彭亚	平　蕾
齐平平	秦艳辉	时　鑫	张　丽	谭艳平
滕佳琪	滕兰波	田园青	王　健	王　雷
王苗苗	王永红	王中丽	魏　雪	吴云琪
肖志鹏	邢文力	邢媛媛	杨美娟	杨声喜
姚晶瑞	易丽萍	于　曼	于万有	张　睿
张　婷	张贵贤	张海亮	张家隆	张叶凡
赵洪刚	赵利娜	周　旻	周　雪	周赛君
朱　祯	朱力平			

主编简介

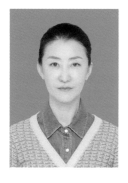

于　珮，毕业于天津医科大学，医学博士，主任医师，教授，博士研究生导师，天津医科大学朱宪彝纪念医院代谢病医院血液净化中心科主任。擅长代谢性肾脏病的诊疗、慢性肾脏病防治及终末期肾脏病替代治疗。兼任中华医学会肾病学分会第十二届委员会委员、天津中西医结合学会肾脏病分会副主委、天津医师协会肾病学分会副会长、天津医学会肾病学分会常委、天津血液净化中心质控委员等。主持参与国家自然科学基金项目、天津市科技支撑重大项目、天津市卫生健康委员会重大攻关项目等 20 余项。获天津市科技进步二等奖 4 项；获国家发明专利 1 项；在国内外期刊发表论著 80 余篇，SCI 收录 60 余篇。担任中国共产党天津市第十一次代表大会党代表，获得天津卫生健康行业高层次人才——津门英才、天津医科大学"临床人才 123 攀登计划"一层次领军人才、天津市师德先进个人、天津市卫生计生行业"人民满意的好医生"等荣誉称号。

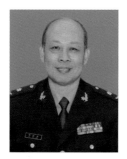

陶新朝，毕业于第三军医大学医疗系，曾任中国人民解放军第二五四医院（现更名为中国人民解放军联勤保障部队第九八三医院）肾内科主任，主任医师，兼任天津市医师协会肾脏内科医师分会副会长、天津市血液净化专业委员会副主任委员、天津市血液净化质量控制中心副主任委员。从事肾脏病临床工作 44 年，擅长中西医结合治疗各种难治性肾炎、肾病和急慢性肾功能衰竭，对血液净化及腹膜透析的并发症有深入研究。获中华医学科技奖及天津市科技进步奖各 1 项。参加编写与翻译专著 5 部。

副主编简介

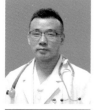

刘俊锋
天津市第一中心医院
主任医师

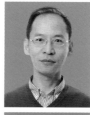

贾俊亚
天津医科大学总医院
主任医师

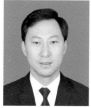

苏海华
海洋石油总医院
主任医师

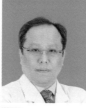

杨剑明
天津市泰达医院
副主任医师

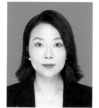

宋洁
武警特色医学中心
主任医师

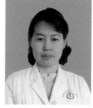

张萍
中国人民解放军联勤保障部队
第九八三医院
副主任医师

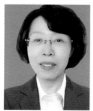

张悦凤
天津市海河医院
主任医师

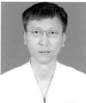

付滨
天津中医药大学第二附属医院
主任医师

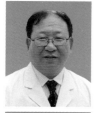

李谦
天津市第二人民医院
主任医师

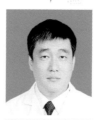

李家瑞
天津市南开医院
主任医师

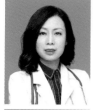

石爱杰
天津市东丽医院
副主任医师

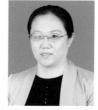

杨海侠
天津市武清区人民医院
主任医师

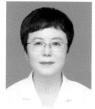

马虹
天津市第三中心医院（分院）
主任医师

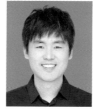

刘向阳
天津医科大学朱宪彝纪念医院
主治医师

前　　言

血液净化技术迄今已有 100 多年的历史,已成为终末期肾衰竭患者的主要治疗方法之一。目前终末期肾衰竭患者不断增加,全球终末期肾衰竭患者接受登记的约有 301 万人,其中 210.6 万人接受血液透析治疗,并且以每年 7%～8% 的速度递增。自 1959 年血液净化技术引入我国,近 20 年来血液净化技术飞速发展,尤其是近 10 年,几乎全国县级以上的医疗机构均开展了血液透析工作。据中华医学会统计,2013 年底我国有血液透析的医疗机构 3637 家,腹膜透析机构 698 家,血液透析患者 28 万余人,腹膜透析患者 4.6 万人。截至 2021 年底,我国血液透析医疗机构增至 6302 家,腹膜透析机构 1092 家。维持性透析患者近 88 万人,其中血液透析患者 749573 名,血液透析总患病率年百万人口 519.3 人;腹膜透析患者 126372 名,腹膜透析总患病率年百万人口 87.55 人。从 2011 年至 2021 年十年间,透析患者总人数增加了 3.2 倍。随着透析技术的不断改进和完善,患者生存年限和生活质量也不断提高。国内报道的最长透析龄已达 37 年。

虽然透析总体水平有所提高,但透析并发症并没有减少,且有增多的趋势,其原因主要是随着透析患者生存期的不断延长,由原发病及透析所引起的并发症日益凸显。另外,在一些发展中国家,还存在着透析设备陈旧、低通透析、经费不足、透析不充分、透析质量控制及透析用水不达标、患者得不到正规的营养与运动等生活方式指导等诸多问题。日益增加的尿毒症患者背后,不仅是透析医护长期的坚持与守护,更是整个医疗行业、社会乃至国家的共同课题。

为了提高从事透析工作的医护人员及管理人员对血液净化并发症防治的认识,编者基于多年的临床经验,同时查阅了国内外大量相关文献,组织在临床一线工作的专家们历经 2 年时间,多次研讨、反复斟酌修改,完成本书的撰写。全书分为 6 部分,共 37 章,针对血液透析和腹膜透析相关并发症及其防治进行了详尽系统的介绍。另外,对于透析中存在的特殊问题,如老年及小儿透析、透析患者的妇产科及男科问题、手术麻醉问题也进行了深入探讨。书中还介绍了长期透析患者少见的一些并发症,如 Sagliker 综合征、韦尼克脑病、肿瘤样钙盐沉积症、布加氏综合征等;并对血液净化新技术所引起的并发症及防治手段也进行了详细阐述。本书文字叙述清晰、资料丰富、内容新颖、科学性及可操作性强,是一本全面而实用的血液净化并发症诊治的参考书。

本书是十多家医院透析专家及医生的辛勤劳动结果,在此表示衷心感谢,特别感谢姜

1

埃利教授、赵连玉教授、龙刚教授、田洁教授等专家在撰写过程中的耐心指导及认真修改。

由于书中的部分问题目前尚存争议，仍须探讨，加之编者经验不足，本书一定存在疏漏和不妥之处，尚祈同仁们不吝指教。

由衷地希望本书能成为肾内科医生及从事透析工作的医护人员助手，帮助他们解决临床工作中的实际问题，逐步提高国内血液净化治疗的水平，造福广大透析患者。

于珮　陶新朝

2023 年 5 月于天津

目　　录

第一篇　血液透析通路相关并发症

第一章　血液透析导管相关并发症

第一节　血液透析导管常见并发症

血液透析导管主要分为单腔、双腔和三腔导管。按留置导管的时间分为不带涤纶套和带涤纶套的导管。导管置入部位可以是颈静脉、股静脉和锁骨下静脉。

血液透析的透析导管置管并发症分为术中并发症和术后并发症。术中并发症包括气胸、血胸、纵隔出血、空气栓塞和心脏破裂，发生率大约占置管总并发症的3%以下，但有些术中并发症很严重，如果诊断和治疗不及时，则容易危机患者生命。术后并发症包括导管功能不良、导管感染以及中心静脉狭窄/闭塞。

一、透析导管常见术中并发症

1.气胸

在解剖上胸膜在第一肋上缘水平位于锁骨下静脉后方 5mm，故气胸大多发生于经锁骨下或锁骨上凹切迹穿刺的患者，发生率为 0.5%～5.0%。置管者对置管部位解剖的理解和熟练程度是影响气胸发生的重要因素。其他原因包括：患者不配合，烦躁不安；胸廓畸形，胸膜有粘连。气胸患者可以无任何症状，无须治疗，也可能出现致命症状，需要紧急处理。有症状的患者表现为：胸痛、呼吸困难、咳嗽。体检发现同侧呼吸音减低或消失。严重气胸患者会出现颈静脉怒张和低血压。胸片检查可确诊气胸。对于无症状气胸，可以给予吸氧，定期检查胸片。有症状的气胸需要行胸腔闭式引流。对颈静脉和锁骨下静脉置管的患者，即使置管失败，术后都需要拍胸片检查以便及早发现气胸等并发症。

2.血胸、纵隔出血

中心静脉置管相关出血可能在置管局部、纵隔内、胸膜腔内或心包内。局部出血或外周血肿常见于凝血功能异常的患者，需要局部压迫止血并纠正凝血功能异常。

胸膜腔出血是中心静脉置管最危险的并发症之一，往往会导致置管相关的死亡。出血可能在置管时发生，也可能在置管后出现。通常静脉损伤往往发生于放置较硬的扩张管时。放扩张管时，要注意导丝能否自由进出。在影像学监视下操作有助于减少此并发症的发生。胸膜腔出血往往表现为突出的胸痛或血流动力学不稳定。需要迅速诊断和治疗，放置胸管引流或行胸廓造口术。

纵隔出血发生率小于1%，通常置管后胸片提示纵隔增宽，也有患者表现为胸痛和呼吸困难。由于置管位于静脉系统，该并发症大多为自限性。

3.误伤动脉

常见于颈内静脉置管和锁骨下静脉置管时，误伤颈动脉及锁骨下动脉，发生率为5%～23%。原因主要是由于穿刺操作不熟练，解剖结构及毗邻关系不清。处理：立即拔针，不间断按压10～15min，确切止血，否则可发生血肿。一旦发生血肿，则应终止颈静脉置管或锁骨下静脉置管，改为股静脉置管，同时血液透析时不用或少用抗凝剂以免出现严重并发症。若伴有胸膜刺破，由于胸膜腔负压作用，可形成血胸，因此肝素化或凝血功能障碍者应特别谨慎。如果扩张管或导管已放入动脉，则需立即转入手术室，请血管外科协助拔出扩张管或导管后压迫30～45min，如不能止血则需要手术修补。

4.空气栓塞

少见，但可致命。穿刺置管过程中，只要按操作常规操作，发生的可能性极小。发生的主要原因是置管接头脱开，占发生原因的71%～93%。表现为：突发气急、呼吸困难、咳嗽，右室流出道堵塞，心输出量下降，低血压，缺血缺氧表现。查体心尖部可闻及水轮样杂音。应与心律失常、大面积肺栓塞、急性心肌梗死、心包填塞区别，超声波检查有助于诊断。处理：对侧头低位，通过置管抽吸空气，经皮行右室穿刺抽气，急诊行体外循环。

5.心包填塞

不常见，好发于右房、右室，通常为置管穿出心腔。原因：置管过深；置管质地较硬，不光滑，不圆钝；心脏原有病理性改变。表现：突发发绀，颈静脉怒张，恶心，胸骨后疼痛，呼吸困难；低血压、脉压变小、奇脉、心音低远。处理：立即终止中心静脉置管操作；抽吸心包内积液，若经置管吸出的液体很少，病情又未得到改善，应考虑行心包穿刺减压。预防：选用质软、硬度适当的导管；置管不宜过深，管尖端位于上腔静脉与右房交接处为宜；防止置管移动，固定确切；注意观察置管回血情况，发生房性期前收缩、室性期前收缩等心律失常时，应警惕置管移位。

此外，股静脉穿刺时易误穿股动脉可造成假性动脉瘤、腹膜后出血、动静脉瘘等少见并发症。假性动脉瘤较小时可局部压迫，必要时可在B超引导下注入凝血酶，如假性动脉瘤较大，则可以行外科手术切除。而左侧锁骨下静脉或颈内静脉穿刺时可能损伤胸导管，表现为穿刺点渗出清亮的淋巴液，此时应拔出导管。如发生乳糜胸，应及时放置胸腔引流管。

如果在腹股沟韧带上方进行股静脉穿刺，可能会出现腹膜后血肿，B超可帮助确诊。发生血肿后建议延缓透析，需紧急透析时，应采用无肝素透析治疗。如发生动静脉瘘可选择手机及股动脉覆膜支架植入术等治疗方法。

二、透析导管常见术后并发症

术后并发症包括导管功能不良、导管感染以及中心静脉狭窄/闭塞等。导管感染以及中心静脉狭窄/闭塞详见相关章节，本章重点介绍导管功能不良。

（一）导管功能不良

我国专家共识将成年人导管血流量小于 200mL/min，或血泵流量小于 200mL/min 时，动脉压小于-250mmHg 或静脉压大于 250mmHg，无法达到充分性透析，定义为导管功能不良。

导管功能不良一般发生在留置导管后 20～90d，国内资料显示是 17～89d，与国外报道一致。有报道称，在美国长期留置导管人群中导管功能不良的发生率可高达 30%以上。导管功能不良的风险因素包括患者高凝状态、封管肝素用量不足或血液返流入导管腔内等。导管打折、错位、贴壁等现象属于机械性因素，于置管后即刻或早期就可发生，X 光片可明确显示，需拔出导管重新置管或手术修复，也可根据 X 光片显示用手推压导管隧道打折处使导管弧度圆滑，管腔充盈。血栓性因素常见于导管使用一段时间后发生，常见于血液黏稠、封管不规范、抗凝不充分等因素有关。

导管功能不良术后即刻或早期功能丧失（置管 2 周内）通常是由于置管技术操作问题。常见的原因是导管在皮下隧道成角扭转、结扎过紧导致的局部狭窄，或导管位置异常，如插入太深或过浅，远端头部错位、贴壁等。晚期（置管 2 周以上）导管功能丧失常与血栓形成或纤维蛋白鞘有关。血栓可发生于导管腔内或导管表面形成纤维蛋白袖套及血管内内皮损伤形成的附壁血栓，再次错位或扭折也是可能的原因。

导管功能不良主要表现为血流量明显不足或通路丧失，不能满足血液透析的要求，危及导管的使用和患者的生命，增加医疗费用。导管内血栓形成的表现：当血管内有血栓形成时，用空针用力抽吸而无血液流出。导管周围纤维蛋白鞘形成临床表现：将盐水注入导管内，注入容易但抽出很困难。

（二）导管功能不良处理措施

1.溶栓治疗

血栓溶解方法：尿激酶封管法，根据管腔容积配置尿激酶溶液，将尿激酶 25 万 U 溶于生理盐水 3～4mL 中，用两支 5mL 注射器分别抽吸尿激酶盐水 1.5～2mL，每支含尿激酶 12.5 万 U，分别插入静脉管腔及动脉管腔用力抽吸，缓慢放手，如有阻力不可向管腔内推注，如此反复多次，使尿激酶缓慢进入管腔保留 1～2h，回抽出被溶解的纤维蛋白或血凝块，然后用纯肝素封管保留至下次常规透析。

2.溶解纤维蛋白鞘的方法

尿激酶滴注法：在透析前拧开导管口，用注射器用力抽尽管腔内的肝素溶液。配置尿激酶溶液，将尿激酶 25 万 U 溶于生理盐水 200mL 中，每支导管滴注 100mL（含尿激酶 12.5 万 U），滴速 10～15 滴/min，时间 1.5～2.5h。滴注完毕后采用无肝素透析，使患者血液中未代谢的尿激酶弥散到透析液中，排到体外，防止患者出血。使用尿激酶滴注法前后应监测患者凝血酶原时间（Prothrombin Time，PT）、活化的部分凝血活酶时间（Activated Partial Thromboplastin Time，APTT）。

3.失功导管的更换

如果多次溶栓无效或导管易位，可以更换新的隧道式导管。可供选择的处理方法有：①通过导丝更换导管，换新导管时，必须重新建立隧道，导管尖端应当比原导管深入约 1cm；②更换部位穿刺，留置新导管；③介入手术破坏纤维蛋白鞘后留置新导管。

（三）导管功能不良的预防

①在透析后用无菌注射器分别向双腔导管中注入生理盐水 20～40mL 以冲净导管内血液，防止残留。②用肝素原液封管，剂量比管腔容积多 0.1～0.2mL，一边推一边关闭导管夹，确保正压封管，防止血液逆流回导管内发生凝血。③国内多家报道定期采用尿激酶封管可以降低导管的血栓发生率，延长导管使用寿命，所用尿激酶的浓度差别较大（10000～50000IU/mL），目前尚无统一共识。亦有文献报道，每周 3 次透析者，其中 2 次透析时采用普通肝素封管，1 次采用尿激酶封管，也可以取得良好的预防效果。经常发生导管血栓或流量不佳的高凝患者，可考虑服用血小板抑制剂或抗凝剂，长期服用患者必须定期（1～3 个月）复查凝血指标。

参考文献

[1] RĘBOWSKI M，KOZAK J，ŁOCHOWSKI M P.Injury of the left brachiocephalic vein with hematoma and right sided pneumothorax after the insertion of a dialysis catheter [J].Kardiochir Torakochirurgia Pol，2019，16（3）：138-140.

[2] ZHANG W，LIU T，WANG X，et al.Hemothorax caused by replacement of hemodialysis catheter：A case report [J].Hemodial Int，2016，20（4）：E7-E10.

[3] VAZIRI N D，MAKSY M，LEWIS M，et al.Massive mediastinal hematoma caused by a double-lumen subclavian catheter [J].Artif Organs，1984，8（2）：223-226.

[4] MITROPOULOU A，LEHMANN H，HEIER E M，et al.Life-Threatening Mediastinal Hematoma Formation After Removal of the Hemodialysis Catheter in a Boxer：A Case Report [J].Front Vet Sci，2021，5（8）：691472.

[5] CHAO L K，FANG T C.Dialysis catheter-related pulmonary embolism in a patient with paraquat intoxication [J].Ci Ji Yi Xue Za Zhi，2016，28（4）：166-169.

[6] LETACHOWICZ K，GOŁĘBIOWSKI T，KUSZTAL M，et al.Over-catheter tract suture to prevent bleeding and air embolism after tunnelled catheter removal [J].J Vasc Access，2017，18（2）：170-172.

[7] HAGHIGHI M，HAGHVERDI F.Left atrium penetration and tamponade：a rare complication of right subclavian permanent dialysis catheter [J].J Vasc Access，2014，15（2）：139-140.

[8] MERRILL R H，RAAB S O.Dialysis catheter-induced pericardial tamponade [J].Arch Intern Med，1982，142（9）：1751-1753.

[9] ZAUK J E，PAPADIMOS T J.Lethal cardiac tamponade after misplacement of a dialysis catheter [J].Int J Crit Illn Inj Sci，2018，8（4）：216-217.

[10] 中国医院协会血液净化中心管理分会血液净化通路学组.中国血液透析用血管通路专家共识（第 1 版）.《中国血液净化》2014，13（8）：549-558.

马泽军（撰写）　于 珮（审校）

第二节 血液透析导管相关纤维蛋白鞘

一、概述

血液透析导管是血液透析最常用的血管通路之一，良好的血管通路是患者进行血液透析的保障。随着透析技术的提高，人类的寿命延长，我国血液透析的病人数量日趋增长。其中患者因自身血管条件差、心功能差、内瘘未成熟或多次失败，病情需要立即开始血液透析治疗而选择中心静脉导管作为血管通路。研究表明，使用血液透析导管，易造成纤维蛋白鞘的形成。纤维蛋白鞘曾先后被描述为纤维蛋白套、纤维蛋白鞘、纤维血栓套、套袖等，目前，被广泛认可的命名为纤维蛋白鞘。纤维蛋白鞘直接导致血液透析导管失功，也是引起中心静脉狭窄的重要危险因素，故引起国内外广泛关注。

二、定义

血液透析导管表面可以形成纤维蛋白鞘，这是一种由内皮细胞、平滑肌细胞、胶原蛋白及纤维结缔组织组成的膜状物，包裹在导管表面会导致血栓形成、管路功能障碍、继发感染，与血管壁粘连可致拔管困难，甚至拔管后脱落形成肺栓塞等并发症。如果血流量小于 250mL/min，静脉压升高，生理盐水可顺利推入导管，但是血液不能顺利抽出者，结合彩超结果（颈内静脉导管外壁出现不同程度毛刺状或条索状高回声覆盖物），可明确诊断血液透析导管相关纤维蛋白鞘形成。

三、流行病学和风险因素

早在 20 世纪中期就有关于这种表面物质的报道。1964 年首次对这种膜状物进行了描述，目前被广泛认可的命名为纤维蛋白鞘。纤维蛋白鞘是由中心静脉插管引起血管内膜损伤，内皮裸露，附壁血栓形成导致的。血栓逐渐纤维化，内有平滑肌细胞增生与非细胞成分组成的膜状物。据报道，在首次置管发生导管功能障碍的患者中，7d 内由纤维蛋白鞘引起的导管功能障碍约占 1.3%，平均追踪调查 90d 后约占 75%。导管插入也可导致内皮损伤，导管占据血管腔引起血流瘀滞等均可造成导管相关血栓形成。在血栓基础上，导管表面形成覆盖物，即纤维蛋白鞘，其在深静脉导管表面发生率为 47.0%～92.8%。

Hoshal 等在解剖标本的研究中阐述了纤维蛋白鞘组织病理结构由纤维蛋白沉积引起。Phelps 等在对大鼠的研究过程中发现，置管后导管表面都会产生由大量胶原纤维、平滑肌细胞、内皮细胞、成纤维细胞构成的鞘。Grossi 等通过研究 1 例尸体解剖标本发现，导管尖端紧紧贴于上腔静脉，并且覆有内皮细胞的结缔组织包裹于导管尖端，他认为这种现象与内皮细胞对导管这种异物置入血管的刺激反应有关。Kohler 等在对小型猪的研究中发现，1 周后导管尖端处局部有血栓形成和内皮细胞脱落，2 周后，血栓开始机化为含有巨噬细胞、平滑肌细胞、毛细血管的肉芽组织，然后胶原蛋白沉积，最后血管增厚。动物实验及尸检已证实，所有类别的深静脉管路都有周围覆盖物，即纤维蛋白鞘形成。纤维蛋白鞘以平滑肌细胞和胶原蛋白为主体，包裹于中心静脉导管表面，内皮细胞覆盖于静脉腔侧的膜状物，开始于导管与静脉壁的接触点，并与静脉壁紧密相联。在静脉置管24h后，于导管和静脉壁接触点，纤维蛋白鞘开始形成，然后沿管壁延伸，达到管壁需要5~7d的时间。Xiang等发现，在置管1周后，纤维蛋白鞘的发生率可达100%。纤维蛋白鞘可沿导管壁全段形成，包裹导管侧孔，使得侧孔处形成单向阀门装置，造成静脉端回血时血流冲开鞘壁，顺利进入，动脉端引血时导管入口封闭，血液难以抽出，血流量下降，易造成导管凝血，严重影响透析效果。

四、发病机制

目前普遍认为纤维蛋白鞘的形成与导管相关血栓形成有关，对于纤维蛋白鞘的形成过程，有观点认为是血液中的蛋白沉积，继发血栓，其本质是机化的血栓。而血栓形成有3个必要因素，即血管内皮损伤、血流瘀滞及机体高凝状态。研究证实，导管插入造成的直接内皮损伤，导管留置对静脉壁的压迫，导管随呼吸、心跳及机体活动对静脉壁造成的慢性摩擦，均会导致血管内皮损伤。针对管腔占据的静脉腔致血流瘀滞，1997年James等的研究表明，血液透析患者特殊的血流动力学比正常人更易形成血栓，透析患者的血小板表面膜蛋白异常表达，更易被激活。同时，透析患者血浆也存在异常，如高纤维蛋白血症、抗凝血因子III的水平降低、高半胱氨酸血症等，均可造成机体的高凝状态，更易形成血栓。

另外，也有研究认为纤维蛋白鞘可能增加血栓形成。此观点认为纤维蛋白鞘是由于导管作为一种异物，刺激血管壁形成的。在此过程中，平滑肌细胞而非内皮细胞起关键作用。血液透析导管植入后，造成血管壁损伤，导致平滑肌细胞增殖、迁移，随后内皮细胞爬行覆盖其表面。最后，导管表面被一层膜状物包裹。一些研究发现，损伤的内皮细胞会分泌很多生长因子，激活平滑肌细胞，使其由收缩型转变为合成型，具有增殖和迁移的能力，这是不同于单纯血栓机化的过程。平滑肌细胞和内皮细胞沿导管表面爬行和覆盖后，便于血液中的多种成分粘贴于表面，更利于血栓形成。

五、临床表现

有研究认为，纤维蛋白鞘的形成过程是动态的，导管置入6h内，无纤维蛋白鞘形成，当留置到12h，才开始形成纤维蛋白鞘。在导管置入后1~2周，形成的纤维蛋白鞘无任何临床症状，后期的纤维蛋白鞘可引起血液透析功能障碍，甚至引起拔管困难。纤维蛋白鞘包裹在导管表面，而且有可能沿着导管延伸，形成活瓣。特征性的表现就是，从导管推注时是通畅的，而回吸时活瓣被负压吸引堵塞导管头端，导致回抽不畅，致使血液透析导管功能障碍。

六、诊断

（一）临床可疑线索

透析时引血困难，透析血流量小于250mL/min，透析静脉压升高，生理盐水可以顺利推入血液透析导管，但不能顺利从血液透析导管抽出，并除外贴壁现象。

（二）影像学诊断方法

1.彩超诊断

超声下显示纤维蛋白鞘起于血液透析导管与血管壁的接触点，导管管壁增厚，向导管末端延伸，呈单层或双层膜状回声。导管入口处明确可见较强回声团块样物质形成，导管静脉入口处静脉壁有不同程度增厚。纤维蛋白鞘可随导管拔出而被部分拔出，但无论是否拔出，在导管插入点1～2cm处均会有纤维蛋白鞘残留。对于脂肪层较厚的病人，超声观察不甚理想。

血管内超声也是诊断的方法之一。经导管静脉造影证实纤维蛋白鞘存在后，有研究报道血管内超声也可诊断纤维蛋白鞘的存在。此研究表明血管内超声观察到一个4mm×3mm大的联合导管/壁血栓。血栓开始于导管的近端孔，并黏附在上腔静脉壁上约2cm，限制了导管的运动。而另有学者应用彩色多普勒超声观察28例深静脉导管纤维蛋白鞘的形成。其中，26例病人可见导管管壁增厚，有的呈单层膜状，有的呈双层膜状回声，6例在导管入口处可见团块状较强的回声。也有研究者使用超声在颈总动脉内观察到纤维蛋白鞘1例，超声显示右颈内静脉管腔内充盈五彩镶嵌回声，呈动脉样频谱，右颈总动脉管腔内可见一线状略强回声，厚薄不均。颈部血管彩超由于具有较高的阳性诊断率被认为是最优先考虑的无创性检查方法，但在鉴别纤维鞘或其他类型血栓上特异性较差，影响其在临床中的推广。

2.静脉血管造影诊断

血液透析导管中直接注入造影剂，纤维蛋白鞘可表现为静脉造影充盈缺损，与导管开口有关的充盈缺损，经动脉端导管部分反流，造影剂经导管纤维鞘的缺损处流出，缺乏造影剂喷射状流入右心房的征象等影像。也可在游离导管Cuff后外撤导管，沿管路再次注入造影剂，造影剂不是经导管末端弥散入中心静脉的，而是沿原来导管走形呈线状延伸的。以上影像学检查提示血液透析导管管周纤维鞘形成。静脉造影是目前国际上普遍使用和认同的影像学诊断的金标准。

3.CT诊断

有文献报道经CT显像也可证实纤维蛋白鞘的形成。有研究表明对31例中心静脉导管功能障碍但颈内静脉超声正常的病人采用多层CT静脉血管成像技术观察导管情况，结果发现导管表面纤维鞘形成7例。因此，CT也可成为诊断纤维蛋白鞘的手段之一。

七、处理措施

（一）药物治疗

溶栓的药物包括尿激酶、链激酶、阿替普酶和重组组织型纤维蛋白酶原激活剂等。通过导管泵入尿激酶，接触并溶解纤维蛋白、红细胞，可有效防止血栓的形成，但对已形成纤维蛋白鞘的患者作用不大。

有研究应用总量25万单位的尿激酶（动静脉两个管路各3万单位/h，）与纤维蛋白鞘剥除术进行了对比。尿激酶的即刻临床成功率为97%，15d、30d和45d首次通畅率为86%、63%和48%。两种方法对比，有效性无明显差异。Savader等研究了重组组织型纤维蛋白酶原激活剂的有效性，它们每个腔各应用2.5mg重组组织型纤维蛋白酶原激活剂，用50mL生理盐水稀释后以17mL/h的速度点滴3h，即刻有效性为100%，90d

持续通畅性为 76%，并且没有相关并发症发生。也有研究尝试应用第 3 代血浆纤溶酶原激活物瑞替普酶和替耐普酶。但在血液透析管路应用上的有效性需进一步研究验证。

纤维蛋白鞘早期一般伴血栓形成，目前推荐溶栓的方法包括，使用尿激酶导管内溶栓，10 万单位+5mL 生理盐水，导管内封管，维持 0.5～1h。尿激酶泵入：25 万单位+40mL 生理盐水，10mL/h。

（二）更换导管

原位更换较长的导管，置入的导管尖端需超出原导管尖端至少 1cm。由于纤维蛋白鞘在更换导管的过程中仍然存在，可导致新导管进入困难，当原位更换困难时，导管无法通过纤维鞘，可辅助球囊扩张纤维鞘后更换导管。一些研究人员用直径 8～12mm 的球囊，在更换导管之前撑破上腔静脉处的纤维蛋白鞘后，可顺利置入新导管；若无球囊扩张，可尝试更换加硬导丝，导丝引导通过纤维鞘。也可以重新换点穿刺，从纤维鞘外重新植入新导管，最好彩超引导，并保留原位导丝，因为长时间留置导管可能导致颈内、无名、上腔静脉狭窄，导致穿刺困难或无法置入导丝。

研究表明管路置换加球囊扩张，管路通畅性在 1 个月时可达 65%，6 个月时可达 39%。另外一项对照研究显示，透析导管置换在 4 个月时通畅率为 27%，而纤维蛋白鞘剥除通畅率为 0，管路置换有更高的通畅性。

（三）纤维蛋白鞘剥除术

1.经股静脉纤维鞘圈套剥离术

该方法早在 1993 年就被提出，是经股静脉路径，用 6-7F 的导丝鞘，送入尖端折叠的猪尾管或圈套器，到达上腔静脉，套住导管血管内部分，勒紧然后向下拉，反复几次，剥除纤维蛋白鞘。当导管尖端与静脉壁连接紧密时，最好选用猪尾管，而不用圈套器。该方法的技术成功率为 95.5%～100%。但纤维蛋白鞘剥除后，进入血液循环，有进入肺动脉造成肺栓塞的可能。此方法的通畅率 1 月时 52%～72%，与以上两种方法相比，6 周、16 周、36 周时通畅性没有明显差异。

2.管路内圈套器技术剥除纤维蛋白鞘

该方法创伤性较小，可以用于移除透析导管管腔内血栓，同时剥除纤维蛋白鞘。该技术需要直径 0.035 英寸亲水材料的镍钛合金导丝，该导丝从中间或远端折叠成环。当导丝从导管管腔出来时，该环将撑破纤维蛋白鞘，开始从近端口穿出，做往返运动，可以将管腔内血栓和碎片取出。该环从远端口穿出，然后勒紧圈套器，将剥除导管尖端的鞘。该技术即刻临床成功率为 100%，6 周后的通畅率为 100%，更加简单、安全、有效。

目前没有明确的科学证据表明这几种方法中哪种更优越。但是 K/DOQI 指南认为管路更换结合球囊扩张血管成形术的方法较为合理。

八、预防措施

置管后对血液透析导管进行规范维护，是保证血液透析导管正常使用和长时间留置的关键。使用血管可视化技术，提高困难静脉通路患者的穿刺成功率；根据患者的血管条件和治疗需求，选择合适的导管型号、置管血管；采用推-停-推的脉冲冲管手法时产生的旋涡可有效冲刷附着在导管内壁的附着物及药物，以及正压封管方法，可减少导管堵塞的发生，有效预防纤维蛋白鞘的形成。

参考文献

[1] XIANG D Z，VERBEKEN E K，VAN LOMMEL A T L，et al. Composition and formation of the sleeve enveloping a central venous catheter[J]. J Vasc Surg，1998，28：260-271.

[2] 段青青. 中心静脉临时导管纤维蛋白鞘的超声学诊断及组织病理学研究[D].河北医科大学，2011.

[3] 段青青，张丽红，王保兴.中心静脉导管相关纤维蛋白鞘的研究进展.中华肾脏病杂志，2011，27（10）：783-786.

[4] YAQUB S，ABDUL RAZZAQUE M R，AFTAB A，et al.Outcomes of tunneled cuffed hemodialysis catheters：an experience from a tertiary care center in Karachi，Pakistan[J]. J Vasc Access，2022，23（2）：275-279.

[5] 尹彦琪，金其庄. 肾脏病预后质量倡议：血管通路临床实践指南 2019 年更新的解读与探讨[J].中华肾脏病杂志，2020，36（7）：560-567.

[6] 潘明明，涂岩，王彬，等. 经皮球囊腔内血管成形术在血液透析带隧道带涤纶套导管致中心静脉病变中的临床应用[J].中华肾脏病杂志，2021，37（5）：431-433.

[7] HILL S，HAMBLETT I，BRADY S，et al.Central venous access device-related sheaths： a predictor of infective and thrombotic incidence？[J]. Br J Nurs，2019，28（19）：S10-S18.

[8] Fibrin sheath endocarditis： a new entity via echocardiography[J]. J Vasc Access，2016，17（1）：e1-e2.

[9] 李小庭，刘丁，王亚彬，等.早期应用尿激酶预防及治疗长期透析导管纤维蛋白鞘[J].南方医科大学学报，2014，34（11）：1668-1671.

[10] 刘晓茜，李露，张乔娜. 带隧道带涤纶套导管与管外纤维蛋白鞘间感染一例并文献复习[J]. 中国医师杂志，2022，24（07）：1072-1074.

马泽军（撰写）　于　珮（审校）

第三节　血液透析导管所致导管嵌顿

一、概述

随着血液透析导管留置时间延长，导管可能与局部血管粘连、嵌顿，暴力牵拉可能出现中心静脉壁损伤甚至穿孔、心房壁损伤、导管断裂残留体内等严重并发症。长期留置透析导管后发生的粘连、嵌顿也是拔管及再置管失败的主要原因，且处理上述并发症较初次置管更复杂困难且风险更大。

二、定义

血液透析导管嵌顿是指透析导管在中心静脉或心房壁处因纤维蛋白鞘包裹并钙化、局部疤痕组织粘连，导致导管拔除困难。

三、流行病学和风险因素

血液透析导管嵌顿国外文献报道发生率约为0.92%，导管平均留置时间为50.8个月，国内无统计数据。拔除中心静脉导管在松解涤纶套后只需要轻轻拖拽，但在极少数的病例中，导管嵌顿于上腔静脉甚至右心房中，沿中心静脉血管壁有大量的纤维蛋白鞘包裹，导致导管无法拔除。引起导管嵌顿的危险因素包括导管累计放置时间、导管位于左侧、反复发生导管感染、血管内皮的损伤、导管材质、曾行支架或起搏器置入术以及血管钙化等。

四、发病机制

纤维鞘形成和包绕是导管嵌顿的主要原因。纤维鞘以平滑肌细胞和胶原蛋白为主体，包裹于中心静脉导管表面，内皮细胞覆盖于静脉腔侧的膜状物，开始于导管与静脉壁的接触点，并与导管壁紧密相连。纤维蛋白鞘形成最早出现在导管植入后24h。文献报道导管植入2d后的尸检病例中，可观察到上腔静脉新鲜血栓形成。导管植入500d后的尸检中可观察到上腔静脉的静脉壁明显增厚，导管周围纤维蛋白鞘形成，导管与血管之间形成粘连。此外，导管植入也会引起血管壁细胞形态学的改变。在1例导管植入90d的病例中，组织病理高倍镜下显示平滑肌细胞增生，从收缩型向合成型转变，静脉内皮细胞连续性被破坏，内部弹力板扭曲和重吸收，在其表层有新鲜弹力纤维形成。在置管1周后纤维鞘发生率可达100%。Forauer等认为，深静脉导管置入时损伤血管内膜，血栓形成、纤维细胞和平滑肌细胞增生，形成纤维鞘粘连于血管壁，包裹导管，是造成导管拔除障碍的主要原因。终末期肾病患者常常出现骨骼组织以外发生钙盐的沉积。异位钙化斑块腐蚀导管，使导管表面光滑度消失，导管外壁微观呈粗糙、凹凸不平样改变，与周围组织粘连紧密，导致导管无法拔出。长期血透导管与组织最容易形成粘连的部位分别为导管入口处，无名静脉汇入上腔静脉处和导管尖端位置。

五、临床表现

导管嵌顿后引起导管拔除困难。不恰当的拔除操作使患者产生疼痛、紧张、焦虑及其他不适症状。暴力拔管易导致导管断裂、气体栓塞、血管壁撕脱、心脏损伤，引发血胸、心包压塞及失血性休克等严重并发症。

六、处理措施

导管嵌顿患者首要措施是穿刺点附近局部松解，严重者需要开胸手术，或者是将导管残端包埋在皮下。Foley等人曾报道过使用捕获器进行血管内治疗，该方法需要进行股静脉穿刺并且操作复杂。另外还有应用激光鞘管去除纤维蛋白鞘的方法，该方法起初用于去除心脏起搏器和植入性除颤仪心肌或心房内导线，应用激光破坏包裹在导管外周的纤维蛋白鞘，主要的并发症为血管或心脏壁穿孔（3.4%），以及肺血栓栓塞（1.7%）。2011年Hong等首次报道使用导管腔内球囊扩张法拔除嵌顿导管，该方法通过球囊扩张来增加导管直径，从而松解包裹在导管周围的纤维蛋白鞘，使导管可以顺利拔除，该方法简便易行，安全有效。近年国内报道多例经球囊扩张法拔除嵌顿导管，均手术成功。

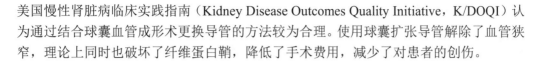

美国慢性肾脏病临床实践指南（Kidney Disease Outcomes Quality Initiative，K/DOQI）认为通过结合球囊血管成形术更换导管的方法较为合理。使用球囊扩张导管解除了血管狭窄，理论上同时也破坏了纤维蛋白鞘，降低了手术费用，减少了对患者的创伤。

七、预防措施

合理使用长期血透导管和尽早采取相应措施减少并发症的发生对于预防导管嵌顿有重要意义。2019版的K/DOQI指出对于每个进展性肾病患者均应有个性化的血管通路规划计划，长期血透导管需针对患者具体情况，大部分新进入透析患者应选择动静脉内瘘而不是长期血透导管。在临床不得不留置长期血透导管时应选择生物相容性好的导管。虽然有研究表明预防性更换导管对于防止导管嵌顿十分必要，但是导管嵌顿发生率低，导管更换存在一定风险，费用高，指南不建议预防性更换导管。

参考文献

[1] MAHADEVA S，COHEN A，BELLAMY M.The stuck central venous catheter：beware of potential hazards [J].Br J Anaesth，2002，89（4）：650-652.

[2] VELLANKI V S，WATSON D，RAJAN D K，et al.The stuck catheter：a hazardous twist to the meaning of permanent catheters [J].J Vasc Access，2015，16（4）：289-293.

[3] REDDY Y，OBOKATA M，DEAN P G，et al.Long-term cardiovascular changes following creation of arteriovenous fistula in patients with end stage renal disease [J].Eur Heart J，2017，38（24）：1913-1923.

[4] RAUT M S，JOSHI S，MAHESHWARI A.Stuck suction catheter in endotracheal tube [J].Indian J Crit Care Med，2015，19（2）：113-115.

[5] 何永春，蒋华，张萍，等.颈内静脉穿刺置管时导丝嵌顿右心房的紧急处理[J].中华肾脏病杂志，2020，36（06）：424-428.

[6] 熊晓玲，叶有新，沈来根，等.血液透析导管嵌顿开胸行左头臂静脉切开拔除1例[J].中华胸心血管外科杂志，2013（01）：60.

[7] 于洋，熊楠楠，李洪，等.微创介入治疗在隧道式带涤纶套透析导管嵌顿的血液透析患者中的临床应用价值[J].中华肾脏病杂志，2017，33（11）：838-842.

[8] XU L Y，QI F，CHEN L，et al.Removal of a stuck tunneled central venous catheter with the assistance of endoluminal double balloon dilatation [J].Cardiovasc Intervent Radiol，2018，41（2）：360-362.

[9] RYAN S E，HADZIOMEROVIC A，AQUINO J，et al.Endoluminal dilation technique to remove "stuck" tunneled hemodialysis catheters [J].J Vasc Interv Radiol，2012，23（8）：1089-1093.

[10] 肖伟，陈文莉，何涛，等.球囊扩张成形术在带cuff血液透析导管再置管中的临床应用分析[J].临床肾脏病杂志，2019，19（01）：14-17，22.

[11] 缪鹏，谭正力，郁正亚.经导管内球囊扩张辅助拔除嵌顿血液透析导管一例[J].中华肾脏病杂志，2015，31（10）：788-789.

[12] 雒湲，熊明霞，周良，等.导管腔内球囊扩张辅助拔除长期透析导管嵌顿1例[J].中国血液净化，2016，15（07）：383-384.

[13] 李强，汤水福，陈刚毅.球囊扩张法拔除合并起搏器植入的长期透析导管嵌顿1例[J].中国血液净化，2018，17（11）：790-791.

[14] KATRANCIOGLU N，SERHATLIOGLU F，KATRANCIOGLU O.An easy way to remove a stuck

hemodialysis catheter [J].Hemodial Int，2021，25（2）：E18-E21.

[15] FORNERIS G，SAVIO D，QUARETTI P，et al.Dealing with stuck hemodialysis catheter：state of the art and tips for the nephrologist [J].J Nephrol，2014，27（6）：619-625.

[16] 徐新建，李欣，吴娟，等.腔内球囊扩张术移除长期血液透析导管嵌顿 4 例[J].介入放射学杂志，2019，28（03）：228-231.

马泽军（撰写）　于　珮（审校）

第四节　血液透析导管相关上腔静脉综合征

一、概述

上腔静脉综合征（Superior Vena Caval Syndrome，SVCS）是由多种原因引起的上腔静脉管腔阻塞导致的一组临床症候群。如同时压迫气管又称上纵隔综合征，是一组急性或亚急性临床综合征，严重者可危及患者生命。及时准确的诊断、选择合适的治疗方法可以缓解患者的症状，达到有效的治疗效果。导管操作的广泛普及和血液透析中心静脉置管的增加，使得 SVCS 占比在逐渐攀升。

二、定义

SVCS 又称上腔静脉压迫综合征，是由于多种原因引起的上腔静脉管腔完全性或不完全性阻塞，导致左、右头臂干血液回流到右心房受阻，侧支循环形成，从而出现一系列的临床症候群。

三、流行病学和风险因素

中心静脉包括上腔静脉、头臂静脉（无名静脉）、锁骨下静脉及颈内静脉，构成主要的上肢回流。上腔静脉由左、右头臂静脉汇合而成直接汇入右心房，是外周静脉血流回心的最后关卡，其血管壁较薄弱、位于纵隔中狭窄密闭的空间内，造成 SVCS 的主要原因为血管周围肿瘤包块的挤压。中心静脉血管狭窄大于 50%至完全闭塞定义为中心静脉疾病，上腔静脉和/或双侧无名静脉的堵塞、狭窄引起的一系列临床表现统称为上腔静脉综合征，按照发生率排序主要包括：面颈部肿胀，手臂肿胀，呼吸困难，咳嗽，胸壁浅表皮下侧支循环形成等。

尽管肿瘤至今仍为 SVCS 首位原因，中心静脉留置导管等的原因占比已从过去5%～10%变为 40%，其中 70%为血液透析患者。美国肾脏疾病数据系统（United States Renal Data System，USRDS）显示，2012 年美国约 61%终末期肾脏病患者采用单纯导管透析。PICC 导致的中心静脉疾病会不同程度降低血液透析充分性、缩短内瘘使用寿命及减少上肢血管通路再建可能性。患者早期大多没有明显临床症状，但阻塞程度将日益加重，累及双侧头臂静脉及上腔静脉。若伴急性或亚急性发作的 SVCS 而未及时治疗，将迅速危及患者生命。

四、发病机制

导管所致 SVCS 本质为大管径中心静脉进行性狭窄或血栓性堵塞，机制复杂，尚不十分明确，根据既往的文献总结如下：①导管置入（尤其是重复置入）或在静脉内移动（主要因呼吸、心跳、姿势变动和头部运动）造成机械损伤引起局部内皮细胞受损，导致炎症反应、激活凝血途径、内膜增生、平滑肌增殖和纤维化；②导管或者动静脉内瘘引起的相关血流动力学改变，血管壁压力增加、促进血小板聚集和内膜增生；③以上两种机制联合作用，在不同个体出现不同大管腔中心静脉血管进行性狭窄或血栓，直至失代偿性临床症状出现。凝血机制激活形成血栓，内膜、平滑肌增生和胶原的沉积导致血管壁增厚。内皮损伤若反复发生，炎症慢性化可致纤维化病变。有研究发现部分中心静脉置管患者在血管狭窄处有瘢痕组织，其置管位置通常毗邻血液流速高（平均2347mL/min）的血管，因此更不建议选择动脉置管。MacRae 等人进一步验证了 SVCS 的综合性机制，即机械损害引起内皮细胞损伤、细胞因子活化释放，联合血流动力学改变导致的细胞促炎因子进一步扩散，为广泛多处血管阻塞创造了合适环境。这也补充解释了 MacRae 等人在研究中观察到最多的上腔静脉狭窄位于锁骨下-头臂静脉连接处，而此处非中心静脉穿刺点。

五、临床表现

导管所致 SVCS 临床症状的严重程度取决于阻塞的速度、程度和部位以及侧支循环是否充分。通常病变生长缓慢，对上腔静脉阻塞时间较长，静脉侧支循环有充分时间可以形成，则可以减轻静脉回流受阻的影响，临床症状往往较轻；反之病变进展迅速，导致上腔静脉回流急性阻塞，静脉侧支循环无法形成，临床症状则较重。常见症状和体征为颜面部及上肢瘀血肿胀、结膜水肿、口唇发绀、胸闷憋气，随着病情进展出现颅内压升高导致头痛、意识障碍甚至脑水肿，颈静脉怒张，进行性呼吸困难，胸腔积液，心包积液，吞咽困难，声音嘶哑等。临床上最典型的症状和体征为颜面及上肢水肿、颈静脉怒张、进行性呼吸困难、胸部表浅皮下静脉侧支循环形成等。

SVCS 诊断除了病史、临床症状和体征外，还需要进一步的辅助检查。影像学检查如计算机断层扫描（Computerized Tomography，CT）、增强 CT、核磁共振成像（Magnetic Resonance Imaging，MRI）、上腔静脉造影等不仅可以诊断原发病，还可以显示上腔静脉受压狭窄程度、范围，以及侧支循环是否建立代偿等情况。DSA 是中心静脉评估的"金标准"，又称为血管造影技术，可经原有正常工作的导管或血管介入通路进行。DSA 可诊断 66%无症状型中心静脉血栓和 59%的肺栓塞，但需考虑到其有创性、血栓形成倾向、电离放射性及造影剂肾毒性。目前来就医的患者多为有症状的完全或不完全型 SVCS 患者，上肢水肿不利于静脉通道建立。彩色多普勒超声（Color Doppler Ultrasonography，CDUS）因其无创性、便利性（可行床旁操作）及廉价性成为理想替代，可提供准确的静脉反流图像并指导 DSA 及球囊扩张操作定位，但锁骨下方部位成像质量较差，成像质量又很大程度依赖操作者的技术。

六、处理措施

减轻或者解除上腔静脉的外压力可以部分恢复或者完全恢复上腔静脉血液回流，从而达到缓解或者消除症状的目的。医学的发展，治疗手段的不断更新，促使手术、介入等多种治疗手段和方法的出现，具体介绍如下。

1.经皮腔内球囊扩张血管成形术（Percutaneous Transluminal Angiography，PTA）

PTA通过球囊膨胀支撑实现血管狭窄或堵塞处快速扩张。此操作不能保证管腔完全再通，但可以为支架或导管放置建立通道。PTA操作中常伴随细微球囊破裂，但常会自行封闭或随着气囊内压强减小闭合。K/DOQI推荐，经单独PTA治疗易反复出现狭窄，第1年的I期通畅率小于40%，通常很少作为单一治疗方式使用，推荐联合支架植入或导管放置。

2.上腔静脉支架置入

该方法是目前常用的介入治疗手段，通过血管造影明确梗阻部位、程度及有无血栓形成等情况，选择合适长度的支架置入，可以有效恢复上腔静脉的血流，使临床症状明显缓解。具有创伤小、症状缓解迅速、疗效确切等优点。

3.内科治疗

单纯导管所致SVCS，应根据患者的情况拔除导管。在拔除导管的过程中给予肝素以防栓塞。因上肢深静脉血栓导致的SVCS须抗凝治疗减缓血栓进展，目标INR值为2～2.5，建议维持治疗时间3月至1年，特殊情况可终身使用。患者若无明显出血倾向可考虑溶栓治疗，急性SVCS时可采取局部溶栓增强疗效，将一根有多个测孔的灌注导管或多根导管置入血栓中，持续注入稀释后的溶栓药物。溶栓具有时效性，建议于出现临床症状的5天内与抗凝治疗联用，且使用时间越早溶栓效果越好。同时可辅以吸氧，利尿剂缓解水肿，短期类固醇治疗减轻脑水肿和呼吸困难。另外应用重组组织型纤溶酶原激活物（Recombinant Tissue-Type Plasminogen Activator，rt-PA）作为溶栓制剂已取得可喜经验。

七、预防措施

维持性血液透析患者应尽量使用自体动静脉内瘘或人造血管，减少深静脉置管的使用；此类患者应及时建立动静脉内瘘，减少临时插管的使用。使用透析导管的患者一旦出现SVCS，宜早发现、早治疗。导管留置时间过长是引起SVCS发生的主要高危因素。在今后的临床工作中，应将此类患者作为重点监护对象，积极预防导管所致的SVCS的发生。

参考文献

[1] THAPA S，TERRY P B，KAMDAR B B.Hemodialysis catheter-associated superior vena cava syndrome and pulmonary embolism: a case report and review of the literature [J].BMC Res Notes，2016，9：233.

[2] 刘菁，崔天蕾，付平.血液透析中心静脉导管相关性上腔静脉综合征的研究进展[J].中国血液净化，2017，16（02）：126-129.

[3] ROMERO-PUCHE A J，CASTRO-ARIAS R，VERA G，et al.Catheter-related thrombosis in left superior vena cava [J].Rev Esp Cardiol （Engl Ed），2012，65（4）：377-378.

[4] MADAN A K，ALLMON J C，HARDING M，et al.Dialysis access-induced superior vena cava syndrome [J].Am Surg，2002，68（10）：904-906.

[5] BUCHMAN A L，MISRA S，MOUKARZEL A，et al.Catheter thrombosis and superior/inferior vena cava syndrome are rare complications of long term parenteral nutrition [J].Clin Nutr，1994，13（6）：356-360.

[6] LIANOS G D，HASEMAKI N，TZIMA E，et al.Superior vena cava syndrome due to central port catheter thrombosis：a real life-threatening condition [J].G Chir，2018，39（2）：101-106.

[7] 汤锋，周巧巧.半永久性中心静脉导管致上腔静脉综合征一例[J].中华肾脏病杂志,2011,27（08）：628.

[8] LABRIOLA L，SERONT B，CROTT R，et al.Superior vena cava stenosis in haemodialysis patients with a tunnelled cuffed catheter：prevalence and risk factors [J].Nephrol Dial Transplant，2018，33（12）：2227-2233.

[9] 江杰，刘岩，周道远，等.透析导管相关性恶性上腔静脉梗阻综合征临床病例分析[J].国际医药卫生导报，2009，15（16）：77-80.

[10] 余毅，黄睿，颜开萍，等.深静脉留置血液透析长期导管致上腔静脉血栓形成[J].中国血液净化，2011，10（06）：340-341.

[11] SEO M，SHIN W J，JUN I G.Central venous catheter-related superior vena cava syndrome following renal transplantation -A case report [J].Korean J Anesthesiol，2012，63（6）：550-554.

[12] PUEL V，CAUDRY M，LE MÉTAYER P，et al.Superior vena cava thrombosis related to catheter malposition in cancer chemotherapy given through implanted ports [J].Cancer，1993，72（7）：2248-2252.

[13] QUARETTI P，GALLI F，MORAMARCO L P，et al.Dialysis catheter-related superior vena cava syndrome with patent vena cava：long term efficacy of unilateral Viatorr stent-graft avoiding catheter manipulation [J].Korean J Radiol，2014，15（3）：364-369.

[14] KARIYA S，NAKATANI M，MARUYAMA T，et al.Central venous access port placement by translumbar approach using angio-CT unit in patients with superior vena cava syndrome [J].Jpn J Radiol，2018，36（7）：450-455.

[15] 金龙，高健，邹英华，等.上腔静脉综合征的介入治疗[J].中国医学影像技术，2002，18（01）：18-19.

[16] 汪忠镐，谷涌泉，汪秀杰，等.上腔静脉综合征的外科治疗（附 47 例分析）[J].中华胸心血管外科杂志，1998，14（2）：81-83.

[17] THUKRAL S，VEDANTHAM S.Catheter-based therapies and other management strategies for deep vein thrombosis and post-thrombotic syndrome [J].J Clin Med，2020，9（5）：1439.

[18] DUMANTEPE M，TARHAN A，OZLER A.Successful treatment of central venous catheter induced superior vena cava syndrome with ultrasound accelerated catheter-directed thrombolysis[J].Catheter Cardiovasc Interv，2013，81（7）：E269-273.

[19] BROWN K T，GETRAJDMAN G I.Balloon dilation of the superior vena cava （SVC）resulting in SVC rupture and pericardial tamponade：a case report and brief review [J].Cardiovasc Intervent Radiol，2005，28（3）：372-376.

[20] LINNEMANN B，LINDHOFF-LAST E.Management of catheter-related upper extremity deep vein thrombosis [J].Zentralbl Chir，2013，138 Suppl 2：e86-94.

马泽军（撰写）　于　珮（审校）

第五节　血液透析导管相关布氏加综合征

一、概述

布加氏综合征（Budd-Chiari Syndrome，BCS），即肝静脉/肝段下腔静脉阻塞综合征，是一种发病率较低的全球性疾病，是肝外门静脉高压症最常见的病因。早在19世纪中叶，Budd首次在其专著《肝脏疾患》中描述了BCS的临床症候；1899年，Chiari初次从病理学角度详细介绍本病。此后世界各地陆续可见类似临床征候的报道，尤其随着介入放射、超声和MRI等现代影像技术的日臻完善，愈来愈多的BCS病例为人们所认识。

二、定义

有关BCS定义和范畴一直存在争议。BCS是指各种原因所致肝静脉和其开口以上段下腔静脉阻塞性病变引起的常伴有下腔静脉高压为特点的一种肝后门脉高压症。目前，BCS广义定义为肝静脉和/或其开口以上的下腔静脉阻塞所导致的门静脉和（或）下腔静脉高压临床症候群；病理生理学定义为从肝小静脉到下腔静脉和右心房汇合处的任何部位的肝静脉流出道阻塞。其中，透析导管所致BCS是指透析导管尖端意外插入肝静脉或下腔静脉导致的BCS。

三、流行病学和风险因素

BCS发病与性别无关，任何年龄均可患病，但半数集中在20～40岁，西方国家以肝静脉阻塞型BCS多见，而亚洲和南非地区则以下腔静脉阻塞型BCS多见，我国黄河中下游以南和淮河中下游以北较为常见，河南省、山东省、江苏省北部、安徽省北部、河北省为BCS相对高发区，BCS除存在地区性高发因素外，98%的患者来自经济比较落后的农村。研究表明，中国、日本、印度、南非为BCS高发国家，国内位于黄淮流域的河南、山东、江苏等省为高发区，发病率约1/10万。BCS合并上腔静脉阻塞较罕见，苏国强等报道BCS合并上腔静脉阻塞发病率为0.62%（3/483），许培钦等报道其发病率为0.15%（2/1360）。由于透析导管尖端在下腔静脉或肝静脉中错位引起的BCS是一种罕见的并发症。

四、发病机制

透析导管错位导致的BCS通常可能与血管解剖变异和操作者经验有关。由于这些原因，患者可能会出现导管血栓形成、血管损伤和血管穿孔。另外，还有学者认为BCS与体内血液高凝状态有关，如真性红细胞增多症、阵发性睡眠性血红蛋白尿、白塞病、

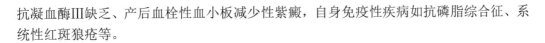
抗凝血酶Ⅲ缺乏、产后血栓性血小板减少性紫癜，自身免疫性疾病如抗磷脂综合征、系统性红斑狼疮等。

五、临床表现

透析导管错位后，可能出现中心静脉狭窄和随后的梗阻症状。因肝静脉和下腔静脉阻塞，心脏回血减少，患者可有气促表现。根据血管受累多少，受累程度及阻塞病变的性质和状态等，可分为急性型、亚急性型和慢性型。

1.急性型

多由肝静脉完全阻塞而引起，阻塞病变多为血栓形成。多始于肝静脉出口部，血栓可急剧繁衍到下腔静脉。起病急骤，突发上腹部胀痛，伴恶心、呕吐、腹胀、腹泻，酷似暴发型肝炎，肝脏进行性肿大，压痛，多伴有黄疸、脾大，腹腔积液迅速增多，同时可有胸腔积液。

2.亚急性型

多为肝静脉和下腔静脉同时或相继受累，顽固性腹腔积液、肝大和下肢水肿多同时存在，继而出现腹壁、腰背部及胸部浅表静脉曲张，其血流方向向上，为BCS区别于其他疾病的重要特征。黄疸和肝脾肿大仅见于1/3的患者，且多为轻或中度。不少病例腹腔积液形成急剧而持久，腹压升高，膈肌上抬，严重者可出现腹腔间隔室综合征，引起脏器功能紊乱。

3.慢性型

病程可长达数年以上，多见于隔膜型阻塞的患者，病情多较轻，但多有引人注目的体征，如胸腹壁粗大、蜿蜒的怒张静脉，色素沉着见于足靴区，有的出现慢性溃疡。虽可有不同程度的腹腔积液，但多数趋于相对稳定。可有颈静脉怒张，精索静脉曲张，巨大的腹股沟疝、脐疝、痔核等。食管静脉曲张常不能引起患者注意，多在突发呕血、黑便或发现脾脏肿大而就医时，经内镜或X线造影才被证实。此型患者肝大不如亚急性者明显，且多为半肝大，但其硬化程度有所增加，脾大多为中等程度，很少出现如肝内型门脉高压症时的巨脾。

六、诊断

急性BCS多以右上腹痛、大量腹腔积液和肝大为突出症状；慢性病例多以肝大、门-体侧支循环形成和持续存在的腹腔积液为特征。腹部B超可对多数病例做出初步正确诊断，其符合率可达95%以上。可在膈面顶部、第二肝门处探测肝静脉及下腔静脉阻塞的部位和长度以确定是否隔膜型。急性BCS时肝脏肿大和腹腔积液多是突出的表现。多普勒超声具有很高的诊断价值。因此，腹部超声探查是BCS首选的、有价值的、非创伤性检查。血管造影是确诊BCS最有价值的方法。

七、处理措施

（1）因导管阻塞所致的BCS应根据患者情况拔除导管，拔除病情多可缓解。

（2）导管引起的血管狭窄所致BCS介入治疗是目前的首选方法，在国内外得到公认。其优点可归纳为如下几点：①微创：经皮穿刺创伤小，即使有大量腹腔积液、恶病质、肝肾功能异常等的患者仍然可以接受治疗。②恢复生理血流通道：阻塞的肝静脉和下腔静脉是沿着正常解剖和生理通道被开通的，其血流量可与正常人基本相同，血流速度和方向符合正常解剖和生理。③迅速改善症状体征：介入治疗后下腔静脉和肝静脉内压力即刻下降，全身血液循环得到迅速调整和恢复，症状和体征在数小时内即可得到明显改善和恢复。

（3）深静脉血栓导致的 SVCS 须抗凝治疗减缓血栓进展。常用溶栓药物尿激酶、链激酶和 rt-PA。

（4）腔静脉阻塞的治疗：对于侧支静脉循环建立较好，临床症状较轻或无症状者可不予处理，定期随访观察即可。对于下腔静脉阻塞症状较重者，如不能通过介入方法开通下腔静脉，建议应用血管活性或活血化瘀药物进一步建立侧支循环，以缓解症状。

八、预防措施

合理使用长期血透导管和尽早采取相应措施减少并发症的发生对于预防导管嵌顿有重要意义。2019 版的 KDOQI 指南指出对于每个进展性慢性肾脏病（Chronic Kidney Disease，CKD）患者均应有个性化的终末期肾脏病（End Stage Renal Disease，ESRD）计划，长期血透导管需针对患者具体情况，大部分新进入透析患者应选择动静脉内瘘而不是长期血透导管。在临床不得不留置长期血透导管时应选择生物相容性好的导管。

参考文献

[1] 李胜利，祖茂衡，陆召军.布加综合征研究进展[J].中华流行病学杂志，2010（10）：1192-1195.

[2] 张小明，李清乐.布加综合征诊治现状[J].中国医学科学院学报，2007（01）：25-28，163.

[3] BENALI F，AQODAD N.Primitive Budd-Chiari syndrome：a diagnostic and therapeutic challenge[J].Pan Afr Med J，2020，37：142.

[4] STEFAN G，STANCU S，ZUGRAVU A，et al.Budd-Chiari syndrome：An unusual complication of an internal jugular tunneled dialysis catheter [J].J Vasc Access，2021：11297298211050187.

[5] KOYUNCU S，HERDEM N，UYSAL C，et al.A rare complication following internal jugular vein catheterization to malposition：acute Budd Chiari syndrome [J].BMC Nephrol，2020，21（1）：525.

[6] JAYANTHI V，UDAYAKUMAR N.Budd-Chiari Syndrome.Changing epidemiology and clinical presentation [J].Minerva Gastroenterol Dietol，2010，56（1）：71-80.

[7] LIU L，QI X S，ZHAO Y，et al.Budd-Chiari syndrome：current perspectives and controversies [J].Eur Rev Med Pharmacol Sci，2016，20（15）：3273-3281.

[8] PETERSEN B D，UCHIDA B T.Long-term results of treatment of benign central venous obstructions unrelated to dialysis with expandable Z stents[J].J Vasc Interv Radiol，1999，10（6）：757-766.

[9] ARAUJO G N，RESTELATTO L M，PROMPT C A，et al.Budd-Chiari syndrome secondary to catheter-associated inferior vena cava thrombosis [J].J Bras Nefrol，2017，39（1）：91-94.

[10] MAC NICHOLAS R，OLLIFF S，ELIAS E，et al.An update on the diagnosis and management of Budd-Chiari syndrome [J].Expert Rev Gastroenterol Hepatol，2012，6（6）：731-744.

[11] HAQUE L，LIM J K.Budd-chiari syndrome：an uncommon cause of chronic liver disease that cannot be missed [J].Clin Liver Dis，2020，24（3）：453-481.

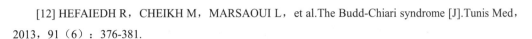

[12] HEFAIEDH R，CHEIKH M，MARSAOUI L，et al.The Budd-Chiari syndrome [J].Tunis Med，2013，91（6）：376-381.

[13] ILIESCU L，TOMA L，MERCAN-STANCIU A，et al.Budd-Chiari syndrome - various etiologies and imagistic findings.A pictorial review [J].Med Ultrason，2019，21（3）：344-348.

[14] 徐凯，李麟荪.布加综合征的 CT 和 MRI 诊断[J].介入放射学杂志，2008，17（04）：294-298.

[15] OUHADI L，CREEMERS E，HONORÉ P，et al.Budd-Chiari syndrome：a case report and review of the literature[J].Rev Med Liege，2015，70（7-8）：378-383.

[16] ABADIE B，SINGH M，LU S，et al.Budd-Chiari Syndrome Demonstrated on PET/CT [J].Clin Nucl Med，2017，42（8）：e362-362e364.

[17] 中华医学会放射学分会介入学组.布加综合征介入诊疗规范的专家共识[J].中华放射学杂志，2010，44（04）：345-349.

[18] 史青苗，袁新，李娟，等.布加综合征的介入治疗研究进展[J].中华介入放射学电子杂志，2019，7（03）：251-254.

马泽军（撰写）　于　珮（审校）

第六节　血液透析导管相关感染

一、概述

血液透析导管相关性感染（Catheter Related Infection，CRI）是指中心静脉导管留置患者发生的与导管相关的全身或局部感染的统称。CRI 是血液透析患者主要的并发症之一，也是造成导管功能异常，影响患者透析效果，甚至导致患者死亡的重要因素之一。CRI 包括：导管出口部位感染、隧道感染、导管相关性血流感染、导管细菌定植等。由于多数血液透析患者年龄偏大，身体抵抗力较差，且合并较多基础疾病，容易出现中心静脉 CRI，若不及时治疗将会危害患者生命健康。

二、定义

CRI 是指留置血管导管期间及拔除血管导管后 48h 内发生的原发性且与其他部位感染无关的感染，包括血管导管相关局部感染和导管相关性血流感染（Catheter Related Bloodstream Infection，CRBSI）。患者局部感染时出现红、肿、热、痛、渗出等炎症表现，CRBSI 除局部表现外还会出现发热（＞38℃）、寒战或低血压等全身感染表现。CRBSI 实验室微生物学检查结果：外周静脉血培养细菌或真菌阳性，或者从导管尖端和外周血培养出相同种类、相同药敏结果的致病菌。

三、流行病学和风险因素

1.发生率和风险因素

各种类型导管的 CRBSI 发生率不同，以千导管留置日统计，为（2.9～11.3）/1000

导管日。美国的统计资料显示，导管引起的感染平均住院天数为 6.5 天，所需的住院费用为 3700～29000 美元。CRBSI 发生率临时留置非隧道式透析导管比带涤纶套的隧道式透析导管感染率更高。CRBSI 不仅与导管类型有关，还与医院规模，置管位置及导管留置时间有关。革兰阳性菌是最主要的病原体，常见的致病菌有表皮葡萄球菌、凝固酶阴性葡萄球菌、金黄色葡萄球菌、肠球菌等。表皮葡萄球菌感染主要是由于皮肤污染引起，约占 CRBSI 的 30%。金黄色葡萄球菌曾是 CRBSI 最常见的病原菌，目前约占院内血行感染的 13.4%，而耐万古霉素肠球菌感染的发生率也在增加。其他的致病菌有铜绿假单胞菌、嗜麦芽窄食单胞菌、鲍曼不动杆菌等，放射性土壤杆菌也有报道。

临时性导管中股静脉插管较颈内、锁骨下静脉插管更易发生感染。血液透析患者中心静脉导管引起的感染率远高于自体动静脉内瘘及人造血管内瘘。置管的局部及全身因素也会影响导管感染。局部因素包括卫生习惯、使用不透气敷料、出口周围潮湿、鼻腔及皮肤携带金黄色葡萄球菌等，全身因素则包括患者是否处于免疫抑制状态、有无糖尿病及低白蛋白血症和高铁蛋白血症等。老年、肥胖及糖尿病患者一方面由于血管条件差，用带袖套的中心静脉导管作为血管通路的比例较高；另一方面，这类患者约 60% 鼻腔携带金黄色葡萄球菌，通过手及感染的皮肤引起导管感染，增加了导管相关性感染的风险。

2.病死率

病原菌的种类与病死率有一定相关性，金黄色葡萄球菌引起的 CRBSI 的死亡率高达 8.2%。凝固酶阴性的葡萄球菌所致的 CRBSI 的死亡率较低，约为 0.7%。真菌所致导管相关感染的死亡率国内外尚无统计数据。

四、发病机制

导管相关性感染分为以下类型：①导管细菌定植；②导管出口感染；③导管隧道感染；④导管相关性血流感染；⑤导管相关迁移性感染，包括细菌感染性心内膜炎、化脓性关节炎、骨髓炎等。导管相关性感染是导管拔除的首要原因。

微生物引起导管感染的方式有以下三种：①皮肤表面的细菌在穿刺时或之后，通过皮下致导管皮内段至导管尖端的细菌定植，随后引起局部或全身感染；②另一感染灶的微生物通过血行播散到导管，在导管上黏附定植，引起 CRBSI；③微生物污染导管接头和内腔，导致管腔内细菌繁殖，引起感染。其中，前两种属于腔外途径，第三种为腔内途径。在短期留置（小于 1 周）的导管如周围静脉导管、动脉导管和无涤纶套非隧道式导管中通过腔外途径感染最为常见；在长期留置（大于 1 周）的导管如带涤纶套的隧道式血液透析导管、皮下输液港和经外周中心静脉导管中，腔内定植为主要机制。致病微生物的附着在发病过程中也起着重要作用。影响导管感染的因素很多，有时可有几种因素同时存在，如宿主因素、导管位置及微生物与导管相互作用。导管材料影响微生物的黏附功能。革兰阳性菌如葡萄球菌对聚氯乙烯、聚乙烯或硅胶导管亲和力高。聚乙烯导管表面不规则，有利于血小板黏附形成纤维蛋白鞘，从而导致 CRBSI 率上升。聚氨基甲酸乙酯导管表面相对光滑，短期使用（24～48h）不会引起炎症反应。

五、临床表现

出口处和隧道感染表现为局部红肿、压痛、渗出和结痂。典型的导管相关性菌血症表现为透析过程中出现寒战、发热，但也可发生在透析间期的任一时刻。另外，研究发现，导管相关性血流感染临床表现和结局严重程度与微生物类型相关。

（一）导管病原菌定植

导管头部、皮下部分或导管接头处定量或半定量培养，确认有微生物生长（>15 CFU）。

（二）导管相关感染

1.出口部位感染

指出口部位 2cm 内的红斑、硬结和/或触痛；或导管出口部位的渗出物培养出微生物，可伴有其他感染征象和症状，伴或不伴有血行感染。

2.隧道感染

指导管出口部位，沿导管隧道的触痛、红斑和/或大于 2cm 的硬结，伴或不伴有血行感染。

3.CRBSI

指留置血管内装置的患者出现菌血症，经外周静脉抽取血液培养至少一次结果阳性，同时伴有感染的临床表现，且除导管外无其他明确的血行感染源。出口处和隧道感染表现为局部红肿、压痛、渗出和结痂。典型的导管相关性菌血症表现为透析过程中出现寒战、发热，但也可发生在透析间期的任意时刻。老年、糖尿病及处于免疫抑制状态的患者起病隐匿，临床表现为低热、体温偏低、嗜睡、意识模糊、低血压、低血糖甚至糖尿病酮症酸中毒易延误诊断，发生迁移性感染合并症。因此，当临床上怀疑有导管相关性感染时，必须立即做血培养，同时给予抗感染治疗。另外，研究发现，导管相关性血流感染临床表现和结局严重程度与微生物类型相关。研究显示，金黄色葡萄球菌引起的 CRBSI 患者53%需住院治疗，肠球菌引起的 CRBSI 患者30%需住院治疗，表皮葡萄球菌引起的 CRBSI 患者23%需住院治疗，而革兰阴性菌引起的 CRBSI 患者仅17%需住院治疗。感染性休克和转移性感染较为罕见，最常见于金黄色葡萄球菌 CRBSI 患者。为此，在怀疑导管相关感染时，应获取导管标本培养和血培养结果供分析。

六、实验室诊断

包括快速诊断、导管培养诊断及血培养诊断。

1.快速诊断

主要有革兰染色、吖啶橙白细胞（Acridine-Orange Leucocyte Cytospin，AOLC）试验及 AOLC 试验和革兰染色并用的方法。革兰染色有助于导管相关感染的诊断，但敏感性较低。从导管中抽血做 AOLC 试验，是快速诊断 CRBSI 的另一种方法，其特异性高但敏感性报道不一。AOLC 试验和革兰染色并用，有报道认为是诊断 CRBSI 简单快速廉价的方法，但对其应用价值评价不一。

2.导管培养诊断

当怀疑 CRBSI 而拔除导管时，导管培养是诊断 CRBSI 的金标准，肉汤定性培养敏感性高但特异性差。半定量（平皿滚动法）或定量（导管搅动或超声）培养技术是目前最可靠的诊断方法。和定性培养技术相比，诊断的特异性更高。半定量培养结果≥15CFU，定量培养结果≥1000CFU，同时伴有明显的局部和全身中毒症状，即可诊断 CRBSI。但其预测价值与导管的类型、位置、培养方法等有关。若置管时间少于 1 周，培养结果最可能的是皮肤表面微生物，它们沿着导管外表面进入引起感染。此时，半定量培养技术协助诊断更敏感。若置管时间大于 1 周，病原微生物从导管尖端进入管腔并蔓延是感染的主要机制。半定量培养技术敏感性低，定量培养结果更准确。因此，当怀疑 CRBSI 而拔除导管时，应同时对导管尖端及导管皮下段进行培养。对于多腔导管，由于每一个导管腔都可能是 CRBSI 可能的感染源，为提高阳性检出率，需对每一个导管腔进行培养，即使该导管腔为空置，也应对其进行培养。完全植入式中央静脉导管系统，静脉入口、硅酮隔膜下感染灶的聚集均可成为血行感染的来源，因而需同时对导管尖端及导管静脉入口处进行培养。当仅导管尖端培养时，阳性率为 68%；而若同时做导管及其引导管的尖端培养，其阳性率可增至 91%。

3.血培养诊断

传统观点认为，CRBSI 的诊断依赖于拔除导管或经引导丝更换导管后做导管尖端的培养。然而，拔除导管后对导管进行定量培养诊断 CRBSI 往往是回顾性诊断，并且在怀疑其感染而拔除的导管中，只有 15%~25% 被证实存在感染。因此，很多情况下需要不拔除导管的诊断方法，尤其是病情危重或在新位置重新置管危险较大时。同时从外周静脉与导管抽血定量培养菌落数比较：取两份血样本进行定量培养，一份来自外周，一份来自中心静脉导管，若中心静脉导管血样本菌落数大于外周静脉血培养的菌落数的 5 倍及以上时，可诊断 CRBSI。该方法操作费时，费用较高，但对于长期留置导管的感染诊断有较高的敏感性和特异性，对于短期留置导管其意义下降。同时从外周静脉与中心静脉导管抽血培养出现阳性结果时间比较（阳性时间差）：特别适用于病情稳定，无严重局部感染或全身感染征象的患者。当研究隧道导管相关感染时，与配对定量血培养技术相比，更准确经济。CRBSI 患者中心静脉导管抽血培养比外周静脉抽血培养出现阳性结果的时间至少早 2h。对于以腔内为主要感染途径的长期置管患者，应用价值较大。

七、诊断标准

1.确诊

具备下述任一项，可证明导管为感染来源：①有 1 次半定量导管培养阳性（每导管节段≥15 CFU）或定量导管培养阳性（每导管节段≥1000 CFU），同时外周静脉血也培养阳性并与导管节段为同一微生物；②从导管和外周静脉同时抽血做定量血培养，两者菌落计数比（导管血∶外周血≥5∶1）；③从中心静脉导管和外周静脉同时抽血做定性血培养，中心静脉导管血培养阳性出现时间比外周血培养阳性至少早 2h；④外周血和导管出口部位脓液培养均阳性，并为同一株微生物。

2.临床诊断

具备下述任一项，提示导管极有可能为感染的来源：①具有严重感染的临床表现，并导管头或导管节段的定量或半定量培养阳性，但血培养阴性，除了导管无其他感染来源可寻，并在拔除导管 48h 内未用新的抗生素治疗，症状好转；②菌血症或真菌血症患者，有发热、寒战和/或低血压等临床表现且至少两个血培养阳性（其中一个来源于外周血）其结果为同一株皮肤共生菌（例如类白喉菌、芽孢杆菌、丙酸菌、凝固酶阴性的葡萄球菌、微小球菌和念珠菌等），但导管节段培养阴性，且没有其他可引起血行感染的来源可寻。

3.拟诊

具备下述任一项，不能除外导管为感染的来源：①具有导管相关的严重感染表现，在拔除导管和适当抗生素治疗后症状消退；②菌血症或真菌血症患者，有发热、寒战和/或低血压等临床表现且至少有一个血培养阳性（导管血或外周血均可），其结果为皮肤共生菌（例如：类白喉菌、芽孢杆菌、丙酸菌、凝固酶阴性的葡萄球菌、微小球菌和念珠菌等），但导管节段培养阴性，且没有其他可引起血行感染的来源可寻。

八、处理措施

当临床出现可能的导管感染表现时，治疗方案主要包括导管本身的处理、全身或局部抗生素使用以及必要的检查和化验，治疗方案的制定除了参照临床表现、可能导致感染的病原微生物流行病学资料以外，不同导管的类型也是必须考虑的问题。

（一）导管本身的处理

1.导管的处理

临床拟诊导管相关感染时，应当考虑临床相关因素后再做出是否拔除或者更换导管的决定，这些因素主要包括：导管的种类、感染的程度和性质、导管对于患者的意义、再次置管可能性及并发症以及更换导管和装置可能产生的额外费用等。

2.血液透析导管

此类导管是导管相关感染中最常见的感染源。在临床出现导管相关感染表现的早期，通常难以获得即时的病原学证据。因此，大多数情况需要医生根据临床经验和有关感染流行病学资料做出判断。

有研究显示，仅根据临床症状判断导管相关感染时，拔除的导管约四分之三被证实是无菌的；对于那些没有血流动力学障碍、没有导管穿刺部位的感染并且尚无确切菌血症证据的患者，比较立即拔除导管和在严密观察条件下保留导管的两种处理方案时发现，患者的序贯性器官衰竭评分（Sequential Organ Failure Asses，SOFA）、重症监护病房（Intensive Care Unit，ICU）住院时间、ICU 病死率等方面两者没有显示出差异。因此，在仅出现发热，不合并低血压或脏器功能衰竭时，可以选择保留导管或原位使用导丝更换导管，而不必常规拔除导管。无论选择以上何种措施，均应留取两份血液样本进行定量或半定量培养（一份来自导管内、一份来自外周静脉血），以便提高确诊率。当保留导管的患者出现难以解释的持续性发热或怀疑导管相关感染，即使血培养阴性也应该拔除导管。如果患者合并严重疾病状态（如低血压、低灌注状态和脏器功能不全等），或者在导管穿刺部位出现红肿化脓等表现，或者出现无法用其他原因解释的严重感染、感

23

染性休克，应该拔除导管。虽然并不是所有的穿刺部位感染都导致导管相关感染，但明确增加了导管相关感染的危险性。

获得病原学资料后，是否拔除导管很大程度上取决于病原微生物的种类、患者的疾病状况，如：有无持续感染、复杂性感染的表现等。凝固酶阴性葡萄球菌，如表皮葡萄球菌是导致导管相关感染常见的致病菌，对其相应的临床特点和预后尚有一定争议，有待进一步的研究。有报道显示：感染发生后早期拔除导管可以很大程度上缩短菌血症时程。尽管有 46%的病例在保留导管的条件下也能成功控制感染，但部分病例出现了菌血症的反复。

当有证据表明导管并发金葡菌感染时，应立即拔除导管，可以选择新的部位重新置管，拔除的导管应进行尖端培养。由于金葡菌血症发生感染性心内膜炎的高风险性，如无禁忌，有条件时，应进行心脏超声检查，以确定是否存在感染性心内膜炎，并根据实际情况制定个体化治疗方案，避免因诊断不明导致治疗延误或者疗程不当。

虽然葡萄球菌是导致导管相关感染最常见的病原微生物，但是仍然有大量其他种类的致病微生物如：革兰阴性杆菌、分枝杆菌、真菌等能够导致导管源性感染，因此我们应该对这些微生物引起足够的重视。对于革兰阴性杆菌导致的导管相关菌血症，研究显示保留导管更易出现菌血症的复发，而在感染后立即拔除导管则能够提高治疗的成功率。

念珠菌性菌血症在血行感染中所占的比例呈明显增加趋势。多项研究显示，念珠菌性菌血症时保留感染的导管会显著增加持续菌血症的概率以及病死率；立即拔除导管可提高抗真菌治疗的效果，缩短念珠菌性菌血症的时间，并降低病死率。因此当放置中心静脉导管的患者出现念珠菌性菌血症时应立即拔除导管，同时进行导管尖端与血液样本的定量或半定量培养。

3.带隧道式中心静脉导管

植入隧道式硅脂导管，移除这些植入设备往往操作复杂，甚至对患者的生命构成威胁，同时由于这些导管本身的感染率也低于非隧道型导管，因此在出现血源性感染时，需要仔细鉴别，除外皮肤污染、导管微生物定植或者其他可能的感染原因。尤其当培养结果提示为皮肤及黏膜正常定植的微生物时（如凝固酶阴性葡萄球菌），如果临床上没有明确的感染证据，应该重复血培养。应取外周静脉和导管装置内血标本同时进行定量或半定量培养。之后，再慎重考虑是否需要拔除导管。

（二）抗生素治疗

一旦怀疑血管内导管相关感染，无论是否拔除导管，除单纯静脉炎外均应采集血标本，并立即进行抗生素治疗。根据临床表现和感染的严重程度，以及导管相关感染的病原菌是否明确，可分为经验性抗生素应用、目标性抗生素应用以及 CRBSI 严重并发症的处理。

1.经验性抗生素应用

鉴于危重患者发生导管相关感染后，易导致感染性休克或加重器官功能损害，早期的经验性药物治疗就显得很有必要。导管相关感染的初始抗生素应用通常起始于经验性治疗，而初始抗生素药物的选择则需要参照患者疾病的严重程度、可能的病原菌及当时当地病原菌流行病学特征。

导管相关感染病原微生物的流行病学调查结果有助于早期经验性抗生素药物的选

择。一项 3189 例次深静脉导管的病原学监测显示，表皮葡萄球菌（15.6%）、金黄色葡萄球菌（13.8%）、铜绿假单胞菌（13.2%）、肺炎克雷伯菌（7.6%）和鲍曼不动杆菌（6.2%）是五种最常见的病原菌。金黄色葡萄球菌中耐甲氧西林金黄色葡萄球菌占到60%～91%，凝固酶阴性葡萄球菌中耐甲氧西林的菌株也达 80%以上。因此，鉴于葡萄球菌是导管相关感染最常见的病原菌，且存在高耐药性，糖肽类抗生素药物应作为导管相关感染经验性治疗的首选药物。

当然，对于危重患者或者免疫功能低下的患者，也应注意覆盖革兰阴性杆菌，而常见的不动杆菌、铜绿假单胞菌、肠杆菌科细菌的耐药现象非常普遍。根据 2005 年和 2006 年中国 CHINET 细菌耐药性监测结果，碳青霉烯类和头孢哌酮/舒巴坦、哌拉西林/他唑巴坦等酶抑制剂复合制剂仍对不动杆菌、铜绿假单胞菌、肠杆菌科细菌具有较好的体外抗菌活性。另外，若考虑导管相关感染的病原微生物是真菌时，因真菌性菌血症可导致危重患者病死率明显增加，应早期给予积极的经验性抗真菌治疗。

初始的抗生素治疗多选用静脉注射途径，当患者病情逐渐稳定并且药敏结果已经获得的情况下，也可以选用口服吸收良好、组织穿透能力强的口服抗生素药物。

2.目标性抗生素应用及疗程

目标性抗生素治疗可进一步提高导管相关感染的治疗成功率。导管相关感染的病原微生物以及抗生素敏感性一旦明确，应根据微生物和药物敏感试验的结果调整抗生素，使经验性治疗尽快转变为目标性治疗。

抗生素应用的疗程也是决定疗效的重要因素。一般情况下，抗生素应用的疗程取决于感染的严重程度、是否发生严重并发症及病原菌的种类。

若抗生素治疗反应性好，患者无免疫功能低下、心脏瓣膜病和血管内假体，可进行短疗程治疗（2 周以内）。若出现感染性心内膜炎、骨髓炎及感染性血栓性静脉炎等严重并发症，抗生素应用的疗程应该延长（感染性心内膜炎 4～6 周，骨髓炎 6～8 周，感染性血栓性静脉炎 4～6 周）。植入隧道式血液透析导管或植入装置的患者并发导管相关感染，如表现为隧道感染或者植入口脓肿，需要移除导管和植入装置，并且进行 7～10d 的抗生素治疗。

由于凝固酶阴性葡萄球菌（如表皮葡萄球菌、腐生葡萄球菌）致病力相对偏低，单纯拔管后感染有可能得到控制，但多数专家仍建议接受抗生素治疗 5～7d。对于那些长期留置导管，如需静脉营养、肿瘤化疗、透析的患者，发生导管相关感染时，如果病原菌为凝固酶阴性葡萄球菌，而且全身情况相对稳定时，可暂不拔管，在全身抗生素应用的同时联合局部抗生素"封闭"治疗（antibiotic-lock）10～14d。但如临床症状恶化或停用抗生素后感染复发，则应拔除导管。

金黄色葡萄球菌导致的导管相关感染，一般在拔除导管后必须使用敏感抗生素治疗14d。有研究显示，与疗程大于 14d 比较，疗程小于 14d 患者病死率明显增高。

甲氧西林敏感的金黄色葡萄球菌（Methicillin Sensitive Staphylococcus Aureus，MSSA）导致的导管相关感染，应根据药敏选择耐酶的青霉素或头孢菌素。有研究显示，耐酶的青霉素对细菌的清除优于万古霉素。耐甲氧西林金黄色葡萄球菌导致的导管相关感染，以及病原学为 MSSA，但患者对于β内酰胺类药物严重过敏时，可选择糖肽类抗生素药物或利奈唑胺。存在肾功能损害或肾损伤危险因素的患者，应用万古霉素治疗时，若有条件应定期检测血药浓度，指导药物剂量的调整。

一旦诊断为念珠菌性导管相关感染，应立即拔除导管，而且均应进行抗真菌治疗。有研究显示在抗生素应用前拔除导管，可缩短抗真菌治疗的疗程。另有研究显示，导管引发的念珠菌血症，若仅拔除了导管，而没有进行全身性抗真菌治疗，有导致真菌性眼内感染的可能。

对于有微生物学证实的念珠菌感染，应结合药敏结果调整抗真菌药物。抗生素疗程至临床症状和体征消失和最后一次血培养阴性后 2 周。

目前缺乏关于评估革兰阴性杆菌感染后抗生素选择和疗程的研究。根据患者感染严重程度，选择敏感的抗生素，必要时联合治疗，一般拔除导管后抗感染治疗 10～14d。

（三）CRBSI 严重并发症的处理

1.感染性心内膜炎

导管内定植细菌是导致院内发生感染性心内膜炎的主要原因，葡萄球菌是最主要的病原菌，近年来真菌性心内膜炎有增加的趋势。当发生持续的细菌血症或真菌血症时，应去除导管或植入装置，对于存在组织低灌注、器官功能障碍的患者尤为重要。留置血管内导管的患者，若表现较长时间的低热，或出现心脏杂音、贫血、脾大、蛋白尿或镜下血尿，应高度考虑感染性心内膜炎，积极行血培养及超声心动图等检查，并且抗生素药物治疗应大于 4 周。如为真菌性心内膜炎，抗生素药物疗程不低于 6 周，必要时需外科手术治疗。

2.感染性血栓性静脉炎

感染性血栓性静脉炎是中心静脉或动脉长期置管的严重并发症之一。患者表现为导管拔除后仍有全身性感染的表现，而且反复血培养阳性。由于血管内血栓与管腔内感染灶在导管拔除之前可能保持完整状态，在拔管之后可能才表现出明显的临床症状。感染性血栓性静脉炎若继发于周围静脉，则可能有周围静脉受累的表现，如局部硬结、可触及的条索状改变；外周动脉置管导致的感染性血栓可表现为血栓产生的缺血症状和假性动脉瘤；由血液透析导管引起的感染性血栓性静脉炎，可能出现上肢、颈部、胸部的肿胀。

感染性血栓性静脉炎主要由金黄色葡萄球菌引起，其他病原微生物还包括念珠菌和革兰阴性杆菌。目前没有关于感染性血栓性静脉炎适当疗程的随机研究结果。治疗主要包括：拔除导管、抗凝如低分子肝素（中心静脉受累时）、外科切开引流或结扎切除受累的静脉等，不推荐溶栓治疗。抗生素疗程一般 4～6 周。

九、预防措施

维持性血液透析患者应尽量使用自体动静脉内瘘或人造血管，减少深静脉置管的使用；临时静脉置管的患者，应首选颈内静脉，尽量避免股静脉插管。导管相关性感染应采取如下预防措施：①严格遵守无菌操作原则；②清除鼻腔葡萄球菌等隐匿部位的带菌状态；③避免透析导管用于非血液净化用途，例如采血、输液等；④当没有使用导管适应证时，应及时拔除导管。

（一）培训与管理

1.专业队伍与培训

缺乏置管和护理经验、护理人员不足、人员流动等均可增加 CRBSI 的发生率和病死率。而经严格培训和主动教育，强化标准化的无菌操作等干预措施可显著降低 CRBSI 的发生率和病死率。因此，提倡建立专业化的、固定的医护队伍。鼓励采用多种教育模式，多学科、多途径地对专业人员进行导管操作和预防的相关性教育，包括自我教育和强化被动式教育、演示与示范性教育、实践指导与考核等。提高操作技能水平、熟练程度、无菌操作的依从性，以确保导管应用的安全性。

2.监测与质量管理

质量管理应当包括详细的操作流程、标准化的无菌操作，翔实的记录，严格血管内导管应用的管理与监测制度，定期考核，对标准执行进行评估，以及置管后随访等。提倡建立以 ICU 为主，包括感染疾病专家、质量监控专家在内的多元化管理队伍。建立本地关于医院获得性血行感染的病因学和发生率相关的数据系统，目的在于监测与总结感染危险因素，及时回顾总结相关感染危险因素与问题，及时指导临床，以提供快速改进措施，并降低医疗成本。

（二）置管及护理

1.穿刺点选择

导管穿刺部位的选择应当充分考虑置管的安全性和适用性，最大限度地避免置管感染、损伤等相关并发症的发生。

2.外周静脉穿刺点选择

下肢外周静脉穿刺点发生感染的危险高于上肢血管，手部发生静脉炎危险小于腕部和前臂血管。

3.深静脉穿刺点选择

深静脉穿刺点选择的安全性研究主要涉及穿刺部位的细菌菌落数和易感性，穿刺技术的熟练程度，导管留置时间长短与并发症等方面。

（1）穿刺部位的细菌密度与感染：多项相关研究显示，股静脉导管的感染发生率和并发症远高于颈内和锁骨下静脉，并且股静脉和颈内静脉较锁骨下静脉导管置入点细菌定植发生更早，增加了 CRBSI 的风险。常用深静脉导管相关局部感染和 CRBSI 危险性为股静脉＞颈内静脉＞锁骨下静脉。右侧颈内静脉的细菌定植发生率低于左侧（31%比53%），锁骨下静脉细菌定植发生率右侧高于左侧（27%比 15%）。由此，危重患者锁骨下静脉穿刺点的选择更具有优势。

（2）操作的熟练程度与感染：置管困难、体表定位盲穿、操作者技能生疏、操作时间过长等均可增加导管穿刺点局部和 CRBSI 的发生率。而有经验的医生置管及接受专门培训的护士进行导管护理，无论是在锁骨下，还是颈内、股静脉，只要严格的无菌操作，导管感染的发生均无显著差异。因此，除了操作人员需要培养熟练的操作技能外，在需要争取复苏时间的情况下，应当考虑选择最熟练的部位进行操作，以后应尽快根据病情调换到低感染发生部位重新留置导管。

（3）穿刺部位与并发症：超声研究结果提示，ICU 中静脉血栓发生率约33%，其中15%是导管相关性血栓。股静脉血栓发生率约为21.5%，而颈内静脉血栓发生的概率是锁骨下的4倍。导管继发血栓形成患者的 CRBSI 发生率为非血栓患者的2倍之多。对于存在明显的凝血功能障碍或者呼吸衰竭的患者，则首先考虑选择股静脉。肝移植患者不宜选择股静脉。

（4）导管的留置时间与用途：在选择穿刺部位时应兼顾导管的用途和留置时间。如果拟留置导管的时间短于5～7d,颈内静脉因其发生机械操作并发症率最低而适宜选择。但是应用超过5～7d的导管，考虑选择锁骨下静脉，其具有相对低的感染率。

参考文献

[1] 中华医学会重症医学分会.血管内导管相关感染的预防与治疗指南（2007）[J].中华内科杂志，2008，47（08）：691-699.

[2] 马靓，张立元，许勤.维持性血液透析患者中心静脉导管相关性血流感染及预防的研究进展[J].中华护理杂志，2010，45（01）：85-88.

[3] BÖHLKE M, ULIANO G, BARCELLOS F C.Hemodialysis catheter-related infection: prophylaxis, diagnosis and treatment [J].J Vasc Access，2015，16（5）：347-355.

[4] ŞTEFAN G，STANCU S，CĂPUŞĂ C，et al.Catheter-related infections in chronic hemodialysis: a clinical and economic perspective [J].Int Urol Nephrol，2013，45（3）：817-823.

[5] SAHLI F, FEIDJEL R, LAALAOUI R.Hemodialysis catheter-related infection: rates, risk factors and pathogens [J].J Infect Public Health，2017，10（4）：403-408.

[6] GUPTA V，YASSIN M H.Infection and hemodialysis access: an updated review [J].Infect Disord Drug Targets，2013，13（3）：196-205.

[7] KUMBAR L，YEE J.Current Concepts in Hemodialysis Vascular Access Infections [J].Adv Chronic Kidney Dis，2019，26（1）：16-22.

[8] 陈亚萍，周萍萍，王聪.血液透析患者中心静脉导管相关性感染的危险因素分析[J].中华医院感染学杂志，2014，24（06）：1432-1434.

[9] 李萃萃，王应强，何敬东，等.血液透析患者导管相关性感染影响因素分析[J].中华医院感染学杂志，2021，31（12）：1856-1860.

[10] 李玲君，方琪，郏雪萍.血液透析患者导管相关性感染及危险因素分析[J].医院管理论坛，2019，36（11）：57-59.

[11] DELISTEFANI F，WALLBACH M，MÜLLER G A，et al.Risk factors for catheter-related infections in patients receiving permanent dialysis catheter [J].BMC Nephrol，2019，20（1）：199.

[12] DHARMAYANTI A，ASTRAWINATA D.Catheter-related Blood Stream Infection in a Patient with Hemodialysis [J].Acta Med Indones，2018，50（3）：244-252.

[13] 韩琳，周蓉，张芸，等.血液透析患者临时中心静脉置管感染的相关因素分析[J].中国血液净化，2014，13（01）：46-48.

[14] 韩银侠，赵枢，刘楠梅.血液透析患者导管相关感染并发感染性心内膜炎2例分析[J].中国中西医结合肾病杂志，2021，22（01）：74-75+97.

[15] 罗杏英，李佩球，肖菲娜，等.血液透析中心静脉导管相关性血流感染患者医院感染特点及影响因素[J].中华医院感染学杂志，2019，29（22）：3431-3434.

[16] 国家卫生健康委办公厅.血管导管相关感染预防与控制指南（2021版）[J].传染病信息，2021，34（04）：289-290+295.

[17] 邱德俊，高卓，胡瑞海，等.第537例 长期透析—发热—左下肢疼痛—肺内结节[J].中华医学杂志，2021，101（19）：1436-1439.

[18] NABI Z，ANWAR S，BARHAMEIN M，et al.Catheter related infection in hemodialysis patients [J].Saudi J Kidney Dis Transpl，2009，20（6）：1091-1095.

[19] BELL T，O'GRADY N P.Prevention of Central Line-Associated Bloodstream Infections [J].Infect Dis Clin North Am，2017，31（3）：551-559.

[20] FARRINGTON C A，Allon M.Management of the Hemodialysis Patient with Catheter-Related Bloodstream Infection [J].Clin J Am Soc Nephrol，2019，14（4）：611-613.

[21] 卢亚飞，姚丽伟，许敏霞，等.持续质量改进在预防血液透析导管相关感染中的应用[J].中华临床感染病杂志，2021，14（01）：70-74.

[22] FISHER M，GOLESTANEH L，ALLON M，et al.Prevention of Bloodstream Infections in Patients Undergoing Hemodialysis [J].Clin J Am Soc Nephrol，2020，15（1）：132-151.

马泽军（撰写）　于　珮（审校）

第二章 自体动静脉内瘘相关并发症

第一节 动静脉内瘘狭窄

一、概述

AVF（动静脉内瘘）是维持血液透析患者生命安全最优选的血管通路。导致成熟 AVF 功能不良的最常见的潜在并发症是狭窄。其 1 年通畅率仅为 34%~56%。即使在狭窄得到治疗后，再狭窄的发生率也很高，高达 70% 的患者在治疗 1 年后出现再次狭窄。AVF 狭窄会增加血管阻力，降低血流量，造成 AVF 成熟不良，甚至引发早期血栓形成。内瘘狭窄可位于动脉流入处、动静脉吻合口、静脉流出口等处。超过 70% 的狭窄位于静脉处。

二、定义

AVF 狭窄的诊断标准：①内瘘位置触摸发现震颤减弱，听诊发现血管杂音减小或血管内出现高调杂音，透析血流量<200mL/min 表明内瘘狭窄；②参考《血管超声检查指南》，检测显示内瘘狭窄处流速/上游桡动脉血液流速≥2.5；③血管造影等辅助检查显示患者内瘘狭窄。根据狭窄发生的位置可分为 3 种类型：吻合口及邻近血管为Ⅰ型狭窄；穿刺部位血管为Ⅱ型狭窄；静脉流出道与深静脉连接部位为Ⅲ型狭窄。

三、流行病学和风险因素

Dariushnia 等研究表明，AVF 狭窄是导致 AVF 失功的最主要因素，自体 AVF 的 2 年通畅率为 65%，4 年通畅率为 48%，因血管通路狭窄和栓塞住院的患者已占到透析治疗患者住院总数的 15%~24%。其风险因素有糖尿病、高血压、吸烟、高脂血症、血管硬化甚至钙化。

四、发病机制

AVF 狭窄不仅导致透析效率降低，使透析患者的死亡率上升，同时也增加了血栓形成的风险。从解剖病理学的角度来看，AVF 狭窄与新生内膜增生有关，动静脉吻合后，在高血流量和高血压的作用下回流静脉会发生一系列短期和长期的病理生理变化，形态上最明显的变化是管腔扩张和管壁增厚（静脉动脉化），引起内膜异常持续增生，导致内瘘狭窄。除了内膜增生外，解剖结构也会引起内瘘狭窄，多见于流出道中心如静脉分支处、压力点和静脉瓣。此外，引起 AVF 狭窄的因素还包括年龄、血管条件、糖尿病、透析点压迫方法有误等。

主要危险因素如下。

1.静脉血管内膜增生

在解剖学上，静脉壁缺乏内弹力层，平滑肌细胞和成肌纤维细胞易从中膜迁移至内膜。静脉系统相对缺乏一氧化氮（Nitric Oxide，NO）和前列腺素，所以内皮易受损伤。静脉内膜增生是引起终末期肾病患者发生 AVF 狭窄最基础的发病机制，同时也参与 AVF 成熟障碍的病理过程。由于血流动力学因素，靠近吻合口的静脉受血流的冲击，血管内膜的完整性和连续性遭受破坏后，可诱导多种活性物质的生成增加，包括转化生长因子β（Transforming Growth Factor-β，TGF-β）和血小板衍生生长因子（Platelet Derived Growth Factor，PDGF）等。TGF-β和 PDGF 能够促进血管中膜的平滑肌细胞异常激活和过度增殖，并诱导其向血管内膜迁移，平滑肌细胞在增殖和迁移的过程中又分泌多种血管活性物质和细胞外基质，最终导致血管壁重构和狭窄。血小板和纤维素在管腔内壁沉积，导致内膜增生和狭窄。

2.护理不当造成内瘘血管受损致内瘘狭窄

护理人员穿刺技术差，患者血管条件差，穿刺失败或者反复穿刺损伤血管壁和血管内膜，引起血管狭窄。

3.透析点压迫时间长及血肿形成压迫

内瘘压迫不当、拔针后按压时间过长，或弹力绷带绑得太紧导致局部血流受阻，易导致内瘘狭窄。

4.血管条件

透析患者常常合并高血压、全身血管病变和全身营养状况差等，易导致血管硬化或破坏，静脉纤细，血管直径小，血流速度减慢，这些因素增加了内瘘狭窄形成的风险。

5.糖尿病

研究报道糖尿病肾病患者 AVF 的造瘘成功率、内瘘使用寿命均要低于非糖尿病肾病患者。糖尿病患者经常伴有脂质代谢紊乱，体内糖基化终末产物增多，一系列生物活性物质分泌紊乱，会引起动静脉血管内皮损伤，血小板活性增强，内膜基质过氧化物沉积，最终导致血管内膜增生，血管重构，管腔狭窄甚至闭塞。

6.高龄

高龄是维持性血液透析患者发生 AVF 狭窄的高危因素，主要是由于高龄多合并不同程度的血管弹性减弱、动脉硬化等易引起血管狭窄的影响因素，有研究明确指出 60 岁以上患者发生内瘘狭窄的风险显著增加。

五、临床表现

AVF 狭窄主要表现是透析过程中血流量不足、静脉压增高，包括透析内瘘震颤减弱或消失，血管杂音减弱，透析结束后止血按压时间延长及透析充分性下降等。血管狭窄在二维超声上的表现为局部管壁增厚，管腔狭窄；CDUS 表现为局部血流束变细，之后紧随五彩镶嵌的端流信号，彩色多普勒血流成像上的混叠可以显示狭窄引起的湍流。光谱多普勒超声通过改变收缩速度峰值（Peak Systolic Velocity，PSV）来表征狭窄的程度。

六、处理措施

用于治疗 AVF 狭窄的主要方式包括血管内干预或手术，其中经皮腔内血管成形术（Percutaneous Transluminal Angioplasty，PTA）是 AVF 狭窄的一线治疗，通常采用高压或切割球囊。与重建手术相比，PTA 具有侵袭性小、可重复操作的优势，但 6 个月通畅率仅为 50%。手术重建通畅率高，但开放手术仍有静脉衰竭和再狭窄的风险。目前，PTA 是 AVF 狭窄的主要治疗方法，在 12 个月时能达到 40%～50%的初次通畅。PTA 后的内膜增生是导致复发性狭窄和血管通路功能障碍的重要因素。由于再狭窄率高，经常需要进一步的再干预，近年来，为了降低再狭窄率，已经开发了药物涂层球囊、支架移植等技术。DCB 血管成形术和支架移植术的整体初级通畅率和次级通畅率均高于其他干预措施。

1.经皮穿刺球囊扩张术（PTA）

PTA 的主要指征是狭窄＞50%或 AVF 的血管腔阻塞。通常在局麻下进行，切割球囊可作为二线方法。支架和覆膜支架用于治疗并发症和中央静脉狭窄。PTA 术前应行血管彩超检查和血管造影检查，以确定狭窄的部位、大小、血管内径、范围、内瘘血流定量以及血管壁有无血栓等。对单纯一处狭窄且狭窄范围较小的患者采用 PTA 治疗。对于穿刺点血管狭窄和中心静脉狭窄，多个血液透析血管通路相关指南都建议首选 PTA 治疗。球囊扩张多在超声或者 DSA 下进行，扩张球囊在超声下可见两个标记点，可以清楚显示球囊所在位置。造影剂下可以清楚地显示内瘘血管狭窄的部位及程度，可以精确地把球囊送到狭窄部位进行扩张，并且在扩张过程中和扩张后实时了解、评估狭窄扩张的程度，评价疗效。对 PTA 的入路选择原则上尽量保证足够的操作空间，这样易于穿刺，且操作结束后易于止血，在保证可以顺利通过病变的前提下，尽可能选择流出道静脉作为入路。用于治疗 AVF 狭窄的球囊常用内径有 3mm 至 12mm 各种规格，治疗时一般选用狭窄周围正常内瘘血管 1.1 倍的球囊。操作中要注意球囊爆破压和实时的工作压，既要达到狭窄减轻甚至消除的目标，又不能超过爆破压，以免出现球囊爆炸，导致血管破裂。用于管腔内介入治疗的扩张球囊根据球囊的爆破压可以分为普通扩张球囊[爆破压小于（16atm）（标准大气压）、高压球囊（16～24atm）、超高压球囊（≥24atm）]。

根据狭窄部位的不同，导丝和导管的插入根据血流方向或相反方向进行（如图 1-1）。可用于血管成形术的球囊有以下几种类型："标准球囊"（如图 1-2）、"高压球囊"或"切割球囊"。球囊直径需根据束臂后与狭窄血管相邻的血管内径来决定，球囊长度可根据病变长度进行选择。参照球囊的扩张压力和爆破压力，可行反复扩张，尽可能使狭窄消除。

Bountouris 研究报告称，PTA 术后 6 个月甚至 1 年的初级通畅率为 50%。然而，由于球囊使用会不可避免地引起血管壁增生，因此需要重复进行血管成形术。重复 PTA 辅助次级通畅 85%，手术辅助次级通畅率 91%。Mingqiang 研究表明，术后残留狭窄率＞30%占 3.91%，并发症包括血管痉挛、血肿、血管破裂、血栓。平均随访时间为 30.2 个月，25.93%AVF 患者血管通畅。术后 1、2、3 年初级通畅率分别为 84.66%、60.85% 和 21.69%，糖尿病患者和老年患者初级通畅率较低，术后 1、2、3 年的次级通畅率分别为 91.00%、74.07%和 32.80%，较低的次级通畅率与糖尿病、老年、长狭窄段和高度残留狭窄显著相关。

血管成形术的一个常见并发症是破裂，可以保守治疗。在某些情况下，需要放置支架或覆盖支架放置。切割球囊的使用与破裂的风险增加有关。可以选择适当的大小和合适的球囊来减少破裂。

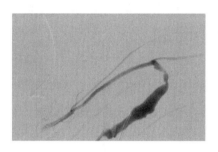

图 1-1

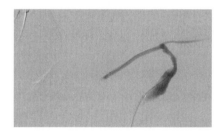

图 1-2

2.药物涂层球囊（Drug-Coated Balloons，DCB）血管成形术（Drug-Coated Balloon Angioplasty，DCBA）

药物涂层球囊由三部分组成（如图 1-3），由一个标准球囊、抗增殖药物和载体物质三个部分组成，DCB 是对血管成形术的补充，球囊平台的作用仅限于在血管成形术后将药物输送到血管壁。在理想的 DCB 中，药物从 DCB 到血管壁的转移应迅速，且到达目标病变的血管内路径中没有药物丢失。通过向血管壁释放抗增殖药物，从而达到抑制血管内膜增生的效果。目前药物涂层球囊多使用以紫杉醇为基础的药物涂层，紫杉醇脂溶性良好，抗增殖作用稳定。基础研究证实，紫杉醇可阻断细胞增生早期启动因子，抑制细胞骨架生成，阻断有丝分裂，有效抑制细胞快速增殖，还可抑制平滑肌细胞迁移和表型改变，抑制内膜增生性炎症反应。DCB 无聚合物基质，又无金属网格残留，可减少内膜炎症反应。与 PTA 或手术修复相比，DCB 血管成形术和支架移植可能是血液透析患者 AVF 狭窄的更好治疗方法。Kennedy 研究表明 AVF 研究中 DCBA 组在 6 个月和 12 个月的合并主要通畅率分别为 75.2% 和 52.5%，目前的荟萃分析显示，与 BA 相比，DCBA 对于新发或复发性狭窄是一种有效和安全的方法，6 个月和 12 个月的靶病变血运重建较低。Swinnen 等回顾性分析了 31 例患者接受 DCB 治疗的 37 例支架内 AVF 再狭窄。作者分析了 DCB 使用前后两次再干预之间的持续时间。在使用 DCB 前，只有 19% 的患者在 12 个月时没有进行任何再干预，而在使用 DCB 后有 69%（$P<0.001$）没有进行再干预。

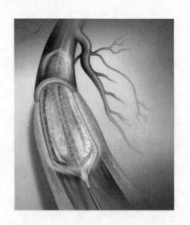

图 1-3

3.支架置入术

支架移植术采用标准导丝导管技术，通过狭窄病变放置 Viabahn 支架，球囊扩张至6mm。患者的血管造影反应良好（如图 1-4），并对优势竞争静脉进行线圈栓塞。Haskal研究表明支架移植组治疗区域的初级通畅度为 51%，PTA 组为 23%。通路回路的初级通畅率支架移植术组为 38%，PTA 组为 20%。此外，支架移植组在 6 个月时无后续干预率为 32%，PTA 组为 16%。支架移植组 6 个月时再狭窄的发生率为 28%，PTA 组再狭窄发生率为 78%。Santini 报道了回顾 20 例使用支架移植物治疗静脉流出狭窄和闭塞患者的经验，支架移植术的技术成功率为 100%，中位随访时间为 23 个月。6 个月时支架移植术通畅率为 94.7%，18 个月和 36 个月时支架移植术通畅率为 82.1%。24 个月时，初级通畅率为 69%，36 个月时为 50%。

支架移植的禁忌证包括皮肤损害、既往侵入性感染史，或支架需跨过肘关节或腋窝。支架移植物相关的并发症，包括患者出现明显危及生命的出血、移植物支架迁移、移植物支架骨折和侵蚀。

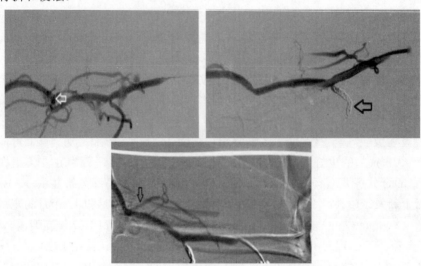

图 1-4

4.手术治疗

当 PTA 失败时建议采用手术方法，对多处狭窄或一处狭窄范围较大者采用手术治疗，如狭窄在原吻合口的静脉端，手术方式采用在原 AVF 中间做纵行切口，逐层分离，尽可能地向远端游离桡动脉，行桡动脉原位移植与头静脉在狭窄的近端相吻合。如狭窄在桡动脉端，采用原位头静脉与桡动脉在狭窄的近端相吻合。如原内瘘的动脉端与静脉端都有狭窄，则采用在前臂行头静脉和桡动脉都原位吻合。对于整个前臂血管狭窄的患者，建立高位内瘘。

但是手术本身也会损伤 AVF 血管，造成再次狭窄，而且每次开放式手术对血管都是不可逆的毁坏性破坏，减少患者的血管资源。

七、预防措施

1.护理对策

术前充分了解血管情况，采用多普勒超声检查血管情况，做好血管保护，尽量避免在造瘘侧进行静脉穿刺和留置套管针，积极预防并发症；术后进行有效管理，对患者进行术后健康教育，将术肢适当抬高以减轻肢体水肿，密切监测血管杂音，观察伤口有无渗血及肢端有无苍白、皮温降低等，应适时进行握拳锻炼，保持衣袖宽松，避免术侧受压。2 周拆线后可束臂握拳锻炼。对于轻微渗血可轻压止血，压迫时注意血管震颤的存在，避免过早使用内瘘，待内瘘成熟后再开始穿刺，以延长使用寿命。

2.二十二碳六烯酸（Docosa Hexaenoic Acid，DHA）

DHA 已被证明可以降低血液黏度，具有改善红细胞变形能力，可以促进血管舒张，抑制平滑肌增殖和血小板聚集，减少炎症，有潜力改善血管通路成熟，减少通路狭窄和血栓形成[27-29]。

3.他汀类药物

他汀类药物除了可降低胆固醇，还可改善内皮功能。动物和细胞研究证明，他汀类药物对于预防 AVF 狭窄有作用。辛伐他汀可以通过降低血管内皮生长因子（vascular endothlial growth factor，VEGF）和基质金属蛋白酶（matrix metallopeptidase，MMP）-9 降低内膜增生和血管平滑肌增殖。瑞舒伐他汀可增加糖尿病大鼠 AVF 静脉臂血流，这与改善内皮功能和抗炎有关。阿托伐他汀钙可降低人类平滑肌细胞增殖、迁移。普伐他汀可降低内膜增生，这与降低的血管平滑肌细胞增殖和血小板源性生长因子介导的血管平滑肌细胞迁移和巨噬细胞迁移有关。因此，他汀类可以通过改善内皮功能，抑制血管平滑肌细胞迁移和增殖改善 AVF 长期通畅率。

4.血管紧张素转化酶抑制剂（Angiotensin-Converting Enzyme Inhibitors，ACEI）或血管紧张素受体拮抗剂（Angiotensin II Receptor Blocker，ARB）

由于肾素-血管紧张素-醛固酮系统（Renin-Angiotensin-Aldosterone System，RAAS）通过诱导细胞外基质和平滑肌细胞增殖，在血管增殖中发挥重要作用。ACEI 或 ARB 阻断 RAAS 已被证明可以减少内膜增生，促进血管舒张，防止血小板活化和黏附，使管腔狭窄发生率降低。

5.Ⅰ型重组胰弹性蛋白酶（PRT-201）

在动物药理和毒理学研究中，PRT-201 通过时间依赖性和浓度依赖性来裂解血管弹性纤维。在Ⅰ期临床试验中，将PRT-201应用于新建的AVF的血管外膜，发现管腔狭窄发生率明显下降。Ⅱ期临床研究进一步发现，低剂量PRT-201药效更佳。

6.红外线治疗

红外线治疗作为一种无创、便捷的治疗手段，能通过热效应及非热效应有效地提高内瘘血流量及内瘘开放率。红外线治疗可能通过增加血红素氧合酶-1、内皮型一氧化氮合酶的表达、抑制内膜增生等改善内瘘开放率。

7.对术者要求

手术时严格执行无菌操作，术中避免血管内膜损伤、静脉扭曲、受压、张力过大或成角不当，包扎不宜过紧。

参考文献

[1] YANG C Y，LI M C，LAN C W，et al.The anastomotic angle of hemodialysis arteriovenous fistula is Associated with flow disturbance at the venous stenosis location on angiography [J].Front Bioeng Biotechnol，2020，8：846.

[2] DARIUSHNIA S R，WALKER T G，SILBERZWEIG J E，et al.Quality improvement guidelines for percutaneous image-guided management of the thrombosed or dysfunctional dialysis circuit [J].J Vasc Interv Radiol，2016，27（10）：1518-1530.

[3] TONELLI M，HIRSCH D，CLARK T W，et al.Access flow monitoring of patients with native vessel arteriovenous fistulae and previous angioplasty [J].J Am Soc Nephrol，2002，13（12）：2969-2973.

[4] 中国医师学会超声医师分会.血管超声检查指南[J].中华超声影像学杂志，2009，18（10）：911-920.

[5] SMITH G E，GOHIL R，CHETTER I C.Factors affecting the patency of arteriovenous fistulas for dialysis access [J].J Vasc Surg，2012，55（3）：849-855.

[6] ROY-CHAUDHURY P，WANG Y，KRISHNAMOORTHY M，et al.Cellular phenotypes in human stenotic lesions from haemodialysis vascular access [J].Nephrol Dial Transplant，2009，24（9）：2786-2791.

[7] ROY-CHAUDHURY P，AREND L，ZHANG J，et al.Neointimal hyperplasia in early arteriovenous fistula failure [J].Am J Kidney Dis，2007，50（5）：782-790.

[8] STRACKE S，KONNER K，KÖSTLIN I，et al.Increased expression of TGF-beta1 and IGF-I in inflammatory stenotic lesions of hemodialysis fistulas [J].Kidney Int，2002，61（3）：1011-1019.

[9] SIMONE S，LOVERRE A，CARIELLO M，et al.Arteriovenous fistula stenosis in hemodialysis patients is characterized by an increased adventitial fibrosis [J].J Nephrol，2014，27（5）：555-562.

[10] ROY-CHAUDHURY P，SUKHATME V P，CHEUNG A K.Hemodialysis vascular access dysfunction：a cellular and molecular viewpoint[J].J Am Soc Nephrol，2006，17（4）：1112-1127.

[11] 黄玲,彭小梅.动静脉内瘘狭窄及血栓形成的危险因素及预防[J].内科,2017,12（03）:332-333,351.

[12] 金其庄,王玉柱,叶朝阳,等.中国血液透析用血管通路专家共识（第2版）[J].中国血液净化，2019，18（06）：365-381.

[13] BOUNTOURIS I，KRITIKOU G，DEGERMETZOGLOU N，et al.A review of percutaneous transluminal angioplasty in hemodialysis fistula [J].Int J Vasc Med，2018，2018：1420136.

[14] NAPOLI M，PRUDENZANO R，RUSSO F，et al.Juxta-anastomotic stenosis of native arteriovenous

fistulas：surgical treatment versus percutaneous transluminal angioplasty [J].J Vasc Access，2010，11（4）：346-351.

[15] BOUNTOURIS I，KRISTMUNDSSON T，DIAS N，et al.Is repeat PTA of a failing hemodialysis fistula durable？[J].Int J Vasc Med，2014，2014：369687.

[16] ZHOU M，CHEN G，FENG L，et al.Effects of ultrasound-guided percutaneous transluminal angioplasty for stenosis of arteriovenous fistula used for hemodialysis and related factors influencing patency [J].Ann Ital Chir，2020，91：55-60.

[17] RAYNAUD A C，ANGEL C Y，SAPOVAL M R，et al.Treatment of hemodialysis access rupture during PTA with Wallstent implantation [J].J Vasc Interv Radiol，1998，9（3）：437-442.

[18] KORNFIELD Z N，KWAK A，SOULEN M C，et al.Incidence and management of percutaneous transluminal angioplasty-induced venous rupture in the "fistula first" era [J].J Vasc Interv Radiol，2009，20（6）：744-751.

[19] BITTL J A.Venous rupture during percutaneous treatment of hemodialysis fistulas and grafts[J].Catheter Cardiovasc Interv，2009，74（7）：1097-1101.

[20] SCHELLER B，SPECK U，BÖHM M.Prevention of restenosis：is angioplasty the answer？[J].Heart，2007，93（5）：539-541.

[21] KENNEDY S A，MAFELD S，BAERLOCHER M O，et al.Drug-coated balloon angioplasty in hemodialysis circuits：a systematic review and meta-analysis [J].J Vasc Interv Radiol，2019，30（4）：483-494.

[22] CAO Z，LI J，ZHANG T，et al.Comparative Effectiveness of drug-coated balloon vs balloon angioplasty for the treatment of arteriovenous fistula stenosis：a meta-analysis [J].J Endovasc Ther，2020，27（2）：266-275.

[23] SWINNEN J J，ZAHID A，BURGESS D C.Paclitaxel drug-eluting balloons to recurrent in-stent stenoses in autogenous dialysis fistulas：a retrospective study [J].J Vasc Access，2015，16（5）：388-393.

[24] HASKAL Z J，TREROTOLA S，DOLMATCH B，et al.Stent graft versus balloon angioplasty for failing dialysis-access grafts [J].N Engl J Med，2010，362（6）：494-503.

[25] DAVILA SANTINI L，ETKIN Y，NADELSON A J，et al.Stent-grafts improve secondary patency of failing hemodialysis grafts [J].J Vasc Access，2012，13（1）：65-70.

[26] 安茂竹，陈希平，孙静，等.自体动静脉内瘘狭窄的介入和手术治疗[J].中国血液净化，2004，3（07）：364-366.

[27] VAN ACKER B A，BILO H J，POPP-SNIJDERS C，et al.The effect of fish oil on lipid profile and viscosity of erythrocyte suspensions in CAPD patients [J].Nephrol Dial Transplant，1987，2（6）：557-561.

[28] CARTWRIGHT I J，POCKLEY A G，GALLOWAY J H，et al.The effects of dietary omega-3 polyunsaturated fatty acids on erythrocyte membrane phospholipids，erythrocyte deformability and blood viscosity in healthy volunteers [J].Atherosclerosis，1985，55（3）：267-281.

[29] MORI T A.Omega-3 fatty acids and cardiovascular disease：epidemiology and effects on cardiometabolic risk factors [J].Food Funct，2014，5（9）：2004-2019.

[30] JANARDHANAN R，YANG B，VOHRA P，et al.Simvastatin reduces venous stenosis formation in a murine hemodialysis vascular access model [J].Kidney Int，2013，84（2）：338-352.

[31] TSIARA S，ELISAF M，MIKHAILIDIS D P.Early vascular benefits of statin therapy [J].Curr Med

Res Opin，2003，19（6）：540-556.

[32] JACKSON R S, SIDAWY A N, AMDUR R L, et al.Angiotensin receptor blockers and antiplatelet agents are associated with improved primary patency after arteriovenous hemodialysis access placement [J].J Vasc Surg，2011，54（6）：1706-1712.

[33] DWIVEDI A J, ROY-CHAUDHURY P, PEDEN E K, et al.Application of human type I pancreatic elastase （PRT-201） to the venous anastomosis of arteriovenous grafts in patients with chronic kidney disease[J].J Vasc Access，2014，15（5）：376-384.

[34] HYE R J， PEDEN E K， O'CONNOR T P， et al.Human type I pancreatic elastase treatment of arteriovenous fistulas in patients with chronic kidney disease [J].J Vasc Surg，2014，60（2）：454-461.

[35] LIN C C, CHANG C F, LAI M Y, et al.Far-infrared therapy：a novel treatment to improve access blood flow and unassisted patency of arteriovenous fistula in hemodialysis patients [J].J Am Soc Nephrol，2007，18（3）：985-992.

刘向阳（撰写）　于　珮（审校）

第二节　动静脉内瘘血栓

一、概述

AVF 血栓是造成 AVF 闭塞、失功的主要原因，若不及时处理，可能导致患者透析中断，增加患者的住院频率及临时导管的置入率。

二、定义

AVF 血栓形成诊断标准是临床检查内瘘处未触及震颤，原本充盈的头静脉塌陷，或者患者局部突然感觉疼痛，瘘口可能触及血栓硬物及触压痛，超声检查可见内瘘静脉处有血栓形成。

三、流行病学和风险因素

文献报道在美国的透析患者中 AVF 血栓形成每年 0.5～1 次，通路血栓占通路永久失功的 65%～85%。内瘘血栓是由一系列先天性和/或获得性疾病以及环境血栓前因素引起，也受到种族、年龄和性别等人口统计学变量的影响，遗传性或获得性血栓风险因素都是早期透析血栓形成的原因或诱发因素。Smith 等研究表明，女性是内瘘血栓形成的单独风险因素，由于女性动脉口径较小，因此内瘘的血流量低于男性，内瘘血流量降低会引起血栓的形成。Montagnana 等研究表明偏高、高同型半胱氨酸血症、低血清白蛋白和高脂血症、糖尿病都是血栓形成的风险因素。据报道，55%的通路血栓形成患者至少患有一种易栓疾病。

四、发病机制

AVF 血栓形成与多种因素相关，尿毒症患者的血小板受损相使透析患者处于血栓前状态。血管内皮的损伤是血栓形成过程中最重要且开始启动的必要条件，当血管内皮遭到破坏后，血管原有的平衡被打破，血管张力调节作用消失且血流缓慢，继而出现血小板黏附在血管壁上，由于各种炎症因子释放、吞噬细胞的侵蚀，凝血、纤溶系统的激活，参与血栓形成过程。此外，透析通路不畅、过度使用促红素、糖尿病、AVF 使用过早以及拔针后压迫时间过长、低血压、过度超滤等均会引起 AVF 血栓形成。

1.血管内皮的损伤

AVF 形成后，由于血流动力学因素，靠近吻合口的静脉受血流的冲击，静脉端异常的剪切力导致内皮功能障碍，新生内膜增生导致内皮成分的改变，同时诱导产生多种活性物质和细胞外基质，最终导致血管壁重构和狭窄。血小板和纤维素在管腔内壁沉积，导致内膜增生和血栓形成。

2.透析通路的不畅

造成透析通路的不畅主要与流入不良、流入道及流出道的狭窄有关。流入不良可能与心输出量低、全身低血压/低血容量或供血动脉狭窄有关；流入管道狭窄与发生部位有关，Keith 研究表明在功能不良的上臂头臂瘘管中，约 77% 的病例出现头弓狭窄，在前臂瘘管中，狭窄多发生在吻合口附近；流出道狭窄多发生在既往有中心静脉狭窄或者经静脉置入起搏器或除颤器引起的内皮损伤可造成中心静脉狭窄，因血流速度减慢，血液滞留从而出现血栓。

3.促红素的使用

促红素的使用可诱导内皮细胞增殖，促使血管狭窄，同时促红素使血红蛋白生成过快，造成血液黏稠度过高，血液高凝状态，血流缓慢，从而引起动静脉血栓形成。

4.AVF 使用过早

由于 AVF 使用过早，静脉未达到血管动脉化，穿刺后血管回缩力较差，渗血较多，易致管腔狭窄，血流量不足，造成 AVF 血栓形成。

5.拔针后的压迫时间过长

拔针后的压迫时间过长可能导致血液停滞和血栓形成。

6.血压过低

血压过低可导致通路血流量的减少，循环中的血流较缓慢，容易发生血小板聚集与血液黏滞度增高，容易形成血栓。

7.糖尿病

糖尿病患者的内瘘栓塞与血管内膜损伤密切相关，高血糖和糖基化终末产物增多，会引起体内一系列生物活性物质分泌紊乱，导致血管内膜损伤，血小板活性增加等病理变化，促使管腔内物质沉积于管壁形成粥样斑块，随着病程进展，管壁增厚，管腔狭窄，最终导致血栓形成。

五、临床表现

由于血管内血栓形成后造成血管狭窄或阻塞，影响血流速度，从而出现内瘘杂音消失或减弱，血管震颤减弱，血液透析中血流量减低。若伴有感染，可出现内瘘血管处疼痛和红肿，超声检查显示可以看到不可压缩的腔内回声，未完全的闭塞血管情况下，血流量明显减少。彩色多普勒血流显像（Color Doppler Flow Imaging，CDFI）检查后，显现出充盈亏损的血流信号；如果完全闭塞血管腔或内瘘口，CDFI 显示无血流信号，桡动脉呈现出相同于频谱多普勒的检查结果，而头静脉内基本不存在动脉化血流频谱。

六、处理措施

一旦发现 AVF 血栓形成应尽早处理。应结合影像学评估内瘘，应根据血栓形成的时间、血管条件等不同情况，选择手法按摩、经皮腔内治疗、药物溶栓、导管取栓、手术取栓等有效手段，必要时联合应用，同时应注意治疗或去除血栓形成的病因与诱因。

1.手法按摩

确定血栓位置，用左手手掌托起血栓侧手臂，用惯用手大拇指放于内瘘栓塞处，另四指用于固定手臂，然后用拇指从远心端向近心端以合适的力度按摩，操作者边按摩边体会手指下瘘管血栓的形态变化及瘘管处震颤情况。若出现质韧血栓逐渐松散消融、瘘管腔出现血流震颤感觉，判定患者内瘘再通，可持续巩固按摩 5min，松开压脉带，血管恢复震颤，按摩过程中观察患者有无微栓塞的相关临床表现。

2.经皮介入治疗

经皮介入治疗在治疗自体 AVF 血栓方面是有效的，包括使用机械血栓切除，脉冲喷雾辅助药物机械溶栓、血栓抽吸、Lyse and Wait 技术（超声引导下的血管通路的细针穿刺溶栓技术）等，Liang 等研究涉及机械血栓切除装置或旋转导管与血管成形术联合使用，其技术成功率为 76%～100%，3 个月和 6 个月的初级通畅率为 36%～70% 和 18%～60%。

经皮介入治疗的禁忌证是心肺储备功能较差及心脏右向左分流患者。

经皮介入治疗并发症是有症状的肺栓塞、吻合口破裂、血栓被挤入动脉端。对于高凝状态、AVF 感染、新建内瘘 4～6 周，血流动力学不稳定、高钾血症或严重凝血功能障碍的患者，只有在患者稳定后才应进行治疗。为了减少并发症的风险，术者应尽量避免在动脉吻合口附近进行不必要的操作以减少动脉栓塞的机会。

（1）机械血栓切除：机械血栓切除可分为两种方式，一种是 Arrow Trerotola 装置（如图 1-5），它是通过接触血管壁来直接剥离血栓；另一种是不接触血管内膜，利用流体动力学产生负压吸力，去除血栓。这些设备包括 Angiojet 系统（如图 1-6）、Oasis 导管、Hydrolyser 导管，其成功率分别为 89%、86% 和 84%。而其中 Amplatz 装置的工作原理略有不同，其内有一个锋利的旋转叶片，可以分解血栓并将其分散到微颗粒的循环中，其成功率为 82.6%。

机械血栓取栓的最新进展其中是使用超声加速溶栓，使药物溶栓和高频超声同时进入血栓，在治疗大口径血管通路和中心静脉血栓方面具有安全性和有效性，其并发症包括循环系统的栓塞、血管损伤和溶血。

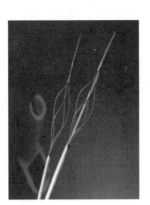

图 1-5

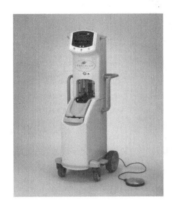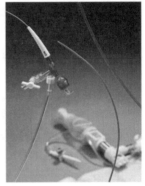

图 1-6

（2）脉冲喷雾辅助药物溶栓（如图 1-7）：Seldinger 法穿刺并置入鞘管，在造影导管配合下将超滑导丝送至血栓部位，根据血栓情况选择 Uni*Fuse 溶栓导管的规格，交换 Uni*Fuse 溶栓导管并进入血栓中，将血栓闭塞段置于溶栓导管两标记间，拔出超滑导丝并置入闭塞导丝，将闭塞导丝的尾部接头与溶栓导管旋紧，术中采用注射器以高压脉冲式推注尿激酶 25 万 U。使药物高速喷入血栓中，为后续持续给药提供"通道"，极大增加了溶栓药物与血栓的接触面积，缩短了溶栓时间。其溶栓成功率在 73%～95% 之间，但随着溶栓时间的延长，出血是最常见的并发症。

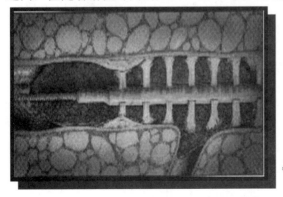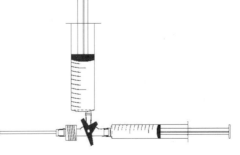

图 1-7

（3）"Lyse and Wait" 技术（如图1-8）：（A）当发现内瘘出现血栓时，在患者进入血管造影套件之前。（B）将一根22号的血管造影导管沿血管吻合口方向插入内瘘，通过观察血管外的血液或凝块，确认血管造影导管位置。如果没有发现凝块或血液，可以挤压移植物使其接近导管尖端，迫使凝块进入血管造影导管，这证实了导管的位置。然后由助手压迫动脉吻合处和静脉吻合处，将尿激酶-肝素混合物（25万IU尿激酶[5mL]和5000U肝素[5mL]）在1分钟内缓慢推入内瘘，从而导致内瘘轻微扩张。缓慢输注是为了防治血凝块移动，并用尿激酶充分冲洗移植物中的血凝块。当血管造影套件可用时（约在半小时到2小时之间变化）。（C）患者被带进手术间，先进行血管造影。通常情况下，造影显示静脉侧相对没有凝块，动脉侧可以通过注射造影剂来评估。这将导致逆行填充到动脉吻合口，通常可以发现动脉栓塞和静脉狭窄。解决动脉栓塞首先尝试通过挤压表面和移植物，将动脉栓塞移动到血管造影导管的静脉侧。（D）如果动脉栓塞对这种动作没有反应，将一个短的6F鞘插入移植物，移植物静脉侧的缝合线指向动脉吻合口。然后使用4F或5FFogarty球囊或Fogarty附着导管移动动脉栓塞，并将其带到移植物的静脉侧。（E）接下来，将22号血管造影导管和5F球囊微穿刺导入系统，更换使用0.018英寸导线的短6F导管，使用6mm或7mm高压球囊扩张静脉病变。如果有必要，同样的球囊可以用来挤压动脉栓塞。（F）然后评估静脉流量，移植物和中央静脉是否有血凝块。（G）一旦移植物无凝块，静脉病变扩张，动脉无栓塞，则取下鞘，移植物可用于血液透析。研究表明，采用L&W技术主要开放时间为9.6个月，平均通畅时间（无论是第一次移植物闭塞还是复发性移植物血栓形成）为5.4个月±8.4个月。

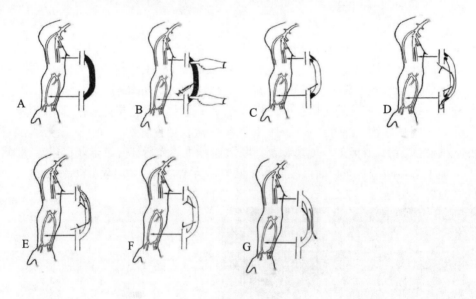

图1-8

3.药物溶栓

药物溶栓具有操作简单，损伤小的优势，是指通过内瘘血管注入溶栓药物，可以局部或全身单独使用，其适应证是：①AVF通路内急性血栓形成；②CDUS检查排除血管严重钙化引起的闭塞。溶栓时间最好选择在内瘘栓塞6h内，最多不超过72h，数据显示

6h 内溶栓成功率高达 90%以上，溶栓药物一般有尿激酶、阿替普酶、链激酶等溶栓药物，对于内瘘栓塞时间在 72h 以上患者不建议单独局部尿激酶溶栓治疗。

Rodkin 等人最初报道了使用链激酶挽救血栓性血液透析血管通路。其研究共纳入 9 例患者进行了链激酶溶栓，其中 8 例出现了裂解，方法是对显示明显血栓的患者（除 1 例外），所有病例在 20min 内注入 4 万 U 的链激酶，并重复血管造影。然后，患者被送往重症监护室，以每小时 5000～7500U 的速度注入尿激酶。如果纤维蛋白原水平低于每 12 升 50mg，输注随后减少。在一个病例中，尿激酶输注是直接开始，没有给予初始的 4 万 U 负荷剂量和随后的血管造影。但由于其溶栓速度相对较慢，并在体外具有显著程度的纤维蛋白原性溶解，目前已不是首选用药。而尿激酶和阿替普酶已经成为溶栓的首选溶栓药物。一项关于尿激酶和阿替普酶对内瘘血栓影响的研究中共纳入 122 例患者，其中 53 例使用尿激酶，69 例使用阿替普酶，尿激酶和阿替普酶的平均剂量分别为 176.897±73.418 单位和 3.7mg±0.8mg，其中 12.5%的患者在手术过程中需要补充溶栓药物。对于尿激酶组，首先通过中央静脉造影，明确血栓部位，尿激酶按照 10000 单位/mL 浓度稀释，采用脉冲喷雾法通过多侧孔输注导管输送。然后用球囊血管成形术修补血栓；对于阿替普酶溶栓，手术开始是在超声引导下将阿替普酶以 1mg/mL 浓度灌注血栓段，然后进行中央静脉造影，确定血栓的延伸，然后用球囊碎裂血栓。研究发现尿激酶组溶栓的临床成功率为 88.7%，血管通路的生存期为 113.2 天，累计生存率为 239 天，3 个月初次通畅率为 57.1%，阿替普酶溶栓的临床成功率为 97.1%，血管通路的生存期为 122 天，累计生存率为 213 天，3 个月初次通畅率为 70.1%，表明使用尿激酶和阿替普酶进行药物溶栓的技术成功率相似。然而，Samama 等研究表明，尿激酶的作用开始时间较晚，溶栓率较低，特别是在不持续灌注时，阿替普酶组的血透临床成功率高于尿激酶组。而有研究提示药物溶栓治疗与手术切开取栓相比能产生更好的初级通畅。

药物溶栓禁忌证是：①近期活动性出血、存在黑便、血尿、痔疮出血等；②手术后、消化性溃疡或出血，6 个月以内严重颅内出血或大面积脑梗死；③内瘘术后 2 周内；④近期拟进行手术治疗、有创检查；⑤尿激酶药物过敏；⑥内瘘血栓形成部位存在巨大的动脉瘤；存在严重的栓塞风险；⑦内瘘血栓形成部位存在严重感染；⑧内瘘流出道严重狭窄（内瘘直径小于 0.25cm）；⑨其他。

4.Fogarty 球囊导管取栓（如图 1-9）

在彩超引导下，在接近静脉吻合口处做一小切口，插入适当型号的 Fogarty 球囊导管取栓，其深度应越过血栓部位，注入适量盐水充盈球囊后将血栓拉出。注意先取静脉端，再取动脉端。重复多次直至血栓完全取出为止。取栓时机以血栓形成后 6～8h 为佳，3 天内的血栓可以尝试取栓，7 天以后的血栓被视为取栓禁忌，强行取栓可导致血管内壁受损，术后再次迅速形成血栓；Thomas 等研究表明，Fogarty 球囊导管取栓术后最显著的局部并发症是约 8.8%患者发生术后再闭塞，早期临床诊断和避免粗暴使用导管是 Fogarty 球囊导管取栓能取得良好预后的最重要因素。

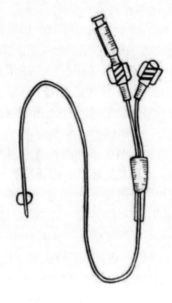

图 1-9

5.手术切开取栓

当腔内治疗、药物溶栓、导管取栓等治疗无效时，可采取切开取栓法。手术切开取栓是指将血栓形成的血管切开，通过采用器械夹取等方法取出血栓，可同时进行吻合口重建、补片成形、流出道重建等其他外科手术。在 Chazan 等人进行的一项研究中，手术切开取栓的内瘘平均生存时间为 10～20 个月，Bone 等描述了在未发现狭窄的情况下，6 个月时累积通畅率为 22%。

七、预防措施

内瘘血栓栓塞重在预防，应对通路和透析质量进行定期监测，以便在血栓形成前进行干预，但是定期监测对预防通路血栓和延长通路寿命的有效性尚不明确。设置合理的超滤率，预防和及时纠正低血压、控制血糖，正确合理地使用内瘘血管，利用抗血小板及调脂药物、血管周围药物及物理技术最大限度地避免对内瘘血管的损伤，从而减少血栓形成的机会，延长内瘘的使用年限。

1.定期对通路和透析质量进行监测

监测包括对透析过程中，由专科医生每月一次通过检查、感觉、听诊或通过超声来判断是否存在狭窄，对 AVF 血管通路进行检测，以确定是否存在血栓形成风险的狭窄，以及对透析过程中收集的数据进行分析，如透析充分性、通路穿刺问题等，低 Kt/V 可能表明通路流量较差，这导致通路面临血栓形成的风险。Kt/V＜1.2 或减少超过 0.2 应进行干预，以增加透析充分性，并阻止潜在的血栓形成。拔针后长时间出血是流出道狭窄的常见迹象。泵前动脉压过低是流入狭窄的一个迹象，若出现这些情况，可以选择性的对血管通路内狭窄进行干预，使狭窄在进展为血栓和闭塞之前得到治疗。

2.全身抗凝和抗血小板治疗

Alvin 等研究表明，在自体 AVF 中使用氯吡格雷，与对照组相比，氯吡格雷组 6 周时的血栓形成的发生率从 19.5% 降到 12.2%。有研究表明低分子肝素钙可改善复发性血栓形成的短期和中期通畅率。

3.服用他汀类药物

经研究，他汀类药物具有稳定斑块、抵抗血栓形成的作用，Righetti 等一项针对 AVF 患者的病例对照研究发现，接受叶酸和他汀类药物的患者在 12 和 24 个月时初级通畅率均显著更高；然而，尚不清楚是叶酸、他汀类药物还是它们联合使用可能导致了报告的结果。

4.服用鱼油

鱼油中发现的 Omega-3 脂肪酸是环氧合酶抑制剂，已被证明可以减少湍流，对内皮细胞有作用，可能减少剪切应力，并具有抗炎作用。两项随机对照试验显示补充鱼油组较对照组 12 个月时初级通畅率显著增加。

5.远红外技术

远红外波是通过电磁波来改善皮肤血流和内皮功能。其作用机制包括热效应、L 精氨酸一氧化氮途径的激活、炎症抑制，减少新生内膜增生。远红外波应用于 AVF 的吻合部位，使用波长在的 5～25mm 之间的远红外波发射器。研究表明该技术可以减少血栓形成，可以改善 AVF 管腔直径、流量和初次通畅。

6.药物治疗

在进行 AVF 手术治疗时，可以选择具有抵抗新生内膜增生发展的介质，减少内膜增生，西罗莫司是一种抑制炎症反应和作为抗增殖剂的免疫抑制剂，它的安全性和有效性也得到了证实，在 12 个月和 24 个月的一次通畅率分别为 76% 和 38%。

7.制订合适的穿刺计划

AVF 使用不宜过早，术后 6～8 周经 CDUS 评估判定内瘘成熟后方可进行穿刺，以免穿刺过早损伤血管内膜，增加血栓风险。同时提高护理人员的穿刺水平，实现 1 次性穿刺成功，避免定点压迫时间过长、压迫力度过大。

8.预防低血压的发生

合理设置超滤率，避免透析过程中超滤过快，超滤量过大，使组织间隙水分不能及时回流到血管中，致使有效循环血容量不足而造成低血压。

参考文献

[1] QUENCER K B，FRIEDMAN T.Declotting the thrombosed access [J].Tech Vasc Interv Radiol，2017，20（1）：38-47.

[2] SMITH G E，GOHIL R，CHETTER I C.Factors affecting the patency of arteriovenous fistulas for dialysis access [J].J Vasc Surg，2012，55（3）：849-855.

[3] MONTAGNANA M，MESCHI T，BORGHI L，et al.Thrombosis and occlusion of vascular access in hemodialyzed patients [J].Semin Thromb Hemost，2011，37（8）：946-954.

[4] KNOLL G A，WELLS P S，Young D，et al.Thrombophilia and the risk for hemodialysis vascular access thrombosis [J].J Am Soc Nephrol，2005，16（4）：1108-1114.

[5] QUENCER K B，OKLU R.Hemodialysis access thrombosis [J].Cardiovasc Diagn Ther，2017，7（Suppl 3）：S299-S308.

[6] REDDY M K，VASIR J K，HEGDE G V，et al.Erythropoietin induces excessive neointima formation：a study in a rat carotid artery model of vascular injury [J].J Cardiovasc Pharmacol Ther，2007，12（3）：237-247.

[7] 袁静，李恒，应金萍，等.102例血液透析患者动静脉内瘘血栓形成的原因及护理[J].中华护理杂志，2020，55（04）：607-610.

[8] LIANG H L，PAN H B，CHUNG H M，et al.Restoration of thrombosed Brescia-Cimino dialysis fistulas by using percutaneous transluminal angioplasty [J].Radiology，2002，223（2）：339-344.

[9] RAJAN D K，CLARK T W，SIMONS M E，et al.Procedural success and patency after percutaneous treatment of thrombosed autogenous arteriovenous dialysis fistulas [J].J Vasc Interv Radiol，2002，13（12）：1211-1218.

[10] SADJADI S A，SHARIF-HASSANABADI M.Fatal pulmonary embolism after hemodialysis vascular access declotting [J].Am J Case Rep，2014，15：172-175.

[11] OWENS C A，YAGHMAI B，ALETICH V，et al.Fatal paradoxic embolism during percutaneous thrombolysis of a hemodialysis graft [J].AJR Am J Roentgenol，1998，170（3）：742-744.

[12] BRIEFEL G R，REGAN F，PETRONIS J D.Cerebral embolism after mechanical thrombolysis of a clotted hemodialysis access [J].Am J Kidney Dis，1999，34（2）：341-343.

[13] LITTLER P，CULLEN N，GOULD D，et al.AngioJet thrombectomy for occluded dialysis fistulae：outcome data [J].Cardiovasc Intervent Radiol，2009，32（2）：265-270.

[14] SAHNI V，KANIYUR S，MALHOTRA A，et al.Mechanical thrombectomy of occluded hemodialysis native fistulas and grafts using a hydrodynamic thrombectomy catheter：preliminary experience [J].Cardiovasc Intervent Radiol，2005，28（6）：714-721.

[15] ROUSSEAU H，SAPOVAL M，BALLINI P，et al.Percutaneous recanalization of acutely thrombosed vessels by hydrodynamic thrombectomy （Hydrolyser）[J].Eur Radiol，1997，7（6）：935-941.

[16] VORWERK D，SOHN M，SCHURMANN K，et al.Hydrodynamic thrombectomy of hemodialysis fistulas：first clinical results [J].J Vasc Interv Radiol，1994，5（6）：813-821.

[17] HAAGE P，VORWERK D，WILDBERGER J E，et al.Percutaneous treatment of thrombosed primary arteriovenous hemodialysis access fistulae [J].Kidney Int，2000，57（3）：1169-1175.

[18] ZAGORY J A，PERKOWSKI P E，GUIDRY L C，et al.Novel approach to percutaneous thrombolysis in large caliber clotted vascular access using ultrasound-accelerated thrombolysis [J].J Vasc Access，2015，16（5）：403-406.

[19] POLAK J F，BERGER M F，PAGAN-MARIN H，et al.Comparative efficacy of pulse-spray thrombolysis and angioplasty versus surgical salvage procedures for treatment of recurrent occlusion of PTFE dialysis access grafts [J].Cardiovasc Intervent Radiol，1998，21（4）：314-318.

[20] ZALESKI G X，FUNAKI B，KENNEY S，et al.Angioplasty and bolus urokinase infusion for the restoration of function in thrombosed Brescia-Cimino dialysis fistulas [J].J Vasc Interv Radiol，1999，10（2 Pt 1）：129-136.

[21] THOMAS M，NESBITT C，GHOURI M，et al.Maintenance of hemodialysis vascular access and prevention of access dysfunction：a review [J].Ann Vasc Surg，2017，43：318-327.

[22] CYNAMON J，LAKRITZ P S，WAHL S I，et al.Hemodialysis graft declotting：description of the

"lyse and wait" technique [J].J Vasc Interv Radiol，1997，8（5）：825-829.

[23] VASHCHENKO N，KORZETS A，NEIMAN C，et al.Retrospective comparison of mechanical percutaneous thrombectomy of hemodialysis arteriovenous grafts with the Arrow-Trerotola device and the lyse and wait technique [J].AJR Am J Roentgenol，2010，194（6）：1626-1629.

[24] RODKIN R S，BOOKSTEIN J J，HEENEY D J，et al.Streptokinase and transluminal angioplasty in the treatment of acutely thrombosed hemodialysis access fistulas [J].Radiology，1983，149（2）：425-428.

[25] SAMAMA M，NGUYEN G，DESNOYERS P，et al.Comparison of thrombolytic，fibrinolytic，and fibrinogenolytic properties of tissue plasminogen activator，streptokinase，single-chain urokinase，high molecular weight and low molecular weight urokinase in human plasma in vitro [J].Fundam Clin Pharmacol，1988，2（6）：509-523.

[26] TAN R Y，PANG S C，TEH S P，et al.Comparison of alteplase and urokinase for pharmacomechanical thrombolysis of clotted hemodialysis access [J].J Vasc Access，2019，20（5）：501-506.

[27] HSIEH M Y，LIN L，CHEN T Y，et al.Timely thrombectomy can improve patency of hemodialysis arteriovenous fistulas [J].J Vasc Surg，2018，67（4）：1217-1226.

[28] 刘晓明，向明，车正兰，等.彩色多普勒超声评价自体动静脉内瘘急性血栓形成中用 Fogarty 球囊导管取栓的临床应用[J].临床超声医学杂志，2016，18（07）：488-490.

[29] 谢圣芳，高卫平，方立明，等.Fogarty 球囊导管治疗血液透析患者动静脉内瘘血管栓塞的远期疗效观察[J].中华老年医学杂志，2009，28（09）：719-721.

[30] HERNANDEZ-RICHTER T，ANGELE M K，HELMBERGER T，et al.Acute ischemia of the upper extremity：long-term results following thrombembolectomy with the Fogarty catheter [J].Langenbecks Arch Surg，2001，386（4）：261-266.

[31] CHAZAN J A，LONDON M R，PONO L M.Long-term survival of vascular accesses in a large chronic hemodialysis population [J].Nephron，1995，69（3）：228-233.

[32] BONE G E，POMAJZI M J.Management of dialysis fistula thrombosis [J].Am J Surg，1979，138（6）：901-906.

[33] KOIRALA N，ANVARI E，MCLENNAN G.Monitoring and surveillance of hemodialysis access[J].Semin Intervent Radiol，2016，33（1）：25-30.

[34] TESSITORE N，BEDOGNA V，POLI A，et al.Adding access blood flow surveillance to clinical monitoring reduces thrombosis rates and costs，and improves fistula patency in the short term：a controlled cohort study [J].Nephrol Dial Transplant，2008，23（11）：3578-3584.

[35] DEMBER L M，BECK G J，ALLON M，et al.Effect of clopidogrel on early failure of arteriovenous fistulas for hemodialysis：a randomized controlled trial [J].JAMA，2008，299（18）：2164-2171.

[36] TAN R Y，PANG S C，TNG A，et al.Effect of short-term low molecular weight heparin on patency following successful salvage of arteriovenous access with recurrent thrombosis [J].Nephrology （Carlton），2021，26（4）：350-357.

[37] RIGHETTI M，FERRARIO G，SERBELLONI P，et al.Some old drugs improve late primary patency rate of native arteriovenous fistulas in hemodialysis patients [J].Ann Vasc Surg，2009，23（4）：491-497.

[38] SCHMITZ P G，MCCLOUD L K，REIKES S T，et al.Prophylaxis of hemodialysis graft thrombosis

with fish oil: double-blind, randomized, prospective trial [J].J Am Soc Nephrol, 2002, 13 (1): 184-190.

[39] LIN C C, YANG W C, CHEN M C, et al.Effect of far infrared therapy on arteriovenous fistula maturation: an open-label randomized controlled trial [J].Am J Kidney Dis, 2013, 62 (2): 304-311.

[40] PAULSON W D, KIPSHIDZE N, KIPIANI K, et al.Safety and efficacy of local periadventitial delivery of sirolimus for improving hemodialysis graft patency: first human experience with a sirolimus-eluting collagen membrane (Coll-R) [J].Nephrol Dial Transplant, 2012, 27 (3): 1219-1224.

刘向阳（撰写）　于　珮（审校）

第三节　动静脉内瘘闭塞

一、概述

内瘘闭塞可以使透析患者血流量下降，不能满足透析必需流量，造成血管通路失功，导致血液透析不充分，是维持性透析患者住院的重要因素。内瘘闭塞是透析患者主要的并发症。

二、定义

动静脉内瘘（arteriovenous fistula，AVF）闭塞的定义为临床未检测到震颤，或由于血栓形成或严重狭窄而无法从通路中获得任何血流。

三、流行病学和风险因素

文献报告的透析患者内瘘闭塞的年发生率为15%～22%；其风险因素有糖尿病、高龄、女性、动脉硬化。

四、发病机制

内瘘闭塞主要与动静脉吻合口狭窄及随后的血栓形成有关，闭塞也与患者的原发疾病（冠状动脉粥样硬化等）、全身状况、低血压、高凝状态、血透后过度压迫、透析并发症及内瘘的护理质量等多种原因相关。

1.血栓形成

导致 AVF 闭塞的因素非常复杂，而血栓形成是 AVF 闭塞的主要原因。AVF 早期闭塞发生于术后 24h。早期闭塞的自身原因是自身血管条件差，血管弹性降低，动脉硬化，头静脉过细不能提供正常的血流量，易导致血栓形成，从而造成内瘘闭塞。

2.手术原因

手术时吻合的血管扭曲成死结、包扎时不恰当的压迫血管、手术中损伤血管内膜、导致水肿、吻合口处小动静脉剥离不干净或者出现动脉痉挛，导致血管闭塞。

3.低血压

相关研究显示约半数以上内瘘闭塞原因为低血压，低血压是闭塞的独立危险因素。

出现低血压的原因有超滤过多、低血容量、贫血、血浆胶体渗透压下降、透析不充分、透析前使用降压药物、患有心脏疾病等。若患者在血液透析过程中出现低血压，则容易减慢血流速度，进而形成血栓。具体表现在：①血压降低时，血流量减少，组织间隙的水分不能及时进入血管中，血液中固有成分增加，导致血液黏稠度增加，血流减慢，很容易引起 AVF 闭塞。②低血压使血液对血管壁压力降低，血管发生收缩，容易发生血小板聚集与血液黏滞度增高，进而增加了内瘘栓塞概率，造成内瘘闭塞。

4.血管条件

透析患者多合并有高血压、糖尿病、冠心病等慢性疾患，且常年反复的穿刺，多数患者容易出现动脉硬化，血管弹性减弱，且尿毒症患者自身的凝血和纤溶系统存在异常，长期处于高凝状态，促使 AVF 血栓形成发生闭塞。加之患者在治疗过程中应用促红细胞生成素后，可诱导内皮细胞增殖，促使血管狭窄，同时促红素使血红蛋白生成过快，造成血液黏稠度过高，血流缓慢，从而引起动静脉血栓形成，易造成内瘘闭塞。

5.原发病的影响

目前糖尿病导致尿毒症的患者越来越多，且多合并高血脂、高血压、动脉粥样硬化。糖尿病患者血管硬化且管径过细，不能提供正常的血流量，使 AVF 闭塞率增加。且糖尿病患者本身的血小板具有高聚集性以及血管性血友病因子释放增加，后者能促进血小板聚集和导致血管内皮细胞损伤，糖尿病患者的这种病理生理机制决定了其易形成血栓，是内瘘闭塞的易患因素。

6.感染

内瘘局部发生感染会损伤血管内膜，刺激血管平滑肌细胞增生，移位到血管内膜，会导致血管狭窄，同时使血小板及纤维生长因子得到激活，易造成管腔收缩，发生狭窄，引起血流量不足，从而发生内瘘闭塞。

7.压迫不当

在血液透析拔针后，没有合理对针眼进行压迫，从而产生血肿，严重情况下可造成血管硬化，内瘘周围发生纤维化，形成血栓，最后导致内瘘闭塞。

五、临床表现

AVF 闭塞的临床表现是内瘘处出现杂音消失，局部不能触及震颤，多普勒超声显示血流缺失。

六、处理措施

内瘘闭塞一旦确诊，需要紧急干预，立即清除血栓和治疗存在的狭窄。重建通路并维持通路畅通是主要目标。根据具体原因采取不同的措施，对于发生严重狭窄导致临床功能显著障碍的 AVF 通常可以通过血管成形术挽救，成功率超过 95%。不能接受血管腔内治疗的患者通常可以通过手术重建来挽救。血栓形成仍然是晚期 AVF 失功最常见的原因。若是血栓引起内瘘闭塞，干预措施包括经皮血管成形术、使用局部组织型纤溶酶原激活剂（Tissue-type Plasminogen Activator，t-PA）的溶栓、机械取栓（抽吸和扩张）以及这些程序的组合（具体操作见内瘘狭窄及血栓章节）。

1.血管腔内治疗

血管腔内技术包括血管成形术和/或支架植入术，是恢复血栓阻塞瘘管的有效方法。对于伴有广泛血栓形成的瘘管，可以考虑采用血栓切除术和血管成形术和/或支架。血管内技术的步骤在很大程度上取决于血栓形成的程度（如图1-10），使用切口血栓切除时，在局部麻醉或神经阻滞下，在瘘静脉血栓形成的动脉瘤上做一个2cm的短切口，然后用3/0缝合线部分闭合伤口，可以从瘘管中去除大量血栓（包括成熟血栓在内）。在大部分血栓被移除后，根据罪犯血管继续进行血管成形术，充分的抗凝是必需的，术中予以肝素，术后给予阿司匹林和氯吡格雷。

具体操作是：①对于流入道阻塞，以逆行的方式将一个6F鞘放置在可用段。然后，将一个亲水的4FCobra导管和亲水的导丝通过闭塞的旁吻合区进入通畅的流入动脉，在旁吻合区中放置一个直径5～6mm、长6～10cm的镍钛醇支架，确保覆盖所有血栓形成的段。然后打开支架，打开潜在狭窄段并将残余血栓进行碎片化处理（如图1-11）。②对于流出道阻塞的，血栓通常阻塞在穿刺点前，静脉阻塞的这一节段通常要比远端可使用的节段要窄3～5mm。通常需要通过桡动脉、头静脉或远端可用节段来解决这个问题。用一个亲水的4F导管，通过血栓进入通畅的流出血管。如果存在如上所述的显著尺寸差异，在前臂头静脉放置一个短的硝基醇支架，支架近端位于穿刺点远端。在穿刺部位放置支架，然后打开支架，将该区域的血栓拉回远端瘘管。然后，第二个更大的镍钛醇支架从第一个支架远端放置，以覆盖任何血栓形成的段。然后进行支架后膨胀（如图1-12）。③对于广泛的血栓形成（瘘管中＞50%的回路被血栓形成）的瘘管，特别是在动脉瘤性、旧的瘘管中，由于会出现栓塞现象，经常使用切口血栓切除。首先打开流出道，使用类似的流出闭塞技术。将6F鞘放入广泛血栓形成的瘘管，穿刺针刺穿疤痕静脉壁进入软血栓，导丝进入病变部位，通过切口切除血栓，然后放置一个大的裸露的硝基醇支架，逆行进入瘘管，然后打开流入道。一旦瘘管畅通，立即进行透析。抗凝可持续12～24h，抗血小板双抗治疗至少1个月。对早期（24h至1周）进行超声检查，以确保没有遗漏病变。

该技术容易造成感染和溃疡。Leo等研究对130名患者进行血管内干预，发现干预后立即恢复瘘管血流的总体技术成功率为93.8%。在使用的瘘管组中，在透析中恢复瘘管的功能成功率为95.2%。所有病例干预后6个月的初级通路通畅率为83.8%，12个月为78.7%，2年为64.6%，3年为59.6%。干预后瘘管辅助通畅率在6个月时为86.5%，12个月时为81%，2年为66.8%，3年为61.2%。所有病例干预后二次通畅率为84.7%，12个月为80.2%，2年为66.1%，3年为62%。干预后瘘管第二次通畅在6个月时为91.1%，12个月时为90%，2年时为85%，3年时为74.6%。

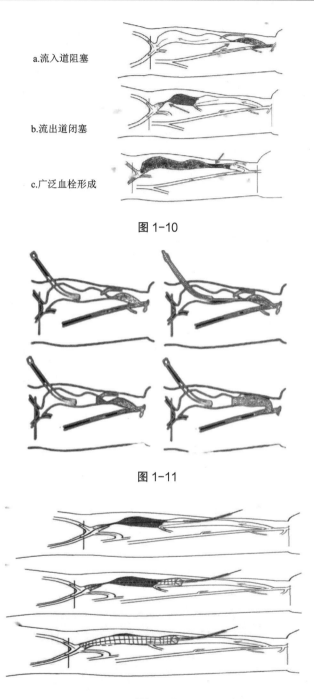

a.流入道阻塞

b.流出道闭塞

c.广泛血栓形成

图 1-10

图 1-11

图 1-12

2.血管内机械取栓术

使用血管喷射™系统进行血管内机械血栓切除以治疗闭塞的 AVF，使用 50cm 血管喷流™AVX™6F 或 90cmSolent™Proxi 导管。手术开始时予 50IU/kg 肝素以抗凝。在超声引导下获得通路。穿刺的位置是由血栓的位置和血管通路的类型来确定的。在闭塞的近端或远端进入一个 6F 鞘，以 0.035-in 导丝通过闭塞端。血栓切除术通过血管喷射™

导管收回血栓，流量为 60mL/min，最大运行时间为 300s，以防止因溶血引起的血红蛋白尿。剩余的狭窄段（＞50%）采用球囊血管成形术。如果球囊成形术后残留狭窄，可放置自扩张镍钛醇支架。如果血管内治疗失败，则进行手术治疗。

Drouven 等研究共回顾了 92 例血栓性血管通路患者的血管喷射™手术，其中 92.6% 的 AVF 病例分别获得了技术和临床成功。

3.锐针血运重建术（Sharp Needle Revascularization，SNR）

对于 AVF 失败的患者应考虑重建 AVF，应尽早开始计划，以避免需要长期使用中心静脉导管。但是，当内瘘失功时，寻求外科建立自体动静脉瘘（Surgically Created Autogenous Arteriovenous Fistulas，SAVF）替代方案可能需要使用中心静脉导管透析几个月，在这种情况下 SNR 可能是立即恢复可用透析途径的最佳选择。其操作步骤是：使用 21 号微针在距离 AVF 近端大约 2cm 的地方进行穿刺，针尖向前到阻塞点，然后向内侧转向与膨胀的血管成形术球囊接触。这是一个 8mm×4mm 球囊，通过逆行基底静脉插管部位的鞘插入侧支静脉，并靠近 AVF 的末端（图 1-13）。对血管成形术球囊施加手动压力，以便将其移动到与穿刺针同一平面。一旦针进入球囊，显示清晰的液体，引入微穿刺 0.18 英寸（1 英寸=2.54cm）导丝，进入球囊并允许线圈。然后取出球囊。一旦导丝离开基底静脉部位的鞘，就会插入一个微穿刺扩张器，并通过导丝进入 AVF。用适当的微穿刺导丝代替了一根 0.035 英寸的导丝，使用一个圈套通过原来的 AVF 插管来捕获这个导丝（图 1-14）。在用 1%利多卡因浸润导丝后，使用 8mm×4mm 血管成形术球囊扩张侧支静脉和 AVF 末端之间的皮下束（图 1-15）。使用两个重叠的支架，在两端提供一个足够的着陆区，以确保设备的稳定性（图 1-16）。将 8mm×8mm 荧光支架从 AVF 穿刺部位顺行插入，并通过组织空间进入足够远的基底细胞静脉提供一个 1～2cm 的着陆区。然后将 6mm×8mm 重叠的荧光支架移植物经过调整使其在 AVF 内也有一个 1～2cm 的接触。两个新吻合口之间的总距离约为 10cm。支架后，发现通路血栓形成，使其肝素化，并进行血栓切除术。术后血管造影显示 AVF 向基底静脉血流良好（图 1-17）。

Miller 等发表了对 44 例患者的 45 次的 SNR 回顾性分析，91%的患者取得了成功，这 40 例患者在 3 个月和 6 个月时的主要锐针再通通道通畅率分别为 69%和 58%。对于透析通路，3 个月和 6 个月时的主要通畅率分别为 25 和 15%。6 个月和 12 个月时的二次通路通畅率分别为 95 和 92%。

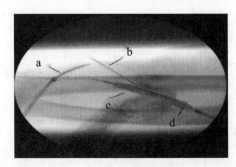

（a）瘘管导管；（b）微穿刺针；（c）血管球囊成形术；（d）微穿刺导丝线圈

图 1-13

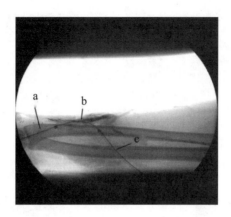

（a）瘘管导管；（b）瘘管内导丝；（c）从基底静脉部位插入导管内的导丝

图 1-14

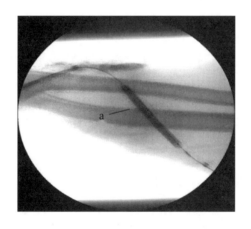

（a）血管球囊成形术

图 1-15

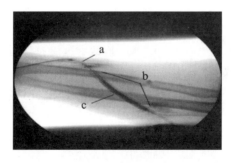

（a）第二次支架移植；（b）第一次支架移植；（c）血管成形术球囊将支架扩大至全尺寸

图 1-16

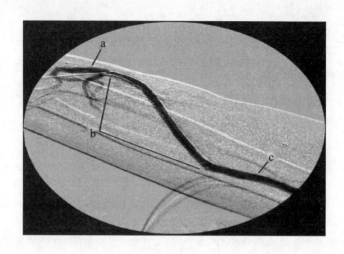

（a）瘘管体； （b）拉伸段； （c）基底静脉

图 1-17

4.新建内瘘手术

对于内瘘闭塞患者，由于严重狭窄和血栓造成导管无法通过，血管内治疗和血栓切除术均不成功时，可以考虑创建一个新的 AVF 或动静脉移植物。然而，如果静脉部分过短，可以采用一种手术技术，通过切除闭塞的短静脉部分和采用端到端吻合静脉血管来修复 AVF。

七、预防措施

1.预防低血压

准确评估患者的干体重，加强患者透析间期体重控制的教育，及时调整干体重，以防患者透析间期体重增长过多，导致单次透析过量脱水而发生低血压。透析过程中加强血压监测。对有透析性低血压倾向的患者，应积极纠正贫血和低蛋白血症，改善心功能，控制感染、控制血糖等，以减少血液透析性低血压的发生。

2.正确处理低血压

发现低血压先兆时应停止超滤、减慢血流量，调高钠浓度及调低温度，如患者症状未缓解，则可让患者平卧，予以氧气吸入，以改善和维持患者心肌功能、纠正低血压；适当予50%葡萄糖注射液 60～100mL 静脉推注或静脉滴注生理盐水，待血压回升、低血压症状消失后，再逐渐恢复血流量及脱水速度；对于补液仍无法纠正的患者，则可提前结束透析或应用升压药。

3.拔针后护理

护理人员在血液透析完成后，拔针动作应该轻柔、准确，一般采用无菌纱布和绷带进行内瘘护理，切记绷带不能包扎过紧，时间不能过长，以不出血、可触及血管搏动为宜，防止对内瘘产生损伤。在 20～30min 之后将绷带松解，以降低生皮下血肿发生率，避免血管阻塞。

4.加强对患者的教育

依照不同患者的疾病情况、教育水平、职业因素等，向其介绍内瘘基本知识，重点讲解血液透析后 2h 之内对内瘘的保护事项，使患者掌握管护内瘘方法，告知患者对内瘘一侧肢体采取制动，避免用力过度引起针眼红肿。瘘侧肢体避免提重物、避免睡眠时受压。增加患者内瘘保护基本知识，在低血压后要每天触摸内瘘震颤或听诊等，增加患者依从性。

5.使用抗血小板治疗

在一项荟萃分析中显示，抗血小板治疗持续 6 个月，已被证明可以在动静脉畸形的前 6 个月内将早期血栓形成的风险降低近 50%，进而减少内瘘闭塞。

参考文献

[1] Vascular Access Work Group.Clinical practice guidelines for vascular access[J].Am J Kidney Dis，2006，48 Suppl 1：S248-273.

[2] EL-DAMANAWI R，KERSHAW S，CAMPBELL G，et al.Successful restoration of arteriovenous dialysis access patency after late intervention [J].Clin Kidney J，2015，8（1）：82-86.

[3] KAUFMAN J S，O'CONNOR T Z，ZHANG J H，et al.Randomized controlled trial of clopidogrel plus aspirin to prevent hemodialysis access graft thrombosis [J].J Am Soc Nephrol，2003，14（9）：2313-2321.

[4] RIELLA M C，ROY-CHAUDHURY P.Vascular access in haemodialysis：strengthening the Achilles' heel [J].Nat Rev Nephrol，2013，9（6）：348-357.

[5] ETHIER J，MENDELSSOHN D C，Elder S J，et al.Vascular access use and outcomes：an international perspective from the Dialysis Outcomes and Practice Patterns Study [J].Nephrol Dial Transplant，2008，23（10）：3219-3226.

[6] CAMPOS R P，DO NASCIMENTO M M，CHULA D C，et al.Stenosis in hemodialysis arteriovenous fistula：evaluation and treatment [J].Hemodial Int，2006，10（2）：152-161.

[7] LIBBY P，Aikawa M.Stabilization of atherosclerotic plaques：new mechanisms and clinical targets [J].Nat Med，2002，8（11）：1257-1262.

[8] AHMAD I.Salvage of arteriovenous fistula by angioplasty of collateral veins establishing a new channel [J].J Vasc Access，2007，8（2）：123-125.

[9] TSIRPANLIS G.Inflammation in atherosclerosis and other conditions：a response to danger [J].Kidney Blood Press Res，2005，28（4）：211-217.

[10] REDDY M K，VASIR J K，HEGDE G V，et al.Erythropoietin induces excessive neointima formation：a study in a rat carotid artery model of vascular injury [J].J Cardiovasc Pharmacol Ther，2007，12（3）：237-247.

[11] MILBURN J A，CASSAR K，FORD I，et al.Prothrombotic changes in platelet，endothelial and coagulation function following hemodialysis [J].Int J Artif Organs，2011，34（3）：280-287.

[12] TURMEL-RODRIGUES L，PENGLOAN J，BAUDIN S，et al.Treatment of stenosis and thrombosis in haemodialysis fistulas and grafts by interventional radiology [J].Nephrol Dial Transplant，2000，15（12）：2029-2036.

[13] BEATHARD G A.Management of complications of endovascular dialysis access procedures

[J].Semin Dial，2003，16（4）：309-313.

[14] TORDOIR J H，KWAN T S，HERMAN J M，et al.Primary and secondary access surgery for haemodialysis with the Brescia-Cimino fistula and the polytetrafluoroethylene（PTFE）graft [J].Neth J Surg，1983，35（1）：8-12.

[15] HINGORANI A，ASCHER E，KALLAKURI S，et al.Impact of reintervention for failing upper-extremity arteriovenous autogenous access for hemodialysis [J].J Vasc Surg, 2001,34（6）：1004-1009.

[16] TORDOIR J H，ROOYENS P，DAMMERS R，et al.Prospective evaluation of failure modes in autogenous radiocephalic wrist access for haemodialysis [J].Nephrol Dial Transplant, 2003,18（2）：378-383.

[17] TURMEL-RODRIGUES L, MOUTON A, BIRMELÉ B, et al.Salvage of immature forearm fistulas for haemodialysis by interventional radiology [J].Nephrol Dial Transplant，2001，16（12）：2365-2371.

[18] ROMERO A, POLO J R, GARCIA MORATO E, et al.Salvage of angioaccess after late thrombosis of radiocephalic fistulas for hemodialysis[J].Int Surg，1986，71（2）：122-124.

[19] LEO C，CASSORLA G，SWINNEN J.Results of the endovascular treatment system for occluded native arteriovenous fistula [J].ANZ J Surg，2020，90（7-8）：1369-1375.

[20] DROUVEN J W，DE BRUIN C，VAN ROON A M，et al.Outcomes after endovascular mechanical thrombectomy in occluded vascular access used for dialysis purposes[J].Catheter Cardiovasc Interv，2020，95（4）：758-764.

[21] BEATHARD G A，ERADAT J.Chronically occluded arteriovenous fistula salvaged by sharp needle recanalization [J].Semin Dial，2015，28（6）：E58-63.

[22] MILLER G A，KOH E，KHARITON A，et al.Sharp needle recanalization for salvaging hemodialysis accesses with chronically occluded peripheral outflow [J].J Vasc Access，2012，13（1）：22-28.

[23] TAKASHIMA T, MATSUMOTO K, TAKESHITA C, et al.Restoration of autologous arteriovenous fistula by removal of the occluded short venous part and venovenous end-to-end anastomosis in a hemodialysis patient [J].Ann Vasc Surg，2018，52：313.e9-313.e16.

[24] BASHAR K，CONLON P J，KHEIRELSEID E A，et al.Arteriovenous fistula in dialysis patients：Factors implicated in early and late AVF maturation failure [J].Surgeon，2016，14（5）：294-300.

刘向阳（撰写）　于　珮（审校）

第四节　假性夹层动脉瘤

一、概述

假性动脉瘤是动脉壁破裂后形成的与该动脉有一瘘道相通的搏动性血肿，血肿周围逐渐被纤维组织包裹而成假性囊壁，没有真正的内皮细胞和血管壁结构。假性动脉瘤是一种不稳定病变，形成后不可能自行愈合，与血栓形成、出血、感染、疼痛和血液透析失败的风险增加相关。所以一旦形成，应及早处理。超声影像学检查在 AVF 假性动脉瘤筛查、诊断和治疗几乎全程都起到至关重要的作用。

二、定义

假性动脉瘤的定义是指内瘘由于外伤、感染、穿刺，造成血管壁局部形成破口，穿刺时血液外渗，可在血管壁或皮下形成血肿，血肿机化后，当血肿与内瘘相通并伴有搏动，称为假性动脉瘤。常发生于透析内瘘穿刺后或者血管介入治疗后，也常见于穿刺针穿破内瘘血管后壁或毗邻动脉造成。

三、流行病学和风险因素

在维持性血液透析患者中血管通路相关假性动脉瘤的发病率在 2%～10%。而医源性动脉瘤占假性动脉瘤的 53%。其风险因素有结缔组织病、Alport 病、成人多囊肾病、老年、女性、糖尿病、心血管疾病和妊娠。

四、发病机制

假性动脉瘤通常发生在反复的穿刺中，导致血液泄漏到周围的组织中，随着血肿的消失，在外部形成瘢痕和纤维囊。假性动脉瘤最常见的原因是穿刺针引起的损伤以及静脉吻合后引起的静脉内压力增高，止血功能失调也在假性动脉瘤的形成中起着重要作用。无菌性假性动脉瘤通常发生在透析穿刺针之后，而吻合口处动脉瘤常伴有感染。

1.AVF 的不合理使用

AVF 未成熟前过早使用，或短时间内对同一动脉进行反复穿刺，穿刺点之间距离较短会使该动脉在短时间内多处损伤，损伤血管壁，如果在此期间对穿刺侧肢体进行血压监测、提重物等，会反复提升血管内压力，随着时间的延长，血管管壁会越来越薄，从而促进假性动脉瘤的形成。

2.止血功能失调

由于透析患者出血倾向的增加，动脉血管穿刺或切开吻合术后，当介入治疗结束或手术吻合结束进行动脉穿刺时，如果使用的是大动脉血管，止血不彻底，有可能血液经穿刺点或吻合口部流入血管外组织中，形成一个或数个腔。当动脉血管收缩时，血液快速从血管腔内喷流出到血管外，当动脉血管舒张时，被喷出到血管外组织腔中的血液部分可回流进入血管腔内。这种往返流出流进的血流在没有进行有效治疗前，会持续一定的时间，此时在穿刺点或吻合口局部能听到明显的血管杂音。

3.持续大量应用抗凝药物

PTA 后常需应用抗凝或抗血小板药物以防创伤后血管内的血栓形成，但术后即刻大剂量持续应用此类药物容易造成动脉破口出血及血肿形成，影响其愈合，而导致假性动脉瘤。

4.患者依从性差

透析时患者由于紧张与肢体频繁变动体位容易导致内瘘穿刺针误伤内瘘血管，使内瘘血管发生贯通，从而导致假性动脉瘤。

5.超滤率设置不合理

因透析超滤率设置不当，患者在透析过程中出现低血压休克、躁动，患者在休克时，出现一过性神志不清，发生躁动，内瘘侧上肢出现屈曲活动，从而导致内瘘穿刺针误伤血管后壁，止血不彻底，待休克纠正后又发生血液从被刺破的血管后壁喷流出的情况，导致假性动脉瘤的形成。

五、临床表现

假性动脉瘤表现为穿刺部位包块、疼痛明显、偶有剧烈疼痛影响睡眠，手足发麻，活动受限，可触及搏动性包块，触诊可触及震颤，听诊可闻及血管杂音，彩超是筛查和诊断的首选办法，超声检查可见与动脉相通的囊性包块，病灶腔内血流回声呈"云雾状"，或见点状沉积物回声；瘤腔内血流缓慢，多普勒可探及不同类型的血流流速曲线，近动脉开口位置可探及湍流或高速喷射状血流流速曲线，而喷射状血流的基底部为假性动脉瘤的开口位置。血管造影仍然是诊断假性动脉瘤的金标准。

六、处理措施

假性动脉瘤的处理方式取决于病因与动脉瘤的位置。对于小的稳定的假性动脉瘤可以观察，而对于快速扩张的或者具有感染迹象的假性动脉瘤以及吻合口处的假性动脉瘤，需要及时处理。根据 K-DOQI 指南，开放性手术仍然是目前治疗假性动脉瘤的主要手段，但是最近的文献集中在血管内支架介入治疗假性动脉瘤的临床安全性和有效性上。

1.血管内支架移植治疗

血管内支架移植治疗的指征包括假性动脉瘤出血、感染和假性动脉瘤上的显著皮肤损害或上述组合。手术都是在局麻或全麻下进行的，所有患者在手术前均需静脉注射抗生素预防感染。使用微穿刺技术从距离假性动脉瘤几厘米的部位经皮植入人工血管移植物内瘘（Arteriovenous Graft，AVG）或 AVF，然后插入 5F 血管造影导管，获得顺行或逆行瘘管，然后测量与内瘘狭窄段相关的近端和远端基底部直径以及内瘘狭窄段的长度。支架移植物直径的选择是超过基底部直径 10%～15%。支架移植物的长度是通过允许覆盖内瘘狭窄段近端和远端正常基底部的 1～2cm 节段来确定的。只有符合解剖标准且在内瘘狭窄段近端和远端颈部直径和长度足够的患者才被考虑进行血管内修复。使用的设备是 Viabahn 支架移植物和 Fluency Plus 移植物。Viabahn 支架移植物直径为 5～15mm，Fluency Plus 移植物直径为 6～10mm，可以治疗颈部直径为 4～13mm 的假性动脉瘤。按约 50U/kg 静脉注射肝素，然后，将一根 0.35 英寸的亲水导丝引入支架移植物，进行球囊扩张，将装置完全密封在瘘管或移植腔内。术后确认所有病例均无内渗漏（图 1-18 和图 1-19），球囊对假性动脉瘤近端或远端的任何显著的狭窄病变也可进行扩张。然后用硫酸鱼精胺完全逆转肝素的作用。

Afsha 研究表明支架移植总体通畅率为 81.5%，30 天和 180 天的通畅率分别为 100% 和 69.2%。Shemesh 等描述了使用支架移植治疗 9 个假性动脉瘤，12 个月时功能通畅率为 87%，其并发症是血栓形成和感染。

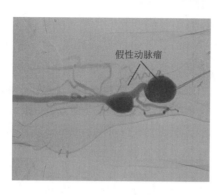

一例显示 2 处直径为 23.1mm 和 31.1mm 的假性动脉瘤

图 1-18

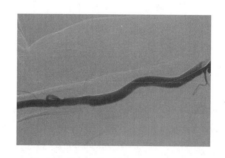

在放置 10mm 和 15cm 支架移植后完成瘘管瘘，显示近端和远端密封足够，没有内渗漏

图 1-19

2.超声引导下人工压迫

超声引导下压迫（如图 1-20）是一种无创且有效的治疗，可以在侵入性手术之前尝试。对于已行动脉穿刺超过 2 周，穿刺局部稍见皮肤隆起，无疼痛及神经压迫症状者，可使用超声引导下人工压迫，在这种方法中，必须用内瘘狭窄段的头部压缩颈部，而不影响动脉，直到病理性血流停止。为了维持对组织的血液供应和检查治疗进展，应每 10min 中断一次压缩。Fellmeth 研究发现在 68%～99% 的病例中是成功的，闭塞假性动脉瘤所需要的压迫时间为 20～45min。

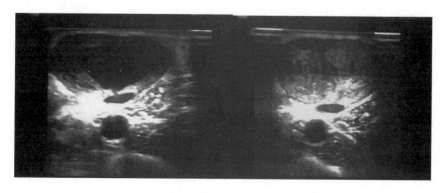

图 1-20

3.平面入路手术疗法（如图1-21）

适用于一个相对稳定的、单一的、小的假性动脉瘤（直径<2cm）和皮肤病变，如侵蚀、坏死、出血，没有感染或快速扩张的假性动脉瘤。在局麻下使用，在血管通路近端做一个1.5厘米的切口，并放置血管夹。首先，在假性动脉瘤的部位设计了一个菱形来进行切除。菱形的长对角线轴平行于静脉/移植物方向，设计了一个比假性动脉瘤面积更大的菱形。然后从邻近正常皮肤设计的Dufourmentel皮瓣以覆盖切除部位，在切除足够的皮下组织后，全层皮肤被抬高并旋转至无张力地覆盖缺陷。为了防止过度出血，血管夹通过单独的切口应用到近端假性动脉瘤。上皮去皮处理应仔细进行以避免损伤下面的假性动脉瘤血管墙。由于假性动脉瘤的顶部区域很薄，而且柔韧，但底部的区域假性动脉瘤囊相对较厚且健康。因此，使用不可吸收的钱包线缝合对健康的假性动脉瘤包膜进行单丝缝合（5-0丙烯），并修剪不健康的病变。由此可以减少假性动脉瘤的大小，最后旋转Dufourmentel皮瓣以覆盖切除区域，用单丝中断缝合。

平面入路手术禁忌证是伴有感染的假性动脉瘤。其优势是手术时间短，可以尽可能挽救现有的血管通路，可以同时进行皮肤病变切除和假性动脉瘤血管修复，成功率较高。术后6个月内发生的并发症包括假性动脉瘤复发，伤口裂开和出血。术后6个月的成功率为93.4%。

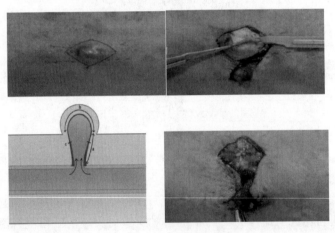

图1-21

4.超声引导下经皮注射凝血酶

凝血酶是一种丝氨酸蛋白酶，它将纤维蛋白原分裂成纤维蛋白单体，通过激活因子XIII能够形成交联纤维蛋白。凝血酶也能刺激血小板活化。当暴露于相对静态的血液池中，凝血酶促进血栓快速形成快速血栓形成。Cope和Zeit在1986年首次描述了在周围动脉瘤和内脏动脉瘤经皮注射以产生血栓形成。（如图1-22）造影显示，一个1.5cm的假性动脉瘤起源于基底静脉吻合口（图1-22a）。用25G蝶形针穿刺假性动脉瘤。对比剂注射显示颈部狭窄（箭头）与臂动脉相通。覆盖的软组织肿胀防止超声引导的颈部压迫（图1-22b）。一个5mm×20mm的血管成形术球囊（箭头）在假性动脉瘤颈部充气，然后在超声引导下向假性动脉瘤腔内注射1000U/mL凝血酶。球囊在60秒后放气（图1-22c）。在凝血酶注射后的最终纤维图显示假性动脉瘤没有残留填充（图1-22d）。

其并发症是容易产生血栓和过敏。Sophie 一项研究表明超声引导下经皮注射凝血酶成功率为92%～100%，已经证明，即使是小于2cm的穿刺也可以用这种方法治疗。据报道，大的内瘘狭窄段（超过6cm）和在困难的解剖条件下，特别是颈部短而宽的内瘘狭窄段的治疗容易失败。

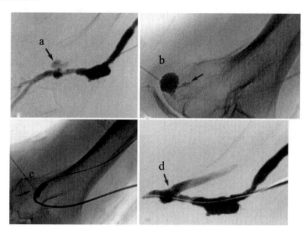

图 1-22

5.手术疗法

手术是直径大于2cm且合并严重症状的假性动脉瘤的最佳治疗选择。对于行动脉穿刺后立即出现急性血肿，对于局部加压包扎及冰敷后血肿仍继续增大且出现神经压迫症状者，经6～8h观察后神经压迫症状无改善者需立即行手术清除血肿，同时修补动脉穿刺口；对于局部可见明显皮肤隆起形成搏动肿块，瘤体直径超过2.0cm且有逐渐增大、可扪及明显搏动，出现神经压迫及持续性疼痛症状，行假性动脉瘤剥离，同时做动脉穿刺口修复，挽救大血管，解除神经压迫。对于存在感染性假性动脉瘤破裂的患者，可以选择紧急肱动脉结扎。

七、预防措施

1.提高穿刺成功率

穿刺时正确定位，内瘘穿刺不宜过深，尤其附近有肱动脉走行部位。争取一次穿刺成功，避免同一血管、同一部位反复穿刺，透析时最好实行专人定点、定位穿刺。因为同一操作者对患者血管的走向、针眼的位置比较熟悉，可最大限度地减少对穿刺血管的损伤。避免穿刺点集中，造成渗血、血管变硬、纤维化致血管管腔变窄，导致血管瘤的发生。

2.形成动脉瘤穿刺方法

对于无症状的假性动脉瘤如有其他选择，尽量避免对假性动脉瘤进行穿刺，在没有合适的穿刺位置时，则在瘤体侧面（基底部）进行穿刺（避免顶部穿刺）。

3.加强对患者宣教

透析内瘘穿刺前做好宣教，避免穿刺肢体乱动，避免剧烈咳嗽、打喷嚏。

4.切实有效压迫穿刺处

透析结束后迅速用棉球压迫针眼，再用绷带加压压迫止血。加压时掌握压力大小，以能局部止血又能在两穿刺点之间触及血管搏动为宜。

5.合理使用抗凝剂

透析中持续使用抗凝剂使血栓形成时间延长，动脉穿刺口闭合不良，增加假性动脉瘤的发生率。透析前应监测患者的凝血功能，结合化验结果合理使用抗凝剂，透析时观察穿刺部位皮肤周围有无血肿、皮下瘀斑等。

6.积极控制高血压

透析中和透析后严密监测患者血压、心率等变化，避免患者情绪激动，以免引起血压升高，导致瘤体破裂。

7.合理设置透析超滤率

根据患者个体情况合理设置超滤率，避免超滤过度导致透析低血压休克的发生，避免患者在休克躁动中发生意外损伤，导致穿刺针刺伤血管后壁，发生假性动脉瘤。

参考文献

[1] WONG W K，SU T W，CHENG W L，et al.Endovascular stent graft repair is an effective and safe alternative therapy for arteriovenous graft pseudoaneurysms [J].Eur J Vasc Endovasc Surg，2016，52（5）：682-688.

[2] 刘昌伟，管珩，朱预.医源性假性动脉瘤的临床分析[J].中华外科杂志，1995（02）：112-114.

[3] INSTON N，MISTRY H，GILBERT J，et al.Aneurysms in vascular access：state of the art and future developments [J].J Vasc Access，2017，18（6）：464-472.

[4] AL-THANI H，EL-MENYAR A，AL-THANI N，et al.Characteristics，management，and outcomes of surgically treated arteriovenous fistula aneurysm in patients on regular hemodialysis[J].Ann Vasc Surg，2017，41：46-55.

[5] PADBERG F T JR，CALLIGARO K D，SIDAWY A N.Complications of arteriovenous hemodialysis access：recognition and management [J].J Vasc Surg，2008，48（5 Suppl）：S55-80.

[6] MUDONI A，CORNACCHIARI M，GALLIENI M，et al.Aneurysms and pseudoaneurysms in dialysis access [J].Clin Kidney J，2015，8（4）：363-367.

[7] JOHNS J P，PUPA L E JR，BAILEY S R.Spontaneous thrombosis of iatrogenic femoral artery pseudoaneurysms：documentation with color Doppler and two-dimensional ultrasonography [J].J Vasc Surg，1991，14（1）：24-29.

[8] HEDIN U，ENGSTRÖM J，ROY J.Endovascular treatment of true and false aneurysms in hemodialysis access [J].J Cardiovasc Surg（Torino），2015，56（4）：599-605.

[9] AURSHINA A，HINGORANI A，MARKS N，et al.Utilization of stent grafts in the management of arteriovenous access pseudoaneurysms [J].Vascular，2018，26（4）：368-371.

[10] SHAH A S，VALDES J，CHARLTON-OUW K M，et al.Endovascular treatment of hemodialysis access pseudoaneurysms [J].J Vasc Surg，2012，55（4）：1058-1062.

[11] SHEMESH D，GOLDIN I，ZAGHAL I，et al.Stent graft treatment for hemodialysis access aneurysms[J].J Vasc Surg，2011，54（4）：1088-1094.

[12] FELLMETH B D，ROBERTS A C，BOOKSTEIN J J，et al.Postangiographic femoral artery injuries: nonsurgical repair with US-guided compression [J].Radiology，1991，178（3）：671-675.

[13] RAHIL M A.Successful treatment of a venous pseudoaneurysm in a brachiobasilic fistula using ultrasound-guided manual compression：two case reports [J].J Ultrasound，2019，22（3）：345-347.

[14] KIM J M，TAK M S，KANG J S，et al.A dual-plane approach for surgical treatment of pseudoaneurysm with arteriovenous fistula in hemodialysis patients [J].Arch Plast Surg，2021，48（3）：287-292.

[15] VAUGHAN D E，SCHAFER A I，LOSCALZO J.Normal mechanisms of hemostasis and fifibrinol[J].Vascular Medicine，2nd edn，1996：207-216.

[16] COPE C，ZEIT R.Coagulation of aneurysms by direct percutaneous thrombin injection [J].AJR Am J Roentgenol，1986，147（2）：383-387.

[17] CLARK T W，ABRAHAM R J.Thrombin injection for treatment of brachial artery pseudoaneurysm at the site of a hemodialysis fistula：report of two patients [J].Cardiovasc Intervent Radiol，2000，23（5）：396-400.

[18] PETERS S，BRAUN-DULLAEUS R，HEROLD J.Pseudoaneurysm [J].Hamostaseologie，2018，38（3）：166-172.

[19] KANG S S，LABROPOULOS N，MANSOUR M A，et al.Expanded indications for ultrasound-guided thrombin injection of pseudoaneurysms [J].J Vasc Surg，2000，31（2）：289-298.

[20] BISHNOI A K，RAI G，KAMATH G S，et al.Emergency brachial artery ligation for ruptured infected pseudoaneurysm of haemodialysis access is a possible option [J].J Vasc Access，2019，20（5）：471-474.

[21] 时德，林春业.外伤性假性动脉瘤的手术治疗[J].创伤杂志，1989（04）：217-220.

刘向阳（撰写）　于　珮（审校）

第五节　真性动脉瘤

一、概述

动脉瘤是 AVF 使用中的并发症之一，真性动脉瘤指内瘘吻合部的静脉侧或动脉化静脉在内瘘手术后数月或数年内发生扩张，伴有搏动，瘤壁含血管壁全层。严重动脉瘤可能继发血管血栓、破裂出血、感染等，继发通路失功，甚至内瘘大出血死亡。

二、定义

自体内瘘静脉在内瘘手术后数月或数年发生扩张，伴有搏动，瘤壁含血管壁全层，瘤体内径常超过相邻正常血管内径 3 倍以上，且内径＞2cm。经 B 超或病理检查除外假性动脉瘤，或手术过程中证实瘤壁为完整的血管壁结构，定义为真性动脉瘤。

三、流行病学和风险因素

AVF 动脉瘤大部分是真性动脉瘤,在透析患者中患病率为 1.9%~32%。研究发现,其风险因素有多囊肾、高血流量、持续高血压、流出道静脉狭窄。

四、发病机制

真性动脉瘤按发生部位分为吻合口、穿刺部位、非穿刺部位的静脉流出道,发生部位不同形成机制也不同。动脉瘤的发生可能与吻合方式、穿刺部位及方式、透析龄、血压水平等多种因素相关。

1.高血压

持续高血压、动脉硬化使血管弹性减弱,同时高血压使透析后止血困难,压迫止血时间长,静脉压增高,加速动脉瘤形成。

2.透析龄

AVF 从建立到因动脉瘤需要手术干预的中位时间一般为 15.2~127 个月。透析时间越长,动脉瘤发生概率越大,一方面与内瘘静脉端持续静脉动脉化、动脉粥样硬化内膜增生继发局部狭窄,进而在狭窄远心端出现瘤样扩张有关,另一方面可能与通路长期穿刺损伤,局部血管重塑有关。

3.区域穿刺

区域穿刺是在小范围内反复穿刺,损伤血管壁,使血管壁弹性差、易膨出,形成动脉瘤,区域越小形成的动脉瘤一般越大。

4.高血流量

长期较高的血流量可能会导致血管压力增高,损伤血管,使血管壁弹性差,易形成动脉瘤。

5.内瘘使用不当

内瘘未成熟,过早使用内瘘,不仅会造成穿刺困难,对血管损失也较大,易发生回流障碍导致吻合口压力增大,从而形成动脉瘤。

6.术者原因

①造瘘手术时吻合口过大,加之血流动力学,剪切力的改变,血液流速较快,在高压流入动脉和低阻力流出静脉之间产生了一个很大的压力梯度,这种低静脉流出阻力和静脉壁的巨大扩张能力的结合,使动脉化静脉能够在低压梯度下产生高流速损失血管内皮细胞,造成瘘口局部膨出,易形成动脉瘤。②手术吻合时剥离血管外膜过多,由于血管外膜含有肾上腺素能α受体,使吻合口失去收缩功能而易扩张。③造瘘位置过深使动静脉形成一定角度,长期血流冲击造成瘘口局部膨出。

7.止血方法不当

拔针后直接弹力带环扎止血由于弹力带产生的力沿着弹力带在穿刺点切线方向作用,对压迫纱布块的力产生缓冲作用,使作用到穿刺点的力减小。要达到止血效果,须将弹力带环扎更紧或者时间更长,会造成血管塌陷,血管内压力增高,静脉回流障碍,持续静脉高压易形成动脉瘤。

8.流出道静脉狭窄

流出静脉道狭窄会造成静脉压力升高，也会造成动脉瘤的形成。

五、临床表现

AVF 动脉瘤的症状表现多样，除局部增大的搏动性肿物外，还包括皮肤菲薄、破损和疼痛以及穿刺区域受限等。Balaz 和 Bjorck 根据超声和造影确定的狭窄或血栓形成将真性动脉瘤分为四种类型（如图 1-23）：1 型——无狭窄和血栓形成；2 型——有血流动力学显著狭窄（≥50%）（a 流入动脉，b 动脉吻合，c 沿插管区，d 中心静脉）；3 型——部分血栓闭塞≥50%的管腔；4 型——完全血栓形成。

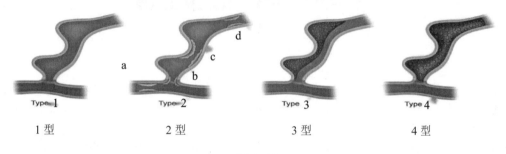

| 1 型 | 2 型 | 3 型 | 4 型 |

图 1-23

六、处理措施

根据 K/DOQI 指南，建议血液透析通路的无症状动脉瘤不需要干预，治疗真性动脉瘤的主要指征是其临床表现。通过文献检索，确定了 3 种主要适应证：疼痛、出血及流量不足。患者可能有多个治疗适应证，真性动脉瘤的治疗需要根据动脉瘤的大小、发生部位及患者自身血管条件采取不同的措施。对于无症状者，建议进行保守治疗。对于动脉瘤较小者，可以用弹性绷带保护或者超声压迫，穿刺时尽量避开动脉瘤部位，避免局部皮肤感染及过敏，避免搔抓及碰伤动脉瘤局部，以免动脉瘤破裂大出血。

1.部分动脉瘤切除术

对于伴有疼痛不适且通路内无明显狭窄，内瘘流量满意，虽然动脉瘤直径较大但管壁无明显动脉粥样硬化者，在除外并发尿毒症或糖尿病多发性神经病变，可以采用部分动脉瘤切除术（如图 1-24）。游离出动脉瘤后，利用侧壁钳钳夹部分血管壁，切除后采用侧壁连续缝合的方式缝合血管壁，达到限制动脉瘤直径的目的。手术过程中，切除的范围要适当，切除过少可能会增加动脉瘤复发或破裂的风险，过多容易导致通路内狭窄或血栓形成。同时，根据患者动脉瘤的走行，设计形态不规则的切口，切除动脉瘤表面受累的菲薄皮肤及皮下组织，不仅可以改善皮肤外观，还可以加强对手术区域血管张力的限制，减少术后切口愈合不良的概率。在少数情况下，动脉瘤可完全切除，游离动脉瘤两侧扭曲血管行端端吻合。连续的血管缝合器也可用于代替侧壁钳完成动脉瘤部分切除、缝合术。

Ammar 等研究表明部分动脉瘤切除术后 6 个月，动脉瘤通畅率、瘘管初次通畅率和瘘管辅助一期通畅率分别为 97%、56% 和 97%。广泛的钙化是部分动脉瘤切除术的禁忌证。

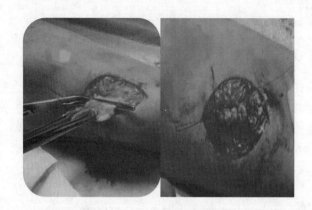

图 1-24

2.局部缩窄法

对于流量不足的患者，由于流量不足可能导致透析不足，是由动脉流入受损或动脉瘤间静脉流出狭窄以及吻合区或中心静脉病变引起的。低流量与 2 型和 3 型动脉瘤相关，治疗的重点是导致低流量的病变，对于 2 型狭窄、瘘口流量满意、存在通路内局限狭窄、动脉瘤单发、管壁无明显的动脉粥样硬化者，可以选择局部缩窄法，经典术式是腔内辅助的微创结扎成形术（图 1-25），游离显露动脉瘤后，将 4～6mm 直径的球囊置于动脉瘤内，利用充盈后球囊的固定直径作为内支撑，在动脉瘤外侧用不可吸收缝线套扎限制动脉瘤，再撤出球囊，评价通路内血流情况，其优点是相关狭窄可以一并处理。如果动脉瘤存在出血合并狭窄的风险，建议采用开放手术方法，对于 3 型建议切除动脉瘤，建议更换静脉或人工导管。

Dr.Goel and Dr.Miller 研究发现 3 个月的通畅率为 63%，24 个月的通畅率为 90%，主要的并发症是术后出血。

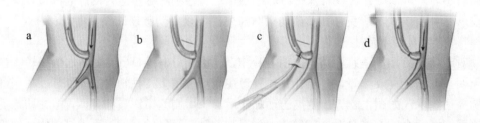

图 1-25

3.短段人造血管间插式搭桥

对于通路内狭窄多发、难以解除，动脉瘤多发、巨大、累及范围广或管壁硬化明显无法进行部分切除者，且考虑保留前臂可穿刺区域时，可以采用短段人造血管间插式搭桥法，先利用人工血管连接原自体瘘瘘口及上臂自体静脉，再完整切除前臂动脉瘤，动脉瘤累及全部上肢，采用全程置换法，通过分期或一期手术切除动脉瘤，原动脉瘤区域全程置换为直形 AVG 完成重建。

4.the "trap door" 技术（图 1-26）

该手术在局部麻醉下进行，在静脉动脉瘤上切一个宽的曲线切口，皮瓣底部位于肘前窝水平，垂直切口与前臂水平切口相交。通过这种方式，可以将包含动脉瘤性病变的皮瓣完全分离和升高。因此，静脉动脉瘤被充分分离，流入静脉和流出静脉被分离，并被纤维环包围。术中瘘管造影排除了流出道或中央静脉狭窄的存在。然后纵向切开动脉瘤囊，切除其冗余的部分。将两个静脉段冲洗并肝素化，并向动脉化静脉引入动脉创伤插管，以便在 6/0 聚丙烯缝合线中进行足够的校准。术后保证足够的刺激，用不可吸收 3/0 缝合线缝合伤口。

该技术的优点是可以避免切开受损的皮肤区域，完全暴露整个动脉瘤、流入和流出静脉，可以减少皮瓣附近的可插管静脉段的牺牲，重建静脉段与手术切口的足够距离有助于避免形成瘢痕或皮肤感染。

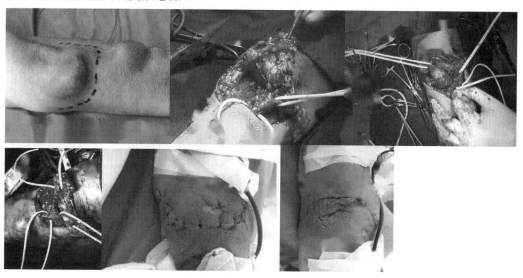

图 1-26

5.其他

对于真性动脉瘤性出血的患者，出血是一种潜在致命性的风险。这种情况最常发生在血液透析针被切除后，或可能是破裂或创伤后（这是罕见的）。除 4 型瘘管的静脉臂被血栓闭塞外，所有类型的动脉瘤通路均可存在出血。对于所有有活动性出血且存在上述症状的患者，必须立即进行手术。对于与出血性休克相关的急性出血，首先结扎通道，这是挽救生命的程序，通常在恢复期构建新的血液透析通道。

七、预防措施

根据动脉瘤的可能发生机制、发生部位及患者血管条件，提前采取积极的措施预防动脉瘤，如加强对透析室医护人员和患者的教育，控制高血压、避免过早使用内瘘、避免区域穿刺、及时监测处理通路内狭窄和中心静脉狭窄等，可以在一定程度上减少动脉瘤的发生。

1.控制高血压

合理使用降压药，调整干体重，控制高血压，使其达到靶目标，在透析中和透析后严密监测心率、血压、四肢循环的变化，避免患者出现情绪激动、便秘等进而引起血压升高，导致瘤体压力过大破裂出血，危及生命。

2.掌握护理技巧

把握合适的穿刺时机，避免内瘘未成熟时穿刺，采取绳梯式穿刺方法，使穿刺点均匀分布在透析血管上，避免穿刺点过于集中，由于动脉瘤表面较薄弱易发生感染及破溃，尽量避免在动脉瘤上穿刺，防止瘤样扩张的血管继续扩张。

3.静脉内瘘吻合术

有学者对1973年1月至2019年3月期间发表的描述动静脉瘘管动脉瘤手术治疗的文章进行荟萃分析结果显示：AVF成形术是一种短期和长期结果可接受的手术，并发症低，动脉瘤复发率低。术者行AVF吻合术时，选择合适的管径做吻合，动静脉吻合口直径应在0.6~0.8cm，不宜过大，否则瘘口流速高，压力大，易使瘘口局部膨出。因血管外膜含有肾上腺素能α受体，如在血管吻合时剥离外膜过多，可使吻合口失去收缩功能而易扩张，所以吻合时注意勿过多剥离血管外膜。

4.止血方法

内瘘止血方法建议采用两指点压止血法，因为两指点压止血法使用拇指或食指垂直按压穿刺点，作用力垂直所接触的物体表面，指导患者及家属加压力度适中，以不渗血及能触及搏动震颤或听到血管杂音为宜。在日常生活中做好内瘘保护，应避免碰撞及抓伤皮肤，瘘侧肢体避免负重或受压。

5.强力霉素

强力霉素是MMP-2和MMP-9的抑制剂，研究表明MMPs在瘘管瘤形成发病机制中的作用。这些介质由血管平滑肌细胞和炎症细胞产生，在动脉瘤壁中表达上调，因此抑制MMP的产生可能会降低动脉瘤形成的风险。

参考文献

[1] 张丽红，詹申，王玉柱.自体动静脉内瘘真性动脉瘤诊治体会[J].中国血液净化，2015，14（01）：37-40.

[2] PADBERG F T，CALLIGARO K D，SIDAWY A N.Complications of arteriovenous hemodialysis access：recognition and management [J].J Vasc Surg，2008，48（5 Suppl）：55S-80S.

[3] BALAZ P，BJÖRCK M.True aneurysm in autologous hemodialysis fistulae：definitions，classification and indications for treatment [J].J Vasc Access，2015，16（6）：446-453.

[4] MUDONI A，CORNACCHIARI M，Gallieni M，et al.Aneurysms and pseudoaneurysms in dialysis access [J].Clin Kidney J，2015，8（4）：363-367.

[5] ALMEHMI A，WANG S.Partial aneurysmectomy is effective in managing aneurysm-associated complications of arteriovenous fistulae for hemodialysis：case series and literature review [J].Semin Dial，2012，25（3）：357-364.

[6] GROUP NKFKW.KDOQI clinical practice guidelines and clinical practice recommendations for vascular access [J].Am J Kidney Dis，2006，48（Suppl 1）：S176-S322.

[7] 王玉柱，叶朝阳，金其庄.中国血液透析用血管通路专家共识（第1版）[J].中国血液净化，2014，13（08）：549-558.

[8] AL-THANI H，EL-MENYAR A，AL-THANI N，et al.Characteristics，management，and outcomes of surgically treated arteriovenous fistula aneurysm in patients on regular hemodialysis [J].Ann Vasc Surg，2017，41：46-55.

[9] LO H Y，TAN S G.Arteriovenous fistula aneurysm--plicate，not ligate [J].Ann Acad Med Singap，2007，36（10）：851-853.

[10] SALAHI H，FAZELZADEH A，MEHDIZADEH A，et al.Complications of arteriovenous fistula in dialysis patients [J].Transplant Proc，2006，38（5）：1261-1264.

[11] JANKOVIC A，DONFRID B，ADAM J，et al.Arteriovenous fistula aneurysm in patients on regular hemodialysis：prevalence and risk factors [J].Nephron Clin Pract，2013，124（1-2）：94-98.

[12] 李丽华，叶朝阳.血液透析患者内瘘使用与影响因素的分析[J].临床内科杂志，2000（03）：180-181.

[13] 孙懿，刘惠兰.血液透析患者动静脉内瘘动脉瘤形成的原因及预防措施[J].中国血液净化，2005（01）：35-37.

[14] WANG S，WANG M S.Successful use of partial aneurysmectomy and repair approach for managing complications of arteriovenous fistulas and grafts [J].J Vasc Surg，2017，66（2）：545-553.

[15] SHOJAIEFARD A，KHORGAMI Z，KOUHI A，et al.Surgical management of aneurismal dilation of vein and pseudoaneurysm complicating hemodialysis arteriovenuos fistula [J].Indian J Surg，2007，69（6）：230-236.

[16] GEORGIADIS G S，LAZARIDES M K，PANAGOUTSOS S A，et al.Surgical revision of complicated false and true vascular access-related aneurysms [J].J Vasc Surg，2008，47（6）：1284-1291.

[17] PASKLINSKY G，MEISNER R J，LABROPOULOS N，et al.Management of true aneurysms of hemodialysis access fistulas [J].J Vasc Surg，2011，53（5）：1291-1297.

[18] VO T，TUMBAGA G，AKA P，et al.Staple aneurysmorrhaphy to salvage autogenous arteriovenous fistulas with aneurysm-related complications [J].J Vasc Surg，2015，61（2）：457-462.

[19] 佘康，张宪生，尹杰，等.自体动静脉内瘘真性动脉瘤的个体化治疗[J].中国微创外科杂志，2018，18（08）：715-720.

[20] WOO K，COOK P R，GARG J，et al.Midterm results of a novel technique to salvage autogenous dialysis access in aneurysmal arteriovenous fistulas [J].J Vasc Surg，2010，51（4）：921-925.

[21] GOEL N，MILLER G A，JOTWANI M C，et al.Minimally invasive limited ligation endoluminal-assisted revision（MILLER）for treatment of dialysis access-associated steal syndrome [J].Kidney Int，2006，70（4）：765-770.

[22] KAPOULAS K C，GEORGAKARAKOS E I，GEORGIADIS G S，et al.Modification of the trap door technique to treat venous aneurysms in arteriovenous fistulae [J].J Vasc Access，2012，13（2）：256-258.

[23] DISKIN C J，STOKES T J，DANSBY L M，et al.Understanding the pathophysiology of hemodialysis access problems as a prelude to developing innovative therapies [J].Nat Clin Pract Nephrol，2008，4（11）：628-638.

[24] AILAWADI G，ELIASON J L，UPCHURCH G R JR.Current concepts in the pathogenesis of

abdominal aortic aneurysm [J].J Vasc Surg，2003，38（3）：584-588.

[25] DISKIN C，STOKES T J，DANSBY L M，et al.Doxycycline may reduce the incidence of aneurysms in haemodialysis vascular accesses [J].Nephrol Dial Transplant，2005，20（5）：959-961.

刘向阳（撰写）　　于　珮（审校）

第六节　内瘘瘤样扩张

一、概述

在 AVF 的并发症里，内瘘瘤样扩张是最常见的并发症之一，AVF 瘤样扩张是 AVF 术后动脉化的静脉局部膨胀或全程扩张，其实本质是血管腔的病理性扩张，血管瘤样扩张后局部皮肤菲薄，弹性差，穿刺后不易止血，易继发感染，甚至破裂出血危及患者生命。

二、定义

目前关于内瘘瘤样扩张的定义没有明确的标准，目前国外多数研究采用此诊断标准定义内瘘瘤样扩张，即瘤样扩张最大直径超过瘘静脉管径 3 倍以上，正常瘘静脉管径≥6mm（不包括动脉瘤近心端及远心端狭窄段瘘静脉管径）或者瘤样扩张最大直径≥20mm，扩张范围＞60mm，CDUS 测定血流量＞1000mL/min。

三、流行病学和风险因素

近年来，随着血液透析患者寿命的延长，AVF 长期的穿刺使用，内瘘瘤样扩张的发病概率有增加的趋势，其发病率为 5%～6%。感染、高流量、高血压和使用免疫抑制剂、流出性狭窄等是其风险因素。

四、发病机制

内瘘瘤样扩张是多种因素共同作用的结果，主要原因是壁面剪应力的作用，加之反复在同一个部位定点穿刺，穿刺点距离吻合口过近，血流冲力过大引起。其次持续高血压、定点式穿刺、手术方式、吻合口过大、内瘘未成熟过早使用等原因也会引起内瘘瘤样扩张。具体因素介绍如下。

1.壁面剪应力（Wall Shear Stress，WSS）的作用

当 AVF 吻合口形成后，动脉血流进入低阻力静脉系统时，会导致径向力增加，透壁压力增加。但这是适度的，并且在 AVF 形成后的 1 周和 6 周已被证明是相似的。血管重塑的主要驱动因素是 WSS，WSS 的持续增加导致内皮细胞信号酶的激活，特别是 MMP，使静脉壁发生结构改变，导致血管扩张和重塑。随着血管直径的增加，WSS 值减小，从而导致负反馈，加速血管扩张和重塑。

2.局部反复穿刺损伤

长期血液透析患者，由于局部反复穿刺损伤血管，可导致局部组织损伤、局部炎症反应，导致局部血管静脉壁胶原蛋白变性，从而造成血管重塑，AVF处压力的增加将通过血管最弱点的扩张来补偿，局部血流冲击力过大，造成局部血管瘤样扩张，这可能是无流出性狭窄的患者出现内瘘瘤样扩张的原因。

3.高血压

长期的高血压使血管弹性减弱，AVF形成后，随着静脉动脉化后血压的升高，加之静脉本身或中央静脉的狭窄也可导致压力的增加，使透析后止血时间延长，静脉压增高，可促进血管瘤样扩张的形成。

4.血管狭窄

由于血管狭窄造成血流动力学异常和压力增加，由于伯努利效应，在狭窄血管的下游，壁剪应力发生了明显的碎片化。如果AVF中存在流出或中央狭窄，则发生透壁压力增加，从而促进壁膨胀，造成内瘘瘤样改变。Anshu研究表明在89例有动脉瘤样扩张的患者中，69例（78%）在血管造影评估时有显著的静脉流出狭窄。

五、临床表现

内瘘瘤样扩张临床表现为血管穿刺点局部明显隆起或呈瘤状，瘤样扩张可导致皮肤萎缩、溃疡和感染，严重扩张时可增加患者心脏负担和回心血量，影响心功能，并有破裂大出血而危及患者生命的风险。超声表现为瘘口附近动静脉呈瘤样扩张，直径扩大，且血流信号紊乱，但不影响内瘘的血流通畅。

六、处理措施

由于患者透析寿命的延长、内瘘长期的穿刺使用，内瘘瘤样扩张有增加趋势，该并发症明显影响患者的心脏功能及内瘘使用寿命，并有破裂大出血而危及患者生命的风险。对于有破裂出血风险、继发血栓、管壁钙化、感染或高流量的病例可考虑手术治疗。但对于内瘘瘤样扩张如何判断评估及进行治疗、保留患者有限的血管资源已成为亟待解决的问题。

1.重塑动脉瘤修补术（如图1-27）

麻醉下在受影响的静脉部分进行一个皮肤切口。手术范围从动脉吻合口一直延伸到未扩张静脉段。瘘管的中心静脉通路始终不被触及，根据需要缩短瘘管支架，动脉瘤部分切除，减少管腔直径。在剩余的静脉壁中，使用Hegar扩张器重建一个6～7mm的新瘘。使用丙烯缝合线缝合静脉。重构后，用肝素化生理盐水局部冲洗静脉。结果显示恢复后，测量流量水平为500～600mL/min。在高水平的情况下，瘘管被缩小，没有发现低血流量。在两层伤口闭合处放置一个引流管，48小时后拔除引流管。

Petr Bachleda等研究术后8到12个月，采用CDUS监测重构后的AVF，未发现新的局部并发症，重构后6个月，通过彩色超声成像，发现管腔增加了1mm，流量在480～720mL/min之间。Sigala的研究，在7年的时间里，31名内瘘瘤样扩张患者进行了重塑动脉瘤修补术，1年和2年的总生存率分别为89%±6%和84%±8%。6个月、1年和2年的初次通畅率分别为87%±6%、81%±8%和81%±8%。6个月、1年和2年的二次通畅率分别为 96%±3%、96%±4% 和 90%±7%。

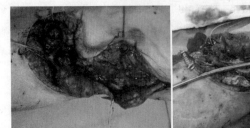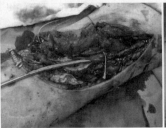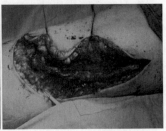

图 1-27

2.瘤体修复术（如图 1-28）

对于梭状的内瘘瘤样改变、血管壁明显增厚及过度膨大、有足够厚度的结缔组织壁来容纳钉订和/或缝合线者，可以采用瘤体修复术。手术在全麻或臂丛神经阻滞麻醉下进行，在大多数情况下，采用纵向皮肤切口，为了避免穿刺部位瘢痕，也可以采用横向切口，全身肝素化后，静脉端在近端和远端交叉夹住，瘤样扩张沿其纵向中线切开。瘤样扩张减压后，用 Allison 或 Babcock 夹夹住动脉瘤的 2 个边缘并牵引。根据瘤样扩张的长度，将 EthiconTA-30 或 TA-55 钉订装置放置在牵引夹下方并关闭。释放近端和远端静脉夹子以恢复静脉的流量，如果仍然可触及刺激，则发射订书器，切除残余动脉瘤上方的障碍。此过程重复 1～5 次，直到动脉瘤直径减少 60%～80%，残余管腔直径为 6～8mm（如图 1-29）。

Pierce 研究表明对 12 例透析 AVF 患者进行 15 例瘤体修复术，无围手术期麻醉或手术并发症。术后没有血肿、伤口感染或组织肿胀，也没有 AVF 血栓形成。它显著延长瘘管使用寿命，且不引入合成移植材料，其本身具有更大的血栓形成性和感染易感性。

此手术的优点是相对简单和直接，可以以低风险进行，且不影响 AVF 的长期通畅，对于伴有感染的内瘘瘤样扩张禁用。

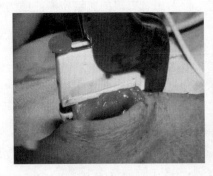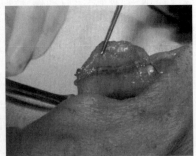

图 1-28

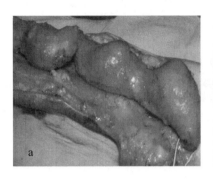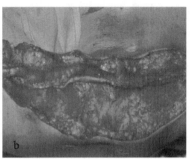

图 1-29

3.血管内支架移植假体

在局麻下,在动脉瘤下方的动脉化静脉中插入一根 18G 45mm 不透明导管(jelcotm);用一根 Terumo™0.035 导丝插入动脉瘤,并将其推到动静脉吻合口,引入血管造影校准导管,测量动脉瘤长度,包括颈部近端和远端;待治疗的整个血管段为 8cm(动脉瘤 5cm,颈部远端和近端约 1.5cm;颈部近端和远端直径之前用双扫描超声测量,分别为 5mm 和6mm,没有任何壁钙化或血栓;动脉瘤直径为 3cm);更换导线,并插入 Amplatz 超刚性导线,以便将待处理的管段拉直;插入 Wallmttm 8mm×70mm 假体(波士顿科学),考虑到直径 6mm 的血管中移植物的总长度必须为 101mm(图 1-30),将移植物直接插入头静脉,然后在移除设备后端端缝合小静脉壁孔。

ALLARIA 研究显示移植修复 1 个月后,双扫描超声显示内瘘瘤囊内完全没有血流。研究表明血管内修复的短期技术成功率在 83%到 90%以上。

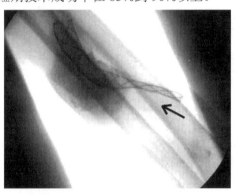

图 1-30

4.经皮腔内球囊扩张及支架置入术

对于内瘘近心端狭窄引起的瘤样扩张,且狭窄部位诊断明确者除手术干预外,还可采用经皮血管腔内球囊扩张及支架置入术,存在狭窄合并吻合口扩张时,在解决狭窄的同时应做吻合口缩窄组合术,手术设计呈多样化,可根据具体情况来设计,原则是简便易行、手术创伤小、尽量保留血管资源及内瘘功能、减少血流量、改善心脏功能、消除破裂危险,部分患者为了美观可考虑切除膨胀的瘤体。但球囊扩张有发生再狭窄的可能性。

5.结扎瘤样扩张

对瘤样扩张范围过大且明显影响心脏功能者，采用缩窄及修复术难以显效的内瘘，结扎关闭内瘘是最快捷简单的方法，在近吻合口静脉段先做一个 2cm 的人造血管箍，在血管箍上直接结扎关闭内瘘。但丧失了内瘘功能，需要考虑内瘘重建，处理周期较长。

七、预防措施

血管瘤样扩张无法保证患者在血液透析过程中达到应有的效果，且有感染、破裂出血、心脏高负荷等风险，因此应重视和预防血透患者的瘤样扩张，需要医患双方共同的努力。

1.控制血压，降低容量负荷

及时评估、调整患者的干体重，控制透析间期体重增加小于患者干体重的 5%，控制水盐摄入。

2.术者要求

术者在进行动静脉吻合术时，以腕部头静脉桡动脉吻合为首选，术中避免过多剥离血管外膜，因血管外膜含有肾上腺素能α受体，如在血管吻合时剥离外膜过多，可使吻合口失去收缩功能而易扩张，所以吻合时注意勿过多剥离血管外膜。避免吻合口过大，待内瘘成熟后再行穿刺，避免过早穿刺。

3.提高穿刺技术

采用阶梯式穿刺，避免局部反复穿刺。穿刺时尽量减少血管壁损伤，勿穿透血管，减少血液渗出。

4.重视透析后止血

拔针时动作要快，避免血管壁及皮肤撕裂，拔针后压迫止血要彻底，避免形成血肿。

5.定期对通路和透析质量进行监测

监测包括对透析过程中，由专科医生每月一次通过检查、感觉、听诊或通过超声来判断是否存在狭窄，如有狭窄及时处理。

6.强力霉素

强力霉素是 MMP-2 和 MMP-9 的抑制剂，研究表明 MMPs 在瘘管瘤形成发病机制中的作用。这些介质由血管平滑肌细胞和炎症细胞产生，在动脉瘤壁中表达上调，因此抑制 MMP 的产生可能会降低动脉瘤形成的风险。

参考文献

[1] BALAZ P，BJÖRCK M.True aneurysm in autologous hemodialysis fistulae： definitions，classification and indications for treatment [J].J Vasc Access，2015，16（6）：446-453.

[2] INSTON N，MISTRY H，GILBERT J，et al.Aneurysms in vascular access：state of the art and future developments [J].J Vasc Access，2017，18（6）：464-472.

[3] 于青，张郁苒，池琦，等.维持性血液透析患者动静脉内瘘血管瘤样扩张的原因探讨及预防[J].中国血液净化，2009，8（06）：301-304.

[4] HOSSNY A.Brachiobasilic arteriovenous fistula： different surgical techniques and their effects on fistula patency and dialysis-related complications [J].J Vasc Surg，2003，37（4）：821-826.

[5] BACHLEDA P，UTÍKAL P，ZADRAZIL J，et al.Aneurysm as a complication of arteriovenous anastomoses for hemodialysis[J].Rozhl Chir，1998，77（12）：541-544.

[6] CORPATAUX J M，HAESLER E，SILACCI P，et al.Low-pressure environment and remodelling of the forearm vein in Brescia-Cimino haemodialysis access [J].Nephrol Dial Transplant，2002，17（6）：1057-1062.

[7] SERRA R，BUTRICO L，GRANDE R，et al.Venous aneurysm complicating arteriovenous fistula access and matrix metalloproteinases [J].Open Med （Wars），2015，10（1）：519-522.

[8] BACHLEDA P，UTÍKAL P，KALINOVÁ L，et al.Surgical remodelling of haemodialysis fistula aneurysms [J].Ann Acad Med Singap，2011，40（3）：136-139.

[9] RAJPUT A，RAJAN D K，SIMONS M E，et al.Venous aneurysms in autogenous hemodialysis fistulas：is there an association with venous outflow stenosis [J].J Vasc Access，2013，14（2）：126-130.

[10] SIGALA F，KONTIS E，SAßEN R，et al.Autologous surgical reconstruction for true venous hemodialysis access aneurysms--techniques and results [J].J Vasc Access，2014，15（5）：370-375.

[11] PIERCE G E，THOMAS J H，FENTON J R.Novel repair of venous aneurysms secondary to arteriovenous dialysis fistulae [J].Vasc Endovascular Surg，2007，41（1）：55-60.

[12] ALLARIA P M，COSTANTINI E，LUCATELLO A，et al.Aneurysm of arteriovenous fistula in uremic patients：is endograft a viable therapeutic approach？[J].J Vasc Access，2002，3（2）：85-88.

[13] BLUM U，VOSHAGE G，LAMMER J，et al.Endoluminal stent-grafts for infrarenal abdominal aortic aneurysms [J].N Engl J Med，1997，336（1）：13-20.

[14] CRIADO F J，WILSON E P，FAIRMAN R M，et al.Update on the Talent aortic stent-graft：a preliminary report from United States phase I and II trials [J].J Vasc Surg，2001，33（2 Suppl）：S146-149.

[15] 陆明晰，冯剑，蒋欣欣，等.超声引导下经皮腔内血管成形术治疗血液透析患者动静脉内瘘狭窄[J].中华肾脏病杂志，2012（01）：63-64.

[16] KIAN K，VASSALOTTI J A.The new arteriovenous fistula：the need for earlier evaluation and intervention [J].Semin Dial，2005，18（1）：3-7.

[17] JENNINGS W C，MILLER G A，COBURN M Z，et al.Vascular access flow reduction for arteriovenous fistula salvage in symptomatic patients with central venous occlusion [J].J Vasc Access，2012，13（2）：157-162.

[18] QUENCER K B，OKLU R.Hemodialysis access thrombosis [J].Cardiovasc Diagn Ther，2017，S297-S308.

[19] DISKIN C J，STOKES T J，DANSBY L M，et al.Understanding the pathophysiology of hemodialysis access problems as a prelude to developing innovative therapies [J].Nat Clin Pract Nephrol，2008，4（11）：628-638.

[20] AILAWADI G，ELIASON J L，UPCHURCH G R JR.Current concepts in the pathogenesis of abdominal aortic aneurysm [J].J Vasc Surg，2003，38（3）：584-588.

[21] DISKIN C，STOKES T J，DANSBY L M，et al.Doxycycline may reduce the incidence of aneurysms in haemodialysis vascular accesses [J].Nephrol Dial Transplant，2005，20（5）：959-961.

刘向阳（撰写）　于　珮（审校）

第七节　肿胀手综合征

一、概述

慢性肾衰竭血液透析病例出现 AVF 侧手部或患肢肿胀，即为肿胀手综合征，因静脉回流障碍或逆流至上臂、胸壁及颈部，致使患者出现手部肿胀，并造成其他临床综合征，如四肢明显肿胀，指尖缺血破裂，严重者可出现头痛、头胀、呼吸困难、甚至行动困难等情况，严重影响患者的生活质量，容易继发血栓形成，影响血液透析通路的使用和寿命。

二、定义

血液透析患者 AVF 术后发生手部或上肢肿胀，称为肿胀手综合征，严重者可合并皮肤色素沉着、溃疡。

三、流行病学和风险因素

肿胀手综合征是 AVF 术后少见的并发症，在桡动脉和头静脉吻合的内瘘中发生率约为 1.6%，AVF 形成后，动静脉之间的短路会使上肢的血流量增加至正常的 10 倍以上，当回流静脉绝对或相对狭窄时，致使上肢远端静脉压力升高，发生肿胀手，其风险因素有颈内静脉置管、导管的口径过大、除颤器导丝置入及起搏器置入等。

四、发病机制

肿胀手综合征的发病机制多为回流静脉出现相对狭窄或绝对狭窄，同时由于内瘘术造成的"动静脉短路"导致患肢的血流量过大，当回流静脉绝对或相对狭窄时可导致上肢远端静脉压力升高，故而出现内瘘侧肢体远端血液回流受阻，从而出现肿胀手综合征。

1.吻合口附近静脉扩张

在 AVF 建成后，过大的血流量造成内瘘侧远端血液回流受阻，从而出现患侧上肢肿胀疼痛，静脉曲张，甚至出现指端缺血破损等情况。

2.近心端静脉狭窄或闭塞

AVF 建立后，大部分动脉血直接流入静脉，当静脉本身有内膜增生或狭窄时易形成血栓，导致远心端静脉压力明显升高，由于静脉血栓形成、血肿压迫导致的近心端静脉狭窄或闭塞，近心端静脉回流障碍，AVF 附近的分支静脉则会随主干静脉同时扩张，毛细血管内静脉压升高并干扰淋巴系统的回流，从而产生手部严重肿胀，影响血管通路的使用。

3.中心静脉狭窄或闭塞

中心静脉是指锁骨下静脉、头臂静脉及上腔静脉。研究发现中心静脉狭窄或闭塞多与中心静脉置管有关，其机制为 AVF 术后，锁骨下静脉内回流静脉血汇入大量动脉血，血液流速增加，血流对静脉折弯处的静脉壁剪切力和冲击力也随之增加，静脉内膜损伤

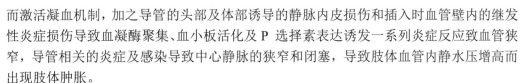

而激活凝血机制，加之导管的头部及体部诱导的静脉内皮损伤和插入时血管壁内的继发性炎症损伤导致血凝酶聚集、血小板活化及 P 选择素表达诱发一系列炎症反应致血管狭窄，导管相关的炎症及感染导致中心静脉的狭窄和闭塞，导致肢体血管内静水压增高而出现肢体肿胀。

4.中心静脉受外压影响导致中心静脉狭窄

Itkin 等研究发现中心静脉受外压是一种被低估甚至忽略的导致中心静脉狭窄的原因。中心静脉受外压是因为大血管的弯曲和/或扩张所致，上纵隔内结构拥挤，而静脉管壁薄、血流慢容易被压迫。左侧无名静脉在纵隔内走行较长的距离使其最易受压。升主动脉会随年龄增加逐渐延长、弯曲、扩张，这些有可能压迫无名静脉，从而导致静脉回流障碍，引起肿胀手综合征。

5.透析时长期定点穿刺，动脉瘤形成

瘤体远心端为相对狭窄，血管厚内膜增生严重，易形成血栓，导致浅表静脉闭塞或狭窄，从而导致肿胀手综合征。

五、临床表现

肿胀手综合征表现为病变侧远心端肢体肿胀，严重者表现为皮肤增厚、色素沉着甚至溃疡，内瘘穿刺困难，部分病例同时导致淋巴回流障碍，皮肤出现橘皮样改变，严重者可出现头痛、头胀、呼吸困难甚至行动困难等情况。

六、处理措施

《中国血液透析用血管通路专家共识（第 2 版）》指出中心静脉疾病治疗指征：有严重肿胀手综合征并影响患者生活质量及血液透析质量，无症状或症状轻微者不建议治疗。根据肿胀手综合征存在的浅静脉或中心静脉病变病因，选择不同的治疗方法。治疗方法包括传统治疗、球囊扩张术、支架植入术、旁路搭桥术或瘘管关闭术。

1.传统治疗

保守治疗是抗凝治疗和外科手术，保守治疗是通过握拳、抬高患肢改善肿胀症状，外科手术需要通过结扎静脉分支、缩小内瘘甚至关闭内瘘进行治疗，该治疗方式对患者损伤较大，消耗患者血管资源较多，若患者外周血管资源无法进行补充，术后则无法立即行血液透析，导致透析难度加大，近年来应用逐渐减少。

2.球囊扩张术

对于中心静脉和外周血管的狭窄病变，采用超声引导下球囊扩张术（图 1-31）。患者需要在麻醉下进行 PTA 手术，以病变逆流静脉为首要穿刺点，穿刺成功后留下 6F 鞘，推入造影剂，观察血管狭窄程度、长度和血液循环情况。狭窄部位采用 0.035 英寸亲水导丝通过狭窄段交换 7F 管鞘，将狭窄部位进行多次扩张。若血管严重狭窄或完全堵塞，则导丝无法正常通过，此时可更换导管，头部末端位于狭窄段远心端，提高支撑力。将导管嵌入查看是否能通过狭窄封闭段。标记闭塞段或封闭段离心段导管，通过闭塞段，PTA 球囊直径在 1.5～10mm 之间，爆发压力在 16～20 个气压之间。球囊的长度从 8～60mm 不等。引入球囊扩张，术后立即造影，若狭窄仍然超过 50%，检查血管造影，观察静脉回血情况，对血液流动与循环进行检测。术后需要对穿刺点进行消毒与包扎，穿刺点通常需要包扎压迫。术后当天补充透析治疗，并进行内服药物治疗。

球囊扩张术具有创伤小，疼痛程度较低，耐受性好等特点，在临床上具有可操作性和安全性，在改善患者症状和保障血管通畅方面具有积极意义。

Bakken 等人在 2007 年关于 PTA 的最大一项研究，包括 47 例患者，显示技术成功率为 77%，3 个月的初级通畅率为 58%，6 个月为 45%，12 个月为 29%；3 个月的累积通畅率为 76%，6 个月为 62%，12 个月为 53%。

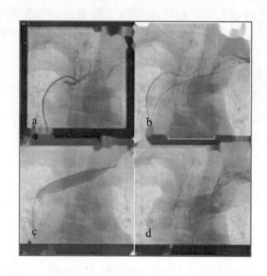

图 1-31

3.支架植入术（如图 1-32）

对于广泛狭窄和多次 PTA 术后复发的患者通常采用支架植入术。支架放置的静脉通路部位为头静脉、基底静脉、左颈内静脉。在静脉通路部位插入一个 7F 或 8F 血管鞘后，将一根亲水引导丝（Terumo）通过狭窄或闭塞的静脉段。所有病例最初均行血管成形术。在此过程中，根据球囊直径和邻近正常静脉的直径确定所需的支架大小。所选支架直径等于或大于球囊直径 1mm，根据病变的范围和位置确定所需的支架长度。

Haage 等人在 1999 年发表回顾性研究显示，支架置入 3 个月的初级通畅率为 92%，6 个月和 12 个月的初级通畅率分别为 84% 和 56%，6 个月和 12 个月时的累积通畅率分别为 97%。

支架植入术的局限性为容易发生迁移、缩短或骨折。并且支架置入会刺激内膜增生，导致复发性狭窄，需要多次重复干预以保持通畅。

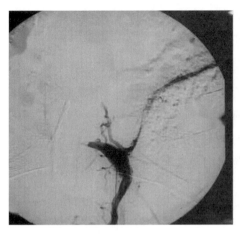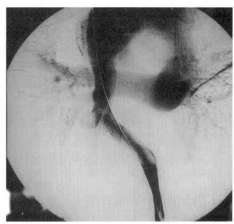

图 1-32

4.旁路搭桥术

对于 PTA 无法处理的闭塞段或难以处理的外周血管狭窄，如锁骨下静脉狭窄，应充分利用自身已建立的侧支循环做转位处理，或者根据局部血管的解剖特点，建立旁路，做"搭桥"处理（如图 1-33），患者在术前均进行血管造影以了解狭窄的位置以及可能的血管内治疗。在局部麻醉下使用 8mm 聚四氟乙烯（Polytetrafluoroethylene，PTFE）移植物对锁骨下静脉段进行解剖外旁路。使用了两个单独的切口：一个锁骨下切口暴露锁骨下静脉，另一个沿胸骨乳突肌前缘暴露颈内静脉。尽可能分离颈内静脉并进行远端结扎，它在锁骨后面穿过隧道，在腋窝静脉远端与闭塞段吻合。为了减少对转位颈内静脉的外部压迫，可以通过切除第一根肋骨，也可以使用聚四氟乙烯移植物插入到胸骨前的皮下隧道，以端侧吻合到透析道流出静脉。移植物在锁骨上皮下隧道，端与颈内静脉吻合。术后治疗包括低分子肝素治疗 1 个月，然后抗血小板治疗。

Dammers 研究表明手术重建后 12 个月时的主要通畅率为 75%。Ignazio 研究未发生与手术搭桥手术相关的并发症。症状和静脉血流率有明显改善。所有患者在术后 2 周内症状几乎完全缓解。使用假体移植物的缺点是较高的感染率和较低的通畅率。

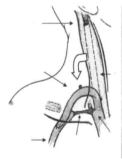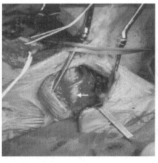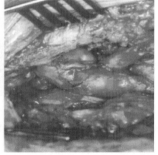

图 1-33

5.内瘘结扎

对于无法再通或修复的闭塞性病变，可选择内瘘结扎，结扎内瘘的同时，可在高位或对侧肢体重建内瘘。此外，在前臂近端或者肘部建立高位自体内瘘时，建议用头静脉作为吻合血管，如果头静脉不作为吻合血管，应予以结扎，避免影响前臂深部静脉回流系统。

七、预防措施

（1）保护内瘘功能。由于肿胀手综合征患者四肢肿胀，血管深度发生改变，因此在穿刺时评估穿刺点情况，改善穿刺方式，调整进针角度。

（2）评价患者体内液体量并进行充分透析，使患者连续超滤后达到干体重，四肢肿胀可明显减轻。

（3）慢性肾衰竭患者在进入终末期之前完成内瘘手术，避免或减少深静脉置管，从而减少肿胀手综合征的发病率。

（4）医护人员对患者进行健康指导，教导患者术后注意保护肢体，禁止提拉重物或剧烈运动。

（5）发现透析静脉压增高或透析流量下降，要寻找原因，在头静脉主干狭窄而未完全闭塞之前进行腔内治疗，球囊扩张术解除狭窄，疏通流出道是关键。

（6）早期可以通过抬高术侧肢体、握拳来增加静脉回流，减轻水肿，而肿胀严重或持续时间较长的必须结扎内瘘，重新造瘘。

（7）长期口服抗血小板药物或使用药物涂层支架可能有助于减少肿胀手的复发。

（8）热治疗。Akasaki 等通过研究发现对于因载脂蛋白 E 缺失发生单侧后肢缺血的小鼠，反复的热治疗能上调内皮一氧化氮合成酶（Endothelial NO Synthase，eNOS），其表达可使 NO 生成增加，促进了毛细血管的生成及侧支循环的形成，从而改善了缺血情况及内皮细胞功能。

（9）他汀类药物。他汀类药物通过阻断 Krüpple 样转录因子 2（Krüpple Like Factors 2，KLF2）的衰退从而起到抗血管增生作用，有一定的抗血管狭窄的作用。

参考文献

[1] MILLS B，ROBB T，LARSON D F.Intimal hyperplasia：slow but deadly [J].Perfusion，2012，27（6）：520-528.

[2] VANHERWEGHEM J L，YASSINE T，GOLDMAN M，et al.Subclavian vein thrombosis：a frequent complication of subclavian vein cannulation for hemodialysis [J].Clin Nephrol，1986，26（5）：235-238.

[3] PALABRICA T，LOBB R，FURIE B C，et al.Leukocyte accumulation promoting fibrin deposition is mediated in vivo by P-selectin on adherent platelets [J].Nature，1992，359（6398）：848-851.

[4] WEISS M F，SCIVITTARO V，ANDERSON J M.Oxidative stress and increased expression of growth factors in lesions of failed hemodialysis access [J].Am J Kidney Dis，2001，37（5）：970-980.

[5] FILLINGER M F，REINITZ E R，SCHWARTZ R A，et al.Graft geometry and venous intimal-medial hyperplasia in arteriovenous loop grafts [J].J Vasc Surg，1990，11（4）：556-566.

[6] MIDDLETON W D，ERICKSON S，MELSON G L.Perivascular color artifact：pathologic significance and appearance on color Doppler US images [J].Radiology，1989，171（3）：647-652.

[7] ITKIN M，KRAUS M J，TREROTOLA S O.Extrinsic compression of the left innominate vein in

hemodialysis patients [J].J Vasc Interv Radiol，2004，15（1）：51-56.

[8] MUDONI A，CORNACCHIARI M，GALLIENI M，et al.Aneurysms and pseudoaneurysms in dialysis access [J].Clin Kidney J，2015，8（4）：363-367.

[9] AGARWAL A K，PATEL B M，HADDAD N J.Central vein stenosis：a nephrologist's perspective [J].Semin Dial，2007，20（1）：53-62.

[10] AJ A，RAZAK U K A，R P，et al.Percutaneous intervention for symptomatic central vein stenosis in patients with upper limb arteriovenous dialysis access [J].Indian Heart J，2018，70（5）：690-698.

[11] BAKKEN A M，PROTACK C D，SAAD W E，et al.Long-term outcomes of primary angioplasty and primary stenting of central venous stenosis in hemodialysis patients [J].J Vasc Surg，2007，45（4）：776-783.

[12] VESELY T M，HOVSEPIAN D M，PILGRAM T K，et al.Upper extremity central venous obstruction in hemodialysis patients：treatment with Wallstents [J].Radiology，1997，204（2）：343-348.

[13] HAAGE P，VORWERK D，PIROTH W，et al.Treatment of hemodialysis-related central venous stenosis or occlusion: results of primary Wallstent placement and follow-up in 50 patients [J].Radiology，1999，212（1）：175-180.

[14] KALMAN P G，LINDSAY T F，Clarke K，et al.Management of upper extremity central venous obstruction using interventional radiology [J].Ann Vasc Surg，1998，12（3）：202-206.

[15] SHOENFELD R，HERMANS H，NOVICK A，et al.Stenting of proximal venous obstructions to maintain hemodialysis access [J].J Vasc Surg，1994，19（3）：532-538.

[16] GRAY R J，HORTON K M，DOLMATCH B L，et al.Use of Wallstents for hemodialysis access-related venous stenoses and occlusions untreatable with balloon angioplasty [J].Radiology，1995，195（2）：479-484.

[17] ACRI I，CARMIGNANI A，VAZZANA G，et al.Ipsilateral jugular to distal subclavian vein transposition to relieve central venous hypertension in rescue vascular access surgery：a surgical report of 3 cases [J].Ann Thorac Cardiovasc Surg，2013，19（1）：55-59.

[18] DAMMERS R，DE HAAN M W，PLANKEN N R，et al.Central vein obstruction in hemodialysis patients：results of radiological and surgical intervention [J].Eur J Vasc Endovasc Surg，2003，26（3）：317-321.

[19] SULIMAN A，GREENBERG J I，ANGLE N.Surgical bypass of symptomatic central venous obstruction for arteriovenous fistula salvage in hemodialysis patients [J].Ann Vasc Surg，2008，22（2）：203-209.

[20] PALMES D，KEBSCHULL L，SCHAEFER R M，et al.Perforating vein fistula is superior to forearm fistula in elderly haemodialysis patients with diabetes and arterial hypertension [J].Nephrol Dial Transplant，2011，26（10）：3309-3314.

[21] LOMONTE C，BASILE C.On the phenomenology of the perforating vein of the elbow [J].Semin Dial，2009，22（3）：300-303.

[22] THWAITES S E，ROBLESS P A.Central vein stenosis in an Asian hemodialysis population [J].Asian Cardiovasc Thorac Ann，2012，20（5）：560-565.

[23] SPROUSE L R 2ND，LESAR C J，MEIER G H 3RD，et al.Percutaneous treatment of symptomatic

central venous stenosis [corrected] [J].J Vasc Surg，2004，39（3）：578-582.

[24] KUNDU S.Central venous disease in hemodialysis patients：prevalence，etiology and treatment [J].J Vasc Access，2010，11（1）：1-7.

[25] ANAYA-AYALA J E，SMOLOCK C J，COLVARD B D，et al.Efficacy of covered stent placement for central venous occlusive disease in hemodialysis patients [J].J Vasc Surg，2011，54（3）：754-759.

[26] AKASAKI Y，MIYATA M，ETO H，et al.Repeated thermal therapy up-regulates endothelial nitric oxide synthase and augments angiogenesis in a mouse model of hindlimb ischemia[J].Circ J，2006，70（4）：463-470.

[27] 中国医院协会血液净化中心管理分会血液净化通路学组.中国血液透析用血管通路专家共识（第2版）[J].《中国血液净化》2019，18（6）：365-381.

刘向阳（撰写）　于　珮（审校）

第八节　肢端缺血综合征

一、概述

肢端缺血综合征是 AVF 成型术后少见的并发症之一，其发病机制为"虹吸作用"所致的一系列血流动力学改变，进而导致的靶器官（术侧前臂）供血不足的一系列临床表现，如不及时发现和处理，会进一步导致症状加重进而可能出现截指、截肢等严重后果。

二、定义

肢端缺血综合征是指 AVF 建立后，局部血流动力学发生变化，远端肢体血供不经过毛细血管床而直接进入静脉，造成远端肢体缺血、缺氧，出现活动后手部疼痛，末梢冰冷，可并发溃疡、远端组织萎缩、坏死等缺血性改变的临床综合征。大约 90% 的 AVF 建立时就存在生理性窃血，随着 AVF 的成熟，通路血管内阻力不断降低，导致 AVF 分流加重，从而出现影响 AVF 正常使用。需要临床干预的肢端缺血综合征可能在血管通路建立后几个月甚至几年出现。

三、流行病学和风险因素

近年来，随着糖尿病及动脉粥样硬化等危险因素的患病率增加，肢端缺血综合征的发病率有所增加，Hoek 等通过调查表随访调查研究发现前臂桡动脉-头静脉内瘘术后存在缺血症状的患者可达到 38.0%。既往有糖尿病、动脉粥样硬化、外周动脉血管疾病或手术史的老年高血压患者易于发生内瘘相关的肢端缺血综合征。Paul 等认为女性患者动脉系统较细，更容易发生肢端缺血综合征。Son 等对 24 例肢端缺血综合征患者进行临床分析，同样发现糖尿病、女性所占比例较高。Davidson 等对研究对象各因素进行单因素及多因素分析，单因素分析结果显示危险因素有种族、老年、女性、吸烟、糖尿病、高血压、外周血管疾病、近端内瘘，多因素分析结果显示糖尿病及种族是主要的危险因素。

四、发病机制

AVF 建立之后，新的血管通路具有较低的血流阻力，使动脉管腔内血流量增加，引起血管重塑，具体表现在血管内径代偿性扩张。Andrea 等应用超声技术观察 AVF 手术前后桡动脉血流量和直径的变化，发现术前桡动脉流量为 18mL/min±14mL/min，内径为 2.4mm±0.4mm，术后 10 天、40 天、100 天桡动脉血流量分别为 329mL/min±142mL/min、476mL/min±232mL/min、583mL/min±382mL/min，桡动脉的内径分别为 3.7mm±0.7mm、4.1mm±0.8mm、4.4mm±0.8mm。Kwun 等应用超声观察 AVF，发现内瘘术后 70%～90% 患者内瘘远端存在逆向血流，但临床上多数患者无窃血症状，称其为"生理性窃血"。Sivanesan 等研究发现吻合口远端桡动脉存在逆向血流者，内瘘术后 1 天时，血流量（74%±15%）来自于近端桡动脉，（26%±15%）来自于吻合口远端桡动脉，即吻合口的血流量约有 1/4 来自于尺动脉和掌动脉弓，吻合口远端动脉可通过逆流方式供应低血管阻力的 AVF。Ramuzat 等通过对体外 AVF 模型研究发现，在内瘘低流量的情况下，吻合口远端血流方向是正向的（即流向吻合口远端），随着血流量的增加，变成反向血流。多数患者吻合口近端、远端动脉及旁系动脉代偿性扩张，增加的血流可满足内瘘建立后产生的高血流量及肢体末端代谢需要，而不产生任何缺血症状。当从远端组织血管床窃血，造成手部的血流不能满足指端代谢需要时，就会产生缺血症状。肢端缺血综合征的病理生理机制较复杂，血液分流入低阻力的环境（AVF）产生吻合口远端低灌注，即内瘘高流量，被认为是主要的原因，动脉阻塞性病变增加血流阻力可能是另一个重要的方面。此外，血管钙化及糖尿病引起的远端动脉（吻合口远端动脉及掌动脉弓）病变也是肢端缺血综合征发病的一个重要因素。若动脉无明显狭窄，内瘘高血流量可能是肢端缺血综合征主要原因，患有动脉狭窄疾病者，其症状的程度可能更依赖于狭窄病变的程度及部位。

五、临床表现

肢端缺血综合征临床表现轻重不一，临床分级依据临床缺血程度分为以下 4 级。Ⅰ级：手部苍白、紫绀和/或发凉，但无疼痛感觉；Ⅱ级：运动和/或透析时上述症状加重伴疼痛；Ⅲ级：静息痛；Ⅳ级：肢体出现溃疡、坏死、坏疽等组织缺失表现。大多数患者仅于超声检查中发现逆向血流，但没有明显的临床症状。无症状者通常只存在动脉搏动减弱，多普勒血流信号衰减，吻合口远端动脉逆向血流等。轻度的肢端缺血综合征仅出现肢体末端苍白、发凉、麻木，于透析时出现肢体疼痛，物理检查发现腕部或手指血压、指脉压/肱动脉压等均降低，轻度者症状常具有自限性，随着动脉重塑变化，多数症状逐渐缓解消失。少数患者于内瘘成熟过程中，随着内瘘血流量的增加会出现严重的缺血症状，且多为持久性的，临床可表现为静息痛、持久性的感觉及运动功能障碍、肢体末端坏死、肌肉萎缩等。55%～60%肢端缺血综合征患者在内瘘术后 1 个月内出现症状。急性者症状会在内瘘术后短时间内出现，慢性者症状的出现表现为一个长期而隐匿的过程，可经过几周或几个月的进展于透析时症状突然出现并加重。肢端缺血综合征诊断除了上述的临床表现外，超声和影像学等检查也是其重要的诊断方法。其中多普勒超声因方便、快捷、敏感为首选的检查手段，广泛应用于血管通路肢端缺血综合征的评估与诊断，特征性表现为 AVF 口远端动脉内血液反流。但血管造影则是其诊断的金标准，血管造影可发现在 AVF 远端缺乏造影剂流动或造影剂超过 10 秒到达掌弓。

六、处理措施

症状较轻微的肢端缺血综合征，症状可于内瘘的成熟过程中自行缓解，可保守治疗并密切观察症状的变化。少数患者经过数周或数月的进展，症状逐渐加重，并出现肢体坏疽、溃疡等，此时，需及时干预并治疗。

1.一般治疗

临床症状轻微、分级为Ⅰ级或Ⅱ级的患者可通过手部保暖、功能锻炼以及应用改善血液循环药物等来缓解症状，但需要随访观察，若观察数周后症状无明显改善且出现溃疡、坏死的患者则需行手术治疗。

2.手术治疗

对于症状严重、临床分级Ⅱ级较重、Ⅲ级及Ⅳ级者需手术治疗。手术可采用如下方法：①吻合口远心端桡动脉结扎术（适于存在窃血现象者）；②PTA：应用于内瘘动脉存在狭窄者；③内瘘限流术：适用于内瘘流量过高者，包括环阻法、折叠缩窄法等；④流入动脉重塑术：包括吻合口远心端与近心端动脉旁路术、内瘘静脉与吻合口远心端动脉旁路术、内瘘静脉与吻合口近心端动脉旁路术[动脉流入道近端化（Proximalization of the Arterial Inflow，PAI）]等术式。血管通路肢端缺血综合征的手术方式多样，而各种术式的优缺点不同，需要临床医生根据患者的情况，采取个体化治疗，选择适合患者的术式。

3.内瘘结扎

上述治疗方法不缓解者，可结扎内瘘。内瘘结扎虽然是最有效的治疗方案，但是它会导致慢性肾脏病患者珍贵的血管资源丢失，同时可能造成手部的缺血再灌注损伤。

七、预防措施

术前应能确保尺动脉通畅，无明显狭窄及血栓等，而供血正常才能保证术后手部的血液供应。针对最常见的动脉粥样硬化，预防主要是去除高血压、高血糖、高血脂等危险因素，同时严格戒烟。没有症状或症状较轻的患者，需要注意上肢运动的强度和幅度，运动时间不宜过长，睡眠时枕头宜低，同时应使用药物辅助治疗，控制相应的病因。

参考文献

[1] 王自强，张丽红，王保兴.动静脉内瘘窃血综合征的诊治研究[J].中国血液净化，2011，10（09）：512-515.

[2] 杨涛，赖艳红，崔锐，等.腕部自体动静脉内瘘成熟期血管重构的临床观察[J].临床肾脏病杂志，2018，18（06）：357-360.

[3] 卢文文，王涌，杨晓莉，等.新建腕部桡动脉-头静脉内瘘窃血现象与流量分布分析[J].中国血液净化，2020，19（01）：33-36.

[4] SKOV J，PEDERSEN M，HOLST J J，et al.Short-term effects of liraglutide on kidney function and vasoactive hormones in type 2 diabetes: a randomized clinical trial [J].Diabetes Obes Metab，2016，18（6）：

581-589.

[5] 罗春明，黄向阳.罕见的前臂动静脉内瘘术后窃血综合征一例并文献复习[J].中国实用医刊，2016，43（12）：123-124，128.

[6] 刘文敏，张妮，王保兴，等.血管通路窃血综合征的治疗进展[J].国际移植与血液净化杂志，2019（03）：7-12.

[7] 刘瑞林，张丽红，王玉柱.动静脉内瘘窃血综合征1例报道[J].中国血液净化，2007（11）：636.

[8] SHAIKH F A，SIDDIQUI N，SHAHZAD N，et al.Operative techniques to prevent dialysis access-associated steal syndrome in high-risk patients undergoing surgery for hemodialysis access： a systematic review [J].Cureus，2019，11（11）：e6086.

[9] VAN HOEK F，SCHELTINGA M R，LUIRINK M，et al.Access flow，venous saturation，and digital pressures in hemodialysis [J].J Vasc Surg，2007，45（5）：968-973.

[10] ASCHWANDEN M，HESS P，LABS K H，et al.Dialysis access-associated steal syndrome：the intraoperative use of duplex ultrasound scan [J].J Vasc Surg，2003，37（1）：211-213.

[11] MALIK J，SLAVIKOVA M，MASKOVA J.Dialysis access-associated steal syndrome：the role of ultrasonography [J].J Nephrol，2003，16（6）：903-907.

[12] YILMAZ C，OZCAN K，ERKAN N.Dialysis access-associated steal syndrome presenting as bidirectional flow at duplex Doppler ultrasound [J].AJR Am J Roentgenol，2009，193（6）：W568.

[13] WANG S，ASIF A，JENNINGS W C.Dilator-assisted banding and beyond：proposing an algorithm for managing dialysis access-associated steal syndrome [J].J Vasc Access，2016，17（4）：299-306.

[14] CALLAGHAN C J，MALLIK M，SIVAPRAKASAM R，et al.Treatment of dialysis access-associated steal syndrome with the "revision using distal inflow" technique [J].J Vasc Access，2011，12（1）：52-56.

[15] LEAKE A E，WINGER D G，LEERS S A，et al.Management and outcomes of dialysis access-associated steal syndrome [J].J Vasc Surg，2015，61（3）：754-760.

[16] ANAYA-AYALA J E，PETTIGREW C D，ISMAIL N，et al.Management of dialysis access-associated "steal" syndrome with DRIL procedure：challenges and clinical outcomes [J].J Vasc Access，2012，13（3）：299-304.

[17] ASCHER E，MANDEL J E，MARKS N A，et al.A new endovascular technique for the treatment of dialysis-associated steal syndrome [J].Vascular，2018，26（3）：335-337.

刘向阳（撰写） 于 珮（审校）

第九节 高输出量型心力衰竭

一、概述

心力衰竭是透析患者常见的并发症，在透析患者的死因中心力衰竭约占50%。AVF引起的高输出量心力衰竭是相对少见的并发症，但如果处理不当，后果较严重。

二、高流量内瘘定义

临床可用内瘘自然血流量（Qa）与心输出量（Cardiac Output，CO）比值评估内瘘相关的心血管风险：当 Qa≥1500mL/min 和/或 Qa/CO≥20%时称为高流量内瘘。高流量 AVF 会增加心脏负担，在合并基础心脏疾病患者可能会导致高输出量心力衰竭。

三、流行病学和风险因素

1967 年 Menno AD 等观察到在肢体外周血管建立 AVF 可引起心力衰竭，随后大量研究均证实 AVF 可引起维持性血液透析患者高输出量心力衰竭。随着糖尿病肾病、高血压肾损害等原发病的发病率逐年增加，以及尿毒症患者透析龄的不断延长，下列问题会导致高输出量心力衰竭的发生率有所增加：①许多患者存在心脏基础病变；②AVF 自然血流量逐渐增加；③肘部高位内瘘比例有所上升。

四、发病机制

建立 AVF 以后，部分血液从高压动脉侧直接分流到低压静脉侧。血液回流到右侧循环会减少全身动脉血流量。机体的代偿反应是交感神经系统激活和循环中儿茶酚胺介导的 CO 增加。最初，心脏通过增加心率和每搏输出量来增加 CO。随着时间的推移，过度的心脏刺激会导致左心室肥厚、左室射血分数降低，最终导致心力衰竭。

五、临床表现

患者可能出现高输出量心力衰竭的常见症状，包括心动过速、脉压升高、心前区亢进和颈静脉扩张。在典型的内瘘相关高输出量心力衰竭患者，AVF 吻合口较大，且多位于上臂，更靠近心脏。常规通路流量监测应显示血流量（Qa）大于 2000mL/min。超声心动图左心室射血分数可以升高或降低，右心导管显示 CO 升高，全身血管阻力正常或减低。

六、处理措施

可采取如下处理方法减少内瘘流量或结扎内瘘，减少 Qa。包括缩窄内瘘流出道（环阻法、折叠缩窄法和插入较细移植物血管）和建立旁路减流等。

目前以环阻法缩窄内瘘流出道最为常见。2000 年国外曾有研究者应用长约 1cm 的金属戒环环阻 AVF 吻合口，手术成功，但金属戒环需术前特别订制，且价格昂贵，临床难以推广。此后有人采取线圈环套术，即利用 7 号丝线做成直径合适的套圈套在血管横截面上，把血管直径缩窄在目标范围内，价格低廉，但具有一定局限性，若术前对 Qa 及血管壁厚度测量不精确，则可造成对线圈周长估算不准确而不能获得预期血管内径，导致 Qa 控制不理想。亦有研究者试图应用自体血管，如大隐静脉进行环阻内瘘血管，但由于自体血管管壁弹性大，术后效果欠佳，且复发率极高。近年来有研究者开始尝试应用人造血管环阻法缩窄 AVF，术式相对简单，术后效果显著，但目前仍处于临床摸索阶段。

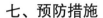

七、预防措施

高输出量心力衰竭是 AVF 相对少见的并发症，但后果较严重，对于以自体 AVF 为通路维持性血液透析患者，可以 Qa、Qa/CO 等指标评估高输出量心力衰竭的风险。对于 Qa≥1500mL/min，Qa/CO≥20% 的患者，应常规每年 2 次心彩超评估左心室参数（如左心室收缩、舒张末内径、左心室体积和射血分数），如果患者左心室容积、CO 进行性增加，应行内瘘减流手术。预防高输出量心力衰竭的发生。

参考文献

[1] LUBAS A，RYCZEK R，KADE G，et al.Unsuccessful treatment of accelerated hypertension and persistent hyperkinetic state in a haemodialysed patient with high-output arteriovenous fistula [J].Kardiol Pol，2013，71（12）：1326.

[2] CLARKSON MR，GIBLIN L，BROWN A，et al.Reversal of pulmonary hypertension after ligation of a brachiocephalic arteriovenous fistula [J].Am J Kidney Dis，2002，40（3）：E8.

[3] BEDNAREK-SKUBLEWSKA A，JÓŹWIAK L，PRZYWARA S，et al.Acute cardiac failure secondary to brachiocephalic arteriovenous fistula in patient on chronic haemodialysis[J].Pol Arch Med Wewn，2004，112（4）：1221-1227.

[4] SCHIER T，GÖBEL G，BÖSMÜLLER C，et al.Incidence of arteriovenous fistula closure due to high-output cardiac failure in kidney-transplanted patients [J].Clin Transplant，2013，27（6）：858-865.

[5] CHEMLA ES，MORSY M，ANDERSON L，et al.Inflow reduction by distalization of anastomosis treats efficiently high-inflow high-cardiac output vascular access for hemodialysis [J].Semin Dial，2007，20（1）：68-72.

[6] SUDING PN，WILSON SE.Strategies for management of ischemic steal syndrome [J].Semin Vasc Surg，2007，20（3）：184-188.

[7] 刘日光，陈浩雄，林志鑫，等.线圈环套术治疗血透患者动静脉内瘘血流量过大[J].中国中西医结合肾病杂志，2011，12（09）：782-784.

刘向阳（撰写）　于　珮（审校）

第三章 移植物内瘘相关并发症

第一节 人工血管移植物内瘘血栓形成

一、概述

对于腕部头静脉-桡动脉内瘘失败、阻塞或前臂浅静脉条件欠佳，无法行自体内瘘术的患者而言，通常将人工血管内瘘作为第二选择。与自体内瘘相比，人工血管的并发症较多，远期通畅率较差。而血栓形成是 AVG 最常见的并发症之一。

二、定义

同自体 AVF 血栓。

三、流行病学和风险因素

人工血管的功能是有限的，Huber 研究表明人工血管 6 个月时的一次通畅率为 58%，18 个月时为 33%，二次通畅率分别为 76% 和 55%。人工血管在 3 年时的二次通畅率（干预后的通畅率）通常为 50%。人工血管血栓形成并发症的风险因素包括糖尿病、血管疾病病史、女性等。

四、发病机制

Virchow 三联征（静脉淤滞、内皮损伤和高凝）是易患静脉血栓形成的三个因素，而前两个是 AVG 血栓形成的主要因素。大多数情况下，血栓是继发于静脉吻合口狭窄或穿刺部位狭窄，同时也有 20% 的患者没有明确病因。其他可能的原因包括有低血压，高凝，睡眠时人工血管受到压迫，血透后压迫穿刺点止血时用力过度。

五、临床表现

同自体 AVF 血栓。

六、处理措施

人工血管血栓在动脉端存在血栓头，伴或不伴通路的狭窄，其余人工血管内均为继发的红色血栓，过一段时间会自溶。因此无论何种方式去除血栓，必须去除动脉端的血栓头。去除血栓方式包括尿激酶溶栓、机械溶栓、导管球囊碎栓、手术取栓等。详见自动 AVF 血栓章节。

七、预防措施

1.鱼油

新建 AVG 患者建议口服鱼油以减少移植物血栓形成率，鱼油中的二十碳五烯酸（Eicosapntemacnioc Acid，EPA）和二十二碳六烯酸（Docosahexenoic Acid，DHA）成分已被证明具有抗增殖、抗氧化和血管舒张作用。EPA 可以减少血液透析患者的血小板聚集，降低血清黏度，可能直接抑制新生内膜增生，进而减少移植物血栓发生率。

2.双嘧达莫联合阿司匹林

双嘧达莫联合阿司匹林可抑制新血液透析移植物的血栓形成，双嘧达莫通过抑制血管平滑肌细胞的增殖和狭窄的发展来发挥作用，从而减少人工血管并发症。

3.血糖管理

糖尿病管理有助于减缓先前存在的动脉粥样硬化和内膜血管钙化，降低血栓的发生率。

4.预防低血压的发生

合理设置超滤率，避免透析过程中超滤过快，超滤量过大，使组织间隙水分不能及时回流到血管中，致使有效循环血容量不足而造成低血压。

5.使用锥形移植物

锥形移植物使移植动脉吻合处 AVG 逐渐变细。该方法的目的是增加阻力，减少移植物内的流量，随后减少在移植物静脉吻合处的 WSS，从而导致新生内膜增生（Neointimal Hyperplasia，NIH）形成的减少。计算流体力学（Computational Fluid Dynamics，CFD）研究比较了锥形移植物与直移植物的血流动力学，发现锥形移植物吻合口和流出静脉的血流模式良好，WSS 较低，血流干扰较小，能减少人工血管的并发症。

6.肝素涂层

肝素在 PTFE 上的彻底涂层可以通过将肝素与涂有多巴胺的 PTFE 表面结合来降低血栓形成。

7.紫杉醇药物涂层的使用

在移植物植入人体之前涂层异物以增加其生物相容性、降低感染率或增加其通畅性，已成功应用于许多不同的情况。在移植物上应用药物涂层可以减少新生内膜增生或血栓闭塞。紫杉醇涂层旨在通过抑制内膜增生来增加 AVG 的通畅性，为了消除紫杉醇在全身的暴露，避免紫杉醇对移植物吻合口成熟的干扰，Lim 等人开发了含有紫杉醇的纳米颗粒，它们只涂在 AVG 的管腔表面。与采用浸渍法处理的 AVG 相比，体外释放模式的特征是较低的初始爆发和较长的连续释放。其对腔表面的限制和良好的释放模式使纳米颗粒递药方法成为一种有前途的紫杉醇药物递药方法。

参考文献

[1] BACHLEDA P，UTIKAL P，KOCHER M，et al.Arteriovenous graft for hemodialysis，graft venous anastomosis closure-current state of knowledge.Minireview [J].Biomed Pap Med Fac Univ Palacky Olomouc Czech Repub，2015，159（1）：27-30.

[2] HUBER T S，CARTER J W，CARTER R L，et al.Patency of autogenous and polytetrafluoroethylene upper extremity arteriovenous hemodialysis accesses：a systematic review [J].J Vasc Surg，2003，38（5）：

1005-1011.

[3] SCHWAB S J，HARRINGTON J T，SINGH A，et al.Vascular access for hemodialysis [J].Kidney Int，1999，55（5）：2078-2090.

[4] DIXON B S，BECK G J，VAZQUEZ M A，et al.Effect of dipyridamole plus aspirin on hemodialysis graft patency [J].N Engl J Med，2009，360（21）：2191-2201.

[5] ALLON M.A patient with recurrent arteriovenous graft thrombosis [J].Clin J Am Soc Nephrol，2015，10（12）：2255-2262.

[6] VASCULAR ACCESS WORK GROUP.Clinical practice guidelines for vascular access [J].Am J Kidney Dis，2006，48 Suppl 1：S248-273.

[7] SCHMIDLI J，WIDMER M K，Basile C，et al.Editor's choice-vascular access：2018 clinical practice guidelines of the european society for vascular surgery（ESVS）[J].Eur J Vasc Endovasc Surg，2018，55（6）：757-818.

[8] LOK C E，ALLON M，DONNELLY S，et al.Design of the fish oil inhibition of stenosis in hemodialysis grafts （FISH） study [J].Clin Trials，2007，4（4）：357-367.

[9] RYLANCE P B，GORDGE M P，SAYNOR R，et al.Fish oil modifies lipids and reduces platelet aggregability in haemodialysis patients[J].Nephron，1986，43（3）：196-202.

[10] KRUEGER U，HUHLE A，KRYS K，et al.Effect of tapered grafts on hemodynamics and flow rate in dialysis access grafts [J].Artif Organs，2004，28（7）：623-628.

[11] SARMAST M，NIROOMAND-OSCUII H，GHALICHI F，et al.Evaluation of the hemodynamics in straight 6-mm and tapered 6- to 8-mm grafts as upper arm hemodialysis vascular access [J].Med Biol Eng Comput，2014，52（9）：797-811.

[12] VAN TRICHT I，DE WACHTER D，TORDOIR J，et al.Comparison of the hemodynamics in 6mm and 4-7 mm hemodialysis grafts by means of CFD [J].J Biomech，2006，39（2）：226-236.

[13] MOUFARREJ A，TORDOIR J，MEES B.Graft modification strategies to improve patency of prosthetic arteriovenous grafts for hemodialysis [J].J Vasc Access，2016，17 Suppl 1：S85-90.

[14] CHARLTON-OUW K M，NOSRATI N，MILLER C C 3RD，et al.Outcomes of arteriovenous fistulae compared with heparin-bonded and conventional grafts for hemodialysis access [J].J Vasc Access，2012，13（2）：163-167.

[15] LINDHOLT J S，GOTTSCHALKSEN B，JOHANNESEN N，et al.The Scandinavian Propaten（®）trial - 1-year patency of PTFE vascular prostheses with heparin-bonded luminal surfaces compared to ordinary pure PTFE vascular prostheses - a randomised clinical controlled multi-centre trial [J].Eur J Vasc Endovasc Surg，2011，41（5）：668-673.

[16] BEGOVAC P C，THOMSON R C，FISHER J L，et al.Improvements in GORE-TEX vascular graft performance by Carmeda BioActive surface heparin immobilization [J].Eur J Vasc Endovasc Surg，2003，25（5）：432-437.

[17] LIM H J，NAM H Y，LEE B H，et al.A novel technique for loading of paclitaxel-PLGA nanoparticles onto ePTFE vascular grafts [J].Biotechnol Prog，2007，23（3）：693-697.

刘向阳　周　雪（撰写）　于　珮（审校）

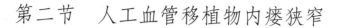

第二节　人工血管移植物内瘘狭窄

一、概述

狭窄是 AVG 最常见的并发症之一。狭窄好发部位为人工血管静脉吻合口、人工血管穿刺点、中心静脉、人工血管动脉吻合口，主要表现为内瘘血流量不足，最终可导致动静脉内瘘血栓形成和闭塞。

二、定义

同自体 AVF 狭窄。

三、流行病学和风险因素

一项前瞻性的多中心研究表明，约有 30% 的转诊狭窄干预是由于自体动脉或吻合口部位的狭窄所致。在另一项研究中，12.5% 的失功的 AVG 是由于流入道狭窄引起的，77% 的内腔治疗是成功的。Lee 等研究发现 AVG 平均失败率为 45%，其危险因素包括年龄、糖尿病、高血压等。

四、发病机制

人工血管并发症的形成受到移植物的几何形状和静脉与移植物之间的顺应性不匹配所导致的异常血流动力学的影响，以及创建 AVG 时的手术损伤，并且慢性肾病和尿毒症患者本身存在的血管炎症、氧化应激、内皮功能障碍等慢性并发症，均可导致移植物-静脉吻合口处的 NIH，导致狭窄和低流量。Meya 等研究报道，吻合口狭窄是 AVG 术后最常见的狭窄部位，其次是静脉流出道、人工血管内、中心静脉以及动脉端狭窄。根本原因是吻合后，在高血流量和高血压的作用下，血管内皮易受损伤，回流静脉会发生一系列病理生理变化，形态上最明显的变化是管腔扩张和管壁增厚（静脉动脉化），引起内膜异常持续增生，加之肌成纤维细胞的增生，从而引起狭窄。

五、临床表现

同自体 AVF 狭窄。

六、处理措施

对于人工血管狭窄的患者，根据美国国家肾脏基金会（National Kidney Foundation，NKF）-KDOQI 指南，对于平均血管畸形狭窄大于 50% 的患者，适合血管成形术或手术。移植物的静脉吻合术后，当静脉狭窄指数降低 50% 时或者出现与移植物狭窄相关的几个指标之一（如身体异常时、血流量低于 600mL/min、腔内静态压力升高）时应通过手术或血管内进行治疗。

1.经皮手术方法

KDOQI 血管通路指南认为经皮球囊血管成形术（PTA）是通路狭窄的一线治疗方法。经皮手术方法（PTA）比手术的侵入性小。主要使用的血管内方法是血管成形术（PTA）和支架成形术与支架植入术（PTA+支架）。手术一般是在局麻下进行的，根据狭窄部位的不同，根据血流方向插入导丝和导管。在放置支架时，应考虑未来可能出现的狭窄，并为未来使用支架重新干预提供额外的空间。自扩张支架是首选，因为它们几乎没有迁移的风险。它们直径必须比最大球囊直径大 1～2mm。血管成形术的结果可以直接通过术中血管造影检测，也可以在手术中进行临床检查。但由于新生内膜的增生，使用支架治疗狭窄的再复发率也很高，所以 PTA 还是治疗狭窄的最佳选择。（详见自体 AVF 狭窄）

2.手术治疗

对于腔内血管成形术失败的患者应采取手术治疗。但是由于手术翻修经常导致再狭窄，通过补片、旁路、新的吻合口等手术方式可以解决这个问题，但是在临近位置可能出现新的狭窄病变，导致穿刺段或新血管通路的潜在部位的逐渐丢失，因此手术翻修正在失去其重要性。

七、预防措施

见自体 AVF 狭窄。

参考文献

[1] ASIF A，GADALEAN F N，MERRILL D，et al.Inflow stenosis in arteriovenous fistulas and grafts：a multicenter，prospective study [J].Kidney Int，2005，67（5）：1986-1992.

[2] DUIJM L E，LIEM Y S，VAN DER RIJT R H，et al.Inflow stenoses in dysfunctional hemodialysis access fistulae and grafts [J].Am J Kidney Dis，2006，48（1）：98-105.

[3] LEE T，QIAN J，THAMER M，et al.Tradeoffs in vascular access selection in elderly patients initiating hemodialysis with a catheter [J].Am J Kidney Dis，2018，72（4）：509-518.

[4] SCHMIDLI J，WIDMER M K，BASILE C，et al.Editor's choice-vascular access：2018 clinical practice guidelines of the european society for vascular surgery（ESVS）[J].Eur J Vasc Endovasc Surg，2018，55（6）：757-818.

[5] LOTH F，JONES S A，ZARINS C K，et al.Relative contribution of wall shear stress and injury in experimental intimal thickening at PTFE end-to-side arterial anastomoses [J].J Biomech Eng，2002，124（1）：44-51.

[6] FILLINGER M F，REINITZ E R，SCHWARTZ R A，et al.Graft geometry and venous intimal-medial hyperplasia in arteriovenous loop grafts [J].J Vasc Surg，1990，11（4）：556-566.

[7] LEE T，UL HAQ N.New developments in our understanding of neointimal hyperplasia [J].Adv Chronic Kidney Dis，2015，22（6）：431-437.

[8] MAYA I D，OSER R，SADDEKNI S，et al.Vascular access stenosis：comparison of arteriovenous grafts and fistulas [J].Am J Kidney Dis，2004，44（5）：859-865.

[9] NEUEN B L，GUNNARSSON R，WEBSTER A C，et al.Predictors of patency after balloon angioplasty in hemodialysis fistulas: a systematic review [J].J Vasc Interv Radiol，2014，25（6）：917-924.

[10] VASCULAR ACCESS WORK GROUP.Clinical practice guidelines for vascular access [J].Am J Kidney Dis，2006，48 Suppl 1：S248-273.

[11] HAAGE P，GÜNTHER R W.Radiological intervention to maintain vascular access [J].Eur J Vasc Endovasc Surg，2006，32（1）：84-89.

[12] VOGEL P M，PARISE C.Comparison of SMART stent placement for arteriovenous graft salvage versus successful graft PTA [J].J Vasc Interv Radiol，2005，16（12）：1619-1626.

[13] REINHOLD C，HAAGE P，HOLLENBECK M，et al.Multidisciplinary management of vascular access for haemodialysis：from the preparation of the initial access to the treatment of stenosis and thrombosis [J].Vasa，2011，40（3）：188-198.

刘向阳 周 雪（撰写）于 珮（审校）

第三节 人工血管移植物内瘘感染

一、概述

感染是 AVG 手术的最严重并发症，并可能发展为脓毒症或出血，增加患者的住院率和死亡率。在这些情况下要求移植物切除并存在需要长期护理的开放性伤口。此外，还需要临时的中心静脉通路，这种过渡方式本身也有感染的风险。因此预防 AVG 感染是至关重要的。

二、定义

指发生在人工血管 AVG 的感染，主要表现为内瘘局部疼痛、压痛、肿胀、血性或脓性分泌物渗出、皮肤溃烂等，严重者可导致菌血症、败血症，甚至患者死亡。

三、流行病学和风险因素

AVG 感染发生率为9%～20%，可造成菌血症、人工血管周围脓肿、菌栓、继发性吻合口大出血以及死亡，是人工血管内瘘手术失败的常见原因。Fram 等的研究表明，对于透析患者，感染最主要的致病菌为革兰阳性菌，而其中以金黄色葡萄球菌最多见。人工血管移植物感染危险因素包括：高龄、糖尿病、贫血、低蛋白血症等。

四、发病机制

感染可能与以下几方面有关：①由于移植物的多孔结构导致细菌积累。②由于多数人工血管是疏水聚合物，如膨体聚四氟乙烯（expended Polytetrafluoroethylene，ePTFE）和涤纶，促进了细菌的黏附和随后的生物膜的形成。③人工血管手术存在较高的感染风险。

五、临床表现

AVG 感染主要表现为内瘘局部疼痛、压痛、肿胀、血性或脓性分泌物渗出、皮肤溃烂等。但缺乏上述典型症状的患者并不能完全排除隐匿性感染可能，尤其当患者出现无法解释的脓毒血症、白细胞升高和不明原因发热时，更应引起注意。

1.局部表现

表浅皮肤炎症、蜂窝织炎或脓肿形成，局部可表现为红、肿、热、痛，可有脓性或血性渗出液（图 1-34）。侵犯血管壁时可致血管破溃出血。炎症也易导致血栓形成，引起血管闭塞。

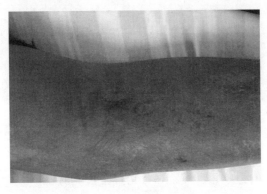

图 1-34

2.全身表现

毒血症和菌血症，常表现为透析后一过性发热，血培养阴性；而败血症常表现为透析结束前发热，之后持续高热，伴有寒战和大汗，全身状况恶化，血白细胞升高，血培养阳性。

六、处理措施

（1）对于没有累及移植物的皮肤表层感染，通常用抗生素治疗即可。在发生感染后应立即行血培养，并使用覆盖革兰阴性菌和革兰阳性菌的抗生素，如万古霉素或哌拉西林/他唑巴坦，待血培养结果出来再调整抗生素。

（2）对移植物感染最好的治疗效果是进行全移植物切除（Total Graft Resection，TGE），其次是部分移植物切除（Partial Graft Resection，PGE），移植物次全切除（Subtotal Graft Resection，SGE）效果最差。TGE 包括吻合物和可能的动脉修复，适用于严重脓毒症患者或当整个移植物周围组织严重感染。PGE 适用于局部穿刺部位感染的患者，是指只切除部分感染的移植物，在邻近的无菌位置置入一个新的移植物，与原始移植物的近端和远端未感染部分吻合，以保持原始移植物的通畅，PGE 的优点是移植物的合并部分可用于直接血液透析。SGE 的定义是移除整个移植物，同时在动脉吻合口附近只留下一个假体材料的袖口。然后将假体袖口重新缝合。SGE 的优点包括保留动脉通畅，降低神经损伤的风险，避免动脉出血。研究表明 PGE 和 SGE 较 TGE 的复发感染率更高，而 TGE 几乎没有复发性脓毒症或再手术的发生率，因此 TGE 是对受感染的 AVG 更合适的

治疗方法,特别是在有脓毒血症和出血的情况下。下面介绍 TGE 的操作过程(如图 1-35):
在手术开始前,止血带位于动脉吻合口的近端,在肘前窝动脉吻合口附近做一个线性切
口,最大限度暴露手术视野。对靠近动脉吻合口的移植物近端以及远端残余物进行分解,
在分解的移植物两侧放置 2/0 丝状缝合,防止手术视野出血,使用血管止血带对动脉吻
合口进行止血,并从吻合口中切除移植物残余。然后,用几条 5/0 不可吸收的缝合线修
复肱动脉切开术。通过腋窝附近的前一个切口做一个小的横切口,分离软组织,静脉切
开术修复后,在静脉移植吻合口的远端采用 5/0 不可吸收缝线的水平缝合,将移植物从
静脉中移除。然后将旧的缝合线和移植物与静脉断开,确认血管止血。沿着移植物的中
点做一个反向切口,以便切除移植物。通过切开移除剩余的移植物,冲洗所有的伤口。
肘前和腋窝缝合使用 3/0 可吸收缝合线和 4/0 可吸收线表皮下缝合。

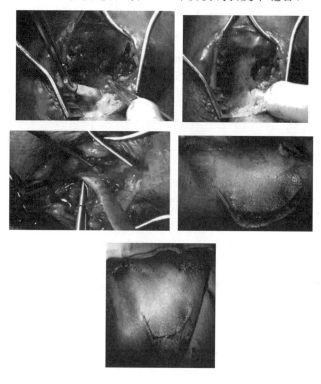

图 1-35

七、预防措施

(1)预防感染是减少 AVG 感染最主要的措施,首先需等待其他部位感染控制后才
可行 AVG 手术,术前预防性使用抗生素,做好手术视野皮肤清洁工作,常规使用碘酒
加酒精交替消毒,术中严格无菌操作,加快手术进程,缩短手术时间等可以减少早期人
工血管内瘘术的感染率。透析穿刺时护士应严格遵守操作规范,严格执行无菌操作。

(2)患者应做好个人清洁卫生。

(3)糖尿病管理有助于降低感染发生率。

参考文献

[1] COLLINS A J，FOLEY R N，HERZOG C，et al.US renal data system 2012 annual data report [J].Am J Kidney Dis，2013，61（1 Suppl 1）：A7，e1-476.

[2] GALLIENI M，MARTINI A，MEZZINA N.Dialysis access: an increasingly important clinical issue [J].Int J Artif Organs，2009，32（12）：851-856.

[3] PATEL P R，KALLEN A J，ARDUINO M J.Epidemiology，surveillance，and prevention of bloodstream infections in hemodialysis patients [J].Am J Kidney Dis，2010，56（3）：566-577.

[4] MINGA T E，FLANAGAN K H，ALLON M.Clinical consequences of infected arteriovenous grafts in hemodialysis patients [J].Am J Kidney Dis，2001，38（5）：975-978.

[5] FRAM D，OKUNO M F，TAMINATO M，et al.Risk factors for bloodstream infection in patients at a Brazilian hemodialysis center: a case-control study [J].BMC Infect Dis，2015，15：158.

[6] GAUNA T T，OSHIRO E，LUZIO Y C，et al.Bloodstream infection in patients with end-stage renal disease in a teaching hospital in central-western Brazil [J].Rev Soc Bras Med Trop，2013，46（4）：426-432.

[7] SCHILD A F，SIMON S，PRIETO J，et al.Single-center review of infections associated with 1，574 consecutive vascular access procedures[J].Vasc Endovascular Surg，2003，37（1）：27-31.

[8] NASSAR G M，AYUS J C.Infectious complications of the hemodialysis access [J].Kidney Int，2001，60（1）：1-13.

[9] STEGMAYR B，WILLEMS C，GROTH T，et al.Arteriovenous access in hemodialysis: A multidisciplinary perspective for future solutions [J].Int J Artif Organs，2021，44（1）：3-16.

[10] 金其庄，王玉柱，叶朝阳，等.中国血液透析用血管通路专家共识（第2版）[J].中国血液净化，2019，18（06）：365-381.

[11] RYAN S V，CALLIGARO K D，DOUGHERTY M J.Management of hemodialysis access infections [J].Semin Vasc Surg，2004，17（1）：40-44.

[12] DENEUVILLE M.Infection of PTFE grafts used to create arteriovenous fistulas for hemodialysis access [J].Ann Vasc Surg，2000，14（5）：473-479.

[13] SCHUTTE W P，HELMER S D，SALAZAR L，et al.Surgical treatment of infected prosthetic dialysis arteriovenous grafts: total versus partial graft excision [J].Am J Surg，2007，193（3）：385-388; discussion 388.

[14] SCHWAB D P，TAYLOR S M，CULL D L，et al.Isolated arteriovenous dialysis access graft segment infection: the results of segmental bypass and partial graft excision [J].Ann Vasc Surg，2000，14（1）：63-66.

[15] TABBARA M R，O'HARA P J，HERTZER N R，et al.Surgical management of infected PTFE hemodialysis grafts: analysis of a 15-year experience [J].Ann Vasc Surg，1995，9（4）：378-384.

[16] WALZ P，LADOWSKI J S.Partial excision of infected fistula results in increased patency at the cost of increased risk of recurrent infection [J].Ann Vasc Surg，2005，19（1）：84-89.

[17] CALLIGARO K D，VEITH F J，GUPTA S K，et al.A modified method for management of prosthetic graft infections involving an anastomosis to the common femoral artery [J].J Vasc Surg，1990，11（4）：485-492.

[18] CALLIGARO K D，VEITH F J，DOUGHERTY M J，et al.Management and outcome of

infrapopliteal arterial graft infections with distal graft involvement [J].Am J Surg, 1996, 172（2）：178-180.

[19] CALLIGARO K D，VEITH F J，VALLADARES J A，et al.Prosthetic patch remnants to treat infected arterial grafts [J].J Vasc Surg，2000，31（2）：245-252.

[20] CEPPA E P, SILESHI B, BEASLEY G M, et al.Surgical excision of infected arteriovenous grafts：technique and review [J].J Vasc Access，2009，10（3）：148-152.

刘向阳 周 雪（撰写） 于 珮（审校）

第四节 人工血管移植物内瘘出血

一、概述

血透通路破裂出血是可能危及患者生命的急重症，因为通路构建后，血流量明显增加，使得破裂后出血量大，来势凶猛。若不能及时正确处理，可能导致患者出现失血性休克。

二、定义

人工血管移植物内瘘出血是指主要继发于感染和假性动脉瘤的人工血管 AVG 的破裂出血。

三、流行病学和风险因素

人工血管 AVG 破裂出血相对少见。Ellingson 等人研究了美国 2000 年至 2007 年的数据，发现 0.4% 的透析患者死亡归因于致命的血管通路出血。有研究报道，超过 50% 发生致命性血管出血的患者，在死亡前一周或一个月都有感染、凝血、出血或其他血管并发症。

四、发病机制

人工血管 AVG 出血原因和机制主要包括三个方面：第一，与血管通路相关的特定并发症有关，如动脉瘤形成和/或细菌感染，导致血管壁变薄弱，增加出血的风险。第二，与患者相关的因素，包括多病共存、药物治疗以及认知功能下降等，可能会导致出血风险增加。第三，透析流程的相关因素，特别是在患者-机器接口的断开时（包括发现针头脱落或导管错误连接），可能导致出血。

五、临床表现

人工血管 AVG 出血穿刺区域感染和人工血管假性动脉瘤。所以其局部体征常表现为发红、发热、触痛、肿胀和脓性分泌物，或者皮肤糜烂或溃疡，以及假性动脉瘤等。

六、处理措施

1.快速止血

止血是血透通路破裂出血的首要关键措施。首先是尝试直接压迫出血点，在控制出血的同时努力保证血透通路本身的通畅。保障血透通路通畅的目的一方面是为了预防过度压迫导致的通路闭塞血栓形成，另一方面通畅的回流有助于降低通路的压力，缓解出血。应该注意的是，对于血透通路出血，使用肢体近端束臂加压止血，或使用止血带、袖带止血，都可能因为阻断了通路回流导致通路压力进一步升高，出血进一步加重，适得其反。压迫时，建议直接使用手指压住出血点，尽量少的使用其他物品辅助间隔。这些辅助物都可能导致压迫点位置移位，造成止血效果不佳。对于人工血管内瘘而言，由于用于构建内瘘的人工血管往往通过内支撑环结构等设计增加了抗压强度，因此，完全压闭有一定难度，但如若患者人工血管内瘘流出道不存在严重的狭窄，针对穿刺点压迫止血，使用弹力绷带等辅助，实现控制出血的同时保证血透通路通畅多数情况下是可行的。

2.控制出血后的处理

对于没有合并感染的情况，可以采取直接缝合出血部位，未来采用避免在该区域穿刺的方式预防再次破裂出血。也可以考虑手术切除病变段，并重新使用一段新的人工血管进行替代，注意此时应重新规划皮下隧道，不建议在原病变区域包埋。在确定没有合并感染的情况下，使用腔内介入手段，通过覆膜支架进行腔内隔绝亦可行。置入覆膜支架段的血管亦可用于透析穿刺使用，但穿刺使用可能增加覆膜支架感染风险，且考虑到透析患者普遍存在经济情况欠佳的问题，该治疗方式不应作为常规首选。对于合并感染的情况，参见人工血管 AVG 感染的处理。

七、预防措施

血透通路破裂出血与透析穿刺不当密切相关，因此，正确、良好的穿刺使用是预防的关键，预防出血需做到以下几点。

1.要预防血透通路感染

除了在穿刺时注意严格的无菌操作外，必须培养患者养成良好的卫生习惯，在每次透析前充分地清洁血透通路侧肢体，透析后知晓如何正确地处理穿刺位置。

2.要使用正确的穿刺方式

区域穿刺是导致自体 AVF 瘤样扩张的重要原因，应尽量避免。对于人工血管动静脉内瘘只能使用绳梯穿刺，对于有充分可供穿刺区域的自体 AVF 同样也应选择绳梯穿刺，只有对可供穿刺位置有限的患者才考虑扣眼穿刺。对于已经发生了瘤样扩张的瘘，应尽量避免穿刺瘤样扩张段血管，从而降低瘤样扩张进一步加重风险。如果确实难以选择其他穿刺部位，必须要穿刺瘤样扩张段时，应避免从皮肤菲薄的正上方进行穿刺，而应该从仍有足够皮下组织的侧壁进行穿刺。

3.医护人员加强监护

每次透析时应进行 AVG 临床检查，血管通路部位必须在整个透析过程中保持可见。

参考文献

[1] GILL J R，STORCK K，KELLY S.Fatal exsanguination from hemodialysis vascular access sites [J].Forensic Sci Med Pathol，2012，8（3）：259-262.

[2] BALL L K.Fatal vascular access hemorrhage：reducing the odds [J].Nephrol Nurs J，2013，40（4）：297-303；quiz 304.

[3] SURI R S，LARIVE B，SHERER S，et al.Risk of vascular access complications with frequent hemodialysis [J].J Am Soc Nephrol，2013，24（3）：498-505.

[4] GREENBERG K I，CHOI M J.Hemodialysis Emergencies：Core Curriculum 2021 [J].Am J Kidney Dis，2021，77（5）：796-809.

[5] JOSE M D，MARSHALL M R，Read G，et al.Fatal Dialysis Vascular Access Hemorrhage [J].Am J Kidney Dis，2017，70（4）：570-575.

[6] MAZZOLENI L，JADOUL M，LABRIOLA L.Arteriovenous fistula infection as a cause of vascular access hemorrhage [J].Kidney Int，2013，83（5）：969-970.

[7] ELLINGSON K D，PALEKAR R S，LUCERO C A，et al.Vascular access hemorrhages contribute to deaths among hemodialysis patients[J].Kidney Int，2012，82（6）：686-692.

[8] 傅麒宁，赵渝，赵霞，等.血液透析血管通路破裂出血处理原则[J].中国实用外科杂志，2020，40（12）：1387-1390.

[9] Saha M，Allon M.Diagnosis，treatment，and prevention of hemodialysis emergencies [J].Clin J Am Soc Nephrol，2017，12（2）：357-369.

[10] 杨硕菲，倪其泓，陈佳佺，等.血透通路构建及维护新进展[J].中国实用外科杂志，2017，37（12）：1418-1420.

[11] LOK C E，HUBER T S，LEE T，et al.KDOQI clinical practice guideline for vascular access：2019 update [J].Am J Kidney Dis，2020，75（4 Suppl 2）：S1-S164.

[12] DI NICOLÒ P，CORNACCHIARI M，MEREGHETTI M，et al.Buttonhole cannulation of the AV fistula：a critical analysis of the technique [J].Semin Dial，2017，30（1）：32-38.

[13] INSTON N，MISTRY H，GILBERT J，et al.Aneurysms in vascular access：state of the art and future developments [J].J Vasc Access，2017，18（6）：464-472.

刘向阳 周 雪（撰写） 于 珮（审校）

第五节 人工血管移植物内瘘假性动脉瘤

一、概述

假性动脉瘤是 AVG 使用中的并发症之一，有继发感染、瘤内血栓、压迫神经、破裂出血等风险，如不及时处理，轻则导致内瘘功能丧失，重则危及生命。保守治疗包括避免穿刺，佩戴护腕等，外科处理包括切除受累段、间置人工血管、放置覆膜支架等。

二、定义

假性动脉瘤指内瘘由于穿刺出血，在血管周围形成血肿，与内瘘血管相通，伴有搏动，瘤壁是血肿机化后形成的纤维壁。

三、流行病学和风险因素

据报道，血液透析患者血管通路相关假性动脉瘤的发生率为2%～10%。

四、发病机制

假性动脉瘤的形成是人工血管常见的并发症。其危险因素有：①重复穿刺移植物管壁，为假性动脉瘤的形成创造了条件。②移植物内压力增加，移植物动脉段的压力较静脉段高20%～40%，压力的增加是假性动脉瘤形成的另一个危险因素。

五、临床表现

皮肤糜烂/溃疡和出血，AVG通路功能障碍、血栓形成、疼痛和穿刺困难。动脉瘤/假性动脉瘤通常含有夹层血栓，损害血管通路功能，从而限制可用的穿刺部位。

六、处理措施

2006年NKF/KDOQI建议手术干预指征是：当假性动脉瘤存在感染、其直径是移植物的两倍、侵犯覆盖的皮肤或迅速增大，有即将破裂的迹象时，应采取开放手术。当合并感染时需首先清除感染灶。只有在假性动脉瘤近端和远端有足够着陆区（＞10mm）的AVG，且没有全身或局部AVG感染症状或体征的患者被选择进行支架修复。

（1）开放手术修复通常包括手术切除假性动脉瘤或结扎异常AVG段，然后植入交叉移植物来修复，并可能插入导管作为透析通路，直到血管通路可以再次用于血液透析。但是其不足是翻修过程需要3～4周的成熟期，使患者进一步接受侵入性手术，并限制未来肢体通路部位的可用性。

（2）支架修复的适应证是大的假性动脉瘤（定义为假性动脉瘤的直径是移植物的两倍多）、即将破裂（皮肤薄而有光泽）和出血。支架修复手术在局麻下进行（如图1-36），采用标准的顺行或逆行血管造影来评估AVG，包括动脉吻合口和流出静脉，以及中心静脉系统。选择直径大于移植物直径1mm的支架。支架的长度是通过允许覆盖假性动脉瘤近端和远端至少10mm的着陆区段来确定的。用肝素化生理盐水间歇性通过鞘冲洗，防止腔内血栓形成。支架通过直径从5F到8F的鞘在0.035亲水导丝上引入（如下图1-36a）。在进入支架之前，进行人工外压迫假性动脉瘤（如下图1-36b），然后进行支架球囊扩张，将支架完全固定在移植物/血管壁上，选择的球囊大小与支架的大小相同。完成血管造影以确认所有病例均无内渗漏（图1-36c），使用4-0聚丙烯缝合线缝合鞘的插入部位。

Wong等研究表明AVG支架修复1个月、6个月和12个月的初次通畅率分别为89.2%、55.5%和22.0%。1个月、6个月和12个月的二次通畅率分别为100%、88.6%和78.6%。与标准开放手术相比，侵入性较小，所有AVG在支架修复后立即用于血液透析，而不需要连接透析导管。其并发症有感染和血栓形成，因此若 AVG 存在感染和菌血症，则支架修复是禁忌证。

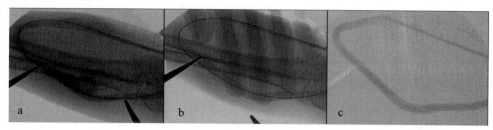

图 1-36

七、预防措施

1.医务人员

应掌握 AVF 的使用时机及穿刺方法，应由远心端到近心端进行绳梯式或纽扣式穿刺，不推荐定点穿刺，避免吻合口附近穿刺。强调定期评估及监测 AVF 和血液透析充分性的临床指标，重视动态变化，及早期干预，可以减少并发症和住院率。临床发现假性动脉瘤应及早手术治疗。

2.分为感染性及非感染性

感染性假性动脉瘤按照感染的原则处理。非感染性假性动脉瘤主要是因为反复穿刺同一段人工血管，人工血管被破坏所造成，因此可以通过穿刺不同部位来避免形成假性动脉瘤。一旦形成如有破裂可能，可置换一段人工血管或局部放置覆膜支架。

3.预防感染

预防感染是减少人工血管感染最主要的，首先需等待其他部位感染控制后才可行 AVG 手术，术前预防性使用抗生素，做好手术视野皮肤清洁工作，常规使用碘酒加酒精交替消毒，术中严格无菌操作，加快手术进程，缩短手术时间等可以减少早期人工血管内瘘术的感染率。

4.患者

患者应做好个人清洁卫生，透析穿刺时护士应严格遵守规范操作。

参考文献

[1] CORSO R，RAMPOLDI A，VERCELLI R，et al.Percutaneous repair of radial artery pseudoaneurysm in a hemodialysis patient using sonographically guided thrombin injection[J].Cardiovasc Intervent Radiol.2006.29（1）：130-132.

[2] FLORESCU M C，QIU F，PLUMB T J，et al.Endovascular treatment of arteriovenous graft pseudoaneurysms，indications，complications，and outcomes：a systematic review [J].Hemodial Int，2014，18（4）：785-792.

[3] BALAZ P，BJÖRCK M.True aneurysm in autologous hemodialysis fistulae： definitions，classification and indications for treatment [J].J Vasc Access，2015，16（6）：446-453.

[4] LOK C E，HUBER T S，LEE T，et al.KDOQI clinical practice guideline for vascular access：2019

update [J].Am J Kidney Dis，2020，75（4 Suppl 2）：S1-S164.

刘向阳　周　雪（撰写）　于　珮（审校）

第六节　人工血管移植物内瘘血清肿

一、概述

血清肿是外科常见并发症之一，如乳腺癌根治术后血清肿、腹股沟疝血清肿等，有文献报道发生率可达 15%～93.4%。近年来慢性肾衰竭患者因人工血管手术后在人工血管周围出现血清样液体聚集，开始引用血清肿概念。如果未经治疗，血清肿可导致伤口感染、裂开、皮肤坏死、移植物血栓形成或移植物穿刺区域不可用。医学专家已经提出了许多不同的治疗方法，但防止复发仍然是一个难题。

二、定义

无菌性血清样液体聚集在人造血管周围，液体外周由无分泌功能的纤维软组织假包膜包裹。

三、流行病学和风险因素

在目前的报道中，动静脉移植物植入血液透析后血清瘤的发生率有出入，范围为2%～4%。这是因为一些血清肿未经治疗即可消退，因此并未被报道，而其他一些血清肿则被当作血肿及轻度感染问题处理。Daria 等报道 AVG 患者中血清肿的发生率为1.7%，上臂的发生率高于前臂，上肢袢式移植的发生率可高达 95%以上。人工血管材料的质量、压力增加、严重贫血、凝血功能异常引起的血黏度降低均是血清肿发生的风险因素。

四、发病机制

目前血清肿的发病机制尚不明确，可能与患者体质、人工血管多孔结构、手术医师操作因素有关。血清肿的形成由很多因素作用引起，根据可能病因将发生机制分为：①手术创伤后创口愈合时的炎性渗出；②术后血液中纤溶蛋白活性增加；③手术过程中损伤淋巴结、淋巴管。术后不同阶段，血清肿液体成分不同。起初由含血栓成分淋巴样液体组成，可能由手术时切断小血管、淋巴管引起；数日后组成成分为渗出液，可能与机体对术后炎症反应有关；最后在术后患者开始上肢功能锻炼，因手术损伤小血管和淋巴管可能再渗出，形成血清肿。

五、临床表现

血清肿好发于吻合口部位，一般在术后 1 个月内出现，为生长相对缓慢的无搏动性包块（图 1-37），超声波可以帮助区分血清肿和血肿。穿刺抽出透亮液体及手术探查显示假体周围有纤维状假膜，充满浆膜或胶状物质。临床需要与血肿、脓肿、假性动脉瘤等相鉴别。

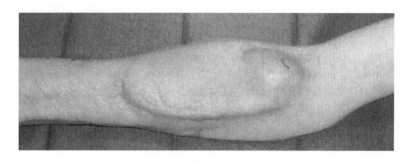

图 1-37

六、处理措施

大多数血清肿不需要干预就可以吸收。当血清肿影响人工血管使用、继续生长或损害皮肤时，应该手术处理。不建议单纯穿刺放液及包膜切除，因为其会显著增加移植物感染率。常用的处理方法如下。

1.加压包扎

包扎力度不够，局部渗出加重，若包扎压力过大，又易压迫人工血管，影响人工血管血流动力学进而引起内瘘闭塞。使皮肤与深层组织间隙形成，容易积液形成血清肿，由于积液长期的存在可能造成局部感染。出现血清肿后，通过加压包扎、定期抽吸大部分患者可治愈。

2.地塞米松治疗

地塞米松 5mg 加入 0.5%利多卡因注射液 10mL 中，在血清肿两侧分别注入 5mL 后加压包扎，静脉滴注抗生素 3～5 天，每 7 天抽吸 1 次。局部注入地塞米松可使毛细血管通透性减弱，减少渗出，同时防止纤维包裹。

3.手术清除血清肿及更换人工血管

血清肿抽吸及药物治疗效果不佳时，可以手术切除治疗。文献报道应用血清肿清除及人工血管更换术可治愈 92%的血清肿。

4.抽吸法

用输液穿刺针接针筒，在皮肤血清肿部位穿刺进针，将积液大部分抽出，接装有无水乙醇（99.5%）注射器，根据囊腔大小，与抽液量 1∶20 比例注入囊腔按压囊腔，让无水乙醇在囊腔内与囊壁充分接触。5～10min 后将囊腔内残余无水乙醇抽出，消毒后弹力绷带加压包扎，2～3 天后打开换药，若仍有血清肿可重复操作至血清肿消失。目前不主张单纯抽吸，虽然单纯抽吸法的治愈率约 72%，但是这种方法的感染率超过 12%。

七、预防措施

（1）术前进行详细检查，明确血管条件，常规检查患者血脂，血清蛋白等指标。
（2）手术时注意避免在同一个切口内完成动静脉与人工血管的吻合，尽量在不同切

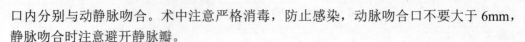

口内分别与动静脉吻合。术中注意严格消毒，防止感染，动脉吻合口不要大于 6mm，静脉吻合时注意避开静脉瓣。

（3）术后适当加压包扎伤口 8～12h，术后平卧，术区安尔碘纱布外敷后用弹力绷带包裹，预防出血等。

参考文献

[1] DAURIA D M，DYK P，GARVIN P.Incidence and management of seroma after arteriovenous graft placement [J].J Am Coll Surg，2006，203（4）：506-511.

[2] AGRAWAL A，AYANTUNDE A A，CHEUNG K L.Concepts of seroma formation and prevention in breast cancer surgery[J].ANZ J Surg，2006，76（12）：1088-1095.

[3] SIDAWY A N，GRAY R，BESARAB A，et al.Recommended standards for reports dealing with arteriovenous hemodialysis accesses [J].J Vasc Surg，2002，35（3）：603-610.

[4] ALLARIA P M，LUCATELLO A，GANDINI E，et al.Relapsing seroma in a uremic patient bearing a PTFE graft as vascular access [J].J Vasc Access，2001，2（1）：28-31.

刘向阳　周　雪（撰写）　于　珮（审校）

第七节　其他移植物内瘘并发症

一、局部肢体缺血

见内瘘并发症肢端缺血综合征。

二、高输出量型心力衰竭

见内瘘并发症高输出量型心力衰竭。

第二篇 血液透析技术及抗凝药物相关并发症

第一章 透析膜生物相容性相关并发症

透析膜是影响血液透析（Hemodialysis，HD）质量和患者预后的关键因素。与透析膜质量和性能密切相关的因素有膜材料、膜的生物相容性（biocompatibility）、通透性和筛选系数。膜材料是 HD 的核心部分，由于生物不相容性，当膜与血液接触后体外循环会发生凝血和机体炎症反应，不仅影响透析治疗效果，而且会降低患者的生存率。

一、透析膜生物相容性定义

生物相容性：应用一种材料、设备、过程或系统而不产生临床上显著的宿主反应。生物相容性通常包括组织相容性与血液相容性两大类：组织相容性涵盖细胞吸附性、无抑制细胞生长性、细胞激活性、抗细胞原生质转化性、无抗原性、无诱变性、无致癌性、无致畸性等；血液相容性是指能抗 PLT 血栓形成、抗凝血性、抗溶血性、抗白血细胞减少性、抗补体系统亢进性、抗血浆蛋白吸附性和抗细胞因子吸附性等。

透析膜生物相容性：指血液与透析膜之间发生的特殊反应的总和。是膜材料仅次于生化特性和生物学特性的性质，指仅引起轻微的生化反应和生物反应。既往专指生物膜对白细胞和补体系统的活化作用，未修饰的纤维素膜对白细胞和补体系统的活化能力强，称为"生物不相容"，反之则称为"生物相容"。目前泛指血液与生物膜接触后发生的一切不良反应，也包括对 PLT 和内皮细胞功能的影响。

理想的透析膜应该同血管内皮细胞接近，但目前尚不能达到这一要求，所以 HD 时，血液与透析膜接触，或多或少会引起一些临床症状，透析膜与血液中的细胞或蛋白成分接触后会产生多种反应。生物相容性好的膜在与血液接触时产生反应很小，较少激活补体、缓激肽、白细胞，较少激活血小板（Platelet，PLT）和凝血因子，与血液中蛋白的相互作用很小，对内皮细胞损伤轻。生物相容性的提高可以减少淀粉样物质的沉积，降低过敏反应，减少透析中低血压的发生，降低慢性炎症反应，改善营养状况，保护残肾功能，降低心血管疾病发生率，从而降低死亡率。

二、透析膜种类

1.根据透析膜材料分

（1）纤维素（cellulose）膜：纤维素膜由棉花加工而得，有各种名称，如再生纤维素膜、铜仿（Cuprophan，CU）膜、铜铵膜、皂化纤维素酯膜等。这些膜的生物相容性不及其他类型的膜，超滤系数小，但价格便宜。

（2）替代纤维素膜：亦称乙酸纤维素膜，此类膜纤维素多聚体表面含大量游离羟基，这些基团与乙酸根结合，便成为乙酸纤维素、双乙酸纤维膜和三乙酸纤维膜。结合了乙酸根的纤维素膜生物相容性有所提高。

（3）合成纤维素膜：在膜的制作过程中，向液化的纤维素中加入一种合成的 3 位氨基化合物，改变了膜表面，提高了生物相容性，这种膜的商品名为血仿（hemophan）膜，生物相容性好，但超滤系数不及合成膜。

（4）合成（synthetic）膜：合成膜为非纤维素膜，一般为疏水性膜，其生物相容性好，转运系数和超滤系数均较大，不仅可制成透析膜，还可制成血滤膜。包括聚丙烯腈膜（Polyacrylonitrile，PAN）、聚砜膜（Polysulfone，PS）、聚醚砜膜（Polyethersulfone，PES）、聚甲基丙烯酸甲酯膜（Polymethyl Methacrylate，PMMA）、聚乙烯吡咯烷酮（Polyvinyl Pyrrolidone，PVP）、聚碳酸酯膜（Polycarbonate）和聚胺膜（Polyamide）。

PS 膜：其能满足各种透析模式（低通量透析、高通量透析、在线透析滤过等）下清除溶质和水的需求，有良好血液相容性、热稳定性，能耐蒸汽消毒，避免了化学消毒的弊端。

不同共聚物的相对含量以及纺丝条件就每种膜在溶质分离特性、生物相容性、细胞毒性或内毒素保留能力方面显示出不同特性。例如亲水剂 OVP，如日本东丽公司生产的 NV-u，几乎不引起 PLT 黏附，且中性粒细胞产生极少的 CDllb 表达和活性氧（Reactive Oxygen Species，ROS）。

PES 膜：聚醚砜材料的性质更稳定，而且其分子中不含双酚 A 结构，避免了双酚 A 的致癌、致畸、生殖毒性等，使用更安全，其耐热性、机械耐力、亲水性也都优于聚砜膜；表面活性处理技术通过调节膜疏水性和膜孔附近的电荷，明显减少了蛋白吸附，改善了透析膜清除能力进行性下降。利用 PES 膜与其他材料的复合，进一步改善膜性能，如羧基官能化的多壁碳纳米管和较低分子量等级的 PVP 的加入。改善了膜的毛细管系统，尿素和肌酐的去除率分别比纯 PES 膜高 72%和 75%；硫酸化羧甲基纤维素修饰于 PES 膜，蛋白质吸附和 PLT 黏附性降低，改善了膜的血液相容性。

（5）其他：透析膜结合维生素 E（Vitamine E，Vit E）或结合类肝素，用于抗氧化及无肝素透析以防止出血。另有透析膜具有吸附中分子物质等功能，均由前述四种膜改良而来。

2.根据透析膜超滤系数分类

（1）高通量透析膜：平均孔径为 2.9nm，最大直径为 3.5nm。

（2）低通量透析膜：平均孔径为 1.3nm，最大直径为 2.5nm。

三、透析膜相关并发症

（一）影响因素

1.补体激活

补体激活是衡量 HD 膜生物相容性方面的一个重要指标。补体激活反应以 CU 膜最为严重，醋酸纤维素膜次之，而 PMMA 膜、PAN 膜反应轻微。

使用 CU 膜透析时通过旁路途径激活补体系统，其中纤维素膜是通过旁路途径激活补体，血-膜接触之后，补体系统将识别生物膜为异物而导致补体活化，产生过敏毒素 C3a、C4a 和 C5a，以及调理素 iC3b 和膜攻击复合物（Membrane Attack Complex，MAC）。补体激活后的作用表现在两个方面：①C3a、C5a 作为过敏毒素可以弥散到周围介质中并与某些细胞表面特异性受体结合，从而激活这些细胞。例如，它们可使肥大细胞激活，释放组胺、白三烯，导致平滑肌收缩，增加血管通透性，严重者可以导致过敏性休克；②MAC 作为补体激活的终末产物，可致细胞膜穿孔，大量 Ca^{2+} 内流，激活蛋白激酶 C（Protein Kinase C，PKC）途径及钙依赖性磷脂酶，引起花生四烯酸代谢产生前列环素（Prostacyclin，PGI2）、前列腺素 E2（Prostaglandin E2，PGE2）、前列腺素 F2a（Prostaglandin F 2a，PGF2a）增加，反应性氧族产生增加，与上述因素共同作用，引起低血压、低氧血症、呼吸困难等症状。

生物不相容反应还可导致白细胞功能损伤，表现中性粒细胞和单核细胞（Monocyte，MC）的吞噬功能、趋化和细胞表面分子表达受损，所有这些功能的缺失均容易导致感染，感染为透析患者第二位的死亡原因。当改用合成和修饰性纤维素膜时，补体和白细胞活化等生物不相容反应明显减弱。C5a 可诱导粒细胞、MC、淋巴细胞和 PLT 黏附分子（Adhesion Molecule，AM）的表达，中性粒细胞脱颗粒等反应。中性粒细胞活化导致氧自由基释放，称为"氧化应激"，是动脉粥样硬化形成的重要因素，同时白细胞活化可释放大量的炎症介质，称为"炎症应激"，导致炎症反应和血管损伤，而心血管疾病正是引起透析患者死亡的首要原因。此外，合成膜的吸附作用较强，即使活化产生一些过敏毒素、细胞因子和酶也可被膜所吸附而不发挥作用。

补体激活对机体的影响表现为：①一过性的白细胞减少和白细胞功能低下；②引起胃肠平滑肌收缩导致腹痛、呕吐；③引起血管通透性增高，产生肺水肿；④引起透析中的血压降低；⑤引起 MC 活化，释放组胺、变态反应物，造成皮肤瘙痒和血管通透性增高；⑥肺毛细血管白细胞栓塞，动脉血氧分压下降。研究发现，合成膜和纤维素膜相比，能够引起较少的补体激活，从而具有较好的生物相容性。

2.C 反应蛋白（C-Reactive Protein，CRP）

CPR 不仅作为急性时相反应的一个灵敏指标，而且也可作为慢性透析患者慢性炎症状态的一个重要血清指标，是炎症反应的标记物，反映内皮细胞活化，与透析患者死亡率密切相关，同时也是预示健康成人心血管事件的敏感指标。慢性肾衰竭患者血清 CRP 水平明显高于正常人，而且在进行 HD 的慢性肾衰竭患者中更为明显。由于 HD 本身并不会导致透析中或透析后即刻 CRP 水平的变化，因此，患者透析后出现的 CRP 水平升高可能与透析膜材料生物不相容性有着密切的关系。使用生物相容性好的 HD 膜可减轻血清 CRP 的水平。与未修饰的纤维素膜相比，使用生物相容性好的高通量 PS 膜透析器的患者 CRP 显著降低，这种差别在分别使用两种透析膜透析数小时后最为明显，其作用甚至可延续至下次透析之前。

3.内皮功能损伤

内皮功能损伤是透析患者心血管疾病高发病率和死亡率的重要原因，除了高血压、容量负荷和尿毒症毒素之外，透析过程诱导的氧化应激是导致内皮损伤的重要原因。研究发现应用 CU 膜透析器透析后动脉内皮细胞功能下降，与内皮细胞功能相关的动脉扩张现象减弱，与血清 Vit E 浓度的下降有关，而 PS 透析后则无类似现象。使用两种透析膜后均不影响与内皮细胞功能不相关的动脉功能，表明 CU 透析过程可以导致内皮细胞功能异常，可能与氧化应激有关。

4.MC 吞噬、超化、杀菌功能下降

HD 中 MC 被活化，同时伴有吞噬、超化、杀菌功能下降，其激活因素有：①MC 与透析膜直接接触；②补体活化产物 C3a、C5a、MAC 作用于 MC；③细胞内毒素及其片段通过膜进入血液循环，作用于 MC。MC 被激活后发生以下变化：①吞噬功能减退。长期应用 CU 膜透析的患者，周围血单个核细胞（Peripheral Blood Mononuclear Cell，PBMC）表面 C5a 受体数目减少，而且对 C5a 的敏感性降低；②PBMC 表达的 AM 增加。用 CU 膜透析 15min 后，PBMC 表达的 CD11b/CD18、CD11c/CD18 量增加，L-选择素减少。随着透析时间的延长，CD11c/CD18 的量逐渐减少，而 CD11b/CD18 量趋于不变，这为进一步阐明透析开始后白细胞数量减少提供了依据；③细胞因子表达增加。

5.细胞因子的变化

长期 HD 患者血中 MC 在多种因素的刺激下，通过翻译、转录两个步骤产生多种细胞因子，如白细胞介素-1（Interleukin-1，IL-1）、白细胞介素-6（Interleukin-6，IL-6）、肿瘤坏死因子-α（Tumor Necrosis Factor alpha，TNF-α）等，目前认为，HD 中产生的多种细胞因子可以引发患者各种并发症，如发热反应；PGI2、PGE2 和一氧化氮（Nitric Oxide，NO）可引起低血压；$β_2$-微球蛋白（Beta-2-Microglobulin，$β_2$-MG）可引起淀粉样变；组织蛋白分解增加、骨骼肌氨基酸释放引起营养不良等。

IL-1、IL-6、TNF-a 可作为 HD 膜生物相容性好坏的指标，合成膜如 PS 膜透析前后，上述指标无明显变化，而纤维素膜如 CU 膜则引起上述指标的升高。陈昕丽检测三干扰素-γ（Interferon-γ）种透析膜透析前后患者血清细胞因子白细胞介素-12（Interleukin-12，IL-12），IFN-γ和白细胞介素-4（Interleukin-4，IL-4）的水平，结果发现 CU 透析后与透析前相比，血清 IL-12 水平增高，而 IFN-γ水平降低，且具有统计学意义，而 PS 膜和血仿膜透析对 IL-12 和 IFN-γ无明显影响。以上研究表明，CU 膜由于表面裸露的羟基，结构与细菌产生的内毒素类似，因而容易激活外周 MC 产生细胞因子，而血仿膜属于改变的纤维素膜，由二乙氨基乙基（Diethylaminoethyl，DEAE）取代了游离的羟基，致使 PS 膜表面无羟基，因而具有较好的生物相容性。总之，使用生物相容性较好的透析膜，对透析患者的免疫系统产生的影响较小，从而减少患者感染概率和死亡率。

6.血清氨基酸水平

透析膜的生物相容性较差，引起补体激活，导致中性粒细胞脱颗粒，释放蛋白水解酶造成机体组织和血浆蛋白分解，也可引起 MC 活化，释放 IL-1、IL-6、肿瘤坏死因子（Tumor Necrosis Factor，TNF）等，后者可激活支链酮酸脱氨酶引起肌肉蛋白分解，从而造成血清游离氨基酸增多，引起血清氨基酸从透析膜中丢失。李铭新等在临床研究中发现，使用生物相容性较好的 PS 膜与生物相容性较差的 CU 膜相比，虽然造成透析患者游离氨基酸丢失量相同，但是 CU 膜造成机体蛋白质的分解效应更强，HD 患者存在蛋白质代谢异常，往往伴有营养不良，而长期营养不良与患者体内微炎症状态及动脉粥样硬化密切相关，直接影响着透析患者的生存率。与透析相关的负氮平衡有二种情况：一种是血清氨基酸通过透析膜的丢失，另一种是 HD 膜反应导致机体蛋白质分解增加。而透析膜介导的氨基酸代谢异常，主要与两个方面有关，一是透析膜的生物相容性，二是透析膜的物理特性。

7.β_2-MG 及透析相关淀粉样变

CU 膜的氧自由基激活了 MC、巨噬细胞的活性，使其分泌淀粉样促进因子，后者与激活的补体 C3a 和 C5a 均可使β_2-MG 升高。CU 膜对β_2-MG 的清除能力较差，而 PAN 膜和 PMMA 膜对β_2-MG 的清除能力较强，一方面和透析膜的高通透性和吸附性有关，另一方面也和透析膜较好的生物相容性有关。高通透性膜可通过吸附或对流方式清除β_2-MG，减缓淀粉样变的发生速度。故应用不同透析膜时β_2-MG 血浆水平不同可能有两个原因：生物相容性不同，激活细胞的能力不同；清除能力不同。

透析患者血液中β_2-MG 明显升高，可引起淀粉样变性，导致肾性骨病和腕管综合征等并发症的发生。研究发现淀粉样变可以在任何类型的透析患者体内产生。淀粉样变相关性骨病是长期 HD 患者常见的并发症，其发病率与应用不同类型透析膜有关。在 60 岁开始透析的患者中，使用纤维素膜者发展为淀粉样骨病的相对危险性比使用合成膜者高 5 倍。透析相关淀粉样变的发生机制尚不清楚，可能与β_2-MG 潴留及某些促进其转化为淀粉样纤维的因素有关。

8.氧化应激状态

氧化与抗氧化的 HD 平衡是维持机体内环境稳定的必要因素，保持适度的氧化物水平是机体防御系统的一个重要环节，但是氧化物产生过多会对组织和器官产生损伤，尤其是对心血管系统的损伤。患者存在氧化应激增强，其机制尚不完全清楚，可能一方面与机体自由基清除系统损伤有关，另一方面和透析本身有关。慢性透析患者体内氧化应激的加强，与透析膜的生物相容性有关，而复用透析器则可改变透析膜的生物相容性，从而减弱增强的体内氧化应激状态。

9.T 淋巴细胞功能障碍

HD 患者 T 淋巴细胞既具有活化状态又存在反应缺损现象，前者表现在 T 细胞表达白细胞介素-2 受体（Interleukin-2 Recepter，IL-2R）（CD25）增多，且血中可溶性白细胞介素-2 受体（Solubility Interleukin-2 Recepter，SIL-2R）也增多，后者表现在对丝裂原反应缺损和白细胞介素-2（Interleukin-2，IL-2）生成下降。不同膜生物相容性对 T 细胞功能的影响也不同。

10.AM 的变化

AM 是一类来自不同基因的配合受体分子，是介导细胞与细胞、细胞与细胞外基质（Extracellular Matrix，ECM）相互作用的一类膜表面糖蛋白，根据其结构又分：①整合素；②选择素；③免疫球蛋白超家族；④钙依赖黏附素；⑤其他 AM。目前认为与透析膜生物相容性有关的 AM 有整合素亚家族、L-选择素、免疫球蛋白超家族中的细胞间黏附分子1（Intercellular Adhesion Molecule-1，ICAM-1）、血管细胞间黏附分子1（Vascular Cell Adhesion Molecule-1，VCAM-1）。

（1）整合素：目前发现与透析相关的整合素主要是β_2亚家族，包括：淋巴细胞功能相关分子-1（Lymphocyte Function-associated-1，LFA-1）（CDlla/CD18）、膜攻击复合物-1（Membrane Attack Complex-11，MAC-1）（CD11b/CD18）、PI50、95（CD11c/CD18）三种，它们分布在粒细胞、单核-巨噬细胞和自然杀伤（Natural Killer，NK）细胞的表面上，介导上述细胞的趋化、黏附和吞噬反应。

（2）选择素：是一组单链的膜表面糖蛋白，它表达在粒细胞、单核-巨噬细胞的表面上，参与这些细胞与内皮细胞初始阶段的黏附反应。研究表明，生物相容性差的膜激活L-选择素表达明显高于生物相容性好的膜，而且L-选择素的增加是在β_2整合素升高之前，随着变化β_2整合素表达的增加，L选择素的表达迅速下调。

（3）ICAM-1、VCAM-1：都是大分子糖蛋白，分布在白细胞表面上。Hamid发现，用CU膜和PMMA膜透析后，CU膜组血中可溶性ICAM-1、VCAM-1浓度与白细胞减少相一致，作者分析原因可能有两点：①ICAM-1、VCAM-1与白细胞表面的MAC-1结合，使可溶性ICAM-1、VCAM-1减少；②可溶性ICAM-1、VCAM-1吸附于透析膜或被透析清除，而PMMA膜组未见上述变化。

（4）其他AM：生物相容性差的膜还可以引起CD45、CD54的变化，从而使白细胞对炎症趋化能力降低，中性粒细胞表面活化标志（MoF11Ag）与MAC-1的变化相一致，同时发现白细胞脱颗粒、趋化能力减低，从而进一步影响机体的免疫功能。可见，透析过程中AM的变化为观察膜生物相容性及机体免疫功能在分子生物学水平上提供了证据。

（二）对凝血的影响

1.凝血纤溶活性改变

HD中血栓形成可导致患者血液丢失和透析膜面积丧失而影响透析效率，故它是较早的有关生物相容性的研究领域。早期的观察只是PLT计数和透析器超微结构的改变，随着实验室检查手段的发展，目前可进行更复杂的分子及细胞学检查。许多临床实验研究了不同透析膜对凝血、纤溶系统的影响，但结果并不相同，可能与检测指标不同有关。另外，抗凝剂的使用、静脉穿刺技术、透析中血流动力学改变对其也有影响。

当血液进行体外循环时，血液与透析膜接触可启动凝血级联反应，同时引起抗凝系统相应变化。膜表面诱导的凝血按触阶段活化，起始于膜吸附Ⅻ因子及循环中高分子激肽原、激肽释放酶原复合物。Ⅻ因子带正电荷，此过程在负电荷表面更易发生。在透析过程中需应用肝素，但它不能阻止这些蛋白质分子吸附于膜表面，不能防止凝血系统激活，只作用于凝血级联反应的较晚期阶段。

再生纤维素膜[醋酸纤维素膜（Cellulose Acetate，CA）]、PMMA膜等生物相容性较差的膜可导致补体激活、PLT活化、内皮细胞损伤，凝血及纤溶系统进一步活化。

纤溶系统激活不仅与尿毒症毒素的影响、纤溶抑制因子的消除有关，而且与组织型纤溶酶原激活物（tissue Plasminogen Activator，t-PA）从血管内皮释放有关，也可能是对不同透析膜引起的高纤状态及PLT聚集的代偿反应。不同透析膜材料对纤溶系统的影响程度不同：CU膜透析时t-PA及t-PA抗原水平显著升高，而PAN膜透析时无显著变化。

2.血小板

当 PLT 与透析膜发生反应时，表现为 PLT 在膜上黏附及滞留，发生 PLT 活化和聚集，表现为 PLT 产生致密颗粒（含有二磷酸腺苷和五羟色胺）和 α 颗粒，释放 PLT 衍生生长因子（Platelet-Derived Growth Factor，PDGF）、PLT4 因子（Platelet Factor-4，PF-4）和 β-PLT 球蛋白（β-Thromboglobulin，β-TG），导致凝血系统活化和内皮损伤，刺激成纤维细胞和平滑肌细胞增生，合成 ECM，启动动脉粥样硬化过程。在 PS 膜透析过程中，PLT 的活化和释放反应明显降低。HD 患者 PLT 数量减少，抗凝血酶 III 减少以及部分凝血酶原时间延长。一方面和透析时抗凝剂的使用有关，另一方面也和透析膜的生物相容性有关，其中 CU 膜比 PMMA 膜的变化更加明显，也证实了 PS 膜和 AN-69 膜与 CU 膜、CA 膜相比，对 PLT 的影响较小。

（三）NO 产生

NO 是一种内皮源性血管舒张因子，许多学者研究了尿毒症患者血中一氧化氮合成酶（Nitric Oxide Synthase，NOS）的底物 L-精氨酸浓度，但结论并不一致：有的升高，有的降低，其在尿毒症症状及并发症中的作用还有争论。HD 中 NO 产生增加与透析相关性低血压的发生有关。在炎症刺激下，细胞因子可诱导内皮细胞及单核巨噬细胞产生大量 NO，故透析过程中血-膜接触产生、释放细胞因子增加可能是 NO 升高的原因。另外，补体激活、刺激中性粒细胞及 PLT，氧自由基释放也与 NO 产生及代谢异常有关，NO 的产生与释放也反映了透析膜的生物相容性。

四、临床表现

（一）急性生物不相容反应

急性生物不相容反应主要是指在透析过程中发生的生物不相容反应。最常见的是透析器首次使用综合征（First-Use Syndrome，FUS），发生率为 3%～5%，可分为两型：A 型常于透析开始 20～30min 内（一般 5min 内）出现呼吸困难，全身或回血血管部位的烧灼感或发热感，血管神经性水肿、荨麻疹、瘙痒、鼻出血、流泪等特异性过敏反应症状；B 型表现为透析开始 1h 内出现胸痛和背痛，缺乏特异性过敏反应的症状。两型中低血压最常见，临床上以 B 型多见。

（二）慢性生物不相容反应

1.感染

尽管 HD 患者存在营养不良、动静脉瘘穿刺等易感因素，但透析膜的生物相容性也起着主要作用。长期使用 CU 膜的 HD 患者，由于淋巴细胞数减少，特别是 T 淋巴细胞，细胞免疫功能低下，加之中性粒细胞的免疫黏附、趋化作用及吞噬作用下降，使患者易继发各种感染，如结核和乙肝等。临床上，HD 患者的免疫功能状态可通过检测血中 IL-6 和 TNF 来判断。

2.淀粉样变

长期 HD 患者常发生淀粉样变。淀粉样物质沉积于关节及其周围的包囊或滑膜囊及椎间盘等部位。透析 5 年患者淀粉样变所致的腕管综合征发生率为 25%，且在应用 CU 膜中较普遍，而应用 PAN 膜则很少发生。其发病机制包括：①纤维素膜激活 MC 生成

IL-1，抑制β_2-MG 分解酶的活性，使β_2-MG 合成增加；②纤维素膜激活中性粒细胞后释放蛋白酶和 ROS，促使β_2-MG 聚合成淀粉样物质；③低流量纤维素膜不能吸附和清除循环中β_2-MG，β_2-MG 增加可抑制 HD 患者的细胞免疫功能。

3.营养不良

透析膜的生物相容性决定了尿素清除指数（Urea Removal Index，Kt/V），影响尿素清除。尿素的生成和清除使尿素池保持平衡，维持血中一定的尿素浓度。而尿素浓度能反馈调节蛋白质摄入，影响蛋白代谢率。长期使用 CU 膜 HD，K/V 应小于 1（或 1.4～1.6）。Kt/V 过小，提示尿素清除低，血尿素浓度高，反馈抑制蛋白质摄入，导致营养不良，且对 HD 并发症发生率和死亡率均有影响。

五、提高透析膜的生物相容性

1.增加亲水性物质，提高表面光滑程度

提高透析膜表面的亲水性，可取得良好的抗血栓性能。聚合物表面亲水性可以有多种方法得以提高，表面接枝聚环乙烷（Poly Ethylene Oxide，PEO）侧链证明是一种有效的方法，因为长链 PEO 能抑制血液成分的吸附机理，是容积限制和渗透排斥的结果。将多聚体与其他物质混匀，提高亲水性的例子以 PS 膜最为典型，因为聚砜是疏水性物质，但其通过与 PVP 相混合，通过后者的亲水性和血浆扩溶性能，从而改变了 PS 膜的生物相容性。

提高材料表面亲水性，使表面自由能降低到接近血管内膜的表面自由能可取得良好的抗血栓性能。提高亲水性的例子是 PS 透析膜。聚砜是疏水性的物质，只有具有亲水性时才能作为透析膜。

2.表面微观不均匀性的调节

通过材料表面不均匀性的调节也可以提高材料的抗凝血性，而且也有可能使高分子生物材料同时具备优异的机械强度和凝血性。高分子材料微多相结构可以通过不同的高分子链段间的嵌段和接枝，以及不同高分子间的共混或互穿聚合网络等途径来获得，而且受溶剂、温度等的影响。材料的表面微多相结构还与表面形成时的气相的种类有关。研究比较多的是通过嵌段共聚的手段。另外，用聚乙二醇替换一部分羟基制成的聚碳酸酯（Polycarbonate，PC）膜，能够阻止膜表面的有形成分附着。

3.膜表面伪饰，如表面覆盖内皮细胞膜的物质

由于血液与正常动静脉内表面不发生相互作用，血管内皮细胞膜被认为是一种完美的血液相容性表面，因此许多学者尝试在外源材料覆盖内皮细胞膜的物质来改善生物相容性。在材料表面覆盖一层白蛋白，称为白蛋白钝化法。

在外源性材料表面固化某些干扰血液与表面相互作用的物质可改善其血液相容性。虽然许多生物活性物质已被应用，但大多数工作集中在抗凝剂肝素的固化方法。肝素化的优点在于能使血浆蛋白质的吸附减少、可选择性和黏附性强，一方面导致与血液紧贴的次级表面膜的快速形成，另一方面阻止了黏附蛋白质和血细胞进一步的变性从而也阻止了其活性。

4.膜表面引入生物活性物质，新型膜材料

（1）对膜材料表面进行改性是提高生物相容性的一个重要策略。2-甲基丙烯酰氧乙

基磷酰胆碱（2-Methacryloxy ethyl Phosphorylcholine，MPC）是含有磷酰胆碱基团的仿细胞膜结构磷脂聚合物，将 MPC 聚合物涂敷在材料表面可以提高材料的血液相容性，但是既往的 MPC 聚合物涂层由于不稳定性在使用的过程中可能会脱落。体外实验发现，在 MPC 聚合物中加入多巴胺合成仿细胞膜和仿贻贝结构的"双仿生"聚合物，可以增加 MPC 聚合物涂层的黏附性，提高材料的抗污性能。然而目前该类聚合物涂层还没有被用于透析器膜材料的改性。

　　PLT 聚集和活化是凝血过程中的关键环节，β-TG 是 PLT 活化的标志物之一。一项研究仿细胞膜结构聚合物（PMNC）-MPC/对硝基苯氧羰基聚乙二醇甲基丙烯酸酯/多巴胺涂层对 CA 膜透析器生物相容性的影响。该研究将 PMNC 聚合物涂敷在 CA 膜表面，通过体外蛋白质吸附实验和动物体外循环实验观察膜表面对纤维蛋白原吸附、PLT、补体和白细胞的黏附及激活的作用。在本研究中无涂层组 PLT 计数在体外循环 30min 时下降了 13%，与 Verbeelen 等的研究结果类似，而 PMNC 聚合物涂层组 PLT 计数仅下降了 1%。无涂层组 β-TG 浓度在体外循环 30min 时达峰值较循环前升高了 1.95 倍，而 PMNC 聚合物涂层组 β-TG 浓度仅轻度上升。既往研究发现使用 PS 膜透析器透析 4h 能使血液中 β-TG 浓度升高至少 7.4 倍。由此可见，PS 膜对 PLT 的活化程度似乎较 CA 膜更强，而 PMNC 聚合物涂层能够减轻 CA 膜表面对 PLT 的聚集和活化。PMNC 聚合物涂层能够显著提高 CA 膜透析器的生物相容性。

　　（2）维生素 E 涂层膜：维生素 E 结合（或涂层）的血液透析膜（Vitamine E-combined Membrane，VEM），具有潜在的应用前景，可减少 HD 膜与血细胞相互作用引起的氧化应激。长期用维生素 E 包被的纤维素膜透析，发现患者的主动脉钙化指数明显下降。维生素 E 包被膜透析后血清中糖化终末产物（Advanced End Products，AGEs）水平下降，表明 AGEs 对 β-MG 的蛋白修饰作用有所下降，可能改善淀粉样变性的发生与发展。维生素 E 包被膜透析后，血浆中维生素 E 水平上升，可能是在透析膜原位进行抗氧化，减少血浆中抗载化物质的消耗，而不是膜上维生素 E 释放的结果。维生素 E 涂层膜可有效缓解对红细胞生成刺激剂的抵抗。

　　显著改善病患促红素抵抗指数（Erythropoietin Resistance Index，ERI）和肾性贫血状态，减少红细胞生成刺激剂（Erythropoiesis-Stimulating Agents，ESAs）使用剂量。这是迄今为止获得的关于 VEM 最具说服力和临床相关的证据。另外 VEM 可能会降低 PLT 的活化，降低透析治疗的抗凝剂需求；与传统透析器对比，低血压的发生率降低了约 30%。

　　（3）中性粒细胞弹性蛋白酶（Neutmphil Elastase，NE）抑制剂改性膜：减少 NE 水平升高的负面效应也是改善生物相容性的一种方法。基于改善 NE 负面效应的蛋白水解作用已在各种肺疾病患者中进行了研究，展示出积极的结果，使用 NE 抑制剂涂层膜的体外试验证明对 NE 的蛋白水解活性是有效的。因此，这种新的生物活性膜有望作为治疗 HD 患者的新治疗工具。

　　5.透析器的复用

　　目前国内外大多数研究证实，复用透析器能减轻新透析器引起的补体激活、白细胞活化。透析器复用改善透析膜生物相容性的机理可能在于血浆蛋白被吸附在透析膜表面，阻止了血液与透析膜的直接接触，使补体激活减少。

　　总之，理想的 HD 膜应该与人体血管内皮细胞相似，而且其生物相容性不是孤立存在的，应该与其他条件如透析液成分、透析用药、消毒剂等一起考虑才能有较好的应用前景。

参考文献

[1] JAFFER I H, WEITZ J I.The blood compatibility challenge.Part 1: Blood contacting Medical devices: The scope of the problem[J].Acta Biomater, 2019, 94: 2-10.

[2] KOGA Y, MEGURO H, FUJIEDA H, et al.A new hydrophilic polysulfone hemodialysis membrane can prevent platelet neutrophil interactions and successive neutrophil activation [J].Int J Artif Organs, 2019, 42 (4): 175-181.

[3] IRFAN M, IRFAN M, IDRIS A, et al.Fabrication and performance evaluation of blood Compatible hemodialysis Membrane using Carboxylic multiwall carbon nanotubes and low molecular Wejght polyvinylprryolidone based nanocomposites[J].J Bomed Mater Res A, 2019, 107 (3): 513-525.

[4] HOSEINPOUR V, GHAEE A, VATANPOUR V, et al.Surface modification of PES membrane via aminolysis and immobilization of carboxymethylcellulose and sulphated carboxymethylcellulose for hemodialysis[J]. Carbohydr Polym, 2018, 188: 37-47.

[5] GERMIN PETROVI C D.Compari son of biocompatibility Of hemophane, cellulose diacetate and acrilonitile membranes In hemodialysis[J].Acta Med Croatica, 2004, 58 (1): 31-36

[6] 王文, 王宝仁, 孙特, 等.不同类型透析膜对维持性血液透析患者血清 c 反应蛋白水平变化的影响[J], 武警医学, 2004, 15 (12): 891-893

[7] 陈昕丽.透析膜的生物中国血液净相容性对血清细胞因子的影响[J].中国血液净化, 2004, 3 (3): 141-143.

[8] 李铭新, 薛骏, 丁峰, 等.不同透析膜对维持性血液透析患者血清氨基酸谱的影响[J].中国血液净化, 2005, (4) 7: 357-360

[9] ISHIHARA K.Bioinspired phospholipid polymer biomaterials for making high performance artificial organs[J].Sci Technol Adv Mater, 2000, 1: 131-138.

[10] LEWIS A L.Phosphorylcholine-based polymers and their use in the prevention of biofouling[J]. Colloids Surf B Biointerfaces, 2000, 18 (3-4): 261-275.

[11] IWASAKI Y, ISHIHARA K.Cell membrane-inspired phospholipid polymers for developing medical devices with excellent biointerfaces[J].Sci Technol Adv Mater, 2012, 13 (6): 064101.

[12] SHIOSE A, TAKASEYA T, KIM H I, et al.In vivo evaluation of a new surfactant polymer coating mimicking the glycocalyx of endothelial cells[J].ASAIO J, 2011, 57 (5): 395-398.

[13] GONG Y K, LIU L P, MESSERSMITH P B.Doubly biomimetic catecholic phosphorylcholine copolymer: a platform strategy for fabricating Antifouling surfaces[J].Macromol Biosci, 2012, 12 (7): 979-985.

[14] DANG Y, QUAN M, XING C M, et a1.Biocompatible and Antifouling coating of cell membrane phosphorylcholine and mussel catechol modified multi-arm PEGs[J].J Mater Chem B, 2015, 3 (11): 2350-2361.

[15] HAN L, GONG L, CHEN J, et al.Universal mussel-inspired ultrastable surface-anchoring strategy via adaptive synergy of catechol and cations[J].ACS Appl Mater Interfaces, 2018, 10 (2): 2166-2173.

[16] ASHA A B，CHEN Y，ZHANG H，et al.Rapid mussel-inspired surface zwitteration for enhanced antifouling and antibacterial properties[J].Langmuir，2019，35（5）：1621-1630.

[17] ELZHRY ELYAFI A K，STANDEN G，MEIKLE S T，et al.Development of MPC-DPA polymeric nanoparticle systems for inhalation drug delivery applications[J].Eur J Pharm Sci，2017，106：362-380.

[18] 史珂慧，王彦兵，高菊林，等.仿细胞膜结构聚合物涂层对醋酸纤维素膜透析器生物相容性的影响[J].肾脏病与透析肾移植杂志，2021，30（5）：425-430.

[19] VERBEELEN D，JOCHMANS K，HERMAN A G，et al.Evaluation of Platelets and hemostasis during hemodialysis with six different membranes[J].Nephron，1991，59（4）：567-572.

[20] TOGO K，YAMAMOTO M，ONO T，et al.Comparison of biocompatibility In polysulfone dialysis membranes with different sterilization[J].Hemodial Int，2018，22（s2）：S10-S14.

[21] SEPE V，GREGORINI M，RAMPINO T，et al Vitamin E-loaded membrane dialyzers reduce hemodialysis inflammaging[J].BMc Nephrol，2019，20（1）：412.

[22] SANAKA T，MOCHIZUKI T，KINUGASA E，et al.Randomized controlled open-label trial of vitamin E-bonded polysulfone dialyzer and erythropoiesis-stimulating agent response[J].Clinical Journal of the American Society of Nephrology Cjasn，2013，8（6）：969-978.

[23] HUANG J，YI B，LI A M，et al.Effects of vitamin E-coated dialysis membranes on anemja，nutrition and dyslipidemia Status in hemodialysis patients：a meta-analysis[J].Ren Fail，2015，37（3）：398-407.

[24] KIAII M，ARITOMI M，NAGASE M，et al.Clinical evaluation of performance，biocompatibility，And safety of vitamin E-bonded polysulfone membrane hemodialyzer compared to non-vitamin E-bonded hemodialyzer[J].J Artif organs，2019，22（4）：307-315.

[25] KOHLOVA M，AMORIM C G，ARAUJO A，et al.The biocompatibility and bioactivity of hemodialysis membranes：their impact in end-stage renal disease[J].J Artif Organs，2019，22（1）：14-28.

田园青（撰写）　张悦凤（审校）

首次使用综合征

一、概述

血液透析过程中会出现急性反应：一部分是与血液透析技术有关的反应，如透析器破膜、凝血、水电源中断等；一部分是与血液透析治疗有关的并发症。在血液透析过程中或在血液透析结束时发生的，与透析治疗本身相关的并发症为急性透析并发症。随着透析经验的增多和设备的改进，某些透析相关的致命性并发症已经明显减少或杜绝，但有些并发症还较为常见，应尽量减少以提高透析质量。

二、定义

血液透析患者由于使用新透析器而产生一组症候群，称为首次使用综合征，临床上可以分为 A、B 两型。

三、流行病学

其发生率为3%～5%，其中A型发生率5/10万次，B型发生率（3～5）/100透析次。

四、发病机制

A型FUS病因不清，可能与免疫球蛋白（Immunoglobulin，Ig）E介导的过敏反应有关。

（1）2/3 A-FUS病例血清中发现消毒剂环氧乙烷（Ethylene Oxide，EtO）抗体IgE滴度升高。EtO是一种化学反应活性高的强效烷基化化合物，广泛应用于不耐受热灭菌的生物医学器械的气体灭菌。它在高浓度时极具刺激性，即使在低浓度时，也能够替代蛋白质并潜在地创造新抗原。IgE介导的EtO蛋白复合物变态反应发生在首次使用透析机期间（而不是当透析机再次使用时）。

（2）静脉补铁可诱发IgE和IgG抗体介导的变态反应；右旋糖酐铁比蔗糖铁发生过敏反应概率要高。右旋糖酐铁是由氧化铁晶体组成，由交联的右旋糖酐基质包围，可诱发IgE和IgG抗体介导的反应。蔗糖铁相对比右旋糖酐铁安全。

（3）促红细胞生成素，可能是对促红素辅料如明胶和聚山梨酯的致敏作用所致，而不是促红素本身。

（4）甲醛的IgE介导和迟发型超敏反应。

（5）乳胶IgE介导的对天然乳胶组成蛋白的过敏反应。

没有IgE者，FUS发病原因不清。与补体激活是否有关尚不清楚。也有可能与透析膜材料、透析器复用、透析液受污染、肝素、ACEI、高敏人群等相关。

透析器组件通常激活补体或缓激肽，透析器组件与血液接触期间带负电荷部分会激活Hageman因子，进而激活缓激肽，用带正电荷的聚乙烯亚胺预处理的聚丙烯腈（Polyacrylonitrile，PAN）膜可使缓激肽活化显著减少。缓激肽可增加NO合酶的活性，导致NO的产生增加，NO可通过增加平滑肌血管细胞中的cGMP发挥其强大的血管扩张活性（这可能导致血管水肿和休克）。激肽酶可使缓激肽失活，而ACEI可抑制激肽酶导致血浆缓激肽浓度增加。

肝素可引起与肝素诱导的血小板减少（Heparin Induced Thrombocytopenia，HIT）抗体阳性相关的过敏反应或过敏样反应。表现为恶心、咳嗽、发热和寒战，该反应由IgG而非IgE介导。

B型FUS病因不清楚。有人认为与补体介导有关，与透析膜上的游离羟基相关，其激活替代补体途径，复用透析器胸背痛症状减少，可能是因为在透析膜内形成一层蛋白膜，使生物相容性改善。

使用生物相容性不好的透析膜也是患者发生过敏反应的主要原因。然而不同材料的透析膜对于A、B两型FUS的发生差异无统计学意义。一项研究回顾性分析了改变透析器膜后发生超敏反应的患者。在1561例患者中有37例（2.37%）发生了超敏反应，A型18例，B型15例。两种类型在临床症状、所涉及膜的组成、灭菌方法、季节或发生的时间方面没有显著差异。最常见的症状是呼吸困难（占反应的64%）。嗜酸性粒细胞增多很常见（74%）。54%的反应发生在血液透析的前30min内，64%发生在透析的第

1 年，54%需要停止透析。78%的病例使用三醋酸纤维素作为替代透析器。超敏反应的发生率与合成膜、聚砜膜有关。三醋酸纤维膜发生过敏反应较少。对于使用相同材料透析膜的患者，如果同时使用某些药物，也会导致过敏反应的发生，例如同时使用 AN69 膜与 ACEI 的患者可显著提高缓激肽介导的过敏反应的发生率。

五、临床表现

A 型 FUS 在透析开始 20～30min 内发生，多在 5min 内出现呼吸困难（突出特点）、在内瘘局部或全身有烧灼感、发热感、血管性水肿。轻者仅有瘙痒、荨麻疹、咳嗽、流泪、流涕，也可有腹肌痉挛和/或腹泻；重者可心搏骤停甚至死亡。

B 型 FUS 较 A 型常见，但症状较轻。主要表现为透析过程中胸痛背痛，常在透析开始几分钟到 1h 左右发病，程度较轻。

六、治疗和预防

对于 A 型 FUS，由于透析器最常用的消毒剂 EtO 可导致蛋白质变性、诱发过敏，所以应在透析开始前使用大量生理盐水冲洗透析仪器，或者改用γ射线消毒、蒸汽灭菌来预防过敏。避免用 EtO 消毒透析器管路、更换透析器、停用 ACEI 类药物、无肝素透析，均可避免 A 型 FUS 的发生，对于已经发生的过敏反应，严重者立即停止透析，夹住血液管路，丢弃透析器和管路内的血液，禁止回输，必要时应用肾上腺素、抗组胺药、激素，并给予心肺支持治疗。预后情况不同，严重者可死亡。使用前用生理盐水（至少500mL）冲洗透析器，A 型 FUS 可以减轻发作。

B 型 FUS 发作时可以吸氧，透析可以继续进行。多于 30～60min 缓解。事先用生理盐水 500～1000mL 冲洗透析器，采用复用透析器（注意不能用强烈净化剂冲洗掉纤维束内附着的蛋白膜，透析器内无凝血成分，用γ射线消毒透析器，适当冲洗），选择生物相容性好的透析膜均可以预防 B 型 FUS 发生。

表 2-1　首次使用综合征 A 型和 B 型的比较

	A 型	B 型
发生率	5/10 万次	3～5/100 透析次
发病机制		
消毒剂（EtO）	有关	不清
补体	不清	补体介导
临床表现	透析 20～30min 内发生	透析几分钟至 1 小时胸痛背痛
	多在 5min 内呼吸困难（突出）	
	内瘘局部或全身有烧灼、发热感	
	心搏骤停甚至死亡	
	血管性水肿、瘙痒、荨麻疹	
	咳嗽、流泪、流涕	
	腹肌痉挛和/或腹泻	
程度	中度或严重	轻度
治疗	停止透析，夹闭管路，弃血，	吸氧，好转可继续透析
	肾上腺素、抗组胺药或激素	
	心肺支持治疗	

	A 型	B 型
预防	生理盐水冲洗透析器	生理盐水冲洗透析器
	避免用 EtO 消毒透析器管路	复用透析器
透析膜	换用透析器	选择生物相容性好的
	停用 ACEI 类药物，无肝素透析	

七、护理方面

1.充分预充

透析器在首次使用时，如果预冲方法不当或预冲不彻底会发生透析器不良反应，充分预冲尤为重要。首先要排净透析器膜内外气体，使透析膜充分湿化，从而保证患者血液和膜的有效接触面积，以预防 FUS 的发生；其次尽量清除体外循环管路中残留的微粒，减少微炎症反应。引自身血闭路循环可达到使患者血液与透析膜充分接触的目的，从而在透析膜内形成一层自身蛋白膜，大大降低 FUS 的发生率。

2.调节钠曲线

血液透析过程中胶体渗透压变化较小，而晶体渗透压可人为改变，通过调节钠曲线控制透析液钠离子浓度，使钠离子在透析中适时、适量增高，减少或全部抵消透析毒素排出，从而引起患者血浆晶体渗透压升高，提高毛细血管再充盈率，保持血浆渗透压稳定，促进细胞内水分向外移动，增加细胞内除水量，改善血容量。FUS 发生时多数伴有透析低血压，可通过调节钠曲线升高血压，改善血流动力学稳定性，对因透析大量脱水、毒素下降过快的患者效果尤为显著。

同时钠曲线设置可减少脑细胞水肿，降低颅内压和失衡综合征的发生率。可有效降低肌肉痉挛的发生率。此外，钠曲线设置有利于消除细胞内及组织间隙内水分，利于患者干体重达标。

我国有一项研究，通过改变预冲量、自体血闭路循环、调节钠曲线三种方式联合处理透析器首次使用综合征，取得较满意效果。

该研究如下：选取 124 例患者为研究对象，由三醋酸纤维素膜 SUREFLUX-150G（NIRRO）更改三代聚砜纤维膜 FX-8（费森尤斯）。排除自身过敏体质及透析相关性心血管及器质性疾病（急性肺水肿 1 例，左心功能衰竭 1 例），最终 122 例患者纳入本研究。采用前瞻随机对照方法将患者分为观察组和对照组，每组各 61 例，探讨改变预冲量、自体血闭路循环、调节钠曲线三种方式联合处理透析器首次使用综合征的效果。对照组采用常规半开放预冲方法，观察组采用增加预冲量、引自体血闭路循环、上机后设置钠曲线联合方式；比较两组 FUS 发生率、透析低血压、透析高血压发生率。结果显示观察组 FUS、透析低血压发生率均明显低于对照组（$P < 0.05$）；观察组血流动力学稳定性及透析时间均优于对照组，差异有统计学意义（$P < 0.05$）。采用增加预冲量、引自体血闭路循环、设置钠曲线联合方式，有效降低 FUS 发生率、透析低血压发生率，改善血流动力学稳定性。

参考文献

[1] SAHA M，ALLON M.Diagnosis，treatment，and prevention of hemodialysis emergencies[J].Clin J Am Soc Nephrol，2017，12（2）：357-369.

[2] EBO D G，BOSMANS J L，COUTTENYE M M，et al.Haemodialysis-associated anaphylactic and anaphylactoid reactions[J].Allergy，2006，61（2）：211-220.

[3] SAYEED K，MURDAKES C，SPEC A，et al.Anaphylactic shock at the beginning of hemodialysis[J].Semin Dial，2016，29（1）：81-84.

[4] BUTANI L，CALOGIURI G.Hypersensitivity reactions in patients receiving hemodialysis[J].Ann Allergy Asthma Immunol，2017，118（6）：680-684.

[5] ESTERAS R，MARTÍN-NAVARRO J，LEDESMA G，et al.Incidence of hypersensitivity reactions during hemodialysis[J].Kidney Blood Press Res，2018，43（5）：1472-1478.

[6] 张嘉铃，喻倩，李寒，等.血液透析急性并发症研究进展[J].中国血液净化，2020，19（02）：127-129.

[7] 刘清燕.三种方式联合改善透析器首次使用综合征的临床效果观察[J].当代护士（上旬刊），2020，27（06）：120-122.

田园青（撰写） 张悦凤（审校）

第二章　透析用水相关并发症

血液透析（Hemodialysis，HD）是 ESRD 的主要方法。HD 患者在一次透析治疗中要接受大量的透析液（约 120L）。每周要通过透析膜与 360L 透析液接触、进行溶质交换。每个患者需要使用大量的水，确保透析液质量是 HD 安全的重要因素。影响透析用水质量因素包括：细菌，内毒素，化学污染物等。透析液中的化学物质和微生物污染物不仅会导致急性毒性反应，而且会导致一些与慢性炎症反应相关的慢性临床症状。事实上，慢性炎症主要是由细菌分解产生的微生物产物引起的，包括内毒素和细胞动力诱导物质。腕管综合征和促红细胞生成素反应降低与微生物污染有关。自 1988 年美国透析用水中的氯胺污染、1994 年葡萄牙铝污染，以及香港的福尔马林残留等一系列水中不合格化学剂超标带来的严重人员伤亡事故中不难发现水处理的重要性（见表 2-2）。

表 2-2　血液透析用水相关的医疗事故

年份	国家	检测物	死亡人数	住院人数
1988	美国	氯胺		44
1993	美国	氯化物	3	8
1994	葡萄牙	铝	18	
1996	库拉索岛	铝（无 RO 处理）	10	
1996	巴西	蓝藻（无 RO 处理）	60	
1998	香港	福尔马林残留	3	6
2000	美国	硫化氢	2	10
2007	马来西亚	氯/氯胺		30
2008	英国	供水含 H_2O_2	1	4

（1）所有都是由于不恰当的预处理设计或缺少知识、意识和规程造成的。

（2）没有一个由于反渗透（Reverse Osmosis，RO）系统失效造成的死亡或住院。

随着透析技术的广泛开展，透析用水的质量安全越来越受到重视（见表 2-3），大多数透析装置的水处理系统采用了技术改进，化学质量得到了很大的改善，但微生物污染仍然是一个问题。HD 水处理系统的消毒及维护是保证透析患者治疗安全，减少透析并发症的重要环节。很多国家和地区为透析用水制定了安全标准和细菌培养方法。我国在 2015 年 3 月发布了《血液透析及相关治疗用水》YY0572—2015 标准，对透析相关治疗用水的细菌和内毒素限制值和干预值进行更严格的限定，规定细菌总数应不超过 100CFU/mL，内毒素含量应不超过 0.25EU/mL，最大允许水平的 50% 即为干预值。随着透析技术的发展，透析液洁净度标准不断提升。

表 2-3　血液透析水的质量和发展

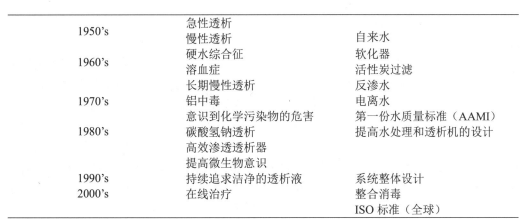

1950's	急性透析	
	慢性透析	自来水
1960's	硬水综合征	软化器
	溶血症	活性炭过滤
	长期慢性透析	反渗水
1970's	铝中毒	电离水
	意识到化学污染物的危害	第一份水质量标准（AAMI）
1980's	碳酸氢钠透析	提高水处理和透析机的设计
	高效渗透透析器	
	提高微生物意识	
1990's	持续追求洁净的透析液	系统整体设计
2000's	在线治疗	整合消毒
		ISO 标准（全球）

AAMI：美国医疗仪器促进协会（the Association for the Advancement Instrumentation，AAMI）
ISO：国际标准化组织（the International Organization for Standardization，ISO）

水污染对人体的毒性作用

透析用水制备的过程虽能较好地去除化学污染，却不能完全去除水中的微生物污染。透析用水微生物污染对 HD 患者的健康存在潜在的不良影响（见表 2-4）。自来水经锰砂、活性炭、树脂、RO 装置等处理后，去除水中大颗粒不溶性杂质、金属离子（钙、镁等）、氯、微生物后，形成透析用水（纯水）后与透析浓缩液配置成透析液用于 HD。但从生物学角度，经处理后失去消毒因子作用的透析用水，在供水管道及储水罐内容易生成生物膜、厌氧菌、内毒素等有害物质。故为保证安全，可靠的 HD 过程，透析用水的监测凸显重要。应用于 HD 水处理系统的多种消毒方法消毒效果虽有不同，但均不能完全去除微生物和内毒素污染。有研究表明当反渗膜使用一段时间后，原水中的极微量物质会在膜表面逐渐堆积，影响膜的性能，导致膜的污染。

表 2-4　透析中常见污染物及其引发症状

污染物	毒性作用	造成毒性的最低浓度
铝	透析性脑病，肾性骨病	0.86mg/L
钙/镁	硬水症候群：恶心、呕吐、肌肉无力、高血压、低血压	0.86mg/L（Ca^{2+}）
氯胺	溶血、贫血、变性血红素血症	0.25mg/L
铜	恶心、畏寒、头痛、肝脏异常、溶血	0.49mg/L
氟	软骨病、骨质疏松症、其他骨病变	1.0mg/L
硝酸盐	变性血红素血症、低血压、恶心	21mg/L（N）
钠	高血压、肺积水、呕吐、头痛、心跳加速、呼吸困难、昏迷、死亡	300mg/L
硫酸物	恶心、呕吐、代谢性酸中毒	200mg/L
锌	贫血、恶心、呕吐、发热	0.2mg/L
微生物	热源反应、发热、畏寒、恶心、低血压、发绀	-

一、透析用水中物质的种类和对机体的影响

透析用水中物质包括微生物、无机盐和不溶性颗粒。

（一）微生物

近年来透析用水的质量越来越受到重视，很多国家和地区为透析用水制定了微生物检测方法，但有其局限性。现行微生物检测均采用传统培养方法，使透析用水中有活性但不可培养细菌数量被严重低估。Bambauer 等人通过一项研究评价了德国 3HD 中心的水和透析液的微生物，发现在透析用水和透析液中革兰阴性（Gram-negative，G^-）菌和内毒素存在最为普遍。透析用水及透析液的污染主要来源于 G^- 细菌裂解产生的内毒素。随着检测技术的进步，有更多的复杂菌种被检出，透析用水及透析液的主要污染菌变为 α、β 变形杆菌及分枝杆菌等 G^- 细菌，有的透析液甚至可以培养出真菌、霉菌及酵母菌。

1.细菌

透析液的细菌污染是血液净化疗法中常见的问题。在水和透析液中常见的细菌是 G^- 细菌和非结核性分枝杆菌，它们特别适应水中生存。由于这类细菌能形成一种叫生物膜的物质，使它能够附着在物体的表面，很难被清除，特别是反渗膜、输送水管道、储水箱等地方，同时生物膜的存在能够保护细菌免受消毒剂对它们杀灭，而且不断释放内毒素。G^- 细菌在透析用水和透析液中存在，当有合适的 pH 值、营养和温度时，它们能很快地繁殖。当透析液被细菌污染后，细菌虽然不能穿过透析膜上微小的孔洞，但其毒素可通过透析膜进入透析患者体内引起热源反应，使患者产生低血压、肌肉痉挛、头痛和发热等症状，严重者可导致休克，从而影响透析患者的生活质量和生存质量。有研究表明，G^- 水生细菌之所以可以在经水处理系统制备的透析用水中具有快速倍增的能力，主要是其生存环境特性决定的。细菌可以被很多种方法杀死，包括加热和化学杀菌，它们也可以被水处理的一些系统过滤掉。消毒时化学消毒剂作用于管路和反渗膜，将污染或定植的 G^- 细菌等微生物杀灭，释放内毒素等致热原，故消毒后短时间内检测内毒素水平反而升高。

2.内毒素

内毒素主要来自 G^- 细菌的细胞壁，其主要由多糖 O 抗原、核心寡糖和类脂质 A 三部分组成，其毒性成分主要为类脂质 A，其相对分子质量约为 2000，不仅活的细菌能分泌出来，死亡的细菌溶解后也能释放出来。内毒素是一种致热源。虽然内毒素一般无法通过透析器半透膜，但是类脂质 A 以及内毒素的碎片还是有一定概率通过透析器半透膜进入血液的，类脂质 A 进入体内后会与巨噬细胞表面的内毒素受体结合，进而诱发单核巨噬细胞等的激活及释放 IL-1、IL-2、TNF、干扰素（Interferon，IFN）等多种促炎症因子，对患者长期预后造成影响。Hosoya 等学者研究发现内毒素通过反弥散进入血液的概率大于反超滤。

当细菌分解，内毒素便被释放出来。因为内毒素能引起透析患者的发热反应，所以它们又被称为致热原，由此而引起患者的反应称热原反应。透析患者长期与含有内毒素的水接触可引发慢性并发症，如免疫功能下降、淀粉样病变、动脉粥样硬化血管疾病、分解代谢亢进等，同时也引起透析患者机体对促红细胞生成素的抵抗。内毒素也会破坏

红细胞结构，诱发患者营养不良，并加重患者贫血，从而影响患者维持血液透析效果。美国哥伦比亚大学医学中心最近 1 项研究表明，降低透析液的内毒素水平可以改善人体对促红细胞生成素的反应，减少其使用剂量，并且贫血的纠正和促红细胞生成素所需剂量的减少与体内炎症状态的改善密切相关。最近的数据还将内毒素暴露导致的慢性炎症与营养不良动脉粥样硬化综合征（MIA 综合征：营养不良、炎症、动脉粥样硬化）联系起来，并将内毒素作为促炎症因子发挥核心作用。

内毒素不是一种活体，不可能被杀死，也很难被清除，所以通常情况下保持水中细菌的低浓度可以避免内毒素的积累。同时保证水和透析液处于流动状态。在水处理系统中去除内毒素的单元是活性炭、反渗膜和超滤膜、内毒素过滤器。有研究将 130781 名透析患者分为 2 组，使用内毒素含量不同的透析液进行每周 3 次的规律透析，结果显示，较高的内毒素水平使患者的全因死亡风险上升了 28%，故提高透析液的微生物纯度可能改善透析患者的临床结局。另一项研究旨在比较不同内毒素污染水平的透析液对炎症因子的影响，结果显示，当透析液中内毒素水平高于 2EU/mL 时诱导炎症因子产生的能力显著升高，内毒素水平较低的透析液可以降低对炎症细胞的激活作用。

3.病毒

病毒体积较大，一般不能通过完整的透析膜，但如果透析膜破损，将增加病毒进入血液的机会。病毒可被很多化学消毒剂杀灭。

（二）化学物质

1.残余氯

残余氯是指水中含氯化合物与游离氯总和，包括一氯胺（NH_2Cl）、二氯胺（$NHCl_2$）等，是氯与存在水中的氨化合反应而生成。以上氯与氨的反应主要受水中 pH 值和氯与氮质量比的控制。游离氯是指水溶性分子氯、次氯酸或次氯酸根或它们的混合物，其相对比例取决于水中 pH 值和温度。有效氯指氯化剂所含的氯中可起氧化作用的比例。Cl_2 含有两个氯原子，在起氧化作用时夺取的电子数为 2e，其有效系数可以认为等于 2Cl=1。无论测定水中氯浓度、次氯酸钠（NaClO）浓度、有效氯、水中残余氯含量，实际都是测定溶液中起氧化作用的氯含量。有效氯被用来进行饮用水的消毒，杀死水中的细菌、病毒和真菌。活性氯和氨反应生成活性氯胺，它具有氧化性，如果患者与高浓度活性氯胺接触，可发生溶血导致急性贫血。氯胺能够以弥散方式通过透析膜所以要求透析用水中活性氯不能超过 0.1mg/L，游离活性氧不能超过 0.5mg/L，活性氯胺的测定方法比较复杂，可通过测定游离活性氯含量来间接监测活性氯胺的水平。

2.可溶性无机盐

如果原水中某些无机盐含量过高，或由于水处理某些元件功能失效，会导致最终 RO 水或透析液中含有某些离子增高和存在微量元素，这些成分异常会引起一系列相关病变和并发症。

透析液中的离子包含钠、钾、钙、镁等。如透析液中钠离子增高会引起头痛、口渴、高血压、肺水肿、精神错乱、心动过速、昏迷。钾离子增高会引起心脏传导阻滞。钙镁离子浓度过高，可引发"硬水综合征"，硬水综合征于 1967 年首次被描述，当时透析装置软水器出现故障，导致 12 名患者接受硬水透析，导致严重的高钙血症和高镁血症，其典型的症状有恶心、呕吐、发热感、血压高、头痛、神经错乱、癫痫、记忆障碍。Hugh

Leonard 描述了 30 名患者在 RO 装置和软水器连续故障后使患者血清钙水平从 2.43mmol/L±0.19mmol/L 上升到 3.92mmol/L±0.51mmol/L，从而导致硬水综合征。透析用水硬度过高可引起硬水综合征，患者表现为恶心、呕吐、乏力、瘙痒、严重高血压、甚至抽搐和昏迷等急性中毒症状；也可以引起慢性中毒症状，例如骨代谢异常、软组织钙化和慢性胰腺炎等。引起硬度改变的离子主要是钙和镁离子，另外锶、锰、铁、铝等阳离子也是产生硬度的重要因素，不过它们的含量比钙和镁少得多，因而常常忽略不计。硬度常以碳酸钙（分子式 $CaCO_3$，相对分子质量 100）的当量来表示，并以水质中含 1ppm $CaCO_3$ 为 1 度。导致透析用水硬度过高的因素包括：①为防止管路生锈腐蚀，通常市水中需要加入一定量氢氧化钙，使自来水呈碱性，以防止铁、铝、铜、铅等市政管材腐蚀，减少维修成本。如果市水硬度很高，且反渗膜的产水率设定较高时，反渗机输出的反渗水的硬度可能会较高。②树脂交换罐饱和，由于再生频率设置失误或再生盐用尽等原因而致。如果水没有在树脂罐中充分软化，硬水中的钙镁离子将被反渗膜截流，如果产水率不大，仍然可以生产出合格的反渗水，但硬水可以很快在反渗膜上结垢，大大缩短反渗膜的使用寿命。③树脂罐容量太小，进入树脂罐的水与树脂作用的时间过短，不能充分与树脂进行离子交换。这主要发生于透析室终端透析机增容，而树脂罐没有相应增容时。④反渗膜破膜或与膜壳之间的密封圈破损位移等，前级水可直接透过而形成不合格的反渗水。

（三）微量元素

包括铝、铜、锌、镉、砷、汞、铅、银、铁、硒、铬、硅和钡等。

1.铝中毒

水中铝的产生是由于自来水中加入硫酸铝，反应生成胶状沉淀，其吸收沉降细菌、胶体以及其他悬浮物质，达到净化水质的目的。世界卫生组织和美国环保署建议，饮用水铝应低于 0.2mg/L。美国环境署调查显示某些城市的自来水的含铝量可高达 2～4mg/L，再加之食物中摄入和使用铝容器，一般铝的摄入量为 3～5mg/d，高志胜等人对面食中铝含量调查分析表明：饼干、挂面、快餐面、快餐米粉、馒头、面包的铝含量平均为 50mg/kg，油炸面食含量为 302mg/kg，其中油条中的铝含量高达 1790mg/kg。另外 HD 患者铝还来源于水加热系统中的铝电极，透析管道系统中的铝泵等。CKD 患者还需使用大量药物纠正内环境紊乱，如口服药物、白蛋白、营养液等均可不同程度地增加患者的铝负荷。当血清中铝含量＞500μg/L 时，可引起急性铝中毒，持续含量在 100～200μg/L 可引起慢性铝中毒。铝中毒可引起低转化骨病，还可引起小细胞低色素性贫血、痴呆、震颤和言语不利。使用地表水的城市，由于水中有大量悬浮颗粒，需要加入明矾（氢氧化铝）使颗粒沉淀。铝在自来水中以化合物形成存在，以铝离子形式存在的量很少，因此与树脂的结合能力很弱，主要靠反渗膜截流。早在 20 世纪 60 年代人们已经认识到部分低转化骨病可能与铝中毒有关，从而将工业用反渗膜用于 HD 领域。使用反渗膜可以有效截流铝，并逆转部分低转化骨病。当反渗膜老化和功能不良时透析用水中的铝浓度上升。以下因素也是导致铝中毒的重要原因：①使用含铝的磷结合剂。②城市水铝浓度过高。反渗膜按一定比例截流铝离子，当城市水铝浓度很高时，虽然按照比例绝大部分铝被截流，但通过反渗膜的铝的绝对量仍然是高的，尤其是当设定的产水比例较高时。③在水路上使用含铝的管路、水阀和水泵，尤其是在透析机内或透析机外的液供应线路上使用含铝的管件。金属铝可在酸性环境下被腐蚀形成离子铝释放进入透析管路。1992 年美国食品药品管理局曾报告 3 例患者使用含铝 A 液管路引起严重铝中毒和神经系统病变而死亡。

铝在人体主要通过肾脏排泄。但由于 CKD 患者肾脏排泄功能大幅下降或丧失，铝可在患者体内蓄积，由于体内 90% 的铝与血浆蛋白（主要是转铁蛋白）结合，一旦出现铝的蓄积很难通过透析清除，进入体内的铝会在多个组织内积聚，并引起毒性作用。

过量摄入铝危害主要表现为骨软化症、骨营养不良、难治性贫血、免疫功能下降、甲状腺功能减退等。铝还可通过血-脑屏障进入脑组织，引起神经元损伤，导致记忆力下降、运动失调等严重的神经毒作用。大量研究表明，铝所导致的神经系统功能障碍是一个长期的病理过程，许多神经系统疾病，如阿尔茨海默病、透析性痴呆、帕金森病等均与慢性铝蓄积有关。因此准确而及时的铝负荷测定是诊断和治疗铝中毒，避免铝在体内蓄积引起不良事件的基础。

（1）对骨骼的影响：骨是铝毒性蓄积主要的靶器官之一。1971 年 Parsons 等首次报告了 CKD 患者骨中铝的蓄积。1976 年 Alfry 等在透析的尿毒症患者中发现铝与透析性痴呆及营养不良性骨折有关。铝中毒后骨组织形态多表现为低运转型骨病，以骨软化症多见。其机制为铝可通过抑制钙离子吸收及使甲状旁腺激素（Parathormone，PTH）下降来影响骨钙吸收，与胶原蛋白结合沉积于骨，抑制成骨细胞与破骨细胞增殖；还可干扰骨磷酸酶产生及骨内钙磷结晶的形成。铝可抑制 α 羟化酶活性，使 1，25（OH）$_2$D$_3$ 减少。因此，铝可直接干扰骨的矿化和骨样组织的成熟。铝中毒骨病的诊断依据为骨组织病理，铝染色后于矿化骨与骨样组织交界面出现铝的沉积。骨中铝沉积与骨吸收指标（破骨细胞数）、骨形成指数（成骨细胞数）、矿化率、骨形成率存在负相关。铝沉积于成骨细胞线粒体内，对细胞增殖、胶原蛋白的合成有直接抑制作用，使未成熟成骨细胞死亡和已成熟细胞失活，进而阻止新骨形成。另外，糖尿病患者因为肠道对铝的吸收增加和铝沉积于骨的速度加快，发生率更高。铝相关性骨病患者常表现为高钙血症、PTH 水平也有不同程度的升高，特别是应用传统的 C 端或中段 PTH 检测法时更为明显。有些患者出现骨膜下侵蚀的影像学表现，并且切除甲状旁腺后临床症状恶化，骨活检显示典型的铝相关性骨病表现，这类患者因此被称为假性甲状旁腺功能亢进症。其他一些观察显示具有铝相关性骨病或铝负荷的患者如果接受甲状旁腺切除手术或应用活性维生素 D 治疗可出现骨骼症状或原有症状恶化。

（2）铝中毒对 PTH 的影响：有学者通过动物实验证实甲状旁腺组织铝水平与铝摄入量呈线性相关。PTH 分泌量与血铝浓度呈反比，并证实了铝并不影响甲状旁腺组织细胞中蛋白质合成或 PTH 前体向 PTH 转化，而是通过抑制 Ca^{2+} 向甲状旁腺组织细胞中转运减少 PTH 分泌。还有一项研究发现，血清全段甲状旁腺激素（intact Parathyroid Hormone，iPTH）、铝水平在骨转化率低于正常者与骨转化率正常或高于正常者之间有显著差异。另一研究发现，骨铝与血钙浓度呈线性相关，推测铝在骨中的积聚阻碍了钙在骨中的沉积，使钙返回血循环中维持一个高血钙水平，从而抑制甲状旁腺组织释放 PTH。

（3）铝中毒对神经系统影响：1972 年报道长期 HD 患者可发生神经系统综合征。所以在透析过程中，铝元素的污染应该受到严格控制。铝中毒引起的神经系统病变主要表现为脑病，其与脑组织铝浓度密切相关，机制可能是铝干扰了脑内一系列酶的生物过程而引起脑组织代谢异常，导致脑功能障碍。一方面铝可通过干扰中枢胆碱能神经递质而影响学习记忆功能，铝可通过抑制胆碱乙酰转移酶活性和合成，提高胆碱酯酶活性，破坏胆碱能神经细胞和影响 Ca^{2+} 释放等来影响学习记忆功能。另一方面铝能造成脑组织氧化损伤，促进脂质过氧化或还原型辅酶 I 氧化，导致超氧阴离子等 ROS 的产生，对细胞产生损害作用。此外，铝还与神经细胞的凋亡、β-淀粉样蛋白表达和脑组织矿物元素代谢相关，但具体的作用机制还需要更深入的研究来阐明。有研究发现，在去铁胺治疗时也可引起类似铝中毒脑病症状，可能与铝在脑组织重新分布有关。

（4）铝中毒对血液系统的影响：非缺铁性的小细胞低色素性贫血和肾性贫血是最常见的与铝相关的血液系统疾病，铝中毒者中的 20%～25% 出现非缺铁性小细胞低色素贫血。其机制可能是铝可使红系造血细胞表面转铁蛋白受体增多并促进铁的摄取。而另一方面，大量铝也可抑制亚铁氧化酶的活性并与转铁蛋白结合，占据铁的结合位点，使得转铁蛋白中铁的结合量降低，造成总铁结合力和未饱和铁结合力降低，从而影响铁的利用。铝可影响 D-氨基-酮戊酸脱水酶活性，D-氨基-酮戊酸脱水酶活性参与血红素的合成，从而造成血红素合成障碍。表现为平均红细胞体积及平均红细胞血红蛋白浓度显著低下，血清铁蛋白含量正常。血清铝升高，铁剂、叶酸治疗无效。

（5）铝中毒者可有内脏转移性钙化：可能的机制是铝在血浆内形成胶体，吸附钙等，导致在体内脏器（脑、心、肾等）沉积。另外，铝中毒骨病患者应用维生素 D 治疗时，高水平血钙也可引起钙的转移性沉积。

铝中毒的临床表现：铝易在组织内聚积，主要表现为铝中毒相关的骨病、脑病、贫血及内脏转移性钙化等综合征。

骨骼系统：主要表现为自发性骨痛、近端肌肉痛、关节不适、功能障碍、病理骨折，骨折常发生于肋骨，儿童可有佝偻病样改变。维生素 D 治疗无效，甲状旁腺切除后常出现骨病加重。X 线表现无特异性。

神经系统：铝中毒神经系统综合征主要是脑功能障碍的表现，又称透析性铝中毒脑病（Dialysis Encephalopathy，DE），多于透析 14～36 个月亚急性起病，进行性发展。早期症状包括不易觉察的人格改变和渐进性语言障碍，包括口吃、口纳、语钝甚至完全失语；运动障碍包括肌痉挛、抽搐和运动性失用；幻听、幻视、空间定向异常和偏执行为异常。这些表现波动性大，其特征是透析后迅速加重，随着时间的延续症状呈持续性并进一步恶化，可出现癫痫。如果不治疗，大部分患者在起病 6～12 月内死亡。该病的特征性实验室检查结果是血铝明显升高通常在 150～350μg/L 之间，脑电图呈现出多灶性慢波和丛发性棘波，伴有广泛节律变慢，CT 一般无异常发现。

血液系统：为非缺铁性小细胞低色素性贫血。贫血症状和体征无特异性，其对促红素治疗反应差。

其他：转移性钙化沉积在不同脏器组织中可有不同的症状和体征，X 线可发现软组织及血管壁透光度下降。

铝中毒的诊断：铝中毒应根据辅助检查结合临床表现确认诊断。组织内铝含量数值及骨铝染色最具有诊断价值。近年来采用血清铝测定、去铁胺（Deferoxamine，DFO）实验及血 PTH 水平作综合分析有助于诊断铝中毒。

血清铝测定：血铝测定采用原子吸收光谱法，有研究认为正常值为（395.16nmol/L±

223.85nmol/L），另一研究认为正常值为（415.14nmol/L±39.96nmolL）。有学者用荧光分光光度法取代前法，简便经济，正常值为（9.99nmol/L±5.18nmol/L）。有研究发现血铝与骨铝无相关性，一次血铝值不能完全反映体内铝的实际负荷。当血铝＞3700nmol/L可诊断高铝血症，可引起铝在体内（骨、脑等）沉积；当血铝＞7400nmoll/L可诊断铝中毒，无须进行 DFO 实验。Ladurner 等用无焰原子吸收光谱法测定血清铝：36 例健康体检者血清铝水平为 9～39μg/L，无年龄、性别差异。Luda 采用类似的方法和仪器检测了 50 例慢性透析患者的血清铝含量，发现其中 5 例血清铝含量波动在 68～718μg/L 之间。最后，他们都被诊断为 DE。研究人员得出结论，慢性透析患者血清铝浓度大于 50μg/L 的被认为是异常的，这类患者有发生 DE 的风险。

DFO 实验：许多研究致力于寻找铝相关性骨病的间接诊断方法。DFO 实验（输注 20～40mg/kg DFO）被用于诊断铝相关性骨病。DFO 是金属元素合剂，它可以与体内骨骼或其他组织中的铝螯合而释放至血液中，对体内的金属元素尤其是铁、铝无论是结合或游离状态均有强大的结合力，形成复合物铝胺。药动学证明，铝中毒骨病患者静脉注射 DFO 后铝胺浓度逐渐上升，至 48h 最高。因此，与静脉注射前比较的血铝差值可代表组织内铝的释放，反映组织中铝的实际负荷。但如果患者没有已知的长达 6 个月或以上时间的铝接触史，DFO 试验的敏感性还会显著降低。大部分资料显示血铝水平仅能反映近期的铝摄入情况。

方法：将 DFO 50mg/kg 稀释于生理盐水或 5%葡萄糖溶液 150mL 中于透析结束时静脉滴注，分别测定使用前及 48h 后血铝值。计算血铝差值，当＞1850nmol/L 为阳性，也有研究认为＞370nmol/L 为阳性。另一研究在透析结束前 30min 静脉滴注 DFO（40mg/kg 加入 5%葡萄糖溶液 250mL），计算 48h 的血铝值，如果差值＞5550nmol/L 为阳性。有作者提倡小剂量 DFO 实验（并发症少），即 DFO 5mg/kg 静脉滴注，当差值＞1850nmol/L 为阳性。应用 DFO 实验会导致很多问题。个案报道显示单次应用 DFO（40mg/kg）即可造成由于眼部损害导致的持久性视觉丧失，铝中毒的治疗过程中，应用 20～40mg/kg 的 DFO 与患者并发严重而致命的毛霉菌病有关，其发生率高到令人难以接受。因此，医生和患者均难以接 40mg/kg 的 DFO 剂量。目前已有研究对较低剂量 DFO 的效果进行了评价。

联合 iPTH 水平可分别预测：①铝中毒骨病，铝差值＞1852nmol/L，iPTH＞150ng/mL（特异性 87%，敏感性 97%）；②增加的铝中毒危险，铝差值＞27750nmol/L，iPTH＜650ng/mL（特异性 92%，敏感性 86%）；③铝过负荷，铝差值＞180nmol/L，iPTH＜150ng/mL（特异性 91%，敏感性 95%）。

骨活检：是诊断铝中毒的金标准，骨活检的指征包括血铝高于 60mg/L 或者虽然血铝低于 60mg/L，但是出现了骨营养不良的症状或影像学的表现，以及化验结果提示需要钙醇或甲状旁腺切除治疗。铝染色后于矿化骨与骨样组织交界面呈线条状沉积为阳性。一般认为骨活检铝染色阳性表面≥25%时可诊断铝中毒骨病。

铝中毒的治疗和预防：

治疗：国内常采用 DFO 20～40mg/kg，每周 2 次，6 个月为一疗程。国外有报道用小剂量（10μg/kg）静脉滴注，2～3 个月后也可获得满意疗效。结合使用高通量透析器血滤、透析滤过或血液灌流治疗，可增加其清除率，提高疗效。DFO 治疗的副作用包括低血压，眼、耳神经毒性，继发感染等，尤以低血压常见。有少数患者发生低血压、头痛，减慢滴速后症状均消失。因铝中毒骨病常伴有相对低水平的 PTH、有关报道补充 PTH 可使骨铝染色下降并保持成骨细胞在较高水平。

预防：铝中毒的主要措施是透析用水检测，用反渗水透析，定期检测透析液中铝含量。注意饮用水质和家庭生活中避免使用铝制品盛煮食物，国际药典委员会规定血液透析用水铝含量<370nmol/L。避免或谨慎使用含铝的磷结合剂，可用碳酸或乙酸钙代替，尽量避免长期应用含铝静脉制剂，如白蛋白。

2.铜

铜是组成血红蛋白的基本微量元素，也是与造血有关的组成成分，参与氧化磷酸酶化作用、单胺的降解、黑色素合成、维生素 C 代谢。铜中毒是由于透析水经过的管道中有离子的释放或在自来水中加入硫酸铜用于去除藻类。当浓度为 400～500μg/L 时，红细胞与游离铜接触可发生急性溶血，引起发热、严重贫血、死亡率增加。

3.锌

锌是将近 70 种酶的基本成分，在透析患者的血浆中，含量为 630～1020μg，引起透析用水锌污染与电镀水箱和水管中锌的释放有关。如果血浆中锌含量>700μg/L，可引起发热、恶心、呕吐和严重贫血。现代水处理设备由于应用离子交换和 RO 设备，保证患者的正常锌含量在 800～1200μg/kg。发生低血浆锌的现象是由于透析引起的丢失或是口服硫酸亚铁影响肠道对锌的吸收。锌缺乏的主要症状有智力障碍、精神症状、视觉障碍、伤口不能愈合、嗅觉减退、畏食、血浆水平低、性功能缺乏。

4.镉

一种由于环境污染而普遍存在于人体内的微量元素。严重镉中毒可导致透析患者慢性镉积累，可引起顽固性贫血。

5.砷

慢性砷中毒可引起皮肤色素沉着、肝脏问题和神经系统的危害。一般情况下，在透析液中的浓度低于最低值。由于它与血清蛋白结合，所以容易蓄积。

6.汞

慢性汞中毒可以产生神经、肾脏损伤和口腔炎等问题，以及震颤、失眠和语言障碍等并发症。

7.铅

铅对透析用水的污染根据城市所处的地理位置不同而异。铅中毒有皮肤和胃肠的表现（急性腹痛、顽固性便秘），也有神经系统的表现（纹状肌麻痹）和红细胞的损伤，其典型表现是红细胞膜上的嗜酸性斑点。铅对透析用水的污染根据城市所处的地理位置不同而异。由于铅和蛋白结合，血液透析滤过不能去除铅。

8.银

对透析用水的污染与整体的微量元素有关，没有临床报道。

9.铁

高浓度的铁可以在许多地下水中以碳酸盐的形式存在。铁在透析用水中不能引起急性并发症。但是，如果长时间与高浓度铁接触可引起含铁血黄素沉积症、贫血和骨病。

10.硒

硒是基本的微量元素，存在于谷胱甘肽过氧化酶内。这种酶能防止蛋白质糖类及脂类被氧化应激。缺乏时可发生充血性心肌病、贫血、免疫功能改变、骨骼肌病变和增加心血管系统的发病率。在透析患者中发现，低硒情况下的硒水平和蛋白分解代谢速度呈正比。因为与蛋白结合，透析不能去掉硒。

11.铬

铬是人体需要的基本微量元素，但当它以六价形式存在时有特殊毒性，可以使皮肤、鼻溃烂。

12.硅

硅是地球表面普遍存在的第二大元素，是位于线粒体中的基本微量元素。在透析患者血浆内可发现高浓度硅，可引起肾脏、骨骼和乳腺的疾病及贫血。

13.钡

钡污染透析用水常常伴有其他微量元素的增加，没有临床反应的报道。

（四）与透析用水和透析液有关的部分不良事件

1.溶血

轻微的溶血没有症状和体征，大量溶血时可看到樱桃红色透明血液自透析器流出，患者出现胸闷、胸痛、恶心呕吐、呼吸困难和心律失常，溶血导致的严重高钾血症可导致心脏停搏。透析过程中多个患者同时出现上述现象，需要立即结束透析。慢性溶血时患者可无症状，但逐步出现贫血，血常规检查可发现网织红细胞升高和血红蛋白下降，患者逐渐出现贫血相关的症状。很多毒物可以引起溶血，包括透析液中过量的氯和氯胺、铜、铁、铅、锌和硝酸盐。在既往发生溶血的事件中，氯胺是报告最多的。氯有很好的杀菌作用，但由于其易于挥发，并且可以和自然界中存在的有机物结合形成有致癌性的三氯甲烷，因此现代自来水公司已经放弃使用。而氯胺化学性质稳定，不与有机物反应形成致癌物，被自来水公司广泛使用作为自来水的消毒剂。氯胺主要在碳罐被吸附。当碳罐容量与终端透析机的容量不匹配时，进入碳罐的水中的氯胺不能被充分吸附；当碳罐饱和时，进入碳罐的氯胺直接流出碳罐；新安装的碳罐，对其吸附能力尚不了解，过高估计碳罐的吸附能力而导致吸附不充分。反渗膜不能阻挡氯胺，如果经碳罐处理的水仍残留氯胺，则氯胺透过反渗膜进入透析用水。20世纪80年代美国费城发生了一次严重的透析室患者集体氯胺中毒溶血性贫血事件，事件的原因是终端透析机扩容3倍，而碳罐却没有相应增容，技师发现了碳罐后的氯胺浓度升高，对碳罐进行再生处理后继续使用（碳罐接近饱和时应当立即更换，再生是无效的）。

下面措施可以预防与氯胺相关的溶血：①AAMI建议每日至少一次在碳罐后取样检测总氯残留浓度，绘制总氯浓度变化曲线，以了解碳罐的饱和程度，提早采取措施。有的透析室只是在工作组检查时才检测一下，这是很危险的。需要严格每日监测总氯情况，在夏季时更应增加监测频率，因为夏季雨季来临，为了减少自来水的污染，自来水公司会增加 ClO_2（二氧化氯）的投放使氯胺的浓度升高，我们不能精确预知碳罐什么时间达到饱和；②通常建议设立两个串联的碳罐，在第一个碳罐后取样检测。当发现氯胺浓度超标时，用第二个碳罐替换第一个碳罐，再安装一个全新的第二个碳罐。这样能保证氯胺浓度绝对是安全的；③不要仅仅检测游离氯，也不要只是检测氯胺，要检测总氯。进行总氯检测时，有的透析室使用的是"有效氯"检测方法，而不是"残余氯"检测方法，这同样是危险的。使用第一种方法当然检测不到残余的微量浓度，但超出安全标准的微量浓度足以对患者造成危害。由铜、锌、铅等离子导致的透析过程中溶血的报告较少。保证前处理和反渗膜的功能完整性、避免在水路（尤其是透析机内外的A液供应管路）上使用含相应金属的管材、阀门和泵件，是避免溶血的重要措施。

2.热原反应

透析用水的细菌和内毒素污染是HD领域的一个永恒话题。水生菌有一个可怕的特性，即使在没有任何营养的纯水中，这种细菌也能很好的成活并增殖，G-细菌死亡时释放出的内毒素进入血液后可引起热原反应。反渗膜可以阻挡99%以上的细菌和内毒素。反渗膜组件损伤时细菌和内毒素可通过反渗膜进入反渗水中。内毒素可来源于反渗水、反渗水供应管路、浓缩液、透析机和透析器的复用过程。热原反应通常发生在透析开始后1h，高通量透析发生的早一些，低通量透析发生的晚一些。患者表现为：寒战发热、恶心呕吐、甚至出现低血压休克，结束透析后症状很快消退。透析用水细菌污染导致的败血症少见，这是因为细菌体积大，不能通过透析膜进入血液。当透析器破膜或复用透析器的消毒剂浓度不够时，细菌可以直接进入血液引起败血症。临床表现跟热原反应相似，但结束透析后症状不能很快消失。自来水公司通常加入足量的消毒剂杀死细菌，使自来水中活细菌含量达到饮用水标准，但并不清除饮用水中的内毒素。市水中的细菌和内毒素主要靠反渗膜阻挡，不使用反渗膜的水处理系统是危险的。20世纪80年代，巴西曾报告一个透析室60名患者严重内毒素反应死亡事件，就是这个原因。要避免热原反应，最重要的措施就是做好透析液和透析用水的监测。措施：至少每月监测透析用水和透析液的细菌和内毒素情况。当新建立透析室时、当怀疑热原反应或败血症时、当供液系统被修理后都应当进行监测。留取反渗水的位置尽量靠近反渗水路的最末端，留取透析液的位置是透析液流出透析器的出口。按照YY0572—2015执行标准进行，建议将培养结果绘制成时间曲线图，从而及早发现可能存在的问题。保证供水线路的流速足够快、管腔内面光滑、减少管路的拐角尤其是死角、减少管路不必要的升降以减少管腔内的空气等措施有助于预防细菌在管路内滋长。

二、其他物质

（一）硝基盐、亚硝基盐、亚硝胺

有机肥料的大量使用，污染了地下水。高浓度的硝基盐可诱发正铁血红蛋白血症，引起发绀和血压下降。正铁血红蛋白的产生决定于大肠的微生物将硝酸盐转化为亚硝酸盐，亚硝酸盐被吸收引起血红蛋白直接氧化为无功能的正铁血红蛋白。

（二）氟化物

氟的相对分子质量只有19，可以很容易由透析液进入血液。城市自来水中通常包含有53μmol/L左右的氟。配制透析液的水中氟含量不能超过1μmol/L，HD患者血清中氟含量不能超过1.3μmol/L，透析患者的氟中毒与自来水中氟浓度过高有关。氟具有氧化性，可以直接干扰多种细胞代谢过程，也可以与有机物结合产生特殊的毒性。因为它是带负电荷离子，可以与阳离子有很强的结合力，降低钙、镁在血清中的含量。高氟的临床并发症开始是恶心、呕吐和心脏兴奋增强，随后发生迟缓性心律失常和手足抽搐。如果氟与钙结合可以干扰血液凝固，有出血点和使受伤部位增加出血危险性，如果不及时处理可能引起死亡。长期低水平的氟中毒可造成骨软化和骨质疏松。

（三）气体

包括氧气、氨、硫化氢、氮和氯等。

三、不溶性颗粒和纤维

水中含有大量的不溶性颗粒、纤维和胶体，像沙子和泥土等。在水处理过程中要通过过滤器去除，以防损坏设备和反渗膜。

表 2-5　透析用水：欧洲药典、AAMI 和 SOP-2022 标准中化学污染物允许限值的比较

污染物 ppm	欧洲药典（mg/L）	AAMI RD62（mg/L）	SOP-2022（mg/L）
铝	0.01	0.01	0.01
铵	0.2		
锑		0.005	0.006
砷	0.005		0.005
钡		0.1	0.5
铍		0.0004	0.0004
镉		0.001	0.001
钙	2（0.05mmol/L）	2	2（0.05mmol/L）
氯胺		0.1	
总氯	0.1		0.1
游离氯		0.5	
氯化物	50		
铬		0.014	0.014
铜		0.1	0.1
氰化物		0.002	
氟化物	0.2	0.2	0.2
铅	0.1	0.005	
镁	2（0.07mmol/L）	4	4（0.15mmol/L）
汞	0.001	0.0002	0.0002
硝酸盐	2	2	2
钾	2（0.1mmol/L）	8	8（0.2mmol/L）
钠	50（2.2mmol/L）	70	70（3.0mmol/L）
硒		0.09	0.09
银		0.005	0.005
硫酸盐	50	100	100
铊		0.002	0.002
锌	0.1	0.1	0.1

表 2-6　透析用水与透析液的细菌和内毒素的标准

		AAMI RD52：2004 RD62：2006	欧洲药典 EUR PH 1992	中国 FDA YY0572 2005	ISO 13959 2009	ISO 11663 2009	中国卫生部血液净化 SOP
透析用水							
细菌	CFU/mL	200（干预 50）	100	100	100	-	200
内毒素	EU/mL	2（干预 1）	0.25	1	0.25	-	2

续表

		AAMI RD52：2004 RD62：2006	欧洲药典 EUR PH 1992	中国FDA YY0572 2005	ISO 13959 2009	ISO 11663 2009	中国卫生部血液净化 SOP
透析液							
细菌	CFU/mL	200（干预50）	-	-	-	100	-
内毒素	EU/mL	2（干预1）	-	5	-	0.5	-

表 2-7　透析用水：欧洲药典和 AAMI 标准中化学污染物允许限值的比较

污染物	欧洲药典	AAMI RD62
细菌（CFU/mL）	100	200
内毒素（EU/mL）	0.25	2

四、超纯水的研究进展

按照 AAMI 规定，HD 液通常定义为两种：常规血液透析液（Conventional Dialysate，CD）和超纯血液透析液（Ultra-Pure Dialysis Fluid，UD）。

表 2-8　CD 与 UD 的比较（AAMI）

血液透析液（CFU/mL）	透析用水		透析液	
	细菌菌落计数（EU/mL）	内毒素（CFU/mL）	细菌菌落计数（EU/mL）	内毒素（CFU/mL）
CD	<200	<2	<200	<2
UD	无	无	0.1	0.03

表 2-9　最终透析液的纯度分级

美国 AAMI RD-52	ISO 11663—2009
标准：细菌<200CFU/mL 内毒素<2EU/mL	标准：细菌<100CFU/mL 内毒素<5EU/mL
超纯：细菌<0.1CFU/mL 内毒素<0.03EU/mL	超纯：细菌<0.1CFU/mL 内毒素<0.03EU/mL
输注用透析液	无菌无热源液及在线生产的置换液
细菌<1×10^{-6}（CFU/1000liter）	细菌<1×10^{-6}（CFU/1000liter）
内毒素<0.03EU/mL	内毒素<0.03EU/mL

超纯水是通过复杂的 RO 技术获得的纯化水，其纯度可达到静脉注射用水的标准，以超纯水配制浓缩透析液 A 与 B 再经超滤器滤过后形成 UD。UD 因其可以减少透析中不适反应、炎症反应而被广泛采用。2004 年 AAMI 提出了 UD 概念，是指与 CD 相比，其细菌菌落计数<0.1CFU/mL，内毒素含量<0.03EU/mL。"超纯"一词是在 20 世纪 80 年代初创造的，用于表示比标准纯化液更纯净的透析液，可以替代无菌无热源透析液。

（一）微炎症

慢性炎性反应普遍存在于 CKD 患者中，通常是以单核巨噬细胞系统激活，IL-1、IL-6、TNF-α等促炎性因子释放为核心的慢性炎症过程，这种炎症有别于病原微生物感染，也不同于全身炎性反应综合征，这种持续性炎症是心血管病变重要的危险因素，有学者称其为尿毒症的"微炎症状态"。CRP 作为炎性反应蛋白，是慢性炎症状态下细胞因子产生的标志。Canaud 在 32 年前就提出了超纯液体是"未来透析的需要"。超纯透析液已被证明可降低慢性炎症反应和相关的标志物。有研究表明，肾脏病患者透析前 CRP 就高于正常标准，CRP 升高提示持续的炎症状态。而炎性因子 IL-6 的升高，也与 HD 患者心血管病变密切相关，CRP 和 IL-6 是 HD 患者病死率高的最重要危险因素。近年来，多个临床研究发现，采用 UD 治疗的维持性血液透析（Maintenance Hemodialysis，MHD）患者 CRP 及 IL-6 的水平较 CD 组显著下降。这说明 UD 可以改善 MHD 患者的炎性反应。

（二）营养不良

营养不良是影响 MHD 患者生存率的重要独立危险因素。也是尿毒症常见的并发症之一。Bergstrom 等提出，尿毒症患者存在两种类型的营养不良：Ⅰ型为单纯营养不良，主要与尿毒症毒素有关或相关因素如饮食限制、透析不充分、缺少活动、社会因素等有关，表现为血清白蛋白水平中度降低，但促炎性细胞因子水平并不升高。Ⅱ型营养不良可能与炎症有关，常伴有明显的低白蛋白血症，而 CRP 和促炎性细胞因子升高，可能是营养不良患者造成的机体防御功能下降，对感染具有易感性。Ⅰ型营养不良可以通过充分的透析和营养物质的补充来纠正；而Ⅱ型营养不良的纠正，需要充分有效的控制炎症状态。三头肌皮褶厚度、上臂围、上臂肌围、透析后干体重、血红蛋白、白蛋白、前白蛋白等常作为评判营养不良的参考指标。Schiffl 通过前瞻性研究发现 UD 可改善长期透析患者的营养状态，其研究纳入 MHD 患者（48 例）在使用 UD 透析后对炎症和营养不良的影响，结果显示，UD 组较 CD 组，透析后干体重、上臂肌围、血红蛋白等显著上升，同时炎性因子 CRP、IL-6 明显下降。因此认为，UD 可以改善 MHD 患者的营养不良状况。

（三）血脂异常

血脂异常是 MHD 患者心血管并发症的一项独立危险因素。在透析患者中，血脂异常通常表现为总胆固醇（Total Cholesterol，TC）、脂蛋白 a、低密度脂蛋白（Low Density Lipoprotein，LDL）、甘油三酯（Triglyceride，TG）、极低密度脂蛋白（VLDL）等的升高及高密度脂蛋白（High Density Lipoprotein，HDL）的降低。Hirokazu 等人在一项纳入 126 名尿毒症患者的前瞻性研究表明，UD 可以改善慢性炎症状态、氧化应激和脂质异常，有助于降低心血管疾病风险并最终降低 HD 患者的死亡率。Schiffl 等观察了 40 例血液透析患者（CD 组 21 例，UD 组 19 例）的 TC、TG、LDL、氧化修饰低密度脂蛋白（oxidized Low Density Lipoprotein，ox-LDL）及 HDL 水平。其结果表明两组在基础值无明显差异的情况下，透析 24 个月后，CD 组与基础值相比 TC 升高了 5%，TG 升高了 21%，HDL 降低了 10%，ox-LDL 升高了 15%；而 UD 组 TC 降低了 4%，TG 降低了 7%，HDL 升高了 11%，ox-LDL 降低了 9%。由此说明，UD 可以改善 MHD 患者的血脂异常并减轻氧化应激。

综上所述，血液透析液中细菌、小片段细菌 DNA 及内毒素等物质，这些物质可通过滤过膜反超入血液，从而激活单核细胞产生炎性因子引起炎性反应。MHD 患者血脂代谢素乱及营养不良常和炎性反应并存。CRP 和细胞炎性因子可以抑制肝脏对清蛋白 mRNA 的表达，减少血浆清蛋白的合成，加速蛋白质分解；炎性因子（如 TNF-α）可以抑制胃酸分泌，抑制肠蠕动；炎性因子还可以促进脂肪细胞合成瘦素，直接抑制下丘脑摄食中枢。营养不良使机体的免疫功能下降，淋巴细胞数量减少且功能下调，容易引起反复持续的感染，导致微炎症状态的慢性存在，并加重慢性炎症，使营养不良进一步恶化。营养不良又可引起脂代谢素乱，引起血脂异常。采用高纯度的血液透析液治疗可以改善患者的微炎症、营养不良、血脂异常、免疫功能等。

五、透析用水处理设备的基本要求

透析用水处理设备的产水水质必须符合并达到透析用水国家行业标准《血液透析及相关治疗用水》（YY 0572—2015）的要求，具体标准如下。

1.生物污染物标准

①透析用水中的细菌总数≤100CFU/mL，细菌总数＞50CFU/mL 时应给予干预；②透析用水中的内毒素含量≤0.25EU/mL，内毒素含量＞0.125EU/mL 时应给予干预。

2.化学污染物标准（见表 2-5）

六、透析用水处理设备与管理规范

1.软水器出水硬度的监测

目前常用软化媒介多为树脂材料，本文以树脂罐为例，供其他类型软水器参考。

（1）监测频率：每天 1 次。

（2）合格标准：树脂罐（软水器）的出水硬度，推荐＜1（Grams Per Gallon，GPG）（或 17.1mg/L）。

（3）监测方法：建议每天透析治疗前进行检测，应在水处理设备运转状态下，打开树脂罐（软水器）的出水取样阀，放水至少 60s 后，采集样本进行测定并记录结果。

（4）树脂罐（软水器）出水硬度超标常见原因及处理方法：①再生周期过长或再生水流量过大：需要根据设备软水控制器控制方式，调整再生周期或再生制水量；②盐水未饱和、盐水量不足：应保证盐桶中有足够的饱和盐水，检查吸盐管；③控制头故障，再生未正常进行：检查控制头设定是否正常，观察控制头动作状态，维修或更换控制头；④控制头或中心管密封泄漏：检查更换密封件；⑤树脂罐产生偏流，树脂丢失：加强再生反向冲洗，更换或补充树脂。

2.活性炭罐出水总氯的监测

（1）监测频率：每天 1 次。

（2）合格标准：活性炭罐出水的总氯含量≤0.1mg/L。

（3）监测方法：每天开始透析治疗前，透析用水处理设备运转至少 15min 后开启活性炭罐出水取样阀，取样进行测定并记录。

（4）问题处理：活性炭罐出水的总氯含量＞0.1mg/L 时应立即停止该水处理设备供水，查找并处理相关原因，常见原因及处理方法如下：①反向冲洗周期过长：需要调整反向冲洗周期；②用水量增加，活性炭充填量不足：补充活性炭；③控制头故障或设定错误：检查控制头设定是否正常，观察控制头动作状态，维修或更换控制头；④控制头或中心管密封泄漏：检查并更换密封件；⑤活性炭被包裹或丢失：加强反向冲洗，更换或补充活性炭。

3.透析用水的生物污染物监测

（1）监测频率：细菌培养应至少每月 1 次；内毒素检测至少每 3 个月 1 次。

（2）合格标准：检测结果必须符合并达到上述国家行业标准《血液透析及相关治疗用水》（YY 0572—2015）的要求。

（3）监测方法：取样点至少应包括供水回路的末端。样本取样口应保持开启并放水

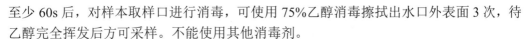

至少 60s 后，对样本取样口进行消毒，可使用 75%乙醇消毒擦拭出水口外表面 3 次，待乙醇完全挥发后方可采样。不能使用其他消毒剂。

（4）透析用水生物污染物超标的常见问题及处理方法：①未进行有效消毒：检测透析用水细菌数＞50CFU/mL，或内毒素＞0.125EU/mL 时，应进行水处理系统完整消毒；②反渗透膜密封件泄漏：检查更换密封件；③反渗透膜破损：更换反渗透膜。

4.透析用水的化学污染物监测

（1）监测频率：至少每年测定 1 次。

（2）合格标准：检测结果必须符合上述国家行业标准《血液透析及相关治疗用水》（YY 0572—2015）的要求。

（3）监测方法：取样点应至少包括供水回路的末端。取样口应开启至少 60s 后用专用容器取样，送检测定。

（4）常见问题及处理方法：①反渗透膜密封件泄漏：检查更换密封件；②反渗透脱盐率下降：降低回收率，更换反渗透膜；③反渗透膜破损：更换反渗透膜。

（5）特殊情况下透析用水处理设备的监测与处理：疑似透析用水污染物超标、新安装的水处理设备、更换反渗透膜后、更换透析用水供水管路后的水处理设备，必须进行系统性的消毒处理，理化与生物污染检测达标后，方可投入使用。

5.透析用水处理设备的维护

（1）维护原则：

1）透析用水处理设备的滤芯、活性炭、树脂、反渗膜等需根据水质检测结果或按照制造商的规定进行调试、维护、保养与更换，并记录和保存文档。

2）透析用水处理设备每年应进行一次全面的维护、保养和检测，包括报警功能模拟测试、电气检测等，确保设备的正常运行。并应有相应的维护记录。

3）每天监测水处理设备的实际产水量，在制造商标识的最低温度条件下应该不少于实际透析所需的水使用量，进行记录。

（2）前处理系统的维护：

1）滤芯式滤器：建议每天监测滤器入口和出口的压力，当水阻压力（入口压力减去出口压力）大于 00.6MPa 应更换滤芯，或根据情况定期更换，更换周期应小于 3 个月。

2）每天巡视观察砂滤、树脂、活性炭罐控制阀（头）的工作情况。各控制器的显示时间应与当前时间相符，误差大于 30min 应校准；观察自来水进水水压、砂滤、树脂、活性炭罐出水水压；检查设定的自动反向冲洗时间是否正确，观察反向冲洗过程是否正常；当砂滤、树脂、活性炭罐水阻增大，不能满足反渗透主机用水时应查找原因；砂滤罐反向冲洗，活性炭罐反向冲洗，树脂再生应分别进行。

3）观察树脂罐的工作情况，控制阀（头）能正常吸入饱和盐水、向盐箱注水，应对盐箱进行监测以确保盐溶液的饱和度符合使用要求，并确保有足够的盐溶液以保证软水器的正常运行。盐充足的标准为盐箱内持续可见未溶解盐，发现盐量不足时，应及时添加。

4）如果活性炭颗粒被污物包裹、结块、破损、缺失等导致与水的有效接触面积及接触时间减少，将导致清除总氯能力下降（此时检测活性炭罐出水总氯含量＞0.07mg/L）。此时可对活性炭罐进行反向冲洗、维护等处理，如果仍不能达标，在排除其他原因后，必须更换活性炭滤料。

5）钠型阳离子树脂颗粒破损、结块、缺失、失效、再生不良等，导致其清除钙、镁离子能力下降，经有效再生仍不能满足临床需要（如不能满足1天透析用水），并排除其他原因，必须更换树脂。

（3）透析用水处理设备主机的维护：

1）反渗透水处理组件（反渗透机）是透析用水处理设备的核心组件。工作时观察高压泵出口、反渗透机产水（透析用水）与排水（浓水）侧的压力，反渗透机进水、产水的电导率变化，产水与排水的流量，进水温度等重要参数。反渗透水供水压力控制在0.10～0.3MPa，产水量应大于最大用水量的20%。

2）监测透析用水电导率：监测可直接反映反渗透水处理机产水水质（离子）变化。电导率与水中含盐量呈正相关。当透析用水电导率明显升高、反渗透水处理的脱盐率小于95%时，应考虑反渗透膜老化、损坏，应对透析用水进行化学污染物检测，确定透析用水是否合格。

3）下述情况时应更换反渗透膜：①透析用水处理设备的产水水质下降，脱盐率下降至95%以下，清洗无效；②产水量不能满足需要，清洗无效，排除其他可纠正因素；③反渗透组件损坏（破膜、膜脱落、被氧化）。

4）更换反渗透膜组件后，应对系统进行消毒，并对透析用水进行化学污染物检测和细菌、内毒素检测。

6.透析用水处理设备（包括反渗透水处理主机）的消毒

（1）根据透析用水处理设备使用说明书内要求确定消毒周期。

（2）检测透析用水细菌数>50CFU/mL，或内毒素>0.125EU/mL时，应进行主动性干预处理。处理方法根据设备的不同分为热消毒和化学消毒，按照产品说明书选择。

1）热消毒：

a.反渗透膜热水消毒：80℃≤水温≤85℃，维持该温度的时间应>20min，但透析治疗前必须降至常温。

b.热水供水管路消毒：回水端水温≥85℃，该有效温度的维持时间应>20min，准备透析治疗前降至常温。

2）化学消毒：

a.常用的化学消毒剂有过氧乙酸（有效浓度1500～2000mg/L，水温<25℃，浸泡时间≤2h）和透析用水处理设备专用消毒剂，按说明书使用。消毒液应具有国家药品监督管理局颁发的注册证、生产许可证，或者具有所在地省级卫生健康行政部门发放的卫生许可证或备案的消毒液商品。

b.根据不同消毒剂的使用方法，应监测最小有效浓度、接触时间，每次消毒后，必须测定消毒剂的残留浓度。

c.复合膜消毒：不能用含氯消毒剂消毒。氧化性药剂（如过氧乙酸）均会对反渗透膜造成一定的破坏，应节制使用。

d.供水管路消毒：常用化学消毒剂有过氧乙酸（有效浓度1500～2000mg/L）、含氯消毒剂（有效浓度1500～2000mg/L）和专用消毒剂，按说明书选择使用。

e.化学消毒完成后，必须对透析用水处理设备主机和供水管路进行完整的冲洗，特别注意供水主管道与透析机之间的连接软管的消毒液冲洗干净。

f.准备透析治疗前确保管路各处透析用水消毒剂残留在安全范围内（注意供水管路与透析机进水管连接三通处），建议检测透析机排水。消毒剂残留量超标（过氧乙酸残余≥1mg/L、总氯含量≥0.1mg/L）者，严禁用于透析治疗。

（3）水路盲端消毒方法：目前血液透析机、透析用水处理设备及供水管路的常规消毒方法中，供水管路出口和透析机之间的连接管路部分经常是消毒的盲区。解决方法：透析用水的供水管路进行消毒时，用含有消毒剂的水或者热水来回冲洗透析机（透析机必须处于水洗操作状态）。若使用化学消毒剂消毒可监测透析机排水中消毒剂的浓度，待消毒剂有效浓度达标（过氧乙酸：有效浓度 1500～2000mg/L；含氯消毒剂：有效浓度 1500～2000mg/L）后即可停机进行浸泡，浸泡结束后应对每台透析机进行彻底的水洗操作，并检测化学消毒剂的残留，残留量符合标准（过氧乙酸残余＜1mg/L、总氯含量＜0.1mg/L）方可使用。

7.透析用水处理设备停机后再启动的处理程序

透析用水处理设备停机≥48h 时，使用前必须进行一次透析用水处理设备的系统性消毒，包括主机和供水管路，要求细菌和内毒素水平必须达到上述透析用水国家行业标准。

参考文献

[1] KASHIWAGI T，SATO K，KAWAKAMI S，et al.The performance evaluation of endotoxin retentive filters in haemodialysis [J].Journal of Nippon Medical School，2011，78（4）：214.

[2] BERESCHENKO L A，HEILIG G H，NEDERLOF M M，et al.Molecular characterization of the bacterial communities in the different compartments of a full-scale reverse-osmosis water purification plant [J].Applied and Environmental Microbiology，2008，74（17）：5297-5304.

[3] 国家食品药品监督管理局.血液透析及相关治疗用水 YY0572-2015 [S].北京，2015.

[4] LOO L W，LIEW Y X，CHOONG H L，et al.Microbiology and audit of vascular access-associated bloodstream infections in multi-ethnic Asian hemodialysis patients in a tertiary hospital [J].Infect Dis（Lond），2015，47（4）：225-230.

[5] BAMBAUER R，SCHAUER M，JUNG W K，et al.Contamination of dialysis water and dialysate [J].Asaio Journal，1994，26（4）：45-49.

[6] SCHIAVANO G F，PARLANI L，SISTI M，et al.Occurrence of fungi in dialysis water and dialysate from eight haemodialysis units in central Italy [J].J Hosp Infect，2014，86（3）：194-200.

[7] KASHIWAGI T，SATO K，KAWAKAMI S，et al.The performance evaluation of endotoxin retentive filters in haemodialysis [J].Journal of Nippon Medical School，2011，78（4）：214.

[8] HOSOYA N，SAKAI K.Backdiffusion rather than backfiltration enhaces endotoxin transport through highly permeable dialysis membranes [J].ASAIO Trans，1990，36（3）：M311-M313.

[9] VALERI A，LEE B，DUFFY J，et al.Benefits of the nephros dual stage ultrafilter in chronic hemodialysis patients：evidence for improved ESA responsiveness [J].Case Rep Nephrol Dial，2016，6（1）：8-13.

[10] PANICHI V，ROSATI A，BIGAZZI R，et al.Anaemia and resistance to erythropoiesis-stimulating agents as prognostic factors in haemodialysis patients：results from the RISCAVID study [J].Nephrol Dial Transplant，2011，26（8）：2641-2648.

[11] PECOITS-FILHO R，LINDHOLM B，STENVINKEL P.The malnutrition，inflammation，and

atherosclerosis（MIA）syndrome-the heart of the matter [J].Nephrol Dial Transplant，2002，17 Suppl 11：28-31.

[12] HASEGAWA T，NAKAI S，MASAKANE I，et al.Dialysis fluid endotoxin level and mortality in maintenance hemodialysis：a nationwide cohort study [J].Am J Kidney Dis，2015，65：899-904.

[13] PRADITPORNSILPA K，TIRANATHANAGUL K，SUSANTITAPHONG P，et al.Effects of different levels of endotoxin contamination on inflammatory cytokine production by peripheral blood mononuclear cells after high-flux hemodialysis [J].Blood Purif，2011，32（2）：112-116.

[14] FREEMAN R M，LAWTON R L，CHAMBERLAIN M A.Hard-water syndrome [J].N Engl J Med，1967，276（20）：1113-1118.

[15] LEONARD H，PILE T.Hard water syndrome：a case series of 30 patients from a London haemodialysis unit[J].Clin Kidney J，2020，13（1）：111-112.

[16] WHO.Guidelines for drinking-water quality [M].3RD EDITION.GENEVA，2008，301-303.

[17] ROBERTS N B，CLOUGH A，BELLIA J P，et al.Increased absorption of aluminium from a normal dietary intake in dementia [J].J Inorg Biochem，1998，69（3）：171-176.

[18] SPRAGUE S M，CORWIN H L，TANNER C M，et al.Relationship of aluminum to neurocognitive dysfunction in chronic dialysis patients [J].Arch Intern Med，1988，148（10）：2169-2172.

[19] LADURNER G，WAWSCHINEK O，POGGLITSCH H，et al.Neurophysiological findings and serum aluminium in dialysis encephalopathy [J].Eur Neurol，1982，21（5）：335-339.

[20] LUDA E.The EEG in progressive dialysis encephalopathy：the EEG in diagnosing and screening for PDE.（Part.I）[J].Ital J Neurol Sci，1984，5（4）：369-373.

[21] MILLINER D S，NEBEKER H G，OTT S M，et al.Use of the deferoxamine infusion test in the diagnosis of aluminum-related osteodystrophy [J].Ann Intern Med，1984，101（6）：775-779.

[22] BOELAERT J R，FENVES A Z，COBURN J W.Deferoxamine therapy and mucormycosis in dialysis patients：report of an international registry [J].Am J Kidney Dis，1991，18（6）：660-667.

[23] LAMAS J M，ALONSO M，SASTRE F，et al.Ultrapure dialysate and inflammatory response in haemodialysis evaluated by darbepoetin requirements-a randomized study [J].Nephrol Dial Transplant，2006，21（10）：2851-2858.

[24] BERGSTRÖM J，LINDHOLM B.Malnutrition，cardiac disease，and mortality：an integrated point of view [J].Am J Kidney Dis，1998，32（5）：834-841.

[25] SCHIFFL H，LANG S M，STRATAKIS D，et al.Effects of ultrapure dialysis fluid on nutritional status and inflammatory parameters [J].Nephrol Dial Transplant，2001，16（9）：1863-1869.

[26] HONDA H，SUZUKI H，HOSAKA N，et al.Ultrapure dialysate influences serum myeloperoxidase levels and lipid metabolism[J].Blood Purif，2009，28（1）：29-39.

[27] 陈香美.血液净化标准操作规程[M].北京：人民军医出版社，2021.

董文敬（撰写）　杨海侠（审校）

第三章 抗凝剂相关并发症

血液净化技术发展迅速，已成为 ESRD 患者不可或缺的一种主要的治疗手段。在血液透析过程中，抗凝材料的研究有了很大进展，但就目前应用的生物材料还需要抗凝剂来保持体外循环的通畅。随着血液净化技术不断发展，尿毒症患者的生存率提高，但 HD 患者出现出血与血栓性疾病的并发症及死亡率仍然很高，有关影响的因素需进一步研究。抗凝治疗是提高 HD 生物相容性，保证 HD 顺利进行的重要环节。抗凝剂的种类包括如下几种：①抑制凝血因子合成药物：香豆素类（华法林）、茚二酮类（双苯茚二酮）；②增强凝血抑制因子活性药物：肝素、低分子量肝素、磺达肝癸钠以及类肝素（藻酸三酯、戊聚糖多硫酸酯）；③抑制凝血因子活性药物：合成的蛋白酶抑制药（甲磺酸萘莫司他、阿加曲班）、抗凝血酶药物（水蛭素）、抗凝血因子 Xa 药物（利伐沙班）以及抗凝血因子IXa 药物；④凝血抑制因子制剂：抗凝血酶III、蛋白 C、血栓调节蛋白、肝素辅助因子II、组织因子途径抑制因子等制剂；⑤抗血小板药物。常用的抗凝药物包括三大类，即抗凝药物、抗血小板药物和溶栓药物。抗凝药物又包括静脉抗凝药物和口服抗凝药物。目前应用于血液净化技术主流的抗凝方式主要有普通肝素、低分子肝素、枸橼酸钠、阿加曲班等。ESRD 患者常有血小板功能不良，许多急危重症患者本身就伴有高危出血倾向。肝素作为应用最广泛的抗凝剂，由于其全身抗凝作用，致使高危出血患者在治疗过程中出血的发生率高达 10%～30%，为了防止出血并发症的发生，人们进行了许多抗凝方法的探索和尝试，如小剂量肝素法、无肝素法、低分子肝素、前列环素、重组水蛭素等，但均有一定的局限性和并发症。如无肝素法需要高流量，使用盐水冲洗还会增加容量负荷，血流动力学不稳定的危重患者难以耐受。局部肝素法中和鱼精蛋白可能发生反跳现象。低分子肝素不能完全避免对系统凝血功能的影响；前列环素由于具有扩血管作用，可能引起严重的低血压。本文就目前血液净化抗凝剂的应用进行阐述。

一、普通肝素（Unfractionated Heparin，UFH）

UFH 于 1916 年由美国 John Hopkins 大学的 Jay McLean 首次发现，并且于 1934 年作为抗凝血药物用于临床，UFH 是一种非均相的高度硫酸化的线性葡萄糖胺聚糖混合物，其分子量为 2000～40000Da。UFH 作为血液净化经典抗凝剂，已在临床广泛使用，但由于出血及其他副作用而逐渐被低分子肝素取代。

（一）UFH 剂量选择、给药方式及停药时机

1.UFH 剂量选择

（1）HD、血液滤过或血液透析滤过：一般首剂量 37.5～62.5U/kg（0.3～0.5mg/kg），追加剂量 625～1250U/h（5～10mg/h），间歇性静脉注射或持续性透析器/滤器前静脉输注（常用），血液透析结束前 30～60min 停止追加。应依据患者的凝血状态个体化调整

剂量。

（2）血液灌流、血浆吸附或血浆置换：一般首剂量为 62.5～125U/kg（0.5～1.0mg/kg），追加剂量 1250～2500U/h（10～20mg/h），间歇性静脉注射或持续性透析器/滤器前静脉输注（常用），预期结束前 30min 停止追加。实施前给予 500U/dl（4mg/dl）的肝素生理盐水预冲、保留 20min 后，再给予生理盐水 500mL 冲洗，有助于增强抗凝效果。肝素剂量应依据患者的凝血状态个体化调整。

（3）连续性肾脏替代治疗：采用前稀释的患者，一般首剂量为 1875～2500U（15～20mg），追加剂量为 625～1250U/h（5～10mg/h），静脉注射或持续性透析器/滤器前静脉输注（常用）；采用后稀释的患者，一般首剂量为 2500～3750U（20～30mg），追加剂量为 1000～1875U/h（8～15mg/h），静脉注射或持续性静脉输注（常用），治疗结束前 30～60min 停止追加。抗凝药物的剂量应依据患者的凝血状态个体化调整。治疗时间越长，给予的追加剂量应逐渐减少。

2.UFH 的给药方式

目前有两种常用的给予肝素方法：第一种，首剂量后给予连续的肝素注入；第二种，首剂后给予必要的首剂重复给药。

（1）连续注入法：给予起始剂量，此种方法优于通过动脉管路注入。因为将 UFH 注入动脉管路需要通过新进入的非肝素化的血液泵入透析器，直到负荷量通过体外循环管路达到体内成为抗凝血。

（2）单一剂量或重复给药法：给予起始剂量，然后根据情况增加 1000U 或 2000U。

3.停药时机

停止肝素输注时机。透析患者肝素的半衰期平均为 50min，范围从 30min 到 2h。对一个肝素平均半衰期为 1h 的患者，如果肝素注射延长全血部分凝血活酶时间（Whole-blood Partial Thromboplastin Time，WBPTT）或全血凝固时间（Activatedclotting Time，ACT）达到要求的基础值+80%，大约在透析结束前 1h 停止肝素注入可以使透析结束时 WBPTT 或 ACT 在基础值+40%。静脉插管患者肝素注入通常在透析结束前终止。

（二）UFH 的药理作用机制

UFH 是一种负电荷黏多糖分子的非均匀混合物，结合抗凝血酶（Antithrombin，AT）III（低剂量）和肝素辅助因子 II（高剂量），并增加组织因子抑制剂，以产生抗凝血作用。UFH 作为 AT-III 的辅助因子，能增强 AT-III 与凝血酶、活化型凝血因子 IX、Xa、XIa、XIIa 和激肽释放酶结合，并抑制其活性，AT-III 可与 VIIa 结合，抑制组织因子/VIIa 复合物的形成。肝素可加速 AT 与上述凝血因子结合反应达千倍以上，因此肝素在体内具有很强的抗凝活性。肝素不仅与 AT 结合，而且还与许多其他蛋白质和细胞结合，从而对许多身体功能产生不可预知的影响。肝素与非 AT 蛋白的结合限制了肝素作为 AT 的辅助因子的数量，从而降低了其抗凝作用。普通肝素除具有抗凝作用外，还具有抗炎、抑制免疫复合物介导疾病、调节细胞增殖、扩张血管与降压、影响脂质代谢等作用。

（三）UFH 的体内代谢过程

UFH 口服不被吸收，静脉给药后 80% 与血浆蛋白结合发挥抗凝作用。并且肝素/AT-III/凝血酶复合物形成后，肝素可从该复合物解离，再次与其他 AT-III 分子结合、发挥增强抗凝作用。肝素/ATIII/凝血因子复合物经网状内皮系统清除。

（四）UFH 的不良反应

1.出血

出血是肝素的主要不良反应，肝素用量过大可引起出血。据报道，不同剂型的肝素大出血的发生率在 1%～33%，致命性出血发生率约 4.64%，常伴随于创伤、术后不久、消化性溃疡或血小板功能障碍。临床表现为：皮肤瘀点、瘀斑、血肿和咯血、血尿及消化道出血。对于肝素引起的出血可使用鱼精蛋白拮抗。1mg 鱼精蛋白可拮抗 1mg（125U）肝素，但临床应用时应考虑肝素的半衰期和代谢，调整鱼精蛋白使用剂量。

2.诱发的血小板减少

使用肝素类制剂而诱发的血小板减少，合并血栓形成或原有血栓加重的病理生理现象称为肝素诱导的血小板减少症（Heparin-induced Thrombocytopenia，HIT）。目前研究显示UFH 作为抗凝剂的患者，10%HD 患者血浆中存在 HIT 抗体，而 HIT 发生率为 0.1%～5.0%。HIT 发生与肝素药物剂量、给药方案无关，主要与肝素类型有关，UFH 发生率较低分子量肝素高。因为 HIT 是由肝素-血小板蛋白-PF-4 复合物的抗体引起的，虽然这些抗体在许多患者中出现的频率较高，但只有少数患者出现临床相关并发症。无论患者在 HIT 中是否有确定的血栓，HIT 是一种高凝状态，必须立即启动替代抗凝。根据发生机制不同，临床上将 HIT 分为两型，I 型为良性反应型，II 型为免疫介导型。

（1）HIT I 型：I 型为良性反应型，为非免疫介导型，发生率为 10%～20%，患者在接受肝素治疗后的第 1～3 天会出现短暂轻度的血小板减少，一般血小板下降不低于 $100×10^9$/L，不会发生出血和血栓形成的风险，无须停用肝素，动态观察患者病情变化。这种良性的 HIT 称为 HIT I 型。这是由于肝素有轻度的血小板聚集效应，可导致体内血小板轻度聚集、脾内血小板分裂增多或聚集的血小板被网状内皮系统清除增多所致。但这种情况与 II 型 HIT 早期很难鉴别，须随访血小板计数 2～3 次/周，如有可疑则停用肝素。

（2）HIT II 型：II 型为免疫介导型，通常发生在开始肝素治疗后的第 6～12 天（平均 7～8 天），存在血小板凝集反应和动脉和/或静脉血栓形成，肝素依赖性抗体介导的血小板活化，导致血小板颗粒释放，生成血栓烷，引起强烈的血小板聚集，导致血小板减少和血栓形成。具体机制为血小板释放的 PF-4 与肝素分子结合形成 PF-4-肝素复合物，刺激免疫细胞释放抗 PF-4-肝素复合物抗体，即 HIT 抗体，随着抗体浓度不断升高，其不断结合血小板 HIT 抗体受体，激活血小板形成微栓子。另一方面刺激单核细胞释放组织因子激活凝血途径形成凝血酶，从而导致血栓形成。临床表现为在使用肝素 5～14 日后血小板降低，且血小板下降幅度常大于 50%，血小板计数绝对值一般不低于 $20×10^9$/L，部分 HIT 患者合并动、静脉血栓形成称为 HIT 和血栓形成。

HIT 诊断标准：①应用肝素治疗后 5～10 日内血小板下降 50%以上或降至 10 万/μL 以下；②合并血栓栓塞性疾病（深静脉最常见）；③HIT 抗体阳性；④停用肝素 5～7 日后，血小板数可恢复至正常。满足①、②和③可疑确诊，如果临床上不能检测 HIT 抗体，则满足①、②和④也可以诊断。

HIT 治疗：①一旦诊断 HIT，必须立即停用肝素、低分子肝素等肝素类制剂。②停用肝素或低分子肝素 1 个月内有 53%患者出现血栓栓塞性疾病，因此需要抗血小板、抗凝或促纤溶治疗。抗血小板药物可选择硫酸氢氯吡格雷片 75mg，每日一次，口服，或阿司匹林 75～100mg，每日一次，口服，或潘生丁 50mg，每日 3 次，口服。抗凝药物可选择阿加曲班 20～40mg，持续性静脉点滴，但不宜应用华法林等双香豆素类抗凝药，利伐沙班和磺达肝癸钠的有效性和安全性尚无定论。需要注意的是，严重肝功能障碍患者应用阿加曲班半衰期将延长，出血风险增加。对于肾小球滤过率低于 20mL/min 的患者一般不应用磺达肝癸钠，但对于 MHD 患者能否应用目前尚无报道。对于肾小球滤过率低于 15mL/min 的患者一般不应用利伐沙班，并且利伐沙班与蛋白结合率高，不被 HD 清除。③发生 HIT 后，一般禁止再使用肝素或低分子肝素。在 HIT 发生后 100 天内，再次应用肝素或低分子肝素可诱发伴有全身过敏反应的急发性 HIT，但患者血清 HIT 抗体转阴后是否可再次应用肝素或低分子肝素，目前尚存争议。

3.高钾血症

肝素用量达 1 万～3 万 U/d 的患者 7%～8%可致高钾血症。其发生机制是由于肝素抑制醛固酮生成所致。肝素几乎不影响醛固酮的代谢、清除及其与血清蛋白结合。肝素通过抑制肾上腺球状带对促皮质激素升高、血管紧张素Ⅱ升高及高钾血症对醛固合成的刺激作用，干扰醛固酮产生，最重要的机制是降低肾上腺球状带对血管紧张素Ⅱ受体的数量及亲和力。长期用肝素可引起肾上腺球状带宽度变窄。

临床表现：用肝素后 1～3 天即可出现尿钾减少，尿钠增多。高钾血症多在用药 14 天内发生。用肝素治疗是否发生高钾血症与年龄、性别无关。用肝素治疗前血钾水平较高者，尤其是 CKD，糖尿病，应用 ACEI、保钾利尿剂及磺胺甲恶唑致血钾升高的患者，可出现显著的高钾血症（＞6mmol/L）。用肝素治疗者出现无原因解释的乏力、恶心、呕吐、食欲减退或心率变慢时，一定要想到本症的可能。急性严重高钾血症尤其伴糖皮质激素缺乏者，应注意肝素致肾上腺出血，应查肾上腺 CT，测血皮质醇对促皮质的反应以证实诊断。

预防及治疗：用肝素治疗 3 天以上者应定期（有高血钾危险者每 4 天）监测血钾。治疗肝素-高钾血症最直接有效的方法是停用肝素或加用其他降钾措施：如停用致高钾血症的药物，减少钾的摄入，用呋塞米增加钾排泄等。

4.低血压

动物实验已证实肝素对自发性高血压鼠（Spontaneously Hypertensive Rat，SHR）有降压效应。注射肝素后，鼠内皮细胞中肝素浓度是血浆浓度的 100 倍。肝素的降压效应是通过一系列第二信号系统所调节，如内皮素-1（endothelin-1，ET-1）、氧化氮、环磷酸鸟苷（cyclic Guanosine Monophosphate，cGMP）。细胞水平上肝素降压效应：①抑制 ET-1 的产生，通过抑制凝血酶（该酶是 ET-1 拮抗剂）及独立下调 ET-1mRNA。肝素刺激氧化氮和/或 cGMP 释放，可能随后抑制通过 cGMP 依赖通路产生 ET-1，这种作用被血细胞压积降低所增强（用肝素后血细胞压积下降），ET-1 产生受抑，可降低血管平滑肌细胞的收缩性，并增加血管壁对其他缩血管物质（去甲肾上腺素、血管紧张素Ⅱ）抵抗作用。②抑制平滑肌细胞对 ET-1 诱导的、血管紧张素Ⅱ刺激的细胞内钙动员，也显著地抑制三磷酸肌醇（Inositol Triphosphate，IP3）（钙第二信使），抑制钙-钙调节蛋白复合物形成，钝化血管平滑肌细胞对缩血管物质的反应。③肝素抑制肾小球系膜细胞产生 ET-1，这种反应可致肾血管阻力下降。肝素通过这些细胞效应使 SHR 血压降低[自（24.37kPa±0.39kPa）降至（21.48KPa±0.47kPa）。虽然体外实验证实人类内皮细胞对外源性肝素的反应相似于鼠主动脉内皮细胞，但尚未有高血压患者应用肝素后对血压影响的报道。

5.骨质疏松

连续应用肝素 3～6 个月可引起骨质疏松，一般发生于大剂量（至少 20000U）用药 6 个月或以上。发病机制不明。有报道，在整个妊娠期间使用肝素的孕妇，17%的孕妇 X 线表现出骨质疏松，绝大多数妇女在分娩后 1 年骨质恢复正常。极少数孕妇（2%～3%）可发生骨质疏松性脊椎骨折。此外绝经妇女使用肝素时，应注意这种副作用。

6.血浆 AT-Ⅲ水平下降

无论大剂量静脉注射肝素还是小剂量肝素治疗都可使血浆 AT-Ⅲ水平下降。AT-Ⅲ水平下降的结果可导致肝素的抗凝作用逐渐失效，是否为参与血栓形成的机制，尚不清楚。低分子量肝素并不引起 AT-Ⅲ水平下降。

7.过敏反应

肝素是糖类，不是蛋白质，不具抗原性。过敏反应的产生是由于肝素制剂不纯。极少数人可出现：荨麻疹、发热、寒战、哮喘、结膜炎，甚至过敏性休克。有过敏史者可先给小剂量肝素试用，并用纯化的制剂。

8.血脂异常

MHD 患者长期应用 UFH 抗凝可引起体内脂质代谢异常。肝素可影响脂蛋白脂酶（Lipoprotein Lipase，LPL）活性，UFH 其机制为促使 LPL 和肝脂肪酶从血管内皮释放入血，当体内组织中的 LPL 储备逐渐减少时，导致血清脂溶活性降低和乳糜微粒的聚集，从而导致透析器血液残留。肝细胞对 LDL 和乳糜颗粒的摄取会导致 LDL 血症和高 TG 血症。当使用低分子量肝素后脂质异常可有所改善。

9.其他不良反应

①阴茎异常勃起：原因不明，可为血小板聚集产生血小板栓子，阻塞血管所致。②反跳现象：发生在体外循环、HD 等情况下，用鱼精蛋白中和肝素后不久，出现肝素引起的出血症状。这是由于鱼精蛋白在体内被降解，肝素从肝素鱼精的复合物上游离出来之故。③脱发：长期使用肝素可引起暂时性脱发，这是由于肝素影响毛囊的黏多糖的代谢所致，停药后可恢复。④流产：有报道妊娠妇女使用肝素后有流产的发生，所以妊娠妇女应禁用肝素。⑤瘙痒：肝素局部皮下注射时可导致瘙痒，据推测肝素可能是透析中瘙痒和其他变态反应的原因。

（五）UFH 的监测

通常通过监测 APTT 控制肝素的用量，通常将 APTT 维持在正常的 1.5～2.5 倍。理想状态治疗过程中，从血液净化管路静脉端采集样本检测 ACT/APTT 维持于治疗前的 1.5～2.5 倍。治疗结束后从血液净化管路动脉端采集样本检测 ACT/APTT 基本恢复治疗前水平。

二、低分子量肝素

1976 年低分子量肝素（Low Molecular Weight Heparin，LMWH）首次出现，是 UFH 经化学或酶学方法解聚而成，因此 LMWH 为不同相对分子质量的肝素的混合体，其分子量为 3000～8000Da，平均为 5000Da。与 UFH 相比，LMWH 具有较长的半衰期、更好的生物利用度、皮下注射吸收好、药代动力学较稳定，更少发生出血、过敏反应及

HIT 等不良反应，因此得到广泛的临床应用。但 Hind 等人评估了 LMWH 在 HD 中的安全性和有效性，发现 LMWH 和 UFH 在体外循环（Extracorporeal Circulation，ECC）抗凝中出血方面没有差异。

（一）LMWH 剂量选择及给药方式

1.剂量选择

一般给予 60～80U/kg 静脉注射。HD、血液灌流、血浆吸附或血浆置换的患者无须追加剂量，连续性肾脏替代治疗（Continuous Renal Replacement Therapy，CRRT）患者可每 4～6h 给予 30～40U/kg 静脉注射，治疗时间越长，给予的追加剂量应逐渐减少。有条件的单位应监测血浆抗凝血因子 Xa 活性，根据测定结果调整剂量。

2.给药方式

HD 不超过 4h，每次透析开始时，应从血管通道动脉端注入，透析中不再增加剂量或遵医嘱。

（二）LMWH 的药理作用机制

LMWH 通过结合 AT-III 阻止凝血因子 X 的激活，但对凝血酶的影响很小，与 UFH 的大剂量输注模型相比，LMWH 在 HD 开始时只需要一次注射（除非治疗时间大于 6h）。但与 UFH 不同，LMWH 仅具有 AT 的结合位点，而不具有凝血酶的结合位点。因此，LMWH 可与 AT-III 结合，通过改变 AT 分子构型，使之更易与凝血因子 Xa 结合、抑制凝血因子 Xa 活性，从而阻断凝血酶生成，阻断凝血过程。但是，由于 LMWH 不能与凝血酶结合，不能增强 AT 对凝血酶的直接抑制作用，因此 LMWH 不影响凝血酶时间（Thrombin Time，TT），对凝血时间（Clotting Time，CT）和 ACT 影响较小，使用后出血风险较 UFH 明显减少。LMWH 的药代动力学优于常用 UFH，因为 LMWH 具有更高的生物利用度、可预测的反应、更长的半衰期。自 2002 年以来，欧洲最佳实践指南推荐 LMWH 用于无出血风险增加的常规 HD 患者。与 UFH 相同，LMWH 也是通过 AT-III 发挥抗凝作用。LMWH 比 UFH 具有更强的抗血栓作用及较弱的抗凝作用，在很大程度上降低了出血的风险。血栓形成的主要因素之一是凝血酶的激活，LMWH 具有较强的抗凝血因子Xa 作用，能够抑制凝血酶的激活，进而起到抗血栓形成的作用。

不同的 LMWH 制剂由于成分中不同，相对分子质量的肝素组成比例不同，因此不同的 LMWH 制剂的抗凝血因子 Xa 活性/抗凝血酶活性的比值不同，一般为（1.5～4）：1。该比值越大，说明 LMWH 制剂中的小分子肝素的组成比例越高，对增强抗凝血酶直接抑制凝血酶的作用越小，出血风险越小，但抗凝作用也有所降低。LMWH 也可通过刺激血管内皮细胞释放组织因子途径抑制物（Tissue Factor Pathway Inhibitor，TFPI）和t-PA，发挥抗凝血和促纤溶作用。

（三）LMWH 的体内代谢过程

不同的 LMWH 制剂的体内代谢过程有所差异，一般 LMWH 皮下注射生物利用度90%～100%、分布容积 3～11L，3h 达药物高峰浓度，半衰期 3～5h；静脉注射 3min 起效，20～30min 达药物高峰浓度，半衰期 2h。LMWH 主要经肾脏排泄，肾脏清除率 20～30mL/min，肾功能不全患者半衰期延长。血液透析患者的半衰期为 4～5h，为普通肝素的 3～4 倍。

144

（四）LMWH 的不良反应

LMWH 的不良反应与 UFH 基本相同，但发生出血的风险降低，对脂质代谢和骨代谢影响较小，发生 HIT 的概率较 UFH 明显降低。

（五）LMWH 的监测

可采用抗凝血因子 Xa 活性进行监测。建议无出血倾向的患者抗凝血因子 Xa 活性维持在 500～1000U/L，伴有出血倾向 HD 患者维持在 200～500U/L。但抗凝血因子 Xa 不能即时检测，临床指导作用有限。

三、阿加曲班

阿加曲班（Argatroban）是日本三菱制药株式会社等首先合成的精氨酸衍生物，相对分子质量 526.66。主要用于周围动脉闭塞性疾病和急性脑血栓的治疗，也可用于心肌梗死的辅助溶栓治疗，1986 年日本才开始将阿加曲班用于血液净化抗凝治疗。《2010版血液净化操作标准操作规程》指出：临床上存在明确的活动性出血性疾病或明显的出血倾向或 APTT、PT 和国际标准化比值（International Normalized Ratio，INR）明显延长的患者、合并 HIT 或 AT-III活性在 50% 以下的患者，可以选择阿加曲班作为抗凝剂。2012 年改善全球肾脏病预后组织（Kidney Disease：Improving Global Outcomes，KDIGO）指南推荐，对于没有严重肝衰竭的 HIT 的 CRRT 患者，可使用阿加曲班抗凝。

（一）阿加曲班剂量选择、给药方式及停药时机

1.剂量选择

HD、血液滤过、血液透析滤过或 CRRT 患者，一般首剂量 250μg/kg、追加剂量 2μg/（kg·min），或 2μg/（kg·min）持续滤器前输注。CRRT 患者给予 1～2μg/（kg·min）持续滤器前输注，血液净化治疗结束前 20～30min 停止追加。应依据患者血浆 APTT 的监测来调整剂量。

目前文献报道还有多种给药方案：①Susan 等人在间歇性 HD 中的给药方案为：透析前 0.1mg/kg 静推或（0.1～0.2）mg/（kg·h）输注使 APTT 延长至正常的 1.5～3.0 倍。②Murray 等报告了阿加曲班三种不同应用方案在 HD 抗凝治疗给药方法：a.首剂 250μg/kg 静推，如 2h 后 ACT＜140% 基础值，则追加 250μg/kg；b.首剂 250μg/kg 静推，然后以 2μg/（kg·min）的速度持续追加；c.透析开始前 4h 即以 2μg/（kg·min）的速度持续静滴。以上，均可为透析患者提供安全、有效的抗凝操作。采用这几种方案治疗患者均未发生出血事件，提示阿加曲班有较宽的剂量安全范围。

2.给药方式

阿加曲班由血液净化管路动脉端输入，可达到滤器充分抗凝，回输入体内后可快速代谢，对体内的凝血过程没有影响，透析器对其清除有限，不需频繁调整剂量。其疗效和安全性在常规血透中得到了证实，可以作为 HIT 患者和 AT-III缺乏患者抗凝治疗的又一种选择。

3.停药时机

临床应用阿加曲班时应结合患者的情况和 APTT 或 ACT 的监测结果灵活调整剂量；如 APTT 或 ACT 明显延长，应减量或停止追加 20min。

（二）阿加曲班的药理作用机制

阿加曲班作为一种精氨酸衍生物，可直接与凝血酶催化活性位点可逆性结合、灭活凝血酶的活性，不仅能灭活液相凝血酶，还能灭活与纤维蛋白血栓结合的凝血酶，具有良好的抗纤维蛋白形成和抗血小板聚集作用，降低凝血因子和蛋白 C 活性，有效调节内皮细胞功能，抑制血管收缩能力，达到抗凝效果。其主要的作用特点是：①直接灭活凝血酶的活性，对凝血酶的产生没有直接作用，其作用不依赖于 AT-III；②不仅灭活液相凝血酶，还能灭活与纤维蛋白血栓结合的凝血酶；③阻断凝血瀑布的正反馈，间接抑制凝血酶的产生；④治疗剂量下，对血小板功能无影响，不导致血小板减少症的发生；⑤具有良好的剂量-反应关系，抗凝效果和安全性可以预测；⑥与 APTT 或 ACT 相关性良好，临床可以选用 APTT 和/或 ACT 监测其抗凝活性。

（三）阿加曲班的体内代谢过程

由于阿加曲班半衰期较短，不影响凝血酶生成，不影响血小板功能，因此选择合适剂量的阿加曲班由血液净化管路动脉端输入，能达到滤器充分抗凝。阿加曲班回输入体内后，经稀释和快速代谢，可不影响体内的凝血过程，达到单纯体外抗凝的效应。阿加曲班在肝脏代谢，代谢产物由胆管系统排泄，肝功能不全患者阿加曲班的清除可减少75%，半衰期延长 2～3 倍，对于此类患者，应加强监测并适当减量。阿加曲班 16%～23%从肾脏清除，透析器清除率约 20%，但两者都不影响抗凝效果。年龄、性别和肾功能对阿加曲班的代谢影响很小，临床不需因此调整剂量。阿加曲班静脉注射后可立即起效，静脉给药 5～10min 即可发挥抗凝效用，阿加曲班对凝血酶具有高度的亲和性，静脉持续给药后 1～3h 可达到稳定抗凝水平，其半衰期为 20～40min，停药后 1～2h APTT即可恢复正常水平。

（四）阿加曲班的不良反应

1.出血

单位时间内使用剂量过大有发生出血的风险。对于合并脑梗死以及脑出血、消化道出血等出血性疾病的患者，使用时要密切观察，定时检测 APTT，预防出血性疾病的发生和加重。由于目前尚未发现可拮抗阿加曲班抗凝作用的制剂，因此出现出血风险时可通过停止追加或减少剂量，利用阿加曲班半衰期短的特点，避免出血性疾病的发生。合并明显出血性疾病时可给予凝血酶原制剂或新鲜血浆，促进体内凝血酶生成，减少阿加曲班的抗凝作用。

2.药物过敏

应用阿加曲班的患者，有可能出现荨麻疹、血压降低、呼吸困难等过敏症状，严重者可发生过敏性休克。因此，使用时应密切观察体征，一旦发现过敏症状应终止给药，并给予抗过敏治疗。

（五）阿加曲班的监测

可采用 APTT 进行监测，通常将 APTT 维持在正常的 1.5～2.5 倍，从血液净化管路静脉端采集样本，APTT 维持于治疗前的 1.5～2.5 倍。治疗过程中和结束后从血液净化管路动脉端采集样本 APTT 应与恢复治疗前无明显变化。

四、枸橼酸钠

1961 年 Morita Y 首次报道了枸橼酸钠在 HD 中作为抗凝剂成功使用的个案，局部枸橼酸抗凝（Regional Citrate Anticoagulation，RCA）作为一种理想的抗凝方式，被 2012 年 KDIGO 指南建议为危重患者的首选抗凝方式，是急性肾损伤、成人和儿童 CRRT 的标准抗凝剂。斯洛文尼亚的一个中心报告，2015 年进行了超过 10000 次成功的 RCA 透析治疗。其独特的优势在于：体外抗凝效果确切，系统凝血功能不受影响，能安全地应用于高危出血患者。另外 RCA 的生物相容性也优于肝素抗凝，能够避免引起白细胞、血小板下降，抑制黏附因子的表达。在《血液净化标准操作规程（2020 版）》中提到：对于高危出血、活动性出血及 HIT 患者进行间歇性血液透析（Intermittent Hemodialysis，IHD）可选择枸橼酸钠作为抗凝剂。

（一）枸橼酸钠剂量选择、给药方式及停药时机

1.剂量选择

用于 HD、血液滤过、血液透析滤过或 CRRT 患者，枸橼酸浓度为 46.7%～49%，以临床常用的一般给予 4% 枸橼酸钠为例。在使用无钙透析液/置换液时 4% 枸橼酸钠 180mL/h 滤器前持续注入，控制滤器后的游离钙离子浓度 0.25～0.35 mmol/L。在静脉端给氯化钙生理盐水（10% 氯化钙 80mL 加入到 1000mL 生理盐水中）40mL/h 或 10% 葡萄糖酸钙 25～30mL/h，控制患者体内游离钙离子浓度 1.0～1.35mmol/L 直至血液净化治疗结束。也可采用枸橼酸透析液/置换液实施，或采用含钙透析液/置换液进行体外枸橼酸局部抗凝。重要的是，无论采用何种透析液/置换液，均应控制体外循环的游离钙例子浓度在 0.25～0.35mmol/L，否则达不到抗凝作用，控制体内游离钙离子浓度 1.0～1.35mmol/L，否则将增加出血风险；并且临床应用 RCA 时，需要考虑患者实际血流量、并应依据游离钙离子的检测相应调整枸橼酸钠和钙剂的输入速度。治疗过程中，如果管路动脉端或患者静脉采血检测的总钙/游离钙＞2.5mmol/L，提示机体不能及时充分代谢枸橼酸盐，应减少枸橼酸钠输入剂量或停止治疗。需要注意的是：使用 1mmol 的枸橼酸盐抗凝治疗，最终体内将增加 3mmol 钠、1.5mmol 钙和 3mmol 碳酸氢根。因此，单纯血液灌流、单纯血浆吸附或双重血浆置换时，不宜采用枸橼酸钠抗凝。

2.给药方式

目前 RCA 在 IHD 中有 2 种主要使用方式，一种是使用枸橼酸盐的透析液进行血液透析，另一种是在透析管路局部输注枸橼酸盐进行抗凝治疗，一般在体外循环的动脉端输入适量的枸橼酸钠，同时在体外循环的静脉端（回心部分）或外周静脉输入适量的钙离子即可。钙剂一般多选用葡萄糖酸钙，因其刺激性小。将钙剂在体外循环的静脉端输入，可以完全避免钙盐刺激及沉积的并发症，同时较少出现体外循环静脉端凝血。2 种方案均能达到良好的抗凝效果，目前国内多采用第 2 种方案。

局部输注的枸橼酸盐有 2 种制剂，一种是作为保存血液制品的 ACD-A 溶液（葡萄糖、枸橼酸、枸橼酸三钠的混合溶液），存在发生高血糖、低钠血症及增加超滤量等风险。另一种是单一浓度的枸橼酸三钠（trisodium citrate，TSC），使用低浓度的 TSC 会增加超滤量及低血压风险，而使用高浓度 TSC 抗凝后曾出现心脏骤停的案例报道，目前多采用低浓度 4% 的 TSC 作为抗凝使用。RCA 达到充分抗凝需体外循环中血钙离子浓

度维持在 0.25～0.35mmol/L，同时体内血钙离子浓度维持在 1.0～1.35mmol/L 的安全浓度范围内。

（二）枸橼酸钠药理作用机制

枸橼酸钠的作用机制主要为通过螯合体外循环中的钙离子，降低体外血清钙离子浓度，从而阻断凝血级联反应的关键步骤，达到抗凝效果，再通过在回路补充钙离子，将抗凝效应限制在体外。血清离子钙（即凝血因子Ⅳ）在机体凝血过程中是必不可少的。枸橼酸钠通过络合体外循环血浆中的游离钙形成枸橼酸钙，降低体外循环中的游离钙水平，阻止凝血酶原转化为凝血酶，从而达到体外抗凝作用，而这种作用是可逆的，只要再加入足量的离子钙，凝血功能则能立即恢复正常，恢复患者体内凝血反应，就能达到体外循环局部抗凝作用。枸橼酸同时可以通过螯合钙镁形成复合物减少血小板、白细胞及补体的激活，提高体外循环的生物相容性，减轻 HD 引起的炎症反应，降低透析患者心血管疾病的风险以及临床死亡率。此外，枸橼酸还具有生物相容性好、不会发生肝素相关的白细胞和血小板减少、可部分消除 HD 过程中的补体激活等特性。Ridel 等人提出在血液净化过程中应用无钙无镁透析液，含钙溶液的输注速度由透析传送系统根据在线测得的离子透析度自动调节。该方法安全、有效、无须监测抗凝程度和钙离子水平，有望应用于有高危出血风险的患者。需要注意的是，枸橼酸钠输入的剂量受血流量和前稀释置换液流量的影响，大剂量应用时需要监测游离钙离子。局部枸橼酸盐抗凝的主要不良反应是高钠血症、代谢性碱中毒、低钙血症和高钙血症等。

（三）枸橼酸钠的体内代谢过程

在 RCA 过程中，枸橼酸螯合物属于小分子物质，可通过透析清除一部分，而剩余的枸橼酸钙被转运至肝、肾线粒体内，通过三羧酸循环后可分解为 H_2O 和 CO_2，并将其螯合的钙离子释放，抗凝作用消失，因此 RCA 仅在体外局部抗凝而对体内凝血无明显影响。严重肝功能异常、低氧血症、体循环灌注不足的患者慎用。停止输注后 30min 内即可完全代谢，不会在患者体内进行蓄积，具有较高的安全性，尤其适用于有出血性倾向的患者。

（四）枸橼酸钠抗凝并发症

枸橼酸钠抗凝主要并发症包括出血、低钙血症、枸橼酸中毒及高钠血症。枸橼酸钠作为一种体外抗凝药，且不影响体内凝血功能，对于高出血风险或伴有活动性出血如消化道出血、脑出血、产后出血的患者，应作为首选抗凝药。血清离子钙水平降低，可能是补钙量不足，或枸橼酸根在体内蓄积所致。临床症状包括感觉异常，如口周及颜面的麻木感，严重的可出现手足抽搐，同时心血管系统也受到明显影响，早期表现为心电图 Q-T 间期延长，严重时表现为低血压及心脏抑制。代谢性酸中毒是枸橼酸蓄积的重要标志，代谢性碱中毒及高钠血症是置换液或透析液中碱基及钠浓度过高所致。由于枸橼酸根抗凝对系统凝血影响很小，几乎没有出血并发症的报道。

（五）抗凝效果监测

抗凝效果主要监测全血凝血时间（Whole Blood Clotting Time，WBCT）及全血活化凝血时间（Whole Blood Activated Clotting Time，WBACT）。体外循环动脉端的 WBCT 在 11.4min±3.0min，静脉端则需延长至 24min±11min。但 WBCT 检测耗时长，结果波动性大。还有人报道，通过监测体外循环静脉端离子钙水平，也可反映抗凝效果，认为离

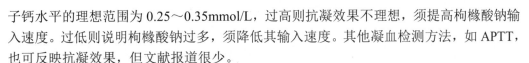

子钙水平的理想范围为 0.25～0.35mmol/L，过高则抗凝效果不理想，须提高枸橼酸钠输入速度。过低则说明枸橼酸钠过多，须降低其输入速度。其他凝血检测方法，如 APTT，也可反映抗凝效果，但文献报道很少。

（六）安全性监测

安全性监测是枸橼酸钠抗凝的关键。血清枸橼酸根浓度测定是最直接的方法，正常值为 0.07～0.14mmol/L，使用枸橼酸钠抗凝时安全浓度为 0.5～0.8mmol/L，一旦出现中毒，浓度显著升高。由于枸橼酸根浓度测定并非临床常规，较难普及，临床最常用的方法是测定体内血清离子钙水平，正常 1.0～1.2mmol/L。有研究认为，只要将血清离子钙水平保持在 0.9mmol/L 以上，一般没有明显症状。但是单纯监测离子钙水平，难以反映枸橼酸根的蓄积，因为临床通过增加补钙量可纠正枸橼酸根蓄积引起的离子钙降低。当然，增加补钙量会升高血清总钙水平，因此有人提出，以血清总钙/离子钙水平的比值作为判断标准，认为＞2.5 即可能存在枸橼酸根的蓄积，这种判断方法还需与血清枸橼酸根浓度的监测进行对照。有学者提出，应将血气分析结果与血清离子钙水平的变化结合，来判断体内枸橼酸根的代谢情况。如果离子钙水平降低，而酸碱状况良好，说明补钙量不足，需要增加补钙量，如果离子钙水平的降低伴代谢性酸中毒进行性加重，则说明枸橼酸酸根蓄积，须降低枸橼酸酸根的输入速度。

（七）临床应用

1.枸橼酸抗凝在 IHD 中的应用

RCA-HD 最初的方案是使用无钙透析液，需要从静脉端或外周静脉补充钙剂。发展至今大都使用含钙透析液，无须另外补充钙剂，方案大大简化。Pinnick 报道体外血液枸橼酸钠浓度 2.5～5.0mmol/L 即可达到充分的抗凝效果。有文献报道枸橼酸中毒造成明显低钙血的最低浓度为 2.5mmol/L。枸橼酸以 257.44mg/min（52.54mmol/h）的速度输入血路管动脉端，大多数尿毒症患者所能耐受枸橼酸血浓度的安全值是 42.27mg/dl（1.44mmol/L）。透析液中钠离子 135mmol/L，碳酸氢根离子 25mmol/L，钙离子 1.25～1.75mmol/L，枸橼酸组动脉端 ACT 保持透析前水平未发现对系统凝血功能的影响；枸橼酸组透析器前 ACT 水平达到基值的 170%，静脉端 ACT 则接近基础值。体外循环中凝血现象的发生率为 8.87%，因严重凝血导致提前结束治疗的仅 1.48%。UFH 抗凝组的发生率则更低，分别为 5%和 0%。体内游离钙浓度从开始透析便有下降（0.9mmol/），但一直稳定在较安全的范围内，均大于 0.75mmol/L。血钠浓度升高（134.2～136.6mmol/L），碳酸氢根略有下降（25.7～24.6mmol/L）。两组肌酐和尿素氮的清除率无差别。枸橼酸的清除率为 205mL/min，平均被清除 69%。枸橼酸抗凝组的血压比肝素抗凝组略有下降（12/5mmHg）。应用高渗性枸橼酸钠和等性 ACD-A 进行 RCA-HD，高渗性枸橼酸钠相对简便，而等渗性 ACD-A 对酸碱平衡的影响更小。故有研究建议将透析液碳酸氢根浓度设为 25～30mmol/L，以避免发生代谢性碱中毒。

2.在 CRRT 中的应用

（1）CRRT 抗凝的特点：接受 CRRT 治疗的患者多数病情较重，可能伴有出血凝血功能异常而不能使用肝素，因 CRRT 治疗持续时间长，无肝素抗凝一般无法进行，因此如何抗凝比较棘手。在 CRRT 中采用枸橼酸钠抗凝远较 HD 中困难，因为 IHD 持续时间短，而 CRRT 持续时间长，容易出现累积效应，导致枸橼酸中毒；另一方面，CRRT 治疗的患者，可能会存在一些并发症，降低机体的枸橼酸根代谢速度，容易出现枸橼酸中毒。

（2）枸橼酸钠及钙剂的补充速度：CRRT中枸橼酸根输入速度即相当于最终进入患者体内的速度，因CRRT对枸橼酸根的清除量很小，可忽略不计。文献报道枸橼酸输入速度17.5～25.8mmol/h时，没有观察到明显枸橼酸蓄积中毒，说明这一速度对于CRRT患者也是安全的。如果要加大抗凝效果，不能通过加大枸橼酸根的输入速度，而是通过降低血流量，增加体外循环血液中枸橼酸根浓度来实现。假设枸橼酸钠输入速度为25.8mmol/h，血流量为200mL/min时，体外循环血液中枸橼酸根浓度可达2.15mmol/L。当血流量降至150mL/min时，枸橼酸根浓度可增至2.87mmol/L；当血流量降至100mL/min时，枸橼酸根浓度可增至4.3mmol/L。血液中枸橼酸根浓度越高，当然抗凝效果越好，因此血流量对抗凝效果影响较大。

有研究发现，不同患者枸橼酸钠的代谢速度存在较大差异，这可能与患者体重、肝肾功能状况有关。Bunchman等报道，儿童采用枸橼酸钠抗凝时输入速度应为0.005mmol/（kg·min）。肝功能不全患者使用枸橼酸抗凝仍有争议，有人认为不宜使用。对于低氧血症及外周循环较差患者，使用枸橼酸钠抗凝则要非常谨慎，因为缺氧可能严重降低枸橼酸根的代谢。有研究结果证实，10例低氧血症患者采用枸橼酸钠抗凝时出现进行性加重低离子钙血症及酸中毒。

文献报道CRRT治疗时的补钙速度一般在2～3.1mmol/h。钙剂的补充应包括两部分，为了补充枸橼酸根络合的钙，为2.0～2.3mmol/h；另一部分则应补充CRRT清除的钙（因为采用无钙置换液）。后一部分的补充量受血流量特别是置换液流量的影响较大。以血流量150mL/min、置换液2000mL/h的前稀释型连续性血液滤过（Continuous Veno-venous Hemofiltration，CVVH）为例：CVVH清除钙速度为2mmol/h，加上枸橼酸根络合钙，因此总补钙速度约为4.3mmol/h。这种方法确定补钙速度，可使患者离子钙水平保持正常。去除置换液中的镁离子，可提高枸橼酸钠的抗凝效果。当然，如果采用无镁置换液，也应补充CRRT对镁的清除量，与钙相似。

（3）CRRT中抗凝的监测：安全性监测对CRRT患者尤为重要，监测的频度因人而异。临床情况稳定的患者，开始治疗4h内必须检测1次，如果无明显异常，12h后须再检测1次，此后每24h检测1次即可；如果4h时检测发现异常，并根据结果调整补钙量或枸橼酸钠输入速度，则须在调整后4h内再进行1次检测，直至稳定为止。

（4）CRRT中的使用方法：目前CRRT中枸橼酸钠的使用方法有两种。一种是将枸橼酸钠与置换液分开输入，根据实际情况调整置换液成分。这种方法的弊端在于很难确定合适的置换液钠及碱基浓度，无法保证在输入枸橼酸钠后，血钠和碱基浓度保持在正常范围，因此较易出现电解质乱（高钠血症、碱中毒等）。第二种方法是Palsson及Gabutti报道的，将枸橼酸钠加入置换液中，使其成为置换液中的一种成分。这样可保证置换液中总的钠及碱基浓度在生理水平，从而长期使用不会出现电解质紊乱。此种方法的缺点是停止输入置换液后就没有抗凝作用，因此更换置换液袋时要及时迅速，避免因时间过长滤器凝血。Palsson报道的置换液配方可能只适用于置换液2000mL/h时，如加大置换液速度，则枸橼酸根进入体内的速度也会增加，可能会引起蓄积。

（5）与其他抗凝剂的合用：除单纯使用枸橼酸钠抗凝外，还有报道在CRRT患者中

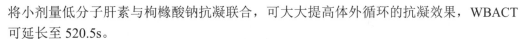

将小剂量低分子肝素与枸橼酸钠抗凝联合，可大大提高体外循环的抗凝效果，WBACT
可延长至 520.5s。

（6）枸橼酸抗凝的其他应用：枸橼酸抗凝还可用于其他血液净化治疗，如免疫吸附、
血脂吸附（Direct Adsorption of Lipoprotein，DALI）中。它还可用于临时性血管通路、
中心静脉双腔导管的封管，特别是出现导管相关感染时，联合抗生素封管可抑制细菌的
生长。

五、无肝素透析

无抗凝剂透析凝血发生率高，国外一项纳入了 7 个国家、10 个中心 252 名 ESRD
患者的随机对照开放试验数据显示，无肝素透析的凝血风险是 5%～35%。无肝素抗凝
虽不增加出血风险，但存在因纤维蛋白覆盖透析膜而导致透析效率下降的缺点，有报道
称 D-D 在无肝素抗凝治疗初始阶段即开始产生，而 D-D 是交联纤维蛋白的降解产物，
D-D 增高是凝血系统激活的指标。血液净化实施前给予 500U/dL（4mg）的肝素生理盐
水预冲、保留 20min 后，再给予生理盐水 500mL 冲洗；存在肝素类药物禁忌的患者仅
用生理盐水充分冲洗。血液净化治疗过程中每 30～60min，给予 100～200mL 生理盐水
冲洗管路和滤器。对于有条件实施枸橼酸钠或阿加曲班抗凝治疗时，应尽可能避免应用
无抗凝剂的方案。

六、甲磺酸奈莫司他

甲磺酸奈莫司他（Nafamostat mesylate，NM）：NM 是日本开发的一种丝氨酸蛋白
酶抑制剂，可抑制凝血系统、纤溶系统、补体系统和胰蛋白酶中的各种蛋白酶。在日本，
1986 年，它被批准为胰腺炎的治疗药物，1989 年被批准为弥散性血管内凝血
（Disseminated Intravascular Coagulation，DIC）的治疗药物和 HD 期间的抗凝药物。然
而，除其他副作用外，也有与过敏反应相关的不良反应的报道，包括过敏性反应。在此，
我们报告一例因 NM 引起的过敏反应发生在术前 HD，并推迟了三次腕管综合征的手术。

NM 为人工合成的丝氨酸蛋白酶抑制剂，直接抑制凝血酶、活化的凝血因子 X、XII
以及纤溶酶，抑制磷脂酶 A 而抑制血小板聚集，从而具有良好的抗凝活性。直接抑制激
肽释放酶、抑制补体活化，故可明显抑制体外循环引起的炎症反应。具有抗胰蛋白酶活
性，改善急性胰腺炎预后的作用。NM 在血中和肝脏代谢，半衰期 5～8min，HD 可清
除 40%（主要被具有强阴离子电荷的透析膜吸附）。

NM 通过抑制与凝血酶和活化凝血因子相关的蛋白酶（XIIa、Xa 和 VIIa）表现出抗
凝血作用。NM 分子量低，约为 540Da，HD 能有效去除，半衰期为 8min，因此，其抗
凝作用在体外循环时起作用，而在体内不起作用，因此，它被用于 HD 的围手术期和出
血倾向，如胃溃疡和某些情况，如主动脉夹层和缺血缺氧性脑损伤。HD 需要抗凝剂来
防止体外循环期间的凝血。肝素是最常用的抗凝剂，但术前使用有出血的风险。在这种
情况下，改用半衰期较短的 NM 是控制出血的方法之一。

不良反应：可出现皮疹红斑、瘙痒感等过敏症状及谷草、谷丙转氨酶上升，腹泻、
静脉炎、血小板增加及白细胞减少，也可见胸部不适及头晕等。大剂量使用有诱发低血
压和高钾血症的危险。

七、水蛭素（Hirudin）

水蛭素的药理作用于 1884 年被描述，1925 年被 Haas 作为抗凝血剂用于人类的第一次 HD。水蛭素是从医用水蛭唾液腺中提取的，是已知最强的天然凝血酶抑制剂，可与凝血酶的多个位点结合呈现较强的特异性的抗凝血作用。水蛭素是丝氨酸蛋白酶凝血酶的一种强而直接的特异性抑制剂。水蛭素能与凝血酶 1∶1 结合形成稳定的复合物而使凝血酶的生理功能完全封闭，不仅阻断由凝血酶引发的一系列凝血过程，如抑制纤维蛋白原转变为纤维蛋白，抑制凝血因子 V、Ⅷ，降低血小板的聚集等，而且可抑制凝血酶诱导的成纤维细胞增殖和凝血酶对内皮细胞的刺激作用。与肝素相反，重组水蛭素不需要辅助因子，不仅抑制游离凝血酶，而且抑制凝血酶结合。其作用机制可能与影响外源性凝血系统、促进纤溶功能有关：①重组水蛭素可以延长 PT，增加 t-PA 的释放，同时抑制纤溶酶原激活纤溶酶原激活物抑制剂（Plasminogen Activator Inhibitor，PAI）-1 的释放，且具有内皮保护作用；②重组水蛭素可通过抑制凝血酶，特别是干扰或阻碍凝血酶-血栓调节蛋白复合物（Thrombin-thrombomodulin Complex，Th-TM）的形成，从而有效地抑制 Th 或 Th-TM 对凝血酶激活的纤溶抑制物（Thrombin Activatable Fibrinolysis Inhibitor，TAFI）的活化，减少 TAFIa 的产生，进而达到抗血栓的目的。

重组水蛭素主要通过肾脏排出，约占全身清除率的 90%，肾功能不全患者不宜使用重组水蛭素。因此，在严重肾功能不全的患者中应用它需要在剂量和监测方面相当谨慎。其主要不良反应是出血和抗水蛭素抗体的缺少，湿疹、皮疹、热病、发热、寒战、荨麻疹、支气管痉挛、血管水肿和注射部位反应都与使用重组水蛭素有关，首次接触的过敏风险估计为 0.015%，再次接触的过敏风险估计为 0.16%。在某些临床使用情况下，尤其是在体外循环手术中，缺乏抗水蛭素抗体的解毒剂仍然是一个令人担忧的问题。另外，重组水蛭素半衰期的延长也使其达到抗凝效果所需的治疗性剂量下降。

八、凝血酶抑制剂

（一）来匹卢定（Lepirudin）

来匹卢定是重组的不可逆凝血酶抑制剂，被批准用于 HIT 和肝素诱导的血小板减少症伴血栓形成综合征（Heparin Induced Thrombocytopenia with Thrombotic Syndrome，HITTS）患者的抗凝治疗，以防止进一步的血栓栓塞并发症（Thromboembolic Complications，TECs）。通过肾脏清除，所以在透析患者它的生物半衰期延长。HD 时它的负荷剂量范围为 0.2~0.5mg/kg（5~30mg）。血液透析滤过和大多数高通量透析器可清除来匹卢定。来匹卢定半衰期约 1.3h，主要经肾脏代谢，50% 以药物原型、50% 以代谢产物从尿中排除，肾功能不全时药物半衰期明显延长。由于分子较大，无法达到结合凝血酶活性位点，因此只能灭活循环中的凝血酶。接受来匹卢定治疗的患者 40% 产生抗体，抗体的产生延缓了来匹卢定清除但不消除其活性。来匹卢定抗凝作用与 APTT 呈线性关系，临床采用 APTT 指导使用剂量。来匹卢定可用于 HIT 的抗凝治疗，有报告显示对于合并 HIT 的患者，来匹卢定以 0.01mg/（kg·h）的速度持续输注可维持 APTT 达目标范围 50~70s，以 0.005~0.008mg/（kg·h）的速度持续输注可使 APTT 稳定延长至 45~60s；但应该依据残余肾功能和透析前 APTT 每 6~12 天调整剂量。

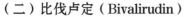

（二）比伐卢定（Bivalirudin）

比伐卢定是 2000 年 12 月 FDA 批准上市的直接凝血酶抑制剂之一，是一合成的含 20 个氨基酸的多肽的凝血酶直接的、特异的、可逆性抑制剂。相对分子质量 2180，它可与游离型或与结合型凝血酶催化位点和底物识别位点发生特异性结合，从而直接抑制凝血酶的活性，且因凝血酶可水解本品多肽顺序中 Arg3 和 Pro4 之间的肽键，使本品失活，所以比伐卢定对凝血酶的抑制作用是可逆而短暂的。比伐卢定与水蛭素相反，经肾排泄不是其主要的清除途径，它可能是被内源性多肽酶降解，因此可安全用于肾损害患者。肾功能正常时比伐卢定的半衰期为 25min。基于比伐卢定的以上特点与生物学活性，用比伐卢定作为防治血栓的药物有诸多优点：①专一性强，特异性直接抑制凝血酶活性，且对血栓结合的凝血酶也有抑制作用；②半衰期短，且对凝血酶的抑制作用是可逆性的，故而抗凝效果可以被预测，不需要实验室监测；③可安全用于肾损害者。因此比伐卢定用于抗凝防栓安全有效。

比伐卢定在药理学上克服了 UFH、LMWH 及水蛭素的缺点，诸多临床试验研究表明，它可替代肝素安全、有效地用于经皮冠状动脉介入治疗（Percutaneous Coronary Intervention，PCI）、不稳定型心绞痛、急性 MI 溶栓辅助治疗，尤其在 HIT 抗栓治疗中有独特的优势，且在外周动脉介入治疗、心肺移植手术及肾功能不全患者防栓抗栓治疗中亦显示出良好的作用，是个有临床应用前景的药物。

比伐卢定静脉注射或滴注进入体内后，通过肾脏和蛋白酶降解 2 种途径协同排除，比伐卢定静脉注射 5min 可达到药物浓度高峰，肾功能正常时半衰期为 25min，因此比伐卢定发生出血的风险较小。临床上以 ACT 为监测指标，调整使用剂量。轻度肾功能不全（GFR＞60mL/min）不影响比伐卢定代谢，但比伐卢定清除在中重度肾功能不全患者下降 20%，在 HD 患者下降 80%。HD 如何应用比伐卢定目前尚不明确。

（三）硫酸皮肤素（Dermatan Sulfate，DS）

1996 年 Kretz 等报道了用低分子 DS 治疗深静脉血栓有效性与 LMWH 没有显著差异，而安全性优于 LMWH。此外 DS 还可以治疗 HIT。实际上，它是一种选择性的间接凝血酶抑制剂，不影响其他凝血因子，对纤维蛋白结合凝血酶也有效，不干扰血小板功能。此外，在动物模型中，与 UFH 相比，DS 抑制血栓形成和扩展，降低了出血效应。在肾衰竭中，DS 的半衰期保持在 2～3h 的安全范围内。

DS 是一种内源性、结构复杂的硫酸化糖胺聚糖，与肝素相比 DS 能够与肝素辅因子结合抑制凝血酶活性阻止血栓的形成。此外 DS 还能够通过调节 t-PA 和纤维蛋白溶酶原激活物抑制剂等的释放，增强纤维蛋白溶解活性，减轻血栓的重量。HC II 是一种丝氨酸蛋白酶抑制物，在凝血连锁反应中起到调节血液凝固和纤维蛋白溶解的作用。DS 可以增强 HC II 的活性，继而使游离和纤维凝块中的凝血酶失活，抑制血栓的形成。另有研究表明，DS 能够促进内皮细胞释放 t-PA 抑制 PAI 的释放，促进纤溶酶原的活化，增加纤维蛋白溶解活性促进血栓的溶解。DS 通过增强肝素辅助因子 II 的作用选择性地抑制凝血酶，使其抑制凝血酶活性的反应率提高 1000 倍以上，对循环中游离凝血酶和与纤维蛋白结合的凝血酶都有效。此外硫酸皮肤素明显增强活化蛋白 C 灭活凝血因子 V 的作用，刺激血管内皮细胞分泌 t-PA。因此，DS 具有抗凝、抗血栓作用。DS 的抗凝作用与 UFH 相似，但出血风险较小，用于 HD 的有效剂量取决于透析器类型和透析持续时间，每次透析一般所需剂量为 6～10mg/kg。它能够激活 Hep-II 因子，显示出一定的抗凝血活性，它参与调节凝血过程而不与丝氨酸蛋白酶相拮抗。DS 还显示出抗Xa 因子活性，其抗血栓活性不仅表现在能够阻止静脉血栓的形成，而且在低药物浓度下即可促进血栓的溶解，与 UFH 相比可能有几个优点。

（四）达比加群

达比加群是一种直接的凝血酶抑制剂。口服前体药物达比加群酯后迅速完全吸收，被血清酯酶完全水解，转化为活化形式的达比加群。达比加群能可逆地阻止凝血酶的功能。由于凝血酶通过将纤维蛋白原转化为纤维蛋白，在凝血级联反应中发挥关键作用，因此抑制凝血酶可防止血栓的形成。达比加群口服后 1～3h 内达到血浆峰值浓度。随后是快速分布/消除阶段，估计单次和多次给药后的半衰期分别为 8～10h 和 14～17h。食物不影响达比加群的生物利用度，但会使血浆浓度达到峰值的时间延迟 2h。达比加群主要由肾脏排泄。因此肾功能受损患者的血浆峰值浓度和消除半衰期会显著增加。达比加群的药代动力学特征不受性别、体重、族裔或中度肝损害等因素影响。健康的老年受试者血药浓度比年轻受试者高 40%～60%，反映了随着年龄的增长肾脏清除率的降低。肌酐清除率低于 30mL/min 或严重肝功能不全的患者禁用。出现严重出血或 ESRD 患者，达比加群可以通过 HD 部分去除。达比加群不被细胞色素 P450 同工酶代谢，与食物没有相互作用，与药物相互作用的可能性低。尽管它会导致 PT 和凝血酶时间线性升高，服用此药物患者的 INR 检测结果不可靠且具有误导性，不能用作治疗的监测指标。

九、磺达肝癸钠（Fondaparinux）

磺达肝癸钠是一种新型的抗凝药物，它是第一个人工合成的戊多糖，是目前临床可用的唯一的选择性 Xa 因子抑制剂，其完全采用化学方法合成，降低了病原微生物污染和资源缺乏的潜在风险。在 UFH 和 LMWH 中均包含的天然戊糖结构为基础，通过结构改良显著增加对 AT 的亲和力，可选择性加速 AT 与凝血因子 Xa 复合物形成约 340 倍，显著抑制凝血因子 Xa 活性，从而抑制凝血活化和凝血酶生成。但不增强 AT 对凝血酶的抑制作用，磺达肝癸钠也不与血小板结合，不能抑制血小板聚集，也不与 PF-4 相互作用，故极少发生 HIT。对血小板也没有抑制作用。磺达肝癸钠不影响 APTT、活化凝血时间、PT 或 INR，也不影响出血时间或纤溶活性。与 HIT 患者的血浆不发生交叉反应。美国胸科医师学会（American College of Chest Physicians，ACCP）指南中提到磺达肝癸钠在治疗 HIT 上的地位已经发生了一定的变化，从"仅适应证使用"到"可能用于中危甚至高危 HIT 风险的患者"。

磺达肝癸钠经皮下注射，生物利用度为 100%，给药后 2h 达血浆峰浓度，年轻和老年的健康受试者中的血浆半衰期大约分别为 17h 和 21h，可以每日给药 1 次，原型药物64%～77% 从肾脏排除。肌酐清除率＜20mL/min 的患者不宜使用，肌酐清除率＜50mL/min 的患者，推荐剂量为 1.5mg。磺达肝癸钠高度特异地结合 AT，不与其他血浆蛋白结合，也不与 PF-4 结合。不良反应较少，过度应用可导致出血。不应与水蛭素、纤溶药物、血小板膜糖蛋白IIb/IIIa 受体拮抗剂、肝素、类肝素药物或者 LMWH 合用，与乙酰水杨酸、潘生丁、苯磺保泰松、盐酸噻氯匹定、CPG 等抗血小板药物严密监测下谨慎合用，必要时可与维生素 K 拮抗剂联合使用。

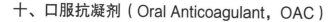

十、口服抗凝剂（Oral Anticoagulant，OAC）

血液净化患者合并或并发心脑血管疾病的患者日益增多，部分患者需要长期 OAC 治疗。目前常用的 OAC 包括华法林、利伐沙班和抗血小板药物（阿司匹林、硫酸氢氯吡格雷、双嘧达莫）。透析时应给予静脉抗凝药物联合口服抗凝剂增加出血风险，应严密监测凝血功能。

（一）华法林

华法林（Warfarin）作为传统的抗凝药物，其抗凝效果确切，最常见的不良反应为抗凝过度导致的出血，发生率为 5.6%。华法林已被证明在 ESRD 人群中具有狭窄的治疗窗。在最近一项评估心房颤动患者使用华法林的荟萃分析中，华法林增加了接受肾脏替代治疗的 ESRD 患者的大出血风险，但并未降低卒中或死亡风险。

1.华法林抗凝的机制

华法林是一种间接作用的双香豆素衍生物类口服抗凝药，凝血因子Ⅱ、Ⅶ、Ⅸ和Ⅹ需要经过羧基化才会具有活性，而这一过程需要维生素 K 的参与，华法林在体内竞争性拮抗维生素 K 的作用，抑制维生素 K 依赖性凝血因子Ⅱ、Ⅶ、Ⅸ和Ⅹ，以及蛋白 C 和蛋白 S 的羧基化，从而抑制上述凝血因子和抗凝蛋白的生物活性。华法林在体外无抗凝作用，在体内需待已合成的上述凝血因子耗竭后才能发挥作用，显效时间决定于上述凝血因子的血浆浓度及其消除速度。凝血因子Ⅱ、Ⅸ和Ⅹ的半衰期较长，通常华法林口服需要 3 天才具有抗凝效果，而由于蛋白 C 和蛋白 S 的半衰期较短，华法林服用后 1～2 天，由于蛋白 C 和蛋白 S 的抗凝作用降低，将增强体内血液高凝状态，具有促凝作用。因此，在华法林服用开始的 1～3 天应并用肝素类制剂，才能发挥抗凝作用。

2.华法林的体内代谢过程

华法林经胃肠道迅速吸收，生物利用度高，华法林口服吸收完全，2～8h 达血药浓度高峰，半衰期为 10～60h，与血浆蛋白结合率为 90%～99%。华法林的抗凝作用受药物的相互作用、遗传因素、年龄、体重、饮食等多种因素影响，且华法林的治疗窗窄，即使很小剂量的变化也可导致抗凝作用过度而致出血或抗凝不足导致血栓。对于大多数需要华法林抗凝治疗的维持强度，INR 在 2.0～3.0。也可使用 PT 或凝血酶原活性监测预防出血，PT 超过正常的 2.5 倍、凝血酶原活性降至正常值的 15% 以下或出现出血时，应立即停药。华法林抗凝效应能被维生素 K_1 所拮抗，应用维生素 K_1 6h 后 PT 可恢复至安全水平。合并严重出血时，可输入新鲜全血、血浆或凝血酶原复合物。

3.华法林应用

华法林使用方法，第一天给予首剂量 5～20mg，次日起用维持量 2～8mg/d；对于 75 岁以上老年人和出血危险的患者，应从 2mg/d 开始缓慢增加。用药前常规测定 INR，第 3 天再次测定 INR，如果此时 INR 在 1.5 以下，应该增加 0.5mg/d，如果 INR 在 1.5 以上，可以暂时不增加剂量。7 天后 INR 测定的结果，如果 INR 与基础水平比较变化不大，可以增加 1mg/d，直至维持 INR 在 2.0～3.0。

4.抗凝监测

华法林的不良反应主要是出血，且其抗凝效果及临床能否达到预期抗凝目标与其使用剂量密切相关，在使用过程中必须严密监测凝血指标。临床上使用此药期间需要定期复查 INR，并根据 INR 监测结果及时调整剂量，从而确保用药的有效性和安全性，其最佳抗凝强度一般为 2.0～3.0，此时出血和血栓栓塞的危险性均最低。出血高危患者及肝功能不全者，目标 INR 可调低至 1.5～2.5，以期减低出血风险。

5.不良反应

出血、皮炎、脱发、荨麻疹、恶心、呕吐、腹泻、血清转氨酶升高、黄疸等，但少见，长期大量使用可有骨质疏松。

出血是华法林的严重不良事件之一。华法林的治疗指数狭窄，需要结合常规的凝血检查来确定相关抗凝作用的适当剂量，从而预防华法林的出血。华法林导致出血事件的发生率因不同治疗人群而异。例如，在非瓣膜病房颤患者的前瞻性临床研究中，华法林目标为 INR 2.0～3.0 时严重出血的发生率为每年 1.4%～3.4%，颅内出血的发生率为 0.4%～0.8%。出血可以表现为轻微出血和严重出血，轻微出血包括鼻出血、牙龈出血、皮肤黏膜瘀斑、月经过多等；严重出血可表现为肉眼血尿、消化道出血，最严重的可发生颅内出血。房颤患者服用华法林颅内出血的年发生率为 0.58%，未抗凝治疗的患者为 0.32%。

（二）利伐沙班（Rivaroxaban）

利伐沙班是一种高选择性、直接抑制凝血因子 Xa 的口服药物。通过抑制因子 Xa 阻断凝血酶的产生，阻断凝血过程。利伐沙班的作用不依赖抗凝血酶，也不抑制已经产生的凝血酶，对于血小板没有直接影响。利伐沙班对凝血因子 Xa 活性呈剂量依赖性抑制的作用，凝血因子 Xa 活性是利伐沙班的疗效评估指标。利伐沙班对 PT 和 APTT 的影响也具有量效关系，但不推荐将其作为利伐沙班的药效评估指标。

利伐沙班吸收迅速，生物利用度 80%～100%，不受进食影响。服用后 2～4h 达到最大浓度，吸收后 92%～95%与血浆蛋白（主要是血清白蛋白）结合，稳态下分布容积约为 50L。利伐沙班约有 2/3 通过细胞色素酶（CYP3A4、CYP22）和不依赖 CYP 机制代谢，利伐沙班具有双重消除途径，其中代谢产物 50%从肾脏排除，50%通过粪便途径排出；另 1/3 以活性药物原型的形式通过肾小管分泌，直接从尿中排泄。血浆清除率约为 10L/h，口服 10mg 半衰期为 7～11h。在肌酐清除率<30mL/min 的患者，利伐沙班的血药浓度可能显著升高作用强度，出血风险升高。因此对于肌酐清除率<15mL/min 的患者不宜应用利伐沙班，对于肌酐清除率为 15～29mL/min 的患者应慎用利伐沙班。轻度肝损害不影响利伐沙班的代谢，但在中重度肝损害患者，利伐沙班血药浓度可显著升高，使出血风险升高，因此需要慎用利伐沙班。利伐沙班的不良反应主要是出血，少部分患者合并恶心等消化道症状，肝功能异常、心动过速等少见。利伐沙班的血浆蛋白结合率较高，不可被 HD 清除，目前 HD 患者如何应用利伐沙班尚不明确。

（三）抗血小板药物

表 2-10 抗血小板药物的种类

种类	常见药物
COX 抑制药	阿司匹林
ADP 受体抑制药	噻氯匹定、氯吡格雷
PDE 抑制药	双嘧达莫
血小板膜糖蛋白IIb/a 抑制药	阿昔单抗、埃替巴肽、替罗非班

续表

种类	常见药物
血小板因子释放抑制药	吲哚布芬
血栓素 A2 合成酶抑制药	达唑氧苯
腺苷酸环化酶兴奋药	前列环素

COX：环氧化酶（cyclooxygenase）；ADP：二磷酸腺苷（adenosine diphosphate）；PDE：磷酸二酯酶（phosphodiesterase）

1.阿司匹林（Asipilin，ASA）

1897 年劳伦斯·克雷文（Lawrence Craven）首次描述了阿司匹林的抗血栓作用，ASA在心脑血管事件一级和二级预防中的地位已为学界所公认，同时有研究表明，抗血小板药物对于 HD 血管通路的血栓形成有一定的预防作用。众所周知，血液净化患者是心血管事件的高风险人群。有研究表明心血管事件高风险的患者长期服用 ASA 可以使严重心血管事件包括非致命性心肌梗死（Myocardial Infarction，MI）、卒中和血管性死亡的年风险降低 25%。大量研究认为，ASA 具有较强的抗血小板聚集作用，但部分患者尽管正规、足量服用 ASA，依然不能获得理想的抗血小板聚集效果，并使得心脑血管事件发生率增加，这被称为 ASA 抵抗（Aspirin Resistance，AR）现象。

ASA 的抗血小板作用是通过破坏 COX-1 和 COX-2 的功能而产生的。它使 COX-1中 530 位的丝氨酸和 COX-2 中 516 位的丝氨酸发生不可逆乙酰化，限制花生四烯酸进入酶的催化活性位点，从而阻止血栓素的进一步合成，抑制血小板集聚。

ASA 抑制血小板集聚作用是不可逆性的，但由于每日血小板自我更新 10%，因此需要每日给药。ASA 抗血小板作用的推荐剂量为 75～162mg，每日 1 次，口服。ASA吸收后大部分在肝内水解为水杨酸，水杨酸的血浆蛋白结合率为 66%～98%，可分布于全身各组织。水杨酸进一步代谢成水杨尿酸及葡萄糖醛酸结合物，小部分氧化为龙胆酸，游离水杨酸及结合的代谢物从肾脏排泄。口服抗血小板剂量的 ASA 很少发生不良反应，但严重肾功能障碍患者有可能发生代谢产物蓄积而导致肾功能损害。对 ASA 或其他非甾体类抗炎药过敏者禁用。

ESRD 患者的胃肠道出血与使用 ASA 有关。一项 DOPPS 研究纳入患者 28320 例，其中 ASA 组 6573 例，其结果显示 ASA 未增加 HD 患者出血风险。

2.硫酸氯吡格雷（Clopidogrel Sulfate）

氯吡格雷（Clopidogrel，CPG）为法国 Sanofi 公司研发的抑制血小板凝集的新型噻吩吡啶类衍生物，是一种 ADP 受体阻滞剂。美国食品药物管理局（U.S.Food and Drug Administration，FDA）于 1997 年批准其可用于治疗脑卒中、血管性疾病、MI、闭塞性脉管炎、动脉粥样硬化等疾病，治疗其引发的并发症。在美国和加拿大，CPG 仍然是最广泛使用的抗血小板药物。

CPG 是一种血小板聚集抑制剂，可选择性的抑制 ADP 与其血小板受体的结合以及继发的 ADP 介导的糖蛋白 GPIIb/IIIa 复合物的活化，因此可经生物转化抑制血小板的聚集。此外，通过阻断 ADP 释放引起的血小板活化，抑制其他血小板激动剂诱导的血小板聚集。

CPG 口服吸收迅速，98%与血浆蛋白呈可逆性结合，用药第一天就可抑制血小板聚集,抑制作用逐步增强并在3～7天达到稳态,稳态时血小板平均抑制水平为40%～60%,抗血小板作用的半衰期为11天。给药后经肠道P-糖蛋白转运体转运后吸收入血,在肝脏经细胞色素P450酶转化生成活性代谢产物,选择性地、不可逆地与血小板表面受体P2Y12结合,从而发挥其抗血小板凝集作用。细胞色素P450家族的CYP2C19酶是CPG的体内代谢酶,其基因多态性对CPG抗血小板作用影响显著。2010年3月12日,FDA发出警示,CYP2C19*2、CYP2C19*3基因携带者不能有效将CPG转化为活性产物,无法像CYP2C19*1基因携带者一样从CPG抗血小板作用中获益。CPG主要由肝脏代谢,主要代谢产物是羧酸盐衍生物,其半衰期为8h。服用CPG后,5天内约50%由尿液排出,约46%由粪便排出。一次和重复给药后,血浆中主要循环代谢产物的消除半衰期为8h。在严重肾损害患者中,CPG的主要代谢产物羧酸盐衍生物血浆浓度降低,且对ADP诱导的血小板聚集的抑制作用降低,但出血时间的延长无变化。主要不良反应为出血、紫癜、皮疹、消化道症状及头痛、眩晕等,偶见血小板减少和过敏反应。

3.双嘧达莫(Dipyridamole)

双嘧达莫抑制血小板第一相和第二相聚集,高浓度(50pg/mL)可抑制胶原、肾上腺素和凝血酶诱发的血小板释放反应。主要作用机制:①可逆性抑制PDE,使血小板内环磷腺苷(cAMP)增多;②增强前列环素(PGI2)活性,激活血小板腺苷环化酶;③抑制血栓素A2(Thromboxane A2,TXA2)的生成,口服迅速吸收,平均达峰浓度时间约75min,血浆半衰期为2～3h。97%～99%与血浆蛋白结合,在肝内代谢,与葡萄糖醛酸结合后从胆汁排泌,进入小肠后可在此吸收入血,因此作用较为持久,尿中排泄量很少。不良反应与使用剂量有关,常见头痛、眩晕、皮疹及消化道症状,偶见肝功能异常。双嘧达莫除抗血小板作用外,还有扩张血管作用,但对已有粥样硬化的冠状动脉小分支扩张并不明显,存在"窃血现象",易诱发心肌缺血,故不主张应用于冠心病患者。对于中风的预防作用已被FDA批准,因已被临床证实与ASA联合较单药可使中风或死亡风险降低37%。

十一、透析器膜材料涂层技术的应用

涂层技术主要依靠电荷间的相互作用使带负电荷的肝素吸附于带正电或呈电中性的阳离子膜上以避免体外循环发生凝血,近年来越来越多地被应用于血液净化领域。

(1)结合肝素的血仿膜含有2-二乙基乙醇基,后者能与纤维素骨上的糖单元结合改善膜的生物相容性,且2-二乙氨基乙醇基团带正电,可以与肝素结合。基于上述特性,已经研制出结合肝素的血仿膜透析器,用于合并高危出血风险患者的无肝素透析。Kim等人长达7年的临床研究表明,该项技术是一种安全有效的透析模式,但其和无肝素透析一样不能完全避免凝血事件的发生。

(2)肝素涂层的新型PAN膜将聚乙烯亚胺铺在AN69 PAN膜表面,中和其负电性,再将具有多聚阳离子的肝素结合到改良的AN69 PAN膜上产生稳定的涂层。这样可以在不增加凝血风险的情况下,显著降低实验动物或慢性透析患者的抗凝剂使用剂量。该项技术主要用于减少长期应用肝素所引起的代谢并发症或应用合并出血风险的患者。

(3)LMWH涂层的体外循环管路,Frank等人报道了一种LMWH涂层的新型体外循环管路在不适用抗凝剂的条件下可维持长达4.5h的HD不发生凝血,为高危出血风险患者的 HD 治疗提供了新的方法。

[附：无隧道无涤纶套/带隧道带涤纶套中心静脉导管的抗凝方案]

（1）对于没有枸橼酸盐使用禁忌的患者，无论是否合并活动性出血或高危出血风险，可采用 4%枸酸钠溶液封管。

（2）对于没有肝素使用禁忌且无严重出血的患者，可采用 1000U/mL 浓度的肝素溶液封管。

（3）合并导管内血栓形成的患者，建议每周 1 次使用 1mg rt-PA 溶液封管，因患者经济条件等因素难以应用 rt-PA 时，可采用 10 万单位尿激酶溶液封管或 20 万～30 万单位尿激酶泵管。

（4）对于血液高凝状态明显或血栓栓塞疾病高风险的患者，除外药物禁忌后，推荐给予抗血小板药物或 LMWH 作为基础治疗。

（5）发生导管感染、需要导管内使用抗菌药物时，推荐以 4%枸橼酸钠作为基础抗凝药物；使用肝素溶液作为基础抗凝药物时，必须注意肝素与抗菌药物之间是否存在配伍禁忌。

参考文献

[1] LINHARDT，ROBERT J.2003 Claude S.Hudson Award Address in Carbohydrate Chemistry.Heparin：Structure and Activity [J].Journal of Medicinal Chemistry，2003，46（13）：2551-2564.

[2] Marcelo L，Timothy R，Edwin Y.New applications of heparin and other glycosaminoglycans [J].Molecules，2017，22（5）：749.

[3] SANS-SABRAFEN J，WOESSNER S，BESSES C，et al.Association of chronic myelomonocytic leukemia and carcinoma：A possible paraneoplastic myelodysplasia [J].American Journal of Hematology，2010，22（1）：109-110.

[4] 中国医师协会心血管内科医师分会血栓防治专业委员会，《中华医学杂志》编辑委员会.肝素诱导的血小板减少症中国专家共识（2017）[J].中华医学杂志，2018，98（6）：408-417。

[5] LAZRAK H H，ÉMILIE RENÉ，ELFTOUH N，et al.Safety of low-molecular-weight heparin compared to unfractionated heparin in hemodialysis：a systematic review and meta-analysis [J].Bmc Nephrology，2017，18（1）.

[6] CHEN Y，ZHAO J，YU Y，et al.Antithrombin III-Binding Site Analysis of Low-Molecular-Weight Heparin Fractions [J].Journal of Pharmaceutical Sciences，2018：1290.

[7] OKAMOTO S，HIJIKATA A，KINOJO K，et al.A novel series of synthetic thrombin-inhibitors having extremely potent and highlyselective action [J].Kobe J Med Sci，1975，21（1）：43-51.

[8] 陈香美、血液净化标准操作规程[M].3 版，北京，北京科学技术出版社，2011，446-447.

[9] STEVENS P E，ANDRASSY K M.KDIGO 2012 clinical practice guideline for the evaluation and management of chronic kidney disease [J].Kidney International，2013，158（1）：825-830.

[10] MURRAY P T，REDDY B V，GROSSMAN E J，et al.A prospective comparison of three argatroban treatment regimens during hemodialysis in end-stage renal disease [J].Kidney Int，2004，66（6）：2446-2453.

[11] SWAN S K，HURSTING M J.The pharmacokinetics and pharmacodynamics of argatroban：effects of age，gender，and hepatic or renal dysfunction [J].Pharmacotherapy，2012，20（3）：318-329.

[12] FAREED，JESKE W P.Small-molecule direct antithrombins：argatroban [J].Best Pract Res Clin Haematol，2004，7：127-138.

[13] SWAN S K，HURSTING M J.The pharmacokinetics and pharmacodynamics of argatroban：effects of age，gender，and hepatic or renal dysfunction [J].Pharmacotherapy，2000，20：318-329.

[14] MORITA Y，JOHNSON R W，DORN R E，et al.Regional anticoagulation during hemodialysis using citrate [J].Am J Med Sci，1961，242：32-43.

[15] JAMES M，BOUCHARD J，HO J，et al.Canadian Society of Nephrology commentary on the 2012 KDIGO clinical practice guideline for acute kidney injury [J].Am J Kidney Dis，2013，61（5）：673-685.

[16] BUTUROVIC-PONIKVAr J.Is regional citrate anticoagulation the future of hemodialysis？[J] Ther Apher Dial，2016，20（3）：234-239.

[17] NURMOHAMED S A，JALLAH B P，VERVLOET M G，et al.Continuous venovenous haemofiltration with citrate-buffered replacement solution is safe and efficacious in patients with a bleeding tendency：a prospective observa tional study [J].Bmc Nephrology，2013，14（1）：89.

[18] CUBATTOLI L，TERUZZI M，CORMIO M，et al.Citrate anticoagulation during CVVH in high risk bleeding patients [J].Int J Artif Organs，2007，30（3）：244-252.

[19] ARMAN QAMAR，ELLIOTT M ANTMAN，CHRISTIAN T RUFF，et al.Edoxaban versus warfarin in patients with atrial fibrillation and history of liver disease [J].J Am Coll Cardiol，2019，74（2）：179-189.

[20] TRESPALACIOS F C，TAYLOR A J，AGODOA L Y，et al.Incident acute coronary syndromes in chronic dialysis patients in the United States [J].Kidney International，2002，62（5）：1799-1805.

[21] J ÉTHIER，BRAGG-GRESHAM J L，PIERA L，et al.Aspirin prescription and outcomes in hemodialysis patients：the dialysis outcomes and practice patterns study （DOPPS）[J].American Journal of Kidney Diseases，2007，50（4）：602-611.

[22] DAHAL K，KUNWAR S，RIJAL J，et al.Stroke，major bleeding，and mortality outcomes in warfarin users with atrial fibrillation and chronic kidney disease：a meta-analysis of observational studies [J].Chest，2016，149（4）：951-959.

[23] HABIZAL N H，ABDUL HALIM S，BHASKAR S，et al.Prevalence of aspirin resistance in diabetic patients and its associated factors [J].Malays J Med Sci，2015，22（1）：50-57.

[24] ETHIER J，BRAGG-GRESHAM J L，Piera L，et al.Aspirin prescription and outcomes in hemodialysis patients：the dialysis outcomes and practice patterns study（DOPPS）[J].Am J Kidney Dis，2007，50（4）：602.

[25] 张苗.阿司匹林和双嘧达莫及其合剂在脑梗死二级预防中的作用[J].中华老年心脑血管病杂志，2008（01）：2-3.

[26] SLOAND J A，SLOAND E M.Studies on platelet membrane glycoproteins and platelet function during hemodialysis[J].Journal of the American Society of Nephrology，1997，8（5）：799-803.

[27] FUJII S，HITOMI Y.New synthetic inhibitors of C1r，C1 esterase，thrombin，plasmin，kallikrein and trypsin [J].Biochimica et Biophysica Acta，1981，661（2）：342-345.

[28] KIM J H，JI Y P，JANG S H，et al.Fatal anaphylaxis due to nafamostat mesylate during hemodialysis [J].Allergy，Asthma & Immunology Research，2021，13（3）：517.

[29] CHOI J Y，KANG Y J，JANG H M，et al.Nafamostat mesilate as an anticoagulant during continuous renal replacement therapy in patients with high bleeding risk：A Randomized Clinical Trial [J].Medicine（Baltimore），2015，94（52）：e2392.

[30] WARKENTIN T E，GREINACHER A，KOSTER A.Bivalirudin[J].Thromb Haemost，2008，99（5）：830-839.

[31] NAWARSKAS J J，ANDERSON J R.Bivalirudin: a new approach to anticoagulation [J].Heart Dis，2001，3（2）：131-137.

[32] MASCELLANI G.Dermatan sulphate possessing a thrombolytic activity and pharmaceutical forms containing it [P].US 5547944 1996-08-20.

[33] MUECK D W，LENSING A，AGNELLI G，et al.Rivaroxaban[J].Clinical Pharmacokinetics，2011，50（10）：675-686.

[34] KUBITZA D，BECKA M，MUECK W，et al.Effects of renal impairment on the pharmacokinetics，pharmacodynamics and safety of rivaroxaban，an oral，direct Factor Xa inhibitor [J].British Journal of Clinical Pharmacology，2010，70（5）：703-712.

[35] LINKINS L A，DANS A L，MOORES L K，et al.Treatment and prevention of heparin-induced thrombocytopenia：Antithrombotic Therapy and Prevention of Thrombosis，9th ed：American College of Chest Physicians Evidence-Based Clinical Practice Guidelines [J].Chest，2012，141（2 Suppl）：e495S-e530S.

[36] ANTONIJEVIC N M，ZIVKOVIC I D，JOVANOVIC L M，et al.Dabigatran-metabolism，pharmacologic properties and drug interactions [J].Curr Drug Metab，2017，18（7）：622-635.

董文敬、秦艳辉（撰写） 杨海侠（审校）

第三篇 血液透析相关器官系统并发症

第一章 血液透析相关神经肌肉系统并发症

第一节 概 述

神经系统包括中枢神经系统和周围神经系统。神经组织由神经细胞和神经胶质细胞组成，都是有突起的细胞。神经细胞是神经系统的结构和功能单位，称为神经元。神经数目较多，整个神经系统约有 1011 个，具有接受刺激、传导冲动和整合信息的能力。神经元的突起以特殊的连接结构——突触彼此连接，形成复杂的神经通路和网络，将化学信号或电信号从一个神经元传给另一个神经元，或传给其他的神经组织和其他组织，使神经系统产生感觉和调节其他各系统的活动，以适应内、外环境的变化。有些神经元有内分泌功能。神经胶质细胞数量比神经元更多，但不具备神经元的以上特点，其功能是对神经元起支持、保护、分隔、营养作用，两者的关系十分密切。

神经系统解剖结构：大脑、小脑、脊髓和神经节（脑脊神经节和自主神经节）及间质结构：神经胶质细胞是其重要成分，其中包括星形细胞（astrocyte）、少突胶质细胞（oligodendrocyte）、室管膜细胞（ependymal cell）和小胶质细胞（microglia）。前三者细胞是来自神经外胚层的神经胶质细胞；小胶质细胞则来自中胚层，以后发育为中枢神经系统的组织细胞。

神经纤维由轴突（axog）和被膜组成。轴突是细胞的一个细长的突起，起于小丘，轴突内含有紧密平行的神经元纤维，浸润在少量的轴浆中，浆内散在有杆状线粒体，无尼氏小体（Nissl Body），轴突的末端分出许多小支叫"终端树突"。

在中枢神经系统中，轴突町呈有髓或无髓，髓鞘内含有髓磷脂。在周围神经系统中，有髓和无髓纤维均被有一层神经膜或神经鞘（Schwann 鞘）。周围神经髓鞘不连续，有一定的间隙，神经膜伸入轴突时，可把一个段落的髓鞘分为一串珠状的环节图，在终端树丛或近髓鞘终止，在无髓的部分与轴突接触。中枢神经系统的神经纤维没有神经膜，其周围有神经胶质。有髓神经纤维的粗细变异很大，最细的纤维直径 1~4pm，中等的纤维直径为 5~10pm，最大的 11~20pm。

神经系统病变主要包括神经纤维的病变以及间质病变。病变类型包括神经元胞体变性、肿大，细胞死亡；神经纤维营养和代谢障碍、脱髓鞘改变；神经末梢（感受器）的变化；星形细胞增生、胶质纤维化增生形成瘢痕；星形细胞坏死。

血液透析（Hemodialysis，HD）患者神经系统并发症包括：周围神经病变（Peripheral neuropathy，PE）、不安腿综合征（Restless Legs Syndrome，RLS）、瘙痒、癫痫抽搐、韦尼克脑病（Wernicke Encephalopathy，WE）、药物相关性脑病、脑出血、脑梗死（Cerebral Infarction，CI）、尿毒症脑病（Uremic Encephalopathy，UE）、自主神经病变（Autonomic Neuropathy，ANP）。

因为透析不充分、毒素积聚、酸碱平衡失调、贫血、钙磷代谢紊乱等因素会导致中枢神经系统和外周神经系统的表现。基于神经系统病理变，本章将相关神经系统疾病的发病、病因、机制、临床表现及防治进行逐一阐述。

杜　原（撰写）　李家瑞（审校）

第二节　失衡综合征

一、概述

血液透析失衡综合征（Dialysis Disequilibrium Syndrome，DDS）严重影响血液透析的效果以及患者的预后，该病症常会持续20h，一般在24h后消失。其特征为恶心、呕吐、头痛、脑病和癫痫发作，控制透析速度以及血浆渗透压可以有效防治血液DDS。老年人、儿童，或有神经系统病变、严重代谢性酸中毒、恶性高血压的患者有极大的发生DDS的风险。

二、定义

DDS是由Kennedy等首次提出的概念，通常在透析过程中或透析结束后不久出现，是以神经系统症状为主要表现的综合征，轻度血液透析失衡者会出现头痛、乏力、烦躁、恶心、呕吐、视力模糊、睡眠障碍等症状；中度血液透析失衡者会出现肌肉间歇性痉挛、定向力障碍、心律失常等症状；重度血液透析失衡者会出现精神失常、木僵、昏迷，甚至死亡。

三、流行病学

在相关文献中没有关于DDS明确的流行病学定义，它的报道数量较少，原因是广泛出现的临床症状被认为是其他紊乱所致。血液DDS发病率在3.5%～21.3%之间，严重威胁透析患者的生存与健康。总体发病率被认为随着时间的推移而下降，可能与人们对于该疾病的了解，采取了早期短时透析等对应的诊治方法有关。

四、发病机制

在内环境稳定时，脑内和血浆中的尿素水平是相当的，当二者产生尿素浓度梯度时，这种浓度梯度将促使液体向脑内流动，导致脑水肿。一般认为是透析中血循环中水进入细胞引起水肿，目前已经提出三种DDS的发生机制。

1.尿素逆渗透效应

尿素这样的小溶质在血液透析过程中迅速被清除，特别是在显著的氮血症中。尿素通常被认为是一种"无效"渗透，因为它在细胞膜上自由扩散。它的自然扩散滞后于血液透析过程中血清中尿素的快速清除，透析期间血液中尿素浓度的下降比脑中更快。这种滞后（反向尿素效应）产生渗透梯度，在血浆和脑细胞之间形成了一个短暂的渗透梯度，促进水从血液中转移至大脑，导致脑水肿及其相关表现。在进行透析时血液中 BUN以及肌酐等代谢产物水平下降较快，但因受血脑屏障的限制，脑组织及脑脊液中代谢产物下降较慢，形成脑与血液间的渗透梯度差，使水分进入脑组织引起脑水肿，从而导致血液 DDS。其中尿素逆渗透效应被大多数研究者认为是 DDS 发生的重要原因。

2.脑内产生的自发性渗透物质效应

脑内产生的自发性渗透物质效应是指脑内可产生一些自发性渗透物质，导致脑组织和血浆之间形成渗透梯度，同时脑细胞内 pH 值下降，而产生脑水肿。Arieff 等在进行快速透析后的动物的脑组织中检测到比血浆中存在显著升高的渗透压（27mosm/kg H_2O），这种明显存在的渗透压压差不能完全由尿素和电解质的改变来解释，因此作者提出脑内自发性渗透物质效应。主要在动物脑内产生的自发性渗透物质包括：肌醇、牛磺酸、谷氨酰胺、谷氨酸，还有在高渗状态时产生的这些物质的堆积产物，这些渗透物的滞留导致细胞内 pH 值反常下降，导致脑渗透压增加和脑水肿。但也有研究认为这些特殊的脑内产生的自发性渗透物质的浓度在快速透析后不会明显增加，不会引起渗透梯度的产生。

3.代谢性酸中毒

是指尿毒症系统性酸中毒在透析中被快速纠正或在外源性碱作用下发生的脑脊液反常性酸中毒。在脑内氢离子（H^+）数量和活性的升高是伴随着细胞内有机酸和蛋白质变化的，pH 值的下降导致与蛋白质结合的钠和钾分离，使它们具有渗透活性，必然增加大脑渗透性溶质的含量。因此，产生较大的渗透梯度，可造成严重的脑水肿。患者开始透析后，脑细胞内 pH 值下降，同时伴有二氧化碳（Carbon Dioxide，CO_2）潴留，急剧上升的二氧化碳分压（Partial Pressure of Carbon Dioxide，PCO_2）可以改变脑的自动调节能力加剧颅内压升高。导致脑内 H^+ 增多的原因目前还不明确。表面上看，H^+ 增多与短暂的脑缺氧有关，这在贫血患者中表现更为明显。脑内酸性物质增多导致脑内渗透压升高的机制可能是以下两点：①H^+ 通过结合细胞内钠离子、钾离子的阴离子结合蛋白与钠、钾离子交换，以它们的游离形式提高渗透性；②酸性物质和有机酸的增加本质上就可以升高细胞内的渗透压，在透析过程中起缓冲作用的碳酸根减少，导致脑脊液 H 值升高，脑细胞内酸中毒加剧。

4.酸碱波动、贫血

我们知道影响氧合曲线的因素有 4 个：H^+、PCO_2、温度、红细胞内 2，3-二磷酸甘油酸（2，3-disphosphoglyceric Acid，2，3-DPG），当这些影响因素升高则曲线右移有利于氧在周围组织释放，影响因素降低则曲线左移不利于氧在周围组织释放。

肾功能衰竭通常合并代谢性酸中毒，透析过程中血液中碱化程度升高，血液中 H^+下降、氧合曲线左移。

贫血是慢性肾脏病常见并发症，贫血患者在一定的氧分压下，血红蛋白的氧饱和度降低，血红蛋白释放氧气，组织供氧增加，氧合血红蛋白曲线向右移动，尿毒症患者的氧合血红蛋白曲线右移。慢性肾脏病患者红细胞 2，3-DPG 低于正常水平，透析后红细胞 2，3-DPG 减少明显，透析期间和透析之后氧合曲线会向左移，既往研究支持这一理论。

综上，透析期间和透析后曲线左移，对组织氧合产生不利影响，然而，通过血液透析治疗，大多数患者心输出量能够增加，增加氧气输送调节恢复正常。而一些透析患者无法通过增加心输出量达到快速调节，因此，导致组织和大脑缺氧，进而出现神经系统相关症状，暂时性脑缺氧很可能发生在这些患者中，特别是贫血患者。

脑组织钙过高、甲状旁腺功能亢进、低血糖和低血钠也容易发生 DDS。透析时酸中毒迅速纠正，使血红蛋白对氧的亲和力增加，导致脑组织缺氧，脑缺氧也促进失衡的产生，预防性吸氧可以减少 DDS 发生率。

五、临床表现

根据 DDS 临床表现可以分为脑型和肺型两种。

（1）脑型失衡综合征：多发生在首次透析 2～3h 内。透析前血浆尿素氮（Blood Urea Nitrogen，BUN）水平越高，发生 DDS 可能性越大，表现为恶心呕吐、头痛、血压增高、焦躁、嗜睡等，严重者伴有抽搐、扑翼样震颤、谵妄、昏迷甚至死亡；脑电图也可有变化，表现脑波强度异常增加。

（2）肺型失衡综合征：某些尿毒症患者在透析前无肺水肿和心衰表现，但在第 1～2 次诱导透析结束后 4～6h 出现呼吸困难逐渐加重，不能平卧，甚至出现发绀、大汗淋漓、发生急性肺水肿。早期肺部无啰音，重者肺部可闻及或大或小的水泡音，如不及时采取有效措施可死于急性左心衰竭。如果患者透析前有心衰、心肌病变或伴有明显的低蛋白或低钠血症，透析后特别容易发生此类表现。这些患者在透析过程中通常不出现明显的脑型失衡临床症状。

DDS 是一种临床诊断，没有具体的实验室检测或影像数据。对于在初次透析后出现症状或在一段时间不依从后恢复透析的疑似患者，它仍然是一种排除诊断。引起类似表现的临床条件应考虑作为鉴别诊断的一部分。目前 DDS 的诊断主要依靠排除法来确诊。发现的一些罕见的病例中 DDS 可以表现为假性蛛网膜下腔出血、可逆性后部脑病综合征伴触觉障碍、急性脑疝甚至死亡。

DDS 的鉴别诊断包括中风、硬脑膜下血肿、代谢紊乱（低钠血症、低血糖）、药物性脑病或感染（脑膜炎、脑炎）。有人研究了脑电图等进行鉴别，效果不佳。核磁共振（Magnetic Resonance Imaging，MRI）影像，特别是弥散加权影像有助于评估脑含水量，有助于支持诊断。

六、预防和治疗

表 3-1　发生 DDS 的危险因素

发生 DDS 的危险因素
第一次透析治疗
儿童
老年人
高 BUN（BUN＞175mg/dl 高危）

发生 DDS 的危险因素
高血钠
高血糖
代谢性酸中毒
先前存在的神经异常
先前存在的脑水肿
与血脑屏障通透性增加相关的疾病：如脑膜炎、血管炎、中枢神经系统肿瘤、溶血性尿毒症综合征或血栓性血小板减少性紫癜

有研究将 82 例血液 DDS 患者作为研究对象，用随机数表法将患者分为观察组和对照组，两组患者均采用血液透析方法，对照组采用常规方法限制钠盐、水、蛋白质的摄入。观察组在对照组的基础上控制透析速度，透析时间不超过 3h；轻度血液 DDS 患者可提高血浆渗透压，重者立即停止透析，快速静滴 25%甘露醇。比较两组危险因素，记录血液透析中出现低血压、高血压、空气栓塞、心律失常、出血的次数。观察组出现低血压、高血压、空气栓塞、心律失常、出血概率为 2.4%、4.8%、2.4%、2.4%、2.4%，低于对照组。两组治疗有效率分别为 68.3%、43.9%，观察组高于对照组，由此，血液 DDS 的危险因素主要为低血压、高血压、空气栓塞、心律失常、出血。控制透析速度、提高血浆渗透压可有效防治血液 DDS。究其原因主要为血液 DDS 的发生机制与脑水肿有关，控制血液透析速度以及提高血浆渗透压可以减小渗透梯度差，从而减轻脑水肿，缓解血液透析失衡。

DDS 是可以预防的，诱导透析开始不要太迟，最好在 BUN 不超过 23.6mmol/L 时即开始透析。血流量与透析时间的精确掌控、充分合理的诱导是减少 DDS 的主要措施。首次透析使用低效透析器，短时透析，逐步过渡到规律性透析，透析液的优化配置，提高透析液钠浓度，在透析中静点甘露醇、高张糖等都是防止发生 DDS 的有效方法。目前虽缺乏循证指南，但大多数专家同意逐步清除尿素。已经发生 DDS 者，轻者要缩短透析时间，重症即刻中止透析，同时静脉给高张葡萄糖或高张钠（血压高者用），积极对症治疗包括吸氧、使用解痉和镇静药物等，一般在 24h 内症状自行缓解，如不恢复应考虑其他并发症。

对于刚开始透析的患者，可进行 150～200mL/min 的短时间（2h）或持续低效率透析，随后可在接下来的几天连续进行透析。如果患者在第一次治疗中没有出现 DDS，则血流量和透析液流量可以同时少量增加。当 BUN 为＞100mg/dL 或出现神经系统症状如精神状态改变，或存在肌阵挛时，应考虑住院透析。

部分患者不能第一时间发现疾病，发现时肌酐、BUN 已经很高，而且不能让他们住院以开始缓慢透析，因此，钠离子曲线被用于此类患者。一些透析机具有钠曲线功能，设定钠曲线可防止 DDS 发生。

表 3-2　预防高危患者 DDS 的潜在策略

预防高危患者 DDS 的潜在策略
（1）第一次透析治疗限制为 2～2.5h
（2）将血流量限制在 200～250mL/min
（3）钠模型或高钠透析液

预防高危患者 DDS 的潜在策略

（4）考虑静脉注射甘露醇（1g/kg）

（5）对于 DDS 高风险患者（创伤性脑损伤、脑出血、颅内肿块），考虑连续肾脏替代疗法（Continuous Renal Replacement Therapy，CRRT）

Di Fresco 等报道了一个 DDS 病例，其特征是迅速发病的脑水肿和随后发展为急性呼吸衰竭。该患者通过机械过度通气和甘露醇的联合治疗获得了成功，显示甘露醇可以促进细胞脱水且不会通过血脑屏障，可用来减轻或预防脑水肿。Rodrigo 等研究了高糖浓度透析液（717mg/dL）和静脉滴注甘露醇（1g/kg）对稳定慢性透析患者血清渗透压变化的影响。常规透析时，血清渗透压下降 10mmol/kg H_2O。当使用高葡萄糖浓度的透析液时，下降 5.2mmol/kg H_2O，当使用静脉注射甘露醇时，下降 4.3mmol/kg H_2O。两种方法联合使用时，血清渗透压下降 1.7mmol/kg H_2O。随着血清渗透压变化的下降，失衡的临床体征也下降了（从 67%下降到 10%），这种下降与超滤速率无关。高糖浓度的透析液和静脉滴注甘露醇都可以减少血液透析过程中发生的渗透压变化，但单独使用时，静脉滴注甘露醇更有效。渗透压变化的减少也可导致通常与失衡有关的轻微临床症状的减少。患者在透析时给予静脉注射甘露醇（1g/kg）时发生 DDS 的情况较少，也可以单独使用高糖透析液（717mg/dL）。当两种方法联合使用时，血浆渗透压变化减少的更多，而且在实验组中 DDS 的发生率减少到了 10%。Arieff 等在动物实验中证明甘油对于 DDS 的预防效果优于甘露醇，但是这只是一个理论性的治疗方案。许多研究证明尿素本身加入透析液中使用可以预防血-脑尿素浓度梯度的发展。

中药治疗：①李平瑞等研究证明温阳利水汤可通过达到风熄痰消、阳开饮除、气化水行的目的治疗透析失衡；②何桂顺认为五苓散加味可通过功补兼备，达到温阳利水、降其水逆之功效，可伴随症状变化进行治疗，对治疗 DDS 有较好疗效。

DDS 通常是自限性的，症状在短时间内消失。预后一般是良好的，并且在大多数情况下不需要停止透析。在少数病例中，随着脑水肿的进展，症状可进展为严重的神经系统表现，如癫痫、昏迷，严重者可死亡。

参考文献

[1] KENNEDY A C，LINTON A L，Eaton J C .Urea levels in cerebrospinal fluid after haemodialysis.[J]. Lancet，1960，279（7226）：410-411.

[2] ARIEFF A I.Dialysis disequilibrium syndrome：current concepts on pathogenesis and prevention[J].Kidney Int，1994，45（3）：629-635.

[3] ZEPEDA-OROZCO D，QUIGLEY R.Dialysis disequilibrium syndrome[J]. Pediatr Nephrol. 2012，27（12）：2205-2211.

[4] MUNSHI R，AHMAD S .Comparison of urea clearance in low-efficiency low-flux vs.high-efficiency high-flux dialyzer membrane with reduced blood and dialysate flow：An in vitro analysis[J].Hemodialysis International，2014，18（1）：172-174.

[5] ARIEFF A I，MASSRY S G，BARRIENTOS A，et al.Brain water and electrolyte metabolism in uremia：Effects of slow and rapid hemodialysis[J].Kidney International，1973，4（3）：177-187.

[6] LOPEZ-ALMARAZ E，CORREA-ROTTER R .Dialysis disequilibrium syndrome and other treatment complications of extreme uremia：A rare occurrence yet not vanished[J].Hemodialysis International，2010，12（3）：301-306.

[7] TSAI W C，CHEN J C, TSAO Y T .Pseudosubarachnoid hemorrhage：an ominous sign in dialysis disequilibrium syndrome[J].The Amjemerg Med，2014，33（4）：602.

[8] NINNESS J R，KIMBER R W, MCDONALD J W.Erythrocyte 2，3-DPG，ATP and oxygen affinity in hemodialysis patients.Can Med Assoc J，1974，111（7）：661-665.

[9] SZWED J J，LUFT F C，BOYKIN J R，et al.Effect of hemodialysis on oxygen-hemoglobin affinity in chronic uremics[J].Chest，1974，66：278-281.

[10] RAIDIS P C，PAPADIMITRIOU M，METAXAS P，et al.Haemoglobin oxygen dissociation curve in patients on regular haemodialysis[J]. Proc Eur Dial Transplant Assoc，1977，14：200-206.

[11] SOLIANI F，DAVOLI V，FRANCO V，et al.Intradialytic changes of the oxyhaemoglobin dissociation curve during acetate and bicarbonate haemodialysis.Possible interactions with haemodialysis-associated hypoxaemia[J].Nephrol Dial Transplant，1990，5（Suppl 1）：119-121.

[12] 钱敏，顾光煜.血液透析期间氧合血红蛋白解离曲线的观察[J].江苏医药，1997，23（10）：700-701.

[13] ARIEFF A.Pathogenesis of metabolic acidosis with hypoxia，in Hypoxia，Metabolic Acidosis and the Circulation[M].New York：Oxford University Press，1992：116-138.

[14] SOOMRO A，BAHRI R A，ALHASSAN N，et al.Posterior reversible encephalopathy syndrome with tactile hallucinations secondary to dialysis disequilibrium syndrome.[J].Saudi J Kidney Dis Transpl，2014，25（3）：625-629.

[15] OSGOOD M，COMPTON R，CARANDANG R，et al.Rapid unexpected brain herniation in association with renal replacement therapy in acute brain injury：caution in the neurocritical care unit[J].Neurocritical Care，2015，22（2）：176-183.

[16] HAMPL H，KLOPP H W，MICHELS N，et al.Electroencephalogram investigations of the disequilibrium syndrome during bicarbonate and acetate dialysis[J].Proc Eur Dial Transplant Assoc，1983，19：351-359.

[17] BASILE C，MILLER J D，KOLES Z J，et al.The effects of dialysis on brain water and EEG in stable chronic uremia[J].Am J Kidney Dis，1987，9（6）：462-469.

[18] MISTRY K.Dialysis disequilibrium syndrome prevention and management[J].Int J Nephrol Renovasc Dis，2019，12：69-77.

[19] 张瑜琪.血液透析失衡综合征的危险因素及防治分析[J].齐齐哈尔医学院学报，2016，37（34）：4283-4284.

[20] MARSHALL M R，GOLPER T A，SHAVER M J，et al.Urea kinetics during sustained low-efficiency dialysis in critically ill patients requiring renal replacement therapy[J].Am J Kidney Dis，2002，39（3）：556-570.

[21] PORT F K，JOHNSON W J，KLASS D W.Prevention of dialysis disequilibrium syndrome by use of high sodium concentration in the dialysate[J]. Kidney Int，1973，3（5）：327-333.

[22] DIFRESCO V，LANDMAN M，JABER B L，et al.Dialysis disequilibrium syndrome: an unusual

cause of respiratory failure in the medical intensive care unit[J].Intensive Care Medicine，2000，26（5）：628-630.

[23] F RODRIGO，SHIDEMAN J，MCHUGH R，et al.Osmolality changes during hemodialysis.Natural history，clinical correlations，and influence of dialysate glucose and intravenous mannitol[J].Annals of Internal Medicine，1977，86（5）：554-561.

[24] ARIEFF A I，LAZAROWITZ V C，GUISADO R .Experimental dialysis disequilibrium syndrome：prevention with glycerol.[J].Kidney International，1978，14（3）：270-278.

[25] 李平端,谢逊,陈玉.温阳利水汤治疗血液透析失衡综合征 100 例临床观察[J].河北中医,2014,36（6）：829-830.

[26] 何桂顺.五苓散加味治疗血液透析失衡综合征[J].湖北中医杂志，2006，28（7）：1.

田园青（撰写）　张悦凤（审校）

第三节　脑出血

一、概述

脑出血多指自发性脑出血（Intracerebral Hemorrhage，ICH）又称出血性脑卒中和脑溢血。ICH 是由于脑部血管突然破裂出血，而引起脑组织损伤的一组疾病。该病起病急骤、病情凶险、死亡率高达 30%～40%。随着血液净化技术的进展和社会人口老龄化，高龄透析患者、糖尿病透析患者和长期透析病例明显增加。目前，脑出血随着透析时间的延长，已成为长期血透患者死亡的第二位原因。对于 HD 合并 ICH 患者，使用枸橼酸抗凝比无肝素抗凝（Non-Anticoagulation of Heparin，NA）能更有效提高透析效率，减少透析凝血。合理应用抗凝药物、控制原发基础病等都对 ICH 的预防具有积极作用。

二、定义

ICH 是指非外伤性脑实质内血管突然破裂出血，导致血液在脑实质内聚集，而引起脑组织损伤的一组疾病。

三、流行病学和风险因素

国外有研究表明，心、脑血管并发症仍是慢性透析患者的主要死亡原因。透析患者死于脑血管意外的约占透析患者死亡例数的第二位，约为 14%，其脑血管意外年发生率 1.66%。与同期正常人群比较，透析患者脑血管意外的相对发病危险率明显升高，其中脑出血升高 10.7 倍。

透析患者出现 ICH 的一般危险因素包括年龄、原发基础病（如糖尿病、高血压、高脂血症等）、低血压、促红细胞生成素（Erythropoietin，EPO）使用不当等。

与非透析患者一样，透析患者脑血管意外的发病随着年龄的增加而增加，而透析患者脑血管意外的发病年龄更加提前，这提示透析患者脑血管病变的进展速度明显加快。

日本一项研究显示，开始透析时的年龄越高，患者心、脑血管并发症的死亡率越高，55岁以上的透析患者比 35 岁以下的透析患者危险度高 5 倍。

糖尿病透析患者脑血管意外除脑血栓形成发病率升高外，ICH 的发病率也明显升高，且明显高于合并有其他疾病的透析患者。除此之外，合并高血压也是导致脑血管意外的重大危险因素，高血压造成的小动脉硬化进展可使血管坏死，引发 ICH。脑动脉硬化可分为颈内动脉、椎底动脉、前中后大脑动脉等比较大的主干动脉粥样硬化，和直径为500μm 以下的脑深部细小动脉硬化。随着粥样硬化的进展，动脉发生管腔狭窄、闭塞，而透析中低血压等造成的低灌注可引起大脑皮质发生比较大的脑血栓形成，小动脉的硬化则会进展为血管坏死，从而导致脑出血。另一方面，未破裂的血管形成脑动脉结节瘤，使血管腔变窄，引起小的血栓灶。值得注意的是，EPO 的最大副作用是引起高血压，成为心、脑血管并发症的重要危险因素之一。

维持性血液透析（Maintenance Hemodialysis，MHD）患者发生 ICH 与年龄、合并基础疾病、透析龄等因素密切相关，其预后相对较差，临床需针对各种危险因素加强防治，以预防脑出血的发生，改善患者预后。另外，还有一些研究显示：透析患者 ICH 的发病年龄较一般人群明显提前，但无明显的性别差异；碱性磷酸酶水平与透析患者 ICH风险呈正相关；年龄≥60 岁，合并糖尿病，合并高脂血症，合并高血压，透析时间≥1.5年，均为 MHD 患者发生 ICH 的高危因素；MHD 合并 ICH 发生血肿扩大的危险因素为炎症指标高（中性粒细胞与淋巴细胞比值、血小板与淋巴细胞比值）、入院血压高、钙磷乘积高、入院格拉斯哥昏迷量表（Glasgoe Coma Score，GCS）评分低、血红蛋白低，其中收缩压（Systolic Blood Pressure，SBP）、中性粒细胞与淋巴细胞比值为影响患者发生血肿扩大的危险因素，血红蛋白是保护因素；高血压、高胆固醇及高血脂的 MHD患者更易并发 ICH。

四、发病机制

尿毒症 MHD 患者具有出血倾向。常见皮肤黏膜出血，如瘀斑或紫斑、鼻出血、牙龈出血、消化道出血、手术及外伤创面大量失血等，亦可发生心包积血及颅内出血等严重并发症。

尿毒症出血倾向与疾病本身严重程度及病程有关，通常肾功能损害越严重或病程越长者，其出血倾向也越明显，但不同患者其出血阈值个体差异较大。尿毒症出血倾向的病理生理机制主要表现在以下几个方面。

（一）血小板功能障碍

尿毒症患者均有不同程度的血小板黏附和聚集功能障碍，且常有血小板数量的轻度降低。正常血小板黏附和聚集反应主要依靠血管内皮细胞产生的 von Wille-brand 因子（vWF）和血小板膜受体糖蛋白（GPIb、GPIIb-IIIa），尿毒症患者可能存在 vWF 多聚体功能缺陷，使其在 GPIb 与内皮下胶原架桥结合、接触黏附障碍，或在血流切变率较高的情况下，vWF 与 GPIIb-IIIa 结合异常，从而使血小板伸展黏附及聚集过程中纤维蛋白原结合产生障碍。此外，血小板的内在缺陷也是重要因素，如尿毒症患者前列腺素（Prostaglandin，PG）代谢异常，血小板内血栓素 A_2（Throm boxane A_2，TXA_2）合成减少，而血管内皮细胞合成前列环素（Prostacyclin，PGI_2）却明显增加；尿毒症患者血

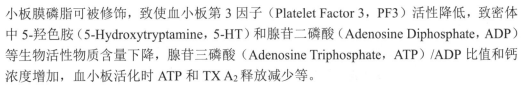

小板膜磷脂可被修饰，致使血小板第 3 因子（Platelet Factor 3，PF3）活性降低，致密体中 5-羟色胺（5-Hydroxytryptamine，5-HT）和腺苷二磷酸（Adenosine Diphosphate，ADP）等生物活性物质含量下降，腺苷三磷酸（Adenosine Triphosphate，ATP）/ADP 比值和钙浓度增加，血小板活化时 ATP 和 TX A$_2$ 释放减少等。

（二）尿毒症代谢产物及毒素潴留

小分子物质（相对分子质量 500 以下），如尿素、胍基琥珀酸、酚或酚酸等均可干扰血小板聚集，抑制 PF3 释放；多肽类中分子物质（相对分子质量 500～3000），如甲状旁腺激素（Parathyroid Hormone，PTH）可通过抑制血小板释放花生四烯酸和 5-HT，并刺激内皮细胞大量合成 PGI$_2$，从而抑制血小板的黏附和聚集。

（三）慢性贫血

肾性贫血患者血细胞比容（Hematocrit，HCT）降低，会引起血液流变学异常，从而降低血小板的止血作用。出血时间（Bleeding Time，BT）延长与 HCT 呈高度负相关。当 HCT＞30%时，血流中央为红细胞，血小板则在血流边缘内皮细胞表面形成桶状薄覆盖层，此种形式最有助于内皮损伤时血小板的迅速黏附和聚集。而尿毒症贫血患者往往 HCT＜25%，此时血小板在血流中被分散，失去桶状特征，这就大大削弱了血小板与内皮细胞之间的相互作用。

五、临床表现

透析相关 ICH 有其自身特点。研究显示，原发病因以慢性肾小球肾炎为主的透析患者，脑出血平均发病年龄 46.0 岁±5.6 岁，从诊断尿毒症到 ICH 的时间平均为 4.0 年±0.8 年，首次透析距发生脑出血时间为 3 个月至 6 年，末次透析距发生脑出血时间为 10 至 3 天，头 CT 显示出血多发生在基底节、蛛网膜下腔、原发性脑室出血等。

透析患者常伴有肾性高血压、动脉粥样硬化、凝血功能异常，尤其是在透析过程中，大量应用抗凝剂使凝血功能发生障碍，极易发生脑血管意外，且一旦发生脑出血就有出血量大、脑水肿严重、对周围组织容易产生重度压迫和出血破入脑室的特点。

透析患者 ICH 与普通人群脑出血临床表现相似。半数患者出现头痛并很剧烈，常见呕吐，出血后血压明显升高，临床症状常在数分钟至数小时达到高峰。临床症状体征因出血部位及出血量不同而异，基底核、丘脑与内囊出血引起轻偏瘫是常见的早期症状；少数病例出现痫性发作，常为局灶性；重症者迅速转入意识模糊或昏迷。

CT 对 ICH 的诊断几乎可达到 100%，是确诊 ICH 的首要检查手段，不仅能够鉴别脑出血和脑梗死，同时能够了解脑出血的部位和出血量。CT 扫描检查可见脑内血肿呈高密度区域，对直径＞1.5cm 的血肿均可精确显示，可确定出血的部位，血肿大小，是否破入脑室，有无脑水肿和脑疝形成，确诊以脑 CT 扫描见到出血病灶为准。

六、处理措施

透析患者 ICH 的一般治疗与普通人群相似，包括安静卧床、颅内压管理、调整血压、防止继续出血、加强护理维持生命功能，防治并发症，以挽救生命，降低死亡率、残疾率，减少复发等。透析患者本身体内存在凝血功能紊乱，且透析过程中需要应用抗凝剂。

透析患者一旦发生 ICH，不仅病情重，且治疗困难。ICH 急性期的治疗主要在于脱水、消除脑水肿和降低颅内压，但透析患者因为无尿，脱水治疗主要通过床旁血滤，但实践效果并不理想。因此，脱水治疗困难成为其病死率高的主要原因之一。除此之外，由于出血量大，容易破入脑室和蛛网膜下腔，刺激皮层和中线结构，因此抽搐和消化道出血的发病率极高。并发症的出现进一步加大了治疗难度。

尿毒症患者采用间歇性 HD，尿素的逆渗透效应会增加水分进入脑组织，从而加重脑水肿。连续性肾脏替代治疗（Continuous Renal Replacement Therapy，CRRT）可连续、缓慢、等渗地清除水分与溶质，脑组织水分保持稳定，可维持脑灌注压，不会引起颅内压升高。但是，CRRT 期间应用抗凝剂，给病情带来新的风险，且费用昂贵，对患者的最终预后也并未见到明显的改善。多种因素造成了透析患者脑出血仍具有高死亡率的特点，住院病死率接近 90%。

CRRT 时抗凝药物的选择和剂量要个体化、动态调整，及时监测凝血功能，合理调整抗凝药物剂量，局部抗凝时应加大监测频率，避免体内凝血功能受到影响。

无论患者是否存在出血风险，局部枸橼酸抗凝（Regional Citrate Anticoagulation，RCA）都是 CRRT 抗凝的首选。新型枸橼酸配方和稀释枸橼酸盐溶液的开发进一步促使枸橼酸抗凝成为 CRRT 的主要抗凝策略。局部枸橼酸钠抗凝的作用机制在于通过螯合钙离子，从而阻断凝血瀑布反应和血小板聚集，因其能避免全身抗凝，故可大大降低出血风险，但与其他抗凝方案相比，除了监测凝血指标，还需定时监测体内及体外电解质，尤其是钙离子浓度。应用 RCA 时，首先应选择无钙、无碱、低钠置换液，并依据血流量调整枸橼酸钠输入剂量；其次应监测滤器后和患者体内的游离钙离子浓度和部分活化凝血活酶时间（Activated Partial Thromboplastin Time，APTT），并以此调整枸橼酸钠和氯化钙的输入剂量。

枸橼酸抗凝治疗的具体方法可参考如下方案：①在体外循环管路滤器前持续从动脉端输注 4% 枸橼酸钠溶液（ACD-A），起始计量 100～200mL/h（多在 170～180mL/h），控制滤器后游离钙离子浓度 0.25～0.35mmol/L，一般调节滤器后活化凝血时间（Activated Cloting Time，ACT）在 200～250s；在管路静脉端补充氯化钙生理盐水 0.056mmol/L（10% 氯化钙 80mL 加入 1000mL 生理盐水中）40mL/h，控制管路动脉端（滤器前）游离钙离子浓度 1.0～1.35mmol/L。②4% 枸橼酸钠自管路动脉端持续泵入，ACD-A 初始泵速为血流速度（Blood Flow Rate，BFR）的 2.0%～2.5%，泵速（mL/h）=（1.2～1.5）×BFR（mL/min）；10% 葡萄糖酸钙自管路静脉端持续输注，泵速 8.8～11.0mL/h（为 ACD-A 泵速的 6.1%），保持滤器后管路中游离钙离子浓度 0.2～0.4mmol/L，外周静脉或动脉游离钙离子浓度 1.0～1.2mmol/L。

除此之外，维持性透析患者 ICH 后，还可选择无抗凝血液净化。对于急性 ICH 患者，无论是否存在凝血功能紊乱，采用无肝素透析是安全的，但其透析效果较差，体外管路或血液净化器往往很快发生凝血，需要频繁更换，增加医疗费用，同时消耗凝血因子和血小板，也使得再出血风险升高。目前无抗凝技术尚无标准的抗凝实施方案，关于是否使用生理盐水冲洗管路、冲洗频率及用量也无定论。因此，无抗凝技术只是作为不能实施 RCA 或其他抗凝方案时的替代方案。

对于再出血风险高的患者，首先选择 RCA，如不具备枸橼酸盐抗凝条件或患者肝功能严重异常，可以采用无抗凝技术；对于病情相对平稳，再出血风险相对不高的患者，仍首选 RCA，其次可以选择肝素-鱼精蛋白局部抗凝或无抗凝技术。许多研究显示，对于合并出血性卒中患者，使用枸橼酸抗凝比 NA 能更有效提高透析效率，减少透析凝血。有一项研究选取了接受 CRRT 的 74 例 ICH 合并急性肾损伤患者，随机进行分组，常规组未采取抗凝治疗，观察组则采取 RCA 治疗，比较两组的临床疗效、滤器使用时间、治疗前后的凝血功能指标、急性生理及慢性健康状况评分 II（Acute Physiology And Chronic Health Evaluation II，APACHEII）评分、GCS 评分以及病死率，结果显示观察组临床总有效率高于常规组（$P<0.05$）；观察组滤器使用时间长于常规组（$P<0.05$）；观察组治疗后的血小板计数、APTT 水平均优于常规组（$P<0.05$）；观察组 APACHEII 评分、GCS 评分高于常规组（$P<0.05$），两组病死率比较差异无统计学意义（$P>0.05$）。另有研究选取了 83 例脑出血并发急性肾损伤（Acute Kidney Injury，AKI）需进行 CRRT 患者，根据不同的抗凝方式将患者分为 RCA 组（41 例）和 NA 组（42 例），比较后发现，两组患者一般临床资料以及 CRRT 治疗前各临床指标比较差异均无统计学意义（均 $P>0.05$），CRRT 治疗 72h 后，RCA 组血清肌酐、血乳酸水平明显低于 NA 组；RCA 组血红蛋白、血小板计数明显高于 NA 组；RCA 组单套滤器平均使用时间、滤器使用时间达标率均明显长于/高于 NA 组；RCA 组滤器凝血、静脉壶凝血的发生率及严重程度均明显低于 NA 组（均 $P<0.01$），结果显示 RCA 应用于脑出血并发 AKI 患者进行 CRRT 抗凝治疗安全有效，能够明显提高滤过效率、延长滤器寿命并减少出血风险。另外，对于 CRRT 外的其他血液净化模式，RCA 也优于其他抗凝方式。有研究选取了 60 例肾衰竭合并脑出血患者，采取计算机单盲分组法随机分为两组，对照组 30 例患者接受无抗凝血液滤过治疗，观察组 30 例患者接受枸橼酸抗凝血液滤过治疗，结果显示观察组治疗后的血清肌酐、尿素氮均明显低于治疗前（$P<0.05$），且低于对照组治疗后（$P<0.05$）；观察组的滤器寿命明显长于对照组（$P<0.05$）；观察组治疗后的 APTT、血浆凝血酶时间、血红蛋白、血小板与治疗前比较均无明显变化（$P>0.05$），而对照组治疗后的血红蛋白、血小板与治疗前比较变化明显（$P<0.05$）；观察组 10 天内病死率略低于对照组，但差异无统计学意义（$P>0.05$），表明在肾衰竭合并脑出血患者的血液滤过治疗中，采用枸橼酸抗凝可延长滤器寿命，有效减少血液滤过不良反应，提高治疗效果，有利于改善肾功能。还有研究纳入具有高危出血风险的 HD 患者 20 例，采用 4%枸橼酸钠局部抗凝进行 HD 治疗，结果发现 RCA 对于高危出血风险的 HD 患者疗效显著，具有较好的安全性。

对于病情相对平稳，再出血风险相对不高的患者，也有文献认为可应用阿加曲班抗凝。HD 患者一般首计量 250μg/kg，追加剂量 2μg/（kg·min），或 2μg/（kg·min）持续滤器前给药。CRRT 患者给予 1～2μg/（kg·min）持续滤器前给药，应依据患者血浆 APTT 的监测调整计量。血液净化治疗结束前 20～30min 停止追加。

关于患者再出血风险的评估，较多使用的是 Richard D Swartz 和 Friedrich K port 提出的 Swartz 评估法（见表 3-3）。然而，肾脏病预后组织（Kidney Disease Improving Global Outcomes，KDIGO）指南则指出，7 天内有过活动性出血者，均具有较高的出血风险。

表 3-3　Swartz 出血风险评估

出血危险度	出血倾向
极高危	存在活动性出血
高危	活动性出血已停止但未超过 3 天
中危	活动性出血停止已超过 3 天未到 7 天
低危	活动性出血停止超过 7 天

此外，对于已开展腹膜透析（Peritoneal Dialysis，PD）的医院，除选择 CRRT 外，还可选择 PD。对于脑出血患者，PD 血流动力学稳定，不发生失衡综合征，不增加颅内压，不用抗凝剂，且更加简单、经济。但既往的研究显示，加强 PD 对患者生存率的影响与其他血液净化方案相比并无明显优势。

七、预防措施

透析患者一旦发生 ICH，必然病情重，进展迅速，死亡率高，其预后主要取决于出血的部位和出血量，如脑干出血、深部脑出血和大量出血者其预后不佳。MHD 合并 ICH 患者具有高风险、高死亡率的临床特点，因此预防非常关键，最主要的预防措施就是维持血压的稳定。高血压合并动脉硬化是 ICH 最常见的原因，长期高血压导致动脉壁损伤形成小动脉瘤，血压的波动可以导致瘤体破裂；避免情绪激动、剧烈活动等诱发因素，因为这些因素都可以导致血压的急剧波动诱发出血；合理应用抗凝药物、控制原发基础病等都对 ICH 的预防具有积极作用；此外，吸烟、饮酒也可以诱发脑出血的发生，因此也需注意戒烟限酒。

高血压患者应在医师指导下，控制血压，并避免剧烈变动、饱餐、剧烈活动、用力排便、性交等可能诱发血压升高的因素。如出现剧烈的后侧头痛或项部痛、运动感觉障碍、眩晕或晕厥、鼻出血、视物模糊等可能是脑出血前兆，应及时到医院检查。

研究发现，硫氧还原蛋白、凝血因子 XIIIB 链、Cu-Zn 超氧化物歧化酶、磷酸组氨酸磷酸酶在尿毒症合并脑出血的病理生理学机制中扮演着重要角色，有望作为预警尿毒症脑出血严重并发症的生物标记物。

参考文献

[1] ISEKI K，KINJO K，KIMURA Y，et al.Evidence for high risk of cerebral hemorrhage in chronic dialysis patients[J].Kidney Int，1993，44（5）：1086-1090.

[2] HIRAKATA H，YAO H，OSATO S，et al.CBF and oxygen metabolism in hemodialysis patients：effects of anemia correction with recombinant human EPO[J].Am J Physiol，1992，262（5 Pt 2）：F737-743.

[3] REMUZZI A，BENIGNI A，MALANCHINI B，et al.ACE inhibition prevents renal failure and death in uninephrectomized MWF/Ztm rats[J].Kidney Int，1995，47（5）：1319-1326.

[4] HOLZER H，MARGUC K，POGGLITSCH H，et al.The effects of haemodialysis on cerebral blood flow[J].Proc Eur Dial Transplant Assoc，1981，18：126-132.

[5] JACOBS R，HONORÉ P M，BAGSHAW S M，et al.Citrate formulation determines filter lifespan during continuous veno-venous hemofiltration：a prospective cohort study[J].Blood Purif，2015，40（3）：

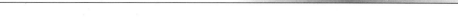

194-202.

[6] GAINZA F J，QUINTANILLA N，PIJOAN J I，et al.Role of prostacyclin（epoprostenol）as anticoagulant in continuous renal replacement therapies：efficacy，security and cost analysis[J].J Nephrol，2006，19（5）：648-655.

郭　婵（撰写）　李家瑞（审校）

第四节　脑梗死

一、概述

脑梗死（Cerebral Infarction，CI），又称缺血性脑卒中（Cerebral Ischemic Stroke，CIS）。CI 属于脑血管疾病的一种，是 HD 过程中或 HD 后的并发症，临床上具有发病率高、复发率高、致残率高的特点，主要因脑供血动脉发生闭塞、脑组织供血不佳等因素造成脑组织坏死，随之出现语言、行为、肢体等功能障碍，严重影响患者的正常生活和生活质量，甚至导致死亡。依据发病时的病理生理机制可以分为脑血栓形成、脑栓塞、腔隙性 CI。CI 依据脑血管堵塞的不同部位而产生不同的症状。治疗原则通常是溶栓抗凝，改善脑的血液循环及神经保护剂的应用等。

二、定义

CI 系由各种原因所致的局部脑组织区域血液供应障碍，导致脑组织缺血、缺氧、坏死，引起神经功能障碍的一种脑血管病。

三、流行病学和风险因素

近 30 年来我国 CI 的发病率和患病率呈上升趋势，年发病率（185～219）/10 万。在 HD 患者中，相关的并发症以心脑血管事件占主导地位，而脑血管事件又是继心血管事件后的第二大并发症。CI 占全部脑卒中的 70%～80%，严重威胁着 MHD 患者的生命。文献报道 MHD 患者发生 CI 的风险相较于健康人群高 4～10 倍。有研究表明，在英国格拉斯哥地区 MHD 患者 CI 发生率为 11%，中国台湾地区为 4.3%，西班牙为 6.3%。本病的病死率约为 10%，致残率可达 50%以上，存活者的复发率高达 40%。CI 复发可严重影响患者的日常生活和社会功能，而且死亡率明显增加。CI 常见的危险因素有高龄、腹型肥胖、吸烟、酗酒、高血压、高血糖、高血脂、心脏病等。另外透析中的超滤量（Ultrafil Tration Volume，UFV）患者血流动力学的不稳定均可诱发 CI。透析前充分评估患者情况如血压、心率、干体重、UFV 等可明显降低 CI 发病率。

四、发病机制

CI 是 HD 的一种常见并发症，其发生可能与原发疾病、高血压、脉压指数、透析龄、血红蛋白、血白蛋白、矿物质代谢紊乱、尿素清除指数、血脂、CI 病史等相关。CI 发病的主要机制是粥样硬化性闭塞和脑血栓形成，最常见的发病机制是由于斑块破裂而形成溃疡后，出现胶原暴露，促进血栓形成。CI 通常发生在血管内皮损伤或者是血流产生漩涡的部位，血管内皮损伤和血液湍流是动脉血栓形成的主要原因，血小板激活并且在损伤的动脉壁上附着和聚集是动脉血栓形成的基础。脑动脉硬化性闭塞，是指在动脉粥样硬化血管狭窄的基础上，由于动脉壁样斑块内新生的血管破裂形成血肿，后者会引起血管腔狭窄甚至闭塞导致急性供血中断，或者是因斑块表面的纤维帽破裂，粥样物自裂溢入血流，遗留粥瘤样溃疡进入血液的坏死物质和脂质而形成胆固醇栓子，从而可能会引起管腔闭塞等。主要影响因素如下。

（一）原发疾病

1.糖尿病

糖尿病所致的代谢紊乱，会对血管内皮细胞造成损害，诱发氧化应激损害和炎性反应，动脉内膜厚度增厚，加快动脉粥样硬化形成；患者蛋白尿和肾小球滤过率下降能激活炎性细胞因子，引起氧化应激反应，造成血管功能进一步损害，增加 CI 发生风险。

2.高血压

高血压能够诱发动脉粥样硬化，且在 HD 治疗会增加血压波动幅度，促使硬化的血管破裂出血，形成血栓，血栓会随着血液循环进入远端血管，造成局部管腔闭塞，诱发 CI。既往研究提示与非卒中患者，MHD 并发脑卒中患者 SBP 较高，血压波动较大，硬化的血管极易发生破裂导致出血，血流动力学变化易导致斑块脱落增加脑栓塞。

3.心血管疾病

冠心病与 CI 有着相似的病理生理机制。在尿毒症患者中，两者的发生率均高于普通人群，且两者的发病机制也均与传统因素及尿毒症本身因素相关。因此，冠心病可视为 MHD 患者是否易发 CI 的一个预测指标。国外一些研究也表明，MHD 合并冠心病患者更容易患 CI。此外，Han 等研究表明，在 65 岁以上老年 MHD 患者中，既往心血管病史是发生 CIS 的独立危险因素。心房颤动是 CI 的一个重要危险因素。患者透析时，血流及电解质的极度变化易诱导心房颤动发生。末期肾病患者心房颤动发生率高于普通人群。

（二）透析龄

随着透析龄不断增长，机体抗氧化能力逐渐衰减并会改变血脂水平，增加氧自由基，参与动脉粥样硬化发生进展，累及颅内动脉系统，促进颈部血管形成颈动脉斑块，增加颅内、外动脉狭窄程度，促进 CI 发生。

（三）同型半胱氨酸（Homocysteine，HCY）

高水平 HCY 通过产生氧自由基、过氧化物等毒性物质，能够损伤血管内皮细胞，进一步加快动脉粥样硬化进程；还可促进氧化反应，影响凝血因子及其酶活性变化，从而影响内皮纤溶活性，促使机体抗凝系统失衡，加速血栓形成，诱发 CI；能诱发脂质代谢紊乱和血管内皮功能障碍，促进动脉粥样硬化形成，增加 CI 发生风险。

（四）血红蛋白

血红蛋白水平降低增加细胞因子产生，促进脉血管壁成纤维细胞增生，对动脉粥样硬化发生起到促进作用，易诱发 CI。

（五）矿物质代谢紊乱

有研究表明 HD 患者更易出现低钙高磷、高 PTH、转移性钙化、血管异位钙化，卒中的风险也会明显增加。

（六）血脂

既往有研究提示，血脂异常是 MHD 患者并发脑卒中的危险因素，研究认为脂质代谢紊乱、动脉粥样硬化、血管内皮细胞损伤、血小板聚集、粥样斑块不稳定患者极易发生脑卒中。

（七）UFV

HD 的 UFV 就是每次透析的脱水量。HD 通过超滤体内多余的水分致使血流量迅速减少，使血液黏稠，极易发生 CI。容量负荷是引起 HD 患者血压变化的主要影响因素，过多的 UFV 使透析过程中血浆和细胞内液体移动变化增大，增加了透析相关低血压的发生风险。有研究还发现患者透析过程中 UFV 越多，越容易发生低血压，透析患者 UFV >2500mL 且在透析进行 2～3h 后更容易出现低血压。低血压性 CI 在 CIS 危险因素中占有重要地位。

五、临床表现

CI 的临床症状复杂，它与脑损害的部位、脑缺血性血管大小、缺血的严重程度、发病前有无其他疾病，以及有无合并其他重要脏器疾病等有关，轻者可以完全没有症状，即无症状性 CI；也可以表现为反复发作的肢体瘫痪或眩晕，即短暂性脑缺血发作（Transient Ischemic Attack，TIA）；重者不仅可以有肢体瘫痪昏迷，甚至还会死亡。如病变影响大脑皮质，在脑血管病急性期可表现为出现癫痫发作，以病后 1 天内发生率最高，而以癫痫为第一发作的脑血管病则少见。常见的症状如下。

（一）先兆症状

1.语言障碍

CI 发生前，最常出现的先兆症状就是语言障碍，主要表现为语言不利，说话不清，吐字困难，失语或者语不达意等症状。

2.视觉异常

CI 发生前，患者常有视觉上的异常，主要表现为一过性黑矇。患者突然眼前发黑，视物不清，但是往往数秒钟后可以恢复，这是因为大脑内血流量减少，微小血栓通过视网膜动脉引起的。眼动脉是颈动脉的第一条分支，对颈动脉的缺血最为敏感，所以，黑矇可看作 CI 的最早预警信号；再有就是短暂性视力障碍，患者视物模糊，一般在 1h 内能自行恢复，这是视网膜中心动脉或分支动脉因大脑血流量减少引起闭塞的结果，是早期 CI 的预警信号。

3.意识障碍

在意识方面，CI 的先兆症状表现为精神萎靡不振、哈欠增多，这是脑组织呈缺血缺氧状态的缘故。有研究发现，70%的脑卒中患者在发病前 5～10 天内有频繁打哈欠的异常表现。另外，患者的性格也往往一反常态，有的突然变得沉默寡言，表情淡漠，行动迟缓或多语易躁，也有的出现短暂的意识丧失，这些都和脑缺血有关。

4.感觉异常

CI 发生前患者往往有一侧面、舌、唇、肢体麻木的感觉，有时还会伴有耳鸣、听力减退或视物旋转感；还有些患者是突然感到天旋地转、摇晃不定、站立不稳，甚至晕倒在地，这是由于椎-基底动脉系统供血不足影响了人体的平衡器官小脑所致的。

5.运动障碍

主要表现为一侧的面部或者上下肢力量减弱，不受支配，出现口角歪斜，流涎，吞咽困难，或是一侧肢体乏力，胳膊无法抬举，手中物品忽然掉落，走路时一只脚拖地甚至不能站立行走等，这都是由于脑血管供血不足导致运动神经功能障碍引起的。

（二）主观症状

头痛、头昏、头晕、眩晕、恶心呕吐、语言障碍、运动性和/或感觉性失语、行动迟缓，也有的出现意识丧失，甚至昏迷。

（三）脑神经症状

双眼向病灶侧凝视、中枢性面瘫及舌瘫、假性延髓性麻痹如饮水呛咳和吞咽困难。

（四）躯体症状

肢体偏瘫或轻度偏瘫、偏身感觉减退、步态不稳、肢体无力、大小便失禁等。

六、辅助检查

1.头颅计算机断层扫描（CT）

头颅 CT 是最方便和常用的脑结构影像检查。在超早期阶段（发病 6h 内），CT 可以发现一些细微的早期缺血改变：如大脑中动脉高密度征、皮层边缘（尤其是岛叶）以及豆状核区灰白质分界不清楚和脑沟消失等。但是 CT 对超早期缺血性病变和皮质或皮质下小的梗死灶不敏感。大多数病例在发病 24h 后 CT 可显示均匀片状的低密度梗死灶。

2.头颅核磁共振成像（Magnetic Resonance Imaging，MRI）

头颅 MRI 可清晰显示缺血性 CI、脑干和小 CI、静脉窦血栓形成等，但对发病几小时内的 CI 不敏感。弥散加权成像（DWI）可以早期（发病 2h 内）显示缺血组织的大小、部位，甚至可显示皮质下、脑干和小脑的小梗死灶。结合表观弥散系数（Apparent Dispersion Coefficient，ADC），DWI 对早期梗死的诊断敏感性达到 88%～100%，特异性达到 95%～100%。

3.磁共振血管成像（Magnetic Resonance Angiography，MRA）和计算机成像血管造影（Computed Tomographic Angiography，CTA）

MRA 和 CTA 是对人体创伤较小的血管成像技术，其对人体有创的主要原因为均需要使用对比剂，CTA 尚有一定剂量的放射线。二者对脑血管病变的敏感度及特异度均较脑血管超声更高，因而可作为脑血管评估的可靠检查手段。

4.数字减影血管造影（Digital Subtraction Angiography，DSA）

脑动脉的 DSA 是评价颅内外动脉血管病变最准确的诊断手段，也是脑血管病变程度的金标准，因而其往往也是血管内干预前反映脑血管病变最可靠的依据。

七、处理措施

CI 具有发病急、发展快、高致残的特点。其治疗原则为：争取超早期确定个体化和

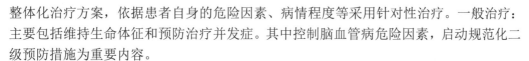

整体化治疗方案，依据患者自身的危险因素、病情程度等采用针对性治疗。一般治疗：主要包括维持生命体征和预防治疗并发症。其中控制脑血管病危险因素，启动规范化二级预防措施为重要内容。

（一）溶栓治疗

如果在 CI 发生后的 3～4.5h 内应根据适应证严格筛选患者，尽快静脉给予阿替普酶（recombinant tissue Plasminogen Activator，rt-PA）溶栓治疗。使用方法：rt-PA 0.9 mg/kg（最大剂量为 90mg）静脉滴注，其中 10%在最初 1min 内静脉推注，其余持续滴注 1h。发病 6h 内的 CI 患者，如不能使用 rt-PA 可考虑静脉给予尿激酶，使用方法：尿激酶 100万～150 万 IU，溶于生理盐水 100～200mL，持续静脉滴注 30min，用药期间及用药 24h 内应严密监护患者。有报道指出 MHD 后急性 CI 患者，早期使用小剂量尿激酶（10 万U）能有效改善患者预后。不推荐在临床试验以外使用其他溶栓药物。溶栓患者的抗血小板或特殊情况下溶栓后还需抗凝治疗者，应推迟到溶栓 24h 后开始。

1.溶栓适应证

（1）年龄 18～180 岁。

（2）发病 4.5h 以内（rt-PA）或 6h 内（尿激酶）。

（3）脑功能损害的体征持续存在超过 1h，且比较严重。

（4）脑 CT 已排除颅内出血，且无早期大面积 CI 影像学改变。

（5）患者或家属签署知情同意书。

2.溶栓禁忌证

（1）既往有颅内出血，包括可疑蛛网膜下腔出血；近 3 个月有头颅外伤史；近 3 周内有胃肠或泌尿系统出血；近 2 周内进行过大的外科手术；近 1 周内有在不易压迫止血部位的动脉穿刺。

（2）近 3 个月内有 CI 或心肌梗死史，但不包括陈旧小腔隙 CI 而未遗留神经功能体征。

（3）严重心、肝、肾功能不全或严重糖尿病患者。

（4）体检发现有活动性出血或外伤（如骨折）的证据。

（5）已口服抗凝药，且国际标准化比值（International Standard Ratio，INR）＞15；48h 内接受过肝素治疗（APTT 超出正常范围）。

（6）血小板计数低于 $100×10^9/L$，血糖＜27mmol/L。

（7）血压：SBP＞180mmhg，或舒张压（Diastolic Blood Pressure，DBP）＞100mmhg。

（8）妊娠。

（9）患者或家属不合作。

（10）其他不适合溶栓治疗的条件。

（二）抗血小板治疗

如果已经过了溶栓的最佳时机，或者因为一些原因不能溶栓治疗，那么根据不同的情况，还可以选择抗血小板治疗。中国 CHANCE 研究和美国 POINT 研究均认为轻度急性 CI 或 TIA 后使用"阿司匹林+氯吡格雷"双重抗血小板治疗优于阿司匹林单药治疗，能更好地预防发病后 90 天内的缺血事件风险。不过，氯吡格雷起效需要经过肝脏的转化，这一过程在多达 60%的亚洲人中可能无法充分实现。2020 年 7 月在 *NEJM* 杂志上发表的 THALES 试验结果显示：阿司匹林+无须活化的替格瑞洛的组合可以降低 17%的 30 天内卒中或死亡风险（HR 0.83，95%CI 0.71～0.96）。同时双重抗血小板治疗的确能降低发生 CI 的风险（HR 0.79，95%CI 0.68～0.93），但对患者的失能风险似乎没有影响（HR 0.98，95%CI 0.89～1.07）。

（三）透析方式的选择

急性 CI 发病 24h 内避免 HD，发病早期选择影响颅内压较小的透析方式：连续性 HD 滤过、PD、每日低效缓慢 HD，减少 UFV，以达到补充体内必要的物质、清除毒素，超滤体内过多的水分，纠正水电解质和酸碱平衡紊乱的目的。

（四）抗凝剂的应用

对大多数急性 CI 患者不推荐无选择地早期进行抗凝治疗。肝素用量需个体化，尤其是抗血栓治疗时，为减少出血并发症，应减少透析时抗凝剂剂量。

（1）对于没有显著的脂代谢和骨代谢的异常；血浆抗凝血酶活性在 50%以上；血小板计数、血浆部分凝血活酶时间、凝血酶原时间、INR、D-二聚体正常或轻度升高的患者，推荐选择普通肝素作为抗凝药物。用法用量如下：HD、血液滤过或 HD 滤过：一般首剂量 0.3～0.5mg/kg，追加剂量 5～10mg/h，间歇性静脉注射或持续性透析器/滤器前静脉输注（常用）；HD 结束前 30～60min 停止追加。CRRT 时采用前稀释的患者，一般首剂量 15～20mg，追加剂量 5～10mg/h，静脉注射或持续性透析器/滤器前静脉输注（常用）；采用后稀释的患者，一般首剂量 20～30mg，追加剂量 8～15mg/h，静脉注射或持续性静脉输注（常用）；治疗结束前 30～60min 停止追加。抗凝药物的剂量依据患者的凝血状态进行个体化调整；治疗时间越长，给予的追加剂量应逐渐减少。

（2）对于血浆抗凝血酶活性在 50%以上，血小板数量基本正常；但脂代谢和骨代谢的异常程度较重，或血浆部分凝血活酶时间、凝血酶原时间和 INR 延长具有潜在出血风险的患者，推荐选择低分子肝素作为抗凝药物。一般给予 60～80IU/kg 静脉注射，需追加剂量；CRRT 患者可每 4～6h 给予 30～40IU/kg 静脉注射，治疗时间越长，给予的追加剂量应逐渐减少。有条件的单位应监测血浆抗凝血因子Xa 活性，根据测定结果调整剂量。

（3）对于 CI 合并出血的患者或血浆部分凝血活酶时间、凝血酶原时间和 INR 明显延长的患者，推荐选择阿加曲班、枸橼酸钠作为抗凝药物实施血液净化治疗。合并肝素诱发的血小板减少症，或先天性、后天性抗凝血酶活性在 50%以下的患者，推荐选择阿加曲班或枸橼酸钠作为抗凝药物，用于 HD、血液滤过、HD 滤过或 CRRT 患者。枸橼酸浓度为 4%～46.7%，以临床常用的一般给予 4%ACD-A 为例。在使用无钙透析液/置换液时 4%ACD-A 180mL/h 滤器前持续注入，控制滤器后的游离钙离子浓度 0.25～0.35mmol/L；在静脉端给予氯化钙生理盐水（10%氯化钙 80mL 加入到 1000mL 生理盐水中）40mL/h 或 10%葡萄糖酸钙 25～30mL/h，控制患者体内游离钙离子浓度 1.0～1.35mmol/L；直至血液净化治疗结束。也可采用枸橼酸透析液/置换液实施，或采用含钙透析液/置换液进行体外 RCA。重要的是，无论采用何种透析液/置换液，均应控制体外循环的游离钙离子浓度在 0.25～0.35mmol/L，否则达不到抗凝作用；控制体内游离钙离子浓度 1.0～1.35mmol/L，否则将增加出血风险；并且临床应用 RCA 时，需要考虑患者实际血流量，并应依据游离钙离子的检测相应调整枸橼酸钠（或枸橼酸透析液/置换液）

和钙剂的输入速度。治疗过程中，如果管路动脉端或患者静脉采血检测的总钙/游离钙（TCa/iCa）>2.5，提示机体不能及时充分代谢枸橼酸盐，应减少枸橼酸钠输入剂量或停止治疗。需要注意的是：使用1mmol的枸橼酸钠抗凝，将使体内增加3mmol钠、3mmol钙和6mmol碳酸氢根。阿加曲班一般首剂量250μg/kg、追加剂量2μg/（kg·min），或2μg/（kg·min）持续滤器前输注；CRRT患者给予1~2μg/（kg·min）持续滤器前输注，血液净化治疗结束前20~30min停止追加。应据患者血浆APTT的监测来调整剂量。

（五）吸氧与呼吸支持

合并低氧血症患者应给予吸氧，气道功能严重障碍者应给予气道支持和辅助呼吸。

（六）心脏监测与心脏病变处理

CI后24h内，应常规进行心电图检查，必要时进行心电监护，以便早期发现心脏病变并进行相应处理。

（七）体温控制

对体温升高的患者应明确发热原因，如存在感染，应给予抗生素治疗。对体温高于38℃的患者，应给予退热措施。

（八）控制血压

控制血压，在参考高龄、基础血压、平时用药、可耐受性的情况下，降压目标一般应该达到≤140/90mmHg。《血液净化标准操作规程2021版》指出，对于无溶栓治疗或血管内取栓手术适应证的患者：如果SBP<220mmHg或DBP<120mmHg，不进行积极降压治疗，但除外合并高血压脑病、大动脉夹层、急性肾损伤、急性肺水肿、急性心肌梗死等全身合并症；如果SBP>220mmHg或DBP>120mmHg，以前数值的85%~95%为降压目标。存在溶栓治疗或血管内取栓手术适应证的患者：如果SBP>185mmHg或DBP>110mmHg，以血压<180/105mmHg为降压目标，血管开通后高血压的患者，控制血压低于基础血压的20~30mmHg。急性CI治疗后发生低血压的患者，应积极寻找和处理原因，必要时可采用扩容升压的措施。

（九）控制血糖

糖尿病空腹血糖应<7mmol/L（126mg/dL），糖化血红蛋白HbAlc<6.5%，必要时可通过控制饮食、口服降糖药物或使用胰岛素控制高血糖。

在急性期血糖控制方面应当注意以下两点。

（1）血糖超过11.1mmol/L时可给予胰岛素治疗。将空腹血糖控制在8~10mmol/L以下。

（2）血糖低于2.8mmol/L时可给予10%~20%葡萄糖口服或注射治疗。

另外，CI的急性期处理还包括一些并发症的处理，如减轻CI后伴发的脑水肿、避免因卧床导致的肺部感染、褥疮和下肢静脉血栓等，也要预防因急性病情伴发的应激性溃疡等。对于一些发病后病情就非常重的患者，维持生命是最重要的。

八、预防措施

目前尚无检索到针对血液净化患者预防CI的相关权威指南，以下常规人群及慢性肾脏患者群的预防措施可供参考。

（1）研究表明，高血压是CI极为重要的独立危险因素，二者之间的关系是连续一致、持续存在的。高血压作为脑血管病诱发因素之一，血压越高、CI 风险越大，早期治疗高血压可明显降低 CI 发病率。

（2）CI 患者糖代谢异常的患病率高，糖尿病和糖尿病前期（空腹血糖异常和糖耐量异常）是 CI 患者脑卒中复发或死亡的独立危险因素，临床医师应提高对 CI 患者血糖管理的重视。对糖尿病或糖尿病前期患者进行生活方式和/或药物干预能减少 CI 事件，推荐 HbA1c 治疗目标为<7%。降糖方案应充分考虑患者的临床特点和药物的安全性，制定个体化的血糖控制目标，要警惕低血糖事件带来的危害。

（3）积极降低胆固醇预防脑卒中再发研究（Stroke Prevention by Aggressive Reduction in Cholesterol Levels，SPARCL）结果显示，总胆固醇（Total Cholesterol，TC）和低密度脂蛋白胆固醇（Low-density lipoprotein cholesterol-C，LDL-C）水平升高与 CIS 密切相关。他汀类药物能够降低 CI 发病率，首选此类药物控制高脂血症已成为共识。目前多数研究表明，对于已接受 MHD 的患者，使用调脂药物不额外增加预防动脉粥样硬化事件和心血管事件获益。因此，对于已接受 MHD 的患者，如患者在开始透析前已使用他汀类药物，则建议继续使用；如患者在开始透析时尚未使用调脂药物，则不建议患者使用他汀类药物或他汀类联合麦布药物治疗。

参考文献

[1] RUSSCHER M，KOCH B C，NAGTEGAAL J E，et al.Long-term effects of melatonin on quality of life and sleep in haemodialysis patients（Melody study）：a randomized controlled trial[J].Br J Clin Pharmacol，2013，76（5）：668-679.

[2] KUSANO E，INOUE M，AKAI Y，et al.Effect of ticlopidine hydrochloride on erythropoietin-induced rise in blood pressure in patients on maintenance hemodialysis[J].Nephron，2002，91（4）：654-658.

[3] AMAR J，VERNIER I，ROSSIGNOL E，et al.Nocturnal blood pressure and 24-hour pulse pressure are potent indicators of mortality in hemodialysis patients[J].Kidney Int，2000，57（6）：2485-2491.

[4] ERDOGAN D，ICLI A，AKSOY F，et al.Relationships of different blood pressure categories to indices of inflammation and platelet activity in sustained hypertensive patients with uncontrolled office blood pressure[J].Chronobiol Int，2013，30（8）：973-980.

[5] SATOH M，KIKUYA M，OHKUBO T，et al.Aldosterone-to-renin ratio and nocturnal blood pressure decline in a general population：the Ohasama study[J].J Hypertens，2011，29（10）：1940-1947.

[6] KELLEY K，LIGHT R P，AGARWAL R.Trended cosinor change model for analyzing hemodynamic rhythm patterns in hemodialysis patients[J].Hypertension，2007，50（1）：143-150.

[7] AGARWAL R，LIGHT R P.Arterial stiffness and interdialytic weight gain influence ambulatory blood pressure patterns in hemodialysis patients[J].Am J Physiol Renal Physiol，2008，294（2）：F303-308.

[8] AMARENCO P，KIM J S，LABREUCHE J，et al.A Comparison of Two LDL Cholesterol Targets after Ischemic Stroke[J].N Engl J Med，2020，382（1）：9.

[9] JONES H，ATKINSON G，LEARY A，et al.Reactivity of ambulatory blood pressure to physical activity varies with time of day[J].Hypertension，2006，47（4）：778-784.

[10] KLASSEN P S，LOWRIE E G，REDDAN D N，et al.Association between pulse pressure and mortality in patients undergoing maintenance hemodialysis[J].JAMA，2002，287（12）：1548-1555.

[11] FINDLAY M D，THOMSON P C，FULTON R L，et al.Risk factors of ischemic stroke and subsequent outcome in patients receiving hemodialysis[J].Stroke，2015，46（9）：2477-2481.

[12] TONELLI M，KARUMANCHI S A，THADHANI R.Epidemiology and mechanisms of uremia-related cardiovascular disease[J].Circulation，2016，133（5）：518-536.

[13] SÁNCHEZ-PERALES C，VÁZQUEZ E，GARCÍA-CORTÉS M J，et al.Ischaemic stroke in incident dialysis patients[J].Nephrol Dial Transplant，2010，25（10）：3343-3348.

[14] DELMEZ J A，YAN G，BAILEY J，et al.Cerebrovascular disease in maintenance hemodialysis patients：results of the HEMO Study[J].Am J Kidney Dis，2006，47（1）：131-138.

[15] WANG H H，HUNG S Y，SUNG J M，et al.Risk of stroke in long-term dialysis patients compared with the general population[J].Am J Kidney Dis，2014，63（4）：604-611.

[16] BUITEN M S，DE BIE M K，ROTMANS J I，et al.The dialysis procedure as a trigger for atrial fibrillation：new insights in the development of atrial fibrillation in dialysis patients[J].Heart，2014，100（9）：685-690.

[17] ARONOW W S.Acute and chronic management of atrial fibrillation in patients with late-stage CKD[J].Am J Kidney Dis，2009，53（4）：701-710.

[18] HAN S S，RYU D R，JOO K W，et al.Risk of stroke in elderly dialysis patients[J].J Korean Med Sci，2017，32（9）：1460-1467.

[19] HERRINGTON W，HAYNES R，STAPLIN N，et al.Evidence for the prevention and treatment of stroke in dialysis patients[J].Semin Dial，2015，28（1）：35-47.

[20] OK E，ASCI G，CHAZOT C，et al.Controversies and problems of volume control and hypertension in haemodialysis[J].Lancet，2016，388（10041）：285-293.

[21] SATO K，KONTA Y，FURUTA K，et al.Prognostic factors for acute ischemic stroke in patients undergoing hemodialysis[J].Clin Exp Nephrol，2022，26（3）：286-293.

[22] RUSSCHER M，CHAVES I，LECH K，et al.An observational study on disturbed periph- eral circadian rhythms in hemodialysis patients.[J].Chronobiology International，2015，32（6）：1-10.

[23] 何敬东.血脂异常与维持性 HD 患者脑卒中的相关性研究[J].医学临床研究，2017，34（8）：1489-1491.

[24] 沈军，冯群丽.透析相关低血压导致分水岭 CI 36 例分析[J].实用医学杂志，2010，26（17）：3186-3187.

[25] 丁婷，谢先顺，张筠，等.维持性 HD 患者透析相关性低血压的影响因素分析[J].中国卫生标准管理，2019，10（19）34-37.

[26] 高艳，任建伟，康志敏.影响 HD 患者干体质量未达标的危险因素分析 [J].中国中西医结合肾病杂志，2016，17（12）：1093-1095.

[27] 倪兆慧.慢性肾脏病患者的血脂管理[J].肾脏病与透析肾移植杂志，2019，28（4）：349-350.

[28] 张黎明，夏兰，徐鹏程等.维持性血液透析并发脑卒中的相关因素分析[J].中国临床保健杂志，2016，19（3）：267-270.

张　丽（撰写）　李家瑞（审校）

第五节 尿毒症脑病

一、概述

尿毒症脑病（Uremic Encephalopathy，UE）也称肾性脑病（Renal Encephalopathy，RE），是 HD 过程中或 HD 后常见并发症之一，于 1831 年由 Richard Bright 首先提出，属于代谢性脑病的范畴。患者早期症状为疲劳、乏力、头痛、头晕、理解力和记忆力减退等，随着病情进展可出现言语减少、反应淡漠、意识障碍等；而重症患者可呈现谵妄状态，出现木僵、昏迷、扑翼样震颤，甚至出现癫痫局限性发作或全身大发作。也可表现为运动迟缓、肌张力增高、震颤，从而误诊为帕金森病或综合征。该疾病的发生较为隐匿，且病情进展较快，患者的死亡率较高。因此，尽早对尿毒症患者进行发现、治疗，对相关症状进行改善、控制，更有利于改善患者预后。透析前充分评估患者情况，预防 UE 发作，发作时及时有效地处理有重要意义。

二、定义

UE 是指急性和慢性肾衰竭患者出现可逆性精神、神经等中枢神经系统方面异常，以神经精神症状为主要特征的临床综合征。

三、流行病学和风险因素

UE 至今已有一个多世纪。该病的发生与开始 HD 的年龄、脑病发作病史、尿毒症毒素水平、透析治疗类型、HD 病史的长短、HD 治疗频率和持续时间相关。终末期肾脏病患者毒素在体内蓄积，常伴有各种代谢紊乱。UE 最容易发生的阶段为慢性肾功能衰竭终末段。据统计，2000 年至 2004 年日本对 7 个管辖区的成人慢性肾脏病（Chronic Kideny Disease，CKD）进行了流行病学调查，依此结果预测全国 CKD 3～5 期的患病率高达 20%。UE 是尿毒症患者最常见的并发症之一。Rasking 报道其发病率为 65%，可发生于任何年龄，主要见于开始透析前的重症患者及透析不充分的患者。

四、发病机制

UE 的发病机制十分复杂，且至今尚不确切。有研究认为尿毒症毒素（特别是胍基化合物）蓄积、PTH 的堆积、微血栓、脑血流变化、铝含量增高、神经递质和脑渗透压改变以及代谢性酸中毒等因素共同作用导致了中枢神经系统病变。其特点是肾衰竭引起代谢产物潴留及肾脏对水、电解质、酸碱平衡调节功能障碍，从而导致神经系统功能性而不是结构性损害，因此，其神经精神症状常常是可逆的。主要因素如下。

（一）代谢毒物的积累

当肾衰竭存在时，经肾排泄的代谢产物大部分蓄积于体内。这些代谢产物包括小、中、大分子物质，如尿素、胍、肌酐、尿酸、各种氨基酸、多肽、多胺、酚类、硫酸盐、磷酸盐、β-微球蛋白、羟丁酸、二甲胺、胆胺等。这些物质在肾衰竭患者的血清、脑脊液、脑组织中显著增高。其可通过兴奋 N-甲基-D-天冬氨酸受体和抑制γ-氨基丁酸 A 型（GABAA）受体进而影响中枢神经系统，导致神经精神症状。肾衰竭可引起继发性甲状旁腺功能亢进，导致血液中 PTH 水平增高；可引起体内钙代谢紊乱，在脑灰白质区钙显著增加，从而干扰神经递质在突触前的释放，导致脑功能障碍。PTH 还可以增加肾素-血管紧张素分泌、减少 PG 分泌，从而损害神经系统。

（二）代谢紊乱

代谢紊乱是尿毒症的常见表现，因干扰脑代谢，能够导致细胞毒性和血管源性脑水肿和 UE。在尿毒症患者中，大脑表现出代谢活性降低和耗氧量下降。尿毒症易发生各种代谢紊乱，如水、电解质、酸碱代谢紊乱及营养物质等代谢紊乱等。血钠较低则导致脑水肿，从而引起脑功能障碍；血钾升高则可致脑水肿，从而加重昏迷；镁离子缺乏使细胞膜稳定性变差，钙离子内流增多，致使神经肌肉反应性过高，引起精神异常、抽搐甚至昏迷。代谢性酸中毒可进一步增加血脑屏障（Blood-Brain Barrier，BBB）的通透性，产生脑水肿，从而激发神经精神异常。

（三）氧化应激和炎症反应

全身炎症是慢性肾衰竭的一个常见特征。胍类化合物在脑内的蓄积会引起细胞因子和趋化因子不断增加，脑细胞炎症和氧化应激导致神经元和星形胶质细胞损伤。严重或长期全身炎症反应可导致突触丢失、树突改变、神经元凋亡、神经发生受损、记忆功能障碍和下丘脑功能改变。超氧阴离子的相互作用表现为单核巨噬细胞系统的激活，白细胞介素-1β、白细胞介素-6、肿瘤坏死因子-α等促炎症因子释放。这些炎症介质干扰神经细胞信号传导和酶蛋白转录激活途径，影响脑组织的正常功能。白细胞介素-1β可上调基质金属蛋白酶的表达，并诱导一氧化氮合酶的激活，引起 BBB 受损导致血管源性脑水肿；同时，白细胞介素-1β降低脑血流中血管舒张因子活性，增高内皮素水平，导致血管收缩，引起脑缺血改变；使膜磷脂过度降解，直接导致细胞膜的损伤，造成局部微循环障碍和细胞外基质破坏，神经元和脑细胞出现水肿、死亡；白细胞介素-1β还可通过激活鼠星形胶质细胞的核因子κB（NF-κB），诱导水通道蛋白 4 表达，引起脑水肿病变。

（四）兴奋性和抑制性神经递质失衡

大脑神经元的活动需要神经递质的协调，从而维持机体重要的生理功能。研究报道，在 UE 的早期阶段（早期感觉受损），血浆和脑脊液中甘氨酸（来自苯丙氨酸）、有机酸和游离色氨酸的水平升高，谷氨酰胺和γ-氨基丁酸的水平降低，会导致大脑中多巴胺和 5-HT 代谢紊乱。尿毒症脑脊液有机化合物的蓄积（特别是胍类化合物）打破了兴奋性神经递质和抑制性神经递质的平衡，代谢产物可通过兴奋 N-甲基-D-天冬氨酸受体和抑制 GABAA 受体导致皮质兴奋性增强进而影响中枢神经系统，导致神经精神症状。

五、临床表现

UE 的临床表现，主要表现在三个方面，即精神功能异常、神经系统紊乱、运动异常。

（一）精神功能异常

精神功能异常是 UE 的早期表现，典型的特征为感觉的迟钝，常常伴有失眠、乏力、情感淡漠、近期记忆力丧失、注意力不集中。随着肾功能的下降，患者可能逐渐出现病情加重，导致意识模糊、感觉不良，偶尔可能会出现幻觉、兴奋、癫痫发作，最终可能导致昏迷。

（二）神经系统的紊乱

常常早期表现为发音困难、震颤，晚期可能会出现手足抽搐、肌阵挛。

（三）运动异常

患者往往表现为行动笨拙，比如行走或者完成某一精细的工作时出现动作不稳。多数患者除了表现为软弱无力的症状外，可能还会出现局部运动神经受损的体征，如发生轻度的偏瘫。

六、影像学表现

（一）脑电图

UE 脑电图改变常早于临床表现，虽然脑电图的改变是非特异的，但与临床症状相关，具有一定的诊断价值。其中最常见的是脑电图波的低频成分（低于 $5\sim7Hz$）明显增加，可较正常人增加 20 倍以上，并可呈现弥漫性慢波、三相波、阵发性棘波或尖波。

（二）质子磁共振波谱

大脑代谢物比值显著变化，顶枕叶白质、灰质改变最为明显，枕叶灰质体素的肌醇和甘氨酸峰显著增高。

（三）CT

多表现为低密度病灶，多位于顶、枕叶皮质或皮质下，少数位于双侧基底节区，呈对称或不对称分布，多伴有脑沟、池、裂的增宽，脑室的扩大和髓纹加深或髓质萎缩性改变。

（四）MRI

多位于皮质、基底节区或白质的对称分布异常信号，主要是 T1 相低或等信号，T2 相高或稍高信号，T1 加权 MRI 低信号强度，T2 加权显示高信号强度，水抑制成像技术/液体衰减反转回复序列（FLAIR）呈高信号，DWI 相呈高信号，ADC 相呈低或等信号。

豆状核叉征（Lentiform Fork Sign，LFS）是一种罕见的脑部影像学征象，表现为双侧豆状核区对称的异常信号，多见于终末期肾病患者，对 UE 有早期诊断价值。在 CT 上表现为双侧豆状核区对称性低密度改变，在头颅 MRI 上为双侧豆状核区对称性 T1 像低信号，T2 像及 FLAIR 像高信号，这种高信号尤以豆状核边缘的内囊后肢及外囊最为明显，且两者向后延伸形成叉状外观，叉子的柄由内囊后肢和外囊后部融合而成，内囊后肢和外囊分别构成叉子的内侧臂和外侧臂，内外两臂之间夹着豆状核（包括壳核及内外侧苍白球）。LFS 在 MRI DWI 序列通常呈等或稍高信号，在 ADC 像呈明显高信号，提示病变区域有细胞毒性水肿及血管源性水肿，但以血管源性水肿为主。

七、处理措施

（1）早期进行 HD、血液滤过（Haemofiltration，HF）、PD 等可预防 UE。

1）持续非卧床腹膜透析（Continuous Ambulatory Peritoneal Dialysis，CAPD）：由于 CAPD 的透析充分性不及 HD，故 CAPD 很少用于脑病的治疗。但研究发现对于早期的 UE 患者，一经诊断及时采取 CAPD，可有效防止病情的进一步恶化。此外，CAPD

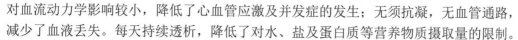

对血流动力学影响较小，降低了心血管应激及并发症的发生；无须抗凝，无血管通路，减少了血液丢失。每天持续透析，降低了对水、盐及蛋白质等营养物质摄取量的限制。

2）HD：HD 依靠高血流量及高透析液流速，可在短时间内迅速清除大量水分及溶质，但 HD 对溶质的清除存在明显的高峰与低谷，且对血流动力学影响较大，水分和溶质迅速变化，可导致血浆渗透压急剧下降，诱发或加重急性肺水肿、脑水肿，加速肾脏损害。单独使用 HD 对中晚期 UE 患者的治疗效果欠佳。

3）HD+血液灌流（Hemoperfusion，HP）：HD 可清除小分子溶质并调节水、电解质及酸碱平衡。而 HP 对其效果欠佳，但吸附容量大，吸附率高，生物相容性好，可通过灌流器中的中性大孔树脂吸附血液中的中大分子毒素，特别是与蛋白结合紧密的毒素。故在其他脏器无严重功能障碍时，两者优势互补、联合应用可有效改善 UE 症状。

4）血液透析滤过（Heamodialysis Filtration，HDF）：HDF 是 HD+HF 的一种联合治疗方式，HF 增大了 HD 透析器膜孔，使透析膜的通透性增高，提高了超滤率。两者相互联合，运用弥散、对流两种方式可清除各种分子量溶质，HDF 对中大分子毒素的清除效果明显优于 HD，是一种安全有效的治疗手段。HDF 的不足之处主要在于治疗过程中大量白蛋白的流失。

5）高通量血液透析（High-Flux Hemodialysis，HFHD）：HFHD 是一种高效的血液净化方法，应用合成膜高通量滤器，通过提高透析膜孔径及透水性，利用反超滤机制，从而增加透析时毒素的清除，其清除方式为弥散、对流及吸附，极大地提高了对中、大分子溶质的清除（清除分子量在 1000~15000D 的毒素）。与常规透析相比，HFHD 对肌酐、尿素氮等小分子毒素的清除效果更佳，同时还可有效地清除中大分子毒素，从而迅速缓解脑病症状，提高患者生活质量。

6）CRRT：CRRT 的治疗模式主要包括：连续性动脉—静脉血液透析（Continuous Arterial-Venous Hemodialysis，CAVH）、连续性静脉—静脉血液滤过（Continuous Veno-Venous Hemodialysis，CVVH）、动静脉缓慢连续超滤（Slow Continous Ultrafiltration，SCUF）、连续性静脉—静脉血液透析滤过（Continuous Veno-Venous Hemodialysis Filtration，CVVHDF）、高通量血液透析滤过（High Volumn Hemodialysis Filtration，HVHF）。CVVH+HP：CVVH 为 CRRT 的主要方式之一，最大限度地模拟了肾脏对水及毒素的清除模式，在治疗过程中对血流动力学影响较小且生物相容性好，可持续、稳定、安全、有效地清除水及溶质，大大减少了透析失衡现象的发生。

（2）已出现明显幻觉、妄想或躁动等精神症状的患者可短期应用氟哌啶醇。氟哌啶醇属丁酰苯类抗精神病药，抗精神病作用与其阻断脑内多巴胺受体，并可促进脑内多巴胺的转化有关，有很好的抗幻觉妄想和抗兴奋躁动作用。从小剂量开始，起始剂量一次 2~4mg，一日 2~3 次，逐渐增加至常用量一日 10~40mg，维持剂量一日 4~20mg。

（3）癫痫样抽搐发作的患者比较安全有效的方法是给予患者地西泮（肾衰患者本药半衰期延长，应注意用量）静脉推注，控制发作后改用口服的抗癫痫药物治疗，并尽快进行透析治疗，但要注意透析的充分诱导，以免透析后引起颅内压增高，加重脑病的病情，注意用药期间要严密观察患者的血压心率，此外要积极治疗甲状旁腺功能亢进。

（4）有报道指出，药物治疗无效的患者，可尝试进行手术切除甲状旁腺，有助于 UE 的控制。

（5）肾移植手术治疗可从根本上治疗尿毒症。肾移植成功后，移植肾将发挥正常的肾脏功能，清除血液中有毒物质，满足患者生理代谢的需求；可使神经系统病变减轻，脑电图恢复正常，但不会改善自主神经功能失调。

八、预防措施

在透析前应详细询问患者病史并进行相关的检查，尤其是生化和头颅影像学的检查，对于有诱发 UE 或有发作 UE 的高危患者应做好防御和抢救措施。因此，我们应针对相关原因采取相应措施进行有效预防，如检测和维持电解质及酸碱平衡，充分透析；应用药物的调整，如降压药以及抗生素等；及时发现颅内原发病灶并进行相应的处理和治疗。

参考文献

[1] NG K T，YAP J.Continuous infusion vs.intermittent bolus injection of furosemide in acute decompensated heart failure： systematic review and meta-analysis of randomised controlled trials[J].Anaesthesia，2018，73（2）：238-247.

[2] LEE E J，PARK J H，YK I，et al.Acute bilateral basal ganglia lesions in diabetic uraemia：diffusion-weighted MRI[J].Neuroradiology，2007，49（12）：1009-1013.

[3] IMAI E，HORIO M，ISEKI K，et al.Prevalence of chronic kidney disease（CKD）in the Japanese general population predicted by the MDRD equation modified by a Japanese coefficient[J].Clin Exp Nephrol，2007，11（2）：156-163.

[4] DE DEYN P P，VANHOLDER R，ELOOT S，et al.Guanidino compounds as uremic （neuro） toxins[J].Semin Dial，2009，22（4）：340-345.

[5] SONNEVILLE R，VERDONK F，RAUTURIER C，et al.Understanding brain dysfunction in sepsis[J].Ann Intensive Care，2013，3（1）：15.

[6] KAWAKAMI M，HATTORI M，OHASHI W，et al.Role of G protein-coupled receptor kinase 2 in oxidative and nitrosative stress-related neurohistopathological changes in a mouse model of sepsis-associated encephalopathy[J].J Neurochem，2018，145（6）：474-488.

[7] SOFRONIEW M V.Astrocyte barriers to neurotoxic inflammation[J].Nat Rev Neurosci，2015，16（5）：249-263.

[8] CUNNINGHAM C，HENNESSY E.Co-morbidity and systemic inflammation as drivers of cognitive decline：new experimental models adopting a broader paradigm in dementia research[J].Alzheimers Res Ther，2015，7（1）：33.

[9] STENVINKEL P.Inflammatory and atherosclerotic interactions in the depleted uremic patient[J].Blood Purif，2001，19（1）：53-61.

[10] HAMED S A.Neurologic conditions and disorders of uremic syndrome of chronic kidney disease：presentations，causes，and treatment strategies[J].Expert Rev Clin Pharmacol，2019，12（1）：61-90.

[11] BUGNICOURT J M，GODEFROY O，CHILLON J M，et al.Cognitive disorders and dementia in CKD：the neglected kidney-brain axis[J].J Am Soc Nephrol，2013，24（3）：353-363.

[12] LIN Y T，WU P H，TSAI Y C，et al.Indoxyl sulfate induces apoptosis through oxidative stress and mitogen-activated protein kinase signaling pathway inhibition in human astrocytes[J].J Clin Med，2019，8（2）.

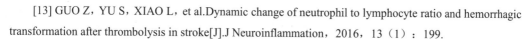
[13] GUO Z，YU S，XIAO L，et al.Dynamic change of neutrophil to lymphocyte ratio and hemorrhagic transformation after thrombolysis in stroke[J].J Neuroinflammation，2016，13（1）：199.

[14] MEBRATU Y A，TESFAIGZI Y.IL-17 plays a role in respiratory syncytial virus-induced lung inflammation and emphysema in elastase and LPS-injured mice[J].Am J Respir Cell Mol Biol，2018，58（6）：717-726.

[15] GONG W Y，LI S S，YU Z C，et al.Syndrome of uremic encephalopathy and bilateral basal ganglia lesions in non-diabetic hemodialysis patient：a case report[J].BMC Nephrol，2018，19（1）：370.

[16] MOREIRA R F，BARSOTTINI O，PEDROSO J L.Lentiform "fork sign" and parkinsonism after acute myocardial infarction and cardiac failure[J].Mov Disord Clin Pract，2017，4（4）：646.

[17] KIM D M，LEE I H，SONG C J.Uremic encephalopathy：MR imaging findings and clinical correlation[J].AJNR Am J Neuroradiol，2016，37（9）：1604-1609.

[18] 石青.代谢性脑病[J].中国临床神经科学，2013，21（4）：433-437.

[19] 董艳娟.尿毒症性脑病[J].脑与神经疾病杂志，2007，15（4）：311-312.

[20] 贾强.透析患者的神经系统并发症[J].中国血液净化，2003，10.2（10）：531-535.

[21] 潘之颖，郑罡，娄亚先，等.尿毒症性脑病及其影像学[J].放射学实践，2014，29（6）：715-717.

[22] 李云，赵沅杰，王宇，等.尿毒症脑病的 MRI 表现[J].罕少疾病杂志，2018，25（1）：1-4.

张　丽（撰写）　李家瑞（审校）

第六节　药物诱发的脑病

抗生素相关脑病

一、概述

抗生素相关脑病（Antibiotic-Associated Encephalopathy，AAE）是一种相对少见的药物不良事件，主要发生在接受静脉抗生素治疗的住院患者中。大多数抗生素药物都与发病机制有关。这可能涉及各种机制，特别是β-内酰胺与 GABA（A）受体结合，干扰抑制性神经传递，从而增强兴奋性神经元的爆发。AAE 通常发生在治疗开始的第一周内，可能会出现多种不同组合的症状，包括意识障碍、激越、幻觉、妄想、癫痫发作（通常为非惊厥性）、肌阵挛和小脑体征。实验室检查和神经影像学无贡献，但脑电图通常显示三相波，这是脑病的特征，但非特异性。肾功能损害通常是一个重要的危险因素，高剂量的药物和既往脑部疾病是额外的危险因素。停用有问题的药物后，脑病在 5 天内消退。随着抗生素使用的增加，这种情况可能会更频繁地发生，临床医生更好地了解该综合征将提高对 AAE 的及时识别和治疗。

二、定义

AAE 是由于抗生素中毒引起的神经精神系统症状，轻者表现为头痛、头晕、兴奋多语、幻听幻觉、谵妄、思维混乱、语无伦次、精神恍惚、呆滞，严重者可表现为狂躁、腱反射亢进、肌肉震颤、抽搐、嗜睡、昏迷及癫痫大发作等，大多无定位体征。

三、流行病学和风险因素

AAE 多发生在慢性肾功能衰竭（Chronic Renal Failure，CRF）及 MHD 患者，随着社会生活水平的提高，进行 HD 的 CRF 患者逐年增加，CRF 患者同时也可能合并有肝功能不良，这类患者在使用抗生素时即使应用常规的剂量也可能造成药物在机体内积累，导致中毒症状及 AAE 的发生。

导致 AAE 的抗生素有：头孢类、青霉素类、碳青霉烯类（均属β-内酰胺类）、喹诺酮类、氨基糖苷类、大环内酯类、氯霉素、多黏菌素 E、磺胺类、抗结核药、抗病毒类（阿昔洛韦、更昔洛韦）等，尤其是第 3、4 代头孢菌素，因其抗菌谱广、抗菌作用强、肾毒性小、不良反应少而成为尿毒症患者首选抗感染药物，因而以头孢类为最多，故有学者又称为头孢菌素脑病。AAE 高危因素包括老年人、中枢神经系统（Central Nervous System，CNS）紊乱史、低残留肾功能、低蛋白血症，以及使用同一种机制的多种抗生素等。

一项来自法国的研究针对其国内常用β-内酰胺类抗生素引起的神经系统不良反应的临床特征、风险标志物和结果，对于法国现有的提供有神经系统症状（如癫痫发作、包括引入 β-内酰胺抗生素后的警惕性不安、意识模糊状态、肌阵挛、定位体征和/或幻觉）的每类药物，进行了一般文献回顾。哌拉西林和厄他培南的神经系统不良反应通常被描述为癫痫发作和幻觉（分别占病例的 50%和 25%）。抗生素治疗通常适用于 70%的肾功能减退患者，并且在四分之一到三分之一的病例中会出现潜在的大脑异常。相比之下，头孢他啶和头孢吡肟的神经系统药物不良反应通常包括运动异常，但很少出现幻觉和癫痫发作。这些反应与肾功能不全（80%）有关。单环内酯类药物似乎没有严重的神经系统不良药物反应，应避免丙戊酸和碳青霉烯类药物的联合使用。服用β-内酰胺抗生素的患者出现警觉紊乱、肌阵挛和或癫痫发作，特别是如果与肾功能不全或潜在的脑部异常有关，医生应怀疑药物导致不良反应并考虑改变抗菌治疗。

四、发病机制

（一）病理生理

药物进入 CNS 的途径取决于其分子量、亲脂性、血浆蛋白结合、血液中活性外流的存在[大多数青霉素和头孢菌素抗生素通过有机阴离子转运蛋白 3（Organic Anion Transporter，OAT）转运]、CNS 内的代谢以及细菌性脑膜炎的存在[这会增加 BBB 通透性并改变流出活动和脑脊液（Cerebrospinal Fluid，CSF）的循环]。

β-内酰胺类抗生素诱发癫痫发作的能力与β-内酰胺环相关，β-内酰胺环的酶促降解可防止癫痫发作。神经性药物不良反应的病理生理学机制虽然不是很清楚，但包括以下内容：通过以竞争性（对于头孢菌素类）或非竞争性（对于青霉素类）方式对γ-氨基丁酸（GABA）受体复合物的亚基进行浓度依赖性抑制。GABA 是一种 CNS 中的主要抑制性神经递质，使神经抑制基调降低、神经末梢释放 GABA 的减少，以及抑制苯二氮卓受体活性。由于 GABA 和β-内酰胺环之间的结构相似性，β-内酰胺抗生素也可以直接与 GABAA 受体结合。GABAA 通道可以在没有 GABA 的情况下打开，但青霉素将 GABAA 受体保持在开放构象中并阻止离子传导，直到它被移除。头孢菌素释放内毒素和细胞因子，与 N-甲基-门冬氨酸受体（N-Methyl-Daspartate Accepter，NMDA）和α-氨基羟甲基恶唑丙酸受体（α-Amino-hydroxy-Methylisoxazole Propionate Accepter，AMPA）受体相关的兴奋能力增加。谷氨酸激活能促进亚胺培南潜在致癫痫代谢物的积累。

（二）风险因子

神经系统不良反应的主要危险因素是急性和慢性肾功能不全。潜在机制包括：①由于清除率降低导致血清药物浓度增加；②抗生素与白蛋白结合的减少（由于低白蛋白血症和血浆蛋白对酸性药物的亲和力降低）；③BBB 通透性增加；④存在尿毒症毒素如胍化合物，具有潜在的神经毒性；⑤由于细胞色素 P450 的代谢下调引起的肝脏代谢障碍；⑥尿毒症毒素（如马尿酸）使从 CSF 到血液的主动外排系统饱和。由于抗生素药代动力学的变化，老年人是高危人群。此外，过量使用抗生素、存在潜在的 CNS 疾病同时使用肾毒性或促惊厥药物，通过 CNS 给药和 CNS 感染会增加神经系统不良反应的风险。一些作者建议监测具有这些神经系统不良反应危险因素的人的血清抗生素浓度。然而，缺乏设定的毒性阈值浓度、发布结果所需的时间以及个体间的变异性使得反应性和有效的剂量调整变得困难。此外，更有可能与 CSF 抗生素浓度高于血清中抗生素浓度相关。虽然 CSF 浓度可能不反映脑组织中的β-内酰胺浓度，然而与使用腰椎穿刺获得的值相比，据报道脑室或脑池中 CSF 与血液β-内酰胺的浓度相比要高得多。尽管如此，CSF 浓度仍然是脑组织浓度的最佳可用估计值。

五、诊断标准

（1）肾功能不全病史。

（2）抗生素使用史。

（3）使用抗生素过程中出现精神症状及癫痫发作等脑病表现。

（4）排除感染性脑病、缺血性脑血管病、代谢性脑病、水电解质及酸碱平衡紊乱等其他疾病，排除精神病及精神病家族史。

六、临床表现

通常会出现的症状包括：头晕、头痛、眩晕、睡眠障碍、易激动、欣快感、定向力障碍、手抖、肌阵挛、震颤、谵妄、妄想、嗜睡、表情淡漠，重者抽搐、癫痫样大发作、昏迷，甚至死亡。

但是根据文献回顾，一些特殊抗生素的使用会出现特异性的症状。

（一）青霉素类

青霉素类药物，包括苄青霉素、青霉素 G、哌拉西林、替卡西林、氨苄西林、阿莫西林和苯唑西林，是众所周知的神经毒性抗生素之一。它们可能导致多种神经毒性并发症，如心理问题、意识模糊、定向障碍、肌阵挛、癫痫发作、脑病和非惊厥性癫痫持续状态。鞘内和静脉给药后的神经毒性风险降低。

（二）头孢菌素类

四代头孢菌素都可能引起神经毒性。该组中风险最高的药物是头孢唑啉、头孢塞利、头孢他啶、头孢哌酮和头孢吡肟。头孢氨苄、头孢噻肟和头孢曲松也与一些神经毒性作用有关，但它们引起副作用的可能性低于前一组。

头孢菌素引起的神经毒性的临床表现是嗜睡、迟发性癫痫发作、脑病、肌阵挛、舞蹈病手足徐动症、扑翼样震颤、癫痫发作、非惊厥性癫痫持续状态和昏迷。它们可能与各种脑电图表现有关。

（三）碳青霉烯类

碳青霉烯类包括亚胺培南、美罗培南、帕尼培南、厄他培南、多利培南和头孢洛林（是另一组β-内酰胺类抗生素的成分），具有已知的神经毒性副作用，如头痛、癫痫和脑病。肾功能不全、感染 CNS（如脑膜炎）、癫痫病史、老年和低体重被认为是导致碳青霉烯类神经毒性的危险因素。

由于它们的结构差异、风险差异，所以碳青霉烯类的神经毒性不同。已经表明，由于 C-2 侧链的差异，美罗培南的神经毒性低于亚胺培南的神经毒性。

（四）氨基糖苷类

一些日常临床实践中使用最广泛的抗生素是氨基糖苷类，包括庆大霉素、链霉素、阿米卡星、妥布霉素、新霉素和卡那霉素。与氨基糖苷类相关的最常见的神经毒性副作用是耳毒性，但其他相关问题如周围神经病、脑病以及神经肌肉和自主神经传导阻滞也有报道。氨基糖苷类的神经肌肉阻滞作用对患者尤为重要，重症肌无力（Myasthenia Gravis，MG）或兰伯特-伊顿肌无力综合征（Lambert Eaton Myasthenia Syndrome，LEMS）是主要表现，因为在此类患者中使用它们可能会加剧神经肌肉无力并导致发病甚至死亡。在 CNS 中，神经肌肉接头中乙酰胆碱量子释放的突触前抑制和氨基糖苷类与乙酰胆碱受体复合物的结合体结合后导致的钙耗竭可能是神经肌肉阻滞的基础，在这方面也有人建议阻断神经元钙通道。氨基糖苷类的神经毒性并发症是剂量依赖性的，并且在 CNS 通透性增加的患者中更常见。

（五）喹诺酮类

喹诺酮类具有广泛的抗菌活性，被广泛用作抗菌剂。环丙沙星、诺氟沙星、氧氟沙星、吉米沙星、左氧氟沙星和加替沙星也因其神经毒性副作用而闻名，副作用是头痛、癫痫、意识模糊，其他建议的原因是诱导内毒素和谷氨酰胺能机制。治疗包括停用违规药物、肾功能衰竭的患者 HD 以及癫痫持续状态患者使用抗惊厥药（特别是苯二氮䓬类药物）。

（六）大环内酯类/氮杂内酯类

包括红霉素、克拉霉素、阿奇霉素和地红霉素在内的大环内酯类/氮杂内酯类药物也可能通过损伤耳蜗引起耳毒性等神经毒性，以及 CNS 抑制（意识模糊、迟钝）或兴奋（激动、失眠、谵妄、精神病）和 MG 的恶化，其中一些不良反应可能会导致永久性病变，因此，早期发现不良反应的发生很重要。精神疾病和肾功能不全被认为是克拉霉素引起神经毒性的危险因素。这些副作用已被证明是剂量依赖性的。此外，已发现一些药物会引起与大环内酯类药物的相互作用，包括四环抗抑郁药、钙通道阻滞剂、环孢素、

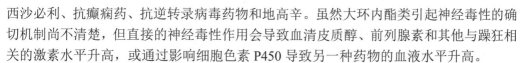

西沙必利、抗癫痫药、抗逆转录病毒药物和地高辛。虽然大环内酯类引起神经毒性的确切机制尚不清楚，但直接的神经毒性作用会导致血清皮质醇、前列腺素和其他与躁狂相关的激素水平升高，或通过影响细胞色素 P450 导致另一种药物的血液水平升高。

（七）甲氧苄啶/磺胺类

甲氧苄啶/磺胺甲恶唑很少与震颤、精神病（谵妄、激动、幻觉）和脑病有关。这些神经毒性作用是短暂的，停药后会立即消退。已证明易感因素是高龄和免疫功能低下状态。与甲氧苄啶/磺胺甲恶唑相关的神经毒性的确切机制尚不清楚，但应该指出的是，这种抗生素很容易渗透到 CNS。儿童与甲氧苄啶/磺胺甲恶唑相关的神经毒性比成人少。

（八）恶唑烷酮

恶唑烷酮类药物，尤其是利奈唑胺可能会在罕见的情况下引起神经毒性。脑病、周围神经病、视神经病和贝尔麻痹是这些神经毒性副作用之一。线粒体毒性被认为是利奈唑胺诱导的视神经病的可能原因。利奈唑胺具有一些多巴胺能特性，如果联合使用单胺氧化酶抑制剂，可能会导致血清素综合征。将利奈唑胺与抗胆碱能物质（如抗组胺药）联合使用可能会增加脑病的风险。

（九）多黏菌素

包括多黏菌素 B 和黏菌素（多黏菌素 E）在内的多黏菌素曾经被排除在临床常规使用的抗生素清单之外，因为它们具有神经毒性作用。然而，随着多重耐药革兰阴性杆菌的出现，这些药物又可以用于临床。它们常见的神经系统副作用是感觉异常和共济失调，不太常见的是脑病、复视、上睑下垂、眼球震颤、眩晕、意识模糊、幻觉、癫痫发作和部分耳聋。所提出的机制是神经肌肉阻滞，继发于钙消耗的去极化延长阶段，以及由于其高脂质含量而与神经元的直接相互作用。与麻醉剂、镇静剂、麻醉药、皮质类固醇和/或肌肉松弛剂合用，尤其是在患有 MG 和肾功能不全的患者中，可能会增加多黏菌素引起神经毒性的风险。

（十）抗结核药物

用于治疗结核病的药物，包括异烟肼、乙胺丁醇和环丝氨酸（氨基糖苷类和氟喹诺酮类已在别处讨论过）可能会引起 CNS 和外周神经系统副作用。异烟肼可导致周围神经病变、精神病和癫痫发作。视神经病变是乙胺丁醇已知的神经毒性表现，被认为继发于乙胺丁醇诱导的线粒体功能障碍。病理检查表明乙胺丁醇诱导的视神经病变患者的视神经和视交叉有脱髓鞘病变。环丝氨酸可能导致精神病和癫痫发作。

（十一）克林霉素

作为一种广泛使用的抗生素，克林霉素很少与神经毒性相关。文献中只有一例病例报告描述了儿童服用克林霉素后出现异常身体运动（腹部、肩部和下巴），停药后症状无大碍。在最近对仓鼠的动物研究中，Afaf El-Ansary 表明，克林霉素导致大脑（皮质和髓质）中的多巴胺和大脑皮质中的 GABA 显著减少。他们认为，过度使用克林霉素可能会导致肠道致病菌增加，其中梭菌感染可能在自闭症的病理生理学中发挥作用。

（十二）万古霉素

万古霉素已被证明在心室内给药时会引起局部神经毒性后果。结果是 CSF 细胞增多症和嗜酸性粒细胞增多，据信这是由万古霉素诱导的 CSF 炎症过程介导的，可以通过调整剂量来预防。

（十三）呋喃妥因

呋喃妥因可能对儿童造成神经毒性，表现为感觉运动性多发性神经病（感觉迟钝和感觉异常）和颅内高压，这些副作用随着停药而消失。

与此同时，一项研究甲硝唑诱发的脑病的系统分析中，作者发现了与上述不同的神经系统表现：甲硝唑诱发脑病的典型表现是构音障碍、步态不稳、肢体不协调和精神状态改变。通常，患者同时出现甲硝唑引起的多发性神经病。肝病是最常见的既往病症。在 90% 的病例中，齿状核在 MRI 中的 T2 加权和 FLAIR 显示特征性高信号病变。胼胝体压部和脑干的病变也很常见。停止甲硝唑治疗后，MRI 发现解决或改善。在大多数情况下，患者在停药后康复。然而，也有报告了罕见的死亡或持续严重神经功能缺损的情况。

七、处理措施

（一）及时停药

临床上尿毒症患者在使用上述提及抗生素后一旦出现脑病症状，应高度警惕抗生素脑病，及时停药。

（二）对症处理

（1）吸氧、心电监护仪监测生命体征。

（2）癫痫样抽搐或者兴奋狂躁者予以地西泮 5mg 或咪达唑仑 1 支静脉慢推，观察患者的临床反应，如症状缓解立即停药，如果症状不能缓解，根据患者血氧及呼吸抑制情况可酌情重复给药；如合并青光眼可用右美托咪定剂量+0.9%生理盐水静脉点滴，注意该药物可能导致心动过缓以及更加严重的幻觉。

（3）透析方式调整：HDF 联合 HP，用碳酸氢盐进行透析，透析液流量 500mL/ min，血流量 200～250mL/min，采用低分子肝素 2000～5000U 抗凝，每次 HDF4～6h、HP1.5～2h 治疗，经过 1～4 次 HDF 联合 HP 治疗后，患者症状可逐渐缓解。

（4）可给予营养神经药物、补充 B 族维生素。

八、预防措施

（1）严格掌握抗生素的应用适应证，根据患者肝肾功能，合理减量使用β-内酰胺类抗生素，减少药量和延长给药间期。

（2）严格按照肌酐清除率调整药物剂量。

（3）规律透析，保证透析充分，避免毒素过高。

参考文献

[1] DUBIN I，NISSIM E，SCHATTNER A.Antibiotic-associated encephalopathy[J]. Harefuah，2020，159（5）：364-369.

[2] DESHAYES S，COQUEREL A，VERDON R.Neurological adverse effects attributable to β-lactam antibiotics：a literature review[J].Drug Saf，2017，40（12）：1171-1198.

[3] NAU R，SÖRGEL F，EIFFERT H.Penetration of drugs through the blood-cerebrospinal fluid/blood-brain barrier for treatment of central nervous system infections[J].Clin Microbiol Rev，2010，23

（4）：858-883.

[4] SONCK J，LAUREYS G，VERBEELEN D.The neurotoxicity and safety of treatment with cefepime in patients with renal failure[J].Nephrol Dial Transplant，2008，23（3）：966-970.

[5] CHOW K M，HUI A C，SZETO C C.Neurotoxicity induced by beta-lactam antibiotics：from bench to bedside[J].Eur J Clin Microbiol Infect Dis，2005，24（10）：649-653.

[6] GRILL M F，MAGANTI R K.Neurotoxic effects associated with antibiotic use：management considerations[J].Br J Clin Pharmacol，2011，72（3）：381-393.

[7] CHOW K M，SZETO C C，HUI A C，et al.Mechanisms of antibiotic neurotoxicity in renal failure[J].Int J Antimicrob Agents，2004，23（3）：213-217.

[8] WEN M J，SUNG C C，CHAU T，et al.Acute prolonged neurotoxicity associated with recommended doses of ertapenem in 2 patients with advanced renal failure[J].Clin Nephrol，2013，80（6）：474-478.

[9] REZAEI N J，BAZZAZI A M，NASERI ALAVI S A.Neurotoxicity of the antibiotics：A comprehensive study[J].Neurol India，2018，66（6）：1732-1740.

[10] SØRENSEN C G，KARLSSON W K，AMIN F M，LINDELOF M.Metronidazole-induced encephalopathy：a systematic review[J].J Neurol，2020，267（1）：1-13.

[11] 曾红兵，徐桂华，孙世澜.血液透析患者头孢类抗生素脑病[J].临床肾脏病杂志，2005，5（4）：164-166.

[12] ZHANG J S，HUANG C Y，LI H，et al.Antibiotic G induced neurotoxicity in dialysis patients：a retrospective study[J].RenFail，2013，13（6）：901-905.

[13] 殷哲吾，刘清华，张青.尿毒症患者并发头孢菌素脑病的临床分析[J].实用医学杂志，2008，24（16）：2886.

[14] YE R H，Lin M Y，Sung C C，et al.Standard dose ofpiperacillin induced neurotoxicity in advanced renal failure[J].Acta Nephrol，2011，25：89-92.

[15] 王海燕.肾脏病学[M].第3版.北京：人民卫生出版社，2008：1897-1905

[16] 李新伦，李红霞，李晓梅，等.血液灌流联合血液透析治疗维持性血液透析患者β内酰胺抗生素脑病的临床研究[J].临床肾脏病杂志，2015，5，15（5）：281-284.

杜　原（撰写）　李家瑞（审校）

其他药物诱发的脑病

一、概述

除抗生素外，临床中有很多类型药物均容易诱发各种脑功能障碍，例如：维生素 A 衍生物、四环素类抗生素、重组生长激素和锂制剂被发现与药物性颅内高压（Drug-Induced Intracranial Hypertension，DIIH）有强关联，其次是类固醇激素；预防癫痫的药物，如丙戊酸盐可诱发高氨性脑病；多巴胺阻滞药[用作抗精神病的精神安定药（吩噻嗪、丁酰苯、噻吨和舒必利）、"隐藏的"抗精神病药用作抗恶心或抗呕吐药（如甲氧氯普胺和其他苯甲酰胺衍生物）]、多巴胺消耗药物（丁苯那嗪）、α-甲基多巴、钙通道阻滞剂（氟桂利嗪、桂利嗪等）会导致药物性帕金森症。

接受器官移植的患者也会出现神经系统并发症，包括药物相关[例如钙调神经磷酸酶抑制剂他克莫司在术后急性期引起的后部可逆性脑病综合征（Posterior Reversible Encephalopathy Syndrome，PRES）]或感染相关（在移植后数月内促进机会性感染）；也可能发生其他神经系统综合征，例如运动障碍性缄默症和渗透性脱髓鞘。

二、定义

尿毒症患者在规律 HD 期间，如既往无神经精神病史，排除全身性疾病及其他代谢性疾病的神经损害，应用某种药物后，经神经系统查体以及实验室、头颅 CT、MRI 等检查排除其他脑血管疾病，出现精神症状，可视为药物性脑病。

三、发病机制

大脑功能障碍继发于一种或多种内源性有毒物质的积累或是由于缺乏一种或多种物质。外源性的物质对正常的大脑功能至关重要。这种积累或缺陷会影响大脑神经传递或小胶质细胞激活的比例，通过干扰各种细胞可导致能量不足。

药物性脑病的严重程度很大程度上取决于药物的使用时间、剂量以及代谢的影响，因为这些会直接影响药代动力学，而大多数药物以原形或代谢产物的形式从肾脏排泄，肾衰竭时药物排泄障碍会引起药物蓄积。

尿毒症 MHD 患者由于营养代谢失衡、机体肉碱缺乏导致新陈代谢紊乱、抵抗力下降，各类并发症发生率较正常人群大大增加，治疗并发症需使用多种药物。因此，相比其他患者来说，尿毒症包括接受移植、PD 及 HD 的患者尤其有可能发展成药物性脑病。

四、药物性脑病的表现

药物性脑病根据发病的部位以及致病因素的不同分为三种类型：PRES、急性中毒性白质脑病（Acute Toxic Leukoencephalopath，ATL）、可逆性胼胝体压部病变（Reversible Spleniallesions，RSL）综合征。

（一）PRES

PRES 可由各种有毒（如药物或药物滥用）或无毒（如高血压、败血症或子痫）的原因引起，PRES 的病理生理学涉及内皮毒性或损伤。PRES 最常表现为癫痫发作，但也可以表现为单纯的脑病。它通常涉及顶枕叶和后额叶皮质和皮质下白质（White Matter，WM），但可能扩展到脑室周围白质（Periventricular White Matter，PVWM），基底神经节、脑干、丘脑和其他叶不太常见，通常在 FLAIR 和 DWI 上表现出血管源性水肿。扩散减少发生 10%～20%（暗示细胞毒性成分不可逆）和在 0.1cm 大小的出血处，这种不典型的发现可能表明预后较差。值得注意的是，37%～44% 的对比度增强存在，但可能没有临床意义；因此，通常认为不需要使用基于钆的造影剂来诊断这种疾病。正如在可逆性脑血管综合征（Reversible Cerebral Vasoconstriction Syndrome，RCVS）的讨论中所指出的，PRES 的范围可能也包括 RCVS。PRES 最常见的鉴别诊断是由于 FLAIR 上的多灶性皮质水肿导致的缺氧缺血性损伤；然而缺氧性损伤通常为整个细胞毒性水肿在皮质内的扩散减少，而在 PRES 中，只有少数患者有细胞毒性水肿，其中血管源性水肿的区域远远超过细胞毒性受累的局灶区域。同样值得注意的是，增强后 T1WI 上实质或软脑膜增强的存在可能模拟脑膜炎-脑炎或转移性疾病，但可逆性和典型的后部主导模式通常排除感染性病因。

（二）ATL

ATL 主要影响 PVWM，由接触各种药物引起，例如化学治疗剂、免疫抑制剂、其他药物（例如抗癫痫药或甲硝唑）；海洛因诱导（非法使用）、阿片类药物相关的过量服用；免疫抑制剂；可卡因滥用；环境原因 [如一氧化碳（Carbon Monoxide Content，CO）或乙醇]；和癫痫相关的脾脏病变（例如抗癫痫药物引起的）。在接受免疫抑制或化疗的患者中，相对于 PRES，ATL 是不太常见的脑病原因；因此，在 2% 的 PRES 患者中，ATL 偶尔会与 PRES 同时发生，这可能是因为两种脑病都被认为是由内皮毒性引起的。ATL 的影像学表现类似于缺氧缺血性脑病（Hypoxic-Ischemic Encephalopathy，HIE）和 CO 中毒的亚急性期，因为它们都可以表现为 PVWM 的扩散减少。

（三）RSL 综合征

RSL 综合征可以被描述为 ATL 的一个亚型，因为它们的外观和病因可以重叠。此类病因包括抗癫痫药物、感染、化疗、免疫抑制剂或某些不常见的代谢疾病。RSL 表现为胼胝体压部的局灶性弥散减少，有或没有相应的 FLAIR 异常，通常在几天内消退。

虽然选择性 5-HT 再摄取抑制剂传统上被认为是安全的药物，但一些病例报告已经描述了过量服用会出现苍白球、PVWM 或胼胝体损伤。

五、处理措施

（1）立即停用相关药物。

（2）积极对症治疗：躁动抽搐者给予安定或丙戊酸钠镇静；头痛患者给予甘露醇降颅压及止痛药对症处理。

（3）保持呼吸道通畅：吸氧增加脑氧的供给，给予营养脑神经治疗改善脑的代谢。

（4）改变 HD 的方式：增加 HD 频率、使用 HFHD、联合 HP 或 HDF 治疗。

杜　原（撰写）　李家瑞（审校）

第七节　韦尼克脑病

一、概述

韦尼克脑病（Wernicke Encephalopathy，WE）是 1881 年由 Carl Wernicke 首先提出并以其名字命名，是一种由于维生素 B1（硫胺素）缺乏所引起的代谢异常性脑病。WE 是临床诊断，该病多呈急性或亚急性起病，以精神状态改变、眼功能障碍和步态失调（三联征）为主要症状。然而，临床过程中，经典的三联征往往是不存在的，只有 10% 的病例出现，少数病例在死亡前得到诊断。未经治疗的 WE 患者大约有 80% 会发展为 Kor-sakoff 综合征（表现为选择性的认知功能障碍，包括近事遗忘、时间及空间定向障碍）。引起 WE 的原因，除慢性酒精中毒外，还包括其他导致营养不良和硫胺素吸收减少的疾病，如胃肠外科手术和妊娠剧吐，都必须视为诱发因素。值得注意的是，PD 和HD 的患者也会发生 WE。此外，体温过低、低血压和昏迷应引起临床对该病的怀疑。如果发现营养缺乏和任何典型三联征，应及时治疗。初级治疗包括及时补充维生素 B_1（硫胺素），虽然补充剂量和途径仍有争议，因其安全性好，经验性治疗可能是预防长期或持续性精神认知障碍的首选。

二、定义

WE 是一种罕见但严重的神经系统综合征，由硫胺素（维生素 B1）缺乏引起。它的特点是突然出现意识改变、眼肌麻痹和共济失调。然而，这种经典的临床三联征仅存在于少数患者中，使得这种情况经常被误诊，从而危及生命，其预后取决于及时早期静脉注射硫胺素。

三、流行病学

WE 的患病率为 $0.4\%\sim2.8\%$，平均为 1.3%。大多数患者为酗酒者。有报告表明，酒精滥用者的尸检中，WE 病灶的检出率为 12.5%。在酒精相关死亡病例中报道的检出率甚至更高，为 $29\%\sim59\%$。虽然 WE 的发生大多与慢性酒精中毒有关，但也可见于各种因素所致营养不良导致硫胺素缺乏，如：胃肠外科手术（包括胃绕道手术、胃空肠造瘘术、胃切除术和结肠切除术）、胃内球囊治疗、妊娠剧吐、晚期肿瘤、化学疗法、同种异体干细胞移植、艾滋病、神经性厌食症、禁食、饥饿、胰腺炎、错误配方奶喂养、肠外营养、高营养和长时间静脉输注葡萄糖。以上已被报告为诱发因素。国外学者分析文献报道的 625 例非酒精性 WE 患者的基础疾病情况，其中肾衰竭透析 24 例，仅占 3.8%，死亡风险高达 50%。

提示接受 HD 的患者有发生硫胺素缺乏症的风险，因为这种水溶性维生素的摄入量低，并且会额外流失到透析液中。在 PD 中，这些情况甚至比 HD 中更严重，并且发现在 PD 诱导后的每个测量点，硫胺素的血液水平都会降低。因此，建议从诱导期开始定期监测 PD 患者的硫胺素缺乏情况。

此外，尿毒症患者还有以下因素导致维生素 B_1（硫胺素）的缺乏。

1.疾病本身原因

①长期尿毒症毒素累积，导致患者食欲差，发生营养不良，引起维生素 B_1 的摄入减少，并且营养不良患者容易发生感染，而感染是消耗维生素 B_1 的原因之一；②微炎症状态导致营养成分吸收减少；③尿毒症患者长期限制性进食，导致摄入不足；④贫血、血红蛋白低下亦是维生素 B_1 不足的原因之一。

2.HD 本身原因

①患者透析过程中红细胞破坏丢失，部分红细胞残留在透析器和透析管中，导致维生素 B_1 丢失；②透析器对水溶性维生素的通透性，导致维生素 B_1 的丢失增加；③由于透析液、透析膜生物不相容性，导致透析过程中产生炎症因子，而残肾清除炎症因子能力下降等原因，使得微炎症成为慢性透析过程中的常见问题，微炎症和营养不良密切相关，导致维生素 B_1 的缺乏。

3.治疗因素

EPO 治疗会加重 HD 患者叶酸和 B 族维生素的缺乏。

四、发病机制

硫胺素（维生素 B₁）缺乏是 WE 的核心。因此，了解硫胺素对了解 WE 的病因、预防和治疗至关重要。

（一）硫胺素的历史沿革

1876 年至 1878 年间，柏林 Charité 医院的神经病学家 Carl Wernicke 发现了三例出血性脑炎病例，后以他的名字命名。当时病因不明，维生素 B₁ 缺乏的概念在 25 年后才出现，然后又花了 30 年的时间来确定硫胺素缺乏与 WE 之间的联系。

（二）硫胺素化合物

有六种已知的硫胺素化合物：游离硫胺素（Thiamine）、单磷酸硫胺素（Thiamine Monophosphate，TMP）、二磷酸硫胺素（Thiamine Diphosphate，TDP）、二磷酸硫胺素腺苷（Adenosine Thiamine Diphosphate，ATDP）、三磷酸硫胺素（Thiamine Triphosphate，TTP）和三磷酸硫胺素腺苷（Adenosine Thiamine Triphosphate，ATTP）。

Thiamine

TMP

TDP

199

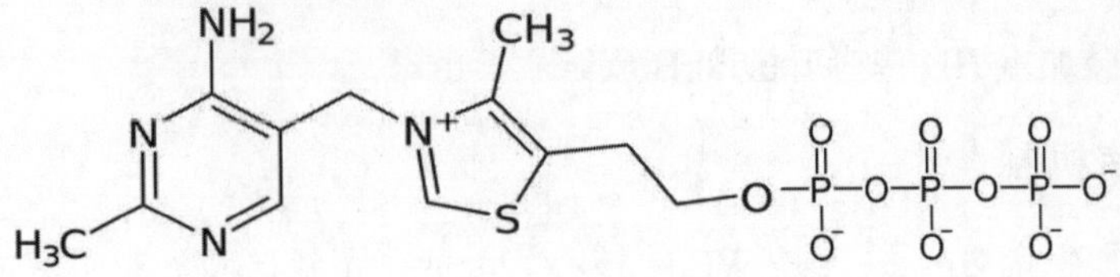

TTP

图 3-1

TDP 也称为焦磷酸硫胺素（Thiamine Pyrophosphate，TPP）。在人类中，游离硫胺素和 TMP 占总硫胺素的 5%～15%。TDP 是主要的生物活性形式，占硫胺素总量的 80%～90%。TDP 以高浓度存在于骨骼肌、肝脏、心脏、肾脏和大脑中。其余三种成分，即 TTP、ATTP 和 ATDP，仅占人体硫胺素总量的 1%。不同人群的全血硫胺素水平可能存在显著差异。人类不能合成硫胺素，而是依赖两种外源性来源：饮食和细菌硫胺素。膳食硫胺素存在于许多食品中，包括肉类、全麦产品、强化谷物产品、豆类和一些水果。酵母提取物含有大部分硫胺素，而糖则不含硫胺素。加工食品比类似的非加工食品含有更少的硫胺素。在所有肉类中，猪肉的硫胺素含量最高，烹调温度过高会导致 20%的硫胺素损失。硫胺素的另一种来源是细菌。肠道菌群可以合成游离硫胺素和 TDP。以前，已经确定不能使用这种结肠硫胺素。现在，基于动物细胞培养实验，有人提出微生物群产生的 TDP 被人类 TDP 转运蛋白吸收到结肠细胞中。目前尚不清楚结肠硫胺素对全身 TDP 的生理功能有多大贡献。

（三）硫胺素代谢

1.硫胺素摄入

根据经验，膳食硫胺素的摄入量应至少为 0.4mg/1000kcal。推荐的成年男性的饮食硫胺素摄入量为 1.4mg，成年女性为 1.0mg。在怀孕期间，每日硫胺素需求量上升至 1.6～1.8mg。在硫胺素缺乏的临床症状可能会在 8 周内出现。

2.对能量代谢的调节作用

TDP 是葡萄糖、脂肪酸和蛋白质代谢以及 ATP 生成的重要辅助因子。因此，TDP 是转酮醇酶（Transketolase，TK）、丙酮酸脱氢酶（Pyruvate Dehydrogenase，PDHG）、α-酮戊二酸脱氢酶（α-Ketoglutarate Dehydrogenase，α-KGDH）、支链α-酮酸脱氢酶 E1（Brached-Chain Ketoglutarate Dehydrogenase E1，BCAKDH E1）和 2-羟酰基辅酶 A 裂解酶 1（HOACoL）的辅酶。这些酶在神经细胞的线粒体 ATP 生成、核酸合成、碳水化合物、脂肪酸代谢和氨基酸代谢中起重要作用。如果这些酶不能正常发挥作用，能量代谢就会受损，氧化应激就会增加。同时，如果改变化学反应路线，不需要的化合物可能会积聚。例如，如果α-KGDH 受损，则会产生谷氨酸而不是琥珀酰 CoA。如果 PDHG 受损，则会产生乳酸而不是乙酰 CoA。

因此，硫胺素缺乏会破坏能量代谢和 ATP 的产生。α-KGDH 和 TK 是病理生理学中的两个关键酶。α-KGDH 活性降低可在硫胺素缺乏的 4 天内发生。α-KGDH 活性降低会导致氧化应激、乳酸酸中毒、兴奋性毒性增加，例如通过谷氨酸积累、炎症可导致 BBB

通透性增加引起脑水肿，并最终导致神经元死亡。在硫胺素缺乏的1周内可发生 TK 减少。

3.信号传导

硫胺素磷酸盐通过第二信使对神经递质和激素具有非酶促作用。其他维生素 B 激活腺苷酸环化酶系统，而硫胺素激活鸟苷酸环化酶（cyclic Guanosine Monophosphate，cGMP）系统。cGMP 是肽激素和一氧化氮（NO）的重要第二信使，能促进平滑肌松弛、调节阴茎勃起、调节血管和气道张力、蠕动和胰岛素分泌。TDP 还充当 PDGH 的辅助因子并促进乙酰胆碱合成。硫胺素甚至以非酶促方式调节胆碱神经传递，这可以从代谢性硫胺素拮抗剂氧硫胺素可以增加乙酰胆碱释放的观察中推断出来。TDP 在调节谷氨酸神经传递中的作用源于其对α-KGDH 的影响。硫胺素还可以调节星形胶质细胞中谷氨酸天冬氨酸转运蛋白的活性，这些转运蛋白受遗传控制。硫胺素缺陷可能导致谷氨酸清除不足，从而导致间质谷氨酸增加。这可能导致过度兴奋、神经毒性和细胞死亡等可能的后果。

4.镁在硫胺素代谢中的作用

镁对酒精相关 WE 的重要性于 1964 年首次提出。与硫胺素一起，镁已被证明是几种关键代谢酶的重要辅助因子，这些酶控制葡萄糖、脂肪酸和蛋白质代谢以及 ATP 生成。镁还作为硫胺素转运和各种硫胺素化合物相互转化的辅助因子。没有镁，硫胺素就不能正常发挥作用。这意味着镁缺乏会损害硫胺素的活性。

5.硫胺素在肾脏的循环和清除

在人类中，通过硫胺素的嘧啶或噻唑部分的放射性标记已鉴定出多种代谢物。对大鼠的研究表明，尿液中可识别出多达 22 种不同的硫胺素代谢物。肾脏可以在很大程度上适应它们对游离硫胺素的处理。

因此，游离硫胺素会被肾脏清除或重吸收，具体取决于硫胺素状态。然而，硫胺素代谢物不能在肾脏中重吸收。矛盾的是，在硫胺素缺乏的情况下，排泄的代谢物量并没有减少。

在肾小球中，硫胺素像任何其他小溶质一样被自由过滤。然后在近端小管中处理经肾小球过滤的硫胺素。储存在血细胞中或与蛋白质结合的硫胺素无法过滤。关于硫胺素与血浆蛋白结合的数据再次相互矛盾。汤姆等人发现，在生理条件下，多达 30%的血浆硫胺素可能与白蛋白结合（10% TMP，20% TDP）。这些硫胺素化合物可能通过分子的磷酸部分与白蛋白结合。当硫胺素浓度超过 119.5μmol/L 时，白蛋白结合率降低至 2%。然而，Weber 等人提出血浆硫胺素不与蛋白质结合。

在生理条件下，浓度高达 200nmol/L 时，硫胺素会被重新吸收，从而最大限度地减少排泄。磷酸化的硫胺素，主要以 TMP 的形式，在小管中被去磷酸化为游离的硫胺素。硫胺素转运蛋白-1（ThTR-1）、硫胺素转运蛋白-2（ThTR-2）和八聚体结合转录因子-1（OCT1）在刷状缘膜中表达，介导硫胺素从尿液吸收到肾小管细胞中。基底外侧膜中的 ThTR-1 以及八聚体结合转录因子-2（OCT2）和八聚体结合转录因子-3（OCT3）介导硫胺素从肾小管细胞摄取到血液中。ThTR 转运蛋白的亲和力比八聚体结合转录因子（OCT）高得多。它们也在较低浓度下饱和。原则上，所有转运体都是双向的。在硫胺素缺乏状态下，硫胺素转运蛋白被上调。Ziporin 等表明尿中硫胺素的排泄量可降至检测不到的水平。

例如，在硫胺素过量的状态下，通过药物给药，硫胺素被肾脏完全消除。通过从重吸收转换为主动分泌，硫胺素消除增加。在这种情况下，未在肾小球中过滤的硫胺素通过肾小管细胞排出体外。硫胺素直接抑制 ThTR-1 介导的摄取。在这种情况下，ThTR 介导的途径可能会从硫胺素摄取逆转为分泌。此外，肾脏可以通过两种类型的阳离子转运蛋白消除硫胺素：OCT 和多药毒素外排蛋白（Multidrug And Toxin Efflux Protein，MATE）。硫胺素通过位于基底外侧膜的 OCT1 和 OCT2 从血液进入肾小管细胞。从那里，硫胺素通过 MATE1 和 MATE2-k 穿过刷状缘膜排泄到尿液。这种机制可导致从所有流经肾脏的血液中完全消除血浆硫胺素（肾血流量）。消除量相当于肾小球滤过率的五倍。

五、临床表现

（一）经典表现

实际上，经典的 WE 所谓三联征可能只有 10% 的病例出现这种症状，这种刻板的陈述只能强化对 WE 是罕见病的误解。临床医生需要了解 WE 的可变性。该综合征最一致的特征是精神状态的改变，认知变化范围从冷漠和轻度神经认知症状再到严重症状，包括罕见情况下昏迷。第二个最常见的特征是眼麻痹，但也可能存在其他眼部表现。完全性眼肌麻痹很少发生，而水平震颤是最常见的眼部异常表现。其他眼部表现包括第六神经麻痹、上睑下垂、视网膜出血、乳头水肿、瞳孔不等宽或缩小。第三个特征是步态共济失调，其表现范围从轻微的步态异常到完全不能站立。此外，体温过低、低血压和昏迷的存在均应增加对疾病的怀疑指数。大约 80% 未经治疗的 WE 患者会发展为 Kor-sakoff 综合征。Kor-sakoff 综合征是一种与虚构相关的永久性记忆障碍，可以没有急性症状和体征的证据。

（二）其他与硫氨酸缺乏相关临床表现

硫胺素缺乏还可表现为其他综合征，如：干性脚气病（神经病变）、湿性脚气病（高输出量充血性心力衰竭的神经病变）、胃肠性脚气病（腹痛、呕吐和乳酸酸中毒）和原发性胼胝体变性（Marchiafva-bignami）病。神经性脚气病是一种感觉运动周围神经病变，常累及下肢，可能是由于缺乏多种 B 族维生素，特别是吡哆醇和泛酸。高输出量充血性心力衰竭虽然远不如神经病变常见，但可表现为心动过速、劳力性呼吸困难、心电图异常和其他症状。周围水肿可能是湿性脚气病的临床特征，补充硫胺素取得了可喜的成果。接受全肠外营养的患者可出现胃肠性脚气病特征，主要的表现是腹痛和乳酸酸中毒，严重时可能导致紧急剖腹探查阴性结果。

（三）韦尼克脑病影像学表现

1.CT

可以显示导水管周围灰质和丘脑内侧部分衰减密度降低的区域，但在大多数情况下，在 WE 的急性期，CT 结果为阴性。

2.MRI

诊断 WE 的敏感性低，仅为 53%，但特异性高达 93%，因此 MRI 目前被认为是最有价值的确诊方法。MRI 通常显示丘脑室旁区域、下丘脑、乳头体、导水管周围区域和第四脑室底部的双侧对称病变中的 T2、FLAIR 和 DWI 高信号。重要的是，这种典型的

MRI 病变模式仅在 58%的患者中观察到。MRI 还显示不寻常的病变部位，包括壳核、尾状核、胼胝体压部、背髓、脑桥、红核、中脑黑质、颅神经核（Ⅵ、Ⅶ、Ⅷ、Ⅻ）、蚓部、齿状核、小脑的副脑区、穹窿和中央前回和中央后回。这些不寻常的部位，MRI 发现几乎总是与典型的成像发现相关联。然而，没有 MRI 信号强度改变并不能排除 WE 的诊断。T2 加权图像比 CT 更敏感地识别病变为高信号，但 FLAIR 可以进一步提高 MRI 的敏感性并降低假阴性率。在 FLAIR 上，通过消除游离水的正常高信号，CSF 呈现黑色，但水肿组织仍保持明亮。与传统的 T2 加权图像相比，FLAIR 序列对检测心室附近的水肿病变特别敏感，具有 ADC 定量测量的 DWI 可以帮助检测水肿组织。DWI 是一种在 WE 病程早期识别水肿性病变的敏感方法，具有区分细胞毒性和血管源性水肿的优势。细胞毒性水肿病变在 DWI 上显示高信号，在受影响的区域 ADC 值低（水分子扩散受限），而血管源性水肿病变在 DWI 上显示高信号，在受影响的区域 ADC 值高（无限制或高水扩散）。

核磁共振波谱成像（Magnetic Resonarce Spectroscopy，MRS）研究报告了低 N-乙酰天冬氨酸/肌酸比（NAA/Cr），提示神经元代谢障碍，乳酸峰异常，提示无氧糖酵解。据报道，在某些情况下，低 NAA/Cr 与硫胺素在治疗后的临床表现得到改善的同时得到改善。WE 的动物模型表明，利用 MRI 和 MRS 可能有助于追踪脑损伤和治疗反应。

对比增强的 T1 加权图像指出 BBB 受损的区域，并且在大约 50%的 WE 病例中可以看到增强。例如，乳头体的强烈增强可能是该疾病的唯一征兆，并且在慢性酗酒者中更为常见。

六、处理措施

WE 治疗的主要内容是及时服用硫胺素。确认诊断通常是困难和延迟的，因此，高度的临床怀疑和对易感状况的识别应促使临床医生尽早开始治疗。这种做法是基于硫胺素价格低廉且安全的假设，据报道其快速给药可防止 WE 进展，包括 Korsakoff 综合征在内的不可逆缺陷。

欧洲神经病学学会联盟（Europe Federation of Neurological Societies，EFNS）指南建议静脉输注硫胺素 200mg，用 100mL 生理盐水或 5%葡萄糖稀释，给药时间超过 30min。欧洲联盟建议在 WE 病例中每天服用 3 次硫胺素。在 ThTR 基因突变的 WE 患者中，除硫胺素外，维生素 H 治疗有助于改善他们的症状。硫胺素给药可以改善症状，特别是及时给药，精神状态改变和急性脑病通常会逐渐消退，但残留的神经功能缺损是常见且持续的。轻度神经认知症状，如冷漠、嗜睡和意识模糊，对治疗反应良好。另一方面，记忆和学习缺陷显示恢复不佳，不幸的是，许多患者会留下永久性残留的 Korsakoff（健忘症）。延迟恢复见于平衡障碍，如步态共济失调。一些患者经历完全康复，尽管大多数 WE 患者有残留的步态障碍。动眼神经异常对治疗反应良好。对眼动异常的硫胺素给药的反应是完全可预测的和恒定的。延迟或恢复失败应提醒医生考虑替代诊断。在大多数情况下，水平和垂直凝视麻痹和上睑下垂会在几天到几周内完全恢复。虽然水平眼震在用硫胺素治疗后很快显示出显著恢复，但在多达 60%的患者中它可以持续数月。在患者中对于慢性痴呆，精细的水平眼球震颤和步态异常可能是酒精相关病因的线索。

七、预防措施

目前预防和治疗 WE 的最佳策略，包括：硫胺素剂量、治疗模式给药、从一种给药模式切换到另一种给药模式的时间、给药持续时间以及将镁与硫胺素一起作为必要的辅助因子使用。仍然没有来自随机对照试验和其他干预研究的证据。对于 WE 的预防和治疗策略将会在进一步的基础与循证推断中逐一呈现。

对于 MHD 患者，在保障规律有效 HD 前提下，若患者出现恶心、呕吐、纳差、感染等症状导致硫胺素缺乏时即给予维生素 B1 治疗，可能有效避免硫胺素缺乏引起 WE 且减慢其进展。

参考文献

[1] ZUCCOLI G，GALLUCCI M，CAPELLADES J，et al.Wernicke encephalopathy：MR findings at clinical presentation in twenty-six alcoholic and nonalcoholic patients[J].AJNR Am J Neuroradiol，2007，28（7）：1328-1331.

[2] CHANDRAKUMAR A，BHARDWAJ A.Review of thiamine deficiency disorders：Wernicke encephalopathy and Korsakoff psychosis[J].J Basic Clin Physiol Pharmacol，2018，30（2）：153-162.

[3] BECker D A，Ingala E E，Martinez-Lage M，et al.Dry Beriberi and Wernicke's encephalopathy following gastric lap band surgery[J].J Clin Neurosci，2012，19（7）：1050-1052.

[4] D'ABBICCO D，PRAINO S，AMORUSO M，et al."Syndrome in syndrome"：Wernicke syndrome due to afferent loop syndrome.Case report and review of the literature[J].G Chir，2011，32（11-12）：479-482.

[5] ZARA G，CODEMO V，PALMIERI A，et al.Neurological complications in hyperemesis gravidarum[J].Neurol Sci，2012，33（1）：133-135.

[6] ARANA-GUAJARDO A C，CÁMARA-LEMARROY C R，RENDÓN-RAMÍREZ E J，et al.Wernicke encephalopathy presenting in a patient with severe acute pancreatitis[J].JOP，2012，13（1）：104-107.

[7] VETROVSKY T，FRYBOVA T，GANT I，et al.The detrimental effect of COVID-19 nationwide quarantine on accelerometer-assessed physical activity of heart failure patients[J].ESC Heart Fail，2020，7（5）：2093-2097.

[8] BETTENDORFF L，LAKAYE B，KOHN G，WINS P.Thiamine triphosphate：a ubiquitous molecule in search of a physiological role[J].Metab Brain Dis，2014，29（4）：1069-1082.

[9] NABOKINA S M，INOUE K，SUBRAMANIAN V S，et al.Molecular identification and functional characterization of the human colonic thiamine pyrophosphate transporte[J].J Biol Chem，2014，289（7）：4405-4416.

[10] NABOKINA S M，SUBRAMANIAN V S，SAID H M.The human colonic thiamine pyrophosphate transporter （hTPPT）is a glycoprotein and N-linked glycosylation is important for its function[J].Biochim Biophys Acta，2016，1858（4）：866-871.

[11] OTT M，WERNEKE U.Wernicke's encephalopathy-from basic science to clinical practice.Part 1：Understanding the role of thiamine[J].Ther Adv Psychopharmacol，2020，10：2045125320978106.

[12] ALFADHEL M，ALMUNTASHRI M，JADAH R H，et al.Biotin-responsive basal ganglia disease

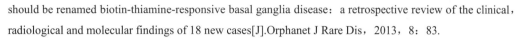

should be renamed biotin-thiamine-responsive basal ganglia disease：a retrospective review of the clinical，radiological and molecular findings of 18 new cases[J].Orphanet J Rare Dis，2013，8：83.

[13] SINHA S，KATARIA A，KOLLA B P，et al.Wernicke Encephalopathy-Clinical Pearls[J].Mayo Clin Proc，2019，94（6）：1065-1072.

[14] LATT N，DORE G.Thiamine in the treatment of Wernicke encephalopathy in patients with alcohol use disorders[J].Intern Med J，2014，44（9）：911-915.

[15] LECHNER C，ISHIGURO N，FUKUHARA A，et al.Impact of Experimental Conditions on the Evaluation of Interactions between Multidrug and Toxin Extrusion Proteins and Candidate Drugs[J].Drug Metab Dispos，2016，44（8）：1381-1389.

[16] MOTOHASHI H，NAKAO Y，MASUDA S，et al.Precise comparison of protein localization among OCT，OAT，and MATE in human kidney[J].J Pharm Sci，2013，102（9）：3302-3308.

[17] KATO K，MORI H，KITO T，et al.Investigation of endogenous compounds for assessing the drug interactions in the urinary excretion involving multidrug and toxin extrusion proteins[J].Pharm Res，2014，31（1）：136-147.

[18] LARKIN J R，ZHANG F，GODFREY L，et al.Glucose-induced down regulation of thiamine transporters in the kidney proximal tubular epithelium produces thiamine insufficiency in diabetes[J].PLoS One，2012，7（12）：e53175.

[19] LONSDALE D.Thiamin[J].Adv Food Nutr Res，2018，83：1-56.

[20] LONSDALE D.Thiamine and magnesium deficiencies：keys to disease[J].Med Hypotheses，2015，84（2）：129-134.

[21] HAZELL A S，FAIM S，WERTHEIMER G，et al.The impact of oxidative stress in thiamine deficiency：a multifactorial targeting issue[J].Neurochem Int，2013，62（5）：796-802.

[22] FRANK L L.Thiamin in clinical practice[J].JPEN J Parenter Enteral Nutr.2015.39（5）：503-20.

[23] MANZO G，DE GENNARO A，COZZOLINO A，et al.MR imagingfindings in alcoholic and nonalcoholic acute Wernicke'sencephalopathy：a review[J].Biomed Res Int，2014，2014：1-12.

[24] GARRETT R H，GRISHAM C M.Iochemistry[M].5th ed.Belmont，CA：Brooks/Cole Cengage Learning，2012.

[25] Roche Biochemical Pathways.In：MichalG（ed.）Part 1 metabolic pathways[M].RocheDiagnostics GmbH，Mannheim，2014，accessed 19 October 2020.

[26] 罗丹，李相友，夏瑷瑜，等.血液透析患者踝臂指数与微炎症状态、营养状况的关系[J].临床内科杂志，2015，32（1）：42-44.

[27] Expert Group on Vitamins and Minerals.Safeupper levels for vitamins and minerals[M].London，UK：Food Standard Agency，2003.

[28] LONSDALE D.Thiamin[J].Adv Food Nutr Res，2018，83：1-56.

杜　原（撰写）　李家瑞（审校）

第八节 癫痫发作

一、概述

HD 相关性癫痫发作（Hemodialysis-Associated Seizure，HAS），是 HD 过程中或 HD 后急性并发症之一。HAS 是由多种病因引起的后天获得性 CNS 疾病，以脑部神经系统反复突然过度放电，导致间歇性中枢神经系统功能失调为特征，其发作类型主要为全面强直-阵挛发作。终末期肾脏病患者毒素在体内蓄积，常伴有各种代谢紊乱。肾脏排泄功能的丧失，导致对多种药物的代谢障碍。多种原因可以诱导 HAS。HD 过程中，部分血液循环到体外，此时 HAS 增加透析风险，如不及时识别和处理，将会给患者带来严重伤害，甚至危及生命。

二、定义

HAS 是一种脑功能失调综合征，多在 HD 过程中或 HD 后发生，主要是由于脑神经元异常放电而导致的。HAS 时患者通常会出现短暂的意识丧失、口吐白沫、肢体的强直-阵挛，偶尔伴有短暂的意识丧失。癫痫持续状态（Status Epilepficus，SE），是癫痫连续发作之间意识尚未完全恢复又频繁再发，或单次发作持续 30min 以上依然没有停止的临床征象，或在短时间内频繁发作。

三、流行病学和风险因素

目前我国 CKD 患病率为 10.8%，CKD 患者中癫痫患病率为 10%左右，癫痫是神经科中最常见的疾病之一。全世界有 6500 万癫痫患者。我国有癫痫患者 900 万以上，其年均发病率约为 35/10 万，HAS 的发病率大约为 10%，HAS 发生与开始 HD 的年龄、癫痫发作病史、脑血管意外、透析治疗类型、HD 病史的长短、HD 治疗频率和持续时间相关。HD 患者出现 HAS 的一般危险因素包括：①原发性基础病：脑肿瘤、内分泌代谢疾病（以低血糖、高血糖多见）、难以控制的高血压病、原发性癫痫、心律不齐、休克、酒精戒断；②尿毒症的并发症（酸中毒、低钙血症、电解质紊乱、UE、透析不充分）；③血液净化治疗的反应（透析失衡综合征、由于 PD 引起的高渗状态）；④脑意外（脑出血和急性 CI）；⑤药物的应用；⑥缺氧；⑦过敏反应；⑧空气栓塞；⑨铝中毒等。

四、发病机制

HAS 属于继发癫痫，其发病确切的机制尚不完全清楚。可能与以下机制有关。

（一）透析失衡综合征

在透析过程中，由于 BBB 的作用，脑组织中尿素、肌酐下降相对缓慢，血浆与 CSF 出现渗透压差，即透析失衡综合征，导致急性脑水肿引起抽搐、癫痫。但一项研究显示：HAS 患者只有 53.1%出现脑水肿，说明脑水肿是发生 HAS 的主要原因之一，但不是唯一因素。

（二）电解质紊乱及代谢性酸中毒

MHD 患者电解质紊乱和酸中毒可以导致神经元膜电位的失稳，从而引起神经元异常放电而致癫痫发作。

（三）药物的影响

EPO 和头孢类抗生素导致癫痫发作目前已有大量报道，如头孢菌素类抗生素通过竞争性抑制脑内 GABA 复合物的活性，抑制性神经递质的活性降低而导致精神意识改变甚至癫痫；另外终末期肾衰竭患者 BBB 通透性改变，使平时脑组织和 CSF 中含量甚微的胍类衍生物增加，进一步抑制 GABA 的反应，导致癫痫抽搐发生。

（四）原发性癫痫

癫痫患者在 HD 的过程中，因抗癫痫药物血药浓度的快速降低可以导致在透析过程中出现癫痫发作。

（五）其他疾病

脑意外和脑肿瘤本身也是癫痫的常见原因。

五、临床表现

癫痫抽搐分为全面性强制—阵挛样发作、单纯部分性发作、肌阵挛样发作、精神运动性发作、非癫痫性抽搐等几种类型，临床表现具体如下。

（一）全面性强制—阵挛样发作

呈间歇性发作，发作期间神志不清。

（二）单纯部分性发作

部分或一侧肢体的强直阵挛性发作，偶尔伴有短暂的意识丧失。

（三）肌阵挛样发作

突发短促的震颤样肌收缩，可对称累及双侧肌群，表现全身闪电样抖动，也可表现面部、某一肢体或个别肌群肉跳，单独或连续成串出现。

（四）精神运动性发作

烦躁不安、胡言乱语和四肢乱动。

（五）非癫痫性抽搐

四肢或口角的肌肉抽动。

HAS 临床类型以全面强直-阵挛发作最为常见，单纯部分性发作、肌阵挛样发作次之，精神运动性发作较少见。

六、诊断

尿毒症患者透析前应详细询问有无癫痫病史，有无服用癫痫药物史，有无近期应用可能导致癫痫抽搐发作的药物史，透析患者 HAS 时脑电图诊断价值有限。头 CT 与 MRI 有助于诊断脑肿瘤、脑出血、急性 CI 所导致的癫痫抽搐；检测血钙有助于诊断低钙血症所导致的癫痫抽搐发作；监测血压有助于诊断高血压脑病及严重低血压所导致的癫痫抽搐；监测血糖有助于诊断低血糖、高血糖所致的癫痫抽搐；血气分析有助于诊断缺氧、酸中毒所致的癫痫抽搐；电解质检查有助于诊断电解质紊乱所致的癫痫抽搐；心电监护可以监测是否存在心律失常所致的癫痫抽搐。

七、处理措施

HD 过程中癫痫发作是极度危险的，需立刻对症处理。

（1）患者一旦诊断 HAS，应立刻停止透析，迅速帮助患者平躺不要垫枕头，把缠有纱布的压舌板（或牙刷把）垫在上下牙齿间，防止患者咬伤自己舌头。将患者头偏向一侧使口腔分泌物自行流出，防止口水误入气道，引起吸入性肺炎。同时还要把患者下颌托起防止因窝脖使舌头堵塞气管。患者抽搐时不要用力按压肢体以免造成骨折或扭伤。要保持呼吸道通畅，予以氧疗，给予心电监护，立即抽血化验血糖、血钙、电解质、血气分析等检查。若患者表现为癫痫小发作，生命体征平稳后可继续 HD 治疗。

（2）假如怀疑低血糖，可静推 50%葡萄糖 20～40mL。

（3）如果癫痫抽搐持续，可给予地西泮针 5～10mg，静脉缓慢推注，迅速终止发作，5min 后可重复使用，最大剂量 30mg。对于癫痫持续状态的患者给予苯妥英钠负荷剂量，10～15mg/kg 缓慢静推，不要快于 50mg/min，总量不超过 500mg，密切监测防止出现苯妥英钠所引起的心动过缓、房室传导阻滞等心律失常。

（4）经上述处理后如症状缓解不明显或意识不能恢复或伴有肢体活动障碍应予以进一步完善头 CT 及 MRI 等检查。

（5）发作控制后进一步完善检查明确 HAS 原因以对因治疗。

1）脑出血患者应予无肝素透析和床旁透析滤过治疗，并予脱水、控制血压、止血、脑保护等治疗。

2）药物性脑病患者，应停用该药物，根据用药情况加强透析或者改为 HDF 和 HP 治疗。

3）透析失衡引起癫痫发作，选用滤过面积较小的透析器，同时降低透析液流量和血流量，延长透析诱导期等。

4）UE 应加强透析治疗，必要时予以持续床旁透析滤过治疗。

5）癫痫病史患者透析过程中应调整用药，抗癫痫药物拉莫三嗪、丙戊酸钠、托吡酯类等在 HD 和 CRRT 后可部分或全部清除，建议治疗时加量应用。

（6）后续如反复发作，需给予苯妥英钠、卡马西平、丙戊酸钠等抗癫痫药物维持。具体如下：苯妥英钠：每日三次，每次 100mg，2 周后逐渐减量至控制症状的最低剂量（每日两次，每次 50mg）。卡马西平：开始 0.1g/次，2～3 次/日；第二日后每日增加 0.1g，直到出现疗效为止；维持量根据疗效调整至最低有效量，分次服用；最高量不超过 2g/日。丙戊酸钠：每日按体重 15mg/kg 或每日 600～1200mg 分次 2～3 次服；开始时按 5～10mg/kg，一周后递增，至能控制发作为止；每日最大量为按体重不超过 30mg/kg 或每日 1.8～2.4g；症状控制 1 周后逐渐减量至控制症状的最低剂量。

（7）成人和儿童难治性全身性癫痫的辅助治疗

1）对于全身性癫痫的附加治疗，应考虑给予拉莫三嗪速效片和缓释片作为辅助，以减少难治性全身强直-阵挛发作的频率。

2）作为辅助治疗，左乙拉西坦可减少全身强直-阵挛发作和青少年肌阵挛癫痫的发作频率。

八、预防措施

在透析前应详细询问病史及用药史，并完善相关的检查尤其是生化和头颅影像学的检查，对于有诱发 HAS 的高危患者透析前应做好去除诱因和抢救措施准备工作。应针对 HAS 的相关原因，采取相应措施进行有效预防，如检测和维持电解质及酸碱平衡，充分透析。及时对抗癫痫药物、降压药以及抗生素等药物进行调整。如发现颅内原发病灶给予相应的治疗。

参考文献

[1] PATEL N，DALAL P，PANESAR M.Dialysis disequilibrium syndrome: a narrative review[J].Semin Dial，2008，21（5）：493-498.

[2] GUBENSEK J，BUTUROVIC-PONIKVAR J，PONIKVAR R，et al.Hemodiafiltration and high-flux hemodialysis significantly reduce serum valproate levels inducing epileptic seizures: case report[J].Blood Purif，2008，26（4）：379-380.

[3] SCORZA F A，SCATTOLINI M，CYSNEIROS R M，et al.Sudden unexpected death in patients with epilepsy receiving renal replacement therapy with dialysis: a 17-year experience at a single institution[J].Hemodial Int，2010，14（4）：364-369.

[4] MARTíN HERRERA C，NAVARRO M.[Cefepime-induced encephalopathy in patients with renal failure][J].Nefrologia，2009，29（2）：181.

[5] TSUJIMOTO Y，TSUJIMOTO H，NAKATA Y，et al.Dialysate temperature reduction for intradialytic hypotension for people with chronic kidney disease requiring haemodialysis[J].Cochrane Database Syst Rev，2019，7（7）：CD012598.

[6] LI X，HIMES R A，PROSSER L C，et al.Discovery of the first vitamin K analogue as a potential treatment of pharmacoresistant seizures[J].J Med Chem，2020，63（11）：5865-5878.

[7] VANNAPRASAHT S，TAWALEE A，MAYURASAKORN N，et al.Ceftazidime overdose-related nonconvulsive status epilepticus after intraperitoneal instillation[J].Clin Toxicol （Phila），2006，44（4）：383-386.

[8] LOPEZ-ALMARAZ E，CORREA-ROTTER R.Dialysis disequilibrium syndrome and other treatment complications of extreme uremia: a rare occurrence yet not vanished[J].Hemodial Int，2008，12（3）：301-306.

[9] KAUFMAN K R.Lamotrigine and hemodialysis in bipolar disorder: case analysis of dosing strategy with literature review[J].Bipolar Disord，2010，12（4）：446-449.

[10] BROWNING L，PARKER D Jr，LIU-DERYKE X，et al.Possible removal of topiramate by continuous renal replacement therapy[J].J Neurol Sci，2010，288（1-2）：186-189.

[11] ZHANG L，WANG F，WANG L，et al.Prevalence of chronic kidney disease in China: a cross-sectional survey[J].Lancet，2012，379（9818）：815-822.

[12] RONCO C，CLARK W.Factors affecting hemodialysis and peritoneal dialysis efficiency[J].Semin Dial，2001，14（4）：257-262.

[13] ROSS C A.Dialysis disequilibrium syndrome[J].Am J Nurs，2000，100（2）：53-54.

[14] ZHANG P，LU K，XIA H.Multiple factors including infections and antibiotics affecting new-onset epilepsy in hemodialysis patients[J].Ther Apher Dial，2019，23（5）：404-408.

[15] 程新,于国俊.针灸干预血液透析失衡综合征的疗效评价[J].中医学报,2015,30（4）：614-616.

[16] Chen Xiaoxia，Pan Zhikun，Chen Yuanzhen，et al.Analysis and prevention of hemodialysis—associated seizure [J].Journal of North China University of Science and Technology（Health Sciences Edition），Mar 2017，19（2）：106-108.

[17] 陈仁贵，叶婷，苏东东，等.血液透析过程中并发癫痫样抽搐35例临床分析[J].国际移植与血液净化杂志，2012，10（6）：41-43.

[18] 周芳惠，张引娣，高瞻.健康教育在HD患者中的应用[J].中国现代医药杂志，2012，17（8）：197-200.

[19] K Araki，T Nakamura，K Horie，et a1.Clinical features of epilepsy patients on hemodialysis [J].Journal of the Neurological Sciences，2017，38（1）：334-335.

[20] Oguchi Tatsunori，Kuroda Takeshi，Owan Yoshiyuki，et a1. Epilepsy with higher brain dysfunction associated with non-convulsive status epilepticus in a hemodialysis case[J].Journal of Japanese Congress on Neurological Emergencies，2015，27（3）：58-62.

周　旻（撰写）　李家瑞（审校）

第九节　透析性痴呆

一、概述

透析性痴呆（Dialysis Dementia，DD）又名透析性脑病（Dialysis Encephalopathy，DE），于1972年首次报道后，世界各地HD中心均陆续有报道。1991年美国亚特兰大疾病控制中心报道的全美1967个HD中心DD发生率为0.2%。致死率为23%。此病与肾功能衰竭的病因、患者的年龄或所用HD的类型无关。常在接受透析后3～4年出现。病程通常是3～12个月，有些患者在起病后一个月内死亡。言语障碍是DD最突出所见。常最早出现。典型者的言语障碍开始为口吃，随之发生启动说话和发音动作进行性困难，患者可能拘谨地一个音节、一个音节地讲话，可从一过性口吃发展为完全缄默症。其他语言功能障碍，如言语异常突出。但随疾病进展，也可发生找词困难、命名障碍、口语理解力下降等。DD的精神异常出现于痴呆的早期，可能很严重，也可能直到晚期仍比较轻微，症状包括注意力不集中、易激动、健忘、情感淡漠、行为怪异、偏执妄想、幻觉。大多数DD的患者尚可发生肌阵挛、扑翼样震颤、面部怪相、癫痫大发作以及四肢共济失调。

二、定义

DD是一种进行性发展的表现为多系统疾病的临床神经综合征，这个综合征包括一系列特殊的临床症状和非特异性脑电图表现。临床症状可分成四类：交流障碍、认知功能障碍、精神行为异常、运动障碍。脑电图可记录到大量的慢活动，伴间断高电压的尖波，脑电图异常往往比临床表现出现得更早。

三、流行病学和风险因素

由于主流观点认为 DE 实际上是铝中毒，故发病率受区域水源中铝浓度影响。同时因诊断标准没有统一、流行病学调查时间长短不一、缺乏多中心、大样本、前瞻性研究等的影响，DE 确切的发病率并不清楚。Wing AJ 等人通过对欧洲的 65 个透析中心进行 2 年流行病学调查，发现其发病率为 600/100000（0.6%）。Polinsky MS 等人在 1980 年，通过问卷调查对分布在全世界的 96 个儿童肾病终末期透析中 DE 的发病率进行调查，结果有 14/61（23%）个中心有回应，共纳入 728 个尿毒症透析患者，发现有 24 个患者（3.3%）出现逐渐进展的类似成人 DE 表现的综合征，包括痴呆、癫痫发作、语言障碍、脑电图异常。这些患者在透析前或在透析时均接受了含铝复合物干预。Polinsky MS 等人也报道了长期维持透析的成人中 DE 的发病率为 5.3%。Luda E 通过 3 年时间对 50 个慢性透析患者（至少已经透析 2 年）进行研究，发现有 5 个患者为 DE（10%）。Rozas VV 等人通过 7 年时间对格拉希厄特社区医院的 30 个长期 HD 患者（平均每周透析 2～3 次），发现最终有 8 个患者发展为 DD（26.7%），故认为 DE 的发病率为 0.6%～26.7%。1982 年 McKee DC 等人对 DE 进行了 5 年研究，发现该病一般在透析 34～36 月后出现，从开始出现症状到死亡平均 6～7 个月。

四、发病机制

1.铝中毒

多数学者认为 DE 为铝对神经系统毒性导致，铝来源于透析液、铝复合物、磷酸盐药物。1978 年，Mahurkdr SD 等人在 4 年中研究了 160 个长期 HD 的患者，发现有 20 例出现 DE，流行病学调查则显示当疾病暴发流行时这个城市水中可检测到高浓度铝。同年，Rozas VV 等人在 22 个月中研究了 21 个长期 HD 患者，研究期间透析液中铝浓度为 618μg/l，最后发现有 8 个患者诊断为 DE，而在这 22 个月之前的 4 年中城市的水中无铝时，发现没有一个患者诊断为 DE，在这个研究时间之后的 2.5 年，对透析液进行去离子化将铝浓度降到 1μg/L 以下（$P<0.0002$），结果 DE 发生率为 0，故得出 DE 是铝中毒引起，铝中毒来源于透析液。

2.BBB 功能异常

DE 也可能由于 BBB 破坏引起。SPERSCHNEIDER H 等人通过比较 21 个长期透析合并 DE 的患者和 21 例长期透析但无 DE、24 个尿毒症未进行透析治疗、12 个非肾脏疾病患者死后 10min 的血及 CSF 中肌酐、尿素、钠、钾、磷酸盐浓度，结果发现只有在没有透析的尿毒症患者及透析无合并 DE 的患者 CSF 的肌酐浓度为血肌酐的 1/3，故得出在 DE 的患者中 BBB 防御功能不起作用。但以后他的研究没有证明这种观点，因而 BBB 功能异常学说仍有争论。

3.感染学说

有学者认为 DE 很可能是病毒感染。Matsubara O 等人在 1984 年，报道了一个 56 岁进行了 11 年 HD 的日本男性，出现反复发热和逐渐进展的神经系统症状，如易怒、语言障碍、步态不稳、吞咽困难持续 7 个月后出现深昏迷，最后死亡，临床症状及体征高度提示是 DE，但是尸体解剖发现在脑干及小脑 VM 有多发病灶，符合进展性多灶性脑 VM 病的病理表现，且脑组织的铝浓度低于正常对照组，所以作者认为病毒感染导致脑 VM 多发病灶可能是 DE 的一个原因。

五、临床表现

DE 主要表现为语言障碍、精神行为异常、认知功能下降、运动障碍。Rizzo MA 等人的研究发现，DE 的患者中，90%有语言障碍，66%有认知功能损伤，运动障碍为 75%～93%，精神行为异常的频率无法统计。Lederman RJ 等人在 1978 年总结了 DE 的特征，发现痴呆（41/42 即 98%）、语言障碍（40/42 即 95%）、精神行为异常（22/42 即 52%）、运动障碍（24/42～34/42 即 57%～81%）。Jack R 等人在 1983 年总结本病特征，发现最常见的是语言障碍（93%），其次为痴呆（85%），精神行为异常及运动障碍分别为 65%和 60%～78%。

1.语言障碍

DE 通常以言语障碍为首发症状，且为最具特征的临床表现之一。患者出现说话含糊、口吃，随后有语言运用障碍，患者在想要说完一个句子时发现其只能说单词，最后出现持续性及永久性缄默和失语。Jack R 等人报道了一个 44 岁因多囊肾导致肾衰竭，进行规律透析 8 年后，先偶然出现口吃或说话不流利，患者通过使用"我不能把词语从口中说出"来表达上述语言障碍的感觉，除此之外这个患者还出现中度的书写障碍，有的患者还会出现命名性失语。Rizzo MA 等人也证实 DE 患者有类似的语言障碍。失读症及口腔失用症的语言障碍也有报道。语言障碍往往出现在透析刚刚开始或透析过程中。

2.认知障碍

认知功能下降包括定向力障碍、记忆力损害。Jack R 等人在一篇文献中，描述了一个 46 岁患者，血液透析治疗 7 年后出现了 DE，患者先是出现时间、地点、人物的定向力障碍，随后出现近事记忆力障碍，在 5min 后不能回忆起前面告知的 3 个单词，但患者的计算力是完整。Lederman RJ 等人发现早期认知功能障碍者多为轻度，表现为注意力难以集中、集中注意力的时间变短、记忆力变差。Alfrey AC 等人通过总结 5 个 DE 患者的临床特点，发现在认知方面的损害表现为注意力缺失及记忆力下降，且随病情逐渐加重。Barratt LJ 等人发现记忆力下降首先是近事记忆下降，且可能为永久性改变，及时进行积极治疗后其他方面的症状改善，而近事记忆也不能恢复。Mahurkar SD 等人发现随着疾病的进展，逆行性遗忘会逐渐加重，最后智力全面恶化。Pereira AA 等人在 2007 年，通过对 24 个 HD 患者的认知功能进行 5 种不同功能的神经心理量表进行评估，这 5 种量表分别为：简易精神状态量表（Mini-Mental State Examination，MMSE）主要用于笼统的认知功能损害的评估；北美成人阅读的测试（North Adult Reading Test，NAART）主要是用于智力方面；韦克斯勒记忆量表-III中的常识和定向力这两个分测验主要用于发现皮质功能；韦氏成人智力量表-III中区域设计及数字符号、连线测试 A 和 B 这四个分测验均是反应皮质下的功能；流行学研究中心抑郁量表用于筛查抑郁症状，同时将各自的结果与正常人的数据对比，结果发现：HD 患者的韦氏成人智力量表-III中区域设计及数字符号、连线测试 A 和 B 的结果与正常人比差别有统计学意义（$P<0.001$），而反应皮

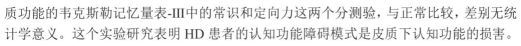

质功能的韦克斯勒记忆量表-III中的常识和定向力这两个分测验,与正常比较,差别无统计学意义。这个实验研究表明 HD 患者的认知功能障碍模式是皮质下认知功能的损害。

3.运动损伤

运动损伤的表现多种多样,包括肌阵挛、癫痫、震颤、扑翼样震颤、扮鬼脸、步态异常、手足徐动症、僵化、无力。这些表现均无特异性,在代谢性脑病及神经系统器质性疾病中均可见到。Jack R 等人发现肌阵挛为最常见的运动障碍。Chui HC 等人对 60 个 DE 患者进行临床总结也得出相同结论。Mahurkar SD 等人发现肌阵挛最开始表现为单个肌肉阵挛,逐渐波及整个身体的肌肉及出现扮鬼脸表现。在疾病后期,癫痫发作也常常被观察到。Chui HC 等人报道的 60 个患者中有 38 个出现了癫痫发作,Mahurkar SD 等人研究的 20 个患者均出现癫痫发作,从部分性发作到全面发作,最终出现 SE。运动障碍中的癫痫发作为病情恶化的征兆。

4.精神行为异常

精神行为异常包括易激惹、易怒、敌对、欣快感、暴力、抑郁、冷漠、无动力、偏执、妄想、视幻觉及听幻觉、怪异行为。Mahurkar SD 等人发现精神症状多以易激惹、易怒等情绪波动首发,有些人逐渐出现暴力言行,而有些人则逐渐淡漠、抑郁,最后出现精神错乱、幻觉、妄想等。Lederman RJ 等人回顾性总结 42 个 DE 患者发现偏执、幻觉、怪异行为是精神行为异常中最常见的表现,但没有进行具体的统计。Chokroverty S 等人报道 11 个 DE 患者有怪异行为,Jack R 等人在 1983 年总结发现情感障碍中最常见的表现是抑郁。Haenel T 等人研究发现 DE 患者的自杀率比正常人群高 10~25 倍。

5.神经系统体征

局灶性神经系统体征的发生率相对较低,主要表现为面瘫、偏瘫、视野损害等。Chui HC 等人研究了 60 个患者,发现其发生率为 18%。Lederman RJ 等人回顾性总结了 42 个 DE 患者,其中只有一个患者在终末期出现右侧肢体无力。有专家认为出现局灶性体征是由于这些患者有潜在的高血压及动脉硬化等脑血管疾病的危险因素,与合并脑血管疾病相关。

六、辅助检查

1.血清铝

Ladurner G 等人用 Perkin-Elmer 420 原子吸收分光光度计、氖背景校正器、HGA-76 石墨炉、AS-1 自动取样器和一个记录器通过无焰原子吸收法来测定血清铝含量,36 名健康受试者的血铝浓度范围为 9~39μg/L(平均值 14.4μg/L),没有发现年龄或性别的差异。Lude 用类似的方法和仪器检测 50 个慢性 HD 的患者,发现其中有 5 个患者血清铝波动在 68~718μg/l,最后都被诊断为 DE,研究者考虑对于慢性透析患者血铝浓度大于 50μg/l,考虑异常,且患者有发生 DE 的风险。

2.CSF 成分及 CSF 的动力学检测

有研究对 6 个 DE 的患者的 CSF 检测,结果如下:CSF 颜色澄清、无细胞且 CSF 压力正常。其中两名患者的蛋白质浓度为 80mg/100mL,其他患者为正常;CSF 的葡萄糖和电解质浓度正常;细菌和真菌培养物是无菌的。SPERSCHNEIDER H 等人通过比较 21 个 DE(14 个男性,7 个女性,45.9 岁±10.9 岁)及 21 个透析不合并脑病患者(10 个男性，11个女性，47.8岁±13.5岁）的CSF中肌酐、尿素、钠、钾、钙、磷酸盐浓度，发现这两组患者CSF中的肌酐、尿素、钠、钾差别无统计学意义。

Mahurkar SD等人对6个DE患者中4个进行碘标记的人血清白蛋白脑脊液成像（RISA），发现RISA显示脑室反流，持续停留，后出现矢状窦旁地带，RISA的持续时间长达72～96h，这表明CSF循环动力改变且CSF流动力学是异常的，这可能是远端部位吸收性缺损的结果。目前还不清楚这种缺陷是DD的原因还是伴随。但最近关于DD患者进行脑室—锁骨下分流术后临床和脑电图改善的报道与上述类似的脑池异常提示这些异常可能与DD有因果关系。

3.神经影像学检查

对6个DE的患者进行颅骨摄片检查结果如下：一名患者额内侧有骨质增生，另一名患者左侧额窦钙化密度（硬化），其余患者均正常。Lederman RJ等人研究了42个DE患者，对其中7个患者行头颅CT检查发现5个是正常，只有2个显示轻到中度脑萎缩。Luo S等人通过静息功能磁共振研究尿毒症进行腹膜透析的患者的异常内在脑活动模式。本研究分为3组，24例进行PD的尿毒症患者，20例未进行透析治疗的尿毒症患者和24例健康对照者。通过低频波动幅度（Amplitude of Low Frequency Fluctuation，ALFF）来反应结果，ALFF可以直接反映自发脑活动的强度或振幅。结果发现：不管是否接受透析治疗的尿毒症患者，其ALFF值均低于正常对照组，且透析的尿毒症患者的ALFF低于被非透析组在左上顶叶（1.5±0.21 vs 2.01±0.40），左下顶叶（0.99±0.16 vs 1.13±0.22），和左楔前叶（1.45±0.39 vs 1.77±0.41），（$P<0.01$）。总之，将接受透析的患者与不接受透析的患者进行比较，发现进行PD的尿毒症患者具有更严重的与认知障碍相关的自发性脑活动异常。

七、处理措施

1.病因治疗

主要是减少铝来源和增加铝排除。

减少铝来源包括减少透析液中的铝浓度、避免长期口服含铝药物。减少透析液中的铝浓度可以通过在透析前对透析液进行逆向渗透及去离子化来保证透析液中铝离子无法检测出来或控制到最小范围。Fernandez-Martin JL等人认为应控制用于透析的水中铝的浓度，避免血清铝浓度升高，因此长期透析患者水中的铝浓度必须低于4μg/L。Charhon SA等人研究发现DE可以通过纯化透析液来预防。Denizli等人发现茜素黄附着的磁性聚（甲基丙烯酸2-羟乙酯）（mPHEMA）珠在水及透析液中是一个很特异的铝吸附剂，实验证明使用2.0M HNO₃溶液，超过90%的铝可以被成功吸附，同时重复使用mPHEMA珠不减少它的铝吸附作用。可以用氢氧化镁来代替铝磷酸复合物来减少铝的摄入，但需要注意防止高镁血症，定时检测血镁水平，控制血镁水平在2.5～5.0mEq/L。

增加铝的排除方法有使用铝螯合剂、肾脏移植、激素治疗等。

去铁胺（Deferoxamine，DFO）是所有治疗中最有效的治疗方式。根据临床严重程度和血铝水平，肾脏疾病与透析患者生存质量指导（K/DOQI）指南详细描述了治愈性治疗方法（表3-4）。

表 3-4 DFO 治疗 DE 的标准方案

类别	剂量	用法	疗程
有症状且血铝浓度 20～200μg/L 或者有症状且 UFO 灌注后血铝 50～299μg/L	5mg/kg	静脉滴注且每周一次	一个疗程 8 周,治疗后行 UFO 灌注实验,若血铝仍大于 50μg/L,需再进行 8 周治疗,直到血铝低于 50μg/L
有症状且血铝浓度 20～200μg/L 且 UFO 灌注后血铝大于 299μg/L	5mg/kg	静脉滴注且每周一次	一个疗程 4 个月
当血铝大于 200μg/L		不推荐用 UFO 进行治疗	

当血铝水平很高时，用 UFO 进行治疗易诱导高浓度的 UFO—铝复合物产生，推测这种复合物有潜在的毒性。所有血铝水平高时往往不推荐用 UFO 治疗，往往 DE 被发现时症状已经很重或铝的浓度相对较高。有研究报道，当血铝浓度＞200μg/L，可用 UFO 在 250mg 每周起始剂量施用，治疗 4 周，期间需要与 HD 充分的结合，临床症状出现短暂的改善，可将剂量减少到每周 200mg。目前高容量纯化技术很可能会改善 UFO 调动的铝的纯化和耐受性。K/DOQI 指南对于这种尝试的治疗方案是认同的，需要根据具体情况进行调整，这一观察表明，即使超过血铝 200μg/L 的限制，UFO 与高性能 HDF 组合以更有效地纯化铝-UFO 复合物，也可使 UFO 治疗获得有利结果。UFO 的副作用：恶心、肌肉痛、皮肤瘙痒、低血压或神经功能状态的变化，有时类过敏反应。请注意，应该密切监测 UFO 治疗，因为它会降低免疫防御能力，并可能使患者面临严重并发症（毛霉菌病、肺结核）。

在 DE 的早期，如果符合条件及配体成功，肾脏移植是最有效的治疗方法，因为手术本身可刺激骨骼中铝的释放，同时正常的肾脏可增加铝的排泄。Chui HC 等人发表的一篇文章中证实 60 个患者接受肾脏移植，5 个有效，其中一个可回复至正常工作。O'Hare JA 等人对 16 个 DE 的患者中 5 个患者进行肾移植治疗，其中 3 个患者治疗前病情中等严重、1 个患者病情严重、1 个患者无明显症状，透析治疗后，其中一个症状较重的患者出现明显的症状改善且仍然存活，其他 4 个均加重。

Alfrey AC 等人报道地塞米松 4mg/次，6 小时 1 次，连用 2 周可治疗 DE。Jack R 等人也认为皮质醇也会刺激骨骼中铝的排出。

2.对症治疗

包括癫痫发作、肌阵挛、精神症状等的控制。对于癫痫的控制，多数文献报道，苯巴比妥及苯妥英钠治疗无效，地西泮可控制，而且地西泮还可以改善脑电图及其他临床症状。Elger CE 等人发现地西泮可以预防癫痫，但是依从性不好的患者，不规律使用地西泮可能会诱发癫痫，基于苯妥英钠的半衰期不受 HD 影响，可以用苯妥英钠来预防癫痫，但总体效果不佳。地西泮可改善肌阵挛。氯硝西泮也被认为可有效地改善肌阵挛，但总体效果不比地西泮。

氟哌啶醇可改善精神症状（躁狂、妄想、幻觉、易激惹）。Sumiyoshi H 等人在 2013 年发表了一篇关于抑肝散治疗 DD 患者异常精神或行为症状的疗效及安全性的开放性-标签研究，共纳入日本广岛 12 个 DD 患者，7.5g 抑肝散粉末联合抗精神病药物治疗（12

个患者中有 6 个用氟哌啶醇，有 3 个用利培酮，有 2 个用喹硫平，有 1 个用哌罗匹隆，平均剂量为 164.2±152.4）治疗，同时通过神经精神量表（Neuropsychiatric Inventory，NPI）标准和巴氏指数（Barthel index）作为衡量指标，比较治疗前及治疗 4 周后的差异，治疗前 NPI 的平均得分 25.3±17.6，治疗后 NPI 平均分为 8.36±4.46，治疗后显示出显著的改善，差别有统计学意义（$P=0.0069$），妄想和激惹等症状显著改善。Xu B 等人通过纳入 10 个临床研究，共 966 人，进行 14 项评估不同类型的音乐对 65 岁及以上的老年人的认知功能、异常行为、焦虑、抑郁及生活质量是否有改善的 Meta 分析，根据被纳入人的来源分成来自医院和疗养院两组，结果显示与没有进行音乐干预的对照组相比，两组患者进行音乐干预治疗后可积极改善认知功能以及老年人的破坏行为、抑郁、焦虑和生活质量，而且增加一些刺激认知的休闲活动（如阅读、下棋或玩音乐）。

八、预防措施

健康饮食、规律锻炼、戒烟戒酒等可减少痴呆的发生风险。控制透析液中的铝浓度是目前公认的最有效的预防 DD 的方法。目前的透析用水质量监测对铝浓度有了明确的规定，通过监测透析用水及透析液的铝浓度，有效地降低了 DD 的发生率。另外避免长期口服含铝药物，减少日常生活中的铝摄入也非常重要。

参考文献

[1] RIZZO M A，FREDIANI F，GRANATA A，et al.Neyrological complications of hemodialysis：state of the art[J].J Nephrol，2012，25（2）：170-182.

[2] BANSAL V K，BANSAL S.Nervous system disorders in dialysis patients[J].Handb Clin Neurol，2014，119：395-404.

[3] LUO S，QI R F，WEN J Q，et al.Abnoramal intrinsic brain activity patterns in patients with end-stage renal disease undergoing peritoneal dialysis：a resting-state functional MR imaging study[J]. Radiology，2016，278（1）：181-189.

[4] THOLEN S，SCHMADERER C，KUSMENKOV E，et al.Variability of cognitive performance during hemodialysis：standardization of cognitive assessment[J].Dement Geriatr Cogn Disord，2014，38（1-2）：31-38.

[5] TIFFIN-RICHARARDS F E，COSTA A S，HOLSCHBACH B，et al.The Montreal Cognitive Assessment（MoCA）-a sensitive screening instrument for detecting cognitive impairment in chronic hemodialysis patients[J].PLoS One，2014，9（10）：el06700.

[6] ANGERMANN S，BAUMANN M，STEUBL D，et al.Cognitive impairment in hemodialysis patients：Implementation of cut-off values for the Montreal Cognitive Assessment（CoCA）-test for feasible screening[J].PLos One，2017，12（10）：e0184589.

[7] KIM D M，LEE I H，SONG C J.Uremic encephalopathy：MR imaging findings and clinical correlation[J].AJNR Am J Neuroradiol，2016，37（9）：1604-1609.

[8] ETGEN T.Kindney disease as a determiant of coggniyive declin and dementia[J].Alzheimera Res Ther，2015，7（1）：29.

[9] CAMARA-LEMARROY C R，FLORES-CANTU H，GONGZALEZ-VELAZQUEZ C D，et

al.Bilateral cytotoxic edema of the centrum semiovale in yermic encephalopathy[J].J Neurol Sci，2014，345（1-2）：260-261.

[10] FASANO A，CAVALLIERI F，MANDRIOLI J，et al.Central pontine myelinolysis andpoorly controlled diabetes：MRI's hints for pathogenesis[J].Neurol Sci，2018，39（1）：193-195.

[11] SHIGEKIYO T，TANI H，NAKAJIMA H，et al.Antecedent diffuse cerebellar lesions on diffusion-weighted MRI in nonalcoholic Wernicke's encephalopathy[J].AJR Am J Roentgenol，1998，171（4）：1131-1137.

[12] NATIONAL KIDNEY F.K/DOQI clinical practice guidelines for bone metabolism and disease in chronic kidney disease[J].Am J Kidney Dis，2003，42（4 SUPPL 3）：S1-201.

[13] SEIDOWSKY A，DUPUIS E，DRUEKE T，et al.Aluminic intoxication in chronic hemodialysis.A diagnosis rarely evoked nowadays.Clinical case and review of the literature[J].Nephrol Ther，2018，14（1）：35-41.

[14] SUMIYOSHI H，MANTANI A，NISHIYAMA S，et al.Yokukansan treatment of chronic renal failure patients receiving hemodialysis，with behavioral and psychological symptoms of dementia：an open-label study[J].Am J Geriatr Psychiatry，2013，21（11）：1082-1085.

[15] XU B，SUI Y，ZHU C，et al.Music intervention on cognitive dysfunction in healthy older adults：a systematic review and meta-analysis[J].Neurological Sciences，2017，38（6）：983-992.

戴　璇（撰写）　李家瑞（审校）

第十节　自主神经病变

一、概述

自主神经系统（Antonomic Nervous System，ANS）又称植物神经系统，支配心肌、平滑肌、内脏活动及腺体分泌等。HD 患者的自主神经功能障碍（Autonomic Neuropathy Dysfunction，AND）临床表现是高度可变的，常见于 5 期 CKD 患者。大多数透析患者 AND 的共同特征，包括：透析后低血压、头晕、括约肌功能障碍、胃肠道和神经系统紊乱等，不会立即危及生命，但会使人衰弱。另一些则与猝死风险的增加有关，例如心率降低导致的 QT 间期延长。值得注意的是，ANS 损伤的主观表现是高度可变的。心率变异性（Heart Rate Variability，HRV）是一种测量心率变化的无侵入性方法，可用于评估心血管（Cardiovascular，CV）AND 和 ANS 活动。在实践中，HRV 被定义为使用心电图（Electrocardiograph，ECG）测量的瞬时心率和 R-R 间隔的变化。临床上研究者们由 R-R 间期的变化研究出了一些参数，这些参数分为时域和频域的变化。时域分析指标全部窦性心搏 RR 间期的标准差（sSDNN）、RR 间期平均值标准差（SDANN）反映副交感神经功能，而相邻 RR 间期差值的均方根（RMSSD）、超过 50ms 的个数占总窦性心搏数的百分率间期差值（PNN50）主要反映交感神经功能；频域分析指标高频（High Frequency，HF）代表交感神经功能，低频（Low Frequency，LF）同时代表交感神经和副交感神经的活性。由于 HRV 的无创和实用性，已越来越多地用于评估 ANS。

二、定义

HD 患者 AND 是长期透析治疗的常见并发症，可表现为远端对称、感觉运动神经功能障碍和 AND。

三、流行病学和风险因素

AND 和周围神经系统功能障碍是慢性尿毒症的常见并发症，70%的尿毒症患者符合包括 AND 在内的多神经病变的诊断标准。AND 在尿毒症人群中是一个常见问题，在一些研究中 AND 的发病率高达 46%。在尼日利亚一家医院中调查了透析前的 80 名 CKD 患者，AND 发病率达到了 51.3%。Michal Nowicki 等人研究发现，在非糖尿病终末期肾病（End-Stage Renal Disease，ESRD）患者中，AND 发病率仅占 18%。另一些学者研究发现，在非糖尿病患者 ESRD，副交感神经系统功能障碍最为常见，但通常随透析时间的延长而消退，而糖尿病性 AND 的体征和症状则随透析时间的延长而增加。

四、发病机制

AND 的发病机制是多因素的，目前认为可能存在的机制包括以下几种。

（一）尿毒症毒素

Tzamaloukas AH 报道，尿毒症 AND 的一个非常明显的原因就是尿毒症毒素的残留。许多肾脏损害的病理状况（如糖尿病、自身免疫性疾病等）诱导尿毒症相关的神经毒性，从而影响正常的 ANS 功能。在最近的一项对 326 例不同阶段 CKD 患者的研究中，作者发现 5 期 CKD 患者 AND 发病程度更显著。此外，作者还观察到，与其他阶段的 CKD 患者相比，AND 在糖尿病和 CKD5 期患者中更为普遍。

（二）液体超负荷

大量研究表明，较低的 HRV 是慢性 HD 患者预后较差的一个指标。液体超负荷可能会导致心脏结构重构从而加重自主神经失衡。在一项对 60 名 ESRD MHD 患者的研究中，分析了同一 HD 患者透析后不同液体超负荷水平与 HRV 的关系，发现透析期间控制液体负荷水平可能有助于心脏自主神经功能的改善。

（三）高 PTH 血症

Birgander 等人在研究中发现原发性甲状旁腺功能亢进患者在甲状旁腺切除术后 6 个月 HRV 在时域和频域方面均有显著改善，手术前血 PTH 水平最高的患者在手术后表现出心率和 HRV 方面最大的改善。Polak 等人在对继发性甲状旁腺功能亢进的 HD 患者的 HRV 的频域分析中发现，PTH 与 LF、HF 显著负相关，也提示 PTH 对交感神经系统和副交感神经系统产生影响，升高的 PTH 水平影响了 ANS 的活性。

（四）低氧血症

低氧血症是尿毒症性 AND 发病机制中很重要的一方面。部分尿毒症患者伴有明显的贫血，导致携氧量下降，刺激动脉化学感受器，导致通气障碍、儿茶酚胺水平升高，进而使自主神经功能受损。

五、临床表现

HD 患者的 AND 在发病时很少有症状，主要包括迷走神经不稳定和可逆的功能障碍。血压下降的患者占 73%，皮肤瘙痒者占 42%，便秘或腹泻者占 34%，胃不适者占 25%，少汗者占 17%。85.9% 的患者报告了一种或多种神经病变的主观症状。主要临床表现如下。

（一）心律失常及 HRV 降低

ANS 通过控制心率、传导速度和心肌收缩力调节 CV 系统，这种交感-迷走神经平衡体现了 ANS 对 HRV 的影响，而这种平衡的中断导致了 AND。有研究发现，LF 值和 LF/HF 值与 CKD 患者的 AND 临床表现之间存在重要的相关性；因此，可作为 CKD 患者临床结果的预测因子。

Kida 等人发现 90 例 HD 前后患者的 HRV 变化，可作为主要不良心脑血管事件（Major Adverse Cardiovascular Events，MACCE）的危险因素。除了糖尿病患者外，HRV 在预测 HD 患者的 MACCE 方面很有用。有 MACCE 病史的 HD 患者预后最差，因为他们不能从透析后 HRV 的改善中获益。

在 CKD 患者中，AND 是导致心血管疾病（Cardiovascular Disease，CVD）发病率和死亡率的主要原因。例如心律不齐，心室内出现异位节律达到 24%，频率过速达到 8%。Maule S 等报道，因为 AND，QT 周期会变长，这样可直接导致室性心律失常，甚至猝死。

（二）低血压

透析中低血压（Intradialytic Hypotension，IDH）发生率很高，约占透析患者数的 20～30%，IDH 与 HD 患者的生活质量以及长期生存时间有着密切的联系。据报道，IDH 发病率与死亡率之间存在很强的相关性。

国外研究发现低血压发作前，交感神经活动会急剧下降，而超滤可增加交感神经活动。此外，在 IDH 过程中，受损的缺血组织还可能释放腺苷，其可抑制交感神经递质的释放，进一步加重低血压。另外，交感神经张力增加也可导致心动过速和前负荷减少，诱发 IDH 的发生。

（三）消化不良、便秘或腹泻

我国一项研究发现，胃肠道症状在 HD 患者中是很常见的（85.7%），特别是消化不良（60.9%）、反流（48.6%）和便秘（47.6%）。部分患者存在腹泻、恶心呕吐等症状。研究提示，HD 患者便秘发生率存在明显地域差异。针对欧洲国家研究表明，英国 HD 患者便秘发生率为 33.0%，德国为 40.0%，非裔美国患者便秘发生率为 52.5%，墨西哥为 55.0%，南美洲巴西为 32.8%。此外，亚洲调查显示，日本患者便秘发生率为 63.1%～66.2%。我国早期研究采用胃肠道症状评分（Gastrointestinal Symptom Rating Scale，GSRS）测评 HD 患者，结果显示，便秘发生率波动于 36.3%～46.7%。

（四）皮肤干燥、瘙痒

瘙痒是 HD 最常见的症状之一。Combs 等将 11 个国家的 23 个研究的数据整合分析后显示，ESRD 患者的瘙痒发生率为 34.9%。另外，历年的透析预后与实践模式研究（Dialysis Outcomes and Practice Pattern Study，DOPPS）报告，全球范围有 37% 至 46%

的 HD 患者有中度以上的瘙痒症。瘙痒症严重影响患者的生活质量，常导致睡眠质量低下及抑郁情绪。患有中度到重度瘙痒的患者，其死亡风险较没有瘙痒或仅有轻微度瘙痒的患者高 17%。

我国一项流行病学调查发现，恶化或加重瘙痒的主要因素有皮肤干燥（81.9%）、睡眠障碍（58.3%）、发热（41.7%）和流汗（37.5%）；改善瘙痒的主要因素有温水浴（56.9%）、冷水浴（61.1%），13.9%的患者诉透析后瘙痒可部分缓解。

（五）主观症状

由于 ESRD 患者频繁透析治疗和长期的并发症影响，该人群中抑郁症的患病率较正常人群高。Michał Nowicki 等人研究发现，在问卷调查过程中，此类患者倾向于在问卷中抱怨，而并没有客观临床证据，这也可能反映了慢性疾病的存在和慢性 HD 治疗让患者承受了长期痛苦。

（六）其他

泌尿生殖系统神经调节受损，在有残存肾功能的患者可表现膀胱残余尿增加；部分患者出现性功能减退甚至丧失。

六、处理措施

（一）血液净化

目前，血液净化被认定是治疗 AND 的最有效的方法。Tzamaloukas AH 指出透析治疗是否达到了应有效果的关键性参考值之一，就是其是否预防了尿毒症 AND 以及 UE 的发生。

糖尿病 HD 患者 HRV 有显著变化。对于大于 65 岁的患者，HD 后 LF 升高，而 HF% 显著降低。在 HRV 参数中，年龄与 HF% 的变化有关，提示老年患者对 HD 患者的 ANS 受损。此外，SBP、TC、血红蛋白与 LF 相关，而脑血管疾病、SBP 和空腹血糖与 HF% 相关。接受肾脏替代治疗的 ESRD 患者，存在新发 CVD 和恶化的高风险。哪一种肾替代治疗方法对 ESRD 患者更有益这个问题，在很大程度上仍未得到答案。腹膜透析（PD）和 HD 在长期死亡率的观察中得到了相似的结论。然而，仍有一些研究表明 PD 患者发生 CVD 的风险更小。左心室肥厚在 HD 患者中比在接受 PD 治疗的患者中更为普遍。在糖尿病患者中，使用基于艾考糊精 PD 液的 PD 减少了液体的超载，显示出更高程度的交感神经功能恢复。

为了弥补 HD 对中大分子毒素清除方面的不足，现在采取的比较广泛的联合净化手段包括血浆置换、HDF、HF、免疫吸附或 HP 等，不仅能够清除中小分子毒素，还能清除大分子毒素。在 Park 等人报道的一项前瞻性研究中，40 例患者被分为两组。第一组包括接受常规高通量 HD 的患者，第二组包括接受在线血液透析滤过（On-Line Hemodiafiltration，OL-HDF）的患者。虽然第一组的 HRV 没有发生变化，但在 OL-HDF 队列中，频域 HRV 参数有所好转。

（二）肾移植

肾移植是 ESRD 治疗的有效手段，并与降低 CKD 患者的 CV 风险相关。在肾脏受者（Kidney Recipients，KR）中，尽管肾功能和矿物质代谢得到了改善，但 CV 和自主神经的异常可能持续存在。这些因素包括主动脉僵硬度增加、左心室功能降低、左心室后负荷增加和发生 CVD 的风险增加。CVD 是 KR 死亡的主要原因，KR 可以受到各种心理障碍的影响，如抑郁和焦虑。此外，他们的睡眠量和睡眠质量也会减少，这些情况极大地影响了这些患者的生活质量，也可能导致或加重已经存在的 CV 损伤和 SNP，即 HRV 的减少。

（三）运动训练

在对 CKD 患者和 HD 患者的研究中发现，一定时间、强度和特定类型的训练对改善 AND 有益。2015 年，Dias 等人对 KR 进行分组，一组 KR 相对静止、活动量小，另一组接受由体育专业人士监督的每周 3 次的训练计划。训练计划包括有氧力量训练，运动强度通过博格量表（Borg scale），由参与者感知的运动速率进行；还包括骑行训练、5min 的热身、20min 的调节阶段和 5min 的冷却阶段；最后是局部肌肉耐力练习，三组 15 次重复，运动顺序为：①站立位单侧膝关节屈曲；②站姿肩部外展；③腿外展于侧位；④坐位肩胛骨内收；⑤站姿时屈肘；⑥坐位时单侧膝盖伸直；⑦腿内收于外侧位；⑧肘部伸直在仰卧位。博格量表用于确定运动强度。用 0.5kg 校准的脚链和哑铃来增加运动时的阻力，两组之间间隔 60s。8 周后检测发现接受运动训练的 KR 组的 HRV 更高。Silva Filho 等人对接受运动训练的 KR 和接受 HD 治疗的患者进行比较，他们发现，两组运动患者在 CV 自主调节、生化标志物、睡眠质量、焦虑和抑郁水平降低方面均有所改善。然而，与 HD 患者相比，KR 在自主平衡恢复方面有更好的效果。另一方面，后者的血压、高密度脂蛋白、血红蛋白和磷水平均有所改善。根据这些发现，他们得出结论，运动训练有能力恢复接受肾移植患者的平衡自主控制。此外，HD 患者也应建议进行体育运动，同样增加自主调节和减少 CV 危险因素。

（四）增加透析的充分性

Laaksonen S 报道，慢性肾功能不全患者，如同时出现损伤性自主神经系统或者是周围神经系统的病变，那么只能采用肾脏替代治疗来控制神经系统损伤的加重。一直以来，进行 HD 的患者，平均尿素清除指数（Urea Removal Index，Kt/V）＞1.2 时，AND 可改善，Kt/V＜0.85 时，AND 会发生程度更重的损害。Chan 等人比较了两个患者队列的 HRV：第一组患者每天接受 HD，第二组患者每周接受三次 HD。本研究表明，每日 HD 对交感迷走神经平衡有重要影响，HRV 明显好转。

（五）针对 HRV 的药物治疗

针对交感神经系统高度兴奋的表现，Peter 综合性采用α受体阻滞剂、β受体阻滞剂、血管紧张素转换酶抑制剂（Angiotensin Converting Enzyme Inhibitor，ACEI）、血管紧张素Ⅱ受体拮抗剂（Angiotensin Receptor Blocker，ARB）药物来对 AND 进行治疗。

螺内酯：螺内酯对心脏自主神经功能有良好的影响。Flevari 等人连续 4 个月在患者透析后给予螺内酯 25mg（每周 3 次），与对照组比较，螺内酯治疗组明显改善了患者的 HRV 和血压。

ACEI 和 ARB：在心力衰竭的管理中，以及在进行性肾损伤期间，使用 ACEI 和 ARB 药物降低了患者的死亡率。

β-阻滞剂和α-阻滞剂：β-阻滞剂和α-阻滞剂通常用于 AND 患者。然而，在 CKD 患者中，β受体特异性阻断与副交感神经活性的增加有关。此外，使用β受体阻滞剂还降低了一些高危患者组发生 AND 和心脏性猝死（Sudden Cardiac Death，SCD）的风险，如高血压、慢性缺血性心脏病、心衰和左心室功能障碍。

3-羟基-3-甲基戊二酰辅酶 a（3-Hydroxy-3-Methylglutaryl Coenzyme A，HMG-CoA）还原酶抑制剂（他汀类药物）：通过改善内皮功能、炎症和 NO 的生物利用度来降低 CVD 的发病率。他汀类药物的一种多效性作用是诱导交感神经活动，降低交感神经抑制作用，可以降低心律失常和 SCD 的风险，但是还需要进一步的研究来阐明其作用背后的确切机制和相关的临床影响。

肾病患者的抗心律失常治疗与一般人群的治疗策略没有显著差异，但需要考虑到透析对药物清除率的影响。目前，胺碘酮是治疗室性心律失常和房颤最有效的抗心律失常药物之一，但需要对 CKD 患者进行随机、对照、大样本的临床试验。

（六）心理治疗

大多数主诉有广泛尿毒症神经病变的患者不仅需要对症治疗，而且需要心理调查，并进行心理治疗。

七、预防措施

（一）控制血糖

针对糖尿病肾病患者 ANS 的高发病率，控制血糖在就显得尤为重要，长期良好的血糖控制可预防、延缓或阻止包括糖尿病神经病变在内的糖尿病慢性并发症的发生与进展，因此严格而有效地控制血糖是治疗糖尿病神经病变最为有效的治疗方法，也是糖尿病 SNP 治疗的基础。

（二）规律血液净化治疗

规律且充分的血液净化治疗是减轻甚至避免 ANS 的关键。

（三）尿毒症并发症治疗

积极治疗尿毒症导致的肾性贫血、高磷血症、继发性甲旁亢等并发症。

参考文献

[1] BLUM A.HMG-CoA reductase inhibitors（statins），inflammation，and endothelial progenitor cellsNew mechanistic insights of atherosclerosis[J].Biofactors，2014，40：295-302.

[2] VORONEANU L，ORTIZ A，NISTOR I，et al.Atrial fibrillation in chronic kidney disease[J].Eur J Intern Med，2016，33：3-13.

[3] MAKIMOTO H，SHIMIZU K，FUJIU K，et al.Effect of sympatholytic therapy on circadian cardiac autonomic activity in non-diabetic chronic kidney disease[J].nt Heart J，2018，59：1352-1358.

[4] MILLAR P J，FLORAS J S.Statins and the autonomic nervous system[J].Clin Sci，2014，126：401-415.

[5] Obinna Onodugo，Ejikeme Arodiwe.Prevalence of autonomic dysfunction among pre-dialysis chronic kidney disease patients in a tertiary hospital，South East Nigeria[J].African Health Sciences，2018，18（4）：950-957.

[6] MUNEER K，NAIR A.Angiotensin-converting enzyme inhibitors and receptor blockers in heart failure and chronic kidney disease - demystifying controversies[J].Indian Heart J，2017，69：371-374.

[7] CHAN C T，CHERTOW G M，DAUGIRDAS J T，et al.Effects of daily hemodialysis on heart rate

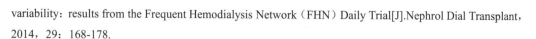

variability: results from the Frequent Hemodialysis Network（FHN）Daily Trial[J].Nephrol Dial Transplant, 2014, 29: 168-178.

[8] SILVA-FILHO A, AZOUBEL L A, BARROSO R F, et al.A case-control study of exercise and kidney disease: hemodialysis and transplantation[J].Int J Sports Med, 2019, 40: 209-217.

[9] TZAMALOUKAS A H, AGABA E I.Neurological manifestations of uraemiaand chronic dialysis[J]. Niger J ed, 2004, 13（2）: 98-105.

[10] CHOU Y H, HUANG W L, CHANG C H, et al.Heart rate variability as a predictor of rapid renal function deterioration in chronic kidney disease patients[J].Nephrology, 2019, 24: 806-813.

[11] NALESSO F, FERRARIO M, MOISSL U, et al.Body composition and heart rate variability to achieve dry weight and tolerance[J].Contrib Nephrol, 2011, 171: 181-186.

[12] CHAN C T, CHERTOW G M, DAUGIRDAS J T, et al.Effects of daily hemodialysis on heart rate variability: results from the Frequent Hemodialysis Network（FHN）Daily Trial[J].Nephrol Dial Transplant, 2014, 29: 168-178.

[13] CHANDRA P, SANDS R L, GILLESPIE B W, et al.Predictors of heart rate variability and its prognostic significance in chronic kidney disease[J].Nephrol Dial Transplant, 2012, 27: 700-709.

[14] KIDA N, TSUBAKIHARA Y, KIDA H, et al.Usefulness of easurement of heart rate variability by holter ECG in hemodialysis patients[J].BMC Nephrol, 2017, 18: 8.

[15] SALMAN I M.Cardiovascular autonomic dysfunction in chronic kidney disease: a comprehensive review.Curr Hypertens Rep, 2015, 17: 59.

[16] MAULE S, VEGLIO M, MECCA F, et al.Autonomic neuropathy and QT interval in hemodialysed patients[J].Clin Auton Res, 2004, 14（4）: 233-239.

[17] Sheng-Wen Niu, Jiun-Chi Huang.Association between age and changes in heart rate variability after hemodialysis in patients with diabetes[J].Frontiers in Aging Neuroscience, 2018, 10: 1-7.

[18] AHMADMEHRABI S, TANG W H W.Hemodialysis-induced cardiovascular disease[J].Semin Dial, 2018, 31: 258-267.

[19] WONG B, RAVANI P, OLIVER M J, et al.Comparison of patient survival between hemodialysis and peritoneal dialysis among patients eligible for both modalities[J].Am J Kidney Dis, 2018, 71: 344-351.

[20] BAKRIS G L.Lipid disorders in uremia and dialysis[J].Contrib Nephrol, 2012, 178: 100-105.

[21] PRASAD N, SINHA A, GUPTA A, et al.Effect of metabolic syndrome on clinical outcomes of non-diabetic peritoneal dialysis patients in India[J].Nephrology, 2013, 18: 657-664.

[22] HARMANKAYA O, AKALIN N, AKAY H, et al.Comparison of risk factors for cardiovascular disease in hemodialysis and peritoneal dialysis patients[J].Clinics, 2015, 70: 601-605.

[23] ORIHUELA O, DE JESÚS VENTURA M, ÁVILA-DÍAZ M, et al.Effect of icodextrin on heart rate variability in diabetic patients on peritoneal dialysis[J].Perit Dial Int, 2014, 34: 57-63.

[24] PARK K W, KYUN BAE S, LEE B, et al.The effect of on-line hemodiafiltration on heart rate variability in end-stage renal disease[J].Kidney Res Clin Pract, 2013, 32: 127-133.

[25] Kidney Disease: Improving Global Outcomes（KDIGO）CKD Work Group.KDIGO 2012 Clinical practice guideline for the evaluation and management of chronic kidney disease[J].Kidney Int Suppl, 2013, 3: 1-150.

[26] STOUMPOS S，JARDINE A G，MARK P B.Cardiovascular morbidity and mortality after kidney transplantation[J].Transpl Int，2015，28：10-21.

[27] BARATA A，GONZALEZ B D，SUTTON S K，et al.Coping strategies modify risk of depression associated with hematopoietic cell transplant ymptomatology[J].J Health Psychol，2018，23：1028-1037.

[28] POORANFAR S，SHAKOOR E，SHAFAHI M，et al.The effect of exercise training on quality and quantity of sleep and lipid profile in renal transplant patients： a randomized clinical tria[J].Int J Organ Transplant Med，2014，5：157-165.

[29] MORAES DIAS C J，ANAISSE AZOUBEL L M，ARAÚJO COSTA H，et al.Autonomicmodulation analysis in active and sedentary kidney transplanted recipients[J].Clin Exp Pharmacol Physiol，2015，42：1239-1244.

巩传勇（撰写）　李家瑞（审校）

第十一节　周围神经病变

一、概述

周围神经病变（Peripheral Neuropathy，PE）是 CKD 患者晚期常见的并发症之一，其发病隐匿，患病率随着肾功能的下降而逐渐升高，对患者的生活质量和心理健康有很大影响，但却经常被临床忽视，容易延误诊治。1873 年 Charcot 首先描述了尿毒症并发的 PE，目前认为其临床表现复杂多变（表 3-5），可单独影响一支神经（单一 PE），或不同区域内的 2 支或多支神经（多发的单一 PE），或同时影响许多支神经（多发性 PE）。主要受到损害的可能是轴索、髓鞘或施万细胞。有些神经病变主要累及运动纤维，可造成肌肉萎缩、肌力下降；影响后根神经节或感觉纤维时可产生感觉异常；大的有髓鞘纤维受到损害时则造成运动或本体觉的障碍；小的无髓鞘或有髓鞘纤维受到损害时主要引起温度觉和痛觉异常。有文献报道超过 45% 的患者具有临床症状，而神经系统的电生理改变出现的更早，神经活检显示超过 75% 的尿毒症患者存在 PE。

表 3-5　HD 患者常见 PE 分类

非透析相关	透析相关
多发性 PE	CTS
单神经病变	血管通路相关性神经病
不安腿综合征	缺血性视神经病变
瘙痒	
淀粉样变性	

二、定义

PE 是由感觉丧失、肌肉无力与萎缩、腱反射的减退以及血管运动症状单独地或以任何组合方式形成的综合征。多发性神经病（polyneuropathy）又称多发性神经炎，是指

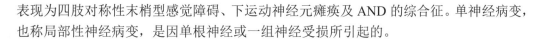

表现为四肢对称性末梢型感觉障碍、下运动神经元瘫痪及 AND 的综合征。单神经病变，也称局部性神经病变，是因单根神经或一组神经受损所引起的。

三、流行病学和风险因素

多发性神经病变为最常见的 PE 类型，在 CRF 患者中发病率高达 60%～100%，男性较为多见，其发病率与糖尿病及肥胖等代谢相关疾病关系密切。

腕管综合征（CTS）最常见，在普通人群中占 3.8%，在长期透析的患者中发病率为 8%～31%，在透析龄 10 年以上的患者中，发病率为 20%～50%。尺神经卡压综合征发病率在 1%～27.5%，此外腘后神经卡压综合征也有病例报道。目前认为单神经病变与神经抗压性下降、$\beta_2 MG$ 相关淀粉样变性、局部缺血、钙质沉积等因素有关，临床多见 CTS、血管通路相关性神经病、缺血性视神经病变等。Tseng 等指出 CTS 好发于女性及老年人，常合并尿毒症、类风湿关节炎、痛风、低血压、糖尿病、肢端肥大症、甲状旁腺功能减退及维生素 B_6 缺乏症。

四、发病机制

PE 的发病机制至今仍不明确，表 3-6 所列为目前认为的一些可能原因。

表 3-6　HD 患者多发性 PE 的常见病因

CKD 合并基础病	CKD 自身	HD 相关
糖尿病	毒物蓄积	动静脉内瘘分流
肥胖	电解质及代谢紊乱	淀粉类物质沉积
代谢性疾病	高血糖或低血糖	局部神经压迫
免疫性疾病	营养物质缺乏	
酒精及药物损伤	感染及微炎症反应	
单克隆病	酶活性抑制	

（一）CKD 合并基础病

目前的研究显示代谢综合征、肥胖和糖尿病与 PE 密切相关。其中以糖尿病合并的 PE 的研究最多，有研究表明糖尿病患者中多发性神经病变的发病率超过 50%。另外一项来自美国的统计数据显示 25%～66% 的 PE 与酗酒或者重度酒精使用相关。而接受神经毒性药物治疗的患者超过 30% 出现周围神经系统的损伤，其中以化疗药物铂类、紫杉醇和长春新碱的发病率最高。单克隆丙种球蛋白病是包括多发性骨髓瘤和轻链淀粉样变性在内的一系列疾病，有数据显示 11%～13% 的多发性骨髓瘤患者存在 PE，并且有 15%～20% 的轻链淀粉样变性患者也会出现进行性进展的 PE。此外 MHD 患者、过量饮酒及使用神经毒性药物等可使多发性 PE 的发病率增加。

（二）毒素蓄积

目前毒素蓄积被认为是 MHD 患者多发性神经损伤最重要的原因，2003 年欧洲尿毒症毒素工作组根据毒素分子量及其理化性质分为 3 类：①不与蛋白质结合的水溶性小分子（相对分子量<500Da）；②中分子物质（相对分子量>500Da）；③与蛋白质结合的物质。

1.中分子毒素

目前普遍认为中分子毒素蓄积是造成神经损伤的主要原因，其不容易被普通透析清除。如 PTH 对周围神经有直接毒性作用；β_2MG 除了可引起透析相关性淀粉样变（DRA）之外，还通过在体内蓄积抑制钠钾-ATP 酶的活性，从而延长了神经冲动的传导，导致 CNS 病变及 PE；甲酰化氰酸盐在体内沉积，造成血液中氨基酸和蛋白质的氨甲酰化，导致蛋白质合成障碍和某些物质的代谢障碍，直接或间接地导致周围神经损伤。

2.不与蛋白质结合的水溶性小分子

这类物质容易被透析所清除。其中一些内源性胍类（如肌酐、肌醇、胍、甲基胍和琥珀胍等）被确定具有神经毒性，这些胍类可能通过激活 N-甲基-D 天冬氨酸受体的兴奋性及 7-氨基丁酸α受体来抑制 CNS。血浆肌醇水平升高可以干扰神经传导功能，引起 PE。

3.与蛋白质结合的物质

HCY 是甲硫氨基酸转甲基后的中间代谢产物，其升高可导致 S 腺苷 HCY 在体内蓄积，竞争性抑制 S 腺苷甲硫氨酸的甲基转移酶，是导致不宁腿综合征的重要原因。3-羧-4-甲-5 丙基呋喃戊酸（3-Carboxy-4-Methyl-5Propyl-2-Furanpropanoic Acid，CMPF）是较强的亲脂性物质，可阻止肾皮质部分对对氨基马尿酸的摄取，使得通过此途径排泄的内生有机酸、药物以及代谢产物排出障碍，在体内不断蓄积后造成神经系统异常。

（三）高钾血症

高钾血症可导致神经电位慢性去极化状态，引起神经轴突膜功能障碍，是尿毒症性 PE 损害发展的重要因素。透析期间维持血钾浓度长期保持在正常状态可有效减少神经病变发生并且可降低其严重性。

（四）神经转酮酶活性抑制

在正常情况，神经 VM 中存在着丰富的保护轴突髓鞘的硫胺依赖酶-转酮酶，此酶活性的减少，可导致神经脱髓鞘的病变。在尿毒症患者中，此酶活性受到抑制。经过透析，血浆中转酮酶抑制物下降，临床神经症状亦有好转，这说明转酮酶抑制物是一种能被透析去除的小分子毒物，它的蓄积抑制了神经转酮酶的活性，最终引起了神经的病变。

（五）血流动力学相关性因素

透析侧肢体动静脉造瘘对 PE 的作用比较复杂。动静脉瘘管可能会影响瘘管末端肢体的血液灌注。最常见的情况是，供给手部的尺动脉血流分流到桡动脉，可能造成手部血供不足，产生皮肤苍白、麻木、疼痛，感觉减退，甚或缺血性改变，产生类似 CTS 的症状。动静脉瘘管局部血管扩张也可直接压迫正中神经造成 CTS。同时单侧正中神经、尺神经同时发病，提示可能与动静脉造瘘侧的血管高压、局部组织水肿相关，行血管造影可明确血流方向及动静脉瘘的流量情况。但是血运相关性因素很难解释双侧肢体都有发病的案例，而且有较多研究发现，动静脉瘘所在侧和 CTS 并无相关。由此推断，动静脉瘘的存在不能作为 PE 发病的唯一原因，可能仅是部分病例的发病原因。

（六）淀粉样变性

单纯腕横韧带压迫是特发性 CTS 的常见原因。DRA 被认为是透析患者 CTS 的原因之一。淀粉样变沉积物主要侵犯骨、关节组织，造成破坏性关节炎、囊性骨损害、韧带滑膜增厚等。由此随着透析病程的延长，淀粉样变性也逐渐加重。如淀粉样变性物质沉积在关节、滑膜、腱鞘、屈肌肌腱、屈肌韧带，使得肢体生理解剖狭窄位置神经通道进一步空间减少，可造成神经卡压，从而产生临床症状，最常见的位置为腕管。因此，CTS也被既往临床认为是 DRA 的早期特征性表现，透析 5 年后即可出现，随透析病程的进展，其发生率逐年上升，透析 20 年者几乎 100%存在 CTS。DRA 的具体机理并不完全清楚。由于淀粉样变沉积物主要为β_2MG，因此 CRF 患者血浆中高β_2MG 水平被认为是DRA 的必要条件。但发生 DRA 的血浆β_2MG 浓度与未发生 DRA 患者的血浆浓度并无差异，因此临床检测β_2MG 水平诊断 DRA 并无意义β_2MG 水平与 DRA 的直接发病关系目前仍不明确。Gejyo 与 Tadashi 的研究表明，CTS 与血浆β_2MG 水平具有相关性，尤其在β_2MG＞20mg/L 时 CTS 发生率更高。Hee-Kyu 的研究则表明 CTS 发生率与β_2MG 水平并无相关性。

（七）局部神经压迫

尺神经、正中神经、股神经最常受到影响，其中正中神经受压迫产生的 CTS 高居首位。

五、临床表现

1.症状体征

多发性神经病变主要表现为对称性手套样或袜套样感觉异常，肌无力及肌肉萎缩、深感觉缺失、肌腱反射减弱、振动觉减弱、痛性痉挛或痛觉迟钝、温度觉障碍等。一般肢体远端重于近端、下肢重于上肢，活动后可好转。

体格检查时，尿毒症性多神经病的初始发现包括脚趾的位置觉及振动觉丧失以及深腱反射减弱（从跟腱反射开始）。反常性热觉是另一种感觉表现，其表现为低温刺激可引起高温感觉。在更晚期疾病的患者中，体格检查可能发现肌肉萎缩。

单神经病变多因临近解剖结构的压迫、扭曲、牵拉使其受损所致，可分为单神经痛和单神经炎两类，症状和体征均符合神经分布。腕管综合征是指正中神经分布区域感觉异常，可出现麻木感或皮肤烧灼样痛，夜间加重，也可出现运动障碍，大鱼际肌萎缩，握力下降，手指屈曲受限，拇指对掌运动障碍。

2.神经检查

神经电生理检查作为一项敏感的检测手段，不但能够提示病变的严重程度，且能在早期提示周围神经受损。常用的检查项目包括神经传导检测（Nerveconduction Study，NCS）和肌电图（Electromyography，EMG），可提供有关神经解剖定位、严重程度、慢性和生理学（脱髓鞘与轴突）的相关信息。NCS 是通过电刺激神经并记录沿神经或肌肉的不同部位的反应来执行的。反应的振幅反映轴突的完整性，在轴突神经病中降低或消失。传导速度反映了大脊髓纤维的功能，在脱髓鞘性神经病中传导速度降低。有研究表明，PE 患者的电生理表现主要为 F 波的潜伏期延长，传导速度减慢，末端潜伏期延长，波幅降低。

EMG 是通过将一个小针电极插入肌肉并记录静止和活动时的电活动来实现的。EMG 可用来区分神经病变和肌病，并提供有关慢性的信息。

自主神经测试可评估心脏迷走神经（副交感）、交感肾上腺素能和汗运动（出汗）功能。感觉神经活检可能有助于诊断特定形式的 PE，尤其是周围神经血管炎和淀粉样变性。对附近肌肉进行活检可提高诊断率。评估表皮内神经纤维密度的皮肤活检是确认正常 NCS 患者小纤维神经病疑似诊断的有用手段。标准技术包括在小腿远端以及大腿远端和近端进行 3mm 穿刺活检。活组织切片用与所有轴突结合的抗体-蛋白基因产物 9.5（Protein Gene Product 9.5，PGP 9.5）进行免疫染色，以测量表皮内神经纤维密度。小纤维多灶型包括多神经根病和神经丛病。周围神经超声具有无创性和廉价的优点，允许对长神经段进行动态检查。超声检查通常用于评估卡压性神经病变和其他局灶性神经病变。

但美国的一项研究认为，通过 NCS 和 EMG 来诊断 PE 的意义仍有待进一步探讨，认为其对于治疗缺乏指导性，但却会显著提高治疗费用。另一项研究认为在早期的 PE 可能首先累计小直径轴突，约 40% 的患者 NCS 显示为正常。但是对于一些急性发作、症状不典型的患者仍需要依靠 NCS 和 EMG 来确定病变部位和评估神经损伤程度。

因此，目前对于多发性 PE 的诊断仍需要结合患者临床表现和神经解剖学定位。

六、处理措施

（一）内科保守治疗

轻中度 PE 患者首选非手术治疗，且 PE 具有一定的自愈性。使用神经营养治疗，改善血管微循环，促进毒素排出等对于周围神经系统病变具有一定疗效。最常用的神经性疼痛药物包括三环抗抑郁药（阿米替林和去甲替林）、抗惊厥药（加巴喷丁和普瑞巴林）和 5-HT-去甲肾上腺素再摄取抑制剂（度洛西汀和文拉法辛）。欧洲神经学会联合会在 2010 年发布了修订的循证指南，结论是这些药物对疼痛的多神经病变有相似的疗效。然而，由于缺乏大规模的比较研究和大多数临床试验时间短，临床医生严重依赖基于患者共病、潜在不良反应、药物相互作用和成本的临床判断。尽管有证据显示其疗效相当，但只有度洛西汀和普雷巴林被美国食品和药物管理局批准用于治疗糖尿病的神经性疼痛。这两种药物的价格明显高于其他一线药物。欧洲神经学会联合会推荐羟考酮和曲马多对乙酰氨基酚控释制剂为 A 级证据；然而，考虑到它们的副作用和成瘾潜力，它们通常被用作二线或三线药物。

目前推荐的治疗方法是从加巴喷丁、阿米替林或去甲替林开始，因为疗效相似且成本较低。如果在适当的剂量后仍有效果不佳，普瑞巴林或度洛西汀可能是下一步的选择。如果仍没有反应，可以尝试其他疗法，目前很少有口服阿片类药物治疗或程序干预（如脊髓刺激）的效果研究，一般来说，在这种情况下推荐转科至疼痛门诊。解决相关的共病是非常重要的，特别是情绪和睡眠。补充 B 族维生素和甲钴胺对改善神经痛可能有益。改善营养状态、纠正贫血、治疗继发性 PTH 亢进及稳定内环境可改善神经系统症状。早期应用糖皮质激素可能通过减轻局部渗出、水肿、炎症及免疫抑制来改善症状。

对于急性期之后，可给予针灸、热疗、推拿、冥想和功能康复训练等物理疗法，一项 180 名患者的前瞻性研究中，有 43% 的患者使用了物理疗法。对于机械因素造成的神经病变，要及时进行手术减压治疗，并且注意及时纠正潜在原因。一些研究表明，个性化的饮食和运动训练可能会减缓病情进展并改善症状。局部肢体制动、夹板固定有助于症状恢复。国内有研究表明手部运动器联合活血化瘀中药等保守治疗对中轻度 CTS 疗效显著。

（二）外科治疗

保守治疗无效的中到重度 PE 患者多数需外科手术治疗。常用的手术方式是周围神经松解减压术。对 CTS 行腕横韧带切断，正中神经周围结缔组织、滑膜、腱鞘等彻底松解减压，国内外研究均显示效果良好。同时有研究表明，扩大的腕管减压术对透析相关 CTS 具有更好的疗效。对于尺神经卡压，根据患者具体情况，可行原位松解、皮下转位或者肌下转位前置术。有研究表明：相对于特发性 CTS，透析相关 CTS 手术后效果较差且具有较高的复发率，复发多出现在 1 年半以后。

（三）肾脏替代治疗

1.HD

目前常规普通 HD 使用的透析器属于低通量透析器，透析膜的生物相容性较差，有研究认为单纯普通透析对于 PE 的临床症状和感觉神经传导速度没有明显改善，但高通量透析膜能够更好地清除中大分子毒素，进而改善神经病变。也有研究表明，透析前后患者所检神经（胫后神经、腓总神经、腓肠神经）运动传导、感觉传导及交感皮肤反应潜伏期均有所改善，并且胫后神经 F 波潜伏期与肌酐呈正相关；胫后神经末梢潜伏期与血清钾呈正相关，其波幅与血清尿素氮、磷呈负相关；胫后神经的运动传导速度与血尿酸呈负相关，其波幅与血镁、钾呈负相关；腓总神经感觉传导速度与血肌酐、尿酸呈负相关；腓总神经运动传导速度与血肌酐呈负相关；腓肠神经感觉传导速度与血肌酐、尿素氮呈负相关。提示普通透析也能对 PE 起到一定作用。适时进行透析，增加透析次数、延长透析时间及增加透析膜面积将有助于中分子物质的清除

2.PD

有研究表明，PD 在改善 PE 的疗效相当于普通透析联合 HP，这可能与大网膜自身对毒素的滤过有关，随着中、大分子清除，不论是尿毒症 PE 的症状还是感觉神经传导速度均有明显改善。

3.HDF 和 HF

多项研究表明 HD 联合 HDF，或者联合 HF 可以明显改善 PE 的临床症状和神经传导速度。近期一项研究纳入 69 例 MHD 并有周围神经系统损害的患者，随机分为 2 组，对照组给予常规 HD 治疗，观察组给予 HDF 治疗，其中对照组 35 例，观察组 34 例。观察治疗前后患者的 PE 症状，检测感觉神经传导速度（Sensory Nerve Conduction Velocity，SCV）以及血清瘦素（leptin）、β_2-MG 和 PTH 水平，对 2 组的临床疗效进行比较。结果观察组患者 PE 消失或改善的有效率为 91.18%，对照组有效率为 28.57%；治疗后观察组瘦素、β_2-MG、PTH 明显低于对照组；相关性分析表明 β_2-MG 和瘦素分别与胫神经 SCV、腓总神经 SCV 呈负相关，但 PTH 与胫神经 SCV、腓总神经 SCV 无明显相关性。

4.血浆置换和 CRRT

根据患者情况进行个体化治疗方案的制定可减少或者延缓 PE 的出现，对于肌酐和尿素氮较高的首次透析患者，可采用小面积及低效透析器，缩短透析时间，增加透析频次，延长诱导透析时间以减少血流动力学和内环境的急剧改变。对于重症患者，血浆置换、CRRT 可改善预后。

5.肾移植

目前肾移植被认为是唯一可治愈 PE 的方法，能够部分逆转运动障碍、瘙痒及 AND 等情况，一般肾移植术后 1 个月后症状可有改善，6～12 个月可基本恢复。

七、预防措施

基于 HD 患者出现 PE 的原因，可在出现症状前，积极控制代谢综合征、糖尿病及肥胖等基础疾病，可以早期预防 PE 的发生。并且要注意预防因酒精或者药物造成的神经病变。另外，根据个体情况，制定个性化的透析方案，可以更加有效地减少毒素蓄积，预防和减少 PE 的出现。对于因血流动力学改变和局部挤压造成的神经损伤，探索更加合理的手术方案也可能会有一定的作用。

参考文献

[1] JASTI D B，MALLIPEDDI S，ANUMOLU A.A Clinical and electrophysiological study of peripheral neuropathies in predialysis and dialysis patients: our experience from south india[J].J Assoc Physicians India，2018，66（6）：31-37.

[2] GHASEMI-RAD M，NOSAIR E，VEGH A，et al.A handy review of carpal tunnel syndrome：from anatomy to diagnosis and treatment[J].World J Radiol，2014，6：284-300.

[3] Said Gerard.Uremic neuropathy[J].Handb clin Neurol，2013，115（3），607-612.

[4] VAHDATPOUR B，MAGHROORI R，MORTAZAVI M，et al.Evaluation of ulnar neuropathy on hemodialysis patients[J].J Res Med Sci，2012，17：905-910.

[5] OZDEMIR O，CALIGANELLER T，SINMEZ E，et al.Tarsal tunnel syndrome in patient on long-term peritoneal dialysis case report[J].Turk Neurosiorg，2017，17（4）：283-285.

[6] TSENG C H，LIAO C C，KUO C M，et al.Medical and non-medical correlates of carpal tunnel syndrome in a Taiwan cohort of one million[J].Eur J Neurol，2012，19（1）：91-97.

[7] STINO A M，SMITH A G.Peripheral neuropathy in prediabetes and the metabolic syn-drome[J].J Diabetes Investig，2017，8：646–655.

[8] TESFAYE S，VILEIKYTE L，RAYMAN G，et al.Painful diabetic peripheral neuropathy：consensus recommendations on diagnosis，assessment and management：painful diabetic peripheral neuropathy[J].Diabetes Metab Res Rev，2011，27：629-638.

[9] CHOPRA K，TIWARI V.Alcoholic neuropathy：possible mechanisms and future treatment possibilities[J].Br J Clin Pharmacol，2012，73：348-362.

[10] GRISOLD W，CAVALETTI G，WINDEBANK A J.Peripheral neuropathies from chemother-apeutics and targeted agents：diagnosis，treatment，and prevention[J].Neuro On-col，2012，14：iv45-54.

[11] RAHEJA D，SPECHT C，SIMMONS Z.Paraproteinemic neuropathies.Muscle Nerve，2014，51：1-13

[12] MORIS D，VEMADAKIS S，LIONAKI S，et al.An uncommon cause of acutely altered mental status in a renal transplant recipient[J].Ups J Med Sci，2014，119（1）：50-54.

[13] Hee-Kyu Kwon，Sung-Bom Pyun，Won Yong Cho，et al.Carpal tunnel syndrome and peripheral polyneuropathy in patients with end stage kidney disease[J].J Korean Med Sci，2011，26（9）：1227-1230.

[14] Kopec Jerzy，Gadek Artur，Drozdz Maciej，et al.Carpal tunnel syndrome in hemodialysis patients as a dialysis-related amyloidosis manifeststion-incidence，risk factors and results of surgical treatment[J].Med Sci Monit，2011，17（9）：CR505-509.

[15] SAMMY A B，P G C NANO，HAUSSAM E E.Extended open-carpal tunnel releasee in renal dialysis patients[J].Saudi J Kidney Dis Transpl，2012，23（6）：1181-1187.

[16] TADASHI Y，NAOMI K，KAZUNORI A，et al.Utility of ultrasonography of the median nerve with a high-frequency probe for the diagnosis of dialysis-related carpal tunnel syndrome[J].Therapeutic Apheresis and Dialysis，2016，20（5）：483-491.

[17] 于秀峙，陆石，张金元，等.尿毒症性周围神经病的特点与生活质量评价[J].中国中西医结合肾病杂志，2012，12（10）：873-875.

[18] CALLAGHAN B C，KERBER K A，LISABETH L L，et al.Role of neurologists and diagnostictests on the management of distal symmetric polyneuropathy[J].JAMA Neurol，2014，71：1143-1149.

[19] SMITH A G.Do all neuropathy patients need an EMG at least once？[J].Continuum（Minneap Minn），2014，20：1430-1434.

[20] CALLAGHAN B C，FELDMAN E L.Painful diabetic neuropathy：many similarly effective therapies with widely dissimilar costs[J].Ann Intern Med，2014，161：674.

[21] ATTAL N，CRUCCU G，BARON R，et al.EFNS guidelines on the pharmacological treatment of neuropathic pain：2010 revision：treatment of neuropathic pain[J].Eur JNeurol，2010，17：1113-e88.

[22] VINOD K，BANSAL，SEEMA B.Nervous system disorders in dialysis patients[J].Handb clinNeurol，2014，119（3）：395-404.

[23] HESAMI O，HAGHIGHATZADEH M，LIMA B S，et al.The effectiveness of gabapentin and exercises in the treatment of carpaltunnel syndrome：a randomized clinical trial[J].J Exerc Rehabil，2018，14（6）：1067-1073.

[24] 章莉，吴庆峰，陈影.手部运动联合中药外敷对血透患者腕管综合征疗效观察[J].浙江中西医结合杂志，2019，29（9）：765-767.

[25] SAMMY A B，P G C NANO，HAUSSAM E E.Extended open-carpal tunnel release in renal dialysis patients[J].Saudi J Kidney Dis Transpl，2012，23（6）：1181-1187.

[26] 陈学勋，陈宏书，杨帅帅，等.不同血液净化方式对终末期肾病周围神经病变的影响[J].中国血液净化，2012，11（12）：661-663.

[27] 焦占峰，张宜明，马小芬，等.血液透析滤过对改善尿毒症患者周围神经病变的临床疗效观察[J].中国血液净化，2019，18（07）：491-494.

戴　璇（撰写）　李家瑞（审校）

第十二节　不安腿综合征

一、概述

不安腿综合征（Restless Legs Syndrome，RLS）是 ESRD 常见的并发症之一，尿毒症患者出现 RLS 的比例明显高于一般人群，其显著影响患者的睡眠及生活质量。有文献报道 RLS 患者常出现抑郁、焦虑和失眠等精神类疾病症状，被认为是抑郁症的危险因素，但最近也有研究表明 RLS 和抑郁症之间存在双向影响的关系。可能与 RLS 病程迁延、治疗周期漫长以及其症状对生活质量的影响相关。

二、定义

RSL 是临床常见的一种与睡眠相关的 CNS 感觉运动障碍性疾病，主要表现为肢体难以忍受的不适感，如瘙痒、酸痛、针刺感、灼热、蚁行感等，多见于下肢，亦可出现在上肢和躯干，夜间安静时出现，按摩、活动后可好转。1685 年 Thomas Willis 第一次描述了 RLS，但直至 1945 年，Karl-Axel Ekbom 才在他的开创性专著"不安腿（Restless Legs）"中提出了诊断标准。为了纪念他们，国际上 RLS 也称为 Willis-Ekbom disease（WED），即 RLS/WED。

三、流行病学与危险因素

RLS 可以是原发性的，也可以继发于肾功能衰竭、糖尿病、缺铁性贫血、PE 和妊娠等疾病。最近的横断面调查显示欧美一般人群的患病率仅为 1.5%～2.7%。在亚洲人群的患病率不超过 5%，一项国内针对 2941 名成年居民（＞18 岁）的调查显示普通人群 RLS 的患病率为 1.4%。CKD 是 RLS 最常见的相关疾病之一。RLS 在 HD 患者中的估计患病率为 6.6%～70%，在 MHD 患者人群中，RLS 的患病率因地理区域不同差异很大，其发病率的差异可能与透析充分性及应用 EPO 和补铁治疗的管理政策相关。2021年台湾地区的一项统计数据显示，ESRD 患者中 RLS 的患病率为 25.3%。有研究显示 HD 比 PD 发生率更高，其中女性比例偏高。

目前认为 MHD 患者的危险因素包括铁代谢异常、缺铁性贫血、钙、磷和 PTH 水平异常、透析龄、BMI 增加和女性。来自台湾的研究显示：在 ESRD 患者中合并糖尿病、低血清转铁蛋白饱和度、透析龄与 RLS 的发病率及严重程度均呈正相关，高血红蛋白水平与其呈负相关。一项来自巴基斯坦卡拉奇肾脏病研究所的最新统计数据显示，症状的存在与 BMI、糖尿病肾病以及血清白蛋白水平密切相关。透析患者中易发生 RLS 的危险因素包括女性、年轻者、高β_2-MG 及高 PTH、低水平的血红蛋白及血清铁、糖尿病、PE、肾功能不全的程度。

四、发病机制

RLS 发病机制尚未阐述清楚，大多数关于 RLS 病理机制的研究都集中在多巴胺能系统、缺铁或携带某些基因组。其主要机制如下。

（一）多巴胺能神经功能异常学说

多巴胺能功能障碍是原发性 RLS 最重要的发病机制。给予 RLS 患者多巴胺类药物会改善症状，尤其是穿过 BBB 的多巴胺类药物可显著改善症状，表明 CNS 多巴胺能神经异常参与了 RLS 的发病，但其治疗 RLS 的作用机制尚不清楚。一项正电子发射断层扫描（Positron Emissin Tomography，PET）研究报告 RLS 患者中多巴胺转运体的数量减少；另一项 PET 研究表明：该类患者中边缘 D2/3 受体结合可能减少，D2/3 受体激动剂普拉克索治疗有效的观察结果支持了这一论点。Nishida 等报道尿毒症 RLS 的严重症状甚至在切除患肢后仍然存在，提示引起 RLS 症状的区域存在于脊髓或者以上水平的 CNS。研究发现：RLS 患者内侧丘脑的 N-乙酰天冬氨酸，肌酸酐比率和 N-乙酰天门冬氨酸盐浓度显著降低，提示 RLS 患者内侧丘脑功能减退，而丘脑内侧核是由多巴胺能神经调节的。然而，在部分 RLS 患者的 CSF 中却发现了多巴胺处于高代谢状态，推测这类患者多巴胺高代谢而多巴胺药物治疗又有效的现象，与多巴胺受体功能的昼夜节律有关。A11 下丘脑区域是 CNS 多巴胺的主要来源，A11 区细胞损伤，可以使老鼠产生类似 RLS 的症状，但是 RLS 患者的尸检研究未发现 A11 区多巴胺神经元的缺失。目前研究表明：多巴胺能神经系统参与 RLS 发病的多种通路及部位，具体机制仍需要更多的研究。

（二）铁离子代谢异常

研究观察到肾病患者中的 3 种与铁的吸收和运输密切相关的分子：二价金属转运蛋白-1（Divalent Metal Transporter-1，DMT-1）、基底侧膜铁转运蛋白（Basolateral Transporter Ferroportin-1，FPN-1）和辅助蛋白的 mRNA 表达异常，导致铁的吸收和运输的异常，最终造成铁的缺乏。另一个与铁平衡密切相关的分子铁调素（hepcidin）在肾病患者中过度表达，从而导致铁水平的下降，引发缺铁。另外肾功能障碍、透析丢失、频繁血液检查、少量消化道出血、含铁食物摄入减少等众多因素可导致 HD 患者贫血和铁缺乏。

目前认为铁缺乏是继发性 RLS 的病因之一。Mao 等进行的一项 Meta 分析显示，铁和血红蛋白的减少是尿毒症 RLS 的危险因素。大量文献也报道补充铁或者注射 EPO 纠正贫血可减轻尿毒症 RLS 症状似乎支持上述观点。这种理论的基础为：血清铁主要通过 BBB 进入脑部，RLS 患者脑铁缺乏的原因可能与 BBB 处的铁转运功能受损有关。铁在脑内参与多种反应，大脑内铁的缺乏会影响包括电子转移、神经递质的合成和降解、氧的运输、髓磷脂的生成和氧化磷酸化等多项功能。铁是多巴胺合成过程中的限速酶（酪氨酸羟化酶）的辅酶，脑内铁缺乏时会影响多巴胺的合成，进而引起多巴胺功能障碍，正是后者在 RLS 病理生理中发挥着关键作用。然而，有关尿毒症 RLS 研究证实此类患者血清铁含量正常。此外，Miranda 等和 Collado-Seidel 等的研究结果表明，缺铁或者贫血对尿毒症 RLS 的发生并没有重要致病作用。因此铁缺乏与 RLS 之间的关系仍需要进一步研究。

（三）遗传学说

家族性 RLS 常见，多为常染色体显性遗传，60%的 RLS 患者一级亲属患有 RLS。目前发现的致病基因有 MEIS1、BTBD9、PTPRD 等（见表 3-7）。这些基因主要与胚胎神经元和肢体发育有关，其中 MEIS1 与 RLS 相关性最高。但与特发性 RLS 相比，尿毒症 RLS 的遗传因素明显降低。Winkelmann 等对病例进行分类发现，特发性 RLS 患者具有明确遗传因素的占 42.3%，但尿毒症 RLS 患者仅占 11.7%。Schormair 等分析来自德国和希腊的两个独立病例对照样本发现，BTBD9 基因变异位点 rs3923809 与尿毒症 RLS 显著相关，表明了尿毒症 RLS 可能也有遗传易感性。但台湾一项多中心病例对照研究却表明，全基因组研究筛选出的包括 BTBD9 在内的基因变异对尿毒症 RLS 的发生并没有发挥重要作用。因此，尿毒症 RLS 遗传因素机制尚需更多研究证实。

表 3-7　RLS 相关的致病基因

	位置	合成蛋白	功能
MEISI	2P14	同源域转录因子	铁的转运、BTBD9 调控
BTBD9	6P21.2	锌脂样转录因子	多巴胺合成，睡眠调节、IRP2 调节
PTPRD	9P24.1-P23	IIa 型受体样蛋白酪蛋白酪氨酸磷酸酶	运动神经元发育时轴突靶向作用
MAP2K/LB XCOR1	15P23	丝裂原活化蛋白激酶/同源结构域转录因子	多巴胺能神经元的神经保护，脊髓中疼痛和触摸感觉通路的发展

（四）大中分子毒素蓄积和 PE

大多数尿毒症 RLS 患者在接受肾移植后不适症状减轻或消失，而移植肾失功后 RLS 症状又会出现，这表明尿毒症毒素在 ESRD 患者 RLS 发病机制中有着重要意义。Gade 等进行了尿毒症和非尿毒症 RLS 患者相关影响因素的比较研究，发现血浆同型半胱氨酸（HCY）与尿毒症 RLS 的发生显著正相关，并且尿毒症 RLS 患者的不良睡眠质量均与较高浓度的 PTH 相关，表明 HD 患者 RLS 的发病机制可能涉及血浆 HCY 和 PTH 水平的异常增高。Stefanidis 等的研究显示：β_2-MG 升高的 HD 患者继发 RLS 的风险增加。同时，国内有多篇文献报道，通过不同方式清除 β_2-MG 和 PTH 等大中分子毒素后，患者 RLS 的严重程度评分降低，同时症状得到改善。与此相反，Miranda 等进行的大样本临床研究结果显示，PTH 水平对尿毒症 RLS 的发生并没有发挥主要致病作用。以上矛盾的结果还有待大样本研究进一步明确。最近，Marconi 等发现，与原发性 RLS 患者相比，尿毒症 RLS 患者大多数存在亚临床周围神经异常，表明 PE 可能是尿毒症 RLS 的病因。然而，其他的研究并没有发现 PE 和尿毒症 RLS 之间的确切关系。

（五）其他

氧化应激和炎症可能参与尿毒症 RLS 的发生。Higuchi 等的研究显示，氧化应激标记物血清 8-羟基脱氧鸟苷可作为尿毒症 RLS 严重程度的重要独立预测因子，但还需要进一步研究明确尿毒症 RLS 氧化应激确切的病理生理机制。此外，尿毒症 RLS 可能还与长期透析用水和透析液相关。国内外多数研究报道透析用水卫生质量不达标，可导致细菌污染释放外毒素进而刺激血液中炎症因子的释放：细菌溶解产物内毒素使单核细胞反复被激活，刺激其合成释放 β_2-MG 增加，同时肾衰竭时 β_2-MG 清除障碍，致使 β_2-MG 在体内蓄积：另外长期应用低钙透析液可使血液中 PTH 水平升高，这些因素都共同参与尿毒症 RLS 的发生。少数研究发现，血清镁失调，特别是低镁血症在尿毒症 RLS 中很常见，并且口服镁补充剂可改善中度 RLS 症状，表明缺镁可能是尿毒症 RLS 的危险因素。

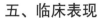

五、临床表现

RLS 最典型的临床表现是不可抗拒的强烈的活动下肢的欲望，这种欲望是一种主观体验，可以是自发的，但大部分情况下是伴随着下肢感觉异常，或者是由感觉异常诱发的。症状多发生在休息或者睡眠时，症状具有典型的节律性，夜间明显，清晨减轻。肢体的感觉异常通常难以描述，多用"虫爬感""瘙痒感""刺痛""抽筋""烧灼"或者"电击"等描述。感觉异常多发生于下肢，尤其是小腿上部，双侧多见，感觉异常可能会从腿部扩张到身体其他部位。病程越长，腿部之外的部位受到影响的可能性越大。

周期性肢动（Periodic Limb Movement，PLM）是一种在清醒或睡眠期间无意识的肢体或躯干重复的、刻板的不自主运动。其特征是脚踝、膝盖和臀部的部分弯曲和大脚趾的伸展，偶尔涉及上肢。80%～90%的 RLS 患者存在睡眠 PLM，研究发现，睡眠 PLM 发生时，患者脑电图、心率和血压有短暂改变，推测睡眠 PLM 可能会增加患者 CVD 的发生风险，但是 RLS 与 CVD 是否存在相关性仍不确定。多导睡眠图（Polysomnography，PGS）可评价睡眠 PLM，并间接评估 RLS 的严重程度。值得注意的是，PLM 并不是 RLS 的特有症状，PLM 的发生与年龄的增加和某些药物的使用均有关，因此无法将 PLM 作为 RLS 发生的标志。

症状恶化 RLS 患者症状恶化是一种长期服用多巴胺类药物所引发的症状严重程度增加，可表现为症状发生的时间提前，休息时症状出现的速度变快，症状扩散至身体其他部位，药物的疗效变短。

六、诊断

RLS 经历了多次诊断标准的修改，最新的是 2014 年国际 RLS 研究小组（the InternationalRestless Legs Syndrome Study Group，IRLSSG）提出的 RLS 诊断标准共识（见表 3-8）。RLS 为症状学诊断，以往的 RLS 诊断标准仅为前 4 项，此次增加类似疾病或现象的排除诊断可提高诊断的特异性。

表 3-8 RLS 的诊断标准

RLS 必要的诊断标准（必须具备以下 5 项）
1.活动双下肢的强烈愿望，常伴随着双下肢不适，或不适感导致了活动欲望；
2.强烈的活动欲望，以及任何伴随的不适感，出现于休息或不活动（如患者处于卧位或坐位）时，或于休息或不活动时加重；
3.活动（如走动或伸展）过程中，强烈的活动欲望伴随的不适感可得到部分或完全缓解；
4.强烈的活动欲望和伴随的不适感于傍晚或夜间加重，或仅出现在傍晚或夜间；
5.以上这些临床表现不能单纯由另一个疾病或现象解释，如肌痛、静脉淤滞、下肢水肿、关节炎、下肢痉挛、体位不适、习惯性拍足。
RLS 临床病程分类：
慢性持续性 RLS：最近一年内，未经治疗的患者出现症状的频率为平均每周 2 次或以上
间歇性 RLS：症状出现的频率为平均每周少于 2 次，且一生中至少有 5 次 RLS 活动

症状恶化的诊断：症状恶化在治疗初期不明显，发生风险与治疗的时间和剂量成正比。对于使用多巴胺类药物大于 6 个月而需要增加药量的患者，应警惕症状恶化的存在，IRLSSG 提出了 4 个筛查问题，满足下列任何一条都应怀疑患者有症状恶化：①开始服

药后，症状出现的时间是否提前？②与最初有效剂量相比，现在是否需要更高剂量的药物，或者需要提前服用药物来控制症状？③开始服药后症状的严重程度是否加重？④开始服药后，症状是否扩散到身体的其他部位（如手臂）？症状恶化的进展随时间波动，应该与疾病自身的进展、耐药性、剂末效应和其他加重因素的影响等区分开。除使用多巴胺类药物外，还有包括低铁储存、比治疗前症状更严重的症状、RLS 的家族史或神经系统疾病史等因素会增加症状恶化发生的风险。

七、处理措施

（一）一般治疗

1.去除造成继发性 RLS 的病因

积极治疗糖尿病、高血压及 CKD 等原发疾病。

2.去除可诱发 RLS 的药物或食物

如多巴胺受体阻滞剂（神经安定类抗精神药物、止吐药、镇静剂、甲氧氯普胺），抗抑郁药物[选择性 5-HT 在摄取抑制剂（Selective Serotonin Reuptake Inhibitor，SSRIs）、三环类]。RLS 患者合并抑郁症需抗抑郁治疗，可选用促进多巴胺释放的安非他酮，抗组胺药物（苯海拉明等）以及烟酒、含咖啡因的刺激性饮食。

3.养成健康的睡眠作息

适度活动、睡前洗热水澡及肢体按摩对于轻中度 RLS 是有效的。近期有较多的研究证实，尿毒症 RLS 患者适量的有氧运动和抗阻力运动能减少 PLMs，降低 RLS 严重程度评分（IRLS 评分），改善睡眠和生活质量。

4.一些非药物治疗手段

包括近红外光谱学（Nearinfrared Spectroscopy，NIRS）、气压压迫、经颅直流电刺激（Transcranial Direct Current Stimulation，tsDCS）、重复经颅磁刺激（High Frequency Repetitive Transcranial Magnetic Stimulation，rTMS）等对 RLS 的症状可有一定的缓解。tsDCS 可短暂改善患者的临床症状，rTMS 有益于缓解患者的运动症状和睡眠障碍。目前并没有足够的证据证明这些治疗手段是有效的。但这些方法在对药物治疗无反应或者不耐受的患者中展现出优势，并且这些手段均为非侵入式的，发展这些疗法或许可能为 RLS 的治疗带来益处。另外，Katie 等最近的一项小样本 RCT 研究中发现，体力活动的干预可以缓解 RLS 的症状，改善睡眠质量，虽然样本量较小，但为非药物治疗提供了一定的探索性尝试。

（二）药物治疗

1.铁剂

缺铁性贫血和铁代谢异常在 MHD 患者中普遍存在，因此铁剂治疗在 MHD 患者中尤其重要。有研究认为血清铁蛋白<75μg/L 或转铁蛋白饱和度<20%的患者应补充铁剂，静脉注射羧基麦芽糖铁可有效治疗血清铁蛋白<100μg/L 的 RLS 患者，口服铁剂对血清铁蛋白≥75μg/L 的 RLS 患者有效。即使血清铁正常，脑铁水平也可能较低，尽管没有足够的证据证明口服或者静脉注射铁剂对 RLS 治疗有效，但补充铁剂确实有助于缓解症状。

2.多巴胺类药物

包括左旋多巴胺和多巴胺受体激动剂（Dopamine Agonists，DAs）。左旋多巴是最早用于治疗 RLS 的药物，其特点是起效快，作用时间短，但是长期应用会导致症状恶化的风险升高。DAs 被视为治疗 RLS 的一线药物，普拉克索、罗哌尼罗和罗替戈汀已获美国药典批准。罗匹尼罗起效快，作用时间短。罗替戈丁可提供全天稳定的血药浓度，适用于白天发病者。培高利特和卡麦角林有导致心脏纤维化的风险，一般不推荐使用。

3.$\alpha_2-\delta$ 钙通道激动剂

代表性药物为加巴喷丁-依那卡比、加巴喷丁和普瑞巴林，因为在 RLS 的治疗中几乎不导致症状恶化现象，因此也被推荐为治疗 RLS 的一线药物。长期使用普瑞巴林相较于普拉克索可能有更好的效果。加巴喷丁是最早运用于治疗 RLS 的$\alpha_2-\delta$钙通道激动剂类药物，加巴喷丁-依那卡比是加巴喷丁的前体，弥补了加巴喷丁的药物代谢动力学缺陷，已被美国和日本药品监管部门批准使用。但是 2021 年最新的一项来自日本的研究总结了加巴喷丁/依那卡比在日本的 II/III 期临床随机双盲对照研究和其上市后的研究结果，结果显示治疗 12 周后，在一般人群的 RLS 治疗上两组并没有显著差异，因此加巴喷丁-依那卡比的治疗效果有待进一步商榷。

4.阿片类受体激动剂

在欧洲，羟考酮-纳洛酮被批准作为严重 RLS 的二线疗法。一项针对 306 名严重 RLS 患者的 12 周双盲和 40 周开放性实验表明，5.0mg 羟考酮和 2.5mg 纳洛酮每日两次（每日两次，最大滴定量分别为 40mg 和 20mg）对多巴胺能药物无效的严重 RLS 患者有效。过去它们常作为其他药物治疗无效时的替代药物。但最近有研究发现较低剂量的阿片类药物可对 RLS 患者的治疗起到积极的作用，而无明显不良反应。目前有研究显示长效羟考酮-纳洛酮缓释剂可有效改善 RLS 症状，此类药物耐受性好，出现病情恶化的可能性较小，但存在滥用风险，可诱发或者加重睡眠呼吸暂停、抑制 CV 系统等不良反应。

5.谷氨酸能药物和腺苷

吡仑帕奈（Perampanel）对 RLS 患者的感觉和运动症状有显著的治疗作用。一项小样本研究评估了 20 名 RLS 患者在 8 周内服用 3.8mg/d 剂量的利培酮的疗效，结果显示对 RLS 有一定的改善作用。一项小型的开放性对照临床试验（包括 13 名未经治疗的特发性 RLS 患者）显示，双嘧达莫治疗（从 100mg 开始，如有必要，增加至 400mg）对 RLS 有显著的临床益处。

患者在进行治疗前应综合评估症状、睡眠及生活质量，评估并维持正常的铁代谢状态，虽然 Das 和$\alpha_2\delta$钙通道激动剂均被推荐为治疗 RLS 的一线药物。DAs 的不良反应包括症状恶化、冲动控制障碍（Impulse Control Disorder，ICDs）等，$\alpha_2-\delta$钙通道激动剂的不良反应为 BMI 增加、头晕和步态不稳等。DAs 更适合作为症状严重、过度肥胖、合并抑郁、跌倒风险或认知障碍患者的首选药物，而对于严重睡眠障碍、焦虑症、RLS 相关疼痛或既往有 ICDs 病史的患者，建议$\alpha_2-\delta$钙通道激动剂作为首选药物。对于需要长期治疗的患者，若无禁忌证，优先选择$\alpha_2-\delta$钙通道激动剂作为起始治疗药物，期间若需要使用 DAs 来控制症状，应尽可能在最短的时间内使用最低的剂量。但是低剂量的 DAs 仍然有症状恶化的风险，对需要长期服用的患者，应选择更长效的 DAs。尽管使用阿片类药物治疗 RLS 的证据不充分，但是对于难治性的 RLS 患者，可在权衡其风险的同时，尝试使用阿片类药物。从目前治疗的角度来看，使用多巴胺能药物的初始治疗是有效的，但长期治疗失败的比率很高。α_2-δ钙通道激动剂和阿片类药物可能有助于填补这一空白，但更安全、有效的新药物的开发仍然是必要的。根据包括美国神经学会和国际帕金森和运动障碍学会的更新，以及由 IRLSSG、欧洲 RLS 研究组联合发布的关于 RLS 一线治疗和管理的指导文件，RLS 基金会科学和医学咨询委员会在 2021 年发布了最新的药物治疗剂量推荐（见表 3-9）。

表 3-9　RLS 的治疗药物

	证据等级	起始剂量（mg/d）	维持剂量（mg/d）	症状恶化	不良反应
罗匹尼罗	B 级	0.25	0.25～4	是	恶心、嗜睡、头晕、头痛、ICDs
普拉克索	A 级	0.125	0.125～0.75	是	头晕、嗜睡、胃肠道反应
罗替戈汀	A 级	1	1～3	是	皮肤不良反应、余同上
左旋多巴	C 级	25～100	25～100	是	恶心
加巴喷丁/依那卡比	A 级	300～600	300～1200	未知	嗜睡、头晕
加巴喷丁酯	B 级	100～300	900～2400	未知	嗜睡、头晕
普瑞巴林	B 级	50～75	150～450	无	嗜睡、头晕
硫酸亚铁	B 级	325	325	无	便秘、恶心
羟基麦芽糖铁剂	B 级	500	500	无	过敏
蔗糖铁	U 级	200	400～1000	无	过敏
羟考酮/纳洛酮	C 级	5～10	10～40	未知	便秘、恶心、抑郁、停药反应
美沙酮	/	2.5	5～30	未知	便秘、恶心、嗜睡、疲劳

（三）透析治疗

文献报道，透析充分性和透析时间与尿毒症 RLS 显著相关。Sakkas 等观察了 127 例 HD 患者简短日常血液透析（Short Daily Home Hemodialysis，SDHHD）对 RLS 作用的研究发现，与传统每周 3 次透析相比，每日 SDHHD 可以降低中重度患者的 IRLS 评分，改善睡眠质量和抑郁症状。透析充分可明显改善患者的睡眠和生活质量，进而可减轻 RLS 的症状。Merlino 等的研究发现，HD 比 PD 尿毒症 RLS 的患病率更高（19%∶10.7%），可能与 PD 对中大分子毒素的清除有关。

（四）肾移植

对于 MHD 的 RLS 患者来说，肾移植术仍被认为是最有效的治疗方法，可观察到移植术后患者的症状逐渐缓解甚至消失，而移植失败后症状重新出现并加重。Kahvecioglu 等和 Chrastina 等进行的大样本临床研究结果均显示，肾移植患者 RLS 的患病率明显低于 HD 患者，同时睡眠和生活质量也得到明显改善。但由于肾源稀缺，许多患者并不能从中获益。

八、预防措施

积极治疗糖尿病、高血压及 CKD 等原发疾病，去除可诱发 RLS 的药物或者食物是重要的预防措施。积极纠正患者的缺铁状态，保持合理的铁摄入及适当的血红蛋白水平，可能会起到一定的预防作用。另外根据个体情况制定个性化的透析方案，普通 HD 与高通量透析、HF、HP 相结合，预防毒素蓄积可预防 RLS 的发生。

参考文献

[1] TURK AC，OZKURT S，TURGAL E，et al.The association between the prevalence of restless leg syndrome，fatigue，and sleep quality in patients undergoing hemodialysis[J].Saudi Med J，2018，39（8）：792-798.

[2] 吴冬燕，于欢，洪震.不安腿综合征最新诊断标准共识[J].中国临床神经科学，2016，24（01）.

[3] 师云波.成年人不安腿综合征流行病学及睡眠特征研究[M].上海：复旦大学，2014.

[4] YASEEN M，JARULLAH F A，TAQOOB S，et al.Association of quality of life，anxiety，and depression with restless leg syndrome in the hemodialysis patients[J].BMC Research NotesVolume，2021：284-284.

[5] GUO S，HUANG J，JIANG H，et al.Restless legs syndrome：from pathophysiology to clinical diagnosis and man-agement[J].Front Aging Neurosci，2017，（9）：171.

[6] KHAN F H，AHLBERG C D，CHOW C A，et al.Iron，dopamine，geneticsand hormones in the pathophysiology of rest-less legs syndrome[J].J Neurol，2017，264（8）：1634-1641.

[7] UEDA N，TAKASAWA K.Impact of inflammation on ferritin，hepcidin and the management of iron deficiency anemia in chronic kidney disease[J].Nutrients，2018，10（9）：1173.

[8] SCHORMAIR B，ZHAO C，BELL S，et al.Identification of novel risk loci for restless legs syndrome in genome-wide as-sociation studies in individuals of European ancestry：a meta-analysis[J].Lancet Neurol，2017，16（11）：898-907.

[9] WIJEMANNE S，ONDO W.Restless Legs Syndrome：clinical features，diagnosis and a practical approach to manage-ment[J].Pract Neurol，2017，17（6）：444-452.

[10] YEH P，ONDO W G，PICCHIETTI D L，et al.Depth and distri-bution of symptoms in restless legs syndrome/willis-ekbom disease[J].J Clin Sleep Med，2016，12（12）：1669-1680.

[11] GARCIA-BORREGUERO D，CANO-PUMAREGA I.New concepts in the management of restless legs syndrome[J].BMJ，2017（356）：104.

[12] FERRI R，FULDA S，ALLEN R P，et al.World Association of Sleep Medicine（WASM）2016 standards for recording and scoring leg movements in polysomnograms developed by a joint task force from the International and the European Restless Legs Syndrome Study Groups IRLSSG and EURLSSG[J].Sleep Med，2016（26）：86-95.

[13] GARCIA-BORREGUERO D，SILBER M H，WINKELMAN J W，et al.Guidelines for the first-line treatment of restless legs syndrome/Willis-Ekbom disease，prevention and treatment of dopaminergic augmentation：a combined task force of the IRLSSG，EURLSSG，and the RLS-foundation[J].Sleep Med，2016（21）：1-11.

[14] WINKELMAN J W，ARMSTRONG M J，ALLEN R P，et al.Practice guideline summary：Treatment of restless legs syndrome in adults：Report of the Guideline Development，Dissemination，and Implementation Subcommittee of the American Academy of Neurology [J].Neurolog，2016，87（24）：2585-2593.

[15] HARRISON E G，KEATING J L，MORGAN P E.Non-pharmaco-logical interventions for restless legs syndrome：a systematic review of randomised controlled trials [J].Disabil Rehabil，2018：1-9.

[16] Katie Cederberg，Robert Motl.Efficacy of a physical activity intervention for managing restless legs

syndrome in multiple sclerosis：A pilot RCT[J].Sleep，2021，2（44）：209.

[17] TRENKWALDER C，WINKELMANN J，OERTEL W.et al.FCM-RLS Study Investigators.Ferric carboxymaltose in patients with restless legs syndrome and nonanemic iron deficiency：A randomized trial[J].Mov Disord，2017，32（10），1478-1482.

[18] CHO Y W，ALLEN R P，EARLEY C J.Clinical efficacy of ferric carboxymaltose treatment in patients with restless legs syndrome [J].Sleep Med，2016，25：16-23.

[19] ALLEN R P，PICCHIETTI D L，AUERBACH M，et al.Evidencebased and consensus clinical practice guidelines for the iron treatment of restless legs syndrome/Willis-Ekbom disease in adults and children：an IRLSSG task force report [J].Sleep Med，2018，41：27-44.

[20] YUICHI I，KOICHI H，YUYA H，et al.Difference in background factors between responders to gabapentin enacarbil treatment and responders to placebo: pooled analyses of two randomized，double-blind，placebo-controlled studies in Japanese patients with restless legs syndrome[J].Sleep Medicine，2021，9（85）：138-146.

[21] FAULKNER M A.Use of $\alpha_2\sigma$ ligands for restless legs syndrome/willis ekbom disease[J].CNS Drugs，2018，32（2）：149-159.

[22] GARCIA-BORREGUERO D，CANO I，GRANIZO J J.Treatment of restless legs syndrome with the selective AMPA receptor antagonist perampanel[J].Sleep Med，2017，34，105-108.

[23] GARCIA-BORREGUERO D，GUITART X，GARCIA MALO C，et al.Treatment of restless legs syndrome/Willis-Ekbom disease with the non-selective ENT1/ENT2 inhibitor dipyridamole：testing the adenosine hypothesis[J].Sleep Med，2018，45，94-97.

[24] MICHAEL H，SLIBER MBCHB，MARK J，et al.The management of restless legs syndrome：an updated algorithm[J].Mayo Clin Proc，2021，96（7）：1921-1937.

[25] KAHVECIOGLU S，YILDIZ D，BUYUKKOYUNCU N，et al.Effect of renal transplantation in restless legs syndrome[J].Exp Clin Transplant，2016，14（1）：45-49.

戴　璇（撰写）　李家瑞（审校）

第十三节　营养不良引起神经系统改变

一、概述

众所周知，MHD 患者的主要死亡原因仍然是 CVD，然而蛋白质-热能摄入不足导致的营养不良同样是此类患者不良预后的重要因素，也是 HD 患者死亡的独立危险因素之一，其发生率高达 23%～75%。然而多数维生素和微量元素并不进行常规监测，尚无法做到早期诊断，早期治疗。MHD 患者维生素缺乏的原因包括营养摄入减少、代谢改变以及透析液导致的损失。与营养缺乏相关的神经病变呈现出多种不同的模式，对维持周围神经功能起到重要作用的维生素是 B 族维生素[硫胺素（维生素 B_1）、吡哆醇（维生素 B_6）、叶酸（维生素 B_9）和钴胺素（维生素 B_{12}）]、维生素 E 和微量矿物质铜。上

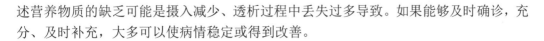

述营养物质的缺乏可能是摄入减少、透析过程中丢失过多导致。如果能够及时确诊，充分、及时补充，大多可以使病情稳定或得到改善。

二、各种维生素缺乏引起的神经系统改变

（一）硫胺素（维生素 B_1）缺乏引起的神经系统改变

硫胺素是一种必需营养素，在 CNS 的能量代谢中起到极为重要的作用。硫胺素缺乏可引起视丘乳头体、小脑和脑干导水管周围病变，表现为双侧眼肌麻痹、步态蹒跚和精神错乱，称为"WE 三联征"。

1.病因

长期接受透析治疗的尿毒症患者，由于肠道摄入减少导致营养不良以及长期使用利尿剂，有很高的硫胺素缺乏风险。此外，硫胺素可与蛋白质广泛结合，因此蛋白质能量消耗是硫胺素缺乏的重要风险因素。

2.临床表现

硫胺素缺乏可能影响心脏以及 CNS 和外周神经系统。与硫胺素缺乏相关的神经精神疾病包括 WE 和 Kor-sakoff 精神病，统称为韦尼克-Kor-sakoff 综合征。WE 是一种急性疾病，由共济失调、眼颤和脑病的典型三联症状组成（只有三分之一的患者会出现典型三联症状，大多数患者仅表现为谵妄）。共济失调被认为是小脑共济失调、前庭功能障碍和精神障碍的综合结果。Kor-sakoff 精神病的研究进展显示，该病患者可能有逆行健忘和顺行健忘两种类型的健忘症，患者可能将虚构的记忆当作真实发生的事件。大约 80% 的 WE 患者由于间脑-海马回路发生不可逆损伤，而引起 Kor-sakoff 精神病。

3.诊断

血清硫胺素水平的降低并不能准确代表组织浓度，因为目前的检测方法并不可靠。有研究表明，可以使用色谱法通过直接测量二磷酸硫胺素（硫胺素的生物活性形式）对硫胺素基进行评估。MRI 显示：乳头体萎缩和第三脑室扩大，也是诊断 WE 的有效检测工具。

4.治疗

快速识别和纠正硫胺素缺乏状态对于病情恢复至关重要，但是各类指南中，关于韦尼克-Kor-sakoff 综合征硫胺素紧急补充量的指导方案不尽相同：欧洲神经学会联合会推荐 200mg 每日三次静脉滴注硫胺素；而伦敦皇家医学院则推荐多达 500mg 每日三次静脉滴注硫胺素。也有给予每日 50～100mg 的长期口服替代疗法。对于脚气病神经病变，已有研究提出每天 20～30mg 的方案，但并没有提出标准建议。

上述针对神经病变的治疗可能需要数月时间才能使病情得到改善。在韦尼克-Kor-sakoff 综合征患者中，经过治疗，眼部症状通常可以较快得到改善。步态共济失调也能逐渐得到好转，但通常不能完全得到改善，许多患者仍遗留永久性的残余健忘症。

富含硫胺素的饮食包括瘦肉、豆类和浓缩谷物。患者可以在较好保持干体重、保证出入量平衡的基础上予以适当补充。

（二）吡哆醇（维生素 B_6）缺乏引起的神经系统改变

吡哆醇是六种结构相似的化合物的总称，包括吡哆醇、吡哆醛、吡哆胺及与其相关

的 5-基磷酸酯等。维生素 B_6 化合物是许多酶的辅助因子，例如合成神经递质等。

1.病因

由于吡哆醇可以被上消化道上皮细胞吸收并进入门静脉循环，而这一吸收过程是被动的，几乎不饱和，饮食中摄入很容易被吸收，因此吡哆醇缺乏其实很少单独发生。在采用不同类型透析治疗的患者中，报告吡哆醇缺乏症的发生率从 24% 到 56% 不等，其原因为透析过程中直接清除了吡哆醇，或改变了吡哆醇对 5-磷酸吡哆醛的磷酸化并增加了5-磷酸吡哆醛在尿毒症状态下的降解。据报道，在接受高频/高效 HD 的患者中吡哆醇清除率显著增加，而吡哆醇缺乏会增加神经病变发生的概率。

2.临床表现

吡哆醇缺乏性神经病的特征尚未完全明确，但有报道称有长度依赖性感觉丧失、感觉异常以及偶尔的运动受累。

3.诊断

血清 5-磷酸吡哆醛水平检测可以准确地反映其在体内的储备量，而微生物法检测反映了血清维生素 B_6 总水平。

4.治疗

吡哆醇缺乏症应谨慎补充，注意避免长期的过度补充。成人每天服用 50～100mg吡哆醇，直到检测水平恢复正常即可，这个治疗量是安全且足够的。如果每天服用超过50mg 的剂量，超过 6 个月则可能是有害的。对于营养不良相关吡哆醇缺乏导致的多发性神经病患者，每天低至 6mg 的治疗剂量是足够的。

香蕉和奶制品是吡哆醇的两个丰富来源，但它们分别富含钾和磷。摄入这两类食物补充吡哆醇的同时要定期检测血钾和血磷，一旦出现高磷、高钾血症应及时给予对症治疗。也可以常规服用磷结合剂、降钾药物维持血磷、血钾稳定。

（三）钴胺素（维生素 B_{12}）缺乏引起的神经系统改变

钴胺素是一种水溶性维生素，在许多甲基化过程中充当辅助因子。钴胺素在 CNS和周围神经系统的髓鞘形成过程中起着重要作用，缺乏钴胺素会导致背侧柱和外侧柱以及周围神经和视神经脱髓鞘。与其他营养缺乏症相比，钴胺素缺乏症相对较常见。据统计，在美国和英国 60 岁以下患者人群中钴胺素缺乏发生率为 6%，在非洲和亚洲 60 岁以上患者人群中发生率为 20%。钴胺素缺乏症在非洲和亚洲更为常见，患病率可高达80%。

1.病因

（1）摄入不足：由于摄入不足而导致的钴胺素缺乏症是比较罕见的。

（2）吸收不良：任何限制内因子产生的过程，如减肥手术或萎缩性胃炎，都可能导致钴胺素缺乏。使用药物阻断胃酸会阻止食物蛋白质释放钴胺素，例如组胺 H_2 受体拮抗剂、质子泵抑制剂和二甲双胍将随着使用时间的延长而减少循环中的钴胺素。MHD患者常因胃肠道症状或者罹患糖尿病，间断或长期服用上述药品而存在钴胺素吸收不良的风险。

2.临床表现

钴胺素缺乏症的主要表现在神经系统和血液系统两方面。由于肝脏中储备有大量的钴胺素，因此钴胺素缺乏症的神经后遗症可能需要 2～5 年才能有所进展。钴胺素缺乏症的典型神经学表现是亚急性联合变性，其特征是：虚弱、痉挛、振动和本体感觉受损以及由于后柱和侧柱退化引起的足底伸肌反应。与大多数神经病变相比，钴胺素缺乏症相关的神经病变可能始于手部或同时发生在上下肢。据报道，包括勃起和膀胱功能障碍在内的 AND 也是临床表现之一，还可发生视神经病变，其特征是对称性、无痛性、进行性视力丧失并伴有中央盲点。其他神经学表现包括记忆受损、情绪障碍、精神病和人格改变。

3.诊断

（1）血清维生素 B_{12}、甲基丙二酸和 HCY：血清维生素 B_{12} 低于 150pg/mL 可诊断为血清维生素 B_{12} 缺乏。但是，维生素 B_{12} 水平可能有高达 50% 的概率呈现假阳性或假阴性结果，例如酗酒、肝病和高血压患者的维生素 B_{12} 的水平可能会假性升高。在钴胺素缺乏的情况下，甲基丙二酸（甲基丙二酰辅酶 a 的前体）和 HCY 水平升高。其中，甲基丙二酸是一种更为特异的标记物，因此，对于维生素 B_{12} 正常或维生素 B_{12} 正常值较低且怀疑维生素 B_{12} 缺乏的患者，应进一步检测血清甲基丙二酸。

（2）血清总维生素 B_{12} 反映了体内维生素 B_{12} 的总量，包括与两种转运蛋白结合的维生素 B_{12}，即钴胺传递蛋白（HoloTC）和结合蛋白（HoloHc）。HoloTC 是维生素 B_{12} 的更敏感和更特异的标记物。有研究表明，检测维生素 B_{12}、HCY、甲基丙二酸和 HoloTC 中的两种或两种以上指标与单独检测血清维生素 B_{12} 相比，可有效提高诊断的敏感性和特异性。但同时测试上述四种生物标记物，并不会显著提高诊断率。

（3）电诊断：尽管钴胺素缺乏会影响髓鞘形成，但根据电诊断研究，患者通常有感觉运动轴突神经病变，并伴有一些脱髓鞘特征。

（4）影像学检查：亚急性联合退行性变的 MRI 显示：颈髓和胸髓后柱和侧柱的 T2 加权成像变化，可能伴有对比度增强。颈髓的轴向 T2 图像显示线性 T2 高信号，呈倒"V"状。在腰髓中，可能有双侧成对结节性 T2 高信号，呈双筒望远镜或哑铃状。

4.治疗

钴胺素缺乏症的传统治疗方法是肌内注射维生素 B_{12}（1mg/d 连续注射 1 周，然后改为 1mg/周连续注射 1 个月，然后改为 1mg/月）。也可使用每日 1～2mg 口服维生素 B_{12}。患者对治疗的反应取决于钴胺素缺乏的严重程度和治疗的延迟程度，而其神经病变也可能反应缓慢或根本没有反应。

（四）叶酸（维生素 B_9）缺乏引起的神经系统改变

叶酸（合成形式的叶酸）是氨基酸和核酸代谢中重要的维生素。叶酸缺乏将对血液系统和神经系统产生影响，类似于钴胺素缺乏。

1.病因

（1）摄入不足：叶酸缺乏最常见的原因是水果和蔬菜的摄入不足。长期透析患者因需要严格控制水的入量，对水果、蔬菜之类含水量较大的食物通常存在摄入不足，因此有叶酸摄入不足风险。

（2）吸收不良：胃肠道吸收不良、胃分泌物减少、低钾饮食等均可导致叶酸降低。MHD 患者可因透析不充分等原因，导致胃肠道毒素堆积，影响胃肠道吸收及胃分泌功能，存在叶酸吸收不良风险。

（3）药物治疗：影响叶酸吸收和分配的药物包括酒精、抗癫痫药物（如苯妥英钠）、口服避孕药、抗生素（如四环素、青霉素、氯霉素、红霉素等）、某些抗肿瘤药物（如甲氨蝶呤和培美曲塞等）。

2.临床表现

叶酸缺乏症表现为：脱髓鞘、轴突变性、神经元坏死，可侵犯脊髓、外周神经和CNS，也可出现代谢性脑病相关症状。与亚急性联合变性相同的痴呆、抑郁、视神经病变和脊髓病在叶酸缺乏症中已有报道，但其发生率低于钴胺素缺乏症。叶酸缺乏相关的神经病仅在少数报告中描述，一些患者会出现神经病理性疼痛症状，这似乎是一种长度依赖性、对称性、以大纤维为主、以感觉为主的神经病，进展时间长达数月至数年。

3.诊断

（1）血清/血浆叶酸水平：由于叶酸摄入后 2h 内，叶酸水平迅速上升，然后下降，因此，建议空腹检测血清/血浆叶酸水平。

（2）HCY 水平升高是叶酸缺乏的敏感但非特异性指标。

（3）红细胞叶酸浓度：该浓度强烈指示体内叶酸状态，不受饮食摄入影响，广泛可用，并反映了过去 4 个月的平均叶酸水平。

（4）电诊断：显示轴突神经病变。

4.叶酸缺乏症的治疗

外源（补充）叶酸比天然叶酸能够更好地被吸收，并且，及早补充叶酸是有利的，且可能在补充后 3 个月即可见效。但如果叶酸缺乏症没有被及时发现，其所造成的后果可能是不可逆的。叶酸缺乏性神经病变的叶酸推荐治疗剂量尚不清楚，但有研究建议每天使用 10mg 或 15mg、每天 3 次治疗，还可以通过肠内营养制剂和水溶性复合维生素来补充叶酸。

（五）铜缺乏引起的神经系统改变

铜是一种必需营养素，在细胞转运蛋白、线粒体氧化代谢、神经递质生物合成以及维持神经和造血系统的结构和功能中起着关键作用。

1.病因

（1）吸收不良：减肥手术、Roux-en-Y 手术、十二指肠切换手术、使用肠外营养、肾小球肾炎、糖尿病肾病、腹腔疾病和炎症性肠病等均可以因吸收不良导致铜缺乏症。长期透析患者同样存在铜吸收不良风险。

（2）锌毒性：锌毒性与继发性铜缺乏有关。锌过量会导致金属硫蛋白水平上调，从而阻碍铜的吸收，多见于长期 HD 患者。

2.临床表现

铜缺乏症最常见的神经系统表现类似亚急性联合变性的脊髓神经病变，它在第 5 和第 6 个 10 年达到顶峰，对女性的影响大于男性。患者多出现后柱功能障碍、痉挛、感觉性共济失调和 PE。铜缺乏的其他神经症状包括脑脱髓鞘和视神经病变。

3.诊断

铜缺乏症的诊断需要证明血清铜或血清铜蓝蛋白水平降低。24h 尿铜水平多太敏感。目前上述三项检测都可使用。如果怀疑锌中毒，则还应检查锌含量。颈髓和胸髓的 MRI 可能显示 T2 信号增加。电诊断显示长度依赖性、感觉和运动轴索混合性神经病。

4.治疗

目前尚无治疗铜缺乏症的指南。可选方案包括：口服或静脉注射铜替代品（包括硫酸铜、葡萄糖酸铜或氯化铜）。对于有神经症状的患者，通常每天2～4mg的元素铜即可；也有其他方案如每天8mg元素铜持续1周，然后每天6mg元素铜持续1周，接着每天4mg元素铜持续1周，此后建议每天2mg元素铜。美国代谢和减肥外科学会临床实践建议静脉注射铜（2～4mg/d）6天，然后口服铜（3～8mg/d）直到水平恢复正常。在吸收不良的情况下，口服补充剂是长期补充的首选途径。铜补充剂有不同的片剂和胶囊形式，包括氧化铜、硫酸铜、葡萄糖酸铜和氨基酸螯合铜。这些补充剂之间的生物利用度差异尚不清楚。

参考文献

[1] 王质刚.血液净化学第四版[M].北京：北京科学技术出版社，2016：1498.

[2] 李宓.血液净化相关并发症第一版[M].北京：科学出版社，2016：315.

[3] CHANDRAKUMAR A，BHARDWAJ A.'t Jong GW.Review of thiamine deficiency disorders：Wernicke encephalopathy and Korsakoff psychosis[J].J Basic Clin Physiol Pharmacol，2019，30（2）：153-162.

[4] ARTS N J，WALVOORT S J，KESSELS R P.Korsakoff's syndrome：a critical review[J].Neuropsychiatr Dis Treat，2017，13：2875-2890.

[5] Kumar N.Nutrients and neurology[J].Continuum，2017，23（3）：822-861.

[6] Nishimoto A，Usery J，Winton J C，et al.High-dose parenteral thiamine in treatment of wernicke's encephalopathy：case series and review of the literature[J].In Vivo，2017，31（1）：121-124.

[7] SINHA S，KATARIA A，KOLLA B P，et al.Wernicke encephalopathy-clinical pearls[J]. Mayo Clin Proc，2019，94（6）：1065-1072.

[8] STOVER P J，FIELD M S.Vitamin B6[J]. Adv Nutr，2015，6（1）：132-133.

[9] BROWN M J，BEIER K.Vitamin B6 Deficiency（Pyridoxine）[J].Treasure Island，FL：StatPearls Publishing，2019.

[10] LAKDAWALA N，GRANT-KELS J M.Acrodermatitis enteropathica and other nutritional diseases of the folds（intertriginous areas）[J].Clin Dermatol，2015，33（4）：414-419.

[11] DOBSON R，ALVARES D.The difficulties with vitamin B12[J]. Pract Neurol，2016，16（4）：308-311.

[12] ANKAR A，KUMAR A.Vitamin B12 deficiency（cobalamin）[J].Treasure Island，FL：StatPearls Publishing，2019.

[13] AHMED M A.Metformin and vitamin B12 deficiency：where do we stand？[J].J Pharm Pharm Sci，2016，19（3）：382-398.

[14] FRANQUES J，CHICHE L，DE PAULA A M，et al.Characteristics of patients with vitamin B12-responsive neuropathy：a case series withsystematic repeated electrophysiological assessment[J].Neurol Res.March，2019，1-8.

[15] GÜNES, H N，BEKIRCAN-KURT C E，TAN E，et al.The histopathological evaluation of small fiber neuropathy in patients with vitamin B12 deficiency[J].Acta Neurol Belg，2018，118（3）：405-410.

[16] DE GREEF B T A，HOEIJMAKERS J G J，GORISSEN-BROUWERS C M L，et al.Associated conditions in small fiber neuropathy-a large cohort study and review of the literature[J].Eur J Neurol，2018，25（2）：348-355.

[17] HARRINGTON D J.Laboratory assessment of vitamin B$_{12}$ status[J].J Clin Pathol，2017，70（2）：168-173.

[18] FEDOSOV S N，BRITO A，MILLER J W，et al.Combined indicator of vitamin B$_{12}$ status：modification for missing biomarkers and folate status and recommendations for revised cut-points[J].Clin Chem Lab Med，2015，53（8）：1215-1225.

[19] LANGAN R C，GOODBRED A J.Vitamin B$_{12}$ deficiency：recognition and management[J]. Am Fam Physician，2017，96（6）：384-389.

[20] SOBCZYNSKA-MALEFORA A，HARRINGTON D J.Laboratory assessment of folate（vitamin B9）status[J]. J Clin Pathol，2018，71（11）：949-956.

[21] DE BATLLE J，MATEJCIC M，CHAJES V，et al.Determinants of folate and vitamin B$_{12}$ plasma levels in the French E3N-EPIC cohort[J].Eur J Nutr，2018，57（2）：751-760.

[22] KOIKE H，TAKAHASHI M，OHYAMA K，et al.Clinicopathologic features of folate-deficiency neuropathy[J].Neurology，2015，84（10）：1026-1033.

[23] GALLI F，AZZI A，BIRRINGER M，et al.Vitamin E：emerging aspects and new directions[J].Free Radic Biol Med，2017，102：16-36.

[24] ILANI T，IQBAL M P.Vitamin E deficiency in South Asian population and the therapeutic use of alpha-tocopherol（Vitamin E）for correction of anemia[J]. Pak J Med Sci，2018，34（6）：1571-1575.

[25] MYINT Z W，OO T H，THEIN K Z，et al.Copper deficiency anemia：review article[J].Ann Hematol，2018，97（9）：1527-1534.

[26] CAVALLIERI F，FINI N，CONTARDI S，et al.Subacute copper-deficiency myelopathy in a patient with occult celiac disease[J].J Spinal Cord Med，2017，40（4）：489-491.

[27] LÓPEZ MELERO E，RUÍZ-ROSO G，BOTELLA I，et al.Pancytopenia due to copper deficiency in a hemodialysis patient [in English，Spanish][J].Nefrologia，2019，39（4）：451-452.

[28] RAPOPORT Y，LAVIN P J M.Nutritional optic neuropathy caused by copper deficiency after bariatric surgery[J]. J Neuroophthalmol，2016，36（2）：178-181.

[29] AYLOR SW，LAUGHLIN R S，KUMAR N，et al.Clinical，physiological and pathological characterisation of the sensory predominant peripheral neuropathy in copper deficiency[J].J Neurol Neurosurg Psychiatry，2017，88（10）：839-845.

李　康（撰写）　李家瑞（审校）

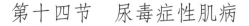

第十四节 尿毒症性肌病

一、概述

CKD 患者通常存在严重肌无力和耐力缺乏，尤其是透析患者。这往往会引起久坐习惯，导致透析患者进行性失健及并发症发病率和死亡率升高。运动可能会逆转或减轻失健影响并提高生存率。

二、定义

尿毒症性肌病（Uremic Myopathy），是指 CRF 并发的骨骼肌病，主要表现为肌组织减少和肌张力降低。

三、流行病学和风险因素

尿毒症性肌病的风险因素主要在于肾脏病本身的进展。尿毒症性肌病在 ESRD 患者（尤其是透析患者）中很常见，因为他们的身体机能明显下降。但症状轻微、进展缓慢、缺乏特异性诊断标准，因此可直接归咎于尿毒症的病理生理学过程的发生率并不明确。

CRF 患者有肌无力症状的比例约为 30%，详细检查后可高达 67%，其中大多近端和远端肌肉均受累，也可只累及近端肌肉，而肌萎缩仅占约 3%。

四、发病机制

尿毒症性肌病的确切病因尚未明确，但一般认为其病因是多方面的，大致包括以下几个方面。

（一）PTH 分泌过多

无论是原发性还是继发性甲状旁腺功能亢进均可导致近端肌肉软弱无力。CRF 患者常有继发性甲旁亢，导致 PTH 分泌增多。继发性甲旁亢开始于 CKD 病程早期，且随着肾功能的下降患病率逐渐增加。

PTH 的主要降解场所在肝、肾，前者主要降解完整的 PTH，而后者主要负责清除 PHT 的羧基末端碎片。肾功能衰竭时，PTH 羧基残端清除减少，使血中 PTH 含量增加。用放射免疫方法测定 PTH 及其残端的半衰期表明：完整的 PTH 和含氨基末端的 PTH 半衰期相对更短，活性消失快，而含羧基末端的 PTH 却可持续存在数天，且具有完整 PTH 的生物活性。在培育的肌细胞线粒体液中加入 PTH，会出现耗氧量下降、氧化磷酸化减少，表明 PTH 直接损害线粒体能量的产生、转运和利用。在骨骼肌中注入 PTH 后肌细胞内磷酸肌酸和 ATP 含量下降，肌酸磷酸激酶含量也降低，这表明 PTH 通过干扰酶系统影响肌细胞的能量代谢。

（二）维生素 D 缺乏

维生素 D 对于促进肌动蛋白合成、维持肌细胞正常能量代谢、维持肌细胞膜结构完整性以及调节肌细胞内钙离子平衡有着至关重要的作用。尿毒症患者常有维生素 D 缺乏，

1，25-二羟基维生素 D_3[1，25-Dihydroxyvitamin D_3，1，25-（OH）$_2D_3$]在肾脏生成减少而出现以下改变：①能量代谢障碍：缺乏维生素 D 的骨骼肌线粒体内 ATP 和磷酸肌酸浓度明显低于正常，同时耗氧量下降，表明 ATP 生成障碍。而 ATP 的减少又非特异性抑制 Na-K-ATP 酶，使细胞膜内外钠离子转运失常，影响肌细胞代谢。②肌动蛋白合成障碍：维生素 D 在肌肉收缩蛋白的合成过程中，可以促进氨基酸进入骨骼肌，促进肌动蛋白合成。维生素 D 缺乏时，骨骼肌中原肌凝蛋白和肌动蛋白明显减少，从而造成肌肉收缩力下降。③膜结构完整性受损：维生素在维持细胞膜的完整性及磷脂代谢方面发挥重要作用。当维生素 D 缺乏时，磷进入细胞膜磷脂减少，膜蛋白含量也降低，使结构的生化完整性受损而形成漏膜，且由于钠离子转运异常，细胞内钠离子浓度升高而钾离子减少，从而降低了肌细胞膜电位。④兴奋收缩偶联障碍：肌浆网对钙离子的摄取、贮存、释放和再贮存是兴奋收缩偶联中的重要环节。维生素 D 缺乏时，肌浆网对钙离子的摄取减少、钙离子的转运较正常肌组织明显下降，而补充 1，25-（OH）$_2D_3$ 后，肌浆网对钙的转运明显增加。

（三）肌细胞代谢障碍

1.糖代谢障碍

通常肌肉收缩的能量来源于肌细胞内糖的有氧氧化，此时肌细胞对氧和糖的摄取增多。随着肌肉收缩时间延长，氧供应不足，此时肌肉的能量来源依靠糖的无氧酵解和肌原分解，从而使肌肉乳酸生成增加。研究表明尿毒症患者的肌细胞对糖的摄取下降。用尿毒症患者血清培育处理的骨骼肌对葡萄糖的摄取率仅为正常的 25%，肌细胞内乳糖生成减少、含量下降，说明肌细胞对糖的摄取下降，并且存在糖的酵解、利用和氧化磷酸化障碍。

2.脂肪代谢障碍

正常情况下，肌细胞的脂肪代谢主要依赖于肉毒碱的转运作用。肌细胞线粒体膜对脂肪酸不通透，肉毒碱在氧化酰基肉毒碱酶的作用下与长链脂肪酸结合而进入线粒体内，随后肉毒碱与脂肪酸解离又释放到线粒体膜外再次结合，脂肪酸则在线粒体氧化分解产能。尿毒症患者血浆肉毒碱浓度下降，影响脂肪代谢。有关肉毒碱浓度下降的原因主要存在几种观点。一方认为主要原因是 HD 过程中肉毒碱的丢失，而另一方则认为主要原因是内源性肉毒碱的合成减少。内源性肉毒碱的前身丁香甜菜碱是在肾脏产生，然后转运至肝脏羟化成肉毒碱，因此肾功能衰竭时内源性肉毒碱生成减少。此外，还有一些研究认为是肾小管重吸收肉毒碱的能力下降。

3.蛋白质代谢障碍

蛋白质是肌肉中最重要的成分，为肌肉组织固体物质的四分之三。而尿毒症患者肌蛋白代谢存在显著异常，分解代谢增强、合成代谢降低。此外，蛋白质摄入不足和大量丢失也造成血清总蛋白的含量降低。

（四）EPO 缺乏

EPO 缺乏可引起肌病，但不清楚致病机制是相关贫血引起肌肉氧供下降和/或运动不足，还是 EPO 会直接作用于肌肉。采用 EPO 纠正贫血后，CKD 患者的耐力和力量提高。

EPO 治疗还可以改善肌肉结构。一项研究中的患者在纠正贫血前后接受了肌肉活检，结果显示贫血部分缓解后，患者的肌纤维直径增大且结构化异常减少，这些改变很可能是由肌肉氧供增加引起。EPO 治疗有望增强患者的肌肉力量和功能。

EPO 可能对肌肉有直接作用（即与贫血无关）。有研究发现，非尿毒症患者（无内源性 EPO 水平下降）通过输血纠正贫血后，肌肉功能似乎并未改善。

（五）透析通路

HD 通路可能对肌肉功能产生局部影响。前臂通路可能会影响所在手臂的大幅运动和精细运动技能。使用 HD 通路或 PD 导管时，患者也可能会因为担心损害通路或导管而减少活动。尽管医生常会对有不同通路的患者提出一些限制，例如限制腹膜导管置入患者游泳和提举重物；限制有 HD 导管的患者用有通路手臂提举、大量出汗或游泳等，但这些推荐的依据主要是个案报道。

（六）其他原因

肌肉收缩能量的最终来源是糖和脂肪酸的氧化。肾功能衰竭时，各种代谢产物在体内潴留，患者常有厌食、恶心、呕吐等症状，影响营养物质的摄入消化和吸收。

静止状态下肌肉所贮存的 ATP 仅能供肌肉剧烈收缩 0.5s。正常情况下，磷酸肌酸在肌酸磷酸激酶的作用下，将高能磷酸键转到 ADP 分子上形成 ATP，补充 ATP 的消耗。尿毒症患者肌肉中肌酸和无机磷酸盐升高，表明肌酸与无机磷酸盐的肌酸磷酸化过程受损。有研究认为这是因为尿毒症患者血清中过量的 PTH 抑制了肌酸磷酸激酶。

五、临床表现

尿毒症性肌病作为 CRF 患者并发的骨骼肌病，以肌组织减少和肌张力降低为特点。主要临床表现为肌力弱、肌疲劳和运动后痛性肌痉挛，以下肢近端肌肉明显。

肌活检光镜下可见不同程度的肌萎缩及变性，部分患者肌肉毛细血管管腔闭塞，小动脉增厚，管壁有细颗粒状钙盐及类脂质沉着，组织化学检查显示以II型肌纤维萎缩明显，电镜下可见肌原纤维附近的 Z 盘排列紊乱、细肌丝消失而被某些不定型的物质所代替。可通过症状及病理结果综合诊断本病。

六、处理措施

尿毒症性肌病的发病机制是多方面的，而根本病因是肾脏病本身，所以其治疗的根本原则是对肾脏病的治疗，在这一基础上针对引起肌病的不同病因给予综合治疗。

（一）减少 PTH 分泌

2017 年 K/DIGO 指南建议：对于全段 PTH 水平进行性升高或持续高于正常上限的患者，建议首先评估可变因素，比如高磷血症、低钙血症、高磷摄入和维生素 D 缺乏等。治疗方案的确定要基于病情的动态变化，而不是某一项实验室检测数据。

1.药物治疗

包括补充钙剂；使用磷结合剂，如碳酸镧；应用 1，25-（OH）$_2$D$_3$，如骨化三醇；钙敏感受体激动剂，如西那卡塞等。

2.手术治疗

大多数肾脏病专家建议患者在内科药物治疗无效且 PTH 浓度持续高于 1000pg/mL 时可考虑手术治疗。甲状旁腺手术的方式有三种，即次全切除术、全切术加自体移植、全切术，大部分手术方案选择次全切除术或全切术加自体移植，但尚没有足够的数据显示哪种手术方式更好。

（二）促进肌蛋白合成

补充必需氨基酸，可配合使用维生素 B₆ 以促进肠道对必需氨基酸的吸收，也可合用一些能量合剂，如 ATP、辅酶 A 和细胞色素 C 以促进糖、脂肪和蛋白质的代谢。

（三）治疗贫血

非透析 CKD 患者一般在血红蛋白水平＜10g/dL 时才需要红细胞生成刺激剂（Erythropoiesis-Stimulating Agents，ESAs）。但我们会留意共存疾病较少的 CKD 年轻患者有无贫血症状，他们可能会在血红蛋白水平较高时就出现症状，尤其是尝试按照推荐保持积极生活方式的患者。此时我们会与患者讨论潜在的利弊，并在血红蛋白水平≥10g/dL 时给予 ESAs。

（四）运动治疗

尿毒症患者运动疗法可以提高骨骼肌肌量，改善日常生活活动能力。同时还有相关研究显示尿毒症患者运动疗法可改善 CV 功能，减少 CVD 危险因素，对心功能、血管内皮功能障碍有改善作用，可以改善机体氧化应激、炎症状态，并对脂代谢产生影响，有利于血压的控制。

七、预防措施

尿毒症性肌病是由多种因素导致的，改善其预后除了病因治疗外，还应当采取综合的治疗以及预防措施。

平时应注意合理的饮食治疗，补充蛋白质必需氨基酸配合以各种维生素、微量元素等，有助于提高肌肉功能。同时应当强调低脂饮食，并进行适当的活动，同时还应当采取一些措施，纠正贫血钙磷代谢紊乱以及电解质紊乱等。

参考文献

[1] Kim Kyoungrae，Anderson Erik M，Thome Trace，et al.Skeletal myopathy in CKD：a comparison of adenine-induced nephropathy and 5/6 nephrectomy models in mice.[J].American journal of physiology.Renal physiology，2021：228-230.

[2] Jabbari Bahman，Vaziri Nosratola D.The nature，consequences，and management of neurological disorders in chronic kidney disease[J].Hemodialysis international.International Symposium on Home Hemodialysis，2018，22（2）：121-123.

[3] Antonia eKaltsatou，Giorgos K.Sakkas，Konstantina ePoulianiti，et al.Uremic myopathy：Is oxidative stress implicated in muscle dysfunction in uremia？[J].Frontiers in Physiology，2015，6：561-563.

[4] Dharmendra Bhadauria，Nitin Agarwal.Uremic myopathy[J].Clinical Queries Nephrology，2012，1（4）：745-746.

[5] Ya-Jing Pan，Si-Jia Zhou，Jin Feng，et al.Urotensin II induces mice skeletal muscle atrophy associated with enhanced autophagy and inhibited irisin precursor（fibronectin type III domain containing 5）expression in chronic renal failure[J].Kidney & Blood Pressure Research，2019，44（4）：339-341.

[6] Geng Zhenbo，Wei Lianbo，Zhang Chunhua，et al.Astragalus polysaccharide，a component of traditional Chinese medicine，inhibits muscle cell atrophy（cachexia）in an in vivo and in vitro rat model of

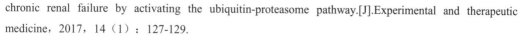

chronic renal failure by activating the ubiquitin-proteasome pathway.[J].Experimental and therapeutic medicine，2017，14（1）：127-129.

[7] 贾彦诺，高志华，徐然东，等.慢性肾衰竭继发性甲状旁腺功能亢进的相关因素分析及治疗[J].中国老年学杂志，2015，35（11）：3182-3184.

[8] 王明，汪东涛，尹懿，等.Wnt7a-Akt/mTOR 信号通路在肾衰营养胶囊改善慢性肾衰竭大鼠骨骼肌萎缩中的作用[J].南方医科大学学报，2015，35（8）：51-52.

[9] Glucocorticoids activate ubiquitin transcription in muscle by an indirect mechanism involving suppression of PI 3-kinase：implications for muscle atrophy and chronic kidney failure[J].Journal of Renal Nutrition，2008，18（3）：375-377.

[10] 丛志强.尿毒症性肌病[J].国外医学.神经病学神经外科学分册，1988（04）：213.

[11] 蒋云生.尿毒症性肌病[J].国外医学.泌尿系统分册，1986（03）：11-13.

[12] Thome Trace，Kumar Ravi A，Burke Sarah K，et al.Impaired muscle mitochondrial energetics is associated with uremic metabolite accumulation in chronic kidney disease.[J].JCI Insight，2020：175-178.

[13] Abd El Naby Sameh A.，Bahbah Wael A.，Kasemy Zeinab A.，Mahmoud Asmaa A.Neurophysiological and neuroradiological changes in children with chronic kidney disease[J].Frontiers in Pediatrics，2020：154-155.

[14] Irma Machuca-Gayet，Thomas Quinaux，Aurélia Bertholet-Thomas，et al.Bone disease in nephropathic cystinosis：beyond renal osteodystrophy[J].International Journal of Molecular Sciences，2020，21（9）：215-217.

[15] Trace Thome，Madeline D.Coleman，Ravi A.Kumar，et al.Chronic kidney disease causes skeletal mitochondrial myopathy through disruption of the electron transport system[J].The FASEB Journal，2020，34（S1）：161-163.

[16] CLYNE N，ESBJÖRNSSON M，JANSSON E，et al.Effects of renal failure on skeletal muscle[J].Nephron，1993，63：395.

[17] CAMPISTOL J M.Uremic myopathy[J].Kidney Int，2002，62：1901.

[18] DAVENPORT A，KING R F，IRONSIDE J W，et al.The effect of treatment with recombinant human erythropoietin on the histological appearance and glycogen content of skeletal muscle in patients with chronic renal failure treated by regular hospital haemodialysis[J].Nephron，1993，64：89.

[19] THOMPSON C H，KEMP G J，TAYLOR D J，et al.No effect of blood transfusion on muscle metabolism[J].Q J Med，1992，85：897.

[20] TAWNEY K W，DINWIDDIE L，SCHRODT，et al.Changes in upper extremity function associated with vascular access creation[J].J Am Soc Nephrol，2001，12：251A.

[21] PAINTER P，TAYLOR J，WOLCOTT S，et al.Exercise capacity and muscle structure in kidney recipient and twin donor[J]. Clin Transplant，2003，17：225.

郭　婵（撰写）　李家瑞（审校）

第十五节　肌肉减少症

一、概述

随着肾脏替代治疗技术的发展，尿毒症患者的生存期越来越长，许多相关并发症也随之出现，如肌肉减少症（简称肌少症）等。肌少症的概念最早产生于 1989 年，由欧文·罗森伯格提出，主要见于老年人、长期卧床者及慢性疾病患者。在 HD 人群中，肌少症更是普遍存在，老年患者尤其多见，且常伴随营养状态差、生活质量低和死亡风险高等情况。肌少症也是 HD 患者预后较差的标志，然而药物干预一直不令人满意，核心管理策略仍然是体育锻炼和营养补充。

二、定义

尿毒症肌少症是指尿毒症患者由于食欲减退、蛋白摄入减少、慢性炎症等原因导致的肌肉力量降低，选择性肌肉改变和明显肌肉萎缩。临床主要表现为肌力及肌肉功能减退、生理及心理功能较差、行走及站立困难、平衡力下降、易摔倒、易致残、易疲劳和抑郁等。

三、流行病学资料

目前在世界范围内，MHD 患者中，尚没有较大规模的肌少症患病率的调查。Lamarca 等人对 102 名年龄>60 岁的 MHD 患者进行横断面研究，发现在不同的检测方法和标准下限中，肌少症的患病率为 4%~63% 不等；根据一种以上的诊断标准确诊肌少症的患病率为 2%~15%。Ren 等研究 131 例 MHD 患者样本，发现肌少型患者的 1 年生存率为 88.9%，显著低于非肌少型患者。Abdala 等人的研究样本中肌肉减少症的患病率男性为 11.1%，女性为 25%。也有学者认为，尿毒症肌少症发病率并无性别差异。Yoowannakul 等研究 600 例不同种族肌少症患者，发现亚洲 HD 患者肌少症患病率（68.3%）较黑人（27.1%）和白人（36.6%）患者更高。李兰等进行的 Meta 分析显示，MHD 患者肌少症总患病率为 31.2%（95%CI：24.9%~37.6%），亚洲患者患病率为 31.8%（95%CI：24.0%~39.6%），男性肌少症患病率较女性患者高（37.0% vs 28.0%），使用亚洲肌少症工作组（Asian Working Group for Sarcopenia，AWGS）诊断标准肌少症患病率高于欧洲老年肌少症工作组（European Working Groupon Sarcopenia in Older People，EWGSOP）诊断标准（36.8% vs 26.2%）。

四、危险因素

1.肠道菌群失调

研究表明，在老年 CKD 患者中，骨骼肌减少症患者的肠道微生物群与非骨骼肌减少症患者不同。Qifan Zhou 等人通过对 60 名 MHD 患者进行对照研究，发现合并肌少症患者的肠道菌群多样性和结构发生了改变,提示肌少症的发生可能受到肠道菌群的影响,但具体机制尚不清楚。

2.糖尿病

多项研究表明,糖尿病的存在是 MHD 人群肌少症的一个独立因素,也是该人群全因死亡率的一个独立预测因子。Mori 等人通过对 308 例 MHD 肌少症患者进行 9 年的随访中发现肌少症患者的全因死亡率明显高于无肌少症患者。

3.血浆 BDNF

Miyazaki 等人对 20 例老年 MHD 患者进行回顾性横断面研究,发现血浆 BDNF 水平在严重肌少症患者中显著降低,血浆 BDNF 浓度与肌力和物理性能相关(如 6 米步行试验、短物理性能电池试验和 5 次椅子站立试验),也与体重、HD 年份、血清总蛋白和吲哚酚硫酸酯水平相关。这提示它或许可以作为 HD 患者骨骼肌减少的潜在生物标志物,来预测和诊断肌少症。

4.其他

在 HD 患者中,年龄增长、营养不足、骨质疏松、低体力活动、步态速度、抑郁状态、厌食症、身体脂肪百分比、炎症都是肌少症的危险因素。有学者认为男性也是危险因素之一,但也有学者认为肌少症并无明显性别差异。

Yuenyongchaiwat 等对 104 名 MHD 患者进行横断面研究,发现与没有肌少症的患者相比,肌少症患者的体力活动更低,抑郁评分更高。Song 等通过对 88 例 MHD 患者进行随访的横断面研究,发现血清羰基蛋白与过度水合和肌减少症显著相关,它可能是透析患者死亡率的一个新的预测因子。Medeiros 等发现,MHD 患者中,高血清骨硬化蛋白与低骨骼肌质量指数存在独立相关;糖尿病 HD 患者血清骨硬化蛋白浓度较高,且与肌肉质量呈负相关。Lin 等发现,低血清瘦素水平与 MHD 患者的肌少症独立相关,但需要进一步的研究来确定循环瘦素水平和尿毒症肌减少症之间的因果关系。Jorge L 等通过 63 人的对照实验发现,线粒体功能障碍与较差的身体表现相关,可能导致肌肉间脂肪组织增多、炎症和氧化应激标志物增加。他们还发现 MHD 患者骨骼肌中的线粒体碎裂和动力相关蛋白 1(线粒体裂变的标记物)含量增加,且线粒体功能障碍可能在 MHD 开始之前就已经出现。这也许将是预防肌少症的新靶点。

五、发病机制

1.肌肉蛋白质消耗

尿毒症肌少症的病因及发病机制为多因素的,包括持续性肌肉蛋白消耗、炎症、代谢性酸中毒、食欲下降、活动与锻炼减少、胰岛素抵抗、肌抑素及血管紧张素-II过度表达、性别及性激素的影响等。与 CKD 相关的并发症,如代谢性酸中毒、胰岛素抵抗、炎症、血管紧张素-II水平的增加、饮食调节的异常、受损的微小 RNA 应答等激活了致蛋白质消耗的代谢旁路,包括泛素-蛋白酶体系统、半胱氨酸天冬氨酸蛋白酶-3、溶酶体、肌抑素(一种骨骼肌生长的负调节因子)等促进了肌肉蛋白质的消耗,HD 过程刺激了蛋白降解,蛋白质合成减少,即使很小的蛋白合成与降解不平衡的存在,也会造成持续性的蛋白损失。胰岛素抵抗抑制胰岛素释放,减少糖原利用,增加肝糖原的产生,肝脏、骨骼肌糖原摄取减少,细胞内葡萄糖代谢受损。

2.激素的影响

肌抑素、卵泡抑素、性激素及生长激素也会影响肌肉的分解代谢。肌抑素及卵泡抑素是转化生长因子β的家族成员，在尿毒症恶病质中，肌抑素表达增加，对肌肉质量及生长起负性调节作用，导致肌肉萎缩。卵泡抑素可能是肌抑素拮抗剂，其过度表达可能会显著改善肌肉质量，但具体机制尚不清楚。睾酮能够增加肌肉质量及力量，睾酮不足会导致肌肉质量减少。CKD 男性患者中，睾酮缺乏很常见。雌激素能影响肌肉力量，而 CKD 女性患者在早期即有雌激素的缺乏及月经稀少。CKD 患者还存在生长激素抵抗，这被认为是蛋白质分解代谢及肌肉消耗增加的潜在原因，可由胰岛素样生长因子 1（Insulin-Like Groeth Factors 1，IGF-1）合成代谢激素对骨骼肌中蛋白质转换的抵抗以及 ESRD 中胰岛素样生长因子（Insulin-Like Groeth Factors，IGF）生物活性的降低来解释。

3.摄入减少

尿毒症患者由于尿毒症相关的胃肠道症状、识别气味能力下降、抑郁、调节食欲的相关激素（如瘦素、胃饥饿素）紊乱等导致食欲下降，蛋白质摄入不足，影响肌肉的合成代谢。维生素 D 水平与肌肉力量、功能表现等有关，在一些代谢途径中，如免疫调节、胰岛素抵抗、炎症、骨骼肌细胞增殖与分化等起重要作用。肾功能正常，而维生素 D 不足的 CKD 患者，肌肉收缩的舒张期延长，补充维生素 D 能够改善肌肉功能，降低摔倒率，且它可能影响老年人的肌纤维组成和形态。

4.尿毒症毒素与氧化应激

在尿毒症毒素中，硫酸吲哚显著抑制成肌细胞的增殖和肌管的形成。Yuki Enoki 等人发现硫酸吲哚增加了成肌细胞中与骨骼肌损伤相关的因子（如活性氧和炎症因子），还能促进肌肉萎缩相关基因、肌生成抑制素的产生，进而加速骨骼肌萎缩。

另一种尿毒症毒素高级氧化蛋白产物，同样会增加氧化应激。Hiromasa Kato 通过回顾性研究发现 HD 合并肌少症患者血清高级氧化蛋白产物水平高于非肌少症患者，且该产物水平与握力、骨骼肌指数呈负相关，与氧化应激标志物半胱氨酸白蛋白呈正相关。在动物实验中发现高级氧化蛋白产物在 C2C12 成肌细胞中，通过 CD36/还原型辅酶 II（Nicotinamide Adenine Dinucleotide Phosphate，NADPH）途径产生活性氧增加了萎缩素第 1 基因（atrogin-1 gene）和肌生成抑制素的表达，减少了肌管的形成；另外还可诱发线粒体功能障碍。

AGEs 也是一种典型的尿毒症毒素，有研究表明，在接受透析的患者中，血清 AGEs 水平随虚弱状态加重显著升高，并与身体表现和活动呈负相关。动物研究显示，AGEs 的积累，可能与线粒体功能障碍有关。

六、临床表现及诊断

肌少症目前没有统一的检测方法，诊断依靠于肌量、肌力、肌肉功能等检查。国际肌少症工作组（International Working Group on Sarcopenia，IWGS）、EWGSOP 及 AWGS 提出了各自的诊断方法及标准（见表 3-10）。

表 3-10　各肌少症工作组关于肌少症的诊断

工作组名称	诊断标准			
	肌量		握力	步速
IWGS	ASM/height²: 男＜7.23kg/m²	女＜5.67kg/m²		＜1.0m/s
EWGSOP	SMI: 男＜10.76kg/m²	女＜6.76kg/m²	男＜30kg 女＜20kg	＜0.8m/s
AWGS	ASM/height²: 男＜7.0kg/m²　女＜5.4kg/m²（DXA） 或＜5.7kg/m²（BIA）		男＜26kg 女＜18kg	＜0.8m/s

注：ASM：Appendicular Skeletal Mass，四肢骨骼肌质量；height：身高；SMI：Skeletal Mass Index，骨骼肌质量指数=骨骼肌质量/身高²；DXA：Dual Energy X-Ray Absorptiometry，双能 X 线扫描法；BIA：Bioelectrical Impedance Analysis，生物电阻抗法。

1.肌肉质量的测定

肌肉质量可以通过多种方法测量，常用的方法有人体测量学、DXA、BIA、CT、MRI、超声、尿中代谢物等。

（1）双能 X 线吸收法：双能 X 线吸收法是目前最为广泛的肌肉质量测量方法，其测量时间短、准确性高，主要用于测量四肢骨骼的肌肉量。水肿、透析等原因会影响肌肉质量测量的准确度，双能 X 线吸收法具有分辨不同身体成分的优势。

（2）BIA：BIA 虽易受外部环境干扰，但因其便携性及低成本，被广泛用于社区筛查。BIA 常以 SMI 代表肌肉质量，正常男性 SMI≥10.76kg/m²，女性 SMI≥6.76kg/m²。为减少透析造成的影响,使用 BIA 测量推荐在透析 1h 后进行。然而 Piyawan Kittiskulnam 认为，骨骼肌质量归一到身高的平方可能低估了低肌肉质量的发生率，特别是在接受 HD 的超重和肥胖患者中；在接受 HD 的肥胖患者中，有效检测骨骼肌减少症需要调整体型。还有学者认为，在 MHD 患者中，通过生物阻抗分析评估瘦骨嶙峋的组织会低估肌肉减少症的患病率。

（3）人体测量学：人体测量学具有无创和简单等优点，但测量人员需经过专业培训，测试准确度受年龄、性别等影响，有研究显示用人体生物学数据评估肌肉质量更适用于男性。

（4）DXA：DXA 因低辐射、扫描时间短、多信息等广泛应用于肌少症的研究及临床实践中，但由于设备运行、维护成本较高及非便携性，使其应用受到限制。

（5）CT、MRI 检测：对肌肉的测量更加敏感，Tomoaki 认为横断面 CT 法测定腰肌指数可作为 HD 患者生物阻抗分析的替代方法。然而由于 CT 辐射大、MRI 昂贵、测量耗时等，目前一般不用作肌少症的常规筛查工具。

（6）肌肉超声：肌肉超声通过测量肌肉厚度、横截面积等来推算肌肉质量。Matsuzawa 等使用内置超声仪计算股直肌的横截面积，再以此为依据诊断为肌少症的患者中，96%符合 BIA 诊断标准。这说明超声对于肌少症患者具有良好的鉴别能力，应用于临床有效可行。

2.肌肉力量的测量

握力测量由于成本低、有效、易使用，被认为是一种测量肌肉力量可行而方便的方法。握力不仅能反映前臂肌肉的力量，还与腿部力量有关，低握力是运动能力低的临床标志，比低肌肉质量更能预测临床结局。握力器是最常用的握力检测工具，包括液压式、弹簧式或其他金属弹性体握力器，检测时均建议使用优势手或两只手分别使用最大力量抓握，测试至少2次，选取最大数值。研究显示，对于握力<35kg的人群，液压式和弹簧式握力器测得的数据并无显著性差异；但对于握力>45kg的人群，液压式握力器测得的数值则更高，以上三种握力器均可用于肌少症的诊断，但不建议不同设备测量的结果直接进行比较。此外，为了避免人工读数误差，推荐使用数字显示的电子握力器以保障数据的准确性。

膝关节屈伸力量测定是测量下肢肌肉力量最为精确的方法，但需使用等速肌力测试仪测定，该仪器昂贵且操作复杂，目前仅用于科研领域。5次起坐试验可作为替代测量下肢力量的简便方法，主要测定股四头肌群力量。测定时使用一张高度约46cm的座椅，记录受试者在不使用手臂的前提下用最快的速度连续完成5次起立—坐下动作所需的时间，该方法简单、便捷，可在临床中广泛使用。

3.肌肉功能的测定

评估肌肉功能的方法有简易机体功能评估法、日常步速评估法、站起步行试验、爬楼试验、6min步行测试等。

简易机体功能评估法是肌肉功能的综合性测量，是一种研究及临床实践的标准性测量。简易体能状况量表包含3个部分：三姿测试，即双足并拢站立、双足前后半串联站立和双足前后串联站立，每个姿势测试10s；步速测试；5次起坐试验。单项测试分值为4分，总分为12分，分数越高者体能越好。

日常步速评估法是简易机体功能评估法中的一部分，也能用作研究及临床实践的单一参数，而且步速是最为简单、快速、安全的机体功能评估方法。测量时指导受试者以常规步行速度通过一定的测试区域，中途不加速不减速，并至少测量2次，计算其平均数值。目前国际上常用的短距离步速测量距离有4m、4.57m和6m，哪一种距离为最佳测量距离目前尚无定论。由于短距离步速的测量影响因素较多，推荐使用6m步速。研究显示，使用人工秒表测量的步速值低于电子化测量的数据（平均速度慢10.6cm/s±5.1cm/s），故更推荐使用电子化测量设备以减少人为操作误差。

站起步行试验可综合反映个体的平衡能力和步行能力。测量受试者从高度约46cm的座椅上起立，以最快、最稳的速度完成3m往返步行，最后重新坐回椅上，测量至少重复2次，记录最短时间。

6min步行测试可较为客观地评价受试者的运动耐量。选择室内封闭走廊平直坚硬的地面，路长设置达50m，折返处及起始点分别设置标记。计时器设定到6min。受试者在设置区间内尽自己体能往返行走，6min时试验结束时标记好停止的地点，记下计数器纪录的圈数，统计患者总步行距离。

患者进行身体活动功能测试时，医护人员应特别注意患者的病情，尤其对透析患者进行测试时应调整运动方法和强度，防止损伤瘘口。

4.理化指标

肌酐生成率是从透析前和透析后的血液测试中计算出来的,使用动力学模型作为全身肌肉质量的指数。肌酐生成率是衡量肌肉质量的简单指标,可预测 HD 患者的长期死亡率。肌酐指数与骨骼肌强度显著相关,突显其作为一种新的临床实用的 HD 患者肌减少症预测指标的价值。改良肌酐指数作为肌肉质量的替代标记物也可以很好地预测临床结果,可能对 HD 患者的肌减少症提供额外的诊断和预后价值。Stanislas Bataille 等在 111 例患者的横断面观察性研究中发现预测骨骼肌减少症的最佳参数是 BMI;中臂围可以预测肌减少症,但其准确性不如 BMI;中腿围仅在男性中预测肌减少症。也有学者指出,稳定的体重可能会掩盖由于同时脂肪增加而导致的肌肉减少,因此评估患者的身体成分更加重要。

5.筛查

简易五项调查问卷(SARC-F)[肌肉力量 S(Strength)、辅助行走 A(Assistanceinwalk)、起立 R(Risefrom Achair)、爬楼梯 C(Climb Stairs)-跌倒 F(Falls)]是一项被广泛使用的肌少症自我筛查工具,包含 5 项评估内容,得分范围为 0~10 分,分数越高者肌少症的风险越高,总分≥4 分为筛查阳性。简易五项调查问卷联合小腿围(SARC-CalF)中添加了小腿围作为一项评估参数,得分范围 0~20 分,评分≥11 分为筛查阳性。中国区人群的调查研究结果显示,使用 SARC-F 诊断肌少症的特异度高达 98.1%,但其敏感度仅为 29.5%,容易漏诊早期的可疑肌少症患者;而使用 SARC-CalF 筛查肌少症的敏感度则增加至 60.7%,特异度也可达 94.7%。此外,最近的一项研究结果显示,单纯小腿围测量筛查肌少症的敏感度即可高达 80.4%,特异度也可达 71.8%。因此,更推荐使用小腿围或 SARC- CalF 用于肌少症的自我筛查。

七、处理措施

(一)营养支持

对于没有并发症的 HD 患者,即使每天摄入 1g/kg 优质蛋白,部分患者仍会出现营养不良。MHD 患者若过于严格控制饮食,加之恶心、呕吐等其他原因导致的食欲下降等原因都会导致蛋白质和能量摄入不足,因此营养支持能够一定程度上改善其营养状态。推荐肌少症和可能肌少症的患者首先进行必要的营养筛查,如使用 Mini 营养评估量表进行营养状况的评估;对于住院的严重肌少症患者,建议检测营养生化指标,如白蛋白、前白蛋白、转铁蛋白、视黄醇结合蛋白等。再根据营养评估结果给予足够的能量摄入,尤其是足量的蛋白质,来保证肌肉量和肌肉质量。推荐 MHD 患者热量摄入≥146.44kJ/(kg·d),蛋白质摄入≥1.2g/(kg·d),蛋白质摄入需平均分布于每日的 3~5 餐中。富含亮氨酸的优质蛋白质有利于促进蛋白质合成、减少肌少症的发生,推荐肌少症患者亮氨酸的最低摄入量为 55mg/(kg·d)。此外,β-羟基-β-甲基丁酸是一种被广泛用于健身者或者运动员的亮氨酸代谢产物,适当补充对于肌少症具有有效的预防与治疗作用。

对于口腔咀嚼功能下降、胃肠道消化功能明显减退的肌少症患者,推荐自由进食的同时,进行口服营养制剂的补充,并根据病情个体化选择适宜的肠内营养制剂来降低营养不良风险。多项研究显示一定的口服营养补充剂能够提高血清白蛋白及前白蛋白等,并能够改善肌少症相关的不良结局。Yue Lu 等使用大量口服营养补充剂(大量营养素、乳清蛋白、必需氨基酸和其他营养素的混合物）对 MHD 肌少症患者干预 48 周，发现透析患者瘦 BMI 有显著改善，且没有发现口服营养补充剂对肌肉力量或身体表现产生不良影响，但证据有限。因此加强 MHD 患者的营养评估可以在一定程度上预测肌少症的发生，以便采取进一步的干预措施。

（二）运动

1.抗阻力运动

运动锻炼对生理功能的维持有着积极作用，抗阻力运动可增加老年人I型和II型肌纤维横断面积和肌肉质量，从而增加肌肉力量。阻力训练是指通过哑铃、自由重量器、弹性疗法带和体重本身等外部阻力产生骨骼肌收缩的任何体育活动。多项研究显示运动能够改善肌少症患者的肌肉质量及功能。例如：每周至少 2 次的阻抗运动，能提高 HD 患者的肌肉质量和力量。为期 12 周的透析内渐进式阻力训练也被证明可以使 MHD 患者的肌肉体积和力量都有所增加。为期 8.6 周的心肺健身训练，可以增加 MHD 患者的下肢力量，同时也观测到右股外侧肌中与骨骼肌蛋白合成和肥大有关的许多蛋白质 mRNA 的水平发生了变化。这些 mRNA 水平的变化可能促进骨骼肌蛋白质积累和肥大。连续12 周、每周 3 次接受高或中等强度阻力锻炼，即使不影响肌肉质量，也能有效改善身体活动，减少微炎症反应。此外，不少研究者认为，通过渐进式力量训练、适当补充维生素 D 和摄入蛋白质相结合，可能会改善 MHD 患者的跌倒和骨折风险。

2.有氧运动

有氧运动可以增加骨骼肌线粒体数量，与其诱导线粒体基因转录增加有关。有氧运动后肌肉线粒体含量增加及功能改善可减少氧化应激并提高运动能力。大量的实验已经证实有氧运动可以有效地缓解炎症，改善 MHD 患者的营养、骨密度和运动耐受性。值得注意的是，一项关于运动对 MHD 患者的体力、炎症和营养状况作用的研究表明，有氧运动后再进行阻力训练并不能提供更多的好处，可能是导致额外抗阻训练无效的一个因素。另外，使用计步器也可以对患者起到督促运动的作用，从而减少脂肪量、保留肌肉量。

3.其他

呼吸肌肉训练可降低 MHD 患者氧化应激，改善肺功能，增加运动耐受性。一项荟萃分析显示：在老年人群中，全身振动比常规力量训练组效果更佳，可以显著降低运动带来的风险。对于不便运动的 MHD 患者来说，全身振动与适当的电刺激均是一项不错的选择。中国传统保健功法（例如五禽戏、易筋经、八段锦、六字诀等）是抗阻力运动与有氧运动的结合，且具有不限场地、无须器材辅助、刚柔相济等诸多特点，尤其适合以久坐为特点的 MHD 患者练习。戴祺洁通过研究发现八段锦功法锻炼可改善 MHD 患者生活质量，包括生理健康和精神健康，对稳定血压有一定效果。

（三）药物治疗

性激素、维生素 D、炎症等均与肌少症发生有关。应用不同的措施对肌少症进行干预治疗，如应用性激素（睾酮、雌激素等）或生长激素、应用雄激素或生长激素受体调节剂、补充维生素 D、预防及治疗代谢性酸中毒、抗炎等，均能够改善肌肉功能，但目前用于临床治疗肌少症的证据仍不够充分。

1.激素

尿毒症肌少症患者的发病机制可能与多种激素相关。研究表明，睾酮和雌激素可促进肌肉合成，增加肌肉力量，是最重要的延缓骨骼肌衰老的药物之一。Jo-hansen 等对 14 例透析患者给予去甲睾酮治疗，对照组给予安慰剂治疗，6 个月后结果显示，透析患者瘦体重明显增加，肌肉功能得到改善。Lee 等给予患者补充鸢尾素，发现其可改善患者肌肉功能。Ouppatham Supasyndh 等经过对照实验发现合成代谢类固醇羟甲基酮可以显著增加 MHD 患者无脂量、握力、肌肉中肌球蛋白重链 2×、IGF-I 和 IGF-II 受体 mRNA 水平，并且减少脂肪量。但它也会导致肝损伤。总的来说，目前并没有足够的证据支持建议为患有肌少症的 MHD 患者补充合成代谢激素。

2.维生素 D

维生素 D 在尿毒症肌少症患者中应用广泛，可以通过关键分子通路来调控肌肉，促进肌源性分化，不但可以改善肌肉功能，还可以缓解患者骨质疏松症状，增进肌肉功能。Mori 等对 68 例肾脏病患者进行研究，干预组给予 1, 25-（OH）$_2$D$_3$ 治疗，随访 1 年后，结果显示，干预组男性患者的肌肉质量明显增加。然而现有的证据并不足以支撑补充维生素 D 可以有效较少肌少症的建议。

3.碳酸氢钠

代谢性酸中毒是 ESRD 患者常见的并发症之一，将饮食与碳酸氢钠补充治疗相结合，纠正代谢性酸中毒，可以延缓肌少症的发生与进展。研究表明，口服碳酸氢钠可有效改善营养状况和增加瘦体重。Verove 等给予 18 例代谢性酸中毒 ESRD 患者口服碳酸氢钠溶液，随访半年后结果显示，患者血清白蛋白水平提高，患者营养状况改善，肌肉功能较好。

4.其他

CKD 透析患者的骨骼肌肌酸随着透析时间的延长而减少，伴随的细胞损伤积累导致肌肉骨骼功能恶化和生活质量下降。因此，为了抵消肌酸的消耗，Theo Wallimann 等建议 CKD 患者补充肌酸。为了避免口服肌酸引起的肌酸和液体超载，建议在透析液中补充肌酸（最终浓度为 1～10mm）。在透析过程中肌酸通过反扩散进入患者的循环，经过血液运输到靶细胞和器官。肌酸必须在透析前立即以固体肌酸粉或从冷冻肌酸溶液中加入到透析液中，或者肌酸可以成为一种新型干式透析液混合物的附加成分。

Yu-Li Lin 等发现 ARB 对肌力具有潜在保护作用，然而，这一结论还需要进一步的纵向随访和干预研究来证实。

（四）心理干预

CKD 患者经常经历抑郁和绝望，在不同阶段的 CKD 患者中，绝望和抑郁都预示着肌减少症。Kurita 等认为提供抗抑郁药物治疗或目标导向的教育项目来缓解抑郁或绝望可能是预防肌少症的有效选择。此外，还可以通过运动干预缓解患者因衰弱导致的负性情绪，例如瑜伽疗法可以改善透析患者的衰弱状态，降低患者的抑郁程度。

八、预防措施

肌少症在尿毒症患者中发生率较高，且与患者的致残率、功能衰竭、病死率等不良临床结局有关，严重影响患者生活质量，已成为该类人群一大健康挑战，但其在临床工作中该病又常常被忽略。目前对于透析患者肌少症的筛查、诊断标准、推荐治疗方案还没有被广泛认可共识，然而即便如此，临床医生仍然应该对患者进行积极筛查，使用"筛查—评估—诊断—干预"的诊疗路径，做到早发现、早诊断、早治疗，提高患者的生活质量，降低病死率。

参考文献

[1] MACEDO C，AMARAL T F，RODRIGUES J，et al. Malnutrition and sarcopenia combined increases the risk for mortality in older adults on hemodialysis[J].Front Nutr，2021，8.

[2] INABA M，OKUNO S，OHNO Y，Importance of considering malnutrition and sarcopenia in order to improve the QOL of Elderly Hemodialysis Patients in Japan in the Era of 100-Year Life[J].Nutrients，2021，13（7）.

[3] F LAMARCA，J J CARRERO，J C D RODRIGUES，et al.Prevalence of sarcopenia in elderly maintenance hemodialysis patients：the impact of different diagnostic criteria Nutr[J].Health Aging，2014，18（7）：710-717.

[4] REN H，GONG D，JIA F，et al.Sarcopenia in patients undergoing maintenance hemodialysis：incidence rate，risk factors and its effect on survival risk[J].Ren Fail，2016，38（3）.

[5] S YOOWANNAKUL，K TANGVORAPHONKCHAI，S VONGSANIM，et al.Differences in the prevalence of sarcopenia in haemodialysis patients：the effects of gender and ethnicity[J].Hum Nutr Diet，2018，31（5）：689-696.

[6] 李兰，温贤秀，夏琪，等.维持性血液透析患者肌少症患病率的 meta 分析[J].现代预防医学，2021，48（22）：4214-4218.

[7] Yuki Enoki，Hiroshi Watanabe，Riho Arake，et al.Indoxyl sulfate potentiates skeletal muscle atrophy by inducing the oxidative stress-mediated expression of myostatin and atrogin-1[J].Sci Rep，2016，23（6）：32084.

[8] Hiromasa Kato，Hiroshi Watanabe，Tadashi Imafuku，et al.Advanced oxidation protein products contribute to chronic kidney disease-induced muscle atrophy by inducing oxidative stress via CD36/NADPH oxidase pathway[J].Cachexia Sarcopenia Muscle，2021 Oct 2.

[9] Junko Yabuuchi，Seiji Ueda，Sho-Ichi Yamagishi.Association of advanced glycation end products with sarcopenia and frailty in chronic kidney disease[J].Sci Rep，2020，10（1）：17647.

[10] Elisabetta Margiotta，Lara Caldiroli，Maria Luisa Callegari，et al.Association of Sarcopenia and Gut Microbiota Composition in Older Patients with Advanced Chronic Kidney Disease，Investigation of the Interactions with Uremic Toxins，Inflammation and Oxidative Stress.Toxins （Basel），2021，13（7）：472.

[11] Qifan Zhou，Hailin Zhang，Lixia Yin，et al.Characterization of the gut microbiota in hemodialysis patients with sarcopenia[J].Int Urol Nephrol，2021：29.

[12] Katsuhito Mori，Kozo Nishide，Senji Okuno，et al.Impact of diabetes on sarcopenia and mortality in patients undergoing hemodialysis[J].BMC Nephrol，2019，20（1）：105.

[13] MORI K，NISHIDE K，OKUNO S，et al. Impact of diabetes on sarcopenia and mortality in patients undergoing hemodialysis[J].BMC Nephrol，2019，20（1）.

[14] Serpil M Deger，Jennifer R Hewlett，Jorge Gamboa，et al.Insulin resistance is a significant determinant of sarcopenia in advanced kidney disease[J].Am J Physiol Endocrinol Metab，2018，315（6）：E1108-E1120.

[15] Miyazaki S，Iino N，Koda R，et al.Brain-derived neurotrophic factor is associated with sarcopenia and frailty in Japanese hemodialysis patients[J].Geriatr Gerontol Int，2021，21（1）：27-33.

[16] KANEKO Y.Brain-derived neurotrophic factor as a potential biomarker for sarcopenia and frailty in hemodialysis patients[J].Geriatr Gerontol Int，2021，22.

[17] XU R，MIAO L，YANG C，et al.Brain-derived neurotrophic factor：An available biomarker to predict and diagnose sarcopenia in hemodialysis patients？[J].Geriatr Gerontol Int，2021，21（6）.

[18] YUENYONGCHAIWAT K，JONGRITTHIPORN S，SOMSAMARN K，et al.Depression and low physical activity are related to sarcopenia in hemodialysis：a single-center study[J].PeerJ，2021，9.

[19] SONG Y R，KIM J K，LEE H S，et al.Serum levels of protein carbonyl，a marker of oxidative stress，are associated with overhydration，sarcopenia and mortality in hemodialysis patients[J].BMC Nephrol，2020，21（1）.

[20] MEDEIROS M C，ROCHA N，BANDEIRA E，et al. Serum Sclerostin，Body Composition，and Sarcopenia in Hemodialysis Patients with Diabetes[J].Int J Nephrol，2020：2020.

[21] LIN Y L，WANG C H，LAI Y H，et al.Negative correlation between leptin serum levels and sarcopenia in hemodialysis patients[J].Int J Clin Exp Pathol，2018，11（3）.

[22] Jorge L Gamboa，Baback Roshanravan，Theodore Towse，et al.Skeletal Muscle Mitochondrial Dysfunction Is Present in Patients with CKD before Initiation of Maintenance Hemodialysis[J].Clin J Am Soc Nephrol，2020，15（7）：926-936.

[23] Piyawan Kittiskulnam，Juan J Carrero，Glenn M Chertow.et al.Sarcopenia among patients receiving hemodialysis：weighing the evidence[J].J Cachexia Sarcopenia Muscle.2017，8（1）：57-68.

[24] Tomoaki Takata，Aki Motoe，Katsumi Tanida，et al.Feasibility of computed tomography-based assessment of skeletal muscle mass in hemodialysis patients[J].Nephrol，2021，34（2）：465-471.

[25] MATSUZAWA R，YAMAMOTO S，SUZUKI Y，et al.The clinical applicability of ultrasound technique for diagnosis of sarcopenia in hemodialysis patients[J].Clin Nutr，2021，40（3）.

[26] A C B MARINI，D R S PEREZ，J A FLEURI，SARC-F Is Better Correlated with Muscle Function Indicators than Muscle Mass in Older Hemodialysis Patients[J].Nutr Health Aging，2020，24（9）：999-1002.

[27] IMAMURA K，YAMAMOTO S，SUZUKI Y，et al，Limitations of SARC-F as a Screening Tool for Sarcopenia in Patients on Hemodialysis[J].Nephron，2021：1-8.

[28] WANG M，LIU L，SHEN X.et al.Correction to：Assessing lean tissue by bioelectrical impedance analysis pre hemodialysis underestimates the prevalence of sarcopenia in maintenance hemodialysis patients[J].Eur J Clin Nutr，2021.

[29] Yukari Mae，Tomoaki Takata，Kentaro Yamada et al.Creatinine generation rate can detect sarcopenia in patients with hemodialysis[J].Clin Exp Nephrol，2021.

[30] PLYTZANOPOULOU P，POLITIS P，PAPACHRYSANTHOU T，et al.Creatinine index as a predictive marker of sarcopenia in patients under hemodialysis[J].Int Urol Nephrol，2021.

[31] Shohei Yamamoto，Ryota Matsuzawa，Keika Hoshi.Modified Creatinine Index and Clinical Outcomes of Hemodialysis Patients：An Indicator of Sarcopenia？[J].Ren Nutr，2021，31（4）：370-379.

[32] Kono K，Moriyama Y，Yabe H，et al.Relationship between malnutrition and possible sarcopenia in the AWGS 2019 consensus affecting mortality in hemodialysis patients[J].BMC Nephrol，2021，22（1）.

[33] Stanislas Bataille，Marianne Serveaux，Elisa Carreno，et al.The diagnosis of sarcopenia is mainly driven by muscle mass in hemodialysis patients[J].Clin Nutr，2017，36（6）：1654-1660.

[34] Wesley J Visser，Anneke M E de Mik-van Egmond，Reinier Timman，et al.Risk Factors for Muscle Loss in Hemodialysis Patients with High Comorbidity[J].Nutrients，2020，12（9）：2494.

[35] Yue Lu，Yu-Jie Wang，Qian Lu.The effect of oral nutritional supplement on muscle fitness of patients undergoing dialysis: A systematic review and meta-analysis[J].Adv Nurs，2021，77（4）：1716-1730.

[36] Dong ZJ，Zhang HL，Yin LX，Effects of intradialytic resistance exercise on systemic inflammation in maintenance hemodialysis patients with sarcopenia: a randomized controlled trial[J].Int Urol Nephrol 2019 Aug；51（8）.

[37] Anoop Sheshadri，Piyawan Kittiskulnam，Jennifer C Lai，et al.Effect of a pedometer-based walking intervention on body composition in patients with ESRD：a randomized controlled trial[J].BMC Nephrol，2020，21（1）：100.

[38] Ouppatham Supasyndh，Bancha Satirapoj，Pornanong Aramwit，et al.Effect of oral anabolic steroid on muscle strength and muscle growth in hemodialysis patients[J].Clin J Am Soc Nephrol，2013，8（2）：271-279.

[39] 戴祺洁.单中心维持性血液透析患者生活质量现状调查及八段锦对患者生活质量影响的临床观察[J].南京中医药大学，2020.

[40] Theo Wallimann，Uwe Riek，Michael Möddel.Intradialytic creatine supplementation：A scientific rationale for improving the health and quality of life of dialysis patients[J].Med Hypotheses，2017，99：1-14.

[41] Yu-Li Lin，Shu-Yuan Chen，Yu-Hsien Lai，et al.Angiotensin II receptor blockade is associated with preserved muscle strength in chronic hemodialysis patients[J].BMC Nephrol，2019，20（1）：54.

[42] N Kurita T Wakita，S Fujimoto，et al.Hopelessness and Depression Predict Sarcopenia in Advanced CKD and Dialysis：A Multicenter Cohort Study[J].Nutr Health Aging，2021，25（5）：593-599.

李　康（撰写）　李家瑞（审校）

第十六节　腕管综合征

一、概述

自 20 世纪 60 年代开始 HD 以来，随着患者生命的延长，HD 引起的各种晚期并发症逐渐出现，腕管综合征（Carpel Tunnel Syndrome，CTS）就是其中之一。HD 相关性 CTS 由 Warren 和 Otieno 于 1975 年首次报道，其发病率也随着 HD 患者生存时间的显著延长开始逐渐攀升，且具有较高的致残率。CTS 主要发病机制为淀粉样物质沉着引起腕管相对狭窄，正中神经受压进而出现一系列症状。对于 HD 相关性 CTS 患者来说，目前主流治疗包括保守治疗和手术治疗，但目前仍认为肾移植仍是降低淀粉样变患病率、延缓或阻止 CTS 发生及进展的最有效方法。

二、定义

CTS 是正中神经在腕管内受压引起的一系列症候群。又称迟发型正中神经麻痹。

三、流行病学

据统计，透析患者 CTS 的总体发生率为 2%～31%，一般随透析时间的延长而增加。具体来说，CTS 的症状多出现于 HD 5～8 年以后，10 年后发生率为 20%，15 年后为 50%，20 年后则为 100%。CTS 患者中，男性较多，男：女比例为 17：6。CTS 的发生部位多在动静脉内瘘侧，也可发生在两侧。CTS 发生的风险因素包括年龄、体重身高指数（Body Mass Index，BMI）和透析前血清尿素浓度，这些指标越高罹患该病的风险也会越大。幸运的是，在过去的二十余年里，随着透析技术的进步，透析相关淀粉样变性（Dialysis Related Amyloidosis，DRA）的流行和严重程度似乎已经下降，因为据统计，CTS 的手术量在日本等国家已经开始下降，例如，2010 年底统计接受腕管松解手术的患者百分比，由 1999 年底的 5.5% 降至 4.3%。

四、病因及发病机制

CTS 是正中神经受压的症候群，而正中神经肿胀也是慢性 HD 患者并发 CTS 的独立危险因素，其形成的主要原因是淀粉样蛋白沉积，但其形成的病理学原因尚不完全清楚，许多理论先后被提出，但也先后被质疑。

（一）淀粉样蛋白纤维沉积

多数学者通常认为，长期 HD 患者并发 CTS 是由淀粉样蛋白纤维沉积引起的，其中主要成分为 β_2 微球蛋白（Beta 2 Microglobulin，β_2MG）。β_2MG 为单链多肽低分子蛋白，对胶原和氨基多糖有高度亲和性，故主要沉积在肌腱、韧带、滑膜及神经组织中，患者往往合并腱鞘炎和滑膜增厚，嵌压正中神经引起症状。随着透析时间的延长，淀粉样沉积明显增加，CTS 的发生率也相应升高。肾脏是 β_2MG 唯一分解排泄途径，由于它不能透过传统的 HD 膜，因此会大量蓄积在长期透析患者的血液中（浓度可达到正常的 30～50 倍），并进一步形成淀粉样纤维，导致腕管内容积缩小，从而引起病变。然而也曾有学者对淀粉样沉积理论提出质疑，他们将慢性肾透析并发 CTS 的患者分为淀粉样和非淀粉样的 CTS，指出两者在临床表现、实验室和肌电图检查、透析膜的类型和造瘘侧上无显著性差异，其中只有 63.4% 透析性 CTS 的标本可在显微镜下观察到淀粉样沉积，而且不足以导致腕管狭窄。

目前，支持淀粉样蛋白纤维沉积这一理论的学者仍占多数。有学者通过实验证实，蛋白质晚期糖基化过程参与了 HD 患者 CTS 的发病机制；还有学者用 MRI 测量了腕管各组成部分的横断面积，证实了 HD 引起腕管扩张是由于淀粉样蛋白沉积所致。

（二）尿毒症性 PE

透析患者常存在不同程度的尿毒症性 PE，腕管内正中神经表现为神经束内和束间纤维化增多，神经纤维呈脱髓鞘、轴索变性样萎缩性病变，在此病理基础上，神经组织对压迫和缺血的敏感性增加，从而引发 CTS。因此许多学者认为这是透析患者发生 CTS 的神经学基础。

（三）前臂动静脉内瘘相关

CTS 曾经被认为是尿毒症 HD 患者血管分流术的另一个新的并发症，因为动静脉瘘的建立有损血管，加上尿毒症本身体液潴留，使手部血容量和腕管内压力升高，引起血流动力学的改变，继而致神经缺血性损伤；桡动脉的盗血综合征和前臂反复的瘘管手术，也是引起正中神经缺血的原因。然而也有很多研究发现 CTS 并不局限于造瘘侧手，对侧手亦可发生，因此很多学者也认为，动静脉瘘可能并不是 HD 相关性 CTS 的必然前提。

（四）其他相关因素

除了上述那些内容之外，还有部分学者对可能引起 CTS 的其他因素进行过研究，研究结果也是不甚统一。例如：曾经有学者研究发现，尿毒症患者代谢性改变、内毒素蓄积、维生素 B_6 缺乏可能是长期 HD 患者发生 CTS 的原因之一。但其后又有学者通过观察发现 CTS 与肾病类型、多发性神经病变的严重程度、钙磷代谢、血管通路并发症、透析疗效、液体负荷及药物治疗均无相关性。

随着医疗技术的进步，有研究结果提示外周血单核细胞晚期活化抗原表达的增加和其对粘连蛋白黏附能力的增强可能参与了 HD 患者 CTS 的发生。高敏 C 反应蛋白、透析时间、丙型肝炎病毒核糖核酸（Hepatitis C Virus-Ribonucleic Acid，HCV-RNA）复制也是 MHD 患者 CTS 的相关因素。另外，铅相关炎症和氧化应激也可能与 CTS 有关。

尽管各种新的发现和观点层出不穷，但我们仍然需要进一步的大规模研究来证实干预这些因素是否有利于预防和延缓 CTS 的进展。

五、临床表现

测量腕管内压的电生理检查是诊断 CTS 的金标准，但由于设备昂贵，且为有创检查，临床应用受限。因此，CTS 的诊断通常根据临床体征来判断，如有无指尖疼痛和肌肉无力。

（一）临床症状

腕部、手掌桡侧、桡侧 3 或 4 个手指桡侧麻木、疼痛、蚁走感，症状夜间或清晨明显，可放射到肘、肩部，活动及甩手后减轻。上述区域感觉减弱或消失，以示、中指末节掌面为多。拇外展、屈曲和对掌肌力减弱。压迫腕掌侧、背伸腕关节可加重症状。严重者，可见鱼际肌萎缩、瘫痪。拇指、食指发绀、指尖坏死或萎缩性溃疡，成为不可逆的改变。

（二）激发试验

最常见的是屈腕试验（Phalen 试验）和神经干叩击试验（Tinel 征）均阳性。其他还有止血带试验及奥津测试（Okutsu test）等。

1.屈腕试验（Phalen 试验）

腕关节极度掌屈，一分钟后，自觉正中神经单一支配区麻木加重者为阳性。可双侧对比，也可在屈腕时，检查者拇指压迫腕部正中神经部位（即前臂正中神经加压试验），一分钟后，麻木加重者为阳性。

2.神经叩击实验（Tinel 征）

用手指轻叩腕部，如出现正中神经支配区异常感者为阳性。

3.止血带试验

用血压计袖带加压到 26.6kPa（200mmHg），维持 2min 放开，正中神经支配区发生疼痛和麻木感称。

4.奥津测试

用检查者的手以类似握手的方法抓住患者放松的手，使患者掌指关节和拇指关节被动地伸展开，然后使患者的手沿腕关节、前臂中立位被动向桡骨方向最大限度地轻柔移动，保持这个姿势 1min 后，若正中神经分布控制区域的麻刺感增加，则为测试结果阳性。若患者由于 HD 相关的腕部肌样变性引起腕挛缩，无法保持适当的手腕伸展测试手位，则不适于使用该方法。

（三）其他辅助手段

β_2-MG 水平、血清前白蛋白水平、血清磷水平、视觉模拟评分、血清羧甲基赖氨酸浓度、超声（包括 HF 超声、超声弹性成像等）、X 光放射检查等都被认为可以作为辅助诊断方法。

六、诊断与鉴别诊断

（一）诊断

（1）典型的临床表现，例如：腕部、手掌桡侧、桡侧 3 或 4 个手指桡侧麻木、疼痛、蚁走感，症状夜间或清晨明显，可放射到肘、肩部，活动及甩手后减轻。严重者表现为鱼际肌萎缩，不能做抓、握、搓、捻等动作，桡侧三指皮肤发干、发凉、色泽改变，甚至溃疡形成等。

（2）Phalen 试验、前臂正中神经加压试验、Tinel 征、止血带试验、奥津测试等激发试验阳性。2016 年美国骨科医师学会（American Academy of Orthopaedic Surgeons，AAOS）CTS 管理循证指南提出，不可将 Phalen 试验、Tinel 征或标准上肢神经动力学/神经试验（Upperlimb Neurodynamic/Nerve Test，ULNT）作为单独诊断 CTS 的体检方法，因为单独采用上述任何一项检查均与 CTS 诊断无关或仅呈弱相关。

（3）腕管封闭后症状明显消退。

（4）辅助检查：X 线片可对腕管的外伤骨折提供诊断依据，判断是否有骨性的压迫；造影检查对本病的诊断阳性率达 100%，但属有创检查，目前报道较少；MRI 检查可明确正中神经受压变性的程度，其诊断正确率近 100%；超声用以测量腕管组织厚度、正中神经的截面积等，与 MRI 有很好的一致性，且操作简便，价格便宜，早期诊断的应用价值大；肌电图检查可以提示正中神经传导速度是否存在变缓；电生理检查对于本病的诊断、鉴别诊断、手术适应证的确定，以及治疗效果的评价均有重要价值，亦是目前最常用的检测方法。另外还有腕管内压力测定等。

（二）鉴别诊断

1.与原发性 CTS 鉴别

透析性 CTS 有明确的 CKD 及多年透析史，男女发病比例约为 1:1，双侧手受累多见，一般造瘘侧手出现较早，术后易复发，组织学上可见巨噬细胞浸润和淀粉沉积，早期透析性 CTS 的患者常合并多发性 PE，只有到晚期患者才出现骨关节症状。而原发性 CTS 男女发病比例约为 1∶3，多见于肥胖者、孕妇和类风湿性关节炎、糖尿病、黏液性水肿的患者，以右手受累多见，术后不易复发，组织学上主要表现为病区水肿和纤维细胞增殖，原发性 CTS 的患者骨关节症状出现较早。

2.与神经根型颈椎病鉴别

神经根型颈椎病多有手部发麻或疼痛症状，但不限于正中神经区，除腕部的症状外尚有前臂、上臂的改变；运动、腱反射也出现某一神经根受压的变化；Phalen 试验与 Tinel 征为阴性；X 线检查亦可帮助鉴别。

3.与胸廓出口综合征鉴别

胸廓出口综合征为臂丛神经压迫，手臂内侧感觉异常，麻木痛，常位于手指和手的尺神经分布区，另外还有锁骨下血管的压迫症状。

4.与多发性神经炎鉴别

多发性神经炎常是双侧发病，不限于正中神经，尺、桡神经也受累，呈手套状之感觉麻木区。

七、处理措施

对于透析性 CTS 的治疗，可分为非手术治疗和手术治疗，其治疗的目的是对卡压的正中神经实施有效方法，以解除压迫。

（一）非手术治疗

1.手法治疗

目的是提高组织的耐力，改善肌萎缩，减轻局部压力，促进局部血液循环，达到舒筋活络、消肿止痛的效果。

（1）推揉疏通法：术者在患者前臂屈侧面用多指或鱼际由上向下推揉，将经络疏通；再用双手拇指沿患者前臂上端即正中神经走向区由腕部从上向下进行叠揉。

（2）按揉舒筋法：术者用拇指按摩患者的内关、曲泽、大陵、合谷、阳池等穴数次，再从上至下按摩前臂内侧，并在痛点处重点按摩 3～5 次。

（3）拇指提拔法：术者用拇指在患者腕部主要痛点进行反复提拔，即摇晃和拔离约 3min 以上。此法对正中神经具有通达作用，可促使腕管深部的修复。

（4）温经活血、快速多指松散法：术者用擦法或热敷局部达到温经活血目的，然后拔伸捻动指间关节，再于患者前臂上端向腕部进行多指松散拿捏，以达到理筋活血、通利关节的功效。

2.药物治疗

轻中度 CTS 患者可考虑口服药物治疗。

（1）口服药物：

西药治疗：轻中度患者的典型临床表现为正中神经支配区（桡侧 3 指半）麻木疼痛，伴夜间麻醒，腕部 Tinel 征及 Phalen 试验阳性。有研究表明，口服四联药（弥可保 0.5mg/次，维生素 B_1 5mg/次，维生素 B_6 10mg/次，地巴唑片 5mg/次；每天 3 次，连续服用 6 个月），可有明显疗效，且停药 1 年内，避免患手过度活动基础上，仍能保持较好的治

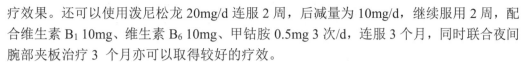

疗效果。还可以使用泼尼松龙 20mg/d 连服 2 周，后减量为 10mg/d，继续服用 2 周，配合维生素 B_1 10mg、维生素 B_6 10mg、甲钴胺 0.5mg 3 次/d，连服 3 个月，同时联合夜间腕部夹板治疗 3 个月亦可以取得较好的疗效。

中药治疗：中药内服外用主要在辨证基础上应用，治疗注重"以通为用"。例如，舒筋活血汤（《伤科补要》）加减，用以活血通络；黄芪桂枝五物汤（《金匮要略》）加减，用以益气活血通络；当归四逆汤（《伤寒论》）加减，用以调养气血，温经通络，补益肝肾。中药应用过程中应注意监测血钾情况，避免高钾发生，若有高钾情况发生，及时加强透析或使用环硅酸锆钠、聚丙乙烯磺酸钙、降钾树脂等药物口服或灌肠降钾。

封闭疗法：可促进腕部肿胀的消散和吸收，加速血液循环，改善营养状况，防止软组织粘连、纤维化和骨化；消除或减轻腕部的炎症及疼痛，防止痉挛，有利于功能恢复；消除原发病灶的疼痛刺激，防止其病理反应的发生。有研究选用甲基泼尼松龙 30～40mg/d，连续注射四周或曲安奈德 4mg 混合 2%利多卡因注射液 1mL，连续注射四周，可取得确切疗效。注射方法：针头于第一掌横纹处以 45°角从掌长肌腱的内侧平行进针，穿过腕横韧带时有落空感，回抽无血，再将药物注入。若进针后有触电感或注药时阻力过大，应稍退针或转换角度，以免将药物注入正中神经内损伤正中神经。该操作也可在超声引导下完成，注射完毕后应活动手指和腕关节，使药物均匀扩散，更好地发挥药物作用。CTS 若合并肿瘤、结核、血管瘤、骨性压迫、妊娠、糖尿病、青光眼或活动性胃溃疡者，禁忌使用。

3.固定治疗

外固定支具将腕关节固定于旋转中立位，此时腕管内压力最低，观察 1～2 周。如果症状缓解，可解除固定。支具佩戴时间一般不超过 2 周，否则可影响手功能。但此固定疗法使用时需要注意不可影响透析患者的内瘘使用。

4.针灸治疗

针灸治疗主要在辨证基础上应用，通过针刺可改善局部供血，从而有效降低腕管内压、解除正中神经压、减轻神经水肿、改善其营养、促进功能恢复。常取阳溪、外关、合谷、劳宫等穴，得气后留针 15min，隔天 1 次，也可根据病情变化增减。需要注意的是，透析患者取穴还需在辨证基础上根据内瘘情况因人而异制定方案。

5.高通量透析

有学者通过对 819 名患者进行单中心回顾性研究，发现聚甲基丙烯酸甲酯、聚丙烯腈、聚砜、三醋酸纤维素之类的高通量透析膜，较纤维素膜更有利于清除血 β_2MG，从而降低 CTS 发生风险。

6.超纯水透析

有文献表明，使用超纯透析液可以减少细菌、内毒素、致热源等对单核细胞的刺激，从而减少白介素 1、白介素 6 和肿瘤坏死因子等细胞因子的释放，进而减少 β_2MG 的合成，降低 CTS 患病率。

7.β_2MG 吸附柱

随着医疗科学技术的进步，人们已经研制出一种能有效去除 β_2MG 的吸附柱，这种针对性的吸附作用是以往 HD 膜无法做到的。Lixelle 就是这样一种直接血液灌流型吸附柱，用于选择性地从 DRA 患者的循环血液中消除 β_2MG。这种 β_2MG 吸附柱的使用可以改善 DRA 的症状，而这也是高通量 HD 器很难达到的，且不影响患者的营养状况。

21 世纪初，有日本学者针对此项技术对 17 名患有 DRA 的 HD 患者进行了分阶段研究：第一阶段，他们选取这些患者，首次接受高通量透析至少 1 年；随后第二阶段，用 Lixelle 柱串联到高通量透析器进行 1 年的治疗。在这项研究的两个阶段中，始终维持每周三次的治疗，在研究期间，评估β_2MG水平。结果发现，高通量透析治疗 1 年后，β_2MG 水平保持不变，而加入 Lixelle 柱治疗 1 年后，β_2MG 水平显著降低。2013 年日本β_2MG 吸附治疗学会在全国范围内向使用过 Lixelleβ_2MG 吸附柱治疗的 DRA 患者及其医生发放调查问卷，在 345 名患者中，91.3%的人认为他们的整体症状恶化得到了抑制，而主治医生对 72.8%的患者评价治疗是有效的或部分有效的。故而该调查显示，Lixelle 治疗改善了大多数患者的症状或阻止了 DRA 的进展。Kazuhiko Tsuruya 等学者也通过对 1323 例透析 10 年以上的 DRA 患者进行分组对照研究，证实常规使用β_2MG 吸附柱治疗的患者较未经治疗的患者有更好的生活质量。

还有学者研发自制 HD-CTS 康复器械（专利号：ZL201820896543.X），在临床应用中也取得了较好的效果，可以在很大程度上帮助患者免于手术之苦。

（二）手术治疗

虽然上述非手术措施大多也可起到一定程度缓解症状的作用，但手术治疗在很长的一段时间里仍然是主要的治疗方法。

手术方法主要为腕管减压和神经内松解，一般术后疼痛和感觉异常症状解除、感觉减退逐渐改善、运动障碍和肌萎缩有所恢复。对于反复发作 CTS 的患者，可使用正中神经前转位术、腕管延长减压术、滑膜切除术等方案来提高患者的手功能和生活质量，防止复发。

下面介绍几种常见的外科手术方法。

1.小切口腕管松解术

CTS 腕管松解术是手外科常见手术，但是以往传统手术方法切口长，术后易发生腕掌部疤痕增生、触痛、粘连、握力降低、神经血管损伤等并发症。临床中发现术后疤痕增生、触痛主要出现在腕管区掌侧，有研究者在解剖研究的基础上设计了小切口腕管松解术，避开这一区域又能安全、彻底松解腕管。这一安全区域，即为第三指蹼与掌长肌腱尺侧缘的连线上，掌浅弓与屈肌支持带下缘之间。术中仰卧位患者外展掌心向上，在臂丛阻滞或局部浸润麻醉下，在第三指蹼与掌长肌腱尺侧缘的连线上，掌中线中点近侧 5mm 水平向上做一长 1.5～2cm 的切口，仔细分离、牵拉后显露屈肌支持带下缘，用神经剥离子分离、牵开腕管内正中神经和屈肌腱，直视下沿切口线方向仔细完全剪开屈肌支持带，屈肌支持带切断后屈腕下可清楚探查腕管内容物，必要情况下可行滑膜切除、囊肿切除和神经松解术。

该切口避开了手部重要的血管、神经，不切开易疤痕增生、触痛的腕管区掌侧皮肤，直视下安全、彻底切断屈肌支持带，探查腕管。

2.正中神经前转位术

一些长期 HD 患者会反复发作 CTS，若已经实施过腕管松解术，之前的手术软组织瘢痕可能造成腕管难以被进一步扩大，故而无法再行腕管减压手术。为此，有学者开发了正中神经前转位手术，作为治疗反复 HD 相关 CTS 的新方法。术中在局部浸润麻醉下，

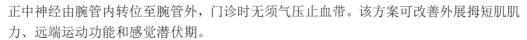

正中神经由腕管内转位至腕管外，门诊时无须气压止血带。该方案可改善外展拇短肌肌力、远端运动功能和感觉潜伏期。

3.外膜液体扩张术

方法是切开皮肤、皮下组织、筋膜及全部腕横韧带，显露正中神经，在近端正中神经组织（离卡压病变组织约 2cm 处）用 5mL 注射器与神经呈 45°的角度在神经外膜下，向远端病变方向注入适量 0.5%～1%利多卡因与地塞米松的混合液，边注射边观察，发现正中神经外膜卡压处被注入的液体逐渐扩张隆起并与粘连的神经束分离，拔出注射器后注入的液体也很快从针眼处流出，10min 后隆起消失。

在部分病例中神经外膜下液体扩张法是判断神经外膜粘连程度的有效方法，同时也是治疗轻中度神经外膜粘连的有效方法。

4.内镜手术

随着科技进展，除了外科开放手术之外，内镜手术也逐渐兴起，并显示出了良好的安全性。有研究表明，开放腕管松解术与关节镜手术治疗 CTS 的远期疗效相当，但关节镜手术具有对腕关节功能破坏小、损伤轻、术中出血少、术后并发症少、术后恢复快等优点，值得临床应用推广。

虽然外科手术方式多样，见效迅速，但手术治疗亦可能引起 HD 患者出血、内瘘损伤等并发症的出现，增加患者痛苦。故有学者通过回顾研究，开发出回归公式，与其他标准结合使用来预测手术结果，特别是针对糖尿病肾病的患者，以便于更好地告知患者 CTS 的治疗选择。

八、预防措施

虽然目前对透析性 CTS 发病机理尚未完全清楚，但它与 β_2MG 的关系不容忽视，淀粉样沉积的发生与透析时间也显著相关。因而治疗和预防透析性 CTS 关键在于透析技术的改进，使透析器生物相容性良好，更彻底地清除 β_2MG。

参考文献

[1] BAUMGERTEL M W，KRAEMER M，BERLIT P.Neurologiccomplications of acute and chronic renal disease[J].Handb clinneurol，2014，119：383-393.

[2] 李宓.血液净化相关并发症[M].第一版.北京：科学出版社，2016：315.

[3] Marin Kuharić，Lada Zibar.Screening for carpal tunnel syndrome in patients on chronic hemodialysis[J]. Acta Med Acad，2019，48（2）：167-176.

[4] June Hyun Kim，Byung-Min Ye，Min Jeong Kim .Median nerve swelling is an independent risk factor of carpal tunnel syndrome in chronic hemodialysis patients[J].Ther Apher Dial，2021.

[5] Koji Fujita，Kenji Kimori，Akimoto Nimura 4MRI analysis of carpal tunnel syndrome in hemodialysis patients versus non-hemodialysis patients：a multicenter case-control study[J].J Orthop Surg Res，2019，14（1）：91-95.

[6] Amina Gargouri-Berrechid，Youssef Sidhom，Linda Lanouar .The arteriovenous fistula is an additional risk factor for developing carpal tunnel syndrome in hemodialysis patients[J].Nephrol Ther，2014，10（3）：177-80.

[7] Ling Yu，Shen Shen，Yuan Zu.Hepatitis C virus and carpal tunnel syndrome in hemodialysis patients：a single center cross-sectional study[J].Ren Fail，2020，42（1）：1076-1082.

[8] Wen-Hung Huang，Ching-Chih Hu，Tzung-Hai Yen，Blood lead level：an overlooked risk of carpal tunnel syndrome in hemodialysis patients[J].Ren Fail，2019，41（1）：786-793.

[9] WENG C H，HU C C，YEN T H，et al.Association between environmental particulate matter and carpal tunnel syndrome in patients undergoing hemodialysis[J].Kidney Blood Press Res，2017，42（5）：827-836.

[10] A YOSHIDA，I OKUTSU，I HAMANAKA.A new diagnostic provocation test for carpal tunnel syndrome：Okutsu test[J].Hand Sur，2010，15（2）：65-9.

[11] PADUA L，CODUA L，CORAC D，et al.Carpal tunnel syndrome：clinical features，diagnosis，and management[J].Lancet Neurol，2016，15（12）：1273-1284.

[12] WIPPERMAN J，GOERL K.Carpal tunnel syndrome：diagnosis and management[J].Am Fam Physician，2016，94（12）：993-999.

[13] Nguyen Huu Dung，Nguyen Duc Loc，Dao Bui Quy Quyen .Association between low serum prealbumin levels and carpal tunnel syndrome in maintenance hemodialysis patients[J].Ren Fail，2020，42（1）：944-949.

[14] Samar Tharwat，Mohammed Kamal Nassar.Clinical and ultrasonographic screening for carpal tunnel syndrome in hemodialysis patients [J].Kidney Res Clin Pract，2020，39（2）：213-220.

[15] Martin Busch，Andreas Schwenzky，Sybille Franke.Advanced glycation end products and β（2）-microglobulin as predictors of carpal tunnel syndrome in hemodialysis patients[J].Blood Purif,2012,34（1）：3-9.

[16] 程静，张中，陈清蓉，等，高频超声诊断血液透析相关腕管综合征的价值[J]中国中西医结合影像学杂志，2020，6（18）：624-627.

[17] Hua Xin，Hai-Yang Hu，Bin Liu.Ultrasound elastographic evaluation of the median nerve in hemodialysis with carpal tunnel syndrome[J].J Med Ultrason（2001），2017，44（1）：123-131.

[18] 中华中医药学会.腕管综合征[J].风湿病与关节炎，2013，2（3）：71-73.

[19] Filippo Aucella，Antonio Gesuete，Mimmo Vigilante，Adsorption dialysis: from physical principles to clinical applications[J].Blood Purif，2013，35 Suppl 2：42-7.

[20] Takahiro Kuragano，Arithoshi Kida，Mana Yahiro.Clinical benefit of an adsorptive technique for elderly long-term hemodialysis patients[J].Contrib Nephrol，2019，198：94-102.

[21] Fumitake Gejyo，Izumi Amano，Society of β2-Microglobulin Adsorption Therapy.Survey of the effects of a column for adsorption of β2-microglobulin in patients with dialysis-related amyloidosis in Japan[J].Ther Apher Dial，2013，17（1）：40-47.

[22] Kazuhiko Tsuruya，Hisatomi Arima，Kunitoshi Iseki，Association of dialysis-related amyloidosis with lower quality of life in patients undergoing hemodialysis for more than 10 years：The Kyushu Dialysis-Related Amyloidosis Study[J].PLoS One，2021，16（8）：e0256421.

[23] Ichiro Okutsu，Ikki Hamanaka，Aya Yoshida.A median nerve anterior transposition procedure for multi-recurrent hemodialysis-related carpal tunnel syndrome.J Hand Surg Asian Pac Vol，2018，23（1）：90-95.

[24] Katsuhiko Kikuchi，Koji Matsumoto，Ken-Ichi Seo.Risk factors for re-recurrent carpal tunnel syndrome in patients undergoing long-term hemodialysis[J]Hand Surg，2013，18（1）：63-68.

[25] Helmut Schiffl.Impact of advanced dialysis technology on the prevalence of dialysis-related amyloidosis in long-term maintenance dialysis patients[J]Hemodial Int，2014，18（1）：136-141.

[26] Junichi Hoshino，Kunihiro Yamagata，Shinichi Nishi.Significance of the decreased risk of dialysis-related amyloidosis now proven by results from Japanese nationwide surveys in 1998 and 2010[J]Nephrol Dial Transplant，2016，31（4）：595-602.

[27] Shinichi Nishi.Diagnosis and treatment of dialysis-related amyloidosis：focusing on carpal tunnel syndrome[J]Brain Nerve，2014，66（7）：783-793.

[28] Shigeru Nakai L，Kunitoshi Iseki，Noritomo Itami.An overview of regular dialysis treatment in Japan（as of 31 December 2010）[J].Ther Apher Dial，2012，16（6）：483-521.

[29] Umar Daraz Khan .An assessment of symptomatic relief after carpal tunnel release in patients on haemodialysis[J].Nephron Clin Pract，2008，110（4）：c264-267.

[30] S W WILSON，R E POLLARD，V C LEES.Management of carpal tunnel syndrome in renal dialysis patients using an extended carpal tunnel release procedure[J].J Plast Reconstr Aesthet Surg，2008，61（9）：1090-1094.

李　康（撰写）　李家瑞（审校）

271

第二章 血液透析相关心血管系统并发症

第一节 概述与病理生理机制

一、概述

心血管系统又称"循环系统"，是由心和血管（动脉、静脉和毛细血管）和血液组成。心脏是一中空的肌质器官，外有心包包裹。心脏是血液循环的动力器官，从躯体收集乏氧血液，并将其泵入肺，在经过充分气体交换后，心脏将富氧血液泵到全身组织器官，同时将免疫成分和营养物质输送到各组织，将代谢产物带到排泄器官排出体外。心血管活动在机体的神经和体液调节下，改变心排血量和外周阻力，协调各器官组织之间的血流分配，以满足各器官组织对血流量的需要。其中腹主动脉分为左右肾动脉，给肾脏供血。心、肾作为人体重要的器官，二者均具备丰富的血供，共同发挥内分泌、神经调节来控制血压、氧合、血管张力以保持人体内环境的稳定。

中国慢性肾脏病（Chronic Kidney Disease，CKD）患者的心血管疾病（Cardiovascular Disease，CVD）发生率约为 9.8%。CVD 不仅是维持性血液透析（Mainteinance Hemodialysis，MHD）患者最易发生的并发症，还是其死亡的首要病因。心血管事件是决定 MHD 患者预后的首要因素。

二、生理病理机制

心脏和肾脏在生理状态下进行着复杂的生物交流，通过细胞、亚细胞、分子、神经、内分泌和旁分泌因子等相互依存、互相调节。两者中的任一器官发生急慢性功能不全都将导致另一器官的急慢性功能不全。两个器官之间有着直接以及非直接的影响，涉及复杂的神经内分泌的反馈机制。

心功能急进性恶化（如维持左心室收缩功能的高血压肺水肿、急性心源性休克、失代偿充血性心衰、右心衰）会导致心输出量和有效循环液量减少，造成肾血流量减少，肾缺血导致肾小管坏死。慢性心功能异常（如慢性充血性心衰）导致慢性进展性肾脏疾病。慢性心力衰竭（Heart Failure，HF）的常见病因和危险因素如高血压、糖尿病、动脉粥样硬化也是发生肾功能不全的危险因素，引起肾脏结构和功能变化。HF 时血液再分配，肾的血流量明显减少，长期慢性的肾血流量的减少可出现肾前性氮质血症和急性肾小管坏死。心衰时神经体液异常，肾素血管紧张素醛固酮系统（Renin Aniotension Aldosterone System，RAAS）和交感神经系统激活，儿茶酚胺释放和直接的神经元刺激肾脏肾素的释放，肾出球小动脉收缩，导致肾损伤。醛固酮释放增加导致水钠潴留，进而促进心肌纤维化。RAAS 过度激活促进炎症因子释放，进一步促进组织和细胞损伤，

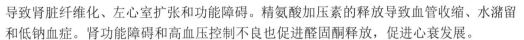

导致肾脏纤维化、左心室扩张和功能障碍。精氨酸加压素的释放导致血管收缩、水潴留和低钠血症。肾功能障碍和高血压控制不良也促进醛固酮释放，促进心衰发展。

肾功能的急进性恶化（如急性肾缺血或急性肾小球肾炎）导致急性心功能不全（如心衰、心律失常、心肌缺血）。CKD 患者有着极高的 CVD 危险。CKD 导致心功能减退、心肌肥厚、不良心血管事件等。急慢性肾损伤可通过多种途径来影响心功能，如容量超负荷、液体潴留和再分布、中心静脉压和心室充盈压升高及组织间隙液体潴留，高血钾引起室性心律失常，甚至导致心脏骤停。尿毒症可通过心肌抑制因子的积聚来影响心肌收缩功能。酸中毒可使肺血管收缩，进一步导致右心衰。负性肌力作用和电解质紊乱会增加心律失常的发生风险。双侧或单侧肾动脉狭窄会过度激活 RAAS，导致血压升高、水钠潴留、外周血管收缩、心肌需氧量同时上升，导致急性心衰。血液透析（Haemodialysis，HD）患者血液与透析膜的接触引起微血管炎症反应，激活炎症因子，导致血管僵硬和内皮功能障碍。血透患者常见的高磷、低钙、高甲状旁腺激素（Parathyroid Hormone，PTH）、低活性维生素 D 水平导致血管钙化，最终导致心血管事件发生。

当肾功能不全与 HF 两者并存时，不仅处理困难，而且预后亦差。需要早期诊断，早期预防。

参考文献

[1] OBI Y，KIM T，KOVESDY C P，et al.Current and potential therapeutic stratedies for hemodynamic cardiorenal syndrome [J].Cardiorenal Med，2016，6（2）：83-98.

[2] LEE S A，COZZI M，BUSH E L，et al.Distant organ dysfunction in acute kidney injury：a review[J].Am J Kidney Dis，2018，72（6）：846-856.

[3] DOVANCESCU S，PELLICORI P，MABOTE T，et al.The effects of short-term omission of daily medication on the pathophysiology of heart failure[J].Eur J Heart Fail，2017，19（5）：643-649.

[4] AHMAD T，JACKSON K，RAO V S，et al.Worsening renal function in patients with acute heart failure undergoing aggressive diuresis is not associated with tubular injury[J].Cirulation，2018，137（19）：2016-2028.

[5] PACKER M.Epicardial adipose tissue may mediate deleterious effects of obesity and inflammation on the myocardium[J].J Am Coll Cardiol，2018，71（20）：2360-2372.

[6] 齐苗苗，王琼英，孙润民，等.氧化应激在射血分数保留的心力衰竭发病机制与治疗的研究进展 [J].中华心力衰竭和心肌病杂志，2020，04（4）：300-304.

[7] 廖玉华，等.舒张期心力衰竭诊断和治疗专家共识[J].临床心血管病杂志，2020，36（1）：1-10.

[8] 张训，侯凡凡.慢性肾脏病时钙磷代谢与心血管疾病[J].中华内科杂志，2010，49（7）：555-557.

朱力平（撰写） 宋 洁（审校）

第二节　高血压

透析相关高血压

一、定义

透析相关高血压具体的血压界值，目前还没有公认的定义，依据 2012 年改善全球肾脏病预后组织（Kidney Disease：Improving Global Outcomes，KDIGO）临床实践指南及美国高血压预防检测评估和治疗全国联合委员会第八次报告（The Joint National Committee，JNC8）推荐：透析相关高血压是指在透析充分的状态下，患者透析前平均动脉压＞106mmHg，收缩压（Systolic Blood Pressure，SBP）≥140mmHg，和/或舒张压≥90mmHg。其中一类较为特殊的高血压亦即透析中高血压是指 HD 中或透析刚结束时患者的平均动脉压（Mean Arterial Pressure，MAP）较透析前升高≥15mmHg。

二、流行病学

高血压是与基础肾病类型无关的可促进疾病进展的独立危险因素之一，在 CKD 患者中普遍存在，MHD 患者中的患病率更高达 70%～90%，且其发生与年龄增长没有线性关系，亦不受性别和种族的影响。近 75%的 MHD 患者接受降压药物治疗，仅 30～38%的患者能达到理想血压水平。据全国血液净化病例信息登记系统数据统计，我国 MHD 患者 3 年血压控制率仅为 42.4%、42.6%和 44.5%。正确诊断及处理透析相关高血压，可以减轻/延缓患者肾功能恶化及动脉粥样硬化的进展，缓解左心室肥厚（Left Ventricular Hypertrophy，LVH），对降低透析患者的 CVD 风险、改善生活质量和延长寿命具有重要意义。本章节将针对 MHD 人群中高血压的流行病学、发病机制、诊断以及治疗做一介绍。

三、发病机制

MHD 相关高血压的机制除与一般的高血压有共同之处，亦有肾脏疾病及透析治疗所特有的复杂因素参与（见表 3-11）。

表 3-11　MHD 相关高血压影响因素

传统因素	可能参与的因素
容量负荷	继发性高 PTH 血症
钠超载	睡眠呼吸暂停综合征
肾素-血管紧张素-醛固酮活性增加	营养不良
交感神经兴奋性增加	高同型半胱氨酸
内皮源性缩血管因子	血管重构
内皮源性血管舒张物质	药物如促红细胞生成素（Erythropoietin，EPO）
EPO 使用	透析清除降压药物

1.容量负荷及钠超载

透析间期体重增长=（液体摄入量+食物摄入量）-[残余尿量（当存在时）+粪便排出量+出汗+呼吸等不显性失水量]。当其增加达到/超过维持干体重所需的处方超滤率时，会出现慢性液体超载亦即容量负荷。通过生物电阻抗（Bioelectrical Impedance，BIA）、超声检测下腔静脉内径等措施观察合并高血压的 MHD 患者，证实高血压组较正常血压组存在显著的细胞外液（Extracellular Fluid，ECF）升高。体内液体平衡与血压稳态的维持存在密切的相关性。缓慢长时的充分透析可减少其降压药物的使用，达到理想的血压状态并改善远期预后（5 年生存率为 87%，10 年生存率为 75%，15 年生存率 55%，20 年生存率达到 43%）。值得注意的是：血压的回落与干体重的达标存在时间差，亦即"滞后现象"：患者在调整透析处方，加强超滤的第一个月末即已到达正常的体液量，但其后的 8 个月里，仍有 90% 的患者出现持续的血压升高。

钠负荷通过引起 ECF 超载，导致心输出量的短暂增加和总外周阻力升高，从而引发高血压。钠亦可通过与液体容量改变无关的机制参与终末期肾脏病（End Stage Renal Disease，ESRD）患者高血压的发生。有证据表明，钠超载可逆转内源性毒毛旋花苷对 Na^+/K^+-ATP 酶的抑制，引起细胞内钠和钙离子浓度的增加，促使血管张力改变及血压升高。钠离子磁共振成像（Sodium Magnetic Resonance Imagin，Na-MRI）可无创检测生物组织中钠离子浓度及其分布情况，从而为临床提供直接、定量的生物化学信息。除外饮食中的钠盐摄入，透析液中亦含有一定浓度的钠离子，通常情况下有助于维持 MHD 患者血流动力学的稳定性，但若长时间给予高钠透析，则会引起透析间期血压的持续升高。此外，透析液钙浓度增加可影响总外周阻力及心输出量，进而升高血压；有研究发现：1.25mmol/L 浓度的含钙透析液能改善血透患者颈动脉内膜厚度和腹主动脉钙化指数；降低透析液钙离子浓度亦可刺激 PTH 分泌，拮抗肾上腺素等激素分泌，降低血压。

2.RAAS 激活

研究发现，在有效控制体液负荷及钠盐摄入量后，仍有 10% 左右的病例需加用血管紧张素转换酶抑制剂（Angiotensin Converting Enzyme Inhibitor，ACEI）或血管紧张素受体阻滞剂（Angiotensin Receptor Blocker，ARB）方可达到理想血压，提示肾素活性在透析相关高血压中起着重要作用。CKD 患者因肾小球硬化，血流量减少，可引起相应区域的肾素分泌增加；进入围透析期的患者肾动脉狭窄的发生率高达 40%，亦可因此导致肾素的高分泌。肾素催化血管紧张素原特异性裂解为血管紧张素 I（Angiotensin I，AngI）（十肽），后者被血管紧张素转换酶（Angiotensin Converting Enzyme，ACE）催化，形成具有生物活性的八肽即血管紧张素 II（Angiotensin II，AngII）；其作用包括：①激活血管平滑肌表面的血管紧张素 II1 型受体（Angiotensin II type 1 Receptor，AT1R），引起血管收缩，增加外周阻力及血压；②抑制肾小管上皮细胞膜上的 G 蛋白活性，从而减轻对 Na^+/H^+ 交换体的抑制，引起水钠潴留；③促进肾上腺皮质分泌醛固酮，增加肾小管对水钠的重吸收，引起高血压。ECF 增加亦会导致硅巴因样类固醇物质产生，诱导血管收缩，从而增加周围血管阻力。进一步激活交感神经的兴奋性，刺激肾小球分泌肾素。

最近有研究在 CKD 模型中测得醛固酮水平较正常组升高约 10 倍，给予 ARB（氯沙坦）及 ACEI（依那普利）可缓解高血压，减少蛋白尿，同时促进醛固酮降低；在此基础上同时给予外源性类固醇激素刺激可使醛固酮再次升高，并伴随高血压、蛋白尿及肾小球硬化的发生，提示醛固酮可通过血流动力学和直接的细胞作用参与肾脏病进展，影响血压。

3.交感神经兴奋

肾动脉分布有肾交感传出和传入神经，激活肾交感传出神经可以促进肾素分泌，以及 RAAS 激活，增加肾小管的水钠重吸收，收缩肾血管，减少肾血流量和肾小球滤过率，升高血压。

肾交感传入神经系统主要分布于肾盂，输尿管近段及肾脏大血管周围，传入神经兴奋促进神经垂体释放血管紧张素及催产素，调节体循环，促进高血压形成。亦可升高 AngII，激活交感神经系统，使外周血管阻力增加，血管和左心室重构加重，促进难治性高血压的发生发展。

肾交感神经过度激活导致高水平的去甲肾上腺素释放进入血液循环，引起全身交感神经激活，血压升高，反馈作用于 RAAS，参与高血压的形成及恶化。

ESRD 患者高血压的发病机制中，交感神经过度活跃被认为广泛存在，并与 MHD 患者 CVD 的高风险及死亡率密切相关。合并高血压的非糖尿病 CKD 患者外周交感神经冲动发放频率较之同龄健康人群高出 2 倍以上，上述患者进入透析后，在排除颈动脉窦和主动脉弓压力感受器受损的可能性前提下，交感神经冲动仍维持于高水平，故有学者提出尿毒症毒素可能是引起交感神经兴奋的主要因素之一。Converse 等对比切除双肾的 MHD 患者，发现其血浆儿茶酚胺浓度及血压水平与正常对照组相似，但其交感神经冲动发放较正常对照组高 2.5 倍，由此对毒素理论提出质疑。主要表达于肾近端小管及心脏组织的循环单胺氧化酶 Renalase 在高血压患者体内表达减少，在 MHD 患者体内更低。动物实验提示：外源性补充 Renalase 可造成 SD 大鼠血压下降，抑制其表达则见血压升高，进一步研究发现 Renalase 是为通过代谢儿茶酚胺类物质，以及抑制肾脏交感神经、多巴胺系统活性参与直接或间接的血压调节。不仅如此，有研究发现 rs2576178 与 rs10887800 基因多态性亦与 MHD 患者高血压发生相关；通过检测 Renalase 特定位点的单核苷酸多态性可预测高血压的发生风险。作为一种导致 ESRD 高血压的新机制，增加 Renalase 水平在透析人群中对血压有何意义，以及是否可将其作为 CKD 患者新的诊疗靶点仍有待临床试验证实。

4.内皮细胞功能紊乱

研究发现，血管内皮细胞是介于循环血液和血管平滑肌之间的生理屏障，为单层扁平或多角形的细胞，覆盖于血管内膜表面，可分泌一氧化氮（Nitric Oxide，NO）、内皮素（Endothelin，ET）等血管活性物质，在调节血管舒张及全身血管抵抗中具有重要的作用。血管内皮功能障碍是 ESRD 患者的基本特点，亦是触发和/或促进高血压的关键因素。

NO 是一种有效的血管扩张剂，由内皮型一氧化氮合酶（Endothelin Nitric Oxide Synthase，eNOS）合成。一般情况下，由蛋白质代谢产生而来的不对称二甲基精氨酸（Asymmetric Dimethylarginine，ADMA）通过健康肾脏排泄，竞争性地抑制 eNOS，引起局部血管收缩；一项纳入 225 例 MHD 患者的队列研究发现，患者体内 ADMA 水平显著升高，推测其与 NO 表达减少，患者血压升高相关，ADMA 亦可用于预测心血管事件和死亡率。

ET 是已知的缩血管物质，可引起血管纤维化，其异构体内皮素-1（Endothelin-1，

ET-1）、内皮素-2（Endothelin-2，ET-2）、内皮素-3（Endothelin-3，ET-3）、内皮素-4（Endothelin-4，ET-4）中以 ET-1 与血管平滑肌细胞表达的内皮素 A 型受体（Endothelin A-Receptor，ETA-R）亲和力最强，二者结合可引起钙离子释放，胞外钙内流增加，血管收缩及血压升高，与前述 NO 的作用机制相反。通常情况下，ET-1 与 NO 处于动态平衡，以维持血压的稳定；CKD 患者因肾脏缺血缺氧对血管内皮细胞产生直接刺激；以及肾组织被广泛破坏；ETA-R 赖以存在的细胞结构破坏、数量减少，致其血浆游离量增加；加之透析期间血管内皮细胞暴露于体外循环等因素，可引起 ET-1 水平显著升高；如前所述，ADMA 含量在 MHD 患者体内的蓄积继发 NO 水平下降，平衡被打破，上述种种均可加重患者的血压改变。在此基础上，ET-1 与肾素-血管紧张素系统（Renin Aniotension System，RAS）的相互作用会进一步加重高血压，影响患者预后。

血管内皮细胞是血管稳态的重要组成部分。生理情况下，血管内皮细胞除合成和释放血管活性物质、协助物质在血管内外进行交换外，尚可感知血流剪切力的变化，后者是血液流动时，血液与血管壁内膜面的摩擦力。透析引起的血流剪切力改变作用于血管内皮细胞，激活下游信号传导系统，引起包括内膜增生在内的内皮结构及功能变化，最终可致管腔狭窄，血压改变。

5.EPO 的作用

2008 年日本透析医学会肾性贫血指南中指出：在日本，由 EPO 引起的高血压为 3%～7%。与此同时，欧美国家的发病率可达 20%～30%。虽然 EPO 使用导致高血压的确切机制尚不清楚，但现有的证据多提示 EPO 给药引起高血压的发生率与药物剂量而非红细胞质量或黏度相关。EPO 可在改善贫血的同时引起血管内皮功能紊乱，升高 ET-1 水平或通过激活血管内皮细胞上的 ETA-R，改变下游的络氨酸激酶活性，促进钙离子内流，引起血管收缩，增加外周血管阻力，进而升高血压。需要注意的是，其诱发高血压或使原有高血压进一步加剧的作用仅限于 CKD 患者。

Kuriyama 等给予 51 例 CKD 患者外源性 EPO 补充治疗后发现，存在血管紧张素原基因多态位点 AGTT235 的患者对 EPO 有高致敏可能，亦即用药后易出现血压升高等不良反应。有学者发现在使用 EPO 治疗后血小板内钙离子浓度增加与血压的升高存在正相关性，但该结论目前尚存在争议。Ioka 等在透析患者循环内皮祖细胞中发现截短的促红细胞生成素受体（Erythropoietin Receptor，EPOR）：EPOR mRNA，其与 EPO 结合可引起 NO 生成减少，血压升高。

6.继发性甲状旁腺功能亢进症（Secondary Hyperparathyroidism，SHPT）

SHPT 是 CKD 患者常见的并发症，表现为低钙、高磷及继发的 PTH 升高。PTH 刺激肾上腺髓质素系统及 RAAS 活化，促进醛固酮合成，进而促使 MHD 患者血压升高；Bosworth 等在 6545 名参与者的多种族横断面研究中发现，PTH 可直接结合血管平滑肌上的受体，刺激钙离子内流，促进血管收缩；亦可损伤血管内皮细胞功能，引起细胞外基质分泌增加，导致血管壁增厚，动脉顺应性下降，血压升高。此外，PTH 能正向调节交感神经系统，升高去甲肾上腺素水平，参与血压的调节。DeZeeuw D 等将 281 例糖尿病肾病患者分入不同剂量的帕立骨化醇治疗组，24 周后意外发现了患者的血压治疗获益（平均下降约 8mmHg）。姜惠芳等应用骨化三醇 0.25μg/d 治疗 20 例透析患者 4 周，发现患者的 SBP 及 AngII 水平均较前下降（$P<0.05$）。除影响 CKD 患者的血压外，PTH

亦可影响患者的血压昼夜节律，后者与高血压靶器官的损害及全因死亡等密切相关。Luigi 等在原发性甲状旁腺功能亢进症患者中观察发现高血压患病率约 81%，其中血压昼夜节律异常占 57%，远高于原发性高血压患者，手术切除甲状旁腺后上述症状可获得明显改善。对于 SHPT 患者而言，有研究纳入 150 名患者进行甲状旁腺切除手术的疗效观察，对照组纳入 1044 名年龄、性别、种族及透析龄相匹配者，发现手术组全因死亡率较之下降 37%，心血管死亡率下降 33%，血压昼夜节律改善明显，考虑与甲状旁腺切除术后血磷、PTH 等因子对血管钙化的影响减弱相关。

7.阻塞性睡眠呼吸暂停低通气综合征（Obstructive Sleep Apnea Hypopnea Syndrome，OSAHS）

OSAHS 所致低氧血症可激活机体交感神经系统，刺激血压升高。是故在一般人群中 OSAHS 与高血压的发病及其严重程度密切相关。值得注意的是，OSAHS 在 CKD 患者中非常常见，且其发病率随肾功能下降而增加。MHD 合并 OSAHS 患病率超过 50%。最近一项队列研究在 75 名 MHD 患者和 20 名腹膜透析（Peritoneal Dialysis，PD）患者中观察到，重度 OSAHS 透析患者的顽固性高血压风险增加近 7 倍。其机制考虑是由容量超负荷导致咽旁水肿引致，卧位时这种水肿会增加患者咽部和上呼吸道阻力，导致睡眠呼吸暂停和夜间低氧血症，从而促进夜间高血压的发生。

8.营养不良

MHD 所致的微炎症状态、氧化应激、胰岛素抵抗等均可造成患者的蛋白质-能量营养不良；透析引起的营养物质丢失可进一步加剧上述状态；有研究发现，体质量指数（Body Mass Index，BMI）$< 20 kg/m^2$ 与营养不良均可导致 MHD 患者并发高血压风险上升，其机制可能与营养不良对 RAAS 的激活相关，亦可通过与后文所述高同型半胱氨酸血症相互作用引起血压波动。因此，积极纠正营养不良状态也是确保 MHD 透析充分性，预防及控制高血压的关键所在。

9.高同型半胱氨酸（High Homocysteine，HHcy）血症

研究发现，我国高血压人群中约 75%伴有高 HHcy 血症，其中男性约 91%，女性约 60%，且该比例仍在逐步上升。同型半胱氨酸（Homocysteine，Hcy）是人体内的含硫氨基酸，主要从饮食摄入。通常情况下与维生素 B_6 结合，在胱硫醚缩合酶和胱硫醚酶的催化下生成半胱氨酸；或受叶酸和维生素 B_{12} 作用重新合成甲硫氨酸，代谢后经尿液排出体外。Hcy 蓄积可对血管产生毒性作用，成为高血压的危险因素之一。其影响血压的机制包括：①诱发氧化应激，损伤血管内皮细胞，减少舒血管物质生成，同时影响其功能，导致血管舒缩功能紊乱；②氧化应激影响血管内皮细胞脂质代谢，促进管壁脂质沉积，增加动脉粥样硬化形成的风险；③刺激血管壁平滑肌细胞，加速细胞的增殖分化，降低血管顺应性，进而影响血压。肾脏可清除近 70%的 Hcy，MHD 患者因肾脏结构和功能受损，易继发 HHcy 血症。有研究表明，HD 对 Hcy 及其代谢酶抑制物具有一定的清除作用，但清理的多为游离型 Hcy，且透析后 20h 左右即可回到透析前水平。因此认为 HD 不能有效改善 MHD 患者的 Hcy 水平，且与透析器类型无关。

10.血管重构

血管壁由血管内皮细胞、平滑肌细胞及成纤维细胞等组成，在复杂的内分泌作用下感知细胞周围的环境变化，并可通过细胞间的信号传导及局部产物来调整相应的结构与

功能。1989 年 Baumbach 等提出"血管重构"的概念，指出其与高血压及靶器官损害间的相互关系：即高血压可引起血管、心肌的肥厚与重构，后者进一步作用于血压的升高；同时可因受血压影响的肾小球硬化和肾间质纤维化加重，引起肾素分泌紊乱，造成持续性高血压。

MHD 患者体内的血管重构包括：大动脉管壁增厚、顺应性下降；小动脉横截面积增加，管腔变小；由此引起血管舒张功能减退，总外周阻力增加及血压升高。患者的自主神经功能紊乱及体液中信号分子的异常表达也推动血管重构发生。透析更会加重血流动力学紊乱，后者形成的异常力学信号亦是引起血管重构的重要原因。

11.其他

研究发现，内源性洋地黄样物质、胰岛素增加，激肽释放酶、前列腺素、心钠肽等减少可参与 CKD 患者高血压的形成，与此同时，治疗原发病或各种并发症状可能使用到的环孢霉素、非甾体类消炎药以及可卡因等药物均参与了高血压的发生；透析对降压药物的清除亦是透析时血压升高的危险因素之一（见后文）。

四、血压控制靶目标

2002 年美国国家肾脏基金会所属"肾脏病预后质量倡议"（Kidney Disease Outcomes Quality Initiative，K/DOQI）工作组推荐 MHD 患者高血压靶目标控制在透析前血压＜140/90mmHg，透析后＜130/80mmHg。但该目标值是参照一般人群血压设定而成，且数据部分多来源于以非透析患者为主的观察性试验。

2012 年 K/DIGO 指南延续 2002 年 K/DOQI 工作组建议，推荐透析前、后患者血压应分别控制在＜140/90mmHg 和＜130/80mmHg，并指出在非透析日和门诊测量血压比在透析前后读数更有优势。2019 年美国心脏协会/美国心脏病学会[（American Heart Association，AHA）/（American College of Cardiology，ACC）]指南认为在一般人群中血压≥130/80mmHg 即为高血压。2015 年《中国血液透析充分性临床实践指南》推荐 MHD 患者高血压控制靶目标为透析前收缩压（Systolic Blood Pressure，SBP）＜160mmHg（含药物治疗状态下）。

HD 前后的诊室测压波动性较大，且测量重复性差，其原因可能包括：透析间期体重的增加与血压升高密切相关；MHD 和/或老年患者合并血管钙化时进行测量可能出现假性高血压。透析间期或透析中单次测得的血压不能准确反应患者的实际血压情况。选择合理的测量方式对透析相关高血压的诊断和治疗至关重要，依据可重复性要求，现行的测压方法推荐顺序为：①家庭血压监测：2 周内选 6 天非透析日早晚测量血压；②动态血压监测：每周中间非透析日连续监测超过 24h，（如果连续监测 44h，需覆盖一次透析过程）；③诊室内血压测量：每周中非透析日来院测量。

1.诊室内血压测量

使用经常规校准及验证的仪器进行检测，用于治疗决策。方法：测压前 30 分钟避免咖啡因摄入及运动。患者在安静环境下取坐位，双脚平放于地面，背部有支撑，静息至少 5min 后测量。被测手臂应放于支撑物上，高度与心房平齐，选用合适大小的袖带（袖带气囊长度需覆盖至少 80%的上臂周径，宽度为长度的 40%），重复测量 2 次（测量间隔需≥2min），如果 SBP 或舒张压的 2 次读数相差＞5mmHg，应再次测量，取 3 次读数的均值。对于可能存在体位性低血压者，应加测站立位血压，建议在卧位改为站立位 1min 及 3min 时测量。

容量负荷的波动使得 MHD 相关高血压多表现为单纯的 SBP 升高，较之原发性高血压而言，SBP 和舒张压均升高者仅约 20%，且随透析龄延长而减少，随着容量负荷的减轻及药物作用，部分透析患者的透析后血压降低，在下一次透析开始前随着容量的增长而回升，这种现象在糖尿病肾病患者中尤为常见。因此，单纯的诊室内标准化测压并不能系统地体现透析患者的血压波动，对于靶器官的损伤预测性亦较差。

2.动态血压监测（Ambulatory Blood Pressure Monitoring，ABPM）

CKD/非 CKD 患者中存在 10%～20% 的白大衣高血压，10%～30% 的隐性高血压，进行标准化诊室测压时可能对上述患者存在血压的误判。相当数量的高血压指南或共识推荐 ABPM。动态血压可评估日常生活状态下全天的血压水平，亦能反应不同环境、体位以及情绪状态下血压的变化趋势与短时变异情况。相较于诊室血压，动态血压能够更准确地预测心脑血管事件和死亡风险。2015 年，中国高血压联盟组织发布了《动态血压监测临床应用中国专家共识》。2018 年，*HOPE Asia Network* 发表了规范动态血压监测的亚洲指导意见。

方法：使用标准规格的袖带（标准同前或指气囊长 22～26cm，宽 12cm），肥胖或臂围＞32cm 者应使用大规格气囊袖带进行 24h ABPM，监测开始前先进行双侧上臂诊室血压的测量，如两侧上肢血压相差≥10mmHg，应选择较高一侧进行 ABPM；反之则选用非主动手进行测量，避免活动对血压测量产生的干扰。ABPM 的常规模式为白天每 15～20min 测量一次，睡眠状态时每 30～60min 测量一次，有效血压读数应达到监测总频次的 70% 以上，患者需同时提供 24h 活动记录，与血压监测结果进行协同分析。正常人血压呈明显的昼夜节律，即上午 6～10 点及下午 4～8 点各有一峰值，夜间血压降低 10%～20% 为谷值，亦即"杓型血压"；80% 的 MHD 患者夜间血压下降率低于 10%，推测与 RAAS 功能紊乱、自主神经功能失调或夜间睡眠规律改变相关，提示患者的心血管不良预后。同时，清晨急剧上升的血压会增加脑血管疾病的发生风险。24h ABPM 可确认患者 24h 内诊室内外血压的变异趋势，指导相应治疗方案的制定。与之相比更值得推荐的是 44h ABPM，后者所覆盖的详细的血压记录可包含患者在透析日及透析间期的血压波动，与靶器官损伤具有更加密切的相关性，有助于预后判断，目前多被视为 MHD 患者高血压诊断的"金标准"。

3.家庭血压自测（Home Blood Pressure Measurement，HBPM）

血压波动性又称为血压变异性，即个体在单位时间内血压波动的程度，包括瞬时、短时、长时波动及季节波动，相对于 24～44h ABPM 的可重复性低等缺陷 HBPM 可提高患者的参与度及管理血压的积极性，有助于提高高血压的控制率和降压治疗的质量，在反映真实血压水平、评价疗效、预测心脑血管事件等方面亦显著优于诊室血压监测。

在一项以 44h ABPM 为参照标准的对比研究中，家庭测压 MAP≥150mmHg 者高血压诊断的敏感性为 80%，特异性为 84.1%。一项将 65 例合并高血压的透析患者随机分配至 HBPM 组或诊室测压组的研究指出，6 个月后，HBPM 组透析间期血压可显著降低 9/7mmHg。针对不同规模 MHD 患者为期 24～32 个月的前瞻性随访研究发现，HBPM 每下降一个标准差，患者的全因死亡风险升高，风险比（hazard ratio，HR）为 1.35，95% 置信区间（confidence interval，CI）为 0.99～1.84，在校正其他相关危险因素后，HBPM

结果与死亡风险的增加独立相关，效果同 44h ABPM，且前者对患者血压变化的监测更为有效。透析患者居家血压变异的测量方法目前尚未统一，ACC 推荐应用合适的袖带测量上臂血压，在静止坐位时测量 2～3 次，每日早晚各一次，取 1 周大于 12 个以上数值的均值。《中国血压测量指南》则推荐 HBPM 应于每日早（起床后）、晚（睡前）各测量 2～3 次，间隔 1min。初诊患者，治疗早期或虽经治疗但血压尚未达标及不稳定患者，应在就诊前连续测量 5～7 天；血压控制良好时，每周测量 1 天。需要注意的是，与 ABPM 115～125mmHg 相比，HBPM 125～145mmHg 的 SBP 与更好的生存结局相关，提示二者存在特殊差异，不能互相取代，故目前推荐 HBPM 作为降压治疗的有益辅助手段（见表 3-12）。

表 3-12　对应不同诊室血压水平、基于人群时间发生风险的动态血压阈值

诊室血压（mmHg）	动态血压（mmHg）		
	24h	白天	夜间
120/80	120/75	120/80	105/65
130/80	125/75	130/80	110/65
140/90	130/80	135/85	120/70
160/100	140/85	150/95	130/80

（一）生活方式干预

生活习惯的调整应该是包括原发性高血压患者在内的每名患者血压管理的重要部分，MHD 患者因为自身及家庭、社会以及经济等各方面原因，常伴有精神上的焦虑或抑郁状态，与之相接触的医护人员及亲属应注意关注患者心理状态改变，给予关心支持，帮助患者保持乐观、平和的心态，维持良好的血压。

1.减轻水钠潴留

改善 MHD 患者的容量负荷亦即重视 MHD 患者的干体重达标率，是非药物治疗措施中至关重要的环节。初始透析阶段，如果患者血压仅属于中度升高，推荐在 4～8 周内逐步到达干体重状态，并关注患者对体液量下降的治疗反应，避免容量起伏引起的血压波动及过度超滤引起的反常性高血压，维持机体的液体负平衡≤1～2kg/周。如患者在到达干体重前已应用降压药物治疗，则需注意"延迟现象"，亦需根据超滤后的血压监测结果稳步减少药物使用量。透析间期患者血压升高幅度低于 160/95mmHg，应首先注意排除水钠潴留的影响，暂不予药物干预，除外患者出现严重的高血压或高血压的急症状态，包括视网膜病变、充血性心衰等。

透析患者的干体重需定期评估，但目前检测手法尚不统一，尽管侵入性检测（中心静脉压、肺动脉压测定）、非侵入性检测（生化指标、下腔静脉内径超声检测、BIA 测定及同位素检测）等手段已常规应用于临床，实践中更多的仍是依据患者的超滤耐受性、透析间期体重增长幅度、食纳状态以及血压、心率、水肿程度等临床表现进行经验性评估。一旦患者出现左心衰竭、急性肺水肿、心包积液等情况时，需加强超滤。对不能耐受超滤的患者，临床可通过个体化设定透析液钠浓度、延长透析时间（每周三次，每次 6～8h）或增加透析频次（每周 6 次，每次 2～3h）改善患者的容量负荷，有透析中心采用夜间透析更加充分地清除患者体内的水分及毒素潴留，辅助控制血压。对于充分透析后血压控制尚不理想者，建议可采用不同透析方式联合或更改为 PD 进行对症治疗，有

研究表明 PD 对大分子物质如 ET-1 等毒素的清除效率较高。

2.合理膳食，低盐饮食、戒烟限酒

合理膳食也是必要的辅助措施。有效控制钠盐摄入后患者的 SBP 可下降 2～8mmHg 不等。因此饮食中的钠盐摄入量推荐＜2.0g/d（约 100mmol/d），烹饪时可改用醋、柠檬汁代替钠盐调味，减少熏烤类加工食品、快餐食品、油炸食品摄入。并注意食物中钠、钾、脂肪的含量。每日液体摄入总量≈24h 尿量+10mL/kg/d 的不显性丢失量。对于原发性高血压患者，有证据提示在不造成高钙血症前提下，可进行适量的钙补充以辅助控制血压，但在 MHD 患者中尚缺乏临床数据支持。吸烟是心血管事件的危险因素，应严格控制透析患者的尼古丁摄入；饮酒适度（男性每天不能摄入超过 2 份酒饮品，女性或低体重患者不能超过 1 份），数据显示其有助于降低 SBP2～4mmHg；推荐 BMI 控制于 18.5～24.9kg/m²，因体重每减轻 10kg，SBP 下降可达 5～20mmHg。

3.运动处方

研究表明 4 个月的有氧运动可有效降低 CKD 患者的血压水平，其机制与降低患者机体氧化应激反应，增加体内 eNOS 活性及 NO 的生物利用度，改善其血管内皮功能相关。一项选取了 14 例 MHD 患者进行的为期 12 周的有氧运动研究发现，运动组 SBP 由（150.6mmHg±18.4mmHg）降至（143.5mmHg±14.7mmHg），舒张压由（94.6mmHg±10.5mmHg）降至（91.4mmHg±9.7mmHg）。Anderson JE 等则发现透析中进行运动训练可显著改善透析中及透析间期的血压，同时可显著改善 MHD 患者接受降压药物治疗的依从性。

因此，在 MHD 患者生理状况允许的情况下，推荐至少每周 5 次，每次持续 30min 的运动。但因为 MHD 患者的病情复杂，临床合并症多，运动处方需个体化制定，内容亦需兼顾运动类型、强度、频率及持续时间等方面。目前推荐的运动类型如下。

有氧运动：指人体在氧气充分供应的情况下进行的中等强度的大肌群周期性运动。包括步行（散步或慢走）、慢跑、打球、游泳、爬山、骑自行车等。在临床康复时推荐使用运动平板、蹬自行车等提高训练效果，必要时行心电遥测以确保运动安全。

抗阻运动：指需拮抗自身或外界阻力进行的运动，分为徒手及器械两种。阻力负荷需略强于患者现有的活动水平，训练后可感觉肌肉轻度酸痛，因此建议在治疗师指导下合理进行，同时监测运动过程中的血压波动。

对于一般人群多采用目标心率进行运动强度的评估[即（220-年龄）×（60-75）%]，但 MHD 患者因病理生理改变、容量负荷、药物等因素影响，建议采用瑞典生理学家 Borg 研制的"主管疲劳感觉评分表"评估，≤16 分为可以耐受中等强度运动，≤12 分为可以耐受低强度运动。

（二）药物治疗

2016 年《中国肾性高血压管理指南》建议：一旦 CKD 患者诊断高血压明确，无论合并糖尿病与否，均应在生活方式调节的同时启动降压药物治疗。60～70 岁老年人血压≥150/90mmHg 应开始降压药物治疗，≥80 岁高龄老人血压＞150/90mmHg，可以开始药物治疗。对于 MHD 患者而言，在达到干体重的状况下，仍有不少患者需借助药物治疗控制血压，MHD 患者降压药物的选择远复杂于其他高血压患者；基本的用药原则包括：①尽量选择不被透析清除的药物：肾衰竭、透析膜材质及不同的透析方式对药物的清除率均不一致，需据此调整相应药物剂量；②建议选用每日一次的长效制剂有助于提高患者的依从性，同时需根据药物的代谢特点确定给药时间。此外，多数患者进入透析前均存在其他基础疾病或者已合并 LVH 等心血管并发症，建议根据药物的特性选择单独/联合用药（见表 3-13），增加疗效，减少不良反应。

表 3-13 各类降压药应用临床推荐

类 别	适应证	禁忌证	
		绝对	相对
噻嗪类利尿剂	心衰、老年高血压、单纯收缩期高血压	痛风	妊娠
襻利尿剂	肾功能不全、HF		
醛固酮拮抗剂	心衰、心肌梗死后	肾衰，高血钾	血脂异常
ACEI/ARB	心衰、冠心病、左室肥厚、左室功能不全，房颤预防、颈动脉粥样硬化、慢性肾脏病、代谢综合征、糖尿病微量白蛋白尿	妊娠，高血钾，双侧肾动脉狭窄，血肌酐>260μmol/L	
二氢吡啶类钙拮抗剂	单纯高血压，老年高血压、收缩期高血压、外周血管病、稳定型心绞痛，动脉粥样硬化，糖耐量下降、EPO 相关高血压、椎动脉型颈椎病（Cervical Spondylosis of the Vertebral Artery Type，CSA）相关高血压	妊娠	快速型心律失常、心衰
非二氢吡啶类钙拮抗剂	心绞痛，颈动脉粥样硬化，室上性快速心律失常	房室传导阻滞，心衰	
β受体阻滞剂	劳力性心绞痛，心肌梗死后，快速性心律失常，慢性 HF	二至三度房室传导阻滞、哮喘	慢性阻塞性肺病，周围血管病，糖耐量异常、Ⅰ型糖尿病、高脂血症、体力劳动者
α受体阻滞剂	前列腺增生、高血脂、糖耐量减低	体位性低血压	心衰

1.利尿剂

容量负荷影响超过 50%的 CKD 患者，且是 CVD 的独立危险因素，利尿剂治疗可减少容量扩张并已被证明可改善 CKD 患者的左室质量指数、动脉僵硬度及血压变异性。MHD 患者通过透析治疗可改善水钠潴留，故多在 HD 开始后即已停用利尿剂。但业界有学者认为对于肾小球滤过率（Glumerular Filtration Rate，GFR）5～15mL/min 的患者，即使已接受 HD 治疗，在经过充分透析后仍未能达到理想血压的患者可考虑选用利尿剂为基础的联合降压治疗。多囊肾患者除外，因需避免利尿剂影响囊肿生长速度。

KDIGO 指南建议 CKD4 期患者优选襻利尿剂治疗；每周透析频率少于 3 次，且具备一定残余肾功能的患者，襻利尿剂可作为控制容量的主要治疗措施之一；HD 及滤过仅清除约 10%的襻利尿剂，因此无须在透析后补充剂量。当药物的利尿效应明显减弱，亦即透析间期患者尿量减少时，需注意及时减停。

醛固酮拮抗剂螺内酯是目前常用的药物之一，大量临床观察证实，螺内酯对于难治性高血压有降压效果，Dahal 荟萃分析结果显示，螺内酯可有效降低 SBP24.3mmHg。PATHWAY-Ⅱ研究及 2014 年的 DOHAS 研究进一步证实应用螺内酯除降低血压外，亦可使伴左心功能不全的患者获益，但在 MHD 患者中的作用目前尚无定论。相反，2 项小样本开放性临床研究指出其存在加重高钾血症的风险；同时指出，对于 CKD 患者而言，螺内酯与 ACEI 或 ARB 联合使用并非禁忌，但应局限于 GFR＞30mL/（min·1.73m²）且血钾浓度＜4.5mmol/L 者（各利尿剂药物及使用可见表 3-14）。

表 3-14 利尿剂药代动力学及用法

药名	原型排泄率（%）	作用时间（h）（N/E）	蛋白结合率（%）	用法	透析后补充量
乙酰唑胺	100	1.7～5.8/-	70～90	250mg q6～12h	-
阿米洛利	50	6～21/10～144	30～40	5mg q24h	避免补充
布美他尼	33	1.2～1.5/1.5	96	1～2mg q8～12h	-
氯噻嗪	96	0.75～2/-	-	500～1000mg q12～24h	-
依他尼酸	20	2～4/-	90	50～100mg tid	-
呋塞米	50～80	0.5～2.1/2.4	95	20～300mg q12～24h	-
氢氯噻嗪	90	＜5.6～14.8/-	65	6.25～200mg q24h	-
吲达帕胺	7	14～18/不变	76～79	1.25 mg q24h Second dose 1.25～5mg q24h	-
泊利噻嗪	25	26/-	84	1～4mg q24h	-
安体舒通	20～30	10～35/不变	98	25mg tid～qid	-
托拉塞米	25	2～4/4～5	97～99	5～100mg q12～24h	None
氨苯蝶啶	20	2～12/10	55～81	25～150mg q12～24h	-

注：N：正常肾功能；E：终末期肾病；None：无须补充；-：无相关数据

2.RAAS 阻断剂

（1）ACEI：ACEI 最早由巴西的箭头毒蛇毒素中分离而来，抑制组织和循环中 Ang-I 向 Ang-II 的转化，进而抑制其对肾素分泌的负反馈作用，产生降压效应；其可增加大动脉顺应性，减轻 LVH，改善胰岛素抵抗，并能有效降低外周血管阻力，但对心率、心输出量无影响，亦不会影响交感神经系统活性，对合并心衰的 ESRD 患者有益，是为 MHD 患者首选的降压药物；按结构的不同可将 ACEIs 分为三类。

1）含巯基 ACEIs：如阿拉普利、卡托普利。与卡托普利相比，这些含巯氢基的化合物需作为前体物转化成活性态起效，故其作用缓慢，药效相对持久，部分经肝脏代谢。卡托普利是最早的 ACEI，其副作用的发生率也是最高，食物可影响其吸收，因此推荐在餐前 1h 服用。

2）非巯基类：如罗普利、贝那普利、培哚普利、赖诺普利、恩那普利等。此类 ACEIs 在体内以原型转变为活性态，除罗普利外多由肾脏排泄为主；与恩那普利相比，贝那普利的峰值时间较早、半衰期短。赖诺普利无前体形式，口服利用度低。

3）含磷酰基化合物：福辛普利。这一药物在肾功能减退时由肝脏清除，推荐透析患者用量为常规剂量的 25%～50%，和/或延长给药周期（具体药物代谢动力学见表 3-13）。

考虑到透析患者维持钾稳态的能力严重受损，与 ACEI 使用相关的一个常见问题是因消化道钾排出量减少所致的高钾血症风险加剧倾向。观察性研究的结果表明，不管是否存在残留肾功能，MHD 患者使用 ACEI/ARB 的高钾风险是使用其他药物的 2.2～3.4 倍不等。故用药时需密切监测血清钾水平，尤其是透析间期体重增长幅度较大且少尿、无尿的患者。另一可能的副作用是对 EPO 在细胞水平的信号传导过程产生潜在影响，进而加重 MHD 患者的贫血。有报道指出透析间期的体液增加亦可能与 ACEI 使用相关。除此之外，ACEI 通常可长期使用，患者耐受性较好，皮疹、血管神经性水肿、味觉异常、肝毒性等反应少见。服用 ACEI 的患者在应用高流量透析膜 AN-69 膜透析时有报道发生过敏反应，症状包括眼黏膜的轻度水肿、呕吐、支气管痉挛、低血压和脑水肿。因此用药时需避免使用类似材质的高流量透析器。除了福辛普利，多数 ACEIs 都可被透析清除。相比之下，ARB 的清除率较低，不需要补充剂量。

（2）ARB：Ang II 与 AT1R 结合可激活下游多种信号通路，促进醛固酮释放，血管收缩，引起血压升高。ARB 则通过特异性阻断 AT1R，从而抑制 Ang II 的上述作用，降低外周血管阻力，抑制反射性交感激活，增强水钠代谢，降低血压。ARB 不影响缓激肽释放，故其在发挥降压效应的同时不会产生 ACEI 类似的不良反应，当患者不耐受 ACEI 时，可考虑用 ARB 替换。

大量临床观察证实 ARB 在 CKD，尤其是糖尿病肾病中可发挥肾脏保护作用。一项纳入 80 例 MHD 患者的临床研究将患者随机分配到坎地沙坦及常规治疗组，拟进行为期 3 年的疗效观察，中期分析时发现坎地沙坦对心血管事件的主要终点及死亡率（坎地沙坦组的死亡率为零，对照组的死亡率为 18.9%）有显著获益，该试验遂提前终止。另一项持续 3 年，纳入 360 例 MHD 患者的随机对照临床试验发现，相较常规对照组而言，接受氯沙坦、缬沙坦或坎地沙坦治疗的 MHD 患者心血管事件风险降低 49%（HR = 0.51，P= 0.002），提示在 MHD 患者中应用 ARB 类药物具有较好的耐受性和安全性，且对心血管事件的预后有益。目前常用的 ARB 主要有缬沙坦、厄贝沙坦、氯沙坦、替米沙坦、阿利沙坦酯片等，值得注意的是均不可被透析清除，在 MHD 患者中使用无须调整剂量（具体药物代谢动力学见表 3-15）。

表 3-15 RAAS 阻滞剂药代动力学特性及应用

药 名	原型排泄率（%）	作用时间（h）（N/E）	蛋白结合率（%）	用法	透析后补充量
贝那普利	54	10～11/30	96	10mg q24h 或 10～40mg q12～24h	-
卡托普利	40～50	2～3/21～32	25～30	25～50mg q8h 或 50～150mgq8～12h	透析后补充一剂
西那普利	80～90	40～50/>60	No data	1.25mg q24h	-
依那普利	88	11～24/34～60	50～60	5-20mg q12～24h	透析后补充一剂
依那普利酸	88	11/28	50～60	1.25～5mg	透析后补充一剂
福辛普利	50	12/14～32	99	10mg q24h 或 10～40mg q12～24h	-
赖诺普利	88～100	30/40～50	0	5-10mg q24h 或 20～40mg q24h	透析后补充一剂
莫西普利	66	9.8/30～40	50	7.5 mg q24h 或 7.5～30mg q24h	透析后补充一剂
喷妥普利	80～90	2～3/10～14	60	125mg q24h	-
培哚普利	90	2.9/27	20	2mg q24h 或 2～8mg q24h	-

续表

药　名	原型排泄率（%）	作用时间（h）（N/E）	蛋白结合率（%）	用法	透析后补充量
喹那普利	30	1～2	97	10～20mg q24h 或 20～40mg q12～24h	-
雷米普利	35	8～10/14～16	55～70	2.5mg q24h 或 5～10mg q24h	透析后补充一剂
群多普利	33	6～10/-	1～4	1.2mg q24h 或 2～8mg q24h	-
坎地沙坦	52	9～13/7.3～12	99	16～32mg q24h	-
依替沙坦	25	5～9/no data	98	600mg q4h 或 400～800 mg q24h	-
厄贝沙坦	<5	13/no change	90	150～300mg q24h	-
氯沙坦	4-10	2.5～5.4/4～6	98	25～100mg q24h	-
奥美沙坦	50	13/36	99	20mg q24h 或 20～40mg q24h	-
替米沙坦	<5	24/16	99	20～80mg q24h	-
缬沙坦	13	9.4/no data	95	80～320mg q24h	-

注：N：正常肾功能；E：终末期肾病；None：无须补充；-：无相关数据

（3）肾素抑制剂：直接肾素抑制剂阿利吉仑是一类新型的 RAAS 阻断类降压药物，口服后的生物利用度约 5%；其对肾组织有高度亲和力，可通过与肾素的催化位点结合来阻断血管紧张素原转化为 Ang Ⅰ，并在不升高肾素的情况下，阻抑 Ang Ⅱ 的病理作用，降低血浆和尿中的醛固酮水平，在降压的同时很好的保护靶器官。一般人群中，阿利吉仑推荐每日 1 次口服用药，在 75～300mg/d 剂量范围内降压作用呈剂量依赖性，且突然停药未见血压的反跳现象；但其在肾脏疾病尤其是透析人群中的安全性等数据还缺乏更详尽的研究支撑。

（4）联合用药：2017 年高血压合理用药指南指出，若单药治疗对血压控制欠佳，则推荐加量或采用联合治疗。2008 年 ONTARGET 试验纳入 25620 例合并心脏病变等基础疾病的患者，分为 ARB 治疗组（替米沙坦）、ACEI 组（雷米普利）与联合治疗组，随访 56 个月后指出：两药联合治疗对 CVD 高危患者的心血管保护作用对比雷米普利单药并没有优势所在，相反出现了不良反应的叠加。2012 年 ALTITUDE 试验以阿利吉仑联合 RAAS 阻断剂治疗 2 型糖尿病合并高血压患者，结果仅见高血钾及肾功能不全风险增加。为此，各项指南均不推荐 ACEI+ARB 联合使用，2018 年中国高血压防治指南将其作为不常规推荐但必要时可慎用的联合方案。

近年来，在 ARB 中加入血管紧张素受体脑啡肽酶抑制剂（Angiotensin Receptor Neprilysin Inhibitor，ARNI）被开发用于高血压等 CVD 的治疗，一项包含 11 个随机对照试验的 Meta 分析显示沙库巴曲缬沙坦可用于安全有效的降压。200mg 沙库巴曲缬沙坦可降低 SBP4.62mmHg、舒张压 2.13mmHg，其降压效应亦呈现剂量依赖性，且患者的药物耐受性较好。一项临床观察指出：患者的低血压、高钾血症及血管神经性水肿等不良反应的发生率与依那普利治疗组相比无统计学差异，因此不推荐 ARNI 与 ACEI 联合用药，如需使用 ARNI，则应在停用 ACEI 至少 36h 后进行。同时建议从小剂量起用，逐渐上调至指南推荐量后稳定维持。

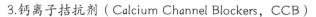

3.钙离子拮抗剂（Calcium Channel Blockers，CCB）

心肌细胞膜上的钙转运涉及多种不同的钙通道，临床使用的CCB主要抑制电压依赖的钙通道，减少经血管平滑肌和心肌细胞的钙转运，进而抑制兴奋-收缩过程，依赖血管扩张反应发挥降压作用，同时亦能减弱去甲肾上腺素及AngⅡ的升压反应。根据电压依赖性钙通道上不同的结合位点，将CCB分为三类。

Ⅰa类：二氢吡啶类：包括硝苯地平、尼莫地平等，主要扩张外周血管及冠状动脉，对心脏无明显作用，是临床常用的降压药物，口服吸收快，经肝脏代谢，肾功能不全患者无须调整剂量。因其易引起交感神经系统的反射性兴奋和心动过速，不宜用于合并心律失常的透析高血压患者。

Ⅰb类：维拉帕米：通过扩张血管起降压作用，但会抑制房室传导及心肌收缩，对心肌细胞较血管平滑肌细胞有更强的作用，头痛、面色潮红等不良反应较二氢吡啶类轻，临床较少用于降压治疗。

Ⅰc类：地尔硫䓬：药理作用及不良反应介入前二者之间，不作为常用药物（具体药物及其特性见表3-16）。

二氢吡啶类是ESRD中应用最广的药物，短效CCB因作用迅速，短时间内血压波动大，心血管安全性低，已逐渐被氨氯地平、非洛地平及控释、缓释的硝苯地平等药物取代，新的药物作用时间长，如氨氯地平血浆半衰期可达35～50h，极少出现快速血管紧张后的反射性心动过速，患者的耐受性及生物利用度均得以提升；药物选择性更强的CCB作用于特异性血管床，如拉西地平对冠状动脉的扩张作用强于对外周血管，更适用盐敏感高血压患者降压治疗。CCB的不良反应主要与其扩血管作用相关，二氢吡啶易引起透析低血压、面色潮红、头痛、心动过速、踝部水肿等；维拉帕米易引起传导紊乱、心动过缓，故不建议后两种CCB与β受体阻滞剂联合应用；其他少见的不良反应有恶心、便秘、皮疹、嗜睡、肝功能一过性异常等。

表3-16　CCB药代动力学

药　名	原型排泄率（%）	作用时间（h）（N/E）	蛋白结合率（%）	用　法	透析后补充量
地尔硫䓬	<5	3～4.4/无变化	75～81	180～240mg q24h 或 180～480mg q24h	-
非洛地平	<1	10～14/21～24	99	5mg q24h 或 2.5～10mg q24h	-
伊拉地平	<1	8/10～11	97	2.5～5mg q12h～24h	-
尼卡地平	<1	1.3～5/5～7	98～99	20～40mg po tidy	-
硝苯地平	<5	2/5～7	97	10～30mg q8h	-
尼莫地平	<10	1.0～2.8/22	98	30mg q8h	-
尼索地平	<10	6.6～7.9/6.8～9.7	99	10mg q24h 或 10～40mg q24h	-
维拉帕米	<3	3～7/2.4～4.0	83～93	180～480mg q24h	-

注：N 正常肾功能；E：终末期肾病；None：无须补充；-：无相关数据

4. β受体阻滞剂（β-receptor antagonists）

β受体阻滞剂部分减少肾素的分泌并降低其活性，以减少 Ang II 的生成，降低外周阻力；亦可抑制心脏肾上腺素能受体的兴奋作用，发挥降血压效应。有学者发现低肾素患者也可对β受体阻滞剂产生治疗反应，指出肾素抑制并非其主要降压机制；因其具有抗动脉粥样硬化、改善心肌缺血等保护作用，故推荐透析合并心绞痛及心律失常的高血压患者优先使用。有研究指出，使用β受体阻滞剂后心肌梗死的复发率可降低 25%，提示其亦可作为合并心肌梗死高血压患者的首选药物。需要注意的是，存在心脏传导阻滞、哮喘及慢性阻塞性肺疾病（Chronic Obstructive Pulmonary Disease，COPD）的患者禁用，胰岛素依赖型糖尿病患者则需慎用。

目前常用的β受体阻滞剂依据药理学特性可分为脂溶性、$β_1$肾上腺素能受体选择性以及有无内在的拟交感神经活性三类。具体而言，脂溶性高的β受体阻滞剂普萘洛尔、美托洛尔在中枢神经系统的渗透性强，肝脏代谢较完全，对于透析患者基本无须调整剂量。水溶性的阿替洛尔和纳多洛尔在透析中清除较高，需在透析后补充给药。选择性β受体阻滞剂对于支气管痉挛及脂代谢紊乱的患者安全性较好。具有内在拟交感神经活性的药物对β肾上腺素能受体则可发挥减少外周血管阻力、减缓心率，降低心输出量的双重作用（见表 3-17）。

本类降压药最常见的副作用包括心动过缓、肌肉疲劳、房室传导阻滞、病窦综合征、心衰以及雷诺现象，长期或较大剂量用药的患者因β受体阻滞剂可增加血管平滑肌细胞上的受体数目，故停药应缓慢，避免出现血压反跳和/或心律不齐的发生，亦即"撤药综合征"。同时为避免产生心肌负性肌力的叠加，β受体阻滞剂不建议在透析患者中与 CCB 联合使用。

α、β受体阻滞剂拉贝洛尔既能口服又能静脉使用，对于 CKD 合并难治性高血压患者非常有效，口服情况下拉贝洛尔的α、β受体组织活性比约为 1:3，作用机制与降低外周阻力、减少心输出量相关，最常见的不良反应是为直立性低血压。

表 3-17　β受体阻滞剂药代动力学特性及应用

药名	心脏选择性	内在拟交感活性	原型排泄率（%）	蛋白结合率（%）	作用时间（h）（N/E）	用　法	透析后补充量
普萘洛尔	-	-	30	93	3～4	50～100mg tid	-
阿普洛尔	-	++	50	26	3～13/7	400～600mg q24h	50%
吲哚洛尔	-	+++	85	57	3～4	50～100mg tid	-
纳多洛尔	-	-	90	28	19/26～45	40～80mg q24h	顿服
索他洛尔	-	-	60	54	5～13	50～400mg qd	-
醋丁洛尔	+	+	40	84	3～6	200～800mg qd	-
阿替洛尔	+	-	85	3	6～7/15～35	50～100mg q24h	25～50mg
美托洛尔	+	-	8～13	11	3.5/2.5～4.5	50～100mg bid	-
拉贝洛尔	-	-	33	50	3～4/3～4	200～600mg bid	-
卡维地洛	-	-	25	95	4～7/4～7	12.5～50mg/d gd	-

注：N：正常肾功能；E：终末期肾病；None：无须补充；-：无相关数据

5.α₁受体阻滞剂

α₁受体阻滞剂可选择性拮抗儿茶酚胺对血管平滑肌突触后膜α₁受体的作用，抑制血管收缩反应，舒张小动脉及静脉血管，降低血压，但不影响心排出量。口服易吸收，主要经肝脏代谢，可单独应用于轻、中度高血压，对于透析患者无不良影响。接受超滤或限制钠盐摄入的患者首次使用时可能出现的严重的体位性低血压，考虑与血管舒张引起的静脉回心血量减少相关，多见于用药后半小时。推荐患者于晚睡前用药或首剂减半，服药后可平卧半小时以上，避免骤然的体位改变。药物的具体信息见下表，短效制剂因增加心血管事件的发生率和死亡率，目前已不常用，中长效制剂特拉唑嗪、多沙唑嗪半衰期接近12h，且不受肾功能影响，透析清除率低，支持每日一次用药。尿嘧啶类降压药乌拉地尔不被透析清除，但在透析患者的远期获益仍需更多的数据支持。

表3-18 α₁受体阻滞剂药代动力学特性及应用

药 名	原型排泄率（%）	作用时限（h）（N/E）	蛋白结合率（%）	用 法	透析后补充量
哌唑嗪	<5	2～3/3.6	97	1～15mg 2～3 次/日	-
特拉唑嗪	20-30	9～12/8～12	90～94	1～20mg 1 次/日	-
多沙唑嗪	<5	16～22/16～22	98	1～16mg 1 次/日	-
曲马唑嗪	-	3～6/-	-	50～150mg 2～3 次/日	-
乌拉地尔	30～40	4～10/19	20	30～50mg 1～2 次/日	-
酮色林	<2	14～19/25～35	95	40mg 2 次/日	-
吲哚拉明	-	>6	-	50～200mg 2～4 次/日	-

注：N：正常肾功能；E：终末期肾病；None：无须补充；-：无相关数据

6.血管扩张剂

血管扩张剂包括肼屈嗪、硝普钠等，可直接作用于血管平滑肌细胞，发挥降压作用，多用于高血压急症的治疗。临床常用的硝普钠可有效扩张微小动脉及静脉血管，迅速发挥降血压的作用，但持续时间短，为巩固疗效的持续用药会造成毒性代谢产物蓄积，诱发谵妄、昏迷等不良反应。因此，不建议持续长时间（2～3 天）或大剂量给药，用药时需检测血清硫氰酸盐及氰酸盐水平，及时行 HD 清除。

其他药物：

钾通道开放剂（Potassium Channel Openers，PCOs）K⁺通道广泛分布于各器官组织，参与细胞膜静息电位的形成，调节细胞各项生理活动。PCOs 可选择性提高细胞膜对 K⁺的通透性，对去甲肾上腺素、血管紧张素所诱发的血管收缩均有拮抗作用。目前常用药物包括尼可地尔、吡那地尔、克罗卡林、米诺地尔和二氮嗪等。米诺地尔主要作用于微小动脉，对血容量的影响可忽略，临床多用其作为双侧肾切除术的替代疗法用于难治性高血压治疗，本药经肝脏代谢，在肾功能不全及透析患者中无须调整剂量，常见的不良反应包括多毛症及透析间期的水钠潴留。二氮嗪作为静脉内血管扩张剂，静脉内给药后作用时间可持续至24h，对于高血压危象的治疗有效，但可引起心肌缺血的一系列临床表现及血糖及血尿酸值的波动。研究指出单用吡那地尔者的血压控制率为67%～87%，推荐剂量 25～50mg/d，患者的耐受性较好，且该药对脂质代谢、心血管损害均有改善作用。与噻嗪类利尿药合用，可提高其降压效果，减轻水肿和反射性心动过速等不良反应，适用于轻度至中度原发性高血压治疗。既往研究证实内皮 SK3（KCa2.3）和 IK1（KCa3.1）K+通道的激活在内皮源性超极化因子（Endothelium-Derived Hyperpolarizing Molecules，EDHF）引起的小动脉扩张过程中起作用。新近有学者在动物实验中证实内皮 SK3 和 IK1 通道有助于血压调节，为高血压的治疗提供了新的方向。

肠道 Na+/H+交换体 3（Na+/H+ Exchanger 3，NHE3）抑制剂 钠摄入过多及排泄受损在高血压及其并发症如 HF 和 CKD 发病中起重要作用。在肠上皮细胞顶端区域表达的 Na+/H+交换体中 Na+/H+交换体 2（Na+/H+ exchanger 2，NHE2）、NHE3 和 Na+/H+交换体 8（Na+/H+ Exchanger 8，NHE8）是膳食盐吸收的重要介质，亦是目前推荐的治疗干预点。Tenapanor 是一种选择性的 NHE3 抑制剂，可与肠上皮细胞表面的受体结合且不透过肠道屏障，口服 Tenapanor 可减少尿钠排泄，增加粪便钠排泄量并逆转在 5/6 肾切除钠依赖性高血压模型大鼠的 ECL 负荷及血压水平，同时减少蛋白尿，保护靶器官。在该模型中，Tenapanor 还能增强 ACEI（依那普利）的降压和器官保护作用。其后的两项临床试验亦证实了该药的安全性，上述发现为降压治疗延展了新的思路。

可溶性环氧化物水解酶（Soluble Epoxide Hydrolase，s-EH）抑制剂 哺乳动物体内存在多种环氧化物水解酶，新近的研究表明，s-EH 直接参与花生四烯酸环氧化物和亚油酸环氧化物代谢，前者通过钙离子激活的血管平滑肌钾离子通道，介导血管舒张，参与血压调节。抑制 s-EH 可继发花生四烯酸家族成员环氧二十碳三羧酸水平的增加，提示其可能是为高血压病治疗的新靶点所在。AR9281 是目前认为有效的、选择性人 s-EH 抑制剂，在 Ang II 诱导的高血压大鼠中被证实可有效降压，同时发现其具有预防和逆转压力超载诱导的心肌肥厚等靶器官保护作用。随后在健康志愿者中进行的随机双盲对照实验发现其降压效果存在剂量依赖性，受试者普遍耐受性较好。但 2009 年的一项随机双盲临床观察指出 AR9281 对轻至中度高血压患者的疗效并不理想，由此对该治疗手段的临床意义及转化提出了不同意见。

多巴胺受体激动剂 多巴胺通过独立的外周多巴胺能系统参与调节血压，亦可通过抑制氧化应激调节下游通路及其参与的各项功能活动，肾脏的多巴胺及其受体功能异常是为高血压的发病成因之一。有研究证明多巴胺受体激动剂非诺多泮可以下调还原型烟酰胺腺嘌呤二核苷酸磷酸氧化酶（Nicotinamide Adenine Dinucleotide Phosphate Oxidase，Nox）亚单位在肾近曲小管细胞的表达，进而调控血压，口服后起效迅速，且对合并肾损伤的患者有益；但在透析人群中的疗效及安全性尚未得到有效的数据证实；亦须注意其存在升高颅压等不良反应，在青光眼患者中需慎用。

多巴胺β-羟化酶（Dopamine beta-Hydroxylase，DβH）在交感神经系统中催化多巴胺羟化形成去甲肾上腺素，新近指出其可作为高血压和其他以交感神经兴奋为特征的心血管疾病的治疗靶点，抑制 DβH 在理论上比肾上腺素能受体阻断更有优势：①可逐渐减缓交感神经兴奋性升高；②提升多巴胺效能，从而扩张肾血管，促进钠水排泄。Etamicastat（BIA5-453）是一种有效且可逆的 DβH 抑制剂，不通过血脑屏障，口服时可选择性作用于外周 DβH。在健康男性和轻至中度高血压男性的研究中表明其浓度依赖性的降压作用及药物耐受性均良好。目前正拟进一步扩大受试人群以获得更详细的数据支持。

7.其他降压治疗措施

对于顽固性高血压或伴有高血压危象的患者，切除双肾是可以考虑的治疗手段之一，但术后顽固性低血压等并发症需要引起重视，此外亦有相当多的新技术手段用于高血压的治疗，包括以下几种。

（1）疫苗：以肾素为靶点的疫苗用于降压治疗已有 50 多年的历史，但因为肾脏自身免疫性疾病易被诱发等不良反应所限制。Ang I 疫苗在动物实验中提示可产生减压作用，但在临床随机双盲实验中未见疗效。2007 年，瑞士 Cytos 公司将 Ang II 衍生肽结合到由噬菌体 Qβ（AngQb）衍生的病毒样粒子中，制备 CYT006-AngQb 降压疫苗，并在其后的随机对照试验中证实受者的 AngQb 抗原耐受性良好。随后，研究者将 72 例轻、中度高血压患者随机分为 3 组，在第 0、4、12 周分别皮下注射 100μg、300μg 疫苗及安慰剂。结果提示，高剂量疫苗注射组患者日间平均动态血压和清晨血压峰值分别降低 9/4mmHg 及 25/13mmHg，不良事件与其他疫苗类似，即在注射部位出现局部红斑、硬结等短暂反应和流感样症状。3 次注射后，疫苗半衰期可长达 17 周。但在进一步实验观察中，研究者采用缩短注射间期、诱导高滴度抗体的方法发现疗效并无差异，考虑与疫苗的抗体亲和力下降有关，同时分析发现该研究纳入了少数健康高血压患者，故建议在更广泛的高血压人群进一步验证疫苗的疗效及安全性。国内廖玉华等于 2006 年和 2011年分别发明了针对鼠和人 AT1R 的降压疫苗（ATRl2181 和 ATRQD-001）。在自发性高血压动物模型中被证实有效，同时有显著的靶器官保护作用，这使疫苗可能有助于治疗人类高血压及其并发症的概念得以延续。该疫苗目前正在积极的临床转化过程中。

（2）基因治疗：高血压是一种多基因遗传性疾病，其基因治疗包括：正义基因（基因转移）：正义插入使血管扩张的基因增加舒血管物质；反义基因（基因抑制）：反义抑制使血管收缩的基因阻断缩血管物质生成。基因治疗可控制高血压发生及持续稳定降低血压，改善高血压的家族遗传倾向。基因治疗具有特异性强、效果稳定、持续时间长、毒副作用小等优点，但同时不可避免地存在一定的缺陷诸如如何针对不同的基因选择合适的靶点进行干预，业内目前多选择多靶点综合治疗，其临床安全性及远期效应仍待进一步观察。

（3）其他：1993 年 Kitamura Kazuo 等从人的嗜铬细胞瘤组织中发现髓质素（Adrenomedullin，ADM）并指出其可能参与血压调节。研究发现，当给予巨细胞病毒作为启动子的 ADM cDNA 片段后，受试者自给药第 2 周至第 16 周均保持了血压的下降（约 30mmHg），亦可见心肌细胞肥大、心肌纤维化、肾小球硬化和肾小管损伤的减轻。前文所述 ET-1 是引起血压升高的机制之一，尽管选择性内皮素受体拮抗剂 darusentan 在 DAR-311 （DORADO）和 DAR-312（DORADO-AC）临床试验中显示出其降压潜力，但目前仍多用于肺动脉高压的治疗。基础研究指出，激肽释放酶-激肽系统（Kallikrein-Kinin System，KKS）通过发挥血管舒张、抗增殖和抗聚集功能，在调节心血管和肾脏功能中发挥重要作用。外源性给予低分子量激肽酶原可有效控制高盐饮食和 AngII 引起的高血压。在人和动物的模型中，抑制局部或全身缓激肽的降解亦能降低患者的高血压及动物的血压。该系统目前尚未成为药物治疗的目标，但已有一些尝试通过基因治疗来调节其活性。研究发现，血浆硒含量与心脑血管疾病发病相关，合成有机硒生物家族成员苯基氨乙基化合物在原发性高血压大鼠体内可产生剂量依赖性的降压效应，在此基础上进行苯环羟基化后构建的 HoMePAESe 已成为第一个口服有效的含硒抗高血压药物。一氧化氮-环磷酸鸟苷（Nitric Oxide-Cyclic Guanosine Monophosphate，NO-cGMP）轴是生理学上维持血管张力重要的调节因子之一，但受 NO 耐药等因素限制，目前尚未被确立为高血压的一线治疗方法。

（4）经皮射频消融去除肾交感神经治疗（Renal Sympathetic Denervation，RSD）：Grimson 于 1941 年首次尝试通过切除腰腹交感神经节进行降压治疗并证实获益，此后有学者发现脊背神经根切断术可有效降低肾衰竭动物模型的血压水平。但单纯的肾脏交感神经节切除术术后并发症及患者的死亡率均升高。2007 年 Elser 等在 45 例患者中通过将导管植入双侧肾动脉，采用射频能量消融相应区域的交感神经，观察治疗 1 年后患者血压下降达 27/17mmHg，术后并发症亦较少，提示 RSD 治疗可相对安全的发挥降压作用。DENERHTN 研究亦证实在标准阶梯降压治疗的基础上接受 RSD 治疗能安全有效地降低顽固性高血压患者的血压水平。RSD 为治疗高血压提供了新的思路，遗憾的是，Sympligity HTN-3 试验对入组的 53 名来自不同区域的顽固性高血压患者使用 Sympligity 导管进行 RSD 治疗，6 个月后并未获得理想的降压效果，尽管研究者分析其中可能存在降压药使用不合理、消融点较少、消融不彻底等实验设计缺陷，但 RSD 的手术适应证、禁忌证、疗效及安全性确实仍需大量的实验数据进一步进行验证。

（5）颈动脉窦压力反射治疗（Carotid Baroreceptor Activation Therapy，BAT）：新型植入式压力反射刺激装置又称为 Rheos 压力反射高血压治疗系统，通过植入脉冲发生器电刺激颈动脉窦压力感受器，增强颈动脉窦神经的兴奋性，激活自身血压调节系统，兴奋迷走中枢，从而控制血压。研究者对手术植入 Rheos 压力反射高血压治疗系统的顽固性高血压患者观察 1 年发现其血压可明显下降。欧洲一项非随机前瞻性小规模临床试验表明，Rheos 压力反射性高血压治疗系统能够为顽固性高血压患者提供更加有效、安全的个性化治疗，其中 17 例患者在术后 2 年随访时发现血压下降达 33/22mmHg，心率降低约 11bpm，提示该治疗对高血压患者具有重要的临床意义。与此同时，因其体积较大，且需双侧植入，CVRx 公司在 Rheos 压力反射高血压治疗系统的基础上改进生产了二代起搏器：BarostimneoTM system。新的可重塑颈动脉窦的血管内植入装置 MobiusHD 在欧洲已完成的 CALM-FIM-EUR 研究中证实了其降压效果及安全性；同样需要注意的是：除外设备的昂贵费用因素外，上述研究多为小样本观察，BAT 的长期效果及安全性尚需进一步验证。安装手术时需暴露颈动脉，易增加感染风险；术后长时间的电刺激颈动脉窦，是否会造成颈动脉窦阈值改变、提前老化等风险升高，以及 BAT 治疗的综合效应均需要大量实验和研究证实。

（6）其他器械治疗：除外上述两种已逐步使用的器械治疗措施外，尚有多种其他器械治疗方法仍在探索中，包括：中央动静脉吻合 ROX Coupler 植入、ReCorMedical 的超声驱动肾神经装置、脑起搏器植入术、肾动脉支架植入术等，均等待更多的研究和数据支持。

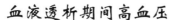

血液透析期间高血压

一、定义

血液透析期间高血压（Intradialytic Hypertension）是 MHD 患者高血压中的一种特殊类型，表现为患者在透析过程中血压较透析前反常性升高，且不能随透析超滤的增加而改善。在缺乏普遍接受的诊断标准的情况下，现行被较为广泛使用的概念多指 HD 中或透析刚结束时患者的 MAP 较透析前升高＞15mmHg，或在 HD 的第 2 小时起出现超滤抵抗性的高血压。亦有学者定义为在连续 6 次透析中至少 4 次的 SBP 从透析前到透析后升高≥10mmHg。

二、流行病学

相比合并高血压的 MHD 患者而言，透析期间高血压患者的预后更差。有观察显示，与 SBP 在 MHD 前后下降≥10mmHg 的患者相比，SBP 升高的患者 6 个月后的住院或死亡比例显著升高，并指出透析期间高血压是 MHD 患者并发心脑血管疾病的独立危险因素之一。

三、发病机制

容量负荷：高血压 HD 患者干体重降低试验发现：透析期间血压下降速率与细胞外液量的下降存在一致性。两项针对复发性 IDH 患者的病例对照研究新近也使用生物阻抗谱证实其透后仍存在 ECF 超载。由此证实慢性容量负荷参与了 IDH 的发生。有研究纳入 6 名 MHD 患者，对其在透析前和透析期间都进行了超声心动图检查，结果显示在超滤初期，患者的血压和心脏指数均升高，并可随超滤增加逐渐回落；提示透析期间高血压发生机制可能为 ECF 增加后，血管张力不能对血容量的改变产生适应性调节，引起心输出量和总的外周阻力增加，进而升高血压。

血管内皮功能异常：与 HD 对照组相比，透析期间高血压患者存在相对严重的慢性内皮细胞功能障碍。最早研究该机制的病例对照研究发现，ET-1 在透析过程中的表达与血压波动存在一致性，最近有学者通过两项小规模的临床病例对照研究对其提出质疑。另一项将透析期间高血压患者随机分为低钠透析及高钠透析两组的观察实验指出：尽管透析期间两组患者血压存在显著差异，但不同处方组的 ET-1 表达在透析前、后的改变无显著差异。为进一步阐明 ET-1 与透析期间高血压的相关性，学者探索了肾上腺素能拮抗剂卡维地洛对透析期间高血压患者透析期间 ET-1 表达水平的影响，观察发现在使用卡维地洛治疗数周后，透析期间 ET-1 的表达显著减少，同时透析期间高血压亦有改善。但该实验存在缺乏对照组等局限性，实际并未能充分证明 ET-1 在透析期间高血压发生中的意义。

研究显示，与其他透析患者相比，透析期间高血压患者的脉搏波速度更高，该结论目前亦存在争议。

透析液成分：钠离子浓度与血浆间的梯度可影响透析期间的血压改变。一项观察性研究证实，透析液钠浓度梯度与透析间期高血压患者透析期间血压的变化有很强的相关性，在前述将透析期间高血压患者随机分为低钠透析及高钠透析两组的实验中，发现透析液钠离子浓度高的一组患者血压升高，低钠透析组血压降低，尽管其机制有待研究，但试验本身提示了透析液钠离子浓度的修正对透析期间高血压患者血压控制具有很强的意义。与此同时，学者指出透析液中钙离子浓度升高可通过增加心肌收缩力、心排血量，引起外周阻力升高，进而上调血压。

RAS 激活：超滤引起的肾动脉灌注压下降可激活 RAS，引起肾素的过度分泌，进而引起透析期间高血压。同时有学者发现易发生透析期间高血压的患者基础肾素水平即相对较高，针对上述患者，在透析前或透中给予 ACEI 预处理，可有效应对透析中血压异常升高。

其他可能的因素：患者紧张、焦虑的情绪；失衡综合征、氧化旁路及氧化应激、EPO 的作用、透析对降压药物的清除以及硬水综合征等病因也都参与了透析期间高血压的发生。

四、防治

与透析相关高血压处理原则一致，控制盐（＜2g/d）和液体的摄入量，正确评估干体重，避免短时大量的水分超滤是其基础防治措施；必要时可采取单纯超滤治疗模式。透析中透析液钠浓度应与患者血钠水平相接近，一般不高于 140mmol/L；但对于 SBP＞200mmHg，且疗效较差的透析期间高血压患者需在综合评估后方可进一步处理，而非简单的调整透析或超滤模式，同时需关注该类患者的心理状态，缓解其紧张、焦虑的情绪，亦可适当加用调节自主神经的药物进行辅助治疗。透析期间高血压发作多无自行缓解，药物在其中仍有重要作用。荟萃分析指出降低透析期间高血压患者死亡率与处方降压药物存在相关性，但多项观察性研究发现 RAS 抑制剂和 β-肾上腺素能受体拮抗剂在实际使用中疗效不一，是以尚无单一药物推荐作为一线治疗用药；对于 SBP＞200mmHg，或舌下含服卡托普利药物降压效果不理想的 IDH 患者，有单位选用乌拉地尔 50～150mg 加入 250mL 生理盐水静脉维持；亦有中心尝试采用硝普钠缓慢静点，并报道有一定成效。对严重高血压经处理反应不理想的患者，长时间透析（3×8 小时/周）或每日透析（2h/d）被报道有一定的临床获益。

参考文献

[1] SALEM M.Hypertension in the hemodialysis population？High time for answers[J].Am J Kidney Dis，1999，33（3）：592-594.

[2] AGARWAL R，NISSENSON A R，BATLLE D，et al.Prevalence，treatment and control of hypertension in chronic hemodialysis patients in the United States[J].Am J Med，2003，115（4）：291-297.

[3] ARNESON T J，LIU J，QIU Y，et al.Hospital treatment for fluid overload in the medicare hemodialysis population[J].Clin J Am Soc Nephrol，2010，5：1054-1063.

[4] PLANTINGA L C，KING L M，MASUD T，et al.Burden and correlates of readmissions related to pulmonary edema in US hemodialysis patients：a cohort study[J]. Nephrol Dial Transplant，2018，33：1215-1223.

[5] Carmine Zoccali，Ulrich Moissl，Charles Chazot，et al.Chronic fluid overload and mortality in ESRD[J].J Am Soc Nephrol，2017，28（8）：2491-2497.

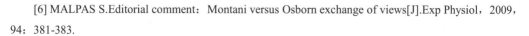

[6] MALPAS S.Editorial comment：Montani versus Osborn exchange of views[J].Exp Physiol，2009，94：381-383.

[7] Rabi Yacoub，Kirk N Campbell.Inhibition of RAS in diabetic nephropathy[J].Int J NephrolRenovasc Dis，2015，8：29-40.

[8] ESLER M.The 2009 carl ludwig lecture：pathophysiology of the human sympathetic nervous system in cardiovascular diseases：the transition from mechanisms to medical management[J]. J Appl Physiol，2010，108（2）：227-237.

[9] SIMONE S，LOVERRE A，CARIELLO M，et al.Arteriovenous fistula stenosis in hemodialysis patients is characterized by an increased adventitial fibrosis[J].J Nephrol，2014，27：555-562.

[10] AGARWAL R.Mechanisms and mediators of hypertension induced by erythropoietin and related molecules[J].Nephrol Dial Transplant，2018，33（10）：1690-1698

[11] Chia-Jen Shih，Der-Cherng Tarng，Wu-Chang Yang，et al.Parathyroidectomy reduces intradialytic hypotension in hemodialysis patients with secondary hyperparathyroidism[J]. Kidney Blood Press Res，2013，37（4-5）：323-331.

[12] DRAGER L F，DIEGUES-SILVA L，DINIZ P M，et al.Obstructive sleep apnea，masked hypertension and arterial stiffness in men[J]. Am J Hypertens，2010，23（3）：249-254.

[13] NICHOLL D D，AHMED S B，LOEWEN A H，et al.Declining kidney function increases the prevalence of sleep apnea and nocturnal hypoxia[J].Chest，2012，141（6）：1422-1423

[14] FORNIOGNA V，OGNA A，PRUIJM M，et al.Prevalence and diagnostic approach to sleep apnea in hemodialysis patients：a population study[J]. Biomed Res Int，2015，2015：103686.

[15] Peter Noel Van Buren.Evaluation and treatment of hypertension in end-stage renal disease patients on hemodialysis[J]. Curr Cardiol Rep，2016，18（12）：125.

[16] Yanli Pang，Yang Li，Ying Lv，et al.Intermedin restores hyperhomocysteinemia-induced macrophage polarization and improves insulin resistance in mic[J].J Biol Chem，2016，291（23）：12336-12345.

[17] Ruben Esse，Madalena Barroso，Isabel Tavares de Almeida，et al.The contribution of homocysteine metabolism disruption to endothelial dysfunction：state-of-the-art[J].Int J Mol Sci，2019，20（4）：867.

[18] Stéphane Laurent，Pierre Boutouyrie.The structural factor of hypertension：large and small artery alterations[J]. Circ Res，2015，116（6）：1007-1021.

[19] FREEDMAN B I，COHEN A H.Hypertension-attributed nephropathy：what's in a name？[J].Nat Rev Nephrol，2016，12（1）：27-36.

[20] Donna K Arnett，Roger S Blumenthal，Michelle A Albert，et al.2019 ACC/AHA Guideline on the Primary Prevention of Cardiovascular Disease：A Report of the American College of Cardiology/American Heart Association Task Force on Clinical Practice Guidelines[J]. Circulation，2019，140（11）：e596-e646.

[21] Holly J Kramer，Raymond R Townsend，Karen Griffin，et al.KDOQI US commentary on the 2017 ACC/AHA hypertension guideline[J]. Am J Kidney Dis，2019，73（4）：437-458.

[22] KARIO K，SHIN J，CHEN C H，et al.Expert panel consensus recommendations for ambulatory blood pressure monitoring in Asia：the HOPE Asia Network[J]. J Clin Hypertens（Greenwich），2019，21（9）：1250-1283.

[23] 中国高血压联盟《动态血压监测指南》委员会.2020中国动态血压监测指南[J].中国循环杂志,2021,36(4):313-328.

[24] 中国医师协会肾脏内科医师分会,中国中西医结合学会肾脏疾病专业委员会.中国肾性高血压管理指南2016(简版)[J].中华医学杂志,2017,97(20):1547-1555.

[25] Wioletta Dziubek, Joanna Kowalska, Mariusz Kusztal, et al.The level of anxiety and depression in dialysis patients undertaking regular physical exercise training-a preliminary study[J].Kidney Blood Press Res, 2016, 41(1): 86-98.

[26] Scott Sibbel, Adam G Walker, Carey Colson, et al.Association of continuation of loop diuretics at hemodialysis initiation with clinical outcomes[J].Clin J Am Soc Nephrol, 2019, 14(1): 95-102.

[27] SHIGA Y, MIUM S I, MOTOZATO K, et al.Comparison of efficacy and safety of azilsartan and olmesartan in patients with essential hypertension[J].Int Heart J, 2017, 58(3): 416-421.

[28] Saeed Alshahrani.Aliskiren-A promising antioxidant agent beyond hypertension reduction[J].Chem Biol Interact, 2020, 326: 109145.

[29] 国家卫生计生委合理用药专家委员会,中国医师协会高血压专业委员会.高血压合理用药指南[J].中国医学前沿杂志(电子版), 2017, 7(9): 28-129.

[30] Selcuk Sen, Baran Ufuktepe, Zeynep Günes Özünal, et al.Renin inhibitors in diabetes and hypertension: an update[J].EXCLI J, 2014, 13: 1111-9.

[31] MALIK A H, ARONOW W S.Efficacy of sacubitril/valsartan in hypertension[J].Am J Ther, 2019, 29(3): e322-e333.

[32] Monika Kloza, Marta Baranowska-Kuczko, Marek Toczek, et al.Modulation of cardiovascular function in primary hypertension in rat by SKA-31, an activator of KCa2.x and KCa3.1 channels[J].Int J Mol Sci, 2019, 20(17): 4118.

[33] ROSENBAUM D P, YAN A, JACOBS J W.Pharmacodynamics, safety, and tolerability of the NHE3 inhibitor tenapanor: two trials in healthy volunteers[J].Clin Drug Investig, 2018, 38: 341-351.

[34] PAULIS L, FRANKE H, SIMKO F.Gene therapy for hypertension[J]. Expert Opin Biol Ther, 2017, 17(11): 1345-1361.

[35] Wilko Spiering, Bryan Williams, Jan Van der Heyden, et al.Endovascular baroreflex amplification for resistant hypertension: a safety and proof-of-principle clinical study[J].Lancet, 2017, 390(10113): 2655-2661.

[36] Anna Oliveras, Pedro Armario, Albert Clarà, et al.Spironolactone versus sympathetic renal denervation to treat true resistant hypertension: results from the DENERVHTA study-a randomized controlled trial[J].J Hypertens, 2016, 34(9): 1863-1871.

[37] Erin L O'Callaghan, Emma C Hart, Hugh Sims-Williams, et al.Chronic deep brain stimulation decreases blood pressure and sympathetic nerve activity in a drug-and device-resistant hypertensive patient[J].Hypertension, 2017, 69(4): 522-528.

[38] SEBASTIAN S, FILMALTER C, HARVEY J, et al.Intradialytic hypertension during chronic hemodialysis and subclinical fluid overload assessed by bioimpedance spectroscopy[J].Clin Kidney J, 2016, 9: 636-643.

[39] Peter Noel Van Buren, Jula K Inrig.Special situations: Intradialytic hypertension/chronic

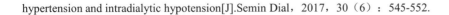

hypertension and intradialytic hypotension[J].Semin Dial，2017，30（6）：545-552.

蔡　研（撰写）　宋　洁（审校）

第三节　低血压

一、概述

低血压是维持性血液透析病人在透析过程中出现的常见并发症，尤其对老年透析病人危害极大，严重的低血压可造成病人呼吸困难、一过性的意识丧失，甚至诱发心律失常导致心源性猝死。

二、定义

透析性低血压（Intra-Dialytic Hypotension，IDH）目前还没有标准的定义。2005年KDOQI定义血IDH为HD治疗过程中SBP降低≥20mmHg，或MAP较透析前测量值降低≥10mmHg，并伴有腹部不适、打哈欠、叹气、恶心、呕吐、肌肉痉挛、烦躁不安、头晕、昏厥、焦虑等症状的一种急性并发症。IDH临床上可分为发作性的低血压（Episode Hypotension，EH）和慢性持续性低血压（Sustained Hypotension，SH）。EH定义为患者基础血压正常或增高，在透析过程中SBP下降30mmHg或MAP＜100mmHg；SH常发生于透析多年的患者，在透析过程中SBP通常不超过100mmHg。

三、流行病学

EH是MHD患者常见急性并发症，发生率为30%～40%；SH发生率为5%～10%。随着透析人群生存时间的延长，以及老年患者和伴有糖尿病、CVD患者的增多，IDH的发生率越来越高。IDH导致透析不充分、内瘘闭塞、增加患者心理负担等，甚至造成心脑血管与肠系膜血管低灌注，诱发相应症状，影响生存质量。严重的低血压可以诱发心律失常，是导致患者死亡的主要原因之一，预后不佳。低血压对透析患者的生存率有明显影响。IDH发作越频繁，死亡率越高。不论透析前SBP≤159mmHg或≥160mmHg，透析中最低SBP＜90mmHg或＜100mmHg均预示较高死亡率。防治透析相关性低血压，降低其发生率有十分重要的意义。

四、发病机制

正常人群的血压是由一系列复杂的效应器和反馈机制维持。而这复杂的生理机制可简化成此公式：血压=心脏输出量×总外周阻力。低血压发生时，交感神经系统兴奋，提高心率和收缩力，从而提高心输出量，提高血压。交感神经系统和肾RAS，以及包括精氨酸加压素在内的各种血管活性激素，通过增加总外周阻力（通过血管收缩）来响应，以维持足够的血压（图3-2）。在正常人中，这可维持血压相对稳定，波动很小。而在需要HD患者中，情况则截然不同（图3-3）。透析过程中，大部分患者会血压下降，平均降低 28～40mmHg 的幅度。在建模中，血压下降不是线性的，在 HD 的前 1/4 进程中是相对陡峭的下降，随后下降不那么剧烈。早期血压下降可能与血浆渗透压相对迅速下降和代偿机制受损有关。

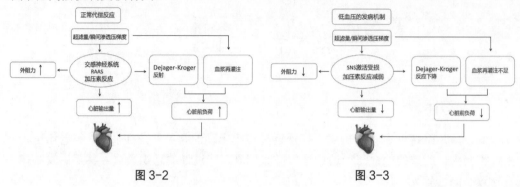

图 3-2   图 3-3

1.目前多数认为由综合性因素导致 IDH

IDH 相关的危险因素包括年龄大、透析时间长、糖尿病、白蛋白降低、女性性别、较高的 BMI 等。发生 IDH 的患者自身因素如糖尿病、自主神经功能紊乱、心脏储备功能下降（尤其是左心室肥大和舒张功能不全）、心律失常、营养状态差、体重增加过多、透析过程中进食（增加内脏血管充盈）、心血管稳定性和生理反射受损、败血症、缺血器官释放腺苷；治疗相关因素包括高超滤（Ultrafiltration，UF）率、使用降压药物、血浆渗透压下降过快、透析液温度高、低钠透析液、低渗透析液、使用醋酸盐透析液、生物不相容性（图 3-4）。

2.UF

透析过程中没有高 UF，IDH 很少发生。需要评估 UF 的影响时，需要考虑 UF 率和 UF 量。在透析早期，患者可耐受较高 UF 率，因为大部分额外的液体会进入中心循环。在稍后的治疗中，由于剩余的多余液体位于远端，大容量的 UF 可能会降低代偿机制（包括血管收缩、心输出量和外周血管张力的增加）的效果。有些患者在透析早期没有明显的 UF，血压也会下降，这可能与动脉顺应性的改变有关。

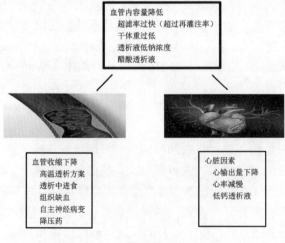

图 3-4

3.心脏因素

LVH 在 HD 患者中非常普遍，它会导致心脏顺应性降低，使患者容易受到 UF 过程中心脏负荷状态的突然变化。左室舒张功能不良：LVH，限制心室充盈，使左心室舒张容积下降，导致心排血量显著降低；静脉回流受阻，降低患者对 UF 耐受性。心率增加不能代偿心室充盈的减少，输出量降低，导致外周血容量减少。

4.有效血容量减少

导致有效血容量的减少主要原因有：①透析中 UF 过多，透析结束后体重低于干体重就会产生低血压；②UF 速度过快，或血泵速度过快，血液迅速进入体外循环，使得循环容量降低，从而导致低血压；③肌酐、尿毒氮等物质被清除，血浆渗透压迅速下降，与血管外液形成一个渗透浓度，驱使水分移向组织间隙或细胞内，使得有效血容量减少，导致血压下降。透析期间血浆再充盈对于心血管稳定性的维持至关重要，UF 率和透析液钠浓度是血浆再充盈的主要决定因素。低钠透析使血浆渗透压降低，增加了心血管系统的不稳定性和使循环血容量的再充盈下降。有学者主张使用高-低透析液钠梯度超 UF 法，即在透析开始用高钠浓度透析液（150mmol/L），在透析过程中对于血浆渗透压稳定，血管再充盈和血压维持起到很好的稳定作用（图 3-5）。

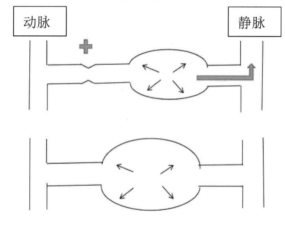

图 3-5

5.透析液溶质及其温度

透析液中钠过低（＜135mmol/L），可使血渗透压下降，增加了心血管的不稳定性和血容量的再充盈下降，从而引起低血压。透析液温度和透析过程中进食会降低外周阻力。自主神经功能障碍和压力感受器敏感性受损可能会降低代偿机制，从而增加 IDH 的风险。乙酸盐透析液对末梢血管有扩张作用，降低外周血管阻力，导致血管容量床的流体静水压增加，阻碍血浆再充盈；同时乙酸盐对心肌有阻力作用，使得心排血量减少，从而引起血压降低，尤以高效能透析器和短时间透析治疗更易发生。

透析液温度较高时，患者的皮肤血管会强烈舒张，血液大量积聚在静脉血管床内，使有效循环血量显著减少，容易诱发低血压。

6.透析膜的生物相容性

血液与生物膜接触后补体系统被激活，产生了补体片段，如 C3a、C5a 等，这些补体的片段可视为过敏毒素，致使机体出现一系列变化。其中之一是出现炎性反应，导致淀粉样变性病和前列腺素 E_2、前列腺素 I_2 释放增加引起血管扩张，从而发生低血压。由于透析膜的生物不相容性，淋巴细胞产生的白细胞介素-1（Interleukin-1，IL-1）、肿瘤坏死因子-α（Tumor Necrosis Factor-Alpha，TNF-α）等细胞因子可以明显增强一氧化氮合成酶（Nitric Oxide Synthase，NOS）的活性，导致 NO 合成增多，从而扩张外周血管，导致 IDH。

7.自主神经功能紊乱

有将近一半的透析患者存在自主神经功能紊乱，并随着透析时间延长进行性加重，尤以交感神经功能紊乱为主。

8.血管活性物质异常

内源性缩/舒血管物质之间的失衡是透析低血压的原因之一。

（1）血管对缩血管物质反应性下降：HD 患者血浆儿茶酚胺水平升高，透析中 EH 倾向者儿茶酚胺浓度高于无低血压患者，缩血管物质血浆 ATR 水平明显升高，但对 AngII 反应减退，并且患者血小板 ATR 的密度也减少，故血管对 AngII 的敏感减退也可参与 HD 患者低血压的发生。

α-肾上腺素受体的下调，减少了对内源性儿茶酚胺的血流动力学反应，内皮功能障碍会削弱交感神经活动，减少去甲肾上腺素的再摄取，并会增强炎症反应，进一步加剧自主神经功能障碍。

（2）血管扩张因子产生增多：NO 是内皮源性舒张因子的主要活性成分。尿毒症患者血浆中同时含有对 NO 氧化激活作用及抑制作用的两类物质。HD 可明显降低抑制 NOS 的物质，如白细胞介素-8（Interleukin-8，IL-8）、胍类复合物（ADMA、氨基胍、甲基胍），故 HD 后对 NOS 的抑制作用减弱，激活作用增强；NO 还可以通过其他途径降压：①抑制交感神经末梢释放儿茶酚胺类物质并抑制其生物活性；②抑制血管紧张素的生物活性；③抑制自主神经功能；④协同增强前列腺素类的作用。

心钠素（Atrial Natriuretic Peptide，ANF）是具有利尿、扩张血管和降低血压作用的活性多肽，几乎可以完全拮抗肾素-血管紧张素、醛固酮、内皮素、抗利尿激素的生物效应。MHD 患者 ANF 水平有明显异常升高。

腺嘌呤核苷是一种强效的降血压物质，HD 患者血浆腺嘌呤核苷水平升高，并且细胞内腺嘌呤核苷代谢酶-腺苷脱氨酶活性下降。

9.血管功能异常

尿毒症患者动脉血管损害的特征是内膜纤维化和血管中层钙化。有研究观察到在单纯 UF 期间，透析患者的静脉顺应性与中心静脉压的下降呈负相关。

10.透析过程中进餐

进餐可建立神经兴奋，分泌大量消化液，消化道的血管扩张，血液分布于消化系统，导致有效循环血量减少，产生低血压。

11.营养不良

MHD 患者受体内毒素的影响，食欲不振，导致了长期的营养不良，如低蛋白血症、贫血、能量缺乏等。营养不良常导致透析过程中低血压、透析耐受性降低，严重影响透析患者的生活质量和长期存活率。

12.年龄

老年患者容易合并心血管并发症，不能确保血流动力学稳定状态，血浆渗透压降低、应变能力减弱，老年患者更容易出现透析中低血压。

13.伴发疾病

各种伴发病如心脏病、糖尿病、肝硬化、风湿病、血管炎、严重的贫血等均易导致低血压的发生。

五、临床表现

临床表现是多种多样的。病情轻微患者可有头晕、头疼、出汗、哈欠、视物不清、脸色苍白、肌痉挛、呕吐、腹痛等；严重患者可有直立性眩晕、面色苍白、四肢冷、心慌、呼吸困难、共济失调、发音含糊，肌肉痉挛、黑矇、反应迟钝和一过性意识丧失等症状，心脑血管疾病患者甚至出现心绞痛与心律失常，部分患者无任何症状，直到血压下降至极值，甚至是危险水平时才发觉。

六、处理措施

IDH 的急性处理包括以下内容（见图3-6）。

（1）根据低血压的严重程度，应降低或停止 UF。

（2）应将患者置于特伦德伦伯卧位（如呼吸功能允许），身体平放于背部（仰卧位），脚比头部高 15 至 30 度。

（3）吸氧，有助于改善心肌功能，减少组织缺氧和腺嘌呤核苷的释放。

（4）在停止 UF 并重新定位患者后血压仍未恢复的情况下，给予 250～500mL 生理盐水的静脉注射。大多数临床医生使用等渗盐水作为低血压的一线疗法，因为盐水是有效、经济且广泛可用的。对盐水推注无反应或伴有发烧、发冷、胸痛、腹痛或呼吸困难等症状的低血压提示是其他病因。

（5）可选择高糖、高渗盐水、甘露醇及白蛋白等静脉推注，提高透析液钠浓度，降低透析液温度等。单独进行 HD（即没有 UF）会导致废物（例如尿素）的扩散清除，并可能导致血浆和细胞内隔室之间产生暂时性渗透梯度。因此，可通过使用白蛋白或高渗溶液（例如甘露醇、葡萄糖、较高透析液钠）来增强血浆再充盈，其作用是增加血管内渗透压，促进水进入血管内。但有一些缺点，如口渴、透析间体重增加和使用高钠透析液后出现高血压。

（6）如患者有恶心、呕吐，将其头偏向一侧，必要时用吸引器吸出呕吐物；同时安慰患者，消除其紧张心理，如病情严重，使用高钠透析液后出现高血压。

（7）嘱患者下机后平卧 15～30min 再起床。起床动作应缓慢，不宜过快，如仍诉头晕无力，血压无明显回升者，可留院观察，应评估其潜在的严重原因的证据。该评估主要包括身体检查，包括心脏和肺部听诊、腹部触诊，以及检查 HD 通路是否有感染迹象。应进行心电图检查。特别需要注意的是隐匿性败血症、先前无法识别的心脏病、心包疾病以及胃肠道出血。

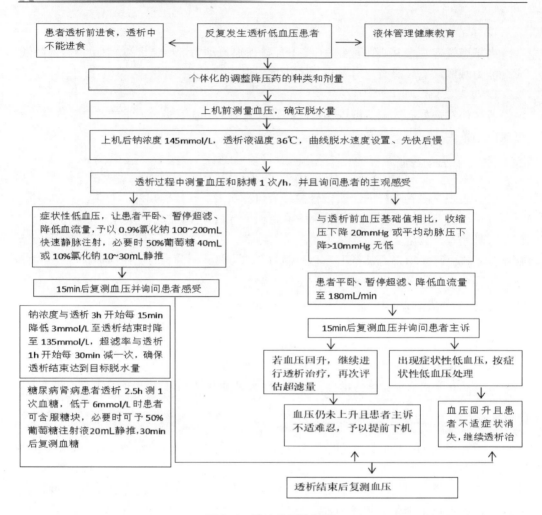

图 3-6　IDH 处理流程图

七、预防措施

透析内低血压反复发作的患者应仔细评估并采取预防策略。我们使用从简单的干预开始的逐步方法，随后的评估和干预取决于患者对初始措施的反应（见表 3-17）。

（1）准确评估干体重：准确评估透析患者的干体重，并限制 HD 前后血容量波动范围在最低程度。临床上可采用血容量监测（Blood Volume Monitoring，BVM）、下腔静脉超声评估、利钠肽测量、血管外肺水指数和生物阻抗等方法来客观评估患者目标体重。

（2）限制水、钠摄入量，使 HD 间期体重增长小于 1kg/d，或小于干体重 3%～5%，可以避免发生 HF 和 HD 低血压。若体重增长过多，可增加 HD 频度或 HD 时数，减少透析血流速度，进行缓慢除水或采用序贯 UF HD。

（3）降低血浆渗透压变化率，包括降低血液和透析液的流速。美国医疗保险和医疗补助服务中心终末期肾脏病（End Stage Kidney Disease，ESKD）质量激励计划最近提出了一项质量措施，以限制门诊 HD 治疗的 UF 率（每千克 13mL/h）。

（4）可调钠透析：透析液钠浓度是影响血浆再充盈量的重要因素，透析中较高的钠水平一方面使细胞内水分向细胞外转移补充细胞外液，另一方面能提高血浆渗透压，从而改善再充盈量。透析液钠浓度要选择既不增加透析后钠负荷又能提高血浆渗透压的浓度。临床采用高低钠透析即设置个体化的逐渐减小的 UF 除水方式、钠 UF 梯度透析法，钠浓度的改变始终以基础钠为平衡点，这样患者在治疗后不会出现高钠血症或低钠血症。设置可调钠程序时要先确定基础钠水平，钠浓度波动幅度过大会导致透析后期血钠浓度的改变过大，导致患者不能耐受，影响透析质量。应用可调钠联合可调 UF 的患者在 UF 率高的阶段用高钠透析液，血浆钠可达 149～153mmol/L，血浆晶体渗透压升高，有利于 UF 后血容量再充盈；当 UF 率下降时，血浆钠浓度也随之降低，从而增加患者的耐受性，增加透析的成功率及增加透析的充分性。适当的可调钠联合可调 UF 透析模式能有效减少透析低血压，改善透析低血压症状，减少透析失败率，提高透析充分性，而在适当的范围内升高钠曲线的平均钠浓度，可以进一步提高部分患者的透析耐受性，而在此过程中有一定的钠的额外摄入，但对透析间期体重增加（Interdialytic Weight Gain，IDWG）无明显影响，对下次透析超流量影响较少，是一种安全有效的方法。

（5）采用碳酸氢盐透析液：醋酸盐是血管扩张剂，它降低周围血管阻力，抑制心肌收缩力。

（6）合理使用降压药：透析过程中低血压反复发作，可暂不口服降压药，将降压药物带至透析室，根据血压情况调整用药。

（7）低温透析：低温透析能够诱导儿茶酚胺进行释放，外周血管为收缩的状态，低温透析血管 ET 增加，血管收缩的效果较好，且能对氧化亚氮构成抑制，从而可防止产生低血压。

（8）透析中避免进食：为避免进餐后血压下降，血透患者不宜吃得过饱，进餐时间最好选择在 HD 开始的 1～2h，尽量避免透析 3h 后进餐。对于进餐过程中经常出现低血压的患者，透析过程尽量避免进食。

（9）加强肌肉运动：加强下肢肌肉紧张性的练习可有助于患者再直立或坐位时保持静脉回流。

（10）纠正贫血，改善营养：可有效改善心功能状态，提高各组织对 HD 的耐受性。

（11）选择生物相容性好的透析膜。

（12）透析前使用肾上腺素能激动剂，如甲氧胺福林（管通）可预防透析低血压的发生。

（13）血管加压激素的应用：IDH 与基础水平不适当或因低血容量引起的血管收缩激素增加不足有关。特别令人感兴趣的是精氨酸加压素，它通过作用于血管系统中的 V1a 受体而具有强大的血管收缩作用。在正常情况下，精氨酸加压素受到血浆渗透压升高和显著低血容量的刺激；然而，在 HD 的低血压倾向患者中，这些反应似乎是迟钝的。透析前计算的渗透压越高，透析中血压下降的幅度越大。

（14）自主神经系统相关药物的应用：低血容量的存在激活了心肺和压力感受器，导致交感神经系统流出的紧张性抑制释放到外周血管系统。最初，这会导致骨骼肌和皮肤小动脉收缩，最终导致心率和收缩力增加。在一些 ESKD 患者中，在突发性 IDH 发生之前，交感神经系统活动似乎出现了矛盾的降低，有可能与 Bezold-Jarisch 反射的敏感性增高有关。这种反射是在响应心室充盈不足而激活心肌机械感受器导致迷走神经传入抑制延髓心血管中心时开始的，导致交感神经系统活动显著降低，并随之而来的小动脉血管扩张、心动过缓和 IDH。到目前为止，支持改善与自主神经功能障碍相关的 IDH 的治疗方法的证据有限。舍曲林被认为是通过增强中枢 5-羟色胺能通路发挥作用的。

（15）单纯 UF：UF 和 HD 的结合显然带来了独特的血流动力学挑战。绝大多数 IDWG 与液体净平衡正相关，导致高容量血症及其后遗症。治疗的目标之一是安全地去除多余的体积，追求难以捉摸的"干重"。当 UF 液从血管内室移走时，为了维持血压，随后会从间质和细胞内室"再充盈"，并且似乎部分地依赖于动态的肿胀和流体静力梯度。单纯 UF 是等张性脱水，依靠压力梯度通过对流作用使水分及溶质经过透析膜转移至体外，期间血浆胶体渗透压升高，水分不向细胞内移动，可以去除与血浆等渗的液体，对血浆渗透压的影响很小，故其脱水效果比透析 UF 好。若透析间期体重增长过多可选择单纯 UF 一定时间再转成透析模式。

（16）加强健康宣教，向患者详细讲解疾病及 HD 的有关知识，使其懂得严格限制水钠摄入、控制透析期间体重增加的重要性。

表 3-19　IDH 防治措施

管理策略	机制
立即处理（不包括急性医疗紧急情况）	
停止 UF	优化血浆再充盈/增加前负荷
特伦德伦伯位置	增加回心血量、前负荷
输注生理盐水或白蛋白	增加回心血量、前负荷
减少血流量（Qb）和透析液流量（Qd）	优化血浆再灌流（最小化渗透压梯度）
预防措施	
再评估干体重	优化血浆再充盈/增加前负荷
再评估 UF 率	优化血浆再充盈/增加前负荷
关于膳食钠和流质目标的建议	优化血浆再充盈/增加前负荷
透析过程中避免进食	促进小动脉血管收缩
回顾降压方案	促进小动脉血管收缩/优化心脏功能
回顾透析液离子浓度（Ca^+、Mg^+、Na^+、HCO_3^-）	促进小动脉血管收缩/优化心脏功能
降低透析液温度	促进小动脉血管收缩/优化心脏功能
评估有无心脏疾病	促进小动脉血管收缩/优化心脏功能
延长透析治疗时间	优化血浆再充盈/增加前负荷
HD 前应用米多君	促进小动脉血管收缩/优化心脏功能
改变透析方式	

综上所述，IDH 很常见，并且明显与严重的临床不良反应有关。现有证据限制 IDH 的频率和程度的策略是值得的。尽管有预防 IDH 的一般指南可用，但对于临床治疗来说，彻底了解潜在的病理生理学可能会指导机构制定针对个别患者的治疗计划。我们回顾了一些潜在的治疗策略，并强调了它们的病理生理学基础，但必须指出的是，其中许多建议缺乏强有力的前瞻性证据。IDH 的预防和治疗需要成熟的临床研究，并实施精心设计的临床试验，以明确回答我们应该如何最好地治疗和防止 HD 期间血压过度下降。

参考文献

[1] 余金波，邹建洲，刘中华，等.维持性血液透析患者透析中低血压的危险因研究[J].中国血液净

化，2012，11（4）：189-193.

[2] K/DOQI Workgroup.K/DOQI clinical practice guidelines for cardiovascular disease in dialysis patients[J].Am J Kidney Dis，2005，45：S1-S153.

[3] 王质刚.血液净化学[M].北京：北京科学技术出版社，2016.

[4] FLYTHE J E，XUE H，LYNCH K E，et al.Association of mortality risk with various definitions of intradialytic hypotension[J].J Am Soc Nephrol，2015，26：724-734.

[5] SHOJI T，TSUBAKIHARA Y，FUJII M，et al.Hemodialysis-associated hypotension as an independent risk factor for two-year mortality in hemodialysis patients[J].Kidney Int，2004，66：1212-1220.

[6] MC CAUSLAND F R，WAIKAR S S.Association of predialysis calculated plasma osmolarity with intradialytic blood pressure decline[J].Am J Kidney Dis，2015，66：499-506.

[7] DINESH K，KUNAPARAJU S，CAPE K，et al.A model of systolic blood pressure during the course of dialysis and clinical factors associated with various blood pressure behaviors[J].Am J Kidney Dis，2011，58：794-803.

[8] TURNER J M，Peixoto A J.Blood pressure targets for hemodialysis patients[J]. Kidney Int，2017，92：816-823.

[9] DAUGIRDAS J T.Measuring intradialytic hypotension to improve quality of care[J]. J Am Soc Nephrol，2015，26：512-514.

[10] DAUGIRDAS J T.Pathophysiology of dialysis hypotension：an update[J].Am J Kidney Dis，2001，38：S11-S17.

[11] POWER A，CHARITAKI E，DAVENPORT A.Changes in vascular tone occur early during hemodialysis treatments independently of volume reduction[J].Artif Organs，2016，40：678-683.

[12] BURTON J O，JEFFERIES H J，SELBY N M，et al.Hemodialysis-induced cardiac injury：determinants and associated outcomes[J].Clin J Am Soc Nephrol，2009，4：914-920.

[13] SARAN R，BRAGG-GRESHAM J L，LEVIN N W，et al.Longer treatment time and slower ultrafiltration in hemodialysis：Associations with reduced mortality in the DOPPS[J].Kidney Int，2006，69：1222-1228.

[14] FLYTHE J E，KIMMEL S E，BRUNELLI S M.Rapid fluid removal during dialysisis associatedwith cardiovascularmorbidity andmortality[J].Kidney Int，2011，79：250-257.

[15] SINGH A T，MC CAUSLAND F R.Osmolality and blood pressure stability during hemodialysis[J]. Semin Dial，2017，30：509-517.

[16] FLYTHE J E，MC CAUSLAND F R.Dialysate sodium：Rationale for evolution over time[J]. Semin Dial，2017，30：99-111.

[17] FLYTHE J E.Ultrafiltration rate clinical performance measures：Ready for primetime？ [J].Semin Dial，2016，29：425-434.

[18] ETTEMA E M，ZITTEMA D，KUIPERS J，et al.Dialysis hypotension：A role for inadequate increase in arginine vasopressin levels A systematic literature review and meta-analysis[J]. Am J Nephrol，2014，39：100-109.

[19] MC CAUSLAND F R，WAIKAR S S.Association of predialysis calculated plasma osmolarity with intradialytic blood pressure decline[J].Am J Kidney Dis，2015，66：499-506.

[20] ROBINSON T G，CARR S J.Cardiovascular autonomic dysfunction in uremia[J].Kidney Int，2002，62（6）：1921-1932。

[21] YALCIN A U，SAHIN G，EROL M，et al.Sertraline hydrochloride treatment for patients with hemodialysis hypotension[J].Blood Purif，2002，20：150-153

[22] SINGH A T，MC CAUSLAND F R.Osmolality and blood pressure stability during hemodialysis[J].Semin Dial，2017，30：509-517.

[23] 田锦鹰，陈国姿，马祖.血液透析过程中低血压的临床先兆研究[J].中国中西医结合肾病杂志，2006，7（7）：418-419.

[24] PERAZELLA M A.Pharmacologic options available to treat syptomatic intradialytic hypotension[J].Am J Kidney Dis，2001，38（4 Suppl 4）：S26-S36.

[25] BURMEISTER J E，SCAPINI A，DA ROSA MILTERSTEINER D，et al.Glucose-added dialysis fluid prevents asymptomatic hypoglycaemia in regular haemodialysis[J].Nephrol Dial Transplant，2007，22：1184-1189.

[26] 周亦伦，刘惠兰，段晓峰，等.钠与超滤模式对血液透析中的作用[J].中华肾脏病杂志，2004，20（2）：56-60.

[27] 王俊，齐华林，张新天，等.血液透析患者干体质量的综合评估 [J].中华肾脏病杂志，2014，30（2）：104-111.

[28] 高占辉，刘静，季大玺.血液透析中低血压管理[J].中国血液净化，2017，16（5）：293-295.

[29] TOTH-MANIKOWSKI S M，SOZIO S M.Cooling dialysate duringin-center hemodialysis：Beneficial and deleterious effects[J].World J Nephrol，2016，5（2）：166-171.

刘　乾（撰写）　宋　洁（审校）

第四节　心包炎（积液）

一、概述

HD 的尿毒症患者心包积液较为多见，少量的心包积液患者一般没有明显临床症状，大量心包积液会严重影响患者的心功能、加重 HF、造成心脏压塞甚至导致患者死亡。尿毒症心包积液与尿毒症毒素过高、容量负荷过重、HF、贫血、营养不良等关系密切。

二、定义

心包是由脏、壁两层组成纤维浆膜囊，包裹心脏及大血管根部，外层为纤维心包、内层为浆膜心包。心包脏层与心包壁层两层之间形成的腔隙为心包腔，覆盖整个心脏表面到大血管的近端。正常情况下心包腔内含 15～30mL 浆液，起润滑和保护心脏的作用。心包积液是指病理状态下心包腔内液体积聚超过正常水平。HD 相关的心包积液指尿毒症患者在充分 HD 治疗 8 周以上临床检查发现存在心包腔内液体异常增多，多为渗出液。

心包积液根据影像学检查进行量化分级，可分为：微量心包积液、少量心包积液、中量心包积液、大量心包积液，见表 3-20。

表 3-20　心包积液分级

分　级	积液量（mL）	影像表现
微量心包积液	30～50	仅可在心脏后方可见，无回声间隙厚度<10mm；仅引起心外膜（脏层心包）和壁层心包（更厚）之间轻微分离
少量心包积液	50～100	
中量心包积液	100～500	沿心脏后壁的长轴分布，无回声间隙的最大宽度在 10～20mm
大量心包积液	>500	环绕心脏分布，无回声区的最大宽度>20mm

三、流行病学和风险因素

早在 1936 年，Richard Bright 医生通过尸检发现因肾病死亡的患者存在心包炎，是一种浆膜炎。19 世纪 80 年代的一项研究发现 150 名 HD 患者中 62%的患者存在心包积液，而只有 7.3%的患者心电图有异常或有临床表现。HD 患者容易出现不同程度的心包积液，而无症状的心包积液存在于 70%～100%的尿毒症和 HD 患者。年轻人较老年患者更容易出现透析相关心包积液，女性也更为多见，最终约 12%会发展为缩窄性心包炎。

四、发病机制

透析相关性心包积液通常为渗出液，可伴有单核细胞等炎症细胞浸润。心包组织学检查显示主要为淋巴细胞浸润，炎症可蔓延至心外膜下心肌。心包积液中如果出现多形核细胞浸润，多提示细菌感染。一项纳入 57 例心包积液患者（其中 52 例透析相关）的研究显示，积液以渗出液为主，积液中乳酸脱氢酶（Lactate Dehydrogenase，LDH）和蛋白质增高，白细胞总数小于 100/mm³，其中淋巴细胞为主。

代谢性毒素的蓄积、含氮废物以及水、电解质和酸碱失衡被认为是 HD 相关心包积液的病理生理学原因，尤其容量超负荷是导致 HD 相关心包积液的重要原因，透析不充分、体重增加、尿素清除指数（Urea Removal Index），Kt/V 偏低与心包积液的形成正相关。血管通路失功或功能不良的透析患者心包积液发生率显著升高也提示透析性心包积液容易在透析不充分的患者中发生。心包积液还与透析患者血小板数量及功能异常、血透中肝素的使用、凝血功能紊乱、贫血、低蛋白血症等因素相关，尤其透析过程全身肝素化，在使原有心脏疾病加重，甚至出现活动性出血性心包积液，造成心包填塞，增加死亡风险。

HD 患者因免疫力低下还容易进展出现病毒性、细菌性或真菌性心包炎，导致心包积液。如果合并一些系统性疾病如系统性红斑狼疮、硬皮病、结节性多动脉炎、韦格纳肉芽肿病等也可促进心包液形成。透析患者体内氧自由基水平升高，表明尿毒症是一种促氧化应激状态，HD 治疗本身无益于纠正氧化应激，炎症小体通过释放 IL-1 应对各种损伤和病原体，尿素和其他毒素可触发炎症小体编码，介导 IL-1 相关的心包损伤。因心肌梗死、恶性肿瘤导致 HD 患者出现心包积液也不能忽视。

五、临床表现

HD 患者仅有少量心包积液时，可没有明显临床表现，多在影像学检查时发现。中等量及大量心包积液临床症状、体征较明显。

1.症状

（1）胸痛：胸痛特点是出现在前胸部、胸骨后、心前区，多为心包炎急性期，纤维蛋白渗出阶段，疼痛为剧痛或钝痛，也可表现疼痛轻微，吸气时加重，向颈部及背部放射，呈体位性，身体前倾时疼痛减轻。

（2）心脏压迫：出现心脏压塞症状：胸闷、呼吸困难、心悸、面色苍白、发绀、烦躁、上腹疼痛、浮肿甚至休克。

（3）邻近脏器压迫：大量心包积液可导致邻近组织器官受压。压迫肺导致肺瘀血、渗出、肺活量减低，呼吸困难进一步加重，出现浅而快的呼吸。压迫气管可出现声音嘶哑和咳嗽。

（4）全身症状：可伴有咳嗽、发热、发冷、倦怠、体位性眩晕、乏力等非特异性临床表现，严重可导致纳差、肝大、腹水、腹胀、衰弱。

2.体征

（1）心脏体征：心浊音界增大，一般向两侧扩大，心尖搏动减弱或消失，多伴有收缩期心尖负性搏动，心音低钝（心音轻而远），心率增快，可出现心动过速、期前收缩、房颤、房扑等异位心律。部分患者在胸骨左缘第三、四肋间可闻及心包叩击音（第二心音后 0.1 秒左右的舒张早期额外音），是由于心室舒张受限，血流突然中止，形成涡流冲击导致心室壁震动产生。

（2）受压征象：心脏受压可导致透析过程中出现难以纠正的持续低血压状态、透析间期可出现体位性低血压、颈静脉怒张、Ewart 征（渗出性心包炎有大量心包积液时，在左肩胛下角可出现浊音和支气管呼吸音）、Kussmaul 征（心包缩窄使心室舒张期扩张受阻，心室舒张期充盈减少，使心搏量下降。吸气时周围静脉回流增多而已缩窄的心包使心室失去适应性扩张的能力，致静脉压增高，吸气时颈静脉明显扩张）、脉压差减小、奇脉，严重者会出现腹胀、肝肿大压痛、腹水、下肢及腰骶部皮下水肿、急性心脏压塞、HF。左肺易受压引起左肺不张。

3.检验和检查

（1）实验室化验：血白细胞和中性粒细胞数量增多、红细胞沉降率正常或升高。血清谷草转氨酶、LDH 等心肌酶指标可正常或轻度升高，严重可出现血浆白蛋白减低、肝功能异常。

（2）心电图检查：HD 合并心包积液患者根据不同病情程度和发展阶段可表现出急性心包炎、心包积液及慢性缩窄性心包炎等特异性心电图表现。最具特异性心电图为 QRS 低电压，合并急性心包炎时可出现弥漫性 ST 段弓背向下抬高，T 波高尖（aVR 和 V_1 导联除外），I～Ⅲ 导联 ST 段抬高持续数天后返回到基线，T 波低平。还可出现 PR 段压低、QRS 波低电压和电交替。心电图异常与心包积液导致心外膜下心肌受压，导致缺血和损伤，及心外膜下心肌纤维复极延迟。心律失常比较多见，可为窦性心动过速及快速室上性心律失常为主，12%～28%的此类患者可出现心房纤颤。

（3）影像学检查：X线检查通过胸片可以快速评估心脏大小及心包积液是否存在，尤其是短期内对比胸片影像变化显示心影快速增大，对早期诊断心包积液具有重要意义。心包积液超过250mL以上时，胸片表现为心影增大、右侧心膈角变锐、心脏正常轮廓改变，根据积液量不同可表现为烧瓶状、球状，多伴左侧胸腔积液（图3-7）。

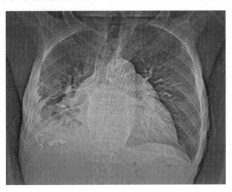

图3-7　心包积液

经胸超声心动图检查有助于早期发现心包积液的存在，正常心包腔内有20~30mL液体起润滑作用，超声心动图难以发现，当心包腔内液体超过50mL左右超声可以探查确定心包积液存在。超声心动图来诊断心包积液具有操作方便、安全、灵敏度及准确度高，无损伤等优势。

其他成像方式包括心脏磁共振（Magnetic Resonance Imagin，MRI）和计算机断层扫描（Computed Tomography，CT）的应用可以更清晰显示心包积液的分布、心包积液的量和性质HD相关心包积液由于内含蛋白及细胞较多，MRI显像可表现为中等强度信号（图3-8）。

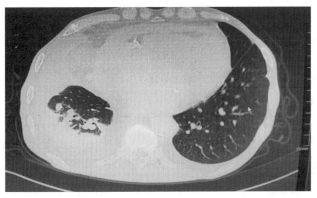

图3-8　多层螺旋CT多平面重建四腔心切面，环状心包积液

六、处理措施

HD并发心包积液的治疗措施主要包括强化透析、血液灌流、血液滤过、连续性肾脏替代、PD、口服非甾体抗炎症药物治疗、口服糖皮质激素治疗、心包穿刺、心包内注入长效糖皮质激素、心包开窗术、心包切除术等。

1.一般治疗

卧床休息，控制水钠摄入，纠正低蛋白血症，评估干体重和Kt/V保证透析充分性，止痛，控制感染因素，调整抗凝方案如使用低分子肝素、体外肝素化或无肝素透析等。

2.强化透析治疗

少量到中等量的心包积液建议首先通过强化透析治疗来干预。国外研究建议强化HD应为每天进行HD，一般持续10至14天。密集的强化透析目前已知对治疗50%以上的患者有效。除增加透析时间的强化透析外，改变透析模式对于心包积液的改善非常重要，多项临床观察发现血液灌流联合HD、血液滤过、HD滤过都可以通过增加尿毒症毒素及炎症介质清除效率，有效改善心包积液。连续性静脉-静脉血液滤过（Continuous Veno-Venous Hemofiltration，CVVH）能够缓慢持续地清除代谢废物、毒素及水分和溶质，保持血流动力学的稳定性、血浆渗透浓度不会出现快速变化，有利于清除细胞外和细胞内的水分，改善心衰症状，有利于心包积液的排除，对迅速恢复心功能有较好的作用。

3.药物治疗

目前的指南建议对充分透析和强化透析无反应（IIb级）可考虑使用非甾体抗炎症药物（Non-Steroidal Anti-Inflammatory Drugs，NSAIDs）或皮质类固醇。一个双盲随机对照试验应用消炎痛治疗尿毒症心包炎24例，其中11例口服消炎痛25mg，每日4次3周，结果显示发热持续时间缩短，但与安慰剂比较对胸痛、心包摩擦或心包积液影响小，尤其是并没有减少侵入性治疗的需要，也没有对死亡率产生影响。一项Cochrane评价比较秋水仙碱和NSAIDs联用较NSAIDs单独使用效果更好，可以减少曾经出现心包炎的患者心包炎再次复发性。充分的血液净化清除代谢废物和毒素对HD相关心包积液有效。目前主要NSAIDs药物治疗包括阿司匹林（每8小时750~1000mg，1~2周）或吲哚美辛、布洛芬等，要注意到NSAIDs的副作用以及可能增加尿毒症患者出血风险。对于NSAIDs药物不能耐受或治疗效果不佳的患者，应用低剂量皮质类固醇也有一定效果，强的松使用剂量推荐0.2~0.5mg/kg/d，但目前指南缺乏对药物治疗的剂量和应用时间的明确推荐。

4.心包穿刺术、心包开窗术或心包切除术

大量心包积液经充分透析UF等保守治疗效果欠佳时，建议及时给予心包穿刺，尤其心包渗液引起急性心包压塞的情况需立即心包穿刺引流积液。对反复出现的心包积液，2015年欧洲心脏病学会心包疾病指南推荐心包穿刺和心包开窗术（1c级）。心包穿刺前先行超声检查定位，推荐超声心动图引导下进行穿刺，常用穿刺部位主要有三个：①胸骨剑突与左肋缘相交处；②左侧第五肋间心浊音界内侧1~2cm处；③心尖部。一次穿刺很难完全排空积液、积液很快再生、出血也会造成积液再次大量形成，因此推荐留置心包导管引流24~48h，引流量小于25mL/d，可以拔出引流管。对于心包穿刺无法缓解的心包压塞，心包开窗是一个可行的选择，它还能够获得组织标本进行心包活检，以排除任何其他感染或自身免疫性疾病。对于心包积液量减少和吸收过程中，心脏仍有进行性受压症状，影像检查提示心包增厚和缩窄，单纯引流心包积液无法改善，心包切除术是最终的治疗选择，通过手术，尽量剥离心包，尤其两侧心室的心包需剥离彻底，手术成功率高，据报道在97%以上，术后复发及手术死亡率低于1%，尤其多次复发的心

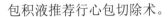

包积液推荐行心包切除术。

5.PD 治疗

HD 中抗凝剂的应用会增加心包积液患者心包出血的风险，心包积液为血性时，应采用无肝素抗凝或枸橼酸抗凝等方式，如果对长期无肝素透析治疗或体外肝素化不耐受，强化 HD 治疗对心包积液改善不明显，也可考虑改为 PD。

七、预防措施

随着早期及时开始 HD 以及透析技术的改进、溶质清除率的加强，透析相关心包积液发生率已经显著下降。保证透析充分性，维持水、电解质酸碱平衡，仍是减少 HD 患者心包积液发生的主要治疗和预防措施。

参考文献

[1] 王海杰.人体系统解剖学[M].第 4 版.西安：第二军医大学出版社，2015.

[2] 陈灏珠等.实用内科学[M].第 12 版.北京：人民卫生出版社，2005，810-811.

[3] RENFREW R，BUSELMEIER T，KJELLSTRAND C M.Pericarditis and renal failure[J].Annu Rev Med，1980，31：345-360.

[4] DAD T，SARNAK M J.Pericarditis and pericardial effusions in end-stage renal disease[J].Semin Dial，2016，29（5）：366-373.

[5] YOSHIDA K，SHIINA A，ASANO Y，et al.Uremic pericardial effusion：detection and evaluation of uremic pericardial effusion by echocardiography[J].Clin Nephrol，1980，13（6）：260-268.

[6] ROSTAND S G，RUTSKY E A.Pericarditis in end-stage renal disease[J].Cardiol Clin，1990，8（4）：701-707.

[7] 王质刚.血液净化学[M].第 4 版.北京：科学技术出版社，2016，810-811.

[8] PUPIM L B，HIMMELFARB J，MCMONAGLE E，et al.Influence of initiation of maintenance hemodialysis on biomarkers of inflammation and oxidative stress[J].Kidney Int，2004，65（6）：2371-2379.

[9] VAN KEMPEN T S，WENINK M H，LEIJTEN E F，et al.Perception of self：distinguishing autoimmunity from autoinflammation[J].Nat Rev Rheumatol，2015，11（8）：483-492.

[10] BANERJEE A，DAVENPORT A .Changing patterns of pericardial disease in patients with end-stage renal disease[J].Hemodialysis International，2010，10（3）：249-255.

[11] REHMAN K A，BETANCOR J，XU B，et al.Uremic pericarditis，pericardial effusion，and constrictive pericarditis in end-stage renal disease: Insights and pathophysiology[J].Clinical Cardiology，2017，40（10）：839-846.

[12] SADJADI S A，MASHAHDIAN A.Uremic pericarditis：a report of 30 cases and review of the literature[J].Am J Case Rep，2015，16：169-173.

[13] 陈立英.血液透析治疗尿毒症患者伴心包积液的临床效果观察[J].现代诊断与治疗，2015，（20）：4761-4762.

[14] 唐军亭，张秋和，李淑琴，等.连续性血液滤过不同置换液量治疗尿毒症患者心包积液的对比观察[J].检验医学与临床，2015，12（10）：1429-1429.

[15] SPECTOR D，ALFRED H，SIEDLECKI M，et al.A controlled study of the effect of indomethacin

in uremic pericarditis[J].Kidney Int，1983，24（3）：663-669.

[16] ALABED S，CABELLO J B，IRVING G J，et al.Colchicine for pericarditis[J].Cochrane Database Syst Rev，2014，28（8）：CD010652.

[17] ADLER Y，CHARRON P，IMAZIO M，et al.2015 ESC guidelines for the diagnosis and management of pericardial diseases：the task force for the diagnosis and management of pericardial diseases of the european society of cardiology（ESC）endorsed by：the european association for cardio-thoracic surgery（EACTS）[J].Eur Heart J，2015，36（42）：2921-2964.

宋　洁（撰写）　　陶新朝（审校）

第五节　感染性心内膜炎

一、定义

感染性心内膜炎（Infective Endocarditis，IE）是由细菌、真菌、病毒、立克次体及衣原体等病原微生物循血行途径引起的心内膜、心瓣膜或邻近大动脉内膜的感染，并伴赘生物。

二、流行病学

大多数 IE 发生于有器质性心脏病的患者，据我国资料显示，IE 患者中 50%以上有风湿性心脏病，8%～15%有先天性心脏病，其他如心肌病、肺源性心脏病、甲亢性心脏病以及二尖瓣脱垂症等占 10%。目前，退行性瓣膜病、人工瓣膜、心脏植入设备、HD、静脉置管、免疫抑制和静脉用药患者已成为 IE 主要高危人群。由于 MHD 患者自身抵抗力低下，长期钙磷代谢紊乱对心脏瓣膜的影响，IE 的发生率是普通人群的 38～70 倍，而 MHD 人群多具有多种合并症，可选用抗生素有限，手术风险很大等，其病死率高达 61.6%，是 MHD 患者继心血管并发症后第二致死原因。

三、发病机制

MHD 会严重破坏人体局部皮肤的防御屏障功能，长期的尿毒症毒素、贫血、营养不良等导致机体体液及细胞免疫均受到损害，继发性甲状旁腺功能亢进（Secondary Hyperparathy Roidism，SHPT）和长期钙磷代谢紊乱导致瓣膜钙化、老化。血管通路感染是 MHD-IE 重要的危险因素。自体动静脉内瘘的发生 IE 的风险明显低于中心静脉导管（Central Venous Catheter，CVC）通路。MHD-IE 以金黄色葡萄球菌为主，其次是凝固酶阴性的葡萄球菌、链球菌、肠球菌。心脏器质性病变存在时，血流由正常的层流变为涡流和喷射，从高压腔室分流至低压腔室，形成明显的压力差，冲击血管内膜使其受损，内层胶原暴露，血小板、红细胞、白细胞、纤维蛋白积聚，反复发生的菌血症使机体产生抗体，介导病原体与损伤部位黏附形成赘生物，细菌包裹于赘生物中不受机体免疫系统作用，当赘生物不断增大并破裂时易形成栓塞，其内细菌产生菌血症并形成转移

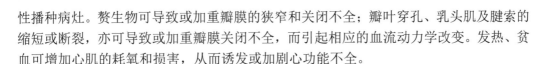

性播种病灶。赘生物可导致或加重瓣膜的狭窄和关闭不全；瓣叶穿孔、乳头肌及腱索的缩短或断裂，亦可导致或加重瓣膜关闭不全，而引起相应的血流动力学改变。发热、贫血可增加心肌的耗氧和损害，从而诱发或加剧心功能不全。

四、临床表现

IE 临床表现缺乏特异性，不同患者间差异很大。95%以上患者有发热，多为弛张热，老年或免疫受损的患者可无明确的发热病史；90%患者有心脏杂音；其他还可见皮肤瘀点、Osler 小结、Janeway 斑、Roth 斑、甲下线状出血、脾大、轻中度贫血。随着病情变化，IE 常伴发心衰、心肌脓肿、心包炎、心肌炎、各器官组织的动脉栓塞、细菌性动脉瘤、其他部位的转移感染等。

五、诊断

感染性心内膜炎 Duke 诊断标准修订版的主要标准如下。

1.血培养阳性（符合以下至少一项标准）

①两次不同时间血培养检出同一典型的 IE 病原菌（如草绿色链球菌、链球菌、金黄色葡萄球菌）；②多次血培养检出同一致病微生物（2 次至少间隔 12h 以上的血培养阳性；所有 3 次血培养均阳性或 4 次或 4 次以上的多数血培养阳性）；③Q 热病原体 1 次血培养阳性或其 IgG 抗体滴度＞1∶800。

2.心内膜受累证据（符合以下至少一项标准）

①超声心动图发现感染性心内膜炎的阳性表现［对于人工瓣膜置换患者可疑感染性心内膜炎或并发心脏瓣周脓肿的患者推荐进行经食管超声心动图（Transesophageal Echocardiography，TEE）检查；其他患者首选经胸超声心动图（Transthoracic Echocardiography，TTE）检查］：随心脏甩动的团块影，位于瓣膜后心脏支持结构、反流路线或人工材料上；脓肿；新发的人工瓣膜裂开。②新发的瓣膜反流（新发瓣膜反流性杂音或原发性杂音性质的改变）。

次要标准如下。

1.易患因素

心脏本身存在易患因素，或静脉药瘾成瘾者。

2.发热

体温＞38℃。

3.血管现象

主要动脉栓塞、感染性肺梗死、细菌性动脉瘤、颅内出血、结膜出血、Janeway 损害。

4.免疫性征象

肾小球肾炎、Osler 结节、Roth 斑、类风湿因子阳性。

5.致病微生物感染证据

血培养阳性，但不符合主要标准，或与 IE 一致的活动性致病微生物感染的血清学证据。

六、辅助检查

怀疑 IE 的患者应尽早做排查检查。超声心动图和血培养是诊断 IE 的两块基石。MHD－IE 早期诊断较为困难，第一，由于 MHD 患者细胞宿主防御能力受损，无法产生有效的发热反应；第二，导管通路是菌血症的潜在来源；第三，血培养的阳性率相对较低，可能由于在行血培养之前 MHD 患者往往已经应用抗生素治疗，或者由于细菌变异、细菌耐药或需要特殊培养等。

1.微生物检测

血培养是最常用的检测病原菌的方法，血培养需要在抗生素使用前采样，每隔 30 分钟从双侧外周静脉采血，连续采样三次送检，同时进行需氧和厌氧菌的培养。由于血培养前患者已经使用抗生素，或为真菌、不典型病原菌感染等情况，血培养阴性的比例高达 10%～20%。对于血培养阴性的患者，临床中建议停用抗生素，并复查血培养，或进一步行 HACEK 组培养[嗜血杆菌属（H）、放线菌属（A）、人心杆菌属（C）、啮蚀艾肯菌属（E）、金氏杆菌属（K），口咽部正常菌群的一部分]、特殊菌（支原体、巴尔通体、军团菌等）的抗体检测、运用聚合酶链反应监测微生物、赘生物培养或质谱识别。

2.超声心动图

超声心动图对 IE 的诊断、处理及随访均有重大价值，其中 TEE 的敏感性和特异性均高于 TTE。一旦怀疑患者有 IE 可能，尽早检查超声心动图。若超声心动图阴性但临床仍高度怀疑 IE 者则在 7～10 天后再次检查。IE 治疗中若怀疑出现新的并发症（新杂音、栓塞、持续发热、HF、脓肿、房室传导阻滞），应立即重复该检查；抗生素治疗结束时推荐超声心动图检查以评价心脏和瓣膜的形态学及功能。超声结果阴性不能完全排除 IE，因为在有严重瓣膜病变（二尖瓣脱垂、退行性钙化、人工瓣膜）、赘生物很小（<2mm）、赘生物已脱落或未形成赘生物者，超声不易或不能检出赘生物。超声在一些疾病中也可显示类似赘生物的图像造成误诊，如风湿性瓣膜病、瓣膜黏液样变性、瓣膜血栓、腱索断裂、系统性红斑狼疮患者的利-萨病变、心腔内小肿瘤（纤维弹性组织瘤）等。

3.心脏 CT 扫描

心脏 CT 扫描可以更好地显示心脏的解剖结构，在诊断瓣膜并发症（如瓣周脓肿、瓣膜穿孔和瘘道形成等）有一定优势，同时可通过行冠状动脉 CT 血管造影排除冠状动脉病变，用于术前准备。CT 血管造影可排除有无细菌性动脉瘤。

4.MRI

在 IE 急性期发生脑缺血性改变较多见，并且这些病灶往往较小，较少引起症状。头颅 MRI 检查可发现颅脑的微小栓塞病变，腹部 MRI 可发现脾脏、肝脏或肾脏异常缺血性改变。

5.核素显像

通过 18-氟脱氧葡萄糖正电子发射断层扫描（18-Fluorodeoxyglucose Position Emission Tomography，18FDG-PET）包括将 CT 成像与代谢成像相结合的 18FDG-PET 和白细胞闪烁扫描的单电子发射计算机断层成像术（Single-Photon Emission Computed

Tomography，SPECT），可以检测外周栓塞和转移性感染治，可协助疑诊和诊断困难的 IE 患者的明确诊断。

七、处理措施

1.外科手术

外科手术是 IE 最根本的治疗手段。普通人群手术干预的适应证：①病变瓣膜功能不全导致 HF；②由真菌、金黄色葡萄球菌或耐药菌所致的 IE；③出现瓣膜病变的严重并发症，如严重的心脏传导阻滞、瓣周或主动脉周围脓肿、瓣膜穿孔或瘘道形成等；④经合适的抗生素治疗后感染仍无法控制，持续菌血症或发热超过 5～7 天；⑤抗生素治疗后仍存在赘生物并且再次发生栓塞；⑥出现栓塞症状，且心脏超声提示＞10mm 的活动性赘生物存在。但 MHD 患者普遍一般情况较差，手术风险较普通人群高，接受心脏瓣膜手术的比例低。但尿毒症本身并不是心血管手术的禁忌证，与远期获益（心功能明显改善、生活质量提高）相比，手术风险是可以接受的。但目前缺乏 MHD-IE 患者手术治疗预后的随机临床试验，尚存在争议。术前不仅要考虑指征，还需考虑这类患者基础情况的特殊性，充分评估手术风险，权衡手术利弊。

2.药物治疗

IE 抗生素治疗的基本原则：①选择具有杀菌作用的抗生素；②联合应用抗生素，包括至少两种具有协同作用的抗菌药物；③大剂量给药；④静脉给药；⑤长疗程用药（一般 4～6 周，如血培养持续阳性，有并发症疗程可延长至 8 周以上）；抗生素的选择：以血培养和药敏结果指导选用抗生素，如结果未报或不能确定致病菌时可行经验给药，首选杀菌抗生素；联合用药，早期治疗。

（1）链球菌：根据药敏结果，对青霉素敏感菌株首选大剂量青霉素 G，也可选择阿莫西林或头孢曲松；青霉素耐药菌株的抗生素选择参考肠球菌心内膜炎。

（2）葡萄球菌：近年来，葡萄球菌（尤其是金黄色葡萄球菌）感染呈增多趋势。抗生素的治疗方案需根据药敏结果是否为甲氧西林耐药的菌株而制定，在获得药敏结果前，可经验性选用耐酶青霉素类抗生素进行治疗，待获得药敏结果后调整。药敏结果提示致病菌为甲氧西林敏感的菌株则首选苯唑西林或复方新诺明联合克拉霉素；对青霉素过敏者可选用头孢菌素类（如头孢唑啉、头孢呋辛）或万古霉素。若致病菌为耐甲氧西林的葡萄球菌，则选择万古霉素。由于万古霉素为中分子亲水性抗感染药物，蛋白结合率为 30%～55%，HD 会影响其药物效能。对于耐甲氧西林金黄色葡萄球菌严重感染的患者，万古霉素血药浓度维持在 15～20mg/L 可降低感染治疗失败率，临床过程中应充分考虑从各种因素对患者的影响，如肾脏替代治疗模式、肾功能、血清白蛋白对血药浓度的影响，加强个体化用药监护以达到良好的治疗效果。

（3）肠球菌：首选阿莫西林或氨苄西林联合庆大霉素，对于青霉素过敏者或耐药者可采用万古霉素或替考拉宁联合庆大霉素，耐万古霉素者可选用达托霉素或利奈唑胺。

（4）需氧革兰阴性杆菌：选用哌拉西林联合庆大霉素或妥布霉素，或头孢他啶联合氨基糖苷类抗生素。

（5）真菌：真菌性心内膜炎（Fungal Endocaiditis，FE）致病菌多为白色念珠菌、组织胞浆菌属和曲霉菌属等。FE 起病多急骤，赘生物大而脆且质地疏松，容易脱落。对高危患者应警惕 FE 的可能：①有易感因素，如长期导管植入、长期使用广谱抗生素、免疫功能低下、心脏基础病等；②赘生物大的 IE，尤其是直径超过 1cm 的赘生物；③合并大血管栓塞者；④血培养阴性的 IE 但普通抗细菌治疗无效者。抗真菌药物首选两性霉素 B，对于念珠菌所致可选用卡泊芬净，曲霉所致可选用伏立康唑。氟胞嘧啶和氟康唑是两种毒性较低的抗真菌药物，单独使用仅有抑菌作用，可与两性霉素 B 合用以增强杀真菌作用。疗程一般不少于 8 周，由于 FE 复发率很高，有人建议更长时间或终生用药。FE 的赘生物通常较大、瓣膜毁损较严重，内科治愈率很低，在排除明确的禁忌证，FE 需考虑手术治疗。

参考文献

[1] CHAUDRY M S，CARLSON N，GISLASON G H，et al.Risk of infective endocarditis in patients with end stage renal disease[J].Clin J Am Soc Nephrol，2017，12（11）：1814-1822.

[2] SARAN R，LI Y，ROBINSON B，et al.US renal data system 2015 annual data report：epidemiology of kidney disease in the United States[J].Am J Kidney Dis，2016，67（3）：A7-A8.

[3] BADDOUR L M，WILSON W R，BAYER A S，et al.Infective endocarditis in adults：diagnosis，antimicrobial therapy，and management of complications：a scientific statement for healthcare professionals from the American heart association[J].Circulation，2015，132（15）：1435-1486.

[4] MOSTAGHIM A S，LO H Y A，Khardori N.A retrospective epidemiologic study to define risk factors，microbiology，and clinical outcomes of infective endocarditis in a large tertiary-care teaching hospital[J].SAGE Open Med，2017，5：2050312117741772.

[5] IUNG B，DOCO-LECOMPTE T，CHOCRON S，et al.Caidiac surgery during the acute phase of infective endocarditis：discrepancies between European Society of Cardiology guidelines and practices[J].Eur Heart J，2016，37（10）：840-848.

[6] RAMOS-MARTINEZ A，ROQUE F，FARINAS M C，et al.Value of surgery for infective endocarditis in dialysis patients[J].J Thorac Cardionephron Clin Pract，2013，123（3）：151-156.

[7] OMOTO T，AOKI A，MARUTA K，et al.Surgical outcome in hemodialysis patients with active-phase infective endocarditis[J].Ann Thorac Cardiovasc Surg，2016，22（3）：181-185.

[8] DURANTE-MANGONI E，PAFUNDI P C，RAVASIO V，et al.Current features of infective endocarditis in persons on hemodialysis：a prevalence study with case conteol design from the prospective multicenter SEI cohort[J].Infection，2016，44（4）：467-474.

[9] BHATIA N，AGRAWAL S，GARG A，et al.Trends and outcomes of infective endocarditis in patients on dialysis[J].Clin Cardiol，2017，40（7）：423-429.

[10] WANG C Y，WANG Y C，YANG Y S，et al.Microbiological features，clinical characteristics and outcomes of infective endocarditis in adults with and without hemodialysis：a 10-year retrospective study in Northern Taiwan[J].J Microbiol Immunol Infect，2020，53（2）：336-343.

[11] NAPOLITANI M，TROIANO G，BEDOGNI C，et al.Kocuria kristinae：an emerging pathogen in medical practice[J].J Med Microbiol，2019，68（11）：1596-1603.

朱力平（撰写） 宋　洁（审校）

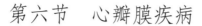

第六节 心瓣膜疾病

一、概述

心瓣膜病是指心瓣膜受到各种致病因素损伤后或先天性发育异常所造成的器质性病变，最多见于二尖瓣，其次为主动脉瓣和二尖瓣同时受累，两个以上瓣膜同时受累称为联合瓣膜病。其病理变化包括瓣膜钙化、瓣膜口狭窄和瓣膜关闭不全。心脏瓣膜病变在 HD 患者中非常普遍。

二、定义

心脏瓣膜钙化（Cardiac Valve Calcification，CVC）是由多因素调控使瓣膜内皮细胞功能受损，瓣膜间质细胞功能失调，进而发生的异位钙化。瓣膜钙化进一步导致瓣膜口狭窄、瓣膜关闭不全。

瓣膜口狭窄指因瓣膜互相粘连或瓣膜环硬化缩窄引起瓣膜口开放时不能充分张开，造成血流通过障碍。

瓣膜关闭不全指心脏瓣膜及其附属结构由于炎症、缺血、退行性变、先天异常、外伤等因素引起瓣膜增厚、变硬、卷曲（缩短）、破裂、穿孔、腱索粘连、腱索缩短等病变。瓣膜不能完全关闭时，血液会发生反流。心脏瓣膜反流是常见的心脏器质性病变，长期心脏瓣膜反流可引起心脏扩大，出现体循环、肺循环瘀血，从而导致 HF、心源性猝死（Sudden Cardiac Death，SCD）等心血管事件。长期瓣膜关闭不全可引起心脏扩大，出现体循环、肺循环瘀血，从而导致 HF、SCD 等心血管事件。

三、流行病学

多项研究提示透析患者 CVC 患病率在 29%～59%，几乎均在 40% 以上，主动脉瓣钙化的发生率明显高于二尖瓣钙化，三尖瓣钙化少见。主动脉瓣狭窄是 ESRD 患者最常见的瓣膜病变。瓣膜钙化多于瓣环钙化。

四、发病机制

传统认为 CVC 的发生是一种慢性退行性过程，与机体衰老及钙被动沉积到瓣膜细胞有关。新研究认为促进 CVC 的发生不仅和年龄增长、糖脂代谢障碍、高血压等传统因素相关，同时和钙磷代谢失衡、营养不良、机体微炎症状态、SHPT、氧化应激、内皮-间质转化、透析时间增长以及钙剂和维生素 D 类似物的使用等非传统因素有关。瓣膜承受的血流产生的机械刺激也是 CVC 的诱发因素。肾性贫血、高血压、动静脉内瘘的建立、为透析准备的长期或临时导管的植入、HD 本身所导致的全身循环流动模式的改变均会加重机械刺激，从而促进 CVC。CVC 发生的部位不仅存在类似于动脉粥样硬化斑块的炎性介质浸润、钙沉积和脂蛋白浸润现象，还存在骨基质蛋白表达。CVC 与骨形成具有相似性，与血管钙化亦存在联系。炎症在瓣膜钙化中发挥着重要作用，炎症因子可损伤内皮细胞，并通过激活核因子-κB（Nuclear Factor-κB，NF-κB）信号通路促进瓣膜间质细胞向成骨细胞转分化，继而加速瓣膜钙化。高磷血症易导致瓣膜钙化，高磷可直接沉积在瓣膜导致钙化，另一方面，细胞外血磷升高，可通过钠依赖的磷共同转运体起效，从而促进间质细胞的成骨表型转化，引起瓣膜钙化。

主动脉瓣狭窄的早期病变特征是内皮功能障碍，与小叶低切应力区域的内皮下增厚和上层基底膜破裂有关。内皮屏障功能的受损加速了脂质渗透沉积以及炎性细胞渗透过程。HD患者治疗时反复通过瓣膜的湍流引起的切应力相关内皮损伤进一步加重。

高龄瓣膜反流的危险因素之一，心脏瓣膜超微结构及成分随着年龄发生变化，老年人心脏瓣膜胶原纤维增粗、致密化及碎裂化，弹性纤维及脂肪层增多，导致心脏瓣膜僵硬，容易引起瓣膜反流。HD患者还可因容量负荷、贫血、骨矿物质代谢异常、合并糖尿病等原因，很容易出现心脏瓣膜结构病变而导致心脏瓣膜反流。长期体液容量负荷高导致MHD患者心脏失代偿，进而引起心脏结构改变，出现二尖瓣狭窄、反流。肾性贫血是心脏瓣膜关闭不全的高危因素之一。长期贫血可引起血红蛋白携氧能力降低，NO释放，导致心脏射血分数下降，左室重构，引起心腔扩大、心脏瓣膜关闭不全。

后负荷过剩相关的左室扩张和功能障碍可导致二尖瓣反流。

五、诊断

1.心胸比
心胸比是评估HD患者容量负荷状态的常用指标。

2.多层螺旋CT
多层螺旋CT是诊断心血管系统钙化的金标准，但价格和辐射原因不适用常规检测。

3.超声心动图
主动脉瓣与二尖瓣中1个及以上瓣尖明亮回声＞1mm。超声心动图在临床上具有操作简单、重复性好、安全无放射性、非侵入性、经济等优点。超声心动图：标准二维超声心动图（Two-Dimensional Echocardiography，2DE）可清晰显示瓣尖及瓣环钙化时的增强回声及瓣叶活动情况。实时三维超声心动图（Real-Time Three-Dimensional Echocardiography，RT-3DE）使超声在三维空间评价瓣膜形态结构和瓣膜面积成为可能。随着技术的进一步完善，RT-3DE技术在评价心脏瓣膜病变上将具有巨大的临床应用价值。

六、处理措施

1.药物治疗
从CVC发生的危险因素和抑制因素来说，主要有磷结合剂、拟钙剂、双磷酸盐等降低血磷、血钙和PTH水平；对于合并高血压的患者可应用RAS阻滞剂等降压药物降低高血压；对于糖脂代谢紊乱的患者可予以口服降糖药物或胰岛素降低血糖、他汀类或贝特类等药物降脂；对于肾病综合征者积极予以免疫抑制剂或人血白蛋白治疗低蛋白血症；对于肾性贫血患者应予以EPO、补充造血原料甚至输血治疗来纠正贫血；对于MHD患者应在保证透析充分的同时避免其血压较大的波动。

2.手术治疗

主要有心脏瓣膜置换术及经导管瓣膜介入治疗。美国主动脉瓣狭窄注册中心的数据表明，与保守的治疗策略相比，行主动脉瓣置换术的 CKD 患者长期死亡风险更低。与肾功能正常的患者相比，MHD 患者在围手术期和术后的死亡风险升高。AHA/ACC 推荐高风险主动脉瓣狭窄为经导管主动脉瓣植入术（Transcatheter Aortic Valve Implantation，TAVI）的I类适应证，因此，透析治疗不应成为包括 TAVI 在内的瓣膜置换术的绝对禁忌证。但手术时机与方式的选择更多依赖于临床医生的经验判断。手术瓣膜的选择采用个性化的评估来选择。生物瓣的主要优点是无须终生抗凝，而机械瓣则具有更长的使用寿命。使用生物瓣可能在防止栓塞及瓣膜相关的二次手术方面优于机械瓣。术后透析的时机及方式在临床上尚未达成共识，但一般认为在除外容量负荷过高及电解质严重失衡的前提下，应在术后 24～48h 内对患者进行床旁 UF，并在术后 48h 实现最低限度肝素化。当前尚缺乏 CKD 合并心脏瓣膜患者的治疗管理数据，今后应在该人群中进一步开展前瞻性研究，以确定最佳干预时机和措施。

七、预防

对于 ESRD 患者还应注重饮食结构，应予以低盐、低脂、低磷、高蛋白饮食，这相比药物治疗同样重要。

参考文献

[1] TREERAT G，SUREE L，PASUK M.Histological assessment of the human heart valves and its relationship with age[J].Anat Cell Biol.2020，53（3）：261-271.

[2] LOCATELLI F，FISHBANE S，BLOCK G A，et al.Targeting hypoxia-in-ducible factors for the treament of anemia in chronic kidney disease patients[J].Am J Nephrol，2017，45（3）：187-199.

[3] LUKASZ K，JOLANTA M，HANNA B G，et al.Impact of chronic kidney disease on longterm outcome of patients with valvular heart defects[J].Int Urol Nephrol，2020，52（11）：2161-2170.

[4] PABLO U T，LUIS D M，PAOLO R，et al.Valvular heart disease and calcification in CKD：More common than appreciated[J].Nephrol Dial transplant，2020，4，35（12）：2046-2053.

[5] RONG S，QIU X，JIN X，et al.Risk factors for heart valve calcification in chronic kidney disease[J].Medicine（Baltimore），2018，97（5）：e9804.

[6] Erratum：Kidney Disease：Improving Global Outcomes（KDIGO）CKD-MBD Update Work Group.KDIGO 2017 clinical practice guideline update for the diagnosis，evaluation，prevention，and treatment of chronic kidney disease-mineral and bone disorder（CKD-MBD）[J].Kidney Int Suppl （2011），2017，7（3）：1-59.

[7] TERNACLE J，CÔTÉ N，KRAPF L，et al.Chronic kidney disease and the pathophysiology of valvular heart disease[J].Can J Cardiol，2019，35（9）：1195-1207.

[8] HORI D，KUSADOKORO S，KITADA Y，et al.Prosthesis selection for aortic walve replacement in patients on hemodialysis[J].Gen Thorac Cardiovasc Surg，2020，68（2）：122-128.

[9] IKENO Y，MUKOHARA N，FUKUMURA Y，et al.Outcomes of valve repalcement with mechanical prosthesis versusbioprosthesis in dialysis patients ：a 16-year multicenterexperience[J].J　Thorac

Cardiovasc Surg，2019，158（1）：48-56.

[10] SZERLIP M，ZAJARIAS A，VEMALAPALLI S，et al.Transcathheteraortic Valve replacement in patients with end-stage renal disease[J].J Am Coll Cardiol，2019，73（22）：2806-2815.

朱力平（撰写）　宋　洁（审校）

第七节　急性冠状动脉综合征

一、定义

急性冠脉综合征（Acute Coronary Syndrome，ACS）是 20 世纪 80 年代以来提出的冠状动脉粥样硬化性心脏病的诊断新概念，是由于冠状动脉内血栓形成、冠状动脉血管痉挛或微血管栓塞等诸多原因，导致冠状动脉血液障碍，造成的急性或亚急性心肌供氧减少而引起的一组临床综合征。ACS 包括不稳定性心绞痛（Unstable Angina，UAP）、非 ST 段抬高型心肌梗死（Non-ST-segment Elevation Myocardial Infarction，NSTEMI）和 ST 段抬高型心肌梗死（ST-segment Elevation Myocardial Infarction，STEMI）。

二、流行病学

HD 患者 CVD 的高危人群，约 80%的 HD 患者会出现动脉粥样硬化等疾病，并逐渐进展为冠心病、心肌梗死等。ACS 是冠心病发病最危急的一种急症，也是造成冠心病死亡的重要原因之一。

三、发病机制

传统 CVD 危险因素包括老年、高血压、肥胖、脂质代谢紊乱及胰岛素抵抗、吸烟等；对于 MHD 患者尚有其他因素如营养不良-炎症-动脉粥样硬化综合征、水钠潴留、尿毒症毒素蓄积、氧化应激、铁代谢异常、动静脉内瘘的使用等导致 CVD 的高发。此外还有研究发现成纤维细胞生长因子 23、血管钙化、血尿酸、血清淀粉样蛋白 A、C 反应蛋白、甲状旁腺功能亢进及钙磷代谢紊乱等与 MHD 患者 CVD 的发生密切相关。

四、临床表现

ACS 为冠心病的一种急症，发病时情况最为危急，是导致冠心病死亡的主要原因。MHD 患者发生 ACS 时临床表现与一般患者基本相同，多表现为心前区疼痛、胸闷、气短、心慌等症状，非典型症状有头晕、心悸、呼吸困难、背部、左上肢乏力疼痛或胀麻、下颌疼痛、视力问题、恶心/呕吐、疲乏无力及恐惧感。ACS 患者的发作症状呈现多样性，大多数患者不是以单一症状出现，而且不同个体症状差异性较大。ACS 可导致患者出现心律失常、HF，甚至猝死，严重影响患者的生活质量和寿命。

五、诊断

1.心梗快速检测

肌钙蛋白、肌红蛋白、肌酸激酶、肌酸激酶同工酶是临床常用的急诊实验室指标。肌钙蛋白更具特异性和敏感性，是目前指南推荐 ACS 诊断的金指标，但其在心肌缺血 6~12h 后才能检出，且仅在不可逆的细胞损伤及细胞膜完整性破坏之后才升高。

2.心功能监测指标

B 型脑钠肽（Brain Natriuretic Peptide，BNP）可以反映心脏功能，可作为监测 HF 临床症状的指标和评定标准。

3.心电图

心电图在 ACS 的诊断中占重要地位，快速完善心电图检查对快速做出诊断起重要作用。UA 心电图可表现为一过性 T 波倒置、ST 段抬高或压低；NSTEMI 的心电图表现通常情况下与 UA 类似，当心电图 ST 段压低导联≥3 个或幅度≥0.2mV 时，NSTEMI 的可能性增加 3~4 倍；STEMI 的心电图表现最明显：①至少 2 个相邻导联 J 点后新出现 ST 段弓背向上抬高伴或不伴病理性 Q 波、R 波减低；②新出现的完全左束支传导阻滞；③超急性期 T 波改变。

4.动态心电图

冠状动脉痉挛是引起变异型心绞痛的主要原因。由于疼痛发作时间短，难以在发作时记录到心电图，故确认困难。24h 动态心电图往往可以记录到发作时心电改变，对确认变异型心绞痛有独特意义。

5.影像学检查

超声心动图在缺血期间显示短暂的节段性运动减弱或运动消失从而建立诊断；心脏 MRI 在发现和排除 ACS 极具价值；CT 血管显像可有助于除外 ACS 或其他原因的胸痛；冠脉造影仍是确诊冠脉疾病的金标准。

6.其他指标

动脉粥样硬化是一个以血管内皮细胞损伤、血脂代谢异常为基础，以血管慢性炎症为特征的病理过程，炎症反应始终贯穿其发生发展过程中。多种炎症细胞、炎性细胞因子、炎性介质、黏附分子、趋化因子、生长因子等，已确定多种参与炎症反应的分子可作为 ACS 病变的标志，如超敏 C 反应蛋白、单核细胞趋化蛋白-1、白细胞介素-6、TNF-a 等。从凝血机制的激活到血栓的形成再到继发性纤溶的过程正是急性血栓性冠脉事件发生和发展的过程，血浆 D-二聚体和纤维蛋白原分别是纤溶与凝血系统中的终末及起始标记物。ACS 冠脉内血栓形成，继而激活纤溶系统，纤维蛋白被分解代谢，D-二聚体升高。

六、处理措施

MHD 合并 ACS 是一个多因素参与的复杂病变，其并发症多，临床症状重，患者远期生存率低，预后不良。对于 STEMI 患者时间就是生命，非透析时发生疑似急性缺血性胸痛时应立即停下手中活动，休息，尽早向急救中心呼救。如果在透析过程中，则立即停止 HD，请专科医师会诊进行相应治疗。及时开通闭塞相关动脉可明显降低死亡率，减少并发症，改善预后。对于 ACS 其治疗方法包括：药物保守治疗、经皮冠状动脉介入术（Percutaneous Coronary Intervention，PCI）、冠状动脉旁路移植术（Coronary Artery Bypass Grafting，CABG）。

1.药物治疗

（1）抗血小板治疗：冠状动脉斑块破裂诱发局部血栓的形成是 ACS 发生的主要原因，而血小板在血栓形成过程中起着十分重要的作用，所以抗血小板治疗已然成为冠心病的常规治疗。阿司匹林肠溶片和氯吡格雷片是现临床上最常用的两种抗血小板聚集药物，近年来与新型抗血小板药物IIb/IIIa 受体拮抗剂的联合应用，例如：替罗非班等，更能降低患者的死亡风险，改善心肌缺血程度以及减少不良心血管事件的发生。HD 患者通常血小板功能低下，部分患者还存在凝血因子减少、贫血等，会造成患者存在不同程度的出血倾向。无论是 HD 治疗过程还是心脑血管疾病的预防，抗凝药物的使用必不可少，且 PCI 患者术后 1 年内需服用双联抗血小板药物，存在增加出血风险的可能，临床对此类患者的抗血小板药物使用仍需规范谨慎。

（2）抗凝治疗：纤维蛋白原转变为纤维蛋白最后形成血栓的关键环节在于凝血酶，因此抑制凝血酶至关重要，肝素作为抗凝血酶药物在临床应用广泛。目前常用低分子肝素辅助治疗，可以减轻血管内皮损伤，改善内皮功能，降低血浆 ET，可以在保持抗血栓作用的同时降低出血风险。

2.溶栓治疗

在没有充分 PCI 条件的地方医院可先行溶栓治疗，为 PCI 争取更多的时间。溶栓治疗 4 个条件：①急性胸痛持续 30min 以上，但未超过 12h；②心电图相邻 2 个或更多导联 ST 段抬高在肢体导联≥0.1mV、胸导联≥0.2mV 或者新出现的完全性左（或右）束支传导阻滞；③年龄≤75 周岁；④不能在 120min 内完成直接经皮冠状动脉介入术（Primary Percutaneous Coronary Intervention，PPCI）。溶栓禁忌证：①绝对禁忌证：既往颅内出血史或未知部位的脑卒中史；近 6 个月内发作过缺血性脑卒中、中枢神经系统损伤、神经系统肿瘤或动静脉畸形；近 2 个月出现过重大创伤、外科手术或头部损伤；近 1 个月内有胃肠道出血；已知原因的出血性疾病（月经除外）；明确、高度怀疑或者不能排除主动脉夹层；24h 内接受过不可压迫的穿刺术（如肝活检、腰椎穿刺术）。②相对禁忌证：近 6 个月内发生短暂性脑缺血发作；口服抗凝药治疗中；妊娠或产后 1 周；难治性高血压病（SBP＞180mmHg 和/或舒张压＞110mmHg）；晚期肝疾病；感染性心内膜炎；活动性消化性溃疡；长时间或有创性复苏。目前常用溶栓药物：①尿激酶原（普佑克）：尿激酶原是单链尿激酶型纤溶酶原激活剂，无抗原性，具有较强的血浆稳定性、更快的纤溶酶原激活作用及更强的纤维蛋白特异性血栓溶解作用，是我国具有独立知识产权的第 3 代溶栓药物，具有血管再通率高、脑出血发生率低的特点；②瑞替普酶：通用名为重组人组织型纤溶酶原激酶（Tissue Plasminogen Activator，t-PA）衍生物，为第 3 代溶栓药物，对纤维蛋白的亲和力弱于阿替普酶；与阿替普酶比较，游离的瑞替普酶更能进入血凝块内部激活纤溶酶原，提高了溶栓效果与速度；瑞替普酶血管开通率高于尿激酶，同时其死亡率和出血事件发生率均低于尿激酶；③替奈普酶：替奈普酶是 t-PA 的多点变异体，半衰期延长，纤溶蛋白特异性增加，极少消耗纤维蛋白原，对形成较久的血栓具有明显的溶栓效果，具有血管再通率高、使用方便的特点；④阿替普酶：阿替

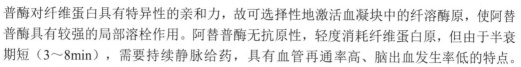

普酶对纤维蛋白具有特异性的亲和力，故可选择性地激活血凝块中的纤溶酶原，使阿替普酶具有较强的局部溶栓作用。阿替普酶无抗原性，轻度消耗纤维蛋白原，但由于半衰期短（3～8min），需要持续静脉给药，具有血管再通率高、脑出血发生率低的特点。

3.内科介入治疗

对于 STEMI 患者，应今早开通血管，直接 PCI 有助于挽救更多的心肌，可显著改善患者预后。对于 NSTEMI 和 UA 的患者，早期介入治疗和早期药物保守治疗方面一直存在争议，早期介入手术对患者获益更多，亦有研究认为早期介入治疗心肌梗死的发生率要高于早期药物保守治疗。但目前临床很难把握透析患者行冠状动脉造影的切入点，原因就在于透析患者常没有典型的冠心病症状。待出现症状时冠状动脉血管已出现重度狭窄并钙化，增加了手术难度及风险，属于心内科医师触碰的"礁点"。

4.外科手术治疗

冠脉搭桥术多适于冠脉多支血管病变或经内科介入治疗失败者。对于 ACS 患者如出现急性机械并发症，如乳头肌断裂、室间隔穿孔、心室游离壁破裂等，出现急性心源性休克等危急症时，适合冠脉搭桥术。

5.二级预防治疗

抗心绞痛药物的应用，如硝酸酯类药物，可扩张动静脉，有 效缓解心绞痛，减轻心脏负荷，延缓心肌肥厚，改善心室重构。β受体阻滞剂的应用，可以减慢心率，降低心肌耗氧，抑制心律失常，降低血压，降低患者心肌梗死后的病残率及死亡率。ACEI和 ARB 的应用，可减少充血性 HF 的发生，可以提高心肌梗死后左室功能障碍的 HD 患者预后，但需注意电解质和血压波动情况，对改善患者预后有益。他汀类药物的应用，可调节血脂，改善血管内皮功能，例如阿托伐他汀、辛伐他汀等，可显著降低心血管事件的发生率。

血运重建和药物治疗各有优劣势，对于短期预后而言血运重建尤其是 CA B G 更占优势，但对于长期预后来说，药物保守治疗更能提高患者的远期生存率。虽然药物保守治疗相对风险较低，CKD 的冠心病患者如出现左主干或三支病变，CABG 比药物保守治疗经济获益更好。目前的临床现状对于符合血运重建适应证的患者，也更倾向于CABG 或 PCI 血运重建治疗。

6.PCI 术后肾脏替代治疗

患者在接受 PCI 术后因造影剂蓄积、手术创伤等因素，患者发生通气功能障碍、心律失常、肺部感染、过敏反应、电解质紊乱等并发症的风险进一步增大。因此需要在术后尽早施行合理的血液净化治疗，以迅速提升患者耐受性，改善心肾功能和减少相关并发症的发生。连续肾脏替代疗法（Continuous Renal Replacement Therapy，CRRT）能持续、稳定滤过水、造影剂及代谢产物，使者血压和内环境更加稳定。但从 CRRT 直接转成间歇性血液透析（Intermittence Haemodialysis，IHD）治疗，往往因为 IHD 透析时间短，流量大，容易出现低血压、心律失常、再发心梗等透析并发症。

参考文献

[1] 张威，袁伟杰.透析患者心血管疾病的非传统危险因素的思考[J].中国血液净化杂志，2013，4（4）：210-212.

[2] WRIGHT R S，ANDERSON J L，ADAMS C D，et al.2011 ACCF/AHA focused update of the guidelines for the manage-ment of patients with unstable angina/non-ST-elevation myocardial infarction（updating the 2007 guideline）：a report of the American College of Cardiology Foundation/Amcrican Heart Association Task Force on Practice Guidelines[J].J Am Coll Cardiol，2011，123（18）：2022-60.

[3] BREIDTHARDT T，MOSER-BUCHER C N，PRAEHAUSER C，et al.Morbidity and mortality on chronic haemodialysis：A 10-year Swiss single centre analysis[J].Swiss Med Wkly，2011，141：w13150.

[4] IKEDA K, TSUCHIMOCHI H, TAKENO Y, et al.Clinical analysis of the patients with hemodialysis associated with intracerebral hematoma[J].No Shinkei Geka，2004，32（11）：1133-1137.

[5] 翟永志,晏沐阳.动脉粥样硬化钙化与易损斑块[J].心血管康复医学杂志,2007,16(6):598-600 .

[6] 陶贵周,姚书霞.2010 年我国急性 ST 段抬高型心肌梗死诊断与治疗指南解读评析[J].医学与哲学：临床决策论，2011，32（12），22-28.

[7] 王吉耀.内科学[M].第七版.北京：人民卫生出版，2008：247-249.

[8] 曾定尹，张海山.冠状动脉痉挛与冠状动脉疾病[J].中国实用内科杂志，2011（12）：22.

[9] RABIEE F，LACHINANI L，GHAEDI S，et al.New insights into the cellular activities of Fndc5/Irisin and its signaling pathways[J].Cell Biosci，2020，10：51.

[10] MACIORKOWSKA M，MUSIAŁOWSKA D，MAŁYSZKO J.Adropin and irisin in arterial hypertension，diabetes mellitus and chronic kidney disease[J].Adv Clin Exp Med，2019，28（11）：1571-1575.

[11] 高芳芳，冯淑芝.鸢尾素与心力衰竭的研究进展[J].临床心血管病杂志，2019，317（11）：89-92.

[12] US Renal Data System：USRDS 2006 Annual Data Report.National institutes of health，national institute of diabetes and digestive and kidney diseases[J].Bethesda，MD，2006.

[13] BLEYER A J，RUSSELL G B，SATKO S G.Sudden and cardiac death rates in hemodialysis patients[J] .Kidney Int，1999，55（4）：1553-1559.

[14] TADA T，KUSANO K F，Ogawa A，et al.The predictors of central and obstructive sleep apnoea in haemodialysis patients [J].Nephrol Dial Transplant，2007，22（4）：1190-1197.

[15] CHAKRAVORTY I，SHASTRY M，FARRINGTON K.Sleep apnoea in end-stage renal disease：a short review of mechanisms and potential benefit from its treatment[J].Nephrol Dial Transplant，2007，22（1）：28-31.

[16] K/DOQI Workgroup.K/DOQI clinical practice guidelines for cardiovascular disease in dialysis patients[J].Am J Kidney Dis，2005，45（4 Suppl 3）：S1-153.

[17] RONCO C,BELLASI A,DI LULLO L.Cardiorenal syndrome：an overview[J].Adv Chronic Kidney Dis，2018，25 （5）：382- 390.

[18] DI LULLO L，RIVERA R，BARBERA V，et al.Sudden cardiac death and chronic kidney disease：From pathophysiology to treatment strategies[J].Int J Cardiol，2016，217：16-27.

[19] CARAVACA F，CHÁVEZ E，ALVARADO R，et al.Sudden cardiac death in non-dialysis chronic kidney disease patients [J].Nefrología，2016，36（4）：404-409.

[20] JOKI N，TOKUMOTO M，TAKAHASHI N，et al.Current perspectives on sudden cardiac death in hemodialysis patients [J].Contrib Nephrol，2018，196：5-12.

宋　洁、朱力平（撰写）　陶新朝（审校）

第八节　充血性心力衰竭

一、定义

充血性心力衰竭（Congestive Heart Failure，CHF）是指由于心脏的收缩功能和/或舒张功能发生障碍，不能有效地将静脉回心血量充分排出心脏，而引起静脉系统血液淤积、动脉系统血液灌注不足，从而引起心脏循环障碍的症候群。HF 并不是一个独立的疾病，而是心脏疾病发展的终末阶段。2016 年欧洲心力衰竭指南根据左室射血分数（Left Ventricular Ejection Fraction，LVEF）将 HF 分成 3 种类型：射血分数降低的心力衰竭（Heart Failure with Reduced Ejection Fraction，HFrEF）、射血分数中间范围的心力衰竭 （Heart Failure with Midrange Ejection Fraction，HFmrEF）、射血分数保留的心力衰竭（Heart Failure with Preserved Ejection Fraction，HFpEF），并提出了明确的诊断标准，依据疾病发生速度和时间，心衰被分为急性心衰和慢性心衰。HD 发生 HF 常见三种原因：水潴留、高血压、心肌病。水潴留导致的 HF 也就是容量负荷性 HF。

二、流行病学

HD 患者容量超负荷非常普遍，有研究统计 20%～30%的 HD 患者 HD 后仍未达容量平衡，处于持续的慢性容量超负荷状态。IDWG 超过体重 5%～6%与 CHF 和病死率相关，而慢性容量超负荷与病死率的关系比 IDWG 更为密切。容量超负荷是 HD 患者发生 CHF 及病死率的独立预测因子。

三、发病机制

病因：①心肌收缩力减弱：心肌炎、心肌病和冠心病等。②后负荷增加：高血压、主动脉瓣狭窄、肺动脉高压和肺动脉瓣狭窄。③前负荷增加：二尖瓣反流、主动脉瓣反流、房间隔缺损、室间隔缺损和代谢需求增加的疾病（甲状腺功能亢进、动静脉瘘）等。

机制：容量超负荷的 HD 患者急诊入院和住院率较容量平衡的明显增高。HD 患者容量超负荷会增加心脏输出量和外周血管阻力引起高血压，长期高血压和容量高负荷将导致 LVH。同时，长期容量超负荷与 RAAS 激活和交感神经系统兴奋性增高相关，可导致动脉压增高、心律失常、心肌耗氧量增加、大动脉顺应性减低、CVD 病死率和全因病死率增高。

四、临床表现

1.呼吸困难

呼吸困难是左心衰的最早和最常见症状，主要由于急性或慢性肺瘀血和肺活量减低所引起。轻者仅见于较重的体力劳动时发生呼吸困难，休息后很快消失。严重时休息时也感呼吸困难，需采取半卧位或坐位。阵发性夜间呼吸困难是左心衰的一种表现。

2.咳嗽和咯血

咳嗽和咯血是左心衰的常见症状，由于肺泡和支气管黏膜瘀血所引起，咯血色泡沫样或血样痰。

3.其他

乏力、失眠、心悸等。严重脑缺氧时可出现陈-斯氏呼吸、嗜睡、眩晕、意识丧失、抽搐等。

4.体征

除原有心脏病体征外，心尖区可有舒张期奔马律，肺动脉瓣听诊区第二心音亢进，两肺底可听见散在湿性啰音，重者两肺满布湿罗音并伴有哮鸣音，常出现交替脉。

五、辅助检查

1.心电图

2.N 端脑钠肽前体（N-terminal pro-brain natriuretic peptide，NT-proBNP）

NT-proBNP 主要由心室肌细胞合成和分泌，是目前应用广泛的评价 HF 严重程度的心肌标志物，与机体容量状态、高血压及左心功能密切相关。NT-proBNP 与容量负荷呈显著相关，不能通过常规 HD 清除。有研究提示干体重过高的患者 NT-proBNP 水平显著高于干体重达标的患者，患者下调干体重后，NT-proBNP 水平明显下降。但心房颤动（Atrial Fibrillation，AF）、败血症、脑卒中、贫血、肝硬化、肺部感染、肺动脉高压及肺栓塞等均能导致 NT-proBNP 升高。对于 HD 患者，可通过观察 NT-proBNP 的动态变化评估其容量状态的变化。

3.心脏肌钙蛋白

对于疑似心衰或新诊断的透析患者，推荐进行高灵敏度肌钙蛋白 T（High Sensitivity Troponin T，hs-cTNT）检测，易协助心衰病因诊断、危险分层以及预后评估。

4.血清可溶性生长刺激表达因子-2（soluble growth stimulation expressed gene 2，sST2）及白细胞介素-33（Interleukin-33，IL-33）

ST2 具有确定的预后价值，是一种独立预后标志物，与肾功能损伤无关，同时 sST2 还是一种与心室重塑相关的标志物。IL-33 是 sST2 配体，其与 ST2L 蛋白的相互作用可保护心脏，防止纤维化并抑制心肌细胞的炎症反应。

5.评估容量的技术

评估容量状态的新技术包括血容量监测器（Blood Volume Monitor，BVM）、肺部超声检查、生物电阻体脂测量（Bio-Impedance Analysis，BIA）、血流校正时间等，可为临床医生评估 HD 患者容量状态提供更客观、高效的手段，有利于帮助患者达到理想的容量平衡状态并能改善预后。

（1）BVM：早在 20 世纪，BVM 已开始用于监测 HD 中血容量变化，评估干体重。从最开始使用同位素标志红细胞的有创性技术，发展到现在可采用新型设备进行无创、连续实时监测相对红细胞容积（Red Blood Cell Volume，RBV）。目前 RBV 监测已成为许多 HD 机的标准配置，其工作原理主要是利用光学成像技术，在透析器的动脉末端监测 RBV，从而实时计算血容量相对变化，或者通过测量超声波在血液中的传播速度来监测 RBV，而其传播速度主要取决于全血蛋白含量。这两种方法都能用来评估血容量的相对变化，当 HD UF 清除水分后，RBV 或全血蛋白含量升高，提示血容量减少。RBV 变化曲线能反映 UF 率和血浆再充盈率之间的相对变化。患者组织间隙水容量大时，其血浆再充盈率相对更高，RBV 下降曲线较平坦，而如果患者 RBV 变化曲线很陡峭的时候说明有可能即将达到干体重。当 RBV 明显变化时可自动调整 UF 率和透析液钠离子浓度，以避免 IDH 的发生。

（2）下腔静脉直径（Inferior Vena Cava Diameter，IVCD）测定：临床上常采用剑突下长轴切面及腹部腋中线切面下腔静脉距右心房入口 1~2cm 处测量 IVCD 来评估血容量。应用 IVCD 评估干体重应以体表面积进行校正，即 IVCD/体表面积=体表面积矫正后下腔静脉宽度（Vena Cava Diameter，VCD），8.0mm/m² ＜VCD＜15.0mm/m² 时提示患者处于容量平衡状态，此时的体重可设定为干体重。而 VCD＞15.0mm/m² 提示容量负荷过多，VCD＜8.0mm/m² 提示低血容量。另外，也可通过计算下腔静脉塌陷指数（Inferior Vena Cava Collapsibility Index，IVCCI）来评估，IVCCI=[下腔静脉最大直径（Inferior Vena Cava Maxium，IVC$_{max}$)]−[下腔静脉最小直径（Inferior Vena Cava Minimum，IVC$_{min}$）]/IVC$_{max}$。IVCCI≥40% 时，提示可能存在血容量不足。IVCD 除了受血容量变化的影响，同时还受呼吸活动、右心功能、腹内压和胸内压的影响。当患者存在右 HF、肺动脉高压、严重三尖瓣功能不全或者多囊肾时，可导致 IVCD 增加，影响评估血容量的准确性。

（3）肺部超声检查：肺部超声检查是近期快速发展起来的用于评估肺血管外液体（Extravascular Lung Water，EVLW）的方法。超声检查无创、快速、简便，用一台便携式的机器放在 HD 患者的床旁就可对患者进行检测。正常人肺部含大量气体，水含量较少，超声波无法穿透。而当肺瘀血时，肺小叶间隔随含水量的增加而增厚，同时周围包绕大量气体，两者之间形成明显的阻抗梯度。超声波在阻抗梯度的界面上发生反射，表现为回声强的类似于彗星拖尾状的线条，成为 B 线。临床上可通过 B 线的数量来评估肺瘀血的程度。在肺瘀血的早期，即可通过肺部超声检测 B 线，帮助监测病情进展。但当患者存在肺纤维化、胸膜炎、支气管扩张、气胸或乳腺癌放射治疗后，胸膜下小叶间隔纤维性增厚，也可在 B 超下形成彗星尾结构，同时超声检查结果受不同操作者的主观评判影响。

（4）BIA：20 世纪 80 年代 BIA 技术开始出现并用于营养状态评估和普通人全健康情况的监测。BIA 的工作原理主要依赖于组织细胞对不同频率电流的阻抗不同。低频电流不能穿透细胞膜，只能通过细胞外液（Extracellular Water，ECW）部分，而高频电流可通过细胞内液（Intracellular Water，ICW）和 ECW。BIA 通过发放不同频率的电流来区分和测定 ICW 和 ECW，具有非侵入性、操作简便等优点。BIA 有单频、多频以及局部检测和全身检测等多种类型。局部检测是通过对身体某一局部（如手臂、腿、躯干等）进行检测以反映全身情况，但实际上身体各部位组分不是平均分布的。单频 BIA 能指导 HD 患者达到容量平衡状态，更好地控制血压。但单频 BIA 不能评估理想干体重，只能监测液体量的相对变化。多频 BIA 对容量状态评估的准确性优于血压监测。由于肌肉含水量较脂肪组织丰富，对于肌肉量增加的患者，使用 BIA 评估的 OH 可能出现偏差。

（5）临床医生通常会通过询问病情、体格检查、测量血压和 IDWG、心功能、营养状态和其他并发症的情况综合评估干体重。血压仍然是应用最广泛的评估容量状态的一个指标，包括 HD 前中后血压、24hABPM 等。

六、诊断

非急性心衰，需对各种可能进行评估。基于 HD 患者治疗特点，《透析心衰指南（2021）》建议，对于透析患者心衰的诊断仍需基于有特征性症状和体征以及心脏结构或功能异常的证据。诊断步骤：①通过病史及体格检查识别可疑心衰患者；②采用利钠肽检测和超声心动图明确是否存在心衰；③进一步确定心衰的病因和诱因；④还需评估病情的严重程度及预后，以及是否存在并发症及合并症。心衰分级如下表。

表 3-21　心衰分级

分　级	分级标准
1 级	超声心动检查证实有心脏病，但并无症状
2R 级	RRT/UF 可缓解至 NYHAI 级的劳力性呼吸困难
2NR 级	劳力性呼吸困难不能被 RRT/UF 缓解至 NYHAI 级
3R 级	日常生活活动引起的呼吸困难能被 RRT/UF 缓解至 NYHA II 级*
3NR 级	日常生活活动引起的呼吸困难不能被 RRT/UF 缓解至 NYHA II 级
4R 级	RRT/UF 可以缓解至 NYHA III 级的休息时呼吸困难*#
4NR 级	RRT/UF 不能缓解至 NYHA III 级的休息时呼吸困难

*：如果呼吸困难症状改善至 NYHA I 级水平，则该患者将被分类为 2R 级；#：如果呼吸困难症状改善到 NYHA II 级水平，则该患者将被分类为 3R 级。UF：超滤；RRT：肾脏替代治疗（continuous renal replacement therapy，RRT）。

七、治疗

1.左卡尼汀

左卡尼汀的主要功能是为心肌细胞提供能量。外源性左卡尼汀有助于恢复正常氧化代谢和心肌能量储备，左卡尼汀已被证明对 CVD 患者有良好疗效。左卡尼汀可以提高红细胞膜的稳定性，改善心肌的供氧状况，从而提高心肌收缩力。

2.CRRT 治疗

传统的 HD 会对心功能的稳态产生不良影响，更有甚者可能加重心血管系统的负担。CRRT 不但能净化肾脏，还能保护心脏的稳态功能。危重病患者严重急性肾损伤与高病死率相关，CRRT 可精确的容量控制、稳定的酸碱和电解质校正。

3.运动训练

在老龄化和 HF 人群中，体力活动水平的降低和运动耐量的降低都会增加肌肉损失，降低生活质量。适当运动训练以提升肌肉含量。

八、预防

《透析心衰指南（2021）》建议：监测透析患者加强心衰相关症状与体征的监测，尤其注意将其与全身容量负荷相鉴别。

1.防止早期心肌损害

必须进行 CVD 危险因素的综合治理，聚焦高危人群，防治并举，以防为主。根据个体的危险度分层，改变生活方式，控制血压、血糖、调整血脂等。

2.防治心肌进一步损害

急性心肌梗死期间的患者，给予溶栓治疗或冠状动脉内血管成形术可以降低发生心衰的危险性及减少死亡事件。对刚从急性心肌梗死恢复的患者，应用 ACEI 类或β受体阻滞剂可降低心肌再梗死或死亡的危险性。

3.防止心肌损伤后的恶化

缺血性心肌应用 ACEI 类药物可以减少发展为严重心衰和死亡的风险。

4.严格控制透析间期体重增长

5.充分评估干体重

干体重随着饮食、天气、情绪等因素变化而变化，每个月评估一次干体重，必要时利用相关检验检查。

6.避免感染，发现后及时治疗

7.避免过劳、情绪波动等

参考文献

[1] 中华医学会心血管病学分会，中华心血管病杂志编辑委员会.中国心力衰竭诊断和治疗指南2014[J].中华心血管病杂志，2014，42（2）：98-122.

[2] Writing Committee Members，YANCY C W，JESSUP M，et al.2016 ACC/AHA/HFSA focused update on new pharmacological therapy for heart failure：an update of the 2013 ACCF/AHA guideline for the management of heart failure：a report of the american college of cardiology/american heart association task force on clinical practice guidelines and the heart failure society of america[J].Circulation，2016，134（13）：e282-293.

[3] 曾学赛，刘德平.2016 年欧洲心脏病协会心力衰竭指南解读[J].中国心血管杂志，2016，21（5）：355-358.

[4] 余堂宏，胡宏，刘金洪.左卡尼汀对慢性肾衰竭维持性血液透析患者心脏结构和功能的影响[J].中国全科医学，2015，10（15）：1241-1242.

[5] WABEL P，MOISSL U，CHAMNEY P，et al.Towards improved cardiovascular management：the necessity of combining blood pressure and fluid overload[J].Nephrol Dial Transplant，2008，23（9）：2965-2971.

[6] 李开斌，谭微，唐雪莲，等.维持性血液透析对老年慢性肾衰竭竭合并心力衰竭患者心脏功能及血浆 NT-proBNP 的影响[J].河北医药，2017，39（17）：2667-2669.

[7] 朱丽，甘良英，蔡美顺，等.维持性血液透析患者透析前 后体液分布特点及与血压、左心室肥厚相关性分析[J].中国血液净化，2018，17（8）：514-518.

[8] 李慧娣，向定成，张金霞，等.不同部位 AMI 患者发病 48h 内血浆 BNP 水平变化及其对近期并发心力衰竭的 预测价值[J].山东医药，2017，57（31）：17-20.

[9] 李丹，谷学梅.血液透析用于慢性肾功能衰竭合并急性 心力衰竭临床治疗的价值评价[J].陕西医学杂志，2018，47（9）：1161-1163.

[10] TANGRI N，SHASTRI S，TIGHIOUART H，et al.Beta-blockers for prevention of sudden cardiac death in patients on hemodialysis: a propensity score analysis of the HEMO study[J].Am J Kidney Dis，2011，

58（6）：939-945.

[11] JOHANSEN K L，ZHANG R，HUANG Y，et al.Survival and hospitalization among patients using nocturnal and short daily compared to conventional hemodialysis: a USRDS study[J].Kidney Int.2009，76（9）：984-990.

[12] NISHIMURA M，TOKORO T，NISHIDA M，et al.Sympathetic over activity and sudden cardiac death among hemodialysis patients with left ventricular hypertrophy[J].Int J Cardiol, 2010，142（1）：80-86.

[13] KOVESDY C P，REGIDOR D L，MEHROTRA R，et al.Serum and dialysate potassium concentrations and survival in hemodialysis patients[J].Clin J Am Soc Nephrol，2007，2（5）：999-1007.

[14] 张健瑜，许兆延，梁茜，等.重组脑钠肽治疗顽固性心力衰竭的疗效及对血流动力学、心功能的影响[J].中国老年学杂志，2017，37（22）：5585-5587.

[15] 程燃，何云燕，张佳星.心力衰竭患者血清脑钠肽、同型半胱氨酸和血脂联合检测的临床意义[J].重庆医学，2017，46（18）：2483-2485.

[16] 中华医学会心血管病学分会.慢性心力衰竭诊断治疗指南[J].中华心血管病杂志，2007，35（12）：1076-1095.

朱力平（撰写）　宋　洁（审校）

第九节　尿毒症心肌病

一、定义

1944 年 Rabb 首先提出尿毒症性心肌病（Uremic Cardiomyopathy，UCM）这一术语。UCM 是指肾功能衰竭时出现的心肌病变，多数由慢性肾功能衰竭引起。

二、流行病学

95%的 CKD 患者都会发生 UCM。慢性肾衰竭早期就可能存在心肌病变，而在尿毒症期，心肌病变明显。

三、发病机制

UCM 的原因除患者的尿毒症状态外，通常也是压力和容量超负荷的结果。透析患者发生病理性心脏重构，包括心室肥大、纤维化和炎症。间质纤维化是 UCM 最重要的病理变化。在肥大的心肌细胞间可见纤维细胞增生和胶原基质增多，而心肌细胞数量并无减少，导致其与胶原基质的增加不成比例。心肌细胞坏死可导致心室扩张，进而发展为类似扩张型心肌病的病理改变（见图3-9）。亦可发现其他多种病理改变，据统计各种病理改变的发生率依次为：心脏重量增加（男96%，女86%）、LVH（66%，呈非对称性左室后壁肥厚）、冠状动脉和主动脉粥样硬化（86%）、心包积液和心肌纤维化（31%）、瓣膜病变（28%）。

参与 UCM 发病的常见因素有以下几种。

1.血流动力学因素

容量负荷过重、肾性贫血、动静脉内瘘、高血压、继发性心脏瓣膜病变等。

（1）压力和容量负荷的影响：HD 患者普遍存在高血压、贫血、钠水潴留及动静脉内瘘，容易引起压力和容量负荷过重。压力负荷过重可导致左心室向心性肥厚，而容量负荷过重常引起左心室扩张，进而导致心脏收缩和舒张功能失调。

（2）血流动力学改变：动静脉内瘘分流及透析过程常使机体处于不稳定的血流动力学状态，发生透析性高血压或低血压。

2.非血流动力学因素

缺血性心脏病、自主神经功能紊乱、低钙血症、心肌钙化、PTH 分泌过多、代谢性酸中毒、铝中毒、β_2 微球蛋白相关的淀粉样变、维生素 B 缺乏、卡尼汀缺乏、代谢紊乱、尿毒症毒素、透析不充分、营养不良、感染等。

（1）代谢毒素的作用：尿毒症时某些毒素如尿素、肌酐、琥珀胍和甲基胍等排除障碍，这些物质可抑制心肌的能量代谢，导致心肌细胞收缩功能减退。

（2）脂质代谢失调和卡尼汀缺乏：脂质光谱分析证明，尿毒症透析患者常伴有甘油三酯、低密度脂蛋白水平升高和高密度脂蛋白水平降低，易发生动脉粥样硬化及缺血性心肌病，并可促进心肌细胞凋亡，导致心肌收缩功能障碍。HD 患者存在卡尼汀缺乏，而卡尼汀参与转运脂肪酸进入线粒体氧化供能，影响心肌收缩。补充卡尼汀能逆转部分心功能不全。

（3）SHPT 和钙磷代谢紊乱：PTH 水平增高和维生素 D 代谢紊乱，与心肌损害有关。PTH 在尿毒症心肌纤维化中起重要作用，且导致心肌细胞内钙离子浓度升高和蛋白激酶 C 激活，参与调节 RNA 的翻译过程，使收缩蛋白或非收缩蛋白的表达发生改变，导致 LVH；钙盐沉积于心脏和血管，使其钙化，导致高血压和心肌供血供氧减少。此外心脏传导系统亦可发生纤维化和钙化，引起各种心律失常，加重心肌损害。

（4）毒素对心肌的影响：HD 对 PTH、β_2 微球蛋白以及其他未知的大、中分子量毒素的清除能力较差，使其在体内逐渐蓄积，可直接损害心肌，也可在心肌沉积引起继发性心肌淀粉样变；

（5）醋酸透析液：采用醋酸透析液进行透析时所产生的醋酸效应亦有心肌毒性作用。

（6）心肌缺血：分析尿毒症患者心肌缺血的机制可能是多方面的，除冠状动脉病变外容量及压力负荷增加、LVH、动静脉内瘘、贫血、心动过速、HD、低氧血症、电解质异常等多个环节均可使心肌需氧增加和/或供养减少，加之血管钙化与内皮细胞功能异常，均参与心肌缺血的发生。

（7）血管紧张素-醛固酮和 ET 的作用：AngII 参与心肌细胞肥大；有学者在心脏成纤维细胞中发现存在醛固酮受体，推测醛固酮可诱导心肌纤维化；有研究发现，慢性肾衰竭使血浆 ET 水平可增高，后者系一种很强的缩血管物质，可增加心脏后负荷，参与心肌肥厚的发生，且与肾衰的严重程度有关。

（8）营养不良与贫血：长期食欲不振、恶心、呕吐以及透析导致低蛋白血症、氨基酸及维生素缺乏、微量元素代谢障碍等，均参与营养不良性心肌病的发生与发展，使心功能进一步恶化。透析可使卡尼汀等心肌能量代谢必需的营养物质不足。此外，营养不良时易发生病毒或细菌感染，引起心肌炎或心内膜炎，加重心肌损害；贫血使心排血量增加，心肌供氧减少，耗氧增多，心功能减退；微量元素代谢障碍，如锌缺乏、铝中毒和钴中毒等均可导致心肌慢性炎症与坏死。

（9）硫酸吲哚酚（Indoxyl Sulfate，IS）：UCM 病理改变与 AMPK-mTOR 信号通路密切相关，通过抑制一磷酸腺苷活化的蛋白激酶（Adenosine Monophosphate-Activated Protein Kinase，AMPK）激活下调心肌细胞解偶联蛋白 2（Uncoupling Protein 2，UCP2）的表达，IS 可诱导活性氧（Reactive Oxygen Species，ROS）过量生成，致心肌细胞肥大。硫酸吲哚酚 IS 诱导心肌细胞肥大可能与 AMPK/UCP2/ROS 信号通路有关。

（10）心肌自噬：透视电镜方法观察到 UCM 心肌自噬的改变，心肌细胞自噬是 UCM 的病理变化中的关键过程之一，可以开发调节心肌细胞自噬的治疗方案改善 UCG 病理变化。

（11）miR-155：来源于噬菌体外体，miR-155 通过下调 FOXO3a 蛋白的表达在介导尿毒症心肌松弛中起关键作用。在尿毒症心脏巨噬细胞浸润增加的情况下，合成了 miR-155 并将其负载到外体中。释放的胞外体与质膜的融合导致 miR-155 释放到胞浆中，并在心肌细胞中翻译抑制 FOXO3a。最后，巨噬细胞衍生的含有 miR-155 的外切体通过直接靶向 FOXO3a 促进尿毒症小鼠心肌细胞松弛和 UCM 改变（心肌肥大和纤维化）。

（12）磷脂酰肌醇-3 激酶（Phospholnositide-3 Kinase，PI3K）-Akt 通路：PI3K-Akt 通路在 LVH 的发生和发展中起调控作用，而且在出生后冠脉血管生成、心脏纤维化、细胞凋亡和代谢功能障碍中起重要作用。胰岛素抵抗是 CKD 心脏病的独立危险因素。AKT 在胰岛素多效性作用的信号向效应器的分布中起着关键作用。胰岛素各种效应之间的不平衡可导致心肌肥大、纤维化和细胞凋亡、血管生成减少、代谢重构、钙循环改变，这些都是 UCM 的关键特征。

3.非尿毒症因素

年龄、吸烟、高脂血症和遗传等。

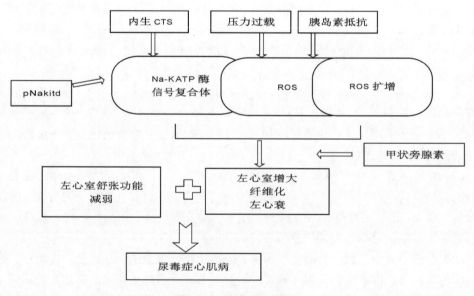

图 3-9　尿毒症心肌病

四、临床表现

UCM 在原有肾脏疾病的基础上出现心血管系统损害的症状和体征。主要表现有以下几方面。

1.充血性 HF

充血性 HF 是 UCM 的严重表现之一，高血压、贫血、低蛋白血症、严重钠水潴留及心肌损害等致心脏负荷增加和/或心肌收缩力减退，是导致心衰的主要原因。临床上表现为水肿、少尿伴心悸、呼吸困难等 HF 的症状和体征。

2.心律失常

心律失常的发生与心室功能障碍及电解质和/或酸碱平衡紊乱有关。各种心律失常均可发生，以窦性心动过速、期前收缩及传导阻滞多见。起搏系统钙化与各种缓慢性心律失常的发生有关。

3.缺血性心肌损害

冠状动脉血管床的增加与心肌质量增加不相适应，可导致心肌缺血缺氧，临床上主要表现为心绞痛甚至心肌梗死。

4.透析性低血压

在透析 UF 脱水的情况下，若心肌收缩功能已发生严重损伤时，心肌不能发生代偿性收缩增强，即可出现透析性低血压；此外 LVH 常伴有左心室顺应性降低，透析时左心室回心血量减少，心排出量下降，参与低血压的发生。

5.其他

瓣膜病变多见，部分患者可出现感染性心内膜炎、心包炎、体循环栓塞等。其中瓣膜钙化发生率可高达 70%，渗出性心包炎和左房血栓均为 7%。

五、诊断

1.心电图

心电图提示心肌肥厚、各种心律失常。

2.胸片

心脏阴影明显扩大、心胸比例＞60%，肺瘀血。

3.超声心动图

左室舒张末期容量增加及左心室内径增大、射血分数和心排出量减少，为诊断 UCM 较好的非介入性方法。

4.核素心肌显像

使用"锝-甲氧基异丁基异腈"心肌显像，计算左心腔/心肌计数比值（Cardiac Cavity/Myocardial Ratio，CMR）和肺/心计数比值（Lung-Heart Ratio，LHR），发现 LHR 增高，CMR 降低，有助于评价 UCM 左心功能及预后估计。

5.心内膜心肌活检

可见不同程度的心肌细胞肥大、心肌细胞灶性溶解、间质纤维化、心肌钙化和草酸盐沉积。符合上述表现，并排除原发性心肌病和其他继发性心肌病，即可确诊。

6.三维斑点追踪成像技术

斑点追踪技术是近年来出现的新兴技术，其利用源自超声探头的入射波与人体组织内的散射粒子作用产生反射、散射，并通过相互干涉产生不同振幅的回波信号，经处理后显示为亮度不同的散斑。散斑不仅可以识别特定区域的心肌组织，在追踪心肌运动的同时还可维持相对位置稳定。斑点追踪技术基于散斑的独特性和相对稳定性采用最佳模式匹配技术使动态追踪心肌运动轨迹、定量评价心肌功能成为可能。整体纵向应变是MHD 患者心血管事件的重要预测指标，预测心血管事件的灵敏度和特异度分别为87.0% 和 79.1%。该技术不仅可以早期识别尿毒症患者的心脏损害，对预后评估及危险分层也具有重要价值。

六、鉴别诊断

1.高血压性心肌病

本病多在肾功能损伤出现的早期即有明显的心肌损害，且有眼底、脑血管等病变，其尿毒症出现前多有长期的原发性高血压史及心脏扩大。超声心动图有助于鉴别：UCM心肌重量明显大于高血压者，容量负荷过重的表现更为明显。

2.系统性红斑狼疮和心肌淀粉样变

UCM 与两者的共同特点均为全身性损伤，常在早期即可有心肌病变、肾功能损伤及贫血等，但该二者双肾不缩小，甚至增大。系统性红斑狼疮常伴有发热、关节炎、抗核抗体阳性、补体下降等。淀粉样变常有慢性感染性疾病、多发性骨髓瘤病史，并有肝脾及淋巴结肿大，在肝或肾活检组织中可有淀粉样物质沉积。

3.原发性心肌病

心肌损害出现较早，多无贫血和严重的肾功能损伤。心功能不全严重时可出现肾功能障碍，心功能改善后肾功能可随之好转，一般无须进行透析治疗。

七、处理措施

在 UCM 的治疗中最重要的是延缓、停止或逆转 CKD 的进展，改善尿毒症患者的心脏功能，其基本对策是首先坚持病因治疗，避免或消除使 CKD 急剧恶化的危险因素；其次要纠正尿毒症状态，纠正或消除导致心脏病变的原因以及治疗心脏本身已存在的病变。由于 UCM 是在多种因素下共同致病，制定针对性的综合预防及治疗措施，将有利于延缓 UCM 的进展，提高尿毒症患者的生存率。

1.控制 HF，纠正心律失常

2.控制 LVH 及心肌纤维化

包括控制促进 LVH 进展的高危因素，主要为高血压和贫血；控制 LVH，逆转心肌纤维化，常选用 ACEI、ARB 和钙离子拮抗药。

3.充分透析治疗

透析可直接清除血液中对心肌有毒性物质，如尿素、肌酐、胍琥珀酸等，同时纠正水、电解质紊乱及酸碱平衡失调，减轻钠水潴留，降低过高的血压，纠正血流动力学异常，降低心肌前后负荷，改善心肌功能。因此，从心肌损害的角度考虑，尿毒症患者一旦出现心功能不全，应尽早透析。

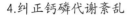

4.纠正钙磷代谢紊乱

限制饮食中磷含量、口服磷酸盐结合剂及透析治疗等，均可降低血磷，升高血钙，并使 PTH 分泌下降。维生素 D 可增加肠道钙的吸收，升高血钙，抑制 SHPT，从而减少钙在心肌和血管内的沉积，防治心血管钙化和心肌纤维化，减轻甚至消除 PTH 对心肌收缩力的抑制作用。

5.纠正贫血与低蛋白血症

纠正贫血可明显改善患者心功能。贫血原因主要为 EPO 缺乏，治疗首选人类重组红细胞生成素，维持血红蛋白在 100～120g/L。血清铁蛋白＜50g/L 时应补充铁剂，并适当补充各种维生素、微量元素和叶酸等。给予优质低蛋白饮食（1.2g/kg/d），能量摄入为 30～35kcal/（kg·d）及应用必需氨基酸，纠正低蛋白血症。

6.高血压的治疗

UCM 患者的血压控制宜＜130/80mmHg，对于充分 UF 纠正水负荷已达理想干体重而血压仍不能控制者，宜加用降压药。

7.肾脏移植

可终止 UCM 的起始因素，从而使心功能恢复正常，并逆转心脏的形态结构。

参考文献

[1] GO A S，CHERTOW G M，FAN D，et al.Chronic kidney disease and the risks of death，cardiovascular events，and hospitalization[J].N Engl J Med，2004，351（13）：1296-1305.

[2] XIE J，YOON J，AN S W，et al.Soluble klotho protects against uremic cardiomyopathy independently of fibroblast growth factor 23 and phosphate[J].J Am Soc Nephrol，2015，26（5）：1150-1160.

[3] SUASSUNA P G A，CHEREM P M，DE CASTRO B B，et al.alphaKlotho attenuates cardiac hypertrophy and increases myocardial fibroblast growth factor 21 expression in uremic rats[J].Exp Biol Med（Maywood），2020，245（1）：66-78.

[4] Yang K，Wang C，Nie L，et al.Klotho protects against indoxyl sulphate-induced myocardial hypertrophy[J].J Am Soc Nephrol，2015，26（10）：2434-2446.

[5] LV J，CHEN J，WANG M，et al.Klotho alleviates indoxyl sulfate-induced heart failure and kidney damage by promoting M2 macrophage polarization[J].Aging，2020，12（10）：9139-9150.

[6] HASSANIN N，ALKEMARY A.Early detection of subclinical uremic cardiomyopathy using two-dimensional speckle tracking echo-cardiography[J].Echocardiography，2016，33（4）：527-536.

[7] 徐立新，潘高云，朱张茜，等.三维斑点追踪成像技术评价尿毒症患者左心室整体应变[J].浙江临床医学，2019，21（7）：883-885.

[8] Sun M，Kang Y，Cheng L，et al.Global longitudinal strain is anindependent predictor of cardiovascular events in patients withmaintenance hemodialysis：A prospective study using three-dimensional speckle tracking echocardiography[J].Int J Car-diovasc Imaging，2016，32（5）：757-766.

[9] 徐新丽.UCP2 在硫酸吲哚酚诱导心肌细胞肥大中的作用和机制研究[M].重庆：第三军医大学，2015.

[10] 孙苓.心肌细胞自噬在尿毒症心肌病中的作用及其分子机制研究[M].杭州：浙江大学，2013.

[11] 杨光辉.慢性肾衰竭大鼠心肌损伤与全段甲状旁腺激素、瘦素的相关因素探讨[M].太原：山西

医科大学，2009.

[12] DOGRA G，IRISH A，CHAN D，et al.Insulin resistance，inflammation，and blood pressure determine vascular dysfunction in CKD[J].Am J Kidney Dis，2006，48（6）：926-934.

[13] NISHIMURA M，MURASE M，HASHIMOTO T，et al.Insulin resistance and impaired myocardial fatty acid metabolism in dialysis patients with normal coronary arteries[J]. Kidney Int，2006，69（3）：553-559.

[14] TAKENAKA T，KANNO Y，OHNO Y，et al.Key role of insulin resistance in vascular injury among hemodialysis patients[J].Metabolism，2006，56（2）：153-159.

[15] Becker B，Kronenberg F，Kielstein J T，et al.MMKD Study Group：Renal insulin resistance syndrome，adiponectin and cardiovascular events in patients with kidney disease：the mild and moderate kidney disease study[J]. J Am Soc Nephrol，2005，16（4）：1091-1098，

[16] Shinohara K，Shoji T，Emoto M，et al.Insulin resistance as an independent predictor of cardiovascular mortality in patients with end-stage renal disease[J]. J Am Soc Nephrol，2002，13（7）：1894-1900.

[17] David Semple，Katie Smith，Sunil Bhandari，et al.Uremic cardiomyopathy and insulin resistance：a critical role for akt？[J].J Am Soc Nephrol，2011，22（2）：207-215.

[18] NOLAN C R.Strategies for improving long-term survival in patients with ESRD[J]. J Am Soc Nephrol，2005，16 Suppl 2：S120-S127.

朱力平（撰写）　宋　洁（审校）

第十节　心律失常

一、概述

正常心律起源于右心房上部的窦房结，窦性心律情况下，心电图的 P 波正常且心率稳定，静息状态正常窦性心率的范围为 60～100 次/分。

心律失常（arrhythmia）是 MHD 患者常见并发症，可以发生在透析间期、透析过程中、透析结束时。HD 并发心律失常常见类型有房性早搏（Atrial Premature Beat，APB）、心房颤动（Atrial Fibrillation，AF）和心房扑动、室性早搏（Ventricular Premature Beat，VPB）、室性心动过速（Ventricular Tachycardia，VT）、室上性心动过速（Supraventricular Tachycardia，SVT）、心动过缓、房室传导阻滞、室颤、心跳骤停。

二、定义

心律失常是指由于心脏激动的起源或传导异常所致的心律或心率改变，包括任何非正常房室传导或非正常窦性心律的心脏节律。

三、流行病学和风险因素

心律失常在 MHD 患者中发生率高，死亡风险高，是透析心脏并发症主要的死亡原因，约占透析患者全因死亡的 37%。其中室性心律失常作为严重心律失常之一，在透析

中以及透析间期常见，室上性心律失常也比较多见。心律失常的发生与 HD 患者往往存在心脏基础疾病有关，如：冠状动脉粥样硬化性心脏病、心肌结构和功能异常、LVH、心脏瓣膜病变，有文献报道二尖瓣或瓣环钙化与房室传导阻滞及束支阻滞等传导障碍的发生率增加有关；严重的贫血、电解质酸碱失衡、低氧血症、SHPT 等也增加心律失常发生的风险，有潜在自主神经功能障碍的患者更有倾向出现心律失常。

四、发病机制

1.与血流动力学和离子变化相关

HD 期间血流动力学和电解质浓度急速变化尤其血钾浓度的波动导致心律失常的发生，有研究比较了两种不同钾浓度透析液使用期间室性心律失常的发生率，一组在透析期间血浆—透析液钾浓度梯度恒定，另一组透析液中钾浓度恒定，即血浆—透析液钾浓度梯度不断变化，结果发现，钾浓度梯度恒定组的每小时内出现的 VPB 减少 36%，每小时室性偶联减少 32%，心脏合并基础疾病的患者透析中易出现低氧血症也可增加心律失常发生率。HD 治疗与 AF 发生的关系也值得进一步观察研究，据报道 AF 在透析中和透析后当天的总发生率较高。

2.与冠状动脉和心脏肥大有关

冠心病心肌缺血、高血压和/或贫血引起的 LVH 等导致心肌细胞对缺血、缺氧的耐受性降低，是心律失常发生的病理基础。一项研究纳入了 77 例 HD 患者，在 6 次连续透析期间接受 Holter 监测，结果发现有 38 例（49.3%）发生了室上性心律失常，均为短暂发作且呈自限性，心律失常的发生与年龄和右心房肥大呈正相关，为期 40 个月的随访中 52.6%的患者死于 CVD，分析认为室上性心律失常与全因死亡有关。

3.其他

微血管疾病和/或内皮功能障碍、心肌间质纤维化、钙/磷异位沉积增加、自主神经失衡/交感神经活动增加（包括睡眠呼吸暂停）、患者存在电生理不稳定性增加、尿毒症毒素相关的氧化应激及炎症状态及尿毒症毒素本身皆可导致心律失常等。

五、临床表现

患者通常会因心律失常出现相关症状，即使患者无症状，仍需仔细评估，在体检时发现脉搏不规律或进行心电图、动态心电监护仪检查时发现无症状的患者存在心律失常、存在充血性 HF 特征的患者有出现严重致命的心律失常的可能，需要予以更深入地评估患者出现致命性心律失常的风险，及时采取有效处理措施，以消除心律失常导致的症状并改善异常血流动力学状态，预防致命性心律失常导致的濒临死亡和血流动力学衰竭，尽可能减少除心律失常直接影响之外的其他可能风险，例如降低 AF 患者的脑卒中风险等。

1.症状

症状可能与心律失常有关，如心悸；也可能由心律失常的血流动力学损害所致，如气短、头晕。心律失常可引起非特异性的症状：心悸、头晕、晕厥、胸部不适、颈肩不适、呼吸困难、乏力、焦虑、耳鸣、视力改变、尿频、腹部不适、外周水肿等。

2.体征

听诊可发现心率或快或慢、心音强弱不等、心律不齐、脉律不齐等，伴或不伴有大汗、面色苍白、口唇发绀、低血压状态、一过性意识丧失。

六、诊断

患者透析中或透析间期出现头晕、心悸、脉搏快、心律不齐、脉搏短绌等应注意立即使用心电图或心电监护仪检查明确诊断，如透析患者透析间期在医院外出现症状并呈阵发性发作模式，医院内就诊时已经无症状，记录的心电图往往正常或不能提示某种特定的心律失常，一般建议采用传统的 Holter-动态记录心电图，通常持续监测为 24h 或 48h。

七、处理措施

透析中或透析间期出现心律失常，尽快明确诊断心律失常类型，明确并及时纠正关键性、致命性诱因或病因如严重的高钾血症、代谢性酸中毒、心肌梗死等，及时听诊并首选心电图检查明确心律失常类型，严重心律失常给予持续心电血压监护；化验检查明确血电解质尤其关注血钾、血钙水平，必要时行血气分析；高龄，有冠心病等心脏基础病史，有糖尿病史、高脂血症、高血压等病史高度疑似心肌梗死的患者，化验心肌酶、肌钙蛋白等心肌损伤标志物。

（1）特发性室性心律失常：通常指临床上没有明显的结构性心脏病患者发生的室性心律失常，并除外代谢或电解质异常及遗传性心律失常综合征。患者可以没有症状，也可出现心悸、胸闷，少见情况下甚至导致黑矇与晕厥等。大多数特发性室性心律失常的产生为局灶性机制，如触发活动或自律性异常，部分为折返机制如左室分支间折返性心动过速。多数特发性室性心律失常为良性，若有猝死家族史或合并有结构性心脏病、心功能减退、低钾血症等，则风险增加，需要积极处理。如果 HD 患者同时存在 HF 和/或心肌病变，即使出现偶发无症状 VBP，仍可能提示患者的不良预后。

（2）有症状患者：如果就诊患者存在症状，要根据症状特点、诊断出的心律失常类型，根据严重程度制定处理措施。室性心律失常急性期应根据血流动力学状态来决定处理原则。血流动力学状态不稳定包括进行性低血压、休克、急性 HF、进行性缺血性胸痛、晕厥、意识障碍等。在血流动力学不稳定时不应苛求完美的诊断流程，而应追求抢救治疗的效率。严重血流动力学障碍者，需立即电复律。电复律不能纠正或纠正后复发，需兼用药物及其他非药物处理措施。血流动力学相对稳定者，根据临床症状、心律失常性质，选用适当药物及非药物治疗策略。紧急纠正高钾血症或伴有酸中毒，一方面避免高钾血症对心脏抑制引起心动过缓、房室传导阻滞甚至心跳骤停中毒，另一方面避免透析过程血钾快速搏动而引发的心律失常；对伴低钾血症或伴有低钙血症的心律失常患者，给予静脉补钾、补钙，避免出现快速 AF 或室性心律失常；伴 ACS 患者，选择 CRRT，降低 UF 速度≤15mL/min，或暂停血液净化，并联系心脏专科治疗，如透析中出现心搏骤停，立即回血下机，同时给予心肺复苏。

特发性室颤：特发性室颤的诊断需要排除结构性心脏病与离子通道病。埋藏式心脏转复除颤器植入作为特发性室颤二级预防的强烈推荐。对于反复发作的 VBP 触发室颤

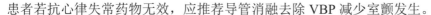

患者若抗心律失常药物无效，应推荐导管消融去除 VBP 减少室颤发生。

根据心律失常类型给予药物处理，尤其对已经出现血流动力学不稳定的严重心律失常，应立即处理病因与诱因，并尽快给予相应药物治疗，见表 3-22。

表 3-22　严重心律失常药物选择

严重心律失常	类　型	药物选择
快速型	房性心律失常 AF 房扑	①β受体阻滞剂：美托洛尔建议剂量 5mg 缓慢静脉注射（≥5min），每隔 5min 重复 1 次，静注总量不超过 15mg。②钙通道阻滞剂：维拉帕米建议剂量 2.5～5mg，稀释后缓慢静脉注射（≥2min），每隔 15～30min 可重复 5～10mg，静脉注射总量不超过 20mg。③洋地黄类药物：西地兰 0.2～0.4mg 稀释后缓慢静脉注射（10～20min），如无效，可在 20～30min 后再静脉注射 0.2～0.4mg，累积剂量≤1.0mg/d，用于合并 HF 患者。④胺碘酮，建议首剂量 5mg/kg，稀释后静脉泵注 1h，再给予 50mg/h 静脉泵注 6h，随后以 0.5mg/min 维持静脉滴注 18h，累积剂量≤1.2g
	SVT	①维拉帕米：5mg 稀释后缓慢静脉注射（≥2min），15～30min 后重复 5mg，静脉注射总量≤20mg。②胺碘酮：150mg，静脉注射 10min，以 1mg/min 静脉注射维持 6h，随后以 0.5mg/min 静脉滴注 18h，累积剂量≤1.2g。③洋地黄类药物：针对 HF 的患者可选西地兰，注意监测血电解质，低钾血症、高钙血症易造成洋地黄中毒。预激综合征者禁用。④普罗帕酮（心律平）：伴有预激综合征的患者可以选用。建议剂量 1～1.5mg/kg 或 70mg 加 5%葡萄糖溶液（glucose-solution，GS）稀释后，静脉注射 10min，10～20min 重复 1 次，累积剂量≤210mg。静脉注射起效后改为静脉滴注，滴速 0.5～1.0mg/min
	VT 室早室扑室颤	①β受体阻滞剂；②美西律（慢心律）150～200mg/次，po，tid；③胺碘酮：室颤心肺复苏、除颤和肾上腺素治疗无效时，可给予胺碘酮 300mg 稀释后静脉注射 10min，并再次以最大电量除颤，无效可再追加 150mg（2.5mg/kg）静脉注射 10min。④肾上腺素：针对室颤心肺复苏使用，1mg 加 0.9%生理盐水（Normal Sodium，NS）10mL 稀释后静脉注射，可重复使用。⑤利多卡因：1.0mg/kg，稀释后静脉注射 3～5min，如无效，5～10min 后可重复 1.0mg/kg 静脉注射，继以 1～4mg/min 静脉滴注维持。但 1h 内最大用量≤200～300mg（4.5mg/kg）
缓慢型	房室传导阻滞	①阿托品：起始剂量 0.5mg 稀释后静脉注射，必要时重复静脉注射，24h 总量≤2.0mg。②异丙肾上腺素：2～10μg/（kg·min）静脉泵入，根据心率调整剂量。③多巴酚丁胺：建议剂量 250mg，稀释后以 2.5～10μg/（kg·min）静脉泵入

其他治疗：纠正电解质紊乱，如高钾血症，血流动力学稳定的患者，应紧急 HD 治疗。严重窦性心动过缓以及窦性停搏≥3s、房室传导阻滞二度Ⅱ型以上等有血流动力学障碍的患者尽早安置心脏起搏器。快速心律失常导致血流动力学不稳定的患者，应尽快电复律，并寻求心脏专科医师帮助；频发 VBP 药物干预无效者可行导管射频消融；多发短阵室速、心室颤动在药物治疗基础上安置埋藏式心脏转复除颤器等。

八、预防措施

注意避免和纠正诱发因素：①维持电解质、酸碱平衡，及时纠正高钾血症、低钾血症、低镁血症、低钙血症、代谢性酸中毒、乳酸蓄积等；②改善冠状动脉粥样硬化性心脏病，给予硝酸酯类药物扩冠，纠正高脂血症，必要时给予抗血小板及抗凝药物，避免出现严重的 ACS 和心肌梗死；③及时纠正透析中持续低血压、低灌注状态；④纠正贫血，改善低氧血症；⑤控制血压，维持透析充分性，避免或及时纠正心衰；⑥预防呼吸道、泌尿道感染等；⑦血管通路为颈静脉插管的患者，应避免静脉导管尖端置入的位置过深；⑧合理用药，一些药物会引起 Q-T 间期延长：如抗生素（大环内酯类、喹诺酮类）、抗真菌药物（伊曲康唑、氟康唑）、米多君、他克莫司、苯二氮䓬类药物及抗抑郁药物等，注意慎用或密切监测心电图 Q-T 间期变化。洋地黄类药物、利多卡因、慢心律、苯妥英钠、心得安、维拉帕米等不能通过 HD 清除，在 HD 患者体内易造成蓄积，例如维拉帕米蓄积可造成心肌抑制和房室传导阻滞等。洋地黄类如地高辛可以与患者体内蛋白结合不宜清除，透析患者注意减量和监测血药浓度，血液灌流等透析模式有助于清除蓄积的药物，纠正洋地黄中毒。

参考文献

[1] United States Renal Data System.2017 USRDS annual data report：Epidemiology of kidney disease in the United States.National Institutes of Health；National Institute of Diabetes and Digestive and Kidney Diseases[J].Bethesda，MD，2017.

[2] WANDER G S，SANDHA G S，CHHABRA S C，et al.Holter monitoring in chronic renal failure before & during dialysis[J].J Assoc Physicians India，1994，42（4）：290-293.

[3] DE LIMA J J，LOPES H F，GRUPI C J，et al.Blood pressure influences the occurrence of complex ventricular arrhythmia in hemodialysis patients[J].Hypertension.1995，26（6 Pt 2）：1200-1203.

[4] SARAGOÇA M A，CANZIANI M E，CASSIOLATO J L，et al.Left ventricular hypertrophy as a risk factor for arrhythmias in hemodialysis patients[J].J Cardiovasc Pharmacol，1991，17（2）：S136-138.

[5] Multicentre，cross-sectional study of ventricular arrhythmias in chronically haemodialysed patients.Gruppo Emodialisi e Patologie Cardiovasculari.Lancet，1988，2（8606）：305-309.

[6] MUNGER M A，ATESHKADI A，CHEUNG A K，et al.Cardiopulmonary events during hemodialysis：effects of dialysis membranes and dialysate buffers[J].Am J Kidney Dis，2000，36（1）：130-139.

[7] VORONEANU L，COVIC A.Arrhythmias in hemodialysis patients[J].J Nephrol，2009，22（6）：716-725.

[8] Shapira OM，Bar-Khayim Y.ECG changes and cardiac arrhythmias in chronic renal failure patients on hemodialysis[J].J Electrocardiol，1992，25（4）：273-279.

[9] VERDE E，PÉREZ DE PRADO A，LÓPEZ-GÓMEZ J M，et al.Asymptomatic intradialytic supraventricular arrhythmias and adverse outcomes in patients on hemodialysis[J].Clin J Am Soc Nephrol，2016，11（12）：2210-2217.

[10] MORRIS S T，GALIATSOU E，STEWART G A，et al.QT dispersion before and after hemodialysis[J].J Am Soc Nephrol，1999，10（1）：160-163.

[11] DE LIMA J J，VIEIRA M L，LOPES H F，et al.Blood pressure and the risk of complex arrhythmia in renal insufficiency，hemodialysis，and renal transplant patients[J].Am J Hypertens，1999，12（2 Pt 1）：204-208.

[12] NARULA A S，JHA V，BALI H K，et al.Cardiac arrhythmias and silent myocardial ischemia during hemodialysis[J].Ren Fail，2000，22（3）：355-368.

[13] FABBIAN F，CATALANO C，LAMBERTINI D，et al.Clinical characteristics associated to atrial fibrillation in chronic hemodialysis patients[J].Clin Nephrol，2000，54（3）：234-239.

[14] KARNIK J A，YOUNG B S，LEW N L，et al.Cardiac arrest and sudden death in dialysis units[J].Kidney Int，2001，60（1）：350-357.

[15] KITANO Y，KASUGA H，WATANABE M，et al.Severe coronary stenosis is an important factor for induction and lengthy persistence of ventricular arrhythmias during and after hemodialysis[J].Am J Kidney Dis，2004，44（2）：328-336.

[16] SHURMUR S W，D'ELIA J A，GLEASON R E，et al.Cardiac conduction defects associated with aortic and mitral valve calcification in dialysis patients[J].Ren Fail，1990，12（2）：103-107.

[17] JASSAL S V，COULSHED S J，DOUGLAS J F，Stout RW.Autonomic neuropathy predisposing to arrhythmias in hemodialysis patients[J].Am J Kidney Dis，1997，30（2）：219-223.

[18] SHURMUR S W，D'ELIA J A，GLEASON R E，et al.Cardiac conduction defects associated with aortic and mitral valve calcification in dialysis patients[J].Ren Fail，1990，12（2）：103-107.

[19] ROMBOLÀ G，COLUSSI G，DE FERRARI M E，et al.Cardiac arrhythmias and electrolyte changes during haemodialysis[J].Nephrol Dial Transplant，1992，7（4）：318-322.

[20] BUITEN M S，DE BIE M K，ROTMANS J I，et al.The dialysis procedure as a trigger for atrial fibrillation: new insights in the development of atrial fibrillation in dialysis patients[J].Heart，2014，100（9）：685-690.

[21] YAMADA S，ISHII H，TAKAHASHI H，et al.Prognostic value of reduced left ventricular ejection fraction at start of hemodialysis therapy on cardiovascular and all-cause mortality in end-stage renal disease patients[J].Clin J Am Soc Nephrol，2010，5（10）：1793-1798.

[22] GANESH S K，STACK A G，LEVIN N W，et al.Association of elevated serum PO（4），Ca x PO（4）product，and parathyroid hormone with cardiac mortality risk in chronic hemodialysis patients[J].J Am Soc Nephrol，2001，12（10）：2131-2138.

[23] KRUGER A，STEWART J，SAHITYANI R，et al.Laser Doppler flowmetry detection of endothelial dysfunction in end-stage renal disease patients：correlation with cardiovascular risk[J].Kidney Int，2006，70（1）：157-164.

[24] SCHIETINGER B J，BRAMMER G M，Wang H，et al.Patterns of late gadolinium enhancement in chronic hemodialysis patients[J].JACC Cardiovasc Imaging，2008，1（4）：450-456.

[25] 陈灏珠，等.实用内科学[M].第 12 版.北京：人民卫生出版社，2005：1355-1357.

[26] 陈香美.血液净化标准操作规程：2010 版[M].北京：人民军医出版社，2010.

[27] 王质刚.血液透析患者心律失常及处理[J].中国血液净化，2007（10）：523-525.

[28] 周春柳.血液灌流联合血液透析治疗洋地黄中毒临床疗效[J].医药前沿，2012（33）：176-177.

[29] 中华医学会心电生理和起搏分会，中国医师协会心律学专业委员会.2020 室性心律失常中国专家共识[J].中国心脏起搏与心电生理杂志，2020（34）：189-238.

朱力平（撰写）　宋　洁（审校）

第十一节　心源性猝死

一、定义

心源性猝死（Sudden Cardiac Death，SCD）是指由各种心脏原因引起的不可预料的突然死亡，大部分由室性心律失常所致。常无任何危及生命的前期表现，突然意识丧失，在急性症状出现后 1h 内死亡。SCD 是透析患者最为严重的临床结局，且透析持续时间越长，SCD 风险越高。

二、流行病学

美国 CKD 患者死亡原因的 50% 可归咎于心血管事件，其中 40% 为 SCD；日本 16%～27% 的透析患者最终死因为 SCD。有研究发现周一、三、五 HD 患者，20.8% 猝死发生在周一，而周二、四、六 HD 患者则有 20.2% 猝死发生在周二。

三、发病机制

SCD 多见心血管有器质性基础病变或相关危险因素者。SCD 常见的病因有冠状动脉疾病（冠状动脉粥样硬化性心脏病、急性心肌梗死、冠状动脉血栓形成、栓塞或痉挛、冠状动脉炎、先天性冠状动脉发育异常等）、肥厚型心肌病（以左室壁增厚为主要特征）、心脏瓣膜病（二尖瓣狭窄和/或关闭不全、主动脉瓣狭窄和/或关闭不全、感染性心内膜炎、二尖瓣脱垂或腱索断裂等）、结构性心脏病（先天性心脏结构异常、瓣膜异常，冠状动脉发育异常、后天性瓣膜疾病等）、主动脉疾病（主动脉破裂和重要分支血管受累导致靶器官致命性缺血）、肺动脉血栓栓塞、原发心电异常或离子通道异常（窦房结病变、Lenegre 病或 Lev 病、WPW 综合征、QT 间期延长综合征）。其他急性心包填塞、心腔内血栓、电解质紊乱、睡眠呼吸暂停等 HD 患者心肌异常的发生率显著高于普通人群，约 75% 存在 LVH、心肌超微结构和功能的改变，包括内皮功能异常、间质纤维化、心肌灌注减少、缺血耐受性降低。LVH 导致心脏机械功能障碍，心肌纤维化使得心脏传导功能障碍，血管钙化则令血管痉挛与心肌缺血易于发生。这些变化均会诱发致命性心律失常的发生，进而导致 SCD。

透析间期体液量增加，发生慢性充血性 HF 和急性肺水肿的风险也显著增加。透析间期出现的高钾血症可以导致心律失常，血清钾浓度 ＞6.0mmol/L 时，透析患者猝死风险显著增加。呕吐或腹泻可能导致低钾血症，透析液的低钾可能使血钾进一步降低，产生新的心律失常。钙磷代谢异常是 HD 患者常见远期并发症生，引起钙的异位沉积，心血管的钙化加重心血管硬化，从而更容易引起 VBP，进而引起室颤而导致 SCD。

尿毒症毒素蓄积和容量过剩导致的颈部以及咽喉部黏膜水肿是 HD 患者 OSAHS 发病率高的主要原因。OSAHS 患者睡眠时有较大的心律变异性，80% 患者有明显的心动过缓，57%～74% 患者有室性异位搏动。严重的心律失常往往是这类患者猝死的主要病因。

交感神经兴奋增强了去甲肾上腺素的释放，加剧高血压、心室肥厚和 HF，间接增加 SCD 的发生率。透析患者心脏神经支配部位的钙化和纤维化，可能出现交感神经功能退缩，交感神经放电的突然减少以及窦房结对去甲肾上腺素反应性的降低可能促进了房室传导阻滞和心动过缓的发生，而缓慢心率也能导致 SCD。心电图上 QT 间期延长是致命性室性心律失常的危险因素。QT 间期受透析液中钙和钾浓度差异的影响。血液透析期间，透析液钙浓度<2.5mEq/L 与 SCD 风险增加 2 倍相关。较低的透析液钙浓度可能增加离子化钙的梯度，从而导致 QT 间期延长，进而增加致命性室性心律失常的风险。低钙透析液的使用以及钾和液体的过度积累和快速交换可能是透析期间 SCD 风险增加的诱因。高碳酸氢盐透析液引起的代谢性碱中毒与低钾血症、血流动力学不稳定和 QT 间期延长有关，使用含有高碳酸氢盐的透析液，QT 间期的变化持续时间更长，进而容易导致恶性心律失常，发生 SCD。

四、临床表现

1.前驱期

在发生 SCD 前数天或数周甚至数月有前驱症状，存在心绞痛、气急或心悸加重，易于疲劳及其他非特异性的主诉。

2.发病期

即导致心脏骤停前的急性心血管改变时期，通常不超过 1h。典型表现包括：长时间的心绞痛或急性心肌梗死的胸痛、急性呼吸困难、突然心悸、持续心动过速或头晕目眩等。

3.心脏骤停期

①意识完全丧失，需立即抢救。②心音消失；脉搏触及不到，血压测不出；意识突然丧失或伴有短阵全身性抽搐，有时伴眼球偏斜；呼吸断续，呈叹息样，多发生在心脏停搏后 20～30s 内；昏迷；瞳孔散大，多在心脏停搏后 30～60s 后。

4.生物学死亡期

室颤或心室停搏，如在 4～6min 内未予心肺复苏，则预后很差。如在 8min 内未予心肺复苏，除非在低温等特殊情况下，否则较难存活。

五、诊断

突发意识丧失，颈动脉或股动脉搏动消失，特别是心音消失，是心脏骤停最主要的诊断标准。皮肤颜色可以是苍白或大片青紫。

六、处理措施

1.高质量心肺复苏

SCD 是临床常见的急危重症，严重威胁患者生命。一旦诊断为心脏骤停，应立即进行高质量心肺复苏。高质量的心肺复苏包括：①在识别心脏骤停后 10s 内开始按压；②用力按压、快速按压：以 100～120 次/min 的速率实施胸外按压（对于成人深度至少 5cm；对于儿童深度至少为胸部厚度的 1/3，约 5cm）；③每次按压后，让胸廓完全回弹；④按压过程中尽量减少中断（将中断控制在 10s 以内）；⑤给予有效的人工呼吸，使胸廓隆起；⑥避免过度通气。

2.建立 SCD 生存链

包括 5 个方面：①心脏骤停前疾病的监测、预防和治疗；②立即识别心脏骤停并启动应急反应系统；③尽早实施着重于胸外按压的心肺复苏；④快速除颤；⑤多学科心脏骤停后的支持治疗。初级施救者一旦发现心脏骤停后，应立即启动复苏团队，尽早进行高质量心肺复苏以及快速除颤。按照标准化程序，通知专业的复苏团队进行高质量心肺复苏，该团队应该由多学科专业团队组成，包括急救医师、护士、呼吸治疗师等，并保持各部门沟通顺畅。心脏骤停患者恢复自主循环以后，接受复苏后支持治疗。该治疗由多学科专家团队提供，可在心导管室和/或重症监护病房进行。

3.高级生命支持

①12 导联心电图或高级心电监护；②电击治疗干预，如电复律；③建立血管通路；④给予适当药物；⑤放置高级气道。需保证急救器材、急救药品及转运设施完善，及时到达现场，以保证高级生命支持有效实施。

七、预防措施

SCD 存在骤然发生、不可预期等特点。因此，识别 SCD 高危人群至关重要，针对各类危险因素的早期干预，对降低 SCD 发生率意义重大。

1.确定高危患者

冠心病、HF、心律失常等心源性因素在 HD 患者的猝死中占有很大比例。所有透析患者都应定期进行超声心动图和心电图检查。

2.充分透析

充分透析可控制水过多，改善内环境，减少炎症介质和减轻 LVH，从而减少 SCD。①血流量设定值尽量达到 250mL/min；②透析时间是提高透析充分性的绝对条件；③尽量减少血管通路血液再循环；④定期校准血泵和透析液泵，检查流量准确性；⑤肝素使用个体化，减少透析器内凝血，充分清除毒素；⑥透析中合理运动，可增加小分子物质的清除率。

3.HF 或心肌梗死后使用 β 受体阻滞剂、ACEI、ARB 可以改善预后，降低 SCD 的发生

4.谨慎使用低钾透析液

使用低钾透析液时，血浆钾浓度迅速降低，会影响细胞内和细胞外钾浓度梯度，心脏细胞的复极和去极化发生改变，从而导致心脏节律紊乱。

5.及早干预睡眠呼吸暂停

使用连续气道正压治疗能提高夜间供氧情况，减少睡眠呼吸暂停的次数，能提高生活质量，改善认知力，并有助于控制顽固性高血压，OSAHS 与毒素峰值、营养状况、透析间期水潴留及透析充分性有关，临床上还可以通过增加透析频次、限制饮水量及饮食控制来减轻症状。

6.植入型心律转复除颤器（Implantable Cardioverter Defibrillator，ICD）

2017 年 AHA/ACC/美国心律学会室性心律失常的管理和 SCD 的预防指南指出，对于 LVEF<40%且心肌梗死后<40d 和/或血运重建>90d 的患者，当电生理检查诱发出 VT 时，建议行 ICD。

7.预防感染

参考文献

[1] 张威，袁伟杰.透析患者心血管疾病的非传统危险因素的思考[J].中国血液净化杂志，2013，4（4）：210-212.

[2] WRIGHT R S，ANDERSON J L，ADAMS C D，et al.2011 ACCF/AHA focused update of the guidelines for the manage-ment of patients with unstable angina/non-ST-elevation myocardial infarction（updating the 2007 guideline）：a report of the American College of Cardiology Foundation/American Heart Association Task Force on Practice Guidelines[J].J Am Coll Cardiol，2011，57（19）：1920.

[3] BREIDTHARDT T，MOSER-BUCHER C N，PRAEHAUSER C，et al.Morbidity and mortality on chronic haemodialysis：A 10-year Swiss single centre analysis[J].Swiss Med Wkly，2011，141：w13150.

[4] IKEDA K，TSUCHIMOCHI H，TAKENO Y，et al.Clinical analysis of the patients with hemodialysis associated with intracerebral hematoma[J].No Shinkei Geka，2004，32（11）：1133-1137.

[5] 翟永志，晏沐阳.动脉粥样硬化钙化与易损斑块[J].心血管康复医学杂志，2007，16（6）：598-600 .

[6] 陶贵周，姚书霞.2010 年我国急性 ST 段抬高型心肌梗死诊断与治疗指南解读评析[J].医学与哲学：临床决策论，2011，32（12），22-28.

[7] 王吉耀，内科学[M].第七版.北京：人民卫生出版，2008：247-249.

[8] 曾定尹，张海山.冠状动脉痉挛与冠状动脉疾病[J].中国实用内科杂志，2011（12）：22.

[9] RABIEE F，LACHINANI L，GHAEDI S，et al.New insights into the cellular activities of Fndc5/Irisin and its signaling pathways[J].Cell Biosci，2020，10：51.

[10] MACIORKOWSKA M，MUSIAŁOWSKA D，MAŁYSZKO J.Adropin and irisin in arterial hypertension，diabetes mellitus and chronic kidney disease[J].Adv Clin Exp Med，2019，28（11）：1571-1575.

[11] 高芳芳，冯淑芝.鸢尾素与心力衰竭的研究进展[J].临床心血管病杂志，2019，317（11）：89-92.

[12] US Renal Data System：USRDS 2006 Annual Data Report.National Institutes of Health，National Institute of Diabetes and Digestive and Kidney Diseases[J].Bethesda，MD，2006.

[13] BLEYER A J，RUSSELL G B，SATKO S G.Sudden and cardiac death rates in hemodialysis patients[J] .Kidney Int，1999，55（4）：1553-1559.

[14] TADA T，KUSANO K F，OGAWA A，et al.The predictors of central and obstructive sleep apnoea in haemodialysis patients [J].Nephrol Dial Transplant，2007，22（4）：1190-1197.

[15] CHAKRAVORTY I，SHASTRY M，FARRINGTON K.Sleep apnoea in end-stage renal disease：a short review of mechanisms and potential benefit from its treatment[J].Nephrol Dial Transplant，2007，22（1）：28-31.

[16] K/DOQI Workgroup.K/DOQI clinical practice guidelines for cardiovascular disease in dialysis patients [J].Am J Kidney Dis，2005，45（4 Suppl 3）：S1-153.

[17] RONCO C，BELLASI A，DI LULLO L.Cardiorenal syndrome：an overview[J].Adv Chronic Kidney Dis，2018，25（5）：382- 390.

[18] DI LULLO L，RIVERA R，BARBERA V，et al.Sudden cardiac death and chronic kidney disease：From pathophysiology to treatment strategies[J].Int J Cardiol，2016，217：16-27.

[19] CARAVACA F，CHÁVEZ E，ALVARADO R，et al.Sudden cardiac death in non-dialysis chronic

kidney disease patients [J].Nefrología，2016，36（4）：404-409.

[20] JOKI N，TOKUMOTO M，TAKAHASHI N，et al.Current perspectives on sudden cardiac death in hemodialysis patients [J].Contrib Nephrol，2018，196：5-12.

宋　洁、朱力平（撰写）　陶新朝（审校）

第三章　血液透析相关慢性肾脏病矿物质和骨异常

第一节　钙磷代谢紊乱

一、概述

慢性肾脏病（Chronic Kidney Disease，CKD）会出现多种并发症，早期即可出现骨矿物质代谢异常（Mineral and Bone Disorder，MBD），包括钙、磷、甲状旁腺激素（Parathyroid Hormone，PTH）、成纤维细胞生长因子-23（Fibroblast Growth Factor-23，FGF-23）以及维生素 D 等指标异常并随着 CKD 的进展而逐渐加重，发展为继发性甲状旁腺功能亢进（Secondary Hyperparathyroidism Syndrome，SHPT），进而影响骨代谢，包括骨转运与矿化，造成骨线性生长和密度的异常，甚至出现软组织钙化以及免疫系统受损。这一系列伴随 CKD 进展出现的紊乱被称为慢性肾脏病骨矿物质代谢紊乱（Chronic Kidney Disease-Mineral and Bone Disorder，CKD-MBD）。CKD-MBD 在 CKD 早期即可出现，有研究发现 FGF-23 在 CKD2 期即出现升高，先于 CKD 患者 PTH 和血磷水平的改变。因此在维持性血透（Maintenance Hemodialysis，MHD）患者的管理中，定期监测骨矿物质代谢紊乱标记物（Markers of Mineral-Bone Disorder，MBD）至关重要。

二、流行病学与危险因素

改善全球肾脏病预后组织（Kidney Disease：Improving Global Outcomes，KIDGO）指南推荐 MHD 患者应避免高钙血症的发生，推荐血磷范围应在正常值范围即 1.45mmol/L 以内。根据透析预后与实践模式研究（Dialysis Outcomes and Practice Pattern Study，DOPPS）5 期中国血液透析（Hemodialysis，HD）患者的平均血清钙浓度（白蛋白调整后）低于北美和欧洲水平（2.28mmol/L）。66.5% 的患者校正钙在目标范围内（2.1～2.55 mmol/L），其中广州地区校正钙低于 2.1mmol/L 的患者占 29.1%，北京和上海分别为 18.8% 和 17.1%。需要注意的是，随着近几年医保政策的改善，静脉用维生素 D 受体激动剂，如帕立骨化醇的广泛应用，使高钙血症的风险也有所提高。

中国血磷达标率与其他国家相比仍有差距，平均血磷水平为 2.01mmol/L，其中血磷高于 2.24mmol/L 的中国患者比例为 27%，而其他国家为 7%～10%，只有 41.5%MHD 患者血磷在 1.13～1.78mmol/L 之间。一份关于北京 MHD 患者状况的报告显示，47.4% 的患者有严重高磷血症（超过 2.24mmol/L）。在上海接受 HD 的患者中，高磷血症（超过 1.78mmol/L）的患病率从 2006 年的 44% 增加到 2012 年的 58.7%。由上可见，我国普遍存在 HD 患者血磷管理困难的现状。有研究发现，年龄较大、尿量 >300mL/d、每周透析时长与血磷 >2.24mmol/L 呈负相关。相比之下，体重指数越高、每周透析次数 <3

次和 PTH 越高,高磷血症的发生率越高。中国 DOPPS 研究纳入的是北京、上海、广州,这三个中心城市医疗水平远高于全国平均水平,可以预见中国 HD 患者的实际血磷达标率应该更低。

我国 HD 患者磷达标率较低可能与以下因素有关:①我国存在每周透析两次的患者比例较高;②我国 HD 仍以低通透析器为主;③我国磷结合剂的使用率偏低;④我国 HD 患者 MBD 指标监测频率较发达国家偏低。

三、发病机制

1.低钙血症的发病机制

(1)钙的代谢:一个成人体内含有约 1200g 钙,99%以羟基磷灰石的形式存在于骨骼中。钙沉积于骨骼的过程被称为骨矿化,这是保持骨骼力量的主要方式。骨矿化的过程使得细胞内液和细胞外液之间的钙进行动态移动,用以维持血钙正常范围,可以说骨骼是人体钙的储备库。人体只有不足 1%的钙存在于血液中,血钙的生理范围在 2.12～2.52mmol/L 的狭窄范围,以三种形式存在:①蛋白结合钙,与白蛋白结合;②复合钙,主要与磷酸、柠檬酸、碳酸、硫酸等阴离子结合,约占 10%;③离子钙,有显著的生理功能,亦为可扩散性钙。血浆蛋白结合钙与离子钙之间可以互相转换,处于动态平衡之中,共同维持血钙处于最佳生理范围。

膳食中钙的吸收由两个机制完成:①通过十二指肠和近端空肠顶部跨细胞通道主动转运。②是存在于小肠全段的细胞旁通路。一个成人每天从饮食中摄入钙约 1000mg,由消化液进入肠道的钙约 200mg,共约 1200mg。每天有 200～400mg 的钙被从肠道重吸收。每天正常饮食摄入的钙,约 800mg 由粪便排出,200mg 左右随尿液排泄。

(2)钙的调节:人体通过骨骼与肾脏两个体系精细调控,维持血钙处于正常范围内。实际测得的血钙水平是机体调节后的结果,不能客观反映体内总钙的含量。

肾脏在维持正常血钙水平上起着重要作用。肾功能正常时,通过 PTH 与 1,25-二羟基维生素 D_3[1,25-Dihydroxyvitamin D_3,1,25-$(OH)_2D_3$]共同作用将血钙维持在正常范围内。当离子钙水平下降时反馈性刺激 PTH 与 1,25-$(OH)_2D_3$ 的分泌。1,25-$(OH)_2D_3$ 促进空肠对钙的吸收,促进肾小管上皮对钙的重吸收,从而升高血清钙浓度水平。PTH 作用在肾脏可促进肾小管对钙的重吸收,对骨骼起增加溶骨作用,使骨骼中的钙释放入血,以提升血钙浓度。

(3)CKD 时钙调节紊乱的影响因素

1)1,25-$(OH)_2D_3$ 不足:随着 CKD 进展,肾脏 1α-羟化酶合成不足,影响食物中的钙从肠道吸收。进入尿毒症阶段,多数患者受到疾病的影响,食欲下降,或者因为严格限制饮食造成膳食中钙的摄入不足。

2)高磷血症:一方面通过加速钙的磷酸化,增加钙在骨的沉积,直接降低血钙;另一方面,也可影响 1,25-$(OH)_2D_3$ 的合成,减少钙的吸收而间接降低血钙。

2.高磷血症发生机制

(1)磷的代谢:磷对于维持机体正常生理功能至关重要,包括细胞膜磷脂的组成和功能、细胞信号传导、线粒体代谢能量传输、血小板聚集、矿物质代谢以及骨骼组成。磷是人体第 6 大丰富的元素。成年人体内含有 700～1000g 的磷,其中 85%存在于骨骼

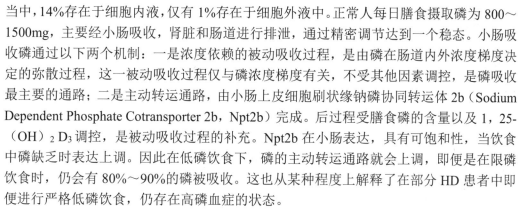

当中，14%存在于细胞内液，仅有 1%存在于细胞外液中。正常人每日膳食摄取磷为 800～1500mg，主要经小肠吸收，肾脏和肠道进行排泄，通过精密调节达到一个稳态。小肠吸收磷通过以下两个机制：一是浓度依赖的被动吸收过程，是由磷在肠道内外浓度梯度决定的弥散过程，这一被动吸收过程仅与磷浓度梯度有关，不受其他因素调控，是磷吸收最主要的通路；二是主动转运通路，由小肠上皮细胞刷状缘钠磷协同转运体 2b（Sodium Dependent Phosphate Cotransporter 2b，Npt2b）完成。后过程受膳食磷的含量以及 1，25-（OH）$_2$D$_3$ 调控，是被动吸收过程的补充。Npt2b 在小肠表达，具有可饱和性，当饮食中磷缺乏时表达上调。因此在低磷饮食下，磷的主动转运通路就会上调，即便是在限磷饮食时，仍会有 80%～90%的磷被吸收。这也从某种程度上解释了在部分 HD 患者中即便进行严格低磷饮食，仍存在高磷血症的状态。

（2）磷的调节：机体自成一套保持磷平衡的稳态机制，使得血磷维持在 0.8～1.45mmol/L 之间。肾脏在维持磷的平衡中起着重要的作用。肾小球分泌磷入肾小管，肾小管会重吸收 90%的磷入血。血磷水平和尿磷排泄存在一个昼夜波动现象。调节肾小管对磷重吸收的因素有 PTH 以及 FGF-23。

（3）CKD 时磷调节紊乱的影响因素：CKD 时随着残存有效肾单位的减少，肾小球滤过率（Glumerular Filtration Rate，GFR）降低，在 CKD2 期时即可出现磷潴留的趋势。机体通过 PTH 与 FGF-23 等的调节维持血磷在正常范围内，当超出机体代偿能力时，便会出现高磷血症。

1）PTH 对血磷的调节：PTH 是调节磷排泄的重要因子，但是它的对磷的实际影响作用在早期和晚期是不一样的。在 CKD2 期磷潴留的趋势出现时，PTH 开始分泌增加。PTH 作用在肾小管的 IIa、IIc 型钠磷转运子，增加磷在肾脏的排泄。但进入 CKD 晚期后，肾小管对 PTH 的作用出现抵抗，虽然 PTH 过度分泌，但仍无法排除足够的磷而出现血磷升高；另一方面，CKD 晚期进入到 SHPT 后，过量的 PTH 对骨骼的溶骨作用，使得钙和磷释放入血，进一步提高了血磷水平。

同时，高磷也是刺激 PTH 分泌的一个重要因素。长期的高磷血症刺激 PTH 的分泌，刺激甲状旁腺细胞增生，促进 SHPT 的发生与发展。

2）FGF-23 与 klotho 蛋白系统：FGF-23 是成骨细胞与骨细胞分泌的磷排泄因子，Klotho 蛋白是其协同受体。在 CKD 早期，磷潴留刺激 FGF-23 的合成与分泌。FGF-23 通过与近端肾小管 FGFR 和其协同受体 Klotho 蛋白相结合，抑制肾脏近曲小管钠磷协调转运因子-II（Na-Pi Cotransporter-II，NPC-II）表达，减少磷在肾小管的重吸收，增加尿磷的排泄。之外，FGF-23 抑制 1α-羟化酶，减少 1，25-（OH）$_2$D$_3$ 的合成，减少磷在肠道的吸收，以降低血磷。Klotho 由肾脏产生，被认为是 CKD-MBD 的早期生物标志物，可能具有独立于 FGF-23 额外的自主性促尿钙、尿磷排泄作用。但随着 CKD 的进展，FGF-23 升高不足以拮抗血磷升高的趋势，而且 FGF-23 的清除减少以及 klotho 蛋白合成不足，肾小管对 FGF-23 的促磷尿作用出现抵抗，进而 FGF-23 大量分泌，仍无法满足降磷的需求，此时过量的 FGF-23 也会与身体其他部位受体结合产生副作用。

FGF-23 本身也是 CKD 进展的重要因素，它与 PTH、1，25-（OH）$_2$D$_3$ 之间存在复杂的相互作用机制，各种因素的相互作用，促进了 SHPT 的进展与软组织钙化的发生。

四、临床表现

1.生化指标异常

低钙、高磷是 CKD 的常见表现，也是造成 SHPT 的重要因素，因此在 CKD3 期后应定期监测 CKD-MBD 的各项生化指标，包括血钙、血磷与 PTH 等。

（1）血钙异常：进入 CKD5 期的患者往往出现明显的低钙血症，即血钙低于 2.1mmol/L。患者往往无明显症状，严重低钙血症可出现心电图异常表现。但是随着含钙磷结合剂、维生素 D 受体激动剂（Vitamin D Receptor Agonist，VDRA）的应用，患者的低钙血症会有效纠正，甚至出现高钙血症。当血钙高于 2.5mmol/L 时可诊断为高钙血症。由于 CKD 患者多合并低蛋白血症，此处提及血钙值为蛋白校正后水平。

（2）高磷血症：当血磷高于 1.45mmol/L，即可诊断为高磷血症。高磷血症早期无明显表现，长期高磷血症可出现皮肤瘙痒、血管及心脏瓣膜钙化、钙化防御等表现，这些都与钙磷异位沉积有关。

2.SHPT

持续性低钙血症导致甲状旁腺细胞增生，促进甲状旁腺维生素 D 受体（Vitamin D Receptor，VDR）和钙敏感受体（Calcium-Sensitive Receptors，CaSR）下调，增加 PTH 分泌与甲状旁腺增生。血磷升高也会刺激 PTH 合成与分泌，长期高磷血症也刺激甲状旁腺细胞增殖、维生素 D 激活和 FGF-23 形成。与 CKD 导致的 $1,25-(OH)_2D_3$ 缺乏共同成为 SHPT 发展的因素。SHPT 的发生与发展过程中，又通过对钙、磷、维生素 D 以及 FGF-23 复杂相互作用，促进了 CKD-MBD 的进展。

SHPT 给机体带来的影响非常广泛，详细可参考"SHPT"章节。

3.软组织钙化

高钙血症、高磷血症都会增加 CKD 患者软组织钙化的风险。其表现为心血管系统、皮肤或其他软组织的钙化。具体表现可参考"SHPT"章节。

五、治疗措施

1.降低血磷

MHD 患者通过定期检测血磷等生化指标，早期诊断高磷血症，及时予以处理。对血磷的管理是一个综合治疗的过程，包括饮食、透析与药物治疗三个方面。

（1）低磷饮食：HD 患者尤其是残余肾功能减低的患者，应严格控制膳食中磷的摄入，尽管 DOPPS-5 期研究中，中国同其他国家相比，膳食中磷摄入相对较低，但限磷饮食仍是控制血磷的根本。根据指南推荐，每日磷摄入应在 800～1000mg 以内。应选择磷蛋白质比例低的食物摄入，减少无机磷的摄入，减少加工类食物的摄入。在饮食管理的同时，应平衡好营养与磷的摄入，避免因过度限制蛋白质的摄入而造成营养不良的发生。

（2）充分透析：HD 患者应保证 HD 每周 3 次，每次 4h，尽量避免每周 2 次透析或随意减少透析时间。同时，应密切关注血管通路的功能，及时处理通路相关问题，保证透析的充分性，从而保证透析对磷的充分清除。增加透析次数或延长透析时间均是有效的增加透析对磷消除的措施。

（3）磷结合剂的应用：在 MHD 患者中，尽管进行了严格的饮食管理以及充分的透析，仍会有相当一部分患者难以维持血磷在达标范围内。因此，应用磷结合剂是前两种措施之外的必要补充。磷结合剂包括含铝磷结合剂、含钙磷结合剂、非含钙与非含铝磷结合剂几种。具体特点可见下表。

表 3-23　磷结合剂的种类与特点

类别	代表药物	优点	缺点	剂量与用法	国内应用
含铝磷结合剂	氢氧化铝	非常有效、廉价	对骨骼和造血系统影响大、消化道反应	300～600mg 3 次/d 4 周之内，随餐服用	限制使用
含钙磷结合剂	碳酸钙	有效、廉价	高钙血症、异位钙化、低转运骨病风险，消化道反应	1000～1500mg/d 以内，随餐嚼服	广泛
	醋酸钙	有效、相对便宜与碳酸钙相比钙化风险低	高钙血症、钙化、低转运骨病风险，消化道反应	1000～1500mg/d 以内，随餐嚼服	广泛
非含钙非含铝磷结合剂	司维拉姆	有效、高钙血症和钙化风险低、降低血脂	胃肠道反应大、昂贵、片剂多	800～1600mg tid，随餐服用，最大剂量不超过 13g/日	广泛
	碳酸镧	有效、高钙血症和钙化风险低	胃肠道反应大、昂贵、有蓄积风险	500～1000mg tid，随餐嚼服	广泛
含铁磷结合剂	含铁磷结合剂	有效，不含钙，改善铁代谢指标，片数小于司维拉姆	昂贵，消化道反应，长期应用经验少，铁蓄积风险	500mg tid，最大剂量不超过 3000mg/日（研究）	少
	柠檬酸铁	有效，不含钙，改善铁代谢指标，片数小于司维拉姆	昂贵，消化道反应，长期应用经验少，铁蓄积风险	420mg tid	少
含镁磷结合剂	碳酸镁	有效，便宜，减少钙负荷	潜在高镁血症、消化道反应、长期应用经验少	235mg/435mg，最大剂量为 3～6 粒/d	少

（4）甲状旁腺切除术（Parathyroidectomy，PTX）：已经出现严重 SHPT 合并难治性高钙血症与高磷血症时，药物治疗效果不理想，甲状旁腺已经形成结节或瘤样改变，患者已遭受骨痛、皮肤瘙痒以及软组织钙化带来的痛苦，此时可行 PTX。成功的 PTX 后患者早期会出现低钙血症，但是随着术后恢复以及药物调整，血钙和血磷的管理都会较术前明显改善。详见本书"SHPT"章节。

六、预防措施

低钙和高磷是 SHPT 发生发展的启动因素，是启动 CKD-MBD 发生的要素。因此，在 CKD 早期定期监测血钙、血磷、PTH 等 MBD 相关指标是防治钙磷代谢紊乱以及 SHPT 的重要方面。指南推荐，成人 CKD 患者在进入 CKD3a 期后即应开始对钙磷的监测，已进入到 HD 的患者建议每 1～3 个月检测血清钙、磷、PTH 等指标的变化。为了避免钙磷代谢的紊乱，应重视预防 CKD-MBD。

MHD 患者一般都会出现钙磷代谢紊乱，应在 CKD3 期后即开始进行相应的预防，包括饮食管理，避免高磷饮食和减少加工食品的摄入。在血磷进行性升高时即可启动磷结合剂的应用。MHD 患者应保持透析的充分性，尽量不要减少透析时间，必要时可行高通量 HD、血液灌流或者血液透析滤过，增加对磷的清除以及清除其他中高分子毒素，延缓 SHPT 的进展。

参考文献

[1] MARTIN D R，RITTER C S，SLATOPOLSKY E，et al.Acute regulation of parathyroid hormone by dietary phosphate[J].Am J Physiol Endocrinol Metab，2005，289（4）：E729-734.

[2] KDIGO 2017 Clinical Practice Guideline Update for the Diagnosis，Evaluation，Prevention，and Treatment of Chronic Kidney Disease-Mineral and Bone Disorder（CKD-MBD）[J].Kidney Int Suppl（2011），2017，7（1）：1-59.

[3] ZHAO X，NIU Q，GAN L，et al.Baseline data report of the China Dialysis Outcomes and Practice Patterns Study（DOPPS）[J].Sci Rep，2021，11（1）：873.

[4] ZHOU L，FU P.Take actions to bridge the gaps between China and other countries：in the aspect of markers of mineral bone disease from China Dialysis Outcomes and Practice Patterns Study phase 5[J].Chin Med J（Engl），2019，132（23）：2773-2774.

[5] ZHOU Q G，JIANG J P，WU S J，et al.Current pattern of Chinese dialysis units：a cohort study in a representative sample of units[J].Chin Med J（Engl），2012，125（19）：3434-9.

[6] ZUO L，WANG M.Current status of maintenance hemodialysis in Beijing，China[J].Kidney Int Suppl（2011），2013，3（2）：167-169.

[7] WANG J，Bieber B A，Hou F F，et al.Mineral and bone disorder and management in the China Dialysis Outcomes and Practice Patterns Study[J].Chin Med J（Engl），2019，132（23）：2775-2782.

[8] BACIC D，WAGNER C A，HERNANDO N，et al.Novel aspects in regulated expression of the renal type IIa Na/Pi-cotransporter[J].Kidney Int Suppl，2004，（91）：S5-S12.

[9] SR H E，ELEDRISI M，KHAN F，et al.Secondary hyperparathyroidism in chronic kidney disease：pathophysiology and management.[J].Cureus，2021，13（7）：e16388.

[10] KURO-O M.The Klotho proteins in health and disease[J].Nat Rev Nephrol，2019，15（1）：27-44.

[11] DREW D A，KATZ R，KRITCHEVSKY S，et al.Fibroblast growth factor 23：a biomarker of kidney function decline[J].Am J Nephrol，2018，47（4）：242-250.

[12] Edgar V.Lerma，Matthew R.Weir.Henrich's principles and practice of dialysis[M].Philadelphia：Wolters Kluwer，2017.

[13] 刘志红，李贵森，等.中国慢性肾脏病矿物质和骨异常诊治指南[M].北京：人民卫生出版社，2019.

李 静（撰写） 刘俊铎（审校）

第二节　继发性甲状旁腺功能亢进

概　述

一、概述

SHPT 是 CKD 一个常见的并发症，随 CKD 进展而发病率逐渐增高，SHPT 在 CKD 1~3 期发病率为 50%左右，而进入到终末期肾脏病（End Stage Renal Disease，ESRD）尤其是 HD 人群 SHPT 的发病率可高达 90%。SHPT 是 CKD-MBD 的重要环节，它既是 CKD-MBD 最早受累的一个结果，也是后续发生骨病和钙化的病因。在 CKD 早期即可出现钙磷代谢紊乱，并引起 SHPT，患者会面临死亡、骨折以及其他风险的增加。SHPT 在 CKD 患者尤其是 MHD 患者的高发病率以及对其他脏器的影响，给社会医疗带来巨大疾病和经济负担。

二、定义

SHPT 是指在 CKD 时，由低血钙、高磷血症或低血镁以及低 1，25-（OH）$_2$D$_3$ 即骨化三醇水平长期刺激下引起的甲状旁腺增生肥大，PTH 过度分泌，钙磷代谢紊乱进一步加重导致的临床综合征。临床表现以 PTH 水平升高、骨痛、关节痛、病理性骨折、骨骼变形以及皮肤瘙痒为主，亦与心血管钙化明显相关。SHPT 被认为是心血管疾病的催化剂，与心血管系统的钙化和死亡风险密切相关。随着 CKD 的进展，在低钙、高磷以及低骨化三醇水平的刺激下，甲状旁腺细胞增殖，分泌过多 PTH，最终有可能形成三发性甲状旁腺功能亢进的腺瘤，即甲状旁腺腺瘤，它可在不受其他因素刺激情况下而自发分泌 PTH。

三、流行病学

在 CKD 早期，当 GFR 降至 60mL/min 时，血 PTH 即可升高。根据 DOPPS 结果，中位 PTH 水平在除了日本之外的所有地区都呈现随着 CKD1~4 期进展而增加的现象。Malberti 等报道在 HD 透析龄<5 年的每 1000 个患者中每年有 9.1 例发展成难治性 SHPT，而在 HD 透析龄>15 年的每 1000 个患者中每年有 281.6 例发展成难治性 SHPT，发病率随透析龄增加而增加。美国 CKD 患者 SHPT 的预测患者数为 200 万~500 万人。在欧洲，多达 86%的维持性透析患者接受 CKD-MBD 治疗，包括 SHPT 的治疗。

SHPT 各地发病率不尽相同，但是在过去 10 年中，透析患者的平均 PTH 水平呈上升趋势。2002 年，13%的 HD 患者的 PTH 水平为 600pg/mL，截至 2017 年 12 月，这一数字已增至 24%。肾脏疾病结果质量倡议（Kidney Disease Outcomes Quality Initiative，KDOQI）2003 指南建议透析患者的目标 PTH 水平介于 150pg/mL 和 300pg/mL 之间，KDIGO 2009 建议将 PTH 目标范围放宽至正常上限的 2 至 9 倍，2017 年 KDIGO 指南仍沿用这一目标范围。因此，指南对 PTH 靶目标值的放宽，可能是 HD 患者中 PTH 较前上升的原因。

四、发病机制

在肾功能不全早期，机体为了维持钙磷代谢的平衡而做出代偿性反应，进而形成 SHPT。在低钙和高磷刺激以及低 1，25-（OH）$_2$D$_3$ 的影响下，甲状旁腺分泌过多 PTH，并在这些刺激因素的持续作用下逐渐增生，形成 SHPT。在 CKD 出现矿物质代谢紊乱的同时，FGF-23 表达升高，随之下调肾脏 1α-羟化酶，从而加剧骨化三醇的缺乏，成为 SHPT 的另一驱动因素。PTH 的作用：一方面促进肾脏排泄磷和对钙的重吸收，尽量维持钙磷指标在正常范围内；另一方面作用在骨骼促进骨释放钙，以纠正低钙血症。但随着肾功能恶化，失代偿后便发展为低钙血症和高磷血症。

1.高磷血症在 SHPT 中的作用

高磷血症是机体在肾功能受损无法排出足够的磷而失代偿的后果，持续的高磷血症直接或间接促进了 SHPT 的发生与发展。高磷血症可直接刺激甲状旁腺对 PTH 的分泌，同时，高磷血症可直接抑制肾脏 1α-羟化酶活性，造成 1，25-（OH）$_2$D$_3$ 缺乏，降低的 1，25-（OH）$_2$D$_3$ 水平也是 PTH 水平上升的重要因素。

随着 CKD 的进展，GFR 的下降引起磷排泄障碍出现磷潴留，一过性的血磷升高会引起血中离子钙水平的下降，进而反馈性刺激 PTH 的分泌。PTH 可以通过降低近端小管对磷的重吸收而起到促进磷排泄的作用，同时 PTH 可促进骨骼中磷的释放入血，并刺激肾脏分泌骨化三醇，骨化三醇又会进而促进肠道对钙的吸收。在这一系列调解下，人体达到一个暂时正常的血磷和血钙的水平，但这是以 PTH 升高为代价的。因此在 CKD-MBD 的生化指标异常中，PTH 的升高要早于磷的升高和钙的降低，一般在 GFR 降至 60mL/min/1.73m^2 时，PTH 就会出现升高趋势，而此时的血钙和血磷还维持在正常范围内。但是当肾功能恶化，GFR 进一步降低时，这一代偿机制过度激活，无法控制 PTH 的增加，就会出现严重的 SHPT。

高磷饮食可诱导甲状旁腺细胞增生，反之在 CKD 患者中，低磷饮食不仅可以抑制 PTH 水平的上升，延缓 SHPT 进展，且不同程度上延缓 GFR 下降。短暂性血磷升高引起血离子钙的下降，而磷潴留又会抑制肾脏分泌 1α-羟化酶，使得体内骨化三醇含量下降，PTH 分泌增加。另外，高磷也会独立于血钙和骨化三醇的影响而直接刺激 PTH 的分泌。

2.钙在 SHPT 中的作用

肾脏在维持正常血钙水平上起着重要作用，到 CKD 晚期才会出现失代偿性的血钙下降。血钙水平对 SHPT 的调控主要是靠甲状旁腺细胞上的 CaSR 感知血清离子钙浓度的变化而做出调整，增加或减少 PTH 的分泌。CaSR 位于甲状旁腺主细胞膜上的 G 蛋白偶联膜受体，它可以感知细胞外液钙浓度的细微变化并快速做出反应，使得甲状旁腺细胞对钙离子电位的变化做出反应。低钙血症时，CaSR 的活性受到抑制刺激 PTH 分泌，反之，高钙血症时 CaSR 的活性受到兴奋从而抑制 PTH 的分泌。在 CKD 患者中，肥大增生的甲状旁腺上 CaSR 的数量减少，尤其是在结节性增生的甲状旁腺组织。CaSR 数量的下降导致对钙浓度敏感性下降，从而无法有效抑制 PTH 分泌，最终造成血钙正常甚至是高钙状态下的高 PTH 状态。

3.维生素 D 及其类似物在 SHPT 中的作用

营养性维生素 D[25-羟维生素 D（25-Hydroxy Vitamin D，25-OH-D）]缺乏在 CKD 中十分普遍，是 CKD 骨化三醇缺乏的基础。25-OH-D 本身并无生理活性，但是它可以被肾近端小管细胞和其他肾外细胞的 1α-羟化酶代谢成为有活性的形式，即活性维生素 D——1，25-（OH）$_2$D$_3$。调节 1α-羟化酶活性的因子有 PTH、血磷、血钙以及多种激素（图 1）。FGF-23 和分泌型卷曲相关蛋白 4（Secreted Frizzled Related Protein 4，sFRP4）可抑制 1α-羟化酶活性。CKD 患者低骨化三醇水平的初始原因是 FGF-23 水平上升造成的抑制作用，而非功能性肾组织的丢失。此外，高磷血症在 CKD 较晚期也会抑制 1α-羟化酶活性而降低骨化三醇的合成。骨化三醇对甲状旁腺有一个强效的负反馈作用，可以抑制 PTH 的合成与释放，所以 CKD 低水平的骨化三醇水平能刺激 PTH 的分泌。当低钙血症持续存在时，可通过转录后作用直接增加 PTH mRNA 浓度，并刺激甲状旁腺细胞在数日至数周后的增生，最终导致甲状旁腺增生。

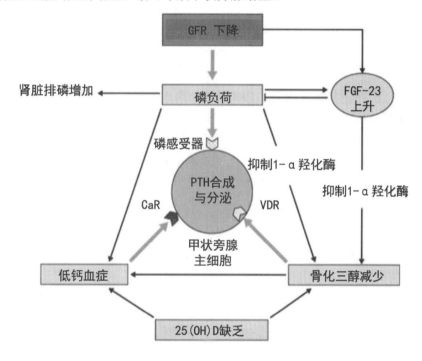

图 3-10　SHPT 的发病机制

4.FGF-23 对 SHPT 的作用

FGF-23 是由骨细胞和成骨细胞分泌的一种调节血磷的循环肽类因子。FGF-23 的主要作用是降低血磷，通过减少肾脏对磷的重吸收，减少骨化三醇的分泌以减少磷在肠道的吸收（图 1）。FGF-23 与肾脏近端小管上皮的 FGFR 及其协同受体 klotho 蛋白相结合，起到抑制 Npt2a 与 Npt2c 的表达，抑制磷在肾小管的重吸收。FGF-23 与 PTH 的升高是为了减少近段肾小管对磷的重吸收，维持正常血磷水平，直到 GFR 降至 20mL/min 以下时这一平衡才得以打破。

FGF-23 与 PTH 的关系比较复杂，FGF-23 能抑制 1α-羟化酶表达，降低肾脏骨化三醇的合成，减少钙、磷在肠道的吸收，有间接降低 PTH 的效果。FGF-23 对正常和增生的甲状旁腺腺体功能不同。在正常腺体中，FGF-23 降低 PTH 分泌和甲状旁腺细胞增殖，增加 CaSR 和 VDR 的表达。但是对于增生的甲状旁腺腺体，FGF-23 则不产生影响。这是因为 FGF-23 磷酸化细胞外信号调节激酶存在于正常甲状旁腺中，却不存在于增生性甲状旁腺中。

在 CKD 患者中常常同时存在高 PTH 水平和高 FGF-23 浓度，这表明在尿毒症状态下，甲状旁腺腺体存在对升高的 FGF-23 的抵抗作用。这可能是因为在增生的甲状旁腺腺体中存在 FGFR1 与 Klotho 蛋白表达显著下降的现象。大鼠和人的实验模型都显示，随着 CKD 进展，肾脏和甲状旁腺 Klotho 蛋白的表达会下降。Klotho 蛋白位于细胞外，虽然不直接与 FGF-23 相结合，但是它会增加 FGF-23 与其受体复合物的结合，这样结合的亲和力要超过 FGF-23 与 FGFR 单独结合。Klotho 蛋白减少会造成 FGF-23 在靶器官中的作用抵抗，使得 FGF-23 的水平进一步增加。

在 CKD 进展过程中，FGF-23 的升高要早于血钙、磷、骨化三醇或 PTH 的变化，因此它被认为是 CKD-MBD 进展中最早可以检测出的生物标记物（图 3-11）。当 GFR 降至 60mL/min 时，$1, 25-(OH)_2D_3$ 合成明显减少，随着 CKD 进展 PTH 也进一步升高，从图 3-11 可以看出，FGF-23 和 PTH 都会升高，$1, 25-(OH)_2D_3$ 呈下降趋势。这些都是机体代偿性调节出现的变化，使得血钙、磷水平维持在正常范围内，但最终随着肾功能下降超出代偿能力后就会出现血磷的升高。因此，在刚开始进入到透析的患者中，经常可以看到明显的低钙、高磷血症、高 PTH 表现，而此时心血管系统的钙化也在持续进展中，FGF-23 与 Klotho 蛋白的失衡有可能是血管钙化的重要环节。

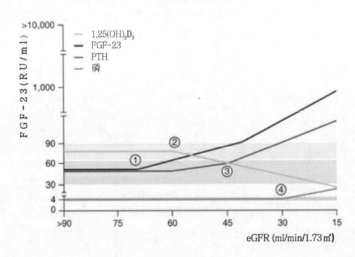

图 3-11　随 GFR 下降 FGF-23、$1, 25-(OH)_2D_3$、PTH 和血磷的变化趋势

5.PTH 的作用

PTH 是 SHPT 过度合成和分泌的激素，它参与尿毒症多种并发症的发生，是 CKD-MBD 的进展的关键因素。PTH 与广泛分布在多个组织包括骨、肾脏和血管上的甲状旁腺激素受体 1（Parathyroid Hormone Receptor 1，PTHR1）相结合起作用。其作用可概况为：①PTH 增加破骨细胞对骨的重吸收，促进骨基质的吸收，使得骨钙释放入血，

细胞外液钙离子浓度增加；②PTH 还通过上调远端肾单位瞬时受体电位香草醛 5（Transient Receptor Potential Vanilloid 5，TRPV5）、瞬时受体电位香草醛 6（Transient Receptor Potential Vanilloid 6，TRPV6）和钙结合蛋白-D28K 以及其他转运蛋白的表达，来增加远端肾单位对钙的重吸收；③PTH 的另一个生理功效是通过调节近端小管上皮顶部膜 Npt2a 和 Npt2c 的迅速内化和降解，增加尿磷排泄；④PTH 也会刺激肾脏 1-α羟化酶，后者可将 25-（OH）D 转换成 1，25-（OH）$_2$D$_3$ 这一活性形式；⑤PTH 增加骨细胞 FGF-23 的合成与分泌；一个前瞻性观察研究发现，使用前臂远端高分辨率外周定量 CT（High-Resolution Peripheral Quantitative Computed Tomography，HR-pQCT）扫描，PTH 水平与皮质骨退化之间存在关联，而且高 PTH 水平与骨折风险增加有关。

PTH 作为一个多靶器官的激素，其作用不仅局限于肾脏和骨骼，还对心脏、内皮细胞和脂代谢等产生一定影响。透析患者血清高 PTH 水平伴随升高的死亡率。来自于 DOPPS 的研究发现，PTH 水平在 301～450pg/mL 之间以及超过 600pg/mL 的透析患者与 PTH 在 150～300pg/mL 的患者相比，死亡风险要更高一些。而且，PTH 大于 600pg/mL 的人群心血管死亡风险和住院风险都要增高，尤其是那些合并糖尿病和低体重指数的人群更明显。

五、临床表现

1.生化指标的异常

SHPT 最初的临床表现为矿物质代谢的生化指标异常，机体因为活性维生素 D 不足，肠道钙吸收减少，肾小管排磷障碍，因此出现低钙与磷潴留的趋势。机体为了纠正这些改变，分泌 FGF-23、PTH，促进肾小管排磷，促进骨骼释放钙磷入血，早期血钙、磷变化不明显，但是当机体失代偿后，即可表现为低钙血症和高磷血症，PTH 水平的升高要早于钙磷变化，同时也会出现血碱性磷酸酶的升高以及活性维生素 D 的减低。这些指标的变化相互影响与促进，成为一个复杂的生化指标联合异常，并且当接受 CKD-MBD 药物治疗后，如含钙磷结合剂、活性维生素 D 及其类似物、拟钙剂等，使得这些指标的变化更为复杂，可以表现为多样性，如高钙血症、高磷血症伴随 PTH 升高。在临床上，CKD-MBD 生化指标的解读需要结合病史、药物治疗情况和既往变化趋势综合评判。

2.骨骼受损表现

CKD 患者骨骼受损的发生伴随着 PTH 的升高而出现，以往被称为肾性骨病或肾性骨营养不良。在 CKD 患者中，进展性骨病可以造成骨痛、骨折、关节周围炎等，影响患者生活质量。在 MHD 的生长发育期儿童中还可造成骨骼变形、影响发育速度、身高不足。

（1）骨折：在 CKD 尚未进入透析的患者中，即可观察到骨折发病率的增高，而随 CKD 进展骨代谢受损也更加严重，造成骨量、骨强度的广泛减低，骨折风险随即增加。研究表明，CKD5 期患者的非脊椎骨折风险比年龄和性别匹配的对照组高 4～6 倍，并与年龄有明显相关性。在透析患者中观察到髋关节骨折的风险较校正年龄后的普通人群相比，发病率明显增加，且 HD 患者髋关节骨折发病率比腹膜透析患者要高 50%。而对 HD 患者来讲，一旦发生骨折，将会带来严重的临床后果，如髋部骨折多伴随出血、感染和死亡率的增加。总之，CKD-MBD 引起骨骼质量和总量的改变，与多个生化指标异常以及复杂的共病状态共同增加了 ESRD 患者骨折发病率的风险。

（2）骨痛：骨痛是 HD 患者 SHPT 常见的晚期症状，其发生没有特异性，多见于不同的关节痛、足跟痛，往往与骨关节疾病相混淆。但是当 HD 患者出现不明原因的骨痛反复发作，结合生化指标异常，应当考虑 SHPT 引起的症状。

3.骨外钙化

SHPT 中当血钙、磷升高时，常会发生骨骼以外组织的迁移性钙化，好发部位为外周血管壁如动静脉内瘘，或心脏各结构中以及皮肤、眼睛、肺脏和关节组织周围，也称为异位钙化。

（1）心血管钙化：当 SHPT 患者出现主动脉、冠状动脉、心脏瓣膜的上钙磷的异常沉积，即为心血管系统的钙化。多个研究结果表明，与校正年龄、性别因素后的健康对照组相比，进入透析后的 ESRD 患者心血管系统钙化的发病率和严重程度都会明显增加。CKD 患者的钙化是钙磷沉积在动脉中膜，这与由动脉粥样硬化引起的内膜钙化不同。但目前较多的证据表明 CKD-MBD 引起的心血管钙化并非是一个钙磷被动沉积过程，而是一个受多种钙化与对抗钙化的因子失衡后，引起的一个主动钙化的过程。CKD 患者出现心血管钙化后可严重影响心脏的结构和功能，增加心血管事件包括心肌梗死、房颤、充血性心力衰竭和心脏瓣膜疾病的风险。

全身动脉系统也易受累，其中腹主动脉、升主动脉、主动脉弓钙化多在放射学检查时发现。HD 患者动静脉内瘘因血流动力学的改变，更容易出现血管钙化，增加内瘘狭窄和闭塞风险，影响内瘘使用寿命。四肢小动脉的钙化往往会引起动脉闭塞，严重造成局部缺血坏死。

（2）皮肤钙化：皮肤钙化是 HD 患者合并 SHPT 最常见的一个皮肤表现。钙沉积于皮肤加之高磷的刺激，皮肤末梢神经受到影响而出现瘙痒。患者常常受高磷的影响，出现皮肤干燥与顽固的瘙痒，夜间为重，皮肤粗糙、有搔抓痕甚至皮疹，严重时会影响患者睡眠以及精神状态。DOPPS-5 期的研究发现，HD 患者瘙痒与较高的死亡风险相关，受瘙痒困扰的患者更有可能提前结束 HD 治疗，伴随抑郁症状增加以及睡眠质量下降。

4.钙化性尿毒症动脉病变

钙化性尿毒症动脉病变又称为钙化防御，表现为系统性小动脉钙化和组织缺血。MHD 患者出现外周组织的缺血性坏死，出现疼痛性斑片样丘疹，随病情进展可出现肢端坏疽。发病机制尚不明确，可能原因包括钙沉积于皮肤、高 PTH、高磷血症。

5.低反应性贫血

严重的 SHPT 患者通常合并难以纠正的贫血，发病机制不十分明确，可能为持续增高的 PTH 对骨髓红系祖细胞产生直接毒性作用，影响红细胞生成；另外也会造成溶血反应，加速红细胞破坏；此外，长期严重的 SHPT 会造成不同程度的骨髓纤维化，间接影响红细胞生成。此时的贫血对促红细胞反应生成素反应低下，称为低反应性贫血，其定义为在足够铁储备情况下，使用促红细胞生成素（等效剂量为每周 450U/kg 静脉注射或皮下注射为每周 300U/kg）仍达不到目标血红蛋白水平，持续 4～6 个月。

六、诊断

当 CKD 患者进入到 3 期后，应定期监测血钙、磷和 PTH 水平，评估 CKD-MBD 状态。结合患者 CKD 病史、血钙、血磷、PTH 指标的异常，不管有无症状和体征，都可以做出 SHPT 的诊断。其中最核心的指标是 PTH 的升高。

1.生化指标的检查

（1）血钙和血磷的测定：在 GFR 降至 40mL/min/1.73m² 以下之前，血清钙和磷值通常能维持在正常范围内。一般测定血清总钙参考范围是 2.1～2.55mmol/L。各个中心检测范围略有差异。除少数尿量较多且严格控制饮食磷摄入的患者外，HD 患者高磷血症普遍存在，其参考范围为 0.87～1.45mmol/L。当血钙或血磷超过正常值范围，即可诊断为钙磷代谢紊乱。有研究显示在需要启动透析的患者中，血钙、磷水平在透析初始时平均为 2.33mmol/L 和 1.67mmol/L，并且会在开始肾脏替代治疗（腹透或 HD）后 6 个月进一步增加。血钙和血磷结果易受到磷结合剂、活性维生素 D 及其类似物以及拟钙剂的影响，因此，患者在治疗 SHPT 前应进行综合评估。

（2）PTH 的测定：PTH 是 CKD 早期即可出现异常的指标，是诊断 SHPT 的关键，同时也能辅助判断疾病严重程度并指导用药。PTH 在血中半衰期仅为短短 2～4min，一经分泌入血，会被切割成不均一片段。全段 PTH（Intact Parathyroid Hormone，iPTH）可被切割为氨基端 PTH（N-Terminal Parathyroid Hormone，N-PTH）、羧基端 PTH（C-PTH）以及中间段 PTH。这些片段中，iPTH 和 N-PTH（1-34PTH）具有活性，但是含量较小。C-PTH 在体内有多种片段，如 36-84PTH、44-84PTH、49-84PTH、53-84PTH 等，不具备生理活性，但在循环中含量最多。肾功能受损时，肾脏对羧基末端 PTH 排泄下降，会大量蓄积。另外发现，7-84PTH 片段与 iPTH 具有相反的活性，而 7-84PTH 片段在 ESRD 患者体内含量丰富。

由于 PTH 在血中存在多种不同的片段，且不同片段活性不同，使得精确测定有活性的 PTH 片段成为一个难点。过去数十年，PTH 检测方法历经了三代变迁，每种检测方法所测定的片段都不相同，均有其不足之处。

表 3-24　三代 PTH 检测方法比较

	检测原理	检测方法	1-84 PTH	7-84PTH	C-PTH	N-PTH	特点
第一代	放射免疫法	中间段/C 段检测法	+	+	+	+	不能反映真实 PTH 水平，已淘汰
第二代	免疫放射法（双抗体）	iPTH 检测法 Allegro 法，Elecsys 法	+	+	-	取决于检测抗体识别 N 抗原位点；15-32 氨基酸（-），26-32 氨基酸（+）	测得 PTH 值虚高，容易诱导临床过度治疗。应用广泛
第三代	免疫放射法（双抗体）	整分子 PTH 法 Bio-intact PTH 法	+	-	-	+	无法排除 N-PTH 的影响。结果与第二代相关性好。应用广泛

由于 iPTH 检测方法不能完全准确检测与肾性骨病相关的片段，所以将 iPTH 结果作为评估 ESRD 肾性骨病的风险仍有其局限性。除了极高或极低的 iPTH 值外，iPTH 水平与骨组织学改变并不完全相关。也正因如此，KDIGO 指南对于 iPTH 的目标推荐范围定在正常范围上限的 2 到 9 倍之间这样一个很宽泛的范围。一般单次、单一时间点测定获得的 PTH 结果不能精确反应 CKD 患者潜在的骨病情况，而多次应用同一检测方法检测 PTH，且结果趋势相同则更有参考价值。

（3）1，25-（OH）₂D₃：SHPT 发病机制中，虽然 1，25-（OH）₂D₃ 合成减少是其重要机制之一，但因其半衰期较短，分析成本高、难度大，因此在临床上不作为常规诊断 SHPT 的检测指标。

（4）FGF-23：在 CKD 进展过程中，FGF-23 呈持续升高趋势，一旦进入到透析阶段，其水平可增高 1000 倍以上。增高的 FGF-23 水平与 CKD 进展、死亡风险增加和左室肥厚有相关性。但是目前对于 FGF-23 的检测并未普及。

2.骨转化标记物

骨组织在代谢即分解与合成过程中会产生特殊的标记物，被称为骨转换标记物，分为骨形成标记物和骨吸收标记物。

（1）骨形成标记物：骨特异性碱性磷酸酶（Bone Specific Alkaline Phosphatase，BALP）由成骨细胞分泌，可水解局部单磷酸酯，增加局部无机磷浓度。BALP 与 CKD 中的骨形成具有相对良好的相关性，并且可作为 PTH 测量结果的有力补充，但是作为独立指标对 SHPT 的诊断能力有限。因其升高可能预测潜在的骨转化类型，因此 KDIGO 指南建议使用血清 PTH 和 BALP 来评价骨病严重程度。

成骨细胞中含有大量的 I 型前胶原，I 型前胶原从成骨细胞释放后可裂解成为 I 型前胶原 N 端前肽（N-Terminal Propeptide of Type 1 Precolagen，P1NP）、I 型前胶原 C 端前肽（C-Terminal Propeptide of Type 1 Precolagen，PICP）和 I 型胶原三种片段。I 型胶原成为类骨质的成分，钙磷沉积后形成羟基磷灰石，而 P1NP 与 PICP 被释放入血和尿液，成为骨形成标记物。二者在长期 HD 患者中的应用价值目前证据不足，因此不作为评价 SHPT 骨病的常规检查项目。

（2）骨吸收标记物：骨吸收标记物是破骨细胞在骨吸收过程中分泌或被代谢的骨组织产物。I 型胶原降解产物中，I 型胶原交联氨基端肽区（type I cross-linked N-telopeptide，NTX）和 I 型胶原交联羧基端肽区（type I cross-linked C-telopeptide，CTX）能反映骨吸收过程中胶原降解的水平。但是二者均由肾脏代谢，在肾功能受损时对骨吸收的诊断价值受到干扰。

破骨细胞在骨吸收过程中释放血清抗酒石酸酸性磷酸酶 5b（Tartrate-Resistant Acid Phosphatase 5b，TRAP5b），是非胶原蛋白的降解产物。破骨细胞将降解的胶原单位产物吞入细胞内，与含有 TRA5b 的囊泡融合，并被 TRA5b 破坏，一起被释放出细胞外。TRA5b 与骨吸收水平呈正相关，被认为是一种很有价值的骨吸收标记物。研究发现高 TRAP5b 水平与骨折呈独立相关。但是目前在 SHPT 骨吸收状态评估中的意义尚不充足。

3.甲状旁腺的影像学检查

在 PTH 明显升高且药物治疗效果不佳时，提示甲状旁腺形成明显增生的结节甚至是腺瘤。此时应该考虑行甲状旁腺影像学检查，以明确结节大小、数量，并作为 PTX 术前定位的必要检查。

（1）X 线片：普通 X 线片对增生的甲状旁腺腺体或结节的诊断价值有限。一般不作为甲状旁腺影像学检查的方法。

（2）超声检查：随着超声仪器不断革新以及超声诊疗技术的不断发展，目前的高频超声检查可以清晰、精确显示病变的甲状旁腺腺体，包括典型病灶（即体积增大、形态异常者）、大小正常而回声发生改变的腺体、大小形态均无明显改变的腺体，以及增生腺体的枚数、位置及周围毗邻关系等。

　　SHPT 时甲状旁腺腺体增殖进展分为四个阶段：弥漫增殖、早期结节性弥漫增殖、结节样增殖和腺瘤形成，具有不对称性。彩色多普勒超声作为 SHPT 的筛查项目，具有无创、依从性好、可重复性操作、费用低等优点。超声确诊 SHPT 结节的灵敏度约为 74%，体积≥500mm³ 时灵敏度＞90%，＜500mm³ 时灵敏度＜50%。超声检查与操作者的技术差异有关，另外超声对于体积过大或过小的结节以及异位结节的诊断有一定局限性，重量＜500mg 的结节易漏诊，体积过大的结节容易误诊为甲状腺肿瘤或结节，对于异位甲状旁腺结节则容易漏诊。

　　超声因为其便捷和较好的敏感性，成为甲状旁腺影像学检查的首选。在 PTX 术区则需要结合其他影像学检查来增加定位的敏感性和准确性。

　　（3）核素检查：核素扫描技术是目前 SHPT 术前定位应用最广泛的方法，应用放射性示踪剂，因 99mTc 具有相对较高的敏感度和低剂量的放射性，应用最为广泛。99mTc 作为示踪剂进入体内后，被甲状腺和甲状旁腺细胞摄取，在线粒体内聚集，根据清除示踪剂的时间不同，进而区分不同的组织。99mTc-甲氧基异丁基异腈（Tc-99m Methoxyisobutylisonitrile，99mTc-MIBI）可在甲状旁腺功能亢进病灶的嗜酸细胞线粒体中聚集，随着功能亢进病灶的嗜酸细胞增多，其清除速度慢于正常甲状腺组织，从而在延迟显像上功能亢进的甲状旁腺组织显示为 99mTc-MIBI 摄取增多的放射性增高灶。99mTc-MIBI 双时相显像是临床中最为常用的核素扫描技术。该方法的优点是对异位甲状旁腺定位较好，敏感性和特异性高。随着核医学诊断技术不断发展，甲状旁腺定位逐渐发展为双核素减影显像法、单光子发射计算机断层显像/计算机断层扫描（Single-Photon Emission Computed Tomography/Computed Tomography，SPECT/CT）融合显像的多种方法，提高了结节检出的准确率，以及明确了结节与周围组织的解剖关系。核素扫描近年来发展迅速，与超声检查联合互为补充，成为 SHPT 术前定位与评估最重要的两种方法。

　　（4）增强 CT 检查：正常甲状旁腺因为体积较小，普通 CT 一般无法检测。随着增强 CT 在 SHPT 结节扫描成像、分辨率的提高，增强 CT 在 SHPT 术前定位诊断中的应用逐渐增加。现阶段的增强 CT 扫描可清晰显示病变部位、性质、大小和包膜情况，通过对原始数据放大和冠状位、矢状位重建，可以更好地显示病变与周围组织的解剖关系。文献发现术前对甲状旁腺增生患者进行 CT 增强扫描检查，经手术进行验证，CT 检出病灶与手术结果的符合率高达 90.3%。需要注意造影剂对肾功能的影响，对于 CKD 尚未进入透析的患者而言，不推荐增强 CT 检查 SHPT 结节。而 MHD 患者则可以放宽限制。

　　（5）核磁共振显像（Magnetic Resonance Imaging，MRI）检查：MRI 检查因其特有的优势，使得其用于 SHPT 结节的定位具有一定的优势。MRI 检查可多方位检查病灶，多参数成像，并且具有较高的软组织分辨率。在检查甲状腺时，在 MRI T2WI 横轴面压脂序列上病灶的异常高信号与周围组织对比非常明显，利于观察病灶形态和性质。在 T1WI 冠状面图像上，病灶呈等信号或稍低信号，与周围脂肪间隙高信号相比对，增加了病灶的分辨率。同时具有信号流空效应，不用对比剂便可区分病变与血管，这对于颈根部及纵隔内的异位腺瘤也具有较高的诊断效能。可以很好地弥补超声和 CT 检查的不足。MRI 对体积＜0.5mL 的甲状旁腺检出率为 74.0%，优于核素扫描检出率（40.7%），对于体积≥0.5mL 的甲状旁腺二者的检出率分别 95.0% 和 90.0%。国内比较了 MRI、

^{99m}Tc-MIBI 核素显像及彩色多普勒超声对 51 例 SHPT 的诊断意义，发现对常位甲状旁腺和纵隔异位甲状旁腺结节的敏感度 MRI 均要优于核素和超声检查。MRI 较超声和核素检查相比，有其独特优势，能作为异位甲状旁腺结节检查的有力补充。

4.SHPT 骨骼病变的检查

（1）X 线检查：SHPT 早期骨骼病变没有特异性表现，当 SHPT 引起严重的骨病时，X 线检查可以有特异性的表现。多发的骨重吸收，包括骨膜下重吸收、软骨下重吸收、韧带下重吸收等。骨膜下吸收通常发生在手的远端指骨末端的桡侧面（图 3-12A）。软骨下吸收常见于肩锁关节、胸锁关节（图 3-12C、3-13D）等，此外还有肌腱下重吸收，这些骨关节病变在 X 线下可有特异性的表现，颅骨在 SHPT 时可有特异性的"磨玻璃样"或"胡椒壶"样改变（图 3-12B）。当采取积极有效地治疗后，X 线检查有时可以看到骨侵蚀的好转。这些特征性 X 线表现在透析发展初期因透析不充分、治疗不及时，尤为多见。但是随着透析充分性的增加以及抗 SHPT 治疗的推广，上述 SHPT 骨骼影像学特征不再常见。因此，目前没有将 X 线检查作为 SHPT 骨表现的常规检查。

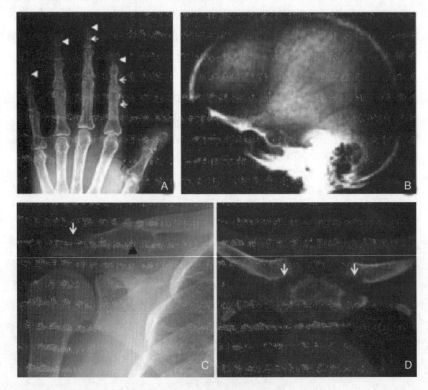

图 3-12　SHPT 骨 X 线表现

（2）骨密度检查：骨密度（Bone Mineral Density，BMD）检查是普通人群检测骨质疏松和预测骨折的一个重要检查项目。对 CKD 尤其是进入到透析的患者来说，骨代谢的表现受 CKD-MBD 的影响更加复杂化，故而 BMD 检查在 HD 患者中的预测价值仍需考证。在 CKD3～5D 期的患者中，骨质量出现异常改变，但其特点是骨矿物质含量处于不低甚至略高的水平，这与骨质疏松骨密度减低是相反的。

双能 X 线吸收法（Dual-Energy X-Ray Absorptiometry，DXA）是目前公认的 BMD 检测方法。测量部位主要为腰椎和股骨近端，也可选择非优势侧桡骨远端 1/3。世界卫生组织（World Health Organization，WHO）发布的 DXA 测定骨密度分类标准：T 值≥ -1，骨量正常；-2.5＜T 值＜-1，骨量减少；T≤-2.5，骨质疏松症；T 值≤-2.5+脆性骨折，严重骨质疏松症。DXA 检查不能反映肾性骨营养不良类型，其检测的骨密度结果在 CKD 患者存在偏高的可能，且不能客观反映骨质量受损的程度，可能会低估 CKD G4～G5D 患者的实际骨折风险。

定量计算机断层扫描（Quantitative Computed Tomography，QCT）是近年来在骨质疏松检测当中应用的更加精确的一个检查，与 DXA 相比，能兼顾皮质与松质骨的测量，可以较早反映早期骨质疏松的松质骨丢失。外周定量 CT（Peripheral Quantitative Computed Tomography，pQCT）仅通过对胫骨和桡骨远端成像，将离子化辐射剂量降至最低。在一项评估透析患者 pQCT 的研究中，发现其结果可以预测骨折。HR-pQCT 比 pQCT 具有更高的分辨率，可以评估小梁微结构。但是 QCT 在 CKD 患者应用证据不足。有研究表明 QCT 在监测 CKD 患者髋部骨丢失方面可能比 DXA 更敏感。因此指南中对 CKD 患者不常规建议行 BMD 检查，除非在可能需要根据 BMD 结果选择治疗措施时，建议行 BMD 检测。

（3）骨活检：精确诊断肾性骨病变的金标准是骨活检。由于骨活检是一个侵入性操作，其操作手法以及对结果的判读需要很高的专业水准，且成本昂贵，因此不适合用于判定肾性骨病的进展或其对治疗的反应。故指南并不推荐骨活检作为肾性骨营养不良的常规检查。但是指南推荐在不明原因骨折、持续性骨痛、不明原因高钙血症、不明原因低磷血症、可能存在铝中毒及使用双膦酸盐治疗前，可以行骨活检以明确诊断。CKD3a-5D 期患者，需行骨活检，以判断肾性骨营养不良类型进而调整治疗。

七、处理措施

CKD-MBD 的治疗主要分为以下三个方面：①要维持矿物质代谢的平衡，如对高磷血症的防治，控制血钙在正常范围，避免低钙血症或高钙血症的发生；②对 SHPT 进行早期干预，尽量避免严重的 SHPT 的发生甚至形成甲状旁腺结节；③纠正体内 25-OH-D 缺乏的状态；通过各项措施，减少骨折的发生，预防并减少心血管系统的钙化，进而减少心血管事件的发生，以及最终达到降低死亡率。KDIGO 指南建议在 CKD 的所有阶段将血钙维持在正常范围内，在 CKD 的 3～5D 期将血磷维持在正常范围内，并将透析患者的血磷水平尽量降至正常范围内，PTH 水平维持在正常上限的 2 至 9 倍（表 3-25）。

表 3-25　2017KDIGO 指南 CKD3～5D 期血清钙磷和 PTH 达标范围

分期	CKD 3～5 期	CKD 5D 期
血钙	避免高钙血症	避免高钙血症
血磷	正常范围内	正常范围内
iPTH	不确定	2～9 倍正常值上限

2019 年中国 CKD-MBD 指南也紧随其后做出调整，建议在 CKD 3a～5D 期，尽可能将升高的血清磷降至接近正常范围，尽可能避免高钙血症。非透析 CKD 3a～5D 期患

者最佳 iPTH 水平目前尚不清楚，CKD G5D 期患者的 iPTH 水平应维持在正常值上限的 2～9 倍。

1.高磷血症防治

控制血磷的策略是一个综合管理的过程，包括限制饮食中磷的摄入以及磷结合剂应用并结合充分的透析治疗三方面，称为降磷的"3D 原则"。HD 可去除磷，但在大多数患者每周 3 次、每次 4 小时的 HD 治疗，即便结合限磷饮食后，仍不足以控制血清磷酸盐水平。增加 HD 的时长和频率可以在不需要磷结合剂的情况下维持血磷达标，但大规模应用这种疗法不切实际且成本高昂。因此，对 HD 患者而言，高磷血症的管理必须多方面结合综合管理，这些控磷措施可起到降磷以外的其他作用，包括降低 PTH 水平以及抑制甲状旁腺的增生。

（1）饮食控制：一般来说，正常人群每日磷摄入最为 1000～1400mg，透析患者应将每日饮食中磷控制在 800～1000mg 为宜。饮食限制应掌握好度，不能因过度限制饮食中的蛋白质而导致营养不良的发生。另外，蛋白质的来源对 CKD 患者来说也很重要，植物来源的蛋白质植酸含量高，植酸需要植酸酶去降解其中的植酸磷键，而人类缺乏植酸酶，因此植物蛋白生物利用度并不优越。但无论动物蛋白还是植物蛋白，CKD5D 患者饮食应关注磷蛋白比，尽量选择低磷蛋白比的食物。应避免摄入富含大量添加剂的食物，因为食品添加剂往往含有较多无机磷酸盐，相比于有机磷酸盐，无机磷酸盐更容易被人体吸收。超过 90%无机磷酸盐被肠道吸收，而天然食材中有机磷酸盐只有 40%至 60%被吸收。

（2）磷结合剂：进入到 CKD 3a～5D 期，当严格限磷饮食后患者依然出现明显高磷血症时，即可考虑应用磷结合剂。理想的磷结合剂应具备良好的在肠道与食物当中的磷结合的性能，具备良好的安全性，不容易吸收入血，不会蓄积，副作用小；另外花费要低，以减轻维持透析患者医疗负担。磷结合剂虽然几经变迁，但截至目前仍没有一种磷结合剂能满足所有需求。

磷结合剂有含铝磷结合剂、含钙磷结合剂，以及非含钙非含铝磷结合剂。含铝磷结合剂因其副作用而被限制应用。一个随机安慰剂对照临床前期试验发现，无论是含钙还是非含钙磷结合剂均能降低血磷和尿磷，能将血磷控制在正常或接近正常范围内，进而延缓 SHPT 的进展。非含钙磷结合剂如司维拉姆和碳酸镧不升高血钙，相比于含钙磷结合剂，能减少高钙血症和骨外钙化的风险，所以近年来应用日趋广泛。

磷结合剂只有与食物同食才能起到降磷的效果，因此需要与餐同服。每餐食物量多的一餐应服用较多的磷结合剂，如果不进食则无须服用。外出用餐或是在 HD 过程中进餐也应携带磷结合剂一并服用。

1）含铝磷结合剂：含铝磷结合剂是最早使用的磷结合剂，代表药物为氢氧化铝，且疗效确切价格低廉。但因其无法避免铝中毒，引起脑病、抑制造血以及骨软化症，近年来已逐渐被摒弃。用量为 300～600mg TID，使用不要超过 4 周。

2）含钙磷结合剂：含钙磷结合剂因其良好的磷结合能力与低廉的价格成为取代强氧化铝的主要磷结合剂。因为低钙血症是 PTH 分泌增加的强因素，因此当有明显低钙血症和 PTH 水平明显增高时，含钙磷结合剂既可以降磷、纠正低钙血症，还能抑制 PTH 的进一步升高。长期应用含钙磷结合剂对患者的正钙平衡、血管钙化和心血管死亡率的增加有一定作用。因此 KDIGO 指南建议在 CKD 3a～5D 期的患者限制含钙磷结合剂的剂量。

含钙磷结合剂常用种类为碳酸钙和醋酸钙。无论碳酸钙还是醋酸钙，使用时剂量应将元素钙控制在每日 1000～1500mg 之内。

3）非含钙非含铝磷结合剂：因含钙磷结合剂潜在心血管和软组织钙化的风险，随之产生了非含钙非含铝的新型磷结合剂，目前应用广泛的是司维拉姆、碳酸镧两种，另外还有镁盐以及含铁磷结合剂。2017 年 KDIGO 指南和 2019 年中国 CKD-MBD 指南均对磷结合剂的推荐做出改变，限制含钙磷结合剂的使用。

司维拉姆是一种树脂类磷结合剂，在肠道内吸附磷酸盐可减少磷的吸收，同时还能吸附部分胆汁酸，可间接降低血脂，这可能有助于降低心血管事件的风险。司维拉姆的主要副作用是消化道反应，这是影响它药物依从性的重要因素，而消化道反应基本上是磷结合剂的一个通病。司维拉姆的剂量为 800～1600mg TID，研究的最大剂量为 14g/d。

碳酸镧是一个强效的含金属磷结合剂，近年来被广泛用于治疗 ESRD 患者的高磷血症。在控制磷酸盐水平方面，它与含钙磷结合剂、司维拉姆效果相当。其高钙血症的发生要明显少于含钙磷结合剂，需要较少的片数即可降磷，有益于骨转化，并且能降低血 FGF-23 的水平。副作用依然为消化道反应。但是作为含金属元素的药物，它无可避免地要面临不同程度肠道吸收甚至于沉积于肝脏或骨骼中的问题。目前并没有证据表明碳酸镧在体内蓄积和明显毒性，但是长期应用的安全性仍有待进一步观察验证。碳酸镧剂量应为 500～1000mg TID。

含镁磷结合剂，不仅能抑制磷诱导的钙化，并且对血管钙化具有保护作用。但终因其磷结合能力低于其他含钙或铝的磷结合剂而并未在临床上激起大的波澜。含镁磷结合剂的应用应注意高镁血症的问题，以及较大剂量镁盐吸收入血后可引起腹泻。一些药理研究比较了氢氧化镁与碳酸镁在降磷效果上的区别，发现二者的效果都不理想，但是碳酸镁要存在微弱优势。

随着一个含铁磷结合剂经美国食品药品管理局的认证，宣告着一个崭新的磷结合剂时代的到来。含铁磷结合剂一方面起到降磷作用，另一方面适用于需要补充铁剂的 CKD 患者。在一个大型 3 期随机对照研究中，柠檬酸铁可以提高受试者血清铁蛋白和转铁蛋白饱和度的水平。此外，与对照组相比，接受柠檬酸铁治疗的受试者在 52 周内需要的静脉铁剂剂量更少，无须静脉铁剂治疗的受试者的比例要显著高于对照组，并且在 52 周内的累积应用红细胞生成刺激剂（Erythropoiesis Stimulating Factor，ESA）的剂量也要低于对照组。可见，柠檬酸铁作为一种磷结合剂，不仅能降低血磷，还能补充铁剂，改善并维持透析患者铁代谢指标，兼顾就诊贫血。

近年来也出现了针对肠道 Npt2b 这一靶点的降磷药，烟酰胺或烟酸。这类药物作用于肠道 Npt2b，减少磷的主动转运过程。对磷结合剂使用依从性不好的患者，不间断应用磷结合剂停用后，会激活肠上皮 Npt2b 的上调，Npt2b 表达增加则会增加磷的吸收，而再次应用降磷药物时往往需要更大剂量才可以起效。烟酰胺或烟酸正适合于此类情形。二者相比，烟酰胺的副作用要更少一些。另外，也有个别报道应用壳聚糖口香糖作为磷结合剂的辅助成分来控制血磷，但目前数据有限，仍需进一步结果支持。

目前在临床上应用的磷结合剂，以含钙磷结合剂与司维拉姆和碳酸镧为主，在降磷效果上，并无显著差异，因此，磷结合剂的选择应着眼于减少血管钙化和低副作用以及长期效果。单一方法不足以将磷酸盐水平维持在正常范围内，应以患者为导向，联合使用磷结合剂、饮食、和充分透析。此外，降低 SHPT 患者的 PTH 水平，减少 PTH 对骨骼的作用，减少骨吸收和磷酸盐的释放，这是在不依赖于肠道吸收的层面控制血磷，或者通过药物促进钙磷在骨骼的沉积，起到降低血磷和改善骨转化的双重作用。磷结合剂虽然几经变迁，但截至目前仍没有一种磷结合剂能满足所有需求。

2.VDRA

活性维生素 D 及其类似物在体内与 VDR 结合后发挥生物效应，因此维生素 D 及其类似物也被称为 VDRA。VDRA 通过与甲状旁腺细胞的 VDR 相结合，起到直接减少 PTH 分泌的作用。VDRA 主要分为非选择性 VDRA 和选择性 VDRA 两大类。非选择性 VDRA 包括骨化三醇、阿法骨化醇[1-Alpha-Hydroxycholecalciferol，（1-α-（OH）D_3]和度骨化醇[1-Alpha-Hydroxyergocalciferol，1-α-（OH）D_2]。选择性 VDRA 包括帕立骨化醇和马沙骨化醇，可选择性作用在甲状旁腺 VDR，不或较少影响肠道钙吸收。VDRA 通过降低 PTH 水平，起到改善骨破坏、减少溶骨的作用，进而减少 SHPT 患者骨折等风险。但因为这类药物能促进肠道对钙磷的吸收，尤其是非选择性 VDRA，因此应用时尤其是大剂量冲击时，必须考虑高钙血症和钙化的风险，以及过度抑制造成的无动力骨病的风险。

（1）营养性维生素 D：25-（OH）-D 在 CKD 患者中普遍缺乏，但是否给予 CKD 早期和透析患者补充营养性维生素 D 仍有争议。KDOQI 指南推荐在 25-（OH）-D 水平＜5ng/mL 和 5～15ng/mL 的患者分别给予不同剂量和疗程的维生素 D_2。在用药期间应每个月检测一次 25-（OH）-D 浓度，直到疗程结束。但是有研究发现，CKD 患者补充营养维生素 D，纠正 25-（OH）-D 水平后并没有观察到骨化三醇水平的增加以及 SHPT 的抑制，这表明在 CKD 患者中 1-α 羟化酶缺乏仍是 1，25-（OH）$_2D_3$ 合成不足的原因。

（2）非选择性 VDRA：无论是口服还是在 HD 过程中静脉应用骨化三醇均可有效降低 PTH 水平，但是对于难治性 SHPT 往往效果欠佳，而且长期大剂量应用，不得不面临血钙增高的问题。另外两种非选择性 VDRA 1-α-（OH）D_2 和化醇[1-α-（OH）D_3]，它们进入体内无须经肾脏 1-α 羟化酶羟基化，被肝脏的 25-羟化酶羟基化后转换成 1，25-（OH）$_2D_2$ 和 1，25-（OH）$_2D_3$。这三种药物在大剂量或长期应用或与含钙磷结合剂联用时，高钙血症风险明显增加，因此使用时要密切监测血钙变化，及时做出调整。

（3）选择性 VDRA：将维生素 D 分子支链进行修饰后改性，产生对甲状旁腺 VDR 高选择性的 VDRA，其作用特点是与甲状旁腺 VDR 亲和力高，与肠道 VDR 亲和力弱，抑制 PTH 的同时不或较少影响肠道对钙、磷的吸收作用，与非选择性 VDRA 相比可降低高钙血症的风险。代表药物为帕立骨化醇、马沙骨化醇。其中帕立骨化醇应用最广泛。

VDRA 在 SHPT 中的意义不仅在于它对钙磷和 PTH 水平的调节，现在许多临床研究把重点放在它对骨外钙化和生存率的影响上。VDRA 对患者预后有益的确切机制可能与它的多靶器官受体结合产生多效性作用有关。如作用在心肌细胞起到对抗心肌细胞肥大和增殖的作用，并对肾素-血管紧张素系统有负性调节作用，以及抑制一些与动脉粥样硬化发病机制相关的炎症反应。当然也并非所有研究结果都支持维生素 D 类似物的生存优势，可能长期应用后对钙化的影响最终会影响生存获益。

VDRA 可以有效降低 PTH 浓度，但其高钙血症的风险是限制这类药物应用的主要原因。从药物机制来看帕立骨化醇对钙磷的影响要小于骨化三醇，但研究发现，帕立骨化醇和骨化三醇引起的高钙血症、高磷血症并无显著差异。应用 VDRA 治疗，随剂量相关的高钙血症的发生，会使相当一部分患者被迫停药或减量，影响治疗效果。帕立骨化醇的初始剂量选择有较多选择，说明书给出的是一个（0.04～0.1μg/kg）宽范围。而中等起始剂量（0.06～0.08μg/kg）可有效降低 PTH 水平，同时能维持钙、磷相对稳定。也可参考"欧洲方案"的初始剂量，方法为 iPTH（pg/mL）/（80μg）。

3.拟钙剂

拟钙剂是一种作用在 CaSR 上的变构激动剂，与甲状旁腺的 CaSR 结合，提高 CaSR 对钙离子的敏感性，起到抑制 PTH 分泌和甲状旁腺细胞增殖的作用。单独应用西那卡塞可使 PTH 在 2～4h 内快速下降至谷值。西那卡塞降低 PTH 的程度是与治疗时 PTH 初始浓度相关，初始水平越高，西那卡塞降 PTH 的程度就越大。西那卡塞降低 PTH 的同时还会伴随血钙和磷的下降，对血钙影响要超过对血磷的影响。血磷受饮食、磷结合剂的诸多因素影响，有时不降反升。因此，联合使用西那卡塞与 VDRA 治疗透析患者的 SHPT，能更容易将钙磷控制在目标范围内。由于它明显的降低血钙作用，在使用中尤其是使用初期或调整剂量后，需要密切监测血钙变化，以减少严重低钙血症带来的危害。

西那卡塞除了降低血 PTH 和钙、磷浓度，还可使 HD 患者增生的甲状旁腺体积缩小，长期应用可减少 PTX 的实施，并抑制血管钙化和减轻钙化防御。ADVANCE 研究显示出西那卡塞降低血管和瓣膜钙化的优势。EVOLVE 研究的事后分析显示，随机接受西那卡塞的透析患者心血管风险降低，FGF-23 降低更为明显。拟钙剂对血清 FGF-23 水平降低作用被认为是由西那卡塞引起的血管保护作用的原因。VDRA 类药物由于对基因转录产生影响，从而增加 FGF-23 合成。

可见，西那卡塞既能有效地能降低 PTH 水平，又能减少甲状旁腺的增生，与 VDRA 联合使用，增强对 SHPT 的治疗效果，还能中和彼此对血钙的影响，而且还能降低透析患者骨折的发病率。至于长期应用是否对心血管系统的钙化和死亡率有影响，则需要更多的数据来支持。推荐西那卡塞起始剂量为 25mg/d，餐中或餐后短时间内整片吞服，定期监测血钙、磷、PTH 水平，加减剂量，最大用量不超过 100mg/日。但是在临床上常因与剂量相关的低钙血症而难以逐步增大剂量，在血钙低于 1.8mmol/L 时需要立即停用，待血钙升至 2.1mmol/L 时可重新从低剂量给药。除低钙血症外，西那卡塞最常见的副作用为消化道反应，与剂量相关，可对症治疗。

第二代拟钙剂维拉卡肽已被批准用于透析患者的 SHPT 治疗。该药物通过作用于 CaSR，并诱导 CaSR 构象发生变化，使其对血钙更加敏感，抑制 PTH 分泌入血并诱导血钙下降。与西那卡塞有所不同，它可以在低钙血症的时激活 CaSR，具有更长的半衰期。给药方式为每周三次透析时给药。近期一个比较了维拉卡肽与安慰剂应用到 HD 患者中到重度 SHPT 的研究，治疗 26 周，发现维拉卡肽与安慰剂相比能下降 PTH 水平多达 30%。与西那卡塞相比表现出非劣效性，但是维拉卡肽组降低 PTH 50% 以上患者的比例要高于西那卡塞组。二者副作用并无明显差异。

4.PTX

虽然降低 PTH 的药物不断发展，在临床上仍会有 10% 的患者因严重 SHPT 药物治疗无效而需要接受 PTX。得益于 VDRA 以及拟钙剂的规范应用，需要行 PTX 的患者比率已经呈下降趋势。DOPPS 数据显示，从 1996 至 2011 年来，尽管 PTH 水平增加，但是接受 PTX 患者的比例在各个地区都是下降的。手术率的下降一方面与 KDIGO 推荐的 PTH 的靶目标范围的放宽有关，另外根据 EVOLVE 研究结果，西那卡塞的广泛应用对 PTH 的优化管理也有可能是手术率下降的原因。

（1）PTX 的适应证：根据 KDIGO 推荐，严重 SHPT 的 CKD3a~5D 期患者，如果临床或药物治疗失败，建议进行 PTX。但是进行手术的指征不完全依据 PTH 的水平，还需结合患者症状、钙磷和甲状旁腺结节情况而定。2019 年《中国慢性肾脏病矿物质和骨异常诊治指南》基本也沿用了既往国外的指南标准，但对一些细节做出了较明确的界定：①iPTH 水平持续大于 800pg/mL；② 药物治疗无效的持续高钙或高磷血症；③具备至少一枚甲状旁腺增大的影响学证据，如高频彩色超声显示甲状旁腺增大，直径>1cm 并且有丰富的血流；④以往对活性维生素 D 及其类似物治疗抵抗。通过影像学检测测的增生性甲状旁腺体积>500mm³ 或腺体直径>1cm 强烈提示结节性变的可能，这通常是药物治疗抵抗的表现。PTH 的值以及甲状旁腺结节的大小也并非手术的绝对指征，在临床上还应结合其他表现，如顽固性高钙血症、高磷血症使得 VDRA 类药物成为禁忌，并且对西那卡塞反应欠佳或因副作用不能耐受；或者是合并排除了活动性出血以及铁缺乏的促红素低反应性贫血；或者是合并钙化防御的表现，这些都是 PTX 需要参考的要素。

（2）PTX 的禁忌证：PTX 手术并无绝对禁忌证，需结合患者自身情况，如心肺功能、凝血功能、急性期感染等。严重的 SHPT 晚期会合并退缩人综合征、胸廓畸形、脊柱侧弯，甚至病理性骨折等，这些均会增加手术难度，但不是绝对禁忌证。当合并严重心血管钙化、心功能不全时，需要评估心肺功能情况决定是否能行手术。对既往有含铝磷结合剂应用的患者，在 PTX 术前应该进行是否有铝中毒存在的检测，或者进行去铁胺试验，有必要时也要考虑骨活检，因为 PTX 会加速骨软化症的进展。

（3）术前注意事项：因为甲状旁腺在解剖位置和个数上可能会存在变异，因此在术前应完善甲状旁腺影像学检查，包括高频彩超以及放射性核素显像或 MRI，以准确掌握腺体大小、数目以及异位腺体的情况。

（4）PTX 术式的选择：手术方式主要有甲状旁腺全切术+自体移植术（Total Parathyroidectomy+Autotransplantation，tPTX+AT）、甲状旁腺次全切除术（Subtotal Parathyroidectomy，sPTX）以及甲状旁腺全切术（Total Parathyroidectomy，tPTX）三种，而目前对于术式的选择并没有过多证据，但目前应用最广泛的是 sPTX 或 tPTX+自体甲状旁腺组织前臂移植。术中可通过超声或 CT 等方法来帮助术者寻找异位腺体，并通过术中甲状旁腺激素（Intraoperative Parathyroid Hormone，IOPTH）监测，来辅助判断是否彻底切除了甲状旁腺腺体。

对于术式的选择应该考虑到患者是否未来接受肾移植手术。在有预期接受肾移植手术的患者中，tPTX+AT 可以优先考虑。病程较长且出现严重骨骼变形的患者首选 tPTX，以减少复发风险。目前尚无确凿证据表明 tPTX+AT 是否优于 tPTX。

（5）PTX 并发症

1）外科并发症：PTX 术后都有可能出现出血、血肿、伤口感染和损伤周围组织的外科并发症，这与手术医生的技巧有很大关系。术后后期出血一定注意血肿有可能压迫气道造成窒息。喉返神经损伤的反生在近几年随着手术熟练度以及技巧的提高，发病率较前减少。

2）低钙血症：低钙血症是 PTX 术后最常见的并发症。其表现为 PTX 术后立即出现血清钙<1.5mmol/L，需要静脉补充大剂量钙剂才能控制严重的低钙血症，并且需要联合高钙透析液进行透析以及补充骨化三醇和碳酸钙。一般低钙血症在术后 1～3 个月即可纠正。低钙血症的发生与骨饥饿综合征有关。PTH 术后骨饥饿综合征的发病率从 27.8% 到 51.2% 不等，其发生的危险因素为术前较高的碱性磷酸酶（Alkaline Phosphatase，ALP）水平，ALP>500U/L，提示骨损害较严重；以及术后 PTH 的快速下降。PTH 水平术后骤降会导致骨吸收的快速下降，而骨形成速度没有下降，大量钙质转移至骨骼，造成出现严重的低钙血症。

患者通常会出现肌肉痉挛、刺痛、手足抽搐、癫痫发作和心律失常。因此，在 PTX 术前便开始较大剂量经胃肠外补充钙剂或维生素 D 类似物有可能预防严重的低钙血症。PTX 早期需要静脉补充 6～12g 钙才能避免严重低钙血症的发生。静脉补充钙剂作为首选，且最好给予深静脉置管补液，减少钙剂外漏。随着低钙血症的纠正，应尽早改为口服制剂。在术后前 48h，应每 6h 测定一次血钙。除此之外，术后早期骨化三醇的用量可以达到每天 2～4μg，甚至更多，并需要联合补充镁剂用以纠正低镁血症。术中切下的甲状旁腺组织的重量对低钙血症的严重程度有预测作用，并指导术后静脉补充钙剂的剂量。一般来说，每切除 1g 的甲状旁腺组织，在术后前 24h 需要补充相应克数的氯化钙。

3）持续性或复发性甲状旁腺功能亢进：不论行何种术式都有术后持续 SHPT 以及复发的风险。如果术后出现持续的 PTH 水平的升高则提示术中有未完全切除的甲状旁腺组织，术后 6 个月内 iPTH 最低值>60pg/mL，其原因多为甲状旁腺腺体未切除彻底，或遗漏了异位甲状旁腺。

复发性甲状旁腺功能亢进是指术后 iPTH 降至正常，在术后 6 个月出现 iPTH 的再次升高。其原因多为导致 SHPT 的危险因素持续存在，刺激残留的腺体或细胞增生而致。文献报道，4.5% 的患者出现持续性 SHPT 症状，远期复发率为 8.0%～11.7%。对于术后监测时机和频率尚无证据支持，但一般认为，术后六个月，应每个月监测血钙、磷与 iPTH，术后 6 个月可延长为每三个月监测一次。术后及早发现钙磷代谢紊乱，纠正钙磷代谢，抑制甲状旁腺细胞活性，延缓腺体增生进程。对于复发性甲状旁腺功能亢进，再次行手术切除难度增加，异位移植的甲状旁腺组织一旦复发便很难被完全切除，而且也有恶变的可能性。

4）甲状旁腺功能减退：tPTX 可能的问题是术后永久的甲状旁腺功能减退，可能会造成无动力性骨病和心血管钙化进展。PTX 术后 iPTH 的适应范围，目前指南并无推荐。术后持续低 iPTH 状态下合并的钙磷代谢情况也缺乏大规模的询证医学证据。同样对于 PTX 术后甲状旁腺功能减退的治疗也缺乏证据。

5.甲状旁腺微波射频消融术

超声引导下经皮甲状旁腺微波消融术属于一种微创的 PTX，适用于影像学阳性 SHPT 以及持续或复发性 SHPT 的治疗，尤其是心血管情况不能耐受其他术式的危重患者。有报道微波消融后血 PTH、血钙、血磷水平明显下降，临床症状明显缓解，并发症较少，手术安全有效。不适用于有异位结节的 SHPT 患者，该操作对术者技术水平要求较高，术后复发风险高，因此不作为 SHPT 的首选手术方案。

6.调整透析液钙浓度对 SHPT 的作用

低钙血症作为 SHPT 的致病因素，因此是 SHPT 治疗的关键一点。对 SHPT 低钙血症的治疗主要是靠含钙磷结合剂与 VDRA 的应用来调整，通过透析液含钙量来调整血钙，目前是有争议的。关于透析液中的最佳钙浓度没有共识。对透析液含钙量的选择一般要考虑患者钙磷代谢和骨代谢状况以及对心血管状况的影响。对于 PTH 水平低且有无动力骨病风险的患者，可以使用相对较低的钙浓度以促进 PTH 的分泌。KDOQI 指南提出，建议 HD 患者的透析液钙浓度为 1.25mmol/L，这种情况下可以给应用含钙磷结合剂或大剂量活性维生素 D 类药物提供空间，以减少钙化风险。KDIGO 建议使用透析液钙浓度在 1.25～1.50mmol/L 之间。

八、预防措施

已经进入到 HD 阶段的患者，接近 90%的患者会继发 SHPT，因此从 CKD3 期即应该关注钙磷代谢与 PTH 的水平变化，早期通过饮食、药物预防 SHPT 的发生，或延缓已经发生的 SHPT 的进展，起到减少骨代谢紊乱和异位钙化的作用，最终降低相关并发症的风险，尤其是威胁生命的骨折和和心血管事件的发生，提高患者的生存质量。建议采取以下预防措施减少 SHPT 的发生。

（1）CKD 早期按照指南推荐频率监测血钙磷 PTH，及时发现异常并处理。

（2）血磷是 SHPT 的启动因子，因此在 CKD3 期应该从饮食上限制总的磷摄入量，减少加工食物的摄入，注意饮食磷蛋白比。如果严格控制饮食，血磷仍呈持续增长的趋势，应当启动磷结合剂治疗。避免血磷持续增高对 SHPT 的刺激以及钙化的发生。

（3）已经进入透析阶段的 ESRD 患者，应保证透析的充分性，每周 3 次、每次 4h，尽量不要缩短透析时间。对存在透析不充分性的情况要及时评估与处理，如通路问题或其他不适导致的透析不耐受。

（4）定期进行血液灌流、高通量透析或血液透析滤过治疗，增加中大分子毒素的清除，有助于对血磷和 PTH 的管理。

参考文献

[1] RAMOS A M，ALBALATE M，VáZQUEZ S，et al. Hyperphosphatemia and hyperparathyroidism in incident chronic kidney disease patients[J].Kidney Int Suppl，2008，（suppl）：S88-S93.

[2] Dialysis Outcomes Practice Patterns Study（DOPPS）practice monitor[M].Arbor Research Collective for Health.https：//www.dopps.org/DPM.Accessed August 3，2020.

[3] National Kidney Foundation.K/DOQI Clinical Practice Guidelines for Hemodialysis Adequacy[J]. Am J Kidney Dis，2000，（suppl）37：S65.

[4] TENTORI F，WANG M，BIEBER B A，et al.Recent changes in therapeutic approaches and association with outcomes among patients with secondary hyperparathyroidism on chronic hemodialysis：the DOPPS study[J].Clinical Journal of the American Society of Nephrology，2015，10（1）：98-109.

[5] MALBERTI F，MARCELLI D，CONIE F，et al.Parathyroidectomy in patients on renal replacement

therapy：an epidemiologic study[J] .J AM Soc Nephrol，2001，12：1242-1248.

[6] FERNANDEZ-MARTIN J L，CARRERO J J，BENEDIK M，et al.COSMOS：the dialysis scenario of CKD-MBD in Europe[J] .Nephrol Dial Transplant，2013，28：1922-1935.

[7] Arbor Research Collaborative for Health：DOPPS Practice Monitor[M].Available at：https：//dopps.org.Accessed December 20，2018.

[8] Kidney Disease：Improving Global Outcomes（KDIGO）CKD-MBD Work Group.KDIGO clinical practice guideline for the diagnosis，evaluation，prevention，and treatment of chronic kidney disease-mineral and bone disorder（CKD-MBD）[J] .Kidney Int，2009，76（Suppl 113）：S1-S130.

[9] Kidney disease：improving global outcomes（KDIGO）CKD-MBD update work group.KDIGO 2017 clinical practice guideline update for the diagnosis，evaluation，prevention，and treatment of chronic kidney disease-mineral and bone disorder（CKD-MBD）[J] .Kidney Int Suppl（2011），2017，7（3）：e1.

[10] TAAL M W，THURSTON V，MCINTYRE N J，et al.The impact of vitamin D status on the relative increase in fibroblast growth factor 23 and parathyroid hormone in chronic kidney disease[J] .Kidney Int，2014，86：407-413.

[11] CANALEJO R，CANALEJO A，MARTINEZ-MORENO JM，et al.FGF23 fails to inhibit uremic parathyroid glands[J] .J Am Soc Nephrol，2010，21：1125-1135.

[12] KURO-O M.Klotho in health and disease[J] .Curr Opin Nephrol Hypertens，2012，21：362-368.

[13] ISAKOVA T，IX J H，SPRAGUE S M，et al.Rationale and approaches to phosphate and fibroblast growth factor 23 reduction in CKD[J] .J Am Soc Nephrol，2015，26（10）：2328-2339.

[14] SCIALLA J J，LAU W L，REILLY M P，et al.Fibroblast growth factor 23 is not associated with and does not induce arterial calcification[J] .Kidney Int，2013，83：1159-1168.

[15] SHROFF R C，MCNAIR R，SKEPPER J N，et al.Chronic mineral dysregulation promotes vascular smooth muscle cell adaptation and extracellular matrix calcification[J] .J Am Soc Nephrol，2010，21：103-112.

[16] WILSON P W，KAUPPILA L I，O'DONNELL C J，et al.Abdominal aortic calcific deposits are an important predictor of vascular morbidity and mortality[J] .Circulation，2001，103：1529-1534.

[17] Pieter Evenepoel，John Cunningham，Serge Ferrari，et al.European Consensus Statement on the diagnosis and management of osteoporosis in chronic kidney disease stages G4-G5D[J] .Nephrol Dial Transplant，2021，36：42-59.

[18] MALLUCHE H H，MONIER-FAUGERE M C，BLOMQUIST G，et al.Two-year cortical and trabecular bone loss in CKD-5D：biochemical and clinical predictors[J] .Osteoporos Int，2018，29：125-134 .

[19] SHERRARD D J，HERCZ G，PEI Y，et al.The spectrum of bone disease in end-stage renal failure：an evolving disorder[J] .Kidney Int，1993，43：436-442.

[20] FEHMI H，OSMAN Y，BHAT S，et al.Absence of adyaminc bone disease in African-American with CKD stage 5 after 3 years of vitamin D therapy guided by iPTH anti the PTH-（1-84）N/terminally truncated PTH fragments ratio[J] .Clin Nephrol，2009，71（3）：267-275.

[21] NICKOLAS T L，CREMERS S，ZHANG A，et al.Discriminants of prevalent fractures in chronic kidney disease[J] J Am Soc Nephrol，2011，22：1560-1572.

[22] LAU W L，KALANTAR-ZADEH K.Towards the revival of alkaline phosphatase for the management of bone disease，mortality and hip fractures[J]Nephrol Dial Transplant，2014，29：1450-1452.

[23] MARUYAMA Y，TANIGUCHI M，KAZAMA J J，et al.A higher serum alkaline phosphatase is associated with the incidence of hip fracture and mortality among patients receiving hemodialysis in Japan[J] Nephrol Dial Transplant，2014，29：1532-1538.

[24] 常婷，王燕，李艺，等.甲状旁腺功能亢进的超声诊断分析[J].中国超声医学杂志，2014，30（9）：772-775.

[25] 中国医师协会外科医师分会甲状腺外科医师委员会，中国研究型医院学会甲状腺疾病专业委员会.慢性肾功能衰竭继发甲状旁腺功能亢进外科临床实践专家共识[M].中国实用外科杂志，2016，36：481-486.

[26] 卢毅，程广明，等.继发性甲状旁腺功能亢进甲状旁腺定位方法研究进展[J].中国实用外科杂志，2018，38（3）：337-340.

[27] 孟娇，李心海，陈昊路，等.颈部增强 CT 在继发性甲状旁腺功能亢进症术前评估中的应用[J].温州医科大学学报，2021，51（3）：215-219.

[28] 宁玉东，王田田，薄少军，等.磁共振成像在继发性甲状旁腺功能亢进症术前定位的诊断价值[J].中国耳鼻咽喉头颈外科，2017，24（10）：497-500.

[29] MOE S M，ZIDEHSARAI M P，CHAMBERS M A，et al.Vegetarian compared with meat dietary protein source and phosphorus homeostasis in chronic kidney disease[J].Clin J Am Soc Nephrol，2011，6：257-264.

[30] CANNATA-ANDÍA J B，FERNÁNDEZ-MARTÍN J L，LOCATELLI F，et al.Use of phosphate-binding agents is associated with a lower risk of mortality[J].Kidney Int，2013，84：998-1008.

[31] MALLUCHE H H，DAVENPORT D L，CANTOR T，et al.Bone mineral density and serum biochemical predictors of bone loss in patients with CKD on dialysis[J].Clin J Am Soc Nephrol，2014，9：1254-1262.

[32] LEWIS J B，SIKA M，KOURY M J，et al.Ferric citrate controls phosphorus and delivers iron in patients on dialysis[J].J Am Soc Nephrol，2015，26：493-503.

[33] FLOEGE J，COVIC A C，KETTELER M，et al.A phase III study of the efficacy and safety of a novel iron-based phosphate binder in dialysis patients[J].Kidney Int，2014，86：638-647.

[34] MACCUBBIN D，TIPPING D，KUZNETSOVA O，et al.Hypophosphatemic effect of niacin in patients without renal failure：a randomized trial[J].Clin J Am Soc Nephrol，2010，5：582-589.

[35] LIU Y，LIU L Y，JIA Y，et al.Efficacy and safety of paricalcitol in patients undergoing hemodialysis：a meta-analysis[J].Drug Des Devel Ther，2019，（13）：999-1009.

[36] RAGGI P，CHERTOW G M，TORRES P U，et al.The ADVANCE study：a randomized study to evaluate the effects of cinacalcet plus low-dose vitamin D on vascular calcification in patients on hemodialysis[J].Nephrol Dial Transplant，2011，26：1327-1339.

[37] CHERTOW G M，BLOCK G A，Correa-Rotter R，et al.Effect of cinacalcet on cardiovascular disease in patients undergoing dialysis[J].N Engl J Med，2012，367：2482-2494.

[38] BLOCK G A，BUSHINSKY D A，CUNNINGHAM J，et al.Effect of etelcalcetide vs placebo on serum parathyroid hormone in patients receiving hemodialysis with sec- ondary hyperparathyroidism：two randomized clinical trials[J].JAMA，2017，317（2）：146-155.

[39] 刘志红，李贵森，等.中国慢性肾脏病矿物质和骨异常诊治指南[M].北京：人民卫生出版社，

2019.

[40] 管珩，李沛，等.异位甲状旁腺功能亢进症的外科治疗-66 例报告[J].中华普通外科杂志，2014，29（6）：455-459.

[41] GOLDFARB M，GONDEK S S，LIM S M，et al.Postoperative hungry bone syndrome in patients with secondary hyperparathyroidism of renal origin[J]. World J Surg，2012，36：1314-1319.

[42] Gabrielle K Steinl，Jennifer H Kuo.Surgical management of secondary hyperparathyroidism[J]. Kidney Int Rep，2020，6（2）：254-264.

李　静（撰写）　刘俊铎 （审校）

肿瘤样钙盐沉积症

一、概述

肿瘤样钙盐沉积症是一种罕见的由代谢紊乱引起的综合征，根据病因分为原发性正常血磷性肿瘤样钙盐沉积症、原发性高磷血症性肿瘤样钙盐沉积症以及继发性肿瘤样钙盐沉积症。原发性肿瘤样钙质沉着症是一种常染色体隐性遗传疾病，由于基因突变造成异位钙化肿瘤肿块，不在本节讨论的范围。继发性肿瘤样钙盐沉积症是由各种原因造成的钙磷代谢紊乱，包括 CKD 引起的 SHPT、骨肿瘤、维生素 D 过量等，使得大量钙盐沉积于皮肤、皮下、血管、内脏以及关节周围。本节探讨的是 CKD 相关的 SHPT 引起的钙盐沉积症，即尿毒症肿瘤样钙盐沉积症（Uremic Tumoral Calcinosis，UTC）。

二、定义

UTC 是指在尿毒症尤其是长期 HD 患者中合并 MBD 而出现的钙质异常沉积于软组织和关节周围，形成肿瘤样钙盐沉积包块，引起疼痛和关节功能障碍。

三、流行病学和风险因素

UTC 是一种罕见的 ESRD 相关的并发症，一般在 HD 患者出现 SHPT 8～36 个月后发病，患病率在 0.5%～3%之间。

关于 UTC 的报道，国内外大多数为个案报道或小样本的临床分析。国内报道了 10 例关于 UTC 的临床分析，10 例患者均合并不同程度的高磷血症，这与此前研究结果一致，提示高磷血症是 UTC 的危险因素。虽然 UTC 属于骨外钙化的范畴，但是在不同研究中发现，UTC 与血钙并无相关性，多数 UTC 患者血钙不高。另外，UTC 大多数继发于 SHPT，但是根据文献报道，UTC 在 PTH 水平不高、低转运骨病和无动力骨病的患者中也有发病。加上 UTC 发病隐匿，容易与肿瘤样疾病混淆，因此在临床上容易被误诊或漏诊。

有研究观察到 UTC 患者表现出较高的超敏 C 反应蛋白水平，这提示局部炎症反应可能会促进 UTC 的形成。当然炎症指标上升也有可能是局部发生转移性钙化的结果，如钙磷沉积关节周围软组织，产生无菌性炎症反应。

四、发病机制

目前 UTC 的发病机制尚不明确，可能与 SHPT 关系密切，也可能与高磷血症、过量应用含钙磷结合剂以及活性维生素 D 有关，这些都会增加体内钙磷负荷，使得钙磷沉积增高。此外，UTC 好发于负重关节和过度使用的小关节周围，这种关节周围的慢性局部损伤也被认为是 UTC 的好发因素。

在众多危险因素中，高磷血症最为关键。患尿毒症时体内矿物质和 PTH 处于紊乱状态，钙盐无法沉积于骨骼，当某些促进钙盐沉积在局部软组织的条件并存时，如局部创伤、血肿和可钙化基质蛋白过多产生等，钙盐便会沉积于软组织，进而软组织包块越来越大，形成肿瘤样包块。中国广州的研究中，总结了 13 例 MHD 的 UTC 病例，其中 4 例患者的 iPTH 水平较低。其他可能的易感因素是 FGF-23 和半乳糖基转移酶 3 （Galactosyltransferase 3，GALT3）基因突变，此基因突变导致功能性成纤维细胞生长因子（Fibroblast Growth Factor，FGF）水平降低，进而造成难以控制的高磷血症，发展为肿瘤性钙盐沉积症。

此外，透析不充分也是 UTC 发病的一个诱发因素。透析不充分会加重高磷血症和 SHPT 的风险。

五、临床表现

UTC 通常表现为过度使用的小关节和大的负重关节周围痛性肿瘤样肿块。起初表现为关节活动受限和局部疼痛，骨样坚硬肿块好发于关节部位，一般不侵犯骨骼，但有可能穿透皮肤，造成皮肤溃疡和感染。也有病例报道增大的肿块会侵犯骨骼造成骨质破坏和难以忍受的疼痛。文献对 UTC 的报道往往都局限于单发病例或是几个病例的汇总，大多数病例涉及肩关节、髋关节和跖指骨关节，脊柱病例相当罕见，有个别病例报道发生在颈椎。2019 年新加坡报道了一例颞下颌关节受累的病例。

影像学检查具有一定的特异性，X 线检查可见病变部位大小不等的高密度团块影，呈"卵石样"或"菜花样"改变，边缘清晰，周围骨质未见明显吸收、破坏。也可进行 CT、MRI 以及 CT 三维重建，以对肿块与周围组织的关系进行详细评估。

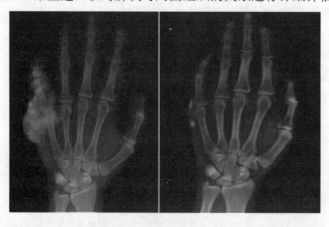

图 3-16　左手肿瘤样钙盐沉积在 PTX 术后 6 个月前后对比

六、处理措施

UTC 的临床治疗包括限磷饮食、服用拟钙剂、服用不含钙磷结合剂、低钙透析液透析、高通量 HD、PTX 和肾移植等。但是迄今为止 UTC 的治疗并没有被标准化。尽管大多数 UTC 患者的 iPTH 水平升高，但少数患者的 iPTH 水平较低。根据 iPTH 水平和临床症状，决定患者是否接受 PTX 或药物治疗。最满意的结果是通过适当的治疗，UTC 消失，无须手术切除结缔组织。

1.非含钙磷结合剂

高磷血症是 HD 患者最主要的并发症之一，被认为与 UTC 的发病密切相关，其治疗一般是在限磷饮食的基础上再联合使用磷结合剂。而钙负荷过重也被认为是 UTC 发病的相关因素，因此对已经出现 UTC 的患者应特别注意避免应用含钙磷结合剂。目前主流的非含钙磷结合剂为碳酸镧和司维拉姆，具体使用方法、剂量和副作用可参考本书"SHPT"部分。

2.硫代硫酸钠（Sodium Thiosulfate，STS）

STS 是一种高可溶性钙螯合剂，由于其钙螯合和抗氧化特性，因此 STS 也被用于治疗特定的尿毒症动脉病变和 UTC，特别是在没有甲状旁腺功能亢进或存在难治性高钙磷产物的患者中。对于 STS 在 UTC 的使用剂量上并无明确推荐。在中国广州的研究中，4 名患者应用不含钙磷结合剂与 STS 联合治疗，1.92~3.2g/d，每周三次透析结束前 30min 静脉给药，治疗 4~6 个月观察到了血磷下降以及其他方面的积极反应，在治疗的 5~6 个月后钙性包块的体积有所下降。国外有文献报道在 UTC 包块部位注射 STS 的两例报道，剂量为 1~3g/周，时长为 12 和 21 个月，均发现包块的缩小。另外一个 4 例的临床报告中，STS 的应用剂量较大，20g/d，每月应用 5d，疗程为 6 个月以上，其中 3 例可见包块缩小。常见副作用为恶心、呕吐与酸中毒等。STS 只能作为 UTC 综合治疗的一部分，单独应用通常难以奏效。

3.PTX

对于合并难治性 SHPT 的 UTC 患者，已经形成甲状旁腺结节或腺瘤，甚至发展成为三发性甲状旁腺功能亢进，此时行 PTX 手术是最好的选择。来自广州的研究，13 例 UTC 患者中 9 例接受了 PTX 或 PTX 加甲状旁腺自体移植术，术后血钙、磷和 iPTH 水平得到迅速改善，而钙化肿块一般都在术后 4~6 个月减小甚至消失。这一结果与之前国外一些文献中的结果一致，只不过国外文献中的病例数更少，切除的 PTX 的术式有所不同。研究发现，UTC 患者接受 PTX 手术后，包块缩小的有效率为 62.5%，而且包块缩小与术前较短的 UTC 病程、较高的 ALP 水平以及术后低血磷具有相关性。但是术后一年以上，UTC 仍有复发的风险。

4.局部肿瘤切除术

对于一些严重影响功能或疼痛的 UTC 包块，可以考虑手术切除。在一例 UTC 导致寰枢椎半脱位和疼痛引起活动范围受限的报告中，Chang 等描述了病变切除后获得了令人满意的疼痛缓解和功能改善。一例颞下颌关节的包块，进行手术切除了局部的肿块，也取得了明显的改善。然而局部切除包块必须与其他治疗相结合，否则内环境紊乱无法纠正，尤其是肿块未能完全切除时，具有近 33% 的高复发率。

5.其他治疗

UTC 作为 MHD 患者异位钙化的一种，避免含钙磷结合剂的使用以及限制活性维生素 D 的应用是非常重要的。拟钙剂可在 iPTH 明显升高合并高钙血症的 UTC 患者中降低 iPTH 水平，但是否能缩小和改善 UTC 肿块大小和症状，目前证据尚不充足。文献报道过一例 UTC 患者通过每日夜间透析治疗 9 个月，UTC 患者钙化沉积表现消失，其机制不明确，考虑与难治性高磷血症得以控制有关，但目前也缺乏证据支持。

总之，UTC 需要根据 iPTH 水平和临床症状进行医疗干预。PTX 在伴有高 iPTH 的 UTC 患者中起着重要作用。非含钙磷结合剂合并 STS 可被视为低 iPTH UTC 患者的合理治疗方法。但无论采用何种治疗方法，复发的风险都是存在的，肾移植可能是根治 UTC 的唯一方法，但是这方面的数据十分有限。

七、预防措施

UTC 是 ESRD 尤其是长期 HD 患者的一个罕见而又非常严重的并发症，其发生与长期矿物质代谢紊乱造成的软组织异位钙化有关。因此对于 HD 患者来讲，最好的治疗方法就是预防严重的 SHPT 的进展，以饮食、透析和药物相结合，维持血钙、磷处于达标范围内，合理应用磷结合剂与活性维生素 D，防患于未然才是最好的治疗。

参考文献

[1] SPRECHER F.Familial tumoral calcinosis： from characterization of a rare pheynotype to the pathogenesis of ectopic calcification[J].J Invest Dermatol，2010，130（3）：652-660.

[2] CHANG C C，SUNG C C，HSIA C C，et al.Uremic tumoral calcinosis causing atlantoaxial subluxation and spinal cord compression in a patient on continuous ambulatory peritoneal dialysis[J].Int Urol Nephrol，2013，45（5）：1511-1516.

[3] CARVALHO M，DE MENEZES I A，RIELLA M C.Massive，painful tumoral calcinosis in a long-term hemodialysis patient[J].Hemodial Int，2011，15（4）：577-580.

[4] HAMADA J，TAMAI K，ONO W，et al.Uremic tumoral calcinosis in hemodialysis patients：clinicopathological findings and identification of calcific deposits[J].J Rheumatol，2006，33（1）：119-126.

[5] COFAN F，GARCíA S，COMBALIA A，et al.Uremic tumoral calcinosis in patients receiving long term hemodialysis therapy[J].J Rheumatol，1999，26（2）：379-385.

[6] 熊敏，王晶，等.尿毒症肿瘤样钙质沉着症 10 例临床分析[J].中华内科杂志，2020，59（11）：860-865.

[7] HERNANDES F R，CANZIANI M E，BARRETO F C，et al.The shift from high to low turnover bone disease after parathyroidectomy is associated with the progression of vascular calcification in hemodialysis patients：A 12-month follow up study[J].PLoS One，2017，12（4）：e0174811.

[8] WANG J，ZENG M，YANG G，et al.Effects of parathyroidectomy on tumoral calcinosis in uremic patients with secondary hyperparathyroidism[J].BMC Surg，2019，19（1）：133.

[9] Guibao Ke，Sijia Li，Yanhai Cui et al.Treatment of uremic tumoral calcinosis in maintenance hemodialysis patients[J].Blood Purif，2020，49（6）：658-664

[10] ICHIKAWA S，BAUJAT G，SEYAHI A，et al.Clinical variability of familial tumoral calcinosis

caused by novel GALNT3 mutations[J].Am J Med Genet A，2010，152A（4）：896-903.

[11] Mostafa Fatehi，et al.Uremic tumoral calcinosis in the cervical spine：case report[J]. J Neurosurg spine，2016，25：26-30.

[12] Yang Sha，Kanglun Hong.Juxta-articular tumoral calcinosis associated with the temporomandibular joint：a case report and concise review[J].BMC Oral Health，2019，19（1）：138.

[13] KIM Y，HWANG E，PARK S.Resolution of uremic tumoral calcinosis in a patient on peritoneal dialysis with long term low calcium dialysate treatment[J].Kidney Res Clin Pract，2014，33（4）：226-228.

[14] MALBOS S，URENA-TORRES P，COHEN-SOLAL M，et al.Sodium thio- sulphate treatment of uraemic tumoral calcinosis[J].Rheumatology（Oxford），2014，53（3）：547-551.

[15] J GOOSSENS，M D A，I，M COURBEBAISSE，et al.Efficacy of intralesional sodium thiosulfate injections for disabling tumoral calcinosis：Two cases[J].Semin Arthritis Rheum，2017，47（3）：451-455.

[16] Arthur Mageau，Vincent Guigonis，et al.Intravenous sodium thiosulfate for treating tumoral calcinosis associated with systemic disorders：Report of four cases[J].Joint Bone Spine，2017，84（3）：341-344.

[17] Gregor Mockel，Frank Buttgereit，et al.Tumoral calcinosis revisited：pathophysiology and treatment[J].Rheumatol Int，2005，25（1）：55-59.

[18] CHANG C C，SUNG C C，HSIA C C，et al.Uremic tumoral calcinosis causing atlantoaxial subluxation and spinal cord compression in a patient on continuous ambulatory peritoneal dialysis[J].Int Urol Nephrol，2013，45（5）：1511-1516.

[19] KING J J，BRENNAN K B，CRAWFORD E A，et al.Surgical complications associated with extensive tumoral calcinosis[J].Am J Orthop （Belle Mead NJ），2011，40（5）：247-252.

[20] S.Joseph Kim，FRCPC，Marc Goldstein，et al.Resolution of massive uremic tumoral calcinosis with daily nocturnal home hemodialysis[J].Am J Kidney Dis，2003，41（3）：E12.

李　静（撰写）　刘俊铎（审校）

退缩人综合征

一、概述

退缩人综合征（Shrinking Man Syndrome，SMS）是因某些疾病造成患者身高缩短并伴随其他多系统病变的一组临床综合征。SMS 最主要的患病原因是尿毒症的并发症——SHPT，因此该病一般指由长期 HD 所引起的特殊并发症。随着 HD 治疗水平的提高，MHD 患者的预期寿命较前明显增加，随之出现的透析相关的远期并发症日益明显，严重的 SHPT 合并的长期钙磷代谢紊乱与 iPTH 的过度分泌作用在骨骼系统，出现一系列骨代谢紊乱，进而影响骨骼，引起以身高变矮为主要表现的罕见病症。

二、定义

SMS 是一组以身高明显缩短伴骨痛、骨畸形、病理性骨折、皮肤瘙痒等其他症状为主要特征的临床综合征。重者可伴有口腔内和颜面部改变，包括齿龈、软腭增生、鼻梁塌陷、颜面部钙化、头面部缩小呈猴样畸形等表现。一般发生在 MHD 患者中，当透析患者出现 SMS 的表现时，提示已经进入 SHPT 的严重阶段，多合并明显的软组织钙化和心血管系统钙化，严重影响患者的生活质量以及预后。

三、流行病学与危险因素

SMS 首次由美国学者在 1980 年报道，1 例 HD 9 年的患者身高缩短 28cm，并命名为 SMS。在此之后国外相继出现类似报道的病例。我国最早于 1987 年报道了 1 例透析龄 8 年身高缩短 19cm 的患者。虽然 SMS 是一种比较罕见的 HD 并发症，目前关于该病的大规模报道并不多，但是也不乏出现国内外个案报道或是小样本的临床病例总结。检索《中国知网数据库》可发现，自建库至今个例报道仅有 138 例。并且随着近几年对 SHPT 治疗的规范化、新药的引入以及 PTX 手术技巧和术后管理的提高，SHPT 的管理更加完善，患者不至于进入 SMS 状态，因此近几年该病也呈现出减少的趋势。2011 年两个单中心研究报道了 SMS 在长期 MHD 患者中的患病率为 2.62%～2.92%。

由于 SMS 总体发病例数较少，缺乏统计学意义，因此目前判断 SHPT 进展为 SMS 的危险因素并无特别多证据。有报道发现确诊患者的透析龄多在 10 年以上，合并高钙血症、骨质疏松、高 ALP 及 iPTH 明显升高（iPTH＞2000pg/mL 超过 3 年）、活性维生素 D 冲击治疗史等。另一个单中心 SMS 分析，纳入 123 例透龄在 3 年以上的 HD 患者，其中身高缩短≥6cm 者 5 例，相关性分析发现身高下降仅与 iPTH 呈正相关，与其他指标无明显相关性。另有研究发现 70 例 SHPT 患者中 50 例出现身高较开始透析之前明显缩短；退缩组患者的透析龄、血 PTH、血磷、血 ALP 及 FGF-23 显著高于非退缩组患者。因此，虽然目前 SMS 的危险因素尚不明确，但通过现有的文献可以推断出 SMS 与 iPTH 水平、透析龄等因素可能存在一定的相关性。

四、发病机制

尿毒症合并 SMS 的发病可能与以下因素有关：低钙血症，磷潴留，维生素 D 及 VDR 减少，CaSR 的下调，酸中毒，基因多态性，甲状旁腺自主性增生，尿毒症毒素的作用等。上述诸因素相互作用，最终导致甲状旁腺增生、肥大以及 PTH 的过度合成、分泌。

过多的 PTH 促进破骨细胞和成骨细胞增生，形成新的交织骨。高浓度的血磷与钙结合沉积于这些新骨中，钙化过度的新骨往往堆积在干骺端、软骨下及脊椎体，造成轴骨分层状硬化及四肢骨骨质疏松。所以，SMS 相关骨病变包括骨质疏松、骨软化症、纤维囊性骨炎和骨质硬化等多种形态表现。严重者可出现椎骨受压，身材变矮。

低磷血症同样也是导致 SMS 的重要致病因素。血磷低，血钙正常，导致钙磷乘积减少，早期可表现为骨量减少，以后可出现畸形和多发性病理性骨折，易累及颅骨、四肢长骨和锁骨等部位。骨内膜和骨外膜的骨吸收部位增多，破骨细胞数量增加，骨质管腔变大且不规则，骨皮质明显变薄。骨形成部位增多，矿化骨体积减小，矿化沉积率下降。

高磷血症与低磷血症都有可能出现钙磷沉积低于正常，导致骨矿化障碍，临床出现骨痛、病理性骨折，严重者使承重骨受压导致身材变矮。但是高磷血症和低磷血症导致骨化障碍的具体机制仍不清楚，需要深入探讨研究。

五、临床表现

SMS发病隐匿，早期没有特殊症状，但是生化检查指标会有长期钙磷代谢紊乱、iPTH升高的表现。出现能察觉的身高变矮往往都会经历多年的HD过程，正是因为早期没有特异性临床表现，因此未能引起重视。随着疾病进展，患者会出现骨痛、骨折及近端肌无力以及一些特殊的体征和影像学改变。

1.症状

患者常出现骨痛，严重时可出现自发性骨折。骨痛常发生在承重骨、足跟、髋骨、肩关节、肘关节，疼痛性质为深部不固定的疼痛，受压、承重或转移体位可使疼痛加重，可能会与关节疾病相混淆。骨折多表现为脆性骨折或自发性骨折，比如脊柱压缩性骨折、股骨颈骨折等。

SMS的早期症状不典型，一旦出现身高缩短往往合并多系统病变，严重时患者生活不能自理，心血管系统并发症明显，严重影响生活质量和预后，是一种致残率很高的疾病。

2.体征

患者常合并一定程度的骨骼畸形，常见为胸廓变形、鸡胸样表现，如胸骨前凸、胸椎后凸、"O"形腿等。到晚期患者还会出现典型的颜面部改变、牙龈增生、口腔内软组织增生、鼻梁塌陷、颜面部异位钙化、头面部缩小呈现猴样特殊性畸形面容。

3.影像学表现

X线与CT检查常可以发现骨骼畸形，如胸廓塌陷、胸廓畸形以及病理性骨折等，以及颌骨表面肿块、膨大的表现；通常也会合并SHPT引起的骨病的特异性改变，比如骨吸收、新骨形成加速而钙化不良形成的囊性病变等。随着核医学在肾病领域的进展，近年来，有应用99Tcm-亚甲基二磷酸盐单光子发射计算机断层显像/计算机断层扫描（99Tcm-Methylene Diphosphate Single-Photon Emission Computed Tomography/Computed Tomography，99Tcm-MDP SPECT/CT）对尿毒症致SMS伴骨性狮面进行检查的病例，可以清晰地显示出颌骨以及全身骨骼代谢异常的表现。

对该病的诊断结合多年HD病史、血钙、血磷、PTH的改变以及骨痛、骨骼畸形等特殊临床表现，不难做出诊断。

六、处理措施

当病程进入到SMS阶段后，药物治疗收效甚微。甲状旁腺已经增生形成结节甚至腺瘤者，使用活性维生素D或拟钙剂都很难奏效。此时PTX可从一定程度上改善症状和预后。

因此，目前对SMS的治疗主要是对症治疗，包括以下几点，其中涉及的相关药物剂量和方法可参考本书"SHPT"一节。

（1）对于高磷血症，应控制磷酸盐代谢，限制饮食中磷的含量，口服磷结合剂和通过增加HD剂量降低血磷浓度。

（2）对于低钙血症，应用钙剂口服或改用高钙透析液透析。

（3）对于低磷血症，长期应用磷酸盐合剂及中等量维生素D来延缓骨骼畸形。

（4）活性维生素 D 治疗，目前国内应用骨化三醇，静脉或口服大剂量冲击治疗 SHPT，或者应用帕立骨化醇，用药期间需密切监测血钙、血磷变化。

（5）拟钙剂既可以单独使用也可以与活性维生素 D 类药物联合应用，既治疗 SHPT，又可以更好地维持血钙。

（6）严重的 SHPT 内科治疗不缓解者可行 PTX。PTX 针对的是难治性 SHPT 合并难以控制的高钙、高磷、高 PTH 血症以及骨痛、瘙痒等症状。对于 SMS 本身来讲，PTX 也只能起到一定的缓解或是对症治疗的作用，PTX 术可延缓身高进一步缩短和颌面部骨骼畸形的发展，已经出现的骨骼异常不能恢复正常。一个对 16 例 SMS 患者接受 PTX 的观察，发现所有患者术后 1 天内骨痛及皮肤瘙痒症状很快缓解。血清 iPTH 在术后 1 周较术前明显下降，第 1 和 3 个月长期维持在较低水平。其他学者的研究也都表现出类似的结果，即 PTX 能有效缓解 SMS 骨痛的症状，而且能迅速改善生化指标，但是骨骼畸形和身高不能恢复。

（7）对于肿瘤引起的低血磷症性骨软化病重在进行肿瘤的筛查并及时切除。

七、预防措施

SMS 早期表现与 SHPT 并无明显区别，但一旦出现很难治愈，因此预防重于治疗。应定期监测，及早干预，控制血钙、磷与 iPTH 使其尽量达标。在确诊 CKD3 期后，就应定期对生化指标进行定期监测和相应处理。已经进入透析期的患者，应每个月对血钙、磷进行评估，每三个月对 iPTH 进行评估。及早对高磷血症和轻度 SHPT 进行干预，尽量将指标维持在指南推荐范围内，最大程度延缓 SHPT 的进展。随着医保体制的完善，透析充分性已经不再是广大 HD 患者的压力，大多数患者可以做到每周三次治疗，并且还能接受定期血液灌流、血液透析滤过治疗。随着西那卡塞和帕立骨化醇等药物纳入医保，对 SHPT 的治疗手段更加丰富，而且 PTX 和术后管理的日益成熟，使得某些难治性 SHPT 患者也能得到有效治疗，避免进展到 SMS。

参考文献

[1] 于玲，李寒，王世相，等.维持性血液透析患者合并退缩人综合征 5 例临床分析[J].中国血液净化，2011，10（5）：239-241.

[2] 林江英，牟婉君，陈丹.维持性血液透析患者合并退缩人综合征 2 例报道[J].中国中西医结合肾病杂志，2012，2（13）：164.

[3] HORENSTEN M L，BONER G，ROSENFELD J B.The shrinking man.A manifestation of severe renal osteodystrophy[J].JAMA，1980，244：267-268.

[4] 于宗周.血液净化与矿物质代谢[M].武汉：湖北科学技术出版社，1989：56.

[5] 邱宏，汤兵，贾苗.维持性血液透析合并退缩人综合征 3 例分析[J].中国误诊学杂志，2011，11（36）：9012.

[6] 刘慢慢，姜蕾，罗琼，等.长期维持性血透患者退缩人综合征的单中心流行病学调查[J].中国中西医结合肾病杂志，2013，14（4）：340-342.

[7] 张建荣，耿燕秋，孙长丽.慢性肾衰竭继发性甲状旁腺功能亢进合并退缩人综合征的临床分析[J].中华临床医师杂志：电子版，2013，7（23）：10563-10566.

[8] 张建荣，张凌.退缩人综合征的研究进展[J].国际移植与血液净化杂志，2008，6（3）：1-3.

[9] 龚成鹏，胡佳，夏晓天，等.尿毒症致退缩人综合征伴骨性狮面 99Tcm- MDPSPECT/CT 显像一例[J].中华核医学与分子影像杂志，2020，10（40）：614-615.

[10] 鲁瑶，孙小亮，张凌，等.甲状旁腺全切除治疗继发性甲状旁腺功能亢进[J].中日友好医院学报，2017，2（31）：79-81.

[11] 王琳，刘强强，等.甲状旁腺全切除术有效改善 16 例退缩人综合征临床分析[J].中国血液净化，2014，13（9）：643-646.

李　静（撰写）　刘俊铎 （审校）

Sagliker 综合征

一、概述

Sagliker 综合征是由 2004 年土耳其 Sagliker 医生发现并报道。 慢性肾功能衰竭继发甲状旁腺功能亢进（secondary hyperparathyroidism，SHPT）的患者，由于钙磷代谢异常，逐渐出现多种临床表现，如严重皮肤瘙痒、骨痛、关节痛、血管钙化及异位钙化、肌无力、营养不良、失眠等表现，部分患者还会出现重度骨质疏松、脆性骨折、骨骼变形，甚或出现一系列骨骼形态改变，如身高的明显缩短（退缩人综合征）、面部畸形（狮面人综合征），即 Sagliker 综合征（Sagliker Syndrome，SS）。Sagliker 综合征是慢性肾脏病矿物质代谢紊乱和骨病的一种特殊类型，具有高致残率、致死率的特点。

二、定义

在肾衰竭进行透析的患者中，由于甲状旁腺功能亢进而产生的一组以面部容貌形态变化异常为主的综合征，表现为身材缩短、双手指类杵状指畸形，上颌骨向前向下整体增大，下颌骨前部垂直向增大，最终导致患者的整个面容较发病前表现出明显的下颌前突变大，犹如狮面。故将其命名为 Sagliker 综合征。

三、流行病学和风险因素

目前国内外对 Sagliker 综合征的报道，多为个案报道，且数量有限。仅有一篇土耳其的文章报道，在慢性肾功能衰竭的血液透析患者中，Sagliker 综合征的发病率约为 0.5%，其他国家未见其发病率的报道。国外 Sagliker 等最早报道的 25 例患者，多为年轻的患者，女性多见，国内报道 Sagliker 综合征发病年龄为 25～54 岁，女性明显多见。目前的国内外文献报道年龄最小者为 14 岁女性，提示年龄小的严重继发性甲状旁腺功能亢进症女性患者发展为 Sagliker 综合征的可能性大。国内马丹丹等报道 Sagliker 综合征组患者男/女比例为 0.6：1，平均年龄为 44.38 岁；单纯严重继发性甲状旁腺功能亢进症组患者平均年龄为 51.15 岁，男/女比例为 1：1。原发病方面，国内外报道的病例中原发病多为慢性肾小球肾炎。有研究人员对 23 例 SS 患者进行了 DNA 检测，在 73.9%（17/23）的患者中，检测到 17 种不同的 GNAS1 基因异常。17 例患者的 FGF23 基因中发现了 10 种不同的突变，FGFR3 基因中发现了 22 种不同的突变。因此，这三个基因在 Sagliker 综合征中存在大量突变，这些基因功能可能与疾病存在密切关系。

四、发病机制

在慢性肾衰竭的过程中，常出现钙磷代谢紊乱，导致甲状旁腺增生，从而发生继发性甲状旁腺功能亢进。引起继发性甲状旁腺功能亢进的病因复杂，既有遗传因素，也有低钙、高磷、骨化三醇不足、和 FGF-23/klotho 代谢异常等较多刺激因素。甲状旁腺增生可以分泌大量甲状旁腺激素，作用于骨骼发生高转运骨病，促进肠道钙、磷大量吸收，使骨膜下成骨机制被激活，骨膜下骨沉积，骨骼沿着沉积的方向不断变大成骨细胞和破骨细胞功能活跃，引起颅面部骨骼的变化。同时骨骼破骨活跃又大量释放碱性磷酸酶（ALP）、钙和磷，患者表现为高钙磷沉积和 ALP 增高，骨骼矿物质丢失表现为全身骨密度降低和纤维囊性骨炎，ALP 作为成骨细胞活性的一种标志物，参与矿化且有利于成骨过程，这可能是 SS 患者上下颌骨畸形增生的原因之一。

五、临床表现

主要表现外表丑化、颅骨明显增厚，上颌骨各个方向上明显的变大变长，整个上颌骨体增大，下颌骨前部在垂直方向上明显增长，形成特征性狮面人面容颅骨改变。有牙龈增生、齿距增加。口黏膜软组织良性增生，指尖变细、听力异常，并伴随全身骨骼改变和严重的心理障碍。发病时比较年轻，15-35 岁，平均 26 岁。女性为主，病变重于男性，原发病常见慢性肾小球肾炎，非糖尿病肾病。多是透析不充分及继发性甲状旁腺功能亢进症所引起。结合患者甲状旁腺激素、钙、磷、碱性磷酸酶都明显升高的化验结果，支持慢性肾脏病矿物质代谢紊乱和骨病的诊断，即可诊断 Sagliker 综合征。见图 3-17。

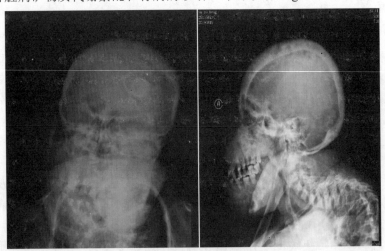

骨板明显增厚、密度增高、严重病例骨质膨胀、密度不均、呈"胡椒盐"样改变。上下颌骨体积增大、牙槽骨硬板吸收、边缘模糊、呈类"狮面征"样改变

图 3-17　Sagliker 综合征头颅 X 线影像

六、处理措施

见退缩人综合征

七、预防措施

见退缩人综合征

参考文献

[1] SAGLIKER Y，BALAL M，SAGLIKER OZKAYNAK P，et al. Sagliker syndrome：uglifying human face appearance in late and severe secondary hyperparathyroidism in chronic renal failure[J]. Semin Nephrol，2004，24（5）：449-455.

[2] YAVASCAN O，KOSE E，ALPARSLAN C，et al. Severe renal osteodystrophy in a pediatric patient with end-stage renal disease：Sagliker syndrome[J]. J Ren Nutr，2013，23（4）：326-330.

[3] 马丹丹，董静，张凌，等. Sagliker 综合征颅颌面畸形初步研究[J]. 中国血液净化，2012，11（7）：352-356.

[4] MOHEBI-NEJAD A，GATMIRI SM，ABOOTURABI SM，et al. Diagnosis and treatment of Sagliker syndrome：a case series from iran[J]. Iran J Kidney Dis，2014，8（1）：76-80.

[5] 张凌，姚力，花瞻，等. 甲状旁腺全切除术治疗 10 例 Sagliker 综合征疗效评估[J]. 中华内科杂志，2011，50（7）：562-567.

[6] DEMIRHAN O， ARSLAN A， SAGLIKER Y，et al. Gene mutations in chronic kidney disease patients with secondary hyperparathyroidism and Sagliker syndrome. J Ren Nutr. 2015，25（2）：176-86.

陈亚魏（撰写） 陶新朝（审校）

第三节 高转运型骨病

一、概述

CKD 患者骨折风险增加，MHD 患者的骨折风险与年龄和性别匹配的对照组相比增加数倍。肾性骨营养不良（Renal Osteodystrophy，ROD）是一组 CKD 患者多发，尤其是 ESRD 患者合并的代谢性骨病。对 ROD 的诊断和分类是基于对骨活检的组织形态学分析而定的，根据骨转运和矿化异常分为高转运骨病、无动力骨病、骨软化和混合性骨病。SHPT 作为 HD 患者的常见并发症，其过量分泌的 PTH 可导致骨转化增加、骨皮质骨增加、骨吸收减少，以及由于矿化缺陷导致皮质表面出现未矿化骨，表现为高转运骨病和骨量减少。骨病严重时可出现骨痛和骨折等。

二、定义

高转运型肾性骨病是 MHD 患者由 SHPT 引起的一种常见的 ROD，在过量 PTH 刺激下，骨组织形态学改变主要为骨形成率增加、破骨细胞数量和大小增加、吸收陷窝增多、骨小梁周围呈现大范围纤维化病变。患者表现为骨骼疼痛、易发生骨折及骨骼畸形。由于骨转化增加而矿化不足，导致类骨质（未矿化骨）数量增加，而胶原排列紊乱使得类骨质在镜下出现编织样外观，进一步表现为骨髓纤维化，也称为囊性纤维性骨炎（Osteitis Fibrosa）。

三、流行病学及危险因素

2006 年 KDIGO 指南就 ROD 的新分类达成一致，该分类对骨异常的评估依赖于骨活检的结果，评估骨转换（Transformation，T）、矿化（Mineralization，M）和体积（Volune，V）的变化，称为 TMV 体系。ROD 可以在 CKD 早期出现，在进入 ESRD 后便会十分普遍。在 ESRD 人群中的观察发现，骨转化率的分布可以非常高也可以非常低，其原因和机制并不明确。此前成人透析患者接受骨活检发现，高转运骨病的比例为 17～50%。近年来发现，CKD5D 期患者无动力骨病发病率增高，有可能与 SHPT 治疗药物的变迁有关，如活性维生素 D 和拟钙剂的广泛应用，极有可能导致骨转化形式发生变化，但目前仍无大规模的数据支持。而骨转运的程度可能存在一定的种族差异，研究发现，与白人相比，黑人 CKD 患者更易合并高转运骨病，而骨活检在黄种人身上的研究较少。

最近关于骨活检数据表明，透析患者骨小梁的高转运与皮质孔隙度增加有关。在此研究中，皮质孔隙度增加的患者的侵蚀深度明显高于孔隙度正常的患者，这可能是由于 PTH 对皮质骨的作用所致。尚未透析的 CKD 患者的骨组织形态计量学数据不多，早在 1970 和 1990 年的研究发现，高骨转换疾病是 CKD 未透析患者中最常见的肾性疾病，而此后的研究发现透析前 CKD 患者低转运骨病比例增加，且这种发病比例的增高一直持续至透析后。

四、发病机制

在 CKD 早期即可出现骨代谢的异常，表现为骨吸收与骨形成的增强，并随着肾功能的恶化、SHPT 进展，以 PTH 为主的影响骨转化和代谢的激素分泌增加，导致骨病的发生与发展。

1.PTH 对骨代谢的影响

正常人骨处于骨吸收与骨形成的动态平衡，受多个内分泌激素以及局部微环境的影响。生理状态下，PTH 可精细调节骨的合成、分解代谢，对成骨细胞和破骨细胞的分化、成熟、凋亡发挥重要作用。PTH 一方面增加破骨细胞皱褶缘的面积，促进骨吸收。另一方面，PTH 还可以促进破骨细胞的成熟，增加破骨细胞的数量，增加破骨细胞活性，从而导致骨吸收活动增加。此外，PTH 与成骨细胞或成骨细胞前体结合，抑制其活性，抑制骨基质蛋白和 I 型胶原的产生。PTH 分泌受多种因素的调节，如维生素 D、钙、磷、蛋白激酶、性腺类固醇类激素等。高血钙抑制 PTH 分泌，低血钙和高血磷上调 PTH 表达。1，25-（OH）$_2$D$_3$ 可抑制 PTH 基因转录，使 PTH 分泌减少。

SHPT 时，受低钙、高磷、低 1，25-（OH）$_2$D$_3$ 等因素的影响，大量 PTH 产生并释放入血。PTH 对骨形成与骨吸收具有双重作用，在大剂量 PTH 的作用下，破骨细胞活

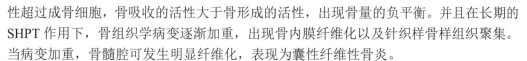

性超过成骨细胞，骨吸收的活性大于骨形成的活性，出现骨量的负平衡。并且在长期的SHPT作用下，骨组织学病变逐渐加重，出现骨内膜纤维化以及针织样骨样组织聚集。当病变加重，骨髓腔可发生明显纤维化，表现为囊性纤维性骨炎。

2.钙对骨代谢的影响

骨是人体最大的钙储存器官。正常人体内 99% 的钙在骨骼中以羟基磷灰石的形式存在。钙对骨的影响可分为直接影响和间接影响。钙可直接促进骨形成与矿化，血钙降低会刺激破骨细胞活性使得骨吸收增强，将钙释放入血，以增高血钙。反之，血钙升高会抑制破骨细胞活性，抑制骨吸收过程，减少钙离子释放入血。当 CKD 合并 SHPT 时，过量的钙沉积于骨骼会造成骨硬化症。CKD 时持续存在的低钙血症会增强前 PTH 原基因转录并促进甲状旁腺细胞增生和 SHPT 的进展，产生的 PTH 作用在骨骼诱导破骨细胞活性增加，增加溶骨作用，这是低钙对骨骼的间接影响。

3.磷对骨代谢的影响

磷对于骨代谢的影响也是分为直接作用和间接作用。磷可以促进骨基质的形成和骨矿物质沉积。简单来讲，高磷抑制骨吸收，低磷促进骨吸收。因此磷对骨有双重效应，磷不足可导致骨软化和佝偻病，磷过多会导致骨营养不良。在 MHD 患者合并 SHPT 时，磷潴留是普遍存在的问题。高磷一方面直接影响骨代谢，但其具体机制尚不明确；另一方面，高磷又是诱发 SHPT 的重要因素，引起 PTH 大量分泌，进而影响骨转换，造成高转运性骨病。同时，高磷状态会抑制 1α-羟化酶，进一步降低骨化三醇水平并减少肠道对钙的吸收，促进 SHPT 的发生。

五、临床表现

1.症状和体征

高转运骨病影响骨的强度以及骨量，因此患者易发生骨痛、病理性骨折。在儿童生长发育期还可造成变形、影响发育速度、身高不足，尤其是在 MHD 的患儿中。一旦发生骨折，则会带来严重的临床后果，如髋部骨折多伴随出血、感染和死亡率的增加。

2.相关检查

目前对 ROD 的诊断和评估的方法有生化标记物和影像学检查以及骨活检。而生化标记物和影像学检查不能充分预测 ROD 复杂骨转化与矿化等组织形态改变。骨活检虽然是诊断 ROD 的金标准，但该技术的实施和开展存在困难。

（1）骨代谢调节激素：近年来非侵入性评估 ROD 的方法-骨代谢标志物（如骨代谢生化标志物或相关激素）已被用作评估骨代谢的无创方法。骨代谢调节激素主要包括维生素 D 及其代谢产物、PTH、降钙素、FGF-23 等。

由于骨转换直接受 PTH 的影响，PTH 水平已成为评估骨转换的一个生物标志物。尽管 PTH 的极端值似乎可以预测透析前和透析患者的骨转换，但在 MHD 患者中，150～450pg/mL 之间的 PTH 水平代表了一个灰色区域，在该区域可以发现所有类型的 ROD 甚至是正常骨改变。因此 PTH 在预测骨转化上仍有很大局限性。而除 PTH 之外，其他骨代谢调节激素对骨转化和矿化的预测意义尚不明确。

（2）骨转换标记物（Bone Turnover Markers，BTM）：BTM 分为骨形成标记物和骨吸收标记物。骨形成标记物代表成骨细胞活性和骨形成状态，包括 ALP、BALP、骨钙素（Osteocalcin，OC）；而骨吸收标记物主要反映破骨细胞活性和骨吸收水平，包括 NTX、CTX、TRAP-5b 等。但是目前对于这些 BTM 与骨转化的程度关系的研究甚少，尚不能反映骨转化的水平。

（3）BMD 检查：DXA、QCT 和 HR-pQCT 用于量化骨量和骨形态具有一定的应用价值，但对 ROD 而言，这类影像学检查虽然可以预测 CKD 患者骨折风险，但是对 ROD 组织形态学变化如骨转运状态及矿化水平无法呈现，而且其对 ROD 的诊断指导意义不大。

（4）骨活检：经四环素双标记髂骨骨活检可以评估骨组织学和骨组织形态计量学，是目前鉴别 ROD 骨转换、评估骨矿化和骨容量的金标准。通过骨活检，将临床表现和组织病理学骨病变联系起来，临床医生能够更好地了解 ROD 的病理生理变化学和自然病程。骨组织形态计量学通常在小梁骨上进行。KDIGO 指南建议根据三个变量对 CKD 患者的骨活检进行表征转换（从低到高），矿化（从正常到异常）和骨容量（从低到高）即"TMV"分级系统。

由于骨活检是一个侵入性的操作，而且对骨活检结果的评估和解读需要医生具有很专业的知识，这限制了骨活检在临床中的广泛应用。也正因如此，KDIGO 指南和中国 CKD-MBD 指南均不常规推荐骨活检作为 ROD 的常规检查项目。对 CKD 患者进行骨活检推荐的临床适应证包括：不明原因骨折、持续性骨痛、不明原因高钙血症、不明原因低磷血症、可能存在铝中毒及使用双膦酸盐治疗 CKD-MBD 前等。

目前 ROD 诊断和具体分类的金标准仍然是骨活检的（定量）组织形态计量学分析，但目前缺乏大量循证证据，主要用于研究领域。

六、处理措施

对于高转运骨病的治疗，主要是针对 SHPT 的治疗。

1.降低高血磷、维持正常血钙

MHD 患者钙磷代谢紊乱十分普遍，早期常合并低钙血症和高磷血症，二者也是 SHPT 重要的发病机制。因此应密切监测血钙、血磷变化，从饮食、磷结合剂与透析三方面着手进行降磷治疗。在磷结合剂中，目前含铝磷结合剂因其对骨软化的影响，已很少使用；含钙磷结合剂因高钙血症和异位钙化的风险，指南中也提出应限制使用；非含钙非含铝磷结合剂中司维拉姆与碳酸镧是目前应用最广泛的磷结合剂，具体使用详见本书"SHPT"章节。

2.降低 PTH

对持续升高的 PTH 水平，应启动降低 PTH 的药物治疗，治疗前需评估患者血钙、血磷以及磷结合剂的应用情况。可选择维生素 D 类似物如骨化三醇和帕立骨化醇，或拟钙剂以及两种药物的联合使用，能有效降低 CKD 患者的 PTH 水平。其中帕立骨化醇能减弱破骨细胞活性，有利于骨重塑。拟钙剂是一种作用于 CaSR 的变构激动剂，目前应用最多的是第一代拟钙剂西那卡塞。BONAFIDE 研究经重复骨活检证实盐酸西那卡塞可改善 ROD 患者骨转运状态，并能显著降低血 PTH、钙等骨代谢生化指标。

3.PTX

药物治疗无效的顽固性 SHPT 进行 PTX 可明显缓解骨痛、瘙痒等症状，降低 PTH

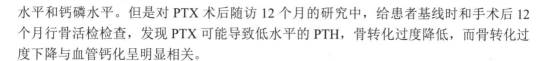

水平和钙磷水平。但是对 PTX 术后随访 12 个月的研究中，给患者基线时和手术后 12 个月行骨活检检查，发现 PTX 可能导致低水平的 PTH，骨转化过度降低，而骨转化过度下降与血管钙化呈明显相关。

七、预防措施

对高转运骨病的预防同 SHPT 的预防，包括纠正钙磷代谢紊乱，及时补充活性维生素 D 类药物等方面。对于 MHD 患者，保证透析的充分性，密切监测有关生化指标变化，有助于预防或延缓 SHPT 的进展，进而预防高转运骨病的发生。

参考文献

[1] JADOUL M，ALBERT J M，AKIBA T，et al.Incidence and risk fac- tors for hip or other bone fractures among hemodialysis patients in the Dialysis Outcomes and Practice Patterns Study[J].Kidney Int，2006，70（7）：1358-1366.

[2] EDGAR V LERMA，MATTHEW R.Weir.Henrich's principles and practice of dialysis[M]. Philadelphia：Wolters Kluwer，2017.

[3] EVENEPOEL P，BEHETS G，LAURENT M，et al.Update on the role of bone biopsy in the management of patients with CKD–MBD[J].J Nephrol. 2017 Oct；30（5）：645-652.

[4] MOE S，DRUEKE T，CUNNINGHAM J，et al .Definition，evaluation，and classification of renal osteodystrophy: a position statement from kidney disease: improving global outcomes（KDIGO[J].Kidney Int，2006：69（11）：1945-1953

[5] NOVEL-CATIN E，PELLETIER S，FOUQUE D，et al .Quantitative histomorphometric analysis of halved iliac crest bone biopsies yield comparable ROD diagnosis as full 7.5mm wide samples[J].Bone，2020，138：115460.

[6] SPRAGUE S M，BELLORIN-FONT E，JORGETTI V，et al.Diagnostic accuracy of bone turnover markers and bone histology in patients with CKD treated by dialysis[J].Am J Kidney Dis，2016，67（4）：559-566.

[7] BEHETS G J，SPASOVSKI G，STERLING L R，et al.Bone histomorphometry before and after long-term treatment with cinacalcet in dialysis patients with secondary hyperparathyroidism[J].Kidney Int，2015，87（4）：846-856.

[8] MALLUCHE H H，MAWAD H W，MONIER-FAUGERE M C .Renal osteodystrophy in the first decade of the new millennium: analysis of 630 bone biopsies in black and white patients[J].J Bone Miner Res，2011，26（6）：1368-1376.

[9] HAMDY N A，KANIS J A，BENETON M N，et al .Effect of alfacal- cidol on natural course of renal bone disease in mild to moderate renal failure[J].BMJ，1995，310（6976）：358-363.

[10] COEN G，BALLANTI P，BONUCCI E，et al.Renal osteodystrophy in predialysis and hemodialysis patients：comparison of histologic patterns and diagnostic predictivity of intact PTH[J].Nephron，2002，91（1）：103-111.

[11] SUSAN M OTT，HARTMUT H.Malluche，et al.Importance of bone turnover for therapeutic decisions in patients with CKD-MBD[J].Kidney Int，2021，100（3）：502-505.

[12] BAKKALOGLU S A，BACCHETTA J，LALAYIANNIS A D，et al.Bone evaluation in paediatric chronic kidney disease：Clinical practice points from the European Society for Paediatric Nephrology CKD-MBD and Dialysis working groups and CKD-MBD working group of the ERA-EDTA[J]. Nephrol.Dial.Transplant，2021，36，413-425.

[13] Stuart M.Sprague，Ezequiel Bellorin-Font，et al.Diagnostic accuracy of bone turnover markers and bone histology in patients with CKD treated by dialysis[J].Am J Kidney Dis，2016，67（4）：559-566.

[14] POCOCK N.Use of dual energy X-ray absorptiometry，the trabecular bone score and quantitative computed tomography in the evaluation of chronic kidney disease-mineral and bone disorders[J].Nephrology （Carlton），2017，2：19-21.

[15] Luca Dalle Carbonare，Maria Teresa Valenti，et al.Bone biopsy for histomorphometry in chronic kidney disease（CKD）：State-of-the-Art and New Perspectives[J].J Clin Med，2021，10（19）：4617.

[16] 刘志红，李贵森，等.中国慢性肾脏病矿物质和骨异常诊治指南[M].北京：人民卫生出版社，2019.

[17] Kidney disease：improving global outcomes（KDIGO）CKD-MBD update work group.KDIGO 2017 clinical practice guideline update for the diagnosis，evaluation，prevention，and treatment of chronic kidney disease-mineral and bone disorder（CKD-MBD）[J].Kidney Int Suppl，2017，7：1-59.

[18] HERNANDES F R，CANZIANI M E，BARRETO F C，et al.The shift from high to low turnover bone disease after parathyroidectomy is associated with the progression of vascular calcification in hemodialysis patients：a 12-month follow-up study[J].PLoS One，2017，12：e0174811.

李　静（撰写）　刘俊铎（审校）

第四节　低转运型骨病

一、概述

KDOQI 根据骨组织学检查将 ROD 的骨损害分为高转运型骨病、低转运型骨病（Low Turnover Bone Disease，LTBD）和混合性骨病。LTBD 又包括无动力骨病（Adynamic Bone Disease，ABD）和骨软化（Osteomalacia，OM）两种不同的病理类型。ABD 的主要病因为甲状旁腺功能减退和铝中毒；OM 的主要病因为维生素 D 缺乏和铝中毒。LTBD 导致骨矿化障碍，钙磷等矿物质不能在骨组织沉积，促进了血管钙化，也是 CKD 患者心血管疾病高发的重要原因之一。

二、定义

采用双四环素标记的骨组织计量方法来分析成骨细胞骨形成率和破骨细胞骨重吸收率，两者皆有不同程度降低的称为 LTBD。LTBD 分为 ABD 和 OM。ABD 指骨转运能力降低、骨重塑减少、类骨质几乎缺失，骨组织学上的具体特征是骨小梁周围无纤维化或极少量的纤维化，成骨细胞和破骨细胞均减少，而以成骨细胞减少为甚，虽然成骨细胞合成的类骨质减少，但由于 ABD 的骨矿化能力降低不显著，使得类骨质表现相对正常或减少的类骨质全部被矿化而显现缺失的现象。OM 与 ABD 在骨组织学表现上相似，区别在于 OM 比 ABD 的矿化能力降低更显著，以至于类骨质表现的相对增多，未矿化的骨样物明显堆积（见图 3-13，图 3-14）。

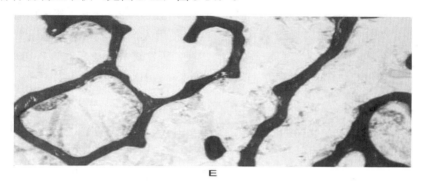

图 3-13　LTBD：骨细胞（成骨细胞和破骨细胞）数量减少

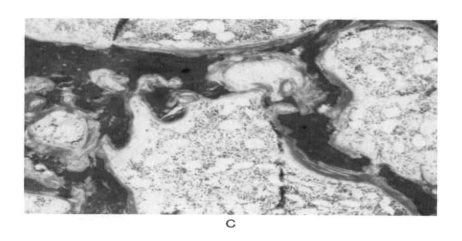

图 3-14　OM，伴有骨质疏松未矿化骨基质（类骨质，红色）

三、流行病学

随着对 ROD 发病机制的揭示和新药的不断上市，以及老年、糖尿病透析患者的增多、SHPT 的积极治疗以及透析技术的进步，CKD 患者骨转运类型的患病率有所改变，不论是透析患者还是非透析患者，过去占主导地位的高转运骨病减少，而 LTBD 患病率逐渐增多，尤其是糖尿病患者。研究表明，CKD 早期阶段 ABD 患病率达到 18% 左右，CKD 晚期阶段从 10% 到 40% 不等，透析患者则为 10%～50%，其中腹膜透析患者患病率高于 HD 患者，约为 50%。在两项大型骨活检研究中，HD 患者 ABD 患病率较高，分别为 58% 和 59%，而高转运性骨病（囊性纤维性骨炎）的发病率显著降低。ABD 的发病率存在地域差异，巴西骨活检登记处显示骨活检的 CKD 患者中 38% 为铝相关性 ABD。印度的一项调查结果显示透析前患者主要表现为高转换骨病，而透析患者中 92.7%为 ABD。此外，OM 最常见的原因是铝中毒，因铝中毒可以抑制骨矿化。然而，随着含铝磷结合剂的废用和引入更有效的水处理技术，OM 的发生率已经降低。

ABD 的易感因素为老年、糖尿病、绝经、类固醇治疗、营养不良-炎症-恶病质综合征（Malnutrition-Inflammation-Cachexia Syndrome，MICS），这部分患者的骨损伤是不可逆的。ABD 的其他易感因素为铝中毒、PTX、使用大剂量含钙磷结合剂和骨化三醇、高透析液钙、腹膜透析（持续暴露于高钙腹透液）等，这部分患者的骨损伤是可逆的，用低钙透析液或非含钙磷结合剂可逆转 ABD 病变。ABD 危险因素见图 3-15。

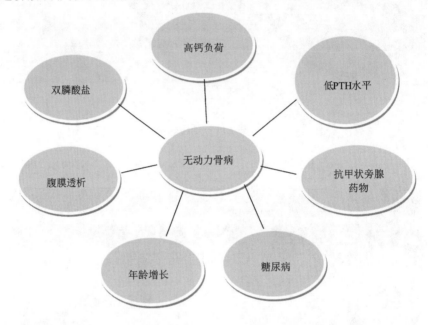

图 3-15　ABD 的风险因素

四、发病机制

ABD 的发病机制尚不清楚，但主要涉及两个因素。①PTH 分泌受抑制：PTH 分泌抑制与过量使用骨化三醇及其类似物、拟钙剂以及钙超载有关。高剂量的骨化三醇也可能对成骨细胞的增殖和功能具有非 PTH 依赖性的抑制作用，因此即使 PTH 水平较高，也可能诱发 ABD。含钙磷结合剂、高钙透析液是钙超负荷的重要原因，其他因素也可能会降低 PTH 水平和骨转运率，如高龄、糖尿病、腹膜透析、性腺功能减退、营养不良、皮质类固醇、双磷酸盐、铝中毒、PTX、生长因子和细胞因子紊乱。骨硬化蛋白和 Dickkopf 相关蛋白 1（Dickkopf-Related Protein 1，DKK1）负性调节成骨细胞成熟，是骨形成抑制剂，而糖尿病患者血清和骨组织中均表达高水平的骨硬化蛋白。②骨骼对 PTH 的抵抗：骨骼对 PTH 的抵抗与许多因素有关，如磷超载、骨化三醇缺乏、骨组织中 PTH 受体表达降低以及尿毒症毒素。尿毒症毒素如硫酸吲哚氧基和硫酸对甲酚可降低 PTH 受体在成骨细胞中的表达，与骨骼对 PTH 的抵抗有关。

五、临床表现

大多数 ABD 是无症状的，也可发展为：①骨痛：最常见的症状，主要发生在脊椎、髋关节，也可以表现为全身骨骼酸痛；②骨折：好发于肋骨、脊椎和胫骨。骨折发生前一般先有潜在的骨微损伤，堆积的骨骼微损伤最终导致骨折的发生。有报道称 LTBD 骨折风险较高，但许多研究都存在一定的局限性；③高钙血症：由于 ABD 的骨组织缓冲钙的能力降低，通常表现为高钙血症，尤其在用钙剂和维生素 D 后更易发生。④异位钙化：ABD 患者血管钙化的风险增加，是一种反常钙化现象。主动脉及下肢动脉钙化常见于 ESRD 患者。一项对 MHD 患者的研究报告了骨低转运与血管钙化之间的关系。同一作者的另一项研究发现含钙磷结合剂的剂量和骨活动之间存在显著的相互作用，因此钙负荷对 ABD 患者的主动脉钙化和顺应性具有显著影响。OM 导致的骨痛症状更显著，骨折风险更大。

六、诊断

①老年人、糖尿病、PTX 术后、应用拟钙剂和骨化三醇及其类似物进行强化治疗、暴露于过负荷的铝或钙、长期使用高钙透析液（3.5mEq/L）的患者应怀疑存在 ABD。②骨活检是诊断 ABD 的金标准。骨活检显示 ABD 骨细胞活性整体下降，包括成骨细胞和破骨细胞的数量下降，不伴有类骨质的积聚。OM 则伴有明显的类骨质积聚。两者成骨细胞胶原合成的比率及其随后的矿化均低于正常水平。③在透析患者中，血清 iPTH 水平低于正常范围值上限的 2 倍，尤其是合并 ALP 水平正常或降低，则高度提示 ABD。④无肝病患者血清总 ALP 水平升高或 BALP 水平升高，基本可排除 ABD。⑤怀疑铝相关的 ABD，应行骨活检或去铁胺试验。影像学检查无法评估骨转运状态。

七、处理措施

①避免导致骨对 PTH 抵抗的因素，如高磷血症、营养不良、使用糖皮质激素、性腺功能减退症等，应予以相应治疗。②避免抑制血 iPTH 水平的治疗，如含钙磷结合剂、骨化三醇及其类似物、拟钙剂和高浓度钙透析。③优先考虑使用不含钙的磷结合剂来控制血清磷水平。④对于铝中毒相关的 ABD，去铁胺是首选药物。⑤重组 PTH，如特立帕肽（PTH 1-34），能够促进成骨细胞生长和破骨细胞活性。Abaloparatide 则是 PTH 相关肽的类似物，可以特异性激活 PTH 受体。然而需要进行临床试验以证明特立帕肽、Abaloparatide 在 ABD 治疗中的安全性和有效性。⑥Romosozumab 是一种结合和抑制骨硬化蛋白的单克隆抗体。硬化蛋白通过抑制 Wnt 信号通路达到减少骨形成的作用；而 Romosozumab 则通过抑制骨硬化蛋白进而改善 ABD 患者的 BMD。

预后：诸多研究显示 PTH 水平过高和过低均为猝死的危险因素（U 型曲线）。法国的一项多中心队列研究纳入 1348 例 HD 患者，研究结果表明 PTH 小于 50pg/mL 和不良生存预后密切相关。韩国的一项多中心前瞻队列研究也显示透析患者低 PTH 水平和感染相关的死亡密切相关。规避 ABD 危险因素可有效预防 ABD 的发生，如避免高钙负荷、避免医源性低 PTH、合理选择抗甲状旁腺药物和及时监测 PTH 水平等。

参考文献

[1] HUTCHISON A J，MOORE P R.Low tureover bone disease[J].Perit Dial Int，1996，16（suppl 1）：S295-S299.

[2] Chia-Yu Hsu，Li-Ru Chen，Kuo-Hu Chen.Osteoporosis in patients with chronic kidney diseases：a systemic review[J].Int.J.Mol.Sci，2020，21：6846-6870.

[3] Sonia Sharma，Ankur Gupta .Adynamic bone disease：Revisited[J].Nefrologia，2021：837.

[4] SISTA SK，ARUM S M.Management of adynamic bone disease in chronic kidney disease：a brief review[J].J Clin Transl Endocrinol，2016，5：32-35.

[5] SPASOVSKI G B，Bervoets A R，Behets G J，et al.Spectrum of renal bone disease in end-stage renal failure patients not yet on dialysis[J].Nephrol Dial Transplant，2003，18：1159-1166.

[6] CARBONARA C E M，DOS REIS L M，et al.Osteodistrofia renal e desfechos clínicos：dados do Registro Brasileiro de Biópsias Ósseas-REBRABO[J].Braz J Nephrol 2020，42（2）：138-146.

[7] Suman Sethi，Nitin Sethi，et al.Changing spectrum of mineral bone disorder in chronic kidney disease stage 3 to 5 D and its associated factors，a prospective cross-sectional study from tertiary care hospital in northern india[J].IJKD，2021，15：199-205.

[8] Chia-Yu Hsu，Li-Ru Chen，et al.Osteoporosis in patients with chronic kidney diseases：a systemic review[J].Int J Mol Sci，2020，21，6846-6870.

[9] BRANDENBURG V M，Verhulst A，Babler A，et al.Sclerostin in chronic kidney disease-mineral bone disorder think first before you block it![J].Nephrol Dial Transplant，2019，34（3）：408-414.

[10]YAMAMOTO S，FUKAGAWA M.Uremic toxicity and bone in CKD[J].J Nephrol，2017，30，623-627.

[11] MORROW B，QUNIBI W.Specific bone and mineral disorders in patients with chronic kidney disease[J].Clin Rev Bone Miner Metab，2012，10：184-209.

[12] MATHEW S，LUND R J，STREBECK F，et al.Reversal of the adynamic bone disorder and decreased vascular calcification in chronic kidney disease by sevelamer carbonate therapy[J].J Am Soc Nephrol，2007，18：122-130.

[13] LONDON G M，MARTY C，MARCHAIS S J，et al.Arterial calcifications and bone histomorphometry in end-stage renal disease[J].J Am Soc Nephrol，2004，15：1943-1951.

[14] LONDON G M，MARCHAIS S J，GUÉRIN A P，et al.Association of bone activity，calcium load，aortic stiffness，and calcifications in ESRD[J].J Am Soc Nephrol，2008，19：1827-1835.

[15] Ana Paula Santana Gueiros，Rodrigo Azevedo de Oliveira，Aluizio Barbosa Carvalho.Adynamic bone disease[J].Braz J Nephrol，2021，43（4 Suppl.1）：650-653.

[16] SISTA SK，ARUM S M.Management of adynamic bone disease inchronic kidney disease：a brief review[J].J Clin Transl Endocrinol，2016，5：32-35

[17] HATTERSley G，Dean T，Corbin B A，et al.Binding selectivity of abaloparatide for PTH-Type-1-receptor conformations and effects on downstream signaling[J].Endocrinology，2016，157：141-149.

[18] DELGADO-CALLE J，SATO A Y，BELLIDO T.Role and mechanism of action of sclerostin in bone[J].Bone，2017，96：29-37.

[19] JEAN G，LATAILLADE D，GENET L，et al.Association between very low PTH levels and poor survival rates in haemodialysis patients：results from the French ARNOS cohort[J].Nephron Clin Pract，2010，118：c211-216.

[20] HONG Y A，KIM J H，KIM Y K，et al.Low parathyroid hormone level predicts infection-related mortality in incident dialysis patients：a prospective cohort study[J].Korean J Intern Med，2020，35：160-170.

滕兰波（撰写）　刘俊铎（审校）

第五节　混合性骨病

　　混合性骨病（Mixed Bone Disease，MBD）是由甲状旁腺功能亢进、骨矿化缺陷引起的，骨形成率正常或降低，总骨量变化不定，骨组织学显示纤维性骨炎和 OM 共存，即高转运型和低转运型同时存在，主要靠骨活检诊断。虽然无创性检查包括血液骨代谢标志物的检测（PTH、BALP、骨钙素和 I 型胶原前肽）与影像学检查，但是唯一的确诊检查是骨活检，因为骨活检可明确患者骨病的组织类型。MBD 常见于甲状旁腺功能亢进症和铝中毒同时存在的患者身上，诊断明确后应先进行驱铝治疗，然后考虑应用活性维生素 D 等药物或手术治疗甲状旁腺功能亢进症。

　　MBD 常见于 CKD 患者的骨活检中。Sherrard 等人报告的 259 例患者中有 18 例可观察到 MBD。该病变的特征是 OM 症中未矿化类骨质增加，骨髓纤维化增加，类似于严重甲状旁腺功能亢进症。由于 PTH 水平升高，因此该组的骨形成增加。Sherrard 等人推测，MBD 患者的高 PTH 水平主要是由于钙补充不足引起的，因为缺乏足够的钙可能导致大量未矿化的类骨质出现。因此，在这些条件下，尽管钙可能以非常高的速率沉积，但过度刺激的成骨细胞会以更高的速率形成类骨质，从而导致混合性骨损伤。MBD 也可呈现出正常骨形成或低骨形成。当铝中毒和甲状旁腺功能亢进共存时，可看到正常骨形成，或者如果铝中毒占主导地位，那么可看见低骨形成。

参考文献

[1] SLATOPOLSKY E，GONZALEZ E，MARTIN K.Pathogenesis and treatment of renal osteodystrophy[J].Blood Purif，2003，21（4-5）：318-326.

[2] ELDER G.Pathophysiology and recent advances in the management of renal osteodystrophy[J].J Bone Miner Res，2002，17（12）：2094-2105.

[3] SHERRARD D J，HERCZ G，PEI Y，et al.The spectrum of bone disease in end-stage renal failure--an evolving disorder[J].Kidney Int，1993，43（2）：436-442.

刘　颖（撰写）　刘俊铎（审校）

第六节 甲状旁腺功能减退

一、概述

甲状旁腺激素（Parathyroid Hormone，PTH）是调节血清钙、磷水平及骨代谢的主要激素之一，主要通过骨骼、肾脏及胃肠道发挥作用。当甲状旁腺功能受到抑制或受损时，就会发生甲状旁腺功能减退。血液透析相关的甲状旁腺功能减退是维持性血液透析患者（MHD）的少见并发症，其临床主要表现为低钙血症、低 PTH、乏力、肢体麻木及抽搐等。其发病常与含钙磷结合剂和活性维生素 D 类似物、拟钙剂的过度使用以及甲状旁腺切除术（PTX）等相关。DOPPS 研究提示 iPTH＜150pg/mL 增加全因死亡率及心血管死亡率。透析患者低甲状旁腺激素水平不仅增加患者的全因死亡率，同时也增加感染相关死亡率。

二、定义

血液透析相关的甲状旁腺功能减退是指血液透析患者由于 PTH 分泌不足引起的一系列症状的临床综合征。由于 MHD 患者 PTH 受体水平下调及骨对 PTH 的抵抗作用，需要将 PTH 维持在正常偏高水平。2003 版 KDOQI 指南则建议将 iPTH 控制在 150～300pg/mL。2017 版 KDIGO 指南建议透析患者的 iPTH 水平维持在正常上限的 2～9 倍。日本透析治疗学会（JSDT）指南建议 iPTH 目标控制范围为 60～180pg/mL。综合上述指南，对于血液透析未接受甲状旁腺切除术（PTX）的患者：iPTH＜150pg/mL 考虑存在甲状旁腺功能相对减低；iPTH＜60pg/mL 为甲状旁腺功能绝对低下。对于接受 PTX 的透析患者，甲状旁腺功能减退的标准尚无统一的定义。由于大部分 PTX 患者术后 iPTH＜150pg/mL，PTH 水平与死亡率之间并无明显"U"形相关性，故 PTX 后诊断透析相关性甲状旁腺功能减退的恰当 iPTH 水平尚待探讨。

三、流行病学和风险因素

随着人们对继发性甲状旁腺功能亢进（Secondary Hyperparathyroidism，SHPT）认识的提高以及相关药物的使用或者 PTX 手术的治疗，MHD 患者甲状旁腺功能减退患病率近年有逐渐增多的趋势。DOPPS 1—4 期的全球研究数据显示甲状 iPTH＜150pg/mL 血液透析患者发生率为 39%，中国 2021 年 DOPPS 研究数据显示 27.8%血液透析患者 iPTH＜150pg/mL。透析患者 PTH 水平与死亡率之间存在"U"形生存曲线，透析患者 PTH 减低增加了全因及心血管死亡率。血液透析相关甲状旁腺功能减退症的风险因素主要是高剂量的含钙磷结合剂、活性维生素 D 及拟钙剂的过量应用，糖尿病，年龄大，营养状态以及 PTX 术等。

四、发病机制

1.PTH 的过度抑制

目前含钙磷结合剂、活性维生素 D 及拟钙剂是治疗 CKD-MBD 的常用药物。含钙磷结合剂可降磷的同时，增加了肠道对钙的吸收，易导致高钙血症，其通过甲状旁腺钙敏感受体抑制 PTH 的合成和分泌。活性维生素 D：一方面促进肠道对钙的吸收，导致高钙血症的发生；另一方面通过甲状旁腺维生素 D 受体直接抑制 PTH 的合成和分泌。拟钙剂，如西那卡塞则可以直接作用于甲状旁腺钙敏感受体以抑制 PTH 的合成和分泌。如果这些药物应用不合理，就可能过度抑制 PTH，导致甲状旁腺功能减退。

2.甲状旁腺切除术后分泌不足

透析患者合并难治性 SHPT 且药物治疗无效的情况下建议行 PTX。PTX 术后的甲状旁腺功能减退大部分为短暂性的，可在数天、数周或数月内恢复。短暂性的甲状旁腺功能减退症是全甲状腺切除术后最常见的并发症，从 30% 到 60% 不等。永久性甲状旁腺功能减退症（需要维生素 D 或钙剂治疗，时间大于 1 年）发病率为 1.9%～4%。

五、临床表现

甲状旁腺功能减退可出现多种临床表现，从症状不明显的轻度低钙血症到危及生命的癫痫发作、难治性心力衰竭或严重的喉痉挛等。

1.急性临床表现

甲状旁腺功能减退症的急性表现是由急性低钙血症引起的，主要出现在 PTX 术后。急性低钙血症的主要表现是手足麻木和抽搐。轻微的症状如口周麻木、手脚感觉异常、肌肉痉挛，严重的可表现为手足痉挛、喉痉挛和局灶性或全身性癫痫发作。部分患者即使出现严重低钙血症，也可无明显的神经肌肉症状，而表现为乏力、易怒、焦虑、抑郁等非特异性症状，心脏可表现为 QT 间期延长、低血压、心力衰竭和心律失常等。

2.慢性临床表现

无动力骨病是透析患者甲状旁腺功能减退的主要临床表现，表现为破骨细胞与成骨细胞数量明显减少甚至完全缺乏，并且骨形成率较低。基底节钙化是长期甲状旁腺功能减退症的另一种表现，可导致锥体外系疾病如帕金森综合征、其他运动障碍（肌张力障碍、偏侧弹跳、舞蹈手足徐动症和眼科危象）或痴呆。慢性甲状旁腺功能减退症还可出现外胚层表现，如皮肤干燥、浮肿和粗糙，眼部疾病如白内障、牙齿异常等。

六、处理措施

1.急性甲状旁腺功能减退

主要为 PTX 术后由于骨饥饿，血清 Ca、P 迅速下降，导致严重低钙的一系列临床症状，如危及生命的癫痫发作、难治性心力衰竭、喉痉挛等。当血清总钙＜1.9mmol/L 时，即使无症状也应补钙治疗。成人的初始补钙治疗可静脉注射 10% 葡萄糖酸钙 10～20mL，持续 10～20min，然后持续静脉泵入葡萄糖酸钙，注意监测血清离子钙水平。同时应尽快开始口服活性维生素 D，如骨化三醇。当血钙在安全范围内（＞1.9mmol/L）且患者无症状时，应逐渐减量静脉补充剂量并增加口服补钙剂量，同时注意监测血钙。

2.慢性甲状旁腺功能减退

慢性甲状旁腺功能减退的透析患者需根据病因处理。如病因考虑为与含钙磷结合剂、活性维生素 D 或拟钙剂的过度应用相关，且无明显低钙血症，可更换或停用相关药物。若病因考虑是 PTX，则需给予长期补钙和活性维生素 D 治疗。对于口服药物治疗效果较差的患者，可给予重组人 PTH 注射治疗。

七、预防措施

血液透析相关甲状旁腺功能减低的预防重点在于合理运用含钙磷结合剂、活性维生素 D 及拟钙剂，定期严密监测 PTH 变化趋势，及时调整治疗方案。对于需进行 PTX 的患者，采用"全切+自体移植"可能更好地兼顾 SHPT 治疗和减少甲状旁腺功能减退症的发生。

参考文献

[1] TENTORI F，WANG M，BIEBER B A，et al.Recent changes in therapeutic approaches and association with outcomes among patients with secondary hyperparathyroidism on chronic hemodialysis：the DOPPS study[J].Clin J Am Soc Nephrol，2015，10（1）：98-109.

[2] Hong Y A，Kim J H，Kim Y K，et al.Low parathyroid hormone level predicts infection-related mortality in incident dialysis patients：a prospective cohort study[J].Korean J Intern Med，2020，35（1）：160-170.

[3] Group，KDIGO Update Work.KDIGO 2017 Clinical Practice Guideline Update for the Diagnosis，Evaluation，Prevention，and Treatment of Chronic Kidney Disease-Mineral and Bone Disorder（CKD-MBD）[J].Kidney Int Suppl （2011），2017，7（1）：1-59.

[4] SAKAGUCHI T，AKIZAWA T.K/DOQI clinical practice guidelines for bone metabolism and disease in CKD[J].Clin Calcium，2004，14（9）：9-14.

[5] KAZAMA J J.Japanese society of dialysis therapy treatment guidelines for secondary hyperparathyroidism[J].Ther Apher Dial，2007，11（1）：S44-S47.

[6] MONTENEGRO F L，BRESCIA M D，NASCIMENTO C J，et al.The deceptive concept of hypoparathyroidism and recurrence after parathyroidectomy in dialysis patients：are we offering a Procrustean bed to some patients？[J].Rev Col Bras Cir，2016，43（5）：327-333.

[7] KOMABA H，TANIGUCHI M，WADA A，et al.Parathyroidectomy and survival among Japanese hemodialysis patients with secondary hyperparathyroidism[J].Kidney Int，2015，88（2）：350-359.

[8] ZHAO X，NIU Q，GAN L，et al.Baseline data report of the china dialysis outcomes and practice patterns study（DOPPS）[J].Sci Rep，2021，11（1）：873.

[9] GALASSI A，SPIEGEL D M，BELLASI A，et al.Accelerated vascular calcification and relative hypoparathyroidism in incident haemodialysis diabetic patients receiving calcium binders[J].Nephrol Dial Transplant，2006，21（11）：3215-3222.

[10] Guh J Y，Chen H C，Chuang H Y，et al.Risk factors and risk for mortality of mild hypoparathyroidism in hemodialysis patients[J].Am J Kidney Dis，2002，39（6）：1245-1254.

[11] FEROZE U，MOLNAR M Z，DUKKIPATI R，et al.Insights into nutritional and inflammatory aspects of low parathyroid hormone in dialysis patients[J].J Ren Nutr，2011，21（1）：100-104.

[12] GUH J Y，CHEN H C，CHUANG H Y，et al.Risk factors and risk for mortality of mild hypoparathyroidism in hemodialysis patients[J].Am J Kidney Dis，2002，39（6）：1245-1254.

[13] ADIYA S，DAMDINSUREN K，DORJ C.Severe Secondary Hyperparathyroidism in a Hemodialysis

Patient：A Case Report from Mongolia[J].Blood Purif，2017，44（1）：35-40.

[14] 国家肾脏疾病临床医学研究中心.中国慢性肾脏病矿物质和骨异常诊治指南概要[J].肾脏病与透析肾移植杂志，2019，28（1）：52-57.

[15] DEDIVITIS R A，AIRES F T，CERNEA C R.Hypoparathyroidism after thyroidectomy：prevention，assessment and management[J].Curr Opin Otolaryngol Head Neck Surg，2017，25（2）：142-146.

[16] ZHENG J W，CAI S Y，SONG H M，et al.Clinical value of intact parathyroid hormone levels on the first day after total thyroidectomy on prediction for permanent hypoparathyroidism[J].Zhonghua Wai Ke Za Zhi，2020，58（8）：626-630.

[17] ALMQUIST M，HALLGRIMSSON P，NORDENSTROM E，et al.Prediction of permanent hypoparathyroidism after total thyroidectomy[J].World J Surg，2014，38（10）：2613-2620.

[18] TAMBYAH P A，ONG B K，LEE K O.Reversible parkinsonism and asymptomatic hypocalcemia with basal ganglia calcification from hypoparathyroidism 26 years after thyroid surgery[J].Am J Med，1993，94（4）：444-445.

王　健（撰写）　于　珮（审校）

第七节　骨质疏松

一、概述

骨质疏松症分为原发性及继发性两大类。继发性骨质疏松症是指由任何影响骨代谢的疾病和/或药物及其他明确病因导致的骨质疏松。与继发性甲状旁腺功能亢进（SHPT）、骨软化或无动力性骨病一样，骨质疏松症是血液透析患者中另一种常见的骨疾病。此外，合并糖尿病、高血压、动脉粥样硬化等疾病的患者更是骨质疏松的高危人群。骨质疏松会导致患者出现骨骼或关节疼痛，使骨折风险增加，病残率和死亡率增加。

二、定义

骨质疏松症是一种以骨量低下、骨微结构破坏，导致骨脆性增加、易发生骨折为特征的全身性骨病。世界卫生组织（WHO）将骨质疏松症定义为骨密度（或骨量）至少比峰值骨量（18—30岁健康成年人达到的骨量）低2.5个标准差，被认为是由于促进骨生成的因素和促进骨吸收的因素之间的不平衡，导致倾向于骨骼分解及骨脆性增加。骨质疏松症可发生于任何年龄，但多见于绝经后女性和老年男性。CKD是骨质疏松症的独立危险因素。

2009年KDIGO CKD-MBD指南指出：骨质疏松的定义适用于CKD G1～G3期成年人，对于G3期以后的CKD患者，骨密度（BMD）低者应该被称为"CKD-MBD伴低BMD"。

三、流行病学和风险因素

国内一项回顾性调查采用 DXA 法测定 337 例 CKD G1～G5 期患者，发现其骨质疏松的发生率分别为 16.5%、34.7%、25%、21.6%、26.8%。1992—2009 年美国肾脏数据库资料显示，透析患者中心骨折（髋骨和脊柱骨折）发生率从 1992 年的 12.5/1000 人年升至 2004 年的 25.3/1000 人年；其中≥65 岁患者更严重，中心骨折发生率从 1992 年的 22.7/1000 人年升至 2004 年的 48.4/1000 人年。与同龄一般人群相比，透析患者髋部骨折发生率是一般人群的 4 倍。

血液透析患者除了受骨质疏松传统风险因素如年龄、女性、性腺功能减退等影响之外，许多尿毒症相关的非传统风险因素如继发性甲状旁腺功能亢进、尿毒症毒素积累、透析时间、抗凝剂、代谢性酸中毒和微炎症等也与此类患者骨质疏松密切相关。各种系统性疾病也影响着骨骼，其中一些疾病是导致肾功能衰竭的原发病因，包括某些内分泌、风湿免疫性疾病以及血液病。大量的药物可能会增加骨质疏松的风险。上述风险因素单独或叠加，对骨骼产生了深远的影响，并干扰了骨转化、矿化以及组织学水平的微结构。

四、发病机制

1.继发性甲状旁腺功能亢进（SHPT）

SHPT 与血液透析患者的骨质疏松密切相关，该病最先影响皮质骨室，导致皮质骨更薄、更多孔，外周骨骼骨折风险增加。按不同的 iPTH 水平分层（iPTH<300，300<iPTH<800，iPTH>800 pg/mL），将 HD 患者分成三组，通过 Kaplan–Meier 生存分析，发现骨折风险与血清 iPTH 水平呈 "U" 形曲线，低 PTH 或高 PTH 的 HD 患者骨折风险均高，这可能与 PTH 水平低时营养状况较差及存在微炎症状态有关。维持性血液透析患者骨健康的最佳 PTH 水平尚不清楚，目前推荐的甲状旁腺激素的目标范围主要是基于流行病学研究。有研究报道甲状旁腺切除术后患者骨质疏松能够得到明显改善。

2.高磷血症

磷酸盐对骨骼矿化至关重要，因此，低磷血症会导致骨矿化缺陷。然而，血液透析患者更容易出现磷蓄积引起的高磷血症。磷酸盐摄入过多被认为是普通人群骨质疏松症的一个危险因素，但这主要是通过高 PTH 水平介导的。在 CKD 患者中，使用磷酸盐结合剂可有效改善骨密度。有研究显示高磷血症也是维持性血液透析（MHD）患者骨折相关住院风险的预测因素。

3.代谢性酸中毒

NHANES 的数据显示，较低的血清碳酸氢盐水平与骨密度减低有关，但这是否也适用于血液透析患者，以及代谢性酸中毒是否易导致骨折，仍有待探讨。国家肾脏基金会肾病结果质量倡议（NKF-KDOQI）指南建议 CKD 患者应补充碱盐，维持血清碳酸氢盐水平≥22mEq/L。

4.炎症

目前认为尿毒症患者存在全身性的、低水平炎症状态，这种炎症状态可以解释尿毒症患者的蛋白质能量消耗、易疲劳及骨脆性增加。实验数据表明，血液循环或骨局部产生的炎性细胞因子，如肿瘤坏死因子α（TNF-α）、IL-6 和 IL-1β，可能引发骨吸收增加、

骨形成减少。这种效应是通过细胞因子诱导的核因子-κ-B配体（RANKL）受体激活剂的增加介导的，RANKL是骨吸收的关键刺激因子，由成骨细胞和T细胞表达。TNF-α也是骨形成的一种抑制剂，使平衡朝着骨吸收方向漂移，随后出现骨丢失。

5.药物

长期使用质子泵抑制剂（PPI）与骨质疏松风险增加有关，其机制尚未完全了解。在MHD患者中，使用PPI与骨密度减低以及骨折风险增加密切相关。另外，维生素K缺乏在此类患者中非常普遍，其可能与骨密度减低、骨折风险增加相关。

五、临床表现与诊断

骨质疏松症是一种以低骨密度为特征，骨质微结构破坏以及骨脆性增加、易于骨折的全身性骨病。2019年颁布的《中国慢性肾脏病矿物质和骨异常（CKD-MBD）诊治指南》建议测定血清钙、磷、碱性磷酸酶、甲状旁腺激素（PTH）、25（OH）D水平，并根据治疗方案及干预措施决定重复检测的频率。建议对有CKD-MBD证据或者有骨折风险的透析患者测定骨密度（BMD），以评估骨折风险。目前公认的骨质疏松诊断金标准是双能X射线吸收测定法，其他还可选择定量超声测量、X线摄片法、磁共振、骨标志物、骨活检等检查。建议对血液透析患者进行骨质疏松骨折风险预测。常用方法有亚洲人骨质疏松自我筛查工具（OSTA）和WHO骨折风险预测简易工具（FRAX）。FRAX广泛用于预测10年的骨折概率，研究发现FRAX也能够预测血液透析患者的骨质疏松性骨折。

六、处理措施

1.基础治疗

基础治疗对骨质疏松患者非常重要。生活方式的调整对其预防和治疗有重要意义，措施如下。

（1）均衡膳食：富含钙质、低盐、适当的蛋白质。

（2）合理运动：适当的户外锻炼及增加日照有助于骨质健康及骨折后的康复治疗。

（3）避免嗜烟、酗酒，慎用影响骨代谢药物。

（4）骨折高风险患者要防止跌倒，慎用增加跌倒危险的药物，及时控制容易跌倒的疾病。

（5）加强自身和环境的保护措施（包括使用各种关节保护器等）。

2.药物治疗时机

具备以下情况之一者，需考虑药物治疗。

（1）确诊骨质疏松者（BMD：T值≤-2.5），无论是否有过骨折。

（2）骨量低下患者（BMD：-2.5＜T值≤-1.0），并且存在一项以上骨质疏松危险因素，无论是否有过骨折。

（3）无测定BMD条件时，具备以下情况之一者也需考虑药物治疗：①已发生过脆性骨折；②OSTA筛查提示高风险；③FRAX工具计算出现髋骨骨折概率≥3%，或任何重要部位的骨质疏松性骨折发生概率≥20%。

3.药物治疗

（1）双膦酸盐：目前，双膦酸盐是治疗原发性骨质疏松的一线药物，但由于血液透析患者普遍存在 CKD-MBD，其机制更为复杂，双膦酸盐在透析人群中的疗效缺乏证据，故该类药物的使用需要评估风险，其疗效及安全性均有待证实。使用双膦酸盐治疗时需特别注意根据生化指标或骨活检情况排除无动力骨病，如果患者不能耐受口服双膦酸盐，则可考虑使用静脉制剂，但需要注意水化。此外，需要注意的是，静脉使用双膦酸盐后可能短期出现类似上呼吸道感染的表现。

（2）钙剂、活性维生素 D 及其类似物：MHD 患者如果出现 CKD-MBD 相关生化异常和/或低 BMD 和/或脆性骨折，建议根据生化指标改变的程度及可逆性来选择该类药物，并考虑进行骨活检。

（3）降钙素：血液透析患者使用降钙素治疗的指征：①其他药物治疗无效的骨质疏松症，如高转化骨质疏松、皮质激素治疗引起的骨质疏松；②由于骨质溶解或骨质减少引起的骨痛；③伴严重高钙血症的血液透析患者。血液透析患者使用降钙素不需调整剂量。关于血液透析患者使用降钙素治疗骨质疏松的研究很少，国内小样本研究发现，MHD 患者使用降钙素可增加腰椎和股骨颈 BMD，降低 iPTH 水平，且不增加血钙浓度。

（4）其他药物：①重组人甲状旁腺素：MHD 患者如果存在明显甲状旁腺功能低下，合并无动力骨病所致骨质疏松，也可考虑使用该药进行治疗。用药期间应监测血钙水平，防止发生高钙血症。甲状腺功能亢进者禁用重组人甲状旁腺素。但至今仍缺乏重组人甲状旁腺素对透析患者临床研究的资料，需要更多相关的临床研究评估其安全性和有效性。②雌激素类药物：虽然有小样本研究证实雌激素类药物对血液透析患者的骨质疏松有效，但目前仍无大型 RCT 研究证实其在 CKD 患者中的疗效及安全性。且血液透析患者骨质疏松的发生主要与钙磷代谢紊乱、SHPT 等因素相关，故该类人群应慎用雌激素类药物治疗。③雌激素受体调节剂：血液透析的绝经期后女性患者，若在 PTH 控制良好时仍有严重骨质疏松或骨折，可考虑使用雌激素受体调节剂。雌激素受体调节剂可选择性作用于雌激素靶器官，与不同的雌激素受体结合后，实现不同的生物效应。已上市的雷洛昔芬与骨骼上的雌激素受体结合，可抑制骨吸收，而在乳腺及子宫上，则表现为拮抗雌激素的活性，因而不增加乳腺癌及子宫内膜癌的发病率。④RANKL 的单克隆抗体：地诺单抗是在遗传工程哺乳动物（中国仓鼠卵巢）细胞中生产的一种特异性靶向 RANKL（核因子κB 配体受体激活剂）的完全人源化单克隆抗体（IGg2 单抗），阻止 RANKL 与其受体物质结合，抑制破骨细胞活化及分化，减少骨吸收，增加骨密度。对透析人群的研究结果表明，地诺单抗能够减少骨丢失，联合使用骨化三醇后，还能够降低血磷及 PTH，但需密切监测血钙，防止低钙血症。⑤特立帕肽：FDA 目前批准用于治疗骨质疏松症的唯一合成代谢药物是特立帕肽，一种 PTH 的重组制剂。尽管对于低骨密度和/或脆性骨折的甲状旁腺切除术后患者，特立帕肽可能是一种有用的治疗药物，但对于伴有继发性甲状旁腺功能亢进的 CKD 患者，特立帕肽是禁忌使用的。对于血液透析患者，特立帕肽缺乏临床研究的资料。

七、预防措施

（1）防止跌倒，适当的户外锻炼及增加日照。

（2）MHD 患者建议每月监测一次血清钙、磷、ALP 水平，每三个月监测一次 iPTH。

（3）根据 iPTH 基线水平和 CKD 进展情况决定 iPTH 的检查间隔时间。

（4）有条件建议检测 25（OH）D 水平，并根据基线水平和干预措施决定重复检测的频率。

参考文献

[1] 夏维波，章振林，林华，等.原发性骨质疏松症诊疗指南（2017）[J].中华骨质疏松和骨矿盐疾病杂志，2017，10（05）：413-444.

[2] MOE S，DRUEKE T，CUNNINGHAM J，et al.Definition，evaluation，and classification of renal osteodystrophy：a position statement from kidney disease：improving global outcomes（KDIGO）[J].Kidney Int，2006，69（11）：1945-1953.

[3] Kidney Disease：Improving Global Outcomes（KDIGO）CKD-MBO work Group.KDIGO clinical practice guideline for the diagnosis，evaluation，prevention，and treatment of Chronic Kidney Disease-Mineral and Bone Disorder（CKD-MBD）[J].Kidney Int Suppl，2009（113）：S1-S130.

[4] 张小红，陈财铭，万建新.非透析慢性肾脏病患者骨量异常与血管钙化的危险因素[J].中华肾脏病杂志，2017，33（02）：100-105.

[5] WAGNER J，JHAVERI K D，ROSEN L，et al.Increased bone fractures among elderly United States hemodialysis patients[J].Nephrol Dial Transplant，2014，29（1）：146-151.

[6] NAJAR M S，MIR M M，MUZAMIL M.Prevalence of osteoporosis in patients with chronic kidney disease（stages 3-5）in comparison with age- and sex-matched controls：A study from Kashmir Valley Tertiary Care Center[J].Saudi J Kidney Dis Transpl，2017，28（3）：538-544.

[7] JADOUL M，ALBERT J M，AKIBA T，et al.Incidence and risk factors for hip or other bone fractures among hemodialysis patients in the Dialysis Outcomes and Practice Patterns Study[J].Kidney Int，2006，70（7）：1358-1366.

[8] MORTENSEN S J，MOHAMADI A，WRIGHT C L，et al.Medications as a risk factor for fragility hip fractures：a systematic review and meta-analysis[J].Calcif Tissue Int，2020，107（1）：1-9.

[9] URENA P，BERNARD-POENARU O，OSTERTAG A，et al.Bone mineral density，biochemical markers and skeletal fractures in haemodialysis patients[J].Nephrol Dial Transplant，2003，18（11）：2325-2331.

[10] LU K C，MA W Y，YU J C，et al.Bone turnover markers predict changes in bone mineral density after parathyroidectomy in patients with renal hyperparathyroidism[J].Clin Endocrinol（Oxf），2012，76（5）：634-642.

[11] EVENEPOEL P，CLAES K，MEIJERS B，et al.Bone mineral density，bone turnover markers，and incident fractures in de novo kidney transplant recipients[J].Kidney Int，2019，95（6）：1461-1470.

[12] MATIAS P J，LARANJINHA I，AZEVEDO A，et al.Bone fracture risk factors in prevalent hemodialysis patients[J].J Bone Miner Metab，2020，38（2）：205-212.

[13] DUKKIPATI R，KOVESDY C P，COLMAN S，et al.Association of relatively low serum parathyroid hormone with malnutrition-inflammation complex and survival in maintenance hemodialysis patients[J].J Ren Nutr，2010，20（4）：243-254.

[14] BLOCK G A，WHEELER D C，PERSKY M S，et al.Effects of phosphate binders in moderate CKD[J].J Am Soc Nephrol，2012，23（8）：1407-1415.

[15] CHEN W，MELAMED M L，ABRAMOWITZ M K.Serum bicarbonate and bone mineral density in US adults[J].Am J Kidney Dis，2015，65（2）：240-248.

[16] Kidney Disease：Improving Global Outcomes（KDIGO）CKD-MBO work Group.K/DOQI clinical practice guidelines for chronic kidney disease：evaluation，classification，and stratification[J].Am J Kidney Dis，2002，39（2 Suppl 1）：S1-S266.

[17] VIAENE L，BEHETS G J，Heye S，et al.Inflammation and the bone-vascular axis in end-stage renal disease[J].Osteoporos Int，2016，27（2）：489-497.

[18] CAFIERO C，GIGANTE M，BRUNETTI G，et al.Inflammation induces osteoclast differentiation from peripheral mononuclear cells in chronic kidney disease patients：crosstalk between the immune and bone systems[J].Nephrol Dial Transplant，2018，33（1）：65-75.

[19] NAKASHIMA T，KOBAYASHI Y，YAMASAKI S，et al.Protein expression and functional difference of membrane-bound and soluble receptor activator of NF-kappaB ligand：modulation of the expression by osteotropic factors and cytokines[J].Biochem Biophys Res Commun，2000，275（3）：768-775.

[20] HANSEN D，OLESEN J B，GISLASON G H，et al.Risk of fracture in adults on renal replacement therapy：a Danish national cohort study[J].Nephrol Dial Transplant，2016，31（10）：1654-1662.

[21] EVENEPOEL P，CLAES K，MEIJERS B，et al.Poor vitamin K status is associated with low bone mineral density and increased fracture risk in end-stage renal disease[J].J Bone Miner Res，2019，34（2）：262-269.

[22] 万建新.维持性血液透析患者骨质疏松的诊治[J].肾脏病与透析肾移植杂志，2020，29（1）：42-43.

[23] TOUSSAINT N D，ELDER G J，KERR P G.Bisphosphonates in chronic kidney disease：balancing potential benefits and adverse effects on bone and soft tissue[J].Clin J Am Soc Nephrol，2009，4（1）：221-233.

[24] 石书梅，赵学智，陆烈，等.降钙素及二膦酸盐治疗血液透析患者肾性骨病的长期疗效[J].中华肾脏病杂志，2009，25（5）：341-344.

[25] AN K C.Selective estrogen receptor modulators[J].Asian Spine J，2016，10（4）：787-791.

[26] MCCLUNG M.Role of RANKL inhibition in osteoporosis[J].Arthritis Res Ther，2007，9 Suppl 1：S3.

[27] FESTUCCIA F，JAFARI M T，MOIOLI A，et al.Safety and efficacy of denosumab in osteoporotic hemodialysed patients[J].J Nephrol，2017，30（2）：271-279.

[28] MILLER P D，SCHWARTZ E N，CHEN P，et al.Teriparatide in postmenopausal women with osteoporosis and mild or moderate renal impairment[J].Osteoporos Int，2007，18（1）：59-68.

吕　欣（撰写）　苏海华（审校）

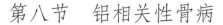

第八节 铝相关性骨病

一、概述

铝是自然界中仅次于氧、硅的第三位的重要元素，也常存在于食物、化妆品和药物制品中。人类每天从食物中摄取铝 3～5mg，通过胃肠道少量吸收，然后经由肾脏全部排泄。血清铝 80%～90% 与蛋白质（主要为转铁蛋白质）结合，未结合部分铝经由肾小球滤过，由近端肾小管重吸收，被溶酶体摄取，然后以磷酸铝的形式沉积，可能通过胞吐作用缓慢地排泄至肾小管腔内。

肾衰竭时严重影响了铝代谢，MHD 患者若长期接触铝超标的透析用水易产生高铝血症和铝中毒。铝蓄积最多的器官为骨、肝和脾。骨中铝的含量增多与铝中毒有关，形成铝中毒性骨病（Aluminum Toxic Bone Disease），或称铝相关性骨病（Aluminum Related Bone Disease，ARBD），它是形成 LTBD 的主要原因之一。

肝脾中铝的含量虽高，但不引起中毒，而脑组织中铝含量虽较低，却易引起铝中毒性脑病，即透析"痴呆"。铝中毒也可以引起非缺铁性小细胞低色素性贫血。因此，铝中毒的表现是多方面的，引起的后果很严重。

二、流行病学

1994 年中日友好医院对 110 例 HD 患者进行普查，其中 93 例患者做去铁胺（Deferoxamine，DFO）试验，结果 DFO 试验阳性 35 人，铝中毒发生率为 37.6%，占普查病例的 31.5%，与当时国外水平相似。近 20 年来国内外铝中毒发生率都明显降低。随着透析水处理的改善及部分钙磷结合物替代氢氧化铝，透析患者铝中毒已极为罕见。

三、病因

（一）透析用水净化不纯

透析用水处理不当，致使透析液中铝含量大于 $10\mu g/L$，容易发生铝中毒。其中毒的发生与透析时间以及透析液中的铝浓度呈正相关，一般发生在透析后 2～3 年。当透析用水 pH 值为 7.4 时，铝的溶解性降低；氢氧化铝和氧化铝在 pH 值为 4.2 时的溶解度比 pH 值为 6.2 时大 100～1000 倍，这表明铝是在胃和十二指肠近端吸收的，也提示调整透析液的 pH 值对预防铝中毒的重要性。采用持续性不卧床腹膜透析（Continuous Ambulatory Peritoneal Dialysis，CAPD）时，由于腹透液中含铝量较低，铝中毒的发生率较 HD 少。但当腹膜透析患者口服铝制剂时，体内铝负荷过高，也可能发生 ARBD、脑病和贫血。

（二）胃肠道摄入及肠外营养

1.服用铝制剂

肾功能不全患者为了纠正低钙高磷，临床上经常服用含铝的磷结合剂（如氢氧化铝凝胶）以减少肠道对磷的吸收。在低 pH 值条件下，各种铝制剂都能释放铝离子（Al^{3+}）

而被肠道吸收,由于患者肾功能受损,无法排泄过多的铝,经常服用铝制剂将使铝在体内各器官蓄积而引起铝中毒。

2.铝制食具和炊具、某些食品(如油条、面包、粉丝、花茶等)应用含铝添加剂作为膨松剂有可能增加体内铝的蓄积

3.胃肠外营养是体内铝蓄积不可忽视的重要因素

胃肠外营养液含铝 $0.74\sim1.3\mu mol/L$($20\sim35mg/L$),仅给 $0.74\mu mol/L$ 就能引起血、肝、骨铝升高,导致骨损害,因此 MHD 患者应慎用白蛋白、脂肪乳等一些含铝量较高的营养制剂,PTH 和活性维生素 D 均可促进铝的吸收并使铝在骨、肝、脑和甲状旁腺内沉积。

(三)肾脏排铝减少

铝排泄的唯一途径是肾脏。肾功能正常时,80%~90%的铝可从尿中排除。铝的清除率与 GFR 呈线性关系,与尿素氮、肌酐的清除率平行。肾衰竭时,铝排泌障碍,血铝 80%与转铁蛋白结合,只有 20%是非蛋白结合铝,游离铝可通过透析膜,而与蛋白结合的铝不易被透析清除,易导致中毒。

(四)大气的酸化

酸雨的形成,导致土壤逐渐酸化,使得包括铝在内的大量金属离子从矿物中逸出,大量的铝从地壳到地表水,让蔬菜、动物和人类接触可吸收的阳离子铝。

四、发病机制

铝能干扰某些酶的生物学过程。铝可能与脑中钙调蛋白(Calmodulin)结合,改变其结构及其与蛋白质的相互作用;铝能抑制乙酰胆碱酯酶、己糖激酶、核糖核苷酸(RNA)酶,影响脑组织的能量供应、神经递质合成、脱氧核糖核苷酸(DNA)的重组复制和基因表达;铝能使超氧化物歧化酶(SOD)活性降低,并能影响磷在肠道中的吸收,降低血磷,干扰体内磷化物代谢,影响细胞和组织内磷酸化的过程;铝在氨基酸代谢以及吡多醛系统有催化作用,吡多醛系统代谢产物和氨对大脑有损伤作用,可致中枢神经系统功能紊乱。

铝中毒引起骨骼病变的机制目前尚未完全阐明,经研究证实与下列因素有关,主要是铝在矿化骨和类骨质之间发生沉积,并抑制钙、磷结晶的形成,阻止类骨质的钙化。铝通过抑制甲状旁腺功能或直接干扰骨的 ALP 和酸性磷酸酶的产生及其功能(两者分别反映了成骨细胞和破骨细胞的活性),降低骨转化率。最新研究表明,铝与骨胶原蛋白紧密结合,形成交联,破坏了骨基质对骨重建的诱导能力。铝可抑制骨骼羟磷灰石结晶的形成。铝在血浆内形成胶体,吸收钙、磷,并在心、脑、肾等器官沉积引起转移性钙化。此外,铝中毒骨病患者应用维生素 D 治疗时,血液高水平钙也可致钙的转移性沉积。

五、临床表现

1.临床症状

常见骨痛,一般从脊柱开始,扩展至肋骨和骨盆等部位,多为全身性痛,逐步加剧;非创伤性骨折,多发生于肋骨,其次为椎骨和长骨;近端肌无力,随病情进展,行动能

力逐渐丧失以至于长期卧床。

2.实验室检查

血铝和骨铝测定含量升高，血清 PTH 降低，维生素 D 治疗无效；伴铝相关性贫血，严重者伴透析性痴呆，血铝增高（DFO 试验大于 150μg/L）。

3.X 线检查

显示骨软化及病理性骨折，伴有 Looser-Mikman 线。

4.骨活检

具有 LTBD 的病理改变，如骨样组织增生、骨矿化受阻、破骨细胞和成骨细胞减少、骨形成降低，在骨的矿物化前缘（骨样组织与矿化骨的交界面）有铝的沉积，形成特殊染色的"铝线"，是 ARBD 具有诊断价值的改变。

5.内脏转移性钙化

20 世纪 60 年代和 70 年代初，透析患者 50% 以上发生内脏钙化，特别是心脏，而且是死亡的常见原因，近年来已大为减少。这是由于铝在血浆内形成胶体，并且吸收钙、磷，在心、脑、肾等脏器发生沉积的结果。此外，铝中毒骨病患者应用维生素 D_3 治疗时，血液高水平钙也可致钙的转移性沉积。

六、诊断

（一）症状与体征

有口服铝制剂或应用大量静脉营养病史，透析用水铝含量较高（>10ug/L）；出现与铝中毒相关的表现，如低色素性贫血、脑病、骨痛、骨折等。

（二）多次检查血铝增高（见表 3-26）

表 3-26 我国部分地区正常成人血铝指标

地 区	正常血铝指标
天津地区	1.7～10.7μmol/L（45.8～289μg/L）
上海地区	0.42μmol/L±0.2μmol/L [11.22μg/L±5.6μg/L]
武汉地区	1.0μmol/L（45.8～289μg/L）
北京地区	0.045μmol/L（0.12μg/L）

（三）去铁胺或去铁敏（Desferrioxamine，DFO）试验阳性

DFO 试验是诊断铝中毒相关性疾病的一项可靠指标。DFO 是一种金属螯合剂，它可以与体内三价离子[如铁离子（Fe^{3+}）和 Al^{3+}]结合形成复合物，相对分子质量为 613。静脉注射或腹腔应用，与血中铝结合，促使铝从组织中溶出而释放入血液中，用药 44h 后达高峰，此时铝的增高代表了骨组织内的实际负荷。

MHD 患者 DFO 试验的方法，1984 年 Simon 等推荐用 DFO 40mg/kg，加入 5% 葡萄糖溶液 200mL 中，于透析开始半小时给患者静脉滴注。测定此次透析前和下次透析前（44h 后）的血清铝含量，二者之差超过 150μg/L 为阳性。Yagoob 等于 1991 年提出小剂量 DFO 试验，不考虑患者体重，于 HD 开始半小时内静滴 DFO 500mg/次（或 5mg/kg）加入 5% 葡萄糖溶液 200mL 中。实验前取血为 t_1，静滴 DFO 44 小时后取血为 t_2，t_2～t_1>150μg/L，或 t_2 为 t_1 的 3 倍为阳性。

CAPD 患者 DFO 试验的方法：白天任意时间测基础血铝（t_1），在 CAPD 交换后半小时静滴 DFO 30mg/kg 加 5%葡萄糖溶液 200mL；也可以向 CAPD 患者夜间交换的 CAPD 液中或白天存留时间长的交换液中加入同量 DFO。在静注 DFO 后或含有 DFO 的 CAPD 液交换结束后 44h，测第二次血铝（t_2），$t_2 \sim t_1 > 150 \sim 120 \mu g/L$ 时，考虑 DFO 试验阳性。

（四）骨活检

骨活检是诊断 ARBD 的金标准，但是由于它是一种侵入性方法，而且在检测和操作方法上存在一定困难，所以不常采用。

七、处理措施

若有铝中毒，应使用 DFO（去铁敏）治疗，静滴的方法和剂量见表 3-27。

表 3-27　DFO 驱铝方法

	传统剂量	小剂量
DFO 剂量	40mg/kg	500mg/次（或 5mg/kg）
使用方法	HD 开始加 5%葡萄糖 250mL 滴注	HD 开始加 5%葡萄糖 250mL 滴注
用药间隔	每周 2 次	每周 2 次
疗程	3～6 个月为一疗程	3～6 个月为一疗程

上述方法滴药后 44h，血铝浓度达高峰时，可采用下列方法清除血中铝：用 Alukart 灌流器与高效透析器 F60 串联；也有报告在静注 DFO 后 44h 用 F60 透析器行血液滤过或血液透析滤过也能使血铝下降明显。中日友好医院应用 Alukart 灌流器与高效透析器 F60 串联的方法比单用高效透析器 F60 多清除血铝 11.28%±3.49%。DFO 同时使粪便中铝的排泄量明显增加。

DFO 治疗的副作用如下。

1.低血压

DFO 输注速度过快[$>50mg/（kg \cdot h）$] 可引起低血压，降低输液速度后血压可回升，也可补充等渗盐水来纠正。

2.眼、耳毒性

眼部损害，表现为双眼视力下降、色觉障碍及对黑暗适应能力下降。应用大剂量 DFO（40mg/kg）可引起多数患者视力下降，且部分为不可逆性。采用小剂量 DFO（500mg/次或 5mg/kg），眼部损害的发生率可降至 10%以下，且为可逆性。听力损害：DFO 对耳蜗神经的毒性与剂量大小有关。

3.神经系统紊乱

个别患者用药后可出现抽搐、反应迟钝等神经症状。在治疗前用氯硝安定可克服神经系统副作用。

4.感染

有少数报道，该疗法可使耶尔赞结肠炎和毛真菌病的易感性明显增加。

5.其他

有少数肝肾损害与血细胞减少。我们的经验是间断使用 DFO 近 3 年，随访用 DFO 实验参数评价，铝中毒发病率由 37.6%降为 15.9%。治疗中仅有 4 例在静滴过程中发生

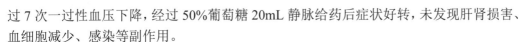

过 7 次一过性血压下降，经过 50%葡萄糖 20mL 静脉给药后症状好转，未发现肝肾损害、血细胞减少、感染等副作用。

在应用 DFO 过程中，需注意 DFO 需现配现滴，滴速不能过快。慢性肾衰竭患者规范性应用小剂量 DFO 治疗铝中毒是安全、有效的，对提高患者的生活质量有重要的意义。

八、预防措施

尽量减少空气和饮用水中的铝污染，改善不利的环境因素。定期检测血清铝，铝水平应该小于 0.12μg。应用反渗水透析，透析液铝含量小于 10μg/L。每半年测一次血铝水平，可疑患者要做 DFO 试验，以便早期发现，进而减少铝的摄入。MHD 患者避免使用铝炊具和铝容器，尤其不能用铝容器盛含有酸、碱、盐的食物，限制含铝的磷制剂使用。1g 氢氧化铝可结合 40mg 的磷，对肾衰竭患者的氢氧化铝的使用不得高于 100mg/（kg·d）。少用或不用含铝的磷结合剂，可用含钙或非含钙磷结合剂，如用碳酸钙或醋酸钙、碳酸镧等控制高磷血症，同时限制高磷食品摄入。含钙磷结合剂的临床效果显著，患者亦易耐受，但长期应用会使血钙升高，引起转移性钙化，尤其是合用维生素 D 制剂时，应特别注意。低钙透析液有益于缓解高钙血症。

参考文献

[1] 王质刚.血液净化学[M].第 3 版.北京：科学技术出版社，2010，779-784.

[2] 朱建民.慢性肾衰竭的铝代谢和铝中毒[J].国外医学.医学地理分册，1991，12（3）；105-107.

[3] 朱萍，汪关煜，俞育飞.铝与肾性骨病[J].中华内科杂志，1993，32（3）：176-178.

[4] 江亚芳.成人肾病中的高铝血症[J].中华肾脏病杂志，1989，5（1）：30-32.

[5] ALFREY A C.Metabdism and toxicity of Aluminum in renal failure[J].Am J Clin Nutr，1980，33：1509-1511.

[6] GONZALEZ R J，CASARES M.Biochemical and hermatological changes in low-level aluminum intoxication[J].Clin Chen and Lab Med，2000，38；221-225.

[7] ALFREY A C.Aluminum toxicity in patients with chronic renal failure [J].Ther Drug Monit，1993，15（6）：593-596.

[8] POSNER A S.Model of aluminum-induced osteomalacia： inhibition of apatite formation and growth[J].Kidney Int，1986，18：S17-19.

[9] Guido Crisponi.The meaning of aluminium exposure on human health and aluminium-related diseases[J].BioMol Concepts，2013，4（1）：77-87.

齐平平（撰写）　刘俊铎（审校）

第四章　血液透析相关血液系统并发症

第一节　肾性贫血

一、概述

CKD 的血液系统异常包括红细胞、血小板、白细胞及单核细胞系统的变化，临床以贫血、出血和易感染为主要表现。肾性贫血是各种肾脏疾病导致促红细胞生成素（Erythropoietin，EPO）绝对或相对生成不足，以及尿毒症毒素、代谢障碍及微炎症状态影响红细胞生成及其寿命而发生的贫血。肾脏疾病患者也可合并营养不良性贫血、溶血性贫血、出血性贫血、地中海贫血、再生障碍性贫血以及血液系统肿瘤等疾病导致的贫血。贫血影响肾脏疾病患者的生活质量，增加肾脏疾病进展、终末期肾脏病（End Stage Renal Disease，ESRD）、心血管事件及死亡的风险。贫血是慢性肾衰竭（Chronic Renal Failure，CRF）的严重并发症，也是患者心血管患病率和病死率增加的主要原因之一。对于血液透析患者而言，及时纠正贫血可缩短住院时间、减少并发症，因此纠正贫血对患者具有重要意义。

二、定义

大部分肾病科医生使用 WHO 标准来定义贫血。WHO 将贫血定义为：成年男性和绝经后女性的血红蛋白（Hemoglobin，Hb）浓度低于 13.0g/dL，绝经前女性低于 12.0g/dL。然而，WHO 对贫血的定义并没有指明对透析患者纠正贫血的具体靶目标。很多研究证实，透析患者使用红细胞生成刺激剂（Erythropoiesis-Stimulating Agent，ESA）时，如果以正常的 Hb 水平为目标，则不良结局的风险升高。透析患者的最佳 Hb 目标水平尚不明确。事实上，治疗应个体化，不同患者可能采用不同的目标 Hb 水平。对于大多数使用 ESA 的透析患者，建议将 Hb 水平维持在 10～11.5g/dL。如需调高该水平，也不应大于 13g/dL。

三、流行病学

贫血在非透析 CKD 患者中十分普遍，其患病率随着患者的肾小球滤过率（Glomerular Filtration Rate，GFR）下降而升高，尤其在合并糖尿病的患者中。当估计肾小球滤过率（Estimated Glomerular Filtration Rate，eGFR）在 60mL（min·1.73m^2）左右时，贫血的患病率约 1%。当 eGFR 在 30mL（min·1.73m^2）左右时，贫血的患病率增加约 9%。当 eGFR 在 15mL/（min·1.73m^2）时，贫血的患病率进一步增至 33%～67%。在血液透析患者中，贫血极为常见。

四、病因

从红细胞代谢的角度分析，肾脏疾病导致贫血的病因包括：①红细胞生成减少：EPO生成不足、EPO活性降低、铁缺乏及代谢障碍、营养不良、甲状旁腺功能亢进、炎症状态、尿毒症毒素等；②红细胞破坏增加：尿毒症毒素、甲状腺功能亢进、红细胞脆性增加等；③红细胞丢失增加：透析失血、化验失血等。

五、发病机制

（一）红细胞生成不足

正常情况下，红系定向干细胞在细胞因子如白介素-3（Interleukin 3，IL-3）、胰岛素样生长因子（Insulin Like Growth Factor，IGF-1）和粒细胞-巨噬细胞集落刺激因子（Granulocyte-Macrophage Colony-Stimulating，GM-CSF）等的作用下，在细胞表面表达特异性糖蛋白促红细胞生成素受体（Erythropoietin Receptor，EPOR），并分化为前祖红细胞和后祖红细胞。前祖红细胞的增生主要受IL-3、GM-CSF、EPO等多种因子的调控；而后祖红细胞的增生分化主要由EPO调节。EPO与红细胞集落单位（Colony Forming Unit-Erythrocyte，CFU-E）集落点结合，促进后祖红细胞增生分化为红细胞；还能使网织红细胞加速成熟并向外周血释放；同时可加速骨髓运转周期，增加单位红细胞的生成。后祖红细胞经过形态改变后逐渐发育成成熟的红细胞，此阶段需具备制造红细胞的原料，如维生素 B_{12}、叶酸、铁剂等。

1.EPO 分泌不足

1957年，Jachbson等发现并证实肾脏是产生血EPO的主要器官。1988年，Koury等运用EPO rRNA原位杂交技术证实，EPO是由肾脏皮质毛细血管内皮细胞合成和分泌的。肝脏是胎儿时期EPO合成的主要器官，也是成人肾外合成EPO的主要器官。在肾病患者中，肝EPO产物并不能充分代替肾源EPO的缺乏，EPO产生的脏器从胎儿肝脏转变为成人肾脏的机制目前还不清楚。除肾和肝以外，EPO mRNA还存在于一些正常器官中，如骨髓巨噬细胞也被认为具有合成EPO的功能。EPO是由165个氨基酸组成的单肽链糖蛋白，分子质量30000Da，90%由肾脏产生，其效应细胞主要包含了从红系定向干细胞到早期的成红细胞等一系列红细胞生成细胞，最主要的为CFU-E。EPO通过与特异性EPOR结合，从而产生生物学效应。目前已知EPOR为一种分子质量为55000Da的跨膜蛋白，属细胞因子受体超家族。红细胞的生成依赖EPO与EPOR结合后完成的红细胞生成的信号传导。有人证实，所有CFU-E细胞上均有EPOR，而只有20%的细胞形成单位（Burst Forming Unit-Erythrocyte，BFU-E）细胞上有EPOR。EPO的主要生物学作用是促进红系祖细胞的增生、分化和成熟。随着红系细胞逐渐成熟，其对EPO的依赖性也下降，受体表达逐渐减少，到成熟红细胞阶段时只有很少的EPOR，EPO的作用消失。EPO还有抗氧化，改善红细胞膜脂流动性和蛋白质构象，稳定红细胞膜，促进膜 Na^+-K^+-ATP 酶的活力，维持膜内、外正常渗透压的作用。CKD患者由于其肾脏损伤，导致肾脏产生EPO减少。与非肾脏病患者相比，对同样程度的贫血和低氧刺激产生的EPO减少，表现为血EPO浓度下降或低于肾功能正常而贫血程度相当的患者。同时，炎症状态、继发性甲状旁腺功能亢进、尿毒症毒素等可导致EPO活性降低。

409

2.尿毒症毒素抑制红细胞生成

早在 20 世纪，人们对于肾性贫血的发病机制及治疗方法就有了深入的了解，但"尿毒症抑制因子"在肾性贫血中的作用仍不清楚。1956 年，Marksont 和 Rennie 等首次报道了 CRF 血浆可抑制体外培养的红系祖细胞的成熟。随后许多研究都证实尿毒症患者的血浆可抑制 CFU-E 和 BFU-E 的增生及 Hb 的合成。Wallner 等的研究显示，在体外培养时尿毒症血浆对骨髓细胞的抑制有剂量依赖性，表明其中存在抑制红细胞生成的毒素。尿毒症代谢废物的积聚可能参与贫血发生的病理生理机制，这些物质包括了不同相对分子量的一组中分子类物质。在 EPO 应用之前，腹膜透析比血液透析患者的贫血轻，可能的解释之一就是腹膜透析比血液透析清除中分子物质的效率高。在应用重组人促红细胞生成素（Recombinant Human Erythropoietin, rHuEPO）治疗时，其疗效同样受这些抑制物活性的影响。因此，血浆中存在的抑制红细胞生成的物质可能是肾衰竭时造成红细胞减少的主要原因之一，在肾性贫血的发生机制中起着不可忽视的作用。这些中分子物质的具体成分目前还不十分清楚，可能有以下几种。

（1）核糖核酸酶：Saunder 等通过体外实验发现，尿毒症患者的血浆对人骨髓 CFU-E 的抑制率达 72%，对人骨髓 BFU-E 的抑制率达 53.5%。尿毒症患者血浆中的核糖核酸酶活性都显著增高，纯化的核糖核酸酶对 CFU-E 具有剂量依赖性的抑制作用，表明核糖核酸酶是红细胞生成抑制因子（Erythropoiesis-Inhibiting Factor, EIF）之一。

（2）多胺：早在 20 世纪 70 年代，就有学者提出多胺参与肾性贫血的发病机制。多胺是氨基酸的代谢产物，包括精胺、精脒、腐胺、尸胺等胺类。鸟氨酸、赖氨酸分别是腐胺和尸胺的前体氨基酸，在鸟氨酸脱羧酶的作用下鸟氨酸可转变为腐胺，在甲硫氨酸提供丙氨基和有关酶的作用下，腐胺又可转变为精脒和精胺；在赖氨酸脱羧酶的作用下，赖氨酸可转变为尸胺。CRF 时，由于肾脏对多胺的清除能力显著下降，多胺在患者血浆中积聚，具有抑制红细胞增生和成熟的作用，是尿毒症患者贫血的主要原因之一。

CRF 患者红细胞内的游离精脒、精胺及尿中腐胺水平增高。Saito 等证实患者的血浆多胺水平，包括尸胺、腐胺、精脒、精胺均有显著增高，而且尿毒症贫血患者的血浆精脒水平与血细胞比容（Hematocrit, HCT）呈负相关。但 Spragg 和 Hutchings 等发现患者血浆腐胺水平仅轻度增高，而精脒和精胺的水平不增高。

在多胺对骨髓的抑制作用中似乎对红系具有相当的特异性，因为白细胞减少和血小板减少在肾衰竭患者中很少发生。精脒与精胺对 EPO 诱导的胎鼠肝细胞新合成的亚铁血红素即 59Fe 掺入过程具有强大的特异性抑制作用，这可能是多胺抑制红细胞生成的一个机制。Hotta 等发现，尿毒症患者的血浆和与其 ABO 血型匹配的人骨髓进行培养，患者血浆选择性抑制红细胞的生成。Pavlovic-Kentera 研究发现，35 例透析患者中有 34 例患者的血浆对红系祖细胞的形成起抑制作用，而所有患者的血浆对粒系祖细胞都不产生抑制作用。Kushner 等也认为，精脒、精胺对红细胞生成的抑制作用明显强于对粒细胞生成的抑制。但 Segal 等认为，多胺对红细胞和粒细胞生成的抑制作用没有差异。出现结论差别的原因目前还不清楚。因此，多胺对红系和粒系祖细胞作用的特异性尚需进一步研究和明确。

多胺可能是对骨髓细胞水平的 EPO 起作用。精脒与精胺对 EPO 诱导的胎鼠肝细胞新合成的亚铁血红素即 59Fe 掺入过程具有强大的特异性抑制作用，这可能是多胺抑制红细胞生成过程的一个机制。但多胺对 59Fe 掺入过程的抑制作用机制尚不清楚，可能直接作用于 EPO、红细胞或 Hb 的合成。

（3）多胺-蛋白质复合物：患尿毒症时，多胺-蛋白质复合物在体内蓄积，而且血液透析患者的血浆多胺-蛋白质复合物水平也升高。这类物质可以影响 CFU-E 增生，对红细胞的增生过程产生作用，加重或导致肾性贫血，因而在肾性贫血的发病中具有意义。

（4）甲状旁腺激素（Parathyroid Hormone，PTH）：在调节红细胞生成方面的作用一直是研究和争论的热点。肾功能正常的甲状旁腺功能亢进患者可有贫血的表现；而在 CRF 患者，甲状旁腺功能亢进是 EPO 治疗反应低下的原因之一；甲状旁腺次全切除术后可迅速改善部分透析患者的贫血，可能是由于具有抑制红细胞生成作用的高浓度的 PTH 的清除，使红细胞生成得到改善。但 PTH 对红细胞生成的抑制作用并未得到完全认可。如 Komatsuda 等的研究表明，人 N-末端 PTH 和完整 PTH 对红细胞生成没有直接抑制作用。因此，有关 PTH 对红细胞生成的影响尚有待进一步研究。PTH 可直接或间接影响 EPO 释放，下调 EPO 受体表达，干扰红细胞生成，降低外周组织 EPO 敏感性；抑制红细胞膜钙泵活性，使细胞内钙离子增多、脆性增加、红细胞寿命缩短。

（5）N-乙酰-丝氨酰-天冬氨酰-赖氨酰-脯氨酸（N-Acetyl-Seryl-Aspartyl-Lysyl-Proline，AcSDKP）：同肌酐一样属于低分子物质，通过抑制造血干细胞而抑制红细胞的生成，在血中堆积可导致 EPO 抵抗。AcSDKP 在血管紧张素转换酶的作用下降解。LeMeur 等的研究发现，尿毒症透析和非透析患者血浆 AcSDKP 的水平均高于正常，其中应用血管紧张素转换酶抑制剂（Angiotensin Converting Enzyme Inhibitor，ACEI）的患者比未用者高 4 倍；在应用 ACEI 的患者血中 AcSDKP 的水平与其对 EPO 的需要量呈正比。

（6）喹啉酸（Quinolinic Acid，QA）：是色氨酸的氧化产物，是内源性 N-甲基-D-天（门）冬氨酸（N-Methyl Aspartic Acid，NMDA）的受体激动剂，该受体激活后可直接造成细胞代谢紊乱，促进细胞凋亡。QA 经肾脏排泄，可在尿毒症患者血浆中蓄积，是内源性毒素。体外实验发现，QA 可抑制红系造血祖细胞、淋巴细胞集落的形成。QA 可能是通过影响 EPO 的合成抑制了红细胞生成。因此，推测 QA 是引起肾衰竭动物或患者贫血的因素之一。

（7）3-羧基-4-甲基-5-丙基呋喃戊酮酸（3-Carboxy-4-Methyl-5-Propyl-2-Furanpropanoic Acid，CMPF）：是 EIF。由于它与清蛋白有力地结合，传统的透析器不能将其清除，导致其在尿毒症患者血浆中蓄积。有研究显示，使用可渗透蛋白的透析器透析，使与蛋白结合的 CMPF 得以清除，降低其血浆水平后，患者的 HCT 和 Hb 水平显著升高，肾性贫血得到改善。

（8）细胞因子：现在人们比以往更多地认识到，红细胞生成是一个非常复杂的过程。尽管 EPO 是红细胞增生和分化的主要刺激因子，但 EPO 的作用还受其他细胞因子的影响。IL-3、IL-12 和 IGF-1 也可以促进红细胞生成，白介素-1（Interleukin 1，IL-1）、肿瘤坏死因子-α（Tumor Necrosisfactor-α，TNF-α）和干扰素能够抑制 CFU-E 的形成，从而抑制红细胞生成。Allen 等发现，经抗 TNF-α或干扰素-γ的多克隆抗体预处理后，可以部分或完全逆转尿毒症患者血浆对人红祖细胞生长的抑制作用。

（二）慢性失血

CRF 尿毒症时有出血倾向。消化道出血、频繁抽血化验、透析结束后透析器残留血液及透析用水不纯，含超标的有机氯、氯胺、铜、硝酸盐等，未彻底冲洗管路中残留的消毒液以及低钠、高温透析液等均可使患者溶血而加重贫血。

（三）红细胞寿命缩短

尿毒症的毒素对红细胞的破坏，是使红细胞寿命缩短（60～70 日）的主要原因。有研究报道，红细胞寿命与血尿素氮呈负相关，但尿毒症者的红细胞寿命缩短的机制未明。有报道将尿毒症患者红细胞输入正常人体后，红细胞寿命恢复正常，且经充分透析的尿毒症患者红细胞寿命也能恢复正常，提示尿毒症血浆中某些成分可能缩短红细胞的寿命。

（四）造血原料不足

尿毒症长期低蛋白饮食、营养不良、血浆蛋白水平低、造血原料摄入不足，如铁剂、叶酸、维生素 B_{12} 缺乏，也是造成贫血的原因。铁缺乏及代谢障碍是导致肾脏疾病合并贫血的重要因素。消化道出血、血液透析中失血以及频繁抽血检查等可导致绝对铁缺乏，表现为血清铁蛋白（Serum Ferritin，SF）和血清转铁蛋白饱和度（Transferin Saturation，TSAT）降低。如 SF 正常，而 TSAT 降低，则提示铁的储备足够而铁的利用障碍，称为相对铁缺乏。因使用 EPO 而加速铁的利用造成铁储备相对不足。炎症也可升高铁调素，导致铁利用障碍。CKD 患者由于饮食控制、食欲减退、水钠潴留，可出现胃肠道水肿、尿毒症毒素引起分解代谢等导致营养不良，造成蛋白质、铁、叶酸、维生素 B_{12} 和左卡尼汀缺乏，引起贫血。

（五）炎症状态

CKD 患者晚期糖基化终末产物、晚期脂质氧化物等激发炎症反应，以及免疫力下降导致反复感染等，炎症因子通过减少 EPO 生成及降低其活性、升高铁调素、引起营养不良等抑制红细胞生成，加重贫血。

（六）肾移植术后贫血

肾移植术后随着移植肾功能的改善，EPO 水平可逐渐恢复，但急性排斥反应会导致EPO 水平急剧下降。移植后体内急、慢性感染及免疫抑制药物均可引起 EPO 抵抗。移植后使用的多种免疫抑制剂包括霉酚酸酯、硫唑嘌呤等均存在骨髓抑制作用。依据移植术后贫血（Posttransplantation Anemia，PTA）的原因和发病机制分为：①早期 PTA（6个月）：EPO 生成不足、EPO 活性降低、造血物质缺乏、感染（微小病毒 B_{19}、巨细胞病毒等）、免疫抑制药物影响。②后期 PTA（>6 个月）：移植肾功能减退是最主要的因素。

五、临床表现

（一）症状

贫血的表现主要是由于 Hb 量的减少，导致输送氧的能力减弱和心排血量代偿性增加所致。贫血的主要症状是乏力、呼吸困难和健康感减少。少见的症状包括注意力难以集中、头昏眼花、睡眠紊乱、怕冷和头痛。严重的贫血，由于心排血量增加可导致心悸和重击脉，可出现左室肥厚（Left Ventricular Hypertrophy，LVH）和运动能力降低。其他问题还包括凝血功能紊乱、免疫功能受损、认知能力减弱和性功能减低。患者还可有

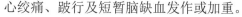

心绞痛、跛行及短暂脑缺血发作或加重。

（二）体格检查

贫血的主要体征是皮肤苍白，在手掌、甲床和口腔黏膜最易发现。由于心排血量增加，在心前区可听到心肺收缩期喷射样杂音。

六、肾性贫血的诊断

（一）贫血的诊断标准

依据 WHO 推荐，海平面水平地区，年龄≥15 岁，男性 Hb＜130g/L，成年非妊娠女性 Hb＜120g/L，成年妊娠女性 Hb＜110g/L，可诊断为贫血。但应考虑患者年龄、种族、居住地的海拔高度和生理需求对 Hb 的影响。根据美国肾脏病基金会制定的透析患者生存质量指导（National Kidney Foundation-Dialysis Outcomes Quality Initiative，NKF-DOQI）指南和欧洲临床指南，对尿毒症患者贫血进行评价，应该包括检查贫血的可能原因（消化道出血、闭经前妇女子宫出血、甲状腺功能低下、异常 Hb 病、营养不良等）及探讨贫血的临床影响，还应该包括营养状态和透析患者透析剂量的评价，贫血的基本检查应包括：Hct/Hb 值、红细胞指数（平均 HCT、平均红细胞 Hb 含量）、网织红细胞数、铁指标（血清铁、总铁结合力、TSAT、SF）、C 反应蛋白（C-Reactive Protein，CRP）、粪潜血试验等。当排除 CRF 以外的贫血原因后，非糖尿病患者 GFR＜30mL/min，糖尿病患者 GFR＜45mL/min，此时出现的贫血可诊断为肾性贫血。

（二）评估贫血的频率

（1）凡临床症状、体征或其他医学指标提示贫血时应及时测量 Hb。

（2）对无贫血病史、未使用 EPO 治疗的患者：CKD1～3 期，至少每年测量 Hb1 次；CKD4～5 期，未开始接受透析治疗者，至少每 6 个月测量 Hb1 次；CKD5 期和透析患者，至少每 3 个月测量 Hb1 次。

（3）对有贫血病史，无论是否使用 EPO 治疗的患者：CKD3～5 期未接受透析和 CKD5 期接受腹膜透析治疗的患者，至少每 3 个月测量 Hb1 次；CKD5 期接受血液透析的患者至少每个月测量 Hb1 次。

（三）评估肾性贫血的实验室指标

（1）全血细胞计数（Complete Blood Count，CBC）：包括 Hb 浓度、红细胞指标[包括平均红细胞体积（Mean Corpuscular Volume，MCV）、平均红细胞血红蛋白量（Mean Corpuscular Hemoglobin，MCH）、平均血红蛋白浓度（Mean Corpuscular Hemoglobin Concentration，MCHC）]、白细胞计数和分类、血小板计数。

（2）网织红细胞计数。

（3）铁储备和铁利用指标：包括 SF 浓度、TSAT。

（4）未能明确贫血病因时，可进行维生素 B_{12}、叶酸、骨髓穿刺、粪便隐血等项目的检查。

贫血的诊断主要依靠 Hb 检测，但需要结合其他指标以评估贫血的严重程度，并与其他疾病引起的贫血进行鉴别诊断。

七、处理措施

总体治疗原则：①肾性贫血的治疗目的是避免患者输血，减少心血管事件的发生，改善认知功能和提高生活质量；②肾性贫血治疗涉及 ESAs、铁、营养状态以及透析充分性等多方面，其中应用 ESA 补充 EPO，或者通过低氧诱导因子脯氨酰羟化酶抑制剂（Hypoxia-Inducible Factor Prolyl Hydroxylase Inhibitor，HIF-PHI）调控内源性 EPO 为肾性贫血治疗的关键；③治疗肾性贫血应首先纠正加重贫血的可逆因素；④治疗前及治疗期间应评估铁状态，对于存在绝对铁缺乏的患者应补充铁剂治疗；⑤ESAs/HIF-PHI 治疗过程中，应依据 Hb 变化幅度调整剂量，避免 Hb 波动幅度过大；⑥出现治疗低反应时，应再次评估是否存在感染、继发性甲状旁腺功能亢进、铝中毒、药物及透析不充分等加重贫血的危险因素，以及是否合并其他导致贫血的疾病，并给予相应治疗。

（一）ESA 治疗

rHuEPO 是目前临床上常规使用的 ESA，rHuEPO 是 1948 年 Bonsdor 和 Jalsvisto 首先发现的，1988 年 rHuEPO 被批准在法国的市场上销售，用来治疗 CRF 透析患者的贫血。

1.rHuEPO 治疗适应证

一般而言，CRF 患者只有在出现贫血的某些临床症状时，如乏力、体力耐力下降、心绞痛等，才需要进行 rHuEPO 治疗。对这部分患者进行 rHuEPO 治疗的目的在于纠正其贫血，避免反复输血及由反复输血带来的输血反应和/或病毒性疾病的传播。但如若患者的活动能力受限或生活质量下降是由其他原因所致，不能通过纠正贫血而取得临床效果，则不宜选用 rHuEPO 治疗。建议：①所有患者在开始 rHuEPO 治疗之前，都应检查血清铁的浓度及 TSAT，以了解机体是否存在缺铁。如若血清铁＜100μg/L 或 TSAT＜20%，则在开始 rHuEPO 治疗之前，宜先进行补铁治疗。绝大多数新近进入 ESRD 的患者，在开始 rHuEPO 治疗之前，往往需要进行补铁治疗，以纠正体内的铁缺乏。②所有患者在开始 rHuEPO 治疗之前，应积极寻找并去除导致贫血的可逆性因素。③所有患者在开始 rHuEPO 治疗之前，都应严格控制血压，使舒张压＜95mmHg，平均动脉压＜110mmHg，以免在 rHuEPO 治疗过程中发生高血压脑病及癫痫发作。④GFR＜15mL/min，处于透析治疗前的 ESRD 患者或异体肾移植失败后的患者，因 rHuEPO 治疗可加速残余肾功能处于此水平的 ESRD 的进展，故临床上除非是有很强的应用 rHuEPO 治疗的指征（如因贫血致严重心绞痛等），否则 rHuEPO 治疗可能并无多大益处。对于 CKD 合并活动性恶性肿瘤患者，应用 ESA 治疗时应提高警惕，尤其是以治愈为目的的活动性恶性肿瘤患者及既往有卒中史的患者。

2.治疗时机

（1）Hb＜100g/L 的非透析成人 CKD 患者，根据 Hb 水平下降程度、前期铁剂治疗反应、输血风险、ESA 治疗风险及是否存在贫血相关症状，个体化权衡和决策是否应用 ESA。

（2）由于成人透析患者 Hb 下降速度比非透析患者快，建议 Hb＜100g/L 时即开始 ESA 治疗。

（3）Hb＞100g/L 的部分肾性贫血患者可以个体化使用 ESA 治疗，以改善部分患者的生活质量。

3.治疗靶目标

（1）Hb≥110g/L（不推荐＞130g/L 以上）。

（2）依据患者年龄、透析方式、透析时间、ESA 治疗时间长短、生理需求及是否并发其他心血管疾病等状况进行药物剂量的调整。

4.ESA 初始剂量及用量调整

（1）推荐根据患者的 Hb 水平、体质量、临床情况、ESA 类型及给药途径决定 ESA 初始用药剂量。对于 CKD 透析和非透析患者，rHuEPO 的初始剂量建议为 50～100U/kg 每周 3 次，或 10000U 每周 1 次，皮下或静脉给药。

（2）初始 ESA 治疗的目标是 Hb 每月增加 10～20g/L，应避免 1 个月内 Hb 增幅超过 20g/L。

（3）ESA 初始治疗期间应每月至少监测 Hb 水平 1 次；维持治疗期间，CKD 非透析患者每 3 个月至少监测 Hb1 次，CKD5 期透析患者每月至少监测 Hb1 次。

（4）应根据患者的 Hb 水平、Hb 变化速度、目前 ESA 的使用剂量及临床情况等多种因素调整 ESA 剂量。推荐在 ESA 治疗 1 个月后再调整剂量。如 Hb 升高未达目标值，可将 EPO 的剂量增加，每次 20U/kg，每周 3 次；或 10000U，每 2 周 3 次。Hb 升高且接近 130g/L 时，应将剂量降低约 25%。如 Hb 持续升高，应暂停给药直到 Hb 开始下降，然后将剂量降低约 25%后重新开始给药，或者在考虑停止给药前，于更短的时间间隔（如每周 1 次）内再次重复监测 Hb，对 Hb 的进一步升高进行评估，尤其是网织红细胞计数及其变化方向。如果在任意 2 周内 Hb 水平升高超过 10g/L，应将剂量降低约 25%。需要注意的是，已经达标的 Hb 值很容易超过或低于理想范围，因此需要进行剂量调整。调整 ESA 剂量的频率应该根据 ESA 起始治疗期间 Hb 的上升速度、ESA 维持治疗期间 Hb 的稳定情况及 Hb 的监测频率来决定。当需要下调 Hb 水平时，应减少 ESA 剂量，但没必要停止给药。停止给予 ESA，尤其是长时间停药，可能导致 Hb 持续降低，使 Hb 降低到目标范围以下。严重感染或手术后等疾病状态可明显改变患者对 ESA 的反应。当贫血严重或 ESA 反应性严重降低时，应给予输血而不是继续给予 ESA 或增加 ESA 剂量。若治疗期间出现 ESA 低反应性，其诊断和处理参见 ESA 低反应性的原因及处理。

5.rHuEPO 治疗的给药途径

（1）接受血液滤过或血液透析治疗的患者，建议采用静脉或皮下注射方式给药。与等效的静脉给药相比，皮下注射可以减少药物的用量。

（2）非透析患者和腹膜透析患者建议采用皮下注射途径给药。

6.rHuEPO 治疗过程中应注意的事项

在开始 rHuEPO 治疗时应注意：①治疗 1 个月后，应对其临床疗效进行一次评价，此后则应每隔 1～2 个月评价 1 次。评价 rHuEPO 临床疗效的指标包括：Hb 及 HCT，预期的 Hb 水平，临床应用 rHuEPO 治疗的目的是否已经达到，如与重度贫血相关的心绞痛等症状是否缓解等。②rHuEPO 的治疗剂量应根据其疗效及实验室检查指标进行调整。在 rHuEPO 的治疗过程中，即使是 Hb 水平一时超过预期值，临床上也不应间断 rHuEPO 治疗。因为停药后若再次应用 rHuEPO 治疗，仍然会再次诱导机体对 rHuEPO 的反应。倘若 Hb 水平过高，确需快速降低 Hb 水平，如发生高血压脑病等，临床上可采取静脉放血或在血液透析治疗结束时放血，以便使 Hb 水平快速下降。③在 rHuEPO 治疗的整个过程中，自始至终都应注意监测 rHuEPO 可能产生的不良反应，具体应注意：保持血压稳定（透析治疗前舒张压＜95mmHg；平均动脉压＜110mmHg），防治缺铁，及时了解血液透析患者血管通路的功能，以及保证透析的充分性等。

7.rHuEPO 治疗抵抗的定义及其诊治思路

ESA 低反应处理应按照患者体质量计算的适量 ESA 治疗 1 个月后，Hb 水平与基线值相比无增加，将患者归类为初始 ESA 治疗反应低下。稳定剂量的 ESA 治疗后，为维持 Hb 稳定需要两次增加 ESA 剂量且增加的剂量超过稳定剂量的 50%，归类为获得性 ESA 反应低下。

（1）ESA 低反应性的处理

1）评估患者 ESA 低反应性的类型，针对 ESA 低反应性的特定原因进行治疗。

2）对纠正原发病因后仍存在 ESA 治疗低反应性的患者，建议采用个体化方案进行治疗，并评估 Hb 下降、继续 ESA 治疗和输血治疗的风险。

3）对初始和获得性治疗反应低下患者，最大剂量不应高于初始剂量或稳定剂量（基于体质量计算）的 2 倍。

（2）ESA 治疗的副作用

1）高血压：高血压是 EPO 治疗最重要的并发症。在 ESRD 患者中，20%～50%接受 EPO 静脉给药的患者舒张压可升高 10mmHg 或更多。与之相比，EPO 皮下给药治疗后不太可能使血压上升，原因可能是这种给药途径不会升高血浆内皮素的水平。但是在美国 HD 患者中进行的正常 HCT 易试验和通过 EPO-β 治疗早期贫血以降低心血管风险的 CREATE 研究中，没有观察到两组患者血压存在差异，这提示达到正常 Hb 水平不会额外增加血压风险。ESA 相关的高血压的发病机制目前尚不清楚，推测可能与血管壁的反应性增加以及与红细胞增加引起的血流动力学变化有关。高血压通过发生在开始治疗的最初 3 个月，目前认为部分高血压的发生可能与 Hb 上升过快有关，但尚未得到证实。可通过缓慢升高且已达到 30%～35%的 HCT 为目标来降低高血压的风险，这一 HCT 水平足以使症状缓解，并且不会导致血压明显升高。K/DOQI 工作组建议 CKD 患者在接受 ESA 治疗后都应监测血压，特别是在开始使用的时候。出现与 ESA 治疗相关的高血压，首先应判断是否存在细胞外容量负荷过多的情况，如果存在则加强利尿和/或超滤，在此基础上调整降压药物，应考虑将 β-受体阻滞剂和血管扩张剂作为首选药物，但钙通道阻滞剂和 ACEI 也可能有效。其他治疗措施无效时 EPO 的剂量应减少，通常无须因高血压停止 ESA，除非是难以控制的进行性重症高血压，患者临床情况未治疗稳定以前，则应该停止使用 ESA。

2）透析通路血栓：TREAT 试验发现对于那些 HCT 的靶目标值为小于 36%，但达到的平均 HCT 值大约为 34%的研究资料显示：没有足够的证据表明使用 EPO 的 HD 患者增加了通路血栓（包括自体动静脉内瘘和聚四氟乙烯移植血管）的发生率，因此认为没有必要增加对血管通路的监测及应用更多的肝素。但有研究报告，随着目标 Hb 水平的增加，血管通路血栓形成的危险可能增加。NHT 研究也发现正常 HCT 值目标组的动静脉瘘和移植血管血栓形成导致的血管通路不良事件发生率高于较低 HCT 值目标组。

3）心血管事件：如前所述，CKD 患者接受 ESA 治疗时采用较高的 Hb 目标水平可

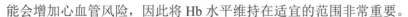

能会增加心血管风险，因此将 Hb 水平维持在适宜的范围非常重要。

4）脑血管事件：在 TREAT 试验中，达贝泊汀-α组的致死性或非致死性脑卒中风险增加。在另一项研究中同样观察到，在新发 HD 的患者中，被随机分配到 Hb 水平为 13.5～14.5g/dL 组的患者发生脑血管事件的风险高于 Hb 水平为 9.5～11.5g/dL 组的患者。因此，在既往有卒中病史的患者中使用 ESA 需要格外谨慎。

5）增加恶性肿瘤患者死亡率：TREAT 试验中达贝泊汀-α组恶性肿瘤引起死亡的风险增加，主要发生于有恶性肿瘤既往史的患者。因此，在有活动性恶性肿瘤（特别是在有可能治愈的情况下）及既往有恶性肿瘤病史的患者中使用 ESA 需要格外谨慎。

6）其他：头痛的发生率约为 15%，流感样综合征可累及大约 5% 的患者，尚不清楚流感样综合征的病因，但对抗炎药物有反应，而且似乎不会发生于 EPO 皮下给药的患者。也有在应用 EPO 治疗中发生高钾血症、癫痫的报道。

（3）rHuEPO 抵抗的原因

1）铁缺乏和铁负荷过重：铁缺乏为 rHuEPO 抵抗最常见的原因，铁缺乏可出现在 rHuEPO 治疗前，但更多见于治疗过程中。有报道有 1/3 的 CKD 患者在首次透析时存在铁缺乏，绝对性铁缺乏存在于 15%～22% 的血液透析（Hemodialysis，HD）患者，41%～45% 的腹膜透析（Peritonealdialysis，PD）患者。主要原因有：①rHuEPO 治疗后，红细胞生成增加，铁需求量增加；②感染和非感染性炎症影响铁的释放和利用；③食物中铁吸收障碍；④慢性失血为透析患者缺铁的主要原因之一，包括血管通路和透析器内残留血液、意外血管通路失血、隐匿的消化道出血及频繁采集血标本化验等。充足的铁储备和利用对 rHuEPO 的最佳反应性具有重要意义，因此，ESRD 患者在 rHuEPO 治疗前和治疗中对铁状态的评价具有至关重要的意义。

2）感染和炎症：大量临床研究证实，各种急性和慢性感染的患者经常存在 rHuEPO 抵抗。最近几年认为，尿毒症是一种慢性炎症状态，即使在无明显感染或炎症状态存在时，许多 ESRD 患者急性期蛋白如 CRP、铁蛋白、纤维蛋白原（Fibrinogen，Fbg）水平升高，脂质过氧化和氧化应激增强，慢性炎症状态可以引起 rHuEPO 抵抗。炎症刺激可引起机体急性期反应，可以介导多种细胞因子的释放，如 IL-1、白介素-6（Interleukin 6，IL-6）、TNF-α等，细胞因子使肝脏合成急性期蛋白如 CRP、血清淀粉样蛋白（Serum Amyloid a Protein，SAA）、Fbg 等。Gunnell 等的研究发现，血清低白蛋白（Albumin，ALB）水平和高 CRP 水平，为 rHuEPO 抵抗的强有力的预测因素。最近有报道，维持性 HD 患者 CRP 水平与 rHuEPO 的应用剂量有关，认为急性期反应可以抑制 rHuEPO 的反应性。另外，发现在 CRP 升高的患者中血清铁水平较低，血 IL-6 水平升高，静脉应用铁剂后血清铁水平并未升高，认为血 IL-6 通过降低铁的利用而抑制红细胞生成。近年的研究认为，细胞因子参与 rHuEPO 抵抗的发病机制。单核细胞产生的细胞因子可以干扰铁代谢，降低骨髓铁的利用引起功能性铁缺乏。另外还发现，尿毒症在炎症状态下，T 淋巴细胞和单核细胞免疫活性增强。Cooper 等通过流式细胞仪研究发现，rHuEPO 反应差的患者 T 淋巴细胞亚群表达 CD28 的 CD4+、CD8+ 的 T 细胞明显减少，外周血单核细胞产生前炎症因子[其中一种为干扰素-γ（Interferon-γ，IFN-γ）]主要在骨髓产生，起主要效应。另外，单核细胞活化时产生高水平的白介素-12（Interleukin 12，IL-12），可以刺激 T 辅助细胞产生 IFN-γ，IFN-γ可以促进骨髓红系祖细胞凋亡，免疫细胞产生高水平的干扰素-α（Interferon-α，IFN-α）可以加强IFN-γ的致凋亡作用。

阻断细胞因子的产生可应用于炎症引起的EPO抵抗。加强透析为行之有效的减少细胞因子产生的途径，应用特异的细胞因子抗体或抗淋巴细胞治疗，但价格昂贵；细胞因子拮抗剂和己酮可可碱有对抗细胞因子的作用。己酮可可碱为磷酸二酯酶抑制剂，临床上可应用其抗血小板作用和对红细胞变形性的影响，可以抑制细胞因子的产生，特别是IFN-α、IFN-γ。另外，还有抗白介素-10（Interleukin 10，IL-10）、抗氧化和抗凋亡作用，可用于调节肾衰竭rHuEPO抵抗患者细胞因子的产生。

3）亚临床铝中毒：ESRD患者由于滤过功能障碍，血中的铝不能被有效清除，高血磷时服用铝结合剂及透析液铝的跨膜转运，都会造成血铝含量增加，组织中铝蓄积。铝中毒所致贫血和rHuEPO抵抗已有较明确的阐述。铝对血红素合成酶有抑制作用，从而抑制血红素形成，可以竞争性地结合转铁蛋白结合位点而干扰铁的转运，使红细胞渗透脆性增加而引起溶血，这些患者尽管铁储存正常但表现为小细胞性贫血。

近年来发现，随着水处理的改善和含钙磷结合物替代氢氧化铝的应用，有症状的严重铝中毒患者较少见，且铝介导的贫血多为正色素性而非低色素性。Tang等发现，rHuEPO抵抗的患者血铝水平明显高于对照组，应用去铁胺（Desferrionxamine，DFO）后rHuEPO抵抗患者的血铝水平较对照组升高更明显。由此推断，亚临床铝中毒可以抑制红细胞生成，机体储存铝过多会导致rHuEPO抵抗。DFO螯合试验可以检测机体储存铝的水平，可用于治疗亚临床及临床铝中毒引起的rHuEPO抵抗。

4）PTH：继发性甲旁亢是ESRD患者常见的临床表现。早期和近年的研究均表明，继发性甲旁亢可引起rHuEPO抵抗。其机制可能为：继发性甲旁亢可引起骨髓纤维化和红细胞生成受损；可以抑制内源性EPO的生成和机体对rHuEPO的反应性。在有些严重的甲旁亢患者中，应用外科手术切除后可以使血浆EPO水平和血网织红细胞明显升高。ESRD患者中PTH是否直接导致rHuEPO抵抗仍有争论。Hsu等的研究认为，PTH对rHuEPO抵抗确实有直接影响，而并非通过骨髓纤维化作用。HD患者即使有相对低的PTH水平，rHuEPO的反应仍较好，PTH可能通过抑制人外周红细胞克隆生成，抑制外周组织对rHuEPO的敏感性而起作用。国内外临床研究表明，1, 25-（OH）$_2$D$_3$治疗高PTH血症，纠正钙磷代谢紊乱，静脉冲击疗法可用于治疗高PTH血症所致的rHuEPO抵抗。

5）透析相关因素：透析相关的参数可以影响rHuEPO的反应性。一般来说，初始透析的患者贫血较重，PD较HD失血少，血管通路少，基础Hb水平高，rHuEPO用量相对较少。透析膜的生物相容性、透析液和血液的流量及透析充分性可能对rHuEPO的反应均有影响。一项稳定HD患者的交叉对照试验表明，尿素清除指数（Urea Removal Index，Kt/V）与rHuEPO剂量相关。目前认为，透析充分性是预测rHuEPO反应性的重要的独立预测因素。通过增加透析剂量以有效清除抑制红细胞生成的小分子和中分子物质，可以提高rHuEPO的反应性。高通量膜对于rHuEPO的反应性，目前尚无一致意见，一项12周的中心随机对照试验并未发现高通量膜对rHuEPO剂量及Hb水平有影响。

透析用水和透析液的质量对HD患者很重要，污染的透析液会加剧贫血，rHuEPO用量会增加。污染物主要为铝、铅、铜、硝酸盐、氟、砷、锌、氯化物、氯及其复合物、氯胺等。透析液低度的细菌污染导致单核细胞活化，细胞因子水平增加，从而抑制rHuEPO生成。一项12个月的随机对照研究表明，超纯的透析液可以降低rHuEPO的使用剂量，使 IL-6 和 CRP 的水平明显降低。

6）rHuEPO 抗体致纯红细胞再生障碍性贫血（Pure Red Aplastic Anemia，PRCA）：Casadevall 总结了 21 例患者因突然出现 rHuEPO 抵抗和纯红细胞再生障碍性贫血，应用放射性物质标记的 EPO 免疫沉淀物，均检测出高亲和力的 EPO 抗体。在此之前文献仅有个别病例报道。抗体产生的原因仍不清楚，一种可能的解释是，rHuEPO 在生产过程中其抗原性发生轻微的改变。经免疫抑制剂治疗以后 16 例抗体消失。Castelli 等报道，67%的应用 rHuEPO 治疗的 CRF 患者出现抗 EPOR，但这些抗体不能完全中和 rHuEPO 或者与 rHuEPO 有较低的亲和力。

rHuEPO 治疗超过 8 周并出现下述情况，应怀疑 PRCA 的可能：Hb 以每周 5～10g/L 的速度快速下降；需要输注红细胞才可维持 Hb 水平；血小板和白细胞计数正常，且网织红细胞绝对计数<10000/L。确诊必须有 PRCA 检测阳性的证据，以及有骨髓象检查结果的支持（有严重的红系增生障碍）。因为抗体存在交叉作用且继续接触可能导致过敏反应，为谨慎起见，凡疑似或确诊的患者均应停用任何 EPO 制剂。可应用免疫抑制剂、雄激素、大剂量静脉丙种球蛋白治疗，必要时输血，最有效的治疗是肾移植。

7）其他：维生素缺乏，如维生素 B_{12} 和叶酸缺乏可以引起 rHuEPO 抵抗。文献有报道，维生素 C 缺乏可以降低储存铁的利用，应用维生素 C 可以提高铁的利用度。另外，慢性失血、Hb 病、骨髓纤维化、恶性肿瘤、溶血、多发性骨髓瘤、应用 ACEI/血管紧张素II受体拮抗剂（Angiotensin Receptor Blocker，ARB）和免疫抑制剂、脾功能亢进等均可引起 rHuEPO 抵抗。近年来，有报道肉毒碱缺乏可以使 rHuEPO 呈低反应性，补充肉毒碱以后可以增加 rHuEPO 的疗效。ACEI 和 ARB 可能导致 rHuEPO 疗效的下降，但目前尚无统一意见，大多数学者倾向于 ACEI 特别是大剂量时对 rHuEPO 的疗效有一定程度的影响，而 ARB 则无此作用，机制未明。

保持 rHuEPO 治疗的最佳反应性对患者的预后和节省治疗费用具有重要意义。上述引起 rHuEPO 抵抗的一些因素可以纠正，如铁缺乏、维生素缺乏、继发性甲旁亢、感染、透析充分性等，在加大 rHuEPO 用量之前寻找可治疗的因素并给予及时的处理，使 rHuEPO 发挥最大的效益。

（二）缺铁的判断及其治疗

1.缺铁的诊断

SF 浓度和 TSAT 是检测透析患者体内铁状况的两个应用最广的指标。但是，这两个指标对评价透析患者的铁缺乏状态均不够准确，而且这两个指标只是对体内铁状况的粗略估算。因此，不能只根据这两个实验指标不让患者加强治疗，应给予静脉内注射铁剂。应该根据患者对 rHuEPO 治疗反应的情况，对化验指标进行解释。对于 rHuEPO 治疗有一定反应，而且 SF<100μg/mL，或 TSAT<20%的患者，以及 SF<300μg/mL，或 TSAT<30%的 rHuEPO 抵抗患者，应该进行铁剂的强化治疗。需要特别注意的是，通常在静脉注射铁剂后 2 周，反映机体铁状况的指标才开始上升。

2.缺铁的治疗

铁是合成 Hb 的基本原料。流行病学及临床试验结果证实，CKD 贫血患者中常常存在一定程度的铁缺乏。铁缺乏是导致 ESA 治疗反应差的主要原因。有效的铁剂补充，可以改善贫血，减少 ESA 的剂量，有些患者不使用 ESA 也能改善贫血。CKD 贫血患者应常规进行铁状态的评价，寻找导致铁缺乏的原因，并根据患者的铁储备状态予以相应的铁剂补充。HD 患者存在透析管路失血、频繁采血等因素时会导致铁丢失，某些药物及炎症状态会影响铁的吸收，均应予以评估和纠正。

（1）铁状态的评价及监测频率

1）常规使用 SF 和 TSAT 作为铁状态的评价指标。有条件的单位可用网织红细胞 Hb 含量作为 HD 患者铁状态的评价指标，目标值＞29pg/细胞。

2）接受稳定 ESA 治疗的 CKD 患者、未接受 ESA 治疗的 CKD3～5 期非透析患者及未接受 ESA 治疗的维持性 HD 患者，应每 3 个月监测铁状态 1 次。

3）当出现以下情况时需要增加铁状态的监测频率，以决定是否开始、继续或停止铁剂治疗：开始 ESA 治疗时；调整 ESA 剂量时；有出血存在时；静脉铁剂治疗后监测疗效时；有其他导致铁状态改变的情况，如合并炎性感染未控制时。

（2）铁剂治疗指征

1）对于未接受铁剂或 ESA 治疗的成年 CKD 贫血患者，TSAT≤30%且 SF≤500μg/mL，则推荐尝试使用静脉铁剂治疗。在 CKD 非透析患者中，可尝试进行为期 1～3 个月的口服铁剂治疗，若无效可以改用静脉铁剂治疗。

2）对于已接受 ESA 治疗但尚未接受铁剂治疗的成年 CKD 贫血患者，若需要提高 Hb 水平或希望减少 ESA 剂量，且 TSAT≤30%、SF≤500μg/mL，则推荐尝试使用静脉铁剂治疗。在 CKD 非透析患者中，可尝试进行为期 1～3 个月的口服铁剂治疗，若无效可以改用静脉铁剂治疗。

3）SF＞500μg/mL，原则上不常规应用静脉补铁治疗，若排除了急性期炎症，高剂量 ESA 仍不能改善贫血时，可试用铁剂治疗。

（3）铁剂的用法和剂量

1）非透析患者及 PD 患者可先试用口服途径补铁，或根据铁缺乏状态直接应用静脉铁剂治疗。

2）HD 患者应优先选择静脉途径补铁。

3）口服补铁：剂量为 200mg/d，1～3 个月后再次评价铁状态，如果铁状态、Hb 没有达到目标值（每周 ESA 100～150U/kg 治疗的条件下），或口服铁剂不能耐受者，推荐改用静脉途径补铁。

口服铁剂通常以硫酸亚铁、延胡索酸亚铁或葡萄糖酸亚铁的形式给予，以每日 200mg 的剂量作为铁的基本需要量。铁剂的服药时间很重要：理想状况下，应在饭前 1 小时服用，以使其达到最佳功效。空腹服用铁剂时，胃肠道的不良反应会加重。十二指肠和近端空肠是铁吸收的主要部位。铁剂导致的胃肠道症状与一次给药时存在于十二指肠的铁剂总量呈正比。使用儿童剂量增加给药次数，或在进餐的同时服药可以减轻胃肠道症状。还有人建议，为保证患者的依从性，可以在透析过程中服药（如在透析开始和透析结束时）。另一个方案是，只在睡前服用铁剂。铁剂治疗的另一个常见问题是便秘。这个问题可应用山梨醇来解决。一些铁制剂中含有小剂量的维生素 C 以增加铁的吸收率，但是，在铁制剂中加用维生素的优点尚不能确定。另外，磷结合剂、组胺-2 拮抗剂和质子泵抑制剂均会抑制口服补铁剂的吸收。已开始使用的缓释铁剂型可将铁在胃内的释放减到最少，因此在理论上讲可较少引起胃炎。多糖-铁复合物提供的是元素铁而不是铁

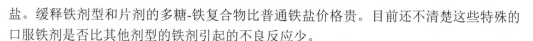

盐。缓释铁剂型和片剂的多糖-铁复合物比普通铁盐价格贵。目前还不清楚这些特殊的口服铁剂是否比其他剂型的铁剂引起的不良反应少。

4）静脉补铁：A.HD 患者应常规采用静脉补铁。一个疗程剂量常为 1000mg，一个疗程完成后，仍有 SF≤500μg/mL 和 TSAT<30%，可以再重复治疗一个疗程。B.静脉途径铁剂维持性治疗。当铁状态达标后，应用铁剂的剂量和时间间隔应根据患者对铁剂的反应、铁状态、Hb 水平、ESA 用量、ESA 反应及近期并发症等情况调整，推荐 100mg，每 1～2 周 1 次。有三种静脉内注射剂可以应用并已广泛使用：右旋糖酐铁、葡萄糖酸铁和蔗糖铁。静脉内注射铁剂治疗与口服铁剂相比有比较优越的利用率和功效。相比之下，静脉内注射铁剂费用高，而且右旋糖酐铁有时会引起严重的即刻过敏反应(约 0.7%)；葡萄糖酸铁和蔗糖铁也可引起过敏反应，但与右旋糖酐铁相比，严重的过敏反应较少见。必须权衡静脉内注射铁剂的高功效与可能出现的安全问题。其安全问题包括：感染的危险性增高、对器官和静脉系统的氧化作用以及动脉硬化的危险增高。研究的最透彻的问题是关于感染的危险性。较早期的研究提示，较高的 SF 水平与感染的危险性增高有关。近期，对一个数据库资料进行的分析显示，经常应用小剂量静脉内注射铁剂与感染引起的死亡危险性增高有关。相反，一项设计严密的大型前瞻性多中心研究报道，SF 水平或铁剂治疗与菌血症的发生没有明显关系。铁剂治疗可能出现的其他问题为理论上的，尚未进行仔细研究。一项尚需证实的研究显示，维生素 E 可减轻与静脉内注射铁剂有关的氧化反应。总的来说，必须在静脉内注射铁剂可以得到 HCT 升高带来的益处（寿命延长和提高生活质量）与治疗的危险之间权衡利弊。

a.右旋糖酐铁：有几个不同的给药方案。一种是给予 1000mg 的剂量，在 10 次连续的 HD 时均分剂量给药。有些情况下可以一次给予较大的剂量(如 500mg 或更大的剂量)，如 HD 患者的静脉通路不能规律使用时。另一个方案是每周给药，可每周给予右旋糖酐铁 25～100mg。使用这一方案时，在检测 SF 和铁结合力以评价铁储备之前，至少 2 周应停止给药。静脉内注射铁剂的规律性给药与感染引起死亡的危险性增高有关。但是目前这一联系中铁剂治疗所起的诱因作用仍只是理论性的。

右旋糖酐铁的不利影响：右旋糖酐铁以无菌液体为剂型，每毫升含 50mg 铁元素。在非尿毒症患者中，曾报道过静脉注射右旋糖酐铁引起即刻过敏反应。这种反应通常发生在静脉注射后的 5min 内，但也可延迟至 45min 或更长。过敏反应可导致低血压、昏厥、紫癜、喘息、呼吸困难、呼吸停止和发绀。由于这个原因，在静脉注射右旋糖酐铁时必须准备好肾上腺素和其他对付过敏反应的药物及设备。注射右旋糖酐铁后较轻的即刻超敏反应包括：瘙痒和荨麻疹；迟发反应可表现为：淋巴结病、肌痛、关节痛、发热和头痛。将每次的剂量限制在 250mg 以内，一般可以控制右旋糖酐铁的迟发反应。

b.葡萄糖酸钠铁：此药有较好的安全性和功效。由于严重的即刻过敏反应少，此药似乎比右旋糖酐铁具有明显的优势。近期进行的一项研究对铁缺乏的 HD 患者静脉注射葡萄糖酸钠铁进行评价，患者在 8 次 HD 中共给予 1000mg 葡萄糖酸钠铁，治疗后 14 日 HCT 达到峰值，证明此药安全有效。

对 HD 患者静脉注射葡萄糖酸钠铁，可将总量 1000mg 的药物在连续 8 次的透析治疗中均分剂量给药。一个合理的方案是将此药稀释在 200mL 生理盐水中，在 HD 过程中缓慢静脉滴注，持续时间>2h。

c.蔗糖铁：此药有较好的安全性和功效。蔗糖铁和葡萄糖酸钠铁的铁结合力较右旋糖酐铁低。这就使人担心会出现血清转铁蛋白的过度饱和。近期的一项研究探讨了这个问题，他们发现通常使用的化验血清铁的方法不仅能测量出转铁蛋白结合的铁，还能测量出药物中所含的铁。因此，测量结果可能明显高于实际的 TSAT，除非是在静脉注射铁剂后 2 周进行化验。与蔗糖铁和葡萄糖酸钠铁结合的"游离"铁似乎临床意义不大，这些药物在欧洲的长期安全应用已经证明了这一点。

5）如果患者 TSAT＞50%和/或 SF≥800μg/mL，应停止静脉补铁 3 个月，随后重复检测铁指标以决定静脉补铁是否恢复。当 TSAT 和 SF 分别降至≤50%和≤800μg/mL 时，可考虑恢复静脉补铁，但每周剂量需减少 1/3～1/2。

（4）铁剂治疗注意事项

1）给予初始剂量静脉铁剂治疗时，输注 60min 内应对患者进行监护，需配有复苏设备及药物，有受过专业培训的医护人员对其严重不良反应进行评估。

2）有全身活动性感染时，禁用静脉铁剂治疗。

（三）输注红细胞

EPO、铁剂是 CKD 患者贫血处理的主要方法。应该注意的是，输血很少用于长期透析患者，但适用于治疗 ESA 和铁剂治疗无效的重度或症状性慢性贫血。如患者存在重度贫血、有严重症状的或危及生命的贫血，则应输注红细胞。严重贫血的症状可能包括心肌缺血、补液无法缓解的直立性低血压或心动过速或者静息时明显呼吸困难等。红细胞输注可立即提高 Hb 水平，缓解严重贫血及其不良后果，但可能会引发并发症，包括输血传播性感染（罕见）、免疫致敏、铁过载综合征、容量超负荷和/或输血反应。

（四）新型红细胞刺激蛋白（New Type of Red Blood Cell Stimulating Protein，NESP）

NESP 是一种新一代红细胞生成刺激蛋白，它的作用机制与天然 EPO、rHuEPO 一样，和 EPOR 结合后促进红细胞生成。然而，它的生化特点不同于 rHuEPO。与 rHuEPO 相比，增加了 2 个 N 糖链，具有更多的唾液酸残基，从而其血清半衰期延长，体内生物活性增加。NESP 和 rHuEPO 的体内活性比较显示：①静脉、腹腔和皮下注射药物后，HCT 的增加呈剂量依赖；②每周应用 3 次，6 周时达到相同 HCT，rHuEPO 的用量是 NESP 的 2 倍；③NESP 每周注射 1 次，同样能有效地增加 HCT，而应用 rHuEPO 每周 1 次，则无明显效果；④同样剂量的 NESP，每周注射 1 次比分 3 次注射更有效，而 rHuEPO 则没有类似的结果；⑤令人惊喜的是，隔周注射 NESP 时，HCT 仍然能增加。每周注射 3 次时，NESP 的效果是 rHuEPO 的 36 倍；而每周注射 1 次时，其效果是 rHuEPO 的 13～14 倍。NESP 中有 5 个氨基酸不同于 EPO，理论上可能存在免疫原性。而一旦 NESP 抗体形成，可能会降低 NESP 的作用；这些抗体还可能会和 EPO 产生交叉反应。因此需密切注意应用 NESP 患者的 NESP 抗体形成情况。NESP 的基础研究及临床试验结果表明，NESP 与 rHuEPO 相比，治疗肾性贫血的效果相似，不良反应和安全性也没有明显差异。但应用 NESP 可延长用药周期。因此，NESP 是一种非常有潜力的新型 EPO，将在肾性贫血的治疗中占重要位置。

（五）低氧诱导因子（Hypoxia-Inducible Factors，HIFs）

细胞氧传感系统对机体的缺氧防御是非常关键的，当氧水平降至过低时可以触发一系列协调的保护细胞的生理反应。HIFs 通过调节大量目标基因的表达来介导缺氧对细胞的作用。它们是由一个易变的α亚单位和一个稳定的β亚单位组成的异二聚体。在哺乳动物中存在 3 种低氧诱导因子-α（Hypoxia-Inducible Factor-α，HIF-α）亚单位异构体。缺氧诱导因子-1α（Hypoxia-Inducible Factor-1α，HIF-1α）是十分普遍的。低氧诱导因子-2α（Hypoxia-Inducible Factor-2α，HIF-2α）与 HIF-1α具有高度同源性，但是表达具有细胞限制性，在红系造血、血管形成和肺发育中发挥重要作用。低氧诱导因子-3α（Hypoxia-Inducible Factor-3α，HIF-3α）存在多种变异体，有些通过负性通路抑制 HIF-1α和 HIF-2α。

　　在正常情况下，HIF-α亚单位与脯氨酸羟化酶（Praline Hydroxylase，PHD）结合而降解。缺氧情况下，PHD 活性降低，HIF-α增加。HIF-α然后将自己结合至低氧诱导因子-2β（Hypoxia-Inducible Factor-2β，HIF-2β）亚单位，激活下游基因。PHDs 属于接近有 70 个成员的 2-酮戊二酸依赖的双加氧酶超家族。PHD2 是红系发育所必需的。人 PHD2 基因点突变的杂合降低了羟化酶活性，该突变被发现与家族性红细胞增多症的发生有关。成年鼠 PHD2 基因增加肾脏 EPO 的生成和红系造血。除了治疗贫血，许多制药和生物技术公司正在研发 PHD 抑制剂诱导 HIF 活性来治疗由 HIF 介导保护性生理反应相关的疾病，包括肿瘤、外周血管疾病、外伤修复和增加免疫等。

　　1.肾性贫血的 HIF- PHI 治疗方案

　　HIF-PHI 是肾性贫血治疗领域中最新研发的一种小分子口服药物，可促进生理范围内 EPO 生成，同时下调铁调素水平，增加机体对铁的吸收、转运和利用，减少铁剂用量。另外，口服剂型的药物使患者用药更加便利。

　　（1）治疗时机：中国 CKD 患者的罗沙司他Ⅲ期临床研究中，非透析 CKD 患者的 Hb 基线水平：70g/L≤Hb＜100g/L，平均 89g/L；透析患者因已接受 ESAs 稳定治疗，转换成罗沙司他治疗时 Hb 基线水平 9～12g/L，平均为 10.4g/L。在日本一项既往接受过 ESAs 治疗或尚未接受 ESAs 治疗的 HD 贫血患者的研究中，以 Hb＜100g/L 为纳入标准。目前没有针对 HIF-PHI 起始治疗时机的研究，参考罗沙司他临床试验及结合 ESAs 治疗时机，建议 HIF-PHI 类药物治疗时机为 Hb＜100g/L。

　　（2）起始剂量：基于中国患者的罗沙司他 2 项Ⅲ期临床研究结果，建议透析患者为每次 100mg（＜60kg）或 120mg（≥60kg），非透析患者为每次 70mg（＜60kg）或 100mg（≥60kg），口服给药，每周 3 次。但需要结合患者体重、既往使用 ESAs 剂量以及基础 Hb 值、铁代谢以及营养状态等多种因素，个体化并以较小的起始剂量开始使用。

　　（3）剂量调整：基于中国患者的罗沙司他 2 项Ⅲ期临床研究结果，建议起始治疗阶段每 2 周进行 1 次 Hb 检测；根据患者当前的 Hb 水平及过去 4 周内 Hb 的变化，每 4 周进行 1 次剂量阶梯调整。若患者 Hb 在 2 周内增加＞20g/L 且 Hb 值＞90g/L，则提早降低一个阶梯治疗。剂量阶梯包括 20mg、40mg、50mg、70mg、100mg、120mg、150mg、200mg；建议最大剂量为 2.5mg/kg。

　　2.HIF-PHI 的治疗 Hb 靶目标

　　目前肾性贫血治疗的 Hb 靶目标是基于 ESAs 类的相关研究推荐。但是，HIF-PHI 类药物是在生理范围内提高 EPO 水平，不存在大剂量 ESAs 时体内 EPO 水平的过度升高。因此，HIF-PHI 治疗肾性贫血的 Hb 靶目标能否提高，获得进一步的益处还有待于深入研究。目前建议 HIF-PHI 治疗肾性贫血的 Hb 靶目标参考 ESAs，维持 Hb≥110g/L，但不超过 130g/L。

（六）肾性贫血治疗的新方式

除了传统铁剂与 EPO 的治疗方式，近年来也有很多新型药物用于肾性贫血的治疗。

1.EPO 模拟肽

CNTO 是非 EPO 源头的 EPOR 激动剂。它能够通过磷酸化作用和随后相关信号通路（Jak2、STAT5、AKT 和 ERK1/2）来激活 EPOR。在 24 名健康志愿者中，CNTO528 单次递增剂量（0.03～0.9mg/kg），静脉给药可以刺激网织红细胞、红细胞和 Hb 的产生。另一项在 44 例健康成年志愿者中进行的单次小幅递增剂量的试验也有相似的结果。

2.EPOR 靶向的竞争性抗体

数年前已经研发出了针对人 EPO 的可溶性单克隆抗体。这些抗体模拟 EPO 活性，但激活 EPOR 能力差。近年来，利用 XenoMax 技术开发出的人类竞争性抗体定名为 Ab12，它与 EPOR 的亲和性是 EPO 的 10 倍，能够刺激和维持体内红系造血。最近，在 CDRH2 的 YYS 区域的氨基酸成分发展产生了另一种人类单抗（Ab12.6，也称 ABT-007），它显著增强了与 EPOR 竞争结合能力。动物实验显示，与其他长效 ESAs 相比，ABT-007 皮下或静脉给药 HCT 的增加相似。但目前该药物尚未经过临床试验。

3.激活素

激活素作为转化生长因子-β（Transforming Growth Factor-Beta，TGF-β）家族成员，参与造血的调节，直接作用于红系祖细胞或前体细胞，或改变骨髓附属细胞功能，这些反应可能是通过I型和II型丝氨酸-苏氨酸激酶受体启动蛋白通路介导的。ACE-536 是一种修饰过的 2 型激活素受体融合蛋白，是一种可以作为配体参与红细胞分化的 TGF-β家庭成员。一项关于 ACE-536 的随机、双盲、安慰剂对照、多剂量递增的I期临床试验纳入了 32 例年龄 45～75 岁的健康绝经后妇女。研究结果提示该药物安全，耐受性好，应用 0.25mg/kg 剂量 1 或 2 次后，能够显著而持续提高 Hb 水平。评估 ACE-536 治疗β地中海贫血患者和低危或中危以及骨髓增生异常综合征患者的II期临床试验正在进行。在这两个研究中，通过给药剂量逐渐递增的方式以检验有效性和药物代谢。另一种正在开发药物 Sotatercept 是一种二聚体融合蛋白，由细胞外结构域 ActRIIA 与人 IgG 的 Fc 部分结合形成。它与激活素结合，抑制激活素连接内源性受体，干扰下游信号传导，尤其是 SMAD2/3 通路。此通路还促进铁调素在肝细胞转录并维护系统性铁稳态。最近，研究证实 Sotatercept 在体外不直接影响人 CD34 造血祖细胞的红系分化。相反，该药物能够减少有髓基质细胞产生的促红系分化促红细胞生成的调节因子的表达和分泌。绝经后妇女的I期临床试验发现 Sotatercept 能够提高 HCT 水平。一项为检验 Sotatercept 改善 CKD5 期患者贫血作用的II期临床研究也正在进行。这是一项随机、单剂量（0.1mg/kg 皮下注射），双盲、安慰剂对照研究。

考虑到许多 CKD 患者对 ESA 治疗反应差，这类药物可能在肾脏病治疗方面充满前景。

4.类似缩氨酸的 EPO

EPOR 存在于红细胞膜上，该受体分子结构中最重要的是于细胞膜外层的一个结合区域，该区域是一个单通道的跨膜区和一个细胞内的信号传递系统，这个信号传递系统把信号传入细胞内而激活受体从而发挥 EPO 的作用。EPOR 的激活过程需要与两个单体的同型二聚体结合，1 分子的 EPO 与 2 个受体以 2∶1 的比例结合从而激活细胞信号传递系统。以往认为 EPO 是通过糖蛋白与红细胞膜广泛接触发挥作用，而二聚体受体结构物是无法复制的。然而在一项生长激素相关受体结构和突变的研究中发现，仅一个小的受体配基就显示了很大的结合力，之后将这个区域命名为受体与配基结合的重要区域——"工作抗原决定区"，有研究者利用抗生素中缩氨酸的结合技术，分离出了新的 20 个氨基酸的类似缩氨酸的 EPO（EMP1），随后发现了 EMP1 的复杂结构，两个缩氨酸与两个单体受体以 2∶2 的比例结合，并获得了最佳的结合状态和激活效果，之后又在 EMP1 的 20 个氨基酸中发现了 13 个最具活性的缩氨酸序列，这样就获得了比 EMP1 相对分子质量更小的受体激动剂，这种新型的 EPOR 激动剂，药效更强、半衰期长、清除慢，是肾性贫血治疗的新途径。

5.造血细胞磷酸酶抑制剂

EPO 与祖母红细胞上的受体结合激发了 JAK-STAT 信号转换系统。造血细胞磷酸酶（Haematopoietic Cell Phosphatase，HCP）通过脱磷酸途径 JAK-2 来抑制造血。理论上抑制 HCP 将能够促进造血，HCP 抑制剂将提高造血细胞对 EPO 的敏感性。因此，HCP 抑制剂将与 EPO 联合或单独使用，以治疗肾性贫血。

参考文献

[1] HOSHINO J，MUENZ D，ZEE J，et al.Associations of hemoglobin levels with health-related quality of life，physical activity，and clinical outcomes in persons with stage 3-5 nondialysis CKD[J].J Ren Nutr，2020，30（5）：404-414.

[2] VERDALLES U，ABAD S，VEGA A，et al.Factors related to the absence of anemia in hemodialysis patients[J].Blood Purif，2011，32（1）：69-74.

[3] KDOQI Clinical Practice Guidelines and Clinical Practice Recommendations for Anemia in Chronic Kidney Disease[J].Am J Kidney Dis，2006，47（5 Suppl 3）：S11-145.

[4] MEYTES D，BOGIN E，MA A，et al.Effect of parathyroid hormone on erythropoiesis[J].J Clin Invest，1981，67（5）：1263-1269.

[5] KIMATA N，AKIBA T，PISONI R L，et al.Mineral metabolism and haemoglobin concentration among haemodialysis patients in the Dialysis Outcomes and Practice Patterns Study （DOPPS）[J].Nephrol Dial Transplant，2005，20（5）：927-935.

[6] 徐雁，邹建洲，刘中华，等.血清铁调素与血液透析患者铁负荷及微炎症状态相关[J].上海医学，2012，35（3）：242-246.

[7] 窦涪琳，王杨威，崔文鹏，等.微炎症状态与肾性贫血[J].中国血液净化，2016，15（3）：145-148.

[8] ASAI H，HIRATA J，WATANABE-AKANUMA M.Indoxyl glucuronide，a protein-bound uremic toxin，inhibits hypoxia-inducible factor–dependent erythropoietin expression through activation of aryl hydrocarbon receptor[J].Biochem Biophys Res Commun，2018，504（2）：538-544.

[9] 李明霞，叶啟发，彭贵主.肾移植术后一年贫血危险因素分析[J].中华移植杂志（电子版），2017，11（1）：15-18.

[10] AUGUSTINE J J，KNAUSS T C，SCHULAK J A，et al.Comparative effects of sirolimus and

mycophenolate mofetil on erythropoiesis in kidney transplant patients[J].Am J Transplant, 2004, 4（12）: 2001-2006.

[11] JOHNSON D L, JOLLIFFE L K.Erythropoietin mimetic peptides and the future[J].Nephrol Dial Transplant, 2000, 15（9）: 1274-1277.

[12] KAUFMAN J S, REDA D J, FYE C L, et al.Subcutaneous compared with intravenous epoetin in patients receiving hemodialysis.Department of Veterans Affairs Cooperative Study Group on Erythropoietin in Hemodialysis Patients[J].N Engl J Med, 1998, 339（9）: 578-583.

[13] LOCATELLI F, CANAUD B, GIACARDY F, et al.Treatment of anaemia in dialysis patients with unit dosing of darbepoetin alfa at a reduced dose frequency relative to recombinant human erythropoietin （rHuEpo）[J].Nephrol Dial Transplant, 2003, 18（2）: 362-369.

[14] ESCHBACH J W, ABDULHADI M H, BROWNE J K, et al.Recombinant human erythropoietin in anemic patients with end-stage renal disease.Results of a phase III multicenter clinical trial[J].Ann Intern Med, 1989, 111（12）: 992-1000.

[15] DRüEKE T B, LOCATELLI F, CLYNE N, et al.Normalization of hemoglobin level in patients with chronic kidney disease and anemia[J].N Engl J Med, 2006, 355（20）: 2071-2084.

[16] RAINE A E, ROGER S D.Effects of erythropoietin on blood pressure[J].Am J Kidney Dis, 1991, 18（4 Suppl 1）: 76-83.

[17] BUUR T, LUNDBERG M.Secondary effects of erythropoietin treatment on metabolism and dialysis efficiency in stable hemodialysis patients[J].Clin Nephrol, 1990, 34（5）: 230-235.

[18] STORRING P L, TIPLADY R J, GAINES DAS R E, et al.Epoetin alfa and beta differ in their erythropoietin isoform compositions and biological properties[J].Br J Haematol, 1998, 100（1）: 79-89.

[19] ROSSERT J, CASADEVALL N, ECKARDT K U.Anti-erythropoietin antibodies and pure red cell aplasia[J].J Am Soc Nephrol, 2004, 15（2）: 398-406.

[20] BOVEN K, STRYKER S, KNIGHT J, et al.The increased incidence of pure red cell aplasia with an Eprex formulation in uncoated rubber stopper syringes[J].Kidney Int, 2005, 67（6）: 2346-2353.

[21] BENNETT C L, LUMINARI S, NISSENSON A R, et al.Pure red-cell aplasia and epoetin therapy[J].N Engl J Med, 2004, 351（14）: 1403-1408.

[22] COURNOYER D, TOFFELMIRE E B, WELLS G A, et al.Anti-erythropoietin antibody-mediated pure red cell aplasia after treatment with recombinant erythropoietin products: recommendations for minimization of risk[J].J Am Soc Nephrol, 2004, 15（10）: 2728-2734.

[23] MACDOUGALL I C, ROCHE A, ROSSERT J, et al.Re-challenging patients who developed pure red cell aplasia with epoetin: can it be done? [J].Nephrol Dial Transplant, 2004, 19（11）: 2901-2905.

[24] VERHELST D, ROSSERT J, CASADEVALL N, et al.Treatment of erythropoietin-induced pure red cell aplasia: a retrospective study[J].Lancet, 2004, 363（9423）: 1768-1771.

[25] BENNETT C L, COURNOYER D, CARSON K R, et al.Long-term outcome of individuals with pure red cell aplasia and antierythropoietin antibodies in patients treated with recombinant epoetin: a follow-up report from the Research on Adverse Drug Events and Reports （RADAR）Project[J].Blood, 2005, 106（10）: 3343-3347.

[26] LOCATELLI F, ALJAMA P, BáRáNY P, et al.Revised European best practice guidelines for the

management of anaemia in patients with chronic renal failure[J].Nephrol Dial Transplant，2004，19 Suppl 2：ii1-47.

[27] FERNáNDEZ-RODRíGUEZ A M，GUINDEO-CASASúS M C，MOLERO-LABARTA T，et al.Diagnosis of iron deficiency in chronic renal failure[J].Am J Kidney Dis，1999，34（3）：508-513.

[28] FAN Q，LEUTHER K K，HOLMES C P，et al.Preclinical evaluation of Hematide，a novel erythropoiesis stimulating agent，for the treatment of anemia[J].Exp Hematol，2006，34（10）：1303-1311.

[29] BUGELSKI P J，CAPOCASALE R J，MAKROPOULOS D，et al.CNTO 530：molecular pharmacology in human UT-7EPO cells and pharmacokinetics and pharmacodynamics in mice[J].J Biotechnol，2008，134（1-2）：171-180.

[30] PéREZ-RUIXO J J，KRZYZANSKI W，BOUMAN-THIO E，et al.Pharmacokinetics and pharmacodynamics of the erythropoietin Mimetibody construct CNTO 528 in healthy subjects[J].Clin Pharmacokinet，2009，48（9）：601-613.

[31] BOUMAN-THIO E，FRANSON K，MILLER B，et al.A phase I，single and fractionated，ascending-dose study evaluating the safety，pharmacokinetics，pharmacodynamics，and immunogenicity of an erythropoietin mimetic antibody fusion protein（CNTO 528）in healthy male subjects[J].J Clin Pharmacol，2008，48（10）：1197-1207.

[32] SCHNEIDER H，CHAOVAPONG W，MATTHEWS D J，et al.Homodimerization of erythropoietin receptor by a bivalent monoclonal antibody triggers cell proliferation and differentiation of erythroid precursors[J].Blood，1997，89（2）：473-482.

[33] PHILO J S，AOKI K H，ARAKAWA T，et al.Dimerization of the extracellular domain of the erythropoietin （EPO） receptor by EPO: one high-affinity and one low-affinity interaction[J].Biochemistry，1996，35（5）：1681-1691.

[34] MAGUER-SATTA V，BARTHOLIN L，JEANPIERRE S，et al.Regulation of human erythropoiesis by activin A，BMP2，and BMP4，members of the TGFbeta family[J].Exp Cell Res，2003，282（2）：110-120.

[35] LOTINUN S，PEARSALL R S，DAVIES M V，et al.A soluble activin receptor Type IIA fusion protein （ACE-011） increases bone mass via a dual anabolic-antiresorptive effect in Cynomolgus monkeys[J].Bone，2010，46（4）：1082-1088.

[36] FINBERG K E，WHITTLESEY R L，FLEMING M D，et al.Down-regulation of Bmp/Smad signaling by Tmprss 6 is required for maintenance of systemic iron homeostasis[J].Blood，2010，115（18）：3817-3826.

[37] MAJMUNDAR A J，WONG W J，SIMON M C.Hypoxia-inducible factors and the response to hypoxic stress[J].Mol Cell，2010，40（2）：294-309.

[38] SEMENZA G L.Hypoxia-inducible factors in physiology and medicine[J].Cell，2012，148（3）：399-408.

[39] KAELIN W G Jr，RATCLIFFE P J.Oxygen sensing by metazoans：the central role of the HIF hydroxylase pathway[J].Mol Cell，2008，30（4）：393-402.

[40] CHEN N，HAO C，PENG X，et al.Roxadustat for anemia in patients with kidney disease not receiving dialysis[J].N Engl J Med，2019，381（11）：1001-1010.

[41] CHEN N，HAO C，LIU B C，et al.Roxadustat treatment for anemia in patients undergoing long-term

dialysis[J].N Engl J Med，2019，381（11）：1011-1022.

[42] AKIZAWA T，IWASAKI M，YAMAGUCHI Y，et al.Phase 3，randomized，double-blind，active-comparator（darbepoetin alfa）study of oral roxadustat in CKD patients with anemia on hemodialysis in Japan[J].J Am Soc Nephrol，2020，31（7）：1628-1639.

[43] ERIKSSON D，GOLDSMITH D，TEITSSON S，et al.Cross-sectional survey in CKD patients across Europe describing the association between quality of life and anaemia[J].BMC Nephrol，2016，17（1）：97.

[44] THORP M L，JOHNSON E S，YANG X，et al.Effect of anaemia on mortality，cardiovascular hospitalizations and end-stage renal disease among patients with chronic kidney disease[J].Nephrology（Carlton），2009，14（2）：240-246.

[45] ZOPPINI G，TARGHER G，CHONCHOL M，et al.Anaemia，independent of chronic kidney disease，predicts all-cause and cardiovascular mortality in type 2 diabetic patients[J].Atherosclerosis，2010，210（2）：575-580.

[46] 肾性贫血诊断和治疗共识中国专家组.肾性贫血诊断与治疗中国专家共识[J].中华肾脏病杂志，2013，29（5）：389-392.

[47] BOGIN E，MASSRY S G，LEVI J，et al.Effect of parathyroid hormone on osmotic fragility of human erythrocytes[J].J Clin Invest，1982，69（4）：1017-1025.

[48] Kidney disease：Improving global outcomes（KDIGO）anemia work group.KDIGO Clinical Practice Guideline for Anemia in Chronic Kidney Disease[J].Kidney Int Suppl，2012，2（4）：279-335.

[49] 王海燕，赵明辉.肾脏病学[M].第 4 版.北京；人民卫生出版社，2021：1756.

张海亮　赵利娜　陈钰泱（撰写）　石爱杰（审校）

第二节　出血和凝血异常

一、概述

急性肾功能衰竭、CRF 的患者出血倾向与血液高凝状态并存已被公认，凝血（Blood Coagulation）机制出现紊乱。尿毒症患者出凝血状态主要特征表现为高凝状态，甚至可能发生血栓栓塞性并发症，同时也可能出现明显的出血倾向，这一状态主要是由于血管内皮损伤、血液成分改变（血小板活化或功能异常、严重贫血）、凝血-抗凝系统或纤溶-抗纤溶系统功能异常所致。HD 会加重患者的凝血和纤溶系统紊乱。对伴有明显的出血（Bleeding）或凝血障碍的透析患者，应采取必要措施预防出血及栓塞性并发症。

二、定义

出血是指血液自心、血管腔外出，流出的血液逸入体腔或组织内者，称为内出血，血液流出体外称为外出血。凝血，即血液凝固，是指血液由流动的液体状态变成不能流动的凝胶状态的过程，是生理性止血的重要环节，血液凝固的实质就是血浆中的可溶性纤维蛋白原变成不可溶的纤维蛋白的过程。

三、发病机制

（一）HD 患者血小板出血机制

功能异常是出血的主要原因，患者出血时间延长，并与出血的发生率相关。

1.血小板功能异常

①HD 患者代谢产物及毒素潴留，如小分子物质胍基琥珀酸酚在体外可抑制血小板聚集，注入体内可使出血时间延长，酚和梭基酚乙酸：两者都可抑制血小板第 3 因子（Platelet Factor 3，PF3）的释放；多肽类中分子物质（相对分子质量 500～1200），特别是 PTH，可抑制血小板释放花生四烯酸和 5-羟色胺，并刺激内皮细胞大量合成前列环素（Prostacyclin，PGI2），从而影响血小板黏附和聚集功能。②血栓素 A2 减少、血管内皮细胞内 PGI2 增多等均可导致血小板功能障碍，另外，肾衰时血小板表面的精氨酸加压素受体减少，亦引起血小板功能障碍。③HD 导致的血小板减少主要是由于血-膜生物相容性的作用，引起中性粒细胞黏附在透析膜上，并激活补体系统，通过经典途径，使血小板与纤维蛋白结合形成血小板栓塞，迅速消耗血小板，临床出现血小板减少症。尽管 HD 会对血小板造成不良影响，但这种影响是一过性的，患者在短时间内会很快恢复。HD 使用肝素作为抗凝剂时，2.7%～10%可发生肝素治疗相关性血小板减少，其发生机制与肝素相关 IgG、IgM 产生有关。

2.凝血因子及抗凝血、纤溶功能改变

肾衰时Ⅷ因子所有成分均见升高。目前认为：①尿毒症患者的血浆（血浆蛋白 C）和血浆总蛋白 S、游离蛋白 S（FPS）抗原升高，提示维持性 HD 患者存在止血、凝血异常，易有出血倾向。可能在 HD 过程中，由于机械作用不可避免地引起 HD 与透析膜之间的接触-激活反应。②血栓调节蛋白分子固定在细胞膜上，当结合凝血酶后，通过细胞内吞噬复合物"内化"，随后凝血酶被降解，而血栓调节蛋白又回到膜上，这样防止了血浆蛋白 C 的过度活化，实现系统内自由平衡。③由于 HD 后凝血系统激活并导致纤维蛋白沉积于血管壁，从而使纤溶系统活性增加，使血中 D-二聚体升高。

3.其他

一氧化氮（Nitric Oxide，NO）增加，可抑制血小板相互聚集及聚集于血管壁，从而引起出血；血管性假性血友病因子（Von Willebrand Factor，VWF）功能不良、贫血使血小板聚集减少，均能加重出血倾向。

（二）血液高凝状态及其发生机制

越来越多的证据表明，尿毒症患者血液高凝状态可能与肾衰竭状态时的多种病理因素有关，如组织缺血缺氧、血小板激活、血管内皮细胞损伤等。HD 患者血液高凝状态与凝血系统功能异常、凝血纤溶系统功能紊乱有关。

1.HD 患者凝血系统功能异常

HD 可造成患者血管活性物质，如 NO、肾上腺素、去甲肾上腺素水平的改变，以及电解质紊乱，如低血钾、高血钾、低血钙、高血钙和整个透析过程中常常伴随的低氧血症，这些因素均可使患者透析前即存在的血管内皮细胞受损、血小板活化、凝血、纤溶系统紊乱进一步恶化。同时，在 HD 中，体外循环以及肝素的使用，会导致血小板的高聚集性、肝素辅助因子的减少以及凝血因子的增加，这些因素均可导致 HD 患者处于血栓形成的好发状态。研究发现尿毒症患者的凝血因子浓度及活性均会增强，包括因子 V、VII、VIII、X、XI、vWF 等多个凝血因子的浓度均较健康对照者明显升高，这些指标的升高均提示患者高凝状态的持续存在。

2.纤溶活性及血小板活性异常

研究表明 HD 患者血浆纤溶酶-抗纤溶酶复合物（Plasmin-Antiplasmincomplex，PAP）及 D-二聚体水平升高、α_2-纤维蛋白溶酶水平降低，说明尿毒症患者存在纤维蛋白溶解系统的激活；HD 患者前凝血酶原片段水平升高，表明在活体中凝血酶原向凝血酶的转换增加，结果表明透析患者血液存在高凝状态。血小板、红细胞膜表面所表达的磷脂酰丝氨酸（Phosphatidylserine，PS）参与了凝血的过程，并与尿毒症患者血液高凝、血栓形成有直接关系。研究表明内皮细胞型纤溶酶原激活抑制因子（Plasminogen Activator Inhibitor-1，PAI-1）4G/5G 和血管紧张素转换酶（Angiotensin Converting Enzyme，ACE）DD 基因型与早期动静脉内瘘（Arteriovenous Fistula，AVF）血栓形成的风险增加相关。一氧化碳可增强 HD 患者的凝血功能，并降低其纤溶能力。

四、临床表现

尿毒症透析患者出血主要表现为皮肤易发瘀斑，或累及口腔和鼻黏膜、牙龈、胃肠道、泌尿道以及呼吸系统，出现呕血、便血、颅内出血，以呕血、便血最为常见，穿刺处过度出血及出现出血性疾病（例如胃肠道黏膜出血）。损伤或侵入性操作也可能引起过量出血。患者服用阿司匹林后，比正常人服用阿司匹林后的出血时间延长时间更久，表现出对阿司匹林的出血敏感性增加。部分接受手术的透析患者可能出现出血倾向增加，通常表现为手术或创伤部位的出血。相反，部分患者则处于高凝状态。凝血可以表现为血栓性疾病。

五、处理措施

1.HD

①强化透析治疗 透析是纠正血液系统异常的有效手段，透析在 24～48h 内可使血小板因子（Platelet Factor，PF）释放功能得到改善，这和血中弧基琥珀酸和酚类物质水平降低有关；②无肝素透析或减少肝素用量，可避免出血倾向加重，重症出血必要时改为 PD 治疗。

2.药物治疗

急性出血者可使用精氨酸加压素，常用剂量为 0.3pμg/kg 加生理盐水 50mL，30min 内静脉滴注，该方法只可暂时缩短出血时间，故常需 3～4h 后重复应用。长期慢性出血者，人工合成雌激素治疗效果较好，常用剂量 3mg/kg 静脉滴注，分为 5 天，每天应用 0.6mg/kg。雌激素的止血机制可能与改变 NO 的合成途径有关。维生素 E 可防止血小板膜脂质的氧化损害，改善血小板聚集功能。

3.血液制品

输入新鲜全血只能暂时缓解出血倾向，但效果并不肯定。有人输入洗涤的红细胞，能使 30%以上的 HD 患者出血时间缩短。严重贫血伴出血倾向者，应首先迅速提高 HCT，

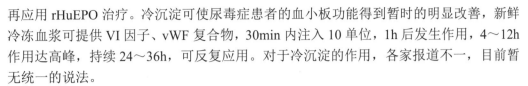

再应用 rHuEPO 治疗。冷沉淀可使尿毒症患者的血小板功能得到暂时的明显改善，新鲜冷冻血浆可提供 VI 因子、vWF 复合物，30min 内注入 10 单位，1h 后发生作用，4～12h 作用达高峰，持续 24～36h，可反复应用。对于冷沉淀的作用，各家报道不一，目前暂无统一的说法。

4.其他治疗

对于接受手术的透析患者，出血时间的术前筛查并不能预测手术操作的安全性，且出血时间延长也不能预测过量出血。有研究发现，尿毒症性出血和出血时间之间有良好的相关性，但出血时间的评估变化程度相当大，也存在技术因素的影响。另外，尿毒症中血小板功能障碍很可能由多种因素导致，预测术后出血风险应结合其他因素进行综合考虑。可经验性地采取一些措施来限制尿毒症性出血，例如，对于存在 HD 通路过度出血病史或可能在手术时未能得到最佳透析的患者，可通过输血将 HCT 提高至合适水平，或经静脉或皮下给予去氨加压素，或采用经鼻内给药，也可试用冷沉淀，并加强透析治疗，改善透析的充分性。

六、预防措施

HD 患者在临床上表现为出血和血栓栓塞两种倾向。随着透析时间的延长，血液凝血、纤溶系统的紊乱不断加重，使透析患者既面临出血和缺血性疾病的威胁，同时也成为动脉粥样硬化的高危人群。因此，在 HD 治疗过程中，采取必要措施预防出血及栓塞性并发症的发生至关重要。对所有有出血倾向的 HD 患者或新近接受大手术者，均应评估透析是否充分，必要时重新调整透析处方，以减少肝素的应用；使用阿司匹林和/或华法林时，HD 患者发生重大出血事件的风险显著增加，在透析人群中使用口服抗凝剂之前，应考虑适当的风险分层。

参考文献

[1] EBERST M E，BERKOWITZ L R.Hemostasis in renal disease： pathophysiology and management[J].Am J Med，1994，96（2）：168-179.

[2] VAZIRI N D，PAHL M V，CRUM A，et al.Effect of uremia on structure and function of immune system[J].J Ren Nutr，2012，22（1）：149-156.

[3] WILLOUGHBY M L，CROUCH S J.An investigation of the haemorrhagic tendency in renal failure[J].Br J Haematol，1961，7：315-326.

[4] HOROWITZ H I.Uremic toxins and platelet function[J].Arch Intern Med，1970，126（5）：823-826.

[5] INABA K，UMEDA Y，YAMANE Y，et al.Platelet vasopressin receptor in patients with chronic renal failure[J].Nihon Jinzo Gakkai Shi，1989，31（10）：1079-1084.

[6] 王莉.透析患者出血性疾病的诊断与治疗[J].实用医院临床杂志，2008，5（4）：31-33.

[7] 王现涛，苏强，李浪.比伐卢定在心血管介入治疗中应用的研究进展[J].中华老年心脑血管病杂志，2014（6）：655-657.

[8] 郭志伯，刘建会，周芳，等.尿毒症患者透析治疗前后凝血功能检测指标评价[J].国际检验医学杂志，2013，34（15）：2036-2038.

[9] 王秦，解汝娟，高春艳.磷脂酰丝氨酸及其结合配体与尿毒症血液高凝状态的相关性[J].中华临

床医师杂志（电子版），2012，06（16）：4825-4827.

[10] PAGANINI E P，Hematologic Abnomatities[M].In：Daugirdas JT，Ing TS.Handbook of Dialysis.Boston» Little Brown and Company，1994：445-468.

[11] 王叔咸，吴阶平.肾脏病学[M].北京：人民卫生出版社，1987：750-758

[12] WARRELL R P Jr，HULTIN M B，COLLER B S.Increased factor VIII/von willebrand factor antigen and von willebrand factor activity in renal failure[J].Am J Med，1979，66（2）：226-228.

[13] Ashita Tolwani，Keith M.Regional citrate anticoagulation for continuous renal replacement therapy：the better alternative？[J].Am J Kidney Dis，2012，59（6）：745-747.

[14] MALYSZO J，MALYSZKO J S，MYSLIWIEC M，el al.Comparison of hemostatic disturbance on between patients on CAPD and patients on hemodialysis[J].Perit Dial Int，2001，21（2）：158-165.

[15] BONOMINI M，SIROLLI V，MCRCIARO G，et al.Red blood cells may contribute to hypercoagulability in uraemia via enhanced surface exposure of phosphattidylserine[J].Nephrol Dial Transplant，2005，20（2）：361-6.

[16] SAGRIPANTI A，COZZA V，BAICCHI U，et al.Increased thrombin generation in patients with chronic renal failure[J].Int J Clin Lab Res，1997，27（1）：72-5.

[17] Yahya Güngör1，Mansur Kayatas，Gürsel Yildiz，et al.The presence of PAI-1 4G/5G and ACE DD genotypes increases the risk of early-stage AVF thrombosis in hemodialysis patients[J].Ren Fail，2011，33（2）：169-175.

[18] Ryan W Matika，Vance G Nielsen，Evangelina B Steinbrenner，et al.Hemodialysis patients have plasmatic hypercoagulability and decreased fibrinolytic vulnerability：role of carbon monoxide[J].ASAIO J，2014，60（6）：716-721.

[19] Rachel M Holden 1，Gavin J Harman，Miao Wang，et al.Major bleeding in hemodialysis patients[J].Clin J Am Soc Nephrol，2008，3（1）：105-110.

王 雷 孔德玮 魏 雪（撰写） 石爱杰（审校）

第三节 溶 血

一、概述

HD 患者发生溶血通常与透析液的问题有关，如过热、浓缩液与水的比例不恰当引起低张、水中的甲醛、漂白剂、氯胺或硝酸盐以及铜质管路中的铜污染透析液。但是，溶血也可能与透析机滚压式血泵运转不正常、血液管路扭曲以及血液管路安装不当等引起的红细胞损伤有关。透析中发生危及生命的溶血是罕见的，但其发生后有致死风险且死亡率显著，因此及时识别透析中溶血事件以及纠正相关因素非常必要。透析溶血的患者可表现为胸痛、胸闷或背痛。如未能及早发现溶血，可能会出现重度高钾血症甚至死亡。静脉管中的血液呈葡萄酒色，患者诉胸痛合并呼吸急促和/或背痛、HCT 下降、血样离心后血浆呈粉红色等表现高度提示严重溶血。HD 患者疑似溶血时的初始处理包括

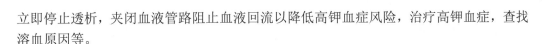

立即停止透析，夹闭血液管路阻止血液回流以降低高钾血症风险，治疗高钾血症，查找溶血原因等。

二、定义

HD 中发生的溶血现象，指的是 HD 管路中的红细胞，因受到以下因素：如氧化剂或还原剂作用，或低渗透压、透析液温度过高、机械应力作用，使红细胞膜损伤，而使其内的 Hb 被释放到血浆中，从而引起一系列病理变化。轻微的溶血在尿毒症患者中是常见的，可以是肾功能降低后红细胞生命周期缩短引起的。应用同位素标记红细胞的方法，发现尿毒症患者红细胞的生存时间是正常人红细胞生存时间的 1/3～1/2。此外，与正常人红细胞相比，尿毒症患者红细胞的变形能力和耐受渗透压变化的脆性降低很多。

三、发病机制

对透析患者来讲，无论是发生在透析过程中的溶血还是发生在透析后的溶血，危害都非常大，也是很可怕的事件。如果多个患者同时出现这种溶血，往往会造成很大的恶劣影响。在过去几十年里，美国发生过几次大的溶血事件，多是由于透析材料质量问题引起的透析中机械溶血，带来很大的影响。例如：因 HD 管路生产过程所形成的管路口径狭窄，使采用该批型号管路的不同地区的许多透析中心发生爆发性溶血事故；由于操作者对管路安放或固定不当导致管路折曲所引起的溶血事故；在一些地区的透析单位还在使用复用的透析器和管路，由于完成复用处理后，将透析器和管路予以捆绑存放在冰箱内，导致管路某处发生折曲变形，而在用其进行 HD 时，对这类管路折曲未加注意并适当处理，就会使流经此处的血液，受到过大剪力而可引发急性溶血。不过，由于近年来 HD 指南明确要求使用一次性 HD 制品，因而也就防止了因复用所可能引起的溶血。随着 CRF 的患者人数的增加，透析室的规模也随着扩大，不少透析中心拥有 60～80 甚至更多台透析机，有的透析机甚至一天连续运转长达 12h，但透析设备的经常维修保养工作，满足不了规定要求，致使支撑管路和透析器夹子和静脉壶卡子损坏而得不到及时更换，这也给透析管路发生折曲埋下了隐患。结合国外对管路折曲所致的溶血的报道，对管路折曲引发的溶血的危害、诊断及防治进行综述，用以提高有关人员对 HD 溶血的高度重视，有力地预防溶血事故的发生，达到保证安全透析和最佳透析效果的目的。可能引起溶血发生的原因有多种，供应的透析用水中部分物质含量过高或含有其他毒素：消毒剂残留；氯、铜、锌、亚硝酸盐和硝酸盐、结合乙酸、过氧乙酸和过氧化氢、戊二醛、次氯酸钠、过氧化氯、低渗透析液和血液稀释；透析设备、材料；透析膜破裂，引起较多透析液进入血液；血泵的转动导致机械性红细胞损伤；患者方面因素；高血流量通过狭窄的静脉导管或穿刺针使红细胞受损；透析液温度＞42℃。

1.透析用水中部分物质含量过高导致的因素

（1）氯：氯是自来水最常用的杀菌剂，但是氯能够与水中其他化合物反应产生一些副产品（如三卤代甲烷）。常见的是氯与氨反应形成氯胺，使用这种化学材料替代杀菌物质。尽管氯的这种反应是很轻微的，但确实在世界不同地区已经发现了氯胺在临床上引起透析患者发生溶血的现象。最近在巴西一个透析中心发生了 16 例患者溶血事件，在这个中心的透析用水中发现了很高浓度的氯和氯胺。消电离作用桶也能够独立产生一些有害的离子，与氢和羟基交换并产生一些非离子物质，如氯胺等。反渗水系统可以除去 99% 的离子物质、100% 的胶质物质和 100% 的微生物体，但不能清除氯胺。氯胺只能通过水处理系统中的活性炭吸附。一般情况下，活性炭可以有效清除氯胺而不至于引起溶血。但是如果水处理过程中的加压泵压力过高，使水过快地流过活性炭，在这种压力下形成了人工通道——这样含有氯胺的水就进入了透析液。此外，传统的碳罐不能够充分滤过氯胺防止溶血的发生。替代的方法是在透析液中加入抗坏血酸清除氯胺，但需监测血液中维生素 C 的浓度，避免产生继发性维生素 C 过多症。这种方法还没有被广泛接受。氯胺浓度不能直接测定，只能通过测定氯胺中的氯水平反映氯胺的水平。美国医疗仪器促进协会（The Association for The Advancement of Medical Instrumentation，AAMI）规定透析液中最高氯胺的允许浓度是 0.1mg/L。有报道称氯胺浓度超过 0.25mg/L 时就会引起红细胞生存时间缩短，表现为维持 Hb 水平需要更多的 EPO 注射。氯胺诱发的溶血表现为急性血管内溶血，如高铁 Hb 血症、海因茨小体贫血等（如果氯胺水平显著性提高）。

（2）金属离子：在过去透析刚开始的年代里，经常有铜中毒引起溶血的报道，主要是由于铜的泄漏：铜从透析设备中被溶解，特别在耗竭了离子结合剂与金属离子结合的位点时，不能够有效地清除金属离子。现在在 HD 设备中使用铜材料的配件已经很少了，多数使用了聚氯乙烯（Polyvinyl Chloride，PVC）或不锈钢代替了铜。但偶尔有报道称锌出现在透析液中并引起溶血的发生。

（3）亚硝酸盐和硝酸盐：这种化合物引起的溶血在家庭 HD 中偶然能见到，是由使用亚硝酸盐或富含亚硝酸盐的水配制透析液所引起的。

（4）消毒剂：甲醛作为消毒剂，过去被广泛用于透析器复用过程和透析机、水处理管路等的消毒处理。其他一些化学制剂还可以在使用滤器消毒的过程中见到。如果操作人员操作过程中没有严格按照程序冲洗机器或者使用了甲醛储存桶内液体，可能会促使甲醛进入血液中。甲醛在血液中可以引起抗体产生破坏红细胞，造成溶血。这种抗体使冷凝集素与 NN 血型冷凝集红细胞发生凝集。其他消毒剂如戊二醛、次氯酸钠、乙酸混合液、过氧乙酸、过氧化氢也有可能引起溶血。最近报道了一个儿童透析中心发生 19 例溶血的事件，是由于过氧化氢导致的。

（5）血液稀释：血清渗透压下降到 260mmol/kg 时，没有看到对红细胞机械脆性的显著影响。但血清渗透压再进一步显著性降低，会引起显著溶血的发生。血液稀释可以引起血浆容积膨大。使用错误浓度的透析液透析可能会引起血液稀释。

（6）透析液温度：透析液温度超过 42℃ 会发生溶血并会持续几天甚至几周，所以透析液温度过高所引发的溶血往往表现为迟发性的。加热系统、恒温器或温度监测器故障时，过热的透析液可导致致命性溶血事件。透析液超过 47℃ 时可使红细胞形态学、脆弱性发生改变，出现溶血。

2.透析设备、材料或其他透析相关问题

透析管路缺陷（如不正常狭窄）、扭结；小口径插管或穿刺针；非常大的血流量；动脉穿刺针贴至血管壁；血泵咬合不合适；透析器皿室凝血块；动静脉内瘘损伤。

（1）透析设备或透析过程的问题：当血液被挤压通过一个狭窄的孔或隧道时，物体的形状成为形成湍流和强大切力的一个重要的因素。由于这个原因，红细胞会受到损害或挤压破碎——这种现象被称为红细胞碎片综合征。1998 年，美国有 3 个州的透析患者发生了总数为 30 例的溶血，原因是透析管路中有不规则的狭窄的孔。穿刺针的位置也会造成对红细胞形成的机械性损害。动脉侧穿刺针贴近血管壁后，血管壁阻塞了穿刺针的斜面，使穿刺针的针孔面积被阻塞而变得狭窄，这样就使血流通道受到阻碍。如果这时候血泵还是原来的速度，就会在动脉段管路和穿刺针中抽出真空，管路中血流形成显著的往复运动。这种状况常见于动脉侧所提供的血流不充分时，常由于存在血管通路狭窄。在安装透析管路时，在某些固定的部位和狭窄的部位，可因管路安装不顺畅出现扭曲，或者是管路生产过程中有不正常的扭曲或挤压造成管路变形。这些都是容易造成血流湍流、红细胞机械性损伤的基础。一般这种管路中的机械损伤可引起血管内溶血，但一些很柔和的机械损伤可能造成红细胞较轻微的损伤，这些受损伤的红细胞随后被网状内皮系统所破坏而发生血管外溶血。

研究已经证实，使用直径越小的穿刺针或插管，越容易引起溶血。此外，穿刺针顶端孔眼和侧面孔眼决定着血细胞损伤的程度，现在市面上可以买到的深静脉置管在血流量超过 500mL/min 时对红细胞的损伤也很明显。因此，在使用较大血流量透析时，应该选用大孔径的穿刺针和较粗的深静脉置管。单针透析也是一个透析中溶血的危险因素。

高的超滤率（Ultrafiltration Rate，UFR）是否会引起溶血是一个有争议的问题，但在负压超过-350mmHg 时已经发现可以引起轻微溶血，但这种溶血还没有严重到需要增加 EPO 的剂量来维持血红素水平的程度。近年来一篇报道报告了一例颈动脉—颈外静脉内瘘机械性损伤造成溶血，使用 EPO 出现低反应性的病例。更为常见的低级别的溶血，可见于人造血管等假体或人工心脏瓣膜等情况时。

（2）HD 中机械性溶血机理：机械性溶血通常由血液回路不同程度的阻塞引起，包括：针头的开口贴近血管壁，或受到皮下血肿压迫，使血流严重受阻；单针透析；血泵滚筒压力过大，管路折曲，使血液受到剪力作用而发生溶血。管路折曲多发生于从泵后到透析器入口间这一段，尤其在固定或支撑管路夹子附近和接近透析器入口的那一段管路。由于目前一般透析机并未安装对泵后动脉压的监测报警装置，所以无法了解这段管路的压力变化的具体数值。除非发生非常严重的管路堵塞，通常不会引起泵前动脉压和静脉压的显著变化，也就不能激活机器报警。红细胞在单纯压力增高的条件下，不会受到破坏发生溶血，却可由于血泵强制驱使血液通过狭窄的管路，而处于破坏性剪力作用之下，迅速发生溶血。但在患者呈现症状前，这种溶血现象往往被医护人员忽视，即使听到报警，可能由于对溶血危险性缺少了解与重视，就随意将报警静音，而未对管路是否发生折曲进行核查，仍继续透析直至患者出现症状，才停止透析，有的甚至坚持到透析结束，使溶血危害加重，甚至造成死亡。

（3）患者方面的特殊因素：过高的尿素水平（如透析不充分）、感染、缺乏 EPO、某些药物、某些系统性疾病[如系统性红斑狼疮（Systemic Lupus Erythematosus，SLE）]、脾功能亢进症、低磷血症。

1）尿毒症与溶血：HD 患者比同样条件下肾功能正常的患者更易于发生溶血。一项研究把尿毒症与菌血症混合起来观察溶血的状况，结果发现要比单纯尿毒症或单纯菌血症出现更显著的溶血，提示在一些有害因素存在或氧化应激反应存在的情况下，尿毒症患者的红细胞可能更容易发生溶血。红细胞膜的脂质过氧化反应伴随细胞脆性的下降及脾潴留等情况，可能是进一步的发病机制。

氧自由基的产生是否可以预防尿毒症患者红细胞的损害现在还不清楚。许多研究评估了维生素E包被在透析器膜表面以及谷胱甘肽和维生素C输注对红细胞的氧化损伤和溶血的影响，尽管有些研究看到一些有益的结果，但还不能够提供足够的证据支持这些方法广泛的应用。最近使用一种电解水装置产生的水，其富含氢离子和拥有较低的氧化还原电位。使用这种水配制透析液进行透析时，结果显示降低了HD发生溶血的概率，原因可能是对抗了加强的氧化反应产物和炎症反应细胞因子前体、红细胞的过氧化反应及溶血。

用电解水配制透析液进行透析对红细胞有益的反应（包括由于改善了溶血状况、降低了EPO的剂量），被认为是清除了活性氧基所引起的。电解水是压缩的水通过线圈阀下的小的腔室后产生的。EPO治疗的效果不仅取决于红细胞的产生速度，还取决于患者溶血的轻重。已经发现撤离EPO的治疗会出现未成熟红细胞的溶解（选择性年轻红细胞溶血）。

2）透析不充分引起的溶血：由美国国家联合透析研究组织提出。在这项研究中，一组血液尿素氮（Blood Urea Nitrogen，BUN）水平是105～115mg/dL的患者HCT显著低于另外一组BUN是76mg/dL的患者。尽管这种HCT的差别可能部分由于红细胞产生少或出血等，但研究者已经发现BUN的浓度与红细胞生存时间的关系。另有研究还提示红细胞的渗透压抵抗能力被尿毒症损害而透析后会改善。

3）与患者特性有关的因素：引起溶血的其他因素包括药物、同时共存疾病及电解质不正常等。药物引起溶血是共知的原因，特别是那些6-葡萄糖脱氢酶缺陷的患者。一些常见的药物有阿司匹林、青霉素、头孢霉素、磺胺类、酚类、呋喃坦丁、非那西汀、伯氨喹、奎尼丁、肼苯哒嗪和一些维生素K衍生物。有报道1例严重的急性呼吸困难的长期透析患者在注射病毒唑后发生溶血。还有一些个例报道使用某些药物后出现溶血。部分系统性或全身性疾病如SLE、硬皮病、结节性动脉周围炎、血栓性血小板减少性紫癜、溶血尿毒综合征、恶性高血压和某些恶性肿瘤等可导致微血管病变，引起溶血性贫血。慢性肝炎、输注性血铁质病、骨髓纤维化和硅树脂沉淀等引起的溶血也有报道。任何原因引起的血清磷浓度低也可以引起溶血。

四、临床表现

HD溶血的症状和体征没有特异性，某些现象可以提示这种状况可能存在。血管内溶血可以发现血液颜色改变，从樱红色到紫红色。透析中或透析刚结束不久皮肤颜色的加深可以是严重的血管内凝血的结果。但这些血液和皮肤的颜色改变都与红细胞是含Hb还是含正铁Hb直接相关，也就是假正铁Hb所产生的产物及一种包含血液结合素与亚铁血红素的复合物。在缓慢发展的溶血中，患者可以没有任何症状或体征。

严重而发病迅速的急性或亚急性溶血会导致恶心、呼吸急促、腹部/背部疼痛、发冷和急性高血压发作。严重溶血患者的皮肤颜色甚至变为棕色。血液管路泵后段，尤其在静脉壶处的血液颜色，呈现葡萄酒色；将取出的血液样本离心后，上清液显示粉红色；血液化验检查可见血清结合珠蛋白（Haptoglobin）明显降低至消失，乳酸脱氢酶（Lactate dehydrogenase，LDH）显著增高，红细胞压积（Hematocrit）减少。由于压力报警装置对程度不太严重的溶血不能有效报警，主要还需医护人员和技师检查管路的安装状况，包括管路有无折曲、有无异常明显的搏动、管路内血液有无变色等，对管路的压力变化及趋势进行监视，如动静脉压力同时明显降低（＞25mmHg），就可能发生管路折曲。Lindly 等报道指出，机器发出漏血报警，有可能是因红细胞膜破损，Hb 进入血浆，通过高通性透析膜而引起的，应排除因溶血所致。为了鉴别诊断，还应排除引起溶血的透析液相关因素等。

其他溶血的实验室检查还有结合珠蛋白水平降低、脾潴留、红细胞生存时间降低及 Coomb 试验阳性。临床表现差异也很大，与病因有关。偶尔在透析开始后 2h（一般是挤压透析管路所致）和透析后 8～24h 出现症状（如铜引发的溶血）。

五、预防与治疗

1.宣传教育

首先应将透析中溶血提高到安全教育的高度来提高认识，还应不断提高 HD 理论水平，特别对导致透析中动静脉压力改变的因素加强认识，其中包括：患者生理状况、HD参数设定、血液循环管路有无折曲、有无静脉针脱出（Venous Needle Dislodgement，VND）等。护理人员一定要明确，绝不能只依靠 HD 机的安全监测系统报警，判断是否发生管路折曲和溶血，而必须对患者和管路加强监视力度，包括监测频度与认真程度，以预防或及时发现与处理溶血事件。要特别重视对透析后回到病房或住处的患者或在家透析的患者进行宣传教育，使他们高度重视溶血的危险性，指导实施预防措施并教患者掌握适当的应对方法。

2.预防措施

首先，必须对患者、透析机、体外循环的压力及血液管路本身进行全面监视，以预防或及时发现溶血的发生。根据文献报道，提出具体措施如下。

建议使用机器配套的专用管路，检查有无因包装所致的管路折曲。按透析机厂家的说明书要求安装管路，避免因安装的过松或过紧，而发生管路的折曲，特别检查管路支撑架夹子和管路至透析器入口处。尤其在为患者上机，人员工作紧张、繁忙时，更要严格遵守查对制度，并认真记录与签名。治疗中应（建议每 30min）检查回路有无折曲。注意管路有无强烈的跳动，此现象可能与管路阻力过大有关。于治疗的最初几分钟内，启动压力报警系统，并且定期检查回路压力有无持续的改变，判断压力变化的原因，特别在需要重新设定压力限值后，更要监视压力变化。血流阻力增高通常引起回路压力的增高，而在动脉和静脉回路压力同时降低时，即提示泵后的透析管路发生堵塞。密切监视患者的变化。如果在治疗中患者出现任何可能溶血的症状（高血压、恶心、呕吐、痉挛，腹部、胸部或背部的疼痛，呼吸短促），应立即检查管路回路有无折曲，管路内血液有无变色（葡萄酒色）。通过对血样离心后，观察血清是否变成粉红色，以迅速确定溶血。要重视与肝素泵及转轮血泵有关的报警。当肝素泵管路与血液管路连接处的下游管路发生折曲堵塞，而引起压力增高导致报警时，肝素管中可出现反流的血液，或推注肝素时会感觉阻力增大，发现此现象后，应仔细检查透析器及管路的通畅性。在患者治疗记录表单上，记录当进行管路预冲时有无非典型的压力问题、在透析前对患者血管通路的评估。使用压力-时间图时，判别压力变化的趋势是否正常，血液回路动静脉压力是否同时降低，并且在相同的流量速率条件下，与患者前一次治疗的压力数值进行比较，分析管路平均压力是否降低等。建议采用血液流速监测仪器，监视管路狭窄引起的血液流速降低，或于血泵后安装压力监测系统，或安装对管路血液颜色变化的监测系统，并予报警和停止血泵运转联动，以保证患者安全。

3.紧急处理

溶血确诊后，应该发现并去除导致溶血的因素。怀疑溶血时应该立即停止透析。防止管路中的血液输回体内，以免溶血释放的钾离子引起高钾血症与急性胰腺炎等并发症。对患者进行进一步实验室检查，包括 Hb、红细胞压积、结合珠蛋白、LDH、淀粉酶和脂肪酶及肝功指标等，此外，频繁的心电图检查可以帮助医生及时做出高血钾的诊断。进一步处理可以根据高血钾（如果出现高血钾）和严重贫血的处理规范进行。贫血严重者需输血治疗，危重患者视情况决定转送重症监护室（Intensive Care Unit，ICU）抢救。如果有多名患者在同一个透析单位发生溶血，就应该怀疑透析液受到污染，或同一批管路本身有缺陷，或透析液渗透压有问题。应对潜在原因进行系统评估，以避免在随后的透析期间再次发生溶血。每次发生溶血以后都要进行根由分析，检查透析过程中的每一环节，透析管和针头应该保存下来以备调查。对管路折曲引起的溶血就需针对管路的安装、管路的长短、设备以及配件等潜在的原因进行分析排查。

发生严重溶血时，需要立即输血治疗。但需要注意，对 ESRD 患者来讲，紧接着就会出现血钾升高。尤其是溶血发生在透析后时，更容易造成体内血钾升高。因此，在发生溶血后应该警惕高血钾的发生。对透析患者溶血来讲，更加重要的是预防溶血的发生。除了正确的管理和设置透析的参数外，常规检查透析状态是重要的措施，可以及时发现问题并加以纠正。

参考文献

[1] LINDLEY E，FINNEY D，JONES P，et al.Unexpected triggering of the dialysate blood leak detector by haemolysis[J].Acta Clin Belg，2015，70（3）：226-229.

[2] BAMGBOLA O F.Pattern of resistance to erythropoietin-stimulating agents in chronic kidney disease[J].Kidney Int，2011，80（5）：464-474.

[3] MURCUTT G.Guarding against hidden haemolysis during dialysis：an overview.Summary of the EDTNA/ERCA Journal Club discussion Spring 2007[J].J Ren Care，2007，33（4）：191-195.

[4] YOON J，THAPA S，CHOW R D，et al.Hemolysis as a rare but potentially life-threatening complication of hemodialysis：a case report[J].BMC Res Notes，2014，7：475.

[5] VAZIRI N D.Oxidative stress in uremia：nature，mechanisms，and potential consequences[J].Semin Nephrol，2004，24（5）：469-473.

[6] HIMMELFARB J，HAKIM R M.Oxidative stress in uremia[J].Curr Opin Nephrol Hypertens，2003，12（6）：593-598.

[7] SHIBATA E，NAGAI K，TAKEUCHI R，et al.Re-evaluation of pre-pump arterial pressure to avoid inadequate dialysis and hemolysis：importance of prepump arterial pressure monitoring in hemodialysis patients[J].Artif Organs，2015，39（7）：627-634.

[8] DUFFY R，TOMASHEK K，SPANGENBERG M，et al.Multistate outbreak of hemolysis in

hemodialysis patients traced to faulty blood tubing sets[J].Kidney Int，2000，57（4）：1668-1674.

[9] POLASCHEGG H D.Red blood cell damage from extracorporeal circulation in hemodialysis[J]. Semin Dial，2009，22（5）：524-531.

[10] THARMARAJ D，KERR P G.Haemolysis in haemodialysis[J].Nephrology（Carlton），2017，22（11）：838-847.

[11] CALDERARO R V，HELLER L.Outbreak of hemolytic reactions associated with chlorinc and chloramine residuals in hemodialysis water[J].Rev Saude Publica，2001，35（5）：481-486.

[12] SAHA M，ALLON M.Diagnosis，Treatment，and Prevention of Hemodialysis Emergencies[J].Clin J Am Soc Nephrol，2017，12（2）：357-369.

[13] SAM R，HAGHIGHAT L，KJELLSTRAND C M，et al. Hemolysis during hemodialysis[M].In：Nissenson AR，Fine R（eds）. Handbook of Dialysis Therapy, 4th edn. Philadelphia, PA: Elsevier Saunders，2008：457-466.

[14] HAM T H, SHEN S C, FLEMING E M, et al. Studies on the destruction of red blood cells；thermal injury；action of heat in causing increased spheroidicity，osmotic and mechanical fragilities and hemolysis of erythrocytes；observations on the mechanisms of destruction of such erythrocytes in dogs and in a patient with a fatal thermal burn[J].Blood，1948，3（4）：373-403.

[15] ALVES M T，VILAca S S，Carvalho M，et al.Resistance of dialyzed patients to erythropoietin[J].Rev Bras Hematol Hemoter，2015，37（3）：190-197.

陈钰泱　马丹萍　谭艳平（撰写）　石爱杰（审校）

第四节　粒细胞、单核细胞及淋巴细胞功能异常

一、概述

尿毒症相关的免疫功能障碍是先天系统和适应性系统之间复杂的相互作用，其中持续的免疫激活和免疫抑制并存。这些免疫异常的致病机制部分归因于尿毒症患者各种毒素蓄积、营养不良、铁过载及透析相关因素，如维持性 HD 患者长期接触非生理性的透析膜和透析液。

二、发病机制及临床表现

（一）中性粒细胞功能异常

中性粒细胞是终末分化的细胞，构成免疫系统的最大细胞成分，在先天宿主防御微生物感染中发挥重要作用。体外研究表明，尿毒症患者的中性粒细胞凋亡加速；从透析患者获得的尿毒症血浆会加速健康供体的多形核白细胞（Ploymophonucleocytes，PMN）的凋亡。尿毒素可影响中性粒细胞的基本功能，常见的尿毒症毒素有小分子物质（分子质量＜300Da），如尿素、肌酐、胺类、酚类；中分子物质（分子质量为 300～12000Da），如 PTH、β_2-微球蛋白、晚期糖基化终末产物等；大分子物质（分子质量＞12000Da），

如粒细胞抑制因子I、粒细胞抑制因子II、中性粒细胞抑制因子I、中性粒细胞抑制因子II等，这些抑制因子使中性粒细胞内环磷酸鸟苷（Cyclic Guanosine Monophosphate，cGMP）/环磷酸腺苷（Cyclicadenosinemonophosphate，cAMP）比例下降或膜表面受体表达下降，使中性粒细胞趋化性减弱。

在透析过程中，嗜中性粒细胞与透析器膜接触后，主要通过补体成分的抗体依赖性激活来触发嗜中性粒细胞激活和凋亡加速。当生物不相容膜用于 HD 时，白细胞自发凋亡的程度高于生物相容膜。血液与生物相容性差的透析膜接触可通过旁路途径激活补体，诱导补体 C3a 和 C5a 形成，触发中性粒细胞活化，表现为高反应氧化物大量生成，颗粒酶释放和黏附分子（CD11、CD18）过度表达，同时伴有对病原反应的全面抑制作用，在纤维素膜、改良纤维素膜、合成纤维素膜中，其生物相容性依次提高，对补体系统的激活依次降低。

此外，研究表明，HD 后患者血浆中循环游离 DNA（Circulating Free DNA，cfDNA）浓度升高，Atamaniuk 等人研究 HD 患者的 cfDNA 水平与其血浆中细胞凋亡标志物的水平相关性，得出结论：HD 期间患者血液中的细胞凋亡水平增加。同时，据报道 HD会激活中性粒细胞，因此在透析诱导的炎症过程中，cfDNA 作为中性粒细胞激活的非特异性标志物，来自中性粒细胞和血小板的微粒产量增加。Tovbin 等人将 cfDNA 视为组织损伤的综合标志物。他们的研究评估了透析后 cfDNA 水平作为 HD 患者全因死亡率的独立预测因子。

（二）单核细胞功能异常

透析液中的微生物及其代谢产物，如内毒素、内毒素片段，包含胺脂质亚单位，可与内毒素结合蛋白结合，形成内毒素-结合蛋白-内毒素复合体，进而与单核细胞表面CD14 受体结合导致细胞因子分泌。而中性粒细胞产生细菌通透性抑制蛋白，该蛋白与内毒素结合蛋白竞争结合内毒素同一位点，当细菌通透性抑制蛋白与 CD14 受体结合，内毒素复合物就无法激活单核细胞产生细胞因子。细菌通透性抑制蛋白与内毒素结合蛋白间的平衡决定了内毒素的活性。

HD 患者血浆细菌通透性抑制蛋白水平明显低于内毒素结合蛋白，无法抑制内毒素的激活作用，单核细胞激活后首先产生 IL-1 和 TNF-α，进一步产生大量的其他细胞因子。醋酸盐与内毒素有协同作用，20～40mmol/L 的醋酸盐能促使纯化人单核细胞分泌 IL-1和 TNF-α，在内毒素存在的条件下此作用明显增强。内毒素（分子质量>100000Da）、肽聚糖（分子质量>20000Da）及内毒素 A（分子质量为 71000Da）不能通过低通量透析膜，但是内毒素单体如内毒素片段可以通过透析膜。少量的内毒素分子即可刺激单核细胞产生促炎症细胞因子（TNF-α和 IL-1β）及急性时相蛋白如 CRP，引起一系列的病理生理过程，如炎症、免疫缺陷及动脉硬化。实验证明，醋酸盐透析液可刺激单核细胞产生 IL-1 和 TNF-α，醋酸盐及其代谢物可以引起：①无机磷向细胞内移动和沉淀；②糖和脂质代谢紊乱；③氧化磷酸化解耦联和低氧血症。

透析患者的单核细胞长期处于活化状态，有些患者同时存在营养不良、肌肉组织少，对醋酸耐受性差，更易刺激细胞因子的产生。用醋酸盐透析的患者产生 IL-2 的能力降低，血浆可溶性白介素-2 受体（Interleukin 2 Receptor，IL-2R）的浓度明显增高，可能是通过结合 IL-2 的方式来封闭 IL-2 与 IL-2R 的结合，起到对此生物学反应系统的调节作用，从而导致与 IL-2 有关的免疫功能下降。碳酸氢盐透析液相对于醋酸盐透析液而言，大大减少了透析过程中的恶心、呕吐、头痛和低血压等并发症的发生率，使心血管的生理稳定性好。而且可以减少因醋酸引起的细胞因子 IL-1 和 TNF-α的产生。但是为了防止钙和磷沉淀，碳酸氢盐透析液也加入了非生理浓度的醋酸盐，使患者暴露在非生理性透析液的条件下，而且碳酸氢盐浓缩液易生长细菌，在高通量透析时易发生致热源反应及菌血症。

此外，IID 患者，血液和透析器膜之间的接触可诱导单核细胞活化，由于这种激活会被抗氧化剂（如超氧化物歧化酶）的治疗所抑制，很可能是氧化介质参与了其中。Carracedo 及其同事研究了血膜接触在诱导单核细胞炎症和细胞凋亡中的作用。他们用铜烷或 AN69 透析膜在体外培养髓系白血病单核细胞（THP-1）或单核细胞。这导致不同水平的细胞内蛋白质磷酸化和细胞凋亡的诱导。Caspase-3 的激活是细胞凋亡的标志。它的活性在来自用纤维素透析器治疗的患者的细胞中升高。激活也可以通过在铜烷微型透析器中培养来自健康个体的单核细胞来诱导。用铜苯透析器膜治疗的患者的单核细胞也显示端粒长度缩短，这是衰老细胞的特征。

如今，生物相容性合成膜的使用已成为透析的治疗标准。当生物相容性较差的纤维素膜被广泛使用时，血膜接触会促进单核细胞的炎症激活。膜类型之间的差异有许多研究描述了，其中还有涂有抗氧化剂维生素 E 的膜。

透析器膜的另一个重要特征是它们能够激活白细胞黏附分子。CD11b、CD18 和 CD62L 等黏附分子是细胞黏附到活化的血管内皮的先决条件。这是跨内皮迁移的第一步。斯塔夫罗普洛斯等人在使用低通量或高通量膜进行 HD 之前和之后检查了黏附分子 CD11b、CD18 和 CD62L 的表达。虽然 CD62L 表达降低，但透析后发现其他分子的表达水平更高，且没有膜类型之间的差异。膜具有不同的渗透特性，但是由于它们的膜材料不同，它们也可以吸收细胞激活信号。在透析之前和之后测量单核细胞会受到透析诱导的细胞隔离的影响，这可能会严重改变外周血中的细胞群分布。当 HD 被引入作为 CKD 患者的常规治疗时，严重的白细胞减少症被认为是一种直接的并发症。早期研究表明，由于血液与生物不相容的膜接触而导致的补体激活导致粒细胞和单核细胞激活。然后这些类型细胞黏附到血管内皮，特别是肺的毛细血管内皮。很少有细胞也可以隔离在透析器模块中的膜处。这种效应被称为"白细胞隔离"，它与透析膜的生物相容性有关。几项研究可能表明，隔离的程度与循环细胞上黏附分子（如 P-选择素或 CD11b）的上调有关。

如今，粒细胞隔离不再发生，因为膜的生物相容性要好得多。尽管如此，仍然存在一些单核细胞的隔离，特别是在促炎人群中。显然，在透析过程中，Mo2 和 Mo3 细胞群比 Mo1 细胞更有可能从循环中去除。这种效应已被建议作为透析膜生物相容性的衡量标准。作为隔离的结果，与透析前抽取的血液样本中的细胞相比，透析期间留在循环中的细胞产生的细胞因子更少。Mo3 细胞在透析 15～30min 时达到最低点，并恢复到透析前的数量，直到治疗结束 4～5h。目前尚不清楚隔离的细胞是从内皮中释放出来还是新细胞从脾脏等贮器中溢出。在透析治疗期间遵循细胞或细胞因子参数的所有研究中都必须考虑这种隔离效应。

然后可以在不受隔离影响的情况下评估不同的膜特性。比较使用高截留透析膜与高通量透析膜对细胞因子产生曲线和血管紧张素系统的研究发现炎症较少，单核细胞上的

ACE/ACE2 关系向正常情况改变，这可能暗示透析患者的粒细胞改变可以通过去除中间分子（15~45kD 分子量）的透析技术得到改善。

（三）淋巴细胞功能异常

CKD 的进展会导致免疫反应紊乱，主要是由于先天性和获得性免疫功能受损。CKD 患者的 CD4+T 淋巴细胞的特征是关键表面抗原水平降低和细胞周期参数发生变化。CKD 患者血液中外周 T 淋巴细胞（CD4+和 CD8+细胞）和 B 淋巴细胞的百分比降低。Ori 等的试验结果显示，ESRD 患者白细胞钙离子泵活性减低，引起钙离子内流增加，外流减少，导致细胞内钙离子的浓度增加，细胞内高的钙离子浓度使细胞功能受损，T 细胞是 PTH 的靶细胞，血浆 PTH 升高使静止状态下外周淋巴细胞内的钙增加，细胞功能受损，产生 IL-2 的能力下降，有证据表明，PTH 是对淋巴细胞增生起抑制作用的主要毒素，且随着 PTH 水平的增高其抑制作用增强。此外，PTH 对尿毒症患者淋巴细胞体外转化功能也有抑制作用。

β_2-微球蛋白与 HD 相关性淀粉样变有关，而晚期糖基化终末产物修饰的β_2-微球蛋白是淀粉样沉积物中的主要成分，并且可刺激巨噬细胞分泌 TNF-α 及白介素-1β（Interleukin-1 Beta，IL-1β），导致组织器官免疫功能下降。IL-2 和干扰素γ产生减少，CKD 患者受刺激的 CD4+T 淋巴细胞表现出与 T 淋巴细胞活化相关的抗原表达降低：主要共刺激 CD28 抗原和早期活化抗原 CD69。这些抗原，尤其是 CD28 的水平降低，可能是 T 淋巴细胞反应不足的原因之一。CD28 在转录水平上调节 IL-2 的产生，其较低的表达解释了 CKD 患者响应促有丝分裂刺激时 IL-2 的水平降低。此外，CKD 患者体外增殖的 CD4+、CD28+淋巴细胞较少，这些细胞需要更多时间进入细胞周期的第一阶段（G1）。CD4+T 淋巴细胞参与细胞介导和体液免疫反应；因此，它们改变的表型和增殖动力学紊乱导致免疫受损，因为 B 淋巴细胞产生的免疫球蛋白减少。

透析膜不相容性、透析器细菌污染和血管通路是导致 HD 患者炎症反应的主要原因。外周血单核细胞（Peripheral Blood Monocytes，PBMC）与人造膜的直接接触会引发单核细胞异常产生促炎细胞因子。此外，HD 过程还会诱导 T 淋巴细胞的凋亡，从而导致在患者中观察到的 T 淋巴细胞减少。HD 患者表现出体外活化 CD4+T 淋巴细胞亚群的紊乱，表现为 CD4+CD95+和 CD4+HLA-DR+的百分比显著升高，而 CD4+CD69+细胞的百分比较低。此外，HD 患者的 CD4+T 淋巴细胞在用抗 CD3 抗体刺激后表现出对其活化和增殖至关重要的抗原表达降低。CD4+T 淋巴细胞的表型和增殖紊乱可能是 CKD 细胞和体液反应缺陷的基础。离体研究表明，在所有检查组中，CD3+淋巴细胞的百分比及其主要群体 CD4+和 CD8+细胞的百分比相当。

有证据表明，淋巴细胞主动参与了血液和透析膜之间的反应。对透析患者的淋巴细胞进行体外培养，使用纤维素膜者β_2-微球蛋白分泌明显增加，使用合成膜者β_2-微球蛋白分泌明显下降，长期使用纤维素膜的患者淋巴细胞 IL-2R 表达减弱，对免疫刺激反应低下者自然杀伤细胞活性也下降。即使使用合成膜，与透析前的患者相比，接受持续 HD 治疗的终末期 HD 患者的 CD4+T 淋巴细胞在表型上存在显著紊乱和增殖能力降低。同时，透析前患者的 CD4+T 淋巴细胞呈现出与健康对照相当的细胞周期参数，向 HD 患者施用 rhEPO 会对这些细胞的关键表面抗原水平和增殖动力学产生积极影响。

较早的研究还表明，rhEPO 治疗会导致 TNF-α 下降。高水平的 TNF-α 可能是 HD 患者

CD28 表达较低的原因之一，同时间接影响 CD4+CD28+T 淋巴细胞的增殖，因为肿瘤坏死因子（Tumor Necrosisfactor，TNF）显示出直接调节 CD28 基因的转录，并且还会影响接受抗 TNF 治疗的 HD 患者 CD4+T 淋巴细胞上的 CD28 表达。IL-6 是第二种抑制 Th1 淋巴细胞分化的促炎细胞因子。因此，重复 HD 对 T 淋巴细胞的抑制作用之一可能取决于这些促炎细胞因子的高水平。另一方面，在 HD 之前，在单核细胞与透析膜有任何接触之前收集血液。由于与主要表现出 Th2 反应的透析前患者相反，HD 患者中 Th1 比 Th2 淋巴细胞占优势，因此 HD 患者 CD4+T 淋巴细胞表型的变化可能是细胞因子失衡造成的。

参考文献

[1] 刘延鑫，高弼虎，王路平，等.慢性肾衰竭患者的肾性贫血同血脂和钙磷代谢之间的相关性研究[J].中国医学装备，2021，18（3）：109-112.

[2] 裴明明.左卡尼汀辅助治疗尿毒症血液透析患者肾性贫血的临床效果[J].中国医药指南，2021，19（5）：40-41.

[3] 朱荷云.促红细胞生成素治疗血液透析患者肾性贫血的临床疗效分析[J].深圳中西医结合杂志，2021，31（3）：178-180.

[4] 孙丹妮，许辉.透析相关的急性溶血 1 例报告并文献分析[J].国际泌尿系统杂志，2019，39（5）：921-923.

[5] 程丽慧，陈兴强，林丽娟，等.血液透析联合前列地尔对 CRF 患者疗效、肾功能、炎症因子及免疫功能的影响[J].国际检验医学杂志，2021，42（7）：890-894.

[6] 许金晶.血液透析联合血液灌注对慢性肾小球肾炎患者免疫功能及血钙、血磷、PTH 水平的影响[J].现代医学与健康研究（电子版），2020，4（23）：32-34.

[7] GIRNDT M，TROJANOWICZ B，ULRICH C.Monocytes in Uremia[J].Toxins （Basel），2020，12（5）

[8] KARA A V，SOYLU Y E.The relationship between vitamin D and inflammatory markers in maintenance hemodialysis patients[J].Int Urol Nephrol，2019，51（9）：1659-1665.

[9] ZAHRAN N，SAYED A，WILLIAM I，et al.Neutrophil apoptosis: impact of granulocyte macrophage colony stimulating factor on cell survival and viability in chronic kidney disease and hemodialysis patients[J].Arch Med Sci，2013，9（6）：984-989.

[10] KORABECNA M，TESAR V.NETosis provides the link between activation of neutrophils on hemodialysis membrane and comorbidities in dialyzed patients[J].Inflamm Res，2017，66（5）：369-378.

[11] 杨晓梅.血液透析中心工作手册[M].北京：人民卫生出版社，2010.

[12] Nariman Zahran，Azza Sayed，Iman William，et al.Neutrophil apoptosis：impact of granulocyte macrophage colony stimulating factor on cell survival and viability in chronic kidney disease and hemodialysis patients[J].Arch Med Sci，2013，9（6）：984-989.

[13] HAUSER A B，STINGHEN A E M，KATO S，et al.Characteristics and causes of immune dysfunction related to uremia and dialysis[J].Perit Dial Int，2008，28：S183-187.

[14] KATARZYNA A.Lisowska，Alicja Dębska-Ślizień，Aleksandra Jasiulewicz，et al.Hemodialysis affects phenotype and proliferation of CD4-positive T lymphocytes[J].J Clin Immunol，2012，32（1）：189-200.

[15] Aleksandra Jasiulewicz，Katarzyna A Lisowska，Alicja Dębska-Ślizień，et al. Phenotype，proliferation and apoptosis of B lymphocytes in hemodialysis patients treated with recombinant human erythropoietin[J].Int Immunol，2016，28（11）：523-532.

[16] Urs Benck，Ksenija Stach，Susanne Jung，et al.Short-and long-term effects of hemodialysis on platelet and monocyte activity markers of atherosclerosis in patients with end-stage renal disease[J].Cardiol J，2018，25（5）：595-600.

[17] Katarzyna A Lisowska，Małgorzata Pindel，Krzysztof Pietruczuk，et al.The influence of a single hemodialysis procedure on human T lymphocytes[J].Sci Rep，2019，9（1）：5041.

曹朕笃　魏　雪（撰写）　石爱杰（审校）

第五章　血液透析相关呼吸系统并发症

第一节　概述与病理生理机制

一、概述

　　肺是进行气体交换的脏器，它的主要功能是使空气中的氧气进入静脉血，同时排出其中的二氧化碳。肺的其他主要功能还包括：与肾脏协同调节机体的 pH 值、代谢某些物质、捕获及溶解全身静脉系统产生的血栓（例如腿部）、防御吸入性微生物以及构成语音等。但肺最主要的功能仍是气体交换。为了实现气体交换功能，肺脏由众多肺泡构成，成年人的肺平均约含有 5 亿个直径约 1/3mm 的肺泡，总面积为 50～100m²，是气体与血液交换的主要场所。

　　在静息状态下，正常成人每分钟约有 4L 的新鲜空气进出肺泡，以及约有 5L（即等于整个心输出量）的血液流经肺微血管。肺有较为强大的储备能力，在激烈运动时进出肺泡的空气可能增加 20 倍，流经肺泡的血流量可增加 5～6 倍。

　　呼吸系统在慢性肾脏病（Chronic Kidney Disease，CKD）的早期即可受累，可表现为肺活量减低、限制性通气障碍和氧弥散能力下降，当伴有代谢性酸中毒时可出现气促，甚至发生 Kussmaul 呼吸，进入尿毒症期，则可出现尿毒症肺、尿毒症性胸膜炎及肺钙化，并且肺部感染发生率明显增加。CKD 患者和终末期肾脏病（End-Stage Renal Disease，ESRD）患者的肺炎发病率分别为肾功能正常人群肺炎发病率的 3 倍和 5 倍。1/5 的 ESRD 患者在透析第一年发生肺炎，其中 42%需要住院。CKD 患者和 ESRD 患者的肺炎住院时长相近，且为非 CKD 人群的 4～6 倍。

二、病理生理机制

　　肾脏与肺脏可通过以下途径相互影响而致病。

　　1.肺部疾病与肾脏直接相关

　　如尿毒症时的肺部受累，例如尿毒症性肺水肿、肺部转移性钙化、胸膜炎、胸膜纤维化、胸腔积液、肺动脉高压（Pulmonary Artery Hypertension，PAH）等。以上各种病症即是尿毒症的肺部表现，也是直接影响肺部结构和功能的因素。

　　2.由原发病导致肺部疾病

　　由于肾小球基底膜与肺毛细血管基底膜具有相同的抗原决定簇，因此多种疾病可同时累及肾脏及肺脏；此外，系统性疾病本身即可累及多个器官。例如肺出血-肾炎综合征（Goodpasture Syndrome）、肉芽肿性多血管炎（Granulomatosis with Polyangiitis，GPA）、显微镜下多血管炎（Microscopic Polyangiitis，MPA）、嗜酸性肉芽肿性多血管炎

（Eosinophilic Granulomatosis with Polyangiitis，EGPA）、IgA 血管炎（IgA Vasculitis，IgAV）、冷球蛋白血症、系统性红斑狼疮、系统性硬化症、结节病等，其病理过程可直接同时累及肺与肾脏。

3.肾脏疾病通过中介器官间接影响肺，主要包括心血管系统、血液系统、免疫系统、肌肉系统

（1）心血管系统：CKD 时心血管系统常受累，可在容量负荷、高血压、营养不良、慢性炎症、钙磷代谢紊乱等诸多因素协同作用下导致心力衰竭、心肌炎、转移性钙化，增加左房压，使肺毛细血管压升高，从而导致肺水肿、肺顺应性下降、肺血管和小气道压力增高而影响肺功能。

（2）血液系统：尿毒症患者常见贫血，同时达标率较低。一项纳入了上海 28 家血液透析（Hemodialysis，HD）中心，8392 例维持性血液透析（Maintenance Hemodialysis，MHD）患者的研究提示，贫血治疗达标率[11≤血红蛋白（Haemoglobin，Hb）<13g/dL]在 40.4%到 47.48%之间。肺泡毛细血管流量减少可影响肺的弥散功能。此外，贫血、酸中毒高磷血症均使氧离解曲线右移，氧释放增加。蛋白尿、营养不良、低蛋白血症使血浆胶体渗透压下降，致肺水肿。

（3）免疫系统：尿毒症时免疫功能低下易并发各种感染，尤其是肺部感染，包括细菌、结核杆菌、真菌、寄生虫感染。值得一提的是，在 2019 年底开始席卷全球的新型冠状病毒（Corona Virus Disease 2019，COVID-19）疫情中，ESRD 患者由于年龄较大，且糖尿病和高血压等共病发生率高，尤其容易感染严重的 COVID-19。在美国，接受 HD 的患者因 COVID-19 而住院的人数是接受腹膜透析（Peritonealdialysis，PD）患者的 3 至 4 倍。ESRD 患者死于 COVID-19 的风险也可能增加。例如，在一项研究中，近三分之一患有 COVID-19 的住院透析患者死亡。在另一项研究中，一半的危重透析患者在进入重症监护病房（Intensive Care Unit，ICU）后 28 天内死亡。在两项大型研究中，患有 COVID-19 的透析患者的总死亡率约为 20%。

（4）肌肉系统：HD 患者肌肉系统的特点是肌肉总量萎缩以及非收缩组织增多，许多因素包括营养不良、尿毒症毒素、酸中毒、维生素 D 缺乏、钾代谢改变、胰岛素抵抗和高钙血症，都是造成肌肉结构变化和收缩力低下的原因，从而导致呼吸肌耐力、肌力下降。

4.医源性原因

慢性肾衰竭的治疗方式，即肾脏替代治疗本身即可影响肺脏，例如在 1977 年，Sherlock 曾报道过在 HD 过程中，患者可出现低氧血症。其与透析膜生物不相容性、使用醋酸盐透析液、自主神经功能紊乱、补体活化等有关。近年来，随着 HD 技术、设备、耗材的改进，HD 相关低氧血症的发生较少。HD 过程中还可出现空气栓塞，不及时处理将可危及患者生命，该部分内容将在后续章节进行具体讨论。PD 可因 PD 液注入，使膈肌抬高，造成肺下叶塌陷、肺不张、肺炎、胸腔积液等肺部并发症，这些肺部并发症与 PD 液的置入量有关，当腹透液置入 2L 时，肺功能几乎不受影响，但超过 3L 时，即使原来肺功能正常也可出现呼吸困难（dyspnea）和通气功能减弱。

参考文献

[1] GUO H，LIU J，COLLINS A J，et al.Pneumonia in incident dialysis patients--the United States Renal Data System[J].Nephrol Dial Transplant，2008，23（2）：680-686.

[2] NAQVI S B，COLLINS A J.Infectious complications in chronic kidney disease[J].Adv Chronic Kidney Dis，2006，13（3）：199-204.

[3] NI Z，JIN II，JIANG G，et al.A Telemedicine-based registration system for the management of renal anemia in patients on maintenance hemodialysis：multicenter study[J].J Med Internet Res，2019，21（5）：e13168.

[4] WEINHANDL E D，WETMORE J B，PENG Y，et al.Initial effects of COVID-19 on patients with ESKD[J].J Am Soc Nephrol，2021，32（6）：1444-1453.

[5] JAGER K J，KRAMER A，CHESNAYE N C，et al.Results from the ERA-EDTA Registry indicate a high mortality due to COVID-19 in dialysis patients and kidney transplant recipients across Europe[J].Kidney Int，2020，98（6）：1540-1548.

[6] COUCHOUD C，BAYER F，AYAV C，et al.Low incidence of SARS-CoV-2，risk factors of mortality and the course of illness in the French national cohort of dialysis patients[J].Kidney Int，2020，98（6）：1519-1529.

[7] JOHANSEN K L，SHUBERT T，DOYLE J，et al.Muscle atrophy in patients receiving hemodialysis：effects on muscle strength，muscle quality，and physical function[J].Kidney Int，2003，63（1）：291-297.

[8] PALAMIDAS A F，GENNIMATA S A，KARAKONTAKI F，et al.Impact of hemodialysis on dyspnea and lung function in end stage kidney disease patients[J].Biomed Res Int，2014，2014：212751.

[9] CAMPISTOL J M.Uremic myopathy[J].Kidney Int，2002，62（5）：1901-1913.

[10] SHERLOCK J E，LEDWITH J W，LETTERI J M.Hypoxemia during dialysis[J].N Engl J Med，1977，297（10）：558-559.

[11] BARK H，HEIMER D，CHAIMOVITZ C，et al.Effect of chronic renal failure on respiratory muscle strength[J].Respiration，1988，54（3）：153-161.

[12] West，Respiratory Physilology：The Essentials[M].Tenth Edition.Chapter 1，2-3

[13] Vanders，Human Physiology[M].Fifteenth Edition.Chapter 13，445-446

张家隆（撰写）　苏海华（审校）

第二节　肺高血压

一、概述

MHD 患者肺高血压（Pulmonary Hypertension，PH）的发生率逐年增高，其临床症状隐秘，不常为临床医生所观察到，同时治疗手段有限，严重影响患者预后，一旦发生，预后不良，是导致 MHD 患者死亡的独立危险因素。

二、定义

PH 是指由多种异源性疾病（病因）和不同发病机制所致肺血管结构或功能改变，引起肺血管阻力和肺动脉压力升高的临床和病理生理综合征，继而发展成右心衰竭甚至死亡。包括 PAH、肺静脉高压和混合性 PH。目前可将 PH 分为五大类。第一类：是指孤立的 PAH，而肺静脉压力正常，主要原因是小肺动脉原发病变或其他的相关疾病导致肺动脉阻力增加。第二类：左心疾病引起的 PH，如严重的左心衰竭、风湿性瓣膜病、心肌梗死后等。第三类：肺疾病和/或慢性缺氧导致的 PH，如慢性阻塞性肺疾病、肺间质纤维化等。第四类：血栓栓塞性 PH，如急、慢性肺栓塞。第五类：原因或者机制不明的肺部疾病，包括透析相关的慢性肾衰竭、结节病等。

三、流行病学和风险因素

全球范围内有关 PH 流行病学的相关文献报道很少。2000 年 Yigla 等首次通过超声发现经动静脉内瘘行 HD 且无心肺疾患的患者中存在 PH，将其定义为"机制不明的 PH"，右心导管（Right Heart Catheterization，RHC）是 PH 诊断的金标准，经 RHC 检查发现在接受 HD 治疗的 ESRD 患者中 PH 患病率高达 81%，而在未接受 HD 治疗的 ESRD 患者中 PH 患病率为 71%。Emara 等报道 PH 的患病率在 HD 患者中为 41.53%，PD 患者中为 16.66%；同时 Kim 等发现 PH 在 HD 中患病率为 51.2%，PD 患者中为 22.1%。总之，PH 在 ESRD 患者中患病率较高，尤以 HD 患者为著。

四、发病机制

1.动静脉内瘘

Yigla 等报道近心端内瘘的血流量一般在 800～1500mL/min，有的甚至高达 2000m/min；远心端内瘘的血流量一般在 400～800mL/min。使用内瘘 HD 患者，由于存在明显的左向右分流，随着分流量逐渐增加，导致心排血量增加，进而使肺循环血量增加；而尿毒症本身导致的激素、内环境改变，使肺血管解剖及功能均发生改变，肺舒张能力下降，心排血量的升高超出肺循环调节能力，因此发生 PH。这是目前绝大多数学者都认可的机制。Yigla 等报道在 671 例 MHD 患者的 PH 中，约 10% 与动静脉内瘘血管通路有关。Beigi 等提示 MHD 患者由于内瘘存在导致心排血量明显增高，且内瘘血流量的改变与肺血压的改变呈正相关。Abolghasemi 等研究建议对内瘘流量过大引起心脏分流过多从而导致肺血压显著升高的患者进行手术纠正或改变血管通路类型以减少回心血量来降低肺动脉压。

2.心脏的结构、功能改变

Yigla M 等研究提示 MHD 患者发生 PH 与心排血量增高、心排血指数增加有关。由于内瘘、容量负荷、透析干体重的评估欠佳、贫血、低蛋白血症、毒素等影响导致心率增加，左心室、左心房的内径逐渐增大、心脏肥厚、左心室舒张或者收缩功能不全、心室射血分数减低、肺部动静脉血压差减低、肺部静脉压逐渐升高，导致肺动脉压也逐渐升高。Rajiv Agarwal 报道 PH 与左心房的大小明显相关，提示左心房的结构、功能明显影响 PH 的发生。关闭 HD 患者动静脉瘘后分析，发现左心室舒张期内径及左心室的重量明显下降，左心室的收缩功能上升。Yigla 等研究表明 PH 组者的射血分数明显升高，进行肾脏移植或者内瘘关闭后，心排血量明显下降，进一步说明内瘘对心脏结构和功能的影响。也有学者持不同意见，一项对 22 例行内瘘手术的透析患者的研究连续追踪 2 年，左、右心室的收缩或者舒张功能并无明显改变。Tarrass 等却发现 PH 组的左心室射血分数及血压却是降低的，且与内瘘位置无关。

3. 肺循环的异常

MHD 患者存在肺部病变，包括肺通气及换气功能下降、呼吸肌的功能改变、肺部微循环的血管紧张度增加，导致肺血管的收缩、肺毛细血管床的减少引起血流阻力增加进而发生 PH。同时，MHD 患者存在钙磷代谢异常，容易在肺内异位钙化，导致肺间质、气道、血管壁增厚，肺血管舒张功能及气道顺应性下降，肺血压升高。一项针对 49 例 ESRD 患者的研究通过 99Tcm-亚甲基二磷酸盐（99Tcm-Methylene Diphosphate，99mTc MDP）闪烁扫描观察肺血管钙化程度与 PAH 的关系，发现 57.1%的患者存在肺血管钙化，但两者之间无明显相关性，说明肺血管钙化还与尿毒症患者的其他因素如血管内皮损伤、粥样硬化等有关。

4. 内皮功能紊乱

MHD 患者通常存在内环境代谢紊乱，进而会导致肺血管收缩、肺血管顺应性降低，随着氧化应激增加，内皮素水平显著升高。Nakhoul 等报道对 42 例 HD 患者分析发现，其内皮素-1 （Endothelin-1，ET-1）水平明显高于健康对照组，且透析前后无明显变化。Tomic M 等认为 ET-1 在透析过程中容易引起血压升高，同时引起肺动脉收缩，导致肺动脉血压升高。有报道波生坦可明显减低 HD 患者的肺动脉压，从而缓解症状，从另外一方面也证明了 MHD 患者中发生 PH 的病因中有血管内皮素的参与。

5. 甲状旁腺激素（Parathyroid Hormone，PTH）及钙磷代谢紊乱

PTH 参与了慢性肾衰竭多系统、脏器损害的发生发展过程。PTH 可通过 G 蛋白激活磷脂酶 C，启动磷酸肌醇途径，使 1，4，5-三磷酸肌醇和二酰甘油产生增多，两者均促进细胞储存钙离子（Ca^{2+}）的释放，使胞质中的 Ca^{2+}升高；PTH 还可使压力依赖性钙受体激活，进一步促进 Ca^{2+}内流。细胞内 Ca^{2+}含量增加后，造成线粒体氧化功能受损，细胞内 Ca^{2+}持续升高，且形成恶性循环。PTH 还可以造成肺的弥散功能下降，平均肺楔压升高。Akmal 分组研究表明正常组、慢性肾衰竭、切除甲状旁腺组的慢性肾衰竭小鼠，RHC 监测平均肺动脉压（Mean Pulmonary Artery Pressure，mPAP），发现慢性肾衰竭组的 mPAP 明显升高，其全段甲状旁腺激素（Intact Parathyroid Hormone，iPTH）同样较高，两者有明显的相关性，认为 iPTH 的升高导致了 PH 的发生。有报道 HD 的患者肺摄取 99mTc MDP 异常升高，表明有肺动脉钙化，推测 HD 患者 PTH 水平升高可引起肺动脉钙化。

6. 全身微炎症状态

ESRD 患者存在全身微炎症状态，炎症因子导致内源性一氧化氮（Nitric Oxide，NO）释放下降，引起肺血管的舒张功能下降。有研究检测 39 例 HD 患者的 12 个炎症指标，发现 PH 组患者的 4 个炎症指标超敏 C 反应蛋白（High Sensitivity-C Reactive Protein，hs-CRP）、白细胞介素 6（Interleukin-6，IL-6）、白细胞介素 1B（Interleukin-1B，IL-1B）、肿瘤坏死因子α（Tumor Necrosis Factor-Alpha，TNF-α）明显升高，且有统计学差异；同

时检测间接提示肺部炎症的指标-部分呼气中一氧化氮分数（Fractional Exhaled Nitric oxide，FENo）亦明显增高，认为全身微炎症状态是 PH 的致病因子。

7.营养不良、慢性炎症、动脉粥样硬化综合征

MHD 患者普遍存在营养不良、慢性炎症，这与患者的心血管疾病和高死亡率显著相关。MHD 患者中 PH 组 Hb、白蛋白及血清铁比正常组要低。可能与部分患者营养状况差有关，不仅导致白蛋白的生成减少，其他微量元素如镁、锌元素，维生素类如维生素 B_{12} 的摄入不足，也导致血流动力学改变、心肌营养不良等，从而心功能下降。另外有研究发现 PH 组与肺血压正常组 Hb 及白蛋白并无显著性差异。

8.HD 自身因素

有研究发现 PH 与 HD 过程中产生的微小气泡有关，认为透析管路及透析器在 HD 过程中可产生许多肉眼观察不到的微小气泡，这些气泡进入肺循环可以阻塞毛细血管，引起局部组织缺血，激发炎症反应，激活补体，引起血小板聚集，造成局部血栓形成，最后导致组织、细胞损伤，肺血压升高。透析器材料的不同也影响肺血压。Kiykim AA 等比较了聚砜膜和乙酸纤维素膜，发现聚砜膜组透析后肺血压明显下降。材料不同其生物相容性不同，激活补体、白细胞、单核细胞、血小板，引发炎症反应的程度不同，导致 NO 及 ET-1 的浓度差别，导致肺部血管舒张功能及气道顺应性下降，从而影响肺血压的改变。

9.透析充分性

充分的 HD 能明显降低 PH。透析过程中水清除不充分或者液体的入量控制欠佳的患者可引发 PH。邵咏红等发现 PH 组透析间期体重较肺血压正常组明显增加。此外，毒素的清除效果也影响肺血压。一项针对 288 例患者的分析发现，PH 组尿素清除率明显低于肺血压正常组。

10.其他因素

MHD 患者的年龄、原发疾病、性别、身体质量指数（Body Mass Index，BMI）等均可能影响肺血压。Nakhoul F 发现原发病为糖尿病肾病的维持性 HD 患者 PH 的发生率明显高于非糖尿病肾病组。

五、临床表现及诊断

（1）PH 的临床症状缺乏特异性，主要表现为进行性活动后疲劳、呼吸困难、胸闷、胸痛、晕厥及右心功能不全表现，部分患者还可表现为干咳和运动诱发的恶心、呕吐。晚期患者静息状态下可有症状发作。随着右心功能不全的加重可出现踝部、下肢甚至腹部、全身水肿。

（2）目前 PH 的诊断及分类仍以 RHC 为金标准。诊断标准：在海平面、静息状态下经 RHC 检查 mPAP≥25mmHg。正常成年人静息状态下 mPAP 为 14mmHg±3mmHg，最高不超过 20mmHg。

（3）超声心动图具有无创性、常用性、敏感性及特异度高，与 RHC 检查结果有良好的相关性，目前作为 PH 诊断筛查、病因鉴别和心功能评价的主要手段。根据静息状态下超声心动图测量的三尖瓣反流峰值流速（Tricuspid Regurgitation Velocity，TRV）和其他指标可以评估 PH 的可能性（表 3-28），用低、中、高度可能表示。根据临床表现

和超声心动图评估的 PH 可能性判断是否需行 RHC。除 TRV 外，其他提示 PH 的指标参见表 3-29。对于有症状的患者，可依据超声心动图对 PH 的可能性做进一步评估。

表 3-28　可疑 PH 患者超声心动图诊断 PH 的可能性

三尖瓣反流峰值流速（m/s）	存在其他支持 PH 的超声心动图征象	PH 的可能性
≤2.8 或测不出	无	低
≤2.8 或测不出	有	中
2.9～3.4	无	中
2.9～3.4	有	高
＞3.4	不需要	高

表 3-29　其他支持 PH 的超声心动图征象

A：心室 [a]	B：肺动脉 [a]	C：下腔静脉和右心房 [a]
右心室/左心室内径比＞1.0	多普勒右室流出道加速时间＜105ms，和/或收缩中期切迹	下腔静脉直径＞21mm 伴吸气时塌陷（深吸气时塌陷率＜50%或平静呼吸时塌陷率＜20%）
室间隔扁平（收缩期和/或舒张期左室偏心指数＞1.1）	舒张早期肺动脉反流速度＞2.2m/s	收缩末期右心房面积＞18cm²
	肺主动脉直径＞25mm	

注：[a] 至少满足 A、B、C 三类指标中的两项，方可说明存在支持 PH 的超声心动图征象

（4）多层螺旋计算机断层扫描（Computed Tomography，CT）和电子束 CT 扫描速度快，肺动脉扩张可作为肺动脉压升高的一个间接征象，CT 测量肺动脉直径大于 19mm 可诊断 PAH，其敏感度和特异度越来越高；如果同时在 3 个或 3 个以上肺叶中，节段性肺动脉和气管直径比＞1，则诊断 PAH 的特异性上升至 100%，可部分替代肺动脉造影。

（5）肺动脉造影主要用于了解肺血管形态和血流灌注情况，是肺血栓栓塞症的"参比"诊断标准，也常用于其他肺血管堵塞、狭窄、闭塞和肺动静脉畸形等肺血管病变的鉴别。PAH 患者大多需行肺动脉造影检查，以判断能否从肺动脉内膜剥脱术（Pulmonary Endarterectomy，PEA）或球囊肺动脉成形术（Balloon Pulmonary Angioplasty，BPA）中获益。

（6）核磁共振显像（Magnetic Resonance Imaging，MRI）可以对肺动脉形态、功能及肺灌注进行半定量评估，对局部室壁运动或心肌收缩能力进行动态评估，测量右心室容积，而不受肺气肿和肥胖的影响，可通过形态和功能评估肺血管重塑和右心室功能对治疗的反应。

此外，胸部 X 线及心电图可以评估 PH，但其敏感性及特异性均不高，可用于初步筛查。

六、处理措施

目前 MHD 患者 PH 的治疗手段包括专业指导下的运动康复训练、常规手段（如充

分透析、抗凝、利尿、强心、吸氧、钙离子拮抗剂类降压药）及血管扩张剂，如内皮素受体拮抗剂、前列腺素类等。一项荟萃分析纳入 469 例患者的 16 项研究分析发现运动康复可以改善 PH 患者心肺功能和生活质量评分。研究较多的肺血管扩张剂主要集中在以下四类。

1.ET-1 受体拮抗剂

可以有效预防和逆转肺血管床结构的重建，通过阻断内皮素受体而抑制其活性，改善内皮功能，是治疗 PH 的有效方法。波生坦是第一个可口服的双重内皮素受体拮抗剂（内皮素受体 A 和 B 拮抗剂），能显著改善 PH 患者的运动能力、症状和功能，并能延缓病情恶化，延展研究显示波生坦治疗组 3 年存活率好于传统治疗。Yamanaka 等试验表明 HD 并发 PH 患者服用波生坦 12 个月后，mPAP 从 48mmHg 降至 27mmHg，同时药动学研究认为，波生坦安全有效可考虑临床使用，HD 患者不必调整剂量。安立生坦是高选择性内皮素 A 受体拮抗剂。研究显示安立生坦 5mg 和 10mg 两个剂量均能显著改善患者运动耐量、心肺功能和生活质量，呈较明显的剂量—效应关系。马昔腾坦是新一代双重 ET-1 受体拮抗剂，具有更好的组织穿透力和受体亲和力。一项随机对照研究显示，与安慰剂相比马昔腾坦 10mg 单药或联合治疗均能显著降低患者疾病恶化/死亡风险和因 PH 导致的死亡率或住院率，改善患者运动耐量、心肺功能和生活质量、血流动力学参数和氨基末端脑钠肽（N-Terminal Pro-brain Natriuretic Peptide，NT-proBNP）。

2.前列环素类药物

前列腺素是花生四烯酸的代谢产物，其不仅可以扩张血管、降低肺动脉压，同时可抑制血小板聚集。主要有依前列醇、伊洛前列素、曲前列尼尔和司来帕格。依前列醇是第一个人工合成的前列环素类似物，半衰期短（3~5min），需要持续深静脉注射给药。长期观察表明静脉注射依前列醇能改善心功能III-IV级的 PH 患者的生存率，并且功能分级、运动耐量和血流动力学均获得明显改善。伊洛前列素起效迅速，20μg 雾化吸入可以作为 PAH 患者急性肺血管反应试验的药物并具有很好的耐受性。

3.5-磷酸二酯酶（Phosphodiesterase Type 5，PDE5）抑制剂

该药通过增加细胞内的环磷酸鸟苷（3'-5'-Cyclic Guanosine Monophosphate，cGMP）浓度来舒张肺部血管，并且具有抗增殖的作用。西地那非是一种特异性 PDE5 抑制剂，其可改善患者运动耐量、心肺功能和生活质量、血流动力学指标；对西地那非单药治疗的患者随访 3 年，发现患者的运动耐量、心肺功能、生活质量和世界卫生组织功能分级的改善得以维持。他达拉非是一种长效的 PDE5 抑制剂。一项纳入 405 例 PAH 患者的研究，随机给予安慰剂及他达拉非 2.5mg、10mg、20mg 或 40mg 治疗 16 周，结果显示 40mg 组能明显改善 PAH 患者运动耐量、心肺功能和生活质量、WHO 功能分级和临床恶化出现的时间。波生坦序贯联合他达拉非较单用波生坦组 6 分钟步行距离（6 Minute Walking Distance，6MWD）也明显改善。伐地那非是一种高选择性 PDE5 抑制剂。一项在中国 PAH 患者中进行的随机双盲安慰剂对照研究，66 例患者随机分为伐地那非组与安慰剂对照组，主要终点为改善患者运动耐量、心肺功能和生活质量，结果显示伐地那非能明显改善中国 PAH 患者运动耐量。

介入治疗：RHC 检查是 PH 相关介入治疗的基础技术。其对 PH 的明确诊断、指导治疗和判断预后具有非常重要作用。HD 患者经 RHC 明确为慢性血栓栓塞性肺高血压

（Chronic Thromboembolic Pulmonary Hypertension，CTEPH），PEA 或者 BPA 治疗后肺动脉压力和运动功能状态可恢复正常。近些年改良 BPA 治疗 CTEPH 的疗效和安全性得到国际上很多医疗中心的认可，是近年来肺血管病介入治疗的一大突破。对于 CTEPH 患者如果评估不适合行外科 PEA，则首先考虑进行 BPA。未来会有更多 CTEPH 患者通过外科、介入治疗和药物综合治疗体系而显著获益。

七、预防措施

在多项关于 HD 患者的研究中，PH 患者的死亡率增加 2～3 倍。一项纳入 211 例 HD 患者的研究中，44% 的患者存在 PH，PH 与心血管事件风险增加独立相关。对于存在 PH 的患者，避免选择需要建立动静脉通路的 HD 治疗，可能的情况下优先选择 PD。PD 无需动静脉通路且提供每日超滤，可预防透析间期容量超负荷时的症状加重。与动静脉内瘘相比，隧道式导管加重 PH 的可能性更小，但感染的长期风险增加。为了安全获得更低的干体重，可能需要调整透析处方，延长透析治疗时间或增加透析频率。如果经积极超滤后症状仍持续存在，则证实 PH 的诊断及动静脉内瘘对其的可能影响。若确诊 PH 是继发于动静脉内瘘，则结扎动静脉内瘘。将适合的患者转为 PD，对不适合 PD 的患者放置隧道式导管，定期行心脏彩超检查，关注肺动脉压力的变化情况，必要时完善 RHC 检查。

参考文献

[1] GALIè N，MCLAUGHLIN V V，RUBIN L J，et al.An overview of the 6th World Symposium on Pulmonary Hypertension[J].Eur Respir J，2019，53（1）

[2] YIGLA M，DABBAH S，AZZAM Z S，et al.Background diseases in 671 patients with moderate to severe pulmonary hypertension[J].Isr Med Assoc J，2000，2（9）：684-689.

[3] PABST S，HAMMERSTINGL C，HUNDT F，et al.Pulmonary hypertension in patients with chronic kidney disease on dialysis and without dialysis：results of the PEPPER-study[J].PLoS One，2012，7（4）：e35310.

[4] KIM S C，CHANG H J，KIM M G，et al.Relationship between pulmonary hypertension，peripheral vascular calcification，and major cardiovascular events in dialysis patients[J].Kidney Res Clin Pract，2015，34（1）：28-34.

[5] BEIGI A A，SADEGHI A M，KHOSRAVI A R，et al.Effects of the arteriovenous fistula on pulmonary artery pressure and cardiac output in patients with chronic renal failure[J].J Vasc Access，2009，10（3）：160-166.

[7] AGARWAL R.Prevalence，determinants and prognosis of pulmonary hypertension among hemodialysis patients[J].Nephrol Dial Transplant，2012，27（10）：3908-3914.

[8] MOVILLI E，VIOLA B F，BRUNORI G，et al.Long-term effects of arteriovenous fistula closure on echocardiographic functional and structural findings in hemodialysis patients：a prospective study[J].Am J Kidney Dis，2010，55（4）：682-689.

[9] YIGLA M，ABASSI Z，REISNER S A，et al.Pulmonary hypertension in hemodialysis patients：an unrecognized threat[J].Semin Dial，2006，19（5）：353-357.

[10] RUBIN L J，BADESCH D B，FLEMING T R，et al.Long-term treatment with sildenafil citrate in pulmonary arterial hypertension：the SUPER-2 study[J].Chest，2011，140（5）：1274-1283.

[11] JING Z C，YU Z X，SHEN J Y，et al.Vardenafil in pulmonary arterial hypertension：a randomized，double-blind，placebo-controlled study[J].Am J Respir Crit Care Med，2011，183（12）：1723-1729.

[12] DURAN M，UNAL A，INANC M T，et al.Hemodialysis does not impair ventricular functions over 2 years[J].Hemodial Int，2011，15（3）：334-340.

[13] TARRASS F，BENJELLOUN M，MEDKOURI G，et al.Doppler echocardiograph evaluation of pulmonary hypertension in patients undergoing hemodialysis[J].Hemodial Int，2006，10（4）：356-359.

[14] YIGLA M，KEIDAR Z，SAFADI I，et al.Pulmonary calcification in hemodialysis patients：correlation with pulmonary artery pressure values[J].Kidney Int，2004，66（2）：806-810.

[15] NAKHOUL F，YIGLA M，GILMAN R，et al.The pathogenesis of pulmonary hypertension in haemodialysis patients via arterio-venous access[J].Nephrol Dial Transplant，2005，20（8）：1686-1692.

[16] PANDEY A，GARG S，KHUNGER M，et al.Efficacy and Safety of Exercise Training in Chronic Pulmonary Hypertension: Systematic Review and Meta-Analysis[J].Circ Heart Fail，2015，8（6）：1032-1043.

[17] SIMONNEAU G，GALIè N，JANSA P，et al.Long-term results from the EARLY study of bosentan in WHO functional class II pulmonary arterial hypertension patients[J].Int J Cardiol，2014，172（2）：332-339.

[18] YAMANAKA A，TASAKI H，SUZUKI Y，et al.Bosentan improved syncope in a hemodialysis patient with pulmonary hypertension and mild aortic stenosis[J].Int Heart J，2006，47（6）：911-917.

[19] GALIé N，BADESCH D，OUDIZ R，et al.Ambrisentan therapy for pulmonary arterial hypertension[J].J Am Coll Cardiol，2005，46（3）：529-535.

[20] JANSA P，PULIDO T.Macitentan in Pulmonary Arterial Hypertension：A Focus on Combination Therapy in the SERAPHIN Trial[J].Am J Cardiovasc Drugs，2018，18（1）：1-11.

[21] ALKHOULI M，SANDHU P，BOOBES K，et al.Cardiac complications of arteriovenous fistulas in patients with end-stage renal disease[J].Nefrologia，2015，35（3）：234-245.

[22] SELVARAJ S，SHAH S J，OMMERBORN M J，et al.Pulmonary Hypertension Is Associated With a Higher Risk of Heart Failure Hospitalization and Mortality in Patients With Chronic Kidney Disease：The Jackson Heart Study[J].Circ Heart Fail，2017，10（6）

[23] REQUE J，QUIROGA B，RUIZ C，et al.Pulmonary hypertension is an independent predictor of cardiovascular events and mortality in haemodialysis patients[J].Nephrology（Carlton），2016，21（4）：321-326.

[24] GALIè N，HUMBERT M，VACHIERY J L，et al.2015 ESC/ERS Guidelines for the diagnosis and treatment of pulmonary hypertension：The Joint Task Force for the Diagnosis and Treatment of Pulmonary Hypertension of the European Society of Cardiology（ESC）and the European Respiratory Society（ERS）：Endorsed by：Association for European Paediatric and Congenital Cardiology（AEPC），International Society for Heart and Lung Transplantation（ISHLT）[J].Eur Heart J，2016，37（1）：67-119.

[25] GALIè N，BRUNDAGE B H，GHOFRANI H A，et al.Tadalafil therapy for pulmonary arterial hypertension[J].Circulation，2009，119（22）：2894-2903.

[26] EMARA M M，HABEB M A，ALNAHAL A A，et al.Prevalence of pulmonary hypertension in patients with chronic kidney disease on and with out dialysis[J].EJCT，2013，62（4）：761-768.

[27] AbolghasemiR，Sang-Sefidi.Pulmonary hypertension in chronic hemodialysis patient[J].Iranian Joumal of Kidney Diseases，2007，1（Suppl 9）：S47 -55.

[28] NAKANO A.Ethylene vinyl alcohol co-polymer as a high-performance membrane：an EVOH membrane with excellent biocompatibility[J].Contrib Nephrol，2011，173：164-171.

马　涛（撰写）　苏海华（审校）

第三节　肺部感染

一、概述

ESRD 患者，除了容易发生与透析通路装置相关的感染外，还可能容易发生非通路相关感染，尤其是肺部感染。透析患者发生肺部感染的诊断策略与常规肺感染诊断策略相似，但由于其常伴有糖尿病和/或尿毒症毒素蓄积所致的免疫抑制，因此必须保持高度警惕，并放宽开始检查的标准。

二、流行病学

感染，尤其是肺部感染是继心脑血管并发症之后，MHD 患者死亡的第二大常见病因，目前对透析患者肺部感染的临床流行病学研究相对较少。有相关研究表明，随着 HD 患者人数的增加以及生存寿命的延长，伴有肺部感染的发生率及死亡率明显升高，感染发生率大约为 50%，死亡率是普通人群的 14～16 倍。美国肾脏数据系统（United States Renal Data System，USRDS）的数据也显示，ESRD 患者感染的死亡率为 8%～15%，绝大多数死于菌血症/脓毒症，其次为肺部感染。郭海峰等基于 USRDS 数据的研究发现 HD 患者的肺炎发生率比 PD 患者高 59%（分别为 29.0 和 18.2/100 患者年，$P<0.0001$）。在一项针对透析患者的回顾性研究中发现，因肺部感染 1 年内和 5 年内的住院概率分别为 9% 和 36%。随后的一项观察性研究发现，接受透析的医疗照顾保险（Medicare）患者的肺炎发生率为 21.4 次/100 患者年，其中 90.1% 需要住院治疗，30 天死亡率为 10.7%。我国刘兆云等进行的研究显示，长期进行 HD 并发肺部感染患者的死亡率占总 HD 死亡率的 8%～12%。

三、风险因素与发病机制

HD 患者发生肺部感染为综合因素导致，如免疫力低下、营养不良、尿毒症肺损害、左心功能不全肺瘀血、患者体弱卧床不易咳痰等。Alexander D 等的研究显示，年龄较大的透析患者获得耐药微生物感染的风险及感染致死的风险更高，65 岁以上患者的感染死亡率约为年轻患者的 2 倍。有研究发现，较高的 BMI 与较低的肺炎风险相关，即使在校正年龄及合并症后也是如此。此外，国内外的多项研究发现肺部感染的发生还与吸烟、长病程、高水平 C-反应蛋白、低蛋白血症、糖尿病、透析不充分等相关。

四、临床表现

与非肾衰竭患者相比，透析患者肺部容量负荷会发生显著变化，因此肺部感染诊断可能更困难。当患者存在咳痰、发热、寒战、胸膜痛和/或呼吸困难时应考虑肺部感染可能。Viasus 等的研究发现许多 CKD 患者在肺炎发作期间较少出现发热、咳嗽、咳痰、胸膜炎性胸痛和白细胞增多等临床表现和实验室改变。

通过痰液细菌性检查和胸部影像学检查可明确诊断。但是，一项前瞻性研究跟踪调查了美国、加拿大四家医院和一家健康维护组织的病原微生物检测情况，发现阳性率很低，门诊患者 29.7%进行了微生物检测，阳性率 5.7%；肺炎住院的患者 95.7%进行了微生物检测，阳性率 29.6%。郭海峰的研究也显示，相关的微生物谱中，84.37% 的病例是没有明确的微生物原因；4.73% 的病例归因于革兰阳性菌，4.01% 归因于革兰阴性菌。Viasus 的研究发现微生物确诊率非常低（18.2%），最常见的细菌是肺炎链球菌（3.4%），其次是铜绿假单胞菌（2.8%）、克雷伯氏菌（1.6%） 和流感嗜血杆菌（1.5%）。葡萄球菌属相对少见。我国王丽丽等对其医院尿毒症 MHD 合并肺部感染患者的病原菌进行调查发现，革兰阴性细菌是主要致病菌（占 61.84%），以大肠埃希菌、肺炎克雷伯菌、铜绿假单胞菌、屎肠球菌和粪肠球菌为主，革兰阳性细菌（占 31.58%）和真菌（占 6.58%）次之。陈肖蕾等回顾性分析了四川大学华西医院 HD 中心因肺部感染住院的 MHD 患者，发现主要病原菌是肺炎链球菌，其次为肺炎克雷伯菌和大肠埃希菌。Levy J 等的研究显示院外感染者病原菌多为肺炎球菌，而院内感染者病原菌以革兰阴性杆菌为主。综上，目前临床一致推荐即使没有阳性诊断性试验，也应在高度怀疑感染时开始经验性抗感染治疗。

透析合并肺感染患者由于长期营养不良、免疫力低下、较长时间使用抗菌药物，容易罹患真菌感染，但在实际临床工作中真菌的直接镜检、培养以及组织病理学检查等敏感性及特异性不高，检出率低，难以早期诊断。临床出现以下情况应警惕真菌感染的可能：找不到致病菌且抗菌药治疗无效的持续发热患者；反复干咳；长期应用中心静脉导管或机械通气；长期应用糖皮质激素或免疫抑制药；实验室检查有中性粒细胞减少或肝功能异常；影像学检查发现肺部不典型浸润。此时，可行 1，3-β-D 葡聚糖（简称 G 试验）、半乳甘露聚糖抗原（Glactomannan，GM）试验检测；必要时还可采用新一代病源宏基因组测序技术（Metagenomics Next Generation Sequencing，mNGS）进行检测。

五、处理措施

由于抗生素的广泛使用，HD 患者常会出现多种常用抗生素（如头孢菌素）耐药率的显著增加，故发生肺部感染时应进行早期药敏试验，并根据试验结果合理选择有效抗生素，同时要积极纠正贫血和低蛋白血症等。在病原菌检测结果未报告前可选择青霉素类、三代头孢及喹诺酮类经验性抗感染治疗。鉴于真菌培养阳性率低且周期长，怀疑真菌感染时应先予抗真菌治疗。陈倩等的研究显示，真菌对两性霉素 B、5-氟尿嘧啶的耐药率极低，明显低于三唑类药物（伏立康唑、氟康唑、伊曲康唑）以及棘白菌素类药物。

参考我国社区获得性肺炎（Community-Acquired Pneumonia，CAP）和医院获得性肺炎（Hospital-Acquired Pneumonia，HAP）病原学流行病学和体外药敏试验结果及中国成人CAP诊断和治疗指南（2016年版），对常见致病原的抗感染药物选择推荐如下：①肺炎链球菌：青霉素、第一二代头孢菌素；青霉素不敏感菌株可选用头孢曲松、头孢噻肟、喹诺酮类（包括左氧氟沙星、莫西沙星、吉米沙星和新一代无氟喹诺酮奈诺沙星），不推荐使用大环内酯类药物；②金黄色葡萄球菌：甲氧西林敏感金黄色葡萄球菌（Methicillin Susceptible Staphylococcus Aureus，MSSA）可用头孢唑啉或苯唑西林等；耐甲氧西林金黄色葡萄球菌（Methicillin-Resistant Staphylococcus Aureus，MRSA）可选用利奈唑胺、万古霉素及替考拉宁等药物；③肠杆菌科细菌：以是否生成超广效β-内酰胺酶（Extended Spectrum Beta-Lactamase，ESBL）为区分，不产ESBL的细菌首选第三代头孢菌素；产ESBL的细菌可选碳青霉烯类、哌拉西林/他唑巴坦等酶抑制剂合剂，或敏感的非典型β-内酰胺类药物（如拉氧头孢氟氧头孢等）；耐碳青霉烯类肠杆菌科细菌（Carbapenem Resistant Enterobacteriaceae，CRE）则选用以多黏菌素或替加环素为基础的联合用药，对碳青霉烯类低度耐药时[最低抑菌浓度（Minimum Inhibitory Concentration，MIC）为4~8mg/L]也可以碳青霉烯类为基础联合其他药物；④铜绿假单胞菌：抗假单胞菌属β-内酰胺类联合氨基糖苷类、抗铜绿假单胞菌喹诺酮类或多黏菌素类。

肾脏是药物代谢、排泄的主要器官，肾功能受损时，药物的吸收、分布、代谢、排泄以及机体对药物的敏感性均可能发生改变，从而影响药物浓度、疗效及安全性。影响透析患者药物可透析性的因素包括：药物的转运方式、药物分子质量、药物与蛋白的结合特性、药物的分布容积[分布容积（Volumeofdistribution，Vd）<1L/kg的药物容易被透析清除，Vd>2L/kg则极少被透析清除]、药物的给药时间（与蛋白质结合率高的药物，透析前、后给药，血药浓度影响不大；而分子质量小、蛋白结合率低的药物，只有在透析后给药，才不易被透析清除）。此外，不同的透析方式对药物的排泄影响也不同。因此，透析合并肺部感染患者在结合细菌培养结果及药敏试验调整抗菌药物的过程中，应根据药物的药物动力学（Pharmacokinetics，PK）/药物效应动力学（Pharmacodynamics，PD）相应地减少药物剂量或延长用药间隔，对透析清除显著的药物则需在透析后补充剂量。根据2018年发布的《抗菌药物药代动力学/药效学理论临床应用专家共识》，透析患者抗生素剂量可调整如下。

表3-30 成人血液透析和血液滤过时抗菌药物的用法及推荐剂量

抗菌药物	CRRT时的负荷剂量	维持量			IHD
		CVVH	CVVHD	CVVHDF	
阿米卡星	无	7.5mg/kg, 1次/24~48h	7.5mg/kg, 1次/24~48h	7.5mg/kg, 1次/24~48h	5~7.5mg/kg, 1次/48~72h
两性霉素B脱氧胆酸盐	无	0.5~1mg/kg, 1次/24h	0.5~1mg/kg, 1次/24h	0.5~1mg/kg, 1次/24h	0.5~1mg/kg, 1次/24h
两性霉素B脂质体	无	3~5mg/kg, 1次/24h	3~5mg/kg, 1次/24h	3~5mg/kg, 1次/24h	3~5mg/kg, 1次/24h
氨苄西林	2g	1~2g, 1次/8~12h	1~2g, 1次/8h	1~2g, 1次/6~8h	1~2g, 1次/12~24h
阿奇霉素	无	250~500mg, 1次/24h	250~500mg, 1次/24h	250~500mg, 1次/24h	250~500mg, 1次/24h
氨曲南	2g	1~2g, 1次/12h	1g, 1次/8h或2g, 1次/12h	1g, 1次/8h或2g, 1次/12h	500mg, 1次/12h

抗菌药物	CRRT 时的负荷剂量	维持量			IHD
		CVVH	CVVHD	CVVHDF	
卡泊芬净	70mg	50mg，1 次/24h	50mg，1 次/24h	50mg，1 次/24h	50mg，1 次/24h
头孢唑啉	2g	1~2g，1 次/12h	1g, 1 次/8h 或 2g，1 次 12h	1g，1 次/8h 或 2g，1 次/12h	500~1000mg，1 次/24h
头孢吡肟	2g	1~2g，1 次/12h	1g, 1 次/8h 或 2g，1 次/12h	1g，1 次/8h 或 2g，1 次/12h	500~1000mg，1 次/24h
头孢噻啶	无	1~2g，1 次/8~12h	1~2g，1 次/8h	1~2g，1 次/6~8h	1~2g，1 次/24h
头孢他啶	2g	1~2g，1 次/12h	1g, 1 次/8h 或 2g，1 次/12h	1g，1 次/8h 或 2g，1 次/12h	500~1000mg，1 次/24h
头孢曲松	2g	1~2g，1 次/12~24h	1~2g，1 次/12~24h	1~2g，1 次/12~24h	1~2g，1 次/24h
环丙沙星	无	200~400mg，1 次/12~24h	400mg，1 次/12~24h	400mg，1 次/12h	200~400mg，1 次/24h
克林霉素	无	600~900mg，1 次/8h	600~900mg，1 次/8h	600~900mg，1 次/8h	600~900mg，1 次/8h
多黏菌素	无	2.5mg/kg，1 次/48h	2.5mg/kg，1 次/48h	2.5mg/kg，1 次/48h	1.5mg/kg，1 次/24~48h
达托霉素	无	4~6mg/kg，1 次/48h	4~6mg/kg，1 次/48h	4~6mg/kg，1 次/48h	4~6mg/kg，1 次/48~72h
氟康唑	400~800mg	200~400mg，1 次/24h	400~800mg，1 次/24h	800mg，1 次/24h	200~400mg，1 次/48~72h 或 100~200mg，1 次/24h
庆大霉素	2~3mg/kg				负荷量 2~3mg/kg
轻度尿路感染或协同作用	1mg/kg，1 次/24~36h（当血药浓度<1mg/L 应再次给药）				维持量 1mg/kg，1 次 48~72h
中度重度尿路感染	1~1.5mg/kg，1 次/24~36h（当血药浓度<1.5~2mg/L 应再次给药）				维持量 1~1.5mg/kg，1 次/48~72h
革兰阴性菌全身性感染	1.5~2.5mg/kg，1 次/24~48h（当血药浓度<3~5mg/L 应再次给药）				维持量 1.5~2mg/kg，1 次/48~72h
亚胺培南	1g	500mg，1 次/8h	500mg，1 次/6~8h	500mg，1 次/6h	250~500mg，1 次/12h
伊曲康唑	无	200mg，1 次/12h×4，然后 200mg，1 次/24h	200mg，1 次/12h×4，然后 200mg，1 次/24h	200mg，1 次/12h×4，然后 200mg，1 次/24h	200mg，1 次/12h×4，然后 200mg，1 次/24h
左氧氟沙星	500~750mg	250mg，1 次/24h	250~500mg，1 次/24h	250~750mg，1 次/24h	250~500mg，1 次/48h
利奈唑胺	无	600mg，1 次/12h	600mg，1 次/12h	600mg，1 次/12h	600mg，1 次/12h
美罗培南	1g	0.5~1g，1 次/12h	0.5~1g，1 次/8~12h	0.5~1g，1 次/8~12h	500mg，1 次/24h
甲硝唑	无	500mg，1 次/6~12h	500mg，1 次/6~12h	500mg，1 次/6~12h	500mg，1 次/8~12h
米卡芬净	无	治疗：100~150mg，1 次/24h	预防：50mg，1 次/24h	预防：50mg，1 次/24h	

续表

抗菌药物	CRRT 时的负荷剂量	维持量			IHD
		CVVH	CVVHD	CVVHDF	
莫西沙星	无	400mg，1 次/24h	400mg，1 次/24h	400mg，1 次/24h	400mg，1 次/24h
青霉素 G	400 万 U	200 万 U，1 次/4～6h	2 万～300 万 U，1 次/4-6h	2 万～400 万 U，1 次/4～6h	首剂 2 万～400 万 U，然后首剂 25%～50%，1 次/4～6h 或首剂 50%～100%，1 次/8～12h
哌拉西林/他唑巴坦	无	2.25～3.375g，1 次/6～8h	2.25～3.375g，1 次/6h	3.375g，1 次/6h	2.25g，1 次/8～12h
利福平	无	300～600mg，1 次/12～24h	300～600mg，1 次/12～24h	300～600mg，1 次/12～24h	300～600mg，1 次/12～24h
替卡西林/克拉维酸	3.1g	2g，1 次/6～8h	3.1g，1 次/6～8h	3.1g，1 次/6h	2g，1 次/12h
替加环素	100mg	50mg，1 次/12h	50mg，1 次/12h	50mg，1 次/12h	50mg，1 次/12h
妥布霉素	2～3mg/kg	1.5～2.5mg/kg，1 次/24～48h			与庆大霉素相同
TMP-SMX（TMP）	无	2.5～7.5mg/kg（TMP），1 次/12h	2.5～7.5mg/kg（TMMP），1 次/12h	2.5～7.5mg/kg（TMP），1 次/12h	2.5～10mg/kg（TMP），1 次/24h 或 5～20mg/kg，3 次/周（透后）
万古霉素	15～25mg/kg	10～15mg/kg，1 次/24～48h	10～15mg/kg，1 次/24h	7.5～10mg/kg，1 次/12h	负荷量 15～25mg/kg（第 1 天），透后给药 5～10mg/kg
伏立康唑	400m 口服，1 次/12h×2	200mg 口服，1 次/12h	200mg 口服，1 次/12h	200mg 口服，1 次/12h	200mg 口服，1 次/12h

注：此表来源于 Pharmacotherapy，2009，29(5)：562-577

六、预防措施

肺部感染是进行 HD 的尿毒症患者极易发生的并发症，对患者的生活质量产生严重影响，应加强重视。对容易引起肺部感染的高危因素应积极纠正，如戒烟、改善营养状态、增强抵抗力、充分透析等。

参考文献

[1] DALRYMPLE L S，KATZ R，KESTENBAUM B，et al.The risk of infection-related hospitalization with decreased kidney function[J].Am J Kidney Dis，2012，59（3）：356-363.

[2] EVANS R，CASKEY F，FLUCK R，et al.UK renal registry 18th annual report：chapter 12 epidemiology of reported infections amongst patients receiving dialysis for established renal failure in England 2013 to 2014: a joint report from public health england and the UK renal registry[J].Nephron，2016，132 Suppl 1：279-288.

[3] AYAASH A，MAAN D，KAPETANOS A，et al.Significance of crescentic glomeruli in acute kidney

injury with rheumatoid arthritis[J].Case Rep Nephrol Dial，2019，9（1）：42-48.

[4] YASEEN M，HASSAN W，AWAD R，et al.Impact of recent clinical trials on nephrology practice：are we in a stagnant era？[J].Kidncy Dis （Basel），2019，5（2）：69-80.

[5] GUO H，LIU J，COLLINS A J，et al.Pneumonia in incident dialysis patients--the United States Renal Data System[J].Nephrol Dial Transplant，2008，23（2）：680-686.

[6] SLININ Y，FOLEY R N，COLLINS A J.Clinical epidemiology of pneumonia in hemodialysis patients：the USRDS waves 1，3，and 4 study[J].Kidney Int，2006，70（6）：1135-1141.

[7] SIBBEL S，SATO R，HUNT A，et al.The clinical and economic burden of pneumonia in patients enrolled in Medicare receiving dialysis：a retrospective，observational cohort study[J].BMC Nephrol，2016，17（1）：199.

[8] 刘兆云，青松，杨晶晶，等.SGA 评分对尿毒症血液透析患者死亡的预测效果[J].海南医学，2015（4）：511-513.

[9] ALEXANDER D，PEACOCK E.Drug resistant organisms and their implications for the outpatient dialysis setting[J].Nephrol News Issues，1997，11（10）：27-28，30-31，33-34.

[10] SARNAK M J，JABER B L.Mortality caused by sepsis in patients with end-stage renal disease compared with the general population[J].Kidney Int，2000，58（4）：1758-1764.

[11] MC CAUSLAND F R，BRUNELLI S M，WAIKAR S S.Association of smoking with cardiovascular and infection-related morbidity and mortality in chronic hemodialysis[J].Clin J Am Soc Nephrol，2012，7（11）：1827-1835.

[12] 叶红英，应俊，方和敬，等.慢性肾衰竭维持性血液透析患者肺部感染的危险因素分析[J].中华全科医学，2018，16（6）：932-934.

[13] 刘佩，吴改红，张沛，等.尿毒症血液透析患者的营养状况及其罹患肺部感染的危险因素[J].海南医学，2020，31（9）：1121-1124.

[14] VIASUS D，GARCIA-VIDAL C，CRUZADO J M，et al.Epidemiology，clinical features and outcomes of pneumonia in patients with chronic kidney disease[J].Nephrol Dial Transplant，2011，26（9）：2899-2906.

[15] FINE M J，STONE R A，SINGER D E，et al.Processes and outcomes of care for patients with community-acquired pneumonia：results from the Pneumonia Patient Outcomes Research Team （PORT） cohort study[J].Arch Intern Med，1999，159（9）：970-980.

[16] 王丽丽，王莉华，高永宁，等.尿毒症维持性血液透析合并肺部感染患者血清 NGAL 和 MMP-9 的表达水平[J].中华医院感染学杂志，2020，30（12）：1835-1839.

[17] 陈肖蕾，余少斌，吴明亚.维持性血液透析患者肺部感染的临床分析[J].西南国防医药，2021，31（5）：411-415.

[18] 沈银忠，卢洪洲.侵袭性真菌感染的分子诊断现状[J].中国真菌学杂志，2009，4（6）：373-377.

[19] 张军伟，骆一舟.呼吸系统真菌感染的耐药分析[J].中国现代医生，2010，48（32）：96-97.

[20] JOSEPH N M，SISTLA S，DUTTA T K，et al.Ventilator-associated pneumonia in a tertiary care hospital in India：role of multi-drug resistant pathogens[J].J Infect Dev Ctries，2010，4（4）：218-225.

[21] WERARAK P，KIRATISIN P，THAMLIKITKUL V.Hospital-acquired pneumonia and ventilator-associated pneumonia in adults at Siriraj Hospital：etiology，clinical outcomes，and impact of

antimicrobial resistance[J].J Med Assoc Thai，2010，93 Suppl 1：S126-138.

[22] MICHALOPOULOS A，FALAGAS M E.Treatment of acinetobacter infections[J].Expert Opin Pharmacother，2010，11（5）：779-788.

[23] VANDECASTEELE S J，DE VRIESE A S.Recent changes in vancomycin use in renal failure[J].Kidney Int，2010，77（9）：760-764.

[24] THOM K A，JOHNSON J A，STRAUSS S M，et al.Increasing prevalence of gastrointestinal colonization with ceftazidime-resistant gram-negative bacteria among intensive care unit patients[J].Infect Control Hosp Epidemiol，2007，28（11）：1240-1246.

[25] RHEE J Y，PARK Y K，SHIN J Y，et al.KPC-producing extreme drug-resistant Klebsiella pneumoniae isolate from a patient with diabetes mellitus and chronic renal failure on hemodialysis in South Korea[J].Antimicrob Agents Chemother，2010，54（5）：2278-2279.

[26] 陈倩，钟清，李曼丽，等.维持性血液透析患者并发真菌感染的危险因素及耐药性分析[J].临床肾脏病杂志，2021，21（2）：147-152.

[27] 吴华.透析患者抗生素应用的原则[J].中国血液净化，2006，5（11）：792-794.

[28] RAVIRAJ K S，MIGLANI P，GARG A，et al.Gastric mucormycosis with hemolytic uremic syndrome[J].J Assoc Physicians India，2015，63（10）：75-76.

[29] 陈香美，临床诊疗指南[M].北京：人民卫生出版社，2010：35-39.

张　婷、吴国语（撰写）　苏海华（审校）

第四节　胸腔积液

一、概述

胸腔积液（pleural effusions）是 MHD 患者常见的并发症之一。积液以单侧多见，常为中等量。临床表现为胸闷、咳嗽、气促、胸痛、呼吸困难、血痰、发热等。原因与容量负荷过多或特发性尿毒症性胸腔积液有关。

二、定义

胸膜腔是位于肺和胸壁之间的一个潜在的腔隙。在正常情况下脏层胸膜和壁层胸膜表面上有一层很薄的液体，在呼吸运动时起润滑作用。胸膜腔和其中的液体并非处于静止状态，在每一次呼吸周期中胸膜腔形状和压力均有很大变化，使胸腔内液体持续滤出和吸收并处于动态平衡。液体从壁层胸膜毛细血管渗出进入胸膜腔，通过壁层胸膜淋巴管回收。液体也可以从脏层胸膜或是通过横膈膜孔从腹腔进入胸膜腔。淋巴引流能吸收超过 20 倍正常情况下生成的液体。因此，当胸腔内液体生成增多（来自于肺间质、壁层胸膜或腹腔）或是淋巴引流减少时，则产生胸腔积液，简称胸水。

三、流行病学和风险因素

MHD 患者胸腔积液的发生率约 20%，以单侧多见，常为中等量，渗出液或漏出液，淡血色、淡黄色或草绿色。任何妨碍胸腔液体和蛋白回吸收的因素均可导致胸腔积液的发生。15%～20%的患者有胸膜炎，若为纤维素性胸膜炎，则可闻及胸膜摩擦音。Hamada 等研究显示在起始透析时合并胸腔积液与患者远期预后不良相关。Steven 和 Debiasi 的研究发现对合并双侧、漏出性胸腔积液的透析患者，其死亡率更高。

四、发病机制

MHD 并发胸腔积液形成的原因：①容量负荷增加。廖兵等的研究发现 71.4%的 MHD 患者合并胸腔积液，由水钠潴留导致的胸腔积液的比例＞40%。原因与患者透析不充分，尿毒素物质使胸膜毛细血管通透性增加导致胸膜对液体转运失衡，水潴留及肺血管静水压增加，液体渗出至胸腔引起胸腔积液有关。②细菌及结核所致感染性胸膜炎。张微的研究发现，42.86%的胸腔积液为肺炎所致，经抗感染治疗后，患者的临床症状消失。原因与胸膜腔及邻近脏器组织的炎性反应使胸膜毛细血管通透性增加，产生渗出液有关。此外，透析患者免疫功能受损，结核的发病率较高，不能通过透析超滤清除水负荷，从而消除胸腔积液的最常见原因就是结核性胸腔积液。结核病在胸部 X 线上是透析治疗不能消退水负荷过度可表现为无实质浸润的胸腔积液，部分患者 X 线检查有陈旧性结核病变，包括钙化灶、硬结病变、胸膜增厚或肺门部阴影。血清抗 PPD-IgG 阳性。凡具有上述病变的患者均应接受预防性抗结核治疗。③低蛋白血症。尿毒症患者消化道摄入营养吸收差，容易发生低蛋白血症。低蛋白血症常使血浆渗透压下降，从而发生水肿伴胸腔积液。④凝血功能异常。由于部分患者在透析的过程中使用肝素，影响其凝血功能，导致凝血障碍，从而引起胸腔内血性胸水。⑤透析相关性淀粉样变。透析相关性淀粉样变是 HD 患者常见的一种慢性并发症，是血浆β_2微球蛋白增多并沉积于胸腔所致。⑥中心静脉狭窄。终末期肾衰竭患者常因导管装置导致中心静脉狭窄。Mochida 报道左侧中心静脉狭窄和动静脉内瘘同侧的中央静脉狭窄是引起的单侧、血性胸腔积液的原因，但病例比较少见。胸腔积液的原因与中心静脉狭窄会增加胸膜微血管静水压、增加胸膜腔液体形成及减少淋巴管清除有关。⑦恶性肿瘤。长期 HD 患者的肿瘤发生率明显增高，如淋巴瘤、肾癌、前列腺癌、肝癌及子宫癌发生有所增加。原因与患者长期慢性炎症尤其是泌尿道慢性炎症，机体常处于免疫力水平低下状态；既往应用免疫抑制剂或细胞毒药物治疗，DNA 修复改变；持续性代谢改变等相关。是血性胸水常见的原因之一。⑧胸腹瘘。病例较少，多为个案报道。是 PD 患者更改为 HD 的一个重要原因。发病机制尚未明确，认为和膈肌先天及继发缺损相关。⑨原因不明。虽然大部分胸腔积液的患者存在明确的病因，但仍有少数患者找不到对应的病因，为特发性胸腔积液。特发性胸腔积液往往表现为血性积液，原因可能是分解代谢亢进或病毒感染。由于找不到明确的病因，往往无法进行针对治疗。

五、临床表现

1.症状

症状和积液量有关，积液量少于 0.3～0.5L 时症状不明显，大量积液时心悸及呼吸困难明显，甚至可致呼吸衰竭。呼吸困难是最常见的症状，多伴有胸痛和咳嗽。呼吸困难与胸廓顺应性下降、患侧膈肌受压、纵隔移、肺容量下降刺激神经反射有关。病因不同其症状有所差别。结核性胸膜炎多见于青年人，常有发热、干咳、胸痛，随着胸腔积液量的增加胸痛可缓解，但可出现胸闷气促。恶性胸腔积液多见于中年以上患者，一般无发热，胸部隐痛，伴有消瘦和呼吸道或原发部位肿瘤的症状。炎症性积液常伴有咳嗽、咳痰、胸痛及发热。心力衰竭所致胸腔积液为漏出液，有心功能不全的其他表现。肝脓肿所伴右侧胸腔积液可为反应性胸膜炎，亦可为脓胸，多有发热和肝区疼痛。

2.体征

与积液量有关。少量积液可无明显体征，或可触及胸膜摩擦感及闻及胸膜摩擦音。中至大量积液时，患侧胸廓饱满，触觉语颤减弱，局部叩诊浊音，呼吸音减低或消失。可伴有气管、纵隔向健侧移位。肺外疾病如胰腺炎和类风湿性关节炎等，胸腔积液时多有原发病的体征。

3.胸腔积液的检查

①胸部X线片：是最常用的诊断工具。少量积液时，X线检查可见肋膈角模糊或消失，患者卧位摄片可进一步确认，并与胸膜增厚鉴别。中等量积液时，患侧胸腔下部有上界成弧形、凹面向上、外高内低、最高点在腋部的大片均匀致密阴影，平卧位摄片为整侧肺野透亮度降低。大量积液时，患侧胸腔全部为致密均匀阴影，纵隔和气管向健侧移位。包裹性积液边缘光滑饱满，不随体位改变而变动，可局限于叶间或肺与横膈之间。液气胸的胸液上界为一水平面，上部透光，可见萎陷的肺组织阴影。②超声波检查：B型超声诊断仪检查是判断有无胸腔积液和指导胸膜腔定位穿刺的主要方法。胸膜腔积液超声波检查显示无回声或低回声带，与产生回声的脏层胸膜或肺组织形成界限，易于鉴别，对判断胸腔积液的准确性优于X线检查，并能多次反复检查，随访疾病演变和治疗效果。③CT检查：胸部CT检查除了具有可以显示少量胸腔积液的优点外，在CT横断面上，由于避免了X线的结构重叠，CT能够揭示被胸液遮盖、在X线平片不能显示的肺内病灶和胸膜病变，同时胸部增强CT可以清晰显示纵隔、气管和淋巴结情况，有助于胸腔积液的病因诊断。④MRI检查：目前MRI在诊断胸腔积液方面逊于超声波和CT检查。

4.诊断性胸腔穿刺和胸腔积液标本检查

①胸水常规。②胸水生化：蛋白质、乳酸脱氢酶（Lactate Dehydrogenase，LDH）、腺苷脱氨酶（Adenosine Deaminase，ADA）等。③肿瘤标志物（肺癌标志物必查，视情况加其他系统肿瘤标志物）。④胸水病理学检查。⑤胸水培养（必要时）。⑥胸水结核抗体、聚合酶链式反应（Polymerase Chain Reaction，PCR）或者抗酸染色检查（必要时）。采用Light标准进行胸腔积液生物划分：符合以下三项指标中任何一项者均可诊断为渗出液（最好是首次胸水）：①胸水蛋白/血清蛋白>0.5。②胸水中LDH大于正常血清LDH上限的2/3。③胸水LDH/血清LDH>0.6。

5.经皮针刺胸膜活检术

有助于原因不明的胸腔液积液诊断。可在胸腔穿刺抽液术同时行闭式针刺胸膜活检组织标本。目前广泛采用Cope钝端钩针和改良的Abrams切割针。胸膜活检阳性率为40%～75%。CT引导下胸膜活检术诊断敏感度可高达87%，特异度100%，阴性预测值80%，阳性预测值100%。

6.胸腔镜检查

原因不明胸腔积液的病因诊断和慢性持续性胸腔积液的治疗是胸腔镜检查的主要指征。胸腔镜检查可以窥视胸膜病变,在直视下多处活检,取得的标本大,并可以切除小病灶或封闭支气管胸膜瘘,或做胸膜固定术,治疗慢性持续性胸腔积液。

7.电子支气管镜检查

可用于原因未明的胸腔积液的检查。

六、胸腔积液病因诊治流程

见图3-16。(《实用内科学》第15版 呼吸系统疾病 胸腔积液)

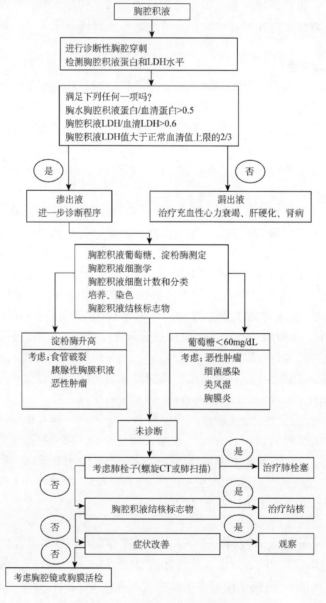

图 3-16 胸腔积液病因诊断流程

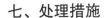

七、处理措施

（1）充分透析：充分透析是治疗胸腔积液的主要手段。合并胸腔积液的透析患者，溶质清除或超滤效果均较差，需增加透析次数或提高透析效率。序贯透析—超滤或高钠透析可有助于胸膜腔积液的吸收，血液滤过对不明原因的渗出性胸膜腔积液的治疗效果满意，HD 治疗中产生的胸膜腔积液可改做 PD；反之，PD 治疗中产生的胸膜腔积液（与 PD 本身无关）也可改为 HD，可能会有效。

（2）加强营养：MHD 患者营养缺乏是常见的并发症之一，而营养不良又可加重患者的病情，形成恶性循环。低蛋白血症可引起胸腔积液，因此应及时对低蛋白血症患者进行营养指导，必要时肠外营养或补充白蛋白或血浆，以满足其营养需求。

（3）加强抗感染治疗：炎性反应是发生胸腔积液的独立危险因素，应积极干预，以免加重病情。在胸腔积液中往往难以找到结核杆菌，为防止漏诊，对于有结核典型临床症状的患者应及早进行诊断和干预，在使用广谱抗生素无效后，应考虑结核性胸膜炎，建议转专科医院经验性抗结核治疗。

（4）加强药物应用监测：长期使用肝素会引起凝血功能障碍并引发各种并发症。因此，在使用肝素过程中应密切观察患者的生命体征变化，监测凝血功能。如有异常则将降低肝素剂量，或换用低分子肝素。

（5）对于难治性胸腔积液，在使用抗生素、胸腔穿刺术及 HD 等治疗仍无法缓解其呼吸困难后，可尝试在其体内置入胸膜分流器以控制难治性胸腔积液，改善其无氧呼吸状况。胸膜分流器是一种特殊设计的硅胶医疗设备，它包括一个泵腔，可以用两个导管手动压缩，并将液体从胸膜腔转移到腹膜腔。这个泵是通过压缩一个装有单向阀的球囊来克服胸腔和腹膜腔之间的压力梯度，迫使血液从胸腔流向腹部，以改善呼吸困难。

八、预防措施

要重视对 HD 患者合并胸腔积液患者的早期诊断。控制透析期间体重增长不超过干体重的 5%。在准确诊断病情的基础上，尽量通过提高透析频率来提高透析的精准度，避免胸腔积液等并发症发生。

参考文献

[1] 钟南山，刘又宁.呼吸病学[M].北京：人民卫生出版社，2012.

[2] 陈灏珠，钟南山，陆再英.内科学[M].第 9 版.北京：人民卫生出版社，2019.

[3] 林果为，王吉耀，葛均波.实用内科学[J].第 1～15 版.科技与出版，2017（12）：2.

[4] 黎磊石，刘志红.中国肾脏病学[M].北京：人民军医出版社，2008.

[5] 廖兵，潘松球，石宏斌.维持性血液透析患者并发胸腔积液 42 例临床分析[J].中国临床研究，2013，26（11）：1160-1161.

[6] 周祖莲，赵通武，冉思成，等.维持性血液透析患者合并浆膜腔积液 42 例临床分析[J].中国血液净化，2013，12（03）：152-153.

[7] 张微.224 例维持性血液透析患者并发胸腔积液的临床分析[J].吉林医学，2013，34（7）：1323-1324.

[8] 蔡美顺，王梅，甘良英，等.维持性血液透析患者并发结核菌感染的特点及处理[J].中国血液净化，2007，6（8）：425-427.

[9] 王质刚.血液净化学[M].第四版 .北京科学技术出版社，2016.

[10] BAKIRCI T，SASAK G，OZTURK S，et al.Pleural effusion in long-term hemodialysis patients[J].Transplant Proc，2007，39（4）：889-891.

[11] HAMADA S，SANO T，NAGATANI Y，et al.Pleural effusion negatively impacts survival of patients undergoing maintenance hemodialysis[J].Pulmonology，2019，25（1）：58-60.

[12] DEBIASI E M，PISANI M A，MURPHY T E，et al.Mortality among patients with pleural effusion undergoing thoracentesis[J].Eur Respir J，2015，46（2）：495-502.

[13] WOELTJE K F，MATHEW A，ROTHSTEIN M，et al.Tuberculosis infection and anergy in hemodialysis patients[J].Am J Kidney Dis，1998，31（5）：848-852.

[14] MOCHIDA Y, OHTAKE T, ISHIOKA K, et al.Angiectasia of the parietal pleura in a hemodialysis patient with central venous stenosis and bloody pleural effusion：a case report[J].CEN Case Rep，2021，10（1）：78-82.

[15] NISHINA M，IWAZAKI M，KOIZUMI M，et al.Case of peritoneal dialysis-related acute hydrothorax，which was successfully treated by thoracoscopic surgery，using collagen fleece[J].Tokai J Exp Clin Med，2011，36（4）：91-94.

[16] UZAN G，İKITIMUR H.Pleural effusion in end stage renal failure patients[J].Sisli Etfal Hastan Tip Bul，2019，53（1）：54-57.

[17] HABUKA M，ITO T，YOSHIZAWA Y，et al.Usefulness of a pleuroperitoneal shunt for treatment of refractory pleural effusion in a patient receiving maintenance hemodialysis[J].CEN Case Rep，2018，7（2）：189-194.

[18] CORBETT R W，ASHBY D R.Complication of diagnostic pleural aspiration：is it of value in hemodialysis patients？[J].Hemodial Int，2014，18（2）：546-550.

滕佳琪（撰写）　苏海华（审校）

第五节　睡眠呼吸暂停综合征

一、概述

睡眠呼吸暂停综合征是一种慢性内科疾病，在 ESRD 患者中非常普遍。睡眠呼吸暂停综合征与 ESRD 的关系可能是双向的。一方面，睡眠呼吸暂停存在的间歇性缺氧、交感神经系统活动、高血压等可导致肾功能恶化。另一方面，对于 ESRD 患者，强化肾脏替代治疗可减轻睡眠呼吸暂停的严重程度，提示肾脏疾病本身可引起睡眠呼吸暂停。

二、定义

睡眠呼吸暂停是根据美国睡眠医学学会评分手册进行定义的。睡眠呼吸暂停有两种类型：阻塞性睡眠呼吸暂停（Obstructive Sleep Apnea，OSA）和中枢性睡眠呼吸暂停

（Central Sleep Apnea，CSA）。这两者均可见于 ESRD 患者。OSA 由睡眠时上气道间歇性关闭引起。CSA 由呼吸驱动间歇性缺失引起。睡眠呼吸暂停的严重程度由呼吸暂停低通气指数（Apnea-Hypopnea Index，AHI）进行分类。AHI 是指每小时睡眠中呼吸暂停和低通气的平均次数。没有睡眠呼吸暂停是指 AHI<5，轻度为 AHI 5～15，中度为 AHI 15～30，重度为 AHI>30。

三、流行病学和风险因素

Kimmel 报道，ESRD 患者睡眠呼吸暂停的患病率大于 50%。采用 PD 或 HD 治疗的 ESRD 患者中，睡眠呼吸暂停的患病率相近。ESRD 患者更常存在 OSA 而不是 CSA。一般人群中 OSA 的明确危险因素包括肥胖、颅面畸形以及上气道软组织异常。潜在危险因素包括遗传、吸烟、鼻充血、糖尿病、年龄和性别。一些研究已确定了 ESRD 患者的类似危险因素。然而，其他研究报道，这些相关性在 ESRD 患者中较弱。一项研究发现 ESRD 患者通常并不肥胖。

四、发病机制

ESRD 患者睡眠呼吸暂停的发病机制包括中枢通气控制不稳定和上气道阻塞。

在 ESRD 患者中已报道了对高碳酸血症的通气敏感性增强，这与呼吸暂停严重程度相关。高碳酸血症的通气敏感性增强，通过增加环路增益这种现象使呼吸控制不稳定。已证实，当 ESRD 患者从常规的 HD 转变为夜间透析后呼吸暂停得到改善，其对高碳酸血症的通气敏感性降低。在这类患者中，通气敏感性下降与呼吸暂停的严重程度降低有关。

ESRD 患者还可能通过促使睡眠时发生上气道阻塞的机制出现睡眠呼吸暂停。ESRD 患者易出现液体过剩，引起颈部和咽周结构出现间质性水肿和/或增加液体量，从而促发咽部狭窄。咽部狭窄的另一个可能原因是，与 ESRD 患者潜在病因（如糖尿病）相关的神经病或肌病引起上气道扩张肌功能障碍。

五、临床表现

一般人群中 OSA 患者的常见临床表现包括大声打鼾、呼吸暂停发作、晨起头痛、白天嗜睡或注意力不集中、觉醒后伴噎塞、倒吸气或窒息感、觉醒后口干或咽痛等。然而，ESRD 患者合并睡眠呼吸暂停不太可能有大声打鼾、呼吸暂停发作及晨起头痛的临床表现，目前机制不明。并且，其他症状如乏力和嗜睡，往往被归因于肾功能衰竭。因此，对于 ESRD 患者需要行客观监测以诊断睡眠呼吸暂停。

因为 OSA 的临床特征缺乏特异性，加之单凭临床经验的诊断准确性较低，故需要客观诊断性检查-整夜的多导睡眠图监测（Polysomnography，PSG）或者夜间分段的 PSG 监测诊断 OSA。根据相关症状的有无以及 PSG 检测到的睡眠期间呼吸事件[呼吸暂停、低通气和呼吸努力相关微觉醒（Respiratory Effort-Related Arousal，RERA）]的频率诊断 OSA。在成人中，存在以下 2 种情况之一便可确诊 OSA：①在有以下一条或多条表现的患者中，睡眠期间或记录时间内每小时出现 5 次或以上以阻塞性为主的呼吸事件（阻塞性和混合性呼吸暂停、低通气或 RERA）以及嗜睡、非恢复性睡眠、疲乏或失眠症状；觉醒时存在憋气、倒吸气或窒息；同床伴侣或其他观察者发现患者存在习惯性打鼾、呼吸中断或两者兼有；高血压、心境障碍、认知功能障碍、冠心病、脑卒中、充血性心力衰竭、心房颤动或 2 型糖尿病。②睡眠期间或记录时间内每小时出现≥15 次以阻塞性为主的呼吸事件（呼吸暂停、低通气或 RERAs），无论有无相关症状或共病。

六、处理措施

对于一般人群，睡眠呼吸暂停的治疗措施有多种行为治疗和气道特异性疗法，包括减轻体重、气道正压治疗、口腔矫正器和外科手术等。除了上述这些措施外，ESRD 患者还可通过改变肾脏替代治疗的模式来改善睡眠呼吸暂停。虽然睡眠呼吸暂停不能通过常规 HD 或 PD 得以纠正，但夜间 HD，使患者在家中睡眠时能够接受 HD，可能改善睡眠呼吸暂停。研究还证实，接受夜间循环辅助 PD 的患者与接受持续不卧床腹膜透析（Continuous Ambulatory Peritoneal Dialysis，CAPD）的患者相比，睡眠呼吸暂停的患病率和严重程度都降低。移植是否会改善睡眠呼吸暂停尚不清楚。

参考文献

[1] Sleep-related breathing disorders in adults： recommendations for syndrome definition and measurement techniques in clinical research.The Report of an American Academy of Sleep Medicine Task Force[J].Sleep，1999，22（5）：667-689.

[2] STEPANSKI E，FABER M，ZORICK F，et al.Sleep disorders in patients on continuous ambulatory peritoneal dialysis[J].J Am Soc Nephrol，1995，6（2）：192-197.

[3] KIMMEL P L，MILLER G，MENDELSON W B.Sleep apnea syndrome in chronic renal disease[J].Am J Med，1989，86（3）：308-314.

[4] WADHWA N K，MENDELSON W B.A comparison of sleep-disordered respiration in ESRD patients receiving hemodialysis and peritoneal dialysis[J].Adv Perit Dial，1992，8：195-198.

[5] UNRUH M L，SANDERS M H，REDLINE S，et al.Sleep apnea in patients on conventional thrice-weekly hemodialysis：comparison with matched controls from the Sleep Heart Health Study[J].J Am Soc Nephrol，2006，17（12）：3503-3509.

[6] BEECROFT J M，PIERRATOS A，HANLY P J.Clinical presentation of obstructive sleep apnea in patients with end-stage renal disease[J].J Clin Sleep Med，2009，5（2）：115-121.

[7] YOUNG T，SKATRUD J，PEPPARD P E.Risk factors for obstructive sleep apnea in adults[J].JAMA，2004，291（16）：2013-2016.

[8] PATIL S P，SCHNEIDER H，SCHWARTZ A R，et al.Adult obstructive sleep apnea：pathophysiology and diagnosis[J].Chest，2007，132（1）：325-337.

[9] DE OLIVEIRA RODRIGUES C J，MARSON O，TUFIC S，et al.Relationship among end-stage renal disease，hypertension，and sleep apnea in nondiabetic dialysis patients[J].Am J Hypertens，2005，18（2 Pt 1）：152-157.

[10] JUNG H H，HAN H，LEE J H.Sleep apnea，coronary artery disease，and antioxidant status in hemodialysis patients[J].Am J Kidney Dis，2005，45（5）：875-882.

[11] TADA T，KUSANO K F，OGAWA A，et al.The predictors of central and obstructive sleep apnoea in haemodialysis patients[J].Nephrol Dial Transplant，2007，22（4）：1190-1197.

[12] ELIAS R M，CASTRO M C，DE QUEIROZ E L，et al.Obstructive sleep apnea in patients on conventional and short daily hemodialysis[J].Am J Nephrol，2009，29（6）：493-500.

[13] BEECROFT J，DUFFIN J，PIERRATOS A，et al.Enhanced chemo-responsiveness in patients with sleep apnoea and end-stage renal disease[J].Eur Respir J，2006，28（1）：151-158.

[14] BEECROFT J M，ZALTZMAN J，PRASAD R，et al.Impact of kidney transplantation on sleep apnoea in patients with end-stage renal disease[J].Nephrol Dial Transplant，2007，22（10）：3028-3033.

[15] JEAN G，PIPERNO D，FRANçOIS B，et al.Sleep apnea incidence in maintenance hemodialysis patients：influence of dialysate buffer[J].Nephron，1995，71（2）：138-142.

[16] WHITE D P.Pathogenesis of obstructive and central sleep apnea[J].Am J Respir Crit Care Med，2005，172（11）：1363-1370.

[17] YOUNES M，OSTROWSKI M，THOMPSON W，et al.Chemical control stability in patients with obstructive sleep apnea[J].Am J Respir Crit Care Med，2001，163（5）：1181-1190.

[18] BEECROFT J M，DUFFIN J，PIERRATOS A，et al.Decreased chemosensitivity and improvement of sleep apnea by nocturnal hemodialysis[J].Sleep Med，2009，10（1）：47-54.

[19] LYONS O D，INAMI T，PERGER E，et al.The effect of fluid overload on sleep apnoea severity in haemodialysis patients[J].Eur Respir J，2017，49（4）

[20] ANASTASSOV G E，TRIEGER N.Edema in the upper airway in patients with obstructive sleep apnea syndrome[J].Oral Surg Oral Med Oral Pathol Oral Radiol Endod，1998，86（6）：644-647.

[21] MENDELSON W B，WADHWA N K，GREENBERG H E，et al.Effects of hemodialysis on sleep apnea syndrome in end-stage renal disease[J].Clin Nephrol，1990，33（5）：247-251.

[22] VINER S，SZALAI J P，HOFFSTEIN V.Are history and physical examination a good screening test for sleep apnea？[J].Ann Intern Med，1991，115（5）：356-359.

[23] HOFFSTEIN V，SZALAI J P.Predictive value of clinical features in diagnosing obstructive sleep apnea[J].Sleep，1993，16（2）：118-122.

[24] HANLY P J，PIERRATOS A.Improvement of sleep apnea in patients with chronic renal failure who undergo nocturnal hemodialysis[J].N Engl J Med，2001，344（2）：102-107.

[25] BEECROFT J M，HOFFSTEIN V，PIERRATOS A，et al.Nocturnal haemodialysis increases pharyngeal size in patients with sleep apnoea and end-stage renal disease[J].Nephrol Dial Transplant，2008，23（2）：673-679.

[26] TANG S C，LAM B，KU P P，et al.Alleviation of sleep apnea in patients with chronic renal failure by nocturnal cycler-assisted peritoneal dialysis compared with conventional continuous ambulatory peritoneal dialysis[J].J Am Soc Nephrol，2006，17（9）：2607-2616.

[27] TANG S C，LAM B，LAI A S，et al.Improvement in sleep apnea during nocturnal peritoneal dialysis is associated with reduced airway congestion and better uremic clearance[J].Clin J Am Soc Nephrol，2009，4（2）：410-418.

[28] American Academy of Sleep Medicine.International Classification of Sleep Disorders，3rd ed，American Academy of Sleep Medicine，Darien，IL2014.

郭超花（撰写）　苏海华（审校）

第六节 成人呼吸窘迫综合征

一、概述

1967 年，Ashbaugh 等描述了 12 例感染或创伤后出现呼吸急促、顽固性低氧血症，胸部 X 线片上弥漫性浸润的患者。7 例死亡患者中，有 6 例患者出现曾被认为是新生儿呼吸窘迫综合征所特有的透明膜，急性呼吸窘迫综合征（Acute Respiratory Distress Syndrome，ARDS）由此被提出。ARDS 肺损伤由直接或间接损伤远端肺的肺泡结构和相关微血管所引起的。在渗出期，驻留的肺泡巨噬细胞被激活，导致促炎介质和趋化因子的释放，促进中性粒细胞和单核细胞的积聚。活化的中性粒细胞通过释放炎性介质进一步促进损伤，由此造成的损伤导致屏障功能的丧失，以及间质和肺泡内的积水。该病发病凶险，如不及时治疗死亡率极高。

二、定义

ARDS 主要是在短时间内因严重感染、创伤、休克及烧伤等多种原因，导致以肺泡、毛细血管、上皮细胞以及肺泡上皮细胞渗透性改变，以肺泡弥漫性渗出为主要特征，以顽固性低氧血症为主要临床表现的综合征。

三、流行病学和风险因素

在不同的卫生保健条件下，流行病学和临床结果有很大的差异。事实上，ARDS 的发生率从 1.5 例/10 万到近 79 例/10 万。在澳大利亚和美国，ARDS 发病率估计为 10～86/10 万，而在卢旺达等经济较为不发达的国家 ARDS 发病率较低，可能原因与胸片和血气分析等检查获得困难或解读偏差有关。一项国际研究显示，ICU 病房中 10%患者合并 ARDS，机械通气的患者中有 23%患有 ARDS，病情严重病死率高达 46%。由于肾脏功能缺陷患者常伴有炎症因子清除不足、全身体液负荷过重、贫血乏氧、低蛋白血症等并发症，导致尿毒症患者发生 ARDS 风险非常高。研究表明，尿毒症合并 ARDS 病死率高达 40%～50%，严重影响患者预后。

四、发病机制

目前研究表明，透析患者更容易并发 ARDS，可能与以下机制有关。

1.肺感染

研究数据显示，感染是导致 HD 患者死亡的第二大主要原因，而其中又以肺部感染为最常见。HD 和 PD 患者极易发生传染性疾病的传播。约 1/3 的透析患者在 5 年中至少经历了一次因肺部感染而住院治疗，并且 HD 患者的发生率高于 PD。接受透析治疗的患者每周数次接受透析治疗，并与其他患者和医院工作人员频繁接触；此外，透析患者免疫受损且经常伴有相关的并发症（包括糖尿病和心血管疾病等），由于这些原因，透析患者被认为是感染严重急性呼吸综合征冠状病毒 2（Severe Acute Respiratory Syndrome

Coronavirus 2，SARS-CoV-2）和发生 COVID-19 相关并发症的高风险人群。

2.脓毒症

脓毒症可促使嗜中性粒细胞发生聚集以及促炎介质的释放，随着脓毒症病程的进展，患者并发一个或多个器官功能衰竭，肺往往是最先受影响的靶器官，导致肺内皮细胞以及弥漫性肺泡的损伤，从而引起顽固性低氧血症，形成 ARDS。透析患者由于基础免疫力低下、短期或长期留置通路导管、内瘘反复穿刺、尿液不能充分冲刷尿道等原因，增加透析患者导管相关性感染、腹膜炎、菌血症、泌尿系感染的发生率及严重程度。丹麦的一项研究发现每年 HD 患者的菌血症发生率为 13.7 例/100 患者年，是普通人群的 20 余倍，首次住院死亡率约为 22%，即使好转出院后仍有 7%的患者 30 天内死亡。而腹膜炎是 PD 患者常见且严重的并发症，发生率为 0.06～1.66 次/患者年。如果局部感染不能及时控制有可能发展为脓毒症，并发 ARDS。

3.透析失衡综合征

透析失衡综合征常在尿毒症毒素较高的患者刚开始进入 HD 治疗时发生，以中枢神经系统异常表现为常见表现。主要机制为"尿素反向效应"和"脑内酸中毒"导致脑水肿。但是对于严重尿毒症患者，肺组织也可出现失衡综合征。尿毒症患者血中尿毒症毒素浓度与肺组织中的是平衡的，HD 后血液中的溶质迅速被清除，血液渗透压迅速下降，而此时肺间质内溶质清除相对缓慢，渗透压相对较高，从而导致血与肺间质中形成浓度梯度，水分从低渗的血液向高渗的肺间质扩散，产生非心源性肺水肿。

4.血液与透析膜接触会引发的多种反应

（1）补体激活：透析膜上的游离羟基与血液成分相互作用可经旁路途径激活补体系统，使 C3a、C5a 及膜攻击复合物（C5b～9）产生增加，引发炎症反应。C5a 可导致中性粒细胞激活及之后在肺循环中隔离。C5a 与中性粒细胞上的质膜受体结合，导致细胞激活、聚集和黏附。中性粒细胞活化后会释放炎症性细胞因子，包括各种白细胞介素-1（Interleukin-1，IL-1）、IL-6、白细胞介素-8（Interleukin-8，IL-8）、TNF-α、干扰素-γ（Interferon-γ，IFN-γ）以及单核细胞趋化因子 1。聚集的中性粒细胞释放髓过氧化物酶和中性粒细胞弹性蛋白酶，后者可导致肺组织损伤，诱发急性肺损伤及 ARDS。此外，C3a 和 C5a 为强效的生物活性物质，可引起血管平滑肌强烈收缩、血管通透性增加以及肥大细胞释放组胺。补体激活还会导致中性粒细胞和单核细胞募集和活化。

（2）凝血级联反应 所有透析膜表面都可快速激活凝血级联反应。C5a 也会增加粒细胞集落刺激因子和组织因子的表达，导致出现促凝状态。不同材料的透析膜吸附纤维蛋白原的程度各不相同，吸附会导致糖蛋白IIb/IIIa 介导的血小板激活，肺内微血栓形成，严重时可导致 ARDS 的发生。

5.内环境改变过快

HD 可快速纠正尿毒症患者代谢性酸中毒和贫血。代谢性酸中毒通常与肾功能衰竭有关，并伴有氧合 Hb 曲线向右移动。贫血是 CKD 的另一个常见并发症，它是将氧合 Hb 曲线向右移动的另一个刺激因素。尿毒症患者的氧合 Hb 曲线右移，透析期间和之后它向左移。透析过程中血液快速碱化及超滤后血液浓缩、Hb 浓度快速提升导致 Hb 对氧的亲和力急剧增加，对组织氧合产生不利影响，同时导致组织缺氧和大脑缺氧。

6.肺泡液清除（Alveolar Fluid Clearance，AFC）受损

尿毒症患者常常在肺功能下降的基础上出现 AFC 功能受损。此外，HD 患者肺泡 Na-K-ATP 酶的功能降低，AFC 能力下降，肺泡动脉氧分压差增加。

7.维生素 D 缺乏

维生素 D 参与先天和适应性免疫功能的调节。一项临床研究表明，维生素 D 缺乏可能增加 ARDS 的风险。该研究招募了 52 名 ARDS 患者（主要由肺炎和肺外脓毒症引起），58 名接受食管切除术的患者（有发生 ARDS 的风险），研究结果显示，严重缺乏维生素 D 患者术后发生 ARDS 的风险为 37.5%，而轻度缺乏维生素 D 患者的风险低至 15%。

五、临床表现

ARDS 常在暴露后一周内发生。主要临床表现为突发性、进行性呼吸窘迫，气促、紫绀、常伴有烦躁、焦虑表情、出汗等。其呼吸窘迫的特点不能用通常的疗法使之改善，亦不能用其他原发性心肺疾病（如气胸、肺气肿、肺不张、肺炎、心力衰竭）解释。胸部 X 线或 CT 表现为双肺透光度降低、肺浸润，伴肺顺应性降低。

诊断依据：①急性发作；②胸片示双侧肺浸润影；③非心源性肺水肿。根据氧合指数（PaO_2/FiO_2）又将 ARDS 进一步细分为轻度（PaO_2/FiO_2 200～300mmHg）、中度（PaO_2/FiO_2 100～200mmHg）、重度（PaO_2/FiO_2＜100mmHg）。（海拔高于 1000m 时，修正系数按如下计算：氧合指数＝PaO_2/FiO_2×（实际大气压/760））。值得注意的是，随着超声技术的发展，在诊断 ARDS 方法中，肺部超声作为一种无创、方便、可靠、准确的手段已逐渐被重视。

六、处理措施

ARDS 目前没有特异的治疗措施，治疗的重点在于：控制原发病；纠正低氧血症；各器官系统的功能支持。

1.氧疗

一旦发生 ARDS 时应立即予以高浓度吸氧，可采用双水平正压通气。如病情仍不能缓解必要时行气管插管机械通气。ARDS 机械通气的目标是保证足够氧合的同时减少呼吸机相关肺损伤。ARDS 慎用无创机械通气。小潮气量通气的肺保护性通气策略能降低 ARDS 死亡率，以驱动压为导向设置潮气量更合理。不支持常规使用高水平呼气末正压（Positive End-Expiratory Pressure，PEEP），而应该根据静态压力-容积曲线采用低位转折点法来确定理想的 PEEP。特殊情况可采用俯卧位通气、高频振荡通气和体外膜氧合技术来拯救重症 ARDS。另外，可采用双水平气道正压通气、压力支持通气等辅助通气模式，保持 ARDS 患者自主呼吸的同时予以必要的机械通气辅助支持。

2.糖皮质激素

糖皮质激素可通过阻断促炎基因表达，抑制炎性细胞因子合成、分泌，抑制补体系统激活，减少胶原酶及溶酶体酶释放等多种途径发挥抗炎、抗免疫作用。MEDURI 等的一项荟萃分析，比较了长期（≥7 天）使用甲基强的松龙和氢化可的松的区别。甲基强的松龙组 322 例患者（118 例早期 72h 内启动，204 例 5～7 天之后启动），治疗剂量为 1～2mg/kg/d。结果显示，甲基强的松龙组患者更早实现无辅助呼吸，机械通气持续时

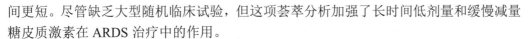

间更短。尽管缺乏大型随机临床试验，但这项荟萃分析加强了长时间低剂量和缓慢减量糖皮质激素在 ARDS 治疗中的作用。

3.增大超滤量

透析中增加超滤，减少患者体内容量，迅速改善肺水肿的状态。

4.连续性肾脏替代治疗（Continuous Renal Replacement Therapy，CRRT）

对于尿毒症毒素较高的患者为防止因血液中毒素清除过快而导致透析失衡综合征，可采用连续性血液净化治疗缓慢清除毒素。但 CRRT 对尿毒症合并 ARDS 的临床疗效目前报道较少。研究结果已表明，CRRT 可清除大量细胞因子，改善组织病理损害，甚至通过超滤作用清除体内多余的液体进而减轻血管外肺水肿。

七、预防措施

1.选择生物相容性好的透析器

目前有 3 种用于制造透析器的透析膜：纤维素膜、改良纤维素膜和合成非纤维素膜。最好将纤维素膜当作生物不相容性膜，但避免漂白剂的再利用技术可增加其生物相容性。改良纤维素膜的生物相容性有很大差异，且与非改良纤维素膜一样，复用技术可增加其生物相容性，但存在增加感染的风险。合成膜的生物相容性比纤维素膜好。

2.避免血液碱化过快

HD 过程中应防止血液碱化速度过快、pH 值升高，避免过度通气。

3.改善透析患者的基础营养状态

提高患者个人卫生状况、医生无菌操作观念。近年来，免疫调节剂（例如胸腺肽等）在临床上的使用越来越广。研究表明胸腺肽可以减少重症胰腺炎患者的感染发生率，可以增强 HD 患者疫苗接种后免疫应答。

4.胶体溶液及高渗液的应用

透析过程中输血或白蛋白提高血浆胶体渗透压，有利于提高血液与肺间质液间的渗透压梯度，促进肺间质内的水分进入血液后经超滤清除。

参考文献

[1] BRUN-BUISSON C，MINELLI C，BERTOLINI G，et al.Epidemiology and outcome of acute lung injury in European intensive care units.Results from the ALIVE study[J].Intensive Care Med，2004，30（1）：51-61.

[2] VILLAR J，BLANCO J，KACMAREK R M.Current incidence and outcome of the acute respiratory distress syndrome[J].Curr Opin Crit Care，2016，22（1）：1-6.

[3] RIVIELLO E D，KIVIRI W，TWAGIRUMUGABE T，et al.Hospital incidence and outcomes of the acute respiratory distress syndrome using the kigali modification of the berlin definition[J].Am J Respir Crit Care Med，2016，193（1）：52-59.

[4] BELLANI G，LAFFEY J G，PHAM T，et al.Epidemiology，patterns of care，and mortality for patients with acute respiratory distress syndrome in intensive care Units in 50 countries[J].JAMA，2016，315（8）：788-800.

[5] SLININ Y，FOLEY R N，COLLINS A J.Clinical epidemiology of pneumonia in hemodialysis

patients: the USRDS waves 1, 3, and 4 study[J].Kidney Int, 2006, 70 (6) : 1135-1141.

[6] BASILE C, COMBE C, PIZZARELLI F, et al.Recommendations for the prevention, mitigation and containment of the emerging SARS-CoV-2 （COVID-19） pandemic in haemodialysis centres[J].Nephrol Dial Transplant, 2020, 35 (5) : 737-741.

[7] HATAKEYAMA N, MATSUDA N.Alert cell strategy: mechanisms of inflammatory response and organ protection[J].Curr Pharm Des, 2014, 20 (36) : 5766-5778.

[8] SKOV DALGAARD L, NøRGAARD M, JESPERSEN B, et al.Risk and prognosis of bloodstream infections among patients on chronic hemodialysis: a population-based cohort study[J].PLoS One, 2015, 10 (4) : e0124547.

[9] DALRYMPLE L S, MU Y, ROMANO P S, et al.Outcomes of infection-related hospitalization in Medicare beneficiaries receiving in-center hemodialysis[J].Am J Kidney Dis, 2015, 65 (5) : 754-762.

[10] PIRAINO B, BERNARDINI J, BROWN E, et al.ISPD position statement on reducing the risks of peritoneal dialysis-related infections[J].Perit Dial Int, 2011, 31 (6) : 614-630.

[11] SILVER S M.Cerebral edema after hemodialysis: the "reverse urea effect" lives[J].Int J Artif Organs, 1998, 21 (5) : 247-250.

[12] DIFRESCO V, LANDMAN M, JABER B L, et al.Dialysis disequilibrium syndrome: an unusual cause of respiratory failure in the medical intensive care unit[J].Intensive Care Med, 2000, 26 (5) : 628-630.

[13] CHENOWETH D E, CHEUNG A K, HENDERSON L W.Anaphylatoxin formation during hemodialysis: effects of different dialyzer membranes[J].Kidney Int, 1983, 24 (6) : 764-769.

[14] KRIETER D H, LEMKE H D, WANNER C.Myeloperoxidase serves as a marker of oxidative stress during single haemodialysis session using two different biocompatible dialysis membranes[J].Nephrol Dial Transplant, 2006, 21 (2) : 546; author reply 546.

[15] SAHEBNASAGH A, SAGHAFI F, SAFDARI M, et al.Neutrophil elastase inhibitor （sivelestat） may be a promising therapeutic option for management of acute lung injury/acute respiratory distress syndrome or disseminated intravascular coagulation in COVID-19[J].J Clin Pharm Ther, 2020, 45 (6) : 1515-1519.

[16] POLVERINO E, ROSALES-MAYOR E, DALE G E, et al.The role of neutrophil elastase inhibitors in lung diseases[J].Chest, 2017, 152 (2) : 249-262.

[17] ARIEFF A I.Dialysis disequilibrium syndrome : current concepts on pathogenesis and prevention[J].Kidney Int, 1994, 45 (3) : 629-635.

[18] SOLIANI F, DAVOLI V, FRANCO V, et al.Intradialytic changes of the oxyhaemoglobin dissociation curve during acetate and bicarbonate haemodialysis.Possible interactions with haemodialysis-associated hypoxaemia[J].Nephrol Dial Transplant, 1990, 5 Suppl 1: 119-121.

[19] HUPPERT L A, MATTHAY M A.Alveolar fluid clearance in pathologically relevant conditions: in vitro and in vivo models of acute respiratory distress syndrome[J].Front Immunol, 2017, 8: 371.

[20] GAULT M H, VASDEV S C, LONGERICH L, et al.Heparin, fatty acids and sodium, potassium-ATPase inhibition by plasma factors during hemodialysis[J].Nephron, 1992, 60 (3) : 292-301.

[21] HEWISON M.An update on vitamin D and human immunity[J].Clin Endocrinol （Oxf）, 2012, 76 (3) : 315-325.

[22] DANCER R C，PAREKH D，LAX S，et al.Vitamin D deficiency contributes directly to the acute respiratory distress syndrome（ARDS）[J].Thorax，2015，70（7）：617-624.

[23] FERGUSON N D，FAN E，CAMPOROTA L，et al.The Berlin definition of ARDS：an expanded rationale，justification，and supplementary material[J].Intensive Care Med，2012，38（10）：1573-1582.

[24] TODUR P，SRIKANT N，PRAKASH P.Correlation of oxygenation and radiographic assessment of lung edema（RALE）score to lung ultrasound score（LUS）in acute respiratory distress syndrome（ARDS）patients in the intensive care unit[J].Can J Respir Ther，2021，57：53-59.

[25] MEDURI G U，BRIDGES L，SHIH M C，et al.Prolonged glucocorticoid treatment is associated with improved ARDS outcomes：analysis of individual patients' data from four randomized trials and trial-level meta-analysis of the updated literature[J].Intensive Care Med，2016，42（5）：829-840.

[26] YAHAGI N，MATSUI J，MATSUI S，et al.Low molecular weight dextran attenuates increase in extravascular lung water caused by ARDS[J].Am J Emerg Med，2000，18（2）：180-183.

[27] PALAMIDAS A F，GENNIMATA S A，KARAKONTAKI F，et al.Impact of hemodialysis on dyspnea and lung function in end stage kidney disease patients[J].Biomed Res Int，2014，2014：212751.

[28] 张伟峰，陈冬梅，吴联强，等.连续性血液净化救治新生儿多器官功能障碍综合征的临床分析[J].中国当代儿科杂志，2020，22（1）：31-36.

王永红（撰写）　苏海华（审校）

第七节　呼吸衰竭

一、概述

透析相关性呼吸衰竭是指与透析及其并发症相关以致不能进行有效地气体交换，从而导致缺氧伴或不伴有二氧化碳（Carbon Dioxide，CO_2）潴留并引起一系列生理功能和代谢障碍的临床综合征。透析相关性呼吸衰竭的诊断标准与其他因素导致的呼吸衰竭相同，作为透析相关的肺合并症，早期多表现为透析相关性缺氧（Dialysis-Associated Hypoxemia），主要是低通气所致，多数并无明显症状；严重时可在透析中出现气短及呼吸困难，进行性加重从而导致呼吸衰竭。透析相关呼吸衰竭的发病率尚无相关报道。

二、发病机制

1.容量超负荷

少尿性肾衰竭患者极易发生水钠潴留，从而引起容量超负荷、急性肺水肿，最终导致呼吸衰竭。此种原因多表现为急性I型呼吸衰竭，在上呼吸机前即有胸闷、憋气及严重呼吸困难症状。

2.透析反应

在透析过程中由于血液暴露于体外循环，与透析器、管路、残留消毒剂等外来物质接触，通过相互作用发生严重过敏或类过敏反应，从而引起严重呼吸困难，导致呼吸衰竭。此种原因导致急性呼吸衰竭多数与透析器消毒剂环氧乙烷（Ethylene Oxide，EtO）残留与体内血清白蛋白结合产生特异性 IgE 抗体有关。以往首次应用以 EtO 为消毒方式的透析器进行治疗，在透析开始后 5～20min，即出现四肢及口唇麻木、皮肤瘙痒或发红、胸闷气短、呼吸困难等症状，称为首次使用综合征（First-Use Syndrome）。近年来随着以 EtO 为透析器消毒方式越来越少使用，首次使用综合征引起的透析相关性急性呼吸衰竭的病例已越来越少见。由于选用生物相容性较差的透析器（如采用未改良纤维素膜）引起的透析反应多在透析开始后 20～40min 出现，临床表现为胸背痛、气短及呼吸困难，血氧饱和度监测可发现一过性下降，但多数在 1h 后症状减轻，较少引起呼吸衰竭。该透析反应与透析器引起补体激活有关。

3.心源性肺水肿

ESRD 患者多合并冠心病、高血压心脏病、尿毒症性心肌病等各种严重心脏病及心功能不全，在透析超滤过程中可由于心肌缺血、心绞痛甚至急性冠脉综合征（Acute Coronary Syndromes，ACS）诱发心源性肺水肿导致呼吸衰竭。此种原因呼吸衰竭多存在超滤过多、过快以及合并感染等诱因。

4.肺型失衡综合征

透析患者失衡综合征（Dialysis Disequilibrium Syndrome，DDS）实际是全身溶质失衡继发水份的异常分布。溶质失衡是因为快速透析后其弥散速度不同，从而导致血液和组织间液形成渗透梯度。王质刚、史振伟报道透析中由于尿素逆渗透效应可引起肺型失衡综合征，病理基础是透析后血浆溶质和渗透压下降，使体内腔隙间形成渗透梯度，导致水分的异常分布。间质性肺水肿是全身水分异常分布的一个部分。

5.感染

透析患者合并肺部感染、中心静脉导管相关性感染控制不佳可导致低氧血症、ARDS甚至呼吸衰竭。

6.药物

透析治疗中使用的某些药物如静脉铁剂和肝素等可引起呼吸困难，严重时导致呼吸衰竭。有报道 0.6%～1% 的透析患者应用高分子量右旋糖酐铁，由于剂量依赖性嗜碱粒细胞释放组胺而引起急性过敏反应；肝素引起超敏反应较少见，但一旦出现有可能引起严重缺氧、低血压及毛细血管渗漏，从而诱发急性呼吸衰竭。

7.电解质及糖代谢紊乱

透析患者常合并有电解质紊乱，以高钾血症尤为常见。高钾血症引起的呼吸衰竭与神经肌肉传导受损有关。透析患者多因继发性甲状旁腺功能亢进导致高磷血症，但少数甲状旁腺全切术后、依赖胃肠外营养供能以及应用连续性血液净化持续治疗的危重患者，亦可出现低磷血症。重度低磷血症时细胞内三磷酸腺苷（Adenosine Triphosphate，ATP）水平降低，依赖于高能含磷化合物的细胞功能衰退，可出现膈肌收缩力显著受损。有研究提示，低磷血症与危重症患者困难撤机有关。患者血糖过高，会增加 CO_2 的生成，导致 CO_2 蓄积，将会因清除额外产生的 CO_2 导致患者过度通气，从而引起呼吸困难，严重可导致呼吸衰竭。

8.肺栓塞

透析患者在处理通路血栓或重建血管通路后突然出现呼吸困难乃至急性呼吸衰竭，

要高度警惕肺栓塞导致的呼吸衰竭。

9.胸腹膜漏

持续 PD 患者出现胸腔积液可引发呼吸衰竭，除外全身容量超负荷、心力衰竭或局部胸膜病变等原因，特别是如果仅是右侧胸腔积液，应考虑胸腹膜瘘；胸腹膜瘘引起的胸腔积液通常发生在治疗过程的早期，与滴注的透析液量无关；胸膜和腹膜之间的先天性交通被假设为泄漏的来源，例如，膈疝可能允许通过主要血管和食道周围的缺损或膈孔分离液体。此外，胸腔内负压加上透析液滴注引起的腹内压升高，可能会打开膈肌的小缺陷，促进透析液流入胸膜腔。

三、临床表现

呼吸困难是呼吸衰竭早期出现的症状。可表现为呼吸频率、节律和幅度的改变。发绀是缺氧的典型表现，当动脉血氧饱和度低于 90% 时，可在口唇、指甲等处出现发绀。需注意的是透析患者多合并贫血，故发绀表现常不明显。严重缺氧可加重透析患者酸中毒及产生心肌、中枢神经系统损害，出现精神错乱、躁狂、昏迷、抽搐等；缺氧也可导致胃肠道黏膜屏障受损从而发生应激性溃疡；如合并严重 CO_2 潴留，患者可出现嗜睡、淡漠、扑翼样震颤甚至呼吸停止。

四、处理措施

1.呼吸支持

包括保持呼吸道通畅、氧疗纠正低氧血症和改善通气等。

2.针对呼吸衰竭病因及诱因治疗

透析患者由于容量超负荷导致急性肺水肿及大量浆膜腔积液时，需通过强化 HD 治疗以尽快减轻容量负荷；出现透析反应时，需即时停止 HD，弃去管路中的血液，必要时给予抗组胺药物、糖皮质激素甚至肾上腺素治疗等；存在高钾血症、低磷血症等电解质紊乱时，需予补磷、降钾等对症治疗纠正电解质紊乱；如合并感染，需积极抗感染治疗；如考虑与药物相关的过敏反应，需停用相关药物，并给予抗过敏治疗；如为胸腹膜瘘所致严重呼吸衰竭，可停止 PD，改为 HD 治疗；如仍需坚持 PD 者，可进行化学胸膜固定术，另外电视辅助胸腔镜胸膜固定术或修复术也可能是一种选择。

3.出现严重危及生命的呼吸衰竭时需予机械通气治疗

4.其他治疗

纠正贫血、降低透析液温度等。

五、预防措施

针对监测到的无症状透析相关性缺氧，可给予透析中吸氧；使用碳酸氢盐透析液及生物相容性较好且采用非 EtO 消毒方式的生物合成膜透析；加强透析全程化管理，包括完善透析治疗的质量控制管理，优化容量管理、通路管理，规范透析患者用药治疗，维持电解质及酸碱平衡以及预防感染等。加强透析患者治疗中呼吸及血氧饱和度监测，早期识别患者出现透析相关性缺氧，密切监测患者透析相关性缺氧情况及呼吸频率变化。发现诱因积极干预是预防透析相关性呼吸衰竭的关键措施。

参考文献

[1] CARDOSO M，VINAY P，VINET B，et al.Hypoxemia during hemodialysis：a critical review of the facts[J].Am J Kidney Dis，1988，11（4）：281-297.

[2] DOLOVICH J，MARSHALL C P，SMITH E K，et al.Allergy to ethylene oxide in chronic hemodialysis patients[J].Artif Organs，1984，8（3）：334-337.

[3] CHERTOW G M，MASON P D，VAAGE-NILSEN O，et al.On the relative safety of parenteral iron formulations[J].Nephrol Dial Transplant，2004，19（6）：1571-1575.

[4] KAPA S，QIAN Q.84-year-old woman with hemodialysis-associated shortness of breath[J].Mayo Clin Proc，2009，84（2）：187-190；quiz 187-189.

[5] AUBIER M，MURCIANO D，LECOCGUIC Y，et al.Effect of hypophosphatemia on diaphragmatic contractility in patients with acute respiratory failure[J].N Engl J Med，1985，313（7）：420-424.

[6] COHEN J，KOGAN A，SAHAR G，et al.Hypophosphatemia following open heart surgery：incidence and consequences[J].Eur J Cardiothorac Surg，2004，26（2）：306-310.

[7] GREBENYUK L A，MARCUS R J，NAHUM E，et al.Pulmonary embolism following successful thrombectomy of an arteriovenous dialysis fistula[J].J Vasc Access，2009，10（1）：59-61.

[8] GARCíA RAMóN R，CARRASCO A M.Hydrothorax in peritoneal dialysis[J].Perit Dial Int，1998，18（1）：5-10.

[9] LEW S Q.Hydrothorax：pleural effusion associated with peritoneal dialysis[J].Perit Dial Int，2010，30（1）：13-18.

[10] SUDDUTH C D，SAHN S A.Pleurodesis for nonmalignant pleural effusions.Recommendations[J].Chest，1992，102（6）：1855-1860.

[11] SZETO C C，CHOW K M.Pathogenesis and management of hydrothorax complicating peritoneal dialysis[J].Curr Opin Pulm Med，2004，10（4）：315-319.

[12] HEGBRANT J，STERNBY J，LARSSON A，et al.Beneficial effect of cold dialysate for the prevention of hemodialysis-induced hypoxia[J].Blood Purif，1997，15（1）：15-24.

[13] 王质刚，史振伟.血液透析诱发多系统失衡综合征的实验研究[J].中华内科杂志，2004，043（006）：460-461.

[14] 钱桂生.呼吸衰竭//王吉耀主.内科学[M].第2版.北京：人民卫生出版社，2010：158-173.

[15] ROSE B D，POST T W.Clinical physiology of acid-base and electrolyte disorders[M].5th ed.New York：Mc-Graw Hill，2001：913.

邢媛媛、苏海华（撰写）　苏海华（审校）

第八节　空气栓塞

一、概述

空气栓塞是指空气通过血液循环进入肺内，阻塞肺动脉主要通路，导致血管栓塞后严重休克。在 HD 过程中患者出现空气栓塞的发生率比较罕见。但是一旦发生，就是可危及患者生命的透析急性并发症。当代透析导管套件大多设计有隔膜，可以预防严重空气栓塞。一项研究回顾了 15 年间 11000 多例置管患者，其中只有 15 例发生空气栓塞（0.14%）。

静脉空气栓塞可发生在中心静脉导管置入时、使用期间或拔出时。当针或导管与大气连通时，空气易进入血管腔。直立体位、低血容量、置管过程中的自发性吸气以及导管不注意密封会增加进入空气的风险。如果可以，将患者置于头低脚高位可降低空气栓塞风险，是临床上公认有助于置管的做法。

二、病因

HD 过程中引起空气栓塞的原因主要有以下几个。

（一）设备因素

（1）使用透析液温度过低，温度变化可导致气体溶解度发生变化。

（2）静脉壶内大块血栓形成、静脉气泡检测器污染或与静脉壶连接不紧密。

（3）动脉压监测装置漏气。

（二）耗材因素

（1）动脉穿刺针或中心静脉导管动脉端管口漏气。

（2）体外循环管路动脉端与血管通路动脉端连接处漏气。

（3）体外循环管路动脉压监测保护罩漏气。

（4）体外循环管路血泵前部分出现机械性裂口或孔隙。

（三）人为因素

（1）管路预冲不彻底或没有预冲管路。

（2）穿刺针没有完全进入血管。

（3）管路连接不良或出现人为破损。

（4）动脉压评估不到位，血流量过大造成较强负压使空气进入血液。

（5）在透析管路上输液，液体输注完毕后未及时关闭输液器。

（6）透析结束时，操作者操作不认真或存在失误，导致气体随血液一起进入体内。

三、临床表现

空气栓塞的症状、体征并不典型，容易与其他并发症相混淆，必须引起高度重视。空气栓塞的症状与进入体内的气体量、速度与栓塞部位有关。一般而言，65mL 左右空气迅速进入人体可造成死亡。直径小于 50μm 或者 50～200μm 的微气泡通过管路时可能不会触发气泡检测器警报。气泡进入体内的速度取决于血流速度及动脉压。如果小量气体缓慢进入人体，不致引起症状；如果大量气体进入体内，患者会出现胸痛、呼吸困难、晕厥。如果阻碍了心、脑等主要血管供血可能出现视物模糊、精神状态改变、癫痫发作、低血压、心动过速等。患者器官损害的严重程度与进入气体速度、气体总量、患者体位及既往身体状况有关。

如果高度怀疑空气栓塞，心脏超声可发现 0.05mL/kg 空气，经食管心脏超声可检测出每千克 0.02mL 空气。如果怀疑脑空气栓塞可行头颅 CT 检查。

四、处理措施

如果 HD 过程中，患者出现上述症状并高度怀疑为空气栓塞，应立即采取如下措施。

（1）夹闭静脉穿刺针（中心静脉导管静脉端）及体外循环管路静脉端导管夹。

（2）停止血泵运转。

（3）停止透析，将透析器静脉端朝上固定，分离管路静脉端，接入动脉端冲洗侧支，松开冲洗侧支及静脉端管路的导管夹，使用生理盐水冲净血管通路静脉端血液并封闭，防止感染及血栓形成。

（4）开启血泵，以再循环方式，从动静脉壶排净体外循环管路及透析器中的空气。

（5）空气排除完毕，将透析器静脉端朝下固定，停止血泵运转，将管路静脉端与血管通路静脉端相连并打开导管夹，开启血泵，继续进行 HD 治疗。

（6）排除体外循环系统中空气的同时，予以患者头低足高、左侧卧位。怀疑空气栓塞禁忌行胸外按压。目前也有一些研究认为，应保持仰卧位，仰卧位优于左侧卧位的原因是保证了器官的血供，这是治疗的关键。但是如果考虑气体是由中心静脉导管进入，建议左侧卧位。给患者吸入 100% 氧气，有条件者可把患者放在高压氧舱内加压给氧。其他措施包括静注地塞米松减轻脑水肿，应用肝素及小分子右旋糖酐改善微循环等。

五、预防措施

空气栓塞重在预防。

（1）设备运转正常，动脉压监测装置正常，空气报警监测探头无污染，确保静脉壶及静脉端管路外表面清洁、静脉壶内无大块血栓形成。

（2）上机前对耗材质量进行检查，及时发现体外循环管路的机械性裂口或孔隙、血管通路连接处管口不匹配等。

（3）动静脉内瘘穿刺及中心静脉导管置入前对穿刺针及导管质量进行检查，及时发现穿刺针漏气、导管管口不匹配等。

（4）上机前管路预冲充分，动静脉壶液面避免过低。

（5）确保动静脉压监测保护罩连接紧密、动静脉壶及冲洗侧支均保持封帽旋紧、管夹处于夹闭的状态。

（6）血管通路妥善固定，避免部分脱出导致空气混入，并确保血管通路与管路之间、管路与透析器之间连接紧密，防止管路松动和脱落。

（7）治疗过程中对患者进行准确评估，防止静脉壶的大块血栓形成，根据动脉压调节血流量，避免血流量过大导致较强负压致使空气进入血液。

（8）尽量避免在体外循环管路上输液，如需输液应派专人守护，建议全程使用输液泵输液。

（9）下机回血：工作人员不可离开患者，避免使用空气回血，应全程生理盐水密闭回血。

（10）提高科室工作人员处理突发事件的能力，定期进行培训及考核，当体外循环系统发现空气时可予以及时、准确、有效的处理。

参考文献

[1] HYSELL M K.Cerebral air embolism after hemodialysis[J].J Emerg Med，2015，49（1）：e27-28.

[2] HSU M，TREROTOLA S O.Air embolism during insertion and replacement of tunneled dialysis catheters：a retrospective investigation of the effect of aerostatic sheaths and over-the-wire exchange[J].J Vasc Interv Radiol，2015，26（3）：366-371.

[3] SAHA M，ALLON M.Diagnosis，treatment，and prevention of hemodialysis emergencies[J].Clin J Am Soc Nephrol，2017，12（2）：357-369.

[4] GREENBERG K I，CHOI M J.Hemodialysis emergencies：core curriculum 2021[J].Am J Kidney Dis，2021，77（5）：796-809.

[5] RIDDICK L，BROGDON B G.Fatal air embolism during renal dialysis[J].Am J Forensic Med Pathol，2012，33（1）：110-112.

[6] WONG S S，KWAAN H C，ING T S.Venous air embolism related to the use of central catheters revisited：with emphasis on dialysis catheters[J].Clin Kidney J，2017，10（6）：797-803.

[7] 刘文虎.血液透析过程中的空气栓塞并发症及其处理[J].中国血液净化，2008，7（2）：105-106.

朱 祯、何 晴（撰写） 苏海华（审校）

第六章　血液透析相关消化系统并发症

第一节　消化道总论

一、概述

消化系统是人体的重要组成部分，是人体获取营养物质的必要途径。它能摄取、转运、消化食物，同时吸收营养并将食物残渣及人体产生的部分代谢废物排出体外。在慢性肾脏病（Chronic Kidney Disease，CKD）的早期即可出现一些消化道症状，随着肾功能的恶化，代谢紊乱、毒素不断堆积、水电解质紊乱，会使消化道出现一些病理性改变。

二、流行病学

2014 年的一项研究显示，在透析患者中，胃肠道症状的总体发病率为 70.7%（208/294），血液透析患者发病率为 76.4%（139/182），而腹膜透析组患者发病率偏低，为 61.6%（69/112）。血透患者便秘、腹痛、腹泻的发病率较高，而腹膜透析的患者食管反流发病率最高。

三、发病机制

1.胃酸分泌异常

1972 年，Venkateswaran 等对 10 例透析患者研究发现透析患者的胃酸分泌增多。同年，Gorden 等研究了 78 名透析患者，结果显示女性胃酸分泌增多，而男性的胃酸分泌水平与对照组无明显差异，且有 30% 的男性患者处于低胃酸水平。透析患者胃酸分泌增多，可能与高胃泌素血症有关。胃泌素经肾脏代谢，随着肾功能的恶化，其代谢逐渐减少，浓度逐渐升高。虽然胃泌素的分子量不大，可通过透析清除，但大部分透析患者胃泌素浓度仍较高，可能是因为生成量大于清除量。

2.幽门螺旋杆菌（Helicobacter Pylori，Hp）

Hp 感染是消化性溃疡的重要因素。日本的大型流行病学调查发现，健康人群中 Hp 感染率在 30%～50%，而透析患者的感染率仅为 15%。但是透析人群消化道溃疡的发病率较正常人群偏高，目前认为 Hp 感染对透析患者消化性溃疡只起到一部分作用。Hp 感染可能会影响透析患者的营养状况。根除 Hp 后，厌食的腹膜透析患者进食和各项营养状况明显改善，这可能与胃饥饿素的水平升高有关。目前尚不清楚根除 Hp 对血液透析患者的营养状况是否有影响。

3.胃肠肽激素水平的变化

胃肠肽激素是调节胃肠道功能的重要部分，透析患者消化道异常可能与各种胃肠肽激素水平的变化相关，如胰高血糖素、胃泌素、胆囊收缩素、生长抑素等。透析患者胰高血糖素浓度升高，能抑制胃的收缩，减少肠道蠕动。生长抑素在胃黏膜中含量较多，能抑制胃泌素的释放，保护胃黏膜。而且胰高血糖素、胃泌素、胆囊收缩素、生长抑素可能能直接刺激胃肠道平滑肌或者中枢神经，引起胃肠动力失调。

4.肠道菌群失调

肠道菌群失调和 CKD 的联系是双向的，CKD 本身就会引起肠道菌群的变化，大量尿素、尿酸等含氮化合物流入肠道，产生脲酶的细菌过度生长，从而产生大量氨气（NH_3）/氢氧化氨（NH_4OH）使肠道 pH 值升高影响各种菌群的生长。肠道菌群失调还会影响肠道上皮的能量供应并增加其通透性，导致"肠漏"，使一些菌群失调的代谢产物，如氧化三甲胺、对甲酚硫酸盐和硫酸吲哚酚等物质进入体循环中，引起进一步的机体损伤。短链脂肪酸是由肠道菌群分解膳食纤维产生的主要产物，能影响人体能量代谢、免疫调节、肠道运动和血压，还能减少肾损伤。而透析患者的膳食纤维摄入减少，使短链脂肪酸的保护作用减弱。

5.胃肠黏膜屏障受损

一些临床观察为尿毒症患者胃肠黏膜屏障功能受损提供了间接证据。例如：尿毒症患者在无感染的情况下存在内毒素血症，尿毒症患者的食管炎、胃肠炎症的发生率增加等。该黏膜屏障由肠上皮细胞的顶端细胞膜和相邻上皮细胞间隙的紧密连接蛋白（Tight Junction Protein，TJP）组成。尿素在脲酶的代谢下产生的 NH_3，再转化成 NH_4OH 能够腐蚀 TJP，损伤屏障。TJP 的破坏、内毒素和其他有害物质的进入体循环会促进局部炎症，进一步破坏屏障的结构。

6.胃肠排空延迟

胃肠排空延迟被认为与胃肠道症状有所关联，但具体机制仍未明确，可能与营养不良、胃肠道激素和电解质紊乱有关。接受血液透析的终末期肾病患者中，约有 1/3 的人胃排空时间明显延长。由于糖尿病患者的神经损伤，糖尿病肾病的透析患者胃排空的发病率更高。

7.淀粉样变

β_2 微球蛋白的沉积与血液透析相关，β_2 微球蛋白会沉积在胃肠道、黏膜、黏膜下层及固有肌层的血管中，表现出一些类似于黏膜溃疡的特征，随着透析时间的延长，可出现消化道出血、腹泻、肠梗阻、缺血性结肠炎等。

四、上消化道疾病

1.食管炎

透析患者可出现腐蚀性食管炎，这与黏膜屏障受损和食管反流密切相关，是透析患者上消化道出血的常见原因之一。

2.胃炎与消化道溃疡

2004 年的一项小型研究显示透析患者胃炎的发病率为 61%。2010 年的一项研究发现 31.8%（153/481）的透析患者患有消化性溃疡。而在正常人群中，胃十二指肠溃疡的发病率仅有 11%～20%。透析患者胃炎与消化性溃疡的发生率较高可能与以下因素相关：①黏膜屏障受损；②透析患者胃酸分泌增多；③胃肠肽激素紊乱如高胃泌素血症；④低血压引起的肠道黏膜缺血；⑤Hp 感染。

3.食管静脉曲张

食管静脉曲张在透析患者中较为少见，多由血液透析通路的上腔静脉阻塞所致，可能会出现消化道出血的表现。

五、下消化道疾病

1.缺血性肠病

主要与内脏灌注不足和缺血再灌注损伤相关。透析患者常伴有心衰和动脉硬化，使肠系膜血液供应不足。透析情况下，患者处于反复低血压和血容量不足的状态，会增加肠道缺血的风险。

2.肠梗阻

透析患者常出现肠梗阻，主要与慢性便秘和铝制剂的应用相关，淀粉样变在其中也起到一部分作用。糖尿病肾病的透析患者可能会因为糖尿病自主神经病变而出现肠梗阻。

3.憩室病

憩室病确切原因尚不确定，但推测可能与肠道运动障碍和结肠腔内压力增加有关。低纤维饮食、便秘、肥胖都被认为是憩室病发展的危险因素。多囊肾患者的憩室病发病率明显增加，一项研究显示83%的多囊肾透析患者患有憩室病，其会引起腹痛、感染，甚至穿孔。

4.穿孔

自发性结肠穿孔常见于憩室病变、结肠粪性溃疡和淀粉样变。与普通人群相比，血液透析患者在结肠镜检查期间发生结肠穿孔的风险更高。β_2-微球蛋白沉积被认为在结肠穿孔中起作用。

5.肠道感染

当感染肠出血性大肠杆菌、志贺杆菌等病原体时可引起感染性腹泻。透析患者免疫功能低下、肠道蠕动减弱，还可能会增加感染艰难梭菌的风险，这可能会导致血性腹泻。

6.结肠粪性溃疡

粪性溃疡是指残留在体内的坚硬粪便块引起的高压力导致的肠道黏膜溃疡和坏死，较为少见，通常发生在乙状结肠和直肠内，慢性便秘是主要危险因素。

六、全消化道疾病

1.血管发育不良

血管发育不良，又称血管畸形，是胃肠道中最常见的血管异常，可见于消化道的任何部分，但在小肠更为多见，CKD和血液透析都是血管发育不良的危险因素。多表现为慢性出血，甚至隐匿性出血，且极容易复发。

2.淀粉样变

常见于透析20年以上的患者，大量β_2-微球蛋白沉积在胃肠道内，可引起严重的腹泻、消化道出血、肠梗阻等症状。

3.消化道出血

透析患者消化道出血的原因并未明确，推测可能与血小板功能障碍、贫血和血小板

-内皮相互作用异常有关。详细内容见本章第三节。

七、其他消化道相关性疾病

1.透析相关性腹水

接受血液透析的患者可能会出现腹水，出现腹水时，首先考虑心衰、肝硬化、腹部肿瘤等引起的腹水，再考虑透析相关性腹水。详细内容见本章第四节。

2.透析相关性胰腺炎

与一般人群相比，透析患者的急性胰腺炎发病率明显增加。可能与甲状旁腺功能亢进、各种胃肠肽激素水平持续升高有关。详细内容见本章第二节。

3.透析相关性肝病

详细内容见第十三章。

参考文献

[1] DONG R，GUO Z Y.Gastrointestinal symptoms in patients undergoing peritoneal dialysis：multivariate analysis of correlated factors[J].World J Gastroenterol，2010，16（22）：2812-2817.

[2] SUGIMOTO M, SAHARA S, ICHIKAWA H, et al.Natural course of helicobacter pylori infection in japanese hemodialysis patients[J].Digestion，2017，95（4）：302-309.

[3] FENG Z, WANG T, DONG S, et al.Association between gut dysbiosis and chronic kidney disease：a narrative review of the literature[J].J Int Med Res，2021，49（10）：3000605211053276.

[4] MAHMOODPOOR F, RAHBAR SAADAT Y, BARZEGARI A，et al.The impact of gut microbiota on kidney function and pathogenesis[J].Biomed Pharmacother，2017，93：412-419.

[5] PLUZNICK J L.Gut microbiota in renal physiology：focus on short-chain fatty acids and their receptors[J].Kidney Int，2016，90（6）：1191-1198.

[6] VAZIRI N D，ZHAO Y Y，PAHL M V.Altered intestinal microbial flora and impaired epithelial barrier structure and function in CKD：the nature，mechanisms，consequences and potential treatment[J].Nephrol Dial Transplant，2016，31（5）：737-746.

[7] MARCH D S，GRAHAM-BROWN M P，STOVER C M，et al.Intestinal barrier disturbances in haemodialysis patients: mechanisms，consequences，and therapeutic options[J].Biomed Res Int，2017，2017：5765417.

[8] WASSE H，GILLEN D L，BALL A M，et al.Risk factors for upper gastrointestinal bleeding among end-stage renal disease patients[J].Kidney Int，2003，64（4）：1455-1461.

[9] LOUDIN M，ANDERSON S，SCHLANSKY B.Bleeding 'downhill' esophageal varices associated with benign superior vena cava obstruction：case report and literature review[J].BMC Gastroenterol，2016，16（1）：134.

[10] SAEED F，AGRAWAL N，GREENBERG E，et al.Lower gastrointestinal bleeding in chronic hemodialysis patients[J].Int J Nephrol，2011，2011：272535.

[11] IMAI N, TAKEDA K, KUZUYA T, et al.High incidence of colonic perforation during colonoscopy in hemodialysis patients with end-stage renal disease[J].Clin Gastroenterol Hepatol，2010，8（1）：55-59.

[12] EDDI R，MALIK M N，SHAKOV R，et al.Chronic kidney disease as a risk factor for Clostridium

difficile infection[J].Nephrology （Carlton），2010，15（4）：471-475.

[13] TSAI T J，CHEN W C，HUANG Y T，et al.Hemodialysis increases the risk of lower gastrointestinal bleeding and angiodysplasia bleeding：a nationwide population study[J].Gastroenterol Res Pract，2020，2020：7206171.

[14] TRIVEDI H，YANG J，SZABO A.Gastrointestinal bleeding in patients on long-term dialysis[J].J Nephrol，2015，28（2）：235-243.

[15] CHEN C，LIU L，WANG C Y，et al.A pilot study of ultrasound evaluation of gastric emptying in patients with end-stage renal failure：a comparison with healthy controls[J].Anaesthesia，2017，72（6）：714-718.

[16] DAHIYA D S，KICHLOO A ，SINGH J ，et al.Gastrointestinal amyloidosis：A focused review[J].World J Gastrointest Endosc，2021，13（1）：1-12.

[17] CHEN Y T，YANG W C，LIN C C，et al.Comparison of peptic ulcer disease risk between peritoneal and hemodialysis patients[J].Am J Nephrol，2010，32（3）：212-218.

[18] AL-MUEILO S H.Gastroduodenal lesions and Helicobacter pylori infection in hemodialysis patients[J].Saudi Med J，2004，25（8）：1010-1014.

[19] POHL D，KELLER P M，BORDIER V，et al.Review of current diagnostic methods and advances in Helicobacter pylori diagnostics in the era of next generation sequencing[J].World J Gastroenterol，2019，25（32）：4629-4660.

[20] DONG R，GUO Z Y，DING J R，et al.Gastrointestinal symptoms：a comparison between patients undergoing peritoneal dialysis and hemodialysis[J].World J Gastroenterol，2014，20（32）：11370-11375.

[21] AGUILERA A，CODOCEO R，BAJO M A，et al.Helicobacter pylori infection：a new cause of anorexia in peritoneal dialysis patients.[J] .Perit Dial Int，2001，null：S152-156.

肖志鹏（撰写）　付　滨（审校）

第二节　急性胰腺炎

一、概述

急性胰腺炎 （Acute Pancreatitis，AP）是一种发病率和病死率很高的急性消化系统疾病。血液透析患者 AP 的发病率和病死率均较普通人群升高。有报道 50%以上血液透析患者尸检存在慢性胰腺炎。胰腺炎的发生使尿毒症患者病死率升高，其机制与高钙血症、高血糖、毒素水平、甲状旁腺功能亢进、低血压、高脂血症、胆结石等多种因素有关，连续性血液净化治疗有助于重型 AP 的治疗。

二、定义

AP 是指因胰酶异常激活对胰腺自身及周围器官产生消化作用而引起的以胰腺局部炎性反应为主要特征，甚至可导致器官功能障碍的急腹症。血液透析患者因低血压、高毒素水平、代谢紊乱等原因，AP 发病率较普通人群高。

三、流行病学和危险因素

在世界范围内，AP 是常见的需住院治疗的消化系统急症，其发病率存在一定地区差异，为（4.9～73.4）/10 万，且呈现上升趋势。终末期肾病尤其是血液透析患者 AP 发生风险较高，德国研究报道血液透析患者首次 AP 发病率为每年 67/10 万人；台湾研究报道血液透析患者胰腺炎发病率为 7.78/1000 人年，女性、高龄、合并糖尿病或肝脏疾病会增加死亡风险；Huan Wang 等研究发现血液透析患者 AP 的合并患病率为 1.1%。

多项流行病学研究表明，胆结石、酗酒和高甘油三酯血症是 AP 最常见的致病因素。而血液透析患者发生 AP 的危险因素与透析间期低血压导致的缺血、使用造影剂、内胃肠激素水平升高、代谢紊乱等有关。Vaziri 等研究发现肝素可以诱导脂肪分解增加。

四、发病机制

AP 病因众多，不同病因引起的 AP 的患者年龄、性别分布及疾病严重程度各不相同。在我国，胆石症仍是 AP 的主要病因，其次为高甘油三酯血症及过度饮酒。高甘油三酯血症性及酒精性 AP 更常发生于年轻男性患者，老年患者以胆源性居多。其他较少见原因包括药物、内镜逆行胰胆管造影术后、高钙血症、感染、遗传、自身免疫疾病和创伤等。

血液透析患者易患胰腺炎的原因主要包括：①CKD 患者体内异常升高的多种胃肠激素促进胰腺过度分泌胰蛋白酶，长期持续的激素刺激最终导致胰腺形态改变和功能受损；②透析患者低血压会导致肠系膜缺血再灌注损伤，氧自由基大量产生导致多形核白细胞激活和释放溶酶体酶、花生四烯酸等炎性介质，增加 AP 的发病风险；③血糖增高可以间接导致高三酰甘油血症，增加胰腺炎发病率；④造影剂会增加 CKD 患者胰腺坏死风险。相较于高渗造影剂，低渗或等渗造影剂肾毒性较低，但等渗造影剂如碘克沙醇会增加血浆黏稠度、降低血流速度，导致胰腺缺血坏死；⑤部分学者认为，较高的毒素水平和甲状旁腺激素本身会对胰腺造成损伤，甲状旁腺功能亢进和高钙血症还可引起胰腺血管硬化影响胰腺局部血液循环，促进胰腺炎的发生；⑥其他易患因素包括高甘油三酯血症、胆结石、药物因素等。

胆石症在普通人群中的患病率为 10%～20%，CKD 患者的发病率随肾功能损伤严重程度而增加，透析患者发病率为 3.85%～33.3%。有研究认为继发性甲状旁腺功能亢进、糖尿病、高磷血症、输血次数是血液透析患者易患胆石症的危险因素。此外，糖尿病是胆石症发生的危险因素，其发生机制与胰岛素抵抗有关。糖尿病患者多合并神经病变引起胆囊动力下降，促进胆汁淤积和胆结石形成。另外，透析超滤过多使体内水分快速下降，可导致胆囊胆汁黏蛋白和钙浓度升高，促进胆固醇成核和胆结石形成。

五、临床表现

AP 多表现为持续性剧烈上腹痛，90% 患者出现恶心、呕吐，部分患者表现为发热、低氧血症和低血压，3%患者会出现脐周瘀斑。腹痛是 AP 的主要症状，位于上腹部，常向背部放射，多为急性发作，呈持续性，少数无腹痛，可伴有恶心、呕吐。在临床体征方面，轻症者仅表现为轻压痛，重症者可出现腹膜刺激征、腹水、Grey-Turner 征、Cullen 征。

AP 可并发一个或多个器官功能障碍，以呼吸功能、肾功能损害常见。实验室检查可见血清淀粉酶及脂肪酶升高，脂肪酶升高对 AP 诊断的特异性优于淀粉酶。血清淀粉酶及脂肪酶升高程度与疾病的严重程度无关。腹部电子计算机断层扫描（Computed Tomography，CT）是诊断 AP 的重要影像学检查方法。AP 早期典型的影像学表现为胰腺水肿、胰周渗出、胰腺和/或胰周组织坏死等。凡具备以下 3 个条件中 2 项的维持性透析治疗者则诊断为并发 AP：①上腹部持续性疼痛；②血清淀粉酶和/或脂肪酶浓度至少高于正常上限值 3 倍；③腹部影像学检查结果显示符合 AP 影像学改变。上述 3 项标准中符合 2 项即可诊断为 AP。

六、处理措施

血液透析患者合并 AP 的治疗包括禁食、胃肠减压、纠正内环境紊乱、支持治疗、抑酸、抗炎、镇痛、应用生长抑素等。研究表明 AP 时体内产生白细胞介素-1（Interlukin-1，IL-1）、白细胞介素-6（Interlukin-6，IL-6）、白细胞介素-8（Inter-Lukin-8，IL-8）、肿瘤坏死因子（Tumor Necrosis Factor-α，TNF-α）等大量炎症介质和细胞因子，可引起炎症反应综合征并导致多器官功能障碍。

大量研究证实，对维持性血液透析治疗的患者发生 AP 后采用连续性血液净化治疗能够有效清除体内炎症介质和内毒素，维持电解质和酸碱平衡，有助于 AP 的治疗并改善预后、降低病死率。

（一）营养支持治疗

传统的观点认为，AP 的治疗需要严格禁食，目的是使胃肠道得到充分的休息，以免肠道内容物进一步刺激胰液分泌，加重胰腺负担。然而，近年来的研究表明，早期肠内营养支持对 AP 患者恢复有促进作用，有助于保护肠黏膜屏障，抑制胃肠道细菌易位，从而降低感染性胰腺坏死和全身炎性反应的发生风险。《中国急性胰腺炎诊治指南（2021）》再次强调了营养支持在 AP 治疗过程中的重要作用，推荐在胃肠功能耐受的情况下，尽早（入院后 24～72h）开展经口或肠内营养；多项 Meta 分析结果支持 AP 发病 24h 或 48h 内启动肠内营养。研究表明，48h 内启动肠内营养比延后启动更有效，表现在感染及器官功能障碍发生率和病死率更低等方面。一项纳入 205 例 AP 的多中心随机对照试验比较了 24h 和 72h 内启动肠内营养的有效性及安全性，发现二者住院期间感染发生率及病死率差异无统计学意义，说明早期启动肠内营养是安全的。针对 AP 患者饮食成分的研究有限，已证实低脂、软食是安全的，氨基酸型相较于短肽型或整蛋白型营养制剂无显著临床获益。

对于不能经口进食的 AP 患者，优先选用鼻胃管或鼻空肠管进行肠内营养。患者对鼻胃管和鼻空肠管的耐受性，以及操作后并发症发生率和病死率差异无统计学意义。Meta 分析结果显示，鼻胃管有较好的安全性和可行性。相较于鼻空肠管，鼻胃管的放置更便捷，但当患者存在胃排空延迟或幽门梗阻时，应使用鼻空肠管。

（二）清除炎症介质

现阶段仍缺乏针对 AP 的特异性药物。有关蛋白酶抑制剂及胰酶抑制剂，如生长抑素及其类似物在 AP 中的治疗价值尚缺乏高质量的临床证据。中医药和连续性血液净化治疗是辅助治疗 AP 的有效手段。中医药联合血液透析滤过可快速清除尿毒症并发 AP 患者体内的炎症因子，减少住院天数。中药（大黄、芒硝及复方制剂，如清胰汤、大承气汤等）有助于促进患者胃肠道功能恢复，减轻腹痛、腹胀症状，可选择使用。在透析模式选择方面，连续性高容量血液滤过模式较连续性血液滤过模式能更有效清除炎症介质、稳定患者生命体征，改善患者预后。

（三）加强透析治疗

透析治疗对于未伴有明显血流动力学异常的患者有助于阻止和改善肾功能的进一步恶化，对小分子毒素的清除有不可忽视的作用，纠正了水、电解质及酸碱平衡紊乱，减少并发症的发生，防止病情加重。但其不能有效地清除血清淀粉酶等相对较大分子的毒素。国内外研究证实，在重症 AP 发病初期及早应用持续性肾脏替代疗法并给予足够疗程具有肯定的疗效，治疗效果更佳。

有研究显示，在常规治疗的基础上加用连续性静脉-静脉血液透析滤过治疗 AP，实验组总有效率为 92.68%。连续性静脉-静脉血液透析滤过可以清除患者血清中的炎性细胞因子，减轻炎症反应对机体的损伤，同时纠正机体内环境的紊乱，促进患者尽快恢复。另一项研究表明，持续缓慢低效血液透析滤过可缓慢清除水和溶质，对患者血容量、渗透压的影响较小，对血流动力学稳定性影响较小且能清除各种大小的炎症介质，控制水、电解质的平衡更稳定，在不影响效果的基础上，又对患者内环境的稳定影响较小。

（四）血液灌流治疗

血液灌流是对血液透析治疗的有效补充，可以弥补血液透析治疗的不足，通过吸附作用清除与蛋白质结合的物质及中、大分子毒素，而其维持内环境稳定效果不理想则由血液透析治疗进行补充。将血液灌流和血液透析联合应用，可以有效弥补各自的不足，最大限度地发挥出治疗的效果。血液灌流和血液透析配合治疗重症 AP 合并急性肾损伤的效果要比单一血液透析治疗更加有效。

参考文献

[1] XIAO A Y，TAN M L，WU L M，et al.Global incidence and mortality of pancreatic diseases：a systematic review，meta-analysis，and meta-regression of population-based cohort studies[J].Lancet Gastroenterol Hepatol，2016，1（1）：45-55.

[2] LANKISCH P G，WEBER-DANY B，MAISONNEUVE P，et al.Frequency and severity of acute pancreatitis in chronic dialysis patients[J].Nephrol Dial Transplant，2008，23（4）：1401-1405.

[3] WANG I K，LAI S W，LAI H C，et al.Risk of and fatality from acute pancreatitis in long-term hemodialysis and peritoneal dialysis patients[J].Perit Dial Int，2018，38（1）：30-36.

[4] ANDERSEN A M，NOVOVIC S，ERSBøLL A K，et al.[Mortality and morbidity in patients with alcohol and biliary-induced acute pancreatitis][J].Ugeskr Laeger，2007，169（50）：4351-4354.

[5] GOYAL H，SMITH B，BAYER C，et al.Differences in severity and outcomes between hypertriglyceridemia and alcohol-induced pancreatitis[J].N Am J Med Sci，2016，8（2）：82-87.

[6] IQBAL U，ANWAR H，SCRIBANI M.Ringer's lactate versus normal saline in acute pancreatitis：A systematic review and meta-analysis[J].J Dig Dis，2018，19（6）：335-341.

[7] BARBARA M，TSEN A，ROSENKRANZ L.Acute pancreatitis in chronic dialysis patients[J].Pancreas，2018，47（8）：946-951.

[8] KHEDA M，BRENNER L，RIGGANS D，et al.Pancreatitis following administration of iodixanol in patients on hemodialysis：a pilot study[J].Clin Nephrol，2010，73（5）：381-384.

[9] HOU S W，LEE Y K，HSU C Y，et al.Increased risk of acute pancreatitis in patients with chronic hemodialysis：a 4-year follow-up study[J].PLoS One，2013，8（8）：e71801.

[10] GERNONE G，DETOMASO F，LA ROSA R，et al.Are dialysis-patients a risk population for cholelithiasis? Study in an apulian population[J].Minerva Urol Nefrol，2009，61（1）：21-26.

[11] BIDDINGER S B，HAAS J T，YU B B，et al.Hepatic insulin resistance directly promotes formation of cholesterol gallstones[J].Nat Med，2008，14（7）：778-782.

[12] KINGSNORTH A，O'REILLY D.Acute pancreatitis[J].BMJ，2006，332（7549）：1072-1076.

[13] BOXHOORN L，VOERMANS R P，BOUWENSE S A，et al.Acute pancreatitis[J].Lancet，2020，396（10252）：726-734.

[14] GUNJACA I，ZUNIC J，GUNJACA M，et al.Circulating cytokine levels in acute pancreatitis-model of SIRS/CARS can help in the clinical assessment of disease severity[J].Inflammation，2012，35（2）：758-763.

[15] ARVANITAKIS M，OCKENGA J，BEZMAREVIC M，et al.ESPEN guideline on clinical nutrition in acute and chronic pancreatitis[J].Clin Nutr，2020，39（3）：612-631.

[16] CROCKETT S D，WANI S，GARDNER T B，et al.American gastroenterological association institute guideline on initial management of acute pancreatitis[J].Gastroenterology，2018，154（4）：1096-1101.

[17] ZHU Y，YIN H，ZHANG R，et al.Nasogastric nutrition versus nasojejunal nutrition in patients with severe acute pancreatitis：a meta-analysis of randomized controlled trials[J].Gastroenterol Res Pract，2016，2016：6430632.

[18] MOGGIA E，KOTI R，BELGAUMKAR A P，et al.Pharmacological interventions for acute pancreatitis[J].Cochrane Database Syst Rev，2017，4（4）：CD011384.

[19] YEKEBAS E F，EISENBERGER C F，OHNESORGE H，et al.Attenuation of sepsis-related immunoparalysis by continuous veno-venous hemofiltration in experimental porcine pancreatitis[J].Crit Care Med，2001，29（7）：1423-1430.

[20] WU C L，CHIU P F，YANG Y，et al.Sustained low-efficiency daily diafiltration with hemoperfusion as a therapy for severe star fruit intoxication：a report of two cases[J].Ren Fail，2011，33（8）：837-841.

[21] SALAHUDEEN A K，KUMAR V，MADAN N，et al.Sustained low efficiency dialysis in the continuous mode （C-SLED）：dialysis efficacy，clinical outcomes，and survival predictors in critically ill cancer patients[J].Clin J Am Soc Nephrol，2009，4（8）：1338-1346.

[22] WANG H，RONG J，SONG C，et al.Hemodialysis and risk of acute pancreatitis：A systematic review and meta-analysis[J].Pancreatology，2021，21（1）：89-94.

[23] KAZAMA J J，KAZAMA S，KODA R，et al.The risk of gallbladder stone formation is increased in patients with predialysis chronic kidney disease but not those undergoing chronic hemodialysis

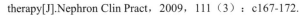

therapy[J].Nephron Clin Pract，2009，111（3）：c167-172.

[24] CARIATI A.Blackberry pigment（whitlockite）gallstones in uremic patient[J].Clin Res Hepatol Gastroenterol，2013，37（2）：e69-72.

[25] WRIGHT W F.Cullen Sign and grey turner sign revisited[J].J Am Osteopath Assoc，2016，116（6）：398-401.

[26] GAO N，YAN C，ZHANG G.Changes of Serum Procalcitonin（PCT），C-Reactive Protein（CRP），Interleukin-17（IL-17），Interleukin-6（IL-6），High Mobility Group Protein-B1（HMGB1）and D-Dimer in patients with severe acute pancreatitis treated with continuous renal replacement therapy（CRRT）and its clinical significance[J].Med Sci Monit，2018，24：5881-5886.

[27] BAKKER O J，VAN BRUNSCHOT S，VAN SANTVOORT H C，et al.Early versus on-demand nasoenteric tube feeding in acute pancreatitis[J].N Engl J Med，2014，371（21）：1983-1993.

[28] ENDO A，SHIRAISHI A，FUSHIMI K，et al.Comparative effectiveness of elemental formula in the early enteral nutrition management of acute pancreatitis：a retrospective cohort study[J].Ann Intensive Care，2018，8（1）：69.

[29] CYRUS C，AL-MUEILO S，VATTE C，et al.Assessing known chronic kidney disease associated genetic variants in Saudi Arabian populations[J].BMC Nephrol，2018，19（1）：88.

[30] 姜毅，徐利鸳，巴震.维持性腹膜透析和血液透析并发急性胰腺炎的临床分析[J].中华胰腺病杂志，2018，03：198-199.

[31] 王珍，许哲.尿毒症并发急性胰腺炎相关因素分析[J].临床肾脏病杂志，2015，06：364-367.

[32] VAZIRI N D，CHANG D，MALEKPOUR A，et al.Pancreatic enzymes in patients with end-stage renal disease maintained on hemodialysis[J].American Journal of Gastroenterology（Springer Nature），1988，83（4）：410-412.

[33] 李李，李燕林.中药结合血液透析滤过治疗尿毒症并发急性胰腺炎的临床观察[J].中国中西医结合急救杂志，2016，23（4）：382-385.

[34] 王佳，余毅，孙淑清，等.连续性高容量血液滤过在重症急性胰腺炎中的应用[J].中国中西医结合肾病杂志，2017，18（12）：1049-1053.

[35] 张静，孟娟.连续性静脉-静脉血液透析滤过治疗在重症急性胰腺炎中的效果及对炎性因子表达的影响观察[J].中国医学创新，2021，18（25）：32-35

于　曼（撰写）　付　滨（审校）

第三节　消化道出血

一、概述

消化道出血（Gastrointestinal Bleeding，GIB）是血液透析的常见并发症，其发病率随着年龄和透析龄的增长而逐渐升高，具有较高的死亡风险。与肾功能正常的人相比，终末期肾病使消化道出血的死亡率增加了 2.5 倍。79%的透析患者至少出现过一次 GIB，透析患者的 GIB 高发生率可能与其血小板功能障碍有关。

对于透析消化道出血的患者，目前的治疗措施有输血、药物治疗、内镜治疗、介入治疗、外科手术治疗等。药物治疗包括抑酸类药物如质子泵抑制剂（Proton-Pump Inhibitor，PPI）、去氨加压素、生长抑素类似物、沙利度胺、雌激素等；内窥镜治疗包括药物注射、食管静脉曲张结扎术、氩离子凝固止血等；介入治疗包括肠系膜栓塞术，临床应用较少，一般应用于严重出血患者。

二、定义

GIB 包括上 GIB 和下 GIB。上 GIB 是指屈氏韧带以上的消化道，包括食管、胃、十二指肠或胰胆等病变引起的出血；下 GIB 是指屈氏韧带以下肠道出血。

三、流行病学和危险因素

一项纳入了 40 万名透析患者的研究显示，血液透析患者的 GIB 概率为 161 次/1000 人·年，而在一般人群中发生率为 0.5～0.9 次/1000 人·年；透析患者中上 GIB 更为常见 65.2 次/1000 人·年，下 GIB 的发病率为 33.7 次/1000 人·年，还有许多出血事件未明确出血来源。随着透析龄和年龄的增长，GIB 发病率逐渐升高；同时每一次出血都会增加未来出血的风险，而且死亡风险也随之升高。相关数据表明在白种人、糖尿病患者、吸烟者和患有心血管疾病、独立行走能力受损和营养不良的透析人群中 GIB 的发病率最高。

四、发病机制

透析患者 GIB 发病率较高，但其具体发病机制尚未明确，可能与血小板功能障碍、贫血和血小板-内皮相互作用异常有关，抗血小板药物和抗凝药物的应用可能也起到了一定作用。这些因素使得透析患者有较高的出血倾向，同时透析患者消化道并发症发生率较高，进一步增加了透析患者出血风险。

1.血小板功能障碍

血小板功能障碍是 GIB 的最重要因素。血小板功能障碍表现为血小板的聚集和黏附功能减弱，可能与糖蛋白 IIb/IIIa 的功能障碍、血清素和二磷酸腺苷（Adenosine Diphosphate，ADP）的释放减少，及花生四烯酸和前列腺素的代谢紊乱有关，还与尿毒症毒素、贫血、一氧化氮（Nitric Oxide，NO）相关。胍基琥珀酸和甲基胍现已被认为是导致尿毒症血小板功能障碍的潜在因素，胍基琥珀酸是一种尿毒症毒素，NO 的合成增多可能与胍基琥珀酸的浓度升高有关，NO 水平升高还会引起血液中环鸟苷酸水平升高，从而导致血栓素 A2 和 ADP 水平降低，进一步损害血小板的聚集。

2.贫血

贫血是透析患者的常见并发症,这主要与促红细胞生成素缺乏相关,也与 GIB 有关。当血细胞比容高于 30%时，红细胞主要占据血管的中心，而血小板则贴近内皮，这使得内皮损伤时血小板能黏附在内皮上。而贫血时，血小板分布散乱，不利于对内皮的黏附，出血风险增加。贫血还可能通过影响 ADP 和血栓素释放以及升高环鸟苷酸浓度而导致血小板功能障碍。

3.上消化道出血

（1）消化性溃疡：消化性溃疡病有两个主要危险因素：Hp 感染和非甾体抗炎药的使用。但一些研究人员发现透析患者的 Hp 感染率较低，这可能与高尿素水平、透析人群中体内偏高的抗生素浓度和炎症细胞因子升高有关。2003 年的一项研究发现使用非甾体抗炎药的透析患者 GIB 的发病率较未应用非甾体抗炎药的透析患者提高了 22.7%。

慢性胃溃疡是上 GIB 的最常见病因，占上 GIB 的 15.7%。透析患者消化性溃疡的发病率较高。在日本 2009 年的一项研究中，299 名透析患者中有 53 例诊断为胃十二指肠溃疡，占 17.8%；而 112 例肾功能正常的人群中只有 9 例诊断为胃十二指肠溃疡，占 7.4%。在 2010 年的一项研究中发现，18.5%的透析患者在三年随访期间出现了有症状的消化性溃疡。2011 年台湾地区的一项研究中发现，调整风险因素后，血液透析患者的消化性溃疡出血率是肾功能正常人群的 5 倍。

（2）食管胃底静脉曲张：透析患者出现食管静脉曲张，是由于上肢血液透析通路导致的上腔静脉阻塞所致，临床较为少见，患者可能无症状，偶尔可出现上 GIB。这些静脉曲张位于食管近端，是透析通路的并发症，因为上腔静脉阻塞导致血液分流至侧支，从而在食管中形成静脉曲张。

4.下消化道出血

（1）憩室病：憩室病是透析患者下 GIB 的最常见原因，占出血病例的 35.94%。在一般人群中，憩室病占下 GIB 病例的 30%～50%，二者发病率基本相同。然而在多囊肾的透析人群中，憩室的发生率有所增加，达 83%。虽然憩室病确切原因尚不确定，但推测可能与肠道运动障碍和结肠腔内压力增加有关。低纤维饮食、便秘都是憩室病发展的危险因素。

（2）缺血性结肠炎：缺血性结肠炎继发于内脏灌注减少导致的组织缺血以及肠壁再灌注损伤。由于动脉硬化和全身循环状态较差，缺血性结肠炎在终末期肾病患者中更为常见。此外，由于血液透析过程中反复出现低血压和血容量不足，血液透析患者患缺血性结肠炎的风险显著增加。在透析患者中，急性肠系膜缺血的发生率为每人年约 0.3%。这些病例中的大多数是非闭塞性肠系膜缺血（Nonocclusive Mesenteric Infarction，NOMI）。NOMI 在普通人群中的发生率要低得多，为每人年 0.09%至 0.2%。在透析患者中，急性 NOMI 的死亡率为 45%。当患者透析期间或透析后出现腹痛并伴有白细胞计数的升高，都应该怀疑缺血性结肠炎的可能。

（3）消化道肿物：消化道肿物如结肠息肉和结肠癌，也是透析人群中下 GIB 的原因之一。Lee S 的研究发现透析导致结直肠的息肉发生率为 37%（21/57 例），对照组 22%（13/60），未检测到癌症。

（4）结肠粪性溃疡：粪性溃疡是指残留在体内的坚硬粪便块引起的高压力导致的肠道黏膜溃疡和坏死，较为少见，通常发生在乙状结肠和直肠内，现被认为是透析患者GIB 的原因之一。慢性便秘是粪性溃疡的主要危险因素。由于透析患者的液体限制、纤维饮食、磷结合剂的应用，患该病的风险增加。

（5）自发性穿孔：透析患者自发性结肠穿孔常见于憩室病变、结肠粪性溃疡、淀粉样变。与普通人群相比，血液透析患者在结肠镜检查期间发生结肠穿孔的风险更高。β_2-微球蛋白沉积被认为在结肠穿孔中起作用。

（6）肠道感染：由肠出血性大肠杆菌、志贺杆菌等病原体引起的感染性腹泻可导致血性粪便。透析患者还可能增加感染艰难梭菌的风险，这可能会导致血性腹泻。

（7）炎症性肠病：炎症性肠病（Inflammatory Bowel Disease，IBD）包括溃疡性结肠炎和克罗恩病也是 CKD 患者下 GIB 的一个原因，但透析患者发生 IBD 的风险并未增加。

（8）痔疮：痔疮出血是下 GIB 的常见原因，腹膜透析期间，患者腹压增大，患痔疮的风险更大。

5.全消化道出血

（1）胃肠道血管发育不良：血管发育不良又称血管扩张症，是一种血管畸形，病因尚不明确，且难以诊断，可见于消化道的任何部分，但在小肠更为多见。它是透析患者下 GIB 的重要病因，占透析患者下 GIB 事件的 16%，而在普通人群中下 GIB 中占的比例为 5%～6%。CKD 是血管发育不良的独立危险因素，且随着肾功能的恶化，血管发育不良患病率逐渐升高，同时血液透析也会增加血管发育不良的风险。血管发育不良呈多发性，虽然约 90% 的病例出血会自动停止，但它总会引起复发性出血。

（2）淀粉样变：长期透析的患者可能会出现淀粉样变，大多见于透析超过 20 年的患者。它很少累及胃肠道，在胃肠道受累的情况下，β_2-微球蛋白会沉积在胃肠道壁的固有肌层内，使肠道肌肉的运动性降低和刚性增加，导致黏膜的剪切力和撕裂，再加上原有的黏膜病变和凝血功能异常，会导致胃肠道内的严重损伤和出血。

五、临床表现

1.呕血

出血部位位于空肠屈氏韧带以上时，多表现为呕血，如果出血速度快且量较多，呕血呈鲜红色；如出血后血液在胃内停留时间较久，与胃酸充分混合后，则呈咖啡色。

2.黑便

多见于上 GIB，黑便呈柏油样，当出血量较多时，粪便可呈暗红色甚至鲜红色。

3.周围循环衰竭

当急性大出血时，由于循环血流量迅速减少，从而导致周围循环衰竭。一般表现为头昏、心慌、心悸、汗出、乏力、四肢湿冷、血压偏低等，严重者甚至出现休克。

4.贫血及血象变化

透析患者常伴有贫血，在消化道出血早期，血象多无明显变化，3～4h 后出现红细胞和血红蛋白的降低，24～72h 后红细胞稀释到最大限度。大量出血后 2～5h 内，白细胞和血小板可急剧上升。

5.发热

大量出血后，由于血液分解产物吸收等因素，体温调节中枢受到影响，多数患者在 24h 内会出现低热，一般在 3～5 天内降至正常。该类型发热一般不需要特殊处理。

六、诊断依据

1.典型的临床表现

如呕血、黑便和失血性周围循环衰竭的临床表现。

2.实验室检查

大便潜血试验阳性，血常规中血红蛋白浓度、红细胞计数、红细胞比容下降等。

3.特殊检查

影像学和内窥镜的检查能迅速判断出血部位，并及时给予治疗。

（1）胃镜和结肠镜：在出血24～48h内进行效果最佳，但在检查前一定要稳定患者的生命体征，如果出血量较大，要及时输血、纠正休克。通过检查明确出血部位，再根据出血情况选择止血方案。

（2）推进式小肠镜（Push Enteroscopy，PE）、虚拟胶囊内镜（Virtual Capsule Endoscopy，VCE）和双球囊小肠镜（Double Balloon Enteroscopy，DAE）：多用于检查胃肠道隐匿性出血，现也称小肠出血。当怀疑小肠出血时，应首选VCE，其视野可及整个小肠黏膜，诊断率高于PE；然而其无法进行治疗干预，但配合双球囊小肠镜可有更高的诊断率和治疗率。当高度怀疑近端小肠病变时，可选用PE，因为在这一部位，其诊断率高于VCE，且能进行治疗干预。

（3）影像学检查：对于持续出血且血流动力学稳定的患者，使用计算机断层扫描血管造影 （Computed Tomography Angiography，CTA） 和闪烁扫描能有助于确定出血部位。快速出血的患者最好使用CTA进行评估，敏感性较高；使用闪烁扫描可以更好地评估出血率较慢的患者，其对血管发育不良有更高的敏感性。

七、处理措施

1.一般急救处理

对于出血量大的患者，应卧位休息，保持呼吸道通畅，避免呕吐物反流引起窒息，出血活动期应禁食。使用心电监护严密监测患者生命体征的变化，观察呕血和黑便情况，同时定期复查血常规。

2.积极补充血容量

对于消化道大出血出现周围循环衰竭的患者，应立即输血，输血量应适中，速度不宜太快。输血提高红细胞比容至30%，有助于止血；对于出血量少的患者，应用促红细胞生成素可达到类似效果。

3.药物止血

（1）去氨加压素：它能促进血小板黏附和增加凝血因子VIII的水平，减少出血时间，用于治疗出现明显或持续出血的患者。静脉给药（0.3～0.4μg/kg，时间超过20～30min），可见50%～75%的患者在1h内出血改善，且药物作用维持4～8h，皮下注射效果类似。

（2）冷沉淀：输注冷沉淀10U，1～2次/d，有助于止血。出血将在1h内开始改善，持续4～24h。

（3）沙利度胺：沙利度胺的作用机制与其低剂量下的抗血管生成作用有关。只有一份病例报告描述了沙利度胺对透析患者继发于弥漫性血管发育不良的难治性胃肠道出血的有效治疗，100mg/d，该患者的出血事件和输血需求明显减少。目前临床应用较少。

（4）雌激素：有少数病例报告表明激素疗法在治疗CKD患者血管发育不良引起的

出血方面是有效的。雌激素治疗开始后观察到出血消失，输血次数显著减少。Galbusera 等人发布的透析患者出血管理指南。他们建议通过静脉输注使用结合雌激素，累积剂量为 3mg/kg，每日分次给药（即连续 5 天每天使用 0.6mg/kg）。

（5）奥曲肽：奥曲肽是一种生长抑素类似物，能改善血小板聚集以及减少十二指肠和内脏血流量，多用于血管发育不良性出血。皮下注射 50μg，2 次/d。

（6）质子原抑制剂：如奥美拉唑，口服 20mg/d，可抑制胃酸分泌，保护胃肠黏膜。

4.内镜治疗

（1）静脉曲张性止血：对于食管静脉曲张性出血，可采用食管静脉曲张套扎。

（2）非静脉曲张性止血：包括药物注射、热凝止血、机械止血等。局部注射肾上腺素用生理盐水稀释至（1：10000）～（1：20000）。热凝止血可采用氩等离子体凝固术等，主要用于血管发育不良引起的出血，它通过非接触式内窥镜探头施加到血管病变部位。这种方法在黏膜的渗透率低，因此发生穿孔的概率小。机械止血主要是通过各式止血夹阻断血管。对于息肉引起的出血，可直接切除。

5.介入治疗

对于严重消化道大出血的患者，可考虑在选择性肠系膜动脉造影找到出血灶的同时采用血管栓塞治疗。

6.手术治疗

手术通常用于难治性和危及生命的出血病例。主要的手术方式是术中小肠镜检查和随后的手术切除。

7.高钾血症的处理

消化道出血可能引起血钾升高，这与细胞溶解后细胞内的钾离子（K^+）被释放出来有关。透析患者的血钾控制更为严格，应控制在 5mmol/L 以下。主要是通过延长透析时间、限制食入含 K^+ 的食物（香蕉、紫菜等），避免使用引起高钾的药物（如氨基酸、β受体阻滞剂、地高辛、质子泵抑制剂、肝素、肾素-血管紧张素-醛固酮系统抑制剂等）来处理。药物可选用 Patiromer 8.4g，每日 2 次口服；环硅酸锆钠，5～15g，每日 1 次口服；聚苯乙烯磺酸钙，每日 5～15g 口服。

8.营养支持

营养不良的透析患者更易出血且难以止血，可能与能量供给不足、凝血因子合成减少、缺乏维生素引起的血管脆性增加有关。给予营养支持后可能能减少透析患者的出血风险并帮助止血。

八、预防措施

（1）更改透析方式：改为无肝素透析或者枸橼酸盐透析。在一项肝素抗凝和枸橼酸盐抗凝的透析治疗对照中，枸橼酸盐的体外回路凝血概率较低，为 5%，而肝素为 10%；同时肝素组有 3 例严重出血而死亡的患者。这表明枸橼酸盐抗凝较肝素相比，能降低体外回路凝血的发生，同时预防严重出血。

（2）定期检查凝血功能，调整抗凝剂用量。

（3）有上消化道症状及发现黑便者应早期行胃镜检查及 HP 的检测，及时给予抑酸和根除 HP 治疗。

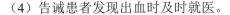

（4）告诫患者发现出血时及时就医。

参考文献

[1] TRIVEDI H，YANG J，SZABO A.Gastrointestinal bleeding in patients on long-term dialysis[J].J Nephrol，2015，28（2）：235-243.

[2] HáGENDORN R，FARKAS N，VINCZE Á，et al.Chronic kidney disease severely deteriorates the outcome of gastrointestinal bleeding：A meta-analysis[J].World J Gastroenterol，2017，23（47）：8415-8425.

[3] KALMAN R S，PEDROSA M C.Evidence-based review of gastrointestinal bleeding in the chronic kidney disease patient[J].Semin Dial，2015，28（1）：68-74.

[4] MUFTAH M，MULKI R，DHERE T，et al.Diagnostic and therapeutic considerations for obscure gastrointestinal bleeding in patients with chronic kidney disease[J].Ann Gastroenterol，2019，32（2）：113-123.

[5] WASSE H，GILLEN D L，BALL A M，et al.Risk factors for upper gastrointestinal bleeding among end-stage renal disease patients[J].Kidney Int，2003，64（4）：1455-1461.

[6] PAVORD S，MYERS B.Bleeding and thrombotic complications of kidney disease[J].Blood Rev，2011，25（6）：271-278.

[7] LUTZ J，MENKE J，SOLLINGER D，et al.Haemostasis in chronic kidney disease[J].Nephrol Dial Transplant，2014，29（1）：29-40.

[8] JALAL D I，CHONCHOL M，TARGHER G.Disorders of hemostasis associated with chronic kidney disease[J].Semin Thromb Hemost，2010，36（1）：34-40.

[9] HEDGES S J，DEHONEY S B，HOOPER J S，et al.Evidence-based treatment recommendations for uremic bleeding[J].Nat Clin Pract Nephrol，2007，3（3）：138-153.

[10] SUGIMOTO M，YASUDA H，ANDOH A.Nutrition status and Helicobacter pylori infection in patients receiving hemodialysis[J].World J Gastroenterol，2018，24（15）：1591-1600.

[11] SUGIMOTO M，SAKAI K，KITA M，et al.Prevalence of Helicobacter pylori infection in long-term hemodialysis patients[J].Kidney Int，2009，75（1）：96-103.

[12] CHEN Y T，YANG W C，LIN C C，et al.Comparison of peptic ulcer disease risk between peritoneal and hemodialysis patients[J].Am J Nephrol，2010，32（3）：212-218.

[13] LUO J C，LEU H B，HUANG K W，et al.Incidence of bleeding from gastroduodenal ulcers in patients with end-stage renal disease receiving hemodialysis[J].CMAJ，2011，183（18）：E1345-1351.

[14] LOUDIN M，ANDERSON S，SCHLANSKY B.Bleeding 'downhill' esophageal varices associated with benign superior vena cava obstruction：case report and literature review[J].BMC Gastroenterol，2016，16（1）：134.

[15] BASSILIOS N，MENOYO V，BERGER A，et al.Mesenteric ischaemia in haemodialysis patients：a case/control study[J].Nephrol Dial Transplant，2003，18（5）：911-917.

[16] JOHN A S，TUERFF S D，KERSTEIN M D.Nonocclusive mesenteric infarction in hemodialysis patients[J].J Am Coll Surg，2000，190（1）：84-88.

[17] LEE S，WASSERBERG N，PETRONE P，et al.The prevalence of colorectal neoplasia in patients with end-stage renal disease：a case-control study[J].Int J Colorectal Dis，2008，23（1）：47-51.

[18] SAEED F，KALRA A，KOUSAR N，et al.Stercoral ulcer as a cause of lower gastrointestinal（LGI）

bleeding in chronic hemodialysis patients[J].Clin Nephrol，2012，77（1）：75-78.

[19] IMAI N，TAKEDA K，KUZUYA T，et al.High incidence of colonic perforation during colonoscopy in hemodialysis patients with end-stage renal disease[J].Clin Gastroenterol Hepatol，2010，8（1）：55-59.

[20] EDDI R，MALIK M N，SHAKOV R，et al.Chronic kidney disease as a risk factor for Clostridium difficile infection[J].Nephrology （Carlton），2010，15（4）：471-475.

[21] GARCíA-COMPEáN D，DEL C Á N，JIMéNEZ-RODRíGUEZ A R，et al.Diagnostic and therapeutic challenges of gastrointestinal angiodysplasias：A critical review and view points[J].World J Gastroenterol，2019，25（21）：2549-2564.

[22] TSAI T J，CHEN W C，HUANG Y T，et al.Hemodialysis increases the risk of lower gastrointestinal bleeding and angiodysplasia bleeding: A nationwide population study[J].Gastroenterol Res Pract，2020，2020：7206171.

[23] SAITO A，GEJYO F.Current clinical aspects of dialysis-related amyloidosis in chronic dialysis patients[J].Ther Apher Dial，2006，10（4）：316-320.

[24] TRIESTER S L，LEIGHTON J A，LEONTIADIS G I，et al.A meta-analysis of the yield of capsule endoscopy compared to other diagnostic modalities in patients with obscure gastrointestinal bleeding[J].Am J Gastroenterol，2005，100（11）：2407-2418.

[25] TESHIMA C W，KUIPERS E J，VAN ZANTEN S V，et al.Double balloon enteroscopy and capsule endoscopy for obscure gastrointestinal bleeding：an updated meta-analysis[J].J Gastroenterol Hepatol，2011，26（5）：796-801.

[26] GERSON L B，FIDLER J L，CAVE D R，et al.ACG clinical guideline：diagnosis and management of small bowel bleeding[J].Am J Gastroenterol，2015，110（9）：1265-1287；quiz 1288.

[27] WU L M，XU J R，YIN Y，et al.Usefulness of CT angiography in diagnosing acute gastrointestinal bleeding：a meta-analysis[J].World J Gastroenterol，2010，16（31）：3957-3963.

[28] MIMIDIS K，KALIONTZIDOU M，TZIMAS T，et al.Thalidomide for treatment of bleeding angiodysplasias during hemodialysis[J].Ren Fail，2008，30（10）：1040-1041.

[29] GALBUSERA M，REMUZZI G，BOCCARDO P.Treatment of bleeding in dialysis patients[J].Semin Dial，2009，22（3）：279-286.

[30] JUNQUERA F，SAPERAS E，VIDELA S，et al.Long-term efficacy of octreotide in the prevention of recurrent bleeding from gastrointestinal angiodysplasia[J].Am J Gastroenterol，2007，102（2）：254-260.

[31] CONWAY J D，ADLER D G，DIEHL D L，et al.Endoscopic hemostatic devices[J].Gastrointest Endosc，2009，69（6）：987-996.

[32] JACKSON C S，GERSON L B.Management of gastrointestinal angiodysplastic lesions （GIADs）：a systematic review and meta-analysis[J].Am J Gastroenterol，2014，109（4）：474-483；quiz 484.

[33] CHAN D K，SOONG J，KOH F，et al.Predictors for outcomes after super-selective mesenteric embolization for lower gastrointestinal tract bleeding[J].ANZ J Surg，2016，86（6）：459-463.

[34] BANSAL S，PERGOLA P E.Current management of hyperkalemia in patients on dialysis[J].Kidney Int Rep，2020，5（6）：779-789.

[35] FISHBANE S，FORD M，FUKAGAWA M，et al.A phase 3b，randomized，double-blind，placebo-controlled study of sodium zirconium cyclosilicate for reducing the incidence of predialysis

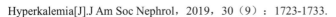

Hyperkalemia[J].J Am Soc Nephrol，2019，30（9）：1723-1733.

[36] YU M Y，YEO J H，PARK J S，et al.Long-term efficacy of oral calcium polystyrene sulfonate for hyperkalemia in CKD patients[J].PLoS One，2017，12（3）：e0173542.

[37] KAW D，MALHOTRA D.Platelet dysfunction and end-stage renal disease[J].Semin Dial，2006，19（4）：317-322.

[38] WEN M，KüCHLE C，STEUBL D，et al.A novel citrate-based protocol versus heparin anticoagulation for sustained low-efficiency dialysis in the ICU：safety，efficacy，and cost[J].BMC Nephrol，2018，19（1）：79.

[39] 王质刚.血液净化学[M].北京：科学技术出版社，2016.

肖志鹏（撰写）　付　滨（审校）

第四节　腹　水

一、概述

血液透析相关性腹水是维持性血液透析的少见并发症，发病机制与透析不充分、低蛋白血症、合并心源性疾病、肿瘤等有关，且预后不良。血液透析相关性腹水患者的腹膜组织学改变为慢性炎症、间皮细胞增生、不同程度的纤维化，也可以为正常。

二、定义

血液透析相关性腹水为临床排除性诊断，常发生于血液透析开始后数月至数年以后，无明确病因，只能在排除感染、心力衰竭、肝硬化、甲状腺功能减退症及肿瘤等常见病因后才能建立该诊断。

三、流行病学和危险因素

血液透析相关性腹水在 1970 年首次由 Clingue 和 Letteri 报道。1976 年 Gotolibl 报告接受血液透析治疗 1 年以内患者腹水发生率为 26.1%，接受血液透析治疗 1 年以上患者腹水发生率为 37.5%。孟等研究发现透析相关性腹水的发病率为 10.1%，发病率的降低考虑和血液透析技术的进步和人们的生活水平提高有关。低白蛋白（Albumoscope，ALB）血症和液体潴留是透析相关性腹水发生的危险因素。

四、病因及发病机制

血液透析相关性腹水的发病机制尚不明确，可能与血液透析不充分或合并有腹膜通透性的改变、腹膜淋巴回流减少、低蛋白血症、心源性疾病、肿瘤、肝硬化、腹膜炎等有关。

（一）血液透析不充分

血液透析的主要目的之一是清除透析间期潴留于体内的水分，维持容量平衡。维持性血液透析患者大多存在不同程度的体液潴留。血液透析不充分，未达到干体重，透析间期体重增长过快，导致水钠潴留，细胞外液、血容量增加。根据泛流学说，血容量增加可以引起水肿和腹水。腹水形成后，因腹腔的区域化现象，腹水难以清除。

（二）腹膜通透性的改变

Rubin 等研究发现，尿毒症患者的腹膜通透性明显高于非尿毒症患者。其腹膜的组织学变化主要是慢性炎性改变和不同程度的纤维化，此种变化与血液透析患者发生心包炎或胸膜炎的机制相似，也称为血液透析相关性多浆膜炎。其病因和发病机制可能有以下几种。

（1）CKD5 期患者体内毒素可导致腹膜毛细血管通透性改变，但透析充分性较好的维持性血液透析患者也可发生腹水。

（2）伴有肾性贫血的血液透析患者反复输血，或使用铁剂可导致机体铁负荷增加，血清铁蛋白升高，铁沉积于网状内皮系统，可导致细胞功能发生障碍。

（3）肾素-血管紧张素-醛固酮系统（Renin-Angiotensin-Aldosterone System，RAAS）是体内重要的内分泌调节系统，RAAS 激活可能是腹膜通透性增加的病因之一。血管紧张素可促进腹膜间皮细胞增生，液体产生增加，从而参与腹水的形成。

（三）腹膜淋巴回流减少

腹膜淋巴回流减少也是血液透析相关性腹水的主要机制之一。尿毒症患者的淋巴流速低于非尿毒症患者，从而导致腹水回吸收减少，当淋巴回流恢复通畅，可观察到腹水减少。

（四）低白蛋白血症

由于摄入食物减少、慢性分解代谢状态、炎症、激素的紊乱和代谢性酸中毒等原因，有 20%～75%血液透析患者营养不良，合并低 ALB 血症。低 ALB 血症可以导致血管内胶体渗透压下降，使液体渗出血管，组织间潴留过多的水分而出现水肿，形成腹水。已存在腹膜通透性改变的患者，其腹水形成的机制类似于嗜酸性细胞性胃肠炎。

（五）心源性疾病

心源性腹水的共同特点是中心静脉压升高，体循环回流障碍，体循环瘀血，导致静脉内静水压力升高，促进血液水分向组织间隙迁移，表现为水肿或腹水。其中，大量腹水多见于三尖瓣反流、三尖瓣狭窄、三尖瓣下移、缩窄性心包炎或右房血栓阻塞中心静脉，其主要原因是由于这些疾病体循环回流障碍较为突出。

（六）肿瘤

恶性腹水是第二大常见的腹水原因，腹水中常富含蛋白质，血清/腹水 ALB 梯度小于 11g/L。

1.实体瘤

很多实体瘤可产生腹水，常见的为胃癌、结肠癌、卵巢癌、乳腺癌、胰腺癌、肺癌等。消化系统来源的恶性肿瘤最多见，其中又以胃癌占多数；其次是妇科恶性肿瘤，其中以卵巢癌占多数。在 8%～22%恶性腹水患者中，其原发肿瘤不明确。肿瘤性腹水的发病机制复杂，可能为肿瘤侵袭使得毛细淋巴管重吸收障碍，肿瘤分泌过多的血管内皮生长因子（Vascular Endothelial Growth Factor，VEGF），增加毛细血管的通透性。在肝脏多发转移瘤患者，肝功能衰竭和门脉高压可促进腹水的形成。

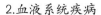

2.血液系统疾病

血液性肿瘤，特别是伴有淋巴系统疾病时，常合并腹水。但骨髓增殖性疾病合并门静脉血栓形成为少见的腹水原因。

3.间皮瘤

间皮瘤可发生腹水。

4.腹膜黏液瘤

该病罕见，患病率为1/100万，表现为复发性隐匿性黏液性腹水，最常见的肿瘤为阑尾肿瘤，也见于卵巢肿瘤。因腹水表现为黏液状，也称为腹膜假黏液瘤。

（七）肝硬化

肝硬化时腹水的形成常是几个因素联合作用的结果，门静脉高压是腹水形成的主要原因及始动因素。RAAS失衡以及低ALB血症也在腹水的形成中发挥作用。

1.门静脉高压

门静脉高压是肝硬化发展到一定程度的必然结果。肝硬化导致肝内血管变形、阻塞，门静脉血回流受阻，门静脉系统血管内压增高，毛细血管静脉端静水压增高，水分漏入腹腔。当门静脉压力<12mmHg时，很少形成腹水。研究表明断流术后腹水发生率远高于门体静脉分流术。

2.RAAS活性增强

门静脉高压引起脾脏和全身循环改变致使RAAS活性增强，导致钠水潴留，是腹水形成与不易消退的主要原因。

3.其他血管活性物质分泌增多或活性增强

肝硬化时，其他血管活性物质如心房肽、前列腺素、血管活性肽等分泌增多及活性增强，使脾脏小动脉广泛扩张，促使静脉流入量增加，同时引起小肠毛细血管压力增大和淋巴流量增加，可产生钠潴留效应。

4.低蛋白血症

肝硬化时ALB合成功能明显减低，引起血浆胶体渗透压降低，促使液体从血浆中漏入腹腔，形成腹水。

5.淋巴回流受阻

肝硬化时肝内血管阻塞，肝淋巴液生成增多，当回流的淋巴液超过胸导管的引流能力时，可引起腹水。如有乳糜管梗阻及破裂，形成乳糜性腹水。

（八）其他因素

1.结核性腹水

90%结核性腹膜炎可发生腹水。由于人口流动、免疫抑制剂的应用和艾滋病的流行，结核性腹膜炎发病率呈现上升趋势。腹水是结核累及腹部最常见的表现，其机制多为肺结核腹膜播散，其次是来源于肠道或输卵管结核。

2.甲状腺功能减退症

是腹水的一个特殊原因，可能为疾病引起血流动力学改变，导致心包或胸腔积液，甚至水肿。4%甲状腺功能减退症患者会出现腹水。

3.结缔组织病

结缔组织病是腹水不可忽视的原因，其中系统性红斑狼疮是最常见的原因，8%～

13%病例有腹水或浆液性渗出。机制可能为肠系膜或腹膜血管炎、感染、器官穿孔、局部缺血、肾病综合征、狼疮性腹膜炎、缩窄性心包炎等。

4.乳糜样腹水

乳糜样腹水为腹水中甘油三酯水平大于5mmol/L时形成的特殊形式的腹水。外观呈乳白色。发生机制为：外部压力阻塞淋巴管、扩张的腹膜后血管增加淋巴渗出。

5.胸部创伤

胸部创伤致淋巴回流受阻。原发性乳糜样腹水较罕见，常见于淋巴管发育不良。继发性乳糜样腹水的原因多样，西方国家最常见的原因为肝硬化和恶性肿瘤，特别是淋巴瘤，约占1/3；在发展中国家，主要病因为肺结核和丝虫病。创伤性乳糜样腹水通常是医源性的，由腹腔淋巴管或腹膜后淋巴结清扫手术所致。在儿童，乳糜样腹水最常由淋巴管异常引起，如淋巴管扩张症，而恶性淋巴瘤阻塞或破坏淋巴管，几乎仅见于成人。

五、临床表现

患者表现为腹胀、厌食、低ALB血症、恶病质、透析相关性低血压。典型体征为腹围增加、透析间期体重不相称增加及充血性心力衰竭。

六、诊断与鉴别诊断

（一）腹水的诊断

1.症状和体征

患者近期出现乏力、食欲减退等或原有症状加重，或新近出现腹胀、双下肢水肿等表现。查体见腹壁静脉曲张及腹部膨隆等，当存在大量腹水（约1500mL），叩诊可及移动性浊音。若阴性则不能排除腹水。

2.影像学检查

超声是腹水检查的最常用影像学检查方法，其次是腹部CT和磁共振显像（Magnetic Resonance Imaging，MRI）检查。超声可以确定有无腹水及腹水量，初步判断来源、位置（肠间隙、下腹部等）以及指导穿刺定位。

3.腹水的分级与分型

临床上根据腹水的量可分为1级（少量）、2级（中量）和3级（大量）。1级（少量）腹水：只有通过超声检查才能发现的腹水，患者一般无腹胀的表现，查体移动性浊音阴性；超声检查显示腹水位于各个间隙，深度小于3cm。2级（中量）腹水：患者常有中度腹胀和对称性腹部隆起，查体移动性浊音阴/阳性；超声检查显示腹水淹没肠管，但尚未跨过中腹，深度3~10cm。3级（大量）腹水：患者腹胀明显，查体移动性浊音阳性，可有腹部膨隆甚至脐疝形成；超声检查显示腹水占据全腹腔，中腹部被腹水填满，深度大于10cm。

（二）鉴别诊断

诊断腹水后要对腹水的性质和量以及是否合并自发性细菌性腹膜炎（Spontaneous Bacterial Peritonitis，SBP）进行评估，包括病史、体格检查、实验室检查、腹部影像学检查及诊断性腹腔穿刺。肝硬化是引起腹水的最主要原因，其他肝外疾病约占15%，其中最常见的是恶性肿瘤、结核性腹膜炎、慢性心力衰竭或肾病综合征等。部分腹水患者

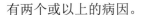

有两个或以上的病因。

1.病史、体格检查

通过病史和体格检查，了解患者有无肝病（肝掌、蜘蛛痣、脾肿大）、心力衰竭（外周水肿、颈静脉怒张、第三心音、肺部啰音）和恶性肿瘤（淋巴结肿大）等体征。

2.影像学检查

腹水在 B 超中表现为液性暗区，依据其在超声图像中的表现，可分为单纯典型腹水和非典型腹水。前者以漏出液为主，后者以渗出液、血性为主。腹水在 CT 上表现为均匀的水样密度影，通过测定腹水的 CT 值，大致可以区分腹水中所含的成分。一般认为，漏出液的 CT 值与水比较接近（0～15HU），而渗出性腹水、血性腹水则偏高（大于 15HU）。在恶性腹水中，小肠常被"栓"于腹后壁，常合并腹膜结节状、肿块或饼状增厚；而良性腹水患者的小肠常游离或靠近腹前壁。

3.实验室检查

建议评估血常规、凝血评估、肝功能、电解质等指标。

4.腹腔穿刺

腹部穿刺是诊断工作中最重要的一步，它适用于新发腹水患者、既往腹水近期病情恶化的患者或急诊腹水患者，禁忌证较少。穿刺应在无菌条件下进行，操作简单、安全。穿刺点通常选择左下腹脐与髂前上棘连线中外 1/3 交点处。腹腔穿刺术的并发症较少，有腹壁血肿、穿刺点液体漏出、肠穿孔等。观察腹水外观可呈无色透明、浑浊、脓性、血性、乳糜样等。乳糜样腹水主要含有甘油三酯，可由恶性肿瘤、肝硬化、感染、胰腺炎或其他罕见病因引起。浑浊腹水可能提示存在腹膜炎、胰腺炎或肠穿孔。血性腹水常与恶性肿瘤相关或外伤穿刺所致。透明腹水常见于肝硬化。腹水实验室常规检查包括细胞计数、分类、ALB、总蛋白定量等（见表 3-31）。腹水细胞计数及分类是腹水检测的首要指标。无并发症的肝硬化腹水细胞总数小于 $500×10^6$/L，此时多形核中性粒细胞（Poly Morphonuclear Neutrophil，PMN）比例大于腹水白细胞总数 50%。并发结核性腹膜炎或肿瘤则以淋巴细胞增高为主。如果腹水中的 PMN 计数大于 $250×10^6$/L，可在患者无任何症状前提下诊断 SBP。若临床考虑存在 SBP，可以做腹水细菌培养，在使用抗菌药物治疗之前留取标本，以血培养瓶在床旁取得腹水立即注入 10mL，行腹水细菌培养和厌氧菌培养，立刻送检，严格无菌操作，以免污染。目前的国际指南仍然建议检测腹水中的总蛋白浓度。考虑存在胰腺疾病时可行腹水淀粉酶检查，在恶性肿瘤和其他疾病患者的腹水中也可检测到较高水平的淀粉酶，因此淀粉酶检查是非特异性的，然而，淀粉酶检查对诊断酒精性肝硬化和胰腺炎仍具有重要价值。细胞学检查阳性对诊断腹膜癌敏感度高（83%），对肝癌敏感度较低（27%）。

表 3-31　腹水实验室检查内容

常规检查	选择性检查	偶查
细胞计数及分类	培养（细菌、厌氧菌）	结核菌涂片和培养
ALB	糖	脱落细胞学
总蛋白	乳酸脱氢酶	胆红素
	淀粉酶	三酰甘油
	革兰染色	

5.血清-腹水白蛋白梯度（Serum Ascites Albumin Gradient，SAAG）检查

SAAG 即血清 ALB 与同日内测得的腹水 ALB 之间的差值。腹水中的清蛋白含量可体现腹水的渗透压，其与血清 ALB 含量之差可间接反映血清与腹水的渗透压差，可间接、判断腹水是否因为门静脉压力增高而引起。SAAG 与门静脉压力呈正相关，SAAG越高，门静脉压就越高。SAAG≥11g/L 的腹水为门静脉高压性，常见于各种原因导致的门静脉高压性腹水。SAAG＜11g/L 的腹水多为非门静脉高压性，病因包括腹腔恶性肿瘤、结核性腹膜炎、胰源性腹水等。以腹水为主要表现就诊时可利用 SAAG 结合腹水总蛋白判断常见的主要原因（见表 3-32）。

表 3-32　腹水的原因与 SAAG、腹水总蛋白的相关性

原因	SAAG（g/L）	腹水总蛋白（g/L）
肝硬化	≥11	＜25
心力衰竭	≥11	≥25
腹腔恶性肿瘤	＜11	≥25
炎性腹水	＜11	≥25

6.诊断性腹腔镜

如果常规检查不能明确腹水的病因，应考虑行腹腔镜检查。腹腔镜可直观检查腹膜情况，并可切取活检。腹腔镜检查有助于诊断腹膜癌病、结核性腹膜炎和其他腹膜或网膜疾病，如间皮瘤和硬化性腹膜炎。

七、处理措施

（一）腹膜透析治疗

多篇文献报道表明间断腹膜透析或持续非卧床腹膜透析（Continuous Ambulatory Peritoneal Dialysis，CAPD）对治疗血液透析相关性腹水有效。其机制可能为腹膜透析对腹水可起到持续引流作用，减轻了腹腔压力，增加患者食欲，改善患者营养状况，使血浆蛋白和胶体渗透压提高；腹腔压力减轻还可以改善局部循环，有利于下肢静脉和腹腔静脉的回流，从而减少腹水生成。腹膜透析还可以有效清除免疫复合物，使腹水蛋白含量减少，腹水回吸收增加。

（二）腹水回输治疗

2004 年张晓波等报告 17 例血液透析患者接受腹水浓缩回输治疗，在治疗 3 个月后15 例腹水完全消失，余 2 例部分消退。连续观察 6 个月，完全消退的病例均未复发。王吉萍等回顾性分析了该院透析中心应用腹水超滤回输及留置腹腔引流管的方式治疗血液透析合并腹水的 27 例患者，均取得了良好疗效。

（三）经颈静脉肝内门体分流术（Transjugular Intrahepatic Portosystem Stent-Shun，TIPS）

研究显示 TIPS 治疗透析相关性腹水有效。TIPS 通过在肝静脉与门静脉之间建立分流道，显著降低门静脉压力，可以治疗难治性腹水，但术后易致肝性脑病、心力衰竭等严重不良反应，而且术后需要及时给予血液透析和药物治疗。

（四）可调钠血液透析联合人血清蛋白静滴治疗

有研究证实可调钠血液透析联合人血清蛋白静滴治疗尿毒症合并大量腹水具有良好的临床效果。相比于单纯运用可调钠血液透析治疗尿毒症合并大量腹水，可调钠血液透析联合人血清蛋白静滴治疗具有更好的疗效，不仅可缩短腹水下降速度，并且降低透析后腹水复发率，联合疗法在肾功能指标和血液生化指标改善方面更具有优势。不过，目前联合方案的医疗成本相对较高，在一定程度上制约了运用的普及。

（五）肾移植

目前认为同种异体肾移植术是从根本上解决透析相关性腹水的疗法，部分条件许可患者可考虑做肾脏移植治疗。虽然此治疗机理尚不清楚，但国外多例临床实践均表明其有效性。患者在肾移植2~6周内腹水消退，在移植肾失功的同时或以后腹水复发。但也有文献报告显示即使移植肾功能良好，患者腹水也出现复发。

八、预防措施

①适当控制水钠的摄入（非严格控制以免导致循环衰竭）减少体液的潴留。②加强营养，根据病情输注血浆或人体白蛋白，提高血浆胶体渗透压，减少腹水的生成。③尽量少用醋酸盐透析液，适当减少肝素的用量或不用肝素。④对患者进行健康教育和心理指导，提高患者水盐控制的依从性。

参考文献

[1] DAVIES S J，DAVENPORT A.The role of bioimpedance and biomarkers in helping to aid clinical decision-making of volume assessments in dialysis patients[J].Kidney Int，2014，86（3）：489-496.

[2] TRINH E，WEBER C.The dialysis sodium gradient：a modifiable risk factor for fluid overload[J].Nephron Extra，2017，7（1）：10-17.

[3] STOLIć R，TRAJKOVIç G.[Protein-energetic malnutrition as a predictor of mortality in patients on haemodialysis][J].Med Pregl，2009，62（11-12）：573-577.

[4] ZAFAR M U，MARJARA J，TARAR Z I，et al.Spontaneous bacterial peritonitis in cardiogenic ascites[J].Cureus，2020，12（10）：e10995.

[5] AYANTUNDE A A，PARSONS S L.Pattern and prognostic factors in patients with malignant ascites：a retrospective study[J].Ann Oncol，2007，18（5）：945-949.

[6] SHARMA H，BELL I，SCHOFIELD J，et al.Primary peritoneal mesothelioma：case series and literature review[J].Clin Res Hepatol Gastroenterol，2011，35（1）：55-59.

[7] RODRíGUEZ VARGAS B O，MONGE SALGADO E，MONTES TEVES P，et al.Diagnostic of ascites due to portal hypertension：accuracy of the serum-ascites albumin gradient and protein analises in ascitic fluid[J].Rev Gastroenterol Peru，2014，34（1）：23-28.

[8] TASNEEM A A，KHAN A A，ABBAS Z，et al.Ascites in patients on maintenance hemodialysis：causes，characteristics and predicting factors[J].J Coll Physicians Surg Pak，2016，26（5）：413-419.

[9] SCHIPPER H G，GODFRIED M H.Physical diagnosis-ascites[J].Ned Tijdschr Geneeskd，2001，145（6）：260-264.

[10] EASL clinical practice guidelines on the management of ascites，spontaneous bacterial peritonitis，

and hepatorenal syndrome in cirrhosis[J].J Hepatol，2010，53（3）：397-417.

[11] RUNYON B A.Management of adult patients with ascites due to cirrhosis：an update[J].Hepatology，2009，49（6）：2087-2107.

[12] OEY R C，VAN BUUREN H R，DE MAN R A.The diagnostic work-up in patients with ascites：current guidelines and future prospects[J].Neth J Med，2016，74（8）：330-335.

[13] CALDENTEY G，KHAIRY P，ROY D，et al.Prognostic value of the physical examination in patients with heart failure and atrial fibrillation：insights from the AF-CHF trial （atrial fibrillation and chronic heart failure）[J].JACC Heart Fail，2014，2（1）：15-23.

[14] YOON Y J，AHN S H，PARK J Y，et al.What is the role of diagnostic laparoscopy in a gastroenterology unit？[J].J Gastroenterol，2007，42（11）：881-886.

[15] HAN C M，LEE C L，HUANG K G，et al.Diagnostic laparoscopy in ascites of unknown origin：Chang Gung Memorial Hospital 20-year experience[J].Chang Gung Med J，2008，31（4）：378-383.

[16] KHAN S，ROSNER M H.Peritoneal dialysis for patients with end-stage renal disease and liver cirrhosis[J].Perit Dial Int，2018，38（6）：397-401.

[17] LAKHOO J，GUNASEKARAN S S，LOKKEN R P，et al.Does advanced chronic kidney disease impact transjugular intrahepatic portosystemic shunt efficacy and safety？[J].Acta Gastroenterol Belg，2017，80（2）：243-248.

[18] SELGAS R，BAJO M A，DEL PESO G，et al.Peritoneal dialysis in the comprehensive management of end-stage renal disease patients with liver cirrhosis and ascites：practical aspects and review of the literature[J].Perit Dial Int，2008，28（2）：118-122.

[19] TAMSMA J T，KEIZER H J，MEINDERS A E.Pathogenesis of malignant ascites：Starling's law of capillary hemodynamics revisited[J].Ann Oncol，2001，12（10）：1353-1357.

[20] DEMIREL U，KARINCAOǧLU M，HARPUTLUOǧLU M，et al.Two findings of portal hypertension：evaluation of correlation between serum-ascites albumin gradient and esophageal varices in non-alcoholic cirrhosis[J].Turk J Gastroenterol，2003，14（4）：219-222.

[21] XU X，DUAN Z，DING H，et al.Chinese guidelines on the management of ascites and its related complications in cirrhosis[J].Hepatol Int，2019，13（1）：1-21.

[22] DITTRICH S，YORDI L M，DE MATTOS A A.The value of serum-ascites albumin gradient for the determination of portal hypertension in the diagnosis of ascites[J].Hepatogastroenterology，2001，48（37）：166-168.

[23] CARRIER P，JACQUES J，DEBETTE-GRATIEN M，et al.Non-cirrhotic ascites：pathophysiology，diagnosis and etiology[J].Rev Med Interne，2014，35（6）：365-371.

[24] MOK C C.Investigations and management of gastrointestinal and hepatic manifestations of systemic lupus erythematosus[J].Best Pract Res Clin Rheumatol，2005，19（5）：741-766.

[25] CHOWDHARY V R，CROWSON C S，POTERUCHA J J，et al.Liver involvement in systemic lupus erythematosus：case review of 40 patients[J].J Rheumatol，2008，35（11）：2159-2164.

[26] BHARDWAJ R，VAZIRI H，GAUTAM A，et al.Chylous ascites：a review of pathogenesis，diagnosis and treatment[J].J Clin Transl Hepatol，2018，6（1）：105-113.

[27] STEINEMANN D C，DINDO D，CLAVIEN P A，et al.Atraumatic chylous ascites：systematic

review on symptoms and causes[J].J Am Coll Surg，2011，212（5）：899-905.e1-4.

[28] AITHAL G P，PALANIYAPPAN N，CHINA L，et al.Guidelines on the management of ascites in cirrhosis[J].Gut，2021，70（1）：9-29.

[29] 孟甲，魏芳，王立华，等.终末期肾病血液透析相关性腹水发生情况及其相关危险因素探讨[J].天津医科大学学报，2017，02：112-114.

[30] 张晓波.腹水浓缩回输在慢性肾衰维持透析患者合并大量腹水治疗中应用价值//"中华医学会肾脏病学分会2004年年会"暨"第二届全国中青年肾脏病学术会议"论文汇编[M].中华医学会肾脏病学分会，2004：2.

[31] 王吉萍，吴丽华，朱俊雅.血液透析联合腹水回输治疗顽固性腹水的临床观察[J].临床探讨，2014，52（31）：151-153

[32] 王运，李林法.不明原因腹水的研究进展[J].医学影像学杂志，2020，30（01）：128-132.

[33] Ennis J，Schultz G，Perera P，et al.Ultrasound for detection of ascites and for guidance of the paracentesis procedure：technique and review of the literature[J].International Journal of Clinical Medicine，2014，5（20）：1277-1293.

[34] 徐小元，丁惠国，李文刚，等.肝硬化腹水及相关并发症的诊疗指南[J].实用肝脏病杂志，2018，21（01）：21-31.

于　曼（撰写）　付滨（审校）

第五节　肠道钩虫感染

一、概述

钩虫感染在我国流行已久，严重危害了人民群众的身体健康，经过开展一系列的钩虫防控措施，其发病率大大降低。钩虫主要分为十二指肠钩虫和美国钩虫，虫卵经皮肤进入血液循环入肺，再进入胃肠道。常出现腹痛、腹胀、恶心呕吐、皮炎、缺铁性贫血等表现，是消化道出血的罕见病因。透析患者钩虫感染病例较为少见，只有极少数的病例报告，均表现为重度贫血，血红蛋白浓度<60g/L，并且经过驱虫治疗后，患者的贫血明显改善。

二、定义

肠道钩虫感染指钩虫感染人体后寄生于肠道，并引起一些消化道症状、皮肤症状和呼吸道症状。

三、流行病学及风险因素

大多数钩虫感染病例发生在撒哈拉以南的非洲、东南亚和拉丁美洲等经济欠发达地区。在我国，钩虫感染多发于南方地区，我国南部接近赤道，温度适宜，降雨量丰富，利于钩虫的传播。2015年我国人体寄生虫调查显示钩虫感染率为2.62%。2019年我国土源性线虫全国监测点钩虫感染率为 0.84%（3580/424766），四川省的感染率最高，达 5.91%（1849/31292），北京、天津等 15 个地区的监测点未发现钩虫感染者；女性感染率偏高，为 0.9%（1966/217578），男性感染率为 0.78%（1614/207188）；7～14 岁年龄组钩虫感染率最高，为 0.49%（284/58 556），45～59 岁年龄组最低，为 0.27%（281/104 218）。钩虫感染多与农民赤足劳动有关。血液透析合并肠道钩虫感染极其罕见，仅有 3 例病例报告，并无研究显示血液透析与钩虫感染有明确的相关性。

四、发病机制

带虫者的粪便排出后，会迅速孵化出幼虫，当人体皮肤接触这些土壤时，它们能直接钻入皮肤。幼虫的脱鞘液和分泌物能与内皮细胞相互作用，使内皮通透性增加，同时使 IL-6 和 IL-8 的释放升高，使内皮细胞间的连接中断并产生较大的内皮间隙，这使得钩虫幼虫能穿过内皮进入血液循环。幼虫通过血液循环达到肺循环，经过肺的毛细血管进入肺实质，在宿主咳嗽和吞咽时逐渐上升至气管，然后经食道到达肠道，蜕皮发育至成虫。钩虫最常寄生在小肠的近端部分。钩虫会分泌凝血因子 Xa 和凝血因子 VIIa/组织因子（Tissue Factor，TF）抑制剂以及抗血小板物质，抑制人体的凝血系统，使附着部位的血液持续渗出。

五、临床表现

1.消化道症状

幼虫在肠道发育成熟的过程中会出现腹痛、腹胀、恶心呕吐等症状。幼虫发育成熟后，其口器附着于肠道，会引起 GIB，随着感染强度的提高，出血量逐渐增多，从而出现黑便、便血、呕血等症状。

2.呼吸道症状

幼虫在肺部移动时，可能会出现咳嗽、咽痛、发热等症状，但一般症状较轻，可能会持续 1 个月左右，当幼虫全部离开肺部时，症状便会消失。

3.皮炎

钩虫幼虫钻入皮肤，在皮肤中活动时会引起局部皮肤的皮疹、瘙痒，甚至皮肤会产生"幼虫移行症"。

4.贫血

钩虫性贫血是钩虫感染的主要表现，钩虫感染后多会出现 GIB，导致缺铁性贫血。感染强度越高，贫血就越严重。透析患者常合并贫血，且血小板功能障碍。当透析患者感染钩虫时，可能会出现严重的 GIB，贫血可能会更加严重，血红蛋白浓度甚至可低于 30g/L。

5.嗜酸性粒细胞升高

当出现钩虫感染时，会出现嗜酸性粒细胞升高，并在胃肠道症状出现时达到峰值。

6.低 ALB 血症

钩虫会以血浆为食，使人体丢失一些蛋白质，但一般不会导致营养不良。但在一些钩虫高发的地区，严重的钩虫感染会使蛋白质大量丢失，出现下肢甚至全身的水肿。透析患者常合并低 ALB 血症和下肢水肿，当感染钩虫时，可能会加重低 ALB 血症和水肿。

六、诊断依据

1.流行病学

有钩虫病流行区的旅居史。

2.临床表现

有皮肤瘙痒、腹痛等症状。

3.实验室检查

血常规：血红蛋白浓度、红细胞计数、红细胞比容下降，嗜酸性粒细胞升高。粪便虫卵检查出钩虫虫卵。

4.内窥镜检查

内窥镜检查在肠道中发现钩虫。

透析患者自身即可出现皮肤瘙痒、腹痛、贫血等表现。当透析患者出现皮炎、明显腹痛、贫血加重、黑便时，应警惕钩虫感染，尤其是钩虫感染的高发地区。

七、处理措施

1.驱虫治疗

使用驱虫剂是治疗寄生虫的有效手段。阿苯达唑（肠虫清），400mg/d，能有效治疗钩虫感染。Moser观察钩虫感染者按剂量400mg/d，连续2～3d服用阿苯达唑，结果发现十二指肠钩虫感染者的治愈率为96%，美洲钩虫感染者的治愈率为90%。当大便排出钩虫后贫血可明显改善。

2.纠正贫血

一般病例贫血并不严重，可加量注射促红细胞生成素。钩虫性贫血为缺铁性贫血，补充铁剂，能有效纠正贫血。

3.输血治疗

当伴有严重的GIB，出现严重贫血要及时输血治疗，维持血容量。

八、预防措施

（1）健康教育：在钩虫病高发的地区，应做好皮肤防护，避免皮肤直接接触土壤，注意手部卫生。

（2）处于钩虫病的高发地区的透析患者，可定期服用驱虫药物，能有效降低钩虫的感染率。

参考文献

[1] HOTEZ P J，BROOKER S，BETHONY J M，et al.Hookworm infection[J].N Engl J Med，2004，351（8）：799-807.

[2] WU F，XU Y，XIA M，et al.Hookworm anemia in a peritoneal dialysis patient in china[J].Korean J Parasitol，2016，54（3）：315-317.

[3] HOTEZ P J，ALVARADO M，BASáñEZ M G，et al.The global burden of disease study 2010：interpretation and implications for the neglected tropical diseases[J].PLoS Negl Trop Dis，2014，8（7）：e2865.

[4] SOUADKIA N，BROWN A，LEACH L，et al.Hookworm （Necator americanus） larval enzymes disrupt human vascular endothelium[J].Am J Trop Med Hyg，2010，83（3）：549-558.

[5] WEI K Y，YAN Q，TANG B，et al.Hookworm infection：A neglected cause of overt obscure gastrointestinal bleeding[J].Korean J Parasitol，2017，55（4）：391-398.

[6] MOSER W，COULIBALY J T，ALI S M，et al.Efficacy and safety of tribendimidine，tribendimidine plus ivermectin，tribendimidine plus oxantel pamoate，and albendazole plus oxantel pamoate against hookworm and concomitant soil-transmitted helminth infections in Tanzania and Côte d'Ivoire：a randomised，controlled，single-blinded，non-inferiority trial[J].Lancet Infect Dis，2017，17（11）：1162-1171.

[7] 陈伟，陈健，陈明喆.维持性血液透析患者并发皮肤及肠道钩虫感染二例[J].中华肾脏病杂志，2012，28（6）：1.

[8] 陈颖丹，周长海，朱慧慧，等.2015年全国人体重点寄生虫病现状调查分析[J].中国寄生虫学与寄生虫病杂志，2020，38（01）：5-16.

[9] 朱慧慧，黄继磊，陈颖丹，等.2019年全国土源性线虫感染状况分析[J].中国寄生虫学与寄生虫病杂志，2021，39（05）：666-673.

肖志鹏（撰写）　付　滨（审校）

510

第七章　血液透析相关的内分泌系统并发症

肾脏是一个强大的内分泌器官，是内分泌功能的关键调节器，也是激素作用的重要靶点。因此，信号反馈机制和激素的产生、运输、代谢、消除和蛋白质结合的变化在影响肾脏的条件中相当常见。一个直接的结果是，慢性肾脏病（Chronic Kidney Disease，CKD）、终末期肾病（End Stage Renal Disease，ESRD）和移植肾都与许多激素的合成或作用异常有关。本章旨在概述由 CKD（包括接受血液透析患者）引起的特定内分泌异常。

第一节　胰腺分泌异常

一、概述

胰岛素是胰腺β细胞分泌的一种激素，对葡萄糖稳态和能量平衡以及对脂质、蛋白质和矿物质代谢有重要影响。因此，胰岛素信号失调会产生系统性影响。肾功能衰竭患者对胰岛素的抵抗增加在 20 世纪 70 年代末首次被报道。随后，DeFronzo 等人在 1981年发表的研究表明，CKD 患者的胰岛素抵抗（Insulin Resistance，IR）主要发生在外周组织。同时，未观察到肝葡萄糖摄取受损或肝脏葡萄糖合成受到抑制。目前已知，在 CKD 的早期阶段，IR 与肾小球滤过率降低同时发生。

许多与 CKD 相关的因素都与 IR 的病因有关。这些因素包括尿毒症毒素（增强的蛋白氨基甲酰化）、慢性代偿性酸中毒、细胞内离子稳态失衡，以及脂肪细胞、骨骼肌细胞和肝细胞胰岛素受体紊乱，脂肪细胞产生的细胞因子，慢性炎症和低体力活动等。Shinohara 等人对 183 例接受维持性血液透析治疗的非糖尿病 ESRD 患者进行前瞻性观察队列研究，采用胰岛素抵抗指数（HOMA-IR）评估 IR，检测基线时的空腹血糖和胰岛素水平，并对队列进行平均 67 个月的随访。记录了 49 例死亡，包括 22 例心血管死亡病例。根据 Kaplan-Meier 估计，HOMA-IR 前三分位（1.40 至 4.59）和 HOMA-IR 后三分位（0.28 至 1.39）受试者的心血管死亡累积发生率显著不同，危险比（Hazards Ratio，HR）为 2.60[95%置信区间（Confidence Intervai，CI）：为 1.12～6.01；在单变量 Cox 比例风险模型中，$P=0.026$]。在多变量 Cox 模型中，HOMA-IR 与心血管死亡率之间的正相关性仍然显著（HR，4.60；95%可信区间为 1.83～11.55；$P=0.001$），与年龄、C 反应蛋白（C-Reactive Protein，CRP）和是否存在血管并发症等基础疾病无关。进一步分析表明，HOMA-IR 对心血管死亡率的影响与体重指数（Body Mass Index，BMI）、高血压和血脂异常无关。相比之下，HOMA-IR 与非心血管疾病死亡率没有显著相关性。这些结果表明 IR 是 ESRD 患者心血管死亡率的独立预测因子。

不合并糖尿病的 ESRD 患者中，IR 是因心血管死亡的独立预测因素。研究表明，IR

对心血管危险的影响与年龄、BMI、合并高血压、血脂异常或 CRP 水平无关。有趣的是，没有发现 IR 和非心血管原因导致的死亡率之间有显著的相关性。长期以来，对不可逆肾衰竭患者进行肾脏替代治疗对降低这组患者的 IR 有积极作用。Kobayashi 等人报道了无论患者是否进行血液透析（Haemodialysis，HD）或腹膜透析（Peritoneal Diaiysis，PD），IR 标记物都有改善。然而，值得注意的是，该研究描述了在初始 5～6 周期间出现 IR 的改善，并没有说明 HD 或 PD 对这一参数的长期影响。IR 作为一种潜在的可改变的心血管危险因素，目前被认为是透析患者的治疗目标。

二、定义

IR 是指靶器官（如肝脏、骨骼肌和脂肪组织）对胰岛素作用的敏感性降低。为了代偿靶器官对胰岛素的低反应性，胰岛β细胞会增加胰岛素的合成和分泌，导致高胰岛素血症。IR 可以分为肝源性和外周性。IR 第一个特征是肝脏糖异生抑制受损，第二个特征是骨骼肌和脂肪组织中葡萄糖的处理减少。

三、流行病学

多项研究报道了 CKD 中 IR 的患病率，但结果有所差异。Fliser 等人基于静脉葡萄糖负荷的病例对照研究发现，在 29 例 IgA 肾病患者和 21 例常染色体显性多囊肾病（Autosomal Dominant Polycystic Kidney Disease，ADPKD）患者中，50%存在 IR。另外一项关于 ADPKD 患者的小型研究也报道了类似的发病率。在其他应用口服葡萄糖试验、定量胰岛素敏感性指数（Quantitative Insulin Sensitivity Check Index，QUICKI）或 HOMA-IR 的 4 项 CKD 患者的小型研究中，IR 患病率分别为 48%、39%、42%和 48%。在日本患严重 CKD 的患者中，两项研究都使用 HOMA-IR，IR 患病率分别为 30%和 44%，而在一组 18 名年轻、瘦弱、非糖尿病且伴有轻度肾功能不全的日本男性患者中，IR 患病率更高（50%）。在这些患者中，IR 是通过正血糖钳夹技术测定的。ULSAM 研究基于同样的金标准，共 446 名白人老年男性参与此研究，估计肾小球滤过率（Estimated Glomerular Filtration Rate，eGFR）$<60mL/min/1.73m^2$ 的患者 IR 患病率为 24%。在土耳其 HD 患者中，IR 患病率为 31.6%，而另一项研究报道了较低的患病率（19.4%），这种差异可能是由于这些研究中定义 IR 的阈值不同所致。

PD 患者的 IR 值得讨论，因为除尿毒症状态外，透析过程本身似乎调节了 IR 的大小。IR 可能因腹膜内存在含葡萄糖的透析液而加重。PD 的 IR 明显高于 HD，这可能反映了腹膜腔内存在糖基透析液。

四、发病机制

（一）CKD 中的胰岛素信号

IR 是由于受体或受体后水平胰岛素信号改变导致靶组织（肌肉、肝脏和脂肪组织）葡萄糖摄取、代谢或储存缺陷所致。肌肉是处理葡萄糖的主要部位，尿毒症中的 IR 主要是由于受体后缺陷导致胰岛素的外周抵抗。在肌肉细胞中，胰岛素与其受体结合并激活激酶，该激酶自身磷酸化并诱导胰岛素受体底物 1（Insulin Receptor Substrate-1，IRS-1）的酪氨酸磷酸化，激活磷脂酰肌醇 3-激酶（Phosphatidylinositol 3-Kinase，PI3K），导致磷脂酰肌醇三磷酸（Phosphatidylinositol Trisphosphate，PIP3）的产生。反过来，PIP3触发磷酸肌醇依赖性蛋白激酶 1（Phosphatidylinositol Protein Kinase-1，PDK-1）的激活，PDK-1 磷酸化下游蛋白激酶 B（Protein Kinase B，PKB），也称为 Akt。PKB/Akt 磷酸化底物 AS160，促进葡萄糖转运蛋白 4（Glucose Transporter-4，GLUT4）转位到质膜并最终摄取葡萄糖。尿毒症大鼠肝脏和肌肉中的胰岛素受体激酶活性正常，提示该模型中 IR 是由于胰岛素受体激酶远端缺陷所致。在去肾大鼠中，由于 PI3K 级联的改变，效应蛋白 PKB/Akt 的磷酸化水平大大降低。用胰岛素刺激的大鼠脂肪细胞与 CKD 患者血清孵育后显示葡萄糖摄取减少和脂解增加。在肾半全切除的成年大鼠中，肌细胞（而非心肌）中 GLUT4 的表达明显减少。DeFronzo 等人和 Friedman 等人的研究证实，慢性肾衰竭（Chronic Renal Failure，CRF）患者的肝脏葡萄糖摄取正常，肝脏葡萄糖生成正常，但骨骼肌葡萄糖摄取存在缺陷。

CKD 中组织对胰岛素不敏感的病因在本质上是多因素的，取决于经典因素如体力活动，以及 CKD 特有的危险因素，包括炎症、氧化应激、脂肪因子紊乱、维生素 D 缺乏、代谢性酸中毒、贫血和微生物毒素。

（二）危险因素

1.体力活动不足和 IR

与年龄匹配的健康个体相比，CKD 患者缺乏运动，这一现象与身体机能受损并行。动物实验表明体育锻炼通过增强肌肉葡萄糖摄取和糖酵解对葡萄糖的利用来增加胰岛素敏感性。因此，在晚期 CKD 中，由体力活动不足引起的 IR 是可逆的，至少部分是可逆的。事实上，在 HD 患者中，进行适度的体育锻炼，血浆胰岛素降低了 40%，当运动停止时，这种影响就消失了。

2.维生素 D 缺乏和 IR

维生素 D 通过调节细胞内游离钙以及增加胰岛素受体的表达和增强葡萄糖转运来刺激胰岛素的释放。CKD 患者普遍缺乏 1,25-羟基维生素 D，特别是当 eGFR 低于 30mL（min·1.73m²）时。在 3～4 期 CKD 患者中，使用活性形式的维生素 D 治疗并不影响 IR，这表明维生素 D 对胰岛素反应没有重大影响。然而，在第一次试验中纳入的 22 名患者中，约有一半没有明显的维生素 D 缺乏或不足[25-羟基维生素 D（25-OH-Vitamin-D，25-OH-D）[平均水平=30.7ng/mL±9.4（SD）ng/mL]，与第二次试验中 28 例患者相似的比例（平均 25-OH-D=38.0ng/mL±14.8ng/mL）。鉴于这些研究的样本量小，关于维生素 D 缺乏是否在 3～4 期 CKD 的 IR 中起作用的问题仍未解决。最近一项对进行透析的 CRF 患者的分析数据显示，短期维生素 D 治疗（4～12 周）改善了胰岛素分泌和胰岛素敏感性，这表明维生素 D 活性形式的缺乏和/或抵抗可能有助于透析 5 期 CKD 患者 IR 的减少。

总的来说，维生素 D 改善晚期 CKD 患者胰岛素敏感性的机制尚不清楚。维生素 D 缺乏会导致继发性甲状旁腺功能亢进，而甲状旁腺激素（Parathyroid Hormone，PTH）过高本身会抑制胰岛素分泌。在这方面，有证据表明甲状旁腺切除术矫正甲状旁腺功能亢进可改善胰岛素分泌。在 Mak 对 HD 患者的研究中，静脉注射骨化三醇可以增加胰岛素分泌，而不依赖于普遍的血清 PTH 水平，这表明维生素 D 本身可能影响胰岛素分泌和敏感性。

3.代谢性酸中毒和 IR

因为维持一个稳定的酸碱状态对细胞功能是至关重要的，确保一个稳定的 pH 值是维持生物体活性的基础。可接受的 pH 值范围（从 7.38 到 7.42）的微小偏差会改变蛋白质的三级结构，导致蛋白质变性和降解，降低酶的催化活性，并影响大多数激素的释放或作用。

代谢性酸中毒是肾功能不全的常见并发症，可诱发 IR，即使非常轻微的酸中毒也可导致 IR。在无碳酸氢盐的培养基中培养的大鼠胰岛细胞对葡萄糖的反应非常低，释放的胰岛素量也非常低。同样，细胞外 pH 值的降低也会抑制胰腺对葡萄糖的分泌反应。降低细胞外 pH 值会加速胰岛素与其受体的分离。三项在 CKD 患者中应用正糖钳夹技术的观察性研究表明，在透析前和透析阶段，代谢性酸中毒与 IR 相关。两项在 CRF 患者中进行的临床试验支持了 CKD 中酸中毒在 IR 中的因果作用，这些试验显示碳酸氢盐治疗可改善 IR。

4.炎症、氧化应激和 IR

促炎细胞因子和活性氧（Reactive Oxygen Species，ROS）降低胰岛素敏感组织对葡萄糖的摄取。对人类骨骼肌的详细研究表明，肿瘤坏死因子-α（Tumor Necrosis Factor-α，TNF-α）通过增强 IRS-1 的磷酸化来诱导 IR。此外，该细胞因子激活脂肪组织的脂解，促进游离脂肪酸（Free Fatty Acids，FFA）的产生。反过来，FFA 诱导二酰基甘油（Diacylglycerol，DAG）和长链酰基辅酶 A（Long-chain Acyl-CoA，LCA-CoA）在细胞内积累，从而抑制 IRS-1。白细胞介素-6（Interleukin-6，IL-6）在肝脏胰岛素受体或 IRS-1 水平上抑制胰岛素信号通路，并诱导细胞因子信号通路抑制因子 3（Suppressor Cytokinesignaling 3，SOCS-3）的表达。SOCS-3 是细胞因子信号通路的主调节器，SOCS-3 通过抑制 JAK-STAT 信号传导抑制 IRS-1 与胰岛素受体的结合，并增强泛素介导的 IRS-1 降解。

胰岛素信号级联是由氧化还原敏感酶活性引起的磷酸化/去磷酸化事件序列。在健康状态下，磷酸酶活性超过激酶活性，防止骨骼肌中不适当的蛋白质磷酸化。高 ROS 水平是 CKD 的一个标志，暴露于高 ROS 水平会降低磷酸酶活性，并通过直接和间接机制增强激酶活性，从而降低胰岛素受体和 IRS-1 的磷酸化，从而促进胰岛素信号转导。Nrf2 的激活在 CKD 中被钝化，Nrf2 是调节抗氧化的转录因子。Nrf2 的减少伴随着抑制分子 Keap1 的增加。Keap1 是一种促进 Nrf2 泛素化和被蛋白酶体降解的分子。Nrf2 激活因子可同时改善氧化应激和肾脏损伤，这支持了 Nrf2 缺失在 CKD 氧化应激发病机制中的因果作用。Nrf2 基因敲除小鼠表现出氧化应激、炎症和 IR 增强。炎症和氧化应激在 CRF 的 IR 中起作用。在三项针对透析患者的横断面研究中，通过评估纤维蛋白原、CRP、TNF-α，证实了 HOMA-IR 与炎症呈正相关。由血管紧张素Ⅱ（AngiotensinogenⅡ，AngⅡ）触发的氧化应激可能在 CKD 的 IR 中发挥作用，在 3~4 期 CKD 患者中使用 AngⅡ阻滞剂可以减少这些患者的 IR 和炎症生物标志物。

5.脂肪因子紊乱和 IR

CRF 是脂肪减少的一种自然模式，但矛盾的是，这种疾病的脂肪代谢异常与肥胖引起的脂肪代谢异常有许多相似之处。事实上，尿毒症患者的循环 FFA 通常升高，这些患者也表现出高水平的促炎细胞因子，高水平的两种主要脂肪因子，瘦素和脂联素，以及高水平的抵抗素（另一种影响胰岛素敏感性的激素）。

瘦素是一种由 167 个氨基酸组成的小型肽，与 IL-6 家族的细胞因子有很强的相似性。

瘦素对 IR 的影响取决于它的生物利用度。在瘦素缺乏的情况下，使用瘦素增加 IR，而在瘦素过量的情况下，使用瘦素减少 IR。脂肪因子对 IR 具有双面效应：一方面，它通过激活腺苷酸活化蛋白激酶（Amp-Activated Protein Kinase，AMPK）刺激脂肪酸氧化，从而改善胰岛素敏感性，另一方面，它的缺乏引起甘油三酯在肝脏、脂肪组织、骨骼肌细胞堆积进而诱导 IR。

瘦素主要由肾脏代谢，随着肾功能下降，这种肽的血浆浓度逐渐增加。此外，脂肪组织中瘦素增加分泌可能有助于肾脏疾病中循环瘦素的进一步升高。与肥胖一样，瘦素也在尿毒症中诱导 IR，这种作用通过减少脂肪氧化和 IRS/PI3K 信号通路的激活来介导。在一项关于透析心血管风险扩展评估队列的调查中，报道了瘦素和 HOMA-IR 之间的直接关系。这一发现随后在进行维持性腹膜透析（Continuous Ambulatory Peritoneal Dialysis，CAPD）或 HD 的 CRF 患者中得到证实，在一项对轻中度 CKD 患者的研究中也得到证实。

脂联素是脂肪细胞分泌的最丰富的蛋白质，在中枢和外周均能发挥作用。在中枢神经系统中，它通过对下丘脑的直接影响来增加食物摄入量，减少禁食期间的能量消耗。另一方面，它提高了内皮细胞功能，抑制促炎症信号，增加胰岛素敏感性。脂联素在肥胖小鼠中反而减少，并与 IR 有因果关系。同样，在男性中，血浆脂联素与脂肪质量和 IR 呈负相关。通过增强脂联素基因（ApM1）转录上调脂联素是噻唑烷二酮类抗糖尿病药物胰岛素增敏作用的部分原因。与瘦素一样，脂联素水平与 eGFR 呈负相关，在 ESRD 患者中脂联素水平是正常人群的两倍。在普通人群和 ESRD 患者中，血浆脂联素与代谢危险因素如 BMI、IR 和甘油三酯水平呈负相关，但由于血浆脂联素浓度的增加，这些关系在肾功能衰竭中呈上升趋势。

烟酰胺磷酸核糖转移酶（Nicotinamide Phosphoribosyltransferase，Nampt）是一种在内脏脂肪组织中高表达的普遍存在的胞质酶，它对烟酰胺腺嘌呤二核苷酸（Nicotinamide Adenine Dinucleotide，NAD）的生物合成至关重要。Nampt 的细胞外形式-内脂素，可作为一种仿胰岛素激素。多项人体研究表明血浆内脂素与肥胖、内脏脂肪量和 2 型糖尿病有直接联系。内脂素本身没有胰岛素模拟作用，但通过 NAD 生物合成活性形式，它会影响葡萄糖诱导的胰岛素分泌。CKD 中循环内脏脂肪水平升高，与肾小球滤过率（Glomerular Filtration Rate，GFR）直接相关。然而，CKD 中内脂素和 IR 之间的关系尚不清楚。一项 PD 患者的研究中，血清内脂素水平与 HOMA-IR 呈正相关。

网膜蛋白是一种由脂间质血管细胞合成的蛋白，可通过蛋白 PKB/Akt 增加细胞内胰岛素信号的传导。在肥胖和 IR 状态下，网膜素-1（该蛋白的主要循环亚型）的血浆水平下降，肥胖患者体重减轻后网膜素-1 水平上升。网膜素-1 水平升高归因于该激素的肾脏清除率降低。糖尿病透析患者网膜素-1 水平明显低于非糖尿病患者。这一观察结果与尿毒症中脂肪因子和 IR 之间的关系保持在较高水平的概念相一致。

6.贫血和 IR

贫血是 ESRD 的一个标志，鉴于红细胞数量与组织氧合和功能的相关性，这种改变与 CKD 的 IR 有关。随着贫血的改善，使用促红细胞生成素（Erythropoietin，EPO）治疗可改善透析患者的 IR，但这可能取决于营养不良的改善或 EPO 的直接作用。此外，在 EPO 治疗期间，IR 的改善与甘油三酯水平的降低是同步的，这对 IR 有良好的作用。IR 患者血浆中抑制胰岛素信号的分子，即浆细胞分化抗原 1（Plasma Differentiation

Antigen-1，PC-1）水平升高。有趣的是，EPO 治疗 2 个月降低了 PC-1 活性，这一效果与使用该药物治疗的 HD 患者 IR 的改善相关。部分纠正贫血对 IR 有良好的效果，而完全纠正贫血 EPO 治疗加重了透析患者的 IR。铁缺乏与低氧诱导因子（Hypoxia-Inducible Factor 1，HIF-1）的激活有关，HIF-1 刺激葡萄糖转运体和糖酵解酶的合成，作为相对缺氧的适应性反应。理论上，这些生物学现象可以解释为什么完全纠正贫血对 CKD 患者的 IR 有改善作用。

7.肠道微生物与 IR

CKD 很大程度上改变了肠道微生物菌群的组成，并有助于细菌产物，如吲哚基硫酸盐和对甲酚硫酸盐的积累，这两种尿毒症毒素具有促炎作用。在小鼠中，对甲酚硫酸酯通过削弱骨骼肌中 IRS-1 分子的磷酸化来诱导 IR。阿拉伯木糖低聚糖（一种减少肠道中对甲酚生成的益生元）的治疗显著改善了肾切除小鼠的 IR。在健康个体中，超过 90% 的吲哚酚硫酸酯和对甲酚硫酸酯被肾脏排出，同时这些化合物在 CKD 患者的体液中积累，这种现象是 CKD 肠道屏障渗漏造成的。

五、临床表现

在普通人群中，IR 可导致糖耐量异常、高血压、高脂血症、中心性肥胖、微量蛋白尿等临床变化。在非糖尿病肾病的 CRF 患者中，常常出现空腹血糖升高，但空腹胰岛素水平大多正常或升高；多伴有高血压、高尿酸血症及脂代谢紊乱等临床表现。

（一）低血糖反应

CKD 患者无论有无糖尿病，都有可能发生低血糖。对于糖尿病患者来说，由于肾脏清除胰岛素能力下降，胰岛素半衰期延长，易发生低血糖。非糖尿病的 CKD 患者发生自发性低血糖并不少见。透析液的含糖量对 HD 患者血糖有显著的影响，研究发现使用含糖和无糖透析液对非糖尿病和糖尿病患者进行 HD 治疗，无糖透析液透析患者低血糖发生率明显增高，因此建议对有低血糖倾向者，用含糖 5.5mmol/L 的透析液进行 HD，以避免低血糖的发生，尤其是糖尿病的 ESRD 患者。

（二）高脂血症

相当一部分 CRF 患者存在高脂血症。高脂血症与动脉粥样硬化及冠心病的发生密切相关。文献报道 30%～50% 的患者空腹血甘油三酯升高。CRF 患者产生高甘油三酯血症的原因之一为脂蛋白脂酶功能受限。脂蛋白脂酶活性受胰岛素调节，当存在 IR 时，该酶的活性下降，极低密度脂蛋白（Very Low-Density Lipoprotein，VLDL）从循环中的清除下降，致使 VLDL 代谢紊乱，引起血中 VLDL 和低密度脂蛋白升高和高甘油三酯血症。高胰岛素血症会提高血浆 FFA，从而增强甘油三酯和 VLDL 的合成，并减弱脂蛋白脂肪酶的活性，从而降低甘油三酯的清除。

（三）高血压

高血压是 CKD 患者常见的临床表现。其原因主要是肾脏损害造成的水钠潴留和肾素-血管紧张素-醛固酮系统（Renin Angiotensinogen Aldosterone System，RASS）的激活。胰岛素直接刺激血管紧张素原（Angiotensinogen，AGT）的产生，并以剂量依赖的方式上调 Ang II 型 1 受体，从而导致外周血管收缩和血浆容量增加。一方面，胰岛素会增加缩血管物质的分泌，如内皮素-1，并激活交感系统，这种作用部分可以通过这种激素刺激-氧化氮合酶来抵消。此外，胰岛素可能通过下调利钠肽系统间接增加血压。

（四）肥胖

IR 可以导致肥胖，肥胖可导致肾脏的损害，即肥胖相关性肾病，且发病率有上升的趋势。临床上可出现微量白蛋白尿到大量蛋白尿，甚至肾病综合征的表现（即类似于局灶性节段性肾小球硬化的表现，但病理形态异于局灶性节段性肾小球硬化），有部分患者发展为终末期肾衰竭，但进展较缓慢。而 ESRD 患者的血中脂肪因子水平升高。瘦素、脂联素、抵抗素等又都可以诱导 CKD 患者发生 IR。既往的研究表明脂肪组织分泌的促炎性细胞因子可以直接抑制肌肉胰岛素信号的传导。CKD 患者通过减重可以降低炎症及氧化应激反应，从而改善 IR，同时减少心血管风险。

（五）蛋白尿

非糖尿病患者群体中，微量白蛋白尿的发生率在不同的国家中差异较大，波动在 5%～55%，而且随年龄增加其发生率逐渐增高。伴有微量白蛋白尿的普通人群常伴有 IR 的一些特征，如血压高、空腹血糖受损、血脂紊乱、高胰岛素血症、肥胖、颈总动脉内膜中层厚度增加等，提示在该人群中微量白蛋白尿可能是 IR 的一个特征。微量白蛋白尿与高胰岛素血症、向心性肥胖有关，说明其是独立于高血压或糖尿病存在的 IR 的一个特征。

（六）高尿酸血症

CRF 的患者常常合并高尿酸血症。胰岛素能增加肾小管对尿酸的重吸收，IR 患者常伴发高尿酸血症。而且，60%的血尿酸经肾小球滤过、近曲小管的重吸收和分泌随尿液排出体外，CRF 由于肾小球和肾小管功能的损害，导致血尿酸排出减少，常常出现高尿酸血症。

六、CKD 患者的 IR 与心血管和肾脏风险

（一）IR、死亡率和 CV 事件

关于尿毒症患者胰岛素敏感性受损与死亡率之间关系的前瞻性数据很少，而且相互矛盾。ULSAM 队列中的 3～4 期 CKD 患者中，IR 未能独立于经典危险因素之外预测全因和心血管（Cardiovascular，CV）事件死亡率。然而，在一项关于吸烟或体力活动的 CKD 患者的分层分析中，IR 预测高死亡风险。在日本的 170 名非糖尿病透析患者的小队列中，HOMA-IR 测量的 IR 预测死亡率独立于其他危险因素，包括炎症和 BMI。同样，另一项 PD 患者队列研究证实，HOMA-IR 是 ESRD 患者 CV 死亡率的独立预测因子。另一项研究在 PD 患者中未发现这种关联。然而，该研究仅入组 69 例患者，随访时间 12 个月也相当短。在 HD 和 PD 患者的小型研究中报道了 HOMA-IR 和 CV 事件之间的微弱关联。最后，在最近一项针对透析患者的研究中，HD 与非 CV 死亡相关，但与 CV 死亡率无关。

（二）IR 和左心室肥厚

左心室肥厚（Left Ventricular Hypertrophy，LVH）是 CKD 相当常见的并发症，是这些患者死亡和 CV 不良结局的最强危险因素之一。IR 会促使心肌肥厚，在轻度至中度 CKD 的情况下，这种代谢改变与肾功能受损相互作用，导致 LVH。三项研究检验了 CKD 患者 IR 和 LVH 之间的联系。在第一项研究中，患者的 CKD 阶段 1～3 级，在 HOMA-IR

高于中位数值的患者中，LVH 患病率显著高于 HOMA-IR 低于中位数值的患者，且这一差异与 CKD 分期无关。在第二项研究中，在 HD 患者中，有 IR 的左心室质量指数（Left Ventricular Mass Index，LVMI）明显高于无 IR 的患者（146.3 ± 34.2 vs 132.2 ± 36.9；$P=0.01$）。HOMA-IR 是解释左室质量变异性的第一个因子。然而，如前所述，HOMA-IR 在 CKD 中是一个较差的 IR 指标，特别是在终末期肾衰竭中。此外，营养不良和炎症，这两个在该人群的流行病学中起重要作用的因素，会影响胰岛素敏感性，可能是一个相关的混淆来源。这种技术上的缺陷以及营养不良和炎症造成的混乱可以通过使用胰岛素敏感性的基因标记来部分克服。由于基因在受孕时是随机传递的（孟德尔随机化），所以影响胰岛素敏感性的基因代表了在不受环境因素干扰的情况下检测心肌肥厚中 IR 相关性的无偏工具。外切核苷酸焦磷酸酶磷酸二酯酶 1（Exonucleotide Pyrophosphatase Phosphodi Esterase1，ENPP1）基因是一种表达于心肌的众所周知的糖尿病心血管风险遗传标记。ENPP1 基因 rs1974201 多态性与 LVH 超声心动图参数和向心重构相关。由于使用遗传变异的关联研究，所以尽量减少了环境因素的干扰，这些结果将支持 IR 可能参与 CRF 患者 LVH 的假设。值得注意的是，在同一队列的进一步研究表明，ENPP1 rs1974201 多态性也改变了心肌纤维化的标志物组织金属蛋白酶抑制剂-1，IR 似乎不仅与 LVH 的发病机制有关，也与心肌纤维化有关，这是肾功能衰竭患者高死亡风险中最重要的改变。

（三）IR 和 CKD 的风险及肾衰竭进展

在恒河猴中，高胰岛素血症本身在明显糖尿病之前就会引起肾脏结构的改变。在正常和 IR 状态下，胰岛素的钠保留作用可能依赖于远端和近端小管或 Henle 祥中重吸收能力的增强。高胰岛素血症可通过增加肾白蛋白排泄促进肾损伤。胰岛素也被证明以剂量依赖的方式刺激血管平滑肌细胞的增殖，这种效应是由增强的胰岛素样生长因子-1（Insulin-like Growth Factor-1，IGF-1）的产生和 IGF-1 受体的刺激介导的。在 IR 状态下，高水平的胰岛素与 IGF-1 受体结合，诱导系膜细胞的生长，抑制细胞凋亡，并降低基质金属蛋白酶的活性，因此导致肾纤维化。在系膜和肾小管上皮细胞的体外研究中显示，胰岛素还可以通过增加转化生长因子-β（Transforming Groeth Factor-β，TGF-β）的产生促进肾纤维化。在 ULSAM 研究中，IR 预示着 CKD 更高的发病风险。同样，中国台湾地区老年人和印度裔美国人中 IR 患者发生 CKD 的风险也升高。在一组北欧 IgA 肾病患者（89 例）中，相比肾功能未进展的患者，进展至肾衰竭的患者胰岛素水平和 HOMA-IR 更高。同样，在一组由 365 名 4~5 期 CKD 非糖尿病患者组成的西班牙队列中，HOMA-IR 水平最高的第三组患者的 CKD 进展比第一和第二组更快。在日本一项非糖尿病性高血压患者队列研究中，患有 3 期 CKD 和 IR 的患者肾功能下降更快。

七、处理措施

尿毒症患者 IR 的管理应是多方面的。除了治疗许多可能导致 IR 和/或胰岛素分泌受损的尿毒症代谢改变外，其他更具体的治疗方案应该和患者沟通。尽管在接受 HD 的患者中进行的一项小型试验没有显示经过 3 个月的有氧运动训练后 IR 得到改善，但定期运动应该是 IR 管理的一个重要组成部分。ACE 抑制剂（Angiotensin Converting Enzyme Inhibitor，ACEI）治疗似乎改善胰岛素敏感性，可以减少原发性高血压患者 2 型糖尿病的风险。ACEI 或血管紧张素受体抑制剂（Angiotensin Receptor Blocker，ARB）影响 IR 需要在晚期 CKD 患者中进行测试。无 CV 疾病但空腹血糖水平受损的受试者参与了雷米普利和罗格列酮药物的糖尿病降低风险评估试验，结果显示雷米普利并没有减少糖尿病或死亡的发生率，但它确实促进了高血糖向正常血糖的回归。

在对 2 型糖尿病患者口服降糖药单药治疗的评估中，格列本脲、格列吡嗪和罗格列酮治疗患者的死亡率高于二甲双胍组。因为罗格列酮可以显著降低 2 型糖尿病的发生率，并且增加高血糖恢复到正常血糖的可能性，噻唑烷二酮类被认为是 CKD 患者有吸引力的选择。然而，随后的研究提供了相互矛盾的结果。一项横断面评估显示，罗格列酮使用者的 CV 和全因死亡率显著增高（＞38%）。在 CKD 患者中进行的随机临床试验显示，短期罗格列酮治疗降低了 IR，但对动脉功能和僵硬度没有影响。

胰岛素增敏剂二甲双胍与代谢综合征的减弱和 CV 保护有关。然而，二甲双胍可通过肾脏清除，因此 CKD 患者存在二甲双胍积累和相关乳酸酸中毒的风险。临床实践指南建议，当 eGFR 低于 60mL/min 时，应谨慎使用该药，当 eGFR 低于 30mL/min 时停用该药。一项口服降糖药的回顾性比较疗效研究显示，与二甲双胍相比，磺脲类药物治疗增加了 eGFR 下降、ESRD 和死亡风险。由于低血糖的风险，许多磺脲类药物在 CKD 中应避免使用，其他的应该谨慎使用。改善 IR 的新方法，如钠葡萄糖共转运体 2（Sodium Glucose Co-Transporter 2，SGLT-2）抑制剂和/或基于肠促胰岛素的治疗，可提供新的治疗策略。虽然二肽基肽酶 IV 抑制剂一般耐受良好，但剂量调整根据肾功能需要，以避免副作用。

第二节　垂体-性腺系统异常

下丘脑-垂体-性腺轴紊乱在 CKD 患者中很常见，在性功能障碍的发展中起着重要作用。这些患者的性功能障碍应该被认为是一个多因素的问题，受各种生理和心理因素以及共病条件的影响。除了一些内分泌改变，例如糖尿病和血管疾病，会干扰男性患者的勃起能力和女性患者的性唤起能力，各种心理因素如抑郁，显著影响两性性功能。

一、女性

（一）内分泌异常

血清催乳素（Prolactin，PRL）、促卵泡激素（Follicular Stimulating Hormone，FSH）和促黄体激素（Luteinizing Hormone，LH）升高是尿毒症女性的常见异常表现。月经和生育紊乱是 ESRD 患者经常遇到的，甚至可能导致闭经。透析开始后，月经周期通常不规律。透析妇女的卵巢功能障碍的特征是缺乏周期性促性腺激素和雌二醇的释放，这导致子宫内膜没有孕激素变化，内源性雌激素不能缓解月经周期 LH 激增，证实了中枢性下丘脑紊乱。因此，无排卵和随后的不孕症可能是尿毒症妇女月经异常及性欲下降的主要结果。在 ESRD 中，成功的妊娠是罕见的。病理子宫内膜形态在经历 HD 的育龄尿毒症妇女中非常常见，30% 为增生性变化，近 25% 为萎缩性变化。然而，似乎子宫内膜对循环中的雌激素保持了正常的反应性。

（二）临床表现

女性透析患者常表现为闭经、痛经、功能失调性子宫出血和卵巢囊性疾病。这些疾病的发生是由于下丘脑和卵巢水平的正常月经周期被打乱。LH 水平因释放增加而紧张性升高，雌激素诱导的 LH 没有激增，而 FSH 水平正常或轻微升高。通过 PRL 抑制脉冲性促黄体激素释放激素（Luteinizing Hormone Releasing Hormone，LHRH）的分泌可能是这一问题的原因之一。此外，卵巢对 LH 的激素生成反应低于正常水平。月经频率从 20 年前的 10%上升到 20%，此时约 40%，这可能反映了透析质量或护理的改善，但这些周期通常被认为是无排卵的。

在西方国家，每年受孕的频率为 0.3%至 2.2%，但是这些数字只是估计，因为没有准确的记录。透析患者的受孕频率似乎在增加，这可能反映了透析技术的改进，促红细胞生成素的有益作用，以及在某些情况下透析方案变化的影响。在怀孕并进入妊娠晚期的患者中，大约有 50%能生育出存活婴儿。在对怀孕时接受透析治疗的患者进行的两项研究中，在开始透析之前怀孕的患者有 75%~80%的情况下有活婴，而在透析期间怀孕的患者有 40%~50%的情况下有活婴。妊娠并发症包括宫内死亡、高血压、宫内发育迟缓、早产低出生体重婴儿以及先天性畸形发生率增加。新生儿护理是这些婴儿生存的一个重要因素。分娩可存活的婴儿大约发生在 32 周，妊娠时间越长结果越好。这些婴儿出生时体重在 1200 到 1550 克之间。增加透析剂量似乎是有益的。同时需要增加促红细胞生成素剂量以保持血红蛋白水平在可接受的范围内，有时还需要输血。在许多情况下，患者一般在妊娠 20 周左右住院治疗，以控制血压、透析液平衡、营养和贫血。移植对 ESKD 患者的生育和妊娠是最好的结果。

（三）处理措施

接受透析的妇女闭经、痛经或功能失调的评估应与妇科医生共同进行。评估应包括彻底的盆腔检查、巴氏涂片，也可能包括血清 PRL、LH 和 FSH 水平的测量，盆腔超声和子宫内膜活检。

治疗的一般原则包括 CKD 患者性功能教育、充分的透析和基础抑郁症的治疗。改变生活方式，如戒烟、力量训练和有氧运动，可以减少抑郁，增强身体素质。有限的证据表明 CKD 改变了雌二醇的药代动力学。口服雌二醇剂量后，ESRD 女性的游离雌二醇和总雌二醇血浆浓度更高，但雌二醇浓度没有变化。透析液中既不去除雌二醇，也不去除雌酮的稳态药代动力学表明，患有 ESRD 的妇女应接受一般处方剂量的大约 50%的剂量。目前还没有关于 CKD 中孕激素的药代动力学的信息。

慢性无排卵和缺乏孕酮分泌的尿毒症妇女可以用口服孕酮治疗。因为持续的月经可导致 CKD 贫血，特别是对月经过多的患者，在月经周期末期使用孕酮是首选。目前，尚不清楚雌激素刺激（由于无排卵周期）是否使 CKD 妇女易发生子宫内膜增生或子宫内膜癌。因此，建议对这类患者进行常规妇科随访。低雌二醇水平的闭经妇女接受透析可导致阴道萎缩和性交困难，局部使用雌激素乳膏和阴道润滑剂可能对这些患者有帮助。尿毒症妇女月经正常应鼓励使用节育。雌二醇激素替代疗法能够恢复正常月经和改善绝经前雌激素缺乏妇女的性功能，并改善尿毒症动物模型的骨组织形态。性欲减退症是 CKD 女性最常见的性问题，睾酮替代疗法在无肾脏疾病的患者中已显示出有效性。然而，成功的肾移植显然是恢复 CKD 女性正常性欲的最有效手段。

（四）女性性激素水平与 CKD 进展

由于男性肾脏疾病的进展速度一般比女性快，有人认为这种性别差异可能是通过循环类固醇与肾脏特定受体的相互作用来解释的。在实验动物模型中，内源性雌激素显示了肾脏的抗纤维化和抗凋亡作用，在去卵巢大鼠肾小球硬化和小管间质纤维化中，外源性雌二醇通过上调雌激素受体保护足细胞免受损伤。从这些动物研究中直接推断，外源性雌激素的使用可能减缓 CKD 的进展。然而，这方面的临床证据尚不明确，有证据表明雌激素替代疗法和口服避孕药都与蛋白尿、肌酐清除增加和肾功能丧失有关。这些研究在大多数情况下是回顾性的。还应注意的是，一般情况下，激素替代疗法对绝经后 ESRD 患者的使用频率低于对普通人群，可能导致选择和代表性不足的偏移。

二、男性

（一）内分泌异常

据估计，在 40 至 75 岁的社区居民中，睾酮缺乏症的发生率从 6% 至 9.5% 不等，而在糖尿病或肥胖男性中则上升到 15% 至 30%。在 CKD 中，这一发病率要高得多，在 50% 到 75% 之间。虽然性激素结合球蛋白的结合能力和水平似乎在正常范围内，但血清游离睾酮和总睾酮都存在这种缺陷。CKD 性腺功能减退的原因是多种多样的，可能与高泌乳素血症、共病条件（如肥胖、糖尿病和高血压）和可能影响性腺功能的药物（如 ACEI/ARB、酮康唑、糖皮质激素、他汀类药物、西那卡塞等）有关。

尿毒症患者血浆 LH 浓度通常升高，主要是由于促性腺激素释放激素和 LH 本身的波动释放发生变化，LH 产生的反馈抑制减弱（由于睾酮水平低），以及肾脏清除率受损。CKD 男性的 FSH 分泌也增加，反馈抑制 FSH 的功能。所有这些障碍均可在 GFR 中度降低时检测到，并随着 CKD 的进展逐步恶化。这些疾病很少在透析开始后恢复正常。相反，他们经常进展。尽管生殖功能的某些特征仍然受损，但是功能良好的肾移植可能会恢复正常的性活动。

（二）临床表现

男性性腺功能减退症的症状和体征取决于性腺功能减退症发展的生命阶段及其持续时间。在 ESRD 成人中，性腺功能减退、睾酮水平低和高泌乳素血症可能导致性欲减退、勃起功能障碍、少精症和不孕症、骨质减少，以及一定程度的骨质疏松和贫血。据报道，70% 至 80% 的 CKD 和 ESRD 男性存在勃起功能障碍。增加勃起功能障碍可能性的其他危险因素是高龄、糖尿病、高血压、血脂异常、吸烟和焦虑。精液分析通常显示射精量减少、精子数目低或完全无精子症、精子能动性低。治疗 CKD 患者常用的药物，如利尿剂、抗高血压和抗抑郁药以及组胺 H_2 受体阻滞剂，可导致勃起功能障碍。其他药物，如螺内酯、酮康唑、糖皮质激素可直接干扰性激素的合成。自主神经系统功能障碍是 CKD 患者（尤其是糖尿病患者）的常见症状，也可能导致 CKD 患者性异常。盆腔自主神经系统功能障碍可降低性活动时的感觉和刺激唤起。自主神经病变也可以干扰复杂的神经轴，而神经轴是实现充分勃起所必需的。

众所周知，睾酮通过诱导分化干细胞的生长和提高红细胞、祖细胞对循环促红细胞生成素的敏感性对促红细胞生成素产生刺激作用。因为 CKD 在老年人中更常见，很可能年龄相关的睾酮下降和内分泌异常（包括男性性腺功能减退）在一定程度上导致了红细胞质量的下降，并可能导致贫血。因此，睾酮缺乏被认为是非透析男性 CKD 患者贫血的另一个原因，也是接受红细胞生成刺激剂（Erythropoiesis-Stimulating Agent，ESA）治疗的男性接受 HD 的另一个原因。在 1989 年临床引入重组人促红细胞生成素（Recombinant Human Erythropoietin，rHuEPO）之前，雄激素是纠正 ESRD 贫血的主要药物干预。相反，ESRD 患者贫血与性欲降低和内皮功能障碍相关，rHuEPO 治疗导致部分患者性欲和性功能增加，勃起功能改善。纠正贫血、改善幸福感和直接内分泌效应可能在这一结果中发挥作用。此外，评估 rHuEPO 治疗后健康相关生活质量变化的研究发现，身体和社会功能、整体心理健康和性活动满意度显著改善。

最后，非透析性 CKD 患者性腺功能减退与动脉硬化、内皮功能障碍和 CV 事件风险相关。在接受透析的患者中，性腺功能减退也与死亡风险增加有关。动脉硬化、生活质量下降、炎症加剧睾酮与 CV 并发症之间的联系可以通过它与血脂异常、肥胖、糖尿病和代谢综合征等危险因素的关联来解释，这些因素本身可能导致内皮功能障碍和动脉粥样硬化。然而，睾酮在 CV 系统中也有直接的动脉粥样硬化保护作用。在一项稳定型心绞痛男性患者的运动应激试验中，经皮睾酮治疗改善了运动诱导的心肌缺血。在动物模型中，补充睾酮可抑制新生内膜斑块的形成，刺激内皮祖细胞，增加血管内皮细胞的一氧化氮释放，增强心肌灌注。

性腺轴受炎症细胞因子的抑制，因此任何炎症疾病都可能导致睾丸素缺乏。因此，低睾酮可以被认为是慢性炎症疾病的生物标志物。为了支持这一论点，研究显示，在不同的 CKD 人群中，内源性睾丸激素和炎症替代物之间存在强烈的负相关。然而，也有可能睾酮本身具有免疫调节作用，这是通过抑制性腺功能低下的男性糖尿病、冠心病和代谢综合征患者在补充睾酮后的细胞因子产生而得出的结论。

（三）处理措施

治疗男性性腺功能减退的一般原则包括最佳的透析和充足的营养摄入，以及抑郁症状的筛查。一项研究比较了睾酮贴片在 ESRD 患者和肾功能正常的性腺功能低下男性患者的药代动力学，研究人员发现，停用贴剂后睾酮的半衰期在两组之间没有差异，在使用贴剂期间血清睾酮的最低浓度和最高浓度也没有差异。因此，对于 ESRD 患者，可能可以使用常规剂量的睾酮替代疗法监测血清睾酮浓度，并根据需要调整剂量。关于在 ESRD 中使用睾酮的数据有限，一些研究表明，ESRD 患者的勃起功能不能通过补充睾酮来改善，其他研究表明，性腺功能低下的晚期 CKD 患者内源性睾酮通过局部凝胶正常化可以改善性功能。40 例性腺功能低下的 CKD 男性患者连续 6 个月每日给予 100mg 1%睾酮凝胶，既没有增加血清睾酮浓度，也没有对 ESA 需求产生影响。其他给药方式，如肌肉注射，可减轻依从性和生物利用度。在这种情况下，睾丸激素的反应可能受患者的营养状况、活动水平、生长激素（Growth Hormone，GH）和 GH 结合蛋白状态的调节。由于社会心理因素可能也参与了勃起功能障碍的病理生理学，夜间阴茎膨胀测试可能被用来区分性功能障碍的器官和心理原因。

（四）男性激素与 CKD 的进展

研究发现，CKD 在男性中的进展比女性更快。动物研究描述了在急性和慢性肾损伤期间，生理剂量的睾酮具有促炎症、促凋亡和促纤维化作用。另一方面，这类实验结果与临床观察很难一致，因为随着 CKD 的进展，睾丸激素的产生减少，而且 CKD 的发病率和进展主要发生在平均睾酮浓度较低的老年人。与此相一致的是，一项以人群为基础的男性研究报道肾功能受损和低血清睾酮浓度是额外的（独立的）死亡风险因素。因此，越来越多的证据表明睾酮可能对肾脏有保护作用。另一种性腺功能减退对肾损伤作用的解释是在肾缺血后再灌注的雄性大鼠中，睾丸激素浓度仅在 3h 后就显著下降，再灌注 3h 后灌注睾酮，可减弱 24h 血浆肌酐和尿肾损伤分子-1（Kidney Injury Molecule 1，KIM-1）的升高，防止外髓血流的减少，并减弱 48h 肾内炎症的升高。去势引起血浆肌酐和 KIM-1 的更大升高，而阿那曲唑（一种芳香化酶抑制剂）加睾酮治疗几乎使这些标志物正常化。

第三节　甲状腺功能异常

一、概述

甲状腺功能障碍是 CKD 人群中一种常见但尚未得到充分认识的内分泌紊乱，包括接受透析的 ESRD 患者。虽然甲状腺激素对于肾脏的生长和发育以及维持水和电解质的稳态是必要的，但肾脏也参与了这些激素的代谢和清除。因此，肾功能下降伴随着一种特征性的甲状腺生理紊乱。

二、定义

甲状腺生理紊乱包括甲状腺功能减退症、甲状腺功能亢进症。甲状腺功能减退症（简称甲减），是由于甲状腺激素合成及分泌减少，或其生理效应不足所致机体代谢降低的一种疾病。低三碘甲腺原氨酸（Triiodothyronine，T3）综合征指促甲状腺激素（Thyroid Stimulating Hormone，TSH）和四碘甲腺原氨酸（Tetraiodothyronine，T4）正常的情况下，血浆 T3 水平降低。甲状腺功能亢进症简称"甲亢"，是由于甲状腺合成释放过多的甲状腺激素，造成机体代谢亢进和交感神经兴奋，引起心悸、出汗、进食、便次增多和体重减少的病症。

三、流行病学

流行病学数据显示，与无 CKD 患者相比，晚期 CKD 患者甲状腺功能减退的患病率明显更高，与非 CKD 人群相似，CKD 患者中亚临床疾病占很大比例。大量以人群为基础的研究显示，甲状腺功能减退症的患病率越来越高，且随着 GFR 的下降而升高。14623 名参与者的健康和营养调查显示，eGFR 分别为 90、60～89、45～59、30～44 和小于 30mL/min/1.73m^2 的患者中，甲减的患病率分别为 5%、11%、20%、23% 和 23%。在一项针对 3～5 期 CKD 的美国退伍军人的研究中，23% 的患者被发现患有甲状腺功能减退。eGFR 每减少 10mL/min/1.73m^2，甲状腺功能减退的风险增加 18%。虽然 ESRD 人群中甲状腺功能障碍的研究相对较少，但也有类似的甲状腺功能减退高患病率的报道。同时低 T3 综合征的患病率非常高，在肾脏病患者中有超过 70% 的报道。

四、发病机制

虽然甲状腺功能障碍和肾脏疾病之间的机制联系尚未完全阐明，但越来越多的证据表明，甲状腺功能障碍和肾脏疾病之间存在潜在的双向联系。

（一）甲状腺功能障碍导致肾脏疾病

实验和临床研究表明，甲状腺功能减退可能通过多种途径对发育和成年期肾脏的大小和结构产生不利影响。在动物模型中，甲状腺功能减退已被证明会导致肾脏与体重比值降低，肾小球结构发生各种改变，如肾小球基底膜体积和面积减小、肾小球基底膜增厚、系膜基质扩张、肾小球毛细血管通透性增加等。也有人提出甲状腺功能减退可能导致心输出量减少，从而导致肾脏功能障碍。由于血管扩张剂合成和活性减少导致肾内血管收缩，肾素-血管紧张素-醛固酮活性改变。氯离子通道表达的改变导致管球反馈增加。在动物研究中，甲状腺功能减退导致单个肾单位 GFR、肾血浆流量和肾小球经毛细血管静水压力下降。在甲状腺切除术导致的严重甲状腺功能减退患者中，通过基于肌酐的估计方程和金标准同位素扫描测量的血浆流量和 GFR 均出现下降，而外源性甲状腺激素补充则出现逆转。几项基于人群的大型研究也证实了较高的 TSH 与发生 CKD 之间的关系。有限的数据还表明，甲状腺激素补充剂可能改善 CKD 进展。一项针对 309 例 2～4 期 CKD 亚临床甲状腺功能减退患者的研究，在这些患者中，接受甲状腺激素补充治疗的患者与未接受治疗的患者相比，eGFR 年下降速度更慢。

（二）肾病导致甲状腺功能障碍

相反，也有假说认为 CKD 可能导致各种甲状腺功能检查异常。首先，造影剂、药物、清洗液导致碘清除和滞留障碍。基于普通人群的观察性研究和透析患者的病例报告，膳食来源已被提出通过 Wolff-Chaikoff 效应和 Jod-Basedow 现象导致甲状腺功能亢进。相对于其他饮食因素，透析患者经常出现硒缺乏，这可能导致自身免疫性甲状腺疾病的加重。由于循环中绝大多数甲状腺激素与蛋白质结合，已有病例报告和一系列因肾病综合征导致大量蛋白质损失的患者患有甲状腺激素缺乏。也有人提出 PD 液大量的蛋白质丢失也可能导致 PD 患者的甲状腺功能障碍。最后，在晚期 CKD 尿毒症环境中发生的代谢性酸中毒、营养不良和非甲状腺疾病也可能导致甲状腺功能紊乱（即低 T3 水平）。

五、临床表现

甲状腺功能减退症是 ESRD 患者中最常见的甲状腺疾病，通常通过生化检查确定，包括血清 TSH 水平升高、血清 TSH 浓度正常或低（即亚临床"轻度—中度"和明显的"重度"甲状腺功能减退症）。在一般人群中，考虑到甲状腺激素受体几乎存在于所有组织中，未经治疗的甲状腺功能减退症可能会对包括肾脏在内的多个器官系统产生广泛的不良影响。

越来越多的证据表明，在晚期 CKD 人群（包括 ESRD 患者和透析患者）中，甲状腺功能减退和其他甲状腺功能紊乱与更高的死亡风险、CV 疾病、健康相关生活质量受损相关。

六、处理措施

成功管理 CKD 甲状腺疾病的关键治疗方法可能是恢复甲状腺激素不足，并将甲状腺激素维持在正常范围内。

来自美国肾脏数据系统的数据显示，甲状腺激素补充是 CKD 和 ESRD 患者最常用的处方药物之一。然而，很少有研究调查甲状腺激素补充对 CKD 患者（包括接受透析的患者）的影响。在一项 2715 名透析患者的研究中，基线时测量了 TSH 和治疗状态，接受药物治疗后甲状腺功能正常的患者与甲状腺功能一直正常的患者相比，死亡率风险相当。相比之下，TSH 水平低下的患者无论接不接受治疗都有较高的死亡风险。在随后的一项研究中，对来自国家退伍军人事务数据库的 227426 名 3 期 CKD 患者进行了甲状腺功能和治疗状态评估，研究开始时，那些未经治疗、治疗不足的甲状腺功能减退和未经治疗的甲状腺功能亢进患者与甲状腺功能正常的患者相比，有更高的死亡风险。而甲状腺功能减退患者被治疗到目标值，其死亡率则略低。然而，值得一提的是，甲状腺激素补充具有潜在的狭窄的治疗-毒性窗口，理论上存在蛋白质-能量消耗、CV 事件和骨丢失的风险。因此，需要进一步研究甲状腺激素补充的益处和风险，包括临床试验和提供纵向治疗真实证据的严格观察性研究，以指导伴有甲状腺功能障碍的 CKD 患者的管理。

第四节　生长激素异常

GH/IGF-I 系统对合成代谢、人体生长等具有重要意义。在生命的所有阶段，它介导了细胞和组织生长所必需的代谢过程，但在儿童时期产生的影响最为深远。GH 代谢和分泌受到生长抑素的抑制，并受到 GH 释放激素的刺激，但许多其他因素也参与其中，如脂肪酸和其他营养素以及与营养素摄入有关的因素，如瘦素和神经肽。一般来说，营养摄入调节 GH 的分泌，使身体的蛋白质储存而不是脂肪组织的保存，特别是在能量限制期间。禁食和胰岛素诱导的低血糖会增加 GH 的分泌，而葡萄糖负荷通过减少生长抑素的释放来降低循环 GH。另一方面，蛋白质和氨基酸的供应，特别是精氨酸，增加 GH 的分泌。在 CKD 期间，许多这些途径可能被扰乱。GH 是一种合成激素，刺激蛋白质合成、骨生长、钙潴留、骨矿化和脂解，并减少体脂。尽管 GH 的作用可能因患者是禁食还是进食而异，但 GH 降低了肝脏葡萄糖摄取，促进糖异生和脂解，从而拮抗胰岛素的降糖作用。垂体释放的 GH 以内分泌方式作用于肝脏 GH 受体，触发肝脏 IGF-I 的合成和释放。IGF-1 自由循环（具有生物活性）或与蛋白质结合[胰岛素样生长因子结合蛋白（Insulin-like Growth Factor Binding Protein，IGFBP）]。IGF-I 与特定的肌肉受体结合，诱导肌肉合成，抑制肌肉蛋白水解，促进氨基酸和葡萄糖的传递到肌细胞，并刺激成肌细胞增殖。因此，GH/IGF-I 系统紊乱可能导致 CKD 的许多并发症，如生长迟缓、骨骼肌减少症和肾病进展；GH 缺乏与 GFR 和肾血浆流量降低有关。

一、CKD 中存在 GH 抵抗

在 CKD 儿童中，即使血清 GH 浓度正常甚至升高，生长迟缓也很常见，因此有人提出 GH 抵抗状态，也可能是 IGF-I 抵抗状态。对 GH 不敏感是 GH/IGF-I 系统中多种缺陷的结果，包括分子水平上的 JAK/STAT 磷酸化缺陷，这可能部分归因于并发炎症。对 GH 和 IGF-I 药物的耐药性导致生长受损的晚期 CKD 儿童通常需要非常大剂量的 GH 来达到正常或接近正常的身体生长。

对 GH 和 IGF-I 作用的抵抗通常也出现在患有晚期 CKD 的成人患者中，这可能是由于 GH 受体减少和/或 GH 受体后缺陷以及 IGF-I 合成减少。证据还表明，IGF-I 的生物利用度可能降低，原因可能是：①肌肉中 IGF-I 受体的合成减少；②与 IGFBP 结合增加导致 IGF-I 失活；③肝脏中 IGFBP 的生成增加，IGFBP 的排泄减少，导致在血清 IGF-I 总浓度正常的情况下，更大比例的无活性 IGF-I 增多。研究表明，对 GH 药物的耐药性可能与尿毒症本身无关，而是与尿毒症相关的炎症状态增加有关通路与其他分子（如胃饥饿素、肌生成抑制素和 SOCS 家族）相互作用有关。

二、CKD 儿童的生长发育迟缓的治疗

重组人生长激素（Recombinant Human Growth Hormone，rhGH）是一种经批准的治疗肾衰竭儿童生长发育迟缓的药物，已被证明是安全有效的。早期识别和干预是 CKD 儿童治疗的一个重要组成部分。在美国，大约 15% 的接受透析的儿童使用 rhGH 治疗。不幸的是，许多患有 CKD 和生长迟缓的儿童仍然没有接受足够的 GH 治疗。对于身高低于均值 2 个标准差的 CKD 儿童，应考虑使用 GH 治疗。异常的生长不良原因，如甲状腺功能减退，应该筛查。早期实施 GH 治疗有可能提高身高。rhGH 每日皮下注射。一旦开始治疗，青春期生长的调控、营养状况、眼底检查（检查颅内高压引起的乳头水肿），每 3~4 个月检查一次，以确定生长是否充足，是否需要调整剂量。对于 3 岁以下的患者，也应常规监测其头围。研究表明，早期开始 rhGH 治疗是最有效的，可减轻生长反应受肾功能损害程度的影响。

尽管 rhGH 已被证明能促进生长，但成年后的最终身高可能仍低于遗传目标。肾移植后，由于多种因素，如皮质类固醇的使用、肾功能下降和 GH/IGF-I 轴异常，生长迟缓可能持续存在。尽管有人担心，长期使用 rhGH 治疗可能有各种不良反应，但 rhGH 通常耐受性很好，似乎与葡萄糖耐受不良、胰腺炎、肾功能进行性恶化、急性同种异体移植排斥反应或液体潴留的发生率增加无关。新的 rhGH 配方正在进行实验测试，希望可以减少副作用，提高疗效。

三、CKD 成人患者的 GH 治疗

许多研究已经探索了 rhGH 和重组人胰岛素样生长因子-1（Recombinant Human Insulin-like Growth Factor-1，rhIGF-I）治疗在 CKD 人群中可能的治疗作用。在接受透析的患者中，有证据表明，rhGH 刺激蛋白质合成，减少尿素生成，改善氮平衡，效应似乎是剂量依赖的。IGF-I 增强细胞内葡萄糖和氨基酸的运输，刺激蛋白质合成，抑制蛋白质降解，刺激骨骼生长和许多器官的扩大。然而，在接受透析的患者中，使用 rhGH 或 rhGH 加 rhIGF-I 通常耐受良好。在报道的 GH 治疗不良反应中，良性颅内高压、高血糖和液体潴留的风险较高。在肥胖的成年人中，rhGH 治疗导致内脏脂肪的减少和瘦体重的增加以及脂质的有益变化，尽管空腹血糖和胰岛素水平增加，但没有诱导体

重减轻。

第五节 肾上腺功能异常

由于高皮质醇血症的症状在 CKD 中很常见，因此有人认为下丘脑-垂体-肾上腺轴（Hypothalamo Pituitary Adrenal，HPA）可能会上调。鉴于糖皮质激素和醛固酮的代谢物都是由肾脏排出的，而皮质醇的代谢部分是由肾脏调节的。尽管如此，迄今为止，很少有研究能解决 CKD 中的肾上腺疾病，这个问题在一定程度上是由于药物处方干扰了 RAAS 和皮质醇系统。

一、促肾上腺皮质激素（Adrenocorticotrophic Hormone，ACTH）

ACTH 早在 60 年前就被用于儿童肾病综合征的治疗，但逐渐被合成糖皮质激素类似物所取代。CRF 患者血清皮质醇水平及其昼夜节律正常，ACTH 水平正常或升高，ACTH 对皮质醇释放激素的反应性正常或轻度降低。临床和实验证据表明 ACTH 可能具有抗蛋白尿、降脂和肾脏保护特性，这些特性不能完全用其类固醇生成作用来解释。

二、皮质醇

肾上腺功能异常的特征性表现为总皮质醇和游离皮质醇正常或升高，皮质醇肝分解代谢减少以及血 17-羟皮质类固醇水平升高。高皮质醇血症导致 IR、蛋白分解代谢加强和脂质代谢紊乱。在正常情况下，皮质醇不能激活盐皮质激素受体（Mineralocorticoid Receptor，MR），因为皮质醇被 11β-羟基类固醇脱氢酶 2 型（11β-Hydroxysteroid Dehydrogenase 2，11β-HSD2）转化为非活性代谢物可的松。因此，可以推测 MR 拮抗剂的有益作用可能是通过阻断醛固酮和皮质醇的作用而产生的。在一项对 2 型糖尿病患者进行维持性 HD 的观察分析中，高血清醛固酮和高血清皮质醇浓度与心源性猝死相关。使用 MR 拮抗剂是否能降低这类患者的猝死风险，还有待在未来的试验中进一步研究。

三、肾上腺雄激素

脱氢表雄酮（Dehydroepiandrosterone，DHEA）和硫酸脱氢表雄酮（Dehydroepiandrosterone-sulfate，DHEA-s）从肾上腺网状带分泌。DHEA 和 DHEA-s 相互转换，DHEA 是性激素的前体。在一项以年轻人为基础的研究中，血清 DHEA 浓度与肾功能呈负相关。在 2 型糖尿病患者中，低循环血清 DHEA-S 浓度也与肾小球损伤的进展有关，这一发现与两项研究的结果一致，即维持性 HD 的男性患者血清 DHEA-S 显著降低，并与全因和心血管疾病（Cardiovascular Disease，CVD）相关的死亡率相关。像其他激素的浓度一样，DHEA-S 浓度的降低可能是疾病严重程度的替代品，在危重疾病中被抑制。然而，DHEA-s 可能对动脉粥样硬化和 CVD 有保护作用，因为 DHEA 可以改善男性内皮功能和胰岛素敏感性，DHEA-S 可能有其他功能如作为过氧化物酶体增殖物激活受体α（Peroxiisome Proliferator Activated Receptor-α，PPARα）激活剂，可以调节免疫功能、炎症和氧化应激。

第六节　肾素-血管紧张素-醛固酮系统异常

　　肾素-血管紧张素系统（Renin Angiotensinogen System，RAS）在肾脏疾病的发生发展中具有重要作用。该系统是由 AGT、肾素（Renin）、血管紧张素Ⅰ（Angiotensinogen Ⅰ，AngⅠ）、血管紧张素转化酶（Angiotensin Converting Enzyme，ACE）、AngⅡ、AngⅡ受体等组成。AngⅡ是 RAS 中最主要的生物活性物质，在肾脏损害中起着十分重要的作用。AngⅡ与肾脏细胞膜上的 AngⅡ型受体结合后，既可通过增加肾小球毛细血管内压这一间接途径引起肾脏的损害，也可通过刺激肾脏细胞分泌 TGF-β等各种细胞因子，直接造成肾脏损害。肾功能不全患者血浆肾素水平多低于正常，血管紧张素及 ACE 等在透析患者中均明显增加。

　　HD 患者 ACE 的升高以及由此引起的 AngⅡ的升高可促进 CVD 和肾脏疾病的进展。维持性 HD 的患者通常在基线时患有高血压，HD 过程中的超滤通常通过减少容量负荷使血压正常化。然而，一些接受 HD 治疗的患者有相反的反应，在 HD 治疗期间或之后患有高血压。可能机制包括电解质失衡、HD 期间去除抗高血压药物以及激活 RAS。RAS 激活可能是由于 HD 超滤过程中血管内容积的减少。RAS 的激活导致 AngⅡ的升高，通过醛固酮介导的盐和水潴留以及细胞增殖，这种酶可以引起血管收缩。此外，交感神经激活是因为 AngⅡ作用于中枢神经系统中的 AngⅡ受体 1 型，导致全身血管阻力增加。因此，AngⅡ通过水潴留、血管收缩和交感神经激活促进高血压，强调 ACEI 在 HD 患者高血压治疗中的重要作用。因此，ACE 升高的 HD 患者的高血压治疗可能特别具有挑战性，因为局部 RAS 的激活增加可能导致持续且难以治疗的高血压。

　　尽管已经使用 ACEI 治疗，AngⅡ升高仍会增加 CRF 患者的发病率和死亡率。这表明越来越需要了解肾脏疾病和 CVD 中 RAS 的激活。ACE 在蛋白尿大鼠的近端肾小管中上调，可能导致进一步的肾损害和肾脏疾病的进展。HD 患者肾脏疾病和 CVD 的持续进展也可能与蛋白尿增加有关，因此减少蛋白尿的治疗可能有益于此类患者。

　　尿毒症患者血浆醛固酮浓度可以增高、正常，也可降低，其浓度受血钾和肾素浓度影响，如慢性肾功能不全伴高血钾，则低肾素常见，此时低醛固酮是由低肾素引起，并可导致高血钾。透析时患者基础血醛固酮值也不一样，可能与血浆容量改变和血钾浓度有关。如单纯超滤，血醛固酮上升，若透析超滤（血钾下降），同样容量变化，醛固酮增高反应常减弱或消失。醛固酮除了对钠的再吸收有经典作用外，还可能对肾脏和心血管损伤有其他作用。醛固酮增加氧化应激，促进血管炎症，并通过限制一氧化氮的生物利用度损害血管反应性。在盐负荷过大的情况下，醛固酮会导致心脏肥大和纤维化。这两种情况都可以通过给予 MR 拮抗剂来预防。

第七节　胃肠肽激素异常

CRF 患者血胃泌素水平常升高，可能是由于胃泌素的生成增加和清除降低所致，高 PTH 使得胃酸分泌减少可能为其诱因。高胃泌素血症和胃肠并发症之间并无明显关系。CRF 患者胆囊收缩素分解减弱，血浓度增加。胃蛋白酶原 I 是"G 细胞"功能的标志，其在 CRF 患者中升高。胃抑肽量的升高也会减少胃酸分泌。

第八节　内源性阿片样物质异常

内源性阿片样物质是指有吗啡样活性的多肽，在中枢神经系统、肾上腺髓质、胰腺和垂体中产生，是中枢神经系统的神经递质，调节几乎所有最重要激素的分泌，包括促性腺激素、PRL、胰岛素、胰高血糖素和 TSH。甲硫啡肽和亮啡肽是最小的有阿片样活性的多肽（每个分子有 5 个氨基酸）。CRF 患者血甲硫啡肽升高，而亮啡肽水平较低。大分子 β-内啡肽（31 个氨基酸）是含量最高和最有效的内源性阿片样物质。β-内啡肽最重要的产生部位是垂体，有报道 CRF 患者血 β-内啡肽水平升高，这可能由于分解代谢减弱或生成增加的缘故。β-促脂素（β-Lipotropic Hormone，β-LPH）的相对分子质量更大（91 个氨基酸），它是 β-内啡肽专一代谢前体，在 CRF 时升高。用纳洛酮阻断阿片样物质的受体可以诱发高内啡肽血症，从而引起高血糖高胰岛素血症、葡萄糖耐量降低和高 PTH 血症。阿片样肽类物质也调节血流和动脉血压，它们对 GFR 也有一定作用。

参考文献

[1] BIOLO G，GUARNIERI G，BARAZZONI R，et al.Complete correction of anemia by erythropoiesis-stimulating agents is associated with insulin resistance in hemodialysis patients[J].Clin Exp Med，2011，11（3）：181-187.

[2] NAVANEETHAN S D，KIRWAN J P，REMER E M，et al.Adiposity，physical function，and their associations with insulin resistance，inflammation，and adipokines in CKD[J].Am J Kidney Dis，2021，77（1）：44-55.

[3] CHAN D T，WATTS G F，IRISH A B，et al.Insulin resistance and vascular dysfunction in chronic kidney disease：mechanisms and therapeutic interventions[J].Nephrol Dial Transplant，2017，32（8）：1274-1281.

[4] KARAKAN S，SEZER S，ÖZDEMIR ACAR F N，et al.The relationship of visfatin levels with insulin resistance and left ventricular hypertrophy in peritoneal dialysis patients[J].Ren Fail，2012，34（6）：732-737.

[5] BORAZAN A，BINICI D N.Relationship between insulin resistance and inflamation markers in hemodialysis patients[J].Ren Fail，2010，32（2）：198-202.

[6] CAO L，MOU S，FANG W，et al.Hyperleptinaemia，insulin resistance and survival in peritoneal

dialysis patients[J].Nephrology（Carlton），2015，20（9）：617-624.

[7] CARRÉ J E，AFFOURTIT C.Mitochondrial activity and skeletal muscle insulin resistance in kidney disease[J].Int J Mol Sci，2019，20（11）：2751.

[8] KOPPE L，PILLON N J，VELLA R E，et al.p-Cresyl sulfate promotes insulin resistance associated with CKD[J].J Am Soc Nephrol，2013，24（1）：88-99.

[9] KARAVA V，DOTIS J，KONDOU A，et al.Association between relative fat mass，uric acid，and insulin resistance in children with chronic kidney disease[J].Pediatr Nephrol，2021，36（2）：425-434.

[10] SCHRAUBEN S J，JEPSON C，HSU J Y，et al.Insulin resistance and chronic kidney disease progression，cardiovascular events，and death：findings from the chronic renal insufficiency cohort study[J].BMC Nephrol，2019，20（1）：60.

[11] CHAN D T，WATTS G F，IRISH A B，et al.，Insulin resistance and the metabolic syndrome are associated with arterial stiffness in patients with chronic kidney disease[J].Am J Hypertens，2013，26（9）：1155-61.

[12] CHEN C C，LI T C，LI C I，et al.Serum resistin level among healthy subjects：relationship to anthropometric and metabolic parameters.Metabolism.2005.54（4）：471-5.

[13] CHEN J，MUNTNER P，HAMM L L，et al.Insulin resistance and risk of chronic kidney disease in nondiabetic US adults[J].J Am Soc Nephrol，2003，14（2）：469-477.

[14] CHEN M P，CHUNG F M，CHANG D M，et al.Elevated plasma level of visfatin/pre-B cell colony-enhancing factor in patients with type 2 diabetes mellitus[J].J Clin Endocrinol Metab，2006，91（1）：295-299.

[15] HUH J H，YADAV D，KIM J S，et al.An association of metabolic syndrome and chronic kidney disease from a 10-year prospective cohort study[J].Metabolism，2017，67：54-61.

[16] MA A，LIU F，WANG C，et al.Both insulin resistance and metabolic syndrome accelerate the progression of chronic kidney disease among Chinese adults：results from a 3-year follow-up study[J].Int Urol Nephrol，2018，50（12）：2239-2244.

[17] ROSHANRAVAN B，ZELNICK L R，DJUCOVIC D，et al.Chronic kidney disease attenuates the plasma metabolome response to insulin[J].JCI Insight，2018，3（16）：e122219.

[18] CHEN S，CHEN Y，LIU X，et al.Association of insulin resistance with chronic kidney disease in non-diabetic subjects with normal weight[J].PLoS One，2013，8（9）：e74058.

[19] COMBS T P，PAJVANI U B，BERG A H，et al.A transgenic mouse with a deletion in the collagenous domain of adiponectin displays elevated circulating adiponectin and improved insulin sensitivity[J]. Endocrinology，2004，145（1）：367-383.

[20] TRUONG T H，CARROLL K S.Redox regulation of protein kinases[J].Crit Rev Biochem Mol Biol，2013，48（4）：332-356.

[21] CUSUMANO A M，BODKIN N L，HANSEN B C，et al.Glomerular hypertrophy is associated with hyperinsulinemia and precedes overt diabetes in aging rhesus monkeys[J].Am J Kidney Dis，2002，40（5）：1075-1085.

[22] RAJPUT R，SINHA B，MAJUMDAR S，et al.Consensus statement on insulin therapy in chronic kidney disease[J].Diabetes Res Clin Pract，2017，127：10-20.

[23] DE BOER I H，KATZ R，CHONCHOL M B，et al.Insulin resistance，cystatin C，and mortality

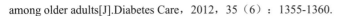
among older adults[J].Diabetes Care，2012，35（6）：1355-1360.

[24] DE BOER I H，MEHROTRA R.Insulin resistance in chronic kidney disease：a step closer to effective evaluation and treatment[J].Kidney Int.2014.86（2）：243-245.

[25] DE BOER I H，ZELNICK L，AFKARIAN M，et al.Impaired glucose and insulin homeostasis in moderate-severe CKD[J].J Am Soc Nephrol，2016，27（9）：2861-2871.

[26] KARAKAN S，SEZER S，OZDEMIR ACAR F N.Insulin resistance and left ventricular mass in non-diabetic hemodialysis patients[J].Curr Ther Res Clin Exp，2012，73（6）：165-173.

[27] KALBACHER E，KOPPE L，ZARROUKI B，et al.Human uremic plasma and not urea induces exuberant secretion of leptin in 3T3-L1 adipocytes[J].J Ren Nutr.2011.21（1）：72-75.

[28] DAVE N，WU J，THOMAS S.Chronic kidney disease-induced insulin resistance：current state of the field[J].Curr Diab Rep，2018，18（7）：44.

[29] AKWO E A，SAHINOZ M，ALSOUQI A，et al.Effect modification of body mass index and kidney function on insulin sensitivity among patients with moderate CKD and healthy controls[J].Kidney Int Rep，2021，6（11）：2811-2820.

[30] NOWAK K L，CHONCHOL M.Does inflammation affect outcomes in dialysis patients.Semin Dial[J].2018，31（4）：388-397.

[31] LAU W L，SAVOJ J，NAKATA M B，et al.Altered microbiome in chronic kidney disease：systemic effects of gut-derived uremic toxins[J].Clin Sci（Lond），2018，132（5）：509-522.

[32] DOGRA G，IRISH A，CHAN D，et al.Insulin resistance，inflammation，and blood pressure determine vascular dysfunction in CKD[J].Am J Kidney Dis，2006，48（6）：926-934.

[33] DUMLER F，KILATES C.Body composition analysis by bioelectrical impedance in chronic maintenance dialysis patients：comparisons to the National Health and Nutrition Examination Survey III[J].J Ren Nutr，2003，13（2）：166-172.

[34] SPOTO B，PISANO A，ZOCCALI C.Insulin resistance in chronic kidney disease：a systematic review[J].Am J Physiol Renal Physiol，2016，311（6）：F1087-F1108.

[35] LIN C Y，HSIEH M C，KOR C T，et al.Association and risk factors of chronic kidney disease and incident diabetes：a nationwide population-based cohort study[J].Diabetologia，2019，62（3）：438-447.

[36] GIERS K，NIEMCZYK S，SZAMOTULSKA K，et al.Visceral adipose tissue is associated with insulin resistance in hemodialyzed patients[J].Med Sci Monit，2015，21：557-562.

[37] GU D F，SHI Y L，CHEN Y M，et al.Prevalence of chronic kidney disease and prediabetes and associated risk factors：a community-based screening in Zhuhai，Southern China[J].Chin Med J（Engl），2013，126（7）：1213-1219.

[38] PAMMER L M，LAMINA C，SCHULTHEISS U T，et al.Association of the metabolic syndrome with mortality and major adverse cardiac events：A large chronic kidney disease cohort[J].J Intern Med，2021，290（6）：1219-1232.

[39] JIA T，HUANG X，QURESHI A R，et al.Validation of insulin sensitivity surrogate indices and prediction of clinical outcomes in individuals with and without impaired renal function[J].Kidney Int，2014，86（2）：383-391.

[40] JING C，XU S，MING J，et al.Insulin resistance is not independently associated with chronic kidney

disease in Chinese population：A population-based cross-sectional study[J].Clin Chim Acta，2015，448：232-237.

[41] COBO G，Cordeiro A C，Amparo F C，et al.Visceral adipose tissue and leptin hyperproduction are associated with hypogonadism in men with chronic kidney disease[J].J Ren Nutr，2017，27（4）：243-248.

[42] DHINDSA S，REDDY A，KARAM J S，et al.Prevalence of subnormal testosterone concentrations in men with type 2 diabetes and chronic kidney disease[J].Eur J Endocrinol，2015，173（3）：359-366.

[43] KIM C，RICARDO A C，BOYKO E J，et al.Sex hormones and measures of kidney function in the diabetes prevention program outcomes study[J].J Clin Endocrinol Metab，2019，104（4）：1171-1180.

[44] KOBAYASHI M，ITO M，IWASA Y，et al.The effect of multimodal comprehensive care methodology training on oral health care professionals' empathy for patients with dementia[J].BMC Med Educ，2021，21（1）：315.

[45] VALDIVIELSO J M，JACOBS-CACHÁ C，SOLER M J.Sex hormones and their influence on chronic kidney disease[J].Curr Opin Nephrol Hypertens，2019，28（1）：1-9.

[46] HUANG W，MOLITCH M E.Prolactin and other pituitary disorders in kidney disease[J].Semin Nephrol，2021，41（2）：156-167.

[47] ZHAO J V，SCHOOLING C M.Sex-specific associations of sex hormone binding globulin with CKD and kidney function：a univariable and multivariable mendelian randomization Study in the UK biobank[J].J Am Soc Nephrol，2021，32（3）：686-694.

[48] RHEE C M，KIM S，GILLEN D L，et al.Association of thyroid functional disease with mortality in a national cohort of incident hemodialysis patients[J].J Clin Endocrinol Metab，2015，100（4）：1386-1395.

[49] RHEE C M，RAVEL V A，STREJA E，et al.Thyroid functional disease and mortality in a National peritoneal dialysis cohort[J].J Clin Endocrinol Metab，2016，101（11）：4054-4061.

[50] RHEE C M，YOU A S，NGUYEN D V，et al.Thyroid status and mortality in a prospective hemodialysis cohort[J].J Clin Endocrinol Metab，2017，102（5）：1568-1577.

[51] LO J C，BECK G J，KAYSEN G A，et al.Thyroid function in end stage renal disease and effects of frequent hemodialysis[J].Hemodial Int，2017，21（4）：534-541.

[52] AFSAR B，YILMAZ M I，SIRIOPOL D，et al.Thyroid function and cardiovascular events in chronic kidney disease patients[J].J Nephrol，2017，30（2）：235-242.

[53] RHEE C M.Thyroid disease in end-stage renal disease[J].Curr Opin Nephrol Hypertens，2019，28（6）：621-630.

[54] SCHULTHEISS U T，DAYA N，GRAMS M E，et al.Thyroid function，reduced kidney function and incident chronic kidney disease in a community-based population：the Atherosclerosis Risk in Communities study[J].Nephrol Dial Transplant，2017，32（11）：1874-1881.

[55] REINHARDT W，MÜLLING N，BEHRENDT S，et al.Association between albuminuria and thyroid function in patients with chronic kidney disease[J].Endocrine，2021，73（2）：367-373.

[56] XU W，LIANG S，HUANG Y，et al.Correlation between thyroid autoantibodies and cardiovascular disease in patients with stages 3-5 chronic kidney disease[J].Ann Transl Med，2021，9（16）：1301.

[57] ZHANG Y，CHANG Y，RYU S，et al.Thyroid hormone levels and incident chronic kidney disease in euthyroid individuals：the Kangbuk Samsung Health Study[J].Int J Epidemiol，2014，43（5）：1624-1632.

[58] RHEE C M，KALANTAR-ZADEH K，STREJA E，et al.The relationship between thyroid function and estimated glomerular filtration rate in patients with chronic kidney disease[J].Nephrol Dial Transplant，2015，30（2）：282-287.

[59] CHUANG M H，LIAO K M，HUNG Y M，et al.Abnormal thyroid-stimulating hormone and chronic kidney disease in elderly adults in taipei city[J].J Am Geriatr Soc，2016，64（6）：1267-1273.

[60] MEHLS O，LINDBERG A，HAFFNER D，et al.Long-term growth hormone treatment in short children with CKD does not accelerate decline of renal function：results from the KIGS registry and ESCAPE trial[J].Pediatr Nephrol，2015，30（12）：2145-2151.

[61] BÜSCHER A K，BÜSCHER R，PRIDZUN L，et al.Functional and total IGFBP3 for the assessment of disorders of the GH/IGF1 axis in children with chronic kidney disease，GH deficiency，or short stature after SGA status at birth[J].Eur J Endocrinol，2012，166（5）：923-931.

[62] GUREVICH E，SEGEV Y，LANDAU D.Growth hormone and IGF1 actions in kidney development and function[J].Cells，2021，10（12）：3371.

[63] BACH L A，HALE L J.Insulin-like growth factors and kidney disease[J].Am J Kidney Dis，2015，65（2）：327-336.

[64] DRUBE J，WAN M，BONTHUIS M，et al.Clinical practice recommendations for growth hormone treatment in children with chronic kidney disease[J].Nat Rev Nephrol，2019，15（9）：577-589.

[65] FARQUHARSON C，AHMED S F.Inflammation and linear bone growth：the inhibitory role of SOCS2 on GH/IGF-1 signaling[J].Pediatr Nephrol，2013，28（4）：547-556.

[66] RAFF H，COHEN E P，FINDLING J W.A commentary on Diagnosing Cushing's disease in the context of renal failure[J].Eur J Endocrinol，2019，181（4）：C9-C11.

[67] GUNGOR O，KOCYIGIT I，CARRERO J J，et al.Hormonal changes in hemodialysis patients：Novel risk factors for mortality[J].Semin Dial，2017，30（5）：446-452.

[68] STROUD A，ZHANG J，MCCORMACK A.Diagnosing Cushing's disease in the context of chronic kidney disease：a case report and literature review[J].Eur J Endocrinol，2019，181（4）：K29-K35.

[69] VARGAS F，RODRÍGUEZ-GÓMEZ I，VARGAS-TENDERO P，et al.The renin-angiotensin system in thyroid disorders and its role in cardiovascular and renal manifestations[J].J Endocrinol，2012，213（1）：25-36.

[70] DOUSDAMPANIS P，TRIGKA K，GIANNOPOULOS A，et al.Pathogenesis and management of intradialytic hypertension[J].Curr Hypertens Rev，2014，10（3）：171-176.

[71] PECOITS-FILHO R，FLISER D，TU C，et al.Prescription of renin-angiotensin-aldosterone system inhibitors（RAASi）and its determinants in patients with advanced CKD under nephrologist care[J].J Clin Hypertens（Greenwich），2019，21（7）：991-1001.

[72] JEAN G，SOUBERBIELLE J C，CHAZOT C.Vitamin D in chronic kidney disease and dialysis patients[J].Nutrients，2017，9（4）：328.

[73] BORRELLI S，CHIODINI P，DE NICOLA L，et al.Prognosis and determinants of serum PTH changes over time in 1-5 CKD stage patients followed in tertiary care[J].PLoS One，2018，13（8）：e0202417.

[74] CANNATA-ANDÍA J B，MARTÍN-CARRO B，MARTÍN-VÍRGALA J，et al.Chronic kidney disease-mineral and bone disorders：pathogenesis and management[J].Calcif Tissue Int，2021，108（4）：

410-422.

[75] DUQUE E J，ELIAS R M，MOYSÉS R.Parathyroid hormone：a uremic toxin[J].Toxins（Basel），2020，12（3）：189.

[76] DAI Z，ZHU J，HUANG H，et al.Expression and clinical value of gastrin-releasing peptide precursor in nephropathy and chronic kidney disease[J].Nephrology（Carlton），2020，25（5）：398-405.

[77] KANBAY M，YILMAZ M I，AFSAR B，et al.Serum calcitonin and endothelial dysfunction in chronic kidney disease：a novel risk factor[J].Int Urol Nephrol，2013，45（1）：151-156.

[78] DE BOER I H，SACHS M，HOOFNAGLE A N，et al.Paricalcitol does not improve glucose metabolism in patients with stage 3-4 chronic kidney disease[J].Kidney Int，2013，83（2）：323-30.

[79] GOODARZI M O，CUI J，CHEN Y D，et al.Fasting insulin reflects heterogeneous physiological processes：role of insulin clearance[J].Am J Physiol Endocrinol Metab，2011，301（2）：E402-408.

[80] Guarnieri G，Zanetti M，Vinci P，et al.Insulin resistance in chronic uremia[J].J Ren Nutr，2009，19（1）：20-24.

[81] HUNG A M，ROUMIE C L，GREEVY R A，et al.Comparative effectiveness of incident oral antidiabetic drugs on kidney function[J].Kidney Int，2012，81（7）：698-706.

[82] BASHKIN A，ABU SALEH W，SHEHADEH M，et al.Subclinical hypothyroidism or isolated high TSH in hospitalized patients with chronic heart-failure and chronic renal-failure[J].Sci Rep，2021，11（1）：10976.

[83] ROMAGNANI P，REMUZZI G，GLASSOCK R，et al.Chronic kidney disease[J].Nat Rev Dis Primers，2017，3：17088.

刘红岩（撰写）　于　珮（审校）

第八章 血液透析相关的眼、耳、鼻、口腔并发症

第一节 视网膜变化

视网膜由神经外胚层形成的视杯发生而来，实际上是大脑的一部分。视杯分两层，内层发育成感光层，外层发育为色素上皮。两层之间有潜在性腔隙，是造成视网膜脱离的解剖基础。视网膜内五层（脑层）由视网膜中央动脉（Central Retinal Artery，CRA）供血，外五层（感觉神经上皮）由脉络膜毛细血管供血。视网膜色素上皮由单层色素上皮细胞构成，排列规则呈多角形。每只眼含 4.2 百万～6.1 百万个视网膜色素上皮细胞。视网膜色素上皮细胞无再生能力，细胞死亡后不被替换，而是邻近的细胞向侧面滑动，填补死亡细胞留下来的空间。由于视网膜由神经组织和血管组织构成，所以全身性疾病都会造成视网膜病变，虽然病因及病理不同，但眼底征象相似。

ESRD 血液透析（Haemodialysis，HD）患者多继发于高血压、代谢性疾病、风湿免疫系统疾病、血液系统疾病等，这些共生疾病均伴有血管病变，加上 ESRD HD 患者钙磷代谢紊乱、内分泌激素分泌紊乱如甲状旁腺功能亢进，以及代谢毒素蓄积，加重了血管病变，造成视网膜血管及组织病变。可以表现为：视网膜血管病变、视网膜脱离、黄斑水肿、视网膜出血等。

视网膜血管病变

动脉硬化是视网膜血管病变的主要原因之一。ESRD 特有的一些因素，如矿物质代谢紊乱、血管钙化、晚期糖基化终产物的形成，以及急性和慢性容量超载，被认为在 ESRD 动脉硬化的进展中发挥了特殊作用。ESRD 动脉硬化相关的结构改变主要为纤维弹性内膜增厚、弹性层钙化、细胞外基质沉积增加、弹性溶解、炎症、胶原蛋白增加和弹性纤维含量减少等。血管钙化的严重程度与 ESRD 患者动脉硬化的进展密切相关，是死亡率的独立预测因子。血管钙化以磷酸钙盐形式的矿物质病理性沉积到血管组织中，在钙化部位，血管平滑肌细胞发生表型变化并变得类似于骨形成细胞。根据其位置和与动脉粥样硬化斑块形成的关系，有两种不同类型的血管钙化：一种影响内膜层并发生在动脉粥样硬化斑块内；另一种影响中间层。两种钙化的后果不同。内膜病变损害动脉管腔并在晚期阻塞血液供应。矿物质沉积发生在中膜中，导致血管硬度增加，发生缺血性病变。视网膜血管病变表现为：动脉硬化、血管变细或闭塞、血管扩张或迂曲、血管白鞘、异常血管形成等。

视网膜静脉阻塞（Retinal Vein Occlusion，ROV）

一、概述

RVO 是常见的视网膜血管疾病。它是由动脉粥样硬化动脉的外部压迫或血液黏度增加引起的视网膜静脉血栓形成所致。根据闭塞部位，RVO 可分为分支视网膜静脉阻塞（Branch Retinal Vein Occlusion，BRVO）或中央视网膜静脉阻塞（Central Retinal Vein Occlusion，CRVO）。视网膜中央静脉阻塞可导致视力丧失，其主要原因是黄斑水肿。

二、流行病学

Kyung Sik Lee 等对韩国国民健康保险服务-国家样本队列（Korean National Insurance Service-National Sample Cohort，KNHIS-NSC）2002—2013 数据库数据的 100 万名受试者进行回顾性队列分析，开展韩国 ESRD 患者 RVO 患病风险为期 12 年的回顾性全国队列研究。其中，ESRD 组包括 988 名患者，对照组 4940 例（每个 ESRD 患者配比 5 例对照），随机选择倾向评分匹配的未诊断为 ESRD 的患者。采用多条件 Cox 回归分析比较两组 RVO 风险。研究结果提示：ESRD 组 RVO 的发生率为 3.95%，对照组为 2.17%（P=0.001），在调整可能的混杂因素后，ESRD 与更大的 RVO 发展风险相关联。提示：ESRD 患者更容易发生 RVO。

Yuh-Shin Chang 等对中国台湾地区在 2000 年至 2009 年期间 92774 名 ESRD 患者和 92774 名对照受试者进行回顾性、匹配的队列研究发现：①ESRD 患者在整个队列中发生 RVO 的可能性增加 3.05 倍；②与对照组相比，ESRD 组高血压患者的 RVO 发生率较高，并且在调整队列中的其他混杂因素后仍保持显著的 RVO 风险。

三、发病机制

研究提示，Virchow 三联征（血流动力学改变-静脉淤滞、血管壁退行性改变和血液高凝状态）是 RVO 的重要发病因素。

1.动脉硬化

ESRD 患者眼动脉僵硬和动脉硬化增加，硬化的视网膜动脉在 RVO 的动静脉交叉处压迫视网膜静脉，受压血管壁变性，导致血流形成湍流，促炎介质水平升高和抗炎细胞因子水平降低，造成血小板和血管壁功能失调，血液黏度增加形成高凝状态，从而诱发内皮损伤和血栓形成，最终导致下游静脉闭塞。

2.高凝状态

许多研究揭示肾功能不全患者存在有利于血栓形成的血液学改变，在这些患者中观察到促凝血因子例如因子 VIIc、因子 VIIIc、凝血酶-抗凝血酶复合物、血管性血友病因子和 D-二聚体等水平升高，抗凝功能下调和纤维蛋白溶解受损，这些在慢性肾病（Chronic Kidney Disease，CKD）患者的高凝状态中发挥重要作用。

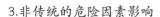

3.非传统的危险因素影响

例如炎症和高同型半胱氨酸血症。CKD 患者的促炎标志物，如 C 反应蛋白、白细胞介素-6（Interleukin-6，IL-6）、肿瘤坏死因子-α（Tumor Necrosis Factor Alpha，TNF-α）和纤维蛋白原增加等、尿毒症毒素和代谢化合物蓄积造成血小板和血管壁的功能失调，这些慢性炎症也是诱发动脉硬化和血栓形的主要原因。

大量研究发现 RVO 与心脏、脑组织血管病变有显著相关性。

四、RVO 与其他器官病变相关性

（一）RVO 与脑卒中

研究表明，视网膜血管的变化可反映脑血管的类似变化。

美国、丹麦和韩国的研究表明，RVO 患者脑卒中的风险显著更高。Yu-Yen Chen 等进行一项我国台湾地区回顾性队列研究，目标为 2001 年至 2013 年我国台湾地区健康保险研究数据库（National Health Insurance Research Database，NHIRD）人群，共有 22919 名 RVO 受试者被纳入 RVO 组，114595 名倾向评分（Propensity Score，PS）匹配的非 RVO 为对照组。统计分析发现：患有 RVO 是缺血性脑卒中和出血性脑卒中的高风险因素，但是 RVO 不会显著增加全因死亡的风险。

Min Li 对 PubMed、EMBASE 和 Cochrane 图书馆数据库中具有 RVO 和脑卒中风险数据的队列研究。荟萃分析共纳入 5 篇文章，包括 6 项前瞻性队列研究的结果，总共 37471 例 ROV 患者，其中涉及 431 例卒中病例。在对已确定的心血管危险因素进行调整后，发现：①与没有 RVO 的患者相比，有 RVO 的患者与更高的脑卒中风险发生率高度相关；②CRVO 比 BRVO 容易增加脑卒中风险；③按年龄分层，在 50 至 59 岁和 60 至 69 岁的队列中，RVO 与脑卒中风险之间的关联相似；④男性 RVO 与女性 RVO 发生脑卒中没有差异。

Sang Jun Park 等研究了韩国国家索赔数据库（2007—2011）的数据（该数据库涵盖了整个韩国 4800 万人口）。在发生 RVO 病例中，确定了观察期内（RVO 发生±365 天）发生脑卒中/急性心肌梗死（Acute Myocardial Infarction，AMI）的 RVO 病例。发现：①在 2009—2010 年发生 RVO 的 44603 例患者中，1176 例患者在观察期间发生了卒中/AMI（853 例缺血性卒中、163 例出血性卒中、172 例 AMI），脑卒中/AMI 的风险在整个风险期间都在增加；②在 RVO 发生后的前 30 天内发生脑卒中风险最高。

综上所述，RVO 发生后患者的脑卒中风险增加，需要立即评估 RVO 患者的卒中危险因素并给予适当治疗，以降低卒中相关的死亡率和发病率，高度重视 RVO 与随后的卒中或死亡风险之间的相关性。

（二）RVO 与心肌梗死（Myocardial Infarction，MI）

ROV 是由于硬化的动脉压迫以及血液黏度改变所导致。ESRD 患者大部分合并高血压、糖尿病、免疫系统疾病和高龄等共病因素以及普遍存在的高水平尿毒症毒素，这些都是导致 AMI 的危险因素。

Yu-Yen Chen 等，针对我国台湾地区 NHIRD 开展一项基于人群的回顾性队列研究，将 37921 名 RVO 受试者纳入 RVO 组，113763 名无 RVO 受试者纳入对照组。在 RVO 患者中，11855 人（31.3%）被诊断为 CRVO，26066 人（68.7%）被诊断为 BRVO。RVO

组的平均随访时间为 5.52 年，对照组为 5.55 年（P=0.16）。RVO 组中 1240 名（3.22%）患者和对照组中 2616 名（2.3%）患者发生了 AMI（P<0.0001）。在调整 PS 和混杂因素后的多变量 Cox 回归中，发现：①RVO 组的 AMI 风险显著更高；②CRVO 组的 AMI 风险显著高于 BRVO 组，这提示，与没有 RVO 的人相比，患有 RVO 是 AMI 的高风险因素。

Tyler Hyungtaek Rim1、SCY Woo、Chongke Zhong、Chris Y Wu 等荟萃研究提示 RVO 与心肌梗死明显相关，提示 RVO 是 AMI 的重要预测因子，尤其是对于<65 岁的成年男性。RVO 患者需要严格控制已知危险因素。

（三）RVO 与青光眼

研究发现，RVO 患者有 9%～43%合并青光眼，青光眼患者发生 RVO 者占 25%～66%。

Kyeong Ik Na 等通过韩国健康保险审查和评估（Health Insurance Review and Evaluation，HIRA）的 2011 年至 2015 年数据，对韩国人群中 RVO 和开角型青光眼（Open Angle Glaucoma，OAG）之间的关联统计分析研究，比较 OAG 患者与普通人群的 RVO 发生率，以确定 RVO 和 OAG 之间的关联。共有 272143 名 OAG 患者被确定为高危人群。OAG 患者的 RVO 发生率为 528.95/100000 人年（Person-Years，PY）。发现 OAG 患者的 RVO 发生率显著高于一般人群。

Andrew J.Rong 等回顾 2013 年至 2017 年在 Bascom Palmer 眼科研究所诊断为 CRVO 的 646 名患者的医疗记录，确定急性 CRVO 后患者发生新生血管性青光眼（Neovascular Glaucoma，NVG）的危险因素。纳入标准：①CRVO 发病至就诊<90 天；②就诊时没有眼新生血管。98 例符合纳入标准的患者中有 13 例（13%）发展为 NVG。从 CRVO 相关症状出现到诊断为 NVG 的平均调整时间为 212 天。研究发现：①初始视力较差、相对传入性瞳孔缺损（Relative Afferent Pupil Defect，RAPD）或有全身性高血压病史的患者与无症状者相比，NVG 风险增加；②年龄、身体体重指数（Body Mass Index，BMI）、青光眼史、糖尿病史和中央视网膜厚度与 NVG 的发展无显著相关性。这提示，系统性高血压病史、就诊时视力较差和就诊时患有 RAPD 是 NVG 发展的危险因素。

Ke Xu 等回顾性分析北京某眼科中心荧光素眼底血管造影术新诊断为 RVO 的 375 例病例，调查基于医院人群的 RVO 患者原发性房角关闭（Primary Angle Closure，PAC）和原发性闭角型青光眼（Primary Angle-Closure Glaucoma，PACG）的发生率。研究基于静脉闭塞部位，将 RVO 分为 CRVO、视网膜半中央静脉阻塞（Half-Central Retinal Vein Occlusion，HRVO）或 BRVO，以及动静脉交叉视网膜静脉阻塞（Arteriovenous-Retinal Vein Occlusion，AV-RVO）、视杯视网膜静脉阻塞（Optic Cup Retinal Vein Occlusion，OC-RVO）、无视神经乳头肿胀视网膜静脉阻塞（Non-Optic Nerve Head Swollen，NONHS-RVO），或视神经乳头肿胀视网膜静脉阻塞（Optic Nerve Head Swollen，ONHS-RVO），分别对照研究。所有患者均进行了房角镜检查。计算了每种类型 RVO 的 PAC 或 PACG 的百分比，发现：PACG 在 317 名 RVO 患者中的发生率为 4.1%，在 CRVO 中为 5.3%，在 HRVO 中为 8.8%，在 BRVO 中为 1.9%，在 RVO 中 PAC 的发生率为 2.9%。PAC/PACG 在 CRVO 中的发生率为 11.5%，在 HRVO 中为 8.8%，在 BRVO 中为 3.1%，这提示，RVO（尤其是 CRVO）患者 PAC/PACG 的总体频率远高于一般人群。患有 PAC/PACG 的眼睛可能

会在视盘筛板发生机械变化导致 RVO。

五、临床表现

1.视网膜中央静脉阻塞

临床表现患者可处于各年龄段。多为单眼发病,视力不同程度下降。眼底表现特点为各象限的视网膜静脉迂张,视网膜内出血呈火焰状,沿视网膜静脉分布。视盘和视网膜水肿,黄斑区尤为明显,久之,多形成黄斑囊样水肿(cystoid macular edema,CME)。光学相干断层扫描可以观察并定量测量黄斑水肿程度(图 14-7)。根据临床表现和预后可分为非缺血型和缺血型(表 14-2)。缺血型 CRVO 多伴有 CME,发病 3~4 个月内易发生虹膜新生血管和新生血管性青光眼,预后不良。

(1)非缺血型、高渗透型或部分性阻塞。自觉症状轻微或全无症状,根据黄斑受损的程度,视力可以正常或轻度减退,视野正常或有轻度改变。①早期:视盘正常或边界轻度模糊、水肿。黄斑区正常或有轻度水肿、出血。动脉管径正常,静脉迂曲扩张,沿着视网膜 4 支静脉有少量或中等量火焰状和点状出血,没有或偶见棉絮状斑,视网膜有轻度水肿。荧光血管造影视网膜循环时间正常或稍延长,静脉管壁轻度荧光素渗漏,毛细血管轻度扩张及少量微血管瘤形成。黄斑正常或有轻度点状荧光素渗漏。②晚期:经过 3~6 个月后视网膜出血逐渐吸收,最后完全消失。黄斑区恢复正常或有轻度色素紊乱;少数患者黄斑呈暗红色囊样水肿,荧光血管造影呈花瓣状荧光素渗漏,最后形成囊样瘢痕,可致视力下降。部分患者视盘有睫状视网膜血管侧支形成,形态如花瓣状或花圈状,静脉淤滞扩张减轻或完全恢复,但有白鞘伴随。没有或偶有少量无灌注区,没有新生血管形成,视力恢复正常或轻度减退。部分轻型视网膜中央静脉阻塞患者可发生病情恶化,转变为重症缺血型静脉阻塞。

(2)缺血型、出血型或完全型阻塞。①早期:大多数患者有视物模糊、视力明显减退,严重者视力降至仅能辨别手指数或手动,合并动脉阻塞者可降至仅有光感。可有浓密中心暗点的视野缺损或周边缩窄。眼底检查可见视盘高度水肿充血,边界模糊并可被出血掩盖。②晚期:一般在发病 6~12 个月后进入晚期,视盘水肿消退,颜色恢复正常或变淡,其表面或边缘常有睫状视网膜侧支血管形成,呈环状或螺旋状,比较粗大;或有新生血管形成,呈卷丝状或花环状,比较细窄,有的可突入玻璃体内,在眼底漂浮。黄斑水肿消退,有色素紊乱,或花瓣状暗红色斑,提示以往曾有黄斑囊样水肿。严重者视网膜胶质增生,成纤维细胞聚集,形成继发性视网膜前膜,或掺杂有色素的瘢痕形成,视力严重受损。

2.半侧性视网膜静脉阻塞

在视网膜血管发育过程中,玻璃体动脉经过胚裂进入视杯,至胚胎 3 个月时,动脉两侧出现 2 支静脉进入视神经,正常人在视盘之后的视神经内彼此汇合形成视网膜中央静脉。通常在出生后其中一支消失,留下 1 支主干。然而某些人可遗留下来,形成 2 支静脉主干。半侧性阻塞即是其中一支主干在筛板处或视神经内形成阻塞。这一型阻塞在临床上比较少见,发病率 6%~13%。通常 1/2 视网膜受累。偶可见 1/3 或 2/3 视网膜受累。其临床表现、病程和预后与视网膜中央静脉阻塞类似。如有大片无灌注区,也可产生新生血管性青光眼。

3.视网膜分支静脉阻塞

临床表现为患眼视力不同程度下降。阻塞点多见于静脉第一至第三分支的动静脉交叉处，黄斑小分支静脉也可发生阻塞。颞上支阻塞最常见，鼻侧支阻塞较少。由于解剖学变异，也可有上或下半侧静脉阻塞。阻塞支静脉迂张，受阻静脉引流区视网膜浅层出血、视网膜水肿及棉绒斑。颞侧分支阻塞常累及黄斑，造成黄斑水肿，导致视力严重下降。OCT可以观察并定量测量黄斑水肿程度。

根据FFA检查，BRVO也可分为：①非缺血型：阻塞区毛细血管扩张渗漏，在阻塞支静脉近端与远端之间侧支形成，半侧静脉阻塞眼的侧支位于视盘，无明显毛细血管无灌注区形成。②缺血型：有大片毛细血管无灌注区（＞5个盘径），甚至累及黄斑区，视力预后差。该型BRVO发病3-6个月以后易出现视网膜新生血管，进而引发玻璃体积血，甚至牵拉性/孔源性视网膜脱离。

（1）早期：视力减退的状况根据压迫点位于静脉主干或小分支而有不同。阻塞位于主干和黄斑分支者，视力有不同程度减退，不供应黄斑的分支阻塞，视力可不受影响，视野有与视网膜受损区域相对应的改变。眼底检查视网膜动脉常变细，有硬化改变。

（2）晚期：通常约在发病6个月以后出血逐渐吸收，水肿消退，视盘黄斑区出现星状或不规则形点状硬性渗出或黄斑颞侧有环状渗出，这种渗出吸收较慢。黄斑水肿消退，留下色素紊乱或囊样变性瘢痕。伴行动脉产生继发性硬化，管径变窄有白鞘伴随。

六、诊断

不同类型的RVO具有相同的眼底评估特征，例如静脉扩张、出血、水肿和血管淤滞，可无眼部疼痛，表现为不同程度的视力改变。通常可以通过检查眼底来进行诊断，例如：彩色眼底照片、光学相干断层扫描（Optical Coherence Tomography，OCT）、超广角视野荧光血管造影（Ultrawide Angle Lenses-Fundus Fluorescein Angiogrphy，UWFFA）等辅助诊断方法。

七、处理措施

RVO预后与类型、阻塞部位、阻塞程度及其并发症有关。总主干阻塞比分支阻塞预后差；缺血型比非缺血型预后差；黄斑分支阻塞预后最好。本病致盲率为15.9%，其中总主干阻塞率占致盲首位，低视力比率为23.1%。

欧洲视网膜专家协会（European Society of Retina Specialists，EURETINA）的RVO管理指南建议：抗血管内皮生长因子（Anti-Vascular Endothelial Growth Factor，VEGF）物质可立即抑制血管渗漏，是首选治疗方法。VEGF通过增加紧密连接蛋白的磷酸化来增加血管通透性，是导致血管渗漏和黄斑水肿的血-视网膜屏障破坏的重要介质。因此，抑制VEGF的疗法是针对RVO黄斑水肿潜在发病机制的有效治疗方式。抗VEGF玻璃体内治疗已成为治疗这种疾病的护理标准。目前，欧洲药品管理局（European Medicines Agency，EMA）和美国食品药品监督管理局（Food and Drug Administration，FDA）已批准两种抗VEGF药物雷尼单抗（Ranibizumab）和阿柏西普（Aflibercept）用于治疗RVO引起的黄斑水肿。贝伐珠单抗（Bevacizumab）也有应用于此病的报道。

虽然在有全身心血管风险的患者中可以考虑使用类固醇，但仍然建议仅对极少数患者进行激光治疗手术。由于 RVO 是一种慢性疾病，需要长期监测，治疗方案个体化。

（一）抗 VEGF 药物

1.雷珠单抗

雷珠单抗是一种人源化、重组、亲和性成熟的 VEGF 单克隆抗体片段，设计用于眼内应用，结合并中和 VEGF-α 的所有亚型及其生物活性降解产物。如今，它在老年黄斑性水肿（Age-Related Macular Edema，AMD）和糖尿病性黄斑水肿（Diabetic Macular Edema，DME）的治疗中作用已经公认。几项随机对照研究证明了雷珠单抗治疗继发于 RVO 的黄斑水肿的有效性和安全性。雷珠单抗必须每月注射，直到达到视觉敏感度（Visual Acuity，VA）稳定。长期数据支持每月随访，至少 1 年。在 RETAIN 研究中晚期复发的病例证实了长期随访的重要性，尤其是在 CRVO 患者中，允许对反应较差的患者和更容易出现水肿持续或复发的患者进行个体化治疗。研究还提示，尽管雷珠单抗每月注射一次在大多数患者中抑制了 VEGF 的作用，但它们并没有消除 VEGF 的产生。

在剂量应用方面，RELATE-双盲、随机、对照临床试验研究，比较了 0.5mg 和 2.0mg 玻璃体内注射雷珠单抗治疗，每月一次，进行 24 周，表明使用 2.0mg 雷珠单抗没有临床显著益处。

2.阿柏西普

阿柏西普是人 VEGF 受体 1 和 2 的关键域与人免疫球蛋白 G 的固定区（Fc）的受体融合蛋白，可与多种 VEGF-α、VEGF-β 和胎盘生长因子的亚型结合。在 AMD 和 DME 的临床试验中，它已显示出有效性和安全性。临床前研究显示，阿柏西普对 VEGF 的结合亲和力大于贝伐单抗或雷珠单抗，而且理论上其在眼内的作用持续时间更长。

VIBRANT 研究［评估玻璃体内阿柏西普注射液（EYLEA®；BAY86-5321）］在 BRVO 患者中的临床疗效和安全性，一项Ⅲ期、多中心、随机、双盲、为期 52 周的对照试验，比较了 2mg 玻璃体内注射阿柏西普与黄斑网格激光光凝术治疗 BRVO 后黄斑水肿的疗效和安全性。阿柏西普组从基线到第 20 周，每 4 周接受一次注射，然后从第 24 周到第 48 周，每 8 周接受一次注射，第 24 周时阿柏西普组在视力改善方面明显优于激光组，在第 52 周，阿柏西普组延长间隔注射，激光组的视力改善在统计学上仍显著低于阿柏西普组。在研究的 52 周内，4 例视网膜新生血管形成，均在激光组中。在研究期间，阿柏西普组和激光组发生非眼部严重不良事件的频率相似，玻璃体内注射阿柏西普已被证明可有效治疗继发于 RVO 的黄斑水肿。研究发现早期治疗对于获得最佳结果很重要。初始阶段每月固定注射，可以在很大程度上保持视力改善。在 VIBRANT 研究中，BRVO 患者转为双月治疗被证明可以保持视力，减少治疗负担。

3.贝伐单抗

贝伐珠单抗是一种全长、人源化、重组的单克隆抗体，可结合并抑制 VEGF-α。该分子被开发用于抑制转移性结肠癌的病理性肿瘤血管形成和肿瘤生长。眼内注射贝伐单抗被用作新生血管性 AMD 和 DME 的适应证治疗，其成本低于雷珠单抗和阿柏西普。眼内贝伐单抗的标准剂量为 1.25mg/0.05mL。MARVEL 研究和 SCORE（Standard Care vs.Corticosteroid for Retinal Vein Occlusion）研究，发现贝伐单抗治疗 AMD 和 DME 不劣于雷珠单抗，可有效降低黄斑厚度。

（二）类固醇药物

1.基本原理

RVO（CRVO 和 BRVO）的发病机制涉及毛细血管通透性增加，导致黄斑水肿以及静脉压升高和缺氧。这是部分由 VEGF 和部分炎性细胞因子介导的血液-视网膜屏障破坏引起的 。使用类固醇治疗黄斑水肿的基本原理与其降低毛细血管通透性的能力有关。类固醇不仅抑制 VEGF 基因的表达和 VEGF 的代谢途径，还可以抑制炎症细胞因子的表达，例如 TNF-α、白细胞介素-1（Interleukin-1，IL-1）、单核细胞趋化因子-1（Monocyte Chemotactic Protein，MCP-1）和白细胞介素-17-E（Interleukin-17-E，IL-17-E）等炎症因子，这些炎症因子已被证明与继发于 RVO 的黄斑水肿有关。Katharina Eibenberger 等研究发现在 RVO 中使用类固醇的 RVO 患者的动静脉氧饱和度增加，表明注射地塞米松（Ozurdex®）后视网膜氧合有所改善。

2.药物种类

（1）曲安奈德：曲安奈德已使用多年，并在许多试验报告中证实。研究曲安奈德治疗 RVO 的最全面的试验是 SCORE 试验。试验分成 SCORE-BRVO 与 SCORE-CRVO 试验，选取无防腐剂的 1mg 和 4mg 曲安奈德分别注入玻璃体，观察疗效与安全性，同时与标准治疗（对无黄斑致密出血的眼睛进行网格光凝，对有黄斑致密出血的眼睛延迟光凝至出血清除）对照比较。试验发现标准治疗组和曲安奈德组在 12 个月时的 VA 没有差异；然而，4mg 组的不良事件发生率（尤其是眼压升高和白内障）最高，标准治疗组和 1mg 组的眼压升高和白内障的发生率相似。

（2）地塞米松：2009 年，FDA 批准了一种玻璃体内缓释 0.7mg Ozurdex®给药系统，用于治疗继发于 RVO 的黄斑水肿。Ozurdex®GENEVA 研究表明，含有 0.7mg Ozurdex® 的可生物降解植入物，在 2 个月后显示出峰值效应，在 6 个月时逐渐下降至基线值，在 1 年的随访中，在第 6 个月第二次注射后可以有效地改善 VA。对于已经接受过抗 VEGF 治疗的无反应者（注射 3～6 次后）可以改用类固醇治疗。接受 Ozurdex® 治疗的 RVO 患者有发生眼压升高风险。Ariane Malclès 等发现，在 1000 次玻璃体内注射中，28.5% 的注射眼在平均 16.8（3～55）个月的随访期内记录到高眼压。31%的眼睛需要降低眼压的药物。此外，RVO 和葡萄膜炎都是 Ozurdex®注射后高眼压的重要危险因素。

（三）激光治疗

激光光凝是治疗与 RVO 相关的新生血管并发症的标准治疗。全激光光凝术（Panretinal Laser Photocoagulation，PRP）的机制是破坏灌注不良的缺氧视网膜，减少视网膜的需氧量，减少新生血管的增生，促使已增生的新生血管发生萎缩，从而改善了剩余视网膜的血液供应，降低了 VEGF 的生成。在引入抗 VEGF 治疗之前，局灶性激光光凝术用于治疗继发于 BRVO 的黄斑水肿。

PRP 是治疗与 RVO 相关的新生血管并发症的标准治疗。这些包括继发于 BRVO 或 CRVO 的视网膜新生血管以及虹膜新生血管。但是预防性 PRP 不能阻止具有广泛毛细血管的无灌注的虹膜和视网膜新血管形成。因此，仅在虹膜新生血管可见后才推荐 PRP，需要每周或每两周对大量毛细血管无灌注患者进行随访。对于需要密切随访直至检测到新血管形成的广泛视网膜缺血患者，可以不进行激光治疗。激光治疗已被证明对黄斑水肿继发于 BRVO 可以有效改善视力，但考虑到抗 VEGF 疗法的可用性，激光光凝应被

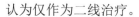

认为仅作为二线治疗。

（四）手术治疗

（1）玻璃体切除术（Parsplanavitrectomy，PPV）：玻璃体手术被认为是改善血栓静脉重新灌注，实现视网膜循环的脉络膜引流，增加视网膜和玻璃体之间的液体交换的有效措施。有证据表明 PPV 增加了氧气向缺血区域的运输，并增加了玻璃体腔中 VEGF 和细胞因子的清除。此外，氧合的增加减少了 VEGF，暂时减少了黄斑水肿。但是，从另一方面看，氧气的增加会刺激白内障的形成，PPV 会增加 VEGF 流向前房，从而增加虹膜新生血管形成的风险。

对于有广泛前段新生血管和 NVG 的患者，PPV 和激光内窥镜 PRP 术可联合放置青光眼平面部引流装置，以避免放置管时前房出血。一些作者建议剥离内界膜（Internal Limiting Membrane，ILM）也可以改善中央凹的氧合。有些研究显示 PPV 后视网膜水肿有所改善，中央凹厚度减少，但视力改变没有统计学上的显著变化。

由于 PPV 增加了抗 VEGF 药物的玻璃体内清除率，缩短药物作用持续时间，导致玻璃体内药物治疗的疗效降低，所以 PPV 加或不加膜剥离前需要进一步确定玻璃体内是否需要注射抗 VEGF 药物。

（2）放射状视神经切开术（Radial Optic Neurotomy，RON）：CRA、视网膜中央静脉和视神经穿过直径为 1.5mm 的鼻巩膜环区域，有人提出，PPV 联合鼻巩膜环经玻璃体切开，可以在巩膜出口水平释放对视网膜中央静脉的压力，解决了这些眼睛可能存在的腔室综合征，减少静脉腔血栓形成。

手术方法是 RON 作为 PPV 进行，然后使用 25 号微玻璃体视网膜刀片切开筛板和相邻的视网膜，但是避开主要视网膜血管，并使用径向切口方向避免横断神经纤维。术中出血通常由眼压的短暂升高来控制。但是既往通过视神经鞘开窗和切除后巩膜环对视神经眶部进行外部减压的尝试尚未被证实为 CRVO 的有效治疗方法，RON 在 CRVO 治疗中的有效性证据有限，目前没有明确证明其益处。由于玻璃体内药物有效的可用性，RON 在 CRVO 中的使用在很大程度上已被放弃。

（五）鞘膜切开术

由于 BRVO 交叉部位的静脉变窄是 BRVO 的主要原因，可以通过切开外膜鞘解除压缩因素，来达到治疗目的。鞘膜切开术的潜在好处包括通过手术直接给予微静脉的机械减压和血栓释放。

PPV、ILM 剥离和动静脉鞘膜切开术等替代疗法可能在特定的 BRVO 病例中发挥作用，但这些方法的总体证据有限。由于术中并发症的风险和侵入性较小的替代方案的可用性，PPV、鞘膜切开术在临床不作为一线治疗的使用。

新的成像技术，包括光学相干断层扫描血管造影（Optical Coherence Tomography Angiogram，OCTA）和超宽视野血管造影，可能在未来在治疗和预后方法中发挥作用。

八、风险因素

（一）风险因素

（1）心血管危险因素是 CRVO 和 BRVO 最常见的危险因素。在老年患者（≥50 岁）中，高血压是 RVO 的主要危险因素。未充分控制的高血压与同一只眼或另一只眼受累的 RVO 复发有关。

（2）高脂血症是年轻患者（＜50 岁）的常见危险因素，尤其是在 BRVO 中，也可能出现在高达 50% 的老年患者中。还应考虑高胆固醇血症的继发性原因，包括甲状腺功能减退症。

（3）糖尿病患者长期血糖控制不佳。

（4）原发性开角型青光眼（Primary Open Angle Glaucoma，POAG）。

（5）引起视网膜血管炎的全身炎症性疾病，包括白塞氏病、结节性多动脉炎、结节病、肉芽肿性多血管炎（韦格纳氏病）等。

（6）抗凝血酶 III 缺乏和使用口服避孕药是年轻患者 RVO 的已知原因。

（7）球后压迫性病变，如甲状腺眼病、眼眶肿瘤或球后出血。

（8）HD 患者血管严重钙化，超滤过多，造成微小血管灌注不足、血液瘀滞。

（9）血红蛋白过高，导致血液黏滞性增强。

（10）HD 患者钙磷代谢紊乱、甲状旁腺功能亢进、代谢毒素导致血管硬化局部组织钙化，造成微小血管管腔狭窄甚至闭塞，也是 HD 患者 RVO 的主要危险因素。

九、预防措施

（1）对新诊断为 RVO 的患者，尤其是 HD 患者应包括详细的病史、血压和血糖的测量以及全血细胞计数、红细胞沉降率和 C 反应蛋白等基本实验室检查，定期随访。对任何不受控制的心血管危险因素进行紧急治疗。

（2）定期眼科检查，对出现一侧或双侧眼疾要到专科详细检查。

（3）对于合并全身心疾病如抗磷脂抗体综合征、白塞氏病、结节性多动脉炎等危险因素的年轻 RVO 患者可能需要进行全面的系统评估。

（4）对于接受含雌激素的激素替代疗法的女性在做出知情决定后可以继续使用，但在患有 RVO 的女性中应慎重应用。

（5）HD 患者严格控制血钙磷水平、甲状旁腺素水平以及血红蛋白水平，采取综合血液净化治疗，达到对尿毒症毒素充分清除。

急性视网膜动脉缺血（Acute Retinal Arterial Ischemia）

一、概述

急性视网膜动脉缺血，包括血管短暂性单眼视力丧失（Transient Monocular Vision Loss，TMVL）或视网膜短暂性脑缺血发作、视网膜分支动脉闭塞（Branch Retinal Arterial Occlusion，BRAO）、视网膜中央动脉闭塞（Central Retinal Artery Occlusion，CRAO）和眼动脉闭塞（Ophthalmic Artery Occlusion，OAO），是急性无痛性单眼视力丧失。任何阻断 CRA 血流的过程均可引起急性视网膜动脉缺血。

TMVL 由 CRA 或其分支的短暂闭塞引起的，视力丧失通常持续数分钟后恢复，没有永久视觉缺陷发生。BRAO 和 CRAO 由持久较长的 CRA 或其分支的部分或完全阻塞，从而导致永久视觉机能障碍。CRAO 会产生严重的视觉功能障碍（视力明显减退和/或视野严重受限），而 BRAO 会产生较轻的视觉功能障碍。BRAO 和 CRAO 通常继发于一种或多种严重的全身性疾病，通常是颈动脉粥样硬化或心脏瓣膜疾病，但是高凝、房颤和自身免疫性疾病也是重要的发病因素。CRAO 导致视网膜灌注不足、快速进行性细胞损伤和视力丧失。视网膜存活取决于侧支化程度和视网膜缺血的持续时间，约 17% 患者在没有任何治疗的情况下视力有了一定程度的改善，可能与永久性损伤发作前视网膜的自发再灌注有关。然而，通常情况下，患者会发展为永久性失明。所以及时诊断和早期治疗以去除或溶解有问题的栓子或血栓对于避免不可逆的视网膜损伤和失明至关重要。

二、流行病学

Yuh-Shin Chang 等对台湾地区 2000 年至 2009 年期间从台湾 NHIRD 招募的 93766 名 ESRD 患者和相同数量的对照组（从 2000—2009 年台湾地区纵向健康保险数据库中选出的年龄和性别匹配的没有 ESRD 的患者）进行回顾性的、全国性的、配对的队列研究。研究发现：总共有 237 名 ESRD 患者和 73 名对照者在随访期间表现出视网膜动脉闭塞（Retinal Arterial Occlusion，RAO），ESRD 患者的 RAO 发生率是对照患者的 4.49 倍。在调整包括糖尿病、高血压、高脂血症、充血性心力衰竭和冠状动脉疾病等潜在混杂因素后，ESRD 患者在队列中发生 RAO 的可能性是总样本的 2.78 倍。在高血压患者中，ESRD 组的 RAO 发生率更高，即使在调整队列中的其他混杂因素后，高血压仍显著增加 RAO 风险。

Tae Hwan Moondeng 等对韩国全国性国民健康保险 2004 至 2013 年期间的数据进行筛选，通过 PS 匹配选择 76782 透析患者和 76782 的对照受试者。研究发现：透析队列中的 293 名患者和对照队列中的 99 名患者发生了 RAO。透析队列中 RAO 的 PY 发生率显著高于对照队列。RAO 的发生率在 HD 与腹膜透析两种透析方法之间没有显著差异。

Kevin D Chodnicki 等收集了 1976 年至 2016 年在明尼苏达州奥姆斯特德县被诊断为 CRAO 的患者，回顾性分析了 CRAO 前后 15 天卒中、短暂性脑缺血发作（Transient Cerebral Ischemia，TIA）和 TMVL 的风险。研究发现：在 CRAO 前后 15 天内，症状性缺血性卒中的风险为 2.2%。Kevin D Chodnicki 等对梅奥诊所站点 2001 年 1 月 1 日至 2016 年 9 月 9 日诊断代码为 CRAO 的患者的回顾性研究，在 CRAO 前后 15 天内记录了缺血性卒中、TIA 和一过性黑矇事件的发生率。300 名 CRAO 患者中 16 名患者（5.3%）在 CRAO 前后出现症状性缺血性卒中。在栓子病因中，继发于颈动脉栓塞疾病的 CRAO 比心脏病具有更多的突发卒中风险。

三、病因

栓塞是 CRAO 的最常见原因。栓子主要有三种类型：胆固醇构成的脂肪栓子、钙化斑块栓子和血小板纤维蛋白构成的血栓。胆固醇和血小板-纤维蛋白栓子通常由颈动脉粥样硬化引起，钙化斑块栓子通常来自心脏瓣膜。在检眼镜下，钙化斑块栓子呈白色，胆固醇栓子呈橙色，血小板-纤维蛋白栓子呈暗白色。血栓可能是由于动脉粥样硬化疾病、胶原血管疾病、炎症状态和/或高凝状态导致。急性视网膜动脉缺血的最常见原因是来自远处的栓子，类似于前循环脑梗死。视网膜栓子多起源于同侧颈动脉，其次是主动脉弓和心脏。高凝状态、血管炎[例如巨细胞动脉炎（Gaint Cell Arteritis，GCA）]和某些眼部和全身性疾病导致较少见。因为最佳治疗方法不同，血栓栓塞性病变与动脉炎性病变需要快速区分，针对血管炎性 CRAO 快速给予类固醇药物与预后密切相关。

四、病理生理

CRA 起源于眼动脉（颈内动脉的第一个颅内分支），主要为视网膜内层供血，包括黄斑和中央凹。CRA 是眼动脉的第一个眶内分支。BRAO 即 CRA 任意分支部分或全部阻塞。视网 CRAO 是 CRA（眼动脉分支）部分或全部阻塞，CRAO 会导致视网膜缺血、视力丧失和最终坏死。严重的是，CRAO 导致视网膜水肿和神经节细胞核固缩，在完全 CRAO 的实验模型中，永久性视网膜损伤在 90 多分钟内即可发生。

但是 15%～30%的人有来自睫状视网膜动脉的黄斑侧支循环。具有这种解剖变异的患者通常具有较轻的表现和更好的长期预后。对于不完全闭塞患者，CRAO 发生 8 至 24 小时后可能会恢复视力。

五、危险因素

急性视网膜动脉缺血的危险因素和病因与脑血管缺血事件（例如高血压、动脉粥样硬化和糖尿病）的危险因素和病因相似。大型多中心欧洲 EAGLE 试验调查了 77 名 CRAO 患者，56 名（73%）患有动脉高血压，31 名（40%）患有至少 70%的颈动脉狭窄（大多数患有同侧颈动脉狭窄），17 名（22%）患有冠状动脉疾病，15（19%）有心房颤动，13 人（17%）有心脏瓣膜病。尽管大多数患者已知有心血管疾病，但 78% 的患者在 CRAO 时至少发现了 1 种新的心血管危险因素。

由于急性视网膜动脉缺血和脑缺血的危险因素和病因相似，美国心脏协会（American Heart Association，AHA）和美国卒中协会（American Stroke Association，ASA）认为急性视网膜缺血等同于急性脑缺血。在 2013 年的共识声明中，AHA 和 ASA 将中枢神经系统梗死（卒中）定义为"基于神经病理学、神经影像学和/或永久性损伤的临床证据，可归因于缺血的脑、脊髓或视网膜细胞死亡"。因此，TMVL 被认为是 TIA 的视网膜等危疾病，而 BRAO、CRAO 和 OAO 被认为是脑缺血（中风）的视网膜等危疾病。

六、临床表现

CRAO 患者典型表现为单眼视力及视野急性、无痛性下降，1%～2%患者为双眼。疾病初期，视网膜变白或点状红斑症状不显示或十分细微，但中央凹中心可见点状红斑。

裂隙灯显微镜检查眼后段可见车厢分割征-视网膜动、静脉中血液缓慢节段性流动。

CRAO 或 BRAO 与 CRVO 同时出现的概率很小，一旦出现，表明患者可能有系统性疾病。该类患者静脉膨胀扭曲、视网膜内出血、大面积缺血、视力低下、预后不良，NVG 发病风险高达 80%。

七、诊断

急性视网膜动脉缺血通常表现为受累眼突然的、无痛的视力丧失和/或视野丧失。临床表现结合眼底彩色照相、超声、OCT、OCTA 或荧光素血管造影（Fluorescein Angiogrphy，FA）等相关检查可以确诊。

八、处理措施

CRAO 或 BRAO 的治疗可分为急性治疗，旨在解决 BRAO/CRAO 和改善视力结果，以及后续缺血事件的二级预防。根据对急性视网膜缺血的灵长类动物研究，需要在视力丧失后 3h 内进行治疗，以防止永久性视网膜缺血，这与急性脑缺血的建议相似。在视力丧失开始后 6～12h 之间进行治疗也有可能对视觉功能改善有一些有益的影响，但在视力丧失开始后 12h 或更长时间进行干预治疗，视觉功能不可能获得任何改善。

尽管早期静脉溶栓治疗显示出希望，但对于 CRAO 的最佳治疗方法尚未达成共识。所有提议的疗法都旨在恢复视网膜灌注/充氧。

（1）保守疗法：许多保守疗法，例如：眼部按摩、降低眼压的药物（硝酸异山梨酯和己酮可可碱）、前房穿刺术、过度换气、吸入碳原（95%氧气和 5%二氧化碳的混合物）和高压氧等。但是临床研究提示，上述方法并未显示出改善急性视网膜缺血后的视力恢复。眼部按摩有可能导致玻璃体出血和 CRA 中假性动脉瘤的产生。但是高压氧会导致血液中可溶性氧浓度增加，被建议作为急性视网膜缺血的潜在治疗方法。

（2）溶栓：等同于急性脑卒中。可以选用尿激酶，链激酶和组织纤维蛋白溶酶原激活剂（Tissue Plasminogen Activator，t-PA）等。

（3）急性视网膜缺血患者需要紧急脑磁共振成像与弥散加权成像、血管成像和临床评估相结合，以识别复发性卒中风险。

（4）由于 AHA、ASA 和众多国际卒中机构将 CRAO 和 BRAO 归类为卒中等效物，因此必须对急性 CRAO 或 BRAO 患者进行与急性脑缺血患者类似的评估。因此，急性视网膜缺血是眼科急症；急性视网膜缺血患者应立即转诊到最近的经过认证的卒中中心进行治疗，共同进行详细评估，以确定急性视网膜缺血的原因/来源，并进行进一步缺血并发症（MI 或脑梗死）的二级预防。

九、预后

急性视网膜缺血取决于许多因素，包括 CRA 或其分支闭塞的时间长度、栓子的类型，以及在 CRAO 中是否存在未闭的睫状视网膜动脉。在 CRAO 的非人类灵长类动物模型中，CRA 闭塞长达约 100min 未检测到视网膜损伤。然而，CRA 闭塞 100～240min 会产生不同程度的永久性视网膜功能障碍。在大约 240min 的闭塞之后，发生了严重的不可逆的视网膜损伤。这些研究表明，视网膜缺血的持续时间与急性视网膜动脉缺血后视觉功能改善的可能性相关。因此，与急性脑梗死相似，越早做出诊断并重新建立视网膜血流，理论上视力恢复的机会就越大。

视网膜出血

一、概述

视网膜出血是潜在的全身性疾病或不受控制的眼部疾病的一种表现，揭示潜在的全身性疾病，如血管疾病、血液系统疾病和恶病质、感染、创伤或缺氧等，很少特发性出现。目前慢性肾功能衰竭 HD 患者中由糖尿病导致的病例逐年增加，视网膜出血逐渐引起重视。

二、病因

眼部疾病：年龄相关性黄斑变性（Age-Related Macular Demeneration，ARMD）、息肉状脉络膜血管病变（Polypoidal Choroidal Vasculopathy，PCV）、中央凹附近毛细血管扩张症、视盘出血。

糖尿病视网膜病变：斑点状玻璃体出血，广泛分布于双侧后极。

高血压性视网膜病变：弥漫性火焰状出血是罕见视网膜前出血，广泛分布于双侧后极。

RVO：CRVO 所有象限的弥漫性视网膜内出血和 BRVO 呈扇形分布。

创伤：多层出血可以是单侧或双侧的，这取决于创伤的类型。视网膜前出血是 Terson 综合征和 Valsalva 视网膜病变的典型特征。

贫血：罗斯斑、多层出血、玻璃体下出血和玻璃体出血，它们呈双侧和弥漫分布。

白血病：视网膜前出血、玻璃体出血、火焰状出血、视网膜内出血、棉絮斑等。海扇新生血管形成是一个典型的发现。双侧可见并广泛分布。

急性细菌性心内膜炎：视盘旁缘的视网膜前/玻璃体、视网膜内或火焰状出血，棉絮斑，Roth 斑，双侧可见。

眼部缺血综合征：中段外周视网膜内出血、视网膜新生血管形成。

先兆子痫：视网膜内出血、Elschnig 斑、浆液性视网膜脱离，双侧可见。

结缔组织疾病（狼疮）：双侧可见视网膜内出血和血管闭塞（严重阶段）。

高原视网膜病变：双侧常可见 Roth 斑、多层出血和玻璃体出血。

三、流行病学

Jin Qiong Zhou 等对北京眼科医院就诊的 3468 名患者的视网膜出血的频率进行的相关性研究发现：视网膜出血患病率与较高的收缩压相关、较高的糖尿病视网膜病变患病率以及 RVO 发生率显著相关。在调整血糖浓度和皮质白内障患病率后，无明显眼部原因 NOH 患病率较高与收缩压较高相关。

Lisa Cheng 等对 144 名因临床适应证而接受冠状动脉造影的受试者进行视网膜检查。受试者的平均年龄为 61 岁（范围 32～88 岁），101 名患有高血压（80%）、55 名（38%）患有糖尿病、130 名（90%）患有血脂异常，发现 26 名受试者（18%）有视网膜出血、22 名（15%）有渗出液、2 名（2%）有胆固醇栓塞。105 人（73%）患有微血管视网膜病变、67 人（73%）轻度改变、38 人（27%）中度改变。39 人（27%）没有视网膜病变、55 人患有糖尿病，其中 24 人（17%）患有糖尿病视网膜病变。视网膜出血在 Leaman 评分较高的受试者中更为常见。

四、病理生理

视网膜出血根据在视网膜中的位置分类：视网膜神经纤维层（Retinal Nerve Fiber Layer，RNFL）、视网膜内、视网膜下、视网膜下色素上皮（Retinal Pigment Epithelium，RPE）、玻璃体下/视网膜前和玻璃体出血。

1.RNFL 出血

RNFL 出血是浅表的，并遵循 RNFL 束的方向、形状和扩散。在 RNFL 水平上可以看到三种类型的出血：火焰状出血、碎片（盘状）出血和 Roth 斑点。

（1）火焰状出血：这些出血呈弥漫性，见于后极部，持续 6 至 12 周。它们通常发生在继发于高血压、血液恶病质和贫血等动脉疾病的影响浅表视网膜毛细血管丛的疾病中。

（2）视盘出血：这些是位于一个视盘直径内的前层水平视盘边缘附近的浅裂片状出血，通常具有朝向视盘的锥形末端和远离椎间盘的羽毛状末端，最常见于颞下位置。导致视盘出血的疾病包括正常眼压青光眼、POAG、玻璃体后脱离、视神经病变、糖尿病、贫血、高血压和视网膜血管疾病。

（3）Roth 斑点：Roth 斑点呈圆形，中心为白色。Roth 斑是亚急性细菌性心内膜炎的特征，也见于白血病、贫血、缺氧和其他罕见疾病。

2.视网膜内出血

这些点状出血和斑点状出血可见于视网膜的内核层和外丛状层。它们是致密的、深红色的、轮廓鲜明的，可见于影响静脉前深毛细血管层的疾病。这种出血的常见原因包括糖尿病视网膜病变、RVO、眼缺血综合征、镰状细胞视网膜病变和中央凹毛细血管扩张症。Purtsher 视网膜病变是一种与颅或胸压缩性创伤相关的闭塞性微血管病变，表现为视网膜内变白、棉絮斑和视网膜内出血，见于急性胰腺炎、肾功能衰竭和自身免疫性疾病。

3.视网膜下出血

这些出血发生在光感受器层和 RPE 之间。出血呈深红色，形状较宽，边缘弥漫。常见于老年性黄斑病变、眼组织胞浆菌病、高度近视、PCV、视网膜大动脉瘤和外伤。黄斑部下出血常见于继发于老年性黄斑病变的脉络膜新生血管膜中。

4.玻璃体出血

出血进入玻璃体腔为新鲜血凝块可表现为飞蚊症。慢性出血表现为弥漫性玻璃体混浊，下方有沉淀的血液。它们常见于血管破裂，如增生性糖尿病视网膜病变、视网膜小动脉微动脉瘤或玻璃体后脱离期间常见。视网膜下出血可导致玻璃体突破性出血。恶性脉络膜黑色素瘤、视网膜血管阻塞和特发性 PCV 也会发生玻璃体的突破性出血。

五、临床表现

受累眼突然的、无痛的视力丧失和/或视野丧失。临床表现结合眼底彩色照相、超声、OCT、OCTA 或 FA 等相关检查可以确诊。

六、治疗

目前对视网膜出血没有特异性治疗，需要针对性治疗。

（1）对慢性肾功能不全 HD 患者的高血压、高容量、高血糖、代谢毒素进行有效控制。

（2）对眼部原发疾患针对性治疗。

（3）采用激光治疗、全视网膜光凝治疗。

（4）针对 HD 患者建议做无肝素透析。

七、预后

继发于代谢综合征和静脉闭塞的视网膜出血在控制潜在疾病的情况下可以解决。黄斑下和视网膜下出血的预后很差，并且由于光感受器层的损伤会不可逆地影响视力。玻璃体下出血，如果在适当的时候用钇铝石榴石晶体（Neodymium-Doped Yttrium Aluminum Garnet，ND-YAG）激光破裂，预后良好，大多数玻璃体积血在三个月内消退，但仍可见微细的血凝块下沉。未解决的出血或导致继发性青光眼的出血预后较差。

参考文献

[1] Gaia Mullaem，Mitchell H Rosner.Ocular problems in the patient with end-stage renal disease [J].Seminars in Dialysis，2012，25（4）：403-7.

[2] 王利宁.整合眼科学[M]，北京：人民卫生出版社，2014.

[3] 李凤鸣.中华眼科学[M]，北京：人民卫生出版社，2004：107-108.

[4] Panagiotis I Georgianos，Maria I Pikilidou，et al.Arterial stiffness in end-stage renal disease-pathogenesis，clinical epidemiology，and therapeutic potentials[J].Hypertension Rese- arch，2018，41（5）：309-319.

[5] GEORGIANOS P I，SARAFIFIDIS P A，LIAKOPOULOS V.Arterial stiffness：a novel risk factor for kidney injury progression？[J].Am J Hypertens，2015，28（8）：958-965.

[6] BRIET M，BOUTOUYRIE P，LAURENT S，et al.Arterial stiffness and pulse pressure in CKD and ESRD[J].Kidney Int，2012，82（4）：388-400.

[7] HAYDAR A A，COVIC A，COLHOUN H，et al.Coronary artery calcifification and aortic pulse wave velocity in chronic kidney disease patients[J].Kidney Int，2004，65（5）：1790-1794.

[8] LONDON G M，GUERIN A P，MARCHAIS S J，et al.Arterial media calcification in end-stage renal disease：impact on all-cause and cardiovascular mortality[J].Nephrol Dial Transplant，2003，18（9）：1731-1740.

[9] S TUART M.The enigma of vascular calcifications[J].Kidney Int Rep，2020，5（12）：2127-2129.

[10] Kyung Sik Lee，Ki Heon Nam，Dong Wook Kim，et al.Risk of retinal vein occlusion in patients with end-stage renal disease：a 12-year，retrospective，nationwide cohort study in south korea[J].Invest Ophthalmol Vis Sci，2018，59（1）：39-44.

[11] Yuh-Shin Chang，Shih-Feng Weng，et al.Risk of retinal vein occlusion following end-stage renal disease[J].Medicine（Baltimore），2016，95（16）：e3474.

[12] KOLAR P.Risk factors for central and branch retinal vein occlusion：a meta-analysis of published clinical data[J].J Ophthalmol，2014，2014：724780-724785.

[13] DEOBHAKTA A，CHANG L K.Inflammation in retinal vein occlusion[J].Int J Inflam，2013，2013：438412-438416.

[14] YOSHIMURA T，SONODA K H，SUGAHARA M，et al.Comprehensive analysis of inflammatory immune mediators in vitreoretinal diseases[J].PLoS One，2009，4（12）：e8158.

[15] REHAK J，REHAK M.Branch retinal vein occlusion：pathogenesis，visual prognosis，and treatment modalities[J].Curr Eye Res，2008，33（2）：111-131.

[16] REHAK M，REHAK J，MULLER M，et al.The prevalence of activated protein C（APC）resistance and factor V Leiden is significantly higher in patients with retinal vein occlusion without general risk factors. Case-control study and meta-analysis[J].Thromb Haemost，2008，99（5）：925-929.

[17] ZHOU J Q，XU L，WANG S，et al.The 10-year incidence and risk factors of retinal vein occlusion：the Beijing eye study[J].Ophthalmology，2013，120（4）：803-808.

[18] REHAK J，REHAK M.Branch retinal vein occlusion：pathogenesis，visual prognosis，and treatment modalities[J].Curr Eye Res，2008，33（2）：111-31.

[19] ZHAO J，SASTRY S M，SPERDUTO R D，et al.Arteriovenous crossing patterns in branch retinal vein Occl-usion.The Eye Disease Case-Control Study Group[J].Ophthalmology，1993，100（3）：423-428.

[20] CASSERLY L F，DEMBER L M.Thrombosis in end-stage renal disease[J].Semin Dial，2003，16（3）：245-256.

[21] PARIKH A M，SPENCER F A，LESSARD D，et al.Venous thromboembolism in patients with reduced estimated GFR：a population based perspective[J].Am J Kidney Dis，2011，58（5）：746-755.

[22] GHISDAL L，BROEDERS N，WISSING K M，et al.Thrombophilic factors in Stage V chronic kidney disease patients are largely corrected by renal transplantation[J].Nephrol Dial Transplant，2011，26（8）：2700-2705.

[23] KLAI S，FEKIH-MRISSA N，GHACHEM A，et al.Thrombophilic disorders：a real threat to patients with end-stage renal disease on hemodialysis and at the time of renal transplantation[J].Blood Coagul Fibrinolysis，2012，23（5）：406-410.

[24] H E MOSS.Retinal vascular changes are a marker for cerebral vascular diseases[J].Curr Neurol Neuro sci Rep，2015，15（7）：40.

[25] N PATTON，T ASLAM，T MACGILLIVRAY，et al.Retinal vascular image analysis as a potential screening tool for cerebrovascular disease：a rationale based on homology between cerebral and retinal microvasculatures[J].J Anat，2005，206（4）：319-348.

[26] T H RIM，D W KIM，J S HAN，et al.Retinal vein occlusion and the risk of stroke development：a 9-year nationwide population-based study[J].Ophthalmology，2015，122（6）：1187-1194.

[27] Yu-Yen Chen，Yong-Feng Yen，Jun-Xian Lin，et al.Risk of ischemic stroke，hemorrhagic stroke，and all-cause mortality in retinal vein occlusion：a nationwide population-based cohort study[J].Hindawi Journal of Ophthalmology，2018，2018：8629429.

[28] Min Li，Xiaolan Hu，Jiangtao Huang，et al.Impact of retinal vein occlusion on stroke incidence：a meta-analysis[J].J Am Heart Assoc，2016，5（12）：e004703.

[29] Kyung Sik Lee，Ki Heon Nam，Dong Wook Kim，et al.Risk of retinal vein occlusion in patients with end stage renal disease：a 12-year，retrospective，nationwide cohort study in south korea[J].Invest Ophthalmol Vis Sci，2018，59（1）：39-44.

[30] Yu-Yen Chen，Shwu-Jiuan Sheu，Hsiao-Yun Hu，et al.Association between retinal vein occlusion and an increased risk of acute myocardial infarction：A nationwide population-based follow-up study[J].PLoS One，2017，12（9）：e0184016.

[31] Tyler Hyungtaek Rim，et al.Retinal vein occlusion and the risk of acute myocardial infarction development：a 12-year nationwide cohort study[J].Scientific Reports，2016，6：22351.

[32] SCY Woo，GYH Lip1，and PL Lip.Associations of retinal artery occlusion and retinal vein occlusion to mortality，stroke，and myocardial infarction：a systematic review[J].Eye（Lond），2016，30（8）：1031-1038.

[33] ZHONG C，YOU S，ZHONG X，et al.Retinal vein occlusion and risk of cerebrovascular disease and myocardial infarction：A meta-analysis of cohort studies[J].Atherosclerosis，2016，247：170-176.

[34] Chris Y Wu，Tanawan Riangwiwat，et al.Association of retinal vein occlusion with cardiovascular events and mortality：a systematic review and meta-analysis [J].Retina，2019，39（9）：1635-1645.

[35] Kyeong Ik Na MD，Jin Wook Jeoung MD PhD，et al.Incidence of retinal vein occlusion in open-angle glaucoma：a nationwide，population-based study using the Korean Health Insurance Review and Assessment database[J].Acta Ophtha，2019，97（7）：652-659.

[36] Ke Xu，Ling ling Wu，Zhizhong Ma，et al.Primary angle closure and acta ophthal mol primary angle closure glaucoma in retinal vein occlusion[J].Acta Ophthalmol，2019，97（3）：e364-e372.

[37] WANG K，GHASEMI FALAVARJANI K，NITTALA M G，et al.Ultra- wide-field fluorescein angiographyguided normalization of ischemic index calculation in eyes with retinal vein occlusion[J].Invest Ophthalmol Vis Sci，2018，59（8）：3278-3285.

[38] Ursula Schmidt-Erfurtha José Garcia-Arumib Bianca S.Gerendasa，et al.Guidelines for the management of retinal vein occlusion by the european society of retina specialists（EURETINA）[J].Ophthalmologica，2019，242（3）：123-162.

[39] CAMPOCHIARO P A，HEIER J S，FEINER L，et al.Ranibizumab for macular edema following branch retinal vein occlusion：Six-month primary end point results of a phase iii study[J].Ophthalmology，2010，117（6）：1102-1112.e1.

[40] BROWN D M，CAMPOCHIARO P A，SINGH R P，et al.Ranibizumab for macular edema following central retinal vein occlusion：Six-month primary end point results of a phase iii study[J].Ophthalmology，2010，117（6）：1124-1133.e1.

[41] CAMPOCHIARO P A，HAFIZ G，SHAH S M，et al.Ranibizumab for macular edema due to retinal vein occlusions：Implication of vegf as a critical stimulator[J].Mol Ther，2008，16（4）：791-799.

[42] CAMPOCHIARO P A，SOPHIE R，PEARLMAN J，et al.RETAIN Study Group.Long-term outcomes in patients with retinal vein occlusion treated with ranibizumab：the RETAIN study[J].Ophthalmology，2014，121（1）：209-219.

[43] HEIER J S，CAMPOCHIARO P A，YAU L，et al.Ranibizumab for macular edema due to retinal vein occlusions：longterm follow-up in the HORIZON trial[J]. Ophthalmology，2012，119（4）：802-809.

[44] LARSEN M，WALDSTEIN S M，BOSCIA F，et al.CRYSTAL Study Group.Individualized ranibizumab regimen driven by stabilization criteria for central retinal vein occlusion：twelve-month results of the crystal study[J].Ophthalmology，2016，123（5）：1101-1111.

[45] TADAYONI R，WALDSTEIN S M，BOSCIA F，et al.BRIGHTER Study Group.Sustained benefits of ranibizumab with or without laser in branch retinal vein occlusion：24-month results of the brighter study[J].Ophthalmology，2017，124（12）：1778-1787.

[46] NARAYANAN R，PANCHAL B，DAS T，et al.A randomised，double-masked，controlled study of the efficacy and safety of intravitreal bevacizumab versus ranibizumab in the treatment of macular oedema due to branch retinal vein occlusion：MARVEL Report No.1[J].Br J Ophthalmol，2015，99（7）：954-959.

[47] TAN M H，MCALLISTER I L，GILLIES M E，et al.Randomized controlled trial of intravitreal ranibizumab versus standard grid laser for macular edema following branch retinal vein occlusion[J].Am J Ophthalmol，2014，157（1）：237-247.e1.

[48] BROWN D M，CAMPOCHIARO P A，BHISITKUL R B，et al.Sustained benefits from ranibizumab for macular edema following branch retinal vein occlusion：12-month outcomes of a phase III study[J].Ophthalmology，2011，118（8）：1594-1602.

[49] CHATZIRALLI I，THEODOSSIADIS G，KABANAROU S A，et al.Ranibizumab versus dexamethasone implant for central retinal vein occlusion：the ranidex study.Graefe's archive for clinical and experimental ophthalmology[J].Albrecht Von Graefes Arch Klin Exp Ophthalmol，2017，255（10）：2077-2078.

[50] HATTENBACH L O，FELTGEN N，BERTELMANN T，et al. COMRADE-B Study Group. Head-to-head comparison of ranibizumab PRN versus single-dose dexamethasone for branch retinal vein occlusion（COMRADE-B）[J].Acta Ophthalmol，2018，96（1）：e10-e18.

[51] HOERAUF H，FELTGEN N，WEISS C，et al.COMRADE-C Study Group.Clinical efficacy and safety of ranibizumab versus dexamethasone for central retinal vein occlusion（COMRADE C）：a european label study[J].Am J Ophthalmol，2016，169：258-267.

[52] CAMPOCHIARO P A，HAFIZ G，MIR T A，et al.Scatter photocoagulation does not reduce macular edema or treatment burden in patients with retinal vein occlusion：the relate trial[J].Ophthalmology，2015，122（7）：1426-1437.

[53] CAMPOCHIARO P A，SOPHIE R，PEARLMAN J，et al.RETAIN Study Group.Long-term outcomes in patients with retinal vein occlusion treated with ranibizumab：the RETAIN study[J]. Ophthalmology，2014，121（1）：209-219.

[54] PIELEN A，CLARK W L，BOYER D S，et al.Integrated results from the COPERNICUS and GALILEO studies[J].Clin Ophthalmol，2017，11：1533-1540.

[55] CLARK W L，BOYER D S，HEIER J S，et al.Intravitreal aflibercept for macular edema following branch retinal vein occlusion：52-week results of the vibrant study[J]. Ophthalmology，2016，123（2）：330-336.

[56] CAMPOCHIARO P A，HAFIZ G，MIR T A，et al.Scatter photocoagulation does not reduce macular edema or treatment burden in patients with retinal vein occlusion：the relate trial[J].Ophthalmology，2015，122（7）：1426-37.

[57] SCOTT I U，VANVELDHUISEN P C，IP M S，et al.SCORE2 Investigator Group.Effect of bevacizumab vs aflibercept on visual acuity among patients with macular edema due to central retinal vein occlusion：the score2 randomized clinical trial[J].JAMA，2017，317（20）：2072-2087.

[58] PE'ER J，FOLBERG R，ITIN A，et al.Vascular endothelial growth factor upregulation in human central retinal vein occlusion[J].Ophthalmology，1998，105（3）：412-416.

[59] JEANNETEAU F，GARABEDIAN M J，CHAO M V.Activation of Trk neurotrophin receptors by glucocorticoids provides a neuroprotective effect[J].Proc Natl Acad Sci USA，2008，105（12）：4862-4867.

[60] FLYNN H W JR，SCOTT I U.Intravitreal triamcinolone acetonide for macular edema associated with diabetic retinopathy and venous occlusive disease：it's time for clinical trials[J].Arch Ophthalmol，2005，123（2）：258-259.

[61] CAMPOCHIARO P A，HAFIZ G，MIR T A，et al.Pro-permeability factors after dexamethasone implant in retinal vein occlusion：the ozurdex for retinal vein occlusion（orvo）study[J].Am J Ophthalmol，2015，160（2）：313-321.e19.

[62] DARUICH A，MATET A，MOULIN A，et al.Mechanisms of macular edema：beyond the surface[J].Prog Retin Eye Res，2018，63：20-68.

[63] REZAR-DREINDL S，EIBENBERGER K，POLLREISZ A，et al.Effect of intravitreal dexamethasone implant on intra-ocular cytokines and chemokines in eyes with retinal vein occlusion[J].Acta Ophthalmol，2017，95（2）：e119-127.

[64] BLUMENKRANZ M S.New therapy for central retinal vein occlusion：are intravitreal steroids a possible answer？[J].Arch Ophthalmol，2005，123（2）：259-261.

[65] EIBENBERGER K，SCHMETTERER L，REZAR-DREINDL S，et al.Effects of intravitreal dexamethasone implants on retinal oxygen saturation，vessel diameter，and retrobulbar blood flow velocity in me secondary to rvo[J].Invest Ophthalmol Vis Sci，2017，58（12）：5022-5509.

[66] FLYNN H W JR，SCOTT I U.Intravitreal triamcinolone acetonide for macular edema associated with diabetic retinopathy and venous occlusive disease：it's time for clinical trials[J].Arch Ophthalmol，2005，123（2）：258-259

[67] SCOTT I U，IP M S，VANVELDHUISEN P C，et al.SCORE Study Research Group.A randomized trial comparing the efficacy and safety of intravitreal triamcinolone with standard care to treat vision loss associated with macular Edema secondary to branch retinal vein occlusion：the Standard Care vs Corticosteroid for Retinal Vein Occlusion（SCORE）study report 6[J].Arch Ophthalmol，2009，127（9）：1115-1128.

[68] HALLER J A，BANDELLO F，BELFORT R JR，et al.OZURDEX GENEVA Study Group.Randomized，sham-controlled trial of dexamethasone intravitreal implant in patients with macular edema due to retinal vein occlusion[J].Ophthalmology，2010，117（6）：1134-1146.e3.

[69] HALLER J A，BANDELLO F，BELFORT R JR，et al.Ozurdex GENEVA Study Group. Dexamethasone intravitreal implant in patients with macular edema related to branch or central retinal vein occlusion twelve-month study results[J].Ophthalmology，2011，118（12）：2453-2460.

[70] Chang-Lin J E，Attar M，Acheampong A A，et al.Pharmacokinetics and pharmacodynamics of a sustained-release dexamethasone intravitreal implant[J]. Invest Ophthalmol Vis Sci，2011，52（1）：80-86.

[71] SINGER M A，JANSEN M E，TYLER L，et al.Long-term results of combination therapy using anti-VEGF agents and dexamethasone intravitreal implant for retinal vein occlusion：an investigational case series[J].Clin Ophthalmol，2016，11：31-38.

[72] MALCLÈS A，DOT C，VOIRIN N，et al.Safety of intravitreal dexamethasone implant（ozurdex）：the safodex study.Incidence and risk factors of ocular hypertension[J].Retina，2017，37（7）：1352-1359.

[73] A randomized clinical trial of early panretinal photocoagulation for ischemic central vein occlusion.The Central Vein Occlusion Study Group N report[J].Ophthalmology，1995，102（10）：1434-1444.

[74] The Central Vein Occlusion Study Group.Natural history and clinical management of central retinal vein occlusion[J].Arch Ophthalmol，1997，115（4）：486-491.

[75] STEFÁNSSON E.The therapeutic effects of retinal laser treatment and vitrectomy.A theory based on oxygen and vascular physiology[J].Acta Ophthalmol Scand，2001，79（5）：435-440.

[76] The Branch Vein Occlusion Study Group.Argon laser photocoagulation for macular edema in branch vein occlusion[J].Am J Ophthalmol，1984，98（3）：271-282.

[77] HAYREH S S，KLUGMAN M R，PODHAJSKY P，et al.Argon laser panretinal photocoagulation in ischemic central retinal vein occlusion.A 10-year prospective study[J].Graefes Arch Klin Exp Ophthalmol，1990，228（4）：281-296.

[78] TAN M H，MCALLISTER I L，GILLIES M E，et al.Randomized controlled trial of intravitreal ranibizumab versus standard grid laser for macular edema following branch retinal vein occlusion[J].Am J Ophthalmol，2014，157（1）：237-247.e1.

[79] BROWN D M，CAMPOCHIARO P A，BHISITKUL R B，et al.Sustained benefits from ranibizumab for macular edema following branch retinal vein occlusion：12-month outcomes of a phase III study[J].Ophthalmology，2011，118（8）：1594-1602.

[80] CAMPOCHIARO P A，HEIER J S，FEINER L，et al.Ranibizumab for macular edema following branch retinal vein occlusion：Six-month primary end point results of a phase iii study[J].Ophthalmology，2010，117（6）：1102-1112.e1.

[81] STEFANSSON E.Physiology of vitreous surgery[J].Graefes Arch Klin Exp Ophthalmol，2009，247（2）：147-163.

[82] FURINO C，FERRARI T M，BOSCIA F，et al.Combined radial optic neurotomy，internal limiting membrane peeling，and intravitreal triamcinolone acetonide for central retinal vein occlusion[J].Ophthalmic Surg Lasers Imaging，2005，36（5）：422-425.

[83] DECROOS F C，SHULER R K JR，STINNETT S，et al.Pars plana vitrectomy，internal limiting membrane peeling，and panretinal endophotocoagulation for macular edema secondary to central retinal vein occlusion [J].Am J Ophthalmol，2009，147（4）：627-633.e1.

[84] Yuh-Shin Chang，Shih-Feng Weng，Chun Chang，et al.Risk of retinal artery occlusion in Patients with end-stage renal disease[J].Medicine（Baltimore），2016，95（14）：e3281.

[85] Tae Hwan Moon，Minseok Kang，Seungheon Lee，et al.The nationwide incidence of etinal artery occlusion following dialysis as result of end-stage renal disease：2004 through 2013[J].Retina，2021，41（10）：2140-2147.

[86] SCHRAG M，YOUN T，SCHINDLER J，et al.Intravenous fbrinolytic therapy in central retinal

artery occlusion: a patient-level meta-analysis[J].JAMA Neurol，2015，72（10）：1148-1154.

[87] Kevin D.Chodnicki，Laurel B.Tanke，Jose S.Pulido，et al.Stroke Risk before and after Central Retinal Artery Occlusion[J].Ophthalmology，2022，129（2）：203-208.

[88] Kevin D Chodnicki，Jose S Pulido，David O Hodge，et al.Stroke risk before and after central retinal artery occlusion in a US cohort[J].Mayo Clin Proc，2019，94（2）：236-241.

[89] Valérie Biousse，Fadi Nahab，Newman N J，et al.Management of acute retinal ischemia: follow the guidelines![J].Ophthalmology，2018，125（10）：1597-1607.

[90] Michael Dattilo，Valérie Biousse，Nancy J，et al.Update on the management of central retinal artery occlusion[J].Neurol Clin，2017，35（1）：83-100.

[91] Carolin Hoyer，Christian Kahlert，Resul Güney，et al.Central retinal artery occlusion as a neuro-ophtha- lmological emergency: the need to raise public awareness[J].Eur J Neurol，2021，28（6）：2111-2114.

[92] Christina J Flaxel，Ron A Adelman，Steven T Bailey，et al.Retinal and ophthalmic artery occlusions preferred Practice pattern[J].Ophthalmology，2020，127（2）：P259-P287.

[93] Jin Qiong Zhou，Ya Xing Wang，Liang Xu，et al.Posterior fundus hemorrhages frequency and associated factors: the beijing eye study[J].Retina，2019，39（6）：1206-1215.

[94] Lisa Cheng，Peter Barlis，Joel Gibson，et al.Microvascular retinopathy and angiographically- demonstrated coronary artery disease: A cross-sectional，observational study[J].PLoS One，2018，13（5）：e0192350.

[95] ANDREW J.RONG L，SWARUP S，et al.Predictors of neovascular glaucoma in central retinal vein occlusion[J].Am J Ophthalmol，2019，204：62-69.

杨剑明（撰写）　胡辅华（审校）

第二节　青光眼

一、概述

青光眼是一组威胁和损害视神经及其视觉通路，最终导致视觉功能损害的眼科疾病。其共同特点是视神经进行性退化，视网膜神经节细胞（Retinal Ganglion Cell，RGC）丢失，RNFL 变薄，视盘进行性凹陷。不可逆失明的主要原因，与视神经的特征性损伤和由于 RGC 变性导致的视野丧失模式有关。眼压（Intraocular Pressure，IOP）被认为是主要的危险因素。

根据眼压升高时青光眼的腔角结构可分为原发性开角型青光眼（POAG）和原发性闭角型青光眼（PACG）。PACG 是指存在对位或粘连的虹膜小梁接触，导致小梁网阻塞和眼压升高。POAG 和 PACG 都可以进一步细分为原发性或继发性，其中 POAG 是指在没有明显病理原因的正常或升高的眼压下观察到特征性视神经病变。PACG 是指具有可识别病理原因的眼压升高，例如炎症、创伤、新生血管形成、色素分散和假性剥脱。

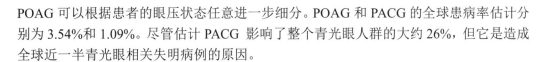

POAG 可以根据患者的眼压状态任意进一步细分。POAG 和 PACG 的全球患病率估计分别为 3.54%和 1.09%。尽管估计 PACG 影响了整个青光眼人群的大约 26%，但它是造成全球近一半青光眼相关失明病例的原因。

二、定义

青光眼是以视乳头萎缩及凹陷、视野缺损及视力下降为共同特征的一组疾病的总称。根据病因学、解剖学、发病机理等，分为原发性、继发性和先天性等青光眼。

三、流行病学

青光眼是视神经进行性、不可逆的损伤，是导致严重的视力丧失和不可逆失明的主要原因之一，约占全球失明的 12%。预计到 2040 年青光眼患者将增至 1.118 亿。CKD 是另一个日益严重的公共卫生问题，影响着全球 8%至 16%的人口。

Jong Joo Moon 等从韩国国家 2007 年至 2015 年的健康保险服务数据库（National Health Insurance Service，NHIS）中（n=47516098），招募了肾移植受者（Kidney Transplant Recipients，KTR）（n=10955）、ESRD 患者（n=10955）和健康对照者（n=10955）。发现：①ESRD 患者（3.36/1000 PY，）的 POAG 发生率高于健康对照组（1.20/1000 PY），但是经混杂因素调整后，ESRD 患者的 POAG 风险均无显著增加；②ESRD 患者 PACG 的发生率（0.41/1000 PY）显著高于健康对照组（0.14/1000 PY）；③KTR 患者的 PACG 发生率显著低于 ESRD 患者。研究表明，肾移植可以降低 ESRD 患者的 PACG 风险，但不能降低 POAG 风险。肾功能恶化的 ESRD 患者中，POAG 风险也不显著升高。现有结果可能意味着 ESRD 患者 POAG 的名义上增加的患病率可能归因于 ESRD 和 POAG 之间的几个共同的混杂风险因素，包括血脂异常、高血糖、高血压和共存全身性疾病。

Person months Chen-Chee Lim 等使用台湾地区人群健康保险研究数据库进行了病例对照研究。研究组有 3949 名透析患者，对照组有 78980 名按年龄和性别匹配的非透析患者。发现：①维持透析开始后新诊断青光眼的发生率，与没有透析的患者相比，透析患者患青光眼的风险更高。透析组青光眼发生率为 8.18/10000PM，高于非透析组（5.01/10，000PM）。②透析患者发生闭角型青光眼（ACG）的风险显著升高。相比之下，透析患者患开角型青光眼或正常眼压青光眼的风险不高。

Chu-Lin Chou 等从台湾地区人群健康保险服务数据库中（1997—2011 年），纳入 15185 名新诊断为 POAG 的患者，并与 15185 名无眼部疾病（Without Ocular Disease，WOD）的患者进行倾向（1：1）评分匹配，探讨新发 POAG 患者全因死亡和主要肾脏事件的风险。研究发现新发 POAG 患者的全因死亡风险显著高于 WOD。POAG 患者发生急性肾功能衰竭（Acute Renal Failure，ARF）和 ESRD 比 WOD 高。数据表明 POAG 是全因死亡、ARF 和 ESRD 的风险，与高血压、缺血型心脏病、糖尿病、吸烟明显相关。因此需要注意新发 POAG 患者的死亡率和主要肾脏事件。

四、发病机制

导致 ESRD 患者疾病进展的主要机制是动脉硬化、血管重塑、内皮功能障碍、炎症和氧化应激等，这些机制也导致许多眼部疾病，尿毒症 HD 患者发生青光眼的发病机制可能与下列因素有关。

（1）视网膜微血管病变：研究表明，尿毒症患者体内代谢产物如尿素氮（Urea Nitrogen，BUN）、肌酐、胍基酸、苯酚酸、甲基胍、蛋白结合毒素等堆积会造成血管壁损伤，以及血小板及凝血功能异常的影响，导致 RVO 或视网膜小动脉阻塞以及视网膜微血管广泛阻塞，视网膜细胞缺血缺氧形成新生血管，形成青光眼。研究发现，与健康个体相比，CKD 患者的视网膜血管壁管径比（Wall to Lumen Ratio，WLR）增加、细动脉肥大重构以及毛细血管稀疏，这些视网膜血管改变表明 CKD 患者的视网膜末梢器官损害。

（2）尿毒症患者通常伴有不同程度高血压，视网膜血管呈痉挛性改变、视盘水肿、视网膜渗出、眼底出血等导致视网膜微循环障碍。

（3）房水（Aqueous Humor，AH）生成影响：①AH 生成增加：透析前血液、组织液处于高渗状态，透析后血浆渗透压随着血液 BUN、肌酐等毒素的清除迅速下降，由于血-AH 屏障的存在，AH 渗透压下降较慢，使血液和 AH 之间形成渗透压梯度，导致 AH 生成增加，IOP 升高；②AH 排出受阻：由于 HD 时晶状体中的 BUN 清除率明显慢于血液中的 BUN 清除率，造成晶状体与 AH 间的渗透梯度，水分过多转运到晶状体导致其膨胀，并将虹膜隔向前推移，使房角变窄，影响 AH 排出，从而造成 IOP 升高。玻璃体内 BUN 的变化也以类似的方式影响 IOP。

（4）解剖因素：由于尿毒症患者需要长期血液透析，一旦存在浅前房或窄房角等解剖特点，每次透析后均可能出现 IOP 升高，即使不存在眼球的解剖异常，长期的病理性 IOP 波动也可能会造成房角结构及视神经的损害。

小梁网（Trabecular Meshwork，TM）是常规流出通路的前部，位于眼睛的前房，包括施累姆氏管（Schrimm tube，SC）以及收集器通道。AH 通过 TM 流出到 SC，TM 是 AH 流出的第一个屏障，SC 是房水通道的第二个屏障。所有这些部分共同将 IOP 维持在生理范围内。炎性因子作用于 TM，造成 TM 缺陷，导致 AH 循环不畅，IOP 增高，导致青光眼发生。

（5）越来越多的证据表明氧化损伤和免疫反应缺陷是导致青光眼发病的关键因素。一些研究揭示，在青光眼患者中发现的广泛的氧化应激相关标记物改变，例如，低水平的抗氧化防御、神经胶质细胞的功能障碍/激活、核因子-κB（Nuclear Factor-Kappa B，NF-κB）通路的激活和蛋白质的上调，以及大量炎性细胞因子等。

（6）青光眼是一种视神经病变，其特征是中枢神经系统（Central Nervous System，CNS）的进行性退行性疾病。青光眼中发现的神经变性与其他疾病如阿尔茨海默病（Alzheimer's Disease，AD）、帕金森病（Parkinsonian，PD）都发现了β-淀粉样蛋白沉积物和 tau 蛋白水平升高。因此，青光眼神经退行性疾病最初始于轴突退化和 RGC 的丧失，后来影响颅内视神经和外侧膝状核（Lateral Geniculate Nucleus，LGN）。同时，这种炎症通路的激活导致小胶质细胞的激活，小胶质细胞有两种主要表型：神经毒性表型，即所谓的 M1 样和 M2 样，M1 表型特征是促炎细胞因子的释放强烈的炎症反应[白细胞介素-1β（Interleukin-1β，IL-1β）、白细胞介素-12（Interleukin-12，IL-12）、TNF-α]，M1 活化导致的慢性炎症状态，其随着时间的推移，导致神经元死亡。小胶质细胞激活，促进炎症因子例如 TNFα、IL-1、NO 和活性氧（Reactive Oxygenspecies，ROS）等的释放，HD 患者体内变化尤其明显，这些不仅加剧神经元损伤，导致神经调节障碍、血管内皮损伤及凝血功能异常，而且加剧青光眼症状。

五、临床表现

（一）IOP 监测

青光眼诊断和治疗中最重要的是 IOP 测量，主要治疗目标是降低 IOP 以防止进行性视神经损伤。由于昼夜节律，IOP 值全天波动，最大值出现在黎明时分，最小值出现在下午结束时。所以 IOP 监测需要做到无创、动态、适时测量。玛格丽特等人出了一种新的 IOP 监测方法，使用钇铝石榴石（Yttrium Aluminum Garnet，YAG）激光（532nm 波长）照射虹膜，然后使用特定相机[互补金属氧化物半导体（Complementary Metal Oxide Semiconductor，CMOS）相机]对反射进行分析，通过无创重复测量，解决了便捷动态监测 IOP 问题。随着科技进步，研究人员设计出无创连续监测 IOP 的可穿戴隐形眼镜传感器，通过集成在隐形眼镜上的传感器，检测隐形眼镜的变形，实时监测 IOP 变化，再通过集成在隐形眼镜上的传输系统，在便携式通信设备上随时读取。

（二）影像检查

用 OCT 扫描，进行视盘照相、视神经乳头形态测量和 RNFL 厚度测量，达到早期诊断目的。

六、处理措施

（一）局部治疗

1.前列腺素类似物

（1）降眼内压药物

药物	IOP 下降 mmHg	药物	IOP 下降 mmHg	药物	IOP 下降 mmHg	药物	IOP 下降 mmHg
比马前列素	5.61	拉坦前列素	4.85	曲伏前列素	4.83	他氟前列素	4.37

（2）适应证：前列腺素类似物通常用于初始治疗，每天晚上使用一次。这些药物可改善葡萄膜巩膜和小梁的流出，从而降低眼内压。它们的副作用包括结膜充血、睫毛生长增加、眶周脂肪减少以及虹膜和眼周皮肤色素沉着增加。

2.β-受体阻滞剂

（1）降低眼内压数量

药物	IOP 下降 mmHg	药物	IOP 下降 mmHg	药物	IOP 下降 mmHg	药物	IOP 下降 mmHg	药物	IOP 下降 mmHg
左布洛尔	4.51	噻吗洛尔	3.70	卡替洛尔	3.44	左旋倍他洛尔	2.56	美托洛尔	2.24

（2）适应证：这些通常每天使用两次；它们通过减少 AH 的产生来降低眼内压。它们的主要局部副作用是干眼病，或现有干眼病的恶化。禁忌证：合并支气管哮喘、窦性心动过缓、二度或三度房室传导阻滞、失代偿性充血性心力衰竭、严重过敏性鼻炎、脑灌注不足和肌肉无力等疾病。β-受体阻滞剂可掩盖低血糖症的症状。

3.α₂-肾上腺素能激动剂

（1）降低眼内压数量

药物	IOP 下降 mmHg	药物	IOP 下降 mmHg
溴莫尼定	3.59	阿普乐定	2.52

（2）适应证：减少 AH 的分泌和增加葡萄膜巩膜流出。局部副作用包括滴注后结膜的初始白色变色，以及超过三分之一的患者长期局部不耐受。不太常见的是，可能会出现眼睑回缩、口干、心动过缓和疲劳。与单胺氧化酶抑制剂、拟交感神经药物或三环类抗抑郁药同时治疗会影响去甲肾上腺素能传递。用α₂-肾上腺素能激动剂进行局部治疗，禁用于 12 岁以下儿童，因为其副作用极其严重，会导致幼儿昏迷。心动过缓、低血压、动脉硬化和肝肾功能受损需要慎用。

4.碳酸酐酶抑制剂

（1）降低眼内压数量

药物	IOP 下降 mmHg	药物	IOP 下降 mmHg
多佐胺	2.49	布林佐胺	2.42

（2）适应证：减少 AH 的产生；局部不良副作用包括视物模糊、灼痛和角膜内皮失代偿等。

（二）激光治疗

如果局部治疗不能充分降低 IOP 或未能达到目标压力（例如，由于治疗依从性不足），可考虑将激光治疗作为一种补充措施。然而，激光小梁成形术后 AH 流出增加或睫状体光凝术后 AH 产生减少，激光治疗通常会适度降低眼内压。后者使 47%的治疗眼的眼内压降低至少 20% ；它的潜在并发症包括减压不足或过度、炎症和瞳孔畸形，这可能会导致非常烦人的眩光。

（三）手术治疗

如果非手术治疗方案不足以将 IOP 降低至目标压力，或导致无法忍受的副作用，则需要手术。可以选择微创、植入滤器和不植入滤器类型的青光眼手术。例如一种微创手术，支架被放置在 Schlemm 管中以降低通过 TM 的流出阻力。一般来说，这种可以与白内障手术结合进行的手术，不会足够降低 IOP，除非青光眼只是中度；与标准小梁切除术相比，这些装置在降低 IOP 方面与小梁切除术同样有效，微创青光眼手术副作用少，但疗效较低。在手术期间和术后，抗代谢物应用于手术部位以减少纤维化反应和局部疤痕形成，保持瘘口开放。如果局部治疗不能充分降低 IOP 或未能达到目标压力，可考虑将激光治疗作为补充治疗。与接受激光小梁成形术相比，接受小梁切除术治疗的晚期青光眼患者的视野恶化更少。

参考文献

[1] WEINREB R N，AUNG T，MEDEIROS F A.The pathophysiology and treatment of glaucoma：a review [J]. JAMA，2014，311（18）：1901-1911.

[2] JONAS J B，AUNG T，BOURNE R R，et al.Glaucoma[J].Lancet，2017，390（10108）：2183-2193.

[3] QUIGLEY H A ，BROMAN A T.Te number of people with glaucoma worldwide in 2010 and 2020[J].Br J Ophthalmol，2006，90（3）：262-267.

[4] TAM Y C，et al.Global prevalence of glaucoma and projections of glaucoma burden through 2040：a systematic review and meta-analysis[J].Ophthalmology，2014，121（11）：2081-2090.

[5] CHEN T K，Knicely D H，Grams M E.Chronic kidney disease diagnosis and management：a review [J].JAMA，2019，322（13）：1294-1304.

[6] Jong Joo Moon，Yong Woo Kim，Baek-Lok Oh，et al.Nationwide Glaucoma incidence in end stage renal disease patients and kidney transplant recipients[J].Scientifc Reports，2021，11（1）：7418.

[7] Chen-Chee Lim，Chia-Yi Lee，Fu-Chin Huang，et al.Risk of glaucoma in patients receiving hemodialysis and peritoneal dialysis：a nationwide population-based cohort study[J].Int J Environ Res Public Health，2020，17（18）：6774.

[8] CASSON R，CHIDLOW G，WOOD J，et al .Definition of glaucoma：clinical and experimental concepts[J].Clin Exp Ophthalmol，2012，40（4）：341-349.

[9] Benjamin Michael Davis1Laura，et al.CrawleyGlaucoma：the retina and beyond[J].Acta Neuropathol .2016，132（6）：807-826.

[10] Agnes Bosch，Johannes B，et al.Retinal capillary and arteriolar changes in patients with chronic kidney disease[J].Microvasc Res，2018，118：121-127.

[11] Mustafa Kalayci，brahim Ali Hassan，Ibrahim Abdi Keinan，et al.The Effect of hemodialysis on axial length，ocular surface，and intraocular pressure in patients with end-stage renal failure[J]. International Journal of General Medicine，2020，13：1035-1042.

[12] Jennifer Hu，MD；Kelly M.Bui，MD，et al.Effect of hemodialysis on intraocular pressure and ocular perfusion pressure[J].JAMA Ophthalmol，2013，131（12）：1525-153.

[13] Shunsuke Ito，Masayuki Yoshida，et al.Protein-bound uremic toxins：new culprits of cardiovascular events in chronic kidney disease patients[J] .Toxins（Basel），2014，6（2）：665-678.

[14] ALVARADO J A.A new insight into the cellular regulation of aqueous outflflow：How trabecular meshwork endothelial cells drive a mechanism that regulates the permeability of Schlemm＇s canal endothelial cells[J].Br.J.Ophthalmol，2005，89（11）：1500-1505.

[15] ALVARADO J A，et al.Interactions between endothelia of the trabecular meshwork and of Schlemm＇s canal：A new insight into the regulation of aqueous outflflow in the eye[J].Trans.Am.Ophthalmol.Soc.2005，103，148-162.

[16] MCKINNON S J，GOLDBERG L D，PEEPLES P，et al.Current management of glaucoma and the need for complete therapy[J].Am.J.Manag.Care，2008，14（1 Suppl）：S20-27.

[17] SACCÀ S C，VERNAZZA S，IORIO E L，et al.Molecular changes in glaucomatous trabecular meshwork.Correlations with retinal ganglion cell death and novel strategies for neuroprotection[J].Prog.Brain Res，2020，256（1）：151-188.

[18] Wostyn，Audenaert，De Deyn，et al.Alzheimers disease and glaucoma：Is there a causal relationship？ [J].Br.J.Ophthalmol，2009，93（12）：1557-1559.

[19] CESAREO M，MARTUCCI A，CIUFFFFOLETTI E，et al.Association between alzheimer＇s disease and glaucoma：a study based on heidelberg retinal tomography and frequency doubling technology perimetry[J].Front.Neurosci，2015，9：479.

[20] ABU-HASSAN D，ACOTT T，KELLEY M.The Trabecular Meshwork：A Basic Review of Form

and Function[J].J.Ocul.Biol，2014，2（1）：http：//fulltextarticles.avensonline.org/JOCB-2334-2838-02-0017.html.

[21] LULL M E，BLOCK M L.Microglial activation and chronic neurodegeneration[J]. Neurotherapeutics. 2010，7（4）：354-365.

[22] BURGUILLOS M A，DEIERBORG T，KAVANAGH E，et al.Caspase signalling controls microglia activation and neurotoxicity[J].Nature，2011，472（7343）：319-324.

[23] KETTENMANN H，HANISCH U-K，NODA M，et al.Physiology of microglia[J].Physiol. Rev，2011，91（2）：461-553.

[24] BRINGMANN A，PANNICKE T，GROSCHE J，et al.Müller cells in the healthy and diseased retina[J]. Prog.Retin.Eye Res，2006，25（4）：397-424.

[25] Andrew J.Rong，SWARUP S.Swaminathan，et al.Predictors of neovascular glaucoma in central retinal vein occlusion[J].Am J Ophthalmol，2019，204：62-69.

[26] Irene Sanchez，Raul Martin，et al.Advances in diagnostic applications for monitoring intraocular pressure in Glaucoma：A review[J].Journal of Optometry，2019，12（4）：211-221.

[27] HA D，DE VRIES W N，JOHN S W，et al.Polymer-based miniature flexible capacitive pressure sensor for intraocular pressure（IOP）monitoring inside a mouse eye[J].Biomed Microdevices，2012，14（1）：207-15.

[28] DURAIRAJ C.Optimal sampling scheme for estimation of intraocular pressure diurnal curves in glaucoma trials[J].Clin Pharmacokinet，2015，54（1）：95-105.

[29] DOWNS J C，BURGOYNE C F，SEIGFREID W P，et al.24-Hour IOP telemetry in the nonhuman primate：implant system performance and initial characterization of IOP at multiple timescales[J].Invest Ophthalmol Vis Sci，2011，52（10）：7365-7375.

[30] LIU J H，ZHANG X，KRIPKE D F，et al.Twenty-four-hour intraocular pressure pattern associated with early glaucomatous changes[J].Invest Ophthalmol Vis Sci，2003，44（4）：1586-1590.

[31] MARGALIT I，BEIDERMAN Y，Skaat A，et al.New method for remote and repeatable monitoring of intraocular pressure variations[J].J Biomed Opt，2014，19（2）：027002.

[32] Zhiqiang Dou，Jun Tang，et al.Wearable contact lens sensor for non-invasive continuous monitoring of intraocular pressure[J].Micromachines（Basel），2021，12（2）：108.

[33] Alexander K.Schuster，Carl Erb，et al.The diagnosis and treatment of glaucoma[J].Dtsch Arztebl Int，2020，117（13）：225-234.

[34] Jost B Jonas，Tin Aung，Rupert R Bourne，et al.Glaucoma[J].Lancet，2018，391（10122）：739-740.

[35] GEDDE S J，SCHIFFMAN J C，FEUER W J，et al.Treatment outcomes in the Tube Versus Trabeculectomy（TVT）study after five years of follow-up[J].Am J Ophthalmol，2012，153（5）：789-803.e2.

[36] RULLI E，BIAGIOLI E，RIVA I，et al.Efficacy and safety of trabeculectomy vs nonpenetrating surgical procedures: a systematic review and meta-analysis[J].JAMA Ophthalmol .2013，131（12）：1573-82.

[37] Stefania Vernazza，Sara Tirendi，et al.Neuroinflammation in primary open-angle glaucoma [J].J.Clin.Med，2020，9（10）：3172.

杨剑明（撰写） 胡辅华（审校）

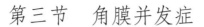

第三节　角膜并发症

角膜是一种透明的无血管组织，与巩膜一起形成眼睛的外部。是一种结缔组织，是防止感染和对眼睛内部结构造成机械损伤的主要屏障。与眼表的泪膜一起，占眼睛总屈光力的三分之二以上。尿毒症环境及其 HD 治疗可能导致独特的眼部疾病。

角膜内皮变化

角膜细胞层分为：上皮、基质和内皮三层。

上皮层在眼睛的前表面提供生物防御系统，有助于保持角膜表面光学光滑，并为外部生物制剂和化学损伤提供屏障。

基质层约占角膜厚度的 90%，由细胞外基质、角质形成细胞和神经纤维组成。它为角膜提供结构强度、形状、稳定性和透明度。

内皮是一层薄薄的单层多边形细胞，覆盖在后弹力层（Descemet 膜，DM）的后表面，并与 AH 接触。主要功能是通过活性三磷酸腺苷（Adenosinetriphosphate，ATP）和依赖生物碳酸盐的泵来调节水合状态，从而为角膜提供透明度，使眼睛能够执行其视觉功能。它是通过简单扩散、促进扩散和主动运输机制清除养分和废物。角膜内皮是有丝分裂活性最基础的细胞层。鉴于其功能的重要性，对内皮的损伤可能比对其他角膜层的损伤更严重，导致细胞丢失和内皮细胞骨架的不可逆损伤，最终影响视觉功能。

Alok Sati 等对 CKD5 期 HD 组，CKD3 期、4 期组以及健康对照组进行横断面对照研究，观察角膜内皮细胞密度（Endothelial Cell Density，ECD）、变异系数（Coefficient of Variation，CV%）、六边形百分比（Hx%）、中央角膜厚度（Central Corneal Thickness，CCT）、平均细胞大小（Average Cell Size，Avg）。研究发现：①与未透析的患者相比，接受 HD 的患者角膜 ECD 减少，CCT 增加；②血清 BUN 水平高的更明显。

Nobuyuki Ohguro 等研究发现慢性肾衰竭患者 ECD 正常，但角膜内皮细胞（Corneal Endothelial Cell，CEC）呈明显的多形性。研究提示，慢性肾功能衰竭患者角膜内皮多形性改变与代谢毒素水平有关。

带状角膜病

一、概述

带状角膜病变是一种慢性退行性疾病，其特征是钙羟基磷灰石盐在角膜上皮下沉积，角膜呈现无定形、结晶、灰白色的混浊，常见于睑间区。由于钙的沉积和积累，破坏眼表，导致刺激、发红或畏光。当白色混浊延伸至视轴时，带状角膜病变可能导致明显的眩光和视力受损。眼病患者泪液中二氧化碳减少，磷酸钙盐在碱性环境中容易沉着，所以暴露性角膜炎于干眼症时病情进展迅速。

二、发病机制

钙盐在上皮基底膜、基底上皮和 Bowman 膜的沉积是主要原因，初始发生于睑裂部暴露区角膜，向中央缓慢扩展，病程可经历多年，两端混浊可相遇于中央，融合成带状，宽 3～5mm。裂隙灯下可见钙斑混合区内有透明小孔，是三叉神经末梢穿过 Bowman 层的通道。混浊逐渐致密加厚，使表面隆起，粗糙不平。可发生角膜上皮糜烂，引起畏光、溢泪及磨痛等刺激症状，后期可影响视力。

钙盐沉积因素有多种，如血清钙或血清磷酸盐水平升高、甲状旁腺功能亢进、虹膜睫状体炎、球旁病，以及在涉及高 IOP 或红眼症的情况下长期使用滴眼液。血清磷酸盐水平升高是影响 ESRD 患者的最常见问题之一。

三、流行病学

Ren-Long Jan 等对台湾 NHIRD 94039 人，分成 ESRD 组和对照组，并按年龄亚组分组：＜50 岁、50～64 岁和＞65 岁进行调查。平均随访时间分别为 5.70 和 5.73 年。发病率计算为随访期间确定的带状角膜病变病例数除以每组按年龄、性别和选择的并发症的总 PY。统计发现：

（1）总共 256 名患者出现带状角膜病变。ESRD 患者 230 名发生带状角膜病变的比例显著高于对照组 26 名。

（2）＜50 岁的 ESRD 患者发病率最高，其次是 50～64 岁和大于 65 岁的患者。ESRD 组中，带状角膜病变合并疾病的发生率从高到低依次为：球旁病（61.41/10000 PY）、虹膜睫状体炎（25.54/10000 PY）、甲状旁腺功能亢进（3.09/10000 PY）。

（3）在调整年龄、性别和选择的并发症后，ESRD 仍然是带状角膜病变的独立危险因素。

研究结果表明带状角膜病变与 ESRD 之间存在关联。带状角膜病变和 ESRD 的常见致病机制包括血清磷酸盐水平升高、血清钙水平升高、甲状旁腺功能亢进以及在涉及 IOP 升高或红眼刺激的情况下长期使用滴眼液。

Takanobu Tokuyama 等研究提示，结膜和角膜钙化是由血清钙和磷水平过高引起的，与骨和矿物质代谢异常有关。

四、临床表现

本病可发生在各种年龄，常为单眼，也可双眼发病。病变发展缓慢，可长达 10 年以上。初期的角膜混浊轻微，肉眼不易发现。混浊明显时可见其位于睑裂部暴露区角膜，相当于前弹力层水平，分别在鼻、颞侧近周边处，陆续出现钙质性灰白色或白色混浊斑，混浊区与角膜缘之间有一条约 1mm 的狭窄透明带将其隔开。混浊区的中央侧较模糊，可向中央缓慢扩展。经多年变化后两端混浊才能相接，融合成 3～5mm 宽的带状病变。有时可伴新生血管生长。裂隙灯检查可见混浊钙斑内有透明小孔，是三叉神经穿过前弹力膜的通道。混浊区由上皮下、前弹力膜及基质浅层的沉着物构成。混浊斑可逐渐致密、增厚，使其上方的上皮隆起，粗糙不平，甚至发生上皮糜烂，引起畏光、流泪及眼痛等刺激症状。患者的视力晚期可明显减退。

五、诊断

（1）带状角膜病的诊断主要依靠临床长期慢性眼病病史或相应的全身疾病史。需要进行相应血清学检查，例如：血清钙、血清甲状旁腺激素、血清磷酸盐、血清维生素 D、尿液分析、胸部 X 线检查等。

（2）裂隙灯检查：早期角膜上皮完整，混浊仅表现为上皮下、前弹力层及前基质层的钙质沉着；晚期可有上皮糜烂、不平。

（3）本病可发生于不同年龄，双眼单眼均可发病。病变开始于睑裂部暴露区角膜的前弹力层，分别由鼻侧颞侧近角膜缘处，陆续出现钙质性灰白色至白色的混浊斑。此斑边界清晰，与角膜缘之间有一约 1mm 宽的透明带，混浊斑的中央侧边界模糊，并向中央缓慢地扩展。

根据病史、典型的角膜病变形态，结合辅助检查结果可以确诊。

六、处理措施

（一）带状角膜变性轻症时无须治疗

当上皮糜烂引起刺激症状时，可配戴角膜绷带软镜。也可采用钙螯合剂乙二胺四乙酸（Ethylene Diamine Tetraacetic Acid，EDTA）去除钙质。方法：局部表面麻醉后，先刮除角膜上皮，再在病变处敷以浸有 0.35%EDTA 的纤维海绵片，数分钟后再刮去钙质。此法可重复施行使钙质刮尽，然后涂以消炎眼膏，局部包扎直至上皮再生。

（二）病因治疗

保持 CKD 患者钙磷代谢、甲状旁腺功能在标准范围，通过有效血液净化技术高效清除蛋白结合毒素、中分子类物质等尿毒症毒素。

（三）角膜内皮移植术

1.目前方法

后弹性膜剥离内皮角膜移植术（Descemet's Stripping Endothhelial Keratoplasty，DSEK）和后弹性膜剥离自动内皮角膜移植术（Descemet's Stripping Automated Endothhelial Keratoplasty，DSAEK）。

Melles 选择性地从接受者的角膜中去除 DM 和 CE，而无须解剖基质，然后将预先切割的内皮移植物通过小的角膜或巩膜手术伤口插入受体的眼睛，并用气泡附着在宿主角膜上。使用内部方法并为了保护宿主，后基质创建了一个光滑的表面，内皮移植物可以附着在该表面上。这种技术被称为 DSEK。

Gorovoy 描述了在供体移植物解剖中使用自动角膜刀以改善移植物-宿主界面。他将此过程称为 DSAEK。DSEK 和 DSAEK 技术已在世界范围内广泛采用和执行。

2.内皮置换术

传统的角膜内皮移植术（Endothhelial Keratoplasty，EK）是目前治疗内皮功能障碍的护理标准，在恢复视力方面越来越成功。尽管如此，可以进行的移植手术数量受到合适供体组织可用性的限制。在 2016 年的一份报告中，估计只有 1.5% 的全球角膜移植需求得到满足。此外，据报道，由于人 ECD 低或供体感染筛查异常，大约三分之一的供体角膜组织不适合移植手术。由于角膜移植的这些局限性，因此研究的重点是开发替代方法来替代角膜内皮疾病中的 CEC。这些方法包括基于细胞的疗法和再生医学。基于细胞的疗法使用 CEC 的体外培养和繁殖作为替代的可扩展外源细胞来源。在再生医学中，修复受损细胞或重新分配现有的功能性 CEC 以替换受损或丢失的细胞。

（1）细胞疗法的概念：基于细胞的疗法包括体外培养来自尸体供体角膜的原代天然人类 CECs 群。随着功能性 CEC 的传播，人类 CEC 通过来自单个供体角膜的细胞培养的可扩展性可以产生足够的 CEC，用于治疗多个患者，这与传统的角膜移植（一个供体仅限于治疗一名受体）不同。

在基于细胞的治疗中，培养的 CEC 随后可以通过细胞注射或作为组织工程构建体转移到受体的患病角膜。在细胞注射方法中，培养的 CEC 是通过将细胞直接在前房内注射到受体中来递送的。然后接受者需要保持面朝下姿势 2～3h。这使 CEC 能够沉降并附着在受体的角膜上。

培养的 CEC 也可用于生产组织工程内皮结构。工程角膜内皮移植物是通过将膨胀的 CEC 高密度接种到薄的生物或合成支架上而形成的。这些组织工程方法允许将细胞移植到眼睛中，类似于当前的 EK 技术。

（2）用于细胞疗法的 CEC 的替代来源：此类替代来源包括将成体细胞分化为 CEC 表型。此类来源的一个例子包括成人皮肤来源的前体细胞，它们被认为是胚胎神经嵴相关的前体细胞，表现出与神经嵴干细胞相似的特征。由于 CEC 在胚胎学上源自神经嵴，研究人员已成功地生产了从成人皮肤来源的前体细胞分化而来的 CEC 样细胞。从眼外前体细胞产生 CEC 来治疗角膜内皮衰竭患者的一个关键优势是能够使用来自同一眼部疾病患者的非眼部细胞。这种 CEC 的自体来源对于将传统角膜移植手术中遇到的同种异体排斥风险降至最低是有价值的。随着基因编辑的出现，例如使用 CRISPR 核酸内切酶、使用来自同种异体来源的 CEC 治疗角膜内皮疾病可能是可行的。

参考文献

[1] DELMONTE D W，KIM T.Anatomy and physiology of the cornea[J].J Cataract Refract Surg，2011，37（3）：588-598.

[2] BONANNO J A.Identity and regulation of ion transport mechanisms in the corneal endothelium[J].Prog Retin Eye Res，2003，22（1）：69-94.

[3] JOYCE N C，HARRIS D L，MELLO D M.Mechanisms of mitotic inhibition in corneal endothelium：contact inhibition and TGF-beta2[J].Invest Ophthalmol Vis Sci，2002，43（7）：2152-2159.

[4] Alok Sati，Ashok Jha，et al.Corneal endothelial alterations in chronic renal failure[J].Cornea. 2016，35（10）：1320-1325.

[5] Nobuyuki Ohguro，MD，Mamoru Matsuda，et al.Corneal endothelial changes in patients with chronic renal failure[J].Am J Ophthalmol.1999，128（2）：234-236.

[6] Klaassen-Broekema N.，van Bijsterveld O.P.Red eyes in renal failure[J].The British journal of ophthalmology，1992，76（5）：268-271.

[7] O'Connor，G.R.Calcific band keratopathy[J].Transactions of the american ophthalmological society，1972，70：58-81.

[8] JHANJI V，RAPUANO C J，VAJPAYEE R B.Corneal calcific band keratopathy[J].Current opinion in

ophthalmology，2011，22（4）：283-289.

[9] Shih-FengWeng，Ren-Long Jan，et al.Risk of band keratopathy in patients with end-stage renal disease[J].Sci Rep，2016，6：28675

[10] MELLES G R，WIJDH R H，NIEUWENDAAL C P.A technique to excise the Descemet membrane from a recipient cornea（descemetorhexis）[J].Cornea，2004，23（3）：286-288.

[11] Ren-Long Jan，Ming-Cheng Tai，Shih-Feng Weng，et al.Risk of corneal ulcer in patients with end-stage renal disease：a retrospective large-scale cohort study[J].J Ophthalmol，2018，102（7）：868-872.

[12] GOROVOY M S.Descemet-stripping automated endothelial keratoplasty[J].Cornea，2006，25（8）：886-9.

[13] Hon Shing Ong，Marcus Ang，et al.Evolution of therapies for the corneal endothelium：past，present and future approaches[J].Br J Ophthalmol，2021，105（4）：454-467.

[14] J Zavala1，GR Lo´pez Jaime，et al.Corneal endothelium：developmental strategies for regeneration [J].Eye（Lond），2013，27（5）：579-588.

[15] GAIN P，JULLIENNE R，HE Z，et al.Global survey of corneal transplantation and eye banking[J].JAMA Ophthalmol，2016，134（2）：167-173.

[16] FUEST M，YAM G H，PEH G S，et al.Advances in corneal cell therapy[J].Regen Med，2016，11（6）：601-615.

[17] PEH G S，CHNG Z，ANG H P，et al.Propagation of human corneal endothelial cells：a novel dual media approach[J].Cell Transplant，2015，24（2）：287-304.

[18] GS L P，TOH K P，ANG H P，et al.Optimization of human corneal endothelial cell culture：density dependency of successful cultures in vitro[J].BMC Res Notes，2013，6：176.

[19] PEH G S，TOH K P，WU F Y，et al.Cultivation of human corneal endothelial cells isolated from paired donor corneas[J].PLoS One.2011，6（12）：e28310.

[20] FUEST M，YAM G H，PEH G S，et al.Advances in corneal cell therapy[J].Regen Med，2016，11（6）：601-615.

[21] FERNANDES K J，MCKENZIE I A，P M，et al.A dermal niche for multipotent adult skin-derived precursor cells[J].Nat Cell Biol .2004，6（11）：1082-93.

[22] WILLIAMS A L，BOHNSACK B L.Neural crest derivatives in ocular development：discerning the eye of the storm[J].Birth Defects Res C Embryo Today，2015，105（2）：87-95.

[23] ZAVALA J，LOPEZ J G R，RODRIGUEZ BARRIENTOS C A，et al.Corneal endothelium：developmental strategies for regeneration[J].Eye（Lond），2013，27（5）：579-588.

[24] KRACHMER H，MANIS J，HOLLAND J.Cornea：fundamentals，diagnosis and management[M].2nd edn.Elsevier Mosby：Beijing，China，2005.

[25] ONG H S，MEHTA J S.Corneal endothelial reconstruction：current and future approaches in Agarwal A，Narang P.Video atlas of anterior segment repair and reconstruction-managing challenges in cornea，glaucoma，and lens surgery[M].Stuttgart，New York，Rio de Janeiro：Thieme Publishing Group，2019：41-52.

杨剑明（撰写）　　胡辅华（审校）

第四节　白内障

一、概述

白内障一般多见于 40 岁以上的中老年人，且随着年龄的增长发病率会增多。白内障是全球 50 岁及以上成年人失明的最大原因，超过 1500 万人，约占全球 33600 万失明病例的 45%。

对于 CKD 患者，由于原发病多样性以及合并钙磷代谢紊乱、甲状旁腺功能亢进、贫血、代谢毒素体内含量极高，造成眼部物质代谢异常，导致终末期肾病和早期 CKD 患者的眼病和视力损害患病率高于无 CKD 的患者。

二、定义

白内障是由于晶状体发生混浊导致的视觉障碍性疾病。

三、流行病学

Yin-Tzu Liu 等对我国台湾地区的 100 万居民健康保险受益人的队列进行了回顾性分析。时间从 2005 年 1 月 1 日到 2013 年 12 月 31 日。年龄、性别匹配后，CKD 组 11881 例，非 CKD 组 47524 例。研究发现，CKD 组白内障风险比明显高于非 CKD 组，ESRD 患者白内障高于 CKD 患者，提示肾功能障碍越严重，白内障发生的风险越高。研究发现，CKD 患者在调整年龄、吸烟、高血压、糖尿病、高脂血症和肥胖这些因素和其他因素后，CKD 是白内障的独立危险因素。肾小管酸中毒也被发现与晶状体上皮细胞异常有关。

Beaver Dam 眼科研究（Beaver Dam Eye Research，BDES）进行 5 年的随访期，得出结论：肾功能异常与白内障无关；第二，BDES 研究涉及 5 年的随访期并报告中度或重度肾功能不全会增加白内障手术的风险。发现肌酐水平与白内障亚型无关。与老年人相比，患有中度或重度肾功能损害（肌酐清除率＜60mL/min/1.73m^2）的年轻受试者发生白内障手术的风险将增加。

BDES 15 年随访表明在控制了各种混杂因素后，胱抑素 C 与皮质白内障和后囊下混浊有关。此外，高水平的血清 BUN 和血清肌酐都与后囊下白内障有关。

Tyler Hyungtaek Rim 对包含 1025340 名受试者的韩国 NHIRD 进行了一项 12 年纵向全国性 PS 匹配队列研究，评估因 ESRD 而开始 HD 的受试者中白内障手术发生率。发现：HD 与白内障手术的增加有关（风险比 [Hazard Ratio，HR]=1.79）。糖尿病（HR=1.68）也增加了白内障手术的发生率。

在年龄方面，HD 对年轻成人（＜60 岁；HR=5.32）的影响大于老年人（≥60 岁；HR=1.17）。

Ching-Hsing Hsiao1 等收集我国台湾地区 2000—2013 间 3 年 NHIRD 的子数据库 100 万人口样本，对台湾地区 ESRD 接受 HD 和腹膜透析患者白内障并发症研究。主要终点指标是术后 3 个月内目标白内障手术相关并发症。共分析了 352 例病例和 1760 例对照。

发现：①ESRD 患者有 5.06 倍的玻璃体积血风险和 2.74 倍再次手术的风险和/玻璃体并发症；②非糖尿病 ESRD 患者有 3.49 倍角膜水肿的风险。提示，ESRD 患者在白内障手术后发生玻璃体出血、再手术或玻璃体脱落并发症和角膜水肿（非糖尿病患者）的风险较高。

四、发病机制

（一）$Na^+-HCO_3^-$ 共转运蛋白（Sodium Carbonate Cotransporter-1，NBC-1）突变

1.NBC-1 的突变导致持久孤立性近端肾小管酸中毒（Persistent Isolated Proximal Tubular Acidosis，pRTA）造成带状角膜病变、青光眼和白内障等眼部异常病变。NBC-1 至少有三种亚型：①来自肾脏的肾型 NBC-1（Kidney-Sodium Carbonate Cotransporter-1，kNBC-1）；②来自胰腺的胰腺型 NBC-1（Pancreas-Sodium Carbonate Cotransporter-1，pNBC-1）；③来自心脏的心型 NBC-1（Heart-Sodium Carbonate Cotransporter-1，hNBC-1）。kNBC-1 是导致大部分 HCO_3^- 从肾近端小管重吸收，其失活可以很容易地解释 pRTA 的发生。

kNBC-1 和 pNBC-1 转运蛋白均存在于角膜内皮、TM、睫状上皮和晶状体上皮中。角膜内皮运输液体，Na^+ 和 HCO_3^- 从角膜基质进入 AH，这个过程被认为对于维持角膜水合作用和透明度至关重要。因此，NBC-1 的失活可能对角膜稳态产生显著影响。特别是 HCO_3^- 流出的减少将增加基质中的 pH，这可能有利于钙沉积。

先前在人类 TM 细胞中检测到的 $Na-HCO_3^-$ 协同转运活性可能是由于 NBC-1。由于 TM 是人眼中 AH 流出的主要部位，因此推测 NBC-1 的失活可能会以某种方式改变 TM 细胞的特性，从而增加 AH 流出的阻力。特别是，已知 TM 细胞具有收缩特性，这可能会通过电压依赖性 L 型钙离子通道，影响钙离子流入。

晶状体是一种无血管组织，营养物质进入晶状体的简单扩散似乎不足以解释其代谢消耗。最近的一项研究确实表明，体外培养的晶状体上皮细胞层和兔晶状体在抵抗静水压力的情况下积极地将液体从它们的前侧输送到它们的后侧。晶状体上皮的液体的主动运输被认为对晶状体稳态非常重要。NBC-1 在晶状体上皮的液体的主动运输中起主要作用。晶状体上皮中膜相关碳酸酐酶的存在也支持 HCO_3^- 在晶状体中运输的重要性。

（二）晚期糖基化终产物（Advanced Glycation End Products，AGEs）

在眼睛中，AGEs 在白内障形成中的作用是最明显的。在体内已经发现了超过 15 种 AGEs，其中大多数存在于晶状体中，白内障中更高。AGEs 导致晶状体蛋白的共价交联和不溶性，造成晶状体蛋白聚集和高分子量聚集物的形成、晶状体黄色化、荧光产物在晶状体核中的积累，最终导致白内障的发生。此外，AGEs 是一种光敏剂，在紫外线刺激下产生氧自由基，对晶状体造成进一步的氧化损伤。

五、临床表现

患者可能出现以下症状之一。

（1）视力下降或模糊。

（2）复视或多视：大部分是单眼，但也可以是双眼—由于混浊之间的透明区域的多次折射导致。

（3）灯光周围的彩色光晕：可能是由于透镜纤维层之间收集的水滴充当棱镜，将光分成七种颜色。

（4）对眩光敏感：尤其是汽车前灯和阳光。

（5）增加更换屈光眼镜的频率：随着白内障的成熟，一个人可能会更频繁地去看眼科医生进行屈光检查。

（6）色觉障碍：物体褪色或变黄。

六、处理措施

目前治疗视觉显著性白内障的标准是手术摘除白内障晶状体并更换人工晶状体。当患者视力丧失足够严重，足以接受手术的潜在风险时，应接受白内障手术。

1.术中并发症

并发症	发生率
后囊破裂有或无玻璃体损失	0.5%~5.2%
术中虹膜下垂综合征或虹膜脱垂	0.5%~2.0%
虹膜或睫状体损伤	0.6%~1.2%
透镜材料进入玻璃体	0.002%~0.02%
脉络膜积液有或无出血	0%~0.4%

2.术后早期并发症

并发症	发生率
短暂 IOP 升高	0.3%~18.1%
角膜水肿	0.1%~5.4%
前段毒性综合征	0.1%~2.1%
晶状体偏离或脱位	0.1%~1.7%
晶状体材料残留	0.5%~1.7%
伤口泄漏或破裂	0.02%~1.1%
前房出血	0.02%~0.1%
眼内炎	0.006%~0.04%

3.术后晚期并发症

并发症	发生率
后囊浑浊	0.3%~28.4%
临床黄斑囊样水肿	1.2%~11.0%
人工晶性大疱性角膜病	0.3%~5.4%
慢性葡萄膜炎	1.1%~1.8%
视网膜撕裂或脱离	0.1%~1.3%
眼内炎	0.017%~0.05%

尽管白内障手术是一个小手术，但 ESRD 患者仍具有较高的玻璃体出血风险和因玻璃体并发症而再次手术的风险。我们白内障手术后抗凝剂的使用需要适当调整。此外，ESRD 患者在白内障手术前检查角膜和调整手术程序可以避免或减轻手术后的角膜水肿。

参考文献

[1] GBD 2019 Blindness and Vision Impairment Collaborators；Vision Loss Expert Group of the Global Burden of Disease Study.Causes of blindness and vision impairment in 2020 and trends over 30 years，and prevalence of avoidable blindness in relation to VISION 2020：the Right to Sight：an analysis for the Global Burden of Disease Study[J].Lancet Glob Health，2021，9（2）：e144-e160.

[2] SIMON NUSINOVICI，CHARUMATHI SABANAYAGAM，et al.Vision impairment in CKD

patients: epidemiology, mechanisms, differential diagnoses, and prevention[J].Am J Kidney Dis, 2019, 3 (6): 846-857.

[3] YIN-TZU LIU, TZU-YAO HUNG, et al.Association between chronic kidney disease and risk of cataract: a nationwide retrospective cohort study[J].A J Nephrol, 2017, 45 (6): 524-531.

[4] KLEIN B E, KLEIN R, LEE K E.Renal function abnormalities and incident cataract after a five-year interval: The Beaver Dam Eye Study[J].Curr Eye Res, 1998, 7 (7): 720-725.

[5] HUYNH S C, KIFLEY A, STRIPPOLI G F, et al.Is renal impairment a predictor of the incidence of cataract or cataract surgery: findings from a population-basedstudy[J].Ophthalmology, 2005, 112 (2): 293-300.

[6] KLEIN B E, KNUDTSON M D, BRAZY P, et al.Cystatin C, other markers of kidney disease, and incidence of age related cataract[J].Arch Ophthalmol, 2008, 126 (12): 1724-1730.

[7] DONCKERWOLCKE R A, VAN STEKELENBURG G J, TIDDENS H A. A case of bicarbonate-losing renal tubular acidosis with defective carboanhydrase activity[J].Arch.Dis.Child, 1970, 45 (244): 769-773.

[8] WINSNES A, MONN E, STOKKE O, et al.Congenital persistent proximal type renal tubular acidosis in two brothers[J].Acta Paediatr Scand, 1979, 68 (6): 861-868.

[9] BRAVERMAN D E, SNYDER W E.A case report and review of band keratopathy[J].Metab Pediatr Syst Ophthalmol, 1987, 10 (2): 39-41.

[10] IGARASHI T, et al. Mutations in SLC4A4 cause permanent isolated proximal renal tubular acidosis with ocular abnormalities[J].Nat.Genet, 1999, 23 (3): 264-266.

[11] ALPERN R J.Cell mechanisms of proximal tubule acidification[J].Physiol.Rev, 1990, 70 (1): 79-114.

[12] SCHMITT B M, Biemesderfer D, Romero M F, et al.Immunolocalization of the electrogenic Na+-HCO3-cotransporter in mammalian and amphibian kidney[J].Am.J.Physiol, 1999, 276 (1): F27-38.

[13] SOLEIMANI M., BURNHAM C E.Physiologic and molecular aspects of the Na+ : HCO3-cotransporter in health and disease processes[J].Kidney Int, 2000, 57 (2): 371-384.

[14] Tomohiko Usui, Masumi Hara, et al.Molecular basis of ocular abnormalities associated with proximal renal tubular acidosis[J].J.Clin.Invest, 2001, 108 (1): 107-115.

[15] HODson S, Miller F.The bicarbonate ion pump in the endothelium which regulates the hydration of the rabbit cornea[J].J.Phys iol, 1976, 263 (3): 563-577.

[16] LEPPLE-WIENHUES A, et al.Electrophysiological properties of cultured human trabecular meshwork cells[J].Exp.Eye Res, 1994, 59 (3): 305-311.

[17] BILL A. Blood circulation and fluid dynamics in the eye[J].Physiol.Rev, 1975, 55 (3): 383-417.

[18] HARRIS J E, HAUSCHILD J D, NORDQUIST L T.Transport of glucose across the lens surface[J].Am.J. Ophthalmol, 1955, 39 (2Pt2): 161-169.

[19] Fischbarg J, et al.Transport of fluid by lens epithelium[J].Am.J.Physiol, 1999, 276 (3): C548-57.

[20] RIDDERSTRÅLE Y, WISTRAND P J, BRECHUE W F.Membrane-associated CA activity in the eye of the CA II-deficient mouse[J].Invest Ophthalmol Vis Sci, 1994, 35 (5): 2577-2584.

[21] Chee Wai Wong, Tien Yin Wong, et al.Kidney and eye diseases: common risk factors, etiological

mechanisms，and pathways[J].Kidney Int，2014，85（6）：1290-1302.

[22] NAGARAJ R H，LINETSKY M，STITT A W.The pathogenic role of Maillard reaction in the aging eye[J]. Amino Acids，2012，42（4）：1205-1220.

[23] ORTWERTH B J，CHEMOGANSKIY V，MOSSINE V V，et al.The effect of UVA light on the anaerobic oxidation of ascorbic acid and the glycation of lens proteins[J].Invest Ophthalmol Vis Sci，2003，44（7）：3094-3102.

[24] Yu-Chi Liu，Mark Wilkins，Terry Kim，et al.Cataracts[J].Lancet，2017，390（10094）：600-612.

[25] Tyler Hyungtaek Rim，Chang-Yun Yoon，Hye Won Park，et al.Association between starting hemodialysis for end-stage renal disease and incident cataract surgery：a 12-year nationwide cohort study[J].Invest Ophthalmol Vis Sci.2016，57（3）：1112-1119.

[26] Ching-Hsing Hsiao，Fu-Wen Liang，et al.Cataract surgery related complications in patients with end-stage renal disease a nationwide population-based study in Taiwan[J].Sci Rep，2020，10（1）：2159.

杨剑明（撰写）　　胡辅华（审校）

第五节　去铁胺引起的视力及听力损伤

一、概述

去铁胺（Deferoxamine，DFO）属羟肟酸络合剂，羟肟酸基团与游离蛋白结合的铝离子（Al^{3+}）和铁离子（Fe^{3+}）形成稳定、无毒的水溶性铝胺和铁胺复合物（在酸性条件下结合作用加强），该复合物容易被透析清除，从而降低血铝或血清铁。DFO 从 20 世纪 60 年代应用至今，在治疗尿毒症患者的慢性铝负荷过载以及 Fe^{3+} 负荷过载所导致的疾病方面十分有效。DFO 会导致听力损害，在成人和儿童中听力损害发生率为 20%～44.7%。血浆铁蛋白水平低的患者更容易出现视力及听力障碍。

二、定义

DFO 导致的视力及听力损害是指由于 DFO 应用不当导致患者出现不同程度的视网膜损害、视力下降、夜盲症和辨色力下降、感音性耳聋等听力下降、耳鸣等不良反应。

三、发病机制

1.视力损害的机制

DFO 有轻微的毒性，这可能与它的低脂溶性有关。Davies SC 等报道 DFO 相关的视网膜病变可能是多因素引起的，包括电解质紊乱、视网膜金属离子去除过多，以及铁对视网膜屏障的损害作用。

2.听力损害机制

DFO 听力损害的具体病理生理机制并不清楚，可能与 DFO 的剂量相对于血浆中可结合铁或铝水平过高有关。此外，血浆中其他的金属离子代谢失常可能也是 DFO 毒性反应的原因。因为 DFO 虽然与血浆中 Fe^{3+}、Al^{3+}具有很高的结合力，但它也可以结合多种其他金属离子，如铜、锌，这些微量元素又是体内多种生物酶维持活性所必需的离子，并保持机体组织与细胞正常的生理活动与代谢，缺乏这些物质必然导致组织与细胞的功能障碍。近年来的研究确实发现，应用 DFO 的血液透析患者，其中枢神经系统、骨骼存在铜离子水平的变化。也有人认为，应用 DFO 后患者血清中这些微量元素的水平并没有明显的下降，但无法准确地反映细胞内微量元素水平的变化规律。

四、临床表现

1.视力损害

在尿毒症透析患者中，DFO 的使用常常导致视网膜损害。DFO 的毒性是与剂量相关的，使用大剂量的 DFO 可能导致视力障碍，主要表现为视力的敏锐度下降：夜盲症和辨色力的下降或丧失，但有时相对低剂量的 DFO 就可以产生视网膜毒性。对一些接受 DFO 治疗的无眼部症状的患者行眼底检查可以发现改变，有视盘肿胀、黄斑区脱色、遍及整个眼底的色素沉着或色素减退。黄春生等研究显示，DFO 短期使用偶见过敏反应，长期使用可致眼部不良反应率达 22.9%，眼部的不良反应主要表现为视力模糊、视力下降、视力丧失、视觉敏感度降低、颜色视力受损（色觉障碍）、夜盲（夜盲症）、视野缺损、盲点、视网膜病（视网膜色素退化）、视神经炎、白内障（晶状体浑浊）、角膜浊斑等。

2.听力损害

DFO 导致的听力损害的特征主要表现为神经感音性耳聋，中、高频损伤最为明显。荟萃分析显示应用 DFO 治疗地中海贫血的患者，听力损害的总体患病率约为 27.3%，感音神经性、传导性和混合性听力损害患病率分别 10.6%、14.6%、9.1%，听力损害与平均血清蛋白水平及平均每日 DFO 用量之间没有显著相关性。病理生理学研究提示，DFO 导致的听力损伤定位在耳蜗，主要表现为急性、双侧性听力损害，有时可以伴有耳鸣。

五、处理措施

1.如出现听力损害，应立即停药

另外也有患者表现为亚临床型，即无临床症状，只有在进行听力测试时发现听力受损。Karimi 等研究认为 DFO 耳毒性不仅与所给的 DFO 总量有关，而且与 DFO 的血浆最大浓度有关，但 Kontzoglou 等认为 DFO 使用剂量不是听力损害的唯一因素。DFO 导致听力下降者在停药后大部分可以恢复，但某些亚临床型患者停药后也有不恢复的可能。

2.如发现在使用 DFO 时出现视力模糊、视力下降要考虑 DFO 的可能，确认后首先要停用药

F Roulez 等研究表明 DFO 治疗后可出现视神经病变，如果停止治疗，眼部病变是可逆的。Raffaele Nuzzi 等研究表明 DFO 导致的屈光不正比较常见，铁螯合物治疗与眼底病变无关，相反，高剂量的 DFO 可能对眼底有保护作用，这种保护机制尚不清楚，因此需要进一步研究。研究表明铁螯合剂持续治疗是影响近视的危险因子。总之，对于透析患者在使用 DFO 治疗之前应例行眼电图、眼底荧光血管造影术等检查，如出现视力障碍，应立即停药，以减少视力损伤。

六、预防措施

透析患者应用 DFO 时，最好每 3 个月进行一次听力、视力的检测，及时发现无症状性听力与视力损害。一旦患者出现听力、视力障碍，应当及时降低剂量，或暂时停止用药，需要 DFO 治疗时，输注速度不宜过快，避免毒性作用。一般来讲，DFO 的输注速度不应大于 15mg/（kg·h）。

参考文献

[1] KONTZOGLOU G，KOUSSI A，TSATRA J，et al.Sensorineural hearing loss in children with thalassemia major in Northern Greece[J].Int J Pediatr Otorhinolaryngol，1996，35（3）：223-230.

[2] CHEN S H，LIANG D C，LIN H C，et al.Auditory and visual toxicity during deferoxamine therapy in transfusion-dependent patients[J].J Pediatr Hematol Oncol，2005，27（12）：651-653.

[3] STYLES L A，VICHINSKY E P.Ototoxicity in hemoglobinopathy patients chelated with desferrioxamine[J].J Pediatr Hematol Oncol，1996，18（1）：42-45.

[4] KARIMI M，ASADI-POOYA A A，KHADEMI B，et al.Evaluation of the incidence of sensorineural hearing loss in beta-thalassemia major patients under regular chelation therapy with desferrioxamine[J].Acta Haematol，2002，108（2）：79-83.

[5] DAVIES S C，MARCUS R E，HUNGERFORD J L，et al.Ocular toxicity of high-dose intravenous desferrioxamine[J].Lancet，1983，2（8343）：181-184.

[6] 黄春生，陈国华.去铁胺治疗重型β-地中海贫血患儿的疗效及不良反应分析[J].中国妇幼健康研究，2016，27（6）：726-728.

[7] ROULEZ F.Retinal pigment epithelium-desferal[J].Bull Soc Belge Ophtalmol，2007（304）：59-66.

[8] NUZZI R，GERONAZZO G，TRIDICO F，et al.Long-term effects of iron chelating agents on ocular function in Patients with Thalassemia Major[J].Clin Ophthalmol，2021，15：2099-2109.

[9] WU P C，HUANG H M，YU H J，et al.Epidemiology of myopia[J].Asia Pac J Ophthalmol（Phila），2016，5（6）：386-393.

[10] BADFAR G，MANSOURI A，SHOHANI M，et al.Hearing loss in Iranian thalassemia major patients treated with deferoxamine：A systematic review and meta-analysis[J].Caspian J Intern Med，2017，8（4）：239-249.

[11] KONTZOGLOU G，KOUSSI A，ECONOMOU M，et al.Long term audiological evaluation of beta-thalassemic patients[J].Acta Otorhinolaryngol Belg，2004，58（2）：113-117.

[12] CASES A，KELLY J，SABATER F，et al.Ocular and auditory toxicity in hemodialyzed patients receiving desferrioxamine[J].Nephron，1990，56（1）：19-23.

[13] 李宓，等.血液透析的眼部并发症[J].血液透析并发症，2007，5：244.

[14] 王莉，何强，等.血液透析患者的眼、耳、鼻、舌问题[J].血液净化学，2016，9：973-974.

柳化霞（撰写）　马　虹（审校）

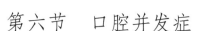

第六节　口腔并发症

　　临床研究发现，90%血液透析患者患有多种口腔疾病，表现为：口干、味觉障碍、口腔异味、牙周炎、牙龈出血、牙齿脱落、口腔溃疡、口腔念珠菌感染等。一项关于血液透析患者口腔疾病的多国队列、多中心、前瞻性 ORAL-D 研究发现，口腔念珠菌病导致的口腔黏膜病与透析全因死亡率及心血管死亡率高度相关。血液透析患者牙周炎发病率明显增多，牙周炎诱发不受控制的慢性全身性炎症反应，例如肌肉分解、骨质流失、低白蛋白血症、心脑血管及外周血管疾病、肿瘤、认知障碍等。所以口腔健康对血液透析患者至关重要。

牙周炎

一、概述

　　牙周炎是一种由菌斑生物膜引起，与宿主防御功能失衡相关的感染性牙周疾病。损伤由免疫和炎症机制引起，其中微生物生物膜中周围病原体的重复感染导致宿主反应失调是主要的起始因素，周围病原体的数量和毒力以及与宿主相关的一般和局部危险因素是牙周炎症的进展以及牙周组织损失的决定因素。早期由牙菌斑引起牙龈炎，牙龈炎未经有效治疗，形成深牙周袋，最终发展成牙龈、骨骼和韧带丧失牙齿脱落。低水平的慢性炎症以及血液中细菌毒素和炎症介质的释放会加重慢性全身性疾病。严重牙周炎影响全球约 9%的人口，被认为是所有非传染性疾病中第十大常见疾病。牙周炎与糖尿病（Diabetes Mellitus，DM）、心血管疾病、不良妊娠结局、呼吸道感染和类风湿性关节炎的风险增加有关。

二、定义

　　牙周炎是一种由微生物失调引发的牙周组织炎症性、多因素疾病，是一种影响牙齿支撑组织，包括牙周组织的牙槽骨和结缔组织的慢性炎症性疾病。

三、流行病学

　　Borawski 等选取 106 名 ESRD 患者分成 3 组（其中 35 名 HD 患者，平均年龄 56 岁；33 名 CAPD 患者，平均年龄 51 岁；38 名透析前 CKD2—5 期患者，平均年龄 51 岁），两个对照组（26 名患有需要专门治疗的晚期牙周炎的一般健康个体和来自普通人群的 30 名受试者），研究发现，与普通人群相比，肾功能衰竭组的牙周炎严重程度较高，该疾病在维持性 HD 患者中最为严重。

　　M Inanç Cengiz 等采用菌斑指数、牙龈指数、牙周病指数评价 110 例 CAPD 患者临床牙周状况，并将营养和炎症标志物以及动脉粥样硬化危险因素纳入牙周指数分析；经多元回归分析发现，CAPD 患者中重度牙周炎的患病率为 67.3%，白蛋白水平和透析持

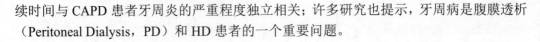

续时间与 CAPD 患者牙周炎的严重程度独立相关；许多研究也提示，牙周病是腹膜透析（Peritoneal Dialysis，PD）和 HD 患者的一个重要问题。

四、发病机制

研究发现口腔内有 700 多种细菌，其中数百种细菌存在于口腔生物膜中。牙周炎不是外源性病原体引入口腔环境引起的，而是由健康状态下体内微生物群落结构发生变化，平衡被破坏引起的。

1.口腔微生物群失衡

口腔不同微生物群的平衡是保障口腔健康关键。牙周病与其他疾病不同，是新优势物种的增加，而不是新物种的出现。牙周病微生物群多样性的增加，被认为是宿主组织损伤产生的额外营养物质以及随着牙龈缝隙加深物理空间增加有关。牙周炎患者之间甚至同一个体不同部位之间的微生物组也存在显著差异。应用 DNA-DNA 杂交技术研究，发现牙周炎患者口腔微生物数量普遍高于健康人群，物种比例在不同条件下也不同。16S rRNA 基因扩增子的焦磷酸测序研究了约 700 个龈下物种水平分类群的相对丰度的总体差异，证实牙龈卟啉单胞菌、齿状密螺旋体、连翘坦纳菌、产线菌属龈沟梭杆菌等与牙周炎密切相关。Loreto Abusleme 等发现牙周炎群落的特点是厚壁菌门、螺旋体、增效菌和绿曲菌的相对丰度增加，而健康群落的特点是放线菌的相对丰度增加。

2.口腔病毒生态改变

研究表明，牙周病与大部分真核病毒（例如单纯疱疹病毒、爱泼斯坦-巴尔病毒和巨细胞病毒）以及逆转录病毒的含量和丰度增加有关。病毒生态学的改变是严重牙周炎的相关特征。牙周病患者骨质流失与病毒多样性相关。

Melissa Ly 等从每个受试者的唾液、龈下菌斑和龈上菌斑中分离出病毒，在唾液和牙菌斑中发现的大多数病毒都是噬菌体，病毒组的差异与龈下和龈上生物膜病毒的口腔健康状况显著相关，但与唾液病毒无关。虽然口腔中的病毒数量最多的是噬菌体。这表明牙周病有利于溶菌噬菌体生长。在龈下菌斑中，发现牙周病患者齿龈下菌斑中的肌病毒明显多于健康受试者，肌病毒对细菌具有很强溶解性，造成齿龈下形成独特细菌群落-病毒群落高度个性化，加重牙周炎。

内源性逆转录病毒蛋白与导致人类自身免疫性疾病、神经退行性疾病、慢性炎症和癌症有关。人类内源性逆转录病毒表达的蛋白质可以引发失调的免疫反应。真核病毒也可能刺激内源性逆转录病毒。口腔病毒已被证明能引发宿主免疫反应，在口腔免疫和疾病发病机制中发挥作用。口腔病毒群落与牙周炎互为因果。

3.饮食因素与生物膜

牙周炎是从龋齿逐渐发展而来。龋齿是一种由饮食-微生物群相互作用驱动的生物膜疾病。龋齿的形成不仅需要口腔微生物，还取决于宿主经常食用含糖类食品。龋齿的发展是膳食糖驱动的生物膜积累和局部酸化的结果，导致有害的微生物群落变化并破坏牙釉质矿物质稳态。

过度暴露于膳食碳水化合物和宿主因素会破坏共生体和病原体之间的平衡，导致产酸和嗜酸微生物的积累，促进细胞外聚合物（Extracellular Polymeric Substance，EPS）和酸性代谢物的产生，过量的可发酵碳水化合物会促使病原菌向生物膜群落过渡。如果生物膜没有被去除并且持续频繁地消耗糖分，那么就会出现长时间和重复的酸化状态，破坏朝向釉质脱矿质发展。牙周病是新优势物种的增加，而不是新物种的出现，环境条件的变化有利于生物膜病原体的生长，病原体超过阈值可能会引发牙周炎。

4.钾离子

细菌中的离子钾通道能够在生物膜中进行细菌通讯，并且钾是通过枯草芽孢杆菌的单特异性生物膜传播信号的关键信号。

Susan Yost 等研究发现，①提高离体牙菌斑生物膜模型中的钾浓度会导致微生物群落的组成和表型发生变化，增加整个口腔菌落的毒力，同时改变牙龈上皮的免疫反应，增加肿瘤坏死因子（Tumor Necrosis Factor，TNF）-α并降低白介素（Interleukin，IL）-6和抗菌肽人β-防御素 3（Human Beta Defensin 3，hBD-3）的表达（hBD-3 在口腔中广泛表达，具有很强的抗菌和免疫调节活性）；②龈沟液（Gingival Crevicular Fluid，GCF）中的 K^+ 水平随着牙周病的严重程度而增加，而其他离子（如钙）的水平保持稳定；这些结果表明，牙周袋中的钾水平可能是口腔微生物群失调的一个重要因素。

5.免疫及分子机制

当微生物生物膜和宿主对微生物存在的生态失调或免疫过度反应，微生物生物膜和宿主之间的平衡失去时，就会导致牙周炎。上皮细胞是抵御病原体的物理屏障，首先引起先天和获得性免疫反应。上皮细胞内的树突状朗格汉斯细胞吸收微生物抗原物质，并将其输送到淋巴组织中，呈现给淋巴细胞。中性粒细胞、粒细胞和淋巴细胞浸润到牙周病变组织，中性粒细胞由于数量问题无法吞噬和杀死微生物生物膜细菌，出现慢性炎症状态。这种严重的慢性炎症反应导致破骨细胞吸收牙槽骨，并通过基质金属蛋白酶降解韧带纤维以及形成肉芽组织。这种病理生理状况一直持续到牙齿脱落或微生物生物膜和肉芽组织被成功切除。

T 细胞的作用：淋巴细胞到达损伤部位，B 细胞就转化为产生抗体的浆细胞。抗体的数量和强度被认为是预防牙周炎的重要因素。除了抗体反应，T 细胞能通过刺激各种辅助 T（T helper，TH）细胞、TH1、TH2 和 TH17 来促进细胞介导的免疫反应，TH1 细胞在慢性牙周炎的早期很重要，TH2 细胞在慢性牙周炎的晚期非常重要。同时，现代细胞因子分析显示，TH9、TH22、调节性 T 细胞和其他 TH 细胞亚群以及各种细胞因子在牙周病免疫病理中也具有重要作用。这些 TH 细胞亚群反应的失衡可能是诱导疾病发生的重要原因。

牙龈成纤维细胞或单核细胞中 toll 样受体 2（Toll-Like Receptors 2，TLR 2）的激活是 T 细胞增殖的原因，核因子κB 配体受体激活剂（Receptor Activator of Nuclear Factor-Kappa B Ligand，RANKL）是破骨细胞分化和运转的主要细胞因子。TLR 介导的先天免疫系统激活 T 细胞和 B 细胞的免疫反应产生炎性细胞因子并引发溶骨途径，促进牙周炎症和骨吸收。在牙周炎的情况下，成骨细胞或基质细胞被认为是 RANKL 的细胞来源。

6.与钙、磷、碱性磷酸酶和甲状旁腺激素（Parathyroid Hormone，PTH）相关性

研究发现，牙周病与 HD 患者的血清 PTH 水平没有显著相关性，牙槽骨丢失与血清 PTH 水平无关，血清碱性磷酸酶水平与牙周病之间没有显著相关性，补充钙可能有助于预防 HD 患者的牙周病，与非牙龈炎组相比，牙周病患者的血清磷水平没有显著差异。

7.与免疫反应相关性

较弱的免疫反应是 HD 患者牙周炎发病率增加和快速进展的基础。简而言之，HD 患者的免疫系统，尤其是 DM 引起的 ESRD 患者，可能无法抵御细菌。除了这种免疫脆弱性之外，由于更大的牙菌斑积聚、牙结石、唾液尿素浓度和唾液 pH 值水平，牙齿和口腔状况恶化被认为与牙周病的高频率有关。与健康人相比，牙龈出血导致的口腔卫生差和分泌型卷曲相关蛋白降低可能与 HD 患者牙周组织的持续炎症有关。A Dağ 等发现 HD 患者牙龈液中 TNF-α 水平几乎是健康对照组的 10 倍，IL-8 水平出现类似显著差异。推测牙周袋中的 TNF-α 和 IL-8 表达在 HD 患者牙周病的发病机制、发展和免疫反应中起关键作用；然而，在肾功能正常的患者中，牙周病与 GCF 中 TNF-α 和 IL-8 水平之间的关系尚无普遍共识；GCF 中的白细胞介素 1 受体拮抗剂（Interleukin-1 Receptor Antagonist，IL-1ra）、IL-6 和干扰素-γ 水平与血清水平显著相关，而在正常牙周炎患者的血清中未发现 TNF-α 和 IL-8。但是，免疫功能与 HD 患者牙周病研究还不完善，需要深入研究。

8.与 HD 持续时间的相关性

MI Cengiz 等检查了 68 名 HD 患者和 41 名健康对照者，HD 患者的牙周指数与健康对照组相似，并且这些值在 HD 的前 5 年没有变化，然而，在第二个 5 年期间检测到这些值显著增加，并且在 10 年后增加更明显。他们的结果表明，这些牙周指数随着 HD 持续时间的延长而恶化。HD 患者的较长透析时间与牙周病相关参数之间存在正相关性。但是还有一些研究提示，HD 时间与牙周炎无明显相关性。牙周炎的患病率和/或严重程度与 HD 持续时间之间的关系仍在争论中，这种差异可能是由于患者遗传背景和生活习惯的差异，年龄、DM 和吸烟状况在内的各种因素有关。但是，Yasuyoshi Miyata 等认为 HD 的持续时间是 HD 引起并发症和生存的最有力的预测因素之一。

五、危险因素

1.吸烟

研究发现吸烟是慢性牙周炎的主要可改变的危险因素，可归因危险估计介于 2.5～7.0 之间。与非吸烟者相比吸烟者慢性牙周炎和牙齿脱落的进展率较高。与非吸烟者相比，吸烟者非手术和手术牙周炎治疗的结果都较差。由于血管收缩和牙龈组织角化的增强，吸烟者的牙龈炎症症状可能比不吸烟者更明显。

2.DM

DM 是牙周炎最常见的诱发因素。DM 患病时间长，血糖控制不良的患者中牙周炎的患病率和严重程度比较高。同时慢性牙周炎会对 DM 患者的代谢控制产生负面影响，增加炎症负担并增强胰岛素抵抗。尤其值得注意的是，DM 对牙周组织的负面影响在年轻时就可表现出来，特别是 1 型或 2 型 DM 的儿童和青少年患者。

3.遗传因素

研究发现，遗传易感性被认为是牙周炎的发生和发展的重要因素，遗传率估计高达 50%。慢性牙周炎的遗传易感可能是由数百或数千个基因共同决定的，对表观遗传修饰与牙周炎的研究正受到越来越多的关注。

4.其他

免疫功能低下、慢性疾病、心理障碍等其他系统性疾病。

六、临床表现

牙周炎在牙龈炎阶段大部分以刷牙出血为主要表现，很少有疼痛。随着病程进展，牙龈边缘的微生物生物膜扩张，形成炎症浸润，导致附着在牙齿上的结缔组织破坏，牙槽骨吸收，最终可能导致牙齿脱落，形成慢性牙周炎。牙周炎急性加重时可引起疼痛。典型的牙周病是无痛的，通常牙周病在发现和治疗前已达到严重程度。

如何更好地对牙周炎分期、分级以达到有效预防及治疗目的，一直是困扰医学界的问题。2017 年由美国牙周病学会（American Academy of Periodontology，AAP）和欧洲牙周联盟（European Federation of Periodontology，EFP）共同举办的牙周病和植体周病国际分类研讨会制定了新的分期及分级标准并颁布共识。

表 3-33　2018 牙周病和植体周病国际新分类中牙周炎分期标准

临床特征		Ⅰ 期	Ⅱ 期	Ⅲ 期	Ⅳ 期
严重程度	邻面最严重位点附着丧失影像学骨丧失	1～2mm 牙根冠方 1/3（<15%）	3～4mm 牙根冠方 1/3（15%～33%）	≥5mm 延伸至根中 1/3 或根尖 1/3	≥5mm 延伸至根中 1/3 或根尖 1/3
	因牙周炎失牙数	无	无	≤4 颗	≥5 颗
复杂程度	局部因素	最大 PD ≤4mm，主要为水平型骨吸收	最大 PD≤5mm,主要为水平型骨吸收	在 Ⅱ 期基础上，伴有：PD≥6mm,垂直型骨吸收≥3mm；根分叉病变 Ⅱ 或 Ⅲ 度；中度牙槽骨破坏	在 Ⅱ 期基础上，伴有需要复杂综合治疗的症状；咀嚼功能异常；继发性殆创伤（牙齿松动≥Ⅱ度）；重度牙槽骨破坏；咬合紊乱、移位、扭转；余留牙≤20 颗（10 组对殆牙）
范围和分布		波及≤30%牙位为局限型；>30%牙位为广泛型			

共识将 Ⅰ 期牙周炎定义为初始牙周炎。它是牙龈炎和牙周炎之间的交界区，菌斑附着丧失的早期阶段。对 Ⅰ 期牙周炎的浅层病变，可以通过加强口腔卫生指导、辅助清洁工具的使用及有针对性地采取一些牙周治疗措施，从而达到清除菌斑、消除炎症、控制疾病目的。

Ⅱ 期为中度牙周炎，提示牙周炎诊断明确。在这个阶段，在标准的治疗原则下，认真严格地执行个人口腔护理以及专业地去除菌斑、控制炎症可有效阻止疾病的进一步进展。

Ⅲ 期牙周炎为存在更多牙齿丧失可能性的重度牙周炎。这个阶段，疾病已经对牙周附着水平产生了显著的损害，在没有进一步治疗的情况下，可能发生牙齿脱落。该阶段的特征是存在深部的牙周病变，延伸至牙根的中部，存在深部骨内缺损，根分叉区受累，牙齿脱落以及缺牙区牙槽嵴缺损，治疗更加复杂，种植牙的植入困难。尽管存在牙齿脱落的可能性，但这个阶段患者仍具有较好的咀嚼功能，在修复阶段可不需要复杂的修复设计就能恢复功能。

Ⅳ 期为牙列缺失的重度牙周炎。该阶段牙周炎对牙周支持组织造成相当大的损害，更多牙齿缺失，甚至存在咀嚼功能的丧失，如果没有控制疾病，牙列缺失会进一步加重。

该阶段的特征在于牙周病变延伸至根尖部，伴有多颗牙齿缺失，继发性咬合损伤，牙松动明显，后牙区咬合紊乱，牙齿倾斜移位。后续的修复治疗往往需要复杂的设计以恢复咀嚼功能，增加了治疗的复杂性。

为体现疾病进展的速度、危险因素、牙周病对全身健康的影响，制定了牙周炎分级标准。

表 3-34　2018 牙周病和植体周病国际新分类中牙周炎分级标准

临床特征			A：慢速进展	B：中速进展	D：快速进展
首要标准	直接证据	纵向数据（骨吸收或CAL）	5 年内丧失	5 年内丧失＜2mm	5 年内丧失≥2mm
	间接证据	骨吸收（%）/年龄	＜0.25	0.25～1.0	＞1.0
		疾病表型	大量的菌斑沉积对应较轻的牙周破坏	菌斑数量与牙周破坏程度相符	牙周破坏程度超过菌斑数量，表现为特殊的临床模式，可能为快速进展或早发型的牙周炎表型（如切牙/磨牙模式，对常规菌斑控制治疗的反应性不如预期）
修饰因素	风险因素	吸烟	不吸烟	吸烟≤10 支/d	吸烟＞10 支/d
		糖尿病	正常血糖或未诊断为糖尿病	糖尿病患者，HbAle＜7.0%	糖尿病患者，HbAle≥7.0%
全身系统性疾病因素	炎症状态	超敏 CRP（hsCRP）	＜1mg/L	1～3mg/L	＞3mg/L
生物标志物	CAL/骨丧失的指标因子	唾液，龈沟液和血清中	？	？	？

HbAlc 代表糖化血红蛋白，CAL 代表临床附着丧失

分级系统可以提示未来牙周炎进展的风险并评价患者对标准牙周炎治疗的反应，帮助临床医生制定个性化的牙周炎治疗计划以及监测随访强度。牙周炎的新分类及其分期和分级，为牙周炎患者提供个性化的诊断和治疗策略，也有利于临床医生可以更好地与患者进行病情的沟通和阐述。

七、诊断

2018 年牙周病国际新分类提出的个体牙周炎定义：≥2 个非相邻的牙齿的邻面检测到附着丧失，或者≥2 个牙齿的颊舌侧检测到≥3mm 的附着丧失以及牙周袋深度（Periodontal Depth，PD）＞3mm；同时需要排除非牙周原因导致的附着丧失，如创伤性牙龈退缩、累及牙颈部的龋坏、由第三磨牙阻生或拔除引起的第二磨牙远中的附着丧失、通过牙周途径排脓的根尖周病、牙根纵；如果以上条件均满足，则牙周炎的诊断即可确立。

八、牙周炎与相关系统疾病

1.与肿瘤关系

You Chen 等相关研究进行文献检索荟萃分析，总共纳入了 12 项符合条件的研究，

共 263238 名参与者。结果表明，牙周病（RR=1.37，95% CI=1.16～1.63）和牙齿脱落（RR=1.69，95% CI=1.46～1.96）与肺癌风险呈正相关。此外，通过研究设计、出版国家、研究质量、性别、样本量、癌症确定、暴露确定和受控混杂因素，在亚组分析中获得了类似的结果。剂量反应分析结果表明，牙齿脱落与肺癌风险呈显著线性关系，每颗牙齿脱落 5 颗，肺癌风险增加 10%，且呈单调递增趋势。

Ngozi Nwizu 等总结分析了自 2012 年 11 月欧洲牙周病学联合会/美国牙周病学会联合研讨会以来，关于牙周病与癌症风险之间关系的流行病学的大型前瞻性研究以及几项系统评价和荟萃分析。研究发现牙周炎牙齿松动或牙齿脱落与总体癌症风险增加相关（风险比 1.15，95% 置信区间 1.01～1.32）。牙周病与头颈癌风险之间存在统计学上关联显著（比值比 2.63，95% 置信区间 1.68～4.14）。缺失牙齿数量与口腔癌风险之间存在线性剂量反应。一项包含 178 例口腔癌病例和 123 例对照的回顾性研究检查了慢性牙周炎（以骨质流失为证据）与口腔鳞状细胞癌之间的关系。较高的平均骨质流失与口腔癌风险增加相关（比值比 2.4，95% 置信区间 1.5～3.8）。在消化道肿瘤方面，一项针对中国健康农村成年人（n=29584）的研究表明，较高的牙齿脱落率与上消化道癌症死亡风险显著相关（n=2625 例死亡，风险比 1.35，95% 置信区间 1.14～1.59），而且这种增加不仅仅限于吸烟者。在胰腺癌方面，一些研究结果支持牙周炎与胰腺癌风险相关（总体相对风险 1.74，95% 置信区间 1.41～2.15）。在结直肠癌方面，现有数据目前不支持牙周病与结直肠癌之间的关联。在肺癌方面，牙周病与肺癌没有确切数据证明有明显关联，牙周病和吸烟之间可能存在与肺癌风险相关的协同效应。在乳腺癌方面，多变量分析并未把吸烟作为特定危险因素条件下，患有慢性牙周炎的女性乳腺癌发病率显著高于未患牙周炎的女性（风险比 1.23，95% 置信区间 1.11～1.36）。牙周病与肿瘤发生的众多机制中，感染促进慢性低度炎症与肿瘤关系最显著。

2.牙周炎与代谢疾病关系

牙周炎期间的长期感染会导致炎症反应加剧和失调，促炎介质，如 TNF-α、IL-1β 和 IL-6 上调，可能导致血糖代谢控制不佳和胰岛素需求增加；慢性高血糖又会导致巨噬细胞和中性粒细胞功能下降的级联反应、晚期糖基化的积累和炎症，加重牙周炎进展。与非 DM 患者相比，DM 患者患牙周炎的风险增加了三倍。DM 患者的重度牙周炎会显著增加发生心血管和肾脏相关并发症的风险。国际糖尿病联合会和欧洲牙周病学联合会与糖尿病联合研讨会的共识报告和指南指出：牙周炎患者发生血糖异常和胰岛素抵抗的风险增加。DM 患者的队列研究表明，牙周炎患者（与牙周健康患者相比）的糖化血红蛋白（Glycosylated Hemoglobin，HbA1C）水平显著升高，但 1 型 DM 患者的数据不足。牙周炎也与 2 型 DM 发病风险增加有关。

3.与心血管疾病及外周动脉疾病关系

牙周炎能够诱发频繁的菌血症，晚期糖基化终产物（Advanced Glycation End Products，AGEs）、TNF-α、IL-1、IL-6 产生增加，导致内皮组织损伤、细菌诱导的脂多糖（Lipopolysaccharide，LPS）产生和释放，从而导致循环单核细胞的慢性活化。活化的单核细胞信号促进动脉粥样硬化形成，与增加的促炎因子相结合，能够触发动脉硬化。

EFP 和 AAP 关于牙周炎和心血管疾病共识报告指出牙周炎与动脉粥样硬化疾病明显相关。共识报告指出：①一些研究报告证实牙周炎和心力衰竭之间的正相关、心血管疾病是牙周炎发作或进展的危险因素。②使用台湾地区健康保险研究数据库的一项大型亚洲研究有证据表明，与没有牙周病的人相比，牙周病患者的心房颤动发生率显著更高。③一项小型研究（100名受试者）报告了与复发性脑血管事件显著相关。④有证据表明，在动脉粥样硬化血栓形成组织中已发现来自口腔细菌物种（主要是牙周病原体）的DNA、RNA或抗原的痕迹。在培养粥样斑块样本时，在动脉粥样硬化血栓组织中存在活的牙龈卟啉菌和放线菌。牙龈卟啉诱发主动脉和冠状动脉病变，实验表明，某些表达牙龈卟啉单胞菌血凝素A（Hemagglutinin A，HagA）的菌株具有更高的黏附和进入人冠状动脉内皮细胞。⑤有证据表明牙周炎患者表现出增加的炎症介质产生也与动脉粥样硬化的病理生理学有关：研究发现牙周炎患者的血清白细胞介素IL-6水平升高，牙周治疗的效果显示血清IL-6、血清淀粉样蛋白A和α_1抗糜蛋白酶的水平显著降低。⑥牙周炎患者的血栓因子升高也与动脉粥样硬化血栓形成的病理生理学有关：牙周炎患者的纤维蛋白原水平显著高于健康对照者。⑦证据表明牙周炎患者的血清抗体水平升高，与心血管组织中的抗原发生交叉反应：来自牙周病原体（牙龈卟啉单胞菌、连翘坦纳菌、放线聚合杆菌和具核梭杆菌）的热休克蛋白（HSP）会产生可与人类HSP交叉反应的抗体。这些抗体已被证明可激活细胞因子的产生，以及单核细胞和内皮细胞的激活。牙周炎患者中抗心磷脂抗体的存在与牙周炎患者显著相关，在牙周治疗后发生逆转。有一些证据表明牙周病原体可以引发与心磷脂发生交叉反应的抗体。⑧证据表明牙周炎患者与血脂异常有关：牙周炎患者的血清总胆固醇水平、低密度脂蛋白（LDL）、甘油三酯、极低密度脂蛋白（VLDL）、氧化LDL和磷脂酶A2升高。与对照组相比，牙周炎患者的高密度脂蛋白（HDL）水平降低，这些水平在牙周治疗后被逆转。⑨牙周炎和心血管疾病之间可能存在共同的遗传风险因素：冠状动脉疾病、2型糖尿病、缺血性中风和阿尔茨海默病相关的高度多效性基因位点 *CDKN2B-AS1* 也始终与牙周炎相关，冠状动脉疾病和牙周炎之间存在机制联系或免疫学共性。遗传因素对调节途径的损害可能是至少冠状动脉疾病和牙周炎的共同致病因素。

Kaplan Meier等对168名ESRD血液透析患者研究发现，与无/轻度牙周炎患者相比，患有中度/重度牙周炎（定义为2颗或更多牙齿，近端间附着缺失至少6毫米）是HD患者心血管疾病的独立预测因素。重度牙周炎HD患者的累积生存率明显低于无/轻度/中度牙周炎HD患者的累积生存率。一项综合五项队列研究（86092名患者）的荟萃分析表明，PD患者发生冠心病的风险是对照组的1.14倍。病例对照研究（1423名受试者）指出患冠心病的概率更大（2.22倍），与已知的混杂因素无关。牙周炎和外周动脉疾病（Peripheral Arterial Disease，PAD）之间存在关联。

4.与肺部感染关系

研究发现有牙周病的HD患者肺炎死亡率的累积发生率显著高于没有牙周病的HD患者。牙周病的强化治疗可降低HD患者急性和亚急性肺炎的风险，降低的心内膜炎风险和骨髓炎。牙周病在HD患者肺炎的发病机制和死亡率中起重要作用。

5.新型冠状病毒病（Corona Virus Disease 2019，COVID-19）的口腔表现

对严重急性呼吸综合征冠状病毒（severe acute respiratory syndrome coronavirus，SARS-CoV）感染者的宏基因组分析发现，除了含有链球菌、梭杆菌、密螺旋体和韦氏菌等与口腔疾病的发病和发展有关的常见致病菌属外，还经常发现中间普雷沃菌的细菌

读数异常高。中间普氏菌被认为是几种急性牙周病变的主要病原菌种类，与梭杆菌属和密螺旋体属一起，构成了坏死性牙周病病变中存在的大部分微生物群。

现已证明患有牙龈炎和牙周炎的患者的牙龈组织中产生 IL-17 的细胞增加，不仅如此，在患有牙周病的患者的血清中发现了 IL-17 水平升高。COVID-19 被认为是细胞因子风暴，该风暴表现为血清 IL-1β、IL-7、IL-10、IL-17、IL-2、IL-8、IL-9、粒细胞-巨噬细胞集落刺激因子（Granulocyte-Macrophage Colony-Stimulating Factor，GM-CSF）、粒细胞集落刺激因子（Granulocyte Colony-Stimulating Factor，G-CSF）、干扰素γ（Interferon，IFN1A）、TNF-α、巨噬细胞炎性蛋白 1A（Macrophage Inflammatory Protein γ，MIP1A）、MIP1B、MCP1 和干扰素诱导蛋白（Interferon-Inducible Protein，IP）10 水平升高。这种炎症反应的共同途径表明牙周炎与 COVID-19 相关不良结果之间可能存在关联。在 SARS-CoV 和中东呼吸综合征病毒（Middle East Respiratory Syndrome Coronavirus，MERS-CoV）患者中也观察到 Th17 通路反应升高。Th17 型炎症反应参与了包括 SARS-CoV-2 所致的肺部感染中与肺水肿和组织损伤相关的细胞因子风暴的表现和不良结局。坏死性牙周病变在人类免疫缺陷病毒（Human Immunodeficiency Virus，HIV）感染患者中更为普遍。以一种机制相似的方式，SARS-CoV-2 感染可能通过由中间假单胞菌传播的细菌共感染使个体易患坏死性牙周病。

Martín Carreras-Presas 等报告 3 例 COVID-19 患者合并口腔表现的病例，表现为疼痛、脱屑性牙龈炎、溃疡和水疱。其中 3 例具有口腔内表现，从腭黏膜溃疡到上颚和牙龈边缘的局部红斑。病变类似于疱疹性复发性口腔炎。特别是坏死性牙周病（Necrotizing Periodontal Diseases，NPD）的患病率会自发上升。NPD 病变的病因可能与 COVID-19 患者口腔内发生的细菌合并感染有关。

这种关联的强调了在 COVID-19 流行期间保持牙周病得到控制的重要性以及保持细致口腔卫生的价值。

九、处理措施

（1）牙龈炎的治疗：所有牙龈炎的治疗方法都是通过牙齿清创（去除菌斑和牙石）和去除或减少危险因素，同时进行日常家庭护理和定期专业预防。

（2）牙周炎的治疗：慢性牙周炎可通过清创术和其他机械手段进行治疗，其中包括手术。一旦牙周临床附着和/或骨质流失明显，治疗的目标是控制炎症，阻止疾病进展，并创造条件，帮助患者保持健康。

1）非手术治疗：非手术治疗包括专业清除牙龈上和牙龈下的牙菌斑和牙石，并使用洁治和根刨（需要局部麻醉深度清洁）。临床结果在很大程度上取决于操作人员的技能、患者进行适当家庭护理能力和效果，以及患者在积极治疗后是否遵守推荐的定期专业牙周维护。一旦初始的刮除和根刨完成，需要 4～6 周的时间来使结缔组织充分愈合，然后再重新评估。在重新评估预约期间，需要准确临床测量，并评估对初始治疗的反应。如果没有残留炎症和病理性牙周袋，则对患者进行牙周维护。如果有残余炎症和活动性疾病，则需要额外的治疗，可以是局部的或全身的，也可以是非手术的或手术的，这取决于残余炎症的范围和严重程度。

辅助药物治疗可以选用口服抗生素（如二甲胺四环素和强力霉素）或抗菌外用药物

（如洗必泰），这些药物使用粉末、凝胶、芯片或纤维输送系统直接涂抹到牙周袋进行局部治疗。根据病情可以选用全身应用针对革兰阴性菌的抗生素。

2）手术治疗：手术治疗有几种手术治疗方法：①开放瓣清创术，将牙龈的一部分与下层组织分离，以提供可见性和接触病变的途径。②袖珍复位手术，使用各种技术切除软硬组织。③再生手术，引导组织再生，通过防止上皮组织和结缔组织在需要骨和牙周韧带的地方生长，使用屏障膜来指导新的牙周组织的生长。④激光辅助新附着手术（Laser-Assisted New Attachment Procedure，LANAP），最近被介绍为外科治疗的一种保守替代方案。使用 Nd：YAG 激光进行最初的去袋状上皮和最终的促进纤维蛋白凝血，不是手术刀和缝合线，而且不包括广泛的提升牙龈瓣。一项短期前瞻性临床评估显示，LANAP 可以诱导新的附着体和牙周再生，并有改善临床预后的潜力。

（3）种植牙治疗

1）术前评估：在进行种植手术之前，牙医必须非常仔细地评估患者的一般情况和口腔情况。需要咨询肾脏科医生以收集信息，包括慢性肾脏病（Chronic Kidney Diseases，CKD）的程度、病因、临床特征、危险因素、正在进行的治疗、以前和现在的药物治疗情况、药物排泄或代谢以及植入手术的最佳时间。应对心血管疾病和 DM 病史、免疫状态或感染、贫血、骨骼受累和止血异常进行系统回顾。

2）血液检查：CKD 患者常规检查包括 Na^+、K^+、Ca^{2+}、Mg^{2+}、Cl^-、血尿素、肌酐和碳酸氢盐水平以及全血细胞计数。测量出凝血时间，出血时间＞10～15min 与出血的高风险有关。如果血小板计数＜50000/mm^3，应考虑输注血小板。围手术期可使用去氨加压素暂时缩短出血时间。一种普遍接受的做法是在 HD 后的第二天进行牙科治疗，需要进行凝血测试以确保可以使用局部止血措施。需要评测 PTH，成纤维细胞生长因子23（Fibroblast Growth Factor 23，FGF23）水平，继发性甲状旁腺功能亢进会导致骨流失，影响骨愈合。

3）残留骨的评估：残余骨的评估对于肾衰竭患者牙种植体的成功至关重要。在大多数情况下，应使用锥形束计算机断层扫描来开发残留骨骼的三维视图，同时最大限度地减少辐射暴露，除非使用传统的全景 X 射线和临床检查可以满足诊断需求。该检查评估残留骨量可以更好地了解任何给定区域的口内解剖结构。

4）消除口腔感染：口腔卫生也与牙种植体的成功有关。接受 HD 的患者感染风险更高。因此，在种植体治疗前消除菌斑生物膜和龋齿至关重要。种植体手术前需要进行牙周治疗，以预防未来的种植体周围疾病。HD 患者的种植牙也应纳入定期牙周维护计划，以避免种植体周围疾病。

5）种植时间：建议在 HD 后的第一天进行植入手术，此时循环毒素会被清除，肝素代谢处于理想状态。手术方案应根据患者残骨和义齿情况精心设计。需要制定一个彻底的计划来解决透析患者的复杂医疗情况。建议为多颗牙齿缺失的患者和情况复杂的患者进行计算机引导的无翻瓣手术。这种方法的优点是避免襟翼打开。在进行种植手术之前，牙医应向患者解释牙科治疗以及可能出现的并发症。手术前患者必须签署知情同意书。

6）抗生素预防：由于 HD 患者免疫功能低下，容易发生多种感染。美国心脏协会（American Heart Association，AHA）建议在感染高风险患者的侵入性牙科手术之前使

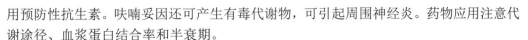

用预防性抗生素。呋喃妥因还可产生有毒代谢物，可引起周围神经炎。药物应用注意代谢途径、血浆蛋白结合率和半衰期。

7）围手术期：①监测血压：晚期CKD患者面临的常见并发症之一是高血压。尽管患者可能服用抗高血压药物，但仍需要监测血压。建议患者在早上接受牙科治疗。工作环境需要安静，在牙科手术过程中必须避免打扰。在某些情况下，可能需要镇静剂来减轻焦虑。②口服防腐剂：要求患者术前用0.12%～0.20%洗必泰漱口水漱口3min。③麻醉和镇静：利多卡因和甲哌卡因可安全地用于肾功能衰竭患者。在中国，种植牙手术中使用的主要麻醉药物是4%的阿替卡因和肾上腺素（1/100000），成人最大剂量不超过7mg/kg。对于焦虑的患者，可以使用抗焦虑药。地西泮、咪达唑仑和其他苯二氮䓬类药物可以安全地用于肾功能衰竭患者。地西泮在肝脏中代谢，无须调整剂量。咪达唑仑是另一种用于牙科镇静的药物，也在肝脏中代谢。用于牙科镇静的咪达唑仑的常用剂量范围为0.5～1mg/kg，最大为15mg。④止血措施：对于易出血过多的患者，术前应制定止血计划。此外，当牙龈边缘对位不好时，必须使用缝合线。对于有出血风险的患者，应尽可能多地使用常见的局部止血措施，包括机械加压、填塞、缝合和局部凝血酶。此外，结合雌激素可以逆转血小板功能障碍，并可用于长达2周的长期止血。去氨加压素可用于肾功能衰竭患者出现严重出血的情况。此外，氨甲环酸已被证明可以减少手术期间和手术后的出血。侵入性牙科手术期间可以使用电烙术来止血。⑤植入手术的微创手术：使用微创手术可以减少患者的疼痛并缩短恢复时间。此外，微创手术还可以降低出血和感染的风险。使用模板放置植入物可能比传统方法侵入性更小。

8）术后时期：24h内必须避免吸烟、漱口和剧烈活动。建议前24h吃软食。听从牙医的建议，患者必须按照指示服药。抗菌漱口水（0.12%洗必泰，每天两次）需要使用至少一周。牙医应该给患者必要的术后指导。

9）抗生素治疗：目前尚不清楚使用抗生素是否可以减少术后感染和种植体失败。关于种植牙的适当剂量方案尚无共识。由于HD患者是肾功能衰竭患者，免疫功能低，并且需要定期进行HD，导致感染风险增加，因此建议在植入手术后进行抗生素治疗。抗生素的种类和剂量应由肾脏科医生确定。

10）消炎止痛药：对于CKD患者，非甾体类抗炎药（Non-Steroid Anti-Inflammatory Drug，NSAID）的使用仍存在争议，应由肾脏科医生进行评估。当这些药物用于肾功能衰竭患者时，一些临床医生建议调整剂量，因为它们抑制前列腺素并产生高血压作用。对于没有心力衰竭、DM或高血压的早期CKD患者，短期使用NSAID通常是安全的。然而，其他人建议尽可能避免对CKD患者使用NSAID。CKD患者应避免使用阿司匹林，因为它具有抗血小板活性。哌替啶、右丙氧芬、吗啡、曲马多和可待因可导致CKD患者蓄积导致中枢神经系统功能减退和呼吸抑制作用，慎重选用，必须应用时需要根据医嘱调整剂量。

11）种植后维护：吸烟是增加早期种植牙失败的重要风险因素。因此，有种植牙的CKD患者应避免吸烟。除吸烟外，牙周炎病史、口腔卫生差、全身性疾病、软组织缺损、种植牙失败史也可能是导致种植体周围炎的危险因素。应经常仔细检查透析患者的口腔，以便及时诊断和治疗可能的种植牙疾病和其他口腔问题。维生素D缺乏也可能在骨整合失败中起作用。适当补充维生素D可能有助于骨整合。

12）钙通道阻滞剂：引起的牙龈肿大是肾功能衰竭患者最常见的口腔症状之一，一些免疫抑制剂如环孢素 A 也与牙龈增生有关，尽管进行了适当的牙周控制，种植体周围仍可能出现牙龈增生。有必要咨询肾脏科医生，以便将钙通道阻滞剂换成另一种抗高血压药物。在与环孢菌素 A 相关的牙龈增生的情况下，有必要考虑将环孢菌素 A 换成他克莫司，他克莫司与这种副作用的关联较少。

13）种植体周围黏膜炎和种植体周围炎的预防和治疗：种植体周围炎定义为种植体周围软组织和硬组织的炎症和破坏。种植体周围黏膜炎定义为种植体周围软组织的可逆炎症。多项研究发现种植体周围炎的患病率 5%～63.4%不等。微生物生物膜被认为是种植体周围炎发展的关键因素。因此有必要将患者纳入定期牙周维护计划，定期进行适当的口腔卫生防护。此外，DM、心血管疾病和/或骨质疏松症等全身性疾病可能导致种植体周围炎，适当控制这些全身性疾病有助于预防牙周问题和种植体周围疾病。当种植体周围炎发生时，患者可以接受与牙周炎治疗非常相似的非手术和手术治疗。

黏膜炎和种植体周围炎的主要治疗方法是非手术方法，包括手法治疗、药物治疗、激光治疗和光动力治疗。研究发现是非手术牙周治疗足以改善 ESRD 患者的牙周状况，并且这种治疗对这些患者具有有益的全身作用。当非手术治疗失败时，种植体周围炎的其他可用手术方法，例如切除治疗和再生方法。然而，手术方法不应单独使用，而应与非手术方法结合使用。

十、预防措施

预防慢性牙周炎的最主要预防措施是预防牙龈炎发生，延缓微生物生物膜的形成和/或定期根除。最有效的方法是检查牙龈炎（自我检查的基础是刷牙时牙龈出血）。可以通过每天进行自我口腔卫生护理和一年两次的专业清除生物膜来实现。日常家庭护理建议包括：每天用软牙刷刷牙两次，每次 2 分钟，用牙齿间辅助工具（如牙线或近端间刷）清洁牙齿间隙，使用含氟牙膏，均衡饮食，餐间尽量不要食用零食。

口腔黏膜病变

一、概述

口腔黏膜组织是多层鳞状上皮，主要分为 3 类：咀嚼黏膜、衬黏膜和特殊黏膜。容易受到感染或外部环境刺激的口腔区域是：①缝隙上皮和交界上皮，龈沟上皮是牙龈的内层，这种黏膜组织与牙齿相对，非常接近牙齿附着的微生物生物膜。②扁桃体隐窝上皮，扁桃体是黏膜相关淋巴组织，它在呼吸道和消化道的开口处形成一个环，即 Waldeyer 环。它们包括咽、舌、鼻和管状扁桃体，其中腭和舌扁桃体与口腔相关。扁桃体的衬里上皮由鳞状细胞上皮组成，其中的 M 细胞不仅具有抗原转运功能，还可以通过分泌细胞因子参与 T、B 细胞的增殖，协助黏膜免疫系统促进黏膜免疫的发生。

口腔拥有一些居住在人体中的最丰富和多样化的微生物群落。共生微生物群被认为是屏障免疫功能的主要驱动力，通常在屏障组织中形成保护性/稳态免疫反应。口腔环境中的健康微生物群主要由丰富的细菌群落组成，也包括真菌、病毒、古细菌和原生物。

迄今为止，已经对口腔细菌群落进行了最详细的研究，在口腔中已鉴定出大约 700 种/种系型 。主要的口腔致病菌是放线菌门、拟杆菌门、衣原体门、绿曲菌门、广古菌门、厚壁菌门、梭杆菌门、变形菌门、螺旋体菌门、潜细菌菌门（SR1）、协同菌门、软壁菌门和糖杆菌（TM7）。

HD 患者由于全身疾病特点，在诱发因素作用下，口腔菌群平衡紊乱，导致口腔黏膜病变发生。

二、流行病学

多国、多中心、前瞻性 ORAL-D 研究对 4205 名接受长期 HD 治疗的肾衰竭患者（平均年龄 61.6 岁±15.6 岁）进行了口腔黏膜检查。研究提示：40%患者受至少一处病变影响。口腔病变的患病率（按频率排序）：口腔疱疹 0.5%，黏膜溃疡 1.7%，新生 2.0%，白色病变 3.5%，红色病变 4.0%，口腔念珠菌病 4.6%，地图舌 4.9%，瘀点病变 7.9%，裂舌 10.7%。在 3.5 年的中位随访期间，2114 名患者死亡（1013 名死于 CVD）。口腔念珠菌病与相关口腔病变与全因或心血管死亡率之间存在关联。其他口腔病变与全因或心血管死亡率之间未见关联。

研究发现4.6%的肾衰竭患者口腔念珠菌病与7%的HIV 感染患者的口腔念珠菌病相似，主要发生在免疫抑制更严重和病毒载量更高的患者中，HIV 和肾衰竭中口腔念珠菌的相似流行病学表明免疫功能状态与白色念珠菌发生有关

口腔白色念珠菌病

一、概述

白色念珠菌是一种普遍存在的病原微生物，在 50%的人群中白色念珠菌是微生物群正常菌群的一部分。在免疫抑制或宿主环境受到破坏的情况下，白色念珠菌可以迅速转变为病原体，引起各种感染，形成从浅表皮肤和黏膜感染到危及生命的系统性念珠菌病，所以称白色念珠菌是条件致病菌。在所有菌种中，白色念珠菌是黏膜感染和全身感染最常见的病原体，它是全球约 70%的真菌感染的罪魁祸首。

二、发病机制

白色念珠菌在从无害的共生生物转变为病原体时表现出极大的多功能性。黏附素等表面分子的表达、生物膜的形成、水解酶的分泌、改变其形态的能力以及其代谢适应性被认为是"毒力因子"。通过这些毒力因子，念珠菌属可以快速适应不同的宿主生态环境，并导致具有风险因素的患者感染。

1.黏附

酵母细胞与宿主表面的黏附是在黏附蛋白的帮助下通过静电相互作用可逆地黏附到口腔上皮细胞。例如凝集素样序列（Agglutinin-Like Sequence，ALS）1-7、ALS9、菌丝壁蛋白 1（Hyphal Wall Protein 1，HWP1）、Eap1 和 Pga1，ALS 家族与宿主细胞的黏附和侵袭以及铁的获取有关，这些蛋白已知可促进与上皮细胞的黏附。ALS3 是在白

色念珠菌菌丝中发现的一种表面蛋白，它介导酵母细胞与内皮细胞和上皮细胞以及细胞外基质蛋白的附着。Eap1 是一种葡聚糖交联的细胞壁蛋白，锚定糖基磷脂酰肌醇，由 EAP1 基因编码，在体外和体内、黏附和生物膜发育中均发挥作用。Pga1 是一种 133 个氨基酸的糖基化磷脂酰肌醇（Glycosylated Phosphatidylinositol，GPI）锚定蛋白，不仅对于黏附和生物膜的形成，而且对于维持细胞壁的完整性都是必要的。

2.形态变化

白色念珠菌一旦附着在宿主表面，白色念珠菌可以将形态转变为有助于上皮穿透的侵入性丝状形式，白色念珠菌从出芽酵母转变为丝状菌丝是其形成致病性生物膜能力的核心。

念珠菌属通过可逆的形态转变以更好地穿透宿主的上皮屏障。酵母细胞可以有不同的形状：单细胞出芽酵母细胞或丝状形式，如菌丝或假菌丝，每一种都在感染的侵袭过程中发挥不同的作用。菌丝的形成促进入侵过程并帮助白色念珠菌抵抗免疫系统。菌丝在短短几个小时内可以变得比细胞体大 10 倍以上，菌丝刺穿宿主细胞，难以被免疫系统杀死。例如，白色念珠菌杀死巨噬细胞过程包括菌丝形成，然后是伸长、拉伸和刺穿巨噬细胞膜，逃逸的菌丝迅速消耗环境中的葡萄糖，这为白色念珠菌诱导的巨噬细胞死亡提供了一种途径。所以，白色念珠菌细丝在生物膜的建立、上皮细胞层的侵袭、内皮细胞和巨噬细胞的破坏、组织侵袭以及接触传感（趋触性）中发挥重要作用。研究发现，白色念珠菌形态和毒力之间有很强的关联，白色念珠菌形态控制机制可作为重要的抗真菌靶点。

3.生物膜形成

生物膜的形成是白色念珠菌发病机制的一个特性，导致高发病率和死亡率。美国国立卫生研究院估计，美国大约 80% 的感染与生物膜病因有关。现在已确定生物膜形成是念珠菌病期间的主要毒力因素，生物膜为真菌细胞提供了一个安全的避风港，并且可以作为持续感染源的储存库。白色念珠菌生物膜发育过程可分为四个主要阶段：黏附、增殖、成熟和分散。

（1）早期黏附阶段，酵母细胞在黏附蛋白的帮助下附着在材料表面，并形成生物膜固定在表面的基底层。黏附后，细胞侵入组织，上皮的侵袭和损伤大多被认为是致病的，并且可以通过诱导内吞作用或通过主动渗透发生。在穿透细胞屏障之前，白色念珠菌会分泌一系列水解酶，消化细胞膜和细胞表面分子，通过降解免疫球蛋白 IG 重链、C3 蛋白、胶原蛋白和纤连蛋白来抵消宿主免疫系统。

（2）增殖阶段，其特点是丝状化的开始，导致菌丝和假菌丝细胞的出现，这些细胞在整个生物膜发育过程中继续伸长，形成一个复杂的网络，有助于生物膜的整体稳健性。

（3）成熟阶段，菌丝支架被包裹在一层自产的 EPS 中，本质上充当黏合剂，将整个生物膜结构固定在一起。作为这一发育过程的一部分，白色念珠菌生物膜不断释放具有独特细长形态的酵母细胞，用于播种新的感染部位。

（4）分散阶段是念珠菌血症和播散性侵袭性疾病相关的罪魁祸首。从生物膜中分散的白色念珠菌细胞主要以酵母形式存在，酵母细胞从生物膜的最顶层菌丝层出芽释放出来。

（5）细胞外基质是生物膜的一个至关重要的特征，它通过形成广泛的基质结构来保护贴壁细胞免受宿主免疫系统和抗真菌剂的侵害。细胞外基质由①蛋白质（55%），②碳水化合物（25%；主要是α-甘露聚糖和β-1，6-葡聚糖多糖，以及小部分β-1，3-葡聚糖），③脂质（15%；其中甘油酯99.5%，鞘脂0.5%；甘油酯：中性甘油酯89.2%，极性甘油酯10.4%），④核酸—细胞外DNA（5%）组成。

β-1，3-葡聚糖，可以阻止药物与靶细胞接触，它有助于生物膜对抗真菌药物的高度耐受性。生物膜中的白色念珠菌细胞比其他细胞释放更多的β-1，3-葡聚糖进入细胞外基质。

脂质通过促进脂质筏的微结构域的形成是生物膜形成的一种机制。生物膜发育过程中脂质水平的特定阶段变化通过扰乱筏的形成来影响这种病原真菌的生物膜形成能力，这表明脂质筏对于生物膜的发育至关重要。脂质还可以促进细胞间信号传导。信号传导在调节真菌致病性中具有重要性。富含鞘脂和麦角甾醇的微结构域被认为是维持质膜完整性和分离位于质膜上的蛋白质的关键。用抑制鞘脂生物合成途径的药物治疗会破坏筏的形成，然后降低白色念珠菌的生物膜形成能力。

细胞外DNA在基质组装的整个过程中发挥着重要作用，可能作为不同基质成分之间的"连接器"。

4.水解酶

在穿透细胞屏障之前，白色念珠菌会分泌一系列水解酶："SAP"——分泌型天冬氨酸蛋白酶（Secreted Aspartic Protease，SAP），"PL"——磷脂酶（Phospholipase，PL），"Lip"——脂肪酶（Lipase，Lip），其作用包括消化细胞膜和细胞表面分子。Saps可以促进宿主细胞的入侵，并可以通过降解宿主免疫系统的分子，例如IgG重链、C3蛋白、胶原蛋白和纤维连接蛋白来对抗宿主免疫系统。PL是一组能够水解甘油磷脂中的酯键，从而导致细胞裂解的酶。念珠菌属以不同的速率产生这些酶。

5.念珠菌素

念珠菌素是一种31个氨基酸的肽毒素，念珠菌溶血素由白色念珠菌基因ECE1编码，并采用α-螺旋结构。由于含有N端疏水区和C端亲水区，它表现出两亲性，毒素可以通过这些特征插入宿主上皮细胞膜，导致膜透化和细胞溶解，可破坏上皮细胞并调节菌丝的免疫刺激能力。念珠菌素由侵入性的人类致病性白色念珠菌分泌，对黏膜和全身感染至关重要，是宿主细胞活化、中性粒细胞募集和激活17型免疫[其特征是分泌白细胞介素（IL）-17A、IL-17F]的关键驱动因素。念珠菌溶血素可以看作是一种微生物因子，在与宿主相互作用过程中表现出双重功能。它为宿主细胞裂解提供了一种机制，有助于逃离这些免疫细胞，又通过激活NLRP3炎性体，它会引发一种促炎宿主保护反应，有利于真菌清除。

6.白色念珠菌还可以和其他细菌协同作用，导致口腔病变

变形链球菌菌株被认为是具有最高致龋潜力的细菌，并与念珠菌结合，增加多重感染机会。有证据表明白色念珠菌与牙龈卟啉单胞菌之间也存在相互作用，牙龈卟啉单胞菌是一种被认为在牙周炎发展中最重要的细菌。在生物膜模型中，已经表明，在氧气存在下，白色念珠菌为牙龈卟啉单胞菌创造了一个保护环境。细菌和真菌细胞能够产生葡聚糖，它作为一种细胞外多糖，有助于形成致龋生物膜。念球菌属刺激变形链球菌的生

长和生物膜的体积增大。

三、危险因素

念珠菌病最常见的局部诱发因素是口腔卫生差、佩戴移动假牙、正畸矫治器和闭孔器、口干、吸烟和使用类固醇吸入器、富含碳水化合物的饮食以及口腔黏膜疾病。

全身诱发因素是年龄（风险组是老年人和新生儿）、怀孕、抗生素治疗、全身性皮质类固醇治疗、肿瘤、消化系统疾病、营养缺乏（铁、叶酸和维生素缺陷）、内分泌病（DM、甲状腺功能减退、甲状旁腺功能减退等）、自身免疫性疾病（干燥综合征等）、艾滋病毒和原发性免疫缺陷疾病。

四、临床表现

（一）念珠菌病的主要形式包括四种不同的情况

假膜性念珠菌病、急性红斑性念珠菌病、慢性红斑性念珠菌病和慢性增生性或结节性念珠菌病。黏膜表现为红色和白色。

（1）假膜性念珠菌病是最常见的形式，其特征是口腔黏膜上有白色斑块或斑块，轻轻刮擦即可轻松脱落，因为只有黏膜上皮的上层被感染。可以去除是公认的鉴别诊断特征，它通常发生在新生儿（可能通过产道感染）、贫血和免疫缺陷个体（HIV、DM、恶性肿瘤）、接受局部类固醇治疗的患者以及口干症患者。病变可能是局部的和全身性的，最常见的是影响舌头、颊黏膜、软腭和硬腭。它通常伴随着味觉障碍和口中的不良味道。

（2）急性红斑或萎缩性念珠菌病是由于使用广谱抗生素、免疫抑制剂和皮质类固醇进行全身治疗的副作用，从而改变口腔的菌群。临床表现为舌背有痛性红色病变，常出现舌脱毛、灼痛、味觉改变等症状。

（3）慢性红斑或萎缩性念珠菌病也称为假牙口炎或假体腭炎。对于佩戴可移动丙烯酸假体替代物的患者来说，这是典型表现，并且最常见于全口义齿患者的上颚。口腔卫生差和假牙卫生不足是疾病发生原因。黏膜上的病变呈红色，仅限于修复体覆盖的区域，有时伴有烧灼感，但通常无症状，仅通过牙科检查才能发现。

（4）慢性增生性念珠菌病也称为念珠菌白斑。与假膜形式不同，这些白色沉积物不能通过轻刮去除。其特点是真菌菌丝深入口腔组织。最常见于舌侧和颊黏膜。集群可以是同质的或异质的。异质性病变是癌前病变，因为它们是恶性转化的诱发因素。

（二）在继发性和其他形式的念珠菌相关疾病中，还有口角炎、正中菱形舌炎和慢性皮肤黏膜念珠菌病

（1）口角炎是一种由多种病因引起的疾病，最常见的包括解剖学易感性、口干症、免疫抑制、由假体置换引起的口腔炎，并且可能与口腔中现有的念珠菌病相关，也可能不相关。它是一个或更常见的双唇角的炎症状况，临床表现为发红、糜烂和有时覆盖有白色斑块的结痂。

（2）正中菱形舌炎是一种病因不明的疾病，通常与继发性念珠菌感染有关。变化位于舌中部，临床表现为结节或光滑病变，无症状。

（3）除黏膜外，念珠菌属还可以存在于所有牙齿表面—牙釉质、牙本质和牙骨质。白色念珠菌生长在牙釉质裂缝和凹槽中，可以穿透开放的牙本质小管存在于所有牙齿表

面——牙釉质、牙本质和牙骨质。几种念珠菌属已从儿童和成人的牙本质和牙根龋中分离出来，儿童的患病率为66%～97%，成人的患病率为31%～56%。

五、处理措施

口腔念珠菌病的治疗：美国传染病学会（Infectious Diseases Society of America，IDSA）2016年治疗指南建议

（1）对于轻度疾病，建议使用克霉唑锭剂，10mg，每天5次，或咪康唑黏膜黏附剂50mg片剂，每天一次，涂抹于犬窝黏膜表面，持续7～14天（强烈推荐；高质量证据）。

（2）轻度疾病的替代品包括制霉菌素悬浮液（100000U/mL）4～6mL，每天4次，或1～2制霉菌素锭剂（每次200000U），每天4次，持续7～14天（强烈推荐；中等质量证据）。

（3）对于中度至重度疾病，建议口服氟康唑，每天100～200mg，持续7～14天（强烈推荐；高质量证据）。

（4）对于氟康唑难治性疾病，推荐伊曲康唑溶液200mg，每天1次或泊沙康唑混悬液400mg，每天2次，连续3天，然后每天400mg，最多28天（强烈推荐；中等质量证据）。

（5）氟康唑难治性疾病的替代品包括伏立康唑，200mg，每日两次，或两性霉素B脱氧胆酸盐口服混悬液，100 mg/mL，每日4次（强烈推荐；中等质量证据）。

（6）静脉注射棘白菌素（卡泊芬净：70 mg负荷剂量，然后每天50mg；米卡芬净：每天100mg；或阿尼芬净：200mg负荷剂量，然后每天100mg）或静脉AmB脱氧胆酸盐，每天0.3mg/kg难治性疾病的其他替代方案（弱推荐；中等质量证据）。

（7）慢性抑制治疗通常是不必要的。如果复发性感染患者需要，推荐氟康唑100mg，每周3次（强烈推荐；高质量证据）。

（8）对于HIV感染患者，强烈推荐抗逆转录病毒治疗以降低复发性感染的发生率（强烈推荐；高质量证据）。

（9）对于假牙相关的念珠菌病，除了抗真菌治疗外，建议对假牙进行消毒（强烈推荐；中等质量证据）。

六、抗真菌药物耐药性进展

抗真菌药物耐药性已成为需要立即关注的重大挑战。目前，可用药物分为四大类，包括唑类、多烯类、嘧啶类似物和棘白菌素。这些抗真菌药物的主要靶点是麦角甾醇的生物合成途径、真菌细胞的细胞壁或真菌的DNA/RNA。抗真菌药物种类繁多，药物隔离的耐药性问题仍然存在，需要开发对生物膜生长模式具有高效率的新型抗真菌疗法。

（一）抗真菌药物耐药机制有如下几种

（1）浮游生物增长率降低，抗真菌药物在无活性或生长缓慢的细胞中的功效降低。

（2）药物靶点修饰问题，靶底物发生突变，抗真菌药物无法发挥作用和抑制作用。通过ERG3和ERG5基因的突变以及ERG11中的点突变在白色念珠菌中表现出来，这导致对唑类和两性霉素B的交叉抗性。

（3）外排泵上调，细胞内积累的抗真菌药物被转运出细胞，远离其靶底物。主要对唑类药物的耐药性有关，与棘白菌素耐药性无关。外排泵促进抗真菌剂的细胞外转运，从而防止它们在细胞内积累。

（4）细胞密度变化。细胞数量增大需要更大剂量的抗真菌剂才能发挥功效。

（5）存留细胞产生。存留细胞不是突变体，它们是代谢休眠细胞。白色念珠菌在其宿主定殖期间，面临各种各样的压力，它通过不同的保守信号转导途径做出反应，深深嵌入生物膜中，在那里变成休眠状态，不受针对代谢活跃细胞的抗菌剂的影响。细菌种群通过隐藏对药物不敏感的休眠细胞亚群来避免灭绝。表现出对真菌药物具有高度耐受性。

（6）细胞外多糖基质阻碍抗真菌剂通过生物膜的扩散。例如，β-1，3-葡聚糖通过特异性结合导致唑类抗药性。

（7）免疫逃避。在白色念珠菌的情况下，宿主免疫系统通过白细胞上的模式识别受体（Pattern Recognition Receptor，PRR）对病原体的初步检测，产生特定的细胞因子反应，从而发出适当的免疫反应以清除病原体的信号。白色念珠菌生物膜也被证明可以改变免疫细胞分泌的细胞因子的分布，从而操纵由此产生的免疫反应，例如，掩蔽特定细胞壁成分的策略，防止 PRR 介导的天冬氨酸蛋白酶识别和分泌，从而使先天免疫系统的成分失活。

（二）抗真菌治疗进展

1.前列腺素

前列腺素（Prostaglandin，PG）E2 可以促进念珠菌生物膜的形成。研究表明，环氧合酶（Cyclooxygenase，COX）抑制剂，如阿司匹林、布洛芬和消炎痛，与氟康唑合用可显著减少念珠菌黏附和生物膜发育，增加氟康唑的敏感性；与布洛芬合用时，氟康唑的最低抑菌浓度（Minimum Inhibitory Concentration，MIC）可从 64μg/mL 降至 2μg/mL。此外，体内研究也证实了这些抑制剂的抗真菌活性。

2.生物医学设备表面材料改进

不利于微生物（真菌和细菌）黏附和定植的生物材料的开发和改进，是防止或减少生物膜形成的一种方法。例如，将 SME 聚醚聚氨酯添加到 Elasthane 80A（一种生物材料）中时，会显著降低白色念珠菌形成生物膜的能力。

3.抗生素封存疗法（Antibiotic Lock Therapy，ALT）

ALT 是一种抗菌溶液的组合，其 MIC 比用于浮游细胞的抗生素与注入导管腔中的抗凝血剂的组合大 100～1000 倍。一项 40%乙醇锁液联合 60IU 肝素的体外研究显示，≥90%的白色念珠菌生物膜代谢显著降低。

4.小分子抑制剂和天然产物

通过高通量筛选化合物化学库来尝试发现新的抗生物膜调节剂的线索，根据各种靶标确定小分子抑制剂及其 MIC/IC50 值[半抑制浓度（Half Maximal Inhibitory Concentration，IC50）]，识别具有抗生物膜活性的新型小分子。

5.纳米材料与抗生物膜活性

银纳米粒子主要通过真菌细胞壁外表面的变形和破坏来破坏细胞壁，从而对真菌生物膜发挥抑制作用，氟康唑与银纳米粒子的联合治疗可使 MIC 显著降低；氧化铋（BiO_3）

纳米颗粒对白色念珠菌的生长具有有效的抗真菌活性，当将这些纳米颗粒与氯己定、制霉菌素等市售抗真菌药物进行比较时，它们完全消除了生物膜的形成；二氧化钛纳米粒子（Titanium Dioxide Nanoparticles，Ti-NP）对浮游形式的白色念珠菌具有很强的抗真菌活性；一氧化氮纳米粒子（Nitric Oxide Nanoparticles，NO-NP）通过阻碍细胞外基质和生物材料表面的生物膜形成，显示出作为抗真菌剂的强大潜力，NO-NPs 在体外和体内也降低了念珠菌细胞的代谢活性。

口干与味觉变化

口干症、口腔异味和味觉障碍在慢性血液透析患者中相对常见，严重影响他们的生活质量。口干症通常是唾液腺萎缩和纤维化导致的唾液流量减少所致。这种情况会导致患者不适、干扰言语和吞咽、使假牙难戴，并通过使口腔酸度下降和细菌生长增加而造成口臭和口腔卫生恶化，从而促进龋洞发生。长期的口干症，可能引起严重的龋齿和口腔念珠菌病。味觉障碍是一种以味觉敏感性紊乱为特征的味觉状态。味觉障碍（味觉异常）会导致营养摄入不足。口干症、口腔异味与透析剂量及离子、毒素清除率有关。与没有肾功能损害的患者相比，肾功能损害患者出现味觉障碍，同时味觉阈值改变的可能性显著增加，这种异常会影响他们的生活质量，并可能导致营养失衡。

一、流行病学

（1）Marieh Honarmand 等对 30 名血液透析患者（患者组）和 30 名健康人（对照组）进行对照研究，分别测量了参与者的唾液尿素和钙水平以及 pH 值，并在信息收集表中记录口腔表现如黏膜苍白、口干、口臭、味觉改变、牙石形成增加、牙龈出血。研究发现：

1）患者组平均唾液尿素水平和 pH 值均显著高于对照组（$P<0.05$），但两组唾液钙含量差异无统计学意义。

2）患者组口臭、口干和牙石增多是患者最普遍的表现，牙龈出血最少。

3）患者组口腔平均 pH 为 8.41±0.76，对照组为 7.01±0.31。唾液尿素被脲酶分解成铵离子和二氧化碳，因此可能会导致唾液 pH 值升高到临界值。高唾液尿素水平和尿素分解成氨会增加肾病患者的口臭。

4）患者组口干症的发生率（46.7%）明显高于对照组（13.3%）。

5）血液透析患者的味觉发生了变化（患者组为 43.3%，对照组为 10%）。

6）患者组中有 16.7%的成员牙龈出血是本研究的另一个发现，但对照组中没有出现这种情况。

（2）L-Chen Yu 等对台湾北部的一家医院 100 名 ESKD 患者，在透析前 1 小时（T1）、透析中期（T2）、和透析后 1 小时（T3）收集唾液分析流速和临床变量。研究发现：

1）唾液流速从 T1 到 T3 显著增加。

2）唾液 pH 值和渗透压方面，T2 和 T3 比 T1 显著降低。

3）唾液电解质的变化：钾和钙减少、氯化物增加。

4）唾液 BUN 和 Cr 的生化成分在 T2 和 T3 显著下降。

（3）Ciara Fitzgerald 等对 3527 名 40 岁以上的 CKD 美国成年人进行了一项横断面研究，调查 CKD 与嗅觉/味觉功能障碍和营养标志物之间的关联。研究发现，调整混杂因素后，CKD 与嗅觉功能障碍显著相关，与味觉功能障碍无关。

（4）Roxana M Márquez-Herrera 等对 112 名健康受试者，43 名血液透析患者和 32 名腹膜透析患者进行甜味（蔗糖 2%）、酸味（柠檬酸 0.1%）、苦味（咖啡因 0.06%）、咸味（氯化钠 0.5%）和鲜味（谷氨酸钠 0.25%）测试。发现与对照组相比，除苦味外，透析患者对所有主要味觉的感知都发生了变化。与对照组相比，HD 患者对甜味和咸味的感知较差，而 PD 患者对甜味、鲜味和酸味的感知较差。此外，HD 和 PD 患者的酸味强度似乎都比对照组低。

（5）CiaraFitzgerald 等对 17 名维持性血液透析患者与具有正常味觉功能的 29 名对照组进行研究，测试对氯化钠、氯化钾、氯化钙、磷酸钠、磷酸、尿素、硫酸亚铁和味精的味觉反应。研究发现，与对照组相比，透析患者的谷氨酸钠、氯化钠和磷酸钠溶液三种含钠盐感觉更强烈。透析开始后 30 分钟进行，过量的唾液和血清钠可能通过透析液过滤，降低了它们的钠味觉阈值并提高了敏感性。

（6）EmmaJ McMahon 等对 91 名 3～5 期 CKD 成年参与者以及 30 名对照者进行甜味、酸味、咸味、鲜味和苦味进行味觉研究。与对照组相比，CKD 患者的酸味识别和强度以及咸味和鲜味强度受损。钠摄入量低的参与者更有可能正确识别咸味和鲜味

（7）Karen Joy Manley 收集 30 名 4 期和 5 期 CKD 患者唾液样本以确定生化成分，评估唾液成分与尿毒症上消化道症状之间的可能关联。研究发现唾液碳酸氢盐浓度降低与口干和干呕有关。唾液钙水平升高也与口干感有关。恶心与较高的唾液钠水平和较高的唾液钠/钾比率（$P<0.02$）相关。

二、病理生理

（一）唾液分泌系统

人类拥有三对主要唾液腺和大约 600 到 1000 个小腺体，每天分泌 0.5～1.5L 唾液。主要的唾液腺是颌下腺、舌下腺和腮腺。其中，腮腺在唾液分泌方面是最大和最重要的腺体，约占总唾液量的 50%。腮腺主要由浆液性腺泡组成，产生水样唾液，润滑口腔，有助于吞咽、说话和维持体内平衡，分泌富含 α-淀粉酶的唾液。下颌下腺以浆液细胞为主，也有一些黏液细胞。舌下腺主要由黏液腺泡组成，分泌富含黏蛋白的黏性溶液，因此产生最厚和最黏稠的唾液。唾液由大约 99% 的水和多种成分组成，包括电解质、糖蛋白、以酶为代表的蛋白质、免疫球蛋白和抗菌因子，这些成分有助于口腔和全身健康。三大唾液腺占唾液分泌的 90% 以上。小唾液腺分布在整个口腔中，特别是在唇和舌黏膜上，以及上颚和口腔底部。唾液分泌障碍可由多种口腔和全身状况引起，包括来自医源性（药物、头颈部放疗、化疗）、发育性（唾液腺发育不全或闭锁）、病理性（唾液石症、唾液腺炎）、免疫性（自身免疫性 SS）、感染性（病毒感染）、代谢原因（糖尿病）或其他原因（囊性纤维化、衰老、淀粉样变性、血色病、韦格纳病）等。这些因素导致唾液腺组织细胞紊乱，从而导致唾液数量和质量下降。

唾液的分泌，包括水的运输，有两步分泌机制。第一步，唾液腺泡细胞将高浓度的

氯化钠分泌到腺泡细胞聚集体的管腔（腺泡）中，形成跨上皮氯化钠梯度，随后跨上皮的水从腺泡转运到管腔，形成初级等渗液。第二步，初级等渗液体流过导管腔，导管细胞在此重新吸收部分氯化钠并分泌碳酸氢盐。由于导管细胞的不透水特性，水不会跟随 NaCl 重吸收。Na/K ATP 酶将钠泵出细胞，然后在细胞间隙中积累。在胆碱能刺激下，Ca^{2+} 从细胞内储存位点（内质网、线粒体）释放，其在细胞质中的浓度增加 5～10 倍。反过来，这种化学变化打开了 Cl^- 通道，它依照浓度梯度扩散到腺泡腔中。然后 Na^+ 也将通过细胞旁空间转移到管腔。来自相邻毛细血管的水将渗透进入管腔，通过细胞间流动和专门的水通道蛋白（aquaporins，AQPs）进入管腔。如此形成的初级唾液积聚在腺泡腔中并开始沿分泌导管扩散。跨细胞水的渗透由离子通道和转运蛋白实现的。水通道蛋白家族是 SG 发育过程中必不可少的分子，它们已被用作 SG 再生的标志物，唾液分泌逐渐下降患者中都发现 AQP 家族尤其是 AQP5 低表达。

唾液腺的液体分泌由细胞溶质 Ca^{2+} 的增加来介导，通过水通道蛋白实现。液体分泌所需的 Ca^{2+} 进入腺泡细胞的主要模式是由存储操作 Ca^{2+} 进入机制（Store-Operated Ca^{2+} Entry，SOCE）决定。瞬时受体电位（Transient Receptor Potential，TRP）家族 TRPC1 和 TRPC 是 SOCE 的主要分子成分，这些通道的丧失会导致液体分泌和 SOCE 的显著丧失；TRPM2 在辐射引起的唾液腺液分泌持续丧失中起着关键作用，而且 TRPM2 参与先天免疫、炎症、细胞因子产生的调节、细胞迁移和 ROS 的产生，也间接导致唾液分泌障碍。

唾液腺的液体分泌受到腺泡细胞质膜上特定受体激活的刺激，胞外核苷酸 P2 嘌呤能受体—ATP 门控离子通道 P2X 和 G 蛋白偶联 P2Y 受体，已被证明可介导唾液分泌过程，还包括其他组织中的生理过程，例如：血小板聚集、神经传递、骨重塑、炎症和免疫反应等。P2XR 是调节唾液流动和成分的规范和非规范信号通路之间的整合点。嘌呤能受体已成为可促进生理唾液流动、预防唾液腺炎症和增强组织再生有希望的治疗靶点。

微血管功能障碍也是血液透析患者唾液腺疾病发病机制的重要环节。微血管和血管周围组织中的免疫细胞积累以及微血管渗漏是炎症反应的关键原因，细菌和病毒感染、自身免疫性疾病如干燥综合征、恶性肿瘤或辐射，这些疾病均以微血管功能障碍引起的急性或慢性炎症变化为特征。

中性粒细胞和经典单核细胞/单核细胞衍生的巨噬细胞在发炎组织中积聚，免疫细胞从微脉管系统外渗到血管周围组织，白细胞开始在微血管内皮细胞的管腔表面滚动，然后牢固地黏附并爬到合适的部位进行外渗。这些免疫细胞通过内皮屏障，突破血管周围基底膜，并通过周细胞之间的间隙在内皮下运动，最终通过间质组织迁移到它们的目标目的地。中性粒细胞通常构成第一个浸润血管周围组织的白细胞亚群，为单核细胞和淋巴细胞等其他免疫细胞铺平了道路。白细胞外渗与微血管通透性增强有关，这会导致水肿形成、氧合减少和下层组织重塑，唾液分泌功能障碍。唾液腺和血清中的 TNF-α 水平升高是促进嗜中性粒细胞和单核细胞衍生的巨噬细胞向唾液腺募集的主要原因。

（二）味觉系统

人的味觉乳头含有 2000～5000 个味蕾，味蕾位于舌头、上颚、会厌、喉咙和喉部的味觉乳头的上皮内，舌头和上颚味蕾数量最多，而在会厌、喉咙和喉部则较少。每个味蕾由大约 50 到 100 个味觉细胞组成。成熟的味觉细胞只有 5～20 天的寿命。味蕾细胞分为Ⅰ型、Ⅱ型和Ⅲ型。Ⅰ型细胞是味蕾中数量最多的细胞，与盐味有关；Ⅱ型味觉细胞约占味蕾的 20%～30%，对甜味、苦味和鲜味敏感；Ⅲ型细胞是味蕾内的一小部分细胞，占 15%以内，对酸味刺激或高浓度的 NaCl 和 KCl 做出反应，对甜味、苦味和鲜也能做出部分反应，Ⅲ型细胞是唯一具有与突触相关的超微结构特化的味觉细胞。味觉感觉通过离子通道 Otopetrin-1、G 蛋白偶联受体（GPCR）、瞬时电位受体 TRP 家族介导，将信号通过面部神经、舌咽神经、迷走神经和部分下颌神经、三叉神经的分支，汇聚在髓质的孤束核上并通过臂旁核们连接到传到大脑的丘脑、杏仁核和岛叶皮层，完成味觉感知。

ESRD 患者体内尿素毒素通过对周围神经的损害、对相应离子通道受体作用、对味觉细胞再生以及服用药物的影响，导致患者对味道的感受发生变化。唾液中尿素、二甲基和三甲胺含量高、口腔细菌菌群紊乱导致牙龈炎、牙周病是导致口腔异味主要原因。

三、病因

（一）口干症的最常见病因

1.药品

药物是最常见的病因。大约有 400 种处方药和很多非处方药可导致唾液分泌减少。最常见的药物类型包括以下几种。

（1）抗胆碱作用的药物。

（2）抗帕金森病药物。

（3）癌症化疗药。

许多化疗药物在服用期间引起严重的干燥和口腔溃疡（口腔炎）。通常在停药后这些问题会消失。

（5）抗高血压药。

（6）抗焦虑药以及抗抑郁药。

（7）甲基苯丙胺。

2.烟草

3.头颈部癌的放疗

4.全身性（系统性）疾病

例如：尿毒症、干燥综合征、糖尿病、HIV。

（二）味觉障碍病因

味觉障碍的原因很复杂，大致分为以下几种。

（1）舌炎（念珠菌、细菌、病毒感染、铁缺乏症）

（2）锌缺乏

（3）神经异常（脑瘤、中耳发炎、面神经麻痹）

（4）口干（药物、精神病、衰老、舍格伦综合征）

（5）雌激素水平

（6）遗传性疾病。遗传性感觉和自主神经病变Ⅲ型（家族性自主神经功能异常）是一种常染色体隐性、进行性退行性疾病，具有独特的临床症状，仅影响犹太德系后裔儿童。除了直立性低血压和其他一些临床体征外，还可以观察到舌真菌状乳头数量减少，但是嗅觉非常好。

（7）其他全身系统疾病（终末期肾病、胃肠道疾病、肝硬化、糖尿病、妊娠、脑外伤、肿瘤、头颈部放疗，术后损伤、内分泌紊乱、心理创伤等）。

（8）较常见引起味觉障碍的药品：尼莫地平、硝苯啶、卡托普利、依纳普利、硝苯地平、甲硝唑、美诺、乙酸氟卡胺、酮康唑、伊曲康唑、氧氟沙星、青霉胺、特比萘芬、二甲双胍、乙酰唑胺、长比马唑、苯二氮䓬类、锂制剂、金制剂、喹诺酮类抗菌药以及抗病毒类等。

（9）较少见的引起味觉障碍的药：盐酸二氢埃托啡、硝酸异山梨醇酯、培哚普利、佐匹克隆、秋水仙碱、氯沙坦、科素亚、奥曲康唑、雅博可、利多卡因、苯妥英钠、胃复安。

四、临床表现

（一）唾液系统

除了口干的感觉外，患有这种问题的人还可能有以下问题。

口腔内有烧灼感；唾液黏稠；味觉改变（味觉障碍）和口苦的感觉；舌头发红且光滑，丝状乳头的消失；长时间说话有困难；吞咽困难；嘴唇开裂和干裂；口臭；口腔溃疡；龋齿；牙周炎；口腔的真菌感染（白色念珠菌）；口干舌燥的人，特别是由于斯约克伦综合征，更有可能发生胃食管反流。

（二）味觉系统

味觉缺失临床表现主要类型如下。

（1）味觉障碍：各种味觉失调。

（2）味觉倒错：是一种味觉性质改变，是指对原有味觉的扭曲（如在饮食时感到口里有苦味、金属味等）。

（3）幻味：是一种味觉性质改变，是指在无诱发因素存在时，出现持久或暂时性的味觉倒错。常见主诉包括：金属味、持久的苦味、酸味、咸味甚至甜味。

（4）味觉减退：是一种量变，是指由于味觉功能障碍导致的味觉能力部分丧失。

（5）味觉丧失：是一种量变，是指由于味觉功能障碍导致味觉能力完全丧失。

除了味觉丧失，其他几种均可受到饮食因素影响。 这些味觉质或量的失调可单独发生也可同时存在（如一味觉倒错的患者可同时存在味觉功能障碍）。

五、诊断

全面的病史和临床评估包括唾液流、嗅觉和味觉问题，咀嚼问题，口腔刺激、口腔卫生、牙齿和假牙问题，耳朵或呼吸道感染问题等。

（1）味觉敏感性检查对正确诊断和治疗味觉障碍至关重要。由于通常使用问卷来确定味觉障碍的类型和确定患者经历的强度，方法没有完全标准化，心理因素影响自我报告的准确性，因此建议进行多次味觉功能测试以验证和提高味觉功能评估的准确性。

（2）口干症常用检测方法为唾液流率的测定，在相对恒定的条件下，流率低于0.2mL/15min，可诊断为"口干症"，流率介于 0.2～0.91mL/min 可称为"唾液减少"。

方糖实验也可间接判断口干。置一般食用方糖于舌背上，观察溶化时间。超过 30min 未完全熔化，可诊断为口干症；小于 10min 完全溶化，则为正常；介于 10～30min 之间溶化，则可能为口干。口干症主客观检查往往不一致，特别是在老年患者。能引起口干的原因很多，因此，除了患者的主诉症状外，应进行多项检查，包括唾液流量的测定、口腔黏膜、舌和牙的变化，必要时应行全身检查，如血糖、免疫系统等，以明确口干的程度和原因。

六、预防及治疗

（一）口干症的治疗包括病因治疗和对症治疗

（1）对因治疗在明确病因的情况下是最有效的，如药物性口干，通过调整药物及其剂量，可缓解口干。对唾液消耗增加而产生的口干，可通过消除张口呼吸等原因来解决。如果是由于唾液腺实质破坏所引起的口干，如头颈部恶性肿瘤放疗后、舍格伦综合征，目前主要通过对症治疗来缓解口干，减少并发症。

（2）充分血液净化治疗有效清除尿毒症毒素。

（3）营养治疗。证据表明，原发性或继发性营养缺乏可能导致味觉改变。例如锌在各种基本代谢途径中起着重要作用，并且是多种金属酶的组成部分。它是参与味觉转导的蛋白质（如 Gustin）的一种成分，锌缺乏已被确定为味觉障碍的致病因素，可能导致食欲改变。

（4）禁止吸烟。研究表面吸烟可能导致味蕾改变和菌状乳头血管化，从而降低味觉能力。

（5）禁止酗酒。大量饮酒可以改变味觉感受器的敏感性和干扰维生素 B 和 A 等微量营养素以及矿物质锌的吸收，导致唾液的功能变化和味蕾的形态变化，导致唾液腺细胞凋亡增加。据报道，与对照组相比，酗酒者对甜味的敏感性较低。

（6）保持良好的口腔卫生，避免牙齿/口腔疾病和唾液分泌不足，被认为在味觉管理中有很重要的作用。

（7）从流行病学调查来看，控制透析间期容量负荷增长率，控制超滤速度以及调整口腔 pH 值对改善唾液分泌有较好作用。

（二）味觉障碍的治疗主要集中在对其潜在原因的治疗上

例如：在营养缺乏的情况下可以增加营养补充剂；牙周病治疗；减少药物剂量或用替代药物；对于放射引起的味觉障碍患者，可以服用硫酸锌；严格注意口腔卫生，控制原发病。

广泛了解味觉障碍的来源和管理是必要的。味觉障碍偶尔会是一种更严重的潜在疾病的症状。因此，在味觉功能障碍的情况下，早期诊断和治疗是至关重要的。患者教育也有利于味觉障碍的治疗。

参考文献

[1] Ola M.Ezzatt，Mohamed G.Hamed，Yasmine Gamil .Oropharyngeal and otorhinological changes in end stage renal patients undergoing hemodialysis[J].J Clin Exp Dent，2021，13（7）：e701-8.

[2] Quan Yuan，Qiu-Chan Xiong，Megha Gupta，et al.Dental implant treatment for renal failure patients on dialysis: a clinical guideline[J].Int J Oral Sci，2017，9（3）：125-132.

[3] Marinella Ruospo，Suetonia C Palmer，Giusi Graziano，et al.Oral mucosal lesions and risk of

all-cause and cardiovascular mortality in people treated with long-term haemodialysis：The ORAL-D multinational cohort study[J].PLoS One，2019，14（6）：e0218684.

[4] Jacek Borawski，Magdalena，Wilczyńska-Borawska，et al.The periodontal status of pre-dialysis chronic kidney disease and maintenance dialysis patients[J].Nephrol Dial Transplant，2007，22（2）：457-64.

[5] M.Inancx Cengiz，Seda Bal，Sibel Gokcxay，and Kuddusi Cengiz.Does Periodontal Disease Reflect Atherosclerosis in Continuous Ambulatory Peritoneal Dialysis Patients[J].JPeriodontol，2007，78（10）：1926-34.

[6] Borawski，J.；Wilczy ́nska-Borawska，M.；Stokowska，W.；My ́sliwiec，M.The periodontal status of pre-dialysis chronic kidney disease and maintenance dialysis patients[J].Nephrol.Dial.Transplant，2007，22，457-464.

[7] Richard J Lamont，Hyun Koo，George Hajishengallis.The oral microbiota：dynamic communities and host interactions[J].Nat Rev Microbiol，2018，16（12）：745-759.

[8] Loreto Abusleme，Amanda K Dupuy，Nicolás Dutzan，et al.The subgingival microbiome in health and periodontitis and its relationship with community biomass and inflammation[J].ISME J，2013，7（5）：1016-25.

[9] Panos N.Papapanou，Mariano Sanz，Nurcan Buduneli，et al.Periodontitis：Consensus report of workgroup 2 of the 2017 World Workshop on the Classification of Periodontal and Peri-Implant Diseases and Conditions[J].J Clin Periodontol，2018，45 Suppl 20：S162-S170.

[10] Vandilson P Rodrigues，Silvana A Libério，Fernanda F Lopes，et al.Periodontal status and serum biomarkers levels in haemodialysis patients[J].J Clin Periodontol，2014，41（9）：862-8.

[11] Melissa Ly，Shira R Abeles，Tobia s K Boehm，et al.Altered oral viral ecology in association with periodontal disease.mBio.2014 May 20；5（3）：e01133-14.

[12] Susan Yost，Ana E Duran-Pinedo，Keerthana Krishnan；et al.Potassium is a key signal in host-microbiome dysbiosis in periodontitis.PLoS Pathog. 2017 Jun 20；13（6）：e1006457.

[13] Yasuyoshi Miyata，Yoko Obata，Yasushi Mochizuki，et al.Periodontal disease in patients receiving dialysis[J].Int J Mol Sci，2019，20（15）：3805.

[14] Da ̆g，A.；Firat，E.T.；Kadiro ̆glu，A.K.；Kale，E.；Yilmaz，M.E.Significance of elevated gingival crevicular fluid tumor necrosis factor-alpha and interleukin-8 levels in chronic hemodialysis patients with periodontal disease[J].J Periodontal Res，2010，45，445-450.

[15] Cengiz，M.I.；Sümer，P.；Cengiz，S.；Yavuz，U.The effect of the duration of the dialysis in hemodialysis patients on dental and periodontal findings[J].Oral Dis，2009，15，336-341.

[16] You Chen，Bao-Ling Zhu，Cong-Cong Wu，et al.Periodontal Disease and Tooth Loss Are Associated with Lung Cancer Risk[J].Biomed Res Int，2020，2020：5107696.

[17] Ngozi Nwizu，Jean Wactawski-Wende，Robert J Genco.Peri- odontal disease and cancer：Epidemiologic studies and possible mechanisms[J].Periodontol 2000，2020，83（1）：213-233.

[18] Mireya Martínez-García，Enrique Hernández-Lemus.Periodontal Inflammation and Systemic Diseases：An Overview[J].Front Physiol，2021，12：709438.

[19] Abhijit V.Kshirsagar，Ronald G.Craig，Kevin L.Moss，et al.Periodontal disease adversely affects the survival of patients with end-stage renal disease[J].Kidney Int，2009，75（7）：746-51.

[20] Mariano Sanz，Antonio Ceriello，Martin Buysschaert，et al.Scientific evidence on the links between periodontal diseases and diabetes：Consensus report and guidelines of the joint workshop on periodontal diseases and diabetes by the International Diabetes Federation and the European Federation of Periodontology[J].Clin Periodontol，2018，45（2）：138-149.

[21] Martín Carreras-Presas，C.，Amaro Sánchez，J.，López-Sánchez，A.F.，Jané-Salas，E.，& Somacarrera Pérez，M.L.2020）.Oral vesiculobullous lesions associated with SARS-CoV-2 infection. Oral Diseases，10.1111/odi.13382.

[22] Jay Patel，Julian Woolley.Necrotizing periodontal disease：Oral manifestation of COVID-19[J].Oral Dis，2020，22：10.1111/odi.13462.

[23] Vaibhav Sahni ，Shipra Gupta.COVID-19 & Periodontitis：The cytokine connection[J].ed Hypotheses，2020，144：109908.

[24] armen Martín Carreras-Presas，Juan Amaro Sánchez，Antonio Francisco López-Sánchez，et al.Oral vesiculobullous lesions associated with SARS-CoV-2 infection[J].Oral Dis，2021，27 Suppl 3：710-712.

[25] Quan Yuan，Qiu-Chan Xiong，Megha Gupta，et al.Dental implant treatment for renal failure patients on dialysis：a clinical guideline[J].Int J Oral Sci，2017，9（3）：125-132.

[26] Sarah L Gaffen ，Niki M Moutsopoulos.Regulation of host-microbe interactions at oral mucosal barriers by type 17 immunity[J].Sci Immunol，2020，5（43）：eaau4594.

[27] Marinella Ruospo，Suetonia C Palmer 2，Giusi Graziano，et al.Oral mucosal lesions and risk of all-cause and cardiovascular mortality in people treated with long-term haemodialysis：The ORAL-D multinational cohort study[J].PLoS One，2019，14（6）：e0218684.

[28] Gina Wall，Daniel Montelongo-Jauregui，Bruna Vidal Bonifacio，et al.Candida albicans biofilm growth and dispersal：contributions to pathogenesis[J].Curr Opin Microbiol，2019，52：1-6.

[29] Tsui C，Kong EF，Jabra-Rizk MA：Pathogenesis of Candida albicans biofilm[J].Pathog Dis，2016，74：ftw018.

[30] Uppuluri P，Chaturvedi AK，Srinivasan A，Banerjee M，Ramasubramaniam AK，Kohler JR，Kadosh D，Lopez-Ribot JL：Dispersion as an important step in the Candida albicans biofilm developmental cycle[J]. PLoS Pathog，2010，6：e1000828.

[31] Cristina Nicoleta Ciurea ，Irina-Bianca Kosovski ，Anca Delia Mare ，et al.Candida and Candidiasis-Opportunism Versus Pathogenicity: A Review of the Virulence Traits[J].Microorganisms，2020，8（6）：857.

[32] Annika König，Bernhard Hube，Lydia Kasper.The Dual Function of the Fungal Toxin Candidalysin during Candida albicans-Macrophage Interaction and Virulence[J].Toxins（Basel），2020，12（8）：469.

[33] David Kadosh.Regulatory mechanisms controlling morphology and pathogenesis in Candida albicans[J].Curr Opin Microbiol，2019，52：27-34.

[34] Jeremy A W Gold，Emma E Seagle，Joelle Nadle.Treatment Practices for Adults With Candidemia at 9 Active Surveillance Sites-United States，2017-2018[J].Clin Infect Dis，2021，73（9）：1609-1616.

[35] Peter G Pappas，Carol A Kauffman，David R Andes，et al.Clinical Practice Guideline for the Management of Candidiasis：2016 Update by the Infectious Diseases Society of America[J].Clin Infect Dis，2016，62（4）：e1-50.

[36] Tanu Atriwal，Kashish Azeem，Fohad Mabood Husain，et al.Mechanistic Understanding of Candida albicans Biofilm Formation and Approaches for Its Inhibition[J].Front Microbiol，2021，12：638609.

[37] Maurizio Bossola.Xerostomia in patients on chronic hemodialysis：An update[J].Semin Dial，2019，32（5）：467-474.

[38] Marieh Honarmand，Leila Farhad-Mollashahi，Alireza Nakhaee，et al.Oral manifestation and salivary changes in renal patients undergoing hemodialysis[J].J Clin Exp Dent，2017，9（2）：e207-e210.

[39] Roxana M Márquez-Herrera，Gabriela K Núñez-Murillo，Claudia G Ruíz-Gurrola，et al.Clinical Taste Perception Test for Patients With End-Stage Kidney Disease on Dialysis[J].J Ren Nutr，2020，30（1）：79-84.

[40] Emma J McMahon，Katrina L Campbell，Judith D Bauer，et al.Taste perception in kidney disease and relationship to dietary sodium intake[J].Appetite，2014，83：236-241.

[41] Manley KJ，Haryono RY，Keast RSJ.Taste changes and saliva composition in chronic kidney disease[J].Ren Soc Austr J，2012，8（2）：56-60.

[42] Cristina Porcheri 1，Thimios A Mitsiadis.Physiology，Pathology and Regeneration of Salivary Glands[J].Cells，2019，8（9）：976.

[43] Claudia D'Agostino，Osama A.Elkashty，et al.Insight into Salivary Gland Aquaporins[J].Cells，2020，9（6）：1547.

[44] Xibao Liu，Hwei Ling Ong，Indu Ambudka.TRP Channel Involvement in Salivary Glands—SomeGood，Some Bad[J].Cells，2018，7（7）：74.

[45] Stephen D Roper，Nirupa Chaudhari.Taste buds：cells，signals and synapses[J].Nat Rev Neurosci，2017，18（8）：485-497.

杨剑明（撰写）　陶新朝（审校）

第七节　嗅觉改变

一、概述

嗅觉是人体对气味的化学感觉，通俗地称为嗅觉能力。完整的嗅觉对于评估可摄入物质的安全性、评估即将发生的危险和识别社会关系至关重要。临床中，嗅觉减退或丧失代表潜在病理的最初表现，它可以是暂时的或永久的，也可以是后天的或先天性的。嗅觉神经与鼻道、神经递质和大脑皮层中的其他神经解剖结构协同负责复杂的化学感应过程。任何造成这条嗅觉路径上的机械性障碍、化学物质之破坏、炎症、肿瘤的压迫或先天的因素皆有可能造成嗅觉低下，甚至嗅觉全丧失。炎症、病毒感染、头部创伤、阻塞性疾病、衰老、神经退行性病变、头部肿瘤、烟草、药物等有毒物质都可导致嗅觉障碍。一些临床研究发现，慢性肾脏病（Chronic Kidney Disease，CKD）患者的嗅觉损伤似乎仅限于嗅觉识别和辨别，阈值大多不受影响，嗅觉功能障碍似乎是短暂的，肾移植后，患者再次表现出与健康对照组相似的嗅觉功能。提示 CKD 和 ESRD 患者出现嗅觉障碍与尿毒症毒素等导致嗅觉上皮细胞的信号感受障碍和组织再生受损有关，所以嗅觉异常是尿毒症状态下神经功能障碍的标志。

二、定义

嗅觉缺陷也称嗅觉障碍，缺陷症、病毒感染、头部创伤、头部肿瘤、药物、毒物等均可导致嗅觉在一定程度上出现下降，甚至完全丧失。

三、流行病学

Sagar U Nigwekar 等进行了一项大型横断面研究，以检查肾脏疾病患者的嗅觉缺陷。该队列包括 36 名 CKD 参与者、100 名终末期肾病（End-Stage Renal Disease，ESRD）参与者和 25 名对照组。CKD 和 ESRD 组在年龄、性别、教育和当前烟草使用方面没有差异。对照组、CKD 或 ESRD 组的参与者均未患有与嗅觉缺陷直接相关的医学/外科疾病，所有 ESRD 患者都依赖透析；94 人接受血液透析，6 人接受腹膜透析。ESRD 患者的中位透析时间为 14.7 个月，ESRD 患者的平均 Kt/V 为 1.44 ± 0.34。研究发现，与对照组相比，CKD 和 ESRD 患者的平均气味识别评分较低。与 CKD 患者相比 ESRD 患者表现出更高的气味感知阈值。研究提示，大多数 CKD（约 70%）和 ESRD（约 90%）患者的气味识别受损。

T Yusuf 等对 100 名 CKD 患者和 100 个健康对照者进行嗅觉阈值、气味辨别和气味识别测试。发现 CKD 患者中嗅觉功能障碍的患病率很高，患病率为 77.0%。嗅觉功能障碍的 CKD 患者以嗅觉减退居多（72.0%），嗅觉缺失（5.0%）。并且随着肾脏疾病严重程度的加重而增加。CKD 患者的嗅觉的影响主要是在中央嗅觉通路。

MI Griep 等对 101 名慢性肾功能衰竭患者进行临床研究，探讨肾功能、营养状态和气味感知之间的关系。人员均排除有认知缺陷或上呼吸道疾病。38 名血液透析患者（平均年龄=64.3 岁）在透析前后进行评估；16 名接受腹膜透析治疗的患者（平均年龄=64.0 岁），28 名移植患者（平均年龄=53.5 岁，平均肌酐清除率=64.0mL/min）和 19 名不同程度肾功能不全的患者（平均年龄=63.7 岁，平均肌酐清除率=29.5mL/min），将乙酸异戊酯（香蕉气味）的检测阈值确定为可检测到的最低气味浓度，使用经过验证的客观程序来测量气味感知。研究发现：①健康对照组比接受腹膜和血液透析的患者相比气味阈值显著降低，提示慢性肾功能衰竭患者的嗅觉能力严重受损；②气味感知与血清尿素浓度、血清磷和蛋白质分解代谢率，呈显著负相关，提示肾功能损害的程度和尿毒症毒素的积累程度有关；③肾移植后，患者的气味感知正常，表明一旦尿毒症毒素的浓度保持在临界阈值以下，嗅觉系统就有恢复的能力。

四、发病机制

（一）嗅觉系统解剖

嗅觉系统位于鼻腔顶部的筛板-筛骨的穿孔部分的特殊上皮组织-嗅觉上皮（Olfactory Epithelium，OE）中，内部含有双极嗅感觉神经元（Olfactory Sensory Neurons，OSNs），是嗅神经的起源处。每个神经元在这些树突延伸上表达单一类型的蛋白质受体。嗅觉神经是最短的成对脑神经，仅包含传入感觉神经纤维，没有髓鞘，由嗅鞘神经胶质包裹。

嗅神经穿透筛板并穿过蛛网膜下腔后，从腹侧进入嗅球，嗅球的腹面位于筛板后三分之一的顶部，背面位于额叶的下表面下方，嗅球是 OE 和初级嗅觉皮层之间传递的所有冲动的中继站。

嗅黏膜由假复层神经上皮组成，包含纤毛双极感觉神经元、微绒毛细胞、胶质样支持细胞、导管细胞、神经元祖细胞和基底干细胞。基底膜将上皮与腺体、嗅神经束和黏膜下层或固有层的外在神经支配开分。像大多数上皮细胞一样，嗅觉神经上皮细胞是无血管的，丰富的血管床位于基底膜下方。

（二）气味传递方式

气味分子在 OE 与嗅觉感觉神经元 G 蛋白偶联气味受体（Odorant Receptors，ORs）结合，引发电信号，信号通过经典 cAMP 转导途径和其他转导蛋白的感觉神经元亚群，例如：鸟苷酸环化酶 D、瞬时受体电位 $TRPM5-PL\beta_2$ 等将电信号沿着轴突传出，信号达到嗅球，然后传递到大脑的其他区域，触发气味感知、情绪和行为反应。

（三）嗅觉上皮信号调节的内部与外部环境影响因素

嗅觉神经元的活动高度依赖嗅觉上皮细胞。OE 主要由四种类型细胞组成：①纤毛双极 OSN，它是检测气味的主要受体细胞；②支持细胞（Sustentacular Cells，SC），支持 OSN 活动；③基底细胞（Basal Cells，BCs），是 OE 的干细胞；④微绒毛细胞（Microvillar Cells，MvCs）构成非神经元表面细胞的异质群体。

1.内部因素

OSN 表达多种激素和局部介质受体，这些可以直接调节它们的电活动。例如，乙酰胆碱与相应受体结合可以增强 OSN 反应；嘌呤能与受体结合可减弱 OSN 兴奋；与代谢状态相关的激素和肽，如胰岛素和瘦素与受体结合会降低气味敏感性，促食欲肽如食欲素与受体结合会在几分钟后增加气味敏感性；脂联素（一种脂肪细胞衍生的饥饿信号）和生长素释放肽（另一种来自胃肠道的饥饿相关激素）与受体结合会迅速增加对气味的反应；应用神经肽 Y（Neuropeptide Y，NPY）与受体结合，可增加 OSN 的电生理反应促进食欲；多巴胺通过 D2 多巴胺受体降低嗅觉感觉神经元的气味反应性。

2.外部因素

（1）免疫因素：由于 OE、嗅觉神经元直接暴露于环境毒物和病原体中，与免疫系统直接作用，进行神经免疫调节。

Magliulo 等及 Shin 等研究表明免疫缺陷疾病和自身免疫性疾病发作时，免疫细胞可以不受控制激活从而改变嗅觉的能力。Wu 等发现嗅裂黏液中促炎细胞因子水平的改变，包括肿瘤坏死因子α（Tumor Necrosis Factor-α，TNF-α）和白细胞介素-6（Interleukin-6，IL-6），与嗅觉识别评分降低有关。Meunier 等研究发现 OE 中含有糖皮质激素受体，压力反应可以通过调整糖皮质激素释放，导致神经内分泌逆向调控，影响气味感知。Beecher 等通过糖皮质激素等抗感染治疗，可以提高嗅觉能力也证明了炎症状态对嗅觉能力的影响。气味结合蛋白（Odorant Binding Protein，OBP）和嗅觉受体周围的酶，被认为与气味可用性和/或嗅觉信号终止有关，Yoshikaw 等发现它们的表达受鼻腔炎症状态的影响。

研究证明免疫细胞和细胞因子在调节 OE 的细胞凋亡和神经发生中起关键作用，是嗅上皮神经元再生重要影响因素。Mengfei Chen 等发现炎症早期嗅觉神经元受到损害，水平基底干细胞（Horizontal Basal Stem Cells，HBCs）被激活，介导干细胞再生，但持续的炎症会将 HBCs 锁定在未分化状态，慢性激活的 HBCs 向巨噬细胞发出信号以维持免疫防御并防止调节性 T 细胞发育，可能导致 OE 的再生受损。

（2）外在支配神经因素：交感神经、副交感神经、三叉神经和终末神经是嗅觉黏膜的外在支配神经。交感神经、副交感神经释放儿茶酚胺、乙酰胆碱；三叉神经节可以释放 ATP、P 物质以及降钙素基因相关肽（Calcitonin Gene-Related Peptide，CGRP）；终末神经通过促性腺激素释放激素（Gonadotropin-Releasing Hormone，GnRH）和促黄体激素释放激素（Luteinizing Hormone-Releasing Hormone，LHRH），与嗅觉上皮细胞中相对应的受体结合，影响 OE 对气味信号反应。

（3）旁分泌调节因素

1）微绒毛细胞和支持细胞都具有 OSN 旁分泌功能。可以分泌一氧化氮、神经肽、胰岛素、瘦素、食欲肽、垂体腺苷酸环化酶激活肽、精氨酸加压素、内皮素等影响对气味的感知。

2）OSN 具有学习能力和可塑性。Semke 等给怀孕的兔子喂食杜松子，观察幼兔出生后几天 OE 的电生理反应。研究发现，与对照组未暴露于杜松子幼兔相比，暴露组的幼兔对杜松子的电生理反应明显增加。这些结果表明，OSN 群体可以表现出早期可塑性。

3）CKD 及 ESRD 血液透析患者由于体内尿毒症毒素潴留以及内分泌激素分泌紊乱，导致机体持续处于慢性炎症状态，导致 OSN 再生障碍以及激素、肽类及神经介质释放紊乱，出现嗅觉紊乱。

五、临床表现

1.常见临床类型

（1）嗅觉减退：嗅觉损害常表现为对嗅气味刺激敏锐性的减退。

（2）嗅觉丧失：后天的严重的嗅觉损害，表现为对嗅气味刺激的反应丧失。

（3）嗅觉缺失：先天的嗅觉缺失，表现为对嗅气味刺激的无反应。

（4）嗅觉倒错：表现为对嗅气味刺激的错位反应，但不伴有嗅觉敏锐性损伤。

（5）幻嗅：不存在客观的嗅气味刺激，患者却嗅到了难以描述的通常为使人不愉快的气味。

（6）嗅觉过敏：对嗅气味刺激敏感性增加。

2.临床上单侧的嗅觉丧失，在早期诊断上具有重要的定位意义

（1）脑膜瘤、转移瘤、前颅凹动脉或额叶的浸润性肿瘤，可压迫嗅球和嗅束导致嗅觉损害，严重者嗅觉丧失。Foster-Kennedy 综合征表现为患侧嗅觉丧失、同侧视神经萎缩，对侧视盘水肿。

（2）嗅幻觉也常是颞叶癫痫的先兆。嗅幻觉如果伴随意识丧失或咂嘴、咀嚼、舔舌等症状，成为钩回发作。因为嗅神经与双侧的钩嗅中枢有联系，所以一侧嗅放射或嗅觉皮质遭受破坏时，不引起嗅觉的丧失，但是能引起嗅觉的减退。

六、处理措施

（1）血液净化充分性是有效手段。

（2）肾移植可以改善人体内环境，极大减轻甚至消除人体内环境微炎症状态，纠正

内分泌激素及肽类、神经介质紊乱，促进 OSN 干细胞增殖，改善信号传导。

（3）茶碱：Sagar U Nigwekar 等研究发现，鼻内滴注鼻内茶碱（碱甲基丙基对羟基苯甲酸酯的 0.4 mL 水溶液）20μg 每个鼻孔/日/一次，持续 6 周，嗅觉改善反应率为 80%。口服茶碱茶嗅觉功能改善率为 60%。

茶碱是一种非选择性磷酸二酯酶抑制剂，可以增加细胞内 cAMP 和 cGMP 水平，细胞内 cAMP 和 cGMP 水平的升高可以激活了 OE 分泌细胞中的液泡质子泵 V-ATP 酶（vacuolar proton-pumping ATPase，V-ATPase），V-ATP 酶通过调节神经上皮黏液层（NML）的 pH 值，进而调节对气味的敏感性。

参考文献

[1] Ola M.Ezzatt，Mohamed G.Hamed，Yasmine Gamil. Oropharyngeal and otorhinological changes in end stage renal patients undergoing hemodialysis[J]. J Clin Exp Dent，2021，13（7）：e701-708.

[2] Quan Yuan，Qiu-Chan Xiong，Megha Gupta，et al. Dental implant treatment for renal failure patients on dialysis：a clinical guideline[J]. Int J Oral Sci，2017，9（3）：125-132.

[3] Marinella Ruospo，Suetonia C Palmer Giusi Graziano，et al. Oral mucosal lesions and risk of all-cause and cardiovascular mortality in people treated with long-term haemodialysis：The ORAL-D multinational cohort study[J]. PLoS One，2019，14（6）：e0218684.

[4] Jacek Borawski，Magdalena，Wilczyńska-Borawska，et al. The periodontal status of pre-dialysis chronic kidney disease and maintenance dialysis patients[J]. Nephrol Dial Transplant，2007，22（2）：457-464.

[5] M.Inancx Cengiz，Seda Bal，Sibel Gokcxay，et al. Does Periodontal Disease Reflect Atherosclerosis in Continuous Ambulatory Peritoneal Dialysis Patients?[J]. JPeriodontol，2007，78（10）：1926-1934.

[6] Jacek Borawski，Magdalena Wilczyńska-Borawska，Wanda Stokowska，et al. The periodontal status of pre-dialysis chronic kidney disease and maintenance dialysis patients[J]. Nephrol Dial Transplant，2007，22，457-464.

[7] Richard J Lamont，Hyun Koo，George Hajishengallis.The oral microbiota：dynamic communities and host interactions[J]. Nat Rev Microbiol，2018，16（12）：745-759.

[8] Loreto Abusleme，Amanda K Dupuy，Nicolás Dutzan，et al. The subgingival microbiome in health and periodontitis and its relationship with community biomass and inflammation[J]. ISME J，2013，7（5）：1016-1025.

[9] Panos N. Papapanou，Mariano Sanz，Nurcan Buduneli，et al. Periodontitis：Consensus report of workgroup 2 of the 2017 World Workshop on the Classification of Periodontal and Peri-Implant Diseases and Conditions[J]. J Clin Periodontol，2018，Suppl 20：S162-S170.

[10] Vandilson P Rodrigues，Silvana A Libério，Fernanda F Lopes，et al. Periodontal status and serum biomarkers levels in haemodialysis patients[J]. J Clin Periodontol，2014，41（9）：862-868.

[11] Melissa Ly，Shira R Abeles，Tobia s K Boehm，et al. Altered oral viral ecology in association with periodontal disease[J]. mBio，2014，5（3）：e01133-14.

[12] Susan Yost，Ana E Duran-Pinedo，Keerthana Krishnan，et al. Potassium is a key signal in host-microbiome dysbiosis in periodontitis[J].PLoS Pathog，2017，13（6）：e1006457.

[13] Yasuyoshi Miyata，Yoko Obata，Yasushi Mochizuki，et al. Periodontal Disease in Patients Receiving

Dialysis[J]. Int J Mol Sci，2019，20（15）：3805.

[14] A DAĞ，E T FIRAT，A K KADIROĞLU，et al. Significance of elevated gingival crevicular fluid tumor necrosis factor-alpha and interleukin-8 levels in chronic hemodialysis patients with periodontal disease[J]. J Periodontal Res，2010，45，445-450.

[15] M I CENGIZ，P SÜMER，S CENGIZ，U YAVUZ. The effect of the duration of the dialysis in hemodialysis patients on dental and periodontal findings[J]. Oral Dis，2009，15，336-341.

[16] You Chen，Bao-Ling Zhu，Cong-Cong Wu，et al. Periodontal Disease and Tooth Loss Are Associated with Lung Cancer Risk[J]. Biomed Res Int，2020，2020：5107696.

[17] Ngozi Nwizu，Jean Wactawski-Wende，Robert J Genco. Peri-odontal disease and cancer：Epidemiologic studies and possible mechanisms[J]. Periodontol 2000，2020，83（1）：213-233.

[18] Mireya Martínez-García，Enrique Hernández-Lemus. Periodontal Inflammation and Systemic Diseases：An Overview[J]. Front Physiol，2021，12：709438.

[19] Abhijit V.Kshirsagar，Ronald G. Craig，Kevin L. Moss，et al. Periodontal disease adversely affects the survival of patients with end-stage renal disease[J]. Kidney Int，2009，75（7）：746-751.

[20] Mariano Sanz，Antonio Ceriello，Martin Buysschaert，et al. Scientific evidence on the links between periodontal diseases and diabetes：Consensus report and guidelines of the joint workshop on periodontal diseases and diabetes by the International Diabetes Federation and the European Federation of Periodontology[J]. Clin Periodontol，2018，45（2）：138-149.

[21] Carmen Martín Carreras-Presas，Juan Amaro Sánchez，Antonio Francisco López-Sánchez，et al. Oral vesiculobullous lesions associated with SARS-CoV-2 infection[J]. Oral Diseases，2021，Suppl 3（Suppl 3）：710-712.

[22] Jay Patel，Julian Woolley. Necrotizing periodontal disease：Oral manifestation of COVID-19[J]. Oral Dis，2021，Suppl 3（Suppl 3）：768-769.

[23] Vaibhav Sahni，Shipra Gupta. COVID-19 & Periodontitis：The cytokine connection[J]. Med Hypotheses，2020，144：109908.

[24] Carmen Martín Carreras-Presas，Juan Amaro Sánchez，Antonio Francisco López-Sánchez，et al. Oral vesiculobullous lesions associated with SARS-CoV-2 infection[J]. Oral Dis，2021，Suppl 3：710-712.

[25] Quan Yuan，Qiu-Chan Xiong，Megha Gupta，et al. Dental implant treatment for renal failure patients on dialysis：a clinical guideline[J]. Int J Oral Sci，2017，9（3）：125- 132.

[26] Sarah L Gaffen，Niki M Moutsopoulos. Regulation of host-microbe interactions at oral mucosal barriers by type 17 immunity[J]. Sci Immunol，2020，5（43）：eaau4594.

[27] Marinella Ruospo，Suetonia C Palmer 2，Giusi Graziano，et al. Oral mucosal lesions and risk of all-cause and cardiovascular mortality in people treated with long-term haemodialysis：The ORAL-D multinational cohort study[J]. PLoS One，2019，14（6）：e0218684.

[28] Gina Wall，Daniel Montelongo-Jauregui，Bruna Vidal Bonifacio，et al. Candida albicans biofilm growth and dispersal：contributions to pathogenesis[J]. Curr Opin Microbiol，2019，52：1-6.

[29] TSUI C，KONG E，F，JABRA-RIZK M，A. Pathogenesis of Candida albicans biofilm[J]. Pathog Dis，2016，74：ftw018.

[30] UPPULURI P，CHATURVEDI A，K，SRINIVASAN A，et al. Dispersion as an important step in

the Candida albicans biofilm developmental cycle[J]. PLoS Pathog，2010，6：e1000828.

[31] Cristina Nicoleta Ciurea，Irina-Bianca Kosovski，Anca Delia Mare，et al. Candida and Candidiasis-Opportunism Versus Pathogenicity：A Review of the Virulence Traits[J]. Microorganisms，2020，8（6）：857.

[32] Annika König，Bernhard Hube，Lydia Kasper. The Dual Function of the Fungal Toxin Candidalysin during Candida albicans-Macrophage Interaction and Virulence[J]. Toxins（Basel），2020，12（8）：469.

[33] David Kadosh.Regulatory mechanisms controlling morphology and pathogenesis in Candida albicans[J]. Curr Opin Microbiol，2019，52：27-34.

[34] Jeremy A W Gold，Emma E Seagle，Joelle Nadle. Treatment Practices for Adults With Candidemia at 9 Active Surveillance Sites-United States，2017-2018[J]. Clin Infect Dis，2021，73（9）：1609-1616.

[35] Peter G Pappas，Carol A Kauffman，David R Andes，et al.Clinical Practice Guideline for the Management of Candidiasis：2016 Update by the Infectious Diseases Society of America[J]. Clin Infect Dis，2016，62（4）：e1-50.

[36] Tanu Atriwal，Kashish Azeem，Fohad Mabood Husain，et al. Mechanistic Understanding of Candida albicans Biofilm Formation and Approaches for Its Inhibition[J]. Front Microbiol，2021，12：638609.

[37] Maurizio Bossola. Xerostomia in patients on chronic hemodialysis：An update[J]. Semin Dial，2019，32（5）：467-474.

[38] Marieh Honarmand，Leila Farhad-Mollashahi，Alireza Nakhaee，et al. Oral manifestation and salivary changes in renal patients undergoing hemodialysis[J]. J Clin Exp Dent，2017，9（2）：e207-e210.

[39] Roxana M Márquez-Herrera，Gabriela K Núñez-Murillo，Claudia G Ruíz-Gurrola，et al. Clinical Taste Perception Test for Patients With End-Stage Kidney Disease on Dialysis[J]. J Ren Nutr，2020，30（1）：79-84.

[40] Emma J McMahon，Katrina L Campbell，Judith D Bauer，et al. Taste perception in kidney disease and relationship to dietary sodium intake[J]. Appetite，2014，83：236-241.

[41] MANLEY K J，HARYONO R Y，KEAST R S J，Taste changes and saliva composition in chronic kidney disease[J]. Ren Soc Austr J，2012，8（2）：56-60.

[42] Cristina Porcheri，Thimios A Mitsiadis. Physiology，Pathology and Regeneration of Salivary Glands[J]. Cells，2019，8（9）：976.

[43] Claudia D'Agostino，Osama A Elkashty，Clara Chivasso，et al. Insight into Salivary Gland Aquaporins[J]. Cells，2020，9（6）：1547.

[44] Xibao Liu，Hwei Ling Ong，Indu Ambudka.TRP Channel Involvement in Salivary Glands—SomeGood，Some Bad[J]. Cells，2018，7（7）：74.

[45] Stephen D Roper，Nirupa Chaudhari. Taste buds：cells，signals and synapses[J]. Nat Rev Neurosci，201718（8）：485-497.

杨剑明（撰写） 陶新朝（审校）

第九章　血液透析相关的皮肤并发症

第一节　皮肤瘙痒

一、概述

皮肤瘙痒是维持性血液透析（Maintenance Hemodialysis，MHD）患者常见的皮肤疾病，也是患者常见的主诉，50%～75%的透析患者存在皮肤瘙痒，其中37%的患者为严重瘙痒。皮肤瘙痒令患者心烦，造成了患者严重不适，甚至产生焦虑、抑郁和睡眠障碍，对患者生活质量产生重大影响。此外，有41%的患者在透析中或透析后不久曾经有过皮肤瘙痒的病史，只有大约18%的少数患者的症状可以得到部分缓解或减轻。

二、定义

尿毒症皮肤瘙痒又称尿毒性瘙痒症（Uremic Pruritus，UP），透析预后与实践模式研究（Dialysis Outcomes and Practice Patterns Study，DOPPS）证实 UP 与 MHD 患者死亡风险增加相关。UP 是指由于持续的抓挠，经常导致严重的机械性皮肤损伤，从而出现表皮脱落和抓痕、重叠感染和皮肤结节性痒疹、皮肤苔藓样硬化等。

三、风险因素

严重的瘙痒常使患者烦躁不安，干扰患者睡眠，且因患者的抓挠和皮肤抵抗力的降低，易引起皮肤感染。Narita 等对 1773 例成年血液透析患者进行了研究，用问卷方式评价瘙痒的严重程度、发生频率及瘙痒引起的睡眠障碍，分析临床和实验室资料与血液透析患者皮肤之间的关系，并随访了 24 个月，结果发现 453 例患者有严重的皮肤瘙痒，同时有视觉模拟评分（Visual Analogue Scale，VAS）大于或等于 7.0 的皮肤鳞片状改变，这些患者中超过 70%的患者有睡眠障碍，而大多数 VAS 评分小于 7.0 的患者没有睡眠障碍。I Zucker 等对 3 个透析单位的 219 个血液透析患者的问卷调查研究显示：大约 66%的患者有过瘙痒，48%的患者在研究期间正受瘙痒困扰。瘙痒的发生与人口学和医疗参数[肾脏病类型、医疗管理、尿素清除指数（Kt/V）]无关。目前随着各个血透中心对于患者透析充分性的加强，透析质量的逐渐改善，包括超纯透析液及高通透析器的使用，以及血液灌流和在线血液透析滤过等多种血液净化方式的治疗，MHD 患者皮肤瘙痒的发生率已经明显下降，但皮肤瘙痒仍是 MHD 患者的一个令人烦恼的临床问题。

四、病因与发病机制

尽管我们知道尿毒症是皮肤瘙痒最常见的原因，但慢性透析患者皮肤瘙痒的成因复杂，发病机制尚不明确，许多尿毒症和非尿毒症因素参与了它的发生，所以瘙痒的原因与发病机制不完全清楚。加重瘙痒的主要因素包括休息、热和皮肤干燥。减轻瘙痒的主要因素是活动、睡眠、热水和冷水淋浴以及寒冷。目前 UP 有两个基于病理生理机制的假说，即免疫假说和阿片假说，免疫假说将 UP 看作是全身性炎症性疾病，而不是局部皮肤的病变。

1.组胺等生物活性物质释放过多

研究发现，透析患者的皮肤存在多种病理性变化，皮肤肥大细胞增多、活化后发生脱颗粒现象、释放组胺等生物活性物质。而且，体外循环设备（如透析器、血透管路等）也可活化循环中的粒细胞并释放多种生物活性物质，如组胺等。用酮替芬（肥大细胞稳定剂）在一定程度上可减轻患者的瘙痒症状，提示透析患者瘙痒可能与体内组胺释放、活性水平升高有关。

2.皮肤钙、镁、磷等矿物质沉着

皮肤活检发现瘙痒的透析患者的皮肤中钙、镁、磷等矿物质含量增高，用紫外线照射皮肤后，不仅可以缓解瘙痒，而且皮肤磷也降至无瘙痒透析患者水平，表明钙、镁或磷酸盐在皮肤沉着参与了透析患者皮肤瘙痒的发病过程。

3.皮肤微血管病变

微血管病变也可见于尿毒症或透析患者的皮肤损害而产生相应的皮肤症状，皮肤瘙痒的透析患者成功肾移植后大多可缓解症状或改善微血管病变。

4.甲状旁腺功能亢进

伴有高钙血症和继发性甲状旁腺功能亢进症的瘙痒，甲状旁腺次全切除后可以减轻皮肤瘙痒，提示甲状旁腺功能亢进症参与了透析患者瘙痒的发病。

5.其他

透析患者的皮肤瘙痒还可能与缺铁性贫血、维生素 A 过多、神经病变有关。

五、处理措施

目前，血液透析患者皮肤瘙痒的治疗尚无肯定的有效手段。控制透析患者 UP 的一般措施包括透析效能最佳化、使用生物相容性透析膜以及改善患者的营养状况。适当地控制血清钙磷水平、治疗伴随的继发性甲状旁腺功能亢进能改善部分患者的瘙痒症状。可选的治疗 UP 的方法包括局部和全身治疗。

局部治疗的基本方法是使用含水量高的润肤剂（不含香水或其他添加剂的润肤剂是最合适的）涂抹皮肤以水合角质层。一些外用的药物可以用于局部治疗，这些外用药物包括辣椒素霜、他克莫司软膏、月见草油（富含必需脂肪酸，例如伽马亚麻酸）、含有聚多卡醇的鱼油、橄榄油、红花油、沐浴油以及含有天然油脂和内源性大麻素的乳膏。辣椒素（反式-8-甲基-N-香草-6-壬烯酰胺）是在红辣椒中发现的一种天然生物碱（辣椒属），能降低皮肤 C 型感觉神经末梢 P 物质水平。临床研究表明，外敷 0.025%辣椒素霜能大大减轻血液透析患者的 UP 症状，没有明显不良反应。他克莫司能阻止 Thl 型淋巴细胞分化，从而抑制了白介素-2（Interleukin-2，IL-2）的产生。一项 25 例伴有 UP 的慢性透析患者参与的单中心研究表明，他克莫司软膏治疗后显著降低了 UP 的严重程度，没有明显的全身反应或严重不良反应。然而随后进行的小规模对照研究表明，UP 的减轻在对照组和积极治疗组没有差别。反对长时间局部使用他克莫司软膏，因有动物实验显示，使用这些药后皮肤恶性肿瘤的发生率增加。

UP 的全身性治疗包括中波紫外线光疗、加巴喷丁、阿片受体拮抗剂和激动剂、抗组胺药、活性炭、5-羟色胺（5-Hydroxytryptamine，5-HT）拮抗剂、免疫调节剂和人重组红细胞生成素。

（1）中波紫外线光疗：紫外线疗法能减弱 Th1 型淋巴细胞辅助 Th2 型淋巴细胞分化的发生，因此减少了白介素（Interleukin，IL）的产生。紫外线（波长 280～315nm）是治疗 UP 的有效方法，除了偶尔出现的晒伤外，能很好地耐受每周 3 次全身使用紫外线疗法（共 8～10 个疗程）能产生持续数月的止痒效果，但需要考虑到潜在的紫外线辐射的致癌作用。

（2）加巴喷丁：加巴喷丁是一种用于抗惊厥的 γ-氨基丁酸类似物，每次透析后给予 100～300mg，能显著地减轻慢性肾脏疾病（Chronic Kidney Disease，CKD）相关瘙痒的严重程度，但应注意其神经毒害作用，如眩晕、嗜睡和昏迷，应从 100mg 的低剂量开始使用。

（3）活性炭：口服活性炭也可缓解 UP 症状，其机制可能与活性炭吸附大量的有机或无机化合物，进一步增加患者肠道清除尿毒素的作用有关。口服活性炭耐受性好，且价格低廉。

（4）考来烯胺：考来烯胺对透析患者的瘙痒有一定疗效。考来烯胺在体内可以结合有机酸，提示透析患者的皮肤瘙痒可能与体内某些有机酸类化学物质的潴留有关，但考来烯胺可加重代谢性酸中毒。

（5）纳曲酮：纳曲酮是一种口服μ-阿片受体拮抗剂，在一项透析患者参与的随机、交叉试验中，有效地减轻了 UP 的严重性。然而，一项大型安慰剂－对照实验却不能证实纳曲酮和安慰剂组的疗效有显著性差异。纳曲酮的副作用与中枢神经系统相关，例如嗜睡、眩晕、失眠、头痛，疲乏和恶心。

（6）纳呋拉啡：2005 年，k-阿片受体激动剂纳呋拉啡被用于包括 144 个透析患者的两个随机、双盲、安慰剂－对照试验治疗尿毒症瘙痒的研究，与安慰剂组相比，使用纳呋拉啡治疗 2 周的患者，其瘙痒强度、皮肤损伤和睡眠障碍均显著降低，而没有过多的药物相关副作用的发生，但继续纳呋拉啡治疗 4 周，与安慰剂组相比，并没有显著减轻患者难忍的瘙痒症状，这表明该药物的持续使用，其有效性可能衰减。

（7）选择性 5-HT 受体拮抗剂：恩丹西酮是一种被成功使用在少数腹膜透析瘙痒患者的药物。另一种选择性 5-HT 受体拮抗剂——格拉司琼，在一个小规模非对照研究中被证明治疗 UP 有效且有很好的耐受性，但还需要更多的临床验证。

（8）沙利度胺：沙利度胺（反应停）是一种免疫调节剂，在一项安慰剂对照、交叉研究中，被证明减轻了 80% 的血液透析患者的瘙痒程度，然而由于其致畸性，沙利度胺或许应该保守地用于非生育年龄的抗药性 UP 患者的治疗。此外，长时间使用沙利度胺可以导致严重的神经病变。

（9）其他：一项小规模、持续 10 周的有严重瘙痒症的透析患者参与的安慰剂对照、交叉研究显示，人重组促红细胞生成素诱发血浆组胺浓度可逆性减少，同时 VAS 减低。抗组胺药有诱导睡眠的副作用，用于 UP 的治疗受限，但瘙痒严重的患者仍可以使用。

六、预防措施

如血液透析患者瘙痒严重导致入睡困难者，可在睡前进行温水洗浴，也可用洗剂如炉甘石，但应避免局部应用麻醉药。有研究显示，降低透析液镁浓度至 0.2mmol/L 时，则引起患者血钙浓度下降，可减轻患者的瘙痒症状；应用磷结合剂对 UP 也有一定效果；伴有继发性甲状旁腺功能亢进者行甲状旁腺次全切除效果满意。国内有报道低温透析可以减轻患者瘙痒症状。近年来，很多临床研究表明，血液透析联合血液灌流与联合血液透析滤过对 MHD 患者皮肤瘙痒起到了较好效果。血液透析滤过治疗无效者改用血液灌流串联血液透析治疗可能有效，可能与其清除尿毒症患者体内过多代谢废物有关，但治疗肾性皮肤瘙痒症的根本方法还是肾移植，肾移植后 UP 患者的瘙痒症状大多可缓解。

参考文献

[1] 樊晓红，熊重祥，王新华，等.血液透析联合血液灌流与联合血液透析滤过对维持性血液透析患者皮肤瘙痒的疗效观察[J].中国血液净化，2009，8（3）：137-140.

[2] PISONI R L，WIKSTRöM B，ELDER S J，et al.Pruritus in haemodialysis patients：international results from the dialysis outcomes and practice patterns study（DOPPS）[J].Nephrol Dial Transplant，2006，21（12）：3495-3505.

[3] MISTIK S，UTAS S，FERAHBAS A，et al.An epidemiology study of patients with uremic pruritus [J].J Eur Acad Dermatol Venereol，2006，20（6）：672-678.

[4] DYACHENKO P，SHUSTAK A，ROZENMAN D.Hemodialysis-related pruritus and associated cutaneous manifestations[J].Int J Dermatol，2006，45（6）：664-667.

[5] NARITA I，ALCHI B，OMORI K，et al.Etiology and prognostic significance of severe uremic pruritus in chronic hemodialysis patients[J].Kidney Int，2006，69（9）：1626-1632.

[6] ZUCKER I，YOSIPOVITCH G，DAVID M，et al.Prevalence and characterization of uremic pruritus in patients undergoing hemodialysis：uremic pruritus is still a major problem for patients with end-stage renal disease[J].J Am Acad Dermatol，2003，49（5）：842-846.

[7] PATEL T S，FREEDMAN B I，YOSIPOVITCH G.An update on pruritus associated with CKD[J].Am J Kidney Dis，2007，50（1）：11-20.

[8] KEITHI-REDDY S R，PATEL T V，ARMSTRONG A W，et al.Uremic pruritus[J].Kidney Int，2007，72（3）：373-377.

[9] ROBINSON-BOSTOM L，DIGIOVANNA J J.Cutaneous manifestations of end-stage renal disease[J].J Am Acad Dermatol，2000，43（6）：975-986；quiz 987-990.

[10] MURPHY M，CARMICHAEL A J.Renal itch[J].Clin Exp Dermatol，2000，25（2）：103-106.

[11] JANIGAN D T，HIRSCH D J，KLASSEN G A，et al.Calcified subcutaneous arterioles with infarcts of the subcutis and skin（"calciphylaxis"）in chronic renal failure[J].Am J Kidney Dis，2000，35（4）：588-597.

[12] CHOU F F，HO J C，HUANG S C，et al.A study on pruritus after parathyroidectomy for secondary hyperparathyroidism[J].J Am Coll Surg，2000，190（1）：65-70.

[13] MORTON C A，LAFFERTY M，HAU C，et al.Pruritus and skin hydration during dialysis[J].Nephrol Dial Transplant，1996，11（10）：2031-2036.

[14] OKADA K，MATSUMOTO K.Effect of skin care with an emollient containing a high water content on mild uremic pruritus[J].Ther Apher Dial，2004，8（5）：419-422.

[15] CHEN Y C，CHIU W T，WU M S.Therapeutic effect of topical gamma-linolenic acid on refractory uremic pruritus[J].Am J Kidney Dis，2006，48（1）：69-76.

[16] SZEPIETOWSKI J C，SZEPIETOWSKI T，REICH A.Efficacy and tolerance of the cream containing structured physiological lipids with endocannabinoids in the treatment of uremic pruritus：a preliminary study[J].Acta Dermatovenerol Croat，2005，13（2）：97-103.

[17] BRENEMAN D L，CARDONE J S，BLUMSACK R F，et al.Topical capsaicin for treatment of hemodialysis-related pruritus[J].J Am Acad Dermatol，1992，26（1）：91-94.

[18] CORENBLUM B，KOVACS K，PENZ G，et al.Effects of hypothyroidism on somatotrophs and lactotrophs of rat pituitary[J].Mol Cell Endocrinol，1977，7（3）：195-202.

[19] KUYPERS D R，CLAES K，EVENEPOEL P，et al.A prospective proof of concept study of the efficacy of tacrolimus ointment on uraemic pruritus（UP）in patients on chronic dialysis therapy[J].Nephrol Dial Transplant，2004，19（7）：1895-1901.

[20] DUQUE M I，YOSIPOVITCH G，FLEISCHER A B Jr，et al.Lack of efficacy of tacrolimus ointment 0.1% for treatment of hemodialysis-related pruritus: a randomized，double-blind，vehicle-controlled study[J].J Am Acad Dermatol，2005，52（3 Pt 1）：519-521.

[21] MUNZENBERGER P J，MONTEJO J M.Safety of topical calcineurin inhibitors for the treatment of atopic dermatitis[J].Pharmacotherapy，2007，27（7）：1020-1028.

[22] ADA S，SEçKIN D，BUDAKOğLU I，et al.Treatment of uremic pruritus with narrowband ultraviolet B phototherapy：an open pilot study[J].J Am Acad Dermatol，2005，53（1）：149-151.

[23] SECKIN D，DEMIRCAY Z，AKIN O.Generalized pruritus treated with narrowband UVB[J].Int J Dermatol，2007，46（4）：367-370.

[24] GUNAL A I，OZALP G，YOLDAS T K，et al.Gabapentin therapy for pruritus in haemodialysis patients：a randomized，placebo-controlled，double-blind trial[J].Nephrol Dial Transplant，2004，19（12）：3137-3139.

[25] WIKSTRöM B，GELLERT R，LADEFOGED S D，et al.Kappa-opioid system in uremic pruritus：multicenter，randomized，double-blind，placebo-controlled clinical studies[J].J Am Soc Nephrol，2005，16（12）：3742-3747.

[26] MANENTI L，VAGLIO A，COSTANTINO E，et al.Gabapentin in the treatment of uremic itch：an index case and a pilot evaluation[J].J Nephrol，2005，18（1）：86-91.

[27] PEER G，KIVITY S，AGAMI O，et al.Randomised crossover trial of naltrexone in uraemic pruritus[J].Lancet，1996，348（9041）：1552-1554.

[28] GIOVANNETTI S，BARSOTTI G，CUPISTI A，et al.Oral activated charcoal in patients with uremic pruritus[J].Nephron，1995，70（2）：193-196.

[29] IMAIZUMI A，KAWAKAMI T，MURAKAMI F，et al.Effective treatment of pruritus in atopic dermatitis using H1 antihistamines（second-generation antihistamines）：changes in blood histamine and tryptase levels[J].J Dermatol Sci，2003，33（1）：23-29.

[30] SILVA S R，VIANA P C，LUGON N V，et al.Thalidomide for the treatment of uremic pruritus：a

crossover randomized double-blind trial[J].Nephron，1994，67（3）：270-273.

[31] DE MARCHI S，CECCHIN E，VILLALTA D，et al.Relief of pruritus and decreases in plasma histamine concentrations during erythropoietin therapy in patients with uremia[J].N Engl J Med，1992，326（15）：969-974.

[32] 郭俊勇，邓智京.采有不同方式的血液净化对长期维持血液透析患者皮肤瘙痒的疗效分析[J].临床合理用药杂志，2009，2（3）：31-33.

[33] 李宓，李杰等.血液透析并发症[M].西安，第四军医大学出版社，2007.5：317-318.

杨声喜（撰写）　马　虹（审校）

第二节　皮肤烫伤样综合征

一、概述

皮肤烫伤样综合征（Scalded Skin Syndrome，SSS）是一种少见的皮肤疾病，疾病主要发生于婴幼儿，也可见于肾功能衰竭合并 MHD 患者或免疫缺陷的成人。儿童一般不累及黏膜本身，而成人常累及黏膜，也是肾透析患者除皮肤瘙痒外常见的皮肤并发症。

二、定义

SSS 是指皮肤的浅表出现松弛大疱，或在皮肤弥漫性红斑基础上出现松弛性大疱，皮肤大面积剥脱后留有潮红的糜烂面，类似烫伤样外观，多由于金黄色葡萄球菌感染引起，又称为葡萄球菌性烫伤样皮肤综合征（Staphylococcal Scalded Skin Syndrome，SSSS）。

三、发病机制

SSSS 的主要致病菌为凝固酶阳性的第 II 噬菌体组金葡菌（尤其是 71 型），该球菌分泌一种可以使表皮细胞间桥粒溶解的表皮剥脱毒素（Exfoliativetoxin，ET），本病的发生与细菌的毒素、机体的免疫力和感染的轻重相关，伴有免疫力低下和肾衰竭等慢性疾病的成人也可发生此病。MHD 患者机体免疫力差，处于慢性炎症状态，可能出现上述皮肤疾病表现，若不及时治疗，可能引起肺炎、呼吸衰竭、败血症或中毒性休克等严重并发症，病死率较高。

20 世纪 50 年代，SSS 的病因确定为金葡菌的感染。1970 年 Melish 和 Clas-gow 将从 SSS 患者分离出的 ET 注入新生小鼠引起表皮剥脱，首次将 ET 与 SSS 的发病机制联系起来。ET 是金葡菌分泌的一种外毒素，约 5% 的金葡菌菌株可产生 ET。目前已证实 ET 有 A、B、C、D 四种血清型，其中 ETA 和 ETB 与人类 SSS 的发病有关。ETA 和 ETB 基因序列具有 40% 的同源性。ETA 基因位于细菌染色体上，ETB 基因位于质粒上。ETA、ETB 分别由 242、246 个氨基酸组成，分子量分别为 26.9kDa、27.3kDa。ET 的血清型与 SSS 的临床表现之间可能存在一定关系。Yamasaki 发现，从临床表现为局限型的病例中分离出来的金葡菌以产 ETA 为主，而 ETB 与泛发型相关。男女性别比和发病年龄分布在两种临床类别中并没有差异。

（一）ET 的作用机制

1.ET 的丝氨酸蛋白酶样作用

通过对 ETA 和 ETB 氨基酸序列的研究表明，它们和葡萄球菌的 V8 蛋白酶有氨基酸序列同源性，而 V8 蛋白酶属于类胰蛋白酶的丝氨酸蛋白酶家族。对其晶体结构分析显示它们的三维结构与已知的具有谷氨酸盐特性的丝氨酸蛋白酶有相似的三联催化区，该区可能是活性区域，由组氨酸 272/65、门冬氨酸 120/114 和丝氨酸 195/186 组成，其中丝氨酸 195/186 对 ET 的蛋白水解作用最关键。若用半胱氨酸或甘氨酸残基替换丝氨酸 195 处可使替换后的 ETA 致表皮剥脱活性消失。这些研究显示 ET 具有丝氨酸蛋白酶活性。

2.桥粒芯糖蛋白（Desmoglein，Dsg）

ET 作用的靶标为 Dsg1，桥粒是多种上皮组织的细胞间黏附分子，对维持皮肤正常结构及表皮的屏障功能有重要意义。桥粒的跨膜成分包括 Dsg 和桥粒芯胶蛋白。目前已发现四种人的 Dsg，即 Dsg1、Dsg2、Dsg3 和 Dsg4。Dsg1 可表达在人表皮全层，但集中表达于表皮浅表区域。Dsg3 的表达局限在基底层和基底上层，而 Dsg2 和 Dsg4 的表达分别限于基底层和角质层以下。Amagai 等发现 SSS 与落叶性天疱疮（Pemphigus Folia-Ceus，PF）有相似之处。在组织病理学上，它们都表现为表皮角质形成细胞的浅层分离，且将 ET 和 PF 患者血清中的免疫球蛋白 G（Immunoglobulin G，IgG）自身抗体注入新生小鼠都能导致表皮内水疱形成，提示 SSS 中表皮内水疱形成的机制可能与 PF 相似。在 PF 患者中，IgG 自身抗体破坏了角质形成细胞间连接导致浅表的大疱，其作用的靶位是 Dsg1。由于 SSS 与 PF 一样在表皮浅层形成水疱，故认为 ET 作用的靶位也是 Dsg1。将 ET 注入小鼠皮肤后进行免疫荧光分析发现角质形成细胞表面的 Dsg1 染色减少，而 Dsg3 的染色保持正常水平。同时对该小鼠表皮提取物进行免疫印迹分析发现 160kDa 的 Dsg1 被降解为 113kDa 的肽，而 Dsg3 的分子团和上皮的钙黏蛋白没有改变。将角质形成细胞与 ET 共培养，再对 Dsg1 和 Dsg3 的表达进行免疫印迹分析也证实了以上发现。为了确定是否 ETA 直接作用于 Dsg1，将毒素与重组人 Dsg1、Dsg3，小鼠 Dsg1（a）、Dsg3 的细胞外区域（Extracellular，EC）在体外共培养，显示 ETA 能分离人和小鼠的 Dsg1（a），但对 Dsg3 不发生作用。进一步研究表明 ETB 和 ETD 也能特异性分裂人和小鼠 Dsg1（a）的 EC。

Dsg1 是钙黏蛋白家族的一员，它是上皮细胞间的主要黏附分子，其氨基酸序列高度保守。Dsg1 结构包含 5 个 EC：EC1-EC5，EC 间由钙结合区分开。Hanakawa 等研究显示 ET 分裂人和小鼠 Dsg1（a）的靶点位于 EC3 和 EC4 之间钙结合区的谷氨酸 381 肽键，即从谷氨酸 381 之后使 EC 断裂。ET 的水解作用依赖于 Dsg1 正常构象中的钙离子，如去掉钙离子则能阻止 ETA 和 ETB 对 Dsg1 的水解。而水解位点上游区域 EC1-EC3 中 110 位的 5 个氨基酸组成了一个"分子钥匙"，是 ET 水解 Dsg1 所必需的。ET 的晶体结构显示其有催化活性的丝氨酸 195 与脯氨酸 192 形成个氢键，该氢键能防止丝氨酸残基发挥多催化作用。当 ET 与其特异性底物 Dsg1 结合后，Dsg1 的"分子钥匙"可使脯氨酸 192-甘氨酸 193 肽键发生扭转，继而打开氢键，使丝氨酸残基具有催化功能。以上研究表明 ET 作为独特的丝氨酸蛋白酶能高效、特异地辨认和水解上皮细胞间的黏附分子 Dsg1，其作用依赖于 Dsg1 的分子构象。正是由于 ET 的酶活性，使得金葡菌能破坏表皮浅层角质形成细胞间的黏附分子。

3.ET 的超抗原特性

ET 是否作为超抗原参与 SSS 的发病尚有较大争议。细菌超抗原的特征是能同时与主要组织相容复合体 II（Major Histocompatibility Complex II，MHC II）和 T 淋巴细胞受体相结合，激活 CD4、CD8、T 淋巴细胞使其增殖并引起大量细胞因子的释放，继而产生如皮肤红斑、低血压及多器官功能衰竭等系统症状。Monday 等发现 ETA 能刺激人 T 淋巴细胞的衣壳蛋白（Capsid Protein，Vp）3、12、13.2、14、15、17 和 20 增殖，导致大量细胞因子的释放，对机体产生非抗原特异性损伤，因此认为 ET 为一种超抗原。但近来研究表明用基因克隆技术将 ET 基因克隆进入不产 ET 的金葡菌或大肠杆菌后，产生的重组 ET 则没有任何超抗原活性。Plano 等认为重组 ET 不能明显促进人淋巴细胞的有丝分裂，在早期研究中显示的超抗原活性可能是被其他葡萄球菌的超抗原如毒性休克综合征毒素-1（Toxic Shock Syndrome Toxin-1，TSST-1）或葡萄球菌肠毒素（Staphylococal Enterotoxin，SE）污染所致。虽然 SSS 也有发热、红斑及脓点，但不是所有病例都有此症状，而且组织病理学也没发现 SSS 患者有免疫细胞的聚集。表明葡萄球菌产生的 ET 即使有超抗原活性，也比其他细菌已知的超抗原要弱，且不参与 SSS 中角质形成细胞表皮内分离的致病过程。

（二）机体对 ET 作用的防御机制

SSS 常发生在幼儿，在健康成人中发病极为罕见。SSS 的小鼠模型也显示：注入产 ET 的金葡菌后新生小鼠会出现表皮剥脱，而大于 7 天的小鼠则不表现表皮剥脱。Plano 等研究表明 1～7 天的小鼠对单倍剂量 ET 是敏感的，但超过 8 天的小鼠对其至 10 倍剂量的毒素都不太敏感。健康人对 ET 作用机制目前仍不完全清楚，可能的防御机制有以下多种因素。

1.免疫保护

现已知在小鼠中抗 ETA 和 ETB 功能的发展与其获得性免疫 B 淋巴细胞的成熟是在同一时间段，表明机体抗 ET 功能的建立与免疫有关。早期研究发现在 10 岁以上的人群中超过 50% 的人可检出 ETA 的抗体。但临床分离的金葡菌株 5% 能够产 ETA。因此有人认为这些 ETA 的抗体不一定是抗 ETA 的特异性抗体。Plano 在最近的一项实验中研究了成年小鼠机体防御机制中获得性免疫反应的作用，在该实验中用了两种免疫缺陷小鼠：①缺乏 T 淋巴细胞的小鼠（在新生期摘除胸腺的成年 BALIB/c 小鼠）；②T 淋巴细胞和 B 淋巴细胞都缺乏的小鼠（该小鼠不能产生抗体）。这两种免疫缺陷的小鼠在注入 ET 后都未产生表皮剥脱的反应，而且无论是将成年小鼠的脾细胞先于 ET 或与 ET 同时注入新生小鼠都不能保护新生小鼠免受 ET 的损伤。从以上结果 Plano 得出结论：在成年小鼠对 ET 毒性的保护机制中，获得性免疫反应不起主要作用。

2.肾脏对 ET 的清除

目前认为在成年小鼠的保护机制中，ET 能快速从血浆中被清除起到了关键作用。Plano 给 1 天龄和 10 天龄的小鼠一次注射一定剂量 ETA 后，比较其血浆清除率。10 天龄小鼠对注入 ET 没有明显反应，而 1 天龄小鼠在注入 ET 2h 后出现表皮剥脱。虽然两个年龄段小鼠的血浆毒素最高峰值是相似的，但 10 天龄小鼠峰值出现早且下降快。为了进一步证实持续高水平的 ETA 能否导致表皮剥脱，给予 10 天龄小鼠重复注射 ETA，使血浆中毒素峰值维持一段时间（4h），结果这些小鼠发生了表皮剥脱，由此证明在 10 天龄小鼠中同样存在 ETA 的靶标，也会受到毒素攻击。Plano 认为无论是成年人还是新生儿，毒素在表皮上的靶标都是相同的，而表皮剥脱症状的发生需要毒素在皮肤中达到一定浓度，低于该浓度的毒素可能会导致微小的裂隙，但不足以引起 SSS 中的表皮剥脱现象。决定 ET 血浆和皮肤浓度的重要因素是肾脏对 ET 的清除功能。新生儿的肾脏以及肝脏功能发育不全，不能快速清除毒素或使毒素失活，这样毒素在皮肤中就能达到引起表皮剥脱的浓度，而健康成人血中毒素经肾脏清除使其不能达到致病的水平，但当有免疫缺陷或肾衰时就可能使血浆中毒素水平维持在一定浓度以使毒素进入皮肤引起症状。

Plano 从 SSS 的小鼠模型中观察到 7 天龄小鼠对 ET 敏感，而 8 天龄小鼠对 ET 则很不敏感，这种变化似乎不能用肾脏功能的逐步成熟完全解释，而且 SSS 也可在没有任何肾脏功能缺陷的健康成人发生。这提示迄今为止一些未被识别或未确定性质的皮肤成分的成熟和表达也许对成年人免受毒素的影响起到保护作用。近来发现一种新的小鼠 Dsg5，它与 Dsg1 有 96% 的高度核苷酸同源性，且它与 Dsg1 的分裂区有相同的氨基酸序列。虽然目前还没有 Dsg5 在人或成年人中表达水平的资料，但因该蛋白质家族高度保守的性质，故有希望在人类的皮肤中也发现类似的具有保护性的蛋白质。

四、临床表现

根据其临床表现 SSS 分为局限型和泛发型。MHD 患者如果出现局部皮肤的松弛大疱，考虑局限型也称为大疱性脓疱疮，表现为局部浅表的松弛大疱，疱液无色透明或呈脓性，疱周皮肤正常且无全身系统症状。泛发型患者特征表现为在皮肤弥漫性红斑基础上出现松弛性大疱，尼氏征阳性，皮肤大面积剥脱后留有潮红的糜烂面，似烫伤样外观，口周可见放射状皲裂，MHD 患者常出现此种类型并发症，又称 SSSS。

五、诊断与鉴别诊断

患者的诊断需临床皮损具有 SSS 典型皮损特征，存在诱发 SSS 的感染灶。MHD 患者出现发热症状，伴有血常规、C 反应蛋白、血沉及降钙素原（procalcitonin，PCT）等结果均异常均支持细菌感染的存在，结合皮肤表现，应考虑金黄色葡萄球菌感染所致 SSS。透析患者常应用多种药物，应注意药物过敏导致药疹，若发病前无用药史可鉴别。皮疹的发生伴随着 PCT 的急剧升高且直接在感染灶处培养、分离出产 ET 金葡菌。

临床上需注意与表皮坏死松解型药疹（toxic epider-mal necrolysis，TEN）鉴别。MHD 患者常常应用多种药物，TEN 包括金葡菌型和非金葡菌型，非金葡菌型常为药物过敏所致，多见于成人，有明确用药史，皮损呈多形性，皮肤触痛不明显，仅皮损处尼氏征阳性，临床症状较重，预后较差。SSS 在口腔的病变常导致急性球菌性口炎，有典型的病损特征，黏膜呈现大面积糜烂、浅溃疡，其表面覆有光滑而致密的假膜，稍高于黏膜表面，不易拭去，在病损处取材，细菌涂片或培养可见大量的脓球或细菌，临床上需注意与真菌性口炎鉴别。

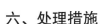

六、处理措施

目前，对 SSS 的治疗仍然以抗生素治疗为主，慢性 MHD 患者身体免疫力低下，极易并发细菌病毒及微生物的感染，被金黄色葡萄球菌感染透析患者，必须通过抗感染治疗，大多数个体对于口服或静脉抗生素治疗有反应，特别是对葡萄球菌有活性的青霉素酶耐药的抗生素。对于病情轻微、没有明显全身症状或明显疼痛的患者，口服抗生素足以治疗 SSS，由于金葡菌对青霉素耐药，对合成青霉素及头孢菌素类较敏感，在耐甲氧西林的金黄色葡萄球菌（Methcillin Resistant Staphylococcus Aureus，MRSA）感染率高的地区，应考虑使用万古霉素。万古霉素也可用于对初始治疗无反应和使用抗生素后病情进展的个人。是否应用糖皮质激素临床上尚存在争议。糖皮质激素的使用可能会降低机体免疫力，不利于感染的控制，但可以减轻炎症反应以及中毒症状，有利于病情的控制。人免疫球蛋白不仅可以提高血清和组织间隙 IgG 水平，而且具有富含抗细菌性抗体封闭抗原减轻炎症反应的作用，早期使用可加强机体抗感染能力，能有效控制病情。早期在应用抗生素的同时使用激素和人血白蛋白，以减轻细菌的毒素作用，提高机体的免疫力，使患者皮损的恶化得到控制。但临床上发现越来越多的产 ET 的金黄色葡萄球菌菌株为 MRSA，大大增加了对抗生素耐药的可能，因此迫切需要发现新的治疗手段。对 ET 和 Dsg1 间的酶-底物相互作用的深入研究将揭示至今仍未完全阐明的导致疾病发展的作用机制，并且有希望产生新的治疗方案。另外，如能获得可以抑制酶与底物反应的中和抗体，也将为由 MRSA 所致的 SSS 提供新的治疗选择。

参考文献

[1] HAVEMAN L M，FLEER A，DE VRIES L S，et al.Congenital staphylococcal scalded skin syndrome in a premature infant[J].Acta Paediatr，2004，93（12）：1661-1662.

[2] NHAN T X，LECLERCQ R，CATTOIR V.Prevalence of toxin genes in consecutive clinical isolates of Staphylococcus aureus and clinical impact[J].Eur J Clin Microbiol Infect Dis，2011，30（6）：719-725.

[3] DOEDEN K，MOLINA-KIRSCH H，PEREZ E，et al.Hydroa-like lymphoma with CD56 expression [J].J Cutan Pathol，2008，35（5）：488-494.

[4] IWATSUKI K，YAMASAKI O，MORIZANE S，et al.Staphylococcal cutaneous infections：invasion，evasion and aggression[J].J Dermatol Sci，2006，42（3）：203-214.

[5] YAMASAKI O，YAMAGUCHI T，SUGAI M，et al.Clinical manifestations of staphylococcal scalded-skin syndrome depend on serotypes of exfoliative toxins[J].J Clin Microbiol，2005，43（4）：1890-1893.

[6] LADHANI S，JOANNOU C L，LOCHRIE D P，et al.Clinical，microbial，and biochemical aspects of the exfoliative toxins causing staphylococcal scalded-skin syndrome[J].Clin Microbiol Rev，1999，12（2）：224-242.

[7] NISHIFUJI K，SUGAI M，AMAGAI M.Staphylococcal exfoliative toxins："molecular scissors" of bacteria that attack the cutaneous defense barrier in mammals[J].J Dermatol Sci，2008，49（1）：21-31.

[8] AMAGAI M，MATSUYOSHI N，WANG Z H，et al.Toxin in bullous impetigo and staphylococcal scalded-skin syndrome targets desmoglein 1[J].Nat Med，2000，6（11）：1275-1277.

[9] AMAGAI M，YAMAGUCHI T，HANAKAWA Y，et al.Staphylococcal exfoliative toxin B specifically cleaves desmoglein 1[J].J Invest Dermatol，2002，118（5）：845-850.

[10] HANAKAWA Y，SCHECHTER N M，LIN C，et al.Molecular mechanisms of blister formation in bullous impetigo and staphylococcal scalded skin syndrome[J].J Clin Invest，2002，110（1）：53-60.

[11] HANAKAWA Y，SELWOOD T，WOO D，et al.Calcium-dependent conformation of desmoglein 1 is required for its cleavage by exfoliative toxin[J].J Invest Dermatol，2003，121（2）：383-389.

[12] HANAKAWA Y，SCHECHTER N M，LIN C，et al.Enzymatic and molecular characteristics of the efficiency and specificity of exfoliative toxin cleavage of desmoglein 1[J].J Biol Chem，2004，279（7）：5268-5277.

[13] MONDAY S R，VATH G M，FERENS W A，et al.Unique superantigen activity of staphylococcal exfoliative toxins[J].J Immunol，1999，162（8）：4550-4559.

[14] PLANO L R，GUTMAN D M，WOISCHNIK M，et al.Recombinant Staphylococcus aureus exfoliative toxins are not bacterial superantigens[J].Infect Immun，2000，68（5）：3048-3052.

[15] PLANO L R，ADKINS B，WOISCHNIK M，et al.Toxin levels in serum correlate with the development of staphylococcal scalded skin syndrome in a murine model[J].Infect Immun，2001，69（8）：5193-5197.

[16] WHITTOCK N V.Genomic sequence analysis of the mouse desmoglein cluster reveals evidence for six distinct genes：characterization of mouse DSG4，DSG5，and DSG6[J].J Invest Dermatol，2003，120（6）：970-980.

[17] LIY-WONG C，POPE E，WEINSTEIN M，et al.Staphylococcal scalded skin syndrome：An epidemiological and clinical review of 84 cases[J].Pediatr Dermatol，2021，38（1）：149-153.

[18] 赵辨.中国临床皮肤病学[M].南京：江苏科学技术出版社，2010：443-444.

[19] 树叶，汤建萍，周斌，等.葡萄球菌性烫伤样皮肤综合征 86 例临床分析[J].临床皮肤科杂志，2007，6（10）：632-633.

[20] 郑淑云，哈达，孔迎辉，等.葡萄球菌烫伤样皮肤综合征 90 例临床资料分析[J].临床皮肤科杂志，2012，41（7）：408-409.

杨声喜（撰写） 马 虹（审校）

第三节 钙化防御

一、概述

钙化防御（calciphylaxis）是一种严重威胁患者生命的皮肤小动脉钙化性小血管病变，常发生于需要 MHD 的慢性肾功能衰竭的患者，或者是移植失败的患者，其损伤的特征为下肢皮肤，特别是大腿与臀部皮肤，但也有报道称出现在腹部、骨骼肌者，也常伴有坏疽。在病程的发展过程中，首先皮肤出现疼痛性青网状改变，继而发生皮肤溃疡，发病率与死亡率很高。钙化性尿毒症性动脉病变常与原发性肾脏病有关，也包括糖尿病，

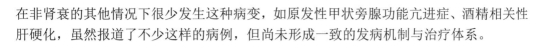

在非肾衰的其他情况下很少发生这种病变，如原发性甲状旁腺功能亢进症、酒精相关性肝硬化，虽然报道了不少这样的病例，但尚未形成一致的发病机制与治疗体系。

二、流行病学

美国的一项多中心研究曾报道在 2002 年 1 月至 2011 年 12 月的 10 年间，11451 名 MHD 患者钙化防御的患病率约为 5.67%，而张晓良等正在进行的一项国内流行病学阶段性调查报告显示截至 2018 年 4 月 30 日，中国人群钙化防御患病率仅 0.71%，这种差距可能来自于临床认识不足。确诊钙化防御患者的年死亡率高达 45%～80%，且合并钙化防御的透析患者的死亡率比普通透析患者高出近 3 倍。钙化防御的主要死亡原因为皮损部位感染引起的脓毒血症，并且该病常导致患者截肢、残疾，预后极差。

三、发病机制

钙化防御的发病机制不清楚，可能与血清钙、磷、甲状旁腺激素（parathyroid hormone，PTH）水平增加有关，但这些因素在钙化防御发病中的重要性仍存在争议，因为钙化防御也可以发生于那些血清钙、磷或 PTH 不高的患者，也可能与某些治疗措施有关，如蛋白质、金属盐、皮质激素的应用等；局部的创伤、C 反应蛋白、血液制品、铁负荷过多、免疫抑制或细胞毒制剂或糖皮质激素也可以加重或激发钙化防御。功能性蛋白 C 缺失也参与了钙化防御的发病过程，因为蛋白 C 功能缺失后可以导致机体出现高凝状态，从而诱导小血管内出现微血栓，继而引发皮肤缺血、坏死、坏疽等病理变化。

1.营养障碍性动脉钙化（Dystrophic Arterial Calcification）

营养障碍性动脉钙化较静脉钙化更为常见，这主要与动脉和静脉内压力不同有关。高血压患者更易出现钙化现象。在没有肾功能异常、糖尿病或慢性肾衰的前提下，钙化现象主要发生在主干动脉（如主动脉、颈动脉、肱动脉等）与分支动脉（桡动脉、股动脉、腘动脉等），而阻力微动脉钙化者相对较少见。上述选择性损伤现象之所以出现，可能与这些动脉所担负的阻力过大，在肾功能衰竭、高钙、高磷前提下对营养障碍性钙化过程更敏感有关。

2.原发性小动脉损伤

原发性损伤主要是钙盐沉积于小动脉和（或）微动脉中层内，继而导致动脉内膜增厚、管腔狭窄，但一定具有血管炎的表现。原发性损伤的分布部位主要分布于皮下，而深层真皮组织出现原发性损伤者较少，常可以见到皮下钙化的板层结构。原发性损伤的分布并不均匀，行打孔活检或小而表浅的切割式皮肤活检常常漏诊。也有少数报道称这些原发性病变也可见于其他组织或器官如骨骼肌、肠系膜动脉等。对一部分慢性肾衰患者而言，其高水平的钙磷沉积明显增加了它们发生动脉钙化的危险。组织病理学研究发现，对钙化损伤的动脉精确界定到底是小动脉还是微动脉是相当困难的。但从功能学上讲，这些受损动脉主要是前阻力微血管（调节血流与血压），钙化的小静脉与微静脉并不常见，有时血管的钙化现象过于严重而无法分辨是动脉还是静脉。

原发性病变发展的速度并不十分清楚，因为常规放射学检查方法不敏感，不能及时发现早期的原发性病变。大多数文献报道的病程都是从患者出现继发性病变时算起的，而在此之前早已经出现了原发性病变。尽管如此，慢性肾功能衰竭患者在没有出现相应的钙化防御的前提下，对这些患者进行随访观察2～4年后，即可发现皮下小血管的钙化现象。而在出现钙化防御症状的慢性肾功能衰竭患者中，原发性损伤的出现时间常提前4个月到4年不等。也不是所有的原发性损伤均伴有坏死，原发性损伤的发展缓慢且隐匿。

3.皮肤与皮下组织的继发性损伤

皮肤与皮下组织的继发性损伤的主要病理变化是皮下组织梗死，这也是患者出现临床表现的原因与基础。由于在坏死的脂肪组织内发生继发性营养障碍性钙化过程，因此原已升高的血清钙磷沉积水平很可能有所下降（皂化作用），这是一个相当常见的伴随现象，常称之为钙化性脂膜炎（Calcifying Panniculitis）。在皮肤发生溃疡之前，皮下组织梗死（特别是存在钙化的前提下）引起皮下组织硬结和（或）斑块样病变。出现脂肪细胞周围型营养障碍性钙化现象预示病变加重，但并不常见。

4.伴随的其他因素

患者伴随的其他因素如血栓、低灌注等很可能参与了皮肤梗死过程的发生与发展。在继发性损伤附近的原发性病变内常可以发现血栓。假定血栓是先于坏死之前发生，那么先前存在的凝血功能障碍与继发性损伤的发病机制有关，如蛋白C、蛋白S、冷沉淀纤维蛋白原（cryofibrinogen）以及继发于败血症的某些因素等。在慢性肾功能衰竭患者静脉内应用右旋糖酐铁可激发或加重继发性损伤，其机制尚不清楚。继发性损伤的发生也可能与暂时性全身或局部血流下降有关，如休克、长期的低血压危象、皮肤受压或冰敷。

5.肥胖

肥胖与皮肤损伤也有关系。钙化防御常发生于妇女，而且已经认为肥胖是发生该病的一个重要危险因素。从大量的流行病学调查与研究不难发现，继发性损害的部位与身体脂肪聚集最多的部位具有相当的一致性。一般而言，女性皮下脂肪的聚集较内脏沉积更为显著，特别是脐下、臀部、大腿近端常聚集有大量的脂肪组织。从解剖学角度看，坚韧的弹力纤维层（fibroelastic septa）从深筋膜至真皮层，纵贯皮下脂肪层，将皮肤紧密地固定身体表面，并对脂肪层起到支持作用，是皮下血管走行的支架。在肥胖患者中，皮下脂肪积聚导致皮下腔隙扩张，进而引起弹力纤维与皮下血管的张力增高，这就为后续发生的钙化防御提供了一个局部促发因素。这对于无慢性肾功能衰竭的肥胖患者可能无关紧要，但对于慢性肾功能衰竭患者而言，这一解剖学变化所产生的机械力对于钙化防御的发生与发展非常重要。华法林导致的特征性局限性组织坏死，以及原发性草酸盐沉积症患者草酸盐沉积所表现出的特征性局限性表现（富含脂肪部位）的发病机制也与这一机械因素有关。但并非所有钙化防御的患者均是肥胖者，也有很多患者合并有低白蛋白血症，而水肿液作用于皮下组织也可以产生与上述非常相似的生物物理学效应，即增加了弹力纤维与皮下血管的机械张力。大量的脂肪组织聚集于皮下还可以降低局部的血流量，在身体的某些部位是非常明显的，如肥胖的女性从平卧位到起立时（可能其他体位时影响极小），腰部过多的脂肪会随重力的作用而下垂，导致腹壁动脉走行发生角度变化并导致血流下降。因为这些动脉必须穿过深筋膜，横跨皮下组织来营养皮肤与皮下脂肪组织，所以上述生物机械力的变化参与了继发性钙化防御损伤的发病过程。

四、病理

1.钙化防御的组织病理学变化

从溃疡或青网状皮肤改变部位进行的皮肤活检示，无论肾功能处于哪个阶段，其病理特征主要表现为小血管的钙化、血管内纤维化（Endovascular Fibrosis）、脂膜炎伴发血管钙化、脂肪坏死、急性炎症变化，同时常见到血管内血栓形成。钙化防御的大体病理学变化：这些变化包括皮肤青紫色网状改变、皮下血管呈现索条状增厚与硬化改变、皮肤坏死伴溃疡（主要以大腿、臀部、下腹、腓骨侧下肢皮肤为主）。也有合并出现内脏病变者，如末端回肠或右半大肠缺血性坏死，其原因主要与肠系膜动脉阻塞有关。肠缺血病变缺乏特异症状，如果患者有腹部疼痛时应提高警惕，腹部平片并不能做出确定诊断。一旦发生肠系膜病变导致肠缺血坏死时，应手术切除，有可能挽救患者生命，否则将导致患者死亡。

2.钙化防御的电镜病理学变化

对钙化血管进行电子探针能量散射 X 线超微形态学分析仅发现存在钙磷沉积性变化，并没有发现铝、铁、镁等离子的明显过度沉积现象。

五、临床表现

出现疼痛性皮肤青网状改变，其后发生溃疡性皮肤坏死。约90%的患者病变位于下肢，68%的患者病变呈中心性分布（脐以下至膝关节以上），只有32%的患者其病变仅发生于膝以下或肘部以下远端肢体。1998 年 Alexander 等报道进行性皮肤病变的发生率为100%（16/16），其中 7 例患者的皮肤病变以大腿近端及臀部为主，且以双侧性损害为主；5 例以膝关节以下部位损伤为主，其中 60%（3/5）为双侧性。所有患者在就诊时或过去化验提示钙与磷乘积、PTH 水平升高。即使如此，部分患者在发生皮肤损伤时其血清钙磷乘积、PTH 水平也有正常者。其中 5 名患者进行了甲状旁腺切除术，3 名患者在发生钙化防御前因为甲状旁腺功能亢进而进行过甲状旁腺切除术。此外，在这些患者中，华法林的应用较为普遍占50%（8/16）。应用华法林的患者为：房颤 3 例、心脏瓣膜修补术者 2 例、深部静脉血栓形成 1 例、房颤合并血栓形成者 1 例、外周血管病变者 1 例。75%（7/16）的患者在发生钙化防御性组织缺血性坏死前 6 个月内体重快速下降（体重下降＞10%），还有 7 例患者的体重资料没有记录。体重下降的原因可能与肾移植失败、进展快速的慢性肾功能衰竭、严重限制食物摄入或限食与利尿剂联合作用有关。也有无法确定其体重下降原因者，死亡率高达 87.5%（14/16）。导致死亡的原因为败血症 6 例、退出血透者 3 例、心脏骤停 3 例、胃肠道出血者 2 例。只有肢体远端发生皮肤损伤为主的 2 例患者，随着病变的缓慢愈合而生存下来，其中 1 例患者在应用华法林预防深部静脉血栓形成过程中发生下肢外伤而出现疼痛性胫前皮肤溃疡。治疗溃疡的措施包括：卧床休息、盐水湿敷、抗菌药物、改用低分子肝素抗凝，溃疡于 3 个月后愈合，随访 18 个月未再发溃疡。另 1 例患者因为继发性甲旁亢与高钙血症而出现双侧下肢坏死性溃疡，进行了甲状旁腺全切加片状组织异位移植术，尽管反复出现溃疡并进行了反复的皮肤移植手术，但最终溃疡愈合，随访 4 年未见溃疡复发。还有 1 例患者因为房颤应用了华法林并发现了钙化防御，改用低分子肝素后病变不再进一步发展，但在皮肤损伤恢复过程中，该患者出现心脏猝死。

六、一些少见钙化防御类型

1.创伤性营养障碍性钙化

慢性肾功能衰竭患者发生营养障碍性钙化的发生率明显升高，特别是在注射部位，而已经发生典型钙化防御性继发损害的患者也可以出现创伤性营养障碍性钙化现象，但这并不是注射操作过程激发了钙化防御。慢性肾功能衰竭患者出现营养障碍性钙化将明显增加活检穿刺部位、清创部位、移植的皮肤、腹透插管部位、血透血管通路、组织创伤或受压的局部组织等部位发生继发性损伤的危险性。

2.远端型

典型的钙化防御多发生在躯体的向心部位，特别是下腹部、臀部、大腿近端。远端型继发性损伤的部位多发生在四肢的远端，如手、手指、脚、脚趾，或阴茎，经常称这些部位的继发性损伤为变异型肢体末端坏疽（acral gangrene）。有时远端型继发性损伤与典型向心部位损伤合并存在。

3.非慢性肾功能衰竭患者的钙化防御

在少数高血钙症、原发性甲旁六、转移性骨病变、短期肾功能不全以及高磷血症（继发于急性肾衰竭、轻度肾功能损伤、因败血症进行的胃肠外输注高磷物质）患者中均可以出现钙化防御继发性损伤的临床表现。

七、处理措施

钙化防御的发病机制尚不明确，临床表现复杂多样，存在伤口进行性坏死、剧烈疼痛等表现。目前认为，钙化防御需要多个学科密切合作进行综合治疗，包括肾内科、皮肤科、烧伤科、整形外科、疼痛科、感染科、骨科、护理和高压氧科。

1.减少或去除诱因

目前已知的钙化防御危险因素有女性、肥胖、高磷血症和高钙血症、继发性甲状旁腺功能亢进、维生素 K 缺乏、华法林的使用及抗凝血酶缺乏症、蛋白 C 缺乏症等。研究表明，长期服用华法林可通过对血管内皮的局部作用引起动脉钙化和反常血栓形成，不仅会增加钙化防御患病风险，还提高了死亡率。一旦怀疑钙化防御，患者应立刻停用含钙磷的结合剂，并尽量避免使用活性维生素 D、华法林等药物。对于难治性高磷血症，可使用不含钙的新型磷结合剂。推荐全段甲状旁腺激素（Intact Parathyroid Hormone，iPTH）显著升高的患者口服拟钙剂治疗，不能应用拟钙剂治疗的患者，可行甲状旁腺切除手术。同时，优化透析方案，包括增加透析次数、延长透析时间、使用低钙透析液、血液滤过联合血液灌流等，有助于将血清磷酸盐及游离钙控制在正常范围，iPTH 控制在 150～300ng/mL。

2.疼痛管理

疼痛是钙化防御的特征性临床表现，也是治疗上最棘手的问题。钙化防御的疼痛机制尚不明确，可能与局部缺血和神经病理性疼痛相关。常用镇痛剂包括阿片类药物、神经病理性止痛药物和非甾体类抗炎药。值得注意的是，阿片类止痛药物容易在透析患者体内蓄积，引起精神状态改变等不良反应，且长期大剂量使用阿片类药物会增加患者跌

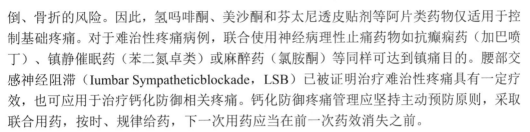

倒、骨折的风险。因此，氢吗啡酮、美沙酮和芬太尼透皮贴剂等阿片类药物仅适用于控制基础疼痛。对于难治性疼痛病例，联合使用神经病理性止痛药物如抗癫痫药（加巴喷丁）、镇静催眠药（苯二氮卓类）或麻醉药（氯胺酮）等同样可达到镇痛目的。腰部交感神经阻滞（Iumbar Sympatheticblockade，LSB）已被证明治疗难治性疼痛具有一定疗效，也可应用于治疗钙化防御相关疼痛。钙化防御疼痛管理应坚持主动预防原则，采取联合用药，按时、规律给药，下一次用药应当在前一次药效消失之前。

3.伤口护理

伤口护理也是钙化防御治疗的关键措施，因为钙化防御的皮损创面易继发感染，严重时可进展为脓毒血症，导致患者死亡。伤口管理的重点在于强化护理、预防感染，这需要皮肤科、感染科、整形外科和烧伤科的共同参与。对于严重感染的伤口，应积极地换药；确定有脓液形成的伤口可行引流或局部手术清创。研究表明，接受手术清创术的患者其生存率有所提高，但由于手术清创可能形成新的病灶，导致创面难以愈合，因此，手术清创的作用仍存在较大争议，需进一步的研究加以证明。当钙化防御的创面表现为干性黑色焦痂并缺乏感染证据时，不建议预防性使用抗生素。对于需反复皮下注射药物（如胰岛素）治疗的钙化防御患者，应轮流更换注射部位以使复发性皮肤创伤最小化。同时要加强患者自身营养状态，促进伤口愈合。

4.药物治疗

目前尚无以治疗钙化防御为明确适应证的药物，但硫代硫酸钠（Sodium Hyposulfite，STS）、双膦酸盐和西那卡塞这三类药物已经可作为超说明书用药或试验性用于钙化防御的治疗，各种药物的具体疗效和治疗方案还在进一步优化探索中。

（1）STS：STS是一种解毒剂，主要用于氰化物中毒，也可用于砷、汞、铅、铋、碘等中毒。STS的钙化防御治疗机制尚需进一步研究确认，目前观点认为其可与钙阳离子发生反应，生成高度溶解的硫代硫酸钙并通过透析清除，同时还具有抗氧化和血管舒张等特性，从而在钙化防御的治疗中表现出良好的疗效。近年来，大量的临床研究报道了STS在不同类型钙化防御患者中成功使用的案例。Nigwekar等于2013年报道了一项纳入172例血液透析患者的回顾性队列研究，结果提示超过70%的钙化防御患者在接受STS治疗后临床症状得以改善。2018年的一项Meta分析，总结了83篇使用STS治疗钙化防御的病例报告数据，结果发现使用STS治疗后，70.1%的钙化防御患者的皮损得到改善、愈合或者疼痛得到控制。然而，该Meta分析纳入的都不是随机对照试验，无法评估在钙化防御患者中STS的疗效有无偏倚，因此，STS对钙化防御患者死亡率降低、皮损改善及疼痛缓解等疗效的评价，有待前瞻性的队列研究来进一步验证。目前，多个国家参与的使用STS治疗钙化防御患者的随机双盲对照试验正在进行患者招募中。至于STS的治疗剂量，国外建议将25g STS（$Na_2 \cdot S_2O_3 \cdot 5H_2O$）溶于100mL 0.9%氯化钠溶液中，在血液透析最后的30～60min静脉注射或每周三次腹膜透析后静脉注射。而刘玉秋等发现在中国人群中应用同等剂量的STS，其不良反应（如恶心、呕吐）的发生率显著增加，患者不能耐受治疗，因此总结临床用药经验，探索出STS在中国钙化防御患者中的用法用量—STS的东南大学附属中大医院方案（简称"中大方案"），具体用法为从5g STS（$Na_2 \cdot S_2O_3 \cdot 5H_2O$）开始，用250mL生理盐水配伍静脉滴注，1次/d，用药剂量以1g为单位逐日递增，最高剂量为10g/d，2周为一个疗程，每1～2个月治疗一个疗程，严格规范的 STS 治疗至少应用 5 个疗程。在剂量逐步递增过程中，如患者发生恶心、呕吐或低血压、代谢性酸中毒等不良反应时，治疗剂量应返回前一天 STS 用量，同时密切观察患者症状体征，在不良反应消失后继续增量。"中大方案"在临床实际应用中观察到与国外相似的疗效及更好的耐受性，规范化的 STS 应用对改善病情、提高患者生活治疗等具有重大意义。目前 STS 已被用作治疗钙化防御的一线用药，但属于超说明书用药，实际应用前需要取得相关机构审批。

（2）双膦酸盐：双膦酸盐是一种焦磷酸盐类似物，能被破骨细胞摄取并抑制骨吸收所必需的酶，从而有效抑制钙羟基磷灰石形成，同时双膦酸盐还参与抑制巨噬细胞和炎性细胞因子的释放。帕米膦酸盐是临床上报道的第一个成功治疗钙化防御的双膦酸盐，在临床案例中观察到应用帕米膦酸盐治疗 2 天后患者的疼痛即得到缓解，溃疡逐渐愈合。随后发现，依替膦酸二钠、阿伦膦酸盐、利塞膦酸盐、伊班膦酸盐等同样表现出对溃疡的治疗作用。Torregrosa 等的一项临床研究发现，接受静脉双膦酸盐治疗的患者与接受标准治疗（即坏死组织清创、抗生素治疗、增加透析频率、低钙透析）的患者相比，疼痛和皮损改善更快。同时，与标准治疗组 66.7% 的截肢率和 11.1% 的愈合率相比，双膦酸盐组的患者无截肢事件发生并且溃疡愈合率高达 100%，说明双膦酸盐也许可成为钙化防御治疗的替代方案之一。

（3）西那卡塞：西那卡塞作为一种拟钙剂，可增加甲状旁腺组织中钙敏感受体对细胞外钙活化的敏感度，主要用于治疗透析患者的继发性甲状旁腺功能亢进，降低血钙、血磷和 iPTH 水平。西那卡塞不仅能有效地控制患者血清钙、磷水平，还可促进患者溃疡愈合。同时，西那卡塞联合 STS 等药物治疗钙化防御，可提高患者生存率。Floege 等主导的一项大型随机对照试验发现，与安慰剂组相比，西那卡塞可以降低合并继发性甲状旁腺功能亢进的血液透析患者的钙化防御发病率。2019 年发表的一篇综述，总结分析了 41 例 CKD4 期及 5 期患者的相关数据，显示接受西那卡塞治疗，无论是应用单药治疗还是作为 STS、双膦酸盐或高压氧联合治疗的一部分，对钙化防御皮损均有较好的疗效。

其他近年来发现新型抗凝药、维生素 K 和 SNF472 也具有治疗钙化防御的作用。

（4）抗凝药：钙化防御病理生理主要表现为小动脉血栓形成、真皮组织缺血、坏死性皮下结节，并逐步发展形成局部皮肤缺血坏死性溃疡的过程。在组织学标本中，钙化防御患者的血栓形成发生率较高，附壁血栓常见，提示了抗凝治疗在钙化防御的治疗中可能具有一定价值。钙化防御治疗中常用的抗凝药物包括组织纤溶酶原激活剂（Tissue Plasminogen Activator，t-pA）和直接口服抗凝血酶制剂（Direct Oral Anticoagulant Medications，DOACs）。2013 年发表在 *JAMA Dermatol* 杂志上的一项观察性研究显示，每天接受低剂量 t-pA 输注治疗的 15 例钙化防御患者（4 例男性和 11 例女性）表现出溃疡好转，并且接受 t-pA 治疗的患者的生存率较对照组高约 30%，提示 t-pA 可能是钙化防御有效的辅助治疗药物。2017 年，一项回顾性研究报道 DOACs，如 X 因子抑制剂（利伐沙班、阿哌沙班）、直接凝血酶抑制剂（达比加群）等对于钙化防御患者的安全性及耐受性良好，DOACs 治疗可改善钙化防御的临床症状。此外，对于接受透析的钙化防御患者，阿哌沙班出血风险更小，可能是一种安全有效的华法林替代药物。

（5）维生素 K：早在 1997 年就有病例报告指出，钙化防御患者易合并引起维生素

K 缺乏的其他疾病，如克罗恩病、酒精性肝硬化或患者本身存在胃搭桥手术病史等。2017年，Nigwekar 等的一项临床研究结果显示，80%的终末期肾病钙化防御患者合并因吸收不良或其他原因造成的维生素 K 缺乏症。维生素 K 在基质γ羧基谷氨酸蛋白（Matrix Gla Protein，MGP）的羧化中发挥关键作用，而羧化的基质γ羧基谷氨酸蛋白（carboxylation Matrix Gla Protein，cMGP）是血管钙化有效的抑制剂，因此，维生素 K 缺乏可能通过降低 cMGP 的浓度，在钙化防御的发病机制中发挥作用。2018 年，一项病例报告报道了一例 43 岁接受 MHD 的女性钙化防御患者，其小腿和大腿外侧出现大片痛性溃疡，同时该患者的血浆维生素 K 浓度过低以至于无法检出，仅予其补充维生素 K 和增加血液透析频率治疗后，即观察到该患者皮肤病变完全消失，作者推测在维生素 K 缺乏的钙化防御患者中应用维生素 K 也可改善钙化防御的结局。

（6）SNF472：SNF472 是一种肌醇六磷酸的静脉注射制剂，研究显示 SNF472 可通过抑制羟基磷灰石晶体的形成而有效抑制尿毒症和非尿毒症大鼠中冠状动脉钙化（Coronary Artery Calcification，CVC）的进展。2018 年，Perelló 等进行了 SNF472 的首次人体随机临床试验，结果显示出 SNF472 在人群中具有可接受的安全性和耐受性，该结论在随后一项人群中的随机双盲对照的 Ib 期临床试验中得到证实。2019 年 8 月，一项 SNF472 最新的 II 期临床试验结果发表在 *JNephrol* 上，试验证实了在 3 次/周血液透析和标准治疗的基础上，在 11 例完成 3 次/周、持续 12 周的 SNF472 静脉注射治疗的钙化防御患者中表现出良好的耐受性，同时改善了患者的伤口愈合、疼痛和生活质量等情况。目前还有一项 SNF472 的 II 期临床试验正在进行中，主要评估运用 SNF472 治疗 12 个月对终末期肾病患者 CVC 进展的影响。

（7）高压氧治疗（Hyperbaric Oxygen Therapy，HBOT）：钙化防御组织学特征包括皮肤，皮下组织和内脏器官的小血管钙化。这些血管变化引发组织缺血缺氧，导致组织坏死。研究证实钙化防御患者的经皮氧张力（Transcutaneous Oxygen Tension，TCPO）水平较低，而 HBOT 有助于恢复组织的氧合并促进愈合。An 等报道了 34 例传统疗法治疗失败的患者，在采用 HBOT 后，58%患者的伤口愈合情况得以改善，其中超过一半的患者伤口完全愈合。HBOT 的治疗时间每次持续 30～45min，至少接受 20 次治疗，并且 HBOT 治疗时间越长，效果可能越好，但需要进一步的数据加以证实。

（8）手术：截肢手术适用于对以上治疗均无反应的患者，可减轻患者疼痛，尽力保全正常肢体，但截肢术花费较大、风险较高，术后严重影响患者肢体的功能及外观，并且无法避免钙化防御皮肤损害的进展，伤口不愈合风险较大，需要骨科医师严格把握适应证及手术范围。

参考文献

[1] MCCULLOCH N，WOJCIK S M，HEYBOER M.Patient outcomes and factors associated with healing in calciphylaxis patients undergoing adjunctive hyperbaric oxygen therapy[J].J Am Coll Clin Wound Spec，2015，7（1-3）：8-12.

[2] NIGWEKAR S U，SOLID C A，ANKERS E，et al.Quantifying a rare disease in administrative data：the example of calciphylaxis[J].J Gen Intern Med，2014，29 Suppl 3（Suppl 3）：S724-731.

[3] MCCARTHY J T，EL-AZHARY R A，PATZELT M T，et al.Survival，risk factors，and effect of

treatment in 101 patients with calciphylaxis[J].Mayo Clin Proc，2016，91（10）：1384-1394.

[4] NIGWEKAR S U，ZHAO S，WENGER J，et al.A nationally representative study of calcific uremic arteriolopathy risk factors[J].J Am Soc Nephrol，2016，27（11）：3421-3429.

[5] SANTOS P W，HE J，TUFFAHA A，et al.Clinical characteristics and risk factors associated with mortality in calcific uremic arteriolopathy[J].Int Urol Nephrol，2017，49（12）：2247-2256.

[6] SEETHAPATHY H，BRANDENBURG V M，SINHA S，et al.Review：update on the management of calciphylaxis[J].QJM，2019，112（1）：29-34.

[7] ISHIDA J H，MCCULLOCH C E，STEINMAN M A，et al.Opioid analgesics and adverse outcomes among hemodialysis patients[J].Clin J Am Soc Nephrol，2018，13（5）：746-753.

[8] POLIZZOTTO M N，BRYAN T，ASHBY M A，et al.Symptomatic management of calciphylaxis：a case series and review of the literature[J].J Pain Symptom Manage，2006，32（2）：186-190.

[9] GREEN J A，GREEN C R，MINOTT S D.Calciphylaxis treated with neurolytic lumbar sympathetic block：case report and review of the literature[J].Reg Anesth Pain Med，2000，25（3）：310-312.

[10] 魏日胞，蔡广研，王涌，等.尿毒症肾性骨病继发甲状旁腺腺瘤的诊治探讨[J].医师进修杂志，2004，27（11）：23-25.

[11] HAYDEN M R，GOLDSMITH D J.Sodium thiosulfate: new hope for the treatment of calciphylaxis [J].Semin Dial，2010，23（3）：258-262.

[12] NIGWEKAR S U，BRUNELLI S M，MEADE D，et al.Sodium thiosulfate therapy for calcific uremic arteriolopathy[J].Clin J Am Soc Nephrol，2013，8（7）：1162-1170.

[13] PENG T，ZHUO L，WANG Y，et al.Systematic review of sodium thiosulfate in treating calciphylaxis in chronic kidney disease patients[J].Nephrology （Carlton），2018，23（7）：669-675.

[14] NIGWEKAR S U，KROSHINSKY D，NAZARIAN R M，et al.Calciphylaxis：risk factors，diagnosis，and treatment[J].Am J Kidney Dis，2015，66（1）：133-146.

[15] 刘玉秋，张晓良，汤日宁，等.钙性尿毒症性小动脉病[J].肾脏病与透析肾移植杂志，2018，27（3）：294-299.

[16] 刘玉秋，杨璨粼，汤日宁，等.《钙性尿毒症性小动脉病》后续报道[J].肾脏病与透析肾移植杂志，2019，28（3）：291-292.

[17] PHANISH M K，KALLARACKAL G，RAVANAN R，et al.Tumoral calcinosis associated with pyrexia and systemic inflammatory response in a haemodialysis patient ： successful treatment using intravenous pamidronate[J].Nephrol Dial Transplant，2000，15（10）：1691-1693.

[18] HANAFUSA T，YAMAGUCHI Y，TANI M，et al.Intractable wounds caused by calcific uremic arteriolopathy treated with bisphosphonates[J].J Am Acad Dermatol，2007，57（6）：1021-1025.

[19] TORREGROSA J V，SáNCHEZ-ESCUREDO A，BARROS X，et al.Clinical management of calcific uremic arteriolopathy before and after therapeutic inclusion of bisphosphonates[J].Clin Nephrol，2015，83（4）：231-234.

[20] SALMHOFER H，FRANZEN M，HITZL W，et al.Multi-modal treatment of calciphylaxis with sodium-thiosulfate，cinacalcet and sevelamer including long-term data[J].Kidney Blood Press Res，2013，37（4-5）：346-359.

[21] FLOEGE J，KUBO Y，FLOEGE A，et al.The Effect of cinacalcet on calcific uremic arteriolopathy

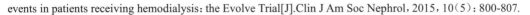

events in patients receiving hemodialysis: the Evolve Trial[J].Clin J Am Soc Nephrol, 2015, 10（5）: 800-807.

[22] DEEN J, SCHAIDER H.The use of cinacalcet for the treatment of calciphylaxis in patients with chronic kidney disease: A comprehensive review[J].Australas J Dermatol, 2019, 60（3）: e186-e194.

[23] EL-AZHARY R A, ARTHUR A K, DAVIS M D, et al.Retrospective analysis of tissue plasminogen activator as an adjuvant treatment for calciphylaxis[J].JAMA Dermatol, 2013, 149（1）: 63-67.

[24] KING B J, EL-AZHARY R A, MCEVOY M T, et al.Direct oral anticoagulant medications in calciphylaxis[J].Int J Dermatol, 2017, 56（10）: 1065-1070.

[25] GARZA-MAYERS A C, SHAH R, SYKES D B, et al.The Successful use of apixaban in dialysis patients with calciphylaxis who require anticoagulation: a retrospective analysis[J].Am J Nephrol, 2018, 48（3）: 168-171.

[26] NIGWEKAR S U, BLOCH D B, NAZARIAN R M, et al.Vitamin K-dependent carboxylation of matrix gla protein influences the risk of calciphylaxis[J].J Am Soc Nephrol, 2017, 28（6）: 1717-1722.

[27] CHRISTIADI D, SINGER R F.Calciphylaxis in a dialysis patient successfully treated with high-dose vitamin K supplementation[J].Clin Kidney J, 2018, 11（4）: 528-529.

[28] FERRER M D, KETTELER M, TUR F, et al.Characterization of SNF472 pharmacokinetics and efficacy in uremic and non-uremic rats models of cardiovascular calcification[J].PLoS One, 2018, 13（5）: e0197061.

[29] PERELLó J, JOUBERT P H, FERRER M D, et al.First-time-in-human randomized clinical trial in healthy volunteers and haemodialysis patients with SNF472, a novel inhibitor of vascular calcification[J].Br J Clin Pharmacol, 2018, 84（12）: 2867-2876.

[30] SALCEDO C, JOUBERT P H, FERRER M D, et al.A phase 1b randomized, placebo-controlled clinical trial with SNF472 in haemodialysis patients[J].Br J Clin Pharmacol, 2019, 85（4）: 796-806.

[31] BRANDENBURG V M, SINHA S, TORREGROSA J V, et al.Improvement in wound healing, pain, and quality of life after 12 weeks of SNF472 treatment: a phase 2 open-label study of patients with calciphylaxis[J].J Nephrol, 2019, 32（5）: 811-821.

[32] WILMER W A, VOROSHILOVA O, SINGH I, et al.Transcutaneous oxygen tension in patients with calciphylaxis[J].Am J Kidney Dis, 2001, 37（4）: 797-806.

[33] AN J, DEVANEY B, OOI K Y, et al.Hyperbaric oxygen in the treatment of calciphylaxis: A case series and literature review[J].Nephrology （Carlton）, 2015, 20（7）: 444-450.

王苗苗（撰写）　马　虹（审校）

第四节　迟发性皮肤卟啉病

一、概述

卟啉病（Porphyria）是由于血红素生物合成途径中的酶活性缺乏，引起卟啉或其前体如δ-氨基乙酰丙酸（Delta-Aminolevulinicacid，δ-ALA）和卟胆原（Porphobilinogen，

PBG）浓度异常升高，并在组织中蓄积，造成细胞损伤而引起的一类代谢性疾病。卟啉病是罕见病，不同类型的卟啉病发病率不一，成人中以迟发性皮肤卟啉病（Delayed Cutaneous Porphyria，PCT）、急性间歇性卟啉病（Acute Intermittent Porphyria，AIP）和红细胞生成性原卟啉病（Erythropoietic Porphyria，EPP）最常见。症状性 PCT 患病率为 40/百万（美国）。欧洲 AIP 患病率约 5.4/百万，症状性 AIP 年发病率约 0.13/百万，症状性 AIP、变异型卟啉病（Variational Porphyria，VP）、遗传性粪卟啉症（Hereditary Coproporphyria，HCP）的发病率比例为 1.00∶0.62∶0.15。EPP 患病率为 5.0/百万（英国）、13.3/百万（荷兰）。其中有 1%的透析患者会出现 PCT。PCT 分为遗传型和散发型，前者常为常染色体显性遗传。PCT 的大多数病例为散发型，散发型 PCT 是肝病和肝细胞癌风险增加的标志。英国 PCT 的患病率为 1/13000。中国暂无流行病学资料。

二、定义

PCT 是卟啉病最常见的一种类型，是由于血红素生物合成中的第 5 种酶-尿卟啉原脱羧酶催化活性降低所致，这种酶的活性降低导致光毒性代谢产物的蓄积。PCT 主要表现为暴露部位光敏感性皮损，皮肤可出现水疱、红斑、瘢痕、多毛、色素沉着或脱失及硬皮症样改变。

三、风险因素和发病机制

由于 PCT 主要因慢性日光暴晒（可见波长辐射，而不是紫外线）导致皮肤的变化，季节性变化不明显。因此，最初许多 PCT 患者并没有意识到日光的影响。在这些患者中，肝脏疾病和铁超载是充分降低尿卟啉原脱羧酶活性水平所必需的因素。在欧洲，PCT 最常见的原因是饮酒过量、慢性丙型肝炎、其他肝脏相关的慢性病毒感染（包括艾滋病毒）、自身免疫性慢性肝炎（例如系统性红斑狼疮）和血色素沉着症。当慢性肝炎诱导 PCT 时，通常存在肝脏铁超载，血色素沉着症基因的杂合性造成了许多患者的 PCT 发展。与急性卟啉病相比，除了雌激素可能在某些人中会诱发 PCT，药物不是本病的诱发因素。铁治疗会加重 PCT，血液透析患者可因为输血过多，铁负荷增加，不能有效清除以与蛋白结合的形式存在于血浆中的尿卟啉，或者尿毒素可抑制尿卟啉脱羧酶活性导致尿卟啉原蓄积而发病。

四、临床表现

PCT 是由尿卟啉原脱羧酶活性降低引起的，主要表现为可见光暴露部位的大疱和脆性增加，是全世界最常见的皮肤卟啉病。散发型 PCT 通常出现在 40 岁以上人群，男性多于女性，最常见的症状是手背暴露部位出现水泡、皮肤脆弱和伤口愈合延迟。在大多数 PCT 患者中，最常见的部位为鱼际肌、中指和拇指近端。随患者的职业，有不同的分布。此外，常见的特征还有皮肤肥厚（尤其太阳穴部位常见）、色素沉着（特别是曝光的区域），有时色素沉着是唯一的体征表现，硬皮病样改变不常见。

五、处理措施

治疗上，尽可能消除潜在肝病和铁超载的原因。患者应避免饮酒（无论是否被认为是原发性肝损伤的原因），停用含铁的药物，并停止雌激素或将其改为低于全身剂量的经皮制剂。如果可能，应该对病毒性肝炎患者进行治疗。首先解决铁超载问题，可能会增加丙型肝炎治疗有效的可能性。铁超载的治疗通常采用静脉切开术（放血法、降低铁蛋白），也可以采用铁螯合疗法（去铁胺或其他铁螯合剂）作为替代疗法。PCT 血液透析患者，当铁超载与贫血有关时，可使用铁螯合疗法。另一种方法，可以用小剂量氯喹或羟基氯喹与静脉切开术相结合治疗，这些药物被认为是通过增加卟啉的排泄而起作用的。也可以通过使用高通量透析膜加强透析效果而降低尿卟啉水平。也有重复小量放血结合人重组促红素治疗成功的报道，Stevens 等人报道肾移植后 PCT 得以缓解。另外，血液灌流也有一定效果。在 PCT 治疗期间应采取避免阳光照射。通过行为回避、穿着合适的衣服和涂抹大颗粒二氧化钛防晒霜可以降低可见光暴露。另外，中断铁剂或雌激素的补充，排除维生素 B_1 缺乏，避免饮酒也有一定效果。

参考文献

[1] SINGAL A K.Porphyria cutanea tarda: Recent update[J].Mol Genet Metab，2019，128（3）：271-281.

[2] ELDER G，HARPER P，BADMINTON M，et al.The incidence of inherited porphyrias in Europe[J].J Inherit Metab Dis，2013，36（5）：849-857.

[3] BALWANI M.Erythropoietic Protoporphyria and X-Linked Protoporphyria：pathophysiology，genetics，clinical manifestations，and management[J].Mol Genet Metab，2019，128（3）：298-303.

[4] 朱旭利，陈云锦.迟发性皮肤卟啉病 1 例[J].实用医学杂志，2011，27（8）：1455.

[5] DAWE R S.Prevalences of chronic photodermatoses in Scotland[J].Photodermatol Photoimmunol Photomed，2009，25（1）：59-60.

[6] BATTS K P.Iron overload syndromes and the liver[J].Mod Pathol，2007，20 Suppl 1：S31-39.

[7] WEIMAR V M，WEIMAR G W，CEILLEY R I.Estrogen-induced porphyria cutanea tarda complicating treatment of prostatic carcinoma[J].J Urol，1978，120（5）：643-644.

[8] KARAMFILOV T，BUSLAU M，DüRR C，et al.[Pansclerotic porphyria cutanea tarda after chronic exposure to organic solvents]][J].Hautarzt，2003，54（5）：448-452.

[9] FONTANA R J，ISRAEL J，LECLAIR P，et al.Iron reduction before and during interferon therapy of chronic hepatitis C：results of a multicenter，randomized，controlled trial[J].Hepatology，2000，31（3）：730-736.

王苗苗（撰写）　马　虹（审校）

第五节　穿通性皮肤病

一、概述

穿通性皮肤病（Penetrating Dermatosis，PD）在临床上和组织病理上是一种非常复杂的疾病，可分为原发性穿通性皮肤病（Primary Perforating Dermatosis，PPD）和继发性穿通性皮肤病（Secondary Perforating Dermatosis，SPD）。其中获得性反应性穿通性皮肤病（Acquired Reactive Perforating Dermatosis，ARPD）是一种罕见性的疾病，临床表现具有特征性，被归类为PPD，以变性胶原被排出体外为特征，因此又称为获得性反应性穿通性胶原病（Acquired Reactive Perforating Collagenosis，ARPC）。ARPC最早由Mehregan于1967年提出，病因尚不能确定，发病常伴有一种或多种系统性疾病，如合并慢性肾衰竭、糖尿病等系统性疾病。有文献报道，此类型的PD伴发系统性疾病比例高达75%～100%，其中终末期肾病占12%～53%。据报道，北美地区有高达10%的MHD患者受其影响，因此ARPC是血液透析相关的皮肤并发症之一。

二、定义

PD是指以表皮被贯通，真皮内经表皮排除为特征的皮肤损害，表现为一组丘疹结节性皮肤疾病，表面出现角质栓或痂结。

三、分类

PD可分为PPD和SPD。在PPD中，主要的疾病过程包括真皮表皮交界处穿通和胶原或弹性纤维经表皮消除。在SPD中，结缔组织纤维（以及其他物质）穿通和消除是一种偶发、更随机的现象，发生在另一种发病机制不同的皮肤病中。

PPD包括：反应性穿通性胶原病（Reactive Perforating Collagenosis，RPC）、匐行性穿通性弹力纤维病（Elastosis Perforans Serpiginosa，EPS）、穿通性毛囊炎（Perforating Folliculitis，PF）、毛囊和毛囊旁角化过度病（Hyperkeratosis Follicularis et parafollicularis in cutem penetrans，Kyrle's Diseases，KD）。其中RPC按病因又可分为遗传性反应性穿通性胶原病（Hereditary Reactive Perforating Collagenosis，HRPC）和ARPC两类，HRPC多见于婴幼儿、儿童和青少年等，文献报道有一定的遗传倾向；ARPC见于18岁以上的成人，其与血液透析相关，本章着重介绍此种类型的PD。

SPD包括环状肉芽肿性皮肤钙化（Granuloma Annulare，GA）、皮肤钙质沉着（Calcinosis cutis，CC）、类脂样渐进性坏死（Necrobiosis Lipoidica，NL）、结节性软骨皮炎（Chondrodermatitis Nodularis Chronica Helicis，CNCH）、角化棘皮瘤（Keratoacanthoma，KT）等。

皮损常于婴儿或儿童期开始，其发病多因浅表皮肤损伤引起，可自发性消退。该病好发于下肢伸侧和躯干部，以下肢最常见，皮损表现为2～10mm的角化过度的丘疹，中央有白色角化结节，可见脐凹，其内充满角质栓，成漏斗状，质地坚硬，可有同形反应，常伴有剧烈瘙痒。

四、流行病学

PD在临床和组织病理学是一种非常复杂的疾病，与MHD患者相关的ARPC在临床上十分罕见，国内外对于该病的流行病学研究较少，国内罕见有人报道，国外有文献报道其10%系MHD患者。患病率和发病率尚不清楚。因为此类疾病罕见，在临床上被误诊的概率非常高。谢祖刚等报道1例先后被误诊结节性痒疹、湿疹、嗜酸性粒细胞增多性皮炎的MHD患者并发ARPC。国外有报道，此病白种人为高危人群，亚洲人罕见。

一项西班牙的回顾性研究，31 例患者中慢性肾衰竭 5 例，其中 3 例接受血液透析治疗。Garcia-Malinis 等统计了 2002 年至 2014 年确诊为 ARPC 的患者共 33 例，每年发病率为 2.53/10 万。Karpouzis 等在对 101 例 ARPC 患者的研究中发现：本病男性多见，男性女性患者发病率为 1.5∶1，平均年龄为 56.8 岁。

五、发病机制

ARPC 的病因及发病机制至今尚不清楚。有研究指出：血液透析是 PD 最重要的危险因素。有报道，接受血液透析的患者中有 10% 患有 PD。一项回顾性分析显示：ARPC 患者常伴有一种或多种系统性疾病，其中高血压为 60%、糖尿病为 57.1%，这些疾病又是 MHD 患者造成继发慢性肾衰竭的常见原因，并不能去除，这与 ARCP 的发病关系十分密切。伴有 ARPC 的血液透析患者当中，伴有高血压、糖尿病的患者的比例尚无文献统计，但伴有高血压、糖尿病的血液透析患者易合并 ARPC。有研究发现：大多数 ARPC 患者均伴有剧烈瘙痒的症状，皮肤瘙痒是血液透析患者最常见的皮肤并发症，由于剧烈瘙痒患者经常抓挠，由抓挠引起的皮肤浅表微创是易感患者的主要诱因之一，这项研究得到了止痒治疗后临床症状改善的支持。Akogl 等研究发现糖尿病引起的微血管病和缺氧可能是加重因素，高血糖会增加蛋白质和其他化合物的糖基化，导致玻璃样变和胶原结构的改变，还发现 ARPC 患者微血管内皮细胞、炎性细胞及成纤维细胞的晚期糖基化终产物受体（Receptor for Advanced Glycatio End Products，RAGE）表达较正常对照组明显增强，RAGE 是一种多配体跨膜受体，这提示 RAGE 在 ARPC 的发病机制中具有潜在的作用，可能导致强烈的炎症反应和组织损伤，参与 ARPC 的发病过程。Tsuboi 等发现 ARPC 患者的皮损内和血清中的转化生长因子-β_3（Transforming Growth Factor-β_3，TGF-β_3）均增高，提示该因子可能与 ARCP 的发病相关。此外基质金属蛋白酶、金属蛋白酶组织抑制剂表达升高，这些细胞因子可调节表皮重塑和延缓表皮再生，改变细胞外基质蛋白的代谢，在创面修复与愈合中具有重要作用。该病发病可能与最初搔抓导致皮肤微小损伤有关，进而出现真皮乳头胶原纤维坏死。MHD 患者合并高血压、糖尿病等系统性疾病，出现皮肤瘙痒后不可避免地抓挠，导致微小血管循环障碍则可加重胶原变性甚至坏死，坏死的胶原由表皮排出，该病常出现的同形反应亦支持此假说。

六、临床表现

ARPC 的皮疹大部分限于局部，好发于躯干四肢，较少累及头部。临床表现起初为针尖大小的丘疹，随后可发展为黄豆大小的结节及溃疡，皮疹质地坚硬，中央可见灰白色角质栓，部分皮损可有脐凹，外形呈火山口状，部分可见同形反应（+）。组织病理表现为表皮局部缺损，呈杯状凹陷，缺损内含有大量角化栓，局部可见垂直穿过表皮的胶原纤维为特征性表现，周围可见炎细胞浸润，Masson 染色可见真皮浅层及表皮内蓝染的胶原纤维。

七、诊断及鉴别诊断

1994 年 Faver 等提出 ARPC 的诊断标准：18 岁之后发病，皮疹特征为中枢性角化过度的丘疹或中央杯状凹陷丘疹，皮肤病理提示嗜碱性胶原纤维束经表皮排出。该病需要与其他 3 种 PPD 进行鉴别，KD 临床表现为泛发性的散在丘疹，中央有角化栓，呈圆锥形，伴或不伴有毛囊受累，皮损可融合成斑片状；组织病理学表现为表皮局部凹陷，凹陷内充满角栓，可见角化不全或角化过度、嗜碱性细胞碎屑，角栓可贯通表皮全层到达真皮，在穿通的基底部可见肉芽肿性炎症，无弹性纤维变性。PF 临床表现为毛囊角化丘疹，中央可见白色角栓；组织病理可见毛囊口扩张，囊腔内有角化不全性角栓，为变性的弹性纤维、胶原及炎细胞碎片，角栓内可见卷曲毛发。EPS 临床表现为淡红色或肤色角化性丘疹，排列成线状、环状或弧形，向周围匍行性扩散；组织病理示真皮浅层内可见多个管腔，开口于表皮，其内可见变性的弹力纤维。组织病理为诊断 PD 的重要手段，RPC 以经表皮排出胶原纤维为特征，PF 和 KD 主要排出物是角蛋白，EPS 主要排出变性的弹性纤维。

八、处理措施

ARPC 的发病机制尚未明确，目前还没有标准化的治疗。有关 ARPC 的各种治疗主要包括局部应用糖皮质激素、抗组胺药物、维甲酸类药物、维生素 D_3 类似物、别嘌呤醇、沙利度胺、全身应用抗生素及光疗等，糖皮质激素和抗组胺药物是最常用的处方药，并积极控制系统疾病。血液透析患者应充分透析治疗，并控制高血压，控制血糖等。

1.局部治疗

大多数非血液透析病例是自限性的，不需要特殊治疗。轻症患者可以通过避免浅表创伤和控制搔痒，等待皮损的自然消退，即可收到良好的治疗效果。一般要首先治疗原发病，糖尿病及肝、肾等疾病。有研究显示 1 例 ARPC 患者通过有效控制血糖使其皮肤症状得到了明显的缓解。若皮肤瘙痒症状严重，特别是血液透析患者合并皮肤瘙痒症状，患者有强烈的治疗诉求，可通过外用皮质类固醇与窄带紫外线（Narrow-Band Ultraviolet B，NB-UVB）、抗组胺药物或抗生素联合应用。有研究报道每天局部应用皮质类固醇 2 次、口服抗组胺药 1 次，同时服用复方甘草酸苷片 3 次并控制血糖，2 个月后病情得到明显改善。

（1）维甲酸：维甲酸类药物在皮肤病的治疗中应用较为广泛，外用维甲酸对于 PD 有一定疗效，常常与其他外用制剂，如与糖皮质激素联合应用，或与系统性抗组胺药物联合使用，可达到令人满意的疗效。据相关文献报道局部维甲酸（0.05%）与系统性异维甲酸联合使用，取得了一定的治疗效果。Patki 等报道了 2 例 ARPC 合并麻风的病例，使用 0.05%维甲酸乳膏治疗有效，病灶逐渐消退，仅遗留少量炎性色素沉着。

（2）维生素 D_3 类似物：维生素 D_3 类似物可调节表皮的外化和增殖，具有抗炎和调节免疫活性的作用。有研究指出：在应用局部皮质类固醇和抗组胺药无疗效后，每天 2 次外用 0.0025%的马沙维生素 D 软膏，患者的瘙痒立即缓解，角化性丘疹在 2 个月内消失，治疗期间应用马沙维生素 D 的总量是 60g，推测马沙维生素 D 可能降低了 ARPC 患者真皮胶原的局灶性损分，或者参与了变性胶原纤维的清除，但由于缺乏对照研究，还需进一步观察。另一篇文献报道：1 例 ARPC 患者给予外用他卡西醇 1 次/d，治疗 2 个月后皮损完全消失，取得了很好的治疗效果。

2.系统性治疗

抗组胺药从未被报道作为单一疗法来治疗 ARPC 的瘙痒，常与光疗、局部或全身应用皮质类固醇、局部应用维甲酸、角质层剥脱剂（如水杨酸、别嘌呤醇等）联合应用可显著减少瘙痒症状。

（1）别嘌呤醇：在 Munch 等 133 例的病例报告中，患者每天服用 100mg 别嘌呤醇，症状很快得到了改善。别嘌呤醇可以与抗生素和补骨脂素长波紫外线（Psoralenplus Ultraviolet-A，PUVA）疗法结合，疗效显著。近期有研究报道了别嘌呤醇治疗 PD 有良好效果，因为这种药物抑制了黄嘌呤氧化酶的作用，从而降低了损伤胶原的自由基的合成。

（2）全身应用抗生素：不同的抗生素治疗效果不同。有研究报道显示：患者每日 3 次注射克林霉素 600mg，疗程共 7d，并联合局部应用低剂量维甲酸（0.025%）及润肤剂 15d 后，病变部分消退。另一病例分析显示：患者短期口服左氧氟沙星，每日局部使用 2 次倍他米松及庆大霉素乳膏治疗，疗程共 3 周，ARPC 病灶在治疗周期内基本消失，仅残留少量瘢痕。

（3）阿米替林：2 名 ARPC 患者在接受初始剂量为 10mg/d 阿米替林治疗后增加剂量至 25mg/d，瘙痒和皮肤病变得到改善，并且没有明显的不良反应。

3.光疗

一项研究报道了 NB-UVB 对于治疗 ARCP 效果显著。另一例文献指出：应用 308nm 准分子激光治疗 ARPC 患者腿部，每周照射 1 次，初始治疗剂量为 300mJ/cm^2，随后增至 400mJ/cm^2 的维持剂量，4 次治疗后瘙痒显著缓解，10 次治疗后皮损完全消退，仅残余色素沉着和轻微红斑。紫外线的止痒作用机制包括抑制肥大细胞脱粒以及下调皮肤成纤维细胞中 TGF-β_3 的表达。一项研究表明：皮损处 TGF-B$_3$ 的增加在 ARPC 发病中起关键作用。

4.经皮神经电刺激（Transcutaneous Electrical Nerve Stimulation，TENS）

在一项病例报告中，各种局部和全身治疗 ARPC 被证明无效后，经过 TENS 治疗几天后，症状逐渐减轻，TENS 疗法被认为是一种安全有效的 ARPC 治疗方法。由于疼痛和瘙痒具有相似的神经感觉通路，因此 TENS 疗法对于瘙痒性的真皮病显示有用。

参考文献

[1] WAGNER G，SACHSE M M.Acquired reactive perforating dermatosis[J].J Dtsch Dermatol Ges，2013，11（8）：723-729，723-730.

[2] MATSUI A，NAKANO H，AIZU T，et al.Treatment of acquired reactive perforating collagenosis with 308-nm excimer laser[J].Clin Exp Dermatol，2016，41（7）：820-821.

[3] LEE S J，JANG J W，LEE W C，et al.Perforating disorder caused by salt-water application and its experimental induction[J].Int J Dermatol，2005，44（3）：210-214.

[4] MEHREGAN A H，SCHWARTZ O D，LIVINGOOD C S.Reactive perforating collagenosis[J].Arch Dermatol，1967，96（3）：277-282.

[5] ERIYAGAMA S，WEE J S，HO B，et al.Acquired reactive perforating collagenosis associated with urticarial vasculitis in pregnancy[J].Clin Exp Dermatol，2014，39（1）：81-83.

[6] BREWSTER U C.Dermatological disease in patients with CKD[J].Am J Kidney Dis，2008，51（2）：331-344.

[7] MORTON C A，HENDERSON I S，JONES M C，et al.Acquired perforating dermatosis in a British dialysis population[J].Br J Dermatol，1996，135（5）：671-677.

[8] KRüGER K，TEBBE B，KRENGEL S，et al.[Acquired reactive perforating dermatosis.Successful treatment with allopurinol in 2 cases][J].Hautarzt，1999，50（2）：115-120.

[9] PAI V V，NAVEEN K N，ATHANIKAR S B，et al.Familial reactive perforating collagenosis：a report of two cases[J].Indian J Dermatol，2014，59（3）：287-289.

[10] 王文菊，骆志成，曹文娟.慢性肾衰患者的皮肤病变[J].中国医学文摘-皮肤科学，2013，30（3）：142-145.

[11] 谢祖刚，陈晴，朱雪桦，等.维持性透析患者并发反应性穿通性胶原病一例[J].临床肾脏病杂志，2020，20（6）：521-524.

[12] HARI KUMAR K V，PRAJAPATI J，PAVAN G，et al.Acquired perforating dermatoses in patients with diabetic kidney disease on hemodialysis[J].Hemodial Int，2010，14（1）：73-77.

[13] GARCíA-MALINIS A J，DEL VALLE SáNCHEZ E，SáNCHEZ-SALAS M P，et al.Acquired perforating dermatosis：clinicopathological study of 31 cases，emphasizing pathogenesis and treatment[J].J Eur Acad Dermatol Venereol，2017，31（10）：1757-1763.

[14] KARPOUZIS A，GIATROMANOLAKI A，SIVRIDIS E，et al.Acquired reactive perforating collagenosis：current status[J].J Dermatol，2010，37（7）：585-592.

[15] OHASHI T，YAMAMOTO T.Acquired reactive perforating collagenosis associated with systemic lupus erythematosus[J].J Dermatol，2016，43（9）：1097-1099.

[16] AKOGLU G，SUNGU N，KARAISMAILOGLU E，et al.Expression of the receptor for advanced glycation end products in acquired reactive perforating collagenosis[J].Indian J Dermatol Venereol Leprol，2017，83（4）：432-435.

[17] TSUBOI H，KATSUOKA K.Characteristics of acquired reactive perforating collagenosis[J].J Dermatol，2007，34（9）：640-644.

[18] GAMBICHLER T，BIRKNER L，STüCKER M，et al.Up-regulation of transforming growth factor-beta3 and extracellular matrix proteins in acquired reactive perforating collagenosis[J].J Am Acad Dermatol，2009，60（3）：463-469.

[19] FAVER I R，DAOUD M S，SU W P.Acquired reactive perforating collagenosis.Report of six cases and review of the literature[J].J Am Acad Dermatol，1994，30（4）：575-580.

[20] RICE A S，ZEDEK D.StatPearls[M]//Treasure Island（FL），2022.

[21] MARUYAMA A，KATOH N.Perforating folliculitis triggered by bevacizumab administration[J].J Dermatol，2020，47（8）：e298-e299.

[22] LEE S H，CHOI Y，KIM S C.Elastosis perforans serpiginosa[J].Ann Dermatol，2014，26（1）：103-106.

[23] 屈敏.获得性反应性穿通性胶原病的研究进展[J].临床与病理杂志，2019，39（5）：1144-1148.

[24] REID J，ALMOND L，MATTHEWMAN N，et al.A case of acquired reactive perforating collagenosis[J].Australas J Dermatol，2018，59（1）：e75-e76.

[25] FEI C，WANG Y，GONG Y，et al.Acquired reactive perforating collagenosis：A report of a typical case[J].Medicine（Baltimore），2016，95（30）：e4305.

[26] SATTI M B，AREF A H，RADDADI A A，et al.Acquired reactive perforating collagenosis：a clinicopathologic study of 15 cases from Saudi Arabia[J].J Eur Acad Dermatol Venereol，2010，24（2）：223-227.

[27] KYRIAKI A，EPHTICHIA Z，ANNA L，et al.Reactive perforating collagenosis and acquired perforating dermatosis：presentation of two cases[J].J Dermatol，1997，24（3）：170-173.

[28] PATKI A H，MEHTA J M.Coexistent lepromatous leprosy and reactive perforating collagenosis [J].Cutis，1991，48（2）：137-140.

[29] YOSHIYA H，OKUYAMA R，UHARA H.Effectiveness of topical maxacalcitol for acquired perforating disorder[J].J Am Acad Dermatol，2013，68（6）：e181-182.

[30] ESCRIBANO-STABLé J C，DOMéNECH C，MATARREDONA J，et al.Tacalcitol in the treatment of acquired perforating collagenosis[J].Case Rep Dermatol，2014，6（1）：69-73.

[31] MUNCH M，BALSLEV E，JEMEC G B.Treatment of perforating collagenosis of diabetes and renal failure with allopurinol[J].Clin Exp Dermatol，2000，25（8）：615-616.

[32] NEBEL R，FIEDLER E，DANZ B，et al.Acquired reactive perforating collagenosis associated with diabetes mellitus and renal insufficiency requiring dialysis[J].Dtsch Med Wochenschr，2007，132（49）：2624-2626.

[33] PATEL R R，ZIRVI M，WALTERS R F，et al.Acquired perforating calcific collagenosis after topical calcium chloride exposure[J].J Cutan Pathol，2010，37（5）：593-596.

[34] PUNIA V P，GUPTA N，JADAUN S S.Acquired perforating dermatosis in a patient of diabetes mellitus with chronic kidney disease[J].J Assoc Physicians India，2014，62（8）：721-722.

[35] YONG A，CHONG W S，TEY H L.Effective treatment of uremic pruritus and acquired perforating dermatosis with amitriptyline[J].Australas J Dermatol，2014，55（3）：54-57.

[36] OHE S，DANNO K，SASAKI H，et al.Treatment of acquired perforating dermatosis with narrowband ultraviolet B[J].J Am Acad Dermatol，2004，50（6）：892-894.

[37] CHAN L Y，TANG W Y，LO K K.Treatment of pruritus of reactive perforating collagenosis using transcutaneous electrical nerve stimulation[J].Eur J Dermatol，2000，10（1）：59-61.

[38] MC KEE P H，CALONJE E，GRANTER S R.Pathology of the skin，with clinical correlations[M]. 3th ed.London：Else Ier，2005：328-330.

[39] Yang Hui，Liu Wan，Chang Jianmin.Acquired reactive perforating collagenosis[J].J Clinical Dermatol，2017，46（5）：297-299.

[40] MERKLE T，LANDTHALER M，HOHENLEUTNER U，Braun-Falco O.Erworbene perforierende Dermatose. Akt Dermatol，1991，17：260-265.

杨声喜（撰写）　马　虹（审校）

第六节　肾源性系统性纤维化

一、概述

90%的肾源性系统性纤维化（Nephrogenic Systemic Fibrosis，NSF）病例为维持性透析患者，最初认为是一种皮肤疾病，因此被称作为肾源性纤维化性皮肤病（Nephrogenic Fibrosing Dermopathy，NFD）2000 年由 Cowper 等首次提出。1997 年 1 月发现首个病例。近年来，研究人员发现除皮肤外，多个系统脏器发生纤维化损害，如食管、心、肺、肝脏、骨骼肌、膈肌，肾脏等纤维化病变，因此将 NFD 更名为 NSF。

二、定义

肾源性系统性纤维化（Nephrogenic Systemic Fibrosis，NSF）是一种近年来新发现的由于医源性钆沉淀引起的全身性疾病，是一种罕见的、危及生命的疾病，几乎只见于肾功能不全患者，包括急性肾损伤和 CKD4 期及 5 期患者。

三、流行病学

自 1997 至 2007 年，耶鲁大学 NSF 注册中心报道 NSF 超过 360 例，美国食品药品监督管理局药品（Food and Drug Administrtion，FDA）登记 NSF 超过 500 例。耶鲁大学 NSF 注册中心报道的 NSF 病例，全部是肾衰竭者。2007 年王雷等报道了我国第一例 NSF，2017 年我国再次出现一例血液透析患者 NSF 病例报道。NSF 起初病因不明，2006 年 Grobner 提出 NSF 与磁共振血管造影成像中使用钆对比剂（Gadolinium-Based Contrast Agents，GBCAs）有关。2007 年 FDA 发布了一项黑盒警告，建议高危患者避免使用所有含钆造影剂，该标签于 2010 年更新，已包含医务人员关于肾功能筛查使用低风险含钆造影剂和减少含钆造影剂剂量的建议，这些建议为医院政策提供了依据，并成功地消除了该疾病。研究表明晚期肾病患者使用含钆造影剂发生 NSF 的风险是非常低的，总体为 0.07%。

四、发病机制

NSF 相关因素包括肾功能不全、肾小球滤过率（Glomerular Filtration Rate，GFR）< 30mL/（min·1.73m^2）、血液高凝状态、深静脉血栓和近期手术史（尤其是血管手术）、组织损伤、移植肾衰竭和代谢性酸中毒等。丙型肝炎感染者（为透析患者常见并发症）发生 NSF 的风险率也较高。有学者提出高剂量的 EPO、较高的血清磷酸盐浓度、持续感染也是发生 NSF 的影响因素。目前，对其发病机制还未形成一致的意见，但 GFR 降低是 NSF 发生的必要条件。FDA 在 2007 年报道，当 GFR 低于 30mL/（min·1.73m^2）时，使用 GBCAs 有导致 NSF 的风险。在通过肾移植或者内科治疗，肾功能得到恢复后，NSF 症状将缓解。但大部分学者认为，循环纤维母细胞在其发生发展过程中起到一定的作用。循环纤维母细胞是在组织损伤、修复中发挥重要功能的一种细胞，以往正常皮肤内未见报道有循环纤维母细胞的存在。一些病例中出现了合成胶原活动活跃的表达 CIM5、

CD34 的细胞，证实了循环纤维母细胞在该病皮肤组织中的存在。

目前研究表明，体外钆造影剂刺激 NSF 患者的成纤维细胞大量分泌细胞外基质、透明质酸和胶原。NSF 患者的免疫血清同样能够刺激成纤维细胞分泌大量此类物质。在大量的相关实验中，一些线型的 GBCAs 刺激成纤维细胞增殖，然后引起正常的成纤维细胞转化为肌成纤维细胞；纤维细胞、骨髓衍生的干细胞同样在 NSF 损害过程中累积，它们进一步分化成纤维细胞和肌成纤维细胞。这种肌成纤维细胞的表型与 NSF 患者损害中的成纤维细胞分化相似，而钆螯合剂不会产生这些影响。因此，游离钆被认为是促进 NSF 发生的重要因素。这表明 GBCAs 的复合物结构稳定，游离的钆是导致 NSF 发生的重要原因，而钆螯合物是相对安全的。体内的 GBCAs 只能从肾脏清除掉，一种假说认为在 GFR 下降的情况下，这些因子在体内存在的时间长于肾功能正常者，从而导致了 NSF 的易感性，但是其致病机制尚未了解。

在研究肾衰竭大鼠的实验中，线型非离子形态的 GBCAs 造成了大量皮肤中的钆沉积，这也同样与组织中的高浓度磷酸盐有关。美国科罗拉多州大学的 Cowper 等使用能量分散光谱学、X 线光镜检技术和电感耦合等离子体检查 NSF 患者皮肤及其他组织中的钆。X 线荧光同步加速器检测法同样能成功检测出组织中的钆。在他们的研究中发现，组织中的高浓度钆并不足以引起 NSF。研究证明铁、锌、钙、镁等金属离子可以把钆从配体中替换出来，置换结果是，一方面产生自由的钆离子可能形成不溶解的钆磷酸盐，在体内不断蓄积，从而引起组织的纤维化；另一方面产生锌、铁或者其他可置换金属的复杂配体，沉积于体内难以清除。促进置换的因素包括不稳定的酸碱环境、内皮损伤、炎症反应及高磷酸盐水平，这些因素在肾衰竭的患者组织中均可产生影响。此外，研究指出，组织中的高钆水平，与皮肤纤维化以及心、肺、淋巴结、眼组织、肌肉、肝脏等其他器官的纤维化有关。动物模型实验提出了 NSF 疾病中其他分子的作用。骨桥蛋白，它是一种多功能蛋白，最初在骨中发现，目前在多种组织中都发现它的存在，它是参与纤维化与创伤修复进程中的主要调节剂。在钆诱导的 NSF 大鼠实验中发现，骨桥蛋白较为活跃。

五、病理改变

NSF 的诊断基于患者的病史和体格检查，确诊则需皮肤活检。皮肤活检对诊断 NSF 十分重要。由于病变常深至皮下脂肪层、筋膜甚至骨骼肌，故必须行深部活检。早期真皮层细胞轻度增殖，随病程进展，可见真皮层明显增厚，成纤维细胞显著增多，胶原束呈网状排列。Vangieson 染色可见到真皮浅层分布着较多弹性纤维，弹性纤维常和胶原束平行分布。真皮浅层还可见不同程度的黏蛋白沉积。Cowper 观察到 NSF 患者真皮层有大量 CD34 及 I 型前胶原阳性的梭状细胞，研究发现这些梭状细胞为骨髓来源的循环纤维细胞（Circulating Fibrocytes，CFs），CFs 常于组织损伤时出现在血液中，并移动到损伤部位参与抗原传递、基质沉积和组织重塑。NSF 时 CFs 异常地在真皮聚集，提示内源性或外源性物质在病变部位沉积并导致 CFs 异常聚集是 NSF 发病机制之一。Cowper 还观察到 CD68 阳性的巨噬细胞不同程度浸润。有时病理组织中可见轻微的炎性细胞浸润。电镜扫描可见胶原束和弹性纤维表面呈树突样突起，部分弹性纤维外围包裹着高电子密度物质。

六、临床表现

NSF 是以广泛的组织纤维化为特征的系统性疾病，通常发生于肾功能不全患者，常引起四肢皮肤增厚和硬化，病情发展可导致关节固定和挛缩，严重者可导致死亡。肾功能不全和静脉注射 GBCAs 是导致该病的主要危险因素，其他危险因素包括使用大剂量促红细胞生成素（Erythropoietin，EPO）、PTH 升高、血管病变、全身炎症状态、甲状腺功能减退、抗心磷脂抗体阳性等。NSF 除成人外，亦有儿童发病的报道。Cowper 总结了 NSF 患者的流行病特征，男：女为 1:1，发病年龄 8～87 岁，平均 46.4 岁，发病无种族差异。NSF 的病程可分为急性期和慢性期两个阶段。急性期类似全身炎症反应综合征，患者可出现发热、低血压、急性肾损伤、贫血等症状，常合并白细胞增多、嗜酸性粒细胞增多、单核细胞增多、血小板增多或减少、幼白-幼红细胞反应、低白蛋白血症、γ-谷氨酰转肽酶升高、脂肪酶升高、D-二聚体升高、血清铁蛋白升高、C 反应蛋白升高等，由于症状隐匿，故往往被忽略。慢性期可在注射 GBCAs 后 4 天至数月内出现，表现为皮肤增厚、变硬、水肿及色素沉着，早期可出现红色或肤色斑疹，融合后呈边缘不规则的硬化性斑块，斑块之间有少量正常皮肤呈岛状分布，典型时出现"橘子皮样"改变。皮肤病变通常于四肢或躯干对称分布，很少累及面部，巩膜偶见淡黄色结节。后期皮肤绷紧伴色素沉着、关节挛缩、皮肤疼痛，还可出现脱发、皮肤萎缩、毛囊凹陷及橘皮样改变，伴活动受限。可以有其他内脏受累。临床表现类似系统性硬皮病，但没有雷诺现象。病变部位常伴有疼痛，疼痛显著时易误诊为急性蜂窝织炎。皮肤增厚会影响关节弯曲等活动，部分患者出现关节疼痛性挛缩，以手指关节、肘关节和膝关节多见，严重时可致残。除皮肤与关节病变外，NSF 患者还可出现慢性肝病、肺纤维化、血管损伤（血管栓塞）、感染等其他脏器受累表现。约 5% 的患者病情进展迅速称为爆发性 NSF，这类患者发病初期血压波动明显，病变部位疼痛剧烈，活动能力很快丧失，最短 2 周即可丧失行走能力而需依赖轮椅或长期卧床。除非肾功能短期内恢复，上述症状一般不会自发缓解。

七、处理措施

NSF 缺乏有效的治疗手段，所有具有高危因素的患者（老年、新生儿、有肾脏病史、糖尿病、高血压、肝脏疾病或重危患者）行磁共振造影检查前均应评估肾功能状态。2006 年 6 月 8 日 FDA 发出警告，在中晚期肾功能不全患者中应用钆双胺可能存在风险。2007 年 2 月英国药品委员会和欧洲药物委员会联合发出下述建议：①不要在 GFR<30mL/（min·1.73m^2）和等待肝移植的患者使用钆双胺；②有严重肾功能损伤[GFR<30mL/（min·1.73m^2）]的患者使用其他含 GBCAs 亦要非常谨慎；③目前无足够证据证明应用含 GBCAs 后行透析能预防 NSF 的发生。除此以外，控制 PTH 水平、减少 EPO 用量、造影前后避免静脉应用铁剂、控制感染、减少全身炎症状态亦有利于减少 NSF 的发生。由于改善肾功能可以阻断或使病程逆转，所以应及时采取一切治疗方法改善肾功能，必要时行肾移植。肾移植成功后 NSF 往往得到缓解，且移植后使用低剂量的环孢素和他克莫司对控制纤维化有潜在作用。疼痛明显时应适量使用止痛剂。局部治疗包括应用隔离霜、润肤剂、抗炎霜等。按摩和水治疗法亦对缓解症状有益处。研究表明已经有一些治疗方法可以改善 NSF，包括体外光分离置换法（Extracorporeal Photochemotherapy，

ECP）、小剂量糖皮质激素、Dovonex 软膏、血浆置换、紫外线治疗、静脉丙种球蛋白、己酮可可碱等，尽管有报道上述治疗在部分病例中有效，但疗效不确切。Kay 和 High 研究发现，甲磺酸伊马替尼对皮肤束带和增厚有改善作用。在该项研究中发现，药品中断后病情都有复发，并且不能确定与间质水肿的减轻和局部的纤维化逆转有关。第二代药物"酪氨酸受体激酶抑制剂"和"尼罗替尼"正在评估中。Cox 在钆诱导 NSF 大鼠实验中发现，抗血小板衍生的生长因子受体复合物与抗肿瘤药物的伊马替尼相似，有预防和逆转纤维化作用。

参考文献

[1] WOOLEN S A，SHANKAR P R，GAGNIER J J，et al.Risk of Nephrogenic Systemic Fibrosis in Patients With Stage 4 or 5 Chronic Kidney Disease Receiving a Group II Gadolinium-Based Contrast Agent：A Systematic Review and Meta-analysis[J].JAMA Intern Med，2020，180（2）：223-230.

[2] COWPER S E，ROBIN H S，STEINBERG S M，et al.Scleromyxoedema-like cutaneous diseases in renal-dialysis patients[J].Lancet，2000，356（9234）：1000-1001.

[3] TING W W，STONE M S，MADISON K C，et al.Nephrogenic fibrosing dermopathy with systemic involvement[J].Arch Dermatol，2003，139（7）：903-906.

[4] VOSSHENRICH R，REIMER P.Nephrogenic systemic fibrosis[J].Vasa，2009，38（1）：31-38.

[5] 王雷，杨励，李强，等.肾源性纤维性皮病[J].临床皮肤科杂志，2007，36（7）：432-433.

[6] GROBNER T.Gadolinium-a specific trigger for the development of nephrogenic fibrosing dermopathy and nephrogenic systemic fibrosis？[J].Nephrol Dial Transplant，2006，21（4）：1104-1108.

[7] WEINREB J C，RODBY R A，YEE J，et al.Use of intravenous gadolinium-based contrast media in patients with kidney disease：consensus statements from the american college of radiology and the national kidney foundation[J].Radiology，2021，298（1）：28-35.

[8] SWAMINATHAN S，SHAH S V.New insights into nephrogenic systemic fibrosis[J].J Am Soc Nephrol，2007，18（10）：2636-2643.

[9] COWPER S E.Nephrogenic fibrosing dermopathy：the first 6 years[J].Curr Opin Rheumatol，2003，15（6）：785-790.

[10] DEHORATIUS D M，COWPER S E.Nephrogenic systemic fibrosis：an emerging threat among renal patients[J].Semin Dial，2006，19（3）：191-194.

[11] COWPER S E，SU L D，BHAWAN J，et al.Nephrogenic fibrosing dermopathy[J].Am J Dermatopathol，2001，23（5）：383-393.

[12] PEREZ-RODRIGUEZ J，LAI S，EHST B D，et al.Nephrogenic systemic fibrosis：incidence，associations，and effect of risk factor assessment-report of 33 cases[J].Radiology，2009，250（2）：371-377.

[13] 季大玺.维持性血液透析远期并发症的防治[J].医学研究生学报，2008，21（6）：561-563，567.

[14] RICHMOND H，ZWERNER J，KIM Y，et al.Nephrogenic systemic fibrosis：relationship to gadolinium and response to photopheresis[J].Arch Dermatol，2007，143（8）：1025-1030.

[15] LANGE S，MĘDRZYCKA-DĄBROWSKA W，ZORENA K，et al.Nephrogenic systemic fibrosis as a complication after gadolinium-containing contrast agents：a rapid review[J].Int J Environ Res Public Health，2021，18（6）

[16] COWPER S E，BUCALA R.Nephrogenic fibrosing dermopathy：suspect identified，motive

unclear[J].Am J Dermatopathol，2003，25（4）：358.

[17] COWPER S E.Nephrogenic systemic fibrosis：an overview[J].J Am Coll Radiol，2008，5（1）：23-28.

[18] 安晓静，刘冲，石群立.肾源性系统性纤维化[J].医学研究生学报，2010，23（3）：311-314.

[19] 吴颖为，郝楠馨.肾源性系统纤维化——一种与钆对比剂有关的疾病[J].中国医学影像技术，2009，25（z1）：214-217.

[20] KAY J，HIGH W A.Imatinib mesylate treatment of nephrogenic systemic fibrosis[J].Arthritis Rheum，2008，58（8）：2543-2548.

[21] 王洁，马纪林，杨政.中国血液净化[J].杂志之家，2017，16（7）：504.

柳化霞（撰写）　马　虹（审校）

第七节　色素沉着

一、概述

色素沉着（Pigmentation）是人体皮肤由于种种原因而致皮肤呈现不同颜色、不同范围及不同深浅的色素变化，无传染性。皮肤色素沉着是 MHD 患者常见的并发症之一，主要包括褐色、暗黄色、青灰色及苍白，多发生于日光暴露部位，严重影响患者形象，引起患者自卑情绪及社交障碍。

二、定义

色素沉着指人体皮肤由于种种原因而致皮肤呈不同颜色、不同范围及不同深浅的色素变化。

三、流行病学

2014 年 Masmoudi 等对突尼斯的 12 个血液透析中心共 458 例患者进行了调查，色素沉着或色素减退患病率为 38.4%。2019 年伊朗的一项 Meta 分析结果显示血液透析患者中皮肤色素改变患病率为 48.03%。Kolla 等对 143 名血液透析患者进行了调查，色素沉着患病率为 39.4%。王彦等报道在 97 例血液透析患者中有皮肤色素改变患病率为 41.24%，色素沉着为 17.52%，色素改变与年龄、性别、透析龄、尿素氮、肌酐、血红蛋白、血钙、血磷、血钙磷乘积及 PTH 水平变化无关。王世相等报道 181 例血液透析患者中色素沉患病率为 38.67%。有报道显示皮肤病变发生率与患者年龄、皮肤干燥程度、透析方式、血浆白蛋白、血尿素、血磷水平等因素有关。罗媛元报道 316 例血液透析患者中色素改变患病率为 25.63%，以色素沉着和皮肤暗黄为主，透析龄是色素改变发生的保护因素。Chung 等报道慢性肾衰患者皮肤色素沉着的发生率为 25～70%。Masmoudi 等报道 70%的透析患者存在皮肤色素改变。Anees M 等报道 200 例 MHD 患者色素沉着患病率为 86%，该报道指出导致皮肤变化的因素包括患者年龄、终末期肾脏病（End Stage Renal Disease，ESRD）、抗丙型肝炎病毒（Hepatitis C Virus，HCV）阳性、尿素及肌酐水平、血液透析时间及频率、血红蛋白水平、磷酸钙产品及社会经济状况。

四、发病机制

色素沉着的具体机制尚不清楚。有研究认为其发病机理为机体自身调节、物理或化学因素刺激黑色素细胞使其数量增多、活性增强，产生的黑色素不能完全随角质层脱落和血液循环排除，最终沉积于局部皮肤。黑色素是黑素细胞产生的。黑素细胞是合成与分泌黑素颗粒的多突起细胞，通过其树枝状突将黑素颗粒输送到基底细胞与毛基质细胞中，伞形聚集于胞核上部，是决定肤色的主要因素，根据黑素颗粒的大小及其在表顶内的含量和分布等决定不同种族或同一个不同部位肤色的差异。现代医学认为影响皮肤色素沉着的主要因素与黑素细胞刺激素（Melanocyte-Stimulating Hormone，MSH）、细胞因子（Cytokin）、炎性介质及紫外线有关。经统计学分析发现色素变化与 MHD 患者的年龄、性别、透析龄、血液中血红蛋白、尿素氮、肌酐、血钙、血磷、钙磷乘积和PTH 水平的变化不存在相关性。其皮肤色素改变的发生机制：色素沉着由于基底层和真皮浅层黑色素的增加及肾脏排泄β-MSH 减少。有报道称，随着患者透析龄的增长患者色素沉着程度降低，认为这可能与患者社会活动减少和日晒时间减少有关。有研究发现色素沉着的皮肤组织学检查可见基底层和真皮浅层的色素增加。有研究发现胰岛素抵抗与皮肤血管功能障碍有很强的关系。有文献报道认为皮肤色素沉着可能与苯丙氨酸代谢异常有关，MHD 患者皮肤色素沉着与表皮基底层黑色素增多有关，而黑色素沉积与促黑素细胞因子分泌过多有关，其发生机制可能与苯丙氨酸代谢异常有关。皮肤黑色素沉积的程度与 CKD 的病程有关。有研究表明慢性肾小球肾炎患者进展到 ESRD 的病程较长，可能是其皮肤色素沉着多见的原因之一。透析龄、KT/V、血钙磷乘积、血 PTH、超敏 C反应蛋白（High-Sensitivity C-reactive Protein，Hs-CRP）和 HCV 标志物阳性是发生皮肤病变的独立危险因素 。

五、临床表现

血液透析患者出现皮肤颜色变化，特别是色素沉着比较常见，色素沉着不良相对少见，主要包括褐色、暗黄色、青灰色及苍白。

六、诊断

色素沉着及时诊断对于患者意义重大，诊断主要根据患者临床表现。

七、处理措施

皮肤色素沉着的治疗应从两方面入手，一是针对病因的治疗，二是局部对症治疗。后者是采用物理或化学方法祛除局部色素。①以无刺激的护肤品定期做保养，如维生素E、维生素 C 等；②药物点疗；③隔离刺激源、中医内调；④激光治疗；⑤其他：液氮喷雾冷冻治疗等。使用反渗水、超纯净透析液进行血液透析，定期进行血液透析滤过及血液灌流治疗可能会减轻皮肤色素沉着，但目前尚缺乏这方面的证据。因此早期发现这些并发症并给予支持性的治疗，将降低患者的死亡率，提高患者的生活质量。

参考文献

[1] 王彦，杨秀莉，王钰君.维持性血液透析患者皮肤并发症的临床和病因分析[J].中国麻风皮肤病杂志，2012，28（3）：171-173.

[2] MASMOUDI A，HAJJAJI DAROUICHE M，BEN SALAH H，et al.Cutaneous abnormalities in patients with end stage renal failure on chronic hemodialysis.A study of 458 patients[J].J Dermatol Case Rep，2014，8（4）：86-94.

[3] ASAYESH H，PEYKARI N，PAVARESH-MASOUD M，et al.Dermatological manifestations in hemodialysis patients in Iran：A systematic review and meta-analysis[J].J Cosmet Dermatol，2019，18（1）：204-211.

[4] KOLLA P K，DESAI M，PATHAPATI R M，et al.Cutaneous manifestations in patients with chronic kidney disease on maintenance hemodialysis[J].ISRN Dermatol，2012，2012：679619.

[5] 王彦.维持性血液透析患者的皮肤损害及相关致病因素的多元化分析[D]，2008.

[6] 王世相，李寒，何焱玲，等.维持性血液透析终末期肾病患者皮肤病变调查分析[J].中华皮肤科杂志，2008，41（1）：32-35.

[7] KEITHI-REDDY S R，PATEL T V，ARMSTRONG A W，et al.Uremic pruritus[J].Kidney Int，2007，72（3）：373-377.

[8] CHUNG C M，NUNLEY J R.Overview of hepatitis C and skin[J].Dermatol Nurs，2006，18（5）：425-430.

[9] MASMOUDI A，BEN HMIDA M，MSEDDI M，et al.Cutaneous manifestations of chronic hemodialysis.Prospective study of 363 cases[J].Presse Med，2006，35（3 Pt 1）：399-406.

[10] ANEES M，BUTT G，GULL S，et al.Factors affecting dermatological manifestations in patients with end stage renal disease[J].J Coll Physicians Surg Pak，2018，28（2）：98-102.

[11] 张丽宏，吴俊荣，陈丽娟，等.皮肤色素沉着的中医药治疗体会[J].中医药信息，2005，22（4）：56.

[12] LAMB F M，OTTONELLI STOPIGLIA C D，VETORATTO G，et al.Frequency of onychomycoses in chronic renal failure patients undergoing hemodialysis in Porto Alegre，Brazil[J].Acta Dermatovenerol Croat，2013，21（1）：19-23.

[13] ADA S，SEçKIN D，BUDAKOğLU I，et al.Treatment of uremic pruritus with narrowband ultraviolet B phototherapy：an open pilot study[J].J Am Acad Dermatol，2005，53（1）：149-151.

[14] GRIFFON-EUVRARD S，BUSTAMANTE R，THIOVOLET J.Skin manifestations in patients with renal chronic renal failure on regular hemodyalisis[J].Med Cutan Ibero Lat Am，1976，4（6）：401-413.

[15] SMITH A G，SHUSTER S，THODY A J，et al.Role of the kidney in regulating plasma immunoreactive beta-melanocyte-stimulating hormone[J].Br Med J，1976，1（6014）：874-876.

[16] SOROUR N，SAUDI W，ELMASRY A，et al.Prevalence of cutaneous manifestations in chronic renal failure patients on regular hemodialysis：a hospital-based study[J].Egypt J Dermatol Venero，2014，3（4）：27-35.

[17] 王莉.何强，血液净化学[M].第 4 版.北京：科学技术出版社，2016：966.

柳化霞（撰写）　马　虹（审校）

第十章　血液透析相关的水、电解质、酸碱失衡

第一节　脱水与水中毒

一、概述

维持性血液透析（Maintenance Hemodialysis，MHD）患者多数少尿、无尿，当饮水量过多时常会出现水负荷过重，从而致水中毒，多以等渗或低渗性水中毒为主。液体超负荷可致心脏负担加重，是透析患者的主要死因之一。尽管造成透析患者液体超负荷的原因是多方面的，但残余肾功能过低或缺失为主要因素。残余肾功能的存在有助于水钠清除，在维持水平衡方面起重要作用。与容量超负荷相反，过多的液体清除所致的容量不足会导致血管内容量耗竭，组织灌注减少，可造成残余肾功能的丧失。因而加强透析患者水平衡的管理非常重要。

二、脱水

（一）定义

脱水是指由于各种原因导致人体水摄入不足、消耗过多、大量丢失并且无法及时得到补充，使体内的水分减少而引起新陈代谢障碍的一组临床综合征。

（二）风险因素

1.摄入不足

食欲不振、频繁呕吐、昏迷的患者等。

2.失水过多

过度通气导致的呼吸黏膜不显性失水，以及显性失水大汗、腹泻等。

3.超滤不当

超滤不当引起患者出现血压降低、恶心、呕吐等。

（三）发病机制

1.饮水不足

①不能饮水：如频繁呕吐、昏迷的患者；②渴感障碍：有些脑部病变可损害渴觉中枢，有些脑血管意外的老年患者可发生渴感障碍。

2.失水过多

机体失水的途径有：①经肺失水：任何原因引起的过度通气都可使呼吸道黏膜的不显性蒸发加强以致大量失水；②经皮肤失水：在发热或甲状腺功能亢进时，通过皮肤的不显性蒸发每日可失水数升，汗为低渗液，大汗时每小时可丢失水分 800mL 左右；③经胃肠道失液：如腹泻时可能丧失含钠的消化液。

（四）临床表现

脱水的患者可表现为口渴、口干、皮肤干燥、皮肤弹性差、乏力、眼球下陷、声音嘶哑、尿量减少、低血压甚至出现嗜睡、幻觉。

（五）处理措施

透析患者的脱水还常伴有电解质紊乱及酸碱代谢失衡。透析患者大多数少尿、无尿，因此应根据患者的具体情况补液。

（1）轻度脱水可通过口服补液而纠正，重度脱水急需补液扩容。患者有明显呕吐、腹泻时，可根据情况酌情给予静脉点滴 5%葡萄糖氯化钠溶液，剂量和补液速度视病情而定。但如果补水过多、过快，则会出现水潴留甚至急性心力衰竭。补液应遵守以下原则：补液量=补充当日生理需要量+补充当日额外损失量。通常正常成人每日水的生理需要量为 1500mL，水的额外损失应按实际测算结果进行补充，同时监测血电解质、酸碱平衡及渗透压的变化。当患者出现高渗性脱水时应以补充 5%葡萄糖溶液为主，适当补充生理盐水。第 1 个 24h 应输入补充量的 1/2。如若发生低渗性脱水可补充生理盐水或 3%~10%高渗盐水，先给予补充量的 1/3~1/2，并观察补充后的反应及血钠监测结果。当出现等渗脱水时补充等渗生理盐水，同时可输入胶体如白蛋白、血浆、低分子右旋糖酐等。患者补液的同时观察患者血压变化，血压回升后，输液速度要减慢，避免一次补充过量的液体引起心力衰竭。

（2）目前血容量监测主要有两种作用 ：①预防透析中低血压及相关症状； ②评价透析患者的干体重。重新评估设定合适干体重，最简便最常用的方法是结合临床症状、血压、胸部 X 线表现，逐渐达到干体重的目标。

三、水负荷过重（Fluid Overload，FO）及水中毒

（一）定义

过多的水在体内潴留使细胞内外液明显增多并呈低渗状态，引起包括低钠血症在内的一系列症状和体征，称为水中毒。

（二）流行病学和风险因素

FO 在透析患者中普遍存在，在一个大型欧洲队列（n=8,883）中，27.4%的透析患者存在严重的透析前 FO 过重。有研究统计 20%~30%的血液透析（Hemodialysis，HD）患者 HD 后仍未达容量平衡，处于持续的慢性容量超负荷状态，透析间期体重增加（Interdialytic Weight Gain，IDWG）超过体重的 5%~6%与不良事件和病死率相关，而慢性容量超负荷与病死率的关系比 IDWG 更为密切。既往研究报道，在腹膜透析（Peritoneal Dialysis，PD）患者中，容量负荷过多很常见，70%患者有容量负荷过多，20%达 5L 以上。张周沧等人纳入了北京市 7 个血液净化中心 MHD 的患者共 113 人，生物电阻测量法（Bio-Impedance Analysis，BIA）测患者的多余水分，计算每周的时间平均容量负荷（Weekly Time Average Volume Overload，wTAOH），依据 wTAOH 分 4 组，容量不足组（组 1，wTAOH<-0.25L）、容量负荷正常组（组 2,-0.25L≤wTAOH≤1.25L）、容量超负荷组（组 3，1.25L<wTAOH≤2.8L）、容量严重超负荷组（组 4，wTAOH>2.8L），结果显示 MHD 患者中，容量超负荷组占 28.3%，容量严重超负荷组占 18.6%。发生水中毒的危险因素包括：肾排水功能不足、水摄入过多、抗利尿激素（Antidiuretic

Hormone，ADH）分泌失衡综合征、药物（异丙肾上腺素、吗啡、丙磺酰胺、长春新碱及多黏菌素等）、应激（手术、创伤、精神刺激等）。

（三）发病机制

尿毒症患者肾功能不全，肾脏排水功能不足，患者摄入水分过多、ADH 分泌过多等可导致患者容量负荷过重，导致患者水中毒。

1.肾脏排水功能不足

HD 患者多伴有少尿、无尿，如果摄入水分过多，超过了肾的排泄能力，则极易导致水的潴留产生稀释性低钠血症，出现水中毒的症状，严重者可发生心力衰竭、肺水肿及脑水肿等。脑水肿可出现各种神经精神症状，其严重程度与血钠下降的程度和速度呈正相关。

2.水分摄入过多

水分输入过多致低渗血症，由于细胞外液向细胞内转移，可造成细胞内水肿，如此时输入大量水分，可发生细胞内外液均增多并伴有血钠浓度降低的低钠性体液容量增多，即水中毒的现象。

3.ADH 分泌过多

应激时交感神经兴奋，与此同时副交感神经受抑制，从而解除了副交感神经对 ADH 分泌的抑制，结果使 ADH 分泌增多。有效循环血容量减少时，从左心房传至下丘脑抑制 ADH 释放的迷走神经冲动减少，从而引起 ADH 分泌增多；肾上腺皮质功能低下时，由于肾上腺皮质激素分泌减少，对下丘脑分泌 ADH 的抑制作用减弱从导致而 ADH 分泌增多，加重患者水钠潴留。

4.其他

终末期肾脏病（End-Stage Renal Disease，ESRD）患者常由于代谢性酸中毒导致换气过度，再加上唾液腺分泌功能低下引起口腔干燥，误以为是缺水表现而盲目地补充水分导致水中毒的发生。

（四）临床表现

水中毒的症状与体征的出现与水过多的程度及速度有关。轻度或慢性水中毒患者，发病缓慢，症状常不明显，血清钠浓度下降、体重增加的变化多被原发病的症状、体征所掩盖，可出现低盐综合征表现，即嗜睡、头痛、恶心、呕吐、软弱无力及肌肉挛痛等症状。重度水中毒一般都有某些中枢神经系统的症状，如头痛、神志混乱、嗜睡或躁动、肌肉抖颤或抽搐、惊厥、甚至昏迷等。急性水中毒时，由于脑神经细胞水肿和颅内压增高，因此脑症状出现最早而且突出，可发生各种神经精神症状如凝视、失语、精神错乱、定向失常、嗜睡烦躁等，并可有视神经盘水肿；严重者可因发生脑疝而致呼吸、心搏骤停。

（五）处理措施

1.限制水分摄入

HD 患者应该严格控制水的摄入。

2.血液净化治疗

通过 HD 进行清除过多水分。脱水量应根据患者的干体重进行评估，如若透析过程中脱水量超过干体重的 5%时，超过毛细血管再充盈率，应注意防止低血压的发生。透析患者在透析间期的体重可能显著增长，如果残余肾功能能够产生有效的利尿反应，可以考虑使用袢利尿剂包括呋塞米、托拉塞米、布美他尼等。有研究表明，对于具有一定残肾功能的患者（24h≥200mL），使用利尿剂治疗 1 年后仍可保留尿量的比例几乎是不使用利尿剂患者的 2 倍，由于所有的袢利尿剂都具有较高的蛋白结合率，常规 HD 对体内的袢利尿剂清除不足 10%，因此不需要根据透析处方调整利尿剂的剂量。

3.评估干体重

干体重是人为定义的 HD 患者最佳的容量状态。干体重往往根据临床经验来确定，通常将患者无肌肉痉挛、恶心、呕吐、低血压等不适症状的最低体重定为干体重。HD 患者的干体重与透析条件、透析时间等密切相关。清除水分速度过快、再灌注不足易发生血压下降。评估干体重方法包括生物电阻测量法（Bio-impedance Analysis，BIA），X 线心胸比、肺超声等。水中毒存在心力衰竭时应加强水分清除，适当降低干体重。可通过心力衰竭症状、水肿程度、心胸廓比值、肺瘀血、有无胸水、低氧血症程度等明确容量超负荷的量，重新确定干体重。

（1）动脉血氧分压改善早于胸部 X 线所见 12～24h，可将其作为评价心力衰竭的有效方法。无明显心力衰竭出现时，可参考心胸廓比值、肺血管阴影确定干体重。透析前心胸廓比值，以男性低于 50%、身材矮小的女性低于 55%、无肺血管阴影增强为目标。

（2）肺超声主要测量的是血管外肺水，即肺间质的含水量，能够良好反应组织容量负荷。肺部超声的 B 线反映了左室充盈压，是评估中心循环的关键指标。当肺血管外水潴留时，肺小叶间隔随含水量的增加而增厚，同时周围包绕大量气体。当超声束与增厚的小叶间隔相遇时，会产生伪影，导致垂直于胸膜表面的高回声线，表现为回声强的类似于彗星拖尾状的线条，即 B 线。B 线的存在表明存在肺泡或间质异常，如心源性肺水肿、血管外肺水增多等。

（3）BIA 有单频、多频以及局部检测和全身检测等多种类型。BIA 的工作原理主要依赖于组织细胞对不同频率电流的阻抗不同。低频电流不能穿透细胞膜，只能通过细胞外液部分，而高频电流可通过细胞内液和细胞外液。BIA 通过发放不同频率的电流来区分和测定细胞内液和细胞外液。单频 BIA 能指导 HD 患者达到容量平衡状态，更好地控制血压，但是单频 BIA 不能评估理想干体重，只能监测液体量的相对变化。目前临床常用多频 BIA 对容量状态评估，有报道称其准确性优于血压监测。

（4）人体成分分析仪（Body Composition Analyzer，BCM）可以通过输入年龄、性别、身高、体重、血压等参数，以健康受试者的肌肉组织和脂肪组织的正常水合状态作为参考数据，更客观地评估相应的 HD 患者的容量状态，从而可更好地反映全身的液体分布。同位素稀释法是检测体内水含量的金标准，但由于其价格昂贵且操作难度大因而无法在临床上广泛应用。BCM 基于电阻抗频谱技术，可准确测算出机体的水分、肌肉和脂肪的含量。Kong 等发现，生物电阻抗法与同位素稀释法对 HD 患者体内水含量测定结果的相关系数达到了 0.9，证明两种方法的一致性非常高。

（六）预防措施

（1）严格控制水的摄入，透析患者并仍有残肾功能存在的，水的摄入应控制在尿量+500mL 以内。

（2）促进体内水分排出，减轻脑细胞水肿。

（3）防治原发疾病。

参考文献

[1] CHARRA B，LAURENT G，CHAZOT C，et al.Clinical assessment of dry weight[J].Nephrol Dial Transplant，1996，11 Suppl 2：16-19.

[2] DEKKER M J，MARCELLI D，CANAUD B J，et al.Impact of fluid status and inflammation and their interaction on survival：a study in an international hemodialysis patient cohort[J].Kidney Int，2017，91（5）：1214-1223.

[3] HECKING M，KARABOYAS A，ANTLANGER M，et al.Significance of interdialytic weight gain versus chronic volume overload：consensus opinion[J].Am J Nephrol，2013，38（1）：78-90.

[4] KWAN B C，SZETO C C，CHOW K M，et al.Bioimpedance spectroscopy for the detection of fluid overload in Chinese peritoneal dialysis patients[J].Perit Dial Int，2014，34（4）：409-416.

[5] 张周沧，甘良英，李忠心，等.维持性血液透析患者的容量负荷分布及其与血压关系的多中心研究[J].中国血液净化，2020，19（3）：174-178.

[6] 孙颖，陈献广，赵班，等.应用 MBIA 法及 NT-proBNP 评估临床干体质量达标的血液透析患者容量负荷的价值[J].中国血液净化，2016，15（11）：605-608.

[7] 付倩，刘小荣，沈颖.肺超声评估血液透析患者容量状态的研究进展[J].中国血液净化，2021，20（4）：281-284.

[8] ONOFRIESCU M，HOGAS S，VORONEANU L，et al.Bioimpedance-guided fluid management in maintenance hemodialysis：a pilot randomized controlled trial[J].Am J Kidney Dis，2014，64（1）：111-118.

[9] TABINOR M，ELPHICK E，DUDSON M，et al.Bioimpedance-defined overhydration predicts survival in end stage kidney failure（ESKF）：systematic review and subgroup meta-analysis[J].Sci Rep，2018，8（1）：4441.

[10] KONG C H，THOMPSON C M，LEWIS C A，et al.Determination of total body water in uraemic patients by bioelectrical impedance[J].Nephrol Dial Transplant，1993，8（8）：716-719.

董文敬（撰写） 杨海侠（审校）

第二节　钠代谢失衡

一、概述

ESRD 患者肾脏对钠的调节能力几乎完全丧失，对摄入水和钠的变化不能引起正常的排泄反应。有研究报道，无论高钠血症的根本原因是什么，如果血清钠水平在发病后 10 天内没有得到纠正，高于 160mmol/L 的血清钠水平与极高的死亡率有关，甚至可达到 100%。

二、高钠血症

（一）定义

血清钠＞145mmol/L 时称为高钠血症，反映细胞处于脱水状态。在一项对 46194 名患者的随访中，其结果表明血清钠与死亡率之间呈 U 型关联，即钠水平＜138mmol/L 和≥144mmol/L 与较高的死亡风险相关。

（二）流行病学和风险因素

当血钠高于 152mmol/L，死亡率≥60%。发生高钠血症危险因素包括：①水摄入不足：如昏迷、消化道疾病导致的饮水困难；脑外伤引起的渴觉中枢受损等均可导致水摄入不足引起高钠血症；②水丢失过多：如尿崩症、腹泻呕吐、高温环境等导致水分大量丢失；③钠摄入过多：常见于注射高渗性生理盐水的患者；④钠排泄减少：多见于存在肝硬化腹水、心力衰竭的患者。当患者脱水、透析液中钠离子浓度不当，或连续使用高渗透析液发生迅速超滤，此时若透析机的传导监测系统未正常运行或者未正确设置警报，即可发生高钠血症。事实上，英国产品监管局关于透析不良事件的报告指出，22%是由于透析设备或一次性用品的故障而导致的高钠血症，19%是由于透析液成分错误导致的高钠血症。Bhosale 等人报道了 1 例 HD 患者因使用不适当的碳酸氢盐浓缩物导致了严重的高钠血症。CRRT 中常采用商品化的碳酸氢钠（$NaHCO_3$）置换液，如果为了更快、更好地纠正酸中毒而提高 5%$NaHCO_3$ 使用比例，可能导致置换液钠浓度过高，应该引起重视。

（三）发病机制

机体通过控制水的摄入，排泄和渗透压调节系统可以防止血浆钠浓度超出其正常范围（135～142mmol/L），在正常范围内调节失败会使细胞暴露于低渗或高渗压力。细胞内外溶质浓度（渗透压）必须相等，因为水通道（水通道蛋白）使细胞膜可以渗透水。钠泵（Na^+/K^+-ATP 酶）功能上将钠排除出细胞，通过主动转运将与钾进行交换。虽然钠主要在细胞外，钾主要在细胞内，但体液可以被认为是一个包含钠、钾和水的单一"桶"，因为渗透梯度会被穿过细胞膜的水运动迅速消除。高钠血症时细胞内液大量渗透至细胞间，导致血浆渗透压升高和细胞体积缩小，从而引起一系列临床症状。细胞外液容量可能正常，也可能减少或增多，这取决于透析液中的钠离子进入血液的量以及超滤出的钠离子量。高钠血症发生多因脱水或透析不当、过度限制水的摄入、脑部外伤导致下丘脑受损所致。

1.透析不当

当透析液钠浓度高于血液中的钠浓度，透析时钠离子则会不断向血液中扩散，使血液中的钠浓度升高，由于血液中细胞外钠浓度高于正常水平，细胞内的水向细胞外扩散，细胞呈高渗性脱水、皱缩，并可影响红细胞的携氧能力，使体外循环血液颜色变深。部分患者可能采用曲线钠透析，一般为前半程使用较高的透析液钠浓度，后半程使用较低的钠浓度，如果因为各种原因透析过程不能完成，则可能导致高钠血症。

2.过度限制水分的摄入

如昏迷、消化道疾病导致的饮水困难；脑外伤引起的渴觉中枢受损等均可导致水摄入不足引起高钠血症。

3.其他

托伐普坦是一种口服精氨酸加压素 2 型受体拮抗剂，可以提高自由水的清除和尿液排泄，降低尿液渗透压，促使血清钠浓度的提高，但长期使用托伐普坦，导致水和溶质被大量排出，且水丢失多于钠，引起高钠血症。据报道，在一项纳入 3349 例研究对象、托伐普坦治疗心衰患者的效果和安全性研究中，高钠血症（≥150mmol/L）发病率为 3.65%。

（四）临床表现

轻者表现为头痛、口渴、恶心、呕吐、眩晕、低血压，淡漠、嗜睡；重者可发生惊厥、抽搐，甚至昏迷或死亡。

（五）处理措施

1.减少食物中的摄入

控制膳食中钠的摄入可以改善日常症状，并有可能获得更好的长期疗效。一项纳入 42 例样本的双盲随机对照试验比较三种钠的摄入量 2400mg/d、1500mg/d 和不受限制，其结果表明限制钠的摄入量可改善患者的日常症状，并获得更好的长期疗效。

2.基础治疗

常规采取的措施包括停止含钠液输入、补充等渗葡萄糖溶液、胶体液等；保证充足血容量；鼻饲温开水；积极控制血糖；加强抗感染治疗；在病情允许的情况下尽量减少利尿剂、脱水剂的使用等。

补液总量=（血清钠离子浓度-142）×体重×K+1500mL。公式中的系数 K 在男性为 4，在女性为 3。液体常需 24h 内补充一半，48h 内补充完毕。经治疗后如患者血钠无法控制并进一步升高达 155mmol/L 以上时（血清钠＞160mmol/L 的严重高钠血症是脑出血患者死亡的独立危险因素）应补充低张液体。高钠血症是因为失水多于失钠，可由净水丢失或低张盐丢失增加引起。所以，应该补充低张溶液，包括 5%的葡萄糖溶液、0.2%NaCl 溶液（1/4 张）和 0.45%的 NaCl 溶液（1/2 张）。

表 3-35　常用液体的含钠量及其在细胞外液中的分布

液体种类	含钠量（mmol/L）	细胞外液分布（%）
5%的 葡萄糖溶液		40
0.2%的 NaCl 溶液和 5%的葡萄糖溶液	34	55
0.45%的 NaCl 溶液	77	73
林格氏液	130	97
0.9%的 NaCl 溶液	154	100

3.血液净化治疗

（1）HD 治疗对于轻度的高钠血症或低钠血症患者，透析液中的钠浓度无须调整，透析液中钠浓度一般为 135～145mmol/L。急性高钠血症 24h 内血清钠离子的浓度大于 160mmol/L，其致死率在 70%以上，临床上需紧急纠正，纠正速度可每小时不超过 1mmol/L。低钠透析液中钠离子浓度低于血清钠离子浓度 2mmol/L，应酌情补充低钠液体缓慢纠正高钠血症。有研究报道一例严重高血钠患者应用 HD 治疗，在开始 14h 内，扩容后钠离子浓度仅在液体充盈时改变 1mmol/L，但在随后透析中 2h 内下降幅度大于

20mmol/L。尽管钠浓度急剧下降，患者在出院时并没有出现任何神经后遗症，并可恢复至原有的精神状态。监测血钠的变化在 HD 治疗过程中对于保护患者免受低钠或高钠血症相关的临床事件的发生非常重要。

（2）CRRT 能有效、缓慢、平稳地纠正高钠血症，能有效避免因血钠浓度过快下降引起的细胞水肿、神经功能损伤和脑组织脱髓鞘病变，同时清除血液中炎症介质，阻止炎症反应的瀑布效应；通过适当地降低透析液的温度，较长时间 CRRT 可起到降低患者体温的作用，使患者体温保持在 36℃左右，对保护脑组织有重要作用；通过肾脏模拟功能排出水分，减轻颅内水肿。在 CRRT 的治疗中将枸橼酸钠作为局部抗凝剂，钠浓度为 224mmol/L，在泵前注入，置换液或透析液钠含量为 140mmol/L，0.9%生理盐水用于外周给药的基础静脉输液。置换液 Na^+ 浓度低于血中 Na^+ 浓度 15mmol/L 左右，置换液速度 2L/h，血流 200mL/min。在治疗初期 6h 内，血中 Na^+ 浓度可降低 10～12mmol/L，此后逐渐调整置换液 Na^+ 浓度，使血钠下降速度控制在 1.0～1.5mmol/（L·h）。

4.其他

控制感染可能与高钠血症患者的死亡率相关。在一项关于 23 例高钠血症住院的老年患者的临床研究显示，48%的总死亡率与高钠血症的程度无关，但 17 例合并急性细菌感染的患者中有三分之二死亡，而 5 例非感染患者都存活了下来。这提示早期适当的抗生素治疗可以降低老年高钠血症的高死亡率，但目前此类研究资料较少，是否适用于 HD 患者的高钠血症有待于进一步考证。

（六）预防措施

（1）以预防为主，治疗中经常监测复查电解质、血糖、肝、肾功能。

（2）早期识别、积极治疗原发病，控制钠摄入和不适当的钠输入。

（3）适当控制钠和水的摄入，使血钠水平维持在正常范围。

（4）浓缩性高钠血症的治疗参照高渗性失水，潴钠性高钠血症的治疗，除控制钠摄入外，在情况允许时鼓励多饮水。

三、低钠血症

（一）定义

低钠血症的定义为血清钠低于 135mmol/L，为临床常见的电解质失衡类型之一。

1.根据其严重程度分类

轻度低钠血症：血钠 130～135mmol/L；中度低钠血症：血钠 125～129mmol/L；重度钠血症：血钠＜125 mmol/L。文献提示血钠 110～125mmol/L 时患者症状明显且严重。

2.根据其进展速度分类

急性低钠血症发生＜48h；如低钠血症发生≥48h，则为慢性低钠血症。无论是急性还是慢性，对于 HD 治疗都是一个很大的挑战。在慢性低钠血症的情况下，脑细胞可通过适应性分泌有机渗透物降低脑水肿的风险。

（二）流行病学及风险因素

低钠血症在 ESRD 患者中相当常见。低钠血症在 HD 患者和 PD 患者中发生率分别为 6%～29%和 11%～26%。发生低钠血症的常见危险因素包括不适当的长期限制钠盐、呕吐、腹泻、利尿使钠丢失过多及心钠素等抑制肾小管对钠的重吸收。

（三）发病机制

低钠血症可发生于透析开始时或透析过程中，大量水分自透析液进入血中及细胞内造成血液稀释，血浆渗透压急剧下降，引起溶血、脑水肿等低钠血症表现。若为糖尿病患者则可因血糖浓度增加而导致水分从细胞内渗入细胞外，引起稀释性低血钠，血糖浓度每增加 5.55mmol/L，血钠浓度相应减少 1.3mmol/L。

（1）其发生多因脱水或透析不当所致。

（2）水分摄入过多：如烦渴症。

（3）非肾性溶质丢失：如呕吐、腹泻、肠梗阻、烧伤、大量出汗等。

在 PD 患者中有其独特的病理生理学特征。PD 发生低钠血症可以由以下一种或多种机制诱导。

（1）水分过多和或排泄水分过少所导致的水分过多，导致体重增加，以及容量超负荷。

（2）低钠饮食和或过量钠丢失。临床症状包括体重减轻、低血压，以及生物阻抗分析记录的体内总钠偏低。

（3）钾缺乏是由于口服摄入量低（低钾饮食）和或过量的钾丢失（如腹泻）。细胞内钾缺乏引起钠离子从细胞外向细胞内转移，钠离子从细胞外液流向细胞内，从而导致低钠血症。

（4）继发于药物（阿片类药物、精神药物）、内分泌疾病（甲状腺功能减退、醛固酮功能减退）和其他疾病（神经系统疾病、肺部疾病或副肿瘤性疾病）引起血管升压素抑制不足而导致的游离水过多。在有残余肾功能的情况下，由于加压素抑制不足导致游离水分过多。

（四）临床表现

低钠血症患者可出现神情淡漠、烦躁不安、焦虑、胸痛、头痛、恶心、呕吐、面色苍白，甚至癫痫发作。有研究表明，在一项 200 名 HD 患者参与的研究中发现血清钠水平、抑郁症状和认知障碍之间存在显著相关性。一项于 2006 年 1 月至 2013 年 12 月共纳入 1656 例持续性非卧床腹膜透析（Continuous Ambulatory Peritoneal Dialysis，CAPD）患者随访至 2018 年 12 月的研究中发现，年龄≥50 岁的 CAPD 患者中，低钠血症与感染相关死亡风险增加相关。一项纳入 15 项研究的荟萃分析提示低钠血症的存在与骨折风险较高有关，尤其是髋部骨折。即使是轻微的慢性低钠血症也会导致可逆性的步态不稳定和神经认知缺陷，可能是由于大脑适应慢性低钠血症时神经递质谷氨酸降低所致。此外，一些临床研究已经证实了慢性低钠血症和骨质疏松症之间的联系。另有动物研究表明，慢性低钠血症降低骨矿物质密度，伴有骨小梁和皮质骨丢失，继发于破骨细胞活性增强和成骨细胞活性降低。成骨细胞活性的降低导致血清骨钙素的降低，而骨钙素是骨形成的生物标志物。

（五）处理措施

低钠血症首先要评估临床症状的轻重，因重症患者随时有死亡的风险，发现应立即开始治疗。由于低钠血症引起的症状与血钠的水平并不完全一致，而低钠血症的时间对症状的轻重及治疗的时间有重要的影响，所以应该从血钠水平、临床症状和发病时间三方面进行评估。

1.药物治疗

（1）轻度低钠血症时，常规透析液中钠浓度可设置为140+（140-为透析前血钠浓度），经过4个小时的透析后，患者血钠浓度可维持于140mmol/L左右。也可以口服补充，注意监测血钠浓度。

（2）中、重度低钠血症时，尤其当低钠血症持续时间较长时，过快使血钠水平升至正常是很危险的，可能会导致脑水肿、高血压，甚至心衰、渗透性神经系统脱髓鞘症的等并发症的发生。纠钠的剂量及速度切忌过大、过快。一般主张血钠升高的速度不宜超过8mmol/L/d。慢性低钠血症的快速矫正被认为是导致脱髓鞘综合征的原因，这是由于大脑中水分的快速转移导致的。

（3）重度低钠血症患者第1小时内的处理：①推荐立即静脉输注3%高渗盐水150mL，20min以上输完；②20min后检查血钠浓度并在第2个20min重复静脉输注3%高渗盐水150mL；③建议重复以上治疗2次或直到达到血钠浓度增加5mmol/L；④应该在具有密切生化和临床监测的环境下对有严重症状的低钠血症患者进行治疗。1h后血钠升高5mmol/L，但症状无改善患者：①继续静脉输注3%高渗盐水，使血钠浓度每小时增加1mmol/L。有下列之一者停止输注高渗盐水：症状改善；血钠升高幅度达10mmol/L；血钠达到130mmol/L。②建议寻找引起症状的低钠血症以外的原因；③如果需要继续3%高渗盐水输注，建议每隔4h检测1次血钠。症状改善后持续治疗：①推荐停止输注高渗盐水；②保持静脉通道通畅，输注0.9%盐水直到开始针对病因治疗；③如果可能，开始特异性诊断治疗，但至少使血钠浓度稳定；④第1个24h限制血钠升高超过10mmol/L，随后每24小时血钠升高<8mmol·L，直到血钠达到130mmol/L；⑤第6小时、12小时复查血钠，此后每日复查，直到血钠浓度稳定，注意监测血钠变化。

2.血液净化治疗

对重症低钠进行血液滤过治疗开始时，置换液钠浓度应高于血钠浓度15～29mmol/L，置换液速度为2L/h，血流量为200～250mL/min，快速纠正严重低钠血症可导致渗透性脱髓鞘综合征，因此，透析液钠浓度不超过血清钠浓度15～20mmol/L。应用透析液钠浓度为145mmol/L，透析4h，血钠可从110mmol/L升至130mmol/L，相当于每小时升高5mmol/L。应用透析液钠浓度为130mmol/L，透析4h后血清钠也可从110mmol/L升至120mmol/L，相当于每小时升高2.5mmol/L。在24h内实现理想的血清钠增加所需的钠总量取决于体内总水量。计算出的钠总量除以钠转移率（由透析液到血液的钠梯度决定），可以计算出目标钠转移所需的总血流量。无论是急性还是慢性肾功能衰竭，在没有CRRT选择的情况下，传统的低血流量、可用最低钠浓度的透析液（即130mmol/L）和减少治疗时间，是安全纠正低钠血症的简单策略，同时调节超滤量，精确控制容量平衡。HD患者严重慢性低钠血症的最新推荐血钠纠正速度为每24小时4～8mmol/L。

HD患者严重急性和慢性低钠血症的处理如下。

严重急性低钠血症<120 mmol/L，发病时间<48h	3%生理盐水[150mL 静脉注射（intravenous injection，iv）]用于严重症状（避免在高血容量患者中使用）采用IHD快速校正（透析钠浓度136～145mmol/L）不推荐血管加压素 V_2 受体拮抗剂

续表

严重慢性低钠血症<120 mmol/L，发病时间>48 h	3%生理盐水（150mL iv）用于严重症状（避免在高血容量患者中使用） 每日短 HD 与最低的透析液钠浓度（=130mmol/L）和低血流量（50～100mL/h）或每日连续性静脉-静脉血液滤过（Continuous Veno-Venous Hemofiltration，CVVH）与定制的置换液钠浓度（钠动力学建模） 推荐的血清钠校正率为每 24 小时 4～8mmol/L 每小时检查血清钠，如果超过校正率，用 5%葡萄糖水（iv） 不推荐血管加压素 V_2 受体拮抗剂

3.药物治疗

托伐普坦通过拮抗心力衰竭时异常增多的精氨酸加压素（Arginine Vasopressin，AVP）对肾脏的作用，提高游离水的清除率，降低尿渗透压，提高血钠水平，可帮助心衰患者迅速改善水潴留和低钠情况。轻中度肾功能低下的患者[肌酐清除率（Creatinine Clearance Rate，Ccr）10～79mL/min]，不需调整服用剂量[起始剂量 15mg 次/日（quaque die，qd），最大可增至 60mg qd]，目前尚未对 Ccr<10mL/min 或正在接受 HD 患者服用托伐普坦的情况进行评估。

董文敬（撰写）　杨海侠（审校）

第三节　钾代谢失衡

一、概述

肾脏是人体排钾的主要器官，肾功能下降时，排钾功能也会随之下降。CKD 早期患者的肾脏通过提高排钾效率得以代偿。显而易见，肾脏这种代偿作用有限，当肾功能显著下降时，排钾功能随之受损，因而容易出现钾离子正平衡，导致高钾血症倾向。HD 患者推荐的每日钾摄入量限制在 60mmol 左右。一个典型的透析治疗通过扩散和对流清除相结合的方式消除 70～100mmol/L。通常 HD 患者尿钾排泄减少，必须通过饮食限钾和透析清除相结合来维持钾质量平衡。理想的透析管理目标是实现透析间钾负平衡，达到治疗间期钾正平衡，从而预防透析间高钾血症和透析间期低钾血症。

二、高钾血症

（一）定义

目前专家共识高钾血症的诊断标准为血清钾浓度>5.0mmol/L。来自一项大型流行病学观察性研究（n=81.013），透析前血清钾水平在 4～5.5mmol/L 之间的患者死亡风险最低，在≥5.6mmol/L 水平，死亡和心律失常结果的风险显著增加，提示透析前血清钾水平与全因和心血管死亡率之间存在 U 型关系，在纠正了多重混杂因素后，这些关联对于高钾血症仍然是显著的。

（二）流行病学和风险因素

一项 DOPPS 共纳入了 1339 名 HD 患者的研究中，合并高钾血症的患者为 345 人（25.8%），其中轻度高钾血症占 13.3%，中度高钾血症占 7.6%，重度高钾血症占 4.9%。日本真实世界研究显示：CKD3a、CKD3b、CKD4 和 CKD 5 期高钾血症的患病率分别为 13.22%、24.56%、43.65%、51.19%。Wenceslao 等人在 2019 年 1 月至 3 月期间回顾了其所在科室所有的肾脏病患者，高血钾的患病率为 3.5%，其中患病率最高的是 HD 患者 39.8%，其次是 PD 患者 11%。与高钾血症相关的风险因素包括：①饮食不当如摄入大量水果、饮料、蔬菜等高钾食物；②不当给予钾盐，服含钾高的中药；③感染、外伤、组织坏死（挤压综合征、肌肉挫伤等）、输陈旧血、烧伤、手术、胃肠道出血等。这些风险因素引起内源性或外源性钾负荷增加，均可导致高钾血症。透析不充分或透析液高钾是引起高钾血症的另一个原因。

（三）发病机制

HD 患者肾脏调节钾的能力明显减弱，摄入大量的含钾食物及药物会造成患者的血钾升高。HD 患者常伴有代谢性酸中毒，为了维持体液的酸碱平衡，细胞外液中的氢离子（H^+）进入细胞内缓冲，同时钾离子（K^+）转运到细胞外，导致高钾血症。胰岛素分泌不足或抵抗，可影响细胞对 K^+ 的利用，引起高钾血症。

1.摄入过多

高钾饮食或者输入库存血；感染、组织损伤等外在因素可导致患者的细胞高分解代谢，细胞缺氧以及酸中毒的情况均可导致 K^+ 逸出细胞。

2.透析不充分

透析不充分或者治疗高血压时服用血管紧张素转换酶抑制剂等均可导致高血钾的出现。

（四）临床表现

高钾血症常见的临床表现为心律失常、心悸、骨骼肌无力、瘫痪甚至呼吸肌衰竭和感觉异常。具体表现如下。

1.神经肌肉症状

血钾为 5.5～7.0mmol/L 时，可出现肌肉轻度震颤、手足感觉异常。血钾为 7～9mmol/L 时，可出现肌肉无力，腱反射减弱或消失，甚至出现迟缓性麻痹等。

2.对心脏的影响

主要是心律失常，临床既可为各种缓慢性心律失常，如房室传导阻滞、窦性心动过缓等；也可出现快速性心律失常，如窦性心动过速、频繁的室性期前收缩、室性心动过速和心室颤动。高钾血症心电图改变包括 T 波高尖、Q-T 间期缩短、QRS 波渐增宽伴幅度下降、P 波形态逐渐消失等，上述改变综合后呈正弦波形表现。此外，高钾血症的心电图变化可能不完全与血钾水平平行，少数患者无心电图的前驱表现而直接表现为猝死。

3.其他症状

高钾血症由于引起乙酰胆碱释放增加，故可引起恶心、呕吐和腹痛。

（五）处理措施

高血钾患者出现危及生命的心电图改变时，需紧急处理，HD 患者需紧急透析治疗，当透析不及时，必须采取以下措施。

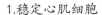

1.稳定心肌细胞

注射葡萄糖酸钙对抗钾的心毒性，10%葡萄糖酸钙10～20mL加等量的25%葡萄糖液静注。

2.将 K^+ 从细胞外液向细胞内液转运，以达到降低血钾的目的

包括使用胰岛素和 β_2 受体激动剂。①静脉注射胰岛素：胰岛素及葡萄糖的使用：胰岛素可促使 K^+ 由细胞外液进入细胞，而葡萄糖可刺激胰岛素分泌。25%葡萄糖溶液100～200mL，每5g糖加入1U胰岛素，静脉滴注，可使 K^+ 转入细胞内，必要时每3～4h重复使用。血钾在给药15min内开始下降，同时应静脉注射葡萄糖预防低血糖；② β_2 受体激动剂：沙丁胺醇为选择性 β_2 受体激动剂，沙丁胺醇主要通过激动 β_2 肾上腺素能受体，增加细胞膜 Na^+-K^+-ATP 酶活性，促进细胞外钾向细胞内转移，降低血钾浓度。10min吸入20mg的沙丁胺醇，30min内发挥作用；③ $NaHCO_3$：5% $NaHCO_3$ 溶液60～100mL iv，再继续静脉滴注100～200mL，不仅使血清钾稀释，又使钾移入细胞内，同时有助于酸中毒治疗。非透析患者使用碳酸氢盐通过促进肾脏排泄而降低血钾，但对于透析患者的高钾血症的效果并未明确。在透析患者使用 $NaHCO_3$ 降钾时，至少3个小时血钾才开始下降，因此不推荐其作为高钾血症的急症处理。

3.口服钾结合剂

HD 患者口服钾结合剂，如聚苯乙烯磺酸钠（钙）、环硅酸锆钠（Sodium Zirconium Cyclosilicate，SZC）散等。

（1）聚苯乙烯磺酸钠和聚苯乙烯磺酸钙：均为阳离子交换树脂，聚苯乙烯磺酸钠主要作用于远端结肠，将钠离子（ Na^+ ）交换为 K^+ ，从而减少 K^+ 吸收。聚苯乙烯磺酸钙则作用于肠道，将钙离子（ Ca^{2+} ）交换为 K^+ ，减少 K^+ 吸收。Wang Jing 等人研究了聚苯乙烯磺酸钙对透析间期 MHD 患者高钾血症的疗效和安全性，其结果提示与对照组相比，聚苯乙烯磺酸钙处理组血清钾水平显著降低。Yu 等对247例CKD轻度高钾血症患者每日使用2.5～15g聚苯乙烯磺酸钙，平均使用 5～6个月进行回顾性分析，结果显示 57.5%的患者高钾血症得到纠正，且降钾作用与剂量呈线性相关，表明聚苯乙烯磺酸钙治疗可显著降低血清 K^+ 水平。与聚苯乙烯磺酸钠相比，聚苯乙烯磺酸钙在离子交换时具有更高的 K^+ 选择性。Nakayama 等比较了聚苯乙烯磺酸钙和聚苯乙烯磺酸钠对透析前高钾血症、矿物质-骨代谢及容量负荷的影响发现，治疗4周后，聚苯乙烯磺酸钙和聚苯乙烯磺酸钠均能降低血清 K^+ 水平且效果相似，但聚苯乙烯磺酸钙有降低血清 Na^+ 的趋势，对血清 Ca^{2+} 和镁离子（ Mg^{2+} ）水平无显著影响，且可以降低甲状旁腺激素水平，而聚苯乙烯磺酸钠显著升高血清 Na^+ 水平，降低血清 Ca^{2+} 和 Mg^{2+} 水平，升高甲状旁腺激素水平。可见，与聚苯乙烯磺酸钠相比，聚苯乙烯磺酸钙不会引起继发性甲状旁腺功能亢进或容量超负荷，治疗透析前高钾血症更安全。

（2）SZC：SZC 是一种不被人体吸收的无机晶体，通过独特的七元环结构与 K^+ 特异性结合，结合能力远高于其他阳离子（如 Ca^{2+} 和 Mg^{2+} ），SZC 在胃、十二指肠、小肠及结肠发挥作用，从胃十二指肠即可开始精准捕捉 K^+ 起效快，且 SZC 的 K^+ 结合能力与酸碱度（pH 值）相关，在结直肠中作用最强。Kosiborod 等的试验纳入258例高钾血症患者，最初48h内接受每次10g每日3次的SZC治疗。结果显示，48h内血清 K^+ 水平从基线时的 5.6mmol/L 降至 4.5mmol/L，恢复正常状态的中位时间为2.2h，说明

SZC 可迅速有效地降低血清 K⁺水平。美国食品和药物管理局已批准新型口服降钾药物标签更新，SZC 散作为一种专门用于治疗接受慢性透析的 ESRD 患者高钾血症的给药方案。SZC 散在服药后 1h 开始起效，98%的患者在服药后 48h 达到正常的血钾水平，但由于其起效延迟，不应作为危及生命的高钾血症的紧急治疗。

（3）Patiromer：Patiromer 是一种不可吸收的聚合物，由直径约为 100μm 的光滑球形小珠组成。聚合物的活性部分由包含 Ca²⁺的α-氟代羧酸组成，该 Ca²⁺可与 K⁺交换，从而促进远端结肠中 K⁺的排出。口服 Patiromer 可以增加粪便中的 K⁺，且与剂量相关。Patiromer 可有效降低血 K⁺水平，增加螺内酯及肾素-血管紧张素-醛固酮系统（Renin-Angiotensin-Aldosteronesystem，RAAS）阻断剂使用的安全性，且可使合并心力衰竭的肾病患者获益。由于 Patiromer 主要在消化道发生作用，与其他口服药物存在相互作用，因此使用时服药间隔至少为 3～6h。目前 Patiromer 在国内还未上市。

4.血液净化治疗

①充分透析，加大透析剂量，增加透析频率，HD 可以去除细胞外液中的钾；②持续的高钾血症应该促使患者的饮食和药物的回顾，以及透析通路再循环和尿素清除指数（Urea Removal Index，Kt/V）的评估。有研究表明，当血清钾水平超过 8mmol/L 时，可以使用钾浓度 1mmol/L 的透析液进行 HD，以迅速降低钾水平到更安全的水平。当使用透析液钾 1mmol/L 时，建议同时进行监测血清钾，透析液钾通常在血清钾水平降至 7mmol/L 以下时立即转换为 2mmol/L。虽然由于缺乏基于硬性结果的随机对照试验，难以确定处理 HD 患者高钾血症的最佳方法，但可以根据多项研究的现有数据达成一些共识。首先，HD 患者似乎能够忍受高达 5.5mmol/L 的轻度高钾血症，不会增加心律失常或死亡风险。其次，观察性研究和间接证据研究表明，透析液钾<2mmol/L 和>3mmol/L 与死亡风险增加有关，特别是当这些透析液与血清钾水平不匹配时，与通常每月测量血清钾的做法相比，使用这些透析液应该伴随更频繁的血清钾水平随访。

透析钾处方在慢性 HD 患者中的应用如下。

透析前血清钾（mmol/L）	透析液钾（mmol/L）
≤4.0	3 或 4
4.1-5.5	2 或 3
>5.5～8.0	2
>8.0	1+密切监控

+ 30min K⁺检查，当血清 K⁺<7 时切换到 k=2

提示：在易发生心律失常的患者中，连续 HD 应避免透析液 K⁺<3

（六）预防措施

（1）严格控制饮食：限制摄入含钾高的蔬菜、水果 如香蕉、甜橙、马铃薯、红枣、香菇、紫菜等。

（2）指导患者养成规律排便习惯，便秘者可用大黄水冲服，防止钾离子在体内蓄积。

（3）血液净化治疗：充分地透析。对于 HD 患者来说，最好做到每周 3 次透析，这样透析与透析之间，间隔的时间比较短，也不容易造成高钾血症。

三、低钾血症

（一）定义

血清钾浓度小于 3.5mmol/L，称为低钾血症。根据缺钾的程度分为轻度缺钾：3.0～3.5mmol/L；中度缺钾：2.5～3.0mmol/L；重度缺钾：2.0～2.5mmol/L。

（二）流行病学和风险因素

HD 和 PD 是 ESRD 患者替代治疗的主要方式。虽然 PD 对血钾的清除较少，但是与 HD 患者相比，PD 患者低钾血症的发生率更高，低钾血症在 PD 患者中发生率为10%～30%。低钾血症不仅是 PD 患者心血管事件、尿毒症脑病的独立危险因素，还会增加腹膜炎、营养不良的发生率以及患者的病死率。PD 在中国出现了快速发展，患者人数年增长率超过 20%。HD 患者很少出现低钾血症，长期 HD 的患者低钾血症的发生率仅为 0.4%，原因是多方面的：①尿毒症患者钾摄入不足致外源性缺钾或代谢发生改变致内源性缺钾 ；②透析不充分导致呕吐及滥用药物致消化道失钾 ；③使用低钾或无钾透析液透析及离子交换树脂排钾亦可导致低钾血症； ④过量用碱性药纠正代谢性酸中毒，使用高碳酸盐透析液、含葡萄糖透析液、盐皮质激素、胰岛素及营养过度均有助于钾向细胞内转移，有可能导致低钾血症。透析前血钾正常伴代谢性酸中毒的患者透析期间易出现低钾血症。

（三）发病机制

1.钾分布异常

血钾转移至细胞内是目前认为 PD 患者低钾血症的主要原因，可能是由于持续浸泡在含糖 PD 液中导致了胰岛素释放；由于高浓度葡萄糖透析液的应用，刺激胰岛素分泌增加或糖尿病 PD 患者增加胰岛素应用，使得细胞外液的钾离子内移。

2.钾的摄入较少或丢失

由于透析不充分导致恶心、呕吐等或透析液入腹导致的腹胀、食欲减退等，均导致钾的摄入不足。腹泻、呕吐时钾丢失。长期的低钾饮食可出现由于血钾摄入不足导致的低钾血症。虽然中国人群的饮食富含蔬菜、水果，但是由于烹饪方式导致实际摄入的钾量是低的。最近的研究数据表明，亚洲人每日钾的摄入量低于白种人群。

3.透析治疗

PD 液中不含钾，每日透析过程中丢失一定量的钾离子。HD 治疗液会造成钾离子的丢失，促进低钾血症的形成。

4.药物

应用噻嗪类或袢利尿剂或缓泻剂也增加钾离子的丢失。

（四）临床表现

轻度低血钾（血钾 3～3.5mmol/L）多无临床症状，随着血钾浓度进一步下降，可出现全身乏力，恶心，呕吐，腹胀，反应迟钝，嗜睡或昏迷等一系列并发症，严重者可出现心律失常，甚至危及生命，症状的出现与血钾下降的速度有关。具体表现如下。

1.神经-肌肉系统

（1）骨骼肌无力和瘫痪：低钾血症，细胞内外 K^+ 的浓度差增加，静息电位的负值加大，动作电位的触发域值加大，神经-肌肉的兴奋性和传导性下降，出现肌无力。肌无力一般从下肢开始，特别是股四头肌，表现为行走困难、站立不稳；随着低钾血症的加重，肌无力加重，并累及躯干和上肢肌肉，直至影响呼吸肌，发生呼吸衰竭。一般血清钾浓度低于 3mmol/L 时可发生肌无力，低于 2.5mmol/L 时，可发生瘫痪，也容易并发呼吸衰竭。在肺功能不全的患者，低钾血症导致呼吸衰竭或呼吸衰竭加重的情况更常见，但临床上容易忽视。

（2）平滑肌无力和麻痹：表现为腹胀、便秘，严重时发生麻痹性肠梗阻，也可发生尿潴留。

2.循环系统

低钾血症可导致心脏肌肉细胞及其传导组织的功能障碍，也可导致心肌多发性、小灶性坏死，单核及淋巴细胞浸润，最后导致瘢痕形成。从而表现如下：①心律失常：与自律性心脏细胞兴奋性和传导组织传导性的异常有关，主要表现为窦房结的兴奋性下降，房室交界区的传导减慢，异位节律细胞的兴奋性增强，故可出现多种心律失常，包括窦性心动过缓、房性或室性早搏、室上性心动过速和心房颤动、房室传导阻滞，甚至室性心动过速和心室颤动。容易发生洋地黄中毒。心电图的表现对低钾血症的诊断有一定的价值。一般早期表现为 ST 段下降，T 波降低并出现 U 波，QT 时间延长，随着低钾血症的进一步加重，可出现 P 波增宽、QRS 波增宽以及上述各种心律失常的表现。②心功能不全：严重低钾血症导致的心肌功能和结构的改变可直接诱发或加重心功能不全，特别是基础心功能较差的患者。③低血压：可能与自主神经功能紊乱导致的血管扩张有关。

3.横纹肌裂解症

正常情况下，肌肉收缩时，横纹肌中的 K^+ 释放，血管扩张，以适应能量代谢增加的需要。严重低钾血症的患者，上述作用减弱，肌肉组织相对缺血缺氧，可以出现横纹肌溶解，肌球蛋白大量进入肾小管，可诱发急性肾功能衰竭，对部分残肾功能保留的患者而言会加重肾损害的进程。当血清钾浓度低于 2.5mmol/L 时，就有发生肌溶解的可能。

4.肾功能损害

主要病理变化为肾小管功能减退，上皮细胞变性，肾间质淋巴细胞浸润，严重者有纤维样变。临床表现为：①肾小管上皮细胞钠泵活性减弱，细胞内 K^+ 降低，氢-钠交换增多，尿液呈酸性，发生代谢性碱中毒；细胞内 Na^+ 增多，小管液 Na^+ 回吸收减少，发生低钠血症；②浓缩功能减退：多尿，夜尿增多，低比重尿，低渗尿，对抗利尿激素反应差；③产氨能力增加，排酸增加，HCO_3^- 重吸收增加，发生代谢性碱中毒。④慢性肾功能减退。在慢性、长期低钾血症或低镁血症的患者更多见。对 ESRD 的患者而言可能会导致酸碱失衡的进一步紊乱，从而导致严重的后果。

5.消化系统

主要导致胃肠道平滑肌张力减退，容易发生食欲不振、恶心、呕吐、腹胀、便秘，甚至肠麻痹。

（五）处理措施

1.药物治疗

（1）补钾治疗：口服补钾为首选的补钾途径，常用于一般病情较轻或慢性疾病引起的低钾血症，补钾的量应取决于患者体内的缺钾量以及患者的临床症状，但对于透析患者口服补钾剂量是否与一般人群相同有待进一步考证。常用的补钾制剂有氯化钾、碳酸

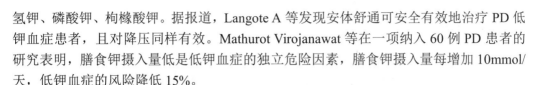

氢钾、磷酸钾、枸橼酸钾。据报道，Langote A 等发现安体舒通可安全有效地治疗 PD 低钾血症患者，且对降压同样有效。Mathurot Virojanawat 等在一项纳入 60 例 PD 患者的研究表明，膳食钾摄入量低是低钾血症的独立危险因素，膳食钾摄入量每增加 10mmol/天，低钾血症的风险降低 15%。

（2）补充镁剂：低钾血症患者中约 50%合并缺镁，缺镁对于肌肉 Na^+/K^+-ATP 酶的活性有抑制作用，减少钾向肌细胞内移动，引起继发性尿排钾增加。另外，缺镁可促进远端肾单位排钾。补钾的同时可以考虑常规补镁，特别是对于难治性的低钾，更应予口服或静脉补镁。

2.血液净化治疗

透析患者在合并低血钾时，应避免使用低钾透析液，可选用钾浓度 4.0mmol/L 的透析液。长期透析的患者透析后 1～2h 内血钾浓度会反跳，因此一般无须治疗透析后即刻出现的低血钾，但应密切观察。部分医生会使用钾浓度低于 2.0mmol/L 的透析液治疗血钾浓度大于 7.0mmol/L 的患者，此时需要密切监视血钾浓度的变化，防止血钾过快降低致心律失常的发生。钾的移动与血糖浓度有关，通常选用葡萄糖浓度为 5.55mmol/L 的透析液。增加透析液中的钾离子浓度可预防透析时钾的过度丢失，并且减少透析相关的心律失常的发生率。

（六）预防措施

（1）饮食摄入：摄入含钾高、含磷少的水果，如橘子、青菜如菠菜，油菜等。

（2）持续低钾血症可长期口服补钾，常用的补钾制剂有氯化钾、碳酸氢钾等。

董文敬（撰写）　杨海侠（审校）

第四节　钙代谢失衡

一、概述

慢性肾脏病矿物质和骨代谢疾病（Chronic Kidney Disease-Mineral and Bone Disorder，CKD-MBD）是 MHD 患者常见并发症，表现为钙磷代谢紊乱、继发性甲状旁腺功能亢进（Secondary Hyperparathyroidism，SHPT）。长期高血钙症即可引起转移性钙化，血管脏器功能损伤，血管钙化在 ESRD 患者心血管疾病（Cardiovascular Disease，CVD）的发生发展中起重要的作用，血清 Ca^{2+} 浓度过高、透析过程中血清 Ca^{2+} 浓度快速变化，可通过诱发恶性心律失常导致患者死亡。ESRD 患者存在钙、磷代谢紊乱，表现为低钙血症、高磷血症，从而促进 SHPT 的发生，表现为全段甲状旁腺激素（Intact Parathyroid Hormone，iPTH）升高以及纤维囊性骨炎（高转化性骨病）。部分 SHPT 患者，如存在活性维生素 D[1，25-Dihydroxy vitamin D_3，1，25-（OH）$_2D_3$] 抵抗等，仅给予其药物治疗无法改善低血钙、高血磷等代谢紊乱。

二、高钙血症

（一）定义

正常成年人的血清钙大于 2.15～2.6mmol/L，当血清钙水平超过正常值的上限，称为高钙血症。钙水平高于 3.5mmol/L 可导致一系列的严重临床表现，即高血钙危象。

（二）流行病学和风险因素

高钙血症是 ESRD 患者死亡的一个确定的危险因素，与过量使用含钙结合剂或含有维生素 D 受体激动剂而增加了肠道钙的吸收、原发甲状旁腺功能亢进（Primary Hyperparathyroidism，PHPT）/SHPT、多发性骨髓瘤、横纹肌溶解、肿瘤等有关。

（三）发病机制

肾脏排泄钙的能力减弱，血清钙浓度升高，血钙调节同样受到多器官（肾、骨、肠等）功能、多种激素：甲状旁腺激素（Parathyroid Hormone，PTH）、活性维生素 D、降钙素分泌等因素影响。

主要因素如下。

1.PTH 功能亢进

PTH 功能亢进分为 PHPT 和 SHPT，ESRD 患者中 SHPT 较常见。SHPT 通常表现为低血钙、高血磷，低钙可刺激 PTH 分泌，通过直接或间接上调活性维生素 D 途径，动员骨钙、促进尿磷排泄、增加集合管钙重吸收。高钙可抑制 PTH 分泌，钙敏感受体的活性增强，进而减少钙在肾小管重吸收，同时刺激降钙素分泌。当甲状旁腺过度激活时，自主分泌 PTH，不再受负反馈调节控制，称为三发性甲旁亢，其易合并高钙、高磷血症，药物治疗无效，需手术切除甲状旁腺。在接受 HD 的患者中，甲状旁腺功能亢进引起的高水平钙和磷是引起皮肤钙质沉着症的最重要原因。

2.活性维生素 D

透析患者口服过量外源性天然维生素 D（麦角骨化醇和胆骨化醇）很少导致高钙血症，因为 1α-羟化酶的活性受到钙水平的严格调控。过量使用骨化三醇或其他活性维生素 D 类似物，如帕立骨化醇或度骨化醇，导致高钙血症。

（四）临床表现

急性高钙血症可表现为恶心、呕吐、头痛、血压快速升高以及各种神经症状。长期慢性高钙血症可表现为：血管、肌肉、脂肪组织的异位钙化。具体表现如下。

（1）消化系统：厌食、恶心、呕吐、腹胀、便秘等。

（2）泌尿系统：口干、多饮、多尿。双侧尿路结石或肾实质钙盐沉着。常继发尿路感染，反复发作引起肾功能损害。

（3）骨骼系统：骨骼疼痛，椎体压缩、骨骼畸形，易发生病理性骨折。

（4）神经肌肉系统：乏力、倦怠、健忘、注意力不集中和精神疾病。

（5）心血管系统：高血压和各种心律失常（如 Q-T 间期缩短、ST-T 改变）。

（五）处理措施

1.药物治疗

高钙血症常见的药物治疗包括降钙素、利尿剂、糖皮质激素、地诺单抗、拟钙剂等。

（1）盐酸西那卡塞：盐酸西那卡塞片是一种钙敏感受体的变构调节剂，可与甲状旁腺细胞上的钙敏感受体结合,直接减少 PTH 的分泌,主要用于慢性肾功能衰竭 MHD 患者的 SHPT 的治疗。

(2)降钙素:降钙素是一种由 32 个氨基酸组成的激素,由甲状腺滤泡旁细胞分泌,主要调节体内钙平衡。当血浆离子钙升高时刺激降钙素的分泌。降钙素通过抑制成熟破骨细胞减少骨的重吸收,通过减少肾小管对钙的重吸收增加尿钙的排泄,从而实现降低血钙的作用。临床上降钙素多用于治疗多种原因引起的高钙血症、骨质疏松、Paget 氏病,其中鲑鱼降钙素治疗效果最好应用最广泛。降钙素应用 2~6h 内血钙平均可下降 0.5mmol/L。常用剂量:鲑鱼降钙素 2~8U/kg,鳗鱼降钙素 0.4~1.6U/kg,皮下注射或肌内注射,每 6~12 小时重复注射,停药后 24h 内血钙回升。Wei Y 在一项研究中发现,64 例 HD 患者碳酸钙联合降钙素与碳酸镧在治疗 HD 患者高钙血症方面同样有效。在碳酸钙联合降钙素治疗中没有发生严重的与治疗相关的不良事件。

2.血液净化治疗

在透析过程中,钙平衡是决定心血管功能和血流动力学稳定性的重要因素,对于 MHD 患者,透析液钙离子浓度影响总钙平衡。合理的透析液钙离子浓度有利于维持患者钙平衡。在透析治疗中,钙的交换取决于许多因素:血液侧与透析液侧的钙浓度差、患者血清游离钙水平、超滤量的大小、透析间隔的长短等。理想状态下,透析液钙浓度应当个体化设置,既要考虑到透析治疗的稳定性,还需兼顾患者血钙水平和钙平衡状态,结合患者使用的 CKD-MBD 治疗药物,以避免增加钙负荷或钙流失,减少对 PTH 的刺激,减少对心血管事件、软组织钙化等的影响。

HD 常用的透析液钙离子浓度有 1.25mmol/L、1.50mmol/L、1.75mmol/L。20 世纪 60 年代,透析液钙离子浓度常设定在 1.25mmol/L。由于负钙平衡,许多患者出现低血钙,并刺激 PTH 分泌,加重骨病。随之,改用 1.75mmoL 钙浓度的透析液。在该钙浓度下,患者透析过程中呈现正钙平衡,有效避免了低钙血症、低血压。随着含钙磷结合剂、活性维生素 D 的广泛使用,人们发现 1.75mmol /L 钙浓度的透析液可造成透析后高钙血症和转移性钙化,影响动脉顺应性、心肌舒缩功能,为此,建议重新下调透析液钙浓度。然而,也有研究认为,70%使用含钙磷结合剂的患者、20%~50%使用非钙磷结合剂的患者应使用钙浓度更低<1.25mmol/L 的透析液,以避免正钙负荷。透析液钙浓度究竟低到多少最合适,仍存在争议。一项回顾性研究也再次验证了不合理使用低钙透析液的风险,如增加心力衰竭住院、低钙血症、透析低血压以及刺激血磷升高、PTH 分泌等,但未观察到对全因死亡率的影响。

总结以上内容,我们遵从 2017 年全球肾脏病预后组织(Kidney Disease Improving Global Outcomes,KDIGO)指南推荐:透析液钙离子浓度为 1.25~1.50mmol/L,并强调对 CKD5 期 HD 患者透析液 Ca^{2+} 浓度的选择应个体化。如透析中反复出现低血压或心血管功能不稳定的患者,以及透析前合并低钙血症或维持夜间透析的患者可考虑使用 1.75mmol/钙浓度的透析液,但需避免高钙血症的发生;如果患者合并高钙血症、低 PTH 或确诊无动力骨病,可考虑使用 1.25mmol/L 甚至更低的钙浓度。因高磷、高 PTH 服用含钙磷结合剂、活性维生素 D 及其类似物的患者,通常建议选用钙浓度 1.25~1.50mmol/L。

PD 常用的透析液 Ca^{2+} 浓度分别为 1.75mmol/L 和 1.25mmol/L。与 HD 患者观察到的

结果相似：1.75mmol/L Ca²⁺浓度的 PD 液增加透析后高钙血症和转移性钙化的风险，增加患者死亡风险。1.25mmol/L Ca²⁺浓度的 PD 液则有助于减少高钙血症，降低钙磷乘积，从而降低颈动脉内-中膜厚度，减少心血管事件，有益于改善无动力性骨病，但可能刺激 PTH 分泌。由于无直接证据证明低钙透析液增加 PD 患者死亡等严重不良事件，我们继续遵循指南建议使用透析液 Ca²⁺浓度 1.25mmol/L，但在应用时需注意血钙水平，及时纠正低血钙。

3.高钙危象的处理

钙水平高于 3.5mmol/L 被认为是高血钙危象，需要紧急治疗。标准的药物治疗包括静脉注射等渗盐水和皮下注射降钙素。然而，这些模式也有其自身的缺点。单纯水合作用只能使钙含量降低 0.4mmol/L 到 0.6mmol/L，通常不足以作为严重高钙血症的唯一治疗。可以使用降钙素，但是降钙素可在 24h 后引起反跳性高钙血症，并与持续使用 48～72h 的快速耐受性有关。拟钙剂盐酸西那卡塞，也被发现对 SHPT 高钙血症有效。HD在短时间内有效地降低钙水平，同时等待更加有效的治疗。

4.手术治疗

治疗高钙血症最根本的方法是去除病因。高钙血症纠正后，要针对病因进行治疗，并防止高钙血症的再发。PHPT 的患者定位诊断后，行手术治疗。肿瘤相关性高钙应根据肿瘤的具体情况选择手术、放疗、化疗等。内分泌疾病等相关的高钙，在行相应治疗后可自行缓解。

（六）预防措施

（1）饮食方面：饮食中须有足够的维生素 C 及矿物质锌、锰、铜等，才可防止骨质钙流失；而且还要注意低盐低脂肪饮食，否则过高的盐分和脂肪会影响钙的吸收，从而使血钙升高。

（2）平时要注意适度地运动，这样可以改善血液循环，还要多晒晒太阳，这样有助于钙类化合物的吸收。

（3）高钙血症其他治疗方法无效时，可用药物治疗血钙过高，如光辉霉素、硝酸盐、降钙素、皮质类固醇等。这类药物主要是通过减慢钙从骨内释出的速度起作用。

（4）积极治疗原发病如甲状旁腺功能亢进。

（5）选择合适浓度的透析液，避免使用高钙透析液。

三、低钙血症

（一）定义

血钙小于 2.15mmol/L，称为低钙血症。

（二）流行病学和危险因素

低钙血症的发生与饮食、用药密切相关。如含钙食物摄入少、钙剂、维生素 D 剂量不足致肠道、肾钙吸收减少，可加重低钙血症。若透析前患者存在低钙血症，则应提高透析液中的钙浓度，以防纠正酸中毒过程中钙浓度进一步下降。透析液中钙浓度过低可引起血钙下降，PTH 分泌增加，SHPT 和高磷血症。在低蛋白血症患者中，虽然存在总钙的减少但 Ca²⁺浓度并不一定降低。在枸橼酸过剩（如输注血制品）或快速给予碳酸氢盐的情况下，与阴离子结合的钙比例增加，导致 Ca²⁺水平降低。

急性呼吸性碱中毒也可以降低 Ca^{2+} 水平。在这种情况下，H^+ 浓度的降低会导致质子从其他蛋白的质子结合位点解离，增加离子钙与蛋白的结合，降低 Ca^{2+} 水平。这些情况对 Ca^{2+} 水平的实际影响可能很难预测，因此最好直接测量游离 Ca^{2+} 浓度。一项关于905例开始使用盐酸西那卡塞的正常血钙患者，67%在12个月内出现低钙血症：其中68%轻度，23%中度，9%严重的低钙血症。

（三）发病机制

肾衰竭的患者由于肾脏的活性维生素 D_3 合成减少以及肾脏的排磷功能出现障碍，引起机体的一系列改变，出现维生素 D_3 缺乏、血钙降低、血磷升高，形成低钙高磷血症。而低钙高磷血症又会进一步刺激甲状旁腺的增生，并且出现 SHPT。上述的这些表现（低钙或高钙血症、高磷血症、SHPT）再加上血管钙化统称为钙磷代谢紊乱。

主要因素如下。

1.高血磷

因肾小球滤过率降低，磷酸盐排出受阻，血磷升高。

2.维生素 D 羟化障碍，使钙的吸收减少

慢性肾衰竭时肾组织生成 $1,25(OH)_2D_3$ 功能受损，靶器官对 $1,25(OH)_2D_3$ 的效应性产生抵抗，使肠道及肾脏吸收钙少，导致低钙血症较常见。低 $1,25(OH)_2D_3$ 血症和低钙血症刺激甲状旁腺分泌 PTH 增多，由于骨骼对 PTH 抵抗，PTH 不能有效动员骨钙入血以升高血钙水平。此外，高磷血症可使钙磷乘积升高，促使磷酸钙在组织中沉积，引起异位钙化，导致低钙血症；同时，肠道的排除增多，磷与钙结合使血钙进一步降低，低钙血症可导致骨组织钙盐沉积不足，使骨样组织不能转变为骨组织，可发生低转化性骨病。

3.甲状旁腺切除术后（Parathyroidectomy，PTX）

PTX 术后发生低钙血症机理是术后血液循环中 PTH 迅速下降，术后 2h 常降至术前水平 10%以下，这不仅引起肠道钙吸收减少，还可使破骨减慢，血中钙磷快速向骨组织中沉积，导致血钙水平锐降，表现为持久而严重低钙血症，亦称为"骨饥饿"综合征。骨饥饿综合征见于严重甲旁亢伴骨病的患者在甲状旁腺切除后，造成相对的甲状旁腺功能减退使大量 Ca^{2+} 进入骨细胞导致低钙血症。假性甲状旁腺功能减退症，是由于周围组织（肾小管上皮细胞和骨）抵抗 PTH 的作用，表现为血钙降低，血磷升高，与甲状旁腺功能减退的表现相似，但甲状旁腺本身无病变，低钙刺激甲状旁腺增生，PTH 分泌增加，因而血清 PTH 常升高。

4.透析中使用枸橼酸抗凝

枸橼酸与钙螯合导致血钙下降，在使用过程中应注意监测血钙的变化。

（四）临床表现

主要表现为可有恶心呕吐、腹痛、便秘，无力、焦虑、抑郁、躁动、失眠、记忆力减退，口唇及手指尖、口周麻木、足部麻木、蚁行感及肌痛，消化不良。部分患者可能出现手足搐搦。神经肌肉兴奋性的增加可以表现为 Chvostek 征或 Trousseau 征。Chvostek 征的检查方法是：在下颌关节附近敲击面神经，观察是否出现面部肌肉痉挛导致的面部表情异常。Trousseau 征的检查方法是：伸展前臂、绑上血压计袖带，加压至收缩压以上并维持 3min，观察是否存在手部痉挛。这两个征象中，Trousseau 征更为特异。如果存在上述临床征象，应当检测离子钙以证实低钙血症。具体表现如下。

1.神经-肌肉系统

神经-肌肉兴奋性增高 常是最突出的临床表现。因钙离子可抑制钠离子内流，低钙血症时，抑制作用减弱，发生动作电位的阈值降低，因此神经-肌肉兴奋性增加，且可对一个刺激发生重复的反应，使神经-肌肉组织有持续性电活动。轻症时出现手指、脚趾及口周的感觉异常、四肢发麻、刺痛，手足抽动；当血钙进一步降低时，可发生手足搐搦；严重时全身骨骼及平滑肌痉挛，在呼吸道，表现为喉及支气管痉挛，喘息发作，甚至出现呼吸暂停；在消化道，表现为腹痛、腹泻、胆绞痛；膀胱表现为尿意感；血管痉挛可表现为头痛、心绞痛、雷诺现象。体格检查可出现面部叩击征（Chvostek's sign）和束臂征（Trousseau's sign）阳性。在较严重的病例，其症状与低钙血症的程度以及血钙下降的速度有关。长期严重低钙血症的患者症状可能很少。能迅速改变离子钙和蛋白结合钙平衡的因素，如碱中毒，可迅速引起临床症状。

2.精神异常

如烦躁、易怒、焦虑、失眠、抑郁以至精神错乱。也可发生锥体外系的表现，如震颤麻痹、舞蹈病。儿童长期低钙血症可出现精神萎靡、智力发育迟缓。

3.对心脏的影响

低钙血症引起 Q-T 间期及 ST 段延长，T 波低平或倒置。

4.外胚层组织变形

低血钙使血管痉挛，长期存在可导致组织供血不足，出现白内障、皮肤角化、牙齿发育不全、指甲及趾甲变脆、色素沉着、毛发脱落等。

5.骨骼改变

长期低钙血症的幼儿出现佝偻病样改变，儿童患者可出现牙釉质发育不全和恒牙不出、牙齿钙化不全、乳齿脱落，成人易早脱牙。

6.低血钙危象

严重低血钙可发生严重的精神异常、严重的骨骼肌和平滑肌痉挛，从而发生惊厥、癫痫样发作、严重喘息，甚至引起呼吸、心搏骤停而致死。

（五）处理措施

慢性低血钙的治疗，若透析前患者为低钙血症，则应提高透析液中钙含量，以防酸中毒纠正过程中钙离子浓度的进一步下降。对明显低钙血症患者，可暂时用含钙2mmol/L 的透析液，但需严密监测透析后血钙水平，以免发生高钙血症。MHD 患者有低钙血症时，单用高钙透析液的效果并不好，易发生高钙血症和无力型骨病。透析液钙浓度 1.5mmol/L，并服用活性维生素 D 的效果较好，更接近生理状态。静脉补钙仅用于有症状的低钙血症，且不应伴有严重高磷血症的患者静脉补钙，因为这样会增加了异位钙化的风险。静脉使用的钙剂有两种形式葡萄糖酸钙和氯化钙，输注过程均可伴有疼痛且可能导致静脉硬化。需要强调的是对于无症状患者，应首选口服补钙，而非静脉补钙。通常口服的钙剂为碳酸钙，从每天 1～2g 钙开始，与进餐间隔开。同时应用骨化三醇有助于促进钙吸收，如果并存低镁血症则应同时治疗。

（1）可立即以 10%氯化钙或 10%葡萄糖酸钙 10～20mL 静脉缓注，必要时在 1～2h 内再重复注射 1 次。

（2）可立即使用钙浓度为 1.75～2.0mmol/L 的透析液进行 HD 治疗。

（3）补钙效果不好，应考虑是否有低镁血症，若有低镁血症则须补之。

（4）若抽搐严重，可用镇静剂。

（六）预防措施

（1）高钙饮食：摄入奶制品如牛奶、羊奶，豆制品如黄豆、黑豆等。同时监测电解质和容量的变化。

（2）钙制剂的补充是重要措施，每天需 1000～2000mg 的钙。钙制剂包括碳酸钙、葡萄糖酸钙、枸橼酸钙、乳酸钙等，可根据基本病情选择应用。

董文敬（撰写） 杨海侠（审校）

第五节 磷代谢失衡

一、概述

磷在骨骼发育、细胞信号传导、血小板聚集以及线粒体代谢介导的能量转运等方面起着重要的作用。正常血清磷水平维持在 0.81～1.45mmol/L。HD 患者钙磷矿物质代谢紊乱更为突出，须考虑根据血钙水平及同时使用的活性维生素 D、拟钙剂等，调整钙摄入量。高磷血症是 HD 患者死亡和心血管并发症的独立危险因素，高磷/蛋白比值与 HD 患者的死亡率密切相关。磷酸盐和骨骼中的钙结合在一起，因此磷酸盐含量与体内游离钙的含量密切相关。如果钙水平下降，那么在甲状腺内的四个甲状旁腺，释放 PTH，导致骨骼中释放钙和磷酸盐离子，从而造成一系列的离子代谢紊乱。

二、高磷血症

（一）定义

血清磷大于 1.45mmol/L 时，称之为高磷血症。透析患者磷控制的目标值为 1.13～1.78mmol/L。

（二）流行病学和风险因素

高磷血症是 MHD 患者的常见并发症，2012 年的一项来自我国 9 个省 28 家中心的研究显示，我国 HD 患者中高磷血症（＞1.78mmol/L）患病率高达 57.4%，PD 患者中达 47.4%，然而血磷达标率（1.13～1.78mmol/L）仅 38.5%，与发达国家血磷管理情况尚存在较大差距。近期，来自全国范围内的中国透析钙化研究（China Dialysis Calcification Study，CDCS）的数据显示，我国透析患者血磷达标率（1.13～1.78mmol/L）仍仅为 40.1%。与高磷血症相关的风险因素包括摄入高蛋白饮食、服含磷酸的药物致肠道吸收磷增加、未服用足量磷结合剂或服用方法不当、透析不充分，未清除足够的磷，均可加重高磷血症。

（三）发病机制

ESRD 导致的肾小球滤过率降低，可导致患者的尿磷排泄减少，因而导致血磷升高。

高血磷可刺激甲状旁腺，导致甲状旁腺功能亢进，该病又可加剧骨溶解从而释放出更多的磷。MHD 患者肾脏排泄磷酸盐的能力降低，所以高磷血症是 MHD 的常见并发症。由于透析液中通常不含磷，因此 HD 患者出现高磷血症的原因主要是摄入的磷无法由肾脏排出引起的。

主要因素如下。

1.肾小球滤过率减低

合并急性肾功能衰竭时，血磷升高的原因除了肾小球滤过率减低外，组织的破坏、肌纤维的溶解也起到一定升高的作用。在慢性肾衰竭时，肾小球滤过率低于 25～30mL/min 时，血磷升高。

2.摄入过多

摄入过量的高磷食物，则会引起高血磷，磷通过上皮刷状缘的钠磷协同转运体 2b（Sodium Dependent Phosphate Cotransporter 2b，NPT2b），由耗能的基外侧 Na^+/K^+-ATP 酶转运子产生的 Na^+ 浓度驱动，进行被动重吸收（取决于管腔磷浓度）。Npt2b 位于终网，储存于邻近刷状缘的"随时备用的"小囊泡中，可在磷浓度发生急性或慢性改变时转运至刷状缘。骨化三醇能上调 NPT2b，从而增加磷的吸收。

3.活性维生素 D

服用活性维生素 D 可促进肠道吸收磷。血磷浓度取决于肠道对磷的吸收及肾脏排泄调节。当肾小球滤过率降低、尿磷排出减少时，血磷浓度会出现明显升高，高血磷进一步抑制 1, 25-（OH）$_2D_3$ 合成，加重低钙血症。

4.代谢性酸中毒

如乳酸中毒、酮症酸中毒，由于细胞代谢障碍，细胞内的磷释放而发生高磷血症。

5.未正确服用磷结合剂

（四）临床表现

主要临床表现手足搐搦、软组织钙化可发生于眼结合膜、肺、胃、肾、心脏、大关节附近的软组织及皮肤和血管。

1.急性高磷血症

急性高血磷常伴有低钙血症，因此有低钙血症的临床表现，如抽搐、手脚麻木、瘙痒等，严重者出现痉挛、癫痫、呼吸暂停等。

2.慢性高磷血症

由于甲状旁腺激素的溶骨作用增强，骨中磷的释放增加，可导致继发性甲旁亢，包括骨痛、病理性骨折等骨系统疾病，以及肾功能不全进一步加重、低血压等症状。

（五）处理措施

CKD 的蛋白质摄入量和血磷的升高有显著的相关性，在透析患者中更为重要。目前高磷血症的主要治疗措施为 3D 原则：饮食控制、透析和磷结合剂治疗。通常，从蔬菜中摄取的磷酸盐吸收较少，磷酸盐添加剂几乎完全被胃肠道吸收，摄入量可能使每日总磷酸盐摄入量增加 1000mg。因此，除了优化透析，应使用磷酸盐结合剂。严重高磷血症患者可加强 HD，必要时使用血液透析滤过治疗。HD 虽可降磷，但细胞外液磷只占身体总磷的 1%，透析后磷的再分布使血磷回升，所以透析清除磷只是一过性的，不能真正控制高磷血症。目前控制 HD 患者高磷血症的治疗措施包括如下。

1.控制饮食中磷摄入量为降磷有效方法

①限制摄入蛋白质的总量，有机磷与蛋白质相结合，所以含蛋白高的食物往往含磷也高。如若减少食物来源的磷，则需降低蛋白摄入，但这不利于维持性透析患者的营养状态。应选择磷蛋白比低的食物如鸡蛋白、牛肉等。因磷蛋白比高的食物可增加 HD 患者的死亡风险。②限制含磷添加剂食物及药物的摄入。富含磷添加剂的食物如速食品、饮料等；药物包括双磷酸盐。

2.药物治疗

含钙磷结合剂如碳酸钙、醋酸钙。主要不良反应为高钙血症，醋酸钙优于碳酸钙。而长期服用含钙磷结合剂可引起血钙升高，甚至导致高钙血症，后者与代谢性骨病及转移性钙化发生率的增加密切相关。

（1）含铝磷结合剂可引起便秘，对骨骼、脑组织及造血系统产生毒性，诱发肾性骨营养不良、脑病等严重后果，目前已基本淘汰。

（2）非含钙、铝、镁的磷结合剂包括碳酸镧、碳酸司维拉姆、考来替兰等，碳酸镧是不含铝和钙的新型磷结合剂，三价阳离子镧对磷有高度的亲和力，结合生成磷酸镧，该复合物水溶性低，可通过粪便排出体外，从而达到降血磷的目的。有研究发现碳酸镧中的镧离子可能沉积到骨骼、肌肉等组织，但其沉积是否存在危害，有待进一步探索。碳酸司维拉姆不含金属及钙，由一个碳原子与聚合物骨架连接，并携带多个胺基，胺基在肠道内部分质子化，并以离子交换和氢键方式与磷酸分子结合。碳酸司维拉姆通过结合胃肠道中的磷，降低其吸收，达到降低血磷浓度的效果。

（3）替那帕诺（Tenapanor）是一种肠道钠/氢交换器 3（Ssodium Hydrogen Exchanger Isoform-3，NHE3）的抑制剂，可减少健康人的磷酸盐吸收，并降低 MHD 患者血清磷酸盐浓度。Tenapanor 对磷酸盐吸收的影响是通过暂时性增加胃肠道腔内壁细胞内的质子浓度介导的，这是 NHE3 抑制的结果，诱导紧密连接蛋白的构象变化，从而降低细胞旁磷酸盐运输的渗透性；这种作用对其他离子（除了钠）或营养物质的吸收没有明显的影响。一项纳入 219 例随机患者的研究中，Tenapanor 治疗组的平均血清磷酸盐均显著降低：分别降低 1.00mg/dL、1.02mg/dL 和 1.19mg/dL，对应于 3mg、10mg 和 30mg（降滴定）剂量组。在停药期间，Tenapanor 也显示出明显的益处，安慰剂组血清磷酸盐平均增加 0.85mg/dL，而联合 Tenapanor 组平均增加 0.02mg/dL。由于 Tenapanor 的作用机制，粪便钠和水含量的增加，不良事件主要局限于大便软化和排便频率的适度增加。

（4）新型含铁磷酸盐结合剂：包括蔗糖铁氢氧化物、柠檬酸铁等，一项对接受现有高磷血症药物治疗但疗效不足的 HD 患者的研究表明，给予蔗糖铁氢氧化物持续 16 周，血清磷水平在第 8 周迅速下降。

3.血液净化治疗

HD 是高磷血症的一项重要治疗措施，但标准的透析方案为 2～3 次/周、3～5h/次，不足以清除足够的磷。目前有许多学者在寻求其他血液净化方式加强对血磷的清除。磷通过扩散和对流两种方式被去除，Wojciech Stecz 在设计 HD 过程中使用先进的数值工具：磷动力学四室模型及尿素模型，改变控制变量的值如透析液流速、血流速度、超滤速度等，以获得去除尿素和磷最有效的处理方法。标准透析液不含磷、延长透析时间、使用表面积较大的透析器、提高透析充分性，可提高磷清除量，达到降磷目的。

（六）预防措施

（1）限制饮食摄入：食品添加剂中的磷是100%吸收，会比食物表增加30%，因此尽量不吃加工食品、方便食品、外卖午餐，以及不喝碳酸饮料等。

（2）尽量选择磷/蛋白比值低的食物。

三、低磷血症

（一）定义

血清无机磷小于0.81mmol/L，称之为低磷血症。通常根据血磷浓度分为轻度：0.65～0.80mmol/L；中度：0.32～0.65mmol/L；重度：＜0.32mmol/L。

（二）流行病学和风险因素

磷是细胞能量代谢的重要物质，当发生低磷血症时会严重干扰细胞三磷酸腺苷（Adenosine Triphosphate，ATP）的合成及红细胞输送氧气的功能。HD患者常见的低磷血症风险因素包括：摄入不足、肠道吸收障碍、PTX术后恢复期等。此外，易诱发低磷血症的常见因素有静脉补充铁剂、败血症、戒酒、营养不良、胰岛素、代谢性或呼吸性碱中毒、过度通气、使用利尿剂和横纹肌溶解。

（三）发病机制

SHPT是ESRD患者常见的并发症之一，PTH通过刺激破骨细胞来释放H^+，钙和磷酸盐被从骨头中释放出来，在近曲小管磷酸盐通常通过钠-磷协同转运蛋白被重新吸收到血液中。PTH会阻止这一过程，把磷酸盐留在腔内，最终通过尿液排出。而钙仍然在腔内，但PTH也会影响远曲小管增加钙的再吸收。最终导致的结果是磷酸盐在尿液中丢失，而游离钙被保留在血液中，致使游离钙含量上升，而磷酸盐含量下降。

（四）临床表现

低磷血症会导致食欲不振、恶心呕吐、肌无力、溶血、心肌收缩力下降、心搏出量减少等，其主要严重不良后果与呼吸肌和心肌功能障碍有关，可能导致急性呼吸衰竭以及各类心律失常，通常会危及生命。具体表现如下。

1.血液系统

红细胞功能受损，当血磷＜0.32mmol/L时可发生溶血。

2.肌肉

肌无力、肌肉疼痛、肌肉萎缩、神经传导变慢，严重时发生肌纤维溶解。

3.心血管系统

心肌收缩力下降，心脏排血量减低。

4.骨骼系统

软骨病、纤维性骨炎、假性骨折。

5.消化系统

食欲不振、恶心、呕吐胃肠张力减弱、肠麻痹。

6.神经系统

麻木、腱反射减弱。

（五）处理措施

低磷血症可以通过预防性口服或静脉磷酸盐替代来预防。

1.补充磷酸盐

磷酸盐可以通过口服、肠道或静脉途径给予，它可以作为营养处方的一部分即肠内营养及全肠外营养（Total Parenteral Nutrition，TPN）或者作为专门的磷酸盐静脉输注。

2.营养支持

轻度无症状的低磷血症，补充营养可达到治疗目的。一般没有单独以营养支持方案来解决低磷血症的问题，通常与静脉补充相结合。不过也有研究表示更倾向于口服/肠内补磷，而不是静脉补充来治疗轻度到中度的低磷血症，当磷酸钠供应不足时，磷酸盐也可以添加到肠外营养（Parenteral Nutrition，PN）中。

3.静脉补充

静脉注射磷酸盐溶液，一般推荐在中到重度低磷血症和/或出现与低血清磷水平相关的症状时使用。磷酸盐可能与钙和镁一起沉淀，导致电解质紊乱，如低钙血症和低镁血症，所以应该谨慎使用。有研究验证了在正常到轻度高磷酸盐水平时开始预见性地补充磷酸盐的安全性和有效性。

4.血液净化治疗

使用含磷透析液/置换液：在大多数 CRRT 患者中，肠外补充磷酸盐未能理想地预防低磷血症，不容易将血磷维持在一个稳定的水平，也不容易预测血磷水平的变化。如果使用传统的无磷透析液，通常在 CRRT 开始 24~48h 后就会发生低磷血症。一项研究在尚未发生低磷血症时就补充磷酸盐，当血清磷酸盐低于 1.1mmol/L 时，在 CRRT 期间每天 2~3 次，每次 4h，静脉注射 15mmol 磷酸钠。甘油磷酸钠注射液也可用于维持 CRRT 期间的正常血清磷水平，例如当磷酸钠供应不足时。磷酸盐也可以添加到 PN 中。当 CRRT 停止时，必须修改富含磷酸盐的 TPN 处方，以免发生高磷血症。然而，市售透析液不含任何磷酸盐，这可能是因为它们最初是基于 ESRD 患者的电解质需求。有研究表明接受强化 CRRT 出水流量 35mL/（kg·h）的患者，在透析液/置换液中添加 2.0mmol/L 或 3.0mmol/L 的磷补充剂可有效纠正低磷血症。采用此方法必须要在无菌条件下向溶液中添加补充电解质，以避免污染的风险。

（六）预防措施

合理膳食可适度摄入一些高纤维素以及新鲜的蔬菜和水果，包括蛋白质、糖、脂肪、维生素、微量元素和膳食纤维等必需的营养素，营养均衡、荤素搭配，食物品种多元化，充分发挥食物间营养物质的互补作用，对预防此病也很有帮助。

董文敬（撰写）　杨海侠（审校）

第六节　镁代谢失衡

一、概述

细胞外液中的镁含量仅占人体储存量的 13%，血清中 60% 的镁以离子形式存在，或以碳酸盐、硫酸盐形式出现，其余 40% 的镁与蛋白质相结合。其中有生物学活性的仅为

游离的 Mg^{2+}，而它们的真实变化往往会被掩盖。镁为血管扩张剂。正常血清镁浓度为 0.7～1.1mmo/L，肾脏在镁的平衡中起着重要作用，70%～80%的血清镁经肾脏滤出，95% 被重吸收。应用镁浓度为 0.7mmol/L 的透析液对血流动力学影响小，血流比较稳定。虽 然透析患者的血镁正常甚至增高，但其 Mg^{2+} 浓度却较低。血磷浓度在透析后 24h 内可 恢复至透析前水平。高镁血症多见于 HD 者，血清镁很大程度上取决于透析液的镁浓度， 长期慢性血镁浓度过高时，患者骨中镁含量相应增高，可导致骨矿化不全、无动力骨病， 继而发生骨痛、骨质疏松、骨折风险增加。大量研究显示，MHD 患者的死亡因素较多， 其中心脑血管疾病是 MHD 患者的主要死因，除钙磷代谢紊乱、贫血、低蛋白血症等传 统风险因素外，低镁血症也与 MHD 的死亡风险密切相关，低镁为 MHD 患者死亡的危 险预测因子。

二、高镁血症

（一）定义

血清镁含量高于 1.1mmol/L，称之为高镁血症。日本 1 项 MHD 患者回顾性队列研 究表明血清镁浓度与 1 年死亡率之间存在 J 型关系，血镁"最佳值"约为 1.2mmol/L。

（二）流行病学和风险因素

一般来说，MHD 患者高镁血症的危害比低镁血症大，因而应尽量避免高镁血症。 为防止高镁血症，临床一般不用含镁的药物，并用低镁透析液进行透析。透析患者血镁 水平与透析液镁浓度有直接关系，多因使用镁浓度过高的透析液或大量服用含镁食物、 药物（如抗酸剂、缓泻剂、灌肠剂等）引起。

（三）发病机制

由于肾脏对镁有强大的调节作用。肾功能严重减退的患者，血镁也仅是中度升高。 严重的高镁血症常见于严重肾功能下降患者，同时服用大量含镁的药品，特别是含镁的 抗酸药物。肾功能正常时，也有可能发生致命的高镁血症，一类是超量服用含镁药物； 另一类高危人群是大量用含镁的肠道缓泻剂的患者，由于高渗液体进入肠腔，使得肾脏 血流量减少，使肾脏对镁的重吸收明显增加，老年人由于便秘的问题，有时会长期使用 含镁的缓泻剂，有可能引起高镁血症，应予重视。

主要因素如下。

（1）肾小球滤过率下降，镁的排泄减少。

（2）透析液镁浓度过高。

（3）服用含镁的药物如抗酸药、硫酸镁或灌肠剂。

（四）临床表现

一般症状隐匿，临床表现为低血压、无力、心动过缓等。慢性高镁血症可引起骨病 和软组织钙化。

1.神经肌肉系统

高血镁可阻断神经传导，引起神经肌肉的功能减低。Yang 等通过对 578 例 MHD 患 者进行分析发现，透析前高镁血症与 MHD 患者不宁腿综合征（Restless Leg Syndrome， RLS）独立相关，并导致 RLS 的发病率升高，特别是在骨生长和神经肌肉兴奋性的维持 方面。因此，镁的基本生物学功能可以解释为什么高镁血症与 MHD 患者 RLS 的发病率有关。

2.心血管系统

扩张血管引起低血压，同时发生心动过缓，PR 间期延长，QRS 增宽和 QT 间期延长。常伴有高血钾，而出现 T 波高尖。

3.消化系统

恶心呕吐、肠蠕动减弱、尿潴留。

4.慢性高镁血症可引起肾性骨病和软组织钙化

（五）处理措施

1.饮食限制

大多数绿色蔬菜、豆类、果仁、甲壳类动物富含镁，食物在加工过程中镁几乎全部缺失。富含粗纤维食物可以减少肠道对镁的吸收。

2.停用含镁的药物

例如维生素 D 制剂和钙剂是 HD 患者常用药物。维生素 D 促进镁吸收；钙剂减少镁吸收。

3.血液净化治疗

降低透析液中镁浓度，若透析前血镁浓度为 1.5～2mmol/L 时，建议透析液的镁浓度为 0.5～0.7mmol/L。

（六）预防措施

（1）肾功能不全的患者应当注意减少含镁药物的摄入，饮食中也应注意减少或避免食用深绿色蔬菜、坚果等含镁量较高的食物。

（2）使用含镁药物前应当对肾功能进行检查，以确定肾脏代谢 Mg^{2+} 功能是正常的。

（3）肾功能不全、甲状腺功能减退、肾上腺皮质功能减退的患者应定期检查血液中 Mg^{2+} 浓度。

三、低镁血症

（一）定义

血清镁含量低于 0.75mmol/L，称之为低镁血症。

（二）流行病学和风险因素

透析液镁浓度为 0.5mmol/L 的 HD 患者，低镁血症发生率仅为 5%。低血镁则会增加患者血管钙化、动脉粥样硬化风险，降低生存率。Cai 等研究发现我国低镁血症占总 PD 患者 14.2%。另外，国内外研究发现 HD 患者也存在着镁代谢异常。HD 可降低镁浓度。低镁血症主要发生于营养不良及接受 TPN 的透析患者。透析引起的低镁血症较为少见，与低镁血症相关的风险因素主要与镁摄入减少和丢失增加有关。镁丢失的部位包括胃肠道、肾脏、皮肤。骨形成时，也可消耗大量的镁，形成晶体，导致血镁下降。研究显示，低镁血症使 CVD 事件的发生率显著提高。

（三）发病机制

镁的平衡主要取决于摄入量、胃肠道的吸收以及透析液中的镁离子浓度，在 MHD 患者中，由于肾小球滤过率的显著下降，镁离子的排泄及重吸收受阻，导致镁代谢异常。Sakaguchi 等对 142555 例 MHD 患者的随访观察结果进行分析发现，低白蛋白血症是低镁血症的独立影响因素。其机制可能为：①血清白蛋白水平较高的患者通常营养摄入也较好，其对 Mg^{2+} 的摄入也相对较高；②根据"吉布斯-唐南效应"，MHD 患者透析过程中因白蛋白带负电荷，不能通过半透膜，导致不均匀电磁场的产生，从而使 Mg^{2+} 被吸引，阻止 Mg^{2+} 跨膜运动，从而减少镁丢失。

（四）临床表现

低镁血症常伴有低血钙、低血钾，故低血镁的临床表现与低血钙、低血钾的临床表现常同时出现，很难截然分开。当血清镁＜0.5mmol/L 时，即可出现如下临床表现。

1.神经肉系统

对神经末梢释放乙酰胆碱的抑制作用减弱，导致神经、肌肉兴奋性增高，而出现震颤、肌无力、反射亢进、手足搐搦，共济失调、手足徐动、谵妄、昏迷、腱反射亢进、Chvostek 阳性。

2.心脏血管系统

心肌细胞的生理活动都需要镁，低镁血症影响心肌的收缩、传导系统，使房室结兴奋性增高，出现心率增快，心律失常引发猝死。

3.胃肠系统

低镁血症早期出现食欲不振、恶心、呕吐、腹胀，有时吞咽困难。

4.血液系统

低镁血症可引起低色素性贫血。

5.低镁血症的远期并发症包括高血压、动脉粥样硬化、糖耐量异常

（五）处理措施

（1）口服含镁的药物如氧化镁、氢氧化镁等。

（2）纠正其他电解质平衡失调。

（3）治疗基础疾病。

（六）预防措施

（1）可在质子泵抑制剂（Proton Pump Inhibitors，PPI）治疗前对长期（≥1 年）治疗的患者定期进行血 Mg^{2+} 检测；对有癫痫发作史的患者避免使用 PPI 治疗；老年患者使用 PPI 应慎重。

（2）对具有高危因素的患者，如合用其他可能降低血镁的药物（如利尿剂和地高辛等）定期进行血镁检测。

（3）有心律失常、神经系统异常表现的患者随时进行血 Mg^{2+} 检测；对无临床症状而长期治疗的患者推荐每年检测 1 次血 Mg^{2+}。

参考文献

[1] ALSHAYEB H M，SHOWKAT A，BABAR F，et al.Severe hypernatremia correction rate and mortality in hospitalized patients[J].Am J Med Sci，2011，341（5）：356-360.

[2] QIAN Q.Hypernatremia[J].Clin J Am Soc Nephrol，2019，14（3）：432-434.

[3] RHEE C M，RAVEL V A，AYUS J C，et al.Pre-dialysis serum sodium and mortality in a national incident hemodialysis cohort[J].Nephrol Dial Transplant，2016，31（6）：992-1001.

[4] NUR S，KHAN Y，NUR S，et al.Hypernatremia：correction rate and hemodialysis[J].Case Rep Med，

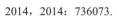

2014，2014：736073.

[5] BHOSALE G P，SHAH V R.Successful recovery from iatrogenic severe hypernatremia and severe metabolic acidosis resulting from accidental use of inappropriate bicarbonate concentrate for hemodialysis treatment[J].Saudi J Kidney Dis Transpl，2015，26（1）：107-110.

[6] STERNS R H.Disorders of plasma sodium--causes，consequences，and correction[J].N Engl J Med，2015，372（1）：55-65.

[7] TAKADA T，MASAKI T，HOSHIYAMA A，et al.Tolvaptan alleviates excessive fluid retention of nephrotic diabetic renal failure unresponsive to furosemide[J].Nephrology（Carlton），2018，23（9）：883-886.

[8] KINUGAWA K，SATO N，INOMATA T，et al.Novel risk score efficiently prevents tolvaptan-induced hypernatremic events in patients with heart failure[J].Circ J，2018，82（5）：1344-1350.

[9] CLARK-CUTAIA M N，SOMMERS M S，ANDERSON E，et al.Design of a randomized controlled clinical trial assessing dietary sodium restriction and hemodialysis-related symptom profiles[J].Contemp Clin Trials Commun，2016，3：70-73.

[10] FüLöP T，ZSOM L，RODRíGUEZ R D，et al.Therapeutic hypernatremia management during continuous renal replacement therapy with elevated intracranial pressures and respiratory failure[J].Rev Endocr Metab Disord，2019，20（1）：65-75.

[11] MAHOWALD J M，HIMMELSTEIN D U.Hypernatremia in the elderly：relation to infection and mortality[J].J Am Geriatr Soc，1981，29（4）：177-180.

[12] RHEE C M，AYUS J C，KALANTAR-ZADEH K.Hyponatremia in the dialysis population[J].Kidney Int Rep，2019，4（6）：769-780.

[13] MUSSO C G，BARGMAN J M.Asymptomatic hyponatremia in peritoneal dialysis patients：an algorithmic approach[J].Int Urol Nephrol，2014，46（11）：2239-2241.

[14] FAN S S，LIN L F，CHEN V C，et al.Effects of lower past-year serum sodium and hyponatremia on depression symptoms and cognitive impairments in patients with hemodialysis[J].Ther Apher Dial，2020，24（2）：169-177.

[15] QIU Y，YE H，WANG Y，et al.Age Difference in the association between hyponatremia and infection-related mortality in peritoneal dialysis patients[J].Blood Purif，2020，49（5）：631-640.

[16] CORONA G，NORELLO D，PARENTI G，et al.Hyponatremia，falls and bone fractures：A systematic review and meta-analysis[J].Clin Endocrinol（Oxf），2018，89（4）：505-513.

[17] PIRKLBAUER M.Hemodialysis treatment in patients with severe electrolyte disorders：Management of hyperkalemia and hyponatremia[J].Hemodial Int，2020，24（3）：282-289.

[18] AVILA M.The Clinical Practice Guideline on diagnosis and treatment of hyponatraemia：a response from Otsuka Pharmaceutical Europe Ltd[J].Eur J Endocrinol，2014，171（1）：L1-3.

[19] KOVESDY C P，REGIDOR D L，MEHROTRA R，et al.Serum and dialysate potassium concentrations and survival in hemodialysis patients[J].Clin J Am Soc Nephrol，2007，2（5）：999-1007.

[20] 赵新菊，牛庆雨，甘良英，等.基于 DOPPS 研究分析中国血液透析患者高钾血症的患病率及相关影响因素[J].中国血液净化，2021，20（3）：145-150，156.

[21] KASHIHARA N，KOHSAKA S，KANDA E，et al.Hyperkalemia in real-world patients under continuous medical care in japan[J].Kidney Int Rep，2019，4（9）：1248-1260.

[22] WANG J，LV M M，ZACH O，et al.Calcium-polystyrene sulfonate decreases inter-dialytic hyperkalemia in patients undergoing maintenance hemodialysis：a prospective，randomized，crossover study[J].Ther Apher Dial，2018，22（6）：609-616.

[23] YU M Y，YEO J H，PARK J S，et al.Long-term efficacy of oral calcium polystyrene sulfonate for hyperkalemia in CKD patients[J].PLoS One，2017，12（3）：e0173542.

[24] NAKAYAMA Y，UEDA K，YAMAGISHI S I，et al.Compared effects of calcium and sodium polystyrene sulfonate on mineral and bone metabolism and volume overload in pre-dialysis patients with hyperkalemia[J].Clin Exp Nephrol，2018，22（1）：35-44.

[25] KOSIBOROD M，RASMUSSEN H S，LAVIN P，et al.Effect of sodium zirconium cyclosilicate on potassium lowering for 28 days among outpatients with hyperkalemia：the HARMONIZE randomized clinical trial[J].JAMA，2014，312（21）：2223-2233.

[26] STERNS R H，GRIEFF M，BERNSTEIN P L.Treatment of hyperkalemia：something old，something new[J].Kidney Int，2016，89（3）：546-554.

[27] COLBERT G B，PATEL D，LERMA E V.Patiromer for the treatment of hyperkalemia[J].Expert Rev Clin Pharmacol，2020，13（6）：563-570.

[28] VU B N，DE CASTRO A M，SHOTTLAND D，et al.Patiromer：the first potassium binder approved in over 50 years[J].Cardiol Rev，2016，24（6）：316-323.

[29] PUN P H.Dialysate potassium concentration：Should mass balance trump electrophysiology？[J].Semin Dial，2018，31（6）：569-575.

[30] LIU Y，CHENG B C，LEE W C，et al.Serum potassium profile and associated factors in incident peritoneal dialysis patients[J].Kidney Blood Press Res，2016，41（5）：545-551.

[31] YU X，YANG X.Peritoneal dialysis in China：meeting the challenge of chronic kidney failure[J].Am J Kidney Dis，2015，65（1）：147-151.

[32] LANGOTE A，HIREMATH S，RUZICKA M，et al.Spironolactone is effective in treating hypokalemia among peritoneal dialysis patients[J].PLoS One，2017，12（11）：e0187269.

[33] VIROJANAWAT M，PUAPATANAKUL P，CHUENGSAMAN P，et al.Hypokalemia in peritoneal dialysis patients in Thailand：the pivotal role of low potassium intake[J].Int Urol Nephrol，2021，53（7）：1463-1471.

[34] NG C H，CHIN Y H，TAN M，et al.Cinacalcet and primary hyperparathyroidism: systematic review and meta regression[J].Endocr Connect，2020，9（7）：724-735.

[35] WEI Y，KONG X L，LI W B，et al.Effect of calcium carbonate combined with calcitonin on hypercalcemia in hemodialysis patients[J].Ther Apher Dial，2014，18（6）：618-622.

[36] YAMADA K，FUJIMOTO S，NISHIURA R，et al.Risk factors of the progression of abdominal aortic calcification in patients on chronic haemodialysis[J].Nephrol Dial Transplant，2007，22（7）：2032-2037.

[37] LOUIE K S，ERHARD C，WHEELER D C，et al.Cinacalcet-induced hypocalcemia in a cohort of European haemodialysis patients：predictors，therapeutic approaches and outcomes[J].J Nephrol，2020，33（4）：803-816.

[38] YAMAMOTO S，KARABOYAS A，KOMABA H，et al.Mineral and bone disorder management in hemodialysis patients：comparing PTH control practices in Japan with Europe and North America：the

Dialysis Outcomes and Practice Patterns Study（DOPPS）[J].BMC Nephrol，2018，19（1）：253.

[39] LIU Z H，YU X Q，YANG J W，et al.Prevalence and risk factors for vascular calcification in Chinese patients receiving dialysis：baseline results from a prospective cohort study[J].Curr Med Res Opin，2018，34（8）：1491-1500.

[40] KETTELER M，BLOCK G A，EVENEPOEL P，et al.Executive summary of the 2017 KDIGO Chronic Kidney Disease-Mineral and Bone Disorder（CKD-MBD）Guideline Update：what's changed and why it matters[J].Kidney Int，2017，92（1）：26-36.

[41] BLOCK G A，ROSENBAUM D P，YAN A，et al.Efficacy and safety of tenapanor in patients with hyperphosphatemia receiving maintenance hemodialysis：a randomized phase 3 trial[J].J Am Soc Nephrol，2019，30（4）：641-652.

[42] SHIMA H，MIYA K，OKADA K，et al.Sucroferric oxyhydroxide decreases serum phosphorus level and fibroblast growth factor 23 and improves renal anemia in hemodialysis patients[J].BMC Res Notes，2018，11（1）：363.

[43] STECZ W，PYTLAK R，RYMARZ A，et al.Application of dynamic optimisation for planning a haemodialysis process[J].BMC Nephrol，2019，20（1）：236.

[44] YESSAYAN L，YEE J，FRINAK S，et al.Continuous renal replacement therapy for the management of acid-base and electrolyte imbalances in acute kidney injury[J].Adv Chronic Kidney Dis，2016，23（3）：203-210.

[45] SONG Y H，SEO E H，YOO Y S，et al.Phosphate supplementation for hypophosphatemia during continuous renal replacement therapy in adults[J].Ren Fail，2019，41（1）：72-79.

[46] SAKAGUCHI Y，FUJII N，SHOJI T，et al.Hypomagnesemia is a significant predictor of cardiovascular and non-cardiovascular mortality in patients undergoing hemodialysis[J].Kidney Int，2014，85（1）：174-181.

[47] YANG Y，YE H，HE Q，et al.Association between predialysis hypermagnesaemia and morbidity of uraemic restless legs syndrome in maintenance haemodialysis patients：a retrospective observational study in Zhejiang，China[J].BMJ Open，2019，9（7）：e027970.

[48] CAI K，LUO Q，DAI Z，et al.Hypomagnesemia is associated with increased mortality among peritoneal dialysis patients[J].PLoS One，2016，11（3）：e0152488.

[49] Wenceslao Aguilera Morales，Javier Burgos Martin，Fabiola Alonso Garcia，et al.Hyperkalemia in renal patients，the great forgot？[J].Nephrology Dialysis Transplantation，2020，3（2）：68.

董文敬（撰写）　杨海侠（审校）

第七节 酸碱代谢失衡

酸中毒

一、概述

在正常情况下人体通过一系列调节作用，使体液的酸碱度总保持在一个相当稳定的范围内，即 pH 值为 7.35～7.45。肾脏是维持机体内环境稳态、新陈代谢和酸碱平衡的重要器官，肾小管通过重吸收作用，将肾小球滤过的原尿中离子部分回收以达到中和机体内环境的目的。当肾功能正常时，肾通过排酸和重吸收碳酸氢盐（HCO_3^-）来维持酸碱平衡。CKD 患者的肾脏结构或功能多发生进行性损害，比如 CKD 患者会发生肾小球滤过率显著持续性降低、蛋白尿等症状，使得酸碱平衡功能丧失。患者一旦发展成为 ESRD，血清 HCO_3^- 浓度会显著降低，从而进一步加重病情。ESRD 患者均有不同程度的代谢性酸中毒。因此代谢性酸中毒是 CKD 常见并发症之一。血清 HCO_3^- 浓度是 ESRD 替代疗法治疗的关键临床指标之一。

二、代谢性酸中毒

（一）定义

当血清 HCO_3^- 比正常值低 3mmol/L 或更多时，诊断为代谢性酸中毒。与肾功能正常的患者不同，应测量血液 pH 值和动脉血二氧化碳分压（$PaCO_2$），以确定对代谢性酸中毒的通气反应是否适当。对于有瘘管功能的患者，无须单独的动脉穿刺即可轻易获得这一信息。大型队列研究通过分析 110951 名 MHD 患者的血清 HCO_3^- 水平和死亡率发现，当血清 HCO_3^- 浓度＜22mmol/L 时，MHD 患者的全因死亡率显著增加。

（二）流行病学和风险因素

ESRD 患者存在不同程度代谢性酸中毒，其发生率未见相关文献的报道。与肾功能正常的患者相比，ESRD 患者不能单纯通过评估阴离子间隙是否增加来判断代谢性酸中毒。阴离子间隙必须根据血清白蛋白浓度进行校正，这些患者的阴离子间隙通常已经增加。在缺乏基线数据的情况下，超过 20mmol/l 的阴离子间隙应被视为异常高。与代谢性酸中毒相关的风险因素包括：①内环境代谢异常或由于毒素引起的产酸刺激而产生的酸；②严重腹泻；③胰腺分泌物的引流；④透析液浓度不当或连接错误；⑤pH 监测仪故障；⑥乳酸盐透析液等。

（三）发病机制

肾脏主要通过肾小管泌 H^+、泌氨和重吸收 HCO_3^- 发挥调节作用。ESRD 患者肾脏功能不全，肾小球滤过率显著降低，临床上将肾小球滤过率＜25mL/（min·1.73m²）且血清 HCO_3^- 浓度＜22mmol/L 作为诊断代谢性酸中毒的标准。代谢性酸中毒的根本原因是体内酸碱平衡机制的破坏，其典型表现为血清 HCO_3^- 浓度显著较低，进而导致 $PaCO_2$

和血液 pH 值下降。透析期间发生的急性代谢性酸中毒与透析液和 pH 监测仪故障等有关。此外代谢性酸中毒的根本原因是体内酸碱平衡机制的破坏，其典型表现为血清 HCO_3^- 浓度显著降低，进而导致 $PaCO_2$ 和血液 pH 值下降。

主要因素如下。

（1）透析液浓度不当或连接错误。

（2）pH 监测仪故障。

（3）在特定条件下使用醋酸盐或乳酸盐透析液。

（四）临床表现

1.对循环系统的影响

在代谢性酸中毒时，血浆中 H^+ 浓度增加，pH 值降低，使心肌收缩力减弱，并使心肌末梢血管对儿茶酚胺的反应降低。因此若不纠正酸中毒，机体对升压药物反应不好。严重的代谢性酸中毒可诱发心律失常。若血中 pH 值明显降低，对心肌收缩力亦会产生严重影响，使心输出量减低、血管扩张、血压降低，甚至发生休克。

2.对呼吸系统的影响

在酸中毒时，呼吸中枢化学感受器受刺激而出现深大呼吸，在肺功能正常时，PCO_2 可较正常下降 $1.33 \sim 2.0kPa$（$10 \sim 15mmHg$），如 PCO_2 不降低，则说明肺功能异常。

3.对中枢神经系统的影响

严重的酸中毒使神经细胞内的酶功能障碍，从而出现神经系统症状，如烦躁、精神萎靡、头痛、定向力障碍，表示酸中毒已很严重。

4.对消化系统的影响

常有食欲不振、恶心呕吐、腹泻。

5.其他

CKD-MBD、腕管综合征等。

（五）处理措施

1.限制饮食摄入

肾脏功能缺失，MHD 患者多被要求控制膳食能量摄入和限制食物。但也应避免由于严格限制饮食而发生营养成分摄入不足，增加蛋白质能量消耗的风险，进而导致不良 CVD。尤其注意避免进食会代谢生成有机酸的食物（比如甲醇和乙二醇等），因为这些食物会成倍地增加体内酸的生成。呼吸性酸中毒患者用含碳酸（H_2CO_3）的透析液较合理，醋酸透析时酸血症可能会暂时加重，低氧血症较重。

2.药物治疗

目前临床上多采用口服 HCO_3^-（如碳酸钙、$NaHCO_3^-$）或基于 HCO_3^- 缓冲液的透析液补充的方式来纠正代谢性酸毒。口服方案一般为口服 HCO_3^- 片剂将透析前血清 HCO_3^- 调整为理想水平，然后降低口服剂量以维持该水平。

3.透析治疗

HD 基于弥散、渗透、对流和超滤等基本原理，利用体外净化血液设备，清除代谢废物，调节水、电解质和酸碱平衡；患者肾脏功能基本被完全替代。因此，患者血液内代谢废物的排除和酸碱平衡的维持需综合考虑体内净酸产生量、透析液的选择、透析时间和残余肾功能的多少等。①透析液的选择：透析液 HCO_3^- 的浓度对 MHD 患者预后具有重大影响。Oettinger 等认为高浓度 HCO_3^- 透析液（40mmol/L）可以矫正 75%的患者的透析前血酸水平。这导致很多年间美国临床上 45%的透析患者选择使用 HCO_3^- 浓度≥38mmol/L 的透析液。一项 DOPPS 队列发现，透析液 HCO_3^- 浓度与患者死亡率呈正相关，透析液 HCO_3^- 浓度每增高 4mmol/L，患者死亡风险增高 8%。这提示血透室医护人员应遵循个性化原则选择合适浓度的 HCO_3^- 透析液；②透析时间：透析时间决定透析充分性，标准 HD 频次为每周 3 次，每次 4h。更长时间或更高频次的透析是否能够显著提高 ESRD 患者的生存质量仍存有争议。此外，血清 HCO_3^- 浓度的迅速改变可导致 K^+ 由细胞外向细胞内转移，使血清 K^+ 迅速下降，引起心律失常。血清 HCO_3^- 浓度改变还可以引起 QT 间期延长、呼吸抑制、免疫功能下降等。

（六）预防措施

（1）可食用适量的碱性水果或蔬菜，如葡萄、柠檬、橘子、柚子、卷心菜等。食用适量鸡肉、牛肉、鸡蛋等富含优质蛋白的食物，以增强人体免疫力。忌食用易于使血糖迅速升高的食物，如巧克力、汽水、果汁、果酱、冰淇淋等，这些食物容易加重糖尿病患者体内代谢性酸中毒的严重程度。

（2）对于酸中毒程度较轻、整体情况较好的患者，建议进行适量的轻体力运动，以促进体内血液循环流动，加强组织供氧。

三、呼吸性酸中毒

（一）定义

呼吸性酸中毒系指肺泡通气及换气功能减弱，不能充分排出体内生成的二氧化碳（Carbon Dioxide，CO_2），以致血液 $PaCO_2$ 增高，引起高碳酸血症。

（二）流行病学和风险因素

与呼吸性酸中毒相关的风险因素包括：脑血管事件、低钾血症、上呼吸道梗阻严重的循环衰竭等。

（三）发病机制

呼吸性酸中毒是由肺泡通气不足引起的，表现为动脉血 PCO_2 增加。有研究发现，急性缓冲反应产生 HCO_3^- 非常少，HCO_3^- 主要是由肾脏产生的。因此在 ESRD 患者中，血清 HCO_3^- 没有明显增加是高碳酸血症存在的信号。

（四）临床表现

患者可有胸闷、呼吸困难、躁动不安等，因换气不足致缺氧，可有头痛、发绀。随酸中毒加重，可有血压下降、谵妄、昏迷等。脑缺氧可致脑水肿、脑疝，甚至呼吸骤停。

（五）处理措施

呼吸性酸中毒患者用含碳酸的透析液较合理，如果使用醋酸透析液，酸血症可能会暂时加重。治疗呼吸性酸中毒，要尽可能积极纠正 CO_2 和高碳酸血症。对高碳酸血症，每日 HD 以维持血 HCO_3^- 浓度足够高，或选用含有高浓度 HCO_3^- 的置换液进行连续性血液滤过。如果可能的话，呼吸性酸中毒的治疗应该指向逆转高碳酸血症。如果 PCO_2 不能降低到安全水平，可以增加 HCO_3^- 以提高血清 HCO_3^- 水平。其他方法包括每日或持续的 HD 或 PD。补充 HCO_3^- 也是一个选择，但这种治疗可能增加容量负荷，进一步加重酸中毒。

（六）预防措施

（1）防治原发病：慢性阻塞性肺疾患是引起呼吸性酸中毒最常见的原因，临床上应积极抗感染、解痉、祛痰等。急性呼吸性酸中毒应迅速去除引起通气障碍的原因。

（2）尽快改善通气功能，保持呼吸道畅通，以利于 CO_2 的排出。必要时可做气管插管或气管切开和使用人工呼吸机改善通气。

（3）适当供氧不宜单纯给高浓度氧，因其对改善呼吸性酸中毒帮助不大，反而可使呼吸中枢受抑制，通气进一步下降而加重 CO_2 潴留和引起 CO_2 麻醉。

（4）碱性药物的使用应特别谨慎。对严重呼吸性酸中毒的患者，必须保证足够通气的情况下才能应用 $NaHCO_3$，因为 $NaHCO_3$ 与 H^+ 起缓冲作用后可产生 H_2CO_3，使 $PaCO_2$ 进一步增高，反而加重呼吸性酸中毒的危害。

碱中毒

一、概述

代谢性碱中毒是通过发现血清 HCO_3^- 增加来诊断的。代谢性碱中毒是由于体液中氯离子的选择性流失（例如呕吐或胃引流）或加入新的碱而产生的。与肾功能正常的患者不同，这种疾病一旦发作就会持续下去，无论饮食摄入量如何。此外，由于代谢性碱中毒引起的低钾血症主要是由肾性 K^+ 损失引起的，所以 ESRD 患者发生代谢性碱中毒时，血清 K^+ 与正常值无明显变化。在这些患者中，呕吐或鼻胃引流可以导致非常严重的代谢性碱中毒，因为他们不能排出任何新产生的 HCO_3^-。呼吸性碱中毒或称原发性低碳酸血症，是一种体液内 $PaCO_2$ 下降导致的酸碱平衡紊乱。低碳酸血症使内环境碱化，血浆 HCO_3^- 相应地代偿性下降，是呼吸性碱中毒病理生理改变的一部分。

二、代谢性碱中毒

（一）定义

ESRD 患者血清 HCO_3^- 比正常值增加 3mmol/L，但由于其血清 HCO_3^- 比肾功能正常的个体低，除非 HCO_3^- 比平时增加 8～10mmol/L 以上，否则常不能确诊。

（二）风险因素

与代谢性碱中毒相关的风险因素包括：胃液及电解质的丢失如呕吐或鼻胃引流。碱的潜在来源主要是 $NaHCO_3$ 和某些阴离子等。给 2mmol/kg 的 $NaHCO_3$，可使血清 HCO_3^- 增加 4～5mmol/L。ESRD 患者代谢性碱中毒的一个罕见原因是联合使用聚苯乙烯磺酸钠和氢氧化铝[Al（OH）$_3$]。

（三）发病机制

代谢性碱中毒的病理生理机制主要包括两个过程：发生期和维持期。代谢性碱中毒的发生期是 HCO_3^- 的净增加或非挥发性酸通过细胞外液体的净丢失（通常是呕吐丢失）。

新产生 $NaHCO_3$ 可能源于肾和肾外疾病。在正常情况下，肾脏具有惊人的排泄 HCO_3^- 的储备能力。然而在代谢性碱中毒的维持期，肾脏由于容量收缩、低肾小球滤过率或氯离子或 K^+ 缺乏而不能正常排泄 HCO_3^-。因此，在代谢性碱中毒的维持期，肾脏不能以正常的方式清除 HCO_3^-。

主要因素如下。

（1）蛋白质摄入过少，或外源性碱性药过多摄入。

（2）胃肠道丢失，当透析患者肠道丢失过多的酸时，体内二氧化碳则相对增多。

（3）进行连续性血液滤过治疗时，置换液的碳酸氢钠配置比例过高。

（4）透析中使用枸橼酸抗凝，枸橼酸在体内与钙结合，释放出 $NaHCO_3$ 而引起中毒。

（5）$Al(OH)_3$ 与聚磺苯乙烯树脂合用时，有时可引起代谢性碱中毒，因为树脂可结合铝，而不再结合 HCO_3^-，HCO_3^- 重吸收致代谢性碱中毒。$Al(OH)_3$ 通常通过胃酸转化为磷酸铝或氯化铝，这些盐的一部分在十二指肠游离，使铝离子结合到由胰腺分泌的 HCO_3^- 上。然而，当聚苯乙烯磺酸钠存在时，铝离子与其结合而形成一种不会游离的化合物。然而，HCO_3^- 既不中和也不结合，这种碱被小肠重新吸收并保留在体液中，从而引起代谢性碱中毒。

（四）临床表现

急性代谢性碱中毒可出现呼吸浅慢致缺氧，严重时可出现呼吸暂停。神经系统出现神智障碍的表现，如嗜睡、谵妄，四肢肌肉可出现小抽搐，手足抽搐并有麻木感。

（五）处理措施

ESRD 患者代谢性碱中毒的治疗应首先去除病因。在大多数情况下，治疗呕吐的原因和去除任何来源的外源性碱将导致该疾病的最终纠正。

（1）若 HCO_3^- 浓度低于 33mmol/L 时，一般不需治疗。

（2）常规透析可以出现代谢性碱中毒，适当降低透析液中 HCO_3^- 的浓度可以减少代谢性碱中毒的发生，目前先进的透析机可提供含 HCO_3^- 25mmol/L 或更低的透析液。严重碱中毒时须使用低 HCO_3^- 的透析液，浓度为 20~28mmol/L。可使用碳酸酐酶抑制剂如乙酰唑胺以抑制肾小管上皮细胞中 H_2CO_3 的合成，从而减少 H^+ 的排出和 HCO_3^- 的重吸收。也可使用稀盐酸以中和体液中过多的 $NaHCO_3$，大约是 1mmol/L 的酸可降低血浆 HCO_3^- 5mmol/L 左右。醛固酮拮抗剂可减少 H^+、K^+ 从肾脏排出，也有一定疗效。

（六）预防措施

（1）积极防治：引起代谢性碱中毒的原发病。

（2）积极控制身体部位的感染或外伤。补液时注意电解质紊乱情况。

（3）持续胃肠减压时，要严密监测血液生化指标。

（4）避免使用大量碱性药物。

（5）肠道减压吸引时要严密监测血液生化指标。

三、呼吸性碱中毒

（一）定义

呼吸性碱中毒定义为静息状态下海平面处的 $PaCO_2$ 测定值低于 35mmHg。高于此值

的 $PaCO_2$ 也可能是混合性酸碱平衡紊乱背景中存在呼吸性碱中毒。

（二）危险因素

与呼吸性碱中毒相关的风险因素包括低氧血症：如严重贫血、肺炎、哮喘、焦虑、疼痛等。

（三）发病机制

原发性低 H_2CO_3 血症大多数由通气动力增加引起肺过度通气所致。通气动力增加由肺内、外周（颈动脉窦和主动脉弓）、脑干化学感受器或者大脑其他中心的信号引起。低氧血症是肺泡通气的主要刺激源，但是氧分压（PaO_2）需要低于 60mmHg 才能持续发挥刺激作用。持续机械通气患者产生原发性低 H_2CO_3 血症的病因还包括机械通气不当、透析或体外循环导致肺外 CO_2 清除（如人工心肺机）。

（四）临床表现

呼吸性碱中毒表现为四肢感觉异常、胸部不适（尤其是气道阻力增加者）、口角麻木、头晕、意识不清，少见症状有肌强直和全身性癫痫发作。

（五）处理措施

呼吸性碱中毒的治疗应尽可能去除病因。严重低氧血症导致的呼吸性碱中毒需要予以氧疗。一个普遍观点认为低 H_2CO_3 血症无论严重与否，危害均较小，这并不准确。实际上，低 H_2CO_3 血症可导致脑、心脏及肺的一过性或持续性损害。此外，迅速纠正严重的低 H_2CO_3 血症还可引起脑及肺的再灌注损伤。因此住院患者应尽可能预防严重低 H_2CO_3 血症的发生，一旦发生则需要缓慢纠正。在密闭系统（如纸袋）里呼吸对焦虑相关的高通气综合征有益，因为可以阻断低 H_2CO_3 血症生成的恶性循环。高空病以低氧血症和呼吸性碱中毒为特点，予以 250~500mg 乙酰唑胺可减轻高空病的症状。考虑到严重碱中毒的危害，有时需要临时通过镇静或偶尔需要肌松、机械通气的方式来纠正严重的呼吸性碱中毒。假性呼吸性碱中毒的处理在于稳定血流动力学。如果合并手足抽搐，可静脉注射葡萄糖酸钙。

（六）预防措施

预防最好的措施是应积极处理原发疾病。用纸袋罩住口鼻，增加呼吸道无效腔，减少 CO_2 的呼出和丧失，以提高血液 $PaCO_2$。也可给患者吸入含 5%CO_2 的氧气。如系呼吸机使用不当所造成的通气过度，应调整呼吸机。

参考文献

[1] BORON W F.Acid-base transport by the renal proximal tubule[J].J Am Soc Nephrol，2006，17（9）：2368-2382.

[2] CHEN T K，KNICELY D H，GRAMS M E.Chronic kidney disease diagnosis and management：a review[J].JAMA，2019，322（13）：1294-1304.

[3] SANTIAGO-DELPIN E A，BUSELMEIER T J，SIMMONS R L，et al.Blood gases and pH in patients with artificial arteriovenous fistulas[J].Kidney Int，1972，1（2）：131-133.

[4] VASHISTHA T，KALANTAR-ZADEH K，MOLNAR M Z，et al.Dialysis modality and correction of uremic metabolic acidosis：relationship with all-cause and cause-specific mortality[J].Clin J Am Soc Nephrol，2013，8（2）：254-264.

[5] DHONDUP T，QIAN Q.Electrolyte and acid-base disorders in chronic kidney disease and end-stage kidney failure[J].Blood Purif，2017，43（1-3）：179-188.

[6] 路香雪，李寒，王世相.透析液碳酸氢盐浓度对透析患者预后的影响[J].中国血液净化，2017，16（11）：758-760.

[7] KRAUT J A，MADIAS N E.Consequences and therapy of the metabolic acidosis of chronic kidney disease[J].Pediatr Nephrol，2011，26（1）：19-28.

[8] KRAUT J A，MADIAS N E.Metabolic acidosis：pathophysiology，diagnosis and management[J].Nat Rev Nephrol，2010，6（5）：274-285.

[9] EISELT J，RACEK J，OPATRNY K Jr.The effect of hemodialysis and acetate-free biofiltration on anemia[J].Int J Artif Organs，2000，23（3）：173-180.

[10] SHAPIRO B B，BROSS R，MORRISON G，et al.Self-reported interview-assisted diet records underreport energy intake in maintenance hemodialysis patients[J].J Ren Nutr，2015，25（4）：357-363.

[11] LOPES A A，BRAGG-GRESHAM J L，ELDER S J，et al.Independent and joint associations of nutritional status indicators with mortality risk among chronic hemodialysis patients in the Dialysis Outcomes and Practice Patterns Study（DOPPS）[J].J Ren Nutr，2010，20（4）：224-234.

[12] OETTINGER C W，OLIVER J C.Normalization of uremic acidosis in hemodialysis patients with a high bicarbonate dialysate[J].J Am Soc Nephrol，1993，3（11）：1804-1807.

[13] TENTORI F，KARABOYAS A，ROBINSON B M，et al.Association of dialysate bicarbonate concentration with mortality in the Dialysis Outcomes and Practice Patterns Study （DOPPS）[J].Am J Kidney Dis，2013，62（4）：738-746.

[14] SUSANTITAPHONG P，KOULOURIDIS I，BALK E M，et al.Effect of frequent or extended hemodialysis on cardiovascular parameters：a meta-analysis[J].Am J Kidney Dis，2012，59（5）：689-699.

[15] QIAN Q.Acid-base alterations in ESRD and effects of hemodialysis[J].Semin Dial，2018，31（3）：226-235.

董文敬（撰写）　杨海侠（审校）

第十一章 血液透析相关的物质代谢异常及微量元素变化

第一节 糖代谢异常

一、概述

糖尿病肾病（Diabetic Kidney Disease，DKD）是引起慢性肾脏病（Chronic Kidney Disease，CKD）和终末期肾病（End-Stage Renal Disease，ESRD）的主要原因之一。维持透析患者存在胰岛素清除、胰岛素抵抗及分泌和降解异常、药物代谢等改变，因此维持透析的糖尿病患者很难达到的血糖平稳控制。慢性肾脏病及透析相关的血糖异常主要包括低血糖、高血糖、血糖变异性增加等。血糖异常增加糖尿病相关的不良事件的风险，为改善预后，必须保持良好的血糖控制。因此透析患者的血糖管理至关重要。

二、定义

根据 2020 年中国 2 型糖尿病防治指南，空腹血糖正常值在 6.1mmol/L 以下，餐后两小时血糖的正常值在 7.8mmol/L 以下。

糖尿病是一组因胰岛素绝对或相对分泌不足和（或）胰岛素利用障碍引起的碳水化合物、蛋白质、脂肪代谢紊乱性疾病，以高血糖为主要标志。FPG≥126mg/dL（7.0mmol/L）或 OGTT 期间 2 小时 PG≥200mg/dL（11.1mmol/L）或 HbA1c≥6.5%（48mmol/mol）或高血糖或高血糖危象的典型症状的患者中随机血浆葡萄糖≥200mg/dL（11.1mmol/L）可诊断为糖尿病。"糖尿病前期"是用于葡萄糖水平不符合糖尿病标准但具有异常碳水化合物代谢的情况。糖尿病前期患者的定义为存在 FPG 100mg/dL（5.6mmol/L）-125mg/dL（6.9mmol/L）（IFG）和 / 或 75g OGTT 2h PG 140mg/dL（7.8mmol/L）-199mg/dL（11.0mmol/L）（IGT）和/或 HbA1c 5.7%～6.4%（39～47mmol/mol）。

低血糖症是一组多种病因引起的以静脉血浆葡萄糖（简称血糖）浓度过低，临床上以交感神经兴奋和脑细胞缺氧为主要特点的综合征。低血糖临床表现与血糖水平以及血糖的下降速度有关，可表现为交感神经兴奋（如心悸、焦虑、出汗、头晕、手抖、饥饿感等）和中枢神经症状（如神志改变、认知障碍、抽搐和昏迷）。老年患者发生低血糖时常可表现为行为异常或其他非典型症状。有些患者发生低血糖时可无明显的临床症状，称为无症状性低血糖，也称为无感知性低血糖或无意识性低血糖。有些患者屡发低血糖后，可表现为无先兆症状的低血糖昏迷。对非糖尿病患者来说，低血糖症的诊断标准为血糖＜2.8mmol/L，而接受药物治疗的糖尿病患者只要血糖＜3.9mmol/L 就属于低血糖。

三、流行病学及危险因素

目前我国有 20%～40% 的糖尿病患者合并糖尿病肾病，糖尿病肾病现已成为 CKD 和 ESRD 的主要原因。遗传因素、生活方式和饮食、医疗卫生条件等会影响 DKD 的发生。在发达国家，DKD 是 ESRD 的主要原因。在美国、新西兰、日本和其他一些亚洲国家，T2DM 占透析患者的近 50%。糖尿病血液透析患者的血糖水平可能受到许多因素、如肾功能状态、糖尿病药物的代谢和排泄延迟以及血液透析参数的影响而波动，血糖控制差的患者更易受到各种变化的影响，导致血糖波动更大，高血糖和低血糖的风险增加。

低血糖和高血糖可能增加不良事件风险，糖尿病及 ESRD 的患者是冠心病、脑血管病及外周血管疾病的高危人群。这些并发症是 ESRD 的主要致死原因。糖尿病透析患者存在凝血异常、胰岛素抵抗等诸多异常，可能与死亡率增加有关。强化降糖治疗可增加低血糖发作，尤其是 DKD 等高危人群的患者。为预防微血管疾病，如视网膜病变和周围神经病变，以及大血管病和感染性疾病，改善预后，透析患者的血糖控制至关重要。

四、发病机制

（一）高血糖

1.胰岛素抵抗

ESRD 患者通常存在胰岛素抵抗，对外源性胰岛素低血糖反应的敏感性降低。然而，ESRD 患者的肝糖输出并没有增加，反而被胰岛素抑制，这表明这些患者胰岛素抵抗发生在外周组织。研究表明，胰岛素抵抗的主要部位是肌肉组织。在 ESRD 患者中，胰岛素抵抗与通过泛素-蛋白酶体系统降解肌肉蛋白有关。尿毒症毒素的积累也可能导致 ESRD 患者的胰岛素抵抗；瘦素、IL-6、TNF、糖基化终末产物等与胰岛素抵抗相关。此外，有报道称在肾衰患者的循环中积累的尿酸毒素假尿苷可损害胰岛素介导的肌肉内葡萄糖利用率。ESRD 患者血清胰高血糖素和甲状旁腺激素水平升高，胰岛素、生长激素和胰岛素样生长因子-1 抵抗增加。维生素 D 缺乏、肥胖、代谢性酸中毒和炎症也会导致终末期 CKD 的胰岛素抵抗。应用高糖透析液引起的高胰岛素血症可诱导促炎细胞因子的产生并促进胰岛素抵抗。促红细胞生成素纠正贫血的患者中，组织氧供应和运动耐受性的提高可改善高血糖和血糖不耐受。静脉用 1，25-二羟基维生素 D_3 治疗和纠正代谢性酸中毒也能改善透析患者的胰岛素抵抗。维持血液透析（Maintenance Hemodialysis，MHD）患者存在营养不良和慢性炎症。营养不良或蛋白质能量浪费（Protein Energy Wasting，PEW）可能增加胰岛素抵抗和葡萄糖的不耐受性。炎症、营养不良和动脉粥样硬化之间的联系加深了人们对营养不良-炎症复合物综合征（Malnutrition-Inflammation Complex Syndrome，MICS）的认识，MICS 与不良事件密切相关。胰岛素抵抗和高胰岛素血症的增加可能加速尿毒症患者的动脉粥样硬化，可能参与高血压的发病机制，是血液透析患者心血管死亡的独立预测因子。因此，炎症是胰岛素抵抗、MICS 和动脉粥样硬化发生的共同致病因素。

在 MHD 患者中 C 反应蛋白水平和 TNF 和 IL-6 等促炎因子等的释放增加。这些细胞因子通过促进内皮功能障碍、氧化应激、胰岛素抵抗和对黏附分子的刺激来促进心血管疾病。此外，脂肪细胞因子如 TNF 和瘦素可以诱导胰岛素抵抗。接受血液透析的 MICS

糖尿病患者对促红细胞生成素的应答减弱，胰岛素抵抗增加。这些发现可以解释这些患者的不良结局，证实了 MICS 诊治管理的重要性。虽然胰岛素抵抗会导致 T2DM 患者的高血糖，但合并 PEW 或 MICS 透析患者的胰岛素抵抗往往会导致低血糖。

此外，已有证据显示 FGF23 水平与 CKD 中的炎症之间联系，调节 FGF23 可能会预防炎症，从而改善胰岛素抵抗。治疗中，应仔细考虑透析治疗的最佳频率、持续时间、剂量和方式，以及生物相容性膜和超纯透析液的使用，以降低 PEW 和 MICS 的风险。此外，应经常重新评估患者的营养状况，以降低发生炎症和胰岛素抵抗的风险。

2.透析期间胰岛素的清除

血浆胰岛素体积小（分子量为 6.2kDa），蛋白质结合率为 1%，可以通过弥散或对流机制去除。由于血液透析中的浓度梯度，胰岛素可不同程度的透过半透膜流失到透析液中，胰岛素清除率取决于膜类型。使用聚砜膜时，血浆生物活性免疫活性胰岛素的清除最大，使用聚酯聚合物合膜时最低。虽然清除机制（扩散、对流或吸附）仍有待阐明，但我们发现血液透析期间血浆胰岛素的清除主要靠吸附，这种机制似乎涉及膜和胰岛素之间的静电相互作用以及疏水相互作用。

葡萄糖分子量低，在血液透析治疗过程中快速跨膜，血液透析后血糖水平的主要决定因素是透析液的葡萄糖浓度。血液透析过程中血浆胰岛素水平的变化取决于透析中胰岛素的丢失和胰腺β细胞分泌的胰岛素。胰腺β细胞分泌取决于透析诱导的血糖水平的变化和β细胞对血糖变化的反应能力。对于缺乏内源性胰岛素分泌的患者，使用聚砜膜较三醋酸膜和聚酯-聚合物合膜能更大幅度地降低胰岛素水平。

C 肽水平反映了胰腺β细胞的内源性胰岛素分泌，在血液透析过程中血浆胰岛素的清除对低 C 肽水平的糖尿病患者，尤其是β细胞功能降低的患者尤其重要。此类患者的β细胞在血液透析中无法维持足够的胰岛素水平，血液透析后高血糖的风险增加。由于透析过程中胰岛素的清除，可能需要额外增加外源性胰岛素以改善透析后高血糖。

3.反馈调节

有低血糖倾向时人体主要通过减少胰岛素分泌、增加反调节激素如胰高血糖素、促肾上腺皮质激素和皮质醇的分泌来维持血糖水平。当血糖水平下降到 ≤3.89mmol/L 时，胰腺β细胞胰岛素分泌减少，α细胞胰高血糖素分泌增加。在血液透析期间，生长激素水平下降，胰高血糖素水平明显升高。胰高血糖素变化与血浆胰岛素和葡萄糖浓度的变化之间缺乏相互应答，提示反馈调节机制受损，可能与胰高血糖素的长期升高有关。血糖水平的下降后升糖激素应答延迟，透析期间升糖激素可能被清除或者无法分泌激素。透析状态患者体内糖原分解和糖异生的能力也可能下降。

由于透析液的影响，即使在透析结束后糖尿病患者的血糖也会发生变化。当使用 5.55mmol/L 含葡萄糖透析液进行血液透析时，透析过程中血糖水平的下降程度在透析前高血糖且使用胰岛素的患者中更明显，在透析前血糖不高且不使用胰岛素治疗的患者中血糖下降不明显。血糖控制良好的糖尿病患者（即透析前血糖水平低的患者），透析后血糖水平往往会下降，但不显著。血糖控制差的糖尿病患者（即透析前血糖水平高的患者），由于血液和透析液血糖水平差异，血液透析期间血糖水平迅速且显著下降。由于血液透析导致血浆胰岛素绝对或相对缺乏，高血糖可以出现在透析后、透析当天的午餐后及夜间。血液透析后血浆胰岛素水平显著降低，及透析期间血糖迅速降低导致的升糖激素分泌，可导致夜间高血糖。这种现象被称为血液透析相关的高血糖，类似于 Somogyi 现象。

（二）低血糖

1.透析诱导的低血糖

与血液透析诱发低血糖风险增加相关的因素包括使用无葡萄糖透析液、透析过程中葡萄糖损失、肾糖异生减少和代谢途径改变。

当使用无葡萄糖透析液时，约 40% 的患者（无论是否合并糖尿病）会出现无症状低血糖（定义为血糖<4mmol/L）。使用无葡萄糖或低葡萄糖透析液发生低血糖的风险比使用高葡萄糖（≥5.55mmol/l）发生低血糖的风险更大。研究人员推测，血糖水平的下降可能是由血糖扩散到红细胞中引起的；血液透析期间红细胞细胞质 pH 值的变化会导致无氧代谢的加速和葡萄糖消耗的增加。

2.无葡萄糖透析液对代谢的影响

使用无葡萄糖透析液的患者，透析后血浆β-羟基丁酸和乙酰乙酸酯的增加较使用含糖透析液的患者更明显。这一发现表明，当使用无葡萄糖透析液时，患者进入了类似于禁食状态的分解代谢状态，机体通过增加糖异生和糖原分解的分解代谢状态来维持足够的血糖浓度。这种机制解释了为什么乳酸和丙酮酸等糖异生底物的水平在无糖透析液透析治疗后浓度降低。由于脂肪酸氧化引起的β-羟丁酸和乙酰乙酸盐水平的显著增加，为糖异生提供了能量。

在无葡萄糖液透析治疗期间，患者可丢失去除 15～30g 葡萄糖，可导致症状性或无症状低血糖。丢失所致的葡萄糖浓度下降可通过糖异生和糖原分解所抵消。非糖尿病患者通常可以忍受这种分解代谢状态，而那些营养不良或身体虚弱的患者通常不能忍受，并且增加低血糖的风险。接受透析治疗的糖尿病患者，特别是那些接受长效胰岛素或口服降糖药的患者，患低血糖的风险更高。

糖尿病患者反复出现的低血糖发作可导致机体对低血糖的神经体液应答下降，且低血糖的临床表现不明显。单次低血糖的发生可致后续的神经内分泌应答及机体症状普遍下降，在非糖尿病患者中也是如此。动物实验表明，长期低血糖会增加脑细胞摄取葡萄糖的能力，类似的机制也可以解释一些糖尿病患者的低血糖的无症状现象。尽管低血糖发作无症状，但频繁复发可能会增加糖尿病患者进行性认知障碍的风险。

使用含葡萄糖的透析液可以减少血液透析过程中的无氧代谢，并阻断最终导致短期低血糖及长期神经损害这一过程。目前应用标准生理浓度的葡萄糖透析液能否减小代谢效应尚存争议。因此对于合并糖尿病的使用无糖透析液的患者，必须警惕无症状低血糖的发生。在透析液中添加葡萄糖可以通过降低低血糖的风险，通过维持红细胞中单磷酸己糖途径的正常活性来减少氧化应激，但不减少血液透析治疗对蛋白质代谢的负面影响。

一些药物，包括β阻滞剂普萘洛尔、水杨酸盐和二吡胺（disopyramide），是常见的低血糖诱因。其他诱发事件包括饮酒、败血症、慢性营养不良、急性热量剥夺、胃轻瘫、肝病和充血性心力衰竭。接受透析β阻滞剂的糖尿病患者的低血糖风险增加，因为这些药物影响糖异生发生和掩盖低血糖症状。

3.肾糖异生率降低

糖原分解和糖异生内产生内源性葡萄糖在禁食状态下可维持血糖水平。肾脏具有足够的促糖异生酶和葡萄糖-6-磷酸活性，从而产生足够的内源性葡萄糖。通过内源性产生大量葡萄糖，通常认为肾葡萄糖的主要来源于糖异生而不是糖原分解。约有40%的糖异生发生于肾脏，约占全身葡萄糖产量的20%。在正常肾脏中，低灌注、相对缺氧的髓质是糖酵解的主要部位，而皮质是糖异生的主要部位。因此，肾单位数量的减少和肾功能障碍会导致肾糖异生的减少。

各种刺激，包括空腹、低血糖和糖尿病，可以改变肾糖异生。肾功能正常的T2DM患者内源性葡萄糖产量增加高达300%，其中肝脏和肾脏具有同样贡献。肾糖异生有助于维持空腹状态的正常血糖水平；低血糖通过增加肾脏摄取糖异生底物促进肾糖异生。然而，在透析患者中，由于肾皮层变薄，糖异生维持葡萄糖稳态的作用会减弱。这种糖异生发生的减少可能解释为什么透析患者低血糖发作会延长。

4.腹膜透析（Peritoneal Dialysis，PD）对血糖的影响

PD时由于PD液本身含有大量的葡萄糖，60%～80%葡萄糖被腹膜吸收，因而透析患者每天额外增加100～300g的葡萄糖负荷量，使得透析治疗期间血糖波动较大，加之患者体型、饮食结构、运动量及基础血糖值的不同，从而使血糖的控制更为困难。

5.降糖药物和其他治疗的作用

由于胰岛素及口服降糖药物的代谢和排泄延迟，肾功能受损的患者容易出现低血糖。大多数肾功能严重受损的患者出现严重低血糖与磺脲类药物或胰岛素治疗有关。因此，建议对CKD患者进行抗糖尿病药物的剂量调整。

胰岛素强化治疗有助于HbA1c的达标，但同时也增加糖尿病患者严重低血糖的风险。当eGFR低于$50mL/min/1.73m^2$时，总胰岛素需求减少25%，当eGFR低于$10mL/min/1.73m^2$时，胰岛素需求量再减少50%。一旦透析开始，外周胰岛素抵抗可能会改善，胰岛素需求量进一步减少。随着胰岛素清除和分解代谢的减少，短效和长效胰岛素制剂作用时间延长，潜在的增加了症状性低血糖的发生风险。此外，通过强化胰岛素治疗来快速控制血糖可能会加重视网膜病变和神经病变。为预防低血糖，除适当的低血糖管理外，还应向患者提供血糖水平的自我监测教育。

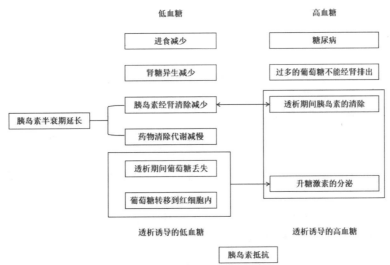

图3-18　透析患者糖代谢紊乱的机制图

五、处理措施

（一）血糖控制指标及目标

1.合理的 HbA1c 控制目标

HbA1c 水平在临床实践和透析期糖尿病患者的研究中一直被用作血糖控制的指标。一项大数据分析表明 HbA1c 水平与死亡率相关。HbA1c＞10%的患者全因死亡率和心血管死亡率明显高于 HbA1c（5%～6%）的患者。德国一项研究显示，HbA1c 6%～8%或＞8%猝死风险明显高于 HbA1c＜6%的患者。但两组的心肌梗死和全因死亡率没有差异。多项研究表明 HbA1c 水平与死亡风险呈 U 形相关；HbA1c 水平＜6%和≥9%与死亡风险的增加相关。极端血糖（HbA1c 水平＜6.5%和＞11%）与慢性血液透析糖尿病患者死亡风险增加相关。这些数据共同表明，血液透析患者高 HbA1c 水平及低 HbA1c 水平相关的营养不良或贫血与慢性透析患者的死亡率增加有关。因此，合理 HbA1c 控制目标，以及避免营养不良、贫血和低血糖，可能会改善血液透析患者的生存率。KDOQI 和肾脏疾病：改善全球结果临床实践指南（Improving Global Outcomes clinical practice guidelines）建议，对并发症或预期寿命有限的患者、低血糖风险患者，包括晚期冠心病患者和接受透析的患者的 HbA1c 靶点应增加到超过 7%。使用降糖药的患者目标 HbA1c 水平为 5.3%～7.6%，营养不良患者可放宽至 8.0%以下。

透析患者的红细胞寿命从 120 天降至约 60 天，治疗期间可能会发生失血和出血。此外，贫血和促红细胞生成增加幼红细胞在血液中的比例，导致 HbAlc 水平下降，从而干扰高血糖的诊断。因此，透析患者的 HbA1c 水平偏低，可能导致对血糖情况的误判。

2.糖化白蛋白（Glycated Albumin，GA）

GA 水平与红细胞的寿命、血红蛋白水平或红细胞生成刺激剂的剂量没有显著相关。因此，在此类人群中，血糖白蛋白水平可能比 HbA1c 水平是一个更好的血糖控制指标。一些研究表明，糖尿病血液透析患者的 GA 水平与全因或心血管死亡率呈正相关，但平均 HbA1c 水平与死亡率之间没有显著相关性。

一项调查研究发现 GA≥18%时，患者 3 年死亡率与 GA 水平之间呈正相关，而在 GA 水平的患者中两者无线性相关。透析患者的目标 GA 和 HbA1c 水平可能因降糖药的使用、营养状况和并存癌症等情况有所不同。伴营养不良患者的目标 GA 水平应高于其他患者。应根据患者的情况评估目标 GA 和 HbA1c 水平，使用降糖药的患者的目标 GA 水平低于 22%，如果患者营养不良，可放宽至 24%以下。此外，为预防心血管死亡率，目标 GA 水平可降低到 20.5%以下。

2012 年日本透析治疗协会提出的慢性透析的糖尿病患者管理，建议 GA 水平＜20%作为无心血管事件病史患者血糖控制的目标。对于有心血管事件和低血糖发作史的患者，建议 GA 水平＜24%。然而，GA 水平测量频率不足，且在透析患者的研究也有限。美国糖尿病协会的一次共识会议报告指出，血糖白蛋白受低 GFR、贫血和其他干扰因素影响较 HbA1c 及血糖生物标志物相比更小，并得出结论，在血液透析患者血糖评估监测方面，GA 较 HbA1c 更有优势。

3.血糖监测

由于分析干扰红细胞寿命的缩短和白蛋白水平异常，经典的血糖控制标志物（即

HbA1c 和果糖胺）缺乏准确性。自我血糖监测仍然是最常用的血糖监测方法。对于使用胰岛素的患者，在透析开始和结束时用血糖仪测量血糖水平。对于使用口服降血糖药且血糖控制稳定的患者，应每周测量一次透析前的血糖。对于只有饮食治疗且无药物治疗的患者，透析前应至少每月测量一次血糖水平。糖尿病透析患者应每月进行一次 GA 测量。即使在没有糖尿病病史的透析患者中，糖尿病也可能在开始透析后不久或在衰老和长期透析后发展。因此，建议每年至少测量一次透析前的血糖水平和 GA 值，筛查糖尿病。

但自我血糖监测并不能提供连续的血糖数据，无法对血糖波动做出判断。多项研究已证实透析糖尿病患者血糖变异性大，同时降糖药物的也可能增加血糖变异性，增加患者住院率。透析日患者的 24h 平均血糖及平均血糖变异幅度高于非透析日，透析后 24h 内低血糖的风险增高，透析期间血糖低，透析后会出现反跳性高血糖。研究显示，平均葡萄糖浓度与 HbA1c 之间存在直接相关性，而血糖变异性与 HbA1c 无相关性，实验室检查无法监测这种变异性。动态血糖监测（Continuous Glucose Monitoring，CGM）可能成为监测血糖、监测血糖变化趋势、及时发现低血糖的有力手段。在糖尿病透析患者中使用 CGM 有助于血糖管理，改善血糖，降低低血糖风险，提高生活质量。

（二）饮食治疗

透析患者的饮食能量需求一般设定为 25～35kcal/千克（标准体重）/天，因年龄、性别、体育活动而异。对于肥胖患者，我们在所需能量下限提供营养指导，对于需要增加体重或营养的患者，我们针对能量需求上限提供指导（具体热量详见蛋白质代谢）。

（三）药物治疗

二甲双胍可产生严重的乳酸酸中毒，禁用于透析患者。

瑞格列奈、米格列奈完全经肝代谢，对透析患者是合适的治疗选择。那格列奈代谢物具有促胰岛素分泌特性，且在进展期肾病患者中半衰期延长可导致低血糖发作，透析患者禁用那格列奈。

由于噻唑烷二酮类药物吡格列酮和罗格列酮完全被肝脏代谢，因此透析患者不需要调整剂量。然而，由于其难治性液体潴留、高血压和骨折风险增加等副作用，禁用于透析患者。

使用α-葡萄糖苷酶抑制剂低血糖发生率较低，这些药物可用于透析患者且不需调整剂量。

二肽酰肽酶 4（DPP-4）抑制剂低血糖风险较低，其中利格列汀不需要根据肾功能来调整剂量。钠-葡萄糖共转运蛋白 2 抑制剂疗效依赖于 GFR，在无尿患者中是无效的。因此不应用于无尿透析患者。

胰岛素治疗：透析患者胰岛素治疗的基本原理与肾功能正常的糖尿病患者相同，酌情予补充基础胰岛素、预混胰岛素、胰岛素强化治疗。对于血液透析后出现高血糖的患者，必要时额外注射胰岛素。

注射胰岛素以外的药物：胰高血糖素样肽 1（GLP-1）受体激动剂，利拉鲁肽和利司那肽在肾功能受损患者中慎用，包括透析患者。艾塞那肽禁用于透析患者。长效艾塞那肽和长效度拉糖肽是每周注射的 GLP-1 受体皮下激动剂。长效艾塞那肽禁用于透析患者。另一方面，度拉鲁肽在透析患者中不需调整剂量，但因经验不足，需密切随访。

降糖治疗应考虑在透析日和非透析日之间改变胰岛素剂量和给药时间以改善患者血糖。为防止血液透析过程中的血糖波动，在开始血液透析前必须纠正高血糖。此外，血液透析过程中应增加透析液葡萄糖浓度来防止血糖水平的突然下降。

表 3-36　口服降糖药的代谢途径、透析清除率及剂量

药物分类	药物名称	主要代谢途径	透析清除率	常规剂量	透析患者合适剂量
磺酰脲类	甲苯磺丁脲	肝脏	–	250～2000mg/d	禁用
	醋磺己脲	肝脏	–	250～1000mg/d	禁用
	氯磺丙脲	肝脏（肾脏 20%）	–	100～500mg/d	禁用
	格列吡脲	肾脏（大鼠）	–	250～500mg/d	禁用
	格列苯脲	肝脏	–	1.25～10mg/d	禁用
	格列齐特	肝脏	–	40～160mg/d	禁用
	格列吡嗪	肾脏 90%　粪便 10%		5～10mg/d	
	格列美脲	肝脏	–	0.5～6mg/d	禁用
	格列喹酮	胆道（肾 5%）		15～120mg/d	禁用
短效胰岛素促泌剂	那格列奈	肝脏（肾脏 5%～16%）	–	270～360mg/d	禁用
	米格列奈	肝脏	–	30mg/d	慎用
	瑞格列奈	肝脏	–	0.75～3mg/d	慎用
双胍类	二甲双胍	肾脏 80%～100%	+	500～2250mg/d	禁用
	盐酸丁二胍	肾脏 84.5%	+	50～150mg/d	禁用
噻唑烷二酮类	吡格列酮	肝脏	–	15～45mg/d	禁用
	罗格列酮	肾脏 64%　粪便 23%		4～8mg/d	
α-糖苷酶抑制剂类	阿卡波糖	粪便	n.a	150～300mg/d	常规量
	伏格列波糖	粪便	n.a.	0.6～0.9mg/d	常规量
	米格列醇	肾脏 30%	+	150～225mg/d	慎用
DPP-4 抑制剂类	西格列汀	肾脏 79%～88%	3.5–13.5%	50～100mg/d	12.5～25mg/d
	维格列汀	肝脏（肾脏 33%）	3%	50～100mg/d	慎用
	阿格列汀	肾脏	7.2%	25mg/d	6.25mg/d
	利格列汀	胆汁	–	5mg/d	常规量
	替利列汀	肝脏（肾脏 21%）	15.6%	20～40mg/d	常规量
	安格列汀	肾脏	–	200～400mg/d	100mg/d
	沙格列汀	肾脏 74.9%	+	5mg/d	2.5mg/d
	曲格列汀	肾脏 76.1～76.6%	9.2%	100mg 每周 1 次	禁用
	奥格列汀	肾脏	15%	25mg 每周 1 次	12.5mg/w
GLP-1R 激动剂类	利拉鲁肽	肾脏（大鼠）	n.a.	0.3～0.9mg/d	慎用
	艾赛那肽	n.a.	n.a.	10～20μg/d	禁用
	艾赛那肽	n.a.	n.a.	2mg 每周 1 次	禁用
	利司那肽	肾脏	n.a.	10～20μg/d	慎用
	度拉糖肽	n.a.	n.a.	0.75mg 每周 1 次	常规量
	贝那鲁肽	肾脏		0.3～0.6mg/d	
	洛塞那肽	肾脏		0.2mg 每周 1 次	
SGLT2 抑制剂	伊格列净	肾脏 68%	n.a.	50～100mg/d	禁用
	达格列净	肾脏 75%	n.a.	5～10mg/d	禁用
	鲁格列净	肾脏 65%	n.a.	2.5～5mg/d	禁用
	托格列净	肾脏 77%	n.a.	20mg/d	禁用
	卡格列净	肾脏 32.5%	–	100mg/d	禁用
	恩格列净	肾脏 23%	n.a.	10～25mg/d	禁用

（四）腹透患者降糖治疗

原则上所有 PD 患者都应首选胰岛素，尤其是连续非卧床腹膜透析（Continuous Ambulatory Peritoneal Dialysis，CAPD）患者。胰岛素可以皮下注射，亦可以经腹腔给药。但所给胰岛素种类及剂量应根据 PD 患者透析液类型及透析模式的不同进行选择。此外，还需根据人体身高、体重、年龄、饮食习惯、运动及血糖水平的不同调整胰岛素用量。通常 CAPD 患者由于透析液仅在腹腔停留 4h 以下，故仅适合于使用短效胰岛素。夜间间歇性腹膜透析（Nightly Intermittent Peritoneal Dialysis，NIPD）治疗主要在夜间进行，每次治疗需循环 4～8 次，持续 8～10h，白天基本空腹。故适合选用中长效胰岛素，每日胰岛素总量分 2 次，白天小剂量，夜间大剂量。此外，还有学者推荐根据热量的摄入，50%胰岛素加入白天留腹的液体中，50%分配在所有夜间交换的腹透液中。这样的给药方法可以避免低血糖或高血糖的发生。对于自动化腹膜透析（Automated Peritoneal Dialysis，APD）患者，单独腹腔内使用胰岛素往往无法控制患者 24h 血糖，经常需要和皮下注射一起使用。

由于绝大多数糖尿病肾脏（Diabetic Nephropathy，DN）患者腹透治疗前血糖已基本控制稳定，PD 时只需根据透析液中葡萄糖的含量另外计算胰岛素用量即可。在 PD 患者生理代谢状态保持稳定的基础上，原胰岛素用法不变，按透析液中每 4～6g 葡萄糖需一个单位胰岛素的比例另外计算透析液中胰岛素需求量即可。从大量的临床观察来看，多数患者血糖能保持稳定，极少出现低血糖反应。然而，腹腔内给药增加了腹腔感染的机会，透析液，透析袋及导管亦会稀释或吸附胰岛素，影响其临床疗效，应在实际运用中注意加以观察及纠正。Fine 等研究发现加入到透析液中的胰岛素约65%吸附在透析袋和导管表面，仅约35%进入腹腔；而且进入腹腔中的胰岛素的吸收率存在着明显差异，这种差异仅用腹膜转运方式不同不能完全解释，主要是胰岛素的吸收与腹透液腹腔保留时间密切相关，保留 2h 仅约 21%的胰岛素被吸收，而当保留至 8h 时有约 46%的胰岛素被吸收。

在使用胰岛素治疗糖尿病腹透患者时，应严密监测血糖变化，最好在餐前和睡前监测血糖 2～4 次，以防低血糖的发生。

另外，无糖透析液有利于糖尿病腹透患者血糖管理。

新近研究出现的无糖透析液可以改善 ESRD 患者血糖水平。当使用艾考糊精透析液取代含糖透析液时，可以使碳水化合物吸收明显下降，分别为 62g±5g 和 29g±5g。

（五）低血糖处理

如果使用胰岛素的患者透析前血糖低于 60mg/dL，应紧急纠正血糖。此外，即使在透析前血糖为 60mg/dL 以上，如果出现明显的低血糖症状，也需要紧急治疗。对糖尿病患者血液透析期间低血糖的干预性研究进行归类，主要集中于以下几个方面：应用含糖透析液，调整透前胰岛素用量，透析期间进食，透析期间血糖监测等。

低血糖的体征和症状包括那些由于自主神经反应而较早出现的以及由于中枢神经反应较迟出现的。由儿茶酚的分泌引起的自主神经系统的体征和症状是来自交感神经系统对低血糖的反应，如冷汗、心悸、手指震颤和感觉紧张的饥饿感。

如果低血糖不能及时治疗或恶化，由于中枢神经系统葡萄糖剥夺，会出现头痛、异常行为、抽筋、意识水平下降、昏迷等表现。自主神经系统疾病在糖尿病血液透析患者中很常见，即使发生低血糖，也可能不表现出上述自主神经体征和症状，低血糖状况可能会延长。

此外，即使出现低血糖，胰岛素拮抗激素如胰高血糖素的分泌也低于正常水平，因此可能发生意识突然丧失（低血糖无意识）。应用降糖药物的透析糖尿病患者低血糖的风险很高，当患者发生快速意识障碍时，必须立即监测血糖。然后，如果出现低血糖，应立即纠正血糖并密切监测，因为低血糖可能会复发。

对于血糖控制差及血液透析前血糖高的患者，血糖水平波动很大，并伴有透析期间低血糖及透析后反弹性高血糖。因此，控制非透析日和透析前血糖水平尤为重要。另一方面，透析糖尿病患者体内降糖药物代谢及排泄延迟，尤其易出现低血糖。在避免低血糖风险的同时，必须通过严格控制随机血糖及透析前血糖水平、GA 水平在目标值范围，改善预后。

（六）临床上可通过以下治疗方法改善胰岛素抵抗：

①充分血液透析排出毒素提高胰岛素敏感性；②甲状旁腺穿刺或部分切除，降低血 PTH 浓度；③使用活性维生素 D_3；④适当控制高脂食物的摄入，适当活动改善胰岛素抵抗；⑤服用钙拮抗剂。

参考文献

[1] 中华医学会糖尿病学分会.中国 2 型糖尿病防治指南（2020 年版）[J].中华糖尿病杂志，2021，13（4）：315-409.

[2] ZHANG L，LONG J，JIANG W，et al.Trends in chronic kidney disease in china[J].N Engl J Med，2016，375（9）：905-906.

[3] SHURRAW S，HEMMELGARN B，LIN M，et al.Association between glycemic control and adverse outcomes in people with diabetes mellitus and chronic kidney disease：a population-based cohort study[J]. Arch Intern Med，2011，171（21）：1920-1927.

[4] WANG G，OUYANG J，LI S，et al.The analysis of risk factors for diabetic nephropathy progression and the construction of a prognostic database for chronic kidney diseases[J].J Transl Med，2019，17（1）：264.

[5] NAKAO T，INABA M，ABE M，et al.Best practice for diabetic patients on hemodialysis 2012 [J].Ther Apher Dial，2015，19 Suppl 1：40-66.

[6] FIORINA P，LATTUADA G，PONARI O，et al.Impaired nocturnal melatonin excretion and changes of immunological status in ischaemic stroke patients[J].Lancet，1996，347（9002）：692-693.

[7] VICARI A M，TAGLIETTI M V，PELLEGATTA F，et al.Deranged platelet calcium homeostasis in diabetic patients with end-stage renal failure.A possible link to increased cardiovascular mortality？ [J].Diabetes Care，1996，19（10）：1062-1066.

[8] DRECHSLER C，KRANE V，RITZ E，et al.Glycemic control and cardiovascular events in diabetic hemodialysis patients[J].Circulation，2009，120（24）：2421-2428.

[9] SIEW E D，IKIZLER T A.Insulin resistance and protein energy metabolism in patients with advanced chronic kidney disease[J].Semin Dial，2010，23（4）：378-382.

[10] ZOCCALI C，MALLAMACI F，TRIPEPI G，et al.Adiponectin，metabolic risk factors，and cardiovascular events among patients with end-stage renal disease[J].J Am Soc Nephrol，2002，13（1）：

134-141.

[11] EIDEMAK I，FELDT-RASMUSSEN B，KANSTRUP I L，et al.Insulin resistance and hyperinsulinaemia in mild to moderate progressive chronic renal failure and its association with aerobic work capacity[J]. Diabetologia，1995，38（5）：565-572.

[12] RAIMANN J G，KRUSE A，THIJSSEN S，et al.Metabolic effects of dialyzate glucose in chronic hemodialysis：results from a prospective，randomized crossover trial[J].Nephrol Dial Transplant，2012，27（4）：1559-1568.

[13] MAK R H.Impact of end-stage renal disease and dialysis on glycemic control[J].Semin Dial，2000，13（1）：4-8.

[14] KALANTAR-ZADEH K，IKIZLER T A，BLOCK G，et al.Malnutrition-inflammation complex syndrome in dialysis patients：causes and consequences[J].Am J Kidney Dis，2003，42（5）：864-881.

[15] SHOJI T，KAWAGISHI T，EMOTO M，et al.Additive impacts of diabetes and renal failure on carotid atherosclerosis[J].Atherosclerosis，2000，153（1）：257-258.

[16] SHINOHARA K，SHOJI T，EMOTO M，et al.Insulin resistance as an independent predictor of cardiovascular mortality in patients with end-stage renal disease[J].J Am Soc Nephrol，2002，13（7）：1894-1900.

[17] STENVINKEL P，KETTELER M，JOHNSON R J，et al.IL-10，IL-6，and TNF-alpha：central factors in the altered cytokine network of uremia--the good，the bad，and the ugly[J].Kidney Int，2005，67（4）：1216-1233.

[18] MUNOZ MENDOZA J，ISAKOVA T，RICARDO A C，et al.Fibroblast growth factor 23 and Inflammation in CKD[J].Clin J Am Soc Nephrol，2012，7（7）：1155-1162.

[19] ABE M，KAIZU K，MATSUMOTO K.Evaluation of the hemodialysis-induced changes in plasma glucose and insulin concentrations in diabetic patients：comparison between the hemodialysis and non-hemodialysis days[J].Ther Apher Dial，2007，11（4）：288-295.

[20] ABE M，OKADA K，IKEDA K，et al.Characterization of insulin adsorption behavior of dialyzer membranes used in hemodialysis[J].Artif Organs，2011，35（4）：398-403.

[21] AVRAM M M，LIPNER H I，SADIQALI R，et al.Metabolic changes in diabetic uremic patients on hemodialysis[J].Trans Am Soc Artif Intern Organs，1976，22：412-419.

[22] ABE M，OKADA K，MARUYAMA T，et al.Comparison of the effects of polysulfone and polyester-polymer alloy dialyzers on glycemic control in diabetic patients undergoing hemodialysis[J].Clin Nephrol，2009，71（5）：514-520.

[23] HELLER S R，CRYER P E.Hypoinsulinemia is not critical to glucose recovery from hypoglycemia in humans[J].Am J Physiol，1991，261（1 Pt 1）：E41-48.

[24] WATHEN R L，KESHAVIAH P，HOMMEYER P，et al.The metabolic effects of hemodialysis with and without glucose in the dialysate[J].Am J Clin Nutr，1978，31（10）：1870-1875.

[25] JACKSON M A，HOLLAND M R，NICHOLAS J，et al.Hemodialysis-induced hypoglycemia in diabetic patients[J].Clin Nephrol，2000，54（1）：30-34.

[26] SKUTCHES C L，SIGLER M H.Plasma glucose turnover and oxidation during hemodialysis：nutritional effect of dialysis fluid[J].Am J Clin Nutr，1997，65（1）：128-135.

[27] AMIEL S A，SHERWIN R S，SIMONSON D C，et al.Effect of intensive insulin therapy on glycemic thresholds for counterregulatory hormone release[J].Diabetes，1988，37（7）：901-907.

[28] HELLER S R，CRYER P E.Reduced neuroendocrine and symptomatic responses to subsequent hypoglycemia after 1 episode of hypoglycemia in nondiabetic humans[J].Diabetes，1991，40（2）：223-226.

[29] MARAN A，LOMAS J，MACDONALD I A，et al.Lack of preservation of higher brain function during hypoglycaemia in patients with intensively-treated IDDM[J].Diabetologia，1995，38（12）：1412-1418.

[30] ABE M，MARUYAMA T，FUJII Y，et al.Disopyramide-induced hypoglycemia in a non-diabetic hemodialysis patient：a case report and review of the literature[J].Clin Nephrol，2011，76（5）：401-406.

[31] MEYER C，STUMVOLL M，DOSTOU J，et al.Renal substrate exchange and gluconeogenesis in normal postabsorptive humans[J].Am J Physiol Endocrinol Metab，2002，282（2）：E428-434.

[32] PEITZMAN S J, AGARWAL B N.Spontaneous hypoglycemia in end-stage renal failure[J].Nephron，1977，19（3）：131-139.

[33] STUMVOLL M，MEYER C，PERRIELLO G，et al.Human kidney and liver gluconeogenesis：evidence for organ substrate selectivity[J].Am J Physiol，1998，274（5）：E817-826.

[34] HANEDA M，MORIKAWA A.Which hypoglycaemic agents to use in type 2 diabetic subjects with CKD and how？[J].Nephrol Dial Transplant，2009，24（2）：338-341.

[35] ABE M，OKADA K，SOMA M.Antidiabetic agents in patients with chronic kidney disease and end-stage renal disease on dialysis：metabolism and clinical practice[J].Curr Drug Metab，2011，12（1）：57-69.

[36] Early worsening of diabetic retinopathy in the Diabetes Control and Complications Trial[J].Arch Ophthalmol，1998，116（7）：874-886.

[37] CHARPENTIER G，RIVELINE J P，VARROUD-VIAL M.Management of drugs affecting blood glucose in diabetic patients with renal failure[J].Diabetes Metab，2000，26 Suppl 4：73-85.

[38] MCCALEB M L，IZZO M S，LOCKWOOD D H.Characterization and partial purification of a factor from uremic human serum that induces insulin resistance[J].J Clin Invest，1985，75（2）：391-396.

[39] OHKUBO Y，KISHIKAWA H，ARAKI E，et al.Intensive insulin therapy prevents the progression of diabetic microvascular complications in Japanese patients with non-insulin-dependent diabetes mellitus：a randomized prospective 6-year study[J].Diabetes Res Clin Pract，1995，28（2）：103-117.

[40] KALANTAR-ZADEH K，KOPPLE J D，REGIDOR D L，et al.A1C and survival in maintenance hemodialysis patients[J].Diabetes Care，2007，30（5）：1049-1055.

[41] RAMIREZ S P，MCCULLOUGH K P，THUMMA J R，et al.Hemoglobin A（1c）levels and mortality in the diabetic hemodialysis population：findings from the Dialysis Outcomes and Practice Patterns Study（DOPPS）[J].Diabetes Care，2012，35（12）：2527-2532.

[42] WILLIAMS M E，LACSON E Jr，WANG W，et al.Glycemic control and extended hemodialysis survival in patients with diabetes mellitus：comparative results of traditional and time-dependent Cox model analyses[J].Clin J Am Soc Nephrol，2010，5（9）：1595-1601.

[43] ANDRASSY K M.Comments on "KDIGO 2012 clinical practice guideline for the evaluation and management of chronic kidney disease"[J].Kidney Int，2013，84（3）：622-623.

[44] HOSHINO J，ABE M，HAMANO T，et al.Glycated albumin and hemoglobin A1c levels and

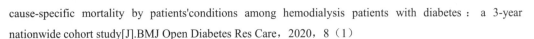
cause-specific mortality by patients'conditions among hemodialysis patients with diabetes： a 3-year nationwide cohort study[J].BMJ Open Diabetes Res Care，2020，8（1）

[45] INABA M，OKUNO S，KUMEDA Y，et al.Glycated albumin is a better glycemic indicator than glycated hemoglobin values in hemodialysis patients with diabetes： effect of anemia and erythropoietin injection[J].J Am Soc Nephrol，2007，18（3）：896-903.

[46] ABE M，MATSUMOTO K.Glycated hemoglobin or glycated albumin for assessment of glycemic control in hemodialysis patients with diabetes？[J].Nat Clin Pract Nephrol，2008，4（9）：482-483.

[47] ISSHIKI K，NISHIO T，ISONO M，et al.Glycated albumin predicts the risk of mortality in type 2 diabetic patients on hemodialysis： evaluation of a target level for improving survival[J].Ther Apher Dial，2014，18（5）：434-442.

[48] LEE K F，SZETO Y T，BENZIE I F.Glycohaemoglobin measurement： methodological differences in relation to interference by urea[J].Acta Diabetol，2002，39（1）： 35-39.

[49] OGAWA T，MURAKAWA M，MATSUDA A，et al.Endogenous factors modified by hemodialysis may interfere with the accuracy of blood glucose-measuring device[J].Hemodial Int，2012，16（2）：266-273.

[50] MORI K，EMOTO M，ABE M，et al.Visualization of blood glucose fluctuations using continuous glucose monitoring in patients undergoing hemodialysis[J].J Diabetes Sci Technol，2019，13（2）： 413-414.

[51] MIRANI M，BERRA C，FINAZZI S，et al.Inter-day glycemic variability assessed by continuous glucose monitoring in insulin-treated type 2 diabetes patients on hemodialysis[J].Diabetes Technol Ther，2010，12（10）： 749-753.

[52] JOUBERT M，FOURMY C，HENRI P，et al.Effectiveness of continuous glucose monitoring in dialysis patients with diabetes： the DIALYDIAB pilot study[J].Diabetes Res Clin Pract，2015，107（3）：348-354.

[53] MARUYAMA N，ABE M.Targets and therapeutics for glycemic control in diabetes patients on hemodialysis[J].ContribNephrol，2018，196：37-43.

周赛君（撰写）　于　珮（审校）

第二节　脂代谢异常

一、概述

各期慢性肾脏病（Chronic Kidney Disease，CKD）患者中均常见脂蛋白（Lipoprotein，Lp）异常。虽然胆固醇和载脂蛋白（Apolipoprotein，Apo）也可发生异常，单高甘油三酯血症（hypertriglyceridemia，HTG）是 CKD 患者主要的血脂异常。脂质异常在 CKD 的所有阶段的患者中都很常见。轻度至中度 HTG 是 CKD 患者的主要脂质异常，尽管低密度脂蛋白胆固醇（Low-Density Lipoprotein Cholesterol，LDL-C）和 Lp（a）也出现异常。CKD 患者脂代谢异常与增加患者心血管事件风险显著相关。

一般来说，胆固醇的合适水平应当是小于 5.2mmol/L，甘油三酯的合适水平应当是小于 1.7mmol/L，低密度脂蛋白胆固醇的理想水平应该是小于 2.6mmol/L，其合适水平应当是小于 3.4mmol/L。高密度脂蛋白胆固醇正常应当是大于 1.0mmol/L。2013 年的《肾脏疾病：改善全球预后（KDIGO）指南》提出，CKD 患者中所有脂质，包括总胆固醇（Total Cholesterol，TC），LDL-C，高密度脂蛋白胆固醇（High-Density Lipoprotein Cholesterol，HDL-C）和甘油三酯（Triglyceride，TG）异常导致心血管风险增加。

二、流行病学

脂代谢紊乱在 CKD 患者所有阶段的患者中都很常见，20%～30%的 CKD 患者的血清 TC 水平＞240mg/dL（6.2mmol/L），10%～45%的 CKD 患者的 LDL-C 水平＞130mg/dL（3.4mmol/L），有 50%～70%的透析患者伴有脂蛋白代谢紊乱，而透析对尿毒症患者 Lp 的影响非常复杂，不仅要考虑尿毒症毒素的作用，也要考虑透析过程中应用的葡萄糖、醋酸盐和肝素的影响，腹膜透析还有蛋白质和肉碱的丢失，影响脂质代谢，但透析时间长短与脂蛋白代谢异常并无相关性。

三、发病机制

（一）高甘油三酯

CKD 患者的 HTG 是由于生产增加和分解代谢较低。糖耐量受损和肝脏极低密度脂蛋白（Very Low Density Lipoprotein，VLDL）合成的增强可能有助于富含甘油三酯脂蛋白（Triglyceride-Rich Lipoproteins，TRLs）的产生。分解代谢的降低可能是由于两种酶即脂蛋白脂酶（Lipoprotein Lipase，LPL）和肝脏甘油三酯脂酶的活性降低，它们将 TG 裂解为游离脂肪酸从而进行能量的产生或储存。这种清除受损是由于循环 TG 组成成分发生改变，这些 TG 富含 Apo C-III。这增加了抑制性 Apo C-III 与激活性 Apo C-II 的比例，导致血浆脂肪酶活性的降低，从而降低了 TRLs 的清除和血浆中残余 Lp 的积累。TG 清除率降低的其他潜在因素包括继发性甲状旁腺功能亢进导致 LPL 合成减少和其他循环 LPL 循环抑制剂的保留，如前β高密度脂蛋白。前β高密度脂蛋白是与三磷酸腺苷结合盒转运蛋白 A1（ATP-Binding Cassette Transporter A1，ABCA1）转运体相互作用的高密度脂蛋白（High-Density Lipoprotein，HDL）部分，该转运体对巨噬细胞胆固醇外排至关重要。

（二）高胆固醇

20%～30%的 CKD 患者的血清 TC 水平为＞240mg/dL（6.2mmol/L）。需要强调的是，不同的 CKD 亚群的血浆胆固醇浓度显著不同，肾病综合征（Nephrotic Syndrome，NS）患者或维持性腹膜透析（Maintenance Peritoneal Dialysis，MPD）患者的胆固醇浓度非常高，而 MHD 患者的胆固醇浓度正常或浓度较低。

通常会出现 LDL-C/HDL-C 比值的升高。该比率的增加是由于 HDL-C 的适度下降和 LDL-C 的增加。10%～45%的 CKD 患者的 LDL-C 水平为＞130mg/dL（3.4mmol/L）。

虽然低 HDL-C 浓度已成为普通人群中心血管事件的一个公认的预测因子，但提高 HDL-C 浓度的干预试验未能证明其对临床结果有预期的积极影响。在一般人群中，HDL-C 浓度与心血管结果之间的联系实际上可能是 U 型；类似的 U 型关系也可能存在于感染性疾病的风险。因此，血浆胆固醇水平可能不仅仅是心血管疾病的生物标志物，但也可能是影响患者预后的其他共病的标志物。

与上述在普通人群中的研究一致，一项针对超过 33000 名血液透析患者的大型研究显示，血浆 HDL-C 浓度低于 30mg/dL 和 60mg/dL 以上患者总死亡率和心血管死亡率风险增加，呈 U 型相关。另一大型研究在 38377 名估计肾小球滤过率（eGFR）15～59mL/min/1.73m²的患者中，发现不管在男性还是女性中，HDL-C≤40mg/dL 与更高的全因死亡、心血管和癌症死亡相关，而在女性中，HDL-C＞60mg/dL 与较低的死亡风险相关，但在男性中没有这项发现。

另一项对近 200 万男性的中位随访 9 年的研究报告称，与浓度为≥40mg/dL 的个体相比，浓度为＜30mg/dL 的个体发生 CKD 和/或 CKD 进展的风险高出 10%～20%。遗传学研究不能或仅微弱地支持 HDL-C 与 CKD 的因果关系。

慢性透析患者 HDL 颗粒功能特性的变化导致胆固醇外排能力受损，胆固醇从胆固醇巨噬细胞到肝脏的反向转运受损，导致动脉粥样硬化性心血管疾病的风险增加。然而，关于非透析 CKD 患者胆固醇反向转运变化的研究很少。

CKD 患者的 HDL 颗粒组成及其动脉粥样硬化保护特性可能与普通人不同。例如，卵磷脂-胆固醇酰基转移酶下调，导致胆固醇酯化减少，从而有导致胆固醇反向转运的减少。CKD 患者发生主要变化的 HDL 颗粒的其他成分有血清淀粉样蛋白 A、不对称二甲基精氨酸（Asymmetric Dimethylarginine，ADMA）和对称二甲基精氨酸（Symmetrical Dimethylarginine，SDMA）、晚期氧化蛋白产物（Advanced Oxidation Protein Products，AOPP）、Apo A-IV 和各种 microRNA。在 4D 试验中，血清淀粉样蛋白 A-HDL 可预测心脏事件发生率和全因死亡率。这些数据支持了在 CKD 患者中，HDL 的功能障碍在动脉粥样硬化性心血管疾病发病机制中起到了作用。另一方面，来自 CAREFORHOMe 研究的数据表明，HDL 数量、HDL 组成或功能都不能独立预测非透析 CKD 患者的心血管预后。

我们对这些 HDL 成分在肾脏和心血管疾病发病机制中的作用的理解仍然比较基础。此外，在 CKD 患者中，HDL 颗粒的抗氧化特性可能降低，而 LDL 颗粒的氧化修饰可能增加，这可能使这些患者易患心血管疾病。

CKD 患者中胆固醇浓度升高的临床意义尚不清楚，似乎与非 CKD 患者有些不同。然而，在非 CKD 患者中，较高的血清 TC 会增加冠状动脉疾病和心血管死亡的风险，而在 CKD 患者中，随着估计的 eGFR 降低，LDL-C 与冠状动脉风险之间的关联倾向于降低，一些研究发现 CKD 患者的血脂水平与死亡率之间没有关联。有研究表明，血清 TC 浓度与心血管疾病之间的关系因炎症和营养不良的存在而改变，这些情况随着肾功能的下降而变得更常见。

（三）Lp（a）

血浆 Lp（a）浓度随着 GFR 的降低而增加，但在 NS 患者和 PD 患者中其浓度最高。在一般人群中，高浓度的 Lp（a）是决定心血管疾病的最强遗传危险因素之一。

肾脏在 Lp（a）代谢中的作用尚不完全清楚。肾静脉中 Lp（a）浓度以及主要 Apo（a）片段较尿中更低，提示正常肾脏在其代谢中起重要作用。使用稳定同位素技术的研究显示，血液透析患者中 Lp（a）分解代谢受损，但在 NS 患者中其产生率增加。

（四）Apo 异常

CRF 患者体内 Apo 的异常比血脂更能反映脂质代谢紊乱的特征，在慢性肾衰竭起始阶段即可测到某些 Apo 的异常改变，在 HTG 前即可检测到 apo A I、apo A II 降低，apo C III 尤其是 apo C III$_2$ 升高。慢性肾衰竭患者体内载脂蛋白代谢紊乱标志性的改变为 apo A I/apo C III 比值降低。同时，apo C II 减少，apo C II/apo C III 显著下降。LDL 颗粒中出现 apo A IV、apo E 浓度与血浆 TG 含量呈正相关，故 HTG 时 apoE 水平升高。apo B 浓度升高，正常或降低，在 VLDL 颗粒中可出现 apoB$_{48}$，使 VLDL 在电泳中迁移速度减慢，位于宽阔的β带而非 VLDL 的前β带，称为β-VLDL，比非尿毒症患者的前β-VLDL 具有更强的致动脉粥样硬化作用。尿毒症合并糖尿病或糖尿病导致的尿毒症患者的脂蛋白代谢异常比其他尿毒症患者更严重，动脉粥样硬化的危险性也高得多。

（五）"逆流行病学"现象

在特定的病理生理条件下，心血管病的危险因素不是与高胆固醇血症等"营养过度"表现有关，而是与低胆固醇血症等营养不良表现有关，这种现象与普通人群的流行病学规律相反，故称为"逆流行病学"（Reverse Epidemiology）现象。ESRD 的透析患者中的"逆流行病学"现象更为明显，即低蛋白血症、低脂血症、低血肌酐、低血压、低体重等表现，是尿毒症患者心血管病（Cardiovascular Disease，CVD）的重要危险因素，也是其预后不良的重要指征（表 3-37）。"逆流行病学"不仅在 CKD 患者，而且在其他慢性疾病患者也很常见，常与 PEW 和（或）慢性炎症反应相混乱，有些研究在矫正这些混杂因素后，否认了所谓"逆流行病学"现象。但在一个超过 1.5 万 HD 患者的研究中，矫正了 PEW 和炎症因素后，仍然发现低 TC 和低 LDL-C 与死亡率增高有关系，LDL <70mg/dL 占所有 MHD 患者的 50%，在多因素矫正分析中发现与全因死亡率增高有关。

有越来越多的证据表明，过低的胆固醇（Cholesterol，CH）是有害的，实验研究发现，Lp 可结合内毒素，而高 TC 有利于 Lp 结合内毒素，有调节炎症反应的作用。另外，CH 还是很强的 HMG-CoA 还原酶抑制剂，虽然作用机制不同，也有类似他汀类药物的作用，可减少类异戊二烯的合成，减轻蛋白质异戊烯化，这是他汀类药物多效性作用的基础。反向流行病学可能是解释抗血脂治疗对 CKD 早期和晚期影响不同的因素之一。

表 3-37 ESRD 透析患者的"逆流行病学"现象

危险因素	心血管病风险增高	
	透析患者	普通人群
血清 CH	低 CH 血症	高 CH 血症
血清 LDL	低 LDL	高 LDL
血浆 HCY 血症（血浆水平）	低 HCY 血症	高 HCY 血症
血肌肝（透析前）	低血肌酐	高血肌酐
血清铁	低血清铁	高血清铁
血清 PTH	低血清 PTH	高血清 PTH
血浆 AGE	低 AGE	高 AGE
血压（透析前）	低血压	高血压
BMI	低 BMI	高 BMI
蛋白摄入	低蛋白摄入	高蛋白摄入
能量摄入	低能量摄入	高能量摄入

（六）血液透析对脂蛋白代谢的影响

50%～70%的透析患者伴有脂蛋白代谢紊乱，而透析对尿毒症患者 Lp 的影响是复杂的，不仅要考虑尿毒症毒素的作用，也要考虑透析过程中应用葡萄糖、醋酸盐和肝素的影响，腹膜透析还有蛋白质和肉碱的丢失，影响脂质代谢，但透析时间长短与脂蛋白代谢异常并无相关性。肾替代治疗对脂蛋白代谢的影响详见表 3-38。

表 3-38　慢性肾衰竭及肾替代治疗对血清脂代谢的影响

患者特征	TC	LDL-C	sdLDL	TG	HDL-C	Lp（a）	apo A I apo A II	apo C III
透析前 CKD	-或↓	-或↓	↑	↑	↓	↑*	↓	↑
肾病综合征	↑	↑	↑	-或↑	↓-或↑	↑	↓	↑
血液透析	-或↓（↑少）	-或↓（↑少）	↑	↑	↓	↑	↓	↑
腹膜透析	↑（常）	↑（常）	↑	↑	↓	↑	↓	↑
肾移植	↑	↑	↑	↑	↑	↓*	↓	↑

注：＊主要在高相对分子质量 Lp（a）的个体。

一般认为，长期 MHD 的患者脂蛋白代谢的特征与未透析时差异不大，主要表现为高 TG、高 VLDL、IDL、Lp（a）和低 HDL 血症，TC 和 LDL-C 可正常或降低，小而致密的 LDL 颗粒仍以含 Apo B 脂蛋白为主。

患者透析前就已存在的 LPL、HTGL 活性下降和 VLDL、LDL、HDL 降解异常，在 HD 患者仍然存在，HD 患者脂代谢异常的病理生理机制与透析前 ESRD 患者基本相似。患者清除餐后 CM 的功能明显减退，近年来的研究表明，餐后高脂血症（主要是 CM 浓度升高）亦是冠心病的危险因素。有学者对同一组患者透析前后进行前瞻性研究发现，与未行透析治疗的尿毒症患者相比较，血液透析患者的 LDL-C 和 Apo B 水平较低，Apo A I、Apo A II 水平较高，Apo E 有所上升。透析开始后 VLDL 下降、HDL-C 增加，但亦有人认为长期透析（2～5 年）患者并未观察到上述透析后发生的血脂变化。可以预料，透析液中葡萄糖、醋酸盐以及肝素的使用可以影响透析患者的脂蛋白代谢。许多学者报道透析液中葡萄糖可使患者血清 TG 升高，透析液中醋酸盐可提供游离脂肪酸和甘油的前体，使血清 TG 的浓度显著升高，而改用碳酸氢盐透析液后这一现象明显改善，并且 HLD-C 水平增高。长期使用肝素使与内皮结合的 LPL 处于耗竭状态，活性 LPL 减少，肝素还可以通过阻断脂蛋白受体介导的分解途径，和抑制新合成的脂蛋白的重摄取，使含 TG 的脂蛋白积聚影响到 TRLs 的代谢，但对使用肝素的 HD 患者血脂异常的临床研究结果很多不一致，是否使用低分子量肝素（Low Molecular Weight Heparin，LMWH）比常规肝素对 HD 患者血脂代谢更有利，也存在争论。有研究发现用 LMWH 替代普通肝素可改善这种现象，LMWH 可使血液透析患者的 TG 和 CH 水平降低，可能是因为 LMWH 使 LPL 从血管壁上释放出来的量较少。HD 治疗还可通过其他因素影响脂代谢，如 HD 治疗增加 Apo A I 的分解率，导致血清 Apo A I 水平下降。用高通量聚枫膜或醋酸纤维膜替代低通量膜透析可显著降低血清 TG 水平，而增高血清 Apo A I 和 HDL-C 水平。可能至少部分因为 Apo C II/C III 比值的增高，而增高了 LPL 的活性，促进血管内 TRL 的脂解作 用胰岛素通常可激活 LPL，由于尿毒症毒素干扰胰岛素作用，加重胰岛素抵抗等因素使 LPL 活性下降，TG 清除下降；此外，由于我国血液透析患者的营养状况普遍偏差，以致许多患者因营养不良导致脂蛋白合成原料不足而出现不典型的酶谱变化。

（七）腹膜透析对脂蛋白代谢的影响

与血液透析相比较，CAPD 患者 TG 和 CH 水平普遍升高，而不是单纯的 HTG，TC、LDL-C 和 Apo B 水平均增高，TG 增高更为明显。与正常人相比，CAPD 患者小而致密 LDL 和 Lp（a）水平增高，而 HDL-C 水平则显著降低。Apo CIII 水平较血液透析患者低，预示其含 TG 的脂蛋白清除可能更少。CAPD 开始后 TG 浓度上升，6 个月升高 52%，但也有报道 6 个月后 TG 水平保持稳定。但近来也有报道动态观察 CAPD 患者在 CAPD 的开始 2 年内 TG 呈一过性升高，而 5 年后血清 TG 常降至 CAPD 治疗前的水平甚至更低。CAPD 患者的 Lp-B 水平较血液透析患者显著升高，Lp-Be 轻度升高，这表明 CAPD 使含有 CH 的脂蛋白进一步增加，并与 TG 无关。长期行 CAPD 治疗的患者中，透析液中葡萄糖的吸收是一个重要的因素，与血液透析对脂类代谢的不同影响主要是由于不同葡萄糖浓度造成的。CAPD 患者葡萄糖的持续吸收（150～200mg/d）造成高胰岛素血症，并加重胰岛素抵抗，进一步加重高 TC 血症，还能增加肝脏合成含 Apo B 的脂蛋白和 Lp（a）。CAPD 患者大量的蛋白质（7～14g/d）从腹膜透出液中丢失，代偿性肝脏脂蛋白合成增加，也是 CAPD 患者脂蛋白代谢异常的一个重要原因。有研究发现，使用含艾考糊精代替含葡萄糖的腹膜透析液留腹过夜，可降低血清 TC 和 LDL-C 水平，TG 和小而致密 LDL 水平也下降。此外，CAPD 肉碱和赖氨酸的丢失也加重了高脂血症。虽然有大量的完整脂蛋白（尤其是 HDL）可通过 CAPD 丢失，但其病理生理意义以及对脂代谢的影响仍不清楚。

（八）透析膜生物相容性对血脂的影响

高流量透析已被证明可改善一些患者的高 TC 血症，升高 HDL，增加 LPL 的活性，而普通的纤维素膜对血脂异常的纠正则基本没有作用，原因可能是应用聚砜膜透析器患者的血清对 LPL 的抑制作用比用纤维膜透析器患者要小得多。采用高渗透性的聚酰胺透析膜，也可能增加 LPL 活性，减少 Apo C III，而减少血清 TG 和 CH 水平，Apo B 明显减少，HDL-C 水平显著升高，进而明显改善血液透析患者的脂代谢紊乱。

四、处理措施

（一）血脂监测

在大多数患者中，无论他们是否接受他汀类药物治疗，我们每年都应重新检查脂质组成，除了 Lp（a），它可以只检查一次或当 CKD 分期发生变化时进行检查。每年测量时应评估患者的依从性，药物的最佳剂量，并考虑额外的降胆固醇药物，如依折麦布，以及进一步的饮食或生活方式的改变。在可能需要药物测量的患者中，我们应更频繁地检查脂质（即每 3～6 个月检查一次）。2013 年 KDIGO 指南有一种不同的观点，并指出，对服药患者的脂质进行常规随访监测不是必要的，但可能有助于检测患者的不依从性。

（二）二级预防

已确定动脉粥样硬化性心血管疾病的 CKD 患者——已患有动脉粥样硬化性心血管疾病（既往有冠状动脉、脑动脉或外周动脉疾病史）的非透析 CKD 患者应接受最大耐受性他汀类药物治疗，类似于无 CKD 的动脉粥样硬化性心血管疾病患者。在各种对已确诊心血管疾病患者的试验中，CKD 患者亚组的他汀类药物的主要结局与无 CKD 亚组的相对获益相似。管理 LDL-C 降低心血管风险一般来说，对 LDL-C 的管理在非 CKD

患者和无 CKD 患者中降低心血管风险是类似的。在接受透析治疗的患者中使用降脂治疗、与肌肉毒性相关的问题以及在 CKD 患者中他汀类药物一般安全性以及他汀类药物对心血管和非心血管结局预后的影响尚需更多研究。通常，阿托伐他汀用于 CKD 患者，因为一般不从肾脏代谢，尽管其他他汀类药物也已被证明对 CKD 人群有益。

（三）一级预防：无动脉粥样硬化性心血管疾病的 CKD 患者

建议他汀类药物治疗应用于大多数非透析 CKD 患者的初级预防（即在没有动脉粥样硬化性心血管疾病的情况下）。在所有估计 eGFR＜60mL/min/1.73m² 的患者中进行他汀治疗，建议（较弱）在那些 CKD 患者和 eGFR≥60mL/min/1.73m² 但大于等于 50 岁或有其他心血管危险因素（如糖尿病、高血压、吸烟、低水平 HDL-C），高水平 Lp（a）的患者中也应用他汀治疗。如果预测的 10 年发生重大心血管事件的绝对风险为 7.5%～10%或更高，则建议在非透析 CKD 患者中使用他汀类药物进行一级预防，但如果预测的 10 年风险小于 5%一般不使用他汀。预测 10 年风险为 5%～7.5%的患者也常接受治疗。该方法类似于 LDL-C 对无 CKD 患者的一级预防的管理。在实践中，这种差异的方法只适用于一小部分非透析 CKD 患者，因为在其他地方指出，CKD 患者有一个高发病率的传统心血管危险因素（如高血压、糖尿病、老年），并且因为传统心血管危险因素的数量与 CKD 的严重程度相关。因此，大多数 CKD 患者（特别是 eGFR＜60mL/min/1.73m² 的患者）由于其传统危险因素通常具有较高的 10 年心血管风险。

一般来说，我们规定中等强度的他汀类药物治疗于心血管疾病的一级预防（包括 CKD 患者），而不针对特定的 LDL-C 目标。除非是疑似杂合或纯合家族性高胆固醇血症患者（通常有 LDL-C≥190mg/dL[4.9mmol/L]）。对这类患者的评估和治疗将在其他地方进行讨论。对 CKD 患者有益的中强度他汀类药物剂量包括阿托伐他汀 20mg/d，氟伐他汀 80mg/d，普伐他汀 40mg/d，瑞舒伐他汀 10mg/d，辛伐他汀 20～40mg/d。阿托伐他汀常用于 CKD 患者，因为它经过肝脏清除，不需要根据肾功能调整剂量。此外，阿托伐他汀可能对减轻蛋白尿和维持肾功能均有有益作用。

如上所述，我们可以每年监测脂质，并根据 TC 和 LDL-C 水平鼓励治疗依从性。在开始使用他汀类药物的 CKD 患者中，应检查基线转氨酶，但由于基线转氨酶正常的患者后面异常的发生率较低，因此随后的转氨酶监测可能不是必要的。在没有肌病症状的情况下，我们不常规监测肌酸激酶（Creatine Kinase，CK）水平。除非联合应用其他也增加横纹肌溶解风险的药物（如纤维酸衍生物、钙调神经磷酸酶抑制剂）。那些对他汀类药物治疗没有反应的患者可能血浆 Lp（a）浓度较高，因为 Lp（a）包含 30%～45%的胆固醇，这些胆固醇也作为 TC 或 LDL-C 组成的一部分进行测量。如果患者的 Lp（a）浓度为 200mg/dL，则测量的 60～90mg/dL 的 LDL-C 来自 Lp（a）。由于 Lp（a）水平不受他汀类药物的影响，真正的他汀类药物可降低的胆固醇[即 Lp（a）校正的 LDL-C]实际上明显较低。例如，如果 Lp（a）浓度为 200mg/dL，未校正的 LDL-C 值可能真正反映只有 10～40mg/dL 的 LDL-C 值。在这种情况下，他汀类药物的使用不会使 LDL-C 水平发生重大变化。我们的方法的理由——支持使用他汀类药物进行非透析 CKD 患者心血管事件一级预防的最佳数据来自心脏和肾脏保护研究（SHARP）试验和包括 CKD 患者亚组的他汀类药物试验的荟萃分析。这些数据表明，他汀类药物治疗可降低非透析 CKD 患者的心血管风险。SHARP 试验随机分配 9270 名 CKD 患者（包括 6247 名非透析患者），其血清肌酐在男性中至少为 1.7mg/dL（150μm/L），或在女性中至少 1.5mg/dL（130μm/L），安慰剂或辛伐他汀 20mg/d+依折麦布（肠道胆固醇吸收抑制剂）10mg/d。几乎所有患者 eGFR＜60mL/min/1.73m^2；如果患者既往有冠心病（Coronary Heart Disease，CHD）病史，则不入组。在未接受维持性透析治疗的亚组中，辛伐他汀/依折麦布降低了 4.9 年随访后冠状动脉死亡、心肌梗死、缺血性中风或任何血运重建手术的主要复合结局的发生率（9.5%vs11.9%）。与安慰剂相比，辛伐他汀/依折麦布组的肌痛导致停用研究药物的发生率明显更常见（1.1%vs0.6%），但治疗组间的其他不良反应发生率相似。尽管联合终点有益处，但各组间的全因死亡率没有差异。这些结果得到了来自大型他汀类药物心血管预防试验的 CKD 亚组的荟萃分析的支持；其中一些荟萃分析也包括了SHARP 试验。每一项研究都发现，他汀类药物治疗可降低心血管事件的发生率、心血管死亡率和全因死亡率。大多数分析报告了联合透析患者、肾移植患者和非透析 CKD患者的结果；然而，事后亚组分析表明，有益效果仅限于未接受透析的患者。在一项荟萃分析中，在未接受透析的 CKD 患者中，他汀类药物与全因死亡率[11 项研究或亚组：相对风险（Relative Risk，RR）0.81，95%CI 0.74～0.88]、心血管死亡率（8 项研究或亚组：RR 0.78，95%CI 0.68～0.89）和心血管事件（14 项研究或亚组；RR 0.76，95%CI 0.73～0.80）的相对降低相关。对于那些 eGFR＜60mL/min/1.73m^2 的非透析 CKD 患者，以及许多 eGFR 值较高的 CKD 患者，他汀类药物治疗是基于以下原因，即使是轻中度 CKD（包括 eGFR 正常的蛋白尿）也与心血管疾病的相对风险增加相关，以及数据显示他汀类药物治疗可以降低心血管风险。使用预测的 10 年绝对心血管风险来指导他汀类药物治疗的理由是基于这样一种概念，即一般来说，治疗的决定是基于特定治疗的绝对益处和危害，而不是相对益处和危害。举一个例子，一个 40 岁、非糖尿病、不吸烟的白人男性，TC 140mg/dL（3.6mmol/L），HDL-C 60mg/dL（1.6mmol/L），收缩压 135mmHg，预测 10 年动脉粥样硬化事件的风险为 0.5%。如果该患者的 eGFR 为 55mL/min/1.73m^2，则相对风险将高出约 30%，对应于 10 年的绝对风险仅为 0.65%。因此，即使在 eGFR降低且相对风险较高的患者中，如果患者缺乏其他心血管危险因素，长期他汀类药物治疗的绝对益处也很小。虽然传统上用于预测 10 年风险的计算器（如美国心脏病学会/美国心脏协会和弗雷明汉计算器）在 CKD 患者中的准确性较低，但添加 eGFR 和蛋白尿并没有显著提高预测心血管预后的能力。

（四）其他脂质疾病的管理

1.HTG

CKD 患者中 HTG 的非药物管理（如饮食调整）的管理与一般人群相似。治疗性生活方式的改变包括改变饮食，超重体重，增加体育活动，减少酒精摄入。饮食中的改变可能是低脂肪饮食（低于总热量的 15%），减少单糖和双糖，减少膳食中碳水化合物的摄入，以及减少鱼油的使用。在实行限制饮食时应谨慎，以避免营养不良。我们通常不使用贝特类药物，因为它们更有可能产生副作用，特别是当与他汀类药物同时使用时。然而，罕见的情况是，尽管 CKD 患者采取了非药物干预，但血清总 TG＞10mmol/L（886mg/dL），可能需要对 HTG 进行特异性治疗，以预防胰腺炎并可能降低心血管风险。对于这些患者，贝特类在降低血清 TG 水平方面最有效。这类患者只应由具有脂质疾病专业知识的临床医生进行治疗，并需要根据肾功能下降而调整剂量。

烟酸也能降低血清 TG 水平，增加血清 HDL-C 水平，尽管我们很少在 CKD 患者中开这样的处方。在一项针对 CKD 患者的试验中，在他汀类药物中添加烟酸并没有减少心血管事件。烟酸也有潮红和胃肠道反应等副作用。此外，烟酸在许多国家已不再使用。

VA-HIT 试验评估了吉非罗齐在确诊冠心病和 HDL-C＜40mg/dL（1.03mmol/L）患者中的效果。在这个 2531 人的队列中，有 1044 名男性肌酐清除率受损，其中 638 和 406 名肌酐清除率分别为 60～75 和 30～59.9mL/min。在这些肌酐清除率受损的患者中，吉非罗齐的治疗降低了冠状动脉死亡和非致死性心肌梗死的主要终点的风险 [18.2%vs24.3%，风险比（Hazard Ratio，HR）0.73，95%CI 0.56～0.96]。然而，吉非罗齐的治疗对总死亡率无影响（HR 1.03），且导致肾功能显著下降；吉非罗齐组与安慰剂组中分别有 5.9%和 2.8%的患者肌酐值持续升高，且比基线高 0.5mg/dL（P=0.02）。

2.Lp（a）

目前没有单独降低 Lp（a）的药物。然而，PCSK9 试验的事后分析和 ODYSSEY 发现，这些药物可以将 Lp（a）减少 25%～30%，这可能对心血管结果有有益的影响。其他可以减少 Lp（a）的治疗方法包括针对载脂蛋白（a）的新型反义寡核苷酸，Lp（a）颗粒的主要蛋白和脂蛋白单采。在临床前研究中，这些反义寡核苷酸将 Lp（a）浓度降低到 90%。这种干预措施是否也能减少心血管事件尚不清楚。在一些国家，尽管有最佳的降脂药物，脂蛋白单采被用于治疗 Lp（a）浓度高且患有进展性心血管疾病的患者。这种干预可显著降低心血管事件，尽管没有将假单采作为对照。

（五）混合型脂代谢紊乱

见（三）、（四）。

（六）其他药物

1.胆酸隔置剂

这类药是含有四价铵不饱和的阴离子交换树脂，其降脂机制是阻止胆酸或胆固醇从肠道吸收，促进胆酸或胆固醇从粪便排出，促进胆固醇的降解。本类药适用于除家族性高胆固醇血症以外的任何类型的高胆固醇血症。对任何类型的家族性高胆固醇血症无效。这类药物有考来烯胺、考来替泊等。以考来烯胺多用，它可以使 TC、LDL-C 分别下降 13.4%、20.3%，并可以提高 HDL-的水平。常用剂量为 4～5 g/次，1～6 次/日，但总量不应超过 24g。

2.L-肉碱

L-肉碱是第四代铵化合物，在线粒体膜转运脂肪酸。血液透析患者中发现有肉碱的缺陷，提示可能与血液透析患者脂质代谢紊乱有关。低剂量的 L-肉碱可避免非生理性的血浓度升高，同时发现血清 TG 水平未再有升高。

3.重组促红细胞生成素（Recombinant Human Erythropoietin，rhEPO）

rhEPO 常用于治疗慢性肾衰竭患者的贫血，许多临床研究发现其对脂代谢也有一定影响。有研究在维持性 HD 患者使用 rhEPO 治疗 1 年后血清 TC、TG 和 Apo B 显著下降，随后的研究部分证实这一结果。但也有些研究发现，使用 rhEPO 后患者进食增加，血清 TC、TC 和 ApoB 水平显著增高，更长时间（2 年）的观察发现 rhEPO 对含 Apo B 脂蛋白无影响，rhEPO 对 HD 患者的远期作用仅增高 Apo AI 的水平。在透析前患者单独 rhEPO 或联合使用酮酸类药物，并且低蛋白饮食，可显著降低患者血清 TC、LDL-C、

TC 和 Apo B 的水平 EPO 还提高 HDL-C 的水平，与血红蛋白水平呈正相关。rhEPO 还增强 ESRD 患者的运动能力，提高胰岛素的敏感性，增强脂蛋白和肝脂酶的活性，改善贫血后也增强组织的氧合作用，有利于脂蛋白代谢。此外，EPO 的抗氧化和抗炎特性，对脂蛋白代谢有间接影响。

4.LWMH

有报道给予血液透析患者 LWMH 治疗后，TG/HDL-C 明显下降，LDL-C/Apo B 明显增加，表明高 TC 血症患者的低密度的脂蛋白（Low-Density Lipoprotein，LDL）颗粒趋于大而轻。但有人报道 LWMH 应用后 6 个月，LDL 较使用普通肝素时增加了 47%。

5.磷吸附剂

使用磷吸附剂可影响血脂代谢，在一项前瞻性随机横断面研究中发现，使用盐酸司维拉姆治疗高磷血症患者，8 周后，除血磷降低外，TC 和 LDL-C 水平均下降。

（七）体外循环祛脂疗法

血脂分离技术[如肝素诱导体外 LDL-Lp（a）-纤维蛋白原沉淀分离术，即 HELP 系统]对慢性肾衰竭患者高 LDL-C 血症对动脉硬化的防治也有一定作用。

参考文献

[1] WHEELER D C，BERNARD D B.Lipid abnormalities in the nephrotic syndrome：causes，consequences，and treatment[J].Am J Kidney Dis，1994，23（3）：331-346.

[2] APPEL G.Lipid abnormalities in renal disease[J].Kidney Int，1991，39（1）：169-183.

[3] ATTMAN P O，SAMUELSSON O，ALAUPOVIC P.Lipoprotein metabolism and renal failure[J].Am J Kidney Dis，1993，21（6）：573-592.

[4] SECHI L A，ZINGARO L，DE CARLI S，et al.Increased serum lipoprotein（a）levels in patients with early renal failure[J].Ann Intern Med，1998，129（6）：457-461.

[5] AFZALI B，HAYDAR A A，VINEN K，et al.From Finland to fatland：beneficial effects of statins for patients with chronic kidney disease[J].J Am Soc Nephrol，2004，15（8）：2161-2168.

[6] WEINER D E，SARNAK M J.Managing dyslipidemia in chronic kidney disease[J].J Gen Intern Med，2004，19（10）：1045-1052.

[7] PALMER S C，STRIPPOLI G F，CRAIG J C.KHA-CARI commentary on the KDIGO Clinical Practice Guideline for Lipid Management in Chronic Kidney Disease[J].Nephrology （Carlton），2014，19（11）：663-666.

[8] LO J C，GO A S，CHANDRA M，et al.GFR，body mass index，and low high-density lipoprotein concentration in adults with and without CKD[J].Am J Kidney Dis，2007，50（4）：552-558.

[9] ARNADOTTIR M，THYSELL H，DALLONGEVILLE J，et al.Evidence that reduced lipoprotein lipase activity is not a primary pathogenetic factor for hypertriglyceridemia in renal failure[J].Kidney Int，1995，48（3）：779-784.

[10] WILSON D E，CHAN I F，CHEUNG A K，et al.Retinyl ester retention in chronic renal failure. Further evidence for a defect in chylomicron remnant metabolism[J].Atherosclerosis，1985，57（2-3）：189-197.

[11] LIANG K，OVEISI F，VAZIRI N D.Role of secondary hyperparathyroidism in the genesis of

hypertriglyceridemia and VLDL receptor deficiency in chronic renal failure[J].Kidney Int，1998，53（3）：626-630.

[12] CHEUNG A K，PARKER C J，REN K，et al.Increased lipase inhibition in uremia：identification of pre-beta-HDL as a major inhibitor in normal and uremic plasma[J].Kidney Int，1996，49（5）：1360-1371.

[13] SERES D S，STRAIN G W，HASHIM S A，et al.Improvement of plasma lipoprotein profiles during high-flux dialysis[J].J Am Soc Nephrol，1993，3（7）：1409-1415.

[14] MORADI H，STREJA E，KASHYAP M L，et al.Elevated high-density lipoprotein cholesterol and cardiovascular mortality in maintenance hemodialysis patients[J].Nephrol Dial Transplant，2014，29（8）：1554-1562.

[15] MADSEN C M，VARBO A，NORDESTGAARD B G.Extreme high high-density lipoprotein cholesterol is paradoxically associated with high mortality in men and women：two prospective cohort studies[J].Eur Heart J，2017，38（32）：2478-2486.

[16] NAVANEETHAN S D，SCHOLD J D，WALTHER C P，et al.High-density lipoprotein cholesterol and causes of death in chronic kidney disease[J].J Clin Lipidol，2018，12（4）：1061-1071.e7.

[17] BOWE B，XIE Y，XIAN H，et al.Low levels of high-density lipoprotein cholesterol increase the risk of incident kidney disease and its progression[J].Kidney Int，2016，89（4）：886-896.

[18] COASSIN S，FRIEDEL S，KöTTGEN A，et al.Is high-density lipoprotein cholesterol causally related to kidney function? Evidence from genetic epidemiological studies[J].Arterioscler Thromb Vasc Biol，2016，36（11）：2252-2258.

[19] ROHATGI A，KHERA A，BERRY J D，et al.HDL cholesterol efflux capacity and incident cardiovascular events[J].N Engl J Med，2014，371（25）：2383-2393.

[20] YAMAMOTO S，KON V.Mechanisms for increased cardiovascular disease in chronic kidney dysfunction[J].Curr Opin Nephrol Hypertens，2009，18（3）：181-188.

[21] KOPECKY C，GENSER B，DRECHSLER C，et al.Quantification of HDL proteins，cardiac events，and mortality in patients with type 2 diabetes on hemodialysis[J].Clin J Am Soc Nephrol，2015，10（2）：224-231.

[22] UNTERSTELLER K，MEISSL S，TRIEB M，et al.HDL functionality and cardiovascular outcome among nondialysis chronic kidney disease patients[J].J Lipid Res，2018，59（7）：1256-1265.

[23] KRONENBERG F.HDL in CKD-the devil is in the detail[J].J Am Soc Nephrol，2018，29（5）：1356-1371.

[24] TONELLI M，MUNTNER P，LLOYD A，et al.Association between LDL-C and risk of myocardial infarction in CKD[J].J Am Soc Nephrol，2013，24（6）：979-986.

[25] KOVESDY C P，ANDERSON J E，KALANTAR-ZADEH K.Inverse association between lipid levels and mortality in men with chronic kidney disease who are not yet on dialysis：effects of case mix and the malnutrition-inflammation-cachexia syndrome[J].J Am Soc Nephrol，2007，18（1）：304-311.

[26] SHLIPAK M G，FRIED L F，CUSHMAN M，et al.Cardiovascular mortality risk in chronic kidney disease：comparison of traditional and novel risk factors[J].JAMA，2005，293（14）：1737-1745.

[27] CHAWLA V，GREENE T，BECK G J，et al.Hyperlipidemia and long-term outcomes in nondiabetic chronic kidney disease[J].Clin J Am Soc Nephrol，2010，5（9）：1582-1587.

[28] FRISCHMANN M E，KRONENBERG F，TRENKWALDER E，et al.In vivo turnover study demonstrates diminished clearance of lipoprotein（a） in hemodialysis patients[J].Kidney Int，2007，71（10）：1036-1043.

[29] MUNTNER P，HAMM L L，KUSEK J W，et al.The prevalence of nontraditional risk factors for coronary heart disease in patients with chronic kidney disease[J].Ann Intern Med，2004，140（1）：9-17.

[30] KRONENBERG F，KUEN E，RITZ E，et al.Lipoprotein （a） serum concentrations and apolipoprotein （a） phenotypes in mild and moderate renal failure[J].J Am Soc Nephrol，2000，11（1）：105-115.

[31] NORDESTGAARD B G，LANGSTED A.Lipoprotein （a） as a cause of cardiovascular disease：insights from epidemiology，genetics，and biology[J].J Lipid Res，2016，57（11）：1953-1975.

[32] CATAPANO A L，GRAHAM I，DE BACKER G，et al.2016 ESC/EAS Guidelines for the Management of Dyslipidaemias[J].Eur Heart J，2016，37（39）：2999-3058.

[33] MOOSER V，MARCOVINA S M，WHITE A L，et al.Kringle-containing fragments of apolipoprotein（a） circulate in human plasma and are excreted into the urine[J].J Clin Invest，1996，98（10）：2414-2424.

[34] MADSEN C M，VARBO A，TYBJærG-HANSEN A，et al.U-shaped relationship of HDL and risk of infectious disease：two prospective population-based cohort studies[J].Eur Heart J，2018，39（14）：1181-1190.

[35] GRUNDY S M，STONE N J，BAILEY A L，et al.2018 AHA/ACC/AACVPR/AAPA/ABC/ACPM/ADA/AGS/APhA/ASPC/NLA/PCNA guideline on the management of blood cholesterol：a report of the american college of cardiology/american heart association task force on clinical practice guidelines[J].J Am Coll Cardiol，2019，73（24）：e285-e350.

[36] KRONENBERG F，LINGENHEL A，LHOTTA K，et al.Lipoprotein （a） - and low-density lipoprotein-derived cholesterol in nephrotic syndrome：Impact on lipid-lowering therapy？[J].Kidney Int，2004，66（1）：348-354.

[37] KHERA A V，EVERETT B M，CAULFIELD M P，et al.Lipoprotein （a） concentrations，rosuvastatin therapy，and residual vascular risk: an analysis from the JUPITER Trial（Justification for the Use of Statins in Prevention：an Intervention Trial Evaluating Rosuvastatin）[J].Circulation，2014，129（6）：635-642.

[38] BAIGENT C，LANDRAY M J，REITH C，et al.The effects of lowering LDL cholesterol with simvastatin plus ezetimibe in patients with chronic kidney disease （Study of Heart and Renal Protection）：a randomised placebo-controlled trial[J].Lancet，2011，377（9784）：2181-2192.

[39] PALMER S C，CRAIG J C，NAVANEETHAN S D，et al.Benefits and harms of statin therapy for persons with chronic kidney disease：a systematic review and meta-analysis[J].Ann Intern Med，2012，157（4）：263-275.

[40] NAVANEETHAN S D，PANSINI F，PERKOVIC V，et al.HMG CoA reductase inhibitors （statins） for people with chronic kidney disease not requiring dialysis[J].Cochrane Database Syst Rev，2009（2）：CD007784.

[41] HOU W，LV J，PERKOVIC V，et al.Effect of statin therapy on cardiovascular and renal outcomes

in patients with chronic kidney disease: a systematic review and meta-analysis[J].Eur Heart J, 2013, 34（24）: 1807-1817.

[42] MATSUSHITA K，CORESH J，SANG Y，et al.Estimated glomerular filtration rate and albuminuria for prediction of cardiovascular outcomes ： a collaborative meta-analysis of individual participant data[J].Lancet Diabetes Endocrinol，2015，3（7）：514-525.

[43] MATSUSHITA K， BALLEW S H， CORESH J， et al.Measures of chronic kidney disease and risk of incident peripheral artery disease：a collaborative meta-analysis of individual participant data[J].Lancet Diabetes Endocrinol，2017，5（9）：718-728.

[44] SARNAK M J，BLOOM R，MUNTNER P， et al.KDOQI US commentary on the 2013 KDIGO Clinical Practice Guideline for Lipid Management in CKD[J].Am J Kidney Dis，2015，65（3）：354-366.

[45] DRAWZ P E，BARANIUK S，DAVIS B R，et al.Cardiovascular risk assessment：addition of CKD and race to the Framingham equation[J].Am Heart J，2012，164（6）：925-931.e2.

[46] NISHIMURA K，OKAMURA T，WATANABE M，et al.Predicting coronary heart disease using risk factor categories for a Japanese urban population， and comparison with the framingham risk score： the suita study[J].J Atheroscler Thromb，2014，21（8）：784-798.

[47] NISHIZAWA Y，SHOJI T，NISHITANI H，et al.Hypertriglyceridemia and lowered apolipoprotein C-II/C-III ratio in uremia：effect of a fibric acid， clinofibrate[J].Kidney Int，1993，44（6）：1352-1359.

[48] KALIL R S，WANG J H，DE BOER I H，et al.Effect of extended-release niacin on cardiovascular events and kidney function in chronic kidney disease： a post hoc analysis of the AIM-HIGH trial[J].Kidney Int，2015，87（6）：1250-1257.

[49] TONELLI M ， COLLINS D ， ROBINS S ， et al.Gemfibrozil for secondary prevention of cardiovascular events in mild to moderate chronic renal insufficiency[J].Kidney Int,2004,66（3）:1123-1130.

[50] KRONENBERG F.Therapeutic lowering of lipoprotein（a）: How much is enough[J].Atherosclerosis, 2019，288：163-165.

[51] VINEY N J， VAN CAPELLEVEEN J C， GEARY R S， et al.Antisense oligonucleotides targeting apolipoprotein（a） in people with raised lipoprotein（a）: two randomised, double-blind, placebo-controlled, dose-ranging trials[J].Lancet，2016，388（10057）：2239-2253.

[52] ROESELER E，JULIUS U，HEIGL F，et al.Lipoprotein apheresis for lipoprotein（a）-associated cardiovascular disease： prospective 5 years of follow-up and apolipoprotein （a） characterization[J]. Arterioscler Thromb Vasc Biol，2016，36（9）：2019-2027.

周赛君（撰写） 于 珮（审校）

第三节 蛋白质代谢异常

一、概述

长期维持性血液透析（Long-Term Maintenance Hemodialysis，LMHD）或维持性腹

膜透析（Long-Term Maintenance Peritoneal Dialysis，LMPD）的患者会出现不同程度蛋白质或能量消耗，即蛋白质能量消耗（Protein Energy Wasting，PEW），是导致感染等并发症发生的重要原因，与不良临床事件、高死亡率和医疗费用增加等密切相关，严重影响患者的生活质量。炎症与肌肉消耗并存，是慢性肾病（Chronic Kidney Disease，CKD）相关 PEW 的一种特殊模式,因此有别于其他形式的营养不良。引起 LMHD/PD 患者 PEW 的因素是多方面的：食欲减退、营养摄入的减少和瘦体重（Lean Body Mass，LBM）的改变、合成、分解代谢变化及透析相关蛋白丢失等均在 PEW 发生发展中起着关键作用。

二、定义

2021 年中国慢性肾脏病营养治疗临床实践指南对透析患者 PEW 做出了明确的定义（详见表 3-39）。

表 3-39　中国慢性肾脏病营养治疗临床实践指南（2021 版）PEW 的诊断标准

项目	诊断标准
生化指标	前白蛋白＜300mg/L 白蛋白＜38g/L 总胆固醇＜2.59mmol/L
肌肉量减少	肌肉量丢失：3 个月内超过 5%或半年内超过 10% 上臂围下降：＞参照人群上臂围中位数 10%
体重变化	BMI＜22kg/m²（65 岁以下），＜23kg/m²（65 岁以上） 非预期体重下降：3 个月内超过 5%或半年内超过 10% 体脂百分比＜10%
饮食不足	蛋白质摄入不足（DPI＜0.8g·kg⁻¹·d⁻¹）至少 2 个月 能量摄入不足（DEI＜25kJ·kg⁻¹·d⁻¹）至少 2 个月

满足 3 项即可诊断 PEW（每项至少满足 1 条）。
注：BMI 为体质指数；DPI 为每日蛋白质摄入量；DEI 为每日能量摄入量。

三、流行病学

营养不良（Malnutrition）和蛋白质能量消耗（Protein-Energy Wasting，PEW）是 CKD 是透析患者常见并发症，是 CKD 发生、进展以及心血管事件与死亡的危险因素，并且与不良预后相关。

我国 CKD 患者营养不良的患病率为 22.5%～58.5%；血液透析（Hemodialysis，HD）患者营养不良的患病率为 30.0%～66.7%，腹膜透析（Peritoneal Dialysis，PD）患者营养不良的患病率为 11.7%～47.8%。

PEW 也普遍存在于在 CKD 患者中，ESRD 患者 PEW 发生率最高可达 75%，维持性血液透析（Maintenance Hemodialysis，MHD）患者 PEW 的患病率为 28%～54%。一项来自我国的研究显示，透析患者中 PEW 发生率超过 60%。PEW 严重影响患者的生活质量，早期诊断和干预可以改善患者的健康状态、减少医疗负担。据美国肾脏病数据系统（United States Renal Data System，USRDS）报道，每年 HD 伴蛋白质能量营养不良患者的病死率近 20%。研究表明增加饮食和补充营养剂可改善患者的营养状况甚至预后。

四、发病机制

在肾病患者中，PEW 是以蛋白和能量丢失为特征，与多种代谢紊乱相关，其中大多数是 CKD 特有的。多种代谢和临床因素（表 1）可能对营养状况和 LBM 产生负面影响，导致虚弱。除了自主营养摄入不足之外，其他一些因素，如代谢性酸中毒、胰岛素抵抗、慢性炎症、肠道菌群失调、感染和氧化应激，也导致了 PEW 的发生和进展。此外，与 CKD/ESRD 治疗相关的因素，例如不适当的饮食限制或 HD 等，可能加速 PEW。PEW 及其并发症相互影响，形成恶性循环。

（一）蛋白质摄入不足

正常健康人每日蛋白质的最低需要量：为 0.6g/kg；非透析的尿毒症患者每日最低需要约 0.6g/kg 才能维持氮平衡，而且必须摄入优质蛋白；2020 年 KDOQI 指南和 2021 年中国 CKD 营养治疗实践指南推荐 HD 患者每日摄入 1.0～1.2g/kg，优质蛋白超过 50%。在 CKD 患者中，营养摄入不足相当常见，并由味觉异常、食欲减退、厌食、尿毒症毒素积累、胃肠功能紊乱、食欲调节因子血浆浓度改变和下丘脑功能异常等多因素所致。虚弱、贫困、高龄和多种急慢性共病（糖尿病、代谢综合征、心脏衰竭、容量负荷增加、肝脏疾病、感染、胃肠道紊乱等）也可能导致 ESRD 的营养摄入不足。此外，大多数 MHD 的患者为预防和纠正一些代谢并发症，长期饮食控制，限制蛋白质、磷、钠和钾等的摄入，在一定程度上延缓了疾病的进展。当患者由保守治疗转为 HD 后，蛋白质需求有所增加，在保证充足的能量摄入的同时，但仍需限制磷酸盐、钠和钾的摄入。因此，需要为患者制定特殊饮食目标以预防 PEW 的发生。

（二）蛋白质合成减少、分解代谢过度

慢性炎症是透析不良结局的重要预测因子，是心血管疾病（Cardiovascular Disease，CVD）和 PEW 发生的主要因素。透析患者的慢性炎症是由多因素引起的：①外源性因素，如透析膜和中心静脉导管；②细胞因素，如氧化应激和细胞衰老；③组织因素，如缺氧、液体超载和钠超载；④微生物因素，如免疫紊乱和肠道菌群失调；⑤尿毒素因素，如硫酸内二酯、糖基化终末产物和钙蛋白颗粒。肠道微生物群与肾脏之间相互作用被称为"肠-肾轴"。肠道氨浓度增加造成肠道 pH 值减低、结肠运动减弱、饮食限制导致纤维摄入量减少，液体超载和药物治疗（如磷酸盐黏合剂，质子泵式抑制剂、钾黏合剂、口服铁和抗生素等）只是造成肠道菌群改变众多因素中的一部分。肠道微生物群的改变，以及肠道屏障通透性增加，可能对 ESRD 慢性炎症状态的发病机制起关键作用。慢性炎症导致营养需求增加，同时通过控制患者能量稳态的厌氧/厌食症机制之间的不平衡导致厌食。

内分泌功能紊乱：LMHD 患者常合并多种内分泌功能异常，这些激素水平的改变会通过不同途径引起体内蛋白质合成减少、破坏增加，与患者蛋白质营养不良的发生密切相关。①甲状腺功能减退：CKD 患者原发性甲减的发生率高于普通人群，而在 LMHD 人群中原发性甲减的发生率更高。②生长激素缺乏或抵抗：生长激素可促进蛋白质合成，减少尿素的形成和促进氮平衡。晚期 CKD 存在生长激素不敏感，以功能性胰岛素样生长因子-1（Insulin-Like Growth Factors -1，IGF-1）缺乏为特征，生长激素可增加 IGF-1 水平，改善患者的营养指标。③胰岛素抵抗或缺乏：由于 ESRD 患者由于机体炎症反应

增加，导致胰岛素抵抗，患者表现出对外源性胰岛素降低血糖的能力下降。研究表明这些患者胰岛素抵抗主要发生在外周组织，尤其是肌肉组织。胰岛素可以通过 IRS-1-PI3K 途径调节蛋白合成，胰岛素缺乏可刺激泛素蛋白酶系统（Ubiquitin-Proteasome System，UPS）及 Caspase-3 活性分解肌肉蛋白。MHD 患者中上述途径异常，导致蛋白合成减少、分解增加，最终导致肌肉蛋白减少。④促红细胞生成素（Erythropoietin，EPO）生成减少或抵抗：导致慢性贫血，从而使组织供氧不足，干扰蛋白质的正常合成代谢，使蛋白质分解破坏增加。研究显示重组人促红细胞生成素（Recombinant Human Erythropoietin，rhEPO）在纠正贫血的同时可以促进蛋白质和氨基酸的代谢，对蛋白质的代谢有同化作用，患者体重及皮下脂肪明显增加，肌肉中蛋白质的含量增多，血清中白蛋白增加，对蛋白质营养不良有明显的改善作用。⑤雄激素缺乏：雄激素具有合成代谢的特性，在 HD 患者中，雄激素水平降低与患者肌肉减少症、虚弱发病率、死亡率增加等密切相关。补充雄激素治疗可能是一种预防虚弱等可行的治疗方法，该结论尚待进一步研究加以验证。

（三）血液透析对蛋白质代谢的影响

1.透析过程中蛋白质和氨基酸的丢失

透析膜是一种半透膜，透析过程中，游离氨基酸及部分多肽结合的氨基酸可透过半透膜流失到透析液中。研究表明，每次透析有 9～13g 氨基酸丢失。高通量 HD 能增加白蛋白、可溶性维生素、微量元素和小分子多肽等物质的丢失。每次高截留分子超滤膜透析可丢失 9～23g 白蛋白。

2.炎症反应

透析液污染或使用醋酸盐透析液：大量研究表明使用被内毒素污染的透析液或单纯使用醋酸盐透析液均可导致 HD 患者单核细胞释放白细胞介素-1（Interleukin-1，IL-1）和肿瘤坏死因子（Tumor Necrosis Factor，TNF）等细胞因子，进而导致局部前列腺素 E2（Prostaglandin E2，PGE2）等炎症介质的释放，通过溶酶体酶的作用引起蛋白质的分解破坏。透析膜的生物不相容性：透析膜是一种人工半透膜，与人体的血液接触会产生一系列的生物学效应，如补体激活、粒细胞脱颗粒及酶的释放、一过性白细胞减少、血小板激活、凝血系统激活和纤溶系统亢进等，进而引起组织、细胞的缺血和缺氧，炎症介质释放，细胞释放溶酶体酶，最终引起蛋白质的合成减少、分解破坏增多。有研究显示，透析过程中会出现骨骼肌细胞蛋白质分解代谢增强及合成代谢减弱。

3.糖的丢失及高代谢状态

在无葡萄糖液透析治疗期间，患者可丢失去除 15～30g 葡萄糖，可导致症状性或无症状性低血糖，此时机体通过利用氨基酸糖异生、增加糖原分解的分解代谢来维持足够的血糖浓度。透析过程中蛋白质分解代谢增强而合成代谢减弱。而用含糖（1mmol/L）的透析液透析，患者可以得到糖约 30g/次。研究报道无论透析液是否含糖，尿素清除率对糖异生亦有同等程度的刺激作用。

4.残肾功能的丧失

正常肾组织参与氨基酸代谢，如酪氨酸、丝氨酸的合成。HD 患者残存肾组织逐渐减少，甚至完全丧失。已有研究发现 HD 患者丝氨酸严重缺乏。

（四）腹膜透析对蛋白质代谢的影响

1.透析不充分

与非透析患者一样，溶质清除可能会影响食欲。在治疗时，透析清除的溶质量可能不足，从而使食欲降低。有多种原因可导致透析不充分，如，初始处方不理想，残余肾功能丧失或溶质通过腹膜的清除率发生变化等情况下，均可导致透析剂量不足等。

2.透析过程中蛋白质丢失到透析液中

蛋白质流失到透析液中从而导致营养不良。蛋白质损失通常高达 8g/天，在快速透析患者中往往最高。在腹膜炎发作期间，蛋白质流失入透析液的量增加。因此，患有腹膜炎的腹膜透析患者往往有营养不良的生化证据，如低血清白蛋白水平。

3.腹膜透析液

腹部的透析液可能给人一种饱腹感，使食欲减退。发生这种情况的机制似乎与胃内压增加无关。在一项研究中，患者透析和非透析时胃内压力没有不同。

4.减缓胃排空

胃排空缓慢可能会导致饱腹感，从而降低食欲。这在糖尿病患者中尤为常见。

5.高血糖诱导厌食症

由透析液中吸收的葡萄糖导致的高血糖可抑制食欲，且频繁使用高渗交换来达到足够的超滤可能会加剧这个问题。

6.从腹膜持续吸收葡萄糖

即使在没有高血糖的情况下，持续的葡萄糖吸收也会抑制食欲。

7.蛋白质经尿丢失

许多开始进行腹膜透析的患者仍有明显的残余肾功能和肾病范围的蛋白尿。这种患者可能由于白蛋白流失到尿中而导致血清白蛋白低。在对香港 388 名腹膜透析患者的回顾性研究中，在透析开始时出现明显蛋白尿（>3500mg/天）的患者中，残余肾功能的下降与血清白蛋白浓度的改善有关（基线 3.05mg/dL+0.61mg/dL vs 3.59mg/dL+0.48mg/dL 随访结束时）。然而，由于上述所有原因，在这些患者中，低白蛋白是否是营养不良的准确标志尚不清楚。

（五）代谢性酸中毒

代谢性酸中毒是 ESRD 最常见的表现，与死亡风险的增加有关，在营养不良的发病机制中也起着重要作用。透析患者中胰岛素依赖的细胞内信号减弱，蛋白质降解和支链氨基酸氧化增加，使用碳酸氢盐可以逆转这些效应。

（六）感染

尿毒症时机体免疫功能明显下降，感染的机会也相应增加，感染可以影响蛋白质的摄入，并促进其分解。

（七）其他

患者体力活动减少、并发症等也会影响患者导致患者虚弱、营养不良等。

五、营养状况评估

（一）生化及炎症指标

血清白蛋白是透析患者死亡的强预测因子，可预测 HD 患者的全因死亡率。前白蛋白可反映短期营养状况，胆固醇、甘油三酯（Triglyceride，TG）、水电解质平衡也是营养评价的一部分。

CKD 患者易处于炎症环境，会导致蛋白分解代谢增加、厌食或食欲下降，对机体营养状况造成影响。C 反应蛋白（C-Reactive Protein，CRP）是 CKD 心血管事件和死亡率的强预测因子。MHD 患者高敏 C 反应蛋白（Hypersensitive-C-Reactive-Protein，hs-CRP）水平与脂肪质量呈正相关，与 LBM、血清白蛋白、血清前白蛋白、生物电阻抗分析（Bioelectrical Impedance Analysis，BIA）测得的相位角呈负相关；炎症因子 hs-CRP、IL-6 和 TNF-α 与低握力水平相关。

（二）体质指数（Body Mass Index，BMI）

BMI 是营养评估最常用的参数，BMI 被认为是 MHD 患者死亡率的独立预测因素。ISRNM 建议，BMI 下限应增加至 $23kg/m^2$。任何新近出现的体重减轻、食欲变化、胃肠症状和咀嚼或吞咽问题都引起关注。任何非预期的体重下降都提示 PEW 的高风险。因此，定时体检、密切监测，识别营养缺陷，将成为营养状况评估的一个重要组成部分。

（三）肌肉量（Muscle Mass）和体脂率

肌肉量和体脂率对骨骼肌质量（LBM 的主要成分）的评估可为 PEW 的诊断和监测提供最可靠的信息。目前可用的金标准成像方法，如计算机断层扫描（Computed Tomography，CT）、磁共振成像（Nuclear Magnetic Resonance Imaging，MRI）或双能 X 射线吸收测量法（Dual Energy X-Ray Absorptiometry，DEXA）等。人体测量或生化方法准确性差，不能用于定量评估。上臂肌围测量可反映肌肉蛋白保有量。生化方法包括血清肌酐和肌酐动力学。肌酐的产生又与患者的 LBM 成正比。因此，HD 前低血清肌酐水平提示骨骼肌质量下降或膳食蛋白摄入量下降。BIA 可利用电阻和阻抗值估测肌肉组织指数、脂肪组织指数、肌肉组织含量、脂肪组织含量、干体重、水肿指数、相位角及容量负荷等指标。BIA 测得的相位角与 MHD 患者的死亡率相关。手握力（Hand Grip Strength，HGS）肌肉测试也被提出作为一种简便无创的营养及功能状态评估方法。

皮褶厚度测量可用于评估以脂肪形式储存于体内的能量，研究发现，肱三头肌皮褶厚度是能最精确估算体脂率的指标之一。

（四）营养摄入的评估

定期食欲评估和采用食物日记的方法，当发现蛋白质和能量明显低于推荐量（分别为 <1.0g/kg/d 和 <30kcal/kg/d）时应进行早期干预。对于临床和代谢相对稳定的患者，蛋白分解率的量化是评估蛋白摄入量的准确指标。对营养良好和 50 岁以下的患者应至少每 6 个月进行一次营养状况评估，但在 PEW 高危患者中更应经常进行评估。

（五）营养状况多维评分工具

在 ESRD 的 HD 研究中，主观综合性营养评估（Subjective Global Assessment，SGA）是一种简单的营养评分工具，适合于评估 CKD/ESRD 中的营养状态。最初的 SGA 只包括病史和体格检查。营养不良炎症分数（Malnutrition Inflammation Score，MIS）是对 SGA 的改良，专门用于 HD 患者，并通过添加实验室参数（血清白蛋白和总铁结合能力）和 BMI 将 SGA 转换为半定量评分。在接受 HD 的 ESRD 患者中，MIS 评分升高与发病率、死亡率升高相关。

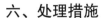

六、处理措施

（一）血液透析 ESRD 营养支持的目标

2020 年 K/DOQI 指南推荐,对于稳定的 HD 患者,建议 HD 患者蛋白质摄入量 1.0～1.2 g·kg IBW^{-1}·d^{-1}（IBW 为理想体重），补充必需氨基酸或其酮酸类似物可以改善透析患者的营养状态。目前市面上常用的 a 酮酸商品名为开同,开同的规格是 630mg/片,含 4 种酮氨基酸钙、1 种羟氨基酸钙和 5 种氨基酸。其中,5 种氨基酸的总含氮量为 36mg,而酮酸/羟酸中不含氮,但它们进入人体后会结合体内的氮转化成蛋白质。一片开同进入体内全部转化为蛋白质后,总氮量约为 71mg。蛋白质的平均含氮量是 16%（氮×6.25=蛋白质），所以一片开同相当于 71mg×6.25≈0.44g 蛋白质。一个 60kg 体重的患者每天服 12 片开同,约合 5.3g 蛋白质。一般的混合性食物中,蛋白质生物学价值约为 80,需要摄入 0.6 克/千克体重/天的蛋白质（36 克/60 千克体重/天）。而开同的生物学价值为 136,对应的这种极优质蛋白的需要量是 0.36 克/千克体重/天（21.6 克/60 千克体重/天），也就是说,如果纯粹用开同（极优质蛋白）来提供维持人体氮平衡的最低蛋白需要量的话,则需要 49 片左右（0.44×49=21.56g），因此如果一个 60kg 体重的患者每天服 1 片开同就可以提供每日最低蛋白需要量的 1/49,服 12 片开同就可以提供每日最低蛋白需要量的 1/4。2017 年发表的一项针对 2000 年 1 月 1 日到 2010 年 12 月 31 日在台湾地区全民医疗保险数据库中所有 CKD 患者的纵向数据分析,其中应用"开同+低蛋白饮食（Low Protein Diet，LPD）"治疗伴贫血的晚期 CKD 患者共计 1483 例,平均随访 1.57 年。分析结果表明"开同+LPD"可显著降低 CKD 患者进展为透析的风险 48%,降低长期复合终点（透析或死亡）风险 57%。

充足的热量摄入是保证 HD 患者营养供给的前提。根据年龄和体育活动水平调整,推荐每天能量摄入 35kcal·kg IBW^{-1}·d^{-1}。60 岁以上患者、活动量较小、营养状况良好者（血清白蛋白>40g/L，SGA 评分 A 级）可减少至 30～35kcal·kg IBW^{-1}·d^{-1}。当能量摄入量为<30kcal/kg/d,蛋白质摄入量为<1.0g/kg/d 时,应尽早开始营养干预。研究发现低膳食能量摄入（Low Dietary Energy Intake，DEI）与透析患者的全因及心血管病死亡率呈 U 型关系,转折点分别约为 40 和 36.5kcal·kg IBW^{-1}·d^{-1}。实际工作中,应制订个体化热量平衡计划,根据患者年龄、性别、体力活动水平、身体成分、目标体重、合并疾病和炎症水平等进行调整,以维持正常的营养状况。

2021 年中国慢性肾脏营养治疗实践指南对 CKD 患者能量和蛋白质摄入进行了详细的推荐策略（见表 3-40）以及透析患者蛋白质摄入推荐策略（详见表 3-41）。

表 3-40　CKD 患者蛋白质摄入推荐策略

蛋白质摄入量（g/kg/d）		CKD1-2 期	CKD3-5 期
蛋白质摄入量（g/kg/d）	非糖尿病CKD	①CKD1～2 期患者应避免高蛋白饮食（＞1.3g/kg/d）。（1C）②非持续性大量蛋白尿的 CKD1～2 期患者推荐蛋白入量 0.8g/kg/d。（2D）③不推荐蛋白摄入≤0.6g/kg/d。（1D）④对大量蛋白尿的 CKD1～2 期患者，建议蛋白入量 0.7g/kg/d，同时加用酮酸治疗。（2B）	①推荐 CKD3～5 期非透析患者限制蛋白质摄入同时补充酮酸制剂，以降低终末期肾脏病或死亡风险。（1A）②推荐 CKD3～5 期非透析患者 LPD（0.6g/kg.d）或极低蛋白饮食（0.3g/kg/d），联合补充酮酸制剂。（1B）
蛋白质摄入量（g/kg/d）	糖尿病CKD	①推荐 CKD1～2 期的 DKD 患者避免高蛋白摄入≥1.3g/kg/d。（1B）② 推荐 CKD1～2 期的 DKD 患者建议蛋白摄入量为 0.8g/kg/d。（2B）	①推荐 CKD3～5 期糖尿病且代谢稳定的患者限制蛋白质摄入以降低尿蛋白、延缓 CKD 进展、改善代谢紊乱及患者预后。（1A）②推荐 CKD3～5 期糖尿病且代谢稳定的患者蛋白质摄入量为 0.6g/kg/d，并可补充酮酸制剂 0.12g/kg/d。（1B）③建议饮食蛋白结构中增加植物蛋白摄入比例。（2C）

表 3-41　透析患者蛋白质摄入推荐策略

蛋白质摄入量（g/kg/d）	维持性血液透析患者	①建议 HD 患者蛋白质摄入量 1.0～1.2g/kg IBW/d。（2D）②建议摄入的蛋白质 50% 以上为高生物价蛋白。（2D）③LPD 的 HD 患者补充复方α酮酸制剂 0.12g/kg/d 可以改善患者营养状态。（2C）
蛋白质摄入量（g/kg/d）	维持性腹膜透析患者	①推荐维持性腹膜透析患者采用个体化蛋白饮食方案。推荐无残余肾功能患者蛋白质摄入量 1.0～1.2g/kg/d,有残余肾功能患者 0.8～1.0g/kg/d。摄入的蛋白质 50% 以上为高生物价蛋白。（2D）②建议全面评估患者营养状况后，个体化补充复方α酮酸制剂 0.12g/kg/d。（2B）

（二）早期和定期的饮食咨询

CKD 患者以及透析患者进行透析早期需要对患者进行全面的教育指导，增加饮食中蛋白质的摄入量。因此，需要进行早期和个性化的干预，以防止错误的饮食结构加重 PEW 的进展。因此，对 ESRD 透析患者进行营养咨询的目标如下。

（1）根据透析方式制定正确的饮食信息。

（2）重新评估患者的饮食习惯。

（3）辨别能量和蛋白质摄入的任何不足。

（4）帮助高营养风险高的患者（能量和蛋白质分别摄入＜30kcal/kg/d 和＜1.0g/kg/d）增加食物摄入量。

（5）避免摄入过多的磷酸盐、钾或钠。

（6）避免不必要的禁食（因透析治疗、急性疾病及住院期间的饮食不足）。应特别注意磷的摄入量，包括有机磷和无机磷。有机磷酸盐大量存在于动物蛋白和植物蛋白中，

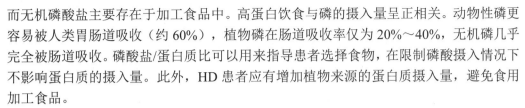

而无机磷酸盐主要存在于加工食品中。高蛋白饮食与磷的摄入量呈正相关。动物性磷更容易被人类胃肠道吸收（约 60%），植物磷在肠道吸收率仅为 20%～40%，无机磷几乎完全被肠道吸收。磷酸盐/蛋白质比可以用来指导患者选择食物，在限制磷酸摄入情况下不影响蛋白质的摄入量。此外，HD 患者应有增加植物来源的蛋白质摄入量，避免食用加工食品。

（三）口服营养支持

当饮食咨询不足以达到目标营养需求时，建议将口服营养补充（Oral Nutritional Supplementation，ONS）作为 ESRD 患者营养支持的第一步。ONS 每天比自主摄入量最多可增加 10kcal/kg 能量和 0.3～0.4g/kg 蛋白质，有利于实现营养目标。与透析期间进食相关的不良事件（低血压、胃肠道症状、透析充分性降低、吸入风险和感染风险等）并不常见，可通过根据临床情况和个体特征评估仔细选择患者来避免。无危险因素的稳定的透析患者，透析期间服用 ONS 很少出现由于内脏血管扩张引起的低血压。

透析期间营养补充可用商品化的口服配方替代。研究显示，透析期间口服补充可以增加蛋白质、能量的摄入，改善营养状况、血清白蛋白、炎症、体能，提高生存率，拮抗 HD 诱导的分解代谢，这种拮抗作用可维持到透析后的几小时。

费瑞卡是一种为肾病患者研发的口服能量补充剂，富含高能优质脂肪，一瓶 120mL 可以提供 600kcal 能量。费瑞卡所富含的高能营养，主要来源于优质脂肪的提供，其中 96.8%的能量源于中链 TG（供能 25%）及长链 TG，即所谓"好"脂肪即长链脂肪酸中的单不饱和脂肪酸及多不饱和脂肪酸供能占比达到 66.8%，仅有 3.2%的能量来源于碳水化合物。其产品成分无蛋白，有利于减轻肾脏负担，充足能量，延缓肾功能进展，提高患者营养治疗方案依从性。且成分中不含磷和钾，有利于透析患者血磷和血钾的管控。

（四）透析期间肠外营养支持

ISRNM 建议将透析期间肠外营养（Intradialytic Parenteral Nutrition，IDPN）作为 PEW 的强化治疗方案。IDPN 即在每次透析期间通过体外循环输注氨基酸、葡萄糖和脂质乳液混合物。一项日本的研究显示 IDPN 一周 3 次，可以在 16 周内改善血清前白蛋白的水平。IDPN 不是一种长期的营养方法，只要患者营养状况改善，应停止 IDPN，尝试恢复口服营养补充剂。

IDPN 治疗要使用全营养混合剂，单次透析（4h）期间 IDPN 摄入能量 15kcal/kg、氨基酸 0.8～1g/kg。对于严重高钾血症（＞6mmol/L）和高磷酸血症（＞5.5mg/dL）患者，使用无电解质配方。不建议在基线 TG 水平大于 300mg/dl（约 3mmol/L）时开始 IDPN，或在 TG 大于 400mg/dL（约 4mmol/L）时继续 IDPN，如果 TG＞300mg/dL 则不加脂类。HD 期间的血清血糖目标应维持在 110～180mg/dL 之间。对于需胰岛素治疗的患者，最好使用皮下短效胰岛素类似物，必要时在透析开始后使用短效皮下胰岛素（起始剂量 0.1IU/kg）。必须调整超滤率以去除 IDPN 提供的额外水负荷。

在经 IDPN3～6 个月的治疗后，应评估患者营养状况是否改善。停用 IDPN 基于以下三个标准的结合：连续 3 个月血清白蛋白＞3.8mg/dL，SGA 评分提高至 A（营养良好）或 B（中度营养不良），临床检查提示营养状态改善，蛋白质摄入＞1.0g/kg/d，能量摄入＞30kcal/kg/d，存在 IDPN 相关的并发症或不耐受。如果 IDPN 联合口入或肠内营养仍不能满足患者的营养需求，或胃肠道无功能，则应考虑全肠外营养（Total Parenteral

Nutrition，TPN）。

目前关于 IDPN 的治疗效果报道很少。近来虽有证据表明 IDPN 的安全性及其对 ESRD 血液透析患者的代谢参数、氮平衡和营养状况的积极影响，但 IDPN 能否改善患者的临床预后尚不确定。

（五）肠内营养及全肠外营养

对于严重 PEW、自主摄入能量小于 20Kcal/d、应激或出现严重吞咽困难的患者，不推荐 ONS 和 IDPN。必须提供完整的每日营养支持，优先考虑肠内营养（Enteral Nutrition，EN）。肠内营养成本较低，代谢或感染并发症的发生率较低，并对胃肠道产生营养作用。可通过鼻胃或鼻空肠管（后者用于胃轻瘫和对促动力学药物无反应的患者），或通过经皮内镜胃造口术（Percutaneous Endoscopic Gastrostomy，PEG）输送。当存在严重的胃肠道功能障碍（腹膜炎、缺血和肠梗阻）等 EN 禁忌证时，TPN 是唯一途径。

（六）ESRD 营养补充——特殊营养素

1.纤维

目前越来越多的证据表明膳食纤维摄入对 CKD/ESRD 患者有利，但该人群的最佳纤维摄入量尚未确定。根据 NHANESIII 数据，CKD 的纤维摄入量低于健康人群的推荐摄入量（分别为 15.4g/d 和 25～30g/d）。膳食纤维可降低来源于肠道的蛋白结合的尿毒症毒素的水平，如硫酸吲哚酚、对氯甲酰硫酸酯等与 CKD/ESRD 患者的不良结局有关的毒素。但膳食纤维能否改善尿毒症患者不良预后尤其是死亡率尚待明确。研究表明，膳食纤维补充可能降低血清尿素和肌酐的浓度，凸显了该人群中增加纤维摄入的潜在获益。因此，推荐 CKD/ESRD 患者的膳食纤维摄入量达到健康人群的推荐摄入量（25g/d）。但增加膳食纤维摄入可增加钾摄入量和高钾血症的风险，必须需选择低钾水果和蔬菜来增加纤维摄入量。

2.Omega-3

脂肪酸摄入：Omega-3 是必需的多不饱和脂肪酸（Polyunsaturated Fatty Acids，PUFAs），具有预防心血管疾病和抗炎作用。研究表明，在健康老人中，ω-3PUFA 刺激肌肉蛋白合成，对抗合成代谢抵抗和肌肉减少。与普通人群相比，MHD 患者血清 ω-3PUFA 水平较低。有研究显示，透析患者在补充ω-3PUFA 和ω-3PUFAþ维生素 E 治疗 12 周后，SGA 评分和其他代谢参数有所改善 。另一项研究表明，MHD 患者经ω-3PUFAs 治疗 4 个月后，炎症标记物，如 IL-6、TNF-a、CRP 和 IL-10 有所改善，而白蛋白、前白蛋白、转铁蛋白、体重等无变化。目前关于ω-3PUFAs 对 CKD/ESRD 营养状况的影响的证据不足，尚需要进行大量临床试验证实补充ω-3PUFA 可改善 CKD/ESRD 患者营养和炎症状态的假设。

（七）生活方式的影响：体力活动和运动

透析患者的体能较健康人明显降低。久坐的生活方式作为 ESRD 患者 PEW 发展的一个可改变的危险因素，除可引起骨骼肌萎缩和力量丧失外，还可能会导致心血管风险的进一步增加。增加体育活动和锻炼能够减轻抑郁的症状，增加幸福感、增加食欲和能量供应。

运动可能增加肌肉对氨基酸和蛋白质的摄取，降低透析相关的分解代谢。基于患者能力制订运动计划作为一种治疗手段，配合营养干预，可能减少 ESRD 患者的肌肉损失，也增强营养补充的合成代谢作用。然而，目前很少有数据可以支持运动对肌肉质量或功能和死亡率可能产生直接的积极影响。

（八）透析相关因素

保持良好的透析充分性对维持 ESRD 患者的营养状态至关重要。然而，HD 频率增加至每日一次与营养状况的进一步改善无关。事实上，每日 HD 可以减少细胞外水分，但对于营养参数没有改善。

（九）并发症的管理

CKD/ESRD 患者并发症众多，严重影响患者的营养状况。特别是，糖尿病患者的 PEW 发生率高于非糖尿病患者，可能是因为胰岛素抵抗对蛋白肌肉代谢的负面作用。因此，充分管理糖尿病和胰岛素抵抗对预防 HD 患者的 PEW 很重要。CKD 患者也经常患有胃肠道疾病，如恶心、呕吐、糖尿病性胃轻瘫和胰腺功能不足，而这些并发症的处理对保持最佳的营养摄入量至关重要。其他与 PEW 相关的因素包括无法控制的继发性甲状旁腺功能亢进、心脏恶病质、抑郁和/或认知障碍。

总之，LMHD 患者 PEW 发病率高，与患者死亡率风险的增加密切相关。因此，必须定期对营养状况进行评估，以早期发现、早期诊断、早期治疗。

参考文献

[1] IKIZLER T A，CANO N J，FRANCH H，et al.Prevention and treatment of protein energy wasting in chronic kidney disease patients：a consensus statement by the International Society of Renal Nutrition and Metabolism[J].Kidney Int，2013，84（6）：1096-1107.

[2] OBI Y，QADER H，KOVESDY C P，et al.Latest consensus and update on protein-energy wasting in chronic kidney disease[J].Curr Opin Clin Nutr Metab Care，2015，18（3）：254-262.

[3] ZHU Y，LIU X，LI N，et al.Association between iron status and risk of chronic kidney disease in chinese adults[J].Front Med （Lausanne），2019，6：303.

[4] XIONG J，WANG M，ZHANG Y，et al.Association of geriatric nutritional risk index with mortality in hemodialysis patients：a meta-analysis of cohort studies[J].Kidney Blood Press Res，2018，43（6）：1878-1889.

[5] XU Q，GUO H，CAO S，et al.Associations of vitamin K status with mortality and cardiovascular events in peritoneal dialysis patients[J].Int Urol Nephrol，2019，51（3）：527-534.

[6] MIAO J，LIANG R，TIAN X，et al.Contributors to nutritional status in continuous ambulatory peritoneal dialysis as practised in Henan Province，China[J].Asia Pac J Clin Nutr，2018，27（2）：318-321.

[7] KOVESDY C P，KOPPLE J D，KALANTAR-ZADEH K.Management of protein-energy wasting in non-dialysis-dependent chronic kidney disease：reconciling low protein intake with nutritional therapy[J].Am J Clin Nutr，2013，97（6）：1163-1177.

[8] ZHANG L，WANG F，WANG L，et al.Prevalence of chronic kidney disease in China：a cross-sectional survey[J].Lancet，2012，379（9818）：815-822.

[9] COLLINS A J，FOLEY R N，CHAVERS B，et al.United States Renal Data System 2011 Annual Data Report：Atlas of chronic kidney disease & end-stage renal disease in the United States[J].Am J Kidney Dis，2012，59（1 Suppl 1）：A7，e1-420.

[10] JOHANSEN K L, DALRYMPLE L S, DELGADO C, et al.Association between body composition and frailty among prevalent hemodialysis patients: a US Renal Data System special study[J].J Am Soc Nephrol, 2014, 25（2）: 381-389.

[11] ASH S, CAMPBELL K L, BOGARD J, et al.Nutrition prescription to achieve positive outcomes in chronic kidney disease: a systematic review[J].Nutrients, 2014, 6（1）: 416-451.

[12] BOLASCO P, CUPISTI A, LOCATELLI F, et al.Dietary management of incremental transition to dialysis therapy: once-weekly hemodialysis combined with low-protein diet[J].J Ren Nutr, 2016, 26（6）: 352-359.

[13] COBO G, LINDHOLM B, STENVINKEL P.Chronic inflammation in end-stage renal disease and dialysis[J].Nephrol Dial Transplant, 2018, 33（suppl_3）: iii35-iii40.

[14] OHARA N, KOBAYASHI M, TUCHIDA M, et al.Isolated adrenocorticotropic hormone deficiency and primary hypothyroidism in a patient undergoing long-term hemodialysis: a case report and literature review[J].Am J Case Rep, 2020, 21: e922376.

[15] CAMPBELL G A, PATRIE J T, GAYLINN B D, et al.Oral ghrelin receptor agonist MK-0677 increases serum insulin-like growth factor 1 in hemodialysis patients: a randomized blinded study[J].Nephrol Dial Transplant, 2018, 33（3）: 523-530.

[16] IKIZLER T A.Optimal nutrition in hemodialysis patients[J].Adv Chronic Kidney Dis, 2013, 20（2）: 181-189.

[17] KAKIYA R, SHOJI T, HAYASHI T, et al.Decreased serum adrenal androgen dehydroepiand rosterone sulfate and mortality in hemodialysis patients[J].Nephrol Dial Transplant, 2012, 27（10）: 3915-3922.

[18] GARIBOTTO G, SOFIA A, RUSSO R, et al.Insulin sensitivity of muscle protein metabolism is altered in patients with chronic kidney disease and metabolic acidosis[J].Kidney Int, 2015, 88（6）: 1419-1426.

[19] KRAUT J A, MADIAS N E.Metabolic acidosis of CKD: an update[J].Am J Kidney Dis, 2016, 67（2）: 307-317.

[20] KALANTAR-ZADEH K, KILPATRICK R D, KUWAE N, et al.Revisiting mortality predictability of serum albumin in the dialysis population: time dependency, longitudinal changes and population-attributable fraction[J].Nephrol Dial Transplant, 2005, 20（9）: 1880-1888.

[21] DE ROIJ VAN ZUIJDEWIJN C L, TER WEE P M, CHAPDELAINE I, et al.A comparison of 8 nutrition-related tests to predict mortality in hemodialysis patients[J].J Ren Nutr, 2015, 25（5）: 412-419.

[22] KOPPLE J D, MEHROTRA R, SUPPASYNDH O, et al.Observations with regard to the National Kidney Foundation K/DOQI clinical practice guidelines concerning serum transthyretin in chronic renal failure[J].Clin Chem Lab Med, 2002, 40（12）: 1308-1312.

[23] KALANTAR-ZADEH K, BLOCK G, MCALLISTER C J, et al.Appetite and inflammation, nutrition, anemia, and clinical outcome in hemodialysis patients[J].Am J Clin Nutr, 2004, 80（2）: 299-307.

[24] MENON V, WANG X, GREENE T, et al.Relationship between C-reactive protein, albumin, and cardiovascular disease in patients with chronic kidney disease[J].Am J Kidney Dis, 2003, 42（1）: 44-52.

[25] VANNINI F D, ANTUNES A A, CARAMORI J C, et al.Associations between nutritional markers and inflammation in hemodialysis patients[J].Int Urol Nephrol, 2009, 41（4）: 1003-1009.

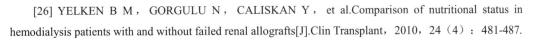
[26] YELKEN B M，GORGULU N，CALISKAN Y，et al.Comparison of nutritional status in hemodialysis patients with and without failed renal allografts[J].Clin Transplant，2010，24（4）：481-487.

[27] ABAD S，SOTOMAYOR G，VEGA A，et al.The phase angle of the electrical impedance is a predictor of long-term survival in dialysis patients[J].Nefrologia，2011，31（6）：670-676.

[28] KOPPLE J D，ZHU X，LEW N L，et al.Body weight-for-height relationships predict mortality in maintenance hemodialysis patients[J].Kidney Int，1999，56（3）：1136-1148.

[29] FRISANCHO A R.New norms of upper limb fat and muscle areas for assessment of nutritional status[J].Am J Clin Nutr，1981，34（11）：2540-2545.

[30] KESHAVIAH P R，NOLPH K D，MOORE H L，et al.Lean body mass estimation by creatinine kinetics[J].J Am Soc Nephrol，1994，4（7）：1475-1485.

[31] MOZAFFARIAN D，WU J H.Omega-3 fatty acids and cardiovascular disease：effects on risk factors，molecular pathways，and clinical events[J].J Am Coll Cardiol，2011，58（20）：2047-2067.

[32] SAHATHEVAN S，SE C H，NG S H，et al.Assessing protein energy wasting in a Malaysian haemodialysis population using self-reported appetite rating：a cross-sectional study[J].BMC Nephrol，2015，16：99.

[33] CANO N，FIACCADORI E，TESINSKY P，et al.ESPEN guidelines on enteral nutrition：adult renal failure[J].Clin Nutr，2006，25（2）：295-310.

[34] CANO N J，APARICIO M，BRUNORI G，et al.ESPEN guidelines on parenteral nutrition：adult renal failure[J].Clin Nutr，2009，28（4）：401-414.

[35] SHAH A，BROSS R，SHAPIRO B B，et al.Dietary energy requirements in relatively healthy maintenance hemodialysis patients estimated from long-term metabolic studies[J].Am J Clin Nutr，2016，103（3）：757-765.

[36] KALANTAR-ZADEH K，KOPPLE J D，BLOCK G，et al.A malnutrition-inflammation score is correlated with morbidity and mortality in maintenance hemodialysis patients[J].Am J Kidney Dis，2001，38（6）：1251-1263.

[37] YANG Y，QIN X，LI Y，et al.The association between dietary energy intake and the risk of mortality in maintenance haemodialysis patients：a multi-centre prospective cohort study[J].Br J Nutr，2020，123（4）：437-445.

[38] KALANTAR-ZADEH K，IKIZLER T A.Let them eat during dialysis：an overlooked opportunity to improve outcomes in maintenance hemodialysis patients[J].J Ren Nutr，2013，23（3）：157-163.

[39] LACSON E Jr，WANG W，ZEBROWSKI B，et al.Outcomes associated with intradialytic oral nutritional supplements in patients undergoing maintenance hemodialysis：a quality improvement report[J].Am J Kidney Dis，2012，60（4）：591-600.

[40] PUPIM L B，MAJCHRZAK K M，FLAKOLL P J，et al.Intradialytic oral nutrition improves protein homeostasis in chronic hemodialysis patients with deranged nutritional status[J].J Am Soc Nephrol，2006，17（11）：3149-3157.

[41] MARSEN T A，BEER J，MANN H.Intradialytic parenteral nutrition in maintenance hemodialysis patients suffering from protein-energy wasting.Results of a multicenter，open，prospective，randomized trial[J].Clin Nutr，2017，36（1）：107-117.

[42] SABATINO A，REGOLISTI G，ANTONUCCI E，et al.Intradialytic parenteral nutrition in end-stage renal disease：practical aspects，indications and limits[J].J Nephrol，2014，27（4）：377-383.

[43] CANO N J，FOUQUE D，ROTH H，et al.Intradialytic parenteral nutrition does not improve survival in malnourished hemodialysis patients：a 2-year multicenter，prospective，randomized study[J].J Am Soc Nephrol，2007，18（9）：2583-2591.

[44] ANDERSON J，PETERSON K，BOURNE D，et al.Evidence brief：use of intradialytic parenteral nutrition（IDPN）to treat malnutrition in hemodialysis patients[M]//Washington（DC），2018.

[45] CHIAVAROLI L，MIRRAHIMI A，SIEVENPIPER J L，et al.Dietary fiber effects in chronic kidney disease：a systematic review and meta-analysis of controlled feeding trials[J].Eur J Clin Nutr，2015，69（7）：761-768.

[46] KRISHNAMURTHY V M，WEI G，BAIRD B C，et al.High dietary fiber intake is associated with decreased inflammation and all-cause mortality in patients with chronic kidney disease[J].Kidney Int，2012，81（3）：300-306.

[47] ARON-WISNEWSKY J，CLéMENT K.The gut microbiome，diet，and links to cardiometabolic and chronic disorders[J].Nat Rev Nephrol，2016，12（3）：169-181.

[48] TOUSOULIS D，PLASTIRAS A，SIASOS G，et al.Omega-3 PUFAs improved endothelial function and arterial stiffness with a parallel antiinflammatory effect in adults with metabolic syndrome[J].Atherosclerosis，2014，232（1）：10-16.

[49] SMITH G I，ATHERTON P，REEDS D N，et al.Dietary omega-3 fatty acid supplementation increases the rate of muscle protein synthesis in older adults：a randomized controlled trial[J].Am J Clin Nutr，2011，93（2）：402-412.

[50] ASEMI Z，SOLEIMANI A，BAHMANI F，et al.Effect of the omega-3 fatty acid plus vitamin E supplementation on subjective global assessment score，glucose metabolism，and lipid concentrations in chronic hemodialysis patients[J].Mol Nutr Food Res，2016，60（2）：390-398.

[51] GHAREKHANI A，KHATAMI M R，DASHTI-KHAVIDAKI S，et al.Effects of oral supplementation with omega-3 fatty acids on nutritional state and inflammatory markers in maintenance hemodialysis patients[J].J Ren Nutr，2014，24（3）：177-185.

[52] JOHANSEN K L，CHERTOW G M，KUTNER N G，et al.Low level of self-reported physical activity in ambulatory patients new to dialysis[J].Kidney Int，2010，78（11）：1164-1170.

[53] AUCELLA F，BATTAGLIA Y，BELLIZZI V，et al.Physical exercise programs in CKD：lights，shades and perspectives [corrected][J].J Nephrol，2015，28（2）：143-150.

[54] DONG J，SUNDELL M B，PUPIM L B，et al.The effect of resistance exercise to augment long-term benefits of intradialytic oral nutritional supplementation in chronic hemodialysis patients[J].J Ren Nutr，2011，21（2）：149-159.

[55] KAYSEN G A，GREENE T，LARIVE B，et al.The effect of frequent hemodialysis on nutrition and body composition：frequent Hemodialysis Network Trial[J].Kidney Int，2012，82（1）：90-99.

周赛君（撰写）　于　珮（审校）

第四节　微量元素变化

一、概述

营养不良是慢性肾脏病（Chronic Kidney Disease，CKD）患者公认的问题，但微量营养素紊乱是一个不太为人所知的并发症。大多数情况下，微量营养素缺乏病程进展缓慢，临床表现与CKD难以区分。必需微量元素摄入不足会出现缺乏引起的相关症状，而摄入过多则会出现毒性反应。慢性肾衰竭（Chronic Renal Failure，CRF）时，肾脏对某些元素清除功能下降，或饮食限制和厌食导致微量营养素摄入减少，而利尿剂的使用和肾脏替代疗法导致其某些元素过度流失以及新陈代谢受损，以上因素均造成机体的维生素和微量元素代谢出现障碍。维生素和微量元素紊乱可导致CKD患者相关并发症发病风险增加，包括高死亡率、动脉粥样硬化、炎症、氧化应激、贫血、多发性神经病、脑病、虚弱、肌肉痉挛、骨病、抑郁和失眠。

CKD使人易患维生素和微量元素紊乱。CKD的许多危险因素相互作用促成了营养不良和微量营养素缺乏。其中主要的问题仍然是维生素和微量元素缺乏。尽管在肾功能受损的个体中，也可能存在微量营养素或其代谢产物的堆积和难以预知的毒性。

CKD中微量营养素的缺乏可能是由于膳食建议的特异性、合并症、合并用药、肠道吸收功能受损、代谢改变以及尿液或透析液的过度丢失。随着CKD人群年龄的增长，微量营养素营养不良的风险也随之增加。

最近的研究表明，微量营养素的次优水平——即使远高于引起明显缺乏综合征的水平——可能会导致慢性并发症，如心血管疾病、炎症状态或癌症。因此，CKD的许多并发症可能源于微量营养素生物利用度的不平衡。微量营养素缺乏的后果可能包括过早死亡、动脉粥样硬化、炎症、氧化应激、贫血、多发性神经病、脑病、虚弱、肌肉痉挛、骨病、抑郁和失眠。在透析患者中进行的一项为期2年的前瞻性研究证实：较低浓度的锌、锰和较高浓度的铅、砷或汞并不是导致不良临床预后的独立危险因素，而低浓度的硒则是导致死亡率[优势比（Odds Ratio，OR）每十分位数0.86；99.2%CI 0.80~0.93]和全因住院率（OR每十分位数0.92；99.2%CI 0.86~0.98）增加的独立危险因素；铜含量较高与较高的死亡风险显著相关（OR每十分位数1.07；99.2%CI 1.00~1.15），最高十分位的镉水平与较高的死亡风险相关（OR 1.89；99.2%CI 1.06~3.38）。

透析是终末期肾病（End-Stage Renal Disease，ESRD）最常见的治疗方式，血液透析（Hemodialysis，HD）主要通过使血浆和透析液通过半透膜达到平衡来去除尿毒症毒素。透析液是经过添加精准的必需离子（例如钾、钠、碳酸氢盐和钙）而产生的。而透析液中其他物质（如微量元素）的浓度常规不进行操作。透析液中低于血液中浓度的物质往往会通过透析去除。虽然这对于尿毒症患者是合适的，但可能导致人体必需物质的消耗。除了通过透析持续去除微量元素外，由于尿毒症相关的厌食症和饮食限制，HD患者有可能摄入此类物质。HD患者会接触大量（>300L/周）的透析液。因此，即使原液中的有毒物质含量极低，也可能导致血液和透析液之间出现微小的浓度梯度，进而可能导致临床相关毒性。

存在于透析液中但不存在于血液中的物质往往会在患者体内积聚，并且 HD 患者缺乏肾脏清除能力，即使它们不存在于透析液中，理论上也可能导致微量元素中毒。因此，HD 患者可能存在微量元素缺乏或积累的风险，这取决于饮食摄入量、透析清除量、用于血液透析的原液的成分以及残余肾功能。

此外，随着医学的进展，现代尿毒症的治疗方面如透析方式、改善营养状况、透析充分性等都有了长足的进步，使得透析治疗后尿毒症患者的生存期限大大延长。而这些均会导致微量元素的变化。因此，患尿毒症时对微量元素的变化应该有一个较为全面的认识。但是，由于微量元素受体内分布影响较大，如在全血、红细胞、血小板、血清、血浆或毛发等组织的含量并不一致，再加上研究者的检测方法不同，因此检测的结果可能存在差异。我们尽量在各种差异性结果中，找出 CRF 患者微量元素变化的一些规律，提出适当的干预措施，以提高患者的生存质量。尽管根据联邦法规每年监测血液透析源液中某些微量元素的浓度，但很少在 HD 患者中检测这些物质（如果有的话）的血液或机体含量。

二、微量元素的定义

目前自然界中已知天然存在的化学元素有 92 种，人体内发现的化学元素有 80 余种，其中 11 种共占人体总质量的 99.95%，它们是氧、碳、氢、氮、钙、磷、钾、硫、钠、氯、镁，这 11 种元素是人体不可缺少的元素，称为必需的常量元素。其余 70 余种元素的总和仅占人体总质量的 0.05%，每种元素在体液和组织中含量极少以至于难以准确测定其浓度，但对维持机体正常生理功能非常重要，因此称为微量元素。在正常情况下，体内浓度低于 50mg/kg 的元素我们称之为微量元素。

三、微量元素的分类

按微量元素在人体内的不同生物作用，将其分成必需微量元素和非必需微量元素。必需微量元素的条件有：①存在于一切健康组织中并且其浓度相当恒定；②持续缺乏该元素时可导致不同组织相似的结构及生理功能异常；③机体代谢异常可导致该元素特殊的生物化学改变；④补充这种元素可防止其异常改变并可使已出现异常的功能及结构恢复正常状态。目前已知的有 14 种必需微量元素，它们是铁、锌、铜、猛、铬、钼、钴、硒、镍、钒、锡、氟、碘、锶等，其中金属元素有 10 种，半金属元素有 2 种。但是根据各专家学者对必需微量元素的条件判断，其标准必须符合生物学、医学及健康生存质量的原则。随着生物的进化、环境的变化、科学技术的进步及生物微量元素分子水平研究的进展，将会出现更多的必需微量元素。

四、肾衰患者微量元素代谢异常的发病机制

人体中微量元素的生物学效应主要是微量元素与人体之间相互依存的结果，其保持一个动态平衡是机体正常运作的基础。各种微量元素之间按一定比例存在，以维持各自的生理功能（表 3-42），如果比例平衡失调，疾病就可能发生或发展。有报道证实恶性肿瘤患者尿锌含量增高而尿钼含量减少；冠心病患者血清铜/锌比值较正常人明显增高。

此外，各种微量元素之间也相互影响，如血硒、钴增高可降低心肌中的铜，硒还能拮抗镉的毒性，砷能减弱硒的毒性，而钴能增强硒的毒性；以及铁、铜、猛、钴有生血协同作用，促进砷发挥生血效应等。了解这些将对疾病防治和健康保持有深远的影响。部分微量元素的血清参考浓度见表3-43。

表3-42　部分常见微量元素的基本生理功能及需要量

元素	主要生理功能	用途	需要量
锌	参与多种酶、激素的合成，促进生长发育，改善味觉	治疗缺锌疾病，婴幼儿、孕妇补锌	10～15mg/d 孕妇25mg/d 哺乳期30～40mg/d
铜	多种活性酶的成分。氧化还原酶催化剂，参与细胞色素、酪氨酸酶的合成	治疗低色素性、小细胞性贫血及缺铜性疾病	儿童0.08mg/d 成人0.05～2mg/d
锰	为超氧化物歧化酶、精氨酸酶等的组合成分，可激活羧化酶等，参与脂质和糖代谢	对儿童贫血、骨骼疾病患者有治疗作用	5～10mg/d
铁	是多种活性酶的成分，为血红蛋白中 O_2 的载体	治疗缺铁性贫血	成人12mg/d
碘	参与甲状腺素的合成，影响儿童生长发育及智力发展	预防及治疗缺碘性疾病	0.1～0.3mg/d
硒	为Se-P谷胱甘肽过氧化物酶的重要成分，刺激免疫球蛋白和抗体的产生	对克山病、大骨节病、癌症有预防及治疗效果	30～50μg/d
钼	为黄嘌呤氧化酶的主要成分	对肾结石、龋齿有预防作用	0.1～0.5mg/d
铬	与胰岛素活性有关	治疗糖尿病	50～110mg/d
氟	对骨组织、牙釉质有重要影响，缺乏诱发龋齿，过剩出现斑状齿	预防龋齿和老年骨质疏松症	饮水氟以0.5～1mg/d为宜
钴	是组成维生素 B_{12} 的成分，对血红蛋白及红细胞发育有重要影响	治疗恶性贫血等	>10岁2μg/d 孕妇3μg/d
硅	参与糖代谢，与结缔组织弹性及结构有关		3mg/d
镍	激活酶，促进细胞生成		0.02mg/d
锡	促生长、促进蛋白质和核酸反应		3mg/d
钒	促进造血功能，抑制胆固醇合成		3μg/d
锶	骨和牙齿的正常组分，促进钙化	预防龋齿及心血管疾病	2mg/d

表3-43　部分微量元素的血清参考浓度

元素	血清浓度	元素	血清浓度
铝（μg/L）	1.0～6.0	铁（mg/L）	0.79～1.63
砷（μg/L）	0.09～5.49	猛（μg/L）	0.38～1.04
溴（mg/L）	2.19～5.00	汞（μg/L）	0.55～2.10
镉（μg/L）	<0.10～0.20	钼（μg/L）	0.28～1.17
铯（μg/L）	0.45～1.50	铷（mg/L）	0.095～0.272
铬（μg/L）	0.04～0.35	硒（mg/L）	0.081～0.185
钴（μg/L）	0.04～0.40	硅（mg/L）	0.14～0.20
铜（mg/L）	0.98～1.07	钒（μg/L）	0.01～1.0
金（ng/L）	9～12	锌（mg/L）	0.69～1.21

五、透析对微量元素的影响

透析患者可因微量元素摄入量不足、排出障碍、排出增多和透析液污染等原因而影响其代谢。如果清除过多，则可造成微量元素缺乏；清除不足则导致微量元素积聚中毒。由于检测技术和地域环境的差异，存在许多相互矛盾的结果，如有些报道透析患者血镁降低，但有些则报道透析患者血镁增高。一项最新的病例对照研究证实：HD 患者较对照组微量元素水平明显升高的有：铝（14.6μg/L vs 9.5μg/L）、钴、镍、锶、钼（4.5μg/L vs 1.4μg/L）、镉（0.058μg/L vs 0.025μg/L）和铅（0.55μg/L vs 0.30μg/L）；而 HD 患者中微量元素水平降低的有锂（4.0μg/L vs 75.8μg/L），锰、铜（943.5μg/L vs 1038.5μg/L）、锌（943.5μg/L vs 1038.5μg/L）、硒（71.5μg/L vs 103.8μg/L）、铷（202.4μg/L vs 3003μg/L）、钡（0.65μg/L vs 8.7μg/L）。

维持 HD 治疗患者，铁的丢失较多，可加重 CRF 时使用促红细胞生成素（Erythropoietin，EPO）治疗的铁缺乏，也比腹膜透析（Peritoneal Dialysis，PD）治疗的患者更严重。如果每次透析丢失 20mL 血，而血细胞比容只有 25%，则相当于丢失 5mL 红细胞和 5mg 铁。还有学者报道，透析患者每年平均丢失 1.5～3g 铁。因此，长期血液透析的尿毒症患者通常出现小细胞低色素性贫血。在 HD 治疗患者中，使用抗血小板药物或华法林的患者，铁的需要量比其他 HD 治疗患者大，也可能与慢性或隐性失血有关。

Hsieh 等用目前较精确的氢化物产生电感耦合等离子体质谱法（Inductively Coupled Plasma Mass Spectrometry，ICP-MS）研究了维持性 HD 治疗患者的微量元素水平，发现血清硒、锌和锰元素水平显著降低，而镍元素的水平显著增高，而且微量元素缺乏的严重程度与透析时间呈正相关，铜的水平与对照人群无明显差异。有报道称 CRF 保守治疗儿童的锌、锰和镍水平与正常对照组无显著差异，而 HD 治疗的儿童锌、锰和镍水平下降，下降幅度与 HD 治疗时间呈正相关，可能与 HD 过程中的清除作用有关，镍的变化则与前一研究相反。HD 治疗的患者血清锌水平还与白蛋白和肌酐水平有关。早期研究发现尿毒症 HD 治疗时硒丢失增多（尤以使用聚砜膜显著），饮食限制常常使血清硒浓度进一步降低。慢性透析患者如果透析用水受到污染，可因透析液而使血铬有增高的趋势，CRF 患者血清铬浓度显著高于正常人群，HD 可降低铬水平，是否使血清铬浓度降低要取决于摄入与清除的量。Churchuwell 等从体外研究[连续性静脉-静脉血液透析（Continuous Veno-Venous Hemodialysis，CVVHD）]和体内研究（CVVHDF）发现，连续肾脏替代治疗（Continuous Renal Replacement Therapy，CRRT）对铅、锰、铜、硒、锌等微量元素有一定的清除作用，但并不超过每日摄入量。Pasko 等对 CRRT 治疗的儿童进行分析，结果显示每日丢失的上述 5 种微量元素也不超过饮食摄入量。尽管在 HD 治疗患者血清铅和铜水平增高因此可得到解释，但 HD 可能不是锰、硒和锌等微量元素丢失的主要原因，详见表 3-44。

表 3-44　透析器膜对微量元素的清除情况（x±SD）（mL/（min·1.73 m²）

清除模式	病例数	铬	铜	锰	硒	锌
体外（聚砜膜）CVVHD	小牛血清	0.97±0.23	0.47±0.18	4.6±3.6	1.2±0.63	2.3±0.32
体外（醋纤膜）CVVHD	小牛血清	1.54±0.91	0.21±0.07	7.8±4.1	0.79±0.39	2.7±0.37
成人 CVVHDF	10	5.4±2.4	0.45±0.33	1.9±4.6	1.6±1.2	4.0±1.3
儿童 CVVHDF	5	0*	0.59*	2.48*	1.22*	1.90*

注：*中位数

724

HD 患者的血铝浓度过高。2001 年国内报道 HD 患者高铝血症（血铝＞100μg/L）发生率为 36.8%，其血铝水平与甲状旁腺素（Parathyroid Hormone，PTH）、钙、活性维生素 D₃（active vitamin D₃，AVD）使用无相关性。2005 年美国报道随着透析设备的改善，血铝异常的发生率逐年下降，全美发生率约为 2.5%。HD 合并骨软化患者的骨铝和骨锶水平都明显高于其他类型的骨病患者，铝中毒常见于用未经处理的城市水源行慢性透析的患者，这些水中过量的铝通过透析半透膜进入患者的血液。另外，一些地区的土壤富含矿物质和微量元素，一些工业区用来自含大量铝的湖、河水制备透析液，都是铝中毒的原因。在西方发达国家，这些原因导致的铝中毒已基本消除，但在许多发展中国家，水净化设备仍不够完善，该问题有待进一步解决。此外，慢性肾脏病与健康个体相比主要微量营养素的血浆或血清水平总结在表 3-45 中。

表 3-45　CKD 浆或血清中维生素、微量元素水平的总结和不同形式的肾脏替代治疗

	CKD 3～5	HD	PD
锌	↓	↓	↔
硒	↓	↓	↓
锰	↓	↓	↓/↔
铜	↑	↑	↔
硫胺素	↓	↔/↑	↔
核黄素	?	↔/↓	↔/↓
烟酸	↔↔	↔	↑/↔
吡哆醇	↑	↔	↔
钴胺酸	↔	↔	↔
叶酸	↑	↔/↓	↔/↑
抗坏血酸	↓	↓	↓

↓降低，↑ 升高，↔ 相同（与健康人相比）
HD：血液透析；　PD：腹膜透析

（一）饮食摄入量限制

微量营养素的饮食摄入是一个潜在的可变因素，可能在预防营养缺乏方面发挥作用。对 CKD 患者的限制旨在减少蛋白质、磷酸盐或钾的摄入，这样使得难以确保饮食中足够的微量。近年来大量证据表明，在世界不同地区无论 CKD 的治疗方式及日常饮食选择如何，饮食中的微量营养素缺乏的情况都普遍存在。在意大利中部的 HD 人群中，甚至 90% 的患者的饮食分析都显示超出了维生素和矿物质的推荐摄入量。即使在墨西哥瓜达拉哈拉营养良好的 PD 患者中，也有很高比例的人群的维生素摄入不符合推荐摄入量。最近进行的一项研究，比较了尚未透析的 CKD 患者、正在接受 PD 或 HD 的患者以及成功肾移植患者的膳食维生素摄入量。正如预期的那样，肾移植组的营养摄入总体上是最好的。然而，接受透析治疗患者的维生素摄入不足的趋势仅被成功肾移植部分逆转。未透析组和肾移植组之间以及 HD 组和 PD 组之间的饮食模式具有可比性。因此，透析过程似乎是影响饮食摄入的一个重要因素。除了肾脏替代疗法的形式外，其他因素也可能影响微量营养素的摄入，包括患者的营养和炎症状态、透析充分性以及残余肾功能。

（二）吸收异常

微量营养素的体内平衡也取决于它们在胃肠道中的正常吸收。大多数水溶性维生素

是通过特定的载体介导从肠道吸收的。在 CKD 动物模型中，硫胺素和叶酸载体的表达已被证明显著降低。核黄素、吡哆醇和生物素的肠道吸收在 CKD 环境中也受到损害。因此，肠道丢失可能是 CKD 微量营养素状况受损的另一种机制。

（三）损耗增多

在 CKD 的所有阶段都可能出现微量营养素的过度损失。在疾病的早期阶段，由于使用利尿剂随尿液丢失和/或因特定转运蛋白而重吸收不足。在 ESRD，因为维生素或微量元素这些低分子量物质通常不存在于血液透析液和腹膜透析液中，因此往往通过透析被去除。另一方面，即使它们在透析液（来源于水）中的微小浓度，也可能导致血液浓度水平升高，并在患者体内积聚。

关于微量营养素透析相关损失的确切数值的数据有限。此外，由于使用不同技术（高通量或低通量膜、高容量对流疗法）、不同补充程序或个体差异，报告的数据可能会有所不同。近期一项研究评估维生素 B_1 的活性形式硫胺二磷酸的透析相关损失。在 HD 治疗后，所有病例的全血中硫胺二磷酸浓度均下降。在一次 HD 后，全血浓度水平平均下降达到 40%（数据未公布）。同时分析了硫胺二磷酸腹膜出现率和腹膜硫胺二磷酸丢失。通过腹膜丢失的硫胺二磷酸不多。然而还发现，在个别情况下，通过这种途径的损失量可能超过维生素 B_1 的每日推荐摄入量。

（四）药物的影响

合并用药与微量营养素代谢或吸收之间存在潜在的相互作用。CKD 患者可能暴露于直接干预微量营养素代谢的药物（如甲氨蝶呤）或接受在微量营养素稳态中作用不太确定的药物（磷酸盐结合剂、离子交换树脂或免疫抑制剂）。近期已有研究证实，在肾移植后的患者中，延长类固醇治疗以及用多克隆抗胸腺细胞球蛋白治疗可能对他们的维生素 B_6 状态有深远的影响。

六、CRF 微量元素异常的临床表现

CRF 综合征即由于体内毒素过多聚集导致各个系统和器官产生一系列的生物化学紊乱，如果毒素不能被及时清除，最终则导致死亡。在正常个体，微量元素可以部分或全部通过肾脏随尿液排出。而当尿毒症时，微量元素不能完全清除，累积在体内浓度过高时也可进一步损害肾功能。这样，微量元素聚集损害肾功能；肾功能受损又使微量元素聚集，就形成一个恶性循环。除此之外，环境因素如消化道食物摄入、空气污染、工业接触等在微量元素的累积过程中也起到重要的作用。

许多因素都影响肾病及尿毒症时体液和组织中微量元素异常的程度，其中最重要的是 CRF 的严重程度。此外，选择不同的肾脏替代治疗对微量元素有不同的影响。虽然 19 世纪 60 年代到 70 年代，大量的文献报道了尿毒症时的微量元素的变化，但此后微量元素检测手段的灵敏性和准确性有了进一步的提高，而且尿毒症患者的治疗手段有了很大的进展，存活期大大地延长。因此，对于当代尿毒症患者微量元素水平应重新进行评估。

不同的学者报道的 CRF 患者体内微量元素的水平都有所差异，这可能与选用的检测手段不同或选择的病例存在差异有关，以及由于微量元素的体内分布不均匀，使血清、血浆、红细胞内及不同组织、不同器官间的水平都有很大的区别，需要具体分析。可以

明确的是，肾衰竭时一些元素如砷、钴、锂、铯、汞、钼等含量升高，另一些元素如硒、锌等含量则呈下降趋势。此外，有些微量元素如铅的毒性作用可进一步影响尿毒症患者体内微量元素的平衡。一些特殊职业的工人通常体内都有过量微量元素堆积，如果发生CRF，其超负荷将更严重。特别是随着工业污染日趋严重，铅、镉和钒等微量元素在工人体内累积增多。　限制饮食、吸收不良、排泄过多、利用度下降等都可导致微量元素缺乏。营养不良，血白蛋白降低可能是血清中锌、镁、镍含量降低的原因之一。当肾病综合征（Nephrotic Syndrome，NS）时，大量尿蛋白丢失，就会出现一些结合蛋白的微量元素缺乏。CRF时几种比较常见而且重要的微量元素异常是铁、铝、锌和硒等。

CRF时常发生铁缺乏，即使在未透析的CRF患者，缺铁也相当普遍，常常导致EPO治疗效果不佳。如果在非透析患者发生缺铁，需要努力查找慢性失血的原因，尤其是尿毒症患者经常发生消化道慢性失血。非透析CRF患者发生铁缺乏的主要原因有：①失血增加，如凝血功能障碍，引起胃肠道、尿道出血和月经过多，手术失血，频繁抽血检查也易造成铁的丢失。②铁需要量增加，由于红细胞生成素造血使用增加，EPO治疗4个月后，有74%的患者血清铁蛋白低于100μg/L或转铁蛋白饱和度（Transferrin Saturation，TSAT）低于20%，说明使用EPO治疗后铁缺乏加重。③铁吸收障碍，功能性胃酸缺乏、药物影响（磷结合剂等）和慢性萎缩性胃炎等可引起铁吸收量减少。④饮食摄入不足，CRF患者本身食欲差或限制饮食，血液透析时血液残留于透析膜以及透析器漏血，往往加重铁缺乏。

CRF时铝排泄障碍，铝沉积于骨，导致骨的矿化障碍，发生骨软化症，对钙三醇治疗无反应，并且容易发生高钙血症，称为铝相关骨病，又称维生素D抵抗性骨软化。慢性铝中毒还可导致透析相关性脑病。铝降低PTH受体的亲和力，减少PTH刺激的腺苷酸环化酶活性，导致外周的PTH抵抗。肾移植后，铝的排出增加，铝相关性骨病的症状体征都消失。铝能干扰铁的生物利用，阻断EPO的效应，铝耦合剂治疗可以改善贫血。反过来，EPO的治疗也可降低血清铝水平。氢氧化铝作为一种磷酸盐的结合剂，口服后也成为铝的来源之一，但长期服用易导致铝中毒，已逐渐被碳酸钙所替代。有研究发现，尿毒症患者所使用的药物会影响患者的血铝水平，主要是注射类药物的污染所致，主要是注射铁、胰岛素和EPO。

去铁胺（Deferoxamine，DFO）试验是诊断铝中毒相关性疾病的可靠指标。DFO是一种螯合剂，它可与三价离子如Fe^{3+}和Al^{3+}结合形成复合物。给患者一定剂量的DFO后，它与组织内多余的铝结合而进入血循环中，血清铝的增加可作为整体铝负荷的一项指标。过去的方法是用DFO 40mg/kg体重，现已因其副作用而被停止使用。Yacoob等推荐一种小剂量DFO试验方法，不论患者体重多少，均给予一定剂量的DFO（500mg稀释于100mL的生理盐水中）。在透析开始后2h内静脉滴注，在静滴DFO之前和48h之后取血，测血清铝含量，如果第二次血铝浓度＞150μg/L，或为第一次血铝浓度的3倍则视为阳性。与骨活检结果对照，有11%的假阳性率。K/DOQI指南建议采用5mg/kg的DFO，结合 PTH＜150pg/mL（16.5pmol/L）、血清铝＞50μg/L，判断铝过负荷的敏感性为87%，特异性为95%，并且增加DFO到10mg/kg，也不增加效果。

尿毒症营养不良常见锌缺乏，由于锌等在透析液中浓度很低，透析时可能丢失，也是造成这些元素缺乏的原因之一。

　　我们发现 HD 患者的锌和硒水平似乎低于一般人群。锌缺乏是发展中国家发生相关疾病的主要原因，并与伤口愈合延迟和以细胞增殖受损、T 细胞功能异常、吞噬功能缺陷和细胞因子表达异常为特征的免疫缺陷有关，所有这些都可能导致在 HD 患者中观察到的感染风险增高。缺锌也可能导致或促成一些常见的非特异性疾病，包括厌食症、味觉异常和认知功能受损。

　　在 HD 治疗的患者低锌血症达 40%，透析清除和低量摄入是低血清锌的原因。但在透析结束时锌有增高的趋势，这是由于超滤后载体蛋白增多所致。肾功能不全患者血浆锌浓度降低，但也存在红细胞内锌含量降低或正常的报道。但多数报道锌浓度增高，血小板内锌含量也增高。锌和硒等是超氧化物歧化酶和谷胱甘肽过氧化酶等抗氧化酶的组成部分，CKD 时肾小管对锌的重吸收减少，尿中锌和硒排泄量增多，同时机体抗氧化能力下降。此外，锌缺乏可影响肝、外周血细胞包括淋巴细胞的功能。补充锌治疗后可以纠正免疫功能异常。连续非卧床腹膜透析（Continuous Ambulatory Peritoneal Dialysis，CAPD）治疗的 ESRD 患者，锌呈剂量依赖性，刺激其外周单核细胞和巨噬细胞释放 IL-1α、IL-β、TNF-a。尿毒症时血浆催乳素和红细胞碳酸酐酶活性较正常人明显升高，同时血浆锌明显降低，而且血浆锌与催乳素及碳酸酐酶活性时间负相关，说明体内总锌缺乏可能是导致尿毒症高催乳素血症的一个主要机制。锌还能刺激外周巨噬细胞释放钙三醇，缺乏锌时动物在低钙情况下循环钙三醇浓度达到最高的能力有所下降。PTH 分泌增高也与锌和镁的代谢有关，PTH 与血锌水平呈负相关，最新的研究显示随着基线时平均血锌水平每降低 1mg/L，透析过程中收缩压增加 4.524mmHg（$P < 0.001$），二分类 Logistic 模型显示较低的水平血锌与收缩压相关（OR=0.433，95% CI 0.295～0.637，$P < 0.001$）。Fukushima 等的研究发现，锌缺乏也可导致贫血，多数维持性 HD 治疗的患者都有缺锌性贫血，所谓对 EPO 抵抗的顽固性贫血很多属于此类贫血，使用聚普瑞锌治疗，贫血可获改善。

　　硒元素与患者的抗氧化功能密切相关。维持 HD 患者的抗氧化功能有所下降，活性氧成分造成广泛地组织损伤，其中的一个重要原因是硒缺乏。

　　尽管低血硒浓度的生物学意义尚不明确，但严重缺硒会导致普通人群猝死和心肌病。较低水平的血清硒与普通人群的高血压、心力衰竭和冠心病（Coronary Heart Disease，CHD）以及透析患者的心肌病相关。最后，轻度硒缺乏似乎会增加对氧化应激的易感性，这可能与 HD 患者的氧化应激显著增加的有关。最新的一项横断面的调查研究证实，血透患者较低水平的血硒与严重睡眠障碍相关（OR=0.976，95%CI 0.954～0.999，$P=0.038$）。Trafikowska 等证实慢性 CRF 患者的血硒水平及谷胱甘肽、谷胱甘肽过氧化酶、超氧化物歧化酶的活性均下降。因此建议给慢性 HD 患者补充硒治疗。Koenig 等给 12 例慢性 HD 患者每周 3 次每次 HD 后静脉补充硒 400mg，长达 8 周，于试验前、2 周和 4 周后分别测定血浆和红细胞硒、维生素 E 的水平以及血浆维生素 C 与维生素 A 水平和红细胞谷胱甘肽、谷胱甘肽过氧化酶、超氧化物歧化酶、过氧化氢酶的水平。发现补充硒后红细胞谷胱甘肽过氧化物酶活性和维生素 E 都提高。96 周后超氧化物歧化酶和过氧化氢酶活性也增加，但血浆维生素 A、维生素 C 和维生素 E 没有变化。说明慢性血液透析患者有明显的抗氧化缺陷和硒缺乏，补充硒可以改善氧自由基系统和硒依赖性谷胱甘肽过氧化酶活性。但最近的研究发现，在 HD 治疗的患者补充硒后，血硒浓度增高，而超氧化物歧化酶蛋白含量并无变化，认为酶蛋白含量与硒缺乏无关。是否锌仅增加酶活性而不影响酶含量仍需进一步研究。

CRF 时，铜有蓄积倾向，但在不同组织器官的铜浓度有所差异，如 Schmitt 报道肾功能不全患者血浆和血小板内的铜水平增高，分别平均为 13.9mmol/L 和 20mmol/10^9 个血小板，而红细胞内铜浓度却在正常水平低限，仅 0.8mmol/10^9 个细胞。用核吸收分光光谱法测定慢性肾盂肾炎患者发生肾硬化和肾功能不全时血和尿中铜和锌的浓度，发现当早期肾硬化还未出现肾功能不全时就有高铜血症，而血锌降低。铜和锌代谢异常在肾脏硬化和肾功能不全的发生发展中起到很重要的作用。因此，铜和锌的检测可以作为肾小球硬化的早期诊断指标，并为临床控制病情的发展和判断预后提供客观依据。与镉、铅、汞等微量元素一样，铜聚集在肾脏组织，导致大量肾小管转运障碍，也可导致 Fanconi 综合征的发生。铜过量还使脂质过氧化，加速动脉粥样硬化的发生发展，增加急性心肌梗死的危险度。

对于大多数研究的微量元素，血液中含量升高的生物学意义尚不清楚。然而，已知血液和其他组织中铅或砷含量过高可能有害。例如，全血铅水平的轻微升高与认知功能受损、血红蛋白合成受损和高血压相关。脑血管疾病和肾功能不全在血铅水平较高时似乎也更常见，这可能是由高血压导致的。因此，血液中较高的铅含量可能会增加患心血管疾病的风险，但其机制尚不清楚。同样，无机砷通过多种机制引起组织损伤，包括氧化损伤、抑制 DNA 修复和染色体损伤（缺失、非整倍体），并且较高水平的砷增加外周血管疾病的风险。动物研究表明，低硒状态可能导致砷中毒，体重不足或营养不良的人也可能面临更高的风险，这表明 HD 患者的砷中毒风险可能高于平均水平。

七、微量元素异常的治疗

对于终末期尿毒症或透析患者，微量元素水平低时相对容易治疗，可给予口服补充或加在透析液中。对重症患者应给予监护，以免其由于摄入不足发生微量元素的缺乏。大多数微量元素通过肾脏排出体外，CRF 时清除减少，加上透析液、食物和/或药物中含量过高，所以往往使患者体内微量元素累积过多。因此应利用反渗水和离子交换系统改善水质，限制饮食摄入和减少与污染的环境接触，这些是预防微量元素吸收过多的重要对策。另外，利用耦合剂可以降低具有毒性的微量元素的水平，如用 DFO 耦合铝和铁、乙二胺四乙酸耦合铅。但是，过度耦合本身也可导致一些毒性，如铅在骨库中处于休眠状态，使它从骨中排除可加速 CRF 的进展，铝耦合治疗也可引起短暂的痴呆。在 CRF 患者，耦合治疗必须与透析同时进行。DFO 还可导致免疫抑制和机会性感染，如毛真菌病。

（一）铁缺乏与铁过剩的治疗

肾病及 CRF 时血中铁含量很少增高，但不适当的补充铁剂也可导致铁聚集或中毒。有学者认为当血清铁蛋白下降到 100pg/L 时即应静脉补铁，以至少维持 300μg/L 的血清铁蛋白浓度和 30% 的 TSAT。而当血清铁蛋白浓度高于 650μg/L 就应该停止铁剂治疗，过量的铁剂可沉积在肝脏实质细胞和网状内皮细胞。铁聚集或过量的铁摄入还会增加心肌梗死的危险性，这可能是因为氧自由基产物的催化作用导致脂质和儿茶酚胺的过氧化铁耦合剂以降低心肌缺血的程度。铁过量导致地中海贫血的胰岛素抵抗，还导致其他的一些糖代谢异常。透析患者铁过量使非动力性骨病的发生率异常增高，并与相对性甲状旁腺功能减退有关。铁超负荷可致免疫缺陷，尤其是使巨噬细胞吞噬细菌的能力下降，但给予 DFO 等耦合剂治疗同样可能导致免疫缺陷。

1.铁缺乏

一般在开始用 EPO 治疗后就开始补铁。补铁治疗的目标值是 HD 治疗患者，血清铁蛋白＞200μg/L 和 TSAT＞20%；非透析或 PD 治疗患者，血清铁蛋白＞100μg/L 和 TSAT＞20%。①多食铁含量丰富的食品，如黑木耳、海带、紫菜、芝麻、干酵母、干金针菇等。②口服铁剂，如硫酸亚铁，0.3～0.6g/次，3 次/d；富马酸亚铁，0.2～0.4g/次，3 次/日；枸橼酸铁，0.5～2g/次，3 次/d；琥珀酸亚铁，0.1g/次，3 次/d。③注射用铁，如右旋糖肝铁，深部肌内注射，50～100mg/次，1 次/1～3d，静脉注射，首次剂量不超过 25～50mg，2～5min 内注完，1 次/d；右旋糖肝铁过敏性风险较高，治疗中断率也高，有不少致死病例。静脉用蔗糖铁较安全，首次将蔗糖铁 100mg 加入生理盐水 100mL 中于血液透析 30min 后由泵前缓慢滴入。有些对右旋糖肝铁过敏患者，能耐受蔗糖铁治疗。④同时补充叶酸、维生素 C、维生素 B_{12}。最近一项对随机对照试验的系统分析结果发现，在 CKD（III～V 期）的患者，口服补铁与静脉补铁效果无显著差异，而在透析患者口服补铁效果不好时，需静脉补铁，效果明显优于口服补铁，不良反应两者无显著差异。有些研究发现持续或过量静脉补铁可加剧患者的炎症及氧化应激状态。静脉补铁的副作用包括过敏、心血管并发症、感染风险增加，葡萄糖酸铁钠、蔗糖铁过敏反应则较少。

2.铁过剩

口服铁剂引起急性铁中毒时，可用 50g/L 碳酸氢钠溶液洗胃，继而用牛奶、豆浆、鸡蛋清、活性炭等洗胃，给予输液和一般对症治疗。DFO 0.02g/kg 溶于 50～100g/L 葡萄糖液中静脉滴注，每 6 小时一次，每 100mg DFO 可络合 8.5mg 的铁。二己烯三胺五乙酸三钠钙 0.5～1g，静脉滴注。禁用二巯丙醇，因其在体内与铁结合生成有毒的铁盐络合物使中毒加重。慢性中毒时立即停止输血及注射铁剂，可采取放血疗法及驱铁治疗。

（二）铝中毒的治疗

CRF 患者一般表现为铝过多或铝中毒，患者血清铝水平＞60g/L 或 DFO 试验阳性或临床上有铝中毒表现时，需要驱铝治疗。

（1）纯化透析用水，使用去离子水或反渗水，保证铝含量低于 10μg/L。

（2）停用含铝磷结合剂，避免使用含铝抗酸剂，尽量少用含铝高的制剂输液，如白蛋白。

（3）.DFO 疗法，DFO 是一种耦合剂，静注后与血中铝结合，促进铝从组织中溢出，但使骨中沉积的铝转移入血，引起血铝升高。所以血清铝超过 200pg/L 时，则不能使用 DFO 治疗，而需要增强透析，去除铝污染，透析液铝水平必须小于 5μg/L。与 DFO 结合的铝容易弥散到透析液中，使铝的清除率显著提高。血清铝水平在 60～200μg/L 时，HD 患者用 DFO 每周量 5mg/kg 体重，静滴 1h 以上，透析前 5h 使用。CAPD 患者，DFO 2g/d，静滴，或 750～1250mg/d，加入透析袋内。DFO 本身具有耳毒性、视觉障碍和生殖毒性等毒副作用。研究发现，低剂量 DFO 治疗（每周 2.5mg/kg）与标准剂量 DFO 治疗（每周 5mg/kg）效果相当，而且副作用相对少。

（三）缺锌的治疗

多食锌含量丰富的食品，如乳品、动物肉食、肝脏、海产品、菠菜、蛋类、花生、核桃、胡萝卜等。补充低或中等剂量的锌和硒并不能纠正 HD 患者的低锌或硒状态。未来的研究应考虑更高剂量的锌（≥75mg/d）和硒（≥100mg/d）与标准补充剂。通过药物补锌，一般通过口服补锌即可，如葡萄糖酸锌、硫酸锌口服溶液、葡萄糖酸钙锌口服液等。

（四）缺硒的治疗

CRF 患者在硒缺乏时可用亚硒酸钠 0.5～2mg，每周 1 次，或用补硒制剂硒酵母、硒多糖，每日 3 次，每次 100g 口服治疗。

（五）铬异常的治疗

缺铬时多食含铬丰富的食物，如粗粮、红糖、鱼、肉、虾、贝类及动物肝脏和食菌类等。中毒时局部用 100g/kg 依地酸二钠钙软膏治疗。

（六）降铜治疗

根据尿铜结果，给予依地酸二钠钙 0.5～1g 加入葡萄糖液中静滴，每日 1 次，用 3d 停 4d，或静脉滴注二巯基丙磺酸钠 0.5g 加 5%葡萄糖注射液 250mL，直至尿铜正常。辅以支持及对症治疗。

（七）除铅治疗

目前排铅药物不多，一般采用二巯丁二钠治疗。但是，二巯丁二钠在空气中不稳定，需要装在安瓿内供静脉注射，不方便使用。也有报道用二巯基丁二酸胶囊，远较其钠盐稳定，效果与二巯丁二钠相当，使用方便，副作用小。

ESRD 患者，尤其是透析患者微量元素异常十分普遍，对患者的预后有重大影响，必须定期监测微量元素的变化。及时予以纠正，可减少相关并发症的发生率，提高患者的生存质量。

参考文献

[1] FISSELL R B，BRAGG-GRESHAM J L，GILLESPIE B W，et al.International variation in vitamin prescription and association with mortality in the Dialysis Outcomes and Practice Patterns Study （DOPPS）[J].Am J Kidney Dis，2004，44（2）：293-299.

[2] TONELLI M，WIEBE N，HEMMELGARN B，et al.Trace elements in hemodialysis patients：a systematic review and meta-analysis[J].BMC Med，2009，7：25.

[3] RUTKOWSKI B，SLOMINSKA E，SZOLKIEWICZ M，et al.N-methyl-2-pyridone-5-carboxamide：a novel uremic toxin？[J].Kidney Int Suppl，2003（84）：S19-21.

[4] COBURN S P，REYNOLDS R D，MAHUREN J D，et al.Elevated plasma 4-pyridoxic acid in renal insufficiency[J].Am J Clin Nutr，2002，75（1）：57-64.

[5] BRüCK K，STEL V S，GAMBARO G，et al.CKD Prevalence Varies across the European General Population[J].J Am Soc Nephrol，2016，27（7）：2135-2147.

[6] MILLS K T，XU Y，ZHANG W，et al.A systematic analysis of worldwide population-based data on the global burden of chronic kidney disease in 2010[J].Kidney Int，2015，88（5）：950-957.

[7] MENDONçA N，HILL T R，GRANIC A，et al.Micronutrient intake and food sources in the very old：

analysis of the Newcastle 85+ Study[J].Br J Nutr，2016，116（4）：751-761.

[8] INZITARI M，DOETS E，BARTALI B，et al.Nutrition in the age-related disablement process[J].J Nutr Health Aging，2011，15（8）：599-604.

[9] TONELLI M，WIEBE N，BELLO A，et al.Concentrations of trace elements and clinical outcomes in hemodialysis patients：a prospective cohort study[J].Clin J Am Soc Nephrol，2018，13（6）：907-915.

[10] SHRIMPTON R，GROSS R，DARNTON-HILL I，et al.Zinc deficiency：what are the most appropriate interventions？[J].BMJ，2005，330（7487）：347-349.

[11] FISHBANE S.Iron management in nondialysis-dependent CKD[J].Am J Kidney Dis，2007，49（6）：736-743.

[12] HSIEH Y Y，SHEN W S，LEE L Y，et al.Long-term changes in trace elements in patients undergoing chronic hemodialysis[J].Biol Trace Elem Res，2006，109（2）：115-121.

[13] ALMEIDA A，GAJEWSKA K，DURO M，et al.Trace element imbalances in patients undergoing chronic hemodialysis therapy - Report of an observational study in a cohort of Portuguese patients[J].J Trace Elem Med Biol，2020，62：126580.

[14] CHURCHWELL M D，PASKO D A，BTAICHE I F，et al.Trace element removal during in vitro and in vivo continuous haemodialysis[J].Nephrol Dial Transplant，2007，22（10）：2970-2977.

[15] PASKO D A，CHURCHWELL M D，BTAICHE I F，et al.Continuous venovenous hemodiafiltration trace element clearance in pediatric patients：a case series[J].Pediatr Nephrol，2009，24（4）：807-813.

[16] 俞香宝，胡建明，赵卫红，等.慢性血透患者 76 例血铝水平分析[J].南京医科大学学报，2001（05）：429-431.

[17] JAFFE J A，LIFTMAN C，GLICKMAN J D.Frequency of elevated serum aluminum levels in adult dialysis patients[J].Am J Kidney Dis，2005，46（2）：316-319.

[18] D'HAESE P C，SCHROOTEN I，GOODMAN W G，et al.Increased bone strontium levels in hemodialysis patients with osteomalacia[J].Kidney Int，2000，57（3）：1107-1114.

[19] K/DOQl clinical practice guidelines and clinical practice recommendations for anemia in chronic kidney disease[J].Am J Kidney Dis，2006，47：S11-S145.

[20] ANIRBAN G，KOHLI H S，JHA V，et al.The comparative safety of various intravenous iron preparations in chronic kidney disease patients[J].Ren Fail，2008，30（6）：629-638.

[21] JANKOWSKA M，RUTKOWSKI B，DęBSKA-ŚLIZIEń A.Vitamins and microelement bioavailability in different stages of chronic kidney disease[J].Nutrients，2017，9（3）

[22] BOSSOLA M，DI STASIO E，VIOLA A，et al.Dietary intake of trace elements，minerals，and vitamins of patients on chronic hemodialysis[J].Int Urol Nephrol，2014，46（4）：809-815.

[23] JANKOWSKA M，SZUPRYCZYńSKA N，DęBSKA-ŚLIZIEń A，et al.Dietary intake of vitamins in different options of treatment in chronic kidney disease：is there a deficiency？[J].Transplant Proc，2016，48（5）：1427-1430.

[24] BUKHARI F J，MORADI H，GOLLAPUDI P，et al.Effect of chronic kidney disease on the expression of thiamin and folic acid transporters[J].Nephrol Dial Transplant，2011，26（7）：2137-2144.

[25] LARKIN J R，ZHANG F，GODFREY L，et al.Glucose-induced down regulation of thiamine transporters in the kidney proximal tubular epithelium produces thiamine insufficiency in diabetes[J].PLoS

One，2012，7（12）：e53175.

[26] JANKOWSKA M，TRZONKOWSKI P，DęBSKA-ŚLIZIEń A，et al.Vitamin B$_6$ status，immune response and inflammation markers in kidney transplant recipients treated with polyclonal anti-thymocyte globulin[J].Transplant Proc，2014，46（8）：2631-2635.

[27] JANKOWSKA M，MARSZAłł M，DęBSKA-ŚLIZIEń A，et al.Vitamin B$_6$ and the immunity in kidney transplant recipients[J].J Ren Nutr，2013，23（1）：57-64.

[28] LIU Y，ZHENG Y，WANG L，et al.Lower levels of blood zinc associated with intradialytic hypertension in maintenance hemodialysis patients[J].Biol Trace Elem Res，2021，199（7）：2514-2522.

[29] XU S，ZOU D，TANG R，et al.Levels of trace blood elements associated with severe sleep disturbance in maintenance hemodialysis patients[J].Sleep Breath，2021，25（4）：2007-2013.

周赛君（撰写）　于　珮（审校）

第十二章　血液透析相关的传染性疾病

第一节　结核感染

一、概述

结核病是由结核分枝杆菌感染引起的慢性传染病，一种古老的疾病，曾一度被判死刑，随着社会和经济的发展，有效的药物治疗在 20 世纪 40 年代首次出现，它们使西欧、北美和世界其他一些地区的国家将结核病负担降低到非常低的水平。然而，对于大多数国家来说，结核病作为一种流行病和主要的公共卫生问题仍然是一个愿望，而不是现实。据世界卫生组织（WHO）的《2020 年报告书》显示，每年有 1000 万人感染结核病，大多数感染者无症状并归类为潜伏性结核感染（Latent Tuberculosis Infection，LTBI）。如果未经治疗，5%～10%的 LTBI 患者在其一生中会进展为结核病，随着发展，可能致命。仅 2018 年就有 150 万人因该病死亡。透析是世界范围内 ESRD 维持性生存的主要方式，感染一直以来都是导致透析患者发病率和死亡率的一个重要原因。近年我国新发肺结核人数为 93 万，次于印度（220 万）和印度尼西亚（100 万）而位居全球第三位，结核感染率有明显上升趋势，特别是曾有结核感染史者透析后结核易于重新活动，透析患者的结核感染率常为普通人群的 4.6～15.0 倍，并且致死率、致残率均高，因此对透析患者结核感染的防治应十分重视。

二、定义

结核感染依据发病程度分为活跃型和潜伏型结核。透析患者不明原因的发热、体重减轻、肝大、不能解释的肺部浸润病灶，胸腔积液、腹水、淋巴结肿大，都应怀疑为活动性结核而需要进一步检查；厌食、消瘦等症状均应考虑结核可能，包括肺结核（Pulmonary Tuberculosis，PTB）和肺外结核（Extrapulmonary Tuberculosis，EPTB）。对于疑似 PTB 患者，胸片和痰液分析是关键。EPTB 是指发生于肺部以外的全身其他脏器结核病。临床表现不典型；常合并有其他系统结核病；潜伏型结核指机体内感染了结核分枝杆菌（Mycobactrium Tuberculosis，MTB），但没有发生临床结核病，因此，医生应该遇到可疑时考虑结核病的可能性。

三、流行病学

世界上大约有三分之一的人口感染了潜伏的 MTB。透析患者机体免疫能力存在不足，相比于正常人群来说出现结核疾病的可能会高。透析患者的 PTB 感染占全部结核感染病例的 23%～50%，EPTB 发生率为 38.0%～80.0%。PTB 约 40%单独存在，约 20%与 EPTB 并存，剩余 40%为血行播散性结核的肺部浸润。据报道，EPTB 最常见的表现

734

形式是淋巴结炎、胃肠、骨、泌尿生殖系统、腹膜炎、胸腔积液、心包积液、军事结核病和不明原因发热。在临床症状表现上主要包含体重减轻、低热以及乏力等，由于以上几方面的症状表现没有明显的特异性，因此，患者患病初期可能没有明确的诊断结果，造成患者延误最佳的治疗时机。由于抗结核病药物的诊断延迟和副作用，透析中的结核病预后差，死亡率高。在透析过程中，结核病的死亡率很高。ESRD 是结核病感染的一个众所周知的加重因素。

四、发病机制

透析患者由于机体细胞严重缺乏各种营养元素，同时患者所患有的高血磷等疾病也会引发甲状旁腺功能的问题，引发中性粒细胞产生趋化性，外周血 CD8+、CD4+ 含量降低，淋巴细胞无法正常生成 IL-2，造成患者透析患者和 GFR 下降导致代谢废物潴留和某些有用物质的不足，从而引发免疫细胞功能缺陷，使患者免疫力降低，这包括粒细胞减少、单核细胞/巨噬细胞吞噬功能下降、抗原呈递细胞的功能缺陷、B 细胞数目减少和产生抗体的能力下降、T 细胞凋亡增强（导致先天及记忆 CD4、CD8+T 细胞耗竭）。透析患者免疫功能低下（主要是因为这种疾病的细胞免疫力特征受损，细胞免疫受损抑制淋巴细胞的有丝分裂反应），研究表明，T 淋巴细胞介导的免疫反应在控制结核感染中起重要作用，在疾病活动期分泌多种细胞因子，如 IL-2、TNF-α 及干扰素-γ（Interferon-γ，IFN-γ），提供免疫保护作用。如果合并结核出现发热感染，常难以鉴别，MTB 相关的细胞免疫应答反应减弱甚至缺如，所以有导致临床症状不典型、实验室检查敏感度降低但结核发生率高的特点。接触透析膜后白细胞功能缺陷增加了透析患者对结核的易感性。不少患者存在营养不良，故更易感染结核，特别是曾有结核感染史者，透析后结核易于重新活动。

英国国家卫生与保健研究所（National Institute for Health and Care Excellence，NICE）报告 CKD、透析患者感染结核的 RR 是常人的 10～25 倍，透析单元医患密切接触也增加了结核患病机会。患者在感染结核的状态下很可能同时存在 PTB 与 EPTB。LTBI 不易察觉。糖尿病、老年、男性、营养不良、铁过载和透析不足是透析患者结核的主要危险因素。根据 Stevenson 等人 2007 的一份报告，糖尿病患者罹患结核病的风险高于非糖尿病患者。

五、临床表现

透析患者结核感染后症状表现主要为咳痰、咳嗽、发热、纳差、乏力及消瘦等，PTB 患者以发热及咳嗽、咳痰为常见首发症状，EPTB 患者则以病变部位疼痛为主要首发症状；有研究发现，咳嗽、咳痰与 PTB 密切相关，而感染部位疼痛（48.1%）则为 EPTB 最常见的症状。透析患者易合并多种疾病，病情复杂，免疫力低下，多有盗汗、乏力、身体质量较轻的特点。LTBI 无症状。

六、诊断

结核感染诊断是以病原学检查为主，结合胸部影像学、流行病学和临床表现、必要的辅助检查及鉴别诊断，进行综合分析做出的。主要诊断依据如下。

1.临床症状

①咳嗽、咳痰超过 2 周，咯血或血痰为 PTB 可疑症状。②全身症状出现得早，早期很轻微：全身不适、倦怠、乏力、不能坚持日常工作，容易烦躁，心悸、食欲减退、体重减轻、妇女月经不正常等轻度毒性和自主神经功能紊乱的症状；发热；盗汗，多发生在重症患者，在入睡或睡醒时全身出汗，严重者会衣服尽湿，伴随衰竭感。③局部症状：主要由肺部病灶损害所引起。严重的渗出性病灶，如干酪性肺炎或急性粟粒性结核，因其炎症反应较强、范围较广，中毒症状就非常显著。

2.影像学诊断

胸部 X 线检查是诊断 PTB 的常规首选方法。计算机 X 线摄影（Computed Radio Graphy，CR）和数字 X 线摄影（Digital Radiography，DR）等新技术广泛应用于临床，可增加层次感和清晰度。PTB 影像特点是病变多发生在上叶的尖后段、下叶的背段和后基底段，呈多态性，即浸润、增殖、干酪、纤维钙化病变可同时存在，密度不均匀、边缘较清楚和病变变化较慢，易形成空洞和播散病灶。CT 能提高分辨率，对病变细微特征进行评价，减少重叠影像，能清晰显示各型 PTB 病变特点和性质、与支气管关系、有无空洞以及进展恶化和吸收好转的变化，能准确显示纵隔淋巴结有无肿大。

3.痰结核分枝杆菌检查

痰结核分枝杆菌检查是确诊 PTB 的主要方法，也是制定化疗方案和考核治疗效果的主要依据。每一个有 PTB 可疑症状或肺部有异常阴影的患者都必须查痰。

4.LTBI 筛查

由于目前判断 LTBI 的方法敏感性、特异性双实施受各种因素影响，诊断 LTBI 尚缺乏金标准。目前常用检测方法包括：结核菌素试验及 IFN-γ 释放试验。结核菌素试验所需费用较少、操作简单易行，是目前判断 LTB1 的主要方法。目前通常采用结核菌素纯蛋白衍化物（Purified Protein Derivative Tuberculin，PPD）和结核分枝杆菌抗原（ESAT-6/CFP-10 蛋白）等。

5.综合分析

透析患者出现干咳、食欲不振、乏力、消瘦及发热等症状，即考虑合并结核感染可能，感染结核后临床表现常不典型，常呈化验血沉快，对诊断帮助局限，PPD 皮肤试验及血清结核菌抗体检测，前者阳性率为 40%～60%，后者仅为 10%左右，结核感染 T 细胞检测敏感性高，但特异度相对不足，在进行疾病诊断时均应注意，应综合诊断结核。有研究表明γ干扰素释放试验分析技术（Interferon Gamma Release Assay，IGRA）也可用于透析患者，检测与结核病感染和既往结核病风险的皮肤检测相关性更好。透析患者传统方法检测结核假阴性率相对高，分子生物学检测方法如 Xpert MTB/RIF 法、基因芯片法、改良罗氏培养法、比例法检测明显提高了结核病诊断的阳性率，近期开展的GeneXpert 和线性探针检测（Line Probe Assay，LPA）两种分子检测方法，为诊断阳性率及治疗过程方案的选择提供了新的方向。

6.评估及诊断

如果高度怀疑透析患者感染结核而又无法确诊时，进行抗结核试验治疗很有必要，治疗后 4 周内患者体温下降，症状改善，即仍应考虑结核感染存在。透析 EPTB 诊断较PTB 相对困难，表现为淋巴结肿大、单侧胸腔积液、腹腔积液、心包积液起病，脑结核

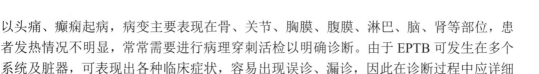

以头痛、癫痫起病，病变主要表现在骨、关节、胸膜、腹膜、淋巴、脑、肾等部位，患者发热情况不明显，常常需要进行病理穿刺活检以明确诊断。由于 EPTB 可发生在多个系统及脏器，可表现出各种临床症状，容易出现误诊、漏诊，因此在诊断过程中应详细询问病史并进行体格检查，充分利用超声、CT、MRI、穿刺活检等多种检查手段。

7.LTBI

LTBI 是机体对结核分枝杆菌抗原持续免疫应答，但无临床活动性结核病证据。患有 LTBI 的 HD 和 PD 患者被认为是发展为活动性结核病的高风险患者，目前仍没有潜伏期结核病的金标准检测方法。但强烈推荐应该对接受透析的患者进行 LTBI 检查和治疗。T-SPOT.TB 较结核菌素皮肤试验（Tuberculin Skin Test，TST）的特异度和灵敏度高，是潜伏结核感染管理指南推荐的新检测方法，为 LTBI 诊断提供了依据。

病原学及病理学检查是结核病确诊的依据，有 PTB 可疑症状的患者应及时进行结核病相关检查，早期诊断及时治疗，可有效降低结核病传播的风险。

七、处理措施

（一）治疗原则及用药

结核病的治疗原则是：早期治疗、联合用药、适宜剂量、规律用药。结核诊断一旦确定即应积极治疗。对 LTBI 抗结核预防性治疗已被证实是防止结核病发生的一项非常有效的手段，许多中、高收入国家已将其作为控制结核病的一项重要措施。传统方案：治疗开始两个月先常联合应用 3～4 种抗结核药，而后才减为 2～3 种药，疗程需 1 年或更长。近几年 WHO 提出的以短程化疗为基础的现代结核病控制策略[督导短程化疗（Directly Observed Treatment Short-Course，DOTS）]，逐渐为目前部分医院采用，当下治疗和防控结核病的重要方式。DOTS 策略主要针对治疗初期或对药物敏感型的结核病，选用 2～4 种一线口服药物进行 6～8 个月的联合用药治疗。现将目前常用的抗结核药物做一介绍。

表 3-46　常用抗结核药物分组

第 1 组：一线抗结核药物 异烟肼 利福平 乙胺丁醇 吡嗪酰胺 利福喷汀
第 2 组：可注射药或肠外给药 链霉素 卡拉霉素 阿米卡星 卷曲霉素
第 3 组：氟喹诺酮类（FQs）左氧氟沙星 莫西沙星 氧氟沙星
第 4 组：口服抑菌二线抗结核药 乙硫异酰胺 丙硫异酰胺 环丝氨酸 对氨基水杨酸 对氨基水杨酸钠
第 5 组：抗结核药混合其他在耐药结核治疗时效果和作用不明药物 贝达喹啉 氯法齐明 阿莫西林/克拉维酸 利奈唑胺 亚胺培南/西司他丁 大剂量异烟肼 氨硫脲 克拉霉素

（二）药物特点

抗结核药物有药物代谢特点及毒副作用，透析患者自身代谢也有其特点，现将几种主要结核治疗用药特点及透析患者药物剂量调整分析如下。

1.异烟肼（Isonicotinic Acid Hydrazide，INH）

异烟肼是关键的一线抗结核药物，是 60 多年来用于治疗结核病感染的最有效的药物之一。口服后吸收迅速，分布全身组织及体液，可通过血脑屏障。代谢主要在肝脏，经肝乙酰化后大部分从肾排出。不同患者乙酰化速度十分不同，乙酰化快者药物半衰期 0.5～1.5h，慢者 2～4h，肾衰竭时乙酰化速度快者药物半衰期基本不变，而慢者可延长数倍。对分枝杆菌属有效的杀菌剂，特别是 MTB，有较高的早期杀菌活性，杀死积极生长的细菌，导致治疗前 2 周痰杆菌迅速减少，然后对非生长的细菌种群减慢。对于低水平原发性 INH 耐药（<1%杆菌对 1mg/mLINH 耐药）的患者，仍建议进行治疗。药物可通过口服、静脉注射或静脉注射等途径给药。INH 相对分子质量为 137，与血浆蛋白结合率低（1%～10%），透析时易被清除，血液透析 4h 将清除约 62% 药物。肾衰竭透析患者用量应为每日 300mg，透析日宜透析后给药。INH 主要副作用是对肝功能损伤和周围神经炎，反应出现在用药后最初几周，1/4 的患者有明显消化系统副作用如黄疸、恶心、呕吐，神经系统表现包括无既往发作史的癫痫发作、抑郁、困惑、夜间噩梦、幻觉、末梢神经病、抽搐和头晕、脑病；还有肾衰竭患者可以因为潜在疾病如 Alport 综合征、Wegener's 综合征发展而到失聪，也可能因为轴突神经病变以及毒素引起失聪；建议服药以前和治疗中监测听力，虽然肾衰竭患者在使用 INH 时更容易出现神经毒性，但不推荐减量。近期报道对 INH 耐药的菌株正在变得普遍，这主要是由于长期广泛使用，甚至滥用，国外研究表明 INH 与 TCN 杂交可能提供更有效的抗结核药物。

2.利福平（Rifampicin，RFP）

利福平为杀菌药，相对分子质量为 823，在血浆中 80%与蛋白结合，口服后迅速吸收，能广泛分布于各种组织及体液，但不易通过正常血脑屏障，大部分经肝脏代谢成无活性的甲酰基 RFP 自尿液排出，10%以原型从尿液排泄，肾衰竭时每日口服剂量为 450mg，一般不会引起药物体内蓄积，各期 CKD 患者，不需要调整剂量，不需要进行血药浓度监测。RFP 不被透析清除，透析不影响其药代动力学，透出液中没有明显 RFP 成分。RFP 导致中毒性肝炎不少见，主要副作用还有急性过敏性间质性肾炎和肾间质纤维化，口服 RFP 常引起消化道症状。

3.吡嗪酰胺（Pyrazinamide，PZA）

吡嗪酰胺于 1936 年首次作为烟酰胺的结构类似物合成，至今仍然是标准治疗药物之一，为杀菌药，但杀菌力弱于 INH 及 RFP，其杀菌力与 pH 相关，细胞内偏酸环境下杀菌效果较好，单独应用易产生耐药菌株，故仅与其他抗结核药配伍应用。该药口服吸收好，分布广泛，能进入血脑屏障。血浆蛋白结合率为 10%～20%，在肝脏代谢，半衰期为 9～10h，可抑制尿酸排泄导致尿酸蓄积而引发痛风，由于别嘌呤醇抑制肾尿酸排泄，从而抵消别嘌呤醇的作用，故不建议用别嘌呤醇治疗，尿毒症患者有药物蓄积或排泄延迟现象，有效血药浓度可以维持在 48h 后，故透析患者药物剂量应适当调整。单次血液透析可使血药浓度下降 45%，肾衰竭透析患者可考虑每周 3 次，透析前 24h 或透析后服药，以保证有效血药浓度，一般推荐 40mg/（k·d），每周 3 次。腹膜透析不清除 PZA。PZA 主要不良反应为肝损害和痛风样关节炎。

4.乙胺丁醇（Ethambutol，EMB）

乙胺丁醇主要作用于阿拉伯糖基转移酶并影响细胞壁的形成，为抑菌药，但对耐药菌株常有效，常与其他抗结核药配伍应用，其对结核杆菌有着较好的选择性且抗结核杆菌谱较广，但抗结核活性低于 INH 和 RFP。EMB 主要用于治疗繁殖期的结核杆菌感染，最大副作用为球后视神经炎，用药前应作基础视力、视神经、色觉检查，用药后每月询问并核查是否有可疑球后视神经炎，有迹象时即应停药。CKD 患者发生频率比常人高，GFR 小于 70mL/min 需要调整剂量。EMB 的相对分子质量 204，在血浆中 20%与蛋白结合，该药 70%以原形从尿排出，很少被代谢，80%以原型从肾脏排泄，故肾功能不全患者排泄明显减少，半衰期 3～4h，血液透析可以清除，4h 血液透析能清除药物约 32%，高剂量时清除量更大，透析患者用量为非肾病患者的一半。推荐慢性肾衰竭患者 EMB 剂量为 15mg/（kg·次），每周 3 次，建议每天 1 次用药者在透析前 4～6h 给药；每周 3 次用药者在透析结束时用药，每次每千克体重 25mg。口服后吸收快，通过血脑屏障差，肾衰竭时药物易体内蓄积，半衰期延长至 19h 左右。

5.氨基糖苷类

氨基糖苷类为给药浓度依赖的抗生素，主要有链霉素、卡那霉素、阿米卡星和卷曲霉素，相对分子质量分别为 581、582、585 和 766。大约 80%的链霉素、卡那霉素、阿米卡星和卷曲霉素以原型从尿中排泄，正常人半衰期为 2.5h，而肾衰竭时半衰期可明显延长甚至 41h±24h，因此在这些患者中有很高的积累风险，给药间隔时间延长到 36 或 48 小时，以使他们完全消除药物，可以采用较高剂量、长时间间隔给药方法使临床医生最大限度地提高抗菌疗效和限制毒性，链霉素的听神经损害较大，HD 和 PD 患者均存在这种风险，n -乙酰半胱氨酸（N-acetylcysteine，NAC）是一种有效的抗氧化剂，可安全用于透析，预防透析患者的耳毒性。所有品种的氨基糖苷类药物剂量为 12～15mg/kg，2～3 次/周。此类药物对 MTB 的杀菌作用均有剂量依赖性，低剂量时疗效也低，故不推荐减少剂量，通常在每次透析后给予，以防止血液透析明显去除。

6.氟喹诺酮（Fluoroquinolones，FQs）

喹诺酮类药物通过抑制细菌的 DNA 旋转酶，阻碍 DNA 的正常复制、转录、转运与重组，从而产生快速杀菌作用。该类药物抑菌活性较强，对多重耐药结核杆菌以及非结核分枝杆菌均有效；与其他抗结核药无明显的交叉耐药，联合用药无拮抗作用，尤其对耐多药的结核病者治疗效果比较显著。氧氟沙星（相对分子质量 361）、环丙沙星（相对分子质量 331）两者都依赖肾脏清除，用于 CKD 或透析患者时应适当减量。血液透析对此类药物清除效果差，肾功能受损患者需要调整剂量，透析后不需要补充。

7.环丝氨酸（Cycloserine，Cs）

Cs 的相对分子质量为 102，属临床治疗常用抗菌药物，可有效破坏细菌细胞壁从而发挥抗菌作用，同时该药物临床耐药率较低，无论长期单独应用还是与其他药物联用，均不会产生耐药性。70%由肾脏分泌，56%可经血液透析清除；该药有剂量相关性神经毒性和精神副作用，故肾功能衰竭患者要调整剂量。美国胸科协会建议肾衰竭时应增加给药间隔，每天 250mg 或最好透析后每周 3 次、每次 500mg。需监控神经毒性。

8.对氨基水杨酸（Para-Aminosalicylic Acid，PAS）

相对分子质量为 153，中等 PAS（6.3%）可被血液透析清除，但其代谢产物乙酰对氨基水杨酸却大部可以清除。用药方法每天 2 次、每次 4g。

9.乙硫异烟胺/丙硫异烟胺（Ethionamide，Eto/Protionamide，Pto）

结构相似的两种二线抗结核药物，都是 INH 的类似物，对 MTB 的杀菌作用弱于 INH，但对部分 INH 耐药的结核菌敏感。目前 Eto/Pto 主要用于多重耐药结核菌（Multi-Drug Resistant Tuberculosis，MDR-TB）治疗，是 WHO 推荐的用于治疗 MDR-TB 的药物之一。Eto 和 Pto 的分子结构和抗结核作用机制相似，可视为同一种药物，Pto 一直是我国耐药结核病化疗指南推荐的治疗 MDR-TB 的抗结核药物。Eto 和丙硫异酰胺的相对分子质量分别为 166 和 180，口服吸收快，吸收率 80%；与 Cs 同服可使中枢神经系统不良反应发生率增加，尤其是全身抽搐症状，应当适当调整剂量，并严密监察中枢神经症状。本品为维生素 B_6 拮抗剂，可增加其肾脏排泄。因此，接受 Pto 治疗的患者，维生素 B_6 的需要量可能增加。主要在肝内代谢，经肾排泄，1%为原形，5%为有活性代谢物，其余均为无活性代谢产物。肾脏、血液透析不能清除，故无须根据肾功能和是否透析来调整剂量。

10.结核耐药及抗结核新的研究方向

耐药结核感染在全球范围内呈上升趋势，耐多药结核病的发病率逐渐增加，这使得耐药结核病治疗备受关注。新药（代表药物贝达喹啉和德拉马尼）研制成功，为结核病的治疗提供了新的选择。贝达喹啉通过作用于结核杆菌的腺嘌呤核苷三磷酸（Adenosine Triphosphate，ATP）合成酶从而切断其能量供给以诱导死亡。可显著降低患者的痰转阴时间（78～129）。这种药物甚至可以杀灭潜伏的 MTB 感染，并已成为治疗多药耐药和广泛耐药结核病的基石。德拉马尼通过体内代谢物去硝基咪唑活性产物起作用，机制为通过抑制 MTB 细胞壁的分枝菌酸合成而起效，其对已知的多药耐药菌株均有作用，且对厌氧条件下的休眠菌也有抑制作用，可提高痰培养转阴率。其有望为耐多药结核病患者带来更多的临床收益。这两种新药目前暂无透析患者血药调节方案。恶唑烷酮最初是一类被批准用于治疗耐药革兰阳性细菌感染的抗生素。恶唑烷酮类对 MTB 有显著的活性，MIC 为 0.125～0.5g/mL，通过与核糖体 50S 亚基结合（最可能在 23S rRNA 肽基转移酶的 V 域内）抑制蛋白质合成的早期步骤，并与 30S 亚基形成二次相互作用。利奈唑胺（Linezolid，LZD）是目前唯一获得许可的恶唑烷酮。

对耐药结核的治疗，2020 年指南更新提出：①用于治疗耐多药/利福平耐药结核病（Rifampicin Resistance-Tuberculosis，RR-TB）患者的 9～12 个月全口服贝达奎林标准化方案；②贝达奎林、普瑞马尼、LZD 联合用药 6～9 个月治疗耐多药结核病；③同时使用贝达奎林和德拉马尼作为长期方案的一部分。卡那霉素和卷曲霉素不再被推荐用于耐多药结核病方案。

为提高现有抗生素的有效性，以更好地控制结核病，近期提出了新的抗结核免疫治疗策略。Guerra 等人证实，NAC 处理导致谷胱甘肽水平升高，通过引起 T 细胞分泌的 IL-2、IL-12 和 IFN-g 水平升高，从而抑制 MTB 的细胞内生长。此外，NAC 通过促进自由基清除和谷胱甘肽合成来减轻抗结核药物引起的肝损伤。IL-2 在结核感染中发挥宿主保护作用；减少或清除细菌负荷，增加 CD25+和 CD56+细胞数量。Shen 等报道了外源性 IL-2 的类似保护作用，IL-2 治疗组痰涂片阳性率降低，而对照组痰涂片阳性率升高。

（三）成人透析患者抗结核药物剂量调整

表 3-47　常用抗结核药物透析患者的推荐剂量一线药物

异烟肼（INH）　不变　300mg/每天 1 次，或 900mg 每周 3 次
利福平（RIF）　不变　600mg/每天 1 次，或 600mg 每周 3 次
吡嗪酰胺（PZA）　调整　25～35mg/（kg·次），每周 3 次（不是每天）
乙胺丁醇（EMB）　调整　15～25mg/（kg·次），每周 3 次（不是每天）
二线药物
左氧氟沙星　调整　750～1000mg/次，每周 3 次（不是每天）
环丝氨酸　调整　250 mg/每天 1 次，或 500mg/次，每周 3 次（不是每天）
乙硫异酰胺　不变　250～500mg/天
对氨基水杨酸（PAS）　不变　4g/次，每天 2 次
链霉素（SM）　调整　12～15mg/（kg·次），每周 2 或 3 次（不是每天）
卷曲霉素　调整　12～15mg/（kg·次），每周 2 或 3 次（不是每天）
卡拉霉素　调整　12～15mg/（kg·次），每周 2 或 3 次（不是每天）
阿米卡星　调整　12～15mg/（kg·次），每周 2 或 3 次（不是每天）
贝达喹啉　轻、中度肾损伤不需调整　没有成熟证据，慎重观察下使用
利奈唑胺　不变　慎用
阿莫西林/克拉维酸　调整　GFR 10～30mL/min 时以阿莫西林 1000mg 计算，2 次/天；GFR＜10mL/min
阿莫西林 1000mg 每天一次
亚胺培南/西司他丁　调整　GFR20～40mL/min 剂量 500mg Q8H；GFR＜20mL/min 者 500mgQ12H
美罗培南　调整　GFR＜40mL/min，750mgQ12H

（四）用药时间

CKD 患者抗结核药物的用药间隔、剂量可以遵照 NICE 和 WHO 指南，一般敏感患者用 6 个月，神经系统感染者用 1 年以上。低蛋白血症、肾功能不全、透析清除、免疫抑制剂使用等，决定了 CKD、透析患者、肾移植术后患者的抗结核药物的药代动力学的复杂性。总体上，CKD 患者抗结核治疗副反应比普通结核患者明显增高。

八、预防措施

（一）及时诊治，控制感染

导致结核病预后不良的最重要的因素是治疗延迟。临床医生发现透析患者发生结核的高危因素，应及时对患者进行筛选，发现 LTBI，及时治疗。有研究发现透析被认为是皮试假阴性的一个危险因素，重复结核菌素皮试阳性有助于诊断，如果临床上出现持续存在的任何结核症状和体征，推荐先给予治疗而不是等待细菌学结果。治疗后如果症状和体征有改善，则可判定初始治疗方案合适，该抗结核治疗方案应继续，即使后续细菌培养阴性。

（二）隔离防护措施

对患者实行多学科合作，当透析患者确定或怀疑有结核病时，必须采取呼吸道隔离措施，具有相同的菌株和相同的药敏试验结果的结核病患者可以同住一个病房。但患者必须已接受有效的治疗，防止耐药菌株的交叉感染。证实为结核病的要按国家规定上报，并对患者进行隔离，推荐隔离在负压病房。如果没有负压病房，要置于单独的中性压力病房；正压病房不能用于传染期结核病患者。尽量减少外出。如果患者必须离开房间，应佩戴外科口罩盖住口鼻，患者在隔离病房外接受诊治时，尽量减少其留置时间，并将

患者置于下风处。应尽可能转至结核病定点医院治疗。

（三）消毒管理

建议有条件的机构在血液透析区设置空气隔离透析单元，血压计、听诊器、透析机等设备表面用 1000mg/L 含氯消毒液擦拭消毒，血压计袖带被分泌物等污染后，用 1000mg/L 含氯消毒液浸泡 30min，洗净晾干。清洁区、半污染区，污染区用紫外线消毒，每天 2 次，每次 60min，推荐负压病房，新鲜空气由外面送入病房，透析区污染的空气由专用通道经高效过滤、消毒后排放。每周用 1000mg/L 含氯消毒液喷雾消毒两次（无人时），密闭 30min 后开窗通风。地面用 2000mg/L 含氯消毒液湿式清洁和消毒，地巾严格分区、分室使用，并做好标记。地巾用后用消毒液浸泡 30min，用清水洗净，悬挂晾干备用。其余物体表面每天用 1000mg/L 含氯消毒液擦拭两次。地面物体表面、墙壁等被污染时立即采取喷雾消毒。作用 30～60min 后，清洗处理。严格执行环境卫生学和消毒灭菌效果监测制度。

（四）医护人员防护

医护人员接诊活动性结核患者或高度疑似患者需佩戴 N95 口罩；工作人员进入隔离病房需要戴 N95 以上的口罩；工作人员运送患者时，在隔离病房之外室外环境中不需要戴 N95 口罩。可能接触结核患者的医务人员在入职时及此后每年都要进行结核筛查，必要时行 TST 或 IGRA，以及胸部 X 线检查；高频度接触者每半年检查 TST（有条件的可做 IGRA）和肺部 X 线检查，近期有机构提出，IGRA 检查已经作为监督卫生工作者（接触结核患者的医务人员）健康状况的职业风险预防措施之一。如果初次 TST 或 IGRA 检测呈阴性，个人必须在接触 8～10 周后重新检测（CDC，2019）。医务人员应当定期学习结核播散的识别、预防及控制的知识。

（五）透析患者结核治疗

治疗疗程规范可对大多数非耐药结核感染患者实施四联抗结核治疗，疗程 2 月，继之 2 联抗结核治疗 4 月。透析剂量建议抗结核治疗期间血液透析剂量要充分，达到每周 3 次，每次至少 4h，使每周 Kt/V 达到至少 2.0 以上。透析充分可避免药物蓄积，也可改善患者免疫状态。

（六）卡介苗预防：

随着结核病的发展，证实原有结核分枝杆菌疫苗 Calmette-Guérin（卡介苗）的效力有限，这突出表明需要替代疫苗或者改进疫苗免疫方法。开发新的结核病疫苗的战略目标已经成为控制结核策略的主要挑战之一。有研究提出，卡介苗再接种对持续 MTB 控制具有正向作用，高效的结核病疫苗是实现这些结核病控制目标所必需的。疫苗诱导的记忆 T 细胞反应可以确定哪些疫苗能引起持久的 T 细胞反应，并比较这些反应，从而逐渐筛选出高效价疫苗。疫苗诱导的 T 细胞反应可以在控制潜在的 MTB 感染中发挥重要作用，最近证明卡介苗再接种对持续 MTB 控制具有保护作用，开发新的能产生持久的免疫力的疫苗正受到越来越多人的关注。

参考文献

[1] GEIJO M P，HERRANZ C R，VAñO D，et al.[Short-course isoniazid and rifampin compared with isoniazid for latent tuberculosis infection: a randomized clinical trial][J].Enferm Infecc Microbiol Clin, 2007,

25（5）：300-304.

[2] RICHARDSON R M.The diagnosis of tuberculosis in dialysis patients[J].Semin Dial，2012，25（4）：419-422.

[3] World Health Organization.Global Tuberculosis report 2017 [EB/OL].2017[20180109] Http：//www.who.int/tb/publications/global-report/en/

[4] 王质刚.血液净化学[M].4 版.北京：北京科学技术出版社：2016：862-866.

[5] MILBURN H，ASHMAN N，DAVIES P，et al.Guidelines for the prevention and management of Mycobacterium tuberculosis infection and disease in adult patients with chronic kidney disease[J].Thorax，2010，65（6）：557-570.

[6] TALWANI R，HORVATH J A.Tuberculous peritonitis in patients undergoing continuous ambulatory peritoneal dialysis：case report and review[J].Clin Infect Dis，2000，31（1）：70-75.

[7] 王华钧.肺外结核的诊断和治疗〈中国会议〉·医药卫生科技·感染性疾病及传染病[D].浙江省医学会结核病学分会第一届学术年会论文汇编，2015：66-79.

[8] Tuberculosis：clinical diagnosis and management of tuberculosis，and measures for its prevention and control[M].London，2006.

[9] YANG W F，HAN F，ZHANG X H，et al.Extra-pulmonary tuberculosis infection in the dialysis patients with end stage renal diseases：case reports and literature review[J].J Zhejiang Univ Sci B，2013，14（1）：76-82.

[10] GETAHUN H，MATTEELLI A，ABUBAKAR I，et al.Management of latent Mycobacterium tuberculosis infection：WHO guidelines for low tuberculosis burden countries[J].Eur Respir J，2015，46（6）：1563-1576.

[11] VIKRANT S.Tuberculosis in dialysis： Clinical spectrum and outcome from an endemic region[J].Hemodial Int，2019，23（1）：88-92.

[12] JEBALI H，BARRAH S，RAIS L，et al.The diagnosis of tuberculosis in dialysis patients[J].Saudi J Kidney Dis Transpl，2017，28（6）：1362-1368.

[13] SHU C C，WU V C，YANG F J，et al.Predictors and prevalence of latent tuberculosis infection in patients receiving long-term hemodialysis and peritoneal dialysis[J].PLoS One，2012，7（8）：e42592.

[14] LEE S S，CHOU K J，DOU H Y，et al.High prevalence of latent tuberculosis infection in dialysis patients using the interferon-gamma release assay and tuberculin skin test[J].Clin J Am Soc Nephrol，2010，5（8）：1451-1457.

[15] KAZANCIOGLU R，OZTURK S，GURSU M，et al.Tuberculosis in patients on hemodialysis in an endemic region[J].Hemodial Int，2010，14（4）：505-509.

[16] KAY N E，RAIJ L R.Immune abnormalities in renal failure and hemodialysis[J].Blood Purif，1986，4（1-3）：120-129.

[17] GIBBONS R A，MARTINEZ O M，GAROVOY M R.Altered monocyte function in uremia[J].Clin Immunol Immunopathol，1990，56（1）：66-80.

[18] LIN P L，RUTLEDGE T，GREEN A M，et al.CD4 T cell depletion exacerbates acute Mycobacterium tuberculosis while reactivation of latent infection is dependent on severity of tissue depletion in cynomolgus macaques[J].AIDS Res Hum Retroviruses，2012，28（12）：1693-1702.

[19] ORLANDO V，LA MANNA M P，GOLETTI D，et al.Human CD4 T-cells with a naive phenotype produce multiple cytokines during mycobacterium tuberculosis infection and correlate with active disease[J].Front Immunol，2018，9：1119.

[20] RASOLOFO RAZANAMPARANY V，MéNARD D，AURéGAN G，et al.Extrapulmonary and pulmonary tuberculosis in antananarivo（madagascar）：high clustering rate in female patients[J].J Clin Microbiol，2002，40（11）：3964-3969.

[21] VAN KAMPEN S C，JONES R，KISEMBO H，et al.Chronic respiratory symptoms and lung abnormalities among people with a history of tuberculosis in uganda：a national survey[J].Clin Infect Dis，2019，68（11）：1919-1925.

[22] 任瑞霖，张五星，周伟，等.终末期肾病维持性血液透析患者并发肺结核与肺外结核的临床特点[J].解放军医学杂志，2021，46（03）：274-279.

[23] YOON H J，SONG Y G，PARK W I，et al.Clinical manifestations and diagnosis of extrapulmonary tuberculosis[J].Yonsei Med J，2004，45（3）：453-461.

[24] 刘剑君.中国结核病防治工作技术指南.北京：人民卫生出版社，2021（Z1）：5，175-176

[25] 葛均波.内科学（第九版）[M]北京：人民卫生出版社，2018：62-66.

[26] 陈妍汶，杨勇，陈俊莉，等.分子生物学方法在结核分枝杆菌及其耐药性检测中的价值[J].蚌埠医学院学报，2020，45（03）：388-391.

[27] 李静，郁晨蕾，张阳奕，等.GeneXpert MTB/RIF 联合线性探针检测技术在耐药结核病诊断中的应用研究[J].中国防痨杂志，2021，43（10）：1102-1106.

[28] SOLOVIC I，JONSSON J，KORZENIEWSKA-KOSEłA M，et al.Challenges in diagnosing extrapulmonary tuberculosis in the European Union，2011[J].Euro Surveill，2013，18（12）.

[29] 中国医院协会血液净化中心管理分会专家组.中国成人慢性肾病合并结核病管理专家共识[J].中国血液净化，2016，11（6）：577-586.

[30] Guidelines on the management of latent tuberculosis infection[M].Geneva，2015.

[31] KOUFOPOULOU M，SUTTON A J，BREHENY K，et al.Methods used in economic evaluations of tuberculin skin tests and interferon gamma release assays for the screening of latent tuberculosis infection：a systematic review[J].Value Health，2016，19（2）：267-276.

[32] SHABANA S M A，OMAR M M，AL MEHY G F，et al.Tuberculosis situation in Port Said governorate（1995–2011）before and after direct observed therapy short course strategy（DOTS）[J].Egyptian Journal of Chest Diseases and Tuberculosis，2015，64（2）：441-447.

[33] HU Y Q，ZHANG S，ZHAO F，et al.Isoniazid derivatives and their anti-tubercular activity[J].Eur J Med Chem，2017，133：255-267.

[34] MAâLEJ S，DRIRA I，BEN MEFTEH R，et al.Isoniazid-induced visual hallucinosis[J].Presse Med，2006，35（3 Pt 1）：425-426.

[35] WHO（2020）Globaltuberculosisreport.

[36] HUSSAIN Z，ZHU J，MA X.Metabolism and hepatotoxicity of pyrazinamide，an antituberculosis drug[J].Drug Metab Dispos，2021，49（8）：679-682.

[37] BAILIE G R，MASON N A.2013 Dialysis of drugs[M].Michigan：Renal Pharmacy Consultants，2013.

[38] 王彦明，栾思睿，周辛波，樊士勇，抗结核病药物的现状与研究进展[J]临床药物治疗杂志，2018，4，（16），9-13

[39] ZHAO H，WANG Y，ZHANG T，et al.Drug-induced liver injury from anti-tuberculosis treatment：a retrospective cohort study[J].Med Sci Monit，2020，26：e920350.

[40] OWENS R C Jr，SHORR A F.Rational dosing of antimicrobial agents：pharmacokinetic and pharmacodynamic strategies[J].Am J Health Syst Pharm，2009，66（12 Suppl 4）：S23-30.

[41] MANLEY H J，BAILIE G R，MCCLARAN M L，et al.Gentamicin pharmacokinetics during slow daily home hemodialysis[J].Kidney Int，2003，63（3）：1072-1078.

[42] GOETZ D R，PANCORBO S，HOAG S，et al.Prediction of serum gentamicin concentrations in patients undergoing hemodialysis[J].Am J Hosp Pharm，1980，37（8）：1077-1083.

[43] TURNIDGE J.Pharmacodynamics and dosing of aminoglycosides[J].Infect Dis Clin North Am，2003，17（3）：503-528，v.

[44] FELDMAN L，SHERMAN R A，WEISSGARTEN J.N-acetylcysteine use for amelioration of aminoglycoside-induced ototoxicity in dialysis patients[J].Semin Dial，2012，25（5）：491-494.

[45] EYLER R F，MUELLER B A.Antibiotic pharmacokinetic and pharmacodynamic considerations in patients with kidney disease[J].Adv Chronic Kidney Dis，2010，17（5）：392-403.

[46] EYLER R F，SHVETS K.Clinical pharmacology of antibiotics[J].Clin J Am Soc Nephrol，2019，14（7）：1080-1090.

[47] GILBERT B，ROBBINS P，LIVORNESE L L Jr.Use of antibacterial agents in renal failure[J].Med Clin North Am，2011，95（4）：677-702，Ⅶ.

[48] 王坚杰，周美兰，陈聪，等.武汉市 2006-2014 年耐多药结核病患者生存时间及影响因素分析[J].中华流行病学杂志，2019，40（11）：1409-1413.

[49] WHO consolidated guidelines on drug-resistant tuberculosis treatment[M].Geneva，2019.

[50] 中国防痨协会.耐药结核病化学治疗指南（2015）[J].中国防痨杂志，2015，37（5）：421-469.

[51] WHO Treatment Guidelines for Drug-Resistant Tuberculosis，2016 Update[M].Geneva，2016.

[52] 中华医学会结核病学分会.中国耐多药和利福平耐药结核病治疗专家共识（2019 年版）[J].中华结核和呼吸杂志，2019，49（10）：733-749.

[53] Companion handbook to the WHO guidelines for the programmatic management of drug-resistant tuberculosis[M].Geneva，2014.

[54] ZIGNOL M，DEAN A S，FALZON D，et al.Twenty years of global surveillance of antituberculosis-drug resistance[J].N Engl J Med，2016，375（11）：1081-1089.

[55] MATTEELLI A，CARVALHO A C，DOOLEY K E，et al.TMC207：the first compound of a new class of potent anti-tuberculosis drugs[J].Future Microbiol，2010，5（6）：849-858.

[56] DIACON A H，PYM A，GROBUSCH M，et al.The diarylquinoline TMC207 for multidrug-resistant tuberculosis[J].N Engl J Med，2009，360（23）：2397-2405.

[57] GLER M T，SKRIPCONOKA V，SANCHEZ-GARAVITO E，et al.Delamanid for multidrug-resistant pulmonary tuberculosis[J].N Engl J Med，2012，366（23）：2151-2160.

[58] BLAIR H A，SCOTT L J.Delamanid：a review of its use in patients with multidrug-resistant tuberculosis[J].Drugs，2015，75（1）：91-100.

[59] ZAHEDI BIALVAEI A，RAHBAR M，YOUSEFI M，et al.Linezolid：a promising option in the treatment of Gram-positives[J].J Antimicrob Chemother，2017，72（2）：354-364.

[60] LOHRASBI V，TALEBI M，BIALVAEI A Z，et al.Trends in the discovery of new drugs for Mycobacterium tuberculosis therapy with a glance at resistance[J].Tuberculosis（Edinb），2018，109：17-27.

[61] GOOSSENS S N，SAMPSON S L，VAN RIE A.Mechanisms of drug-induced tolerance in mycobacterium tuberculosis[J].Clin Microbiol Rev，2020，34（1）：e00141-20.

[62] GUERRA C，MORRIS D，SIPIN A，et al.Glutathione and adaptive immune responses against Mycobacterium tuberculosis infection in healthy and HIV infected individuals[J].PLoS One，2011，6（12）：e28378.

[63] BANIASADI S，EFTEKHARI P，TABARSI P，et al.Protective effect of N-acetylcysteine on antituberculosis drug-induced hepatotoxicity[J].Eur J Gastroenterol Hepatol，2010，22（10）：1235-1238.

[64] SHEN H，MIN R，TAN Q，et al.The beneficial effects of adjunctive recombinant human interleukin-2 for multidrug resistant tuberculosis[J].Arch Med Sci，2015，11（3）：584-590.

[65] GETAHUN H，MATTEELI A，BUBAKAR I，et al.Management of latent mycobacterium tuberculosis infection：WHO guidelions for low tuberculosis burdencountries [J].Eur Respire J，2015，46（6）：1563-1576

[66] SHANKAR M S，ARAVINDAN A N，SOHAL P M，et al.The prevalence of tuberculin sensitivity and anergy in chronic renal failure in an endemic area：tuberculin test and the risk of post-transplant tuberculosis[J].Nephrol Dial Transplant，2005，20（12）：2720-2724.

[67] MADEN E，BEKCI T T，KESLI R，et al.Evaluation of performance of quantiferon assay and tuberculin skin test in end stage renal disease patients receiving hemodialysis[J].New Microbiol，2011，34（4）：351-356.

[68] National Institute for Health and Care Excellence.Guidelines for tuberculosis[EB/OL].（2016-05-01）[2016-09-12].

[69] STERLING T R，NJIE G，ZENNER D，et al.Guidelines for the treatment of latent tuberculosis infection：recommendations from the national tuberculosis controllers association and CDC，2020[J].MMWR Recomm Rep，2020，69（1）：1-11.

[70] CASAS I，DOMINGUEZ J，RODRíGUEZ S，et al.Guidelines for the prevention and control of tuberculosis in health care workers[J].Med Clin （Barc），2015，145（12）：534.e1-13.

[71] California Tuberculosis Controllers Association.Guidelines for tuberculosis （TB） screening and treatment of patients with chronic kidney disease（CKD），patients receiving hemodialysis （HD），patients receiving peritoneal dialysis （PD），patients undergoing renal transplantation and employees of dialysis facilities[EB/OL].（2007-01-01）[2016-09-12].

[72] FOSTER-CHANG S，BALMER J.Updated tuberculosis screening guidelines for health care personnel[J].Workplace Health Saf，2020，68（7）：356.

[73] KNIGHT G M，GRIFFITHS U K，SUMNER T，et al.Impact and cost-effectiveness of new tuberculosis vaccines in low- and middle-income countries[J].Proc Natl Acad Sci U S A，2014，111（43）：15520-15525.

易丽萍（撰写） 张悦凤（审校）

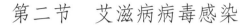

第二节　艾滋病病毒感染

一、概述

艾滋病即获得性免疫缺陷综合征（Acquired Immunodeficiency Syndrome，AIDS），其病原体为人类免疫缺陷病毒（Human Immunodeficiency Virus，HIV），亦称艾滋病病毒。联合国艾滋病规划署（The Joint United Nations Programme on HIV/AIDS，UNAIDS）统计显示，截至 2020 年底，全球现存活 HIV/AIDS 患者 3770 万，当年新发 HIV 感染者 150 万，有 2750 万人正在接受抗病毒治疗（Antiretroviral Therapy，ART，俗称"鸡尾酒疗法"）。有效的抗病毒治疗大大降低了 HIV 感染者机会性感染的发生率以及病死率，使 HIV 感染者的预期寿命延长并接近于一般人群，然而，随之而来的老龄化、非感染性并发症、长期用药等 HIV 感染者疾病管理相关问题日益突出，其中慢性肾脏病（Chronic Kidney Disease，CKD）在 HIV 感染人群中的发病情况近年来逐渐受到关注。我国普通成人的 CKD 发病率为 10.8%，而 HIV 感染者中这一发病率高达 16%~18%。HIV 合并 CKD，一方面会增加患者的终末期肾脏病（End-Stage Renal Disease，ESRD）的发病率及相关病死率，另一方面可能影响有效高效抗逆转录病毒治疗（Highly Active Anti-Retroviral Therapy，HAART）的选择与实施，从而间接影响患者生存及预后。而血液透析患者 HIV 感染略高于正常人群，感染率为 0.8%~4%，1993 年埃及曾发生血透患者 HIV 感染暴发，共 39 人感染 HIV 病毒。Soleymanian 回顾性分析了其透析中心合并 HIV 感染的 ESRD 患者的存活率，腹膜透析（PD）患者 1、2、3 年存活率分别为 100%、83%、50%，血液透析（HD）患者 1、2、3 年存活率分别为 75%、33%、33%，认为 ESRD 合并 HIV 感染行 PD 或血液透析（HD）治疗其存活率和住院率接近。美国感染病学会制定的"HIV 感染者合并慢性肾病的治疗指南"也认为，HIV 感染的 ESRD 患者 HD 和 PD 的死亡率没有差别。

二、病原学及流行病学

1.病原学

HIV 属于病毒科慢病毒属中的人类慢病毒组，为直径 100~120nm 的球形颗粒，由核心和包膜两部分组成；核心由衣壳蛋白（Capsid Protein，CA；p24）所组成，衣壳内包括两条完全一样的病毒单股正链 RNA、核衣壳蛋白（Nucleocapsid Protein，NC）和病毒复制所必需的酶类，含有反转录酶（Reverse Transcriptase，RT；p51/p66）、整合酶（Integrase，IN；p32）和蛋白酶（Proteinase，PR；p10）；HIV 最外层为包膜，来源于宿主细胞膜的膜质结构，其中嵌有外膜糖蛋白 gp120 和跨膜糖蛋白 gp41；包膜结构之下的是基质蛋白（Matrix Protein，MA；p17），形成一个病毒内壳。HIV 基因组全长约 9.7kb，含有 3 个结构基因（gag、pol 和 env）、2 个调节基因[反式激活因子（trans-activating factor，tat）和毒粒蛋白表达调节因子（regulator of expression of virion protein，rev）]和 4 个辅助基因[负调控因子（negative factor，nef）、病毒蛋白 r（viral protein regulatory， vpr)、病毒蛋白 u（viral protein u，vpu）和病毒感染因子（viral infectivity factor，vif）]。HIV 是一种变异性很强的病毒，各基因的变异程度不同，env 基因变异率最高。我国以 HIV-1 为主要流行株，已发现的有 A、B（欧美 B）、B′（泰国 B）、C、D、F、G、H、J 和 K10 个亚型，还有不同流行重组型（Circulating Recombinant Form，CRF），目前流行的 HIV-1 主要亚型是 AE 重组型和 BC 重组型。1999 年起在我国部分地区发现有少数 HIV-2 型感染者。

HIV 在体外生存能力极差，常温下在体外的血液中只可存活数小时，对热敏感，在 56℃条件下 30min 即失去活性，对消毒剂和去污剂亦敏感，次氯酸钠、乙醇、异丙醇、乙醚、过氧化氢等可灭活病毒，对紫外线、γ射线有较强抵抗力，在用过的注射针头的残留血液里，HIV 可以存活比较长的时间。

2.流行病学

截至 2017 年底，我国报告的现存活 HIV/AIDS 患者 758610 例，当年新发现 HIV/AIDS 患者 134512 例（其中 95% 以上均是通过性途径感染），当年报告死亡 30718 例。自 1985 年首次确诊 HIV 感染以来，该病在中国的传播已经持续了 30 多年，传播方式也发生了巨大的变化。与其他亚洲国家类似，中国的 HIV-1 流行主要涉及 20 世纪 80 年代的静脉吸毒者和 20 世纪 90 年代的商业献血者；实施有效的监控管理条例以来，艾滋病病毒的传播方式已经转向了性传播，尤其是男男性行为人群（Men Who Have Sex With Men，MSM）。亚洲 MSM 感染 HIV 的可能性是一般人群的 19 倍。根据中国卫生部（现为卫生健康委员会）和联合国艾滋病规划署的数据，2006 年 MSM 占所有病例的 2.5%，2014 年达到 25.8%，2017 年新的 HIV 感染者中有 25.5%（N=34358）属于 MSM。在一些发达地区和大城市，男男性行为者占所有 HIV 病例的 50% 以上：浙江 54.3%，河北 74.0%，天津 76.6%；在感染艾滋病病毒/艾滋病的年轻人中，这些比率甚至更高。MSM 已成为中国 HIV/AIDS 预防工作的关键。

（1）传染源：是被 HIV 感染的人，包括 HIV 感染者和艾滋病患者。HIV 主要存在于传染源的血液、精液、阴道分泌物、胸腹水、脑脊液、羊水和乳汁等体液中。

（2）传播途径：主要经性接触（包括不安全的同性、异性和双性性接触）；经血液及血制品（包括共用针具静脉注射毒品、不安全规范的介入性医疗操作、文身等）；经母婴传播（包括宫内感染、分娩时和哺乳传播）。

（3）高风险人群：主要有男男同性性行为者、静脉注射毒品者、与 HIV/AIDS 患者有性接触者、多性伴人群、性传播感染群体。

三、HIV 感染的临床特征

1.疾病过程

从初始感染 HIV 到终末期是一个较为漫长复杂的过程，在这一过程的不同阶段，与 HIV 相关的临床表现也是多种多样的。根据感染后临床表现及症状、体征，HIV 感染的全过程可分为急性期、无症状期和艾滋病期；但因为影响 HIV 感染临床转归的主要因素有病毒、宿主免疫和遗传背景等，所以在临床上可表现为典型进展、快速进展和长期缓慢进展 3 种转归，出现的临床表现也不同。

（1）急性期：通常发生在初次感染 HIV 后 2~4 周。部分感染者出现 HIV 病毒血症和免疫系统急性损伤所产生的临床表现。大多数患者临床症状轻微，持续1～3周后缓解。

（2）无症状期：可从急性期进入此期，或无明显的急性期症状而直接进入此期。此期持续时间一般为6～8年。其时间长短与感染病毒的数量和型别、感染途径、机体免疫状况的个体差异、营养条件及生活习惯等因素有关。

（3）艾滋病期：为感染HIV后的最终阶段。一般认为从HIV感染到发病需要2～10年。

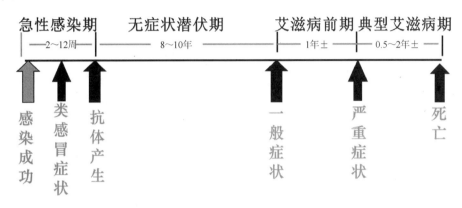

图 3-17　HIV 感染后的疾病过程

2.临床表现

（1）急性期：临床表现以发热最为常见，可伴有咽痛、盗汗、恶心、呕吐、腹泻、皮疹、关节疼痛、淋巴结肿大及神经系统症状。此期在血液中可检出 HIV RNA 和 p24 抗原，而 HIV 抗体则在感染后 2 周左右出现。CD4+T 淋巴细胞计数一过性减少，CD4+/CD8+T 淋巴细胞比值亦可倒置。部分患者可有轻度白细胞和血小板减少或肝功能异常。快速进展者在此期可能出现严重感染或者中枢神经系统症状体征及疾病。

（2）无症状期：在无症状期，由于 HIV 在感染者体内不断复制，免疫系统受损，CD4+T 淋巴细胞计数逐渐下降。可出现淋巴结肿大等症状或体征，但一般不易引起重视。

（3）艾滋病期：患者 CD4+T 淋巴细胞计数多＜200 个/μl，HIV 血浆病毒载量明显升高。此期主要临床表现为 HIV 相关症状、体征及各种机会性感染和肿瘤。HIV 感染后相关症状及体征：主要表现为持续 1 个月以上的发热、盗汗、腹泻；体重减轻 10%以上。部分患者表现为神经精神症状，如记忆力减退、精神淡漠、性格改变、头痛、癫痫及痴呆等。另外，还可出现持续性全身性淋巴结肿大，其特点为：①除腹股沟以外有两个或两个以上部位的淋巴结肿大；②淋巴结直径≥1cm，无压痛，无粘连；③持续 3 个月以上。艾滋病常见的机会性感染包括：卡氏肺孢子虫肺炎、口腔念珠菌病、组织胞质菌病感染、弓形虫病、隐孢子虫病、隐球菌性脑膜炎、结核性脑膜炎、活动性肺结核等。腹膜炎仍是 PD 患者的主要并发症，Khanna 等观察到 HIV 感染患者腹膜炎的发生率和住院时间均高于无 HIV 感染的 PD 患者。HIV 感染患者腹腔假单胞菌属、真菌感染的发生率高，一旦发生多数患者需拔管，但也有感染 HIV 的 PD 患者腹膜炎得到很好控制、避免拔管的报道。艾滋病相关肿瘤主要有非霍奇金淋巴瘤和卡波西肉瘤，以及 HIV 定义性肿瘤如肝癌、肺癌、肛周肿瘤等。

3.肾脏疾病与 HIV 感染

肾脏疾病是 HIV 感染的一个重要并发症，HIV 相关肾病可发展为 ESRD，也是血液透析最常见的原因之一，HIV 相关肾病经典的病理类型是塌陷型局灶阶段肾小球硬化。随着预后改善及人口老龄化，HIV 感染患者由于合并高血压、糖尿病等疾病，增加了诱发肾脏疾病的风险，导致的结果是 HIV 感染合并 ESRD 需要透析患者的增加。对持续血液透析的 HIV/AIDS 患者而言，普遍存在的机会性感染、免疫紊乱、血脂代谢异常、营养状态等问题，HIV 阳性透析者较普通透析者有更明显的贫血，影响因素包括 HIV 直接/间接抑制红细胞前体、抗反转录病毒（Antiretroviral，ARV）药物抑制红细胞生成素作用、外周血红细胞破坏增加、机会性感染和 HIV 相关恶性肿瘤导致红细胞生成素敏感性降低等。另外，ESRD 状态下 1，25-二羟维生素 D_3 产生受损，而 HIV 可直接感染甲状旁腺主细胞，使甲状旁腺激素释放受损，出现 1-25-二羟维生素 D_3 缺失和高磷血症，因此 HIV 感染合并 ESRD 时将进一步加重损害的程度。通路通畅是 HIV 感染透析者必须考虑的一个问题，动静脉移植物在 HIV 透析者中有更高的感染率、血栓形成率，与无感染者比较，使用带 cuff 导管的 HIV 阳性透析者增加 5 倍感染革兰阴性菌的风险、7 倍感染真菌的风险，因此自体动静脉内瘘是 HIV 阳性透析者最好的血管通路模式。

四、实验室检查

HIV/AIDS 的实验室检测主要包括 HIV 抗体检测、HIV 核酸定性和定量检测、CD4+T 淋巴细胞计数、HIV 耐药检测等。

1.HIV-1/2 抗体检测

包括筛查试验和补充试验。HIV-1/2 抗体筛查方法包括酶联免疫吸附试验（Enzyme Linked Immunosorbent Assay，ELISA）、化学发光或免疫荧光试验、快速试验（斑点 ELISA 和斑点免疫胶体金或胶体硒、免疫层析等）、简单试验（明胶颗粒凝集试验）等。补充试验方法包括抗体确证试验（免疫印迹法，条带/线性免疫试验和快速试验）和核酸试验（定性和定量）。筛查试验呈阴性反应可出具 HIV-1/2 抗体阴性报告，见于未被 HIV 感染的个体，但窗口期感染者筛查试验也可呈阴性反应。若呈阳性反应，用原有试剂双份（快速试验）/双孔（化学发光试验或 ELISA）或两种试剂进行重复检测，如均呈阴性反应，则报告为 HIV 抗体阴性；如一阴一阳或均呈阳性反应，需进行补充试验。抗体确证试验无 HIV 特异性条带产生，报告 HIV-1/2 抗体阴性；出现条带但不满足诊断条件的报告不确定，可进行核酸试验或 2～4 周后随访，根据核酸试验或随访结果进行判断。补充试验 HIV-1/2 抗体阳性者，出具 HIV-1/2 抗体阳性确证报告。核酸定性检测结果阳性报告 HIV-1 核酸阳性，结果阴性报告 HIV-1 核酸阴性。病毒载量检测结果低于检测线报告低于检测线；＞5000 拷贝/mL 报告检测值；检测线以上但≤5000 拷贝/mL 建议重新采样检测，临床医生可结合流行病学史、CD4+、CD8+T 淋巴细胞计数或 HIV 抗体随访检测结果等进行诊断或排除诊断。

2.CD4+T 淋巴细胞检测

CD4+T 淋巴细胞是 HIV 感染最主要的靶细胞，HIV 感染人体后，出现 CD4+T 淋巴细胞进行性减少，CD4+/CD8+T 淋巴细胞比值倒置，细胞免疫功能受损。目前常用的 CD4+T 淋巴细胞亚群检测方法为流式细胞术，可以直接获得 CD4+T 淋巴细胞数绝对值，

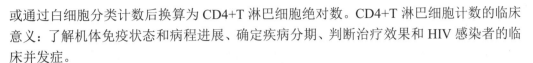

或通过白细胞分类计数后换算为 CD4+T 淋巴细胞绝对数。CD4+T 淋巴细胞计数的临床意义：了解机体免疫状态和病程进展、确定疾病分期、判断治疗效果和 HIV 感染者的临床并发症。

3.HIV 核酸检测

感染 HIV 以后，病毒在体内快速复制，血浆中可检测出病毒 RNA（病毒载量），一般用血浆中每毫升 HIV RNA 的拷贝数或每毫升国际单位（IU/mL）来表示。病毒载量检测结果低于检测下限，表示本次试验没有检测出病毒载量，见于未感染 HIV 的个体、HAART 成功的患者或自身可有效抑制病毒复制的部分 HIV 感染者。病毒载量检测结果高于检测下限，表示本次试验检测出病毒载量，可结合流行病学史、临床症状及 HIV 抗体初筛结果做出判断。测定病毒载量的常用方法有逆转录聚合酶链式反应（Reverse Transcription Polymerase Chain Reaction，RT-PCR）、核酸序列依赖性扩增技术（Nuclear Acid Sequence-Based Amplification，NASBA）和实时荧光定量 PCR 扩增技术。病毒载量测定的临床意义为预测疾病进程、评估治疗效果、指导治疗方案调整，也可作为 HIV 感染诊断的补充试验，用于急性期/窗口期诊断、晚期患者诊断、HIV 感染诊断和小于 18 月龄的婴幼儿 HIV 感染诊断。

4.HIV 基因型耐药检测

HIV 耐药检测结果可为艾滋病治疗方案的制定和调整提供重要参考。出现 HIV 耐药，表示该感染者体内病毒可能耐药，同时需要密切结合临床情况，充分考虑 HIV 感染者的依从性，对药物的耐受性及药物的代谢吸收等因素进行综合评判。改变抗病毒治疗方案需要在有经验的医师指导下才能进行。HIV 耐药结果阴性，表示该份样品未检出耐药性，但不能确定该感染者不存在耐药情况。耐药检测方法包括基因型和表型检测，目前国内外多以基因型检测为主。在以下情况进行 HIV 基因型耐药检测：HAART 后病毒载量下降不理想或抗病毒治疗失败需要改变治疗方案时；进行 HAART 前（如条件允许）。对于抗病毒治疗失败者，耐药检测在病毒载量＞400 拷贝/mL 且未停用抗病毒药物时进行，如已停药需在停药 4 周内进行基因型耐药检测。

五、处理措施

从美国 1981 年报道第一例艾滋病至今，HIV 感染已成为威胁全人类的重大传染病。目前唯一对艾滋病治疗有效的手段为 HAART，HAART 的出现成功将艾滋病转变为一种长期可控性疾病，如同高血压、糖尿病一样不可以根治但可以得到长期控制，显著提高了患者的生存率。

1.国内现有 ARV 药物

目前国际上共有 6 大类 30 多种药物（包括复合制剂），分别为核苷类反转录酶抑制剂（Nucleotide Reverse Transcriptase Inhibitors，NRTIs）、非核苷类反转录酶抑制剂（Non-Nucleoside Reverse Transcriptase Inhibitors，NNRTIs）、蛋白酶抑制剂（Protease Inhibitors，PIs）、整合酶链转移抑制剂（Integrase Strand Transfer Inhibitors，INSTIs）、膜融合抑制剂（Fusion Inhibitors，FIs）及辅助受体拮抗剂（CCR5 抑制剂）。国内的 ARV 药物有 NRTIs、NNRTIs、PIs、INSTIs，以及 FIs5 大类（包含复合制剂），见表 3-48。

表 3-48　国内现有主要抗反转录病毒（ARV）药物

药物名称	缩写	类别	用法与用量	主要不良反应	ARV 药物间相互作用和注意事项
齐多夫定（zidovudine）	AZT	NRTIs	成人：300mg/次，2次/d 新生儿/婴幼儿：2mg/kg，4次/d 儿童：160mg/m², 3次/d	（1）骨髓抑制、严重的贫血或中性粒细胞减少症；（2）胃肠道不适：恶心、呕吐、腹泻等；（3）CPK 和 ALT 升高；乳酸酸中毒和/或肝脂肪变性	不能与司他夫定（d4T）合用
拉米夫定（lamividine）	3TC	NRTIs	成人：150mg/次，2次/d 或 300mg/次，1次/d 新生儿：2mg/kg，2次/d 儿童：4mg/kg，2次/d	不良反应少，且较轻微，偶有头痛、恶心、腹泻等不适	-
阿巴卡韦（abacavir）	ABC	NRTIs	成人：300mg/次，2次/d 新生儿/婴幼儿：不建议用本药 儿童：8mg/kg，2次/d，最大剂量 300mg，2次/d	（1）高敏反应，一旦出现高敏反应应终身停用本药；（2）恶心、呕吐、腹泻等	有条件时应在使用前查 HLA-荡 B*5701，如阳性不推荐使用
富马酸替诺福韦二吡呋酯片（tenofovirdiso proxil）	TDF	NRTIs	成人：300mg/次，1次/d，与食物同服	（1）肾脏毒性；（2）轻至中度消化道不适，如恶心、呕吐、腹泻等；（3）代谢如低磷酸盐血症，脂肪分布异常；（4）可能引起酸中毒和/或肝脂肪变性	-
齐多夫定/拉米夫定	AZT/3TC	NRTIs	成人：1片/次，2次/d	见 AZT 与 3TC	见 AZT
恩曲他滨/富马酸替诺福韦二吡呋酯片	FTC/TDF	NRTIs	1次/d，1片/次，口服，随食物或单独服用均可	见 FTC 与 TDF	
恩曲他滨/丙酚替诺福韦片	FTC/TAF	NRTIs	成人和12岁及以上且体重至少35kg的青少年患者，每日1次，每次1片 （1）200mg/10mg（和含有激动剂的PI 联用） （2）200mg/25mg（和NNRTIs 或 INSTIs 联用）	腹泻、恶心、头痛	利福平、利福布汀会降低 TAF 的吸收，导致丙酚替诺福韦的血浆浓度下降。不建议合用
拉米夫定/富马酸替诺福韦二吡呋酯片	3TC/TDF	NRTIs	1次/d，1片/次，口服	见 3TC 与 TDF	

续表

药物名称	缩写	类别	用法与用量	主要不良反应	ARV 药物间相互作用和注意事项
奈韦拉平（nevirapine）	NVP	NNRTIs	成人：200mg/次，2次/d 新生儿/婴幼儿：5mg/kg，2次/d 儿童：＜8岁，4mg/kg，2次/d；＞8岁，7mg/kg，2次/d 注意：NVP有导入期，即在开始治疗的最初14d，需先从治疗量的一半开始（1次/d），如果无严重的不良反应才可以增加到足量（2次/d）	（1）皮疹，出现严重的或可致命性的皮疹后应终身停用本药；（2）肝损害，出现重症肝炎或肝功能不全时，应终身停用本药	引起PIs药物血浓度下降
奈韦拉平/齐多夫定/拉米夫定	NVP/AZT/3TC	NRTIs+NNRTIs	1次1片，2次/d（推荐用于NVP200mg，1次/d2周导入期后耐受良好患者）	见NVP/AZT/3TC	
依非韦伦（efavirenz）	EFV	NNRTIs	成人：体重＞60kg，600mg/次，1次/d；体重＜60kg，400mg/次，1次/d； 儿童：体重15～25kg：200～300mg，1次/d；体重25～40kg：300～400mg，1次/d；体重＞40kg：600mg，1次/d睡前服用	（1）中枢神经系统毒性，如头晕、头痛、失眠、抑郁、非正常思维等；可产生长期神经精神作用；可能与自杀意向相关；（2）皮疹；（3）肝损害；（4）高脂血症和高甘油三酯血症	
利匹韦林（rilpivirine）	RPV	NNRTIs	25mg/次，1次/d，随进餐服用	主要为抑郁、失眠、头痛和皮疹	妊娠安全分类中被列为B类，与其余ARV药物无明显相互作用；不应与其他NNRTI类合用
洛匹那韦/利托那韦（lopinavir/ritonavir）	LPV/r	PIs	成人：2片/次，2次/d（每粒含量：LPV200mg，RTV50mg）； 儿童：7～15kg，LPV12mg/kg和RTV3mg/kg，2次/d；LPV15～40kg，10mg/kg和RTV2.5mg/kg，2次/d	主要为腹泻、恶心、血脂异常，也可出现头痛和转氨酶升高	
达芦那韦/考比司他（darunavir/cobicistat）	DRV/c	PIs	成人：每次800mg达芦那韦/150mg考比司他（1片），1次/d，口服随餐服用，整片吞服，不可掰碎或压碎	腹泻、恶心和皮疹	尚未在妊娠期女性中开展充分、良好对照的研究

药物名称	缩写	类别	用法与用量	主要不良反应	ARV 药物间相互作用和注意事项
拉替拉韦（raltegravir）	RAL	INSTIs	成人：400mg/次，2 次/d	常见的有腹泻、恶心、头痛、发热等；少见的有腹痛、乏力、肝肾损害等	
多替拉韦（dolutegravir）	DTG	INSTIs	成人和 12 岁以上儿童：50mg/次，1 次/d，服药与进食无关	常见的有失眠、头痛、头晕、异常做梦、抑郁等精神和神经系统症状，和恶心、腹泻、呕吐、皮疹、瘙痒、疲乏等，少见的有超敏反应，包括皮疹、全身症状及器官功能损伤（包括肝损伤），降低肾小管分泌肌酐	当与 EFV、NVP 联用时，按每日两次给药
阿巴卡韦/拉米夫定/多替拉韦（ABC/3TC/DTG）		INSTI+NRTIs	成人和≥12 岁且体重≥40kg 的青少年：1 片/d（每片含 ABC 600mg，3TC300mg，DTG50mg）	见 ABC、DTG 和 3TC	如果条件允许，建议对即将使用包含 ABC 治疗方案的HIV 感染者在治疗前进行 HLA-B*5701 的筛查；HLA-B* 5701 阳性的 HIV 感染者不应使用含有 ABC 的方案
丙酚替诺福韦/恩曲他滨/艾维雷韦/考比司他（TAF/FTC/EVG/c）		INSTIs+NRTIs	成人及年龄为 12 岁及以上且体重至少为 35kg 的青少年，1 片/次，1 次/d，随食物服用（每片含 150mg 艾维雷韦，150mg 考比司他，200mg 恩曲他滨和 10mg 丙酚替诺福韦）	腹泻、恶心、头痛	不建议和利福平、利福布汀合用
艾博韦泰（albuvirtide）		长效 FIs	160mg/针，1 周静脉滴注 1 次，1 次 2 针（320mg）	血甘油三酯、胆固醇升高、腹泻等	由于不经细胞色素 P450 酶代谢，与其他药物相互作用小

值得一提的是，由我国前沿生物自主研发的新一代融合酶抑制剂艾博韦泰已经上市，它是一种长效注射剂，大大降低了给药频率，提高了患者的依从性。

成人及青少年初始 ARV 治疗方案初治患者推荐方案即选择 2 种 NRTIs 类骨干药物联合第三类药物治疗。第三类药物可以为 NNRTIs 或者增强型 PIs，含利托那韦或考比司它，或者 INSTIs，有条件的患者可以选用复方单片制剂。

表 3-49　推荐成人及青少年初治患者抗病毒治疗方案

2 种 NRTIs	第三类药物
推荐方案 DF（ABCª）+3TC（FTC） TFTC/TAF	+NNRTI：EFV、RPV 或+PI：LPV/r、DRV/c 或+INSTI：DTG、RAL
单片制剂方案 TAF/FTC/EVG/cᵇ ABC/3TC/DTGᵇ	
替代方案 AZT+3TC	+EFV 或 NVPᶜ 或 RPVᵈ 或+LPV/r

注：TDF 为替诺福韦；ABC 为阿巴卡韦；3TC 为拉米夫定；FTC 为恩曲他滨；TAF 为丙酚替诺福韦；AZT 为齐多夫定；NNRTI 为非核苷类反转录酶抑制剂；EFV 为依非韦伦；PI 为蛋白酶抑制剂；INSTI 为整合酶抑制剂；LPV/r 为洛匹那韦/利托那韦；RAL 为拉替拉韦；NVP 为奈韦拉平；RPV 为利匹韦林；ª 用于 HLA-B*5701 阴性者；ᵇ 单片复方制剂；ᶜ 对于基线 CD4+T 淋巴细胞＞250 个/μL 的患者要尽量避免使用含 NVP 的治疗方案，合并丙型肝炎病毒感染的避免使用含 NVP 的方案；ᵈ RPV 仅用于病毒载量＜10⁵拷贝/mL 和 CD4+T 淋巴细胞＞200 个/μL 的患者。

2.CKD 患者 HAART 治疗

HIV 感染者合并 CKD 患者启动抗病毒治疗的时机：①对于 CKD 或 ESRD 患者应启动 ARV 治疗，以降低患者的病死率。②有条件的情况下，通过肾穿刺明确的人类免疫缺陷病毒相关性肾病（HIV-Associated Nephropathy，HIVAN）患者应给予 ARV 治疗，以降低其进展为 ESRD 的风险。

HIV 感染合并 CKD 患者 HAART 方案的推荐：合并 CKD 的 HIV 感染者接受 HAART 治疗，应在治疗前和随访期间监测血清肌酐、评估其 eGFR 及其动态变化，制定方案时应尽量避免可导致肾损伤的药物。目前各项国际指南的具体推荐方案见表 3-50。

表 3-50　各项国际指南中关于 HIV 感染合并 CKD 患者的具体推荐治疗方案

指南	项目	HAART 方案
DHHS2016	合并 CKD（定义为 eGFR＜60mL/min）	● 避免使用 TDF ● 可用 ABC 或 TAF ABC 仅适用于 HLA-B*5701 阴性的患者；如果 HIV RNA＞100000 拷贝/mL，不能使用 ABC/3TC 联合 EFV 或 ATV/r ● 当 ABC 或 TAF 不可得时，可用： ⋄ LPV/r 联合 3TC 或 ⋄ RAL 联合 DRV/r（当 CD4+计数＞200 个/mm³，HIV RNA＜100000 拷贝/mL）
EACS 2016 指南	合并 CKD（定义为 eGFR＜60mL/min＞3 个月）	eGFR＜60mL/min 时， ● 查找导致 CKD 的高危因素及导致肾毒性的药物，包括 ARV 药物 ● 适当时停用或调整药物剂量
WHO 2016 指南	合并 CKD、急性肾损伤和 Fanconi 综合征	● 使用 TDF 前应检测血清肌酐和 eGFR ● eGFR＜50mL/min、未控制的高血压、未治疗的糖尿病、出现肾功能衰竭时不能使用 TDF，可使用 AZT 或 ABC 替代

注：DHHS：美国健康与人类服务部；EACS：欧洲艾滋病临床学会；WHO：世界卫生组织。

注：TDF 为富马酸替诺福韦二吡呋酯片；ABC 为阿巴卡韦；TAF 为丙酚替诺福韦；3TC 为拉米夫定；EFV 为依非韦伦；ATV/r 阿扎那韦/利托那韦；LPV/r 为洛匹那韦/利托那韦；RAL 为拉替拉韦；DRV/r 达芦那韦/利托那韦；ARV 抗反转录病毒；AZT 为齐多夫定。

艾滋病合并 ESRD 的存活率与多种因素相关，血液透析与腹膜透析无明显差别，HAART 治疗均可提高存活率。Rodriguez 等对其透析中心 115 例合并 HIV 感染的慢性透析患者进行研究，发现透析开始时 CD4+计数及白蛋白水平较高的患者存活率显著提高；Khanna 等研究 53 例合并 HIV 感染的腹膜透析患者，PD 开始时 CD4+计数高（≥200/mm³）、HAART 治疗、3 个或以上药物联合抗病毒治疗的 PD 患者存活率较高，其中 1 例 HIV 感染的 PD 患者存活 15.87 年。

3.机会性感染的预防

HIV 感染引起 CD4+T 淋巴细胞数量减少、细胞功能障碍和异常免疫激活，最终导致人体细胞免疫功能缺陷，引发各种机会性感染，是 HIV 感染者死亡的一个重要原因。因此，HIV 感染者需定期检测 CD4+T 淋巴细胞数量，当计数<200 个/μL，需注意卡氏肺孢子虫肺炎、巨细胞病毒视网膜脉络膜炎等的预防；当计数<100 个/μL，需注意弓形虫脑病等的预防；当计数<50 个/μL，需注意非结核分枝杆菌感染等的预防；同时注意真菌感染的预防。

4.营养支持

人体感染 HIV 后，需要进食更多的食物来满足机体对能量和营养物质的需求，随着病情进展和各种症状的出现，也增加了机体这方面的需求，但是因为心理情绪、疾病症状及 ARV 治疗药物对食欲的影响等，HIV 感染者摄入往往减少。有效的营养护理和支持有利于改善免疫系统机能和机体抗感染能力，提高患者的生活质量。

5.心理干预

HIV 感染者常出现震惊、恐惧、逃避、愤怒、内疚、沮丧等心理反应，甚至有自杀倾向等极端行为。医务人员自身应消除对 HIV 感染者的歧视和偏见，一视同仁，尊重患者的权力和隐私，根据不同患者心理状态提供针对性的心理辅导、心理咨询、心理治疗。

6.面对艾滋病大流行，国际已达成广泛共识

有效的预防性艾滋病疫苗是终结艾滋病流行的最有效手段，但遗憾的是，尽管经过 30 多年严格的 HIV 研究和大量疫苗试验，目前市场上还没有获得许可的 HIV 疫苗。

2009 年，艾滋病疫苗 III 期临床试验（RV144）结果显示该疫苗具有一定程度的预防效果，这是科学家第一次在临床试验中发现可检测到的保护效果。尽管保护效率只有 31%，但是也给艾滋病疫苗研究领域带来了鼓舞和希望。然而遗憾的是，研究人员最近在南非开展的 III 期临床重复试验（HVTN702）数据显示，相较于对照组，疫苗接种组没有保护效果。开发有效 HIV 疫苗的最大挑战是病毒复制过程中的高突变和重组率以及遗传多样性。传统的疫苗配方，如减毒和灭活的活病原体和亚单位疫苗，虽然对许多致命疾病提供强有力的保护，并不适合 HIV 疫苗。

近年来，随着病毒免疫学、病毒学和结构生物学的深入研究，一系列广谱中和抗体（Broadly Neutralizing Antibody，bnAb）的分离以及抗体进化机制的阐明使得通过设计新型免疫原来诱导 bnAb 成为可能。bnAb 的主要优势是能够中和多种 HIV 毒株，且 bnAb 的安全性和显著的抗病毒活性已在临床前和临床试验中得到证实。可是目前基于抗体进化机制设计的靶向胚系 B 细胞抗原仍未能在非人类灵长动物模型内诱导 bnAb，研发有效的艾滋病疫苗仍然任重路远。

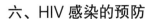

六、HIV感染的预防

为高危人群提供预防HIV感染的咨询服务，包括安全性性行为指导、艾滋病暴露前预防（Pre-Exposure Prophylaxis，PrEP）和HIV暴露后预防的应用、为HIV感染者早期启动HAART等。推荐早期检测，提供包括核酸检测在内的检测咨询服务。标准化感染控制程序能有效预防HIV在透析中心的传播，如果血液或体液污染物体表面，应首先用吸收性强的布料或纸擦净表面，再用5%过氧乙酸进行表面消毒。需保留的物品可用煮沸，高压蒸汽消毒，或用2%戊二醛、70%酒精浸泡10min后再清洗。为阻断传播途径，避免交叉感染，建议专用透析区，固定透析机，透析相关用品均专人专用。Farzadegan发现室温下HIV病毒能在PD液袋内存活7天，PD管内48h后仍有HIV病毒复制，由于病毒在体外复制对护理者和共同生活者存在潜在危险，所以要特别加强对PD液及PD设备（透析液袋、透析管路等）的消毒处理。

目前腹膜透析患者大部分采用居家透析，透析废液、使用后的透析袋、消毒用品等从严格定义上讲应属于医疗废物，日本已有家庭医疗废物这一分类，并设立有专门的机构，有专业的护士上门收集，但国内尚无处置规范，透析废液直接排入下水道，其他作为生活垃圾丢弃，甚至作为废品出售。当前关于透析废液中HIV含量的研究较少，但Kwazi C证实艾滋病患者即使已经采用HAART治疗，其腹膜透析废液中可以检测到HIV RNA，这说明了来自HIV感染的患者的腹膜透析废液有可能成为潜在的感染源。因此，需要相关政府或管理部门通过制定政策来明确腹透废物的处理原则，建立标准化且具有可行性的处置程序并严格落实，减少对环境的污染。

七、职业暴露的处理

HIV职业暴露是指卫生保健人员或人民警察在职业工作中与HIV感染者的血液、组织或其他体液等接触而具有感染HIV的危险。

1.暴露源及其危险度

确定具有传染性的暴露源包括血液、体液、精液和阴道分泌物。脑脊液、关节液、胸水、腹水、心包积液、羊水也具有传染性，但其引起感染的危险程度尚不明确。粪便、鼻分泌物、唾液、痰液、汗液、泪液、尿液及呕吐物通常认为不具有传染性。

暴露源危险度的分级：①低传染性：病毒载量水平低、无症状或高CD4 +T淋巴细胞水平；②高传染性：病毒载量水平高、艾滋病晚期、原发HIV感染、低CD4+ T淋巴细胞水平；③暴露源情况不明：暴露源所处的病程阶段不明、暴露源是否为HIV感染，以及污染的器械或物品所带的病毒载量不明。

2.职业暴露途径及其危险度

发生职业暴露的途径包括暴露源损伤皮肤（刺伤或割伤等）和暴露源沾染不完整皮肤或黏膜。如暴露源为HIV感染者的血液，那么经皮肤损伤暴露感染HIV的危险性为0.3%，经黏膜暴露为0.09%，经不完整皮肤暴露的危险度尚不明确，一般认为比黏膜暴露低。高危险度暴露因素包括：暴露量大、污染器械直接刺破血管、组织损伤深。

3.HIV 职业暴露后局部处理原则

①用肥皂液和流动的清水清洗被污染局部；②污染眼部等黏膜时，应用大量等渗氯化钠溶液反复对黏膜进行冲洗；③存在伤口时，应轻柔由近心端向远心端挤压伤处，尽可能挤出损伤处的血液，再用肥皂液和流动的清水冲洗伤口；④用 75%的酒精或 0.5%碘伏对伤口局部进行消毒、包扎处理。

4.HIV 职业暴露后预防性用药原则

①治疗用药方案：首选推荐方案为 TDF/FTC+RAL 或 DTG 等 INSTIs；根据当地资源，如果 INSTIs 不可及，可以使用 PIs 如 LPV/r 和 DRV/r；对合并肾脏功能下降者，可以使用 AZT/3TC。②开始治疗用药的时间及疗程：在发生 HIV 暴露后尽可能在最短的时间内（尽可能在 2h 内）进行预防性用药，最好不超过 24h，但即使超过 24h，也建议实施预防性用药。用药疗程为连续服用 28d。

5.HIV 职业暴露后的监测

发生 HIV 职业暴露后立即、4 周、8 周、12 周和 6 个月后检测 HIV 抗体。一般不推荐进行 HIV p24 抗原和 HIV RNA 测定。

6.预防职业暴露的措施

①进行可能接触患者血液体液的诊疗和护理工作时，必须佩戴手套；②在进行有可能发生血液、体液飞溅的诊疗和护理操作过程中，医务人员除需佩戴手套和口罩外，还应戴防护眼镜；当有可能发生血液、体液大面积飞溅，有污染操作者身体的可能时，还应穿上具有防渗透性能的隔离服；③医务人员在进行接触患者血液、体液的诊疗和护理操作时，若手部皮肤存在破损时，必须戴双层手套；④使用后的锐器应当直接放入不能刺穿的利器盒内进行安全处置；抽血时建议使用真空采血器，并应用蝶型采血针；禁止对使用后的一次性针头复帽；禁止用手直接接触使用过的针头、刀片等锐器；⑤公安人员在工作中注意做好自身防护避免被暴露。

参考文献

[1] World Health Organization.WHO HIV update：global epidemic and progress in scale up and policy uptake[EB/OL].[2018-09-30].

[2] World HEALTH Organization .Global scientific leaders explore strategies to achieve the 90-90-90 targe [R/OL]（2015-07-22）[2018-09-29].

[3] 中国艾滋病诊疗指南（2018 年版）[J].中华内科杂志，2018，57（12）：867-884.

[4] WHO.HIV/AIDS[OL].Accessed（2021-09-05）.

[5] UNAID.AIDS by the numbers[R].UNAIDS，2016.

[6] ZHANG L，WANG F，WANG L，et al.Prevalence of chronic kidney disease in China：a cross-sectional survey[J].Lancet，2012，379（9818）：815-822.

[7] CAO Y，GONG M，HAN Y，et al.Prevalence and risk factors for chronic kidney disease among HIV-infected antiretroviral therapy-naïve patients in mainland China：a multicenter cross-sectional study[J].Nephrology （Carlton），2013，18（4）：307-312.

[8] SOLEYMANIAN T，RAMAN S，SHANNAQ F N，et al.Survival and morbidity of HIV patients on hemodialysis and peritoneal dialysis: one center's experience and review of the literature[J].Int Urol Nephrol，

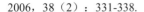

2006，38（2）：331-338.

[9] GUPTA S K，EUSTACE J A，WINSTON J A，et al.Guidelines for the management of chronic kidney disease in HIV-infected patients：recommendations of the HIV Medicine Association of the Infectious Diseases Society of America[J].Clin Infect Dis，2005，40（11）：1559-1585.

[10] ZENG Y，FAN J，ZHANG Q，et al.Detection of antibody to LAV/HTLV-III in sera from hemophiliacs in China[J].AIDS Res，1986，2 Suppl 1：S147-149.

[11] LU L，JIA M，MA Y，et al.The changing face of HIV in China[J].Nature，2008，455（7213）：609-611.

[12] SHANG H，ZHANG L.MSM and HIV-1 infection in China[J].National Science Review，2015，2（4）：388-391.

[13] VAN GRIENSVEN F，DE LIND VAN WIJNGAARDEN J W.A review of the epidemiology of HIV infection and prevention responses among MSM in Asia[J].AIDS，2010，24 Suppl 3：S30-40.

[14] China NHaFPCotPsRo（2015）.China AIDS Response Progress Report.Availableat[OL].

[15] YANG J Z，CHEN W J，ZHANG W J，et al.Molecular epidemiology and transmission of HIV-1 infection in Zhejiang province，2015[J].Zhonghua Liu Xing Bing Xue Za Zhi，2017，38（11）：1551-1556.

[16] LU X，KANG X，LIU Y，et al.HIV-1 molecular epidemiology among newly diagnosed HIV-1 individuals in Hebei，a low HIV prevalence province in China[J].PLoS One，2017，12（2）：e0171481.

[17] ZHENG M N，NING T L，GAO Y J，et al.Molecular epidemiology and transmission of HIV in Tianjin，2015[J].Zhonghua Liu Xing Bing Xue Za Zhi，2016，37（8）：1142-1147.

[18] WU Z，XU J，LIU E，et al.HIV and syphilis prevalence among men who have sex with men：a cross-sectional survey of 61 cities in China[J].Clin Infect Dis，2013，57（2）：298-309.

[19] CHEUNG C Y，WONG K M，LEE M P，et al.Prevalence of chronic kidney disease in Chinese HIV-infected patients[J].Nephrol Dial Transplant，2007，22（11）：3186-3190.

[20] HADIGAN C，EDWARDS E，ROSENBERG A，et al.Microalbuminuria in HIV disease[J].Am J Nephrol，2013，37（5）：443-451.

[21] LUCAS G M，ROSS M J，STOCK P G，et al.Clinical practice guideline for the management of chronic kidney disease in patients infected with HIV：2014 update by the HIV Medicine Association of the Infectious Diseases Society of America[J].Clin Infect Dis，2014，59（9）：e96-138.

[22] ROSENBERG A Z，NAICKER S，WINKLER C A，et al.HIV-associated nephropathies：epidemiology，pathology，mechanisms and treatment[J].Nat Rev Nephrol，2015，11（3）：150-160.

[23] RAO T K，FILIPPONE E J，NICASTRI A D，et al.Associated focal and segmental glomerulosclerosis in the acquired immunodeficiency syndrome[J].N Engl J Med，1984，310（11）：669-673.

[24] 张炜晨，张敏敏，王梦婧，等.维持性血液透析患者自体动静脉内瘘血管钙化的研究进展[J].中华肾脏病杂志，2018，34（05）：391-395.

[25] 王蔚，李贵森，王莉.活性维生素 D 及其类似物治疗血液透析患者继发性甲状旁腺功能亢进相关指南推荐[J].肾脏病与透析肾移植杂志，2017，26（04）：381-385.

[26] 陈琰，郑淑蓓，金领微，等.维持性血液透析患者镁代谢紊乱与冠状动脉钙化的相关性分析[J].中华肾脏病杂志，2017，33（02）：106-111.

[27] NOVAK J E，SZCZECH L A.Management of HIV-infected patients with ESRD[J].Adv Chronic

Kidney Dis，2010，17（1）：102-110.

[28] MITCHELL D，KRISHNASAMI Z，YOUNG C J，et al.Arteriovenous access outcomes in haemodialysis patients with HIV infection[J].Nephrol Dial Transplant，2007，22（2）：465-470.

[29] 全国艾滋病检测技术规范（2015 年修订版）[J].中国病毒病杂志，2016，6（06）：401-427.

[30] STASZEWSKI S，MORALES-RAMIREZ J，TASHIMA K T，et al.Efavirenz plus zidovudine and lamivudine，efavirenz plus indinavir，and indinavir plus zidovudine and lamivudine in the treatment of HIV-1 infection in adults.Study 006 Team[J].N Engl J Med，1999，341（25）：1865-1873.

[31] SAAG M S，GANDHI R T，HOY J F，et al.Antiretroviral drugs for treatment and prevention of HIV infection in adults：2020 recommendations of the international antiviral society-USA panel[J].JAMA，2020，324（16）：1651-1669.

[32] 谢东.抗艾滋病药物研发新策略[J].药学进展，2018，42（02）：81-83.

[33] ZHANG LX，WANG L，WANG WK，et al.Prevalence of chronic kidney disease in china：a cross-sectional survey[J].Lancet，2012，379（9818）：815-822.

[34] AHMED Y，TIAN M，GAO Y.Development of an anti-HIV vaccine eliciting broadly neutralizing antibodies[J].AIDS Res Ther，2017，14（1）：50.

[35] GAO F，WEAVER E A，LU Z，et al.Antigenicity and immunogenicity of a synthetic human immunodeficiency virus type 1 group m consensus envelope glycoprotein[J].J Virol，2005，79（2）：1154-1163.

[36]BAROUCH D H.Challenges in the development of an HIV-1 vaccine[J].Nature，2008，455（7213）：613-619.

[37] PLOTKIN S A.Increasing complexity of vaccine development[J].J Infect Dis，2015，212 Suppl 1：S12-16.

[38] PLOTKIN S A.Vaccines：the fourth century[J].Clin Vaccine Immunol，2009，16（12）：1709-1719.

[39] DEL MORAL-SáNCHEZ I，SLIEPEN K.Strategies for inducing effective neutralizing antibody responses against HIV-1[J].Expert Rev Vaccines，2019，18（11）：1127-1143.

[40] GRUELL H，KLEIN F.Antibody-mediated prevention and treatment of HIV-1 infection[J].Retrovirology，2018，15（1）：73.

[41] CAO Y，GONG MC，HAN Y，et al.Prevalence and risk factors for chronic kidney disease HIV-infection antiretroviral therapy naive patients in Mainland China ：A multicenter cross-sectional study[J].Nephrology，2013，18（4）：307-312.

[42] FARZADEGAN H，FORD D，MALAN M，et al.HIV-1 survival kinetics in peritoneal dialysis effluent[J].Kidney Int，1996，50（5）：1659-1662.

[43] World Health Organization.Updated recommendations on first - line and second-line antiretroviral regimens and post-exposure prophylaxis and recommendations on early infant diagnosis of HIV：interim guidance[S/OL].[2018-10-02].

[44] U.S.Public Health Service Working Group.Updated U.S.Public Health Service guidelines for the management of occupational exposures to HIV and recommendations for post exposure prophylaxis[S/OL]（2018-05-23）[2018-09-23].

[45] 国家卫生计生委办公厅关于印发职业暴露感染艾滋病病毒处理程序规定的通知[J].中华人民共和国国家卫生和计划生育委员会公报，2015（07）：14-16.

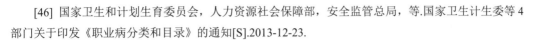

[46] 国家卫生和计划生育委员会，人力资源社会保障部，安全监管总局，等.国家卫生计生委等4部门关于印发《职业病分类和目录》的通知[S].2013-12-23.

[47] KHANNA R，TACHOPOULOU O A，FEIN P A，et al.Survival experience of peritoneal dialysis patients with human immunodeficiency virus：a 17-year retrospective study[J].Adv Perit Dial，2005，21：159-163.

[48] RERKS-NGARM S，PITISUTTITHUM P，NITAYAPHAN S，et al.Vaccination with ALVAC and AIDSVAX to prevent HIV-1 infection in Thailand[J].N Engl J Med，2009，361（23）：2209-2220.

[49] GRAY G E，BEKKER L G，LAHER F，et al.Vaccine efficacy of ALVAC-HIV and bivalent subtype C gp120-MF59 in adults[J].N Engl J Med，2021，384（12）：1089-1100.

[50] 蒋景华，杨燕茹，汪艳艳，等.居家患者腹膜透析产生的医疗废物处置现况调查与对策探讨[J].中华医院感染学杂志，2019，29（18）：2877-2880.

[51] NDLOVU K C，SIBANDA W，ASSOUNGA A.Detection of human immunodeficiency virus-1 ribonucleic acid in the peritoneal effluent of renal failure patients on highly active antiretroviral therapy[J].Nephrol Dial Transplant，2017，32（4）：714-721.

陈冬玲　冯洪玲（撰写）　李　谦（审校）

第三节　乙型肝炎病毒感染

一、概述

乙型肝炎是由乙型肝炎病毒（Hepatitis B Virus，HBV）引起的、以肝脏损害为主的全身性传染性疾病。目前 HBV 感染呈世界性流行，但不同地区 HBV 感染的流行强度差异很大。据估计，目前我国一般人群乙肝表面抗原（Hepatitis B Surface Antigen，HBsAg）流行率为 5%～6%；接受血液透析（Hemodialysis，HD）的患者、注射毒品史、应用免疫抑制剂治疗的患者均具有较高的 HBV 感染风险；世界各国 HD 患者 HBsAg 的阳性率分别为：美国 0.9%，日本 1.6%，沙特阿拉伯 11.8%，而我国 HD 患者中 HBV 感染率高达 17.5%～60%，显著高于发达国家和发展中国家。

二、病原学与流行病学

1.病原学

HBV 是嗜肝 DNA 病毒科正嗜肝 DNA 病毒属的一员。在电镜下观察，HBV 感染者血清中存在三种形式的颗粒：①大球形颗粒，为完整的 HBV 颗粒，又名 Dane 颗粒，直径 42nm，由包膜与核心组成；包膜厚 7nm，内含 HBsAg、糖蛋白与细胞脂质；核心直径 27nm，内含环状双股 DNA、DNA 聚合酶、核心抗原，是病毒复制的主体。②小球形颗粒，直径 22nm。③丝状或核状颗粒，直径 22nm，长 100～1000nm。后两种颗粒由 HBsAg 组成，为空心包膜，不含核酸，无感染性。一般情况下，小球形颗粒最多，Dane 颗粒最少。

HBV 的抵抗力较强，在物体表面可存活 7 天，对干燥、低温、紫外线耐受，70% 酒精不能灭活，65℃10h、煮沸 10min 或高压蒸气均可灭活 HBV，含氯消毒液、环氧乙烷、戊二醛、过氧乙酸和碘伏对 HBV 有较好的灭活效果。

2.流行病学

（1）传染源：主要是急、慢性乙型肝炎患者和病毒携带者。急性患者在潜伏期末及急性期有传染性，慢性患者和病毒携带者作为传染源的意义最大，其传染性与体液中 HBV DNA 含量成正比关系。

（2）传播途径：

1）母婴传播：包括宫内感染、围生期传播、分娩后传播。

2）血液、体液传播：血液中 HBV 含量很高，微量的污染血进入人体即可造成感染，如输血及血制品、注射、手术、针刺、HD 及器官移植等均可造成传播；另外唾液、汗液、精液、阴道分泌物、乳汁等体液含有 HBV，密切的生活接触、性接触等亦是获得 HBV 感染的途径；一般蚊虫叮咬不传播。

与普通人群相比，HD 患者肝炎病毒感染的危险明显增加，主要与下列因素有关：①HD 过程相关的 HBV 暴露；②感染 HBV 的宿主在 HD 患者中有较强的潜在的病毒传染性；③HD 患者一旦感染 HBV，成为慢性病毒携带者的发病率比普通人群明显增高；④HD 患者接种乙肝疫苗后血清转换率比普通人群低；⑤与 HD 治疗时间密切相关（透析龄是 HD 患者感染 HBV 的独立危险因素）等。

三、HBV 感染的临床特征

1.疾病过程

HBV 感染的自然病史主要取决于病毒和宿主相互作用，其中 HBV 感染时的年龄是影响慢性化的主要因素之一。新生儿及 1 岁以下婴幼儿的 HBV 感染慢性化风险为 90%；正常青少年及成人 HBV 急性感染后呈自限性过程，只有 5%～10% 的人呈慢性化过程，并且每年以 1%～2% 的速度清除 HBsAg；在长期进行 HD 的患者中，新感染 HBV 后，约 60% 会呈现慢性化，但随着透析时间的延长，一部分患者会出现 HBsAg 的自发清除。

众所周知，慢性乙肝患者存在进展至肝硬化甚至肝细胞癌的风险。未经抗病毒治疗的慢性乙肝患者的肝硬化年发生率为 2%～10%，危险因素包括宿主、病毒、乙型肝炎 e 抗原（Hepatitis B e Antigen，HBeAg）持续阳性、C 基因型、合并丙型肝炎病毒（Hepatitis C Virus，HCV）、丁型肝炎病毒（Hepatitis D virus，HDV）或艾滋病病毒（Human Immunodeficiency Virus，HIV）感染，以及合并其他肝损伤因素（如嗜酒或者肥胖等）。肝硬化患者肝细胞癌年发生率为 3%～6%，非肝硬化 HBV 感染者的肝细胞癌年发生率为 0.5%～1.0%，在感染 HBV 的 HD 患者中，肝硬化及肝细胞癌的年发生率目前尚无数据报道。

在 HD 患者中，HBsAg 阳性者的死亡率是否高于 HBsAg 阴性者，目前仍存在争议。一项韩国的前瞻性研究纳入 1090 例终末期肾脏病（End-Stage Renal Disease，ESRD）患者，其中包括 80 例 HBsAg 阳性者，经过 3 年的随访观察发现，HBsAg 阳性者的死亡率为 21%，HBsAg 阴性者的死亡率为 19.5%，两组之间未见统计学差异。然而印度的一项回顾性研究发现，在规律性 HD 的患者当中，HBsAg 阳性者的死亡率要高于 HBsAg 阴性者。目前很难分析在 ESRD 患者中 HBV 感染是否会增加患者死亡率，因为 HBV 在 ESRD 患者中的活动减缓，需要长期的随访，而 ESRD 患者的预期寿命比其他的正常人群短，这无疑给长期的追踪随访带来困难。

2.临床表现

急性乙型肝炎的潜伏期为 45～160 天，平均 60～90 天，可有全身乏力、食欲减退、恶心和右季肋部疼痛等，少数伴低热，轻度肝肿大，部分患者可出现脾肿大，血清谷丙转氨酶（Alanine Aminotransferase，ALT）轻中度升高，少数患者可出现黄疸。多数患者无明显症状，表现为隐匿性感染。

慢性乙型肝炎（Chronic Hepatitis B，CHB）常无明显症状，仅化验检查发现 ALT 或谷草转氨酶（Aspartate Aminotransferase，AST）升高，也可出现全身乏力、食欲减退、尿黄如浓茶水色等表现。

部分乙型肝炎患者可出现肝外临床表现，临床可见包括多个系统的器官或组织，如血液系统的损伤，出现混合型冷球蛋白血症、非霍奇金淋巴瘤等；皮肤系统的损害，出现迟发性皮肤卟啉症、扁平苔藓等；内分泌系统的表现，比如糖尿病、甲状腺炎等；肾脏疾病，比如膜性肾病、肾小球肾炎等；风湿性疾病比如反应性关节炎、干燥综合征等。肝外损害的病理损伤机制均为病毒感染诱发的异常免疫反应，如免疫复合物沉积、致敏淋巴细胞的活跃。

ESRD 患者感染乙肝后会表现出不同的临床和生化特点。HD 患者合并乙肝感染后，一般不会出现急性的临床过程，他们更倾向于发展为慢性病毒携带状态，血清转氨酶的水平更倾向于维持在正常水平，与合并乙肝病毒感染的正常人群相比，HD 患者的 HBV DNA 水平要更低，这些现象的原因目前尚不清楚，但是似乎 ESRD 患者体内炎症反应的改变和透析清除 HBV DNA 可有助于解释这些现象。

隐匿性乙型肝炎病毒感染（Occult Hepatitis B Virus Infection，OBI）表现为血清 HBsAg 阴性，但血清和/或肝组织中 HBV DNA 阳性。在 OBI 患者中，80% 可有血清抗-HBs（Hepatitis B Surface Antibody）、抗-HBe（Hepatitis B e Antibody）和/或抗-HBc（Hepatitis B Core Antibody）阳性，称为血清阳性 OBI；但有 1%～20% 的 OBI 患者所有血清学指标均为阴性，故称为血清阴性 OBI。全世界范围内，进行规律 HD 患者 OBI 的流行率存在很大差异，其范围波动于 0～58%，发达国家流行率低，发展中国家的流行率高。土耳其曾对 71 例连续非卧床腹膜透析（Continuous Ambulatory Peritoneal Dialysis，CAPD）患者进行研究，发现 OBI 发生率约 9.1%。遗憾的是，目前尚无有关中国 HD 或 CAPD 患者 OBI 的流行病学现状调查。对于行 HD 的 OBI 患者来说，其最大的危害在于可造成感染的传播，引起 HBV 再激活，从而导致肝脏疾病的进展甚至肝癌的发生。

四、实验室检查

目前检测 HBV 的实验室检查主要包括 HBV 血清学检测以及 HBV 病毒学检测。

表 3-51　HBV 血清标志物常见模式及临床意义

HBsAg	抗-HBs	HBeAg	抗-HBe	抗-HBc	临床意义
-	-	-	-	-	①过去和现在未感染过 HBV；②窗口期
-	-	-	-	+	①既往感染未能测出抗-HBs；②恢复期 HBsAg 已消失，抗-HBs 尚未出现；③隐匿性 HBV 感染
-	-	-	+	+	①既往感染过 HBV；②急性 HBV 感染恢复期；③抗-HBs 出现前的窗口期
-	+	-	-	-	①注射过乙肝疫苗，有免疫力
-	+	-	+	+	①急性 HBV 感染后康复；②既往感染有免疫力
+	-	-	-	+	①急性 HBV 感染；②慢性 HBsAg 携带者；③传染性弱
-	+	-	+	-	①既往感染，有免疫力；②急性 HBV 感染，恢复期
+	-	-	+	+	①急性 HBV 感染趋向恢复；②慢性 HBsAg 携带者
+	-	+	-	+	①急性或慢性乙型肝炎感染，提示 HBV 复制，传染性强。
+	-	-	-	-	①急性 HBV 感染早期或潜伏期；②慢性 HBV 携带者，传染性弱。

1.HBV 血清学检测

传统 HBV 血清学标志物其包括 HBsAg、抗-HBs、HBeAg、抗-HBe、乙型肝炎核心抗原（Hepatitis B Core Antigen，HBcAg）、抗-HBc IgG 和抗-HBc IgM。血清 HBsAg 可由共价闭合环状 DNA（Covalently Closed Circular DNA，cccDNA）转录为 mRNA 翻译产生，也可由整合人宿主基因组的 HBV DNA 序列转录翻译而来，HBsAg 阳性提示现症 HBV 感染，感染 2 周后即可阳性，急性感染 6 个月内消失，持续阳性超过六个月诊断慢性乙肝；抗-HBs 为保护性抗体，阳性表示具备 HBV 免疫力，见于乙型肝炎康复期及接种乙型肝炎疫苗者，HBsAg 和抗-HBs 同时阳性可出现在 HBV 感染恢复期，此时 HBsAg 尚未消失，抗-HBs 已产生，另一情形是 S 基因发生变异，原型抗-HBs 不能将其清除，或抗-HBs 阳性者感染了免疫逃避株等；HBeAg 与 HBV DNA 具有良好的相关性，因此，HBeAg 的存在表示病毒复制活跃且具有较强的传染性。抗-HBe 阳转后，病毒复制多处于静止状态，传染性降低；HBcAg 存在于 Dane 颗粒的核心，阳性提示 HBV 处于复制状态，传染性强，与 HBV DNA 正相关；抗-HBc 免疫原性最强，HBV 感染者（现症、既往）均可检出，抗-HBc IgM 阳性多见于急性乙型肝炎，第一周出现，6 个月内消失，慢性 HBV 感染急性发作多表现为低水平阳性，有时亦可出现假阳性，抗-HBc 总抗体主要是抗-HBc IgG，只要感染过 HBV，不论病毒是否被清除，此抗体多为阳性。

2.HBV 病毒学检测

（1）HBV DNA 定量：是病毒复制和传染性的直接标志，是抗病毒治疗适应证选择及疗效判断的重要指标。HBV DNA 定量采用实时定量聚合酶链反应法。

（2）HBV 基因分型：目前可鉴定出至少 9 种 HBV 基因型（A 型—I 型）和 1 种未

定基因型（J型），其中在我国B型和C型最常见。曾有学者对中国1~29岁人群乙肝基因型的流行率进行研究，发现B型占比45%，C型占比36.6%，D型占比6%，C/D占比9.8%，B/C占比2.2%，I型占比0.5%，并且B2和C2是两个主要的基因亚型。另外一项大型研究得出相似的结论，并且发现HBV基因型C在年轻人群中复制活性较低，并且比基因型B具有更高的肝细胞癌发生率。有关乙肝基因型与预后的关系，目前基因型A、B、C和D相关的研究最多。有研究发现，在欧洲和亚洲大部分基因型A和B的患者会发生急性乙型肝炎；基因型C和D的患者比基因型A和B的患者的肝硬化和肝癌发生率高。基因型C和D的患者的临床预后比基因型A和B的患者差。目前检测HBV基因型有助于预测干扰素疗效，判断疾病预后。

（3）耐药突变株检测：HBV是一个高变异的病毒，在反转录复制过程中，因RNA聚合酶和逆转录酶缺乏校正功能，可使病毒在复制过程中发生变异。及时进行耐药突变株检测有助于临床医师判断耐药发生并尽早调整治疗方案。

（4）共价闭合环状DNA（cccDNA）：cccDNA是近年研究的热点。HBV侵入肝细胞之前，HBV DNA呈部分环状、松弛、非闭合状态，称为双链松弛环状DNA（Relaxed Circular DNA，rcDNA）。HBV侵入肝细胞后，rcDNA进入肝细胞核，在肝细胞核内DNA聚合酶II的作用下，两条链的缺口被补齐，形成cccDNA。cccDNA是HBV前基因组RNA复制的原始模板，是HBV感染慢性化及CHB患者停药后病情反复的根源。目前抗HBV药物可以控制病情进展，但无法彻底根除HBV，主要原因是肝细胞核内cccDNA的持续存在。我国李强等相关研究人员认为可以从干扰cccDNA合成、促进cccDNA降解、沉默cccDNA的功能3个方面去进行靶向cccDNA治疗的策略，为HBV的彻底治愈提供理论基础，但还需进一步相关研究。

（5）HBV前基因组RNA（Pre-Genomic RNA，pgRNA）：HBV pgRNA是HBV cccDNA的直接转录产物，是一种新型的血清学标志物。HBV pgRNA可以反映HBV cccDNA的转录活动，并且与乙型肝炎核心相关抗原（Hepatitis B Core-Related Antigen，HBcrAg）具有较好的相关性。血清HBV pgRNA在预测CHB患者抗病毒治疗效果、乙型肝炎完全应答、以HBV cccDNA转录活动水平定义未来治疗概念等方面有重要意义。

3.影像学、病理学诊断

常用的影像学诊断方法包括腹部超声（Ultrasound，US）检查、计算机断层扫描（Computed Tomography，CT）和磁共振成像（Nuclear Magnetic Resonance Imaging，MRI）等，可帮助我们了解患者有无肝硬化，发现占位性病变并鉴别其性质，通过动态监测及时发现和诊断肝癌；目前瞬时弹性成像（Transient Elastography，TE）能够比较准确地识别进展期肝纤维化及早期肝硬化，TE与肝纤维化4因子指数、细胞外基质成分等联合使用可提高诊断效能；肝穿刺活组织检查可提示肝脏炎症和纤维化程度，发现早期、静止或尚在代偿期的肝硬化，评判慢性肝炎病情、预后，同时还有助于多种肝脏疾病如病毒性肝炎、脂肪肝、肝癌、自身免疫性肝炎、黄疸等诊断和鉴别诊断。

五、处理措施

1.适应证

对于HD患者来说，抗HBV治疗的目的在于阻止包括肝硬化及肝癌在内的相关并发症的发生。对于普通人群，依据 HBV DNA、ALT 水平和肝脏疾病严重程度，同时需结合年龄、家族史和伴随疾病等因素，来综合评估患者是否需抗病毒治疗。而对于 HD 患者来说，因其 ALT 水平更倾向于维持在正常范围，因此肝组织活检似乎是唯一一种合适的可用来指导 HD 患者是否行抗病毒治疗的有效方法。国外有学者建议对于肝脏活组织检查提示存在中至重度慢性肝脏炎症的 HD 患者行抗 HBV 治疗。

2.抗 HBV 药物

目前抗 HBV 药物包括干扰素和核苷（酸）类似物，其中干扰素包括干扰素-α（Interferon-α，INF-α）和聚乙二醇干扰素-α（Pegylated Interferon-α，Peg-INF-α），核苷（酸）类似物[Nucleos（t）ide Analogues，NAs]包括拉米夫定、替比夫定（Telbivudine，LdT）、阿德福韦酯（Adefovir Dipivoxil，ADV）、富马酸替诺福韦酯（Tenofovir Disoproxil Fumarate，TDF）、恩替卡韦（Entecavir，ETV）以及富马酸丙酚替诺福韦片（Tenofovir Alafenamide Fumarate Tablets，TAF）。

INF 的副作用包括流感样症状、骨髓抑制以及精神症状如抑郁等。由于干扰素在肾衰竭的患者当中清除率下降，故副作用会加强，目前关于 HD 患者应用干扰素的相关研究较少，如果从理论出发，考虑到 ESRD 患者的免疫功能较差，可能干扰素类的药物并不能有很好的疗效。

目前《慢性乙型肝炎防治指南》指出 CKD 患者、肾功能不全或接受肾脏替代治疗的患者，优先推荐 ETV 或 TAF 作为一线抗 HBV 治疗药物，或可根据患者情况选用 LdT 进行抗病毒治疗，因可能出现肾脏损伤及矿物质代谢紊乱，不建议应用 ADV 或 TDF。

ETV 最早用于治疗疱疹病毒，后来发现对 HBV 的作用更强。2005 年由美国 FDA 批准治疗成人慢性乙肝的 ETV 上市销售。同年经中国国家食品药品监督管理局批准在中国上市，目前已纳入国家集采范畴。大量研究数据表示，采用 ETV 治疗可强效抑制病毒复制，改善肝脏炎症，安全性较好，长期治疗可改善乙型肝炎肝硬化患者的组织学病变，显著降低肝硬化并发症和 HCC 的发生率，降低肝脏相关和全因病死率。ETV 因其疗效好、副作用小及耐药率低而成为临床一线用药，需值得注意的是此药和拉米夫定及 LdT 存在交叉耐药性。ETV 说明书指出成人及 16 岁以上青年口服剂量为每天一次，一次 0.5mg，且应空腹 2h 后服药，服药后再空腹 2h。在肾功能不全的患者中，ETV 的清除率随肌酐清除率（CrCl）降低而降低。CrCl<50mL/min 的患者（包括接受 HD 或 CAPD 析治疗的患者）应调整用药剂量（具体剂量调整见表 3-52），对于 HD 的患者应透析后给药。最近 Kazuharu Suzuki 等进行了一项回顾性多中心研究，ETV 治疗 HBV 感染的严重肾功能不全患者，包括 HD 患者，疗效显著，不影响肾功能。

TAF 由美国吉利德科学公司（Gilead Sciences）研究开发并于 2016 年 11 月由 FDA 批准上市销售，2019 年 5 月在国内完成进口注册申请，是近 10 年来全球批准的唯一一个治疗乙肝的新药。TAF 是 TDF 的升级版，TAF 克服了部分 TDF 的缺点，其安全性和有效性均高于 TDF，临床试验也证实了疗效不低于 TDF，而对肾脏和骨的毒性却更小，能更有效进入淋巴组织。TAF 适于治疗成人和青少年（年龄 12 岁及以上，体重至少为 35kg）的 CHB。在普通人群中具体用药频率为每日一次，一次一片，口服，需随食物服用。如果漏服一剂 TAF 且已超过通常服药时间不足 18h，则应尽快服用一剂，并恢复正常给药时间；如果已超过通常服药时间 18h 以上，则不应服用漏服药物，仅应恢复正常给药时间；如果患者在服用 TAF 后 1h 内呕吐，则应再服用一片；如果超过 1h，则无须再服用。对于肾功能不全的患者，根据极为有限的药代动力学数据和建模与模拟，肌酐清除率（creatinine clearance，CrCl）估计值≥15mL/min 的成人或青少年（年龄至少为 12 岁，并且体重至少为 35kg）或 CrCl＜15mL/min 且正在接受 HD 的患者，无须调整 TAF 剂量，应在 HD 治疗完成后当天给予，但目前尚无使用 TAF 治疗 CrCl＜30mL/min 的 HBV 感染患者的安全性相关研究；对于 CrCl＜15mL/min 且未接受 HD 的患者，尚无给药剂量推荐；在进展期肝病或肝硬化患者中，应考虑长期用药，不建议停止治疗，因为停止治疗后肝炎加重可能导致肝功能失代偿。TAF 不应与含 TDF、丙酚替诺福韦或 ADV 的药品合用，这可能导致 TAF 失去疗效。TDF 可通过 HD 清除，一次 4 h 的 HD 大约能清除替诺福韦给药剂量的 10%，尚不清楚腹膜透析（peritoneal dialysis，PD）是否能够去除替诺福韦。

虽然目前《慢性乙型肝炎防治指南》优先推荐合并肾功能不全的患者以 ETV 或 TAF 作为一线抗 HBV 治疗药物，但在某些特殊情况下（如药物可及性、不良反应、费用等）可能需要选择其他抗病毒药物，均需根据内生肌酐清除率（Endogenous Creatinine Clearance Rate，Ccr）调整药物剂量，具体剂量调整见表 3-52。

表 3-52 慢性肾脏病乙肝抗病毒药物剂量调整

肌酐清除率（mL/min）	拉米夫定	替比夫定	阿德福韦	恩替卡韦	替诺福韦	富马酸丙酚替诺福韦
≥50	100mg/d	600mg/d	10mg/d	0.5mg/d	300mg/d	25mg/d
30～49	首剂100mg，然后50mg/d	600mg/2d	10mg/2d	0.25mg/d	300mg/2d	25mg/d
15～29	首剂35mg，然后25mg/d	600mg/3d	10mg/3d	0.15mg/d	300mg/3d	25mg/d
5～14	首剂35mg，然后15mg/d	600mg/3d	10mg/3d[a]	0.05mg/d[a]	300mg/3～4d[a]	25mg/d[b]
＜5	首剂35mg，然后10mg/d	600mg/4d	10mg/周[b]	0.5mg/周[b]	300mg/周或共透析12h后[b]	25mg/d[b]

注：a 仅适用于肌酐清除率≥10mL/min 患者，b 仅适用于 HD 患者。

3.抗炎保肝及抗纤维化药物

目前临床当中常用的抗炎、抗氧化和保护肝细胞作用的药物包括甘草酸制剂、水飞蓟素制剂、多不饱和卵磷脂制剂和双环醇等。需要注意的是：①抗炎保肝治疗只是综合治疗的一部分，不能取代抗病毒治疗。②对肝组织炎症明显或 ALT 水平明显升高的患者，可酌情使用，但不宜多种联合。③取得药效者不可骤然停药，应该根据病情逐渐减量，维持治疗，然后缓慢停药，以免病情复发。抗纤维化治疗多个抗纤维化中药方剂如安络化纤丸、复方鳖甲软肝片、扶正化瘀片等，在动物实验和临床研究中均显示一定的抗纤维化作用，对明显纤维化或肝硬化患者可以酌情选用。但尚需多中心随机对照研究进一步明确其疗程及长期疗效等。

六、预防措施

随着 HD 的规范化管理，HD 患者 HBV 感染率已呈逐年下降趋势，但现状仍不容乐观。传统传染病预防主要针对传染病流行的 3 个基本环节采取相应措施，包括：管理传染源、切断传播途径、保护易感人群。在管理传染源方面，HD 专著以及我国血液净化标准操作规程（Standard Operation Procedure，SOP）中均有明确指出新入 HD 患者进行 HBV 感染相关检查，规律 HD 患者常规检测 HBV 血清学指标，复查 HBV 标志物，对于 HBV 抗原阳性者进一步检测 HBV-DNA 以及肝功能指标，从而实现管理传染源的目的。在切断传播途径方面，SOP 与文献报道均要求 HBV 患者必须分区分机进行隔离透析，并配备专门的透析操作用物和护理人员。着重强调工作人员手卫生、标准预防、废物管理，甚至终末消毒、物表消毒等措施来切断传播途径。在保护易感人群方面，中华预防医学会/中国疾病预防控制中心免疫规划中心指出 HD 患者是 HBV 暴露人群，感染风险高，建议在自愿前提下，对接受 HD 的患者可行乙肝疫苗预防性接种。

目前 PD 患者大部分采用居家透析，透析废液、使用后的透析袋、消毒用品等从严格定义上讲应属于医疗废物，日本已有家庭医疗废物这一分类，并设立有专门的机构，有专业的护士上门收集，但国内尚无处置规范，透析废液直接排入下水道，其他作为生活垃圾丢弃，甚至作为废品出售。目前未能找到透析废液中是否存在乙肝病毒的相关研究，但王冬雨的研究证实了在肝硬化腹水患者的腹水中是存在 HBV DNA 的，这说明乙肝病毒可以通过腹膜进入腹腔，乙肝病毒感染者的腹透废液中可能具有传染性。因此，需要相关政府或管理部门通过制定政策来明确腹透废物的处理原则，建立标准化且具有可行性的处置程序并严格落实，减少对环境的污染。

七、职业暴露处理

（1）立即检测乙肝五项、肝功能等，并在 3 和 6 个月内复查。

（2）已接种过乙型肝炎疫苗，且抗-HBs≥10mIU/mL 者，不进行特殊处理。

（3）抗-HBs＜10mIU/mL 或抗-HBs 水平不详，立即注射 HBIG 200～400IU，并在不同部位接种一针乙型肝炎疫苗（20μg），于 1 和 6 个月后分别接种第 2 和第 3 针乙型肝炎疫苗。

（4）填写职业暴露登记表，上报医院感染管理科。

参考文献

[1] LIU J, LIANG W, JING W, et al.Countdown to 2030: eliminating hepatitis B disease, China[J].Bull World Health Organ, 2019, 97（3）：230-238.

[2] 常立阳, 张红梅.重视乙肝疫苗接种, 降低透析感染风险[J].中国血液净化, 2019, 18（12）：858-860.

[3] INDOLFI G, EASTERBROOK P, DUSHEIKO G, et al.Hepatitis B virus infection in children and adolescents[J].Lancet Gastroenterol Hepatol, 2019, 4（6）：466-476.

[4] EDEY M, BARRACLOUGH K, JOHNSON D W.Review article：Hepatitis B and dialysis[J]. Nephrology（Carlton）, 2010, 15（2）：137-145.

[5] FATTOVICH G，BORTOLOTTI F，DONATO F.Natural history of chronic hepatitis B：special emphasis on disease progression and prognostic factors[J].J Hepatol，2008，48（2）：335-352.

[6] CHEN Y C，CHU C M，LIAW Y F.Age-specific prognosis following spontaneous hepatitis B e antigen seroconversion in chronic hepatitis B[J].Hepatology，2010，51（2）：435-444.

[7] PARK B K，PARK Y N，AHN S H，et al.Long-term outcome of chronic hepatitis B based on histological grade and stage[J].J Gastroenterol Hepatol，2007，22（3）：383-388.

[8] LIN S M，YU M L，LEE C M，et al.Interferon therapy in HBeAg positive chronic hepatitis reduces progression to cirrhosis and hepatocellular carcinoma[J].J Hepatol，2007，46（1）：45-52.

[9] CHU C M，LIAW Y F.Hepatitis B virus-related cirrhosis：natural history and treatment[J].Semin Liver Dis，2006，26（2）：142-152.

[10] CHEN Y C，CHU C M，YEH C T，et al.Natural course following the onset of cirrhosis in patients with chronic hepatitis B：a long-term follow-up study[J].Hepatol Int，2007，1（1）：267-273.

[11] HSU Y S，CHIEN R N，YEH C T，et al.Long-term outcome after spontaneous HBeAg seroconversion in patients with chronic hepatitis B[J].Hepatology，2002，35（6）：1522-1527.

[12] KIM A J，LEE J H，KO K P，et al.Outcomes of hepatitis B surface antigenaemia in patients with incident end-stage renal disease[J].Nephrology（Carlton），2016，21（11）：968-974.

[13] JHA R，KHER B，NAIK S，et al.Hepatitis B associated liver disease in dialysis patients：role of vaccination[J].Nephrol，1993，6：98-103.

[14] GUH J Y，LAI Y H，YANG C Y，et al.Impact of decreased serum transaminase levels on the evaluation of viral hepatitis in hemodialysis patients[J].Nephron，1995，69（4）：459-465.

[15] FABRIZI F，MANGANO S，ALONGI G，et al.Influence of hepatitis B virus virema upon serum aminotransferase activity in dialysis population[J].Int J Artif Organs，2003，26（12）：1048-1055.

[16] RAIMONDO G，LOCARNINI S，POLLICINO T，et al.Update of the statements on biology and clinical impact of occult hepatitis B virus infection[J].J Hepatol，2019，71（2）：397-408.

[17] ABU EL MAKAREM M A，ABDEL HAMID M，ABDEL ALEEM A，et al.Prevalence of occult hepatitis B virus infection in hemodialysis patients from egypt with or without hepatitis C virus infection[J].Hepat Mon，2012，12（4）：253-258.

[18] HOLLINGER F B，SOOD G.Occult hepatitis B virus infection：a covert operation[J].J Viral Hepat，2010，17（1）：1-15.

[19] FONTENELE A M，GAINER J B，DA SILVA E SILVA D V，et al.Occult hepatitis B among patients with chronic renal failure on hemodialysis from a capital city in northeast Brazil[J].Hemodial Int，2015，19（3）：353-359.

[20] SAV T，GURSOY S，TORUN E，et al.Occult HBV infection in continuous ambulatory peritoneal dialysis and hemodialysis patients[J].Ren Fail，2010，32（1）：74-77.

[21] 谭宁，罗皓，徐小元.HBV pgRNA 在慢性乙型肝炎进程中的可能意义[J].临床肝胆病杂志,2018，34（10）：2221-2223.

[22] LUCIFORA J，XIA Y，REISINGER F，et al.Specific degradation of nuclear hepatitis B virus covalently closed circular DNA[J].Med Sci（Paris），2014，30（8-9）：724-726.

[23] 李强，卓其斌，黄玉仙，等.靶向 HBV 共价闭合环状 DNA 的治疗策略[J].临床肝胆病杂志,

2015，31（09）：1520-1523.

[24] SU Q D，ZHANG S，WANG F，et al.Epidemiological distribution of hepatitis B virus genotypes in 1-29-year-olds in the mainland of China[J].Vaccine，2020，38（51）：8238-8246.

[25] YIN J，ZHANG H，HE Y，et al.Distribution and hepatocellular carcinoma-related viral properties of hepatitis B virus genotypes in Mainland China：a community-based study[J].Cancer Epidemiol Biomarkers Prev，2010，19（3）：777-786.

[26] YUASA R，TAKAHASHI K，DIEN B V，et al.Properties of hepatitis B virus genome recovered from Vietnamese patients with fulminant hepatitis in comparison with those of acute hepatitis[J].J Med Virol，2000，61（1）：23-28.

[27] KIDD-LJUNGGREN K，MYHRE E，BLäCKBERG J.Clinical and serological variation between patients infected with different Hepatitis B virus genotypes[J].J Clin Microbiol，2004，42（12）：5837-5841.

[28] ORITO E，MIZOKAMI M.Hepatitis B virus genotypes and hepatocellular carcinoma in Japan[J].Intervirology，2003，46（6）：408-412.

[29] KAO J H，CHEN P J，LAI M Y，et al.Hepatitis B genotypes correlate with clinical outcomes in patients with chronic hepatitis B[J].Gastroenterology，2000，118（3）：554-559.

[30] KAO J H，CHEN P J，LAI M Y，et al.Basal core promoter mutations of hepatitis B virus increase the risk of hepatocellular carcinoma in hepatitis B carriers[J].Gastroenterology，2003，124（2）：327-334.

[31] SHI Y H.Correlation between hepatitis B virus genotypes and clinical outcomes[J].Jpn J Infect Dis，2012，65（6）：476-482.

[32] WIEGAND J，HASENCLEVER D，TILLMANN H L.Should treatment of hepatitis B depend on hepatitis B virus genotypes？A hypothesis generated from an explorative analysis of published evidence[J].Antivir Ther，2008，13（2）：211-220.

[33] NI Y H，CHANG M H，WANG K J，et al.Clinical relevance of hepatitis B virus genotype in children with chronic infection and hepatocellular carcinoma[J].Gastroenterology，2004，127（6）：1733-1738.

[34] CHU C J，HUSSAIN M，LOK A S.Hepatitis B virus genotype B is associated with earlier HBeAg seroconversion compared with hepatitis B virus genotype C[J].Gastroenterology，2002，122（7）：1756-1762.

[35] WATANABE K，TAKAHASHI T，TAKAHASHI S，et al.Comparative study of genotype B and C hepatitis B virus-induced chronic hepatitis in relation to the basic core promoter and precore mutations[J].J Gastroenterol Hepatol，2005，20（3）：441-449.

[36] EASL-ALEH Clinical Practice Guidelines：Non-invasive tests for evaluation of liver disease severity and prognosis[J].J Hepatol，2015，63（1）：237-264.

[37] 瞬时弹性成像技术诊断肝纤维化专家共识（2018 年更新版）[J].中华肝脏病杂志，2019（03）：182-191.

[38] LIANG X E，ZHONG C，HUANG L，et al.Optimization of hepatitis B cirrhosis detection by stepwise application of transient elastography and routine biomarkers[J].J Gastroenterol Hepatol，2017，32（2）：459-465.

[39] SCOTT D R，LEVY M T.Liver transient elastography（Fibroscan）：a place in the management algorithms of chronic viral hepatitis[J].Antivir Ther，2010，15（1）：1-11.

[40] WU Z，DONG X，WANG G，et al.Clinical noninvasive markers for antiviral therapy decision in

chronic hepatitis B with alanine aminotransferase less than two times upper limit of normal[J].J Viral Hepat，2019，26（2）：287-296.

[41] FETZER D T，RODGERS S K，SEOW J H，et al.Ultrasound evaluation in patients at risk for hepatocellular carcinoma[J].Radiol Clin North Am，2019，57（3）：563-583.

[42] ELSAYES K M，KIELAR A Z，CHERNYAK V，et al.LI-RADS：a conceptual and historical review from its beginning to its recent integration into AASLD clinical practice guidance[J].J Hepatocell Carcinoma，2019，6：49-69.

[43] SOI V，DAIFI C，YEE J，et al.Pathophysiology and treatment of hepatitis B and C infections in patients with end-stage renal disease[J].Adv Chronic Kidney Dis，2019，26（1）：41-50.

[44] ASAN A，DEMIRHAN H，SORKUN H Ç，et al.Factors affecting responsiveness to hepatitis B immunization in dialysis patients[J].Int Urol Nephrol，2017，49（10）：1845-1850.

[45] 慢性乙型肝炎防治指南（2019年版）[J].中华临床感染病杂志，2019（06）：401-428.

[46] SUZUKI K，SUDA G，YAMAMOTO Y，et al.Entecavir treatment of hepatitis B virus-infected patients with severe renal impairment and those on hemodialysis[J].Hepatol Res，2019，49（11）：1294-1304.

[47] HOU J L，ZHAO W，LEE C，et al.Outcomes of long-term treatment of chronic HBV infection with entecavir or other agents from a randomized trial in 24 countries[J].Clin Gastroenterol Hepatol，2020，18（2）：457-467.e21.

[48] CHANG T T，GISH R G，DE MAN R，et al.A comparison of entecavir and lamivudine for HBeAg-positive chronic hepatitis B[J].N Engl J Med，2006，354（10）：1001-1010.

[49] CHANG T T，LAI C L，KEW YOON S，et al.Entecavir treatment for up to 5 years in patients with hepatitis B e antigen-positive chronic hepatitis B[J].Hepatology，2010，51（2）：422-430.

[50] CHANG T T，LIAW Y F，WU S S，et al.Long-term entecavir therapy results in the reversal of fibrosis/cirrhosis and continued histological improvement in patients with chronic hepatitis B[J].Hepatology，2010，52（3）：886-893.

[51] XU Y，ZHANG Y G，WANG X，et al.Long-term antiviral efficacy of entecavir and liver histology improvement in Chinese patients with hepatitis B virus-related cirrhosis[J].World J Gastroenterol，2015，21（25）：7869-7876.

[52] SU T H，HU T H，CHEN C Y，et al.Four-year entecavir therapy reduces hepatocellular carcinoma，cirrhotic events and mortality in chronic hepatitis B patients[J].Liver Int，2016，36（12）：1755-1764.

[53] AGARWAL K，BRUNETTO M，SETO W K，et al.96 weeks treatment of tenofovir alafenamide vs.tenofovir disoproxil fumarate for hepatitis B virus infection[J].J Hepatol，2018，68（4）：672-681.

[54] GROSSI G，LOGLIO A，FACCHETTI F，et al.Tenofovir alafenamide as a rescue therapy in a patient with HBV-cirrhosis with a history of Fanconi syndrome and multidrug resistance[J].J Hepatol，2017 Sep 21；S0168-8278（17）32260-2.

[55] 赵娜,陈杰.慢性肾脏病患者的乙肝抗病毒治疗[J].医学理论与实践,2016,29(13):1706-1708.

[56] 王林,卢玮,高玉华,等.安络化纤丸对肝纤维化大鼠肝组织基质金属蛋白酶及其抑制物表达的影响[J].中华肝脏病杂志,2019（04）：267-273.

[57] 苗亮,杨婉娜,董晓琴,等.安络化纤丸联合恩替卡韦治疗可显著提高慢性乙型肝炎病毒感染者肝纤维化的改善率[J].中华肝脏病杂志,2019（07）：521-526.

[58] 陈文佳，毛霞，郭晓东，等.从网络视角探讨复方鳖甲软肝片的抗肝癌潜能及其组方功效配伍特点[J].中国实验方剂学杂志，2020，26（24）：11-22.

[59] 辛鑫，蔡蓓玉，陈成，等.扶正化瘀胶囊对非酒精性脂肪性肝纤维化小鼠的影响[J].中国实验方剂学杂志，2021，27（06）：37-45.

[60] 刘雪冰，吴玉潇，刘谢，等.扶正化瘀胶囊对肝纤维化患者细胞因子的调控作用[J].中西医结合肝病杂志，2020，30（04）：367-371.

[61] 孟培培，刘尧，周梅月，等.抗肝纤维化中成药预防酒精性肝病相关肾功能减退的疗效评价[J].临床肝胆病杂志，2020，36（09）：2030-2034.

[62] 蒋景华，杨燕茹，汪艳艳，等.居家患者腹膜透析产生的医疗废物处置现况调查与对策探讨[J].中华医院感染学杂志，2019，29（18）：2877-2880.

[63] 王冬雨，张雪雪.乙型肝炎肝硬化患者血清与腹水乙型肝炎病毒脱氧核糖核酸水平的相关性研究[J].循证护理，2017，3（02）：186-187.

于万有　张叶凡（撰写）　李　谦（审校）

第四节　丙型肝炎病毒感染

一、概述

丙型肝炎呈全球性流行，不同性别、年龄、种族人群均对丙型肝炎病毒（Hepatitis C Virus，HCV）易感。据世界卫生组织估计，2019年有150万[130万～180万]新感染丙型肝炎病毒的人，全球有5800万[4600万～7600万]慢性丙型肝炎病毒感染者，一般人群中的丙型肝炎的感染率为0.8%[0.6%～1.0%]，有29万[23万～58万]人死于与丙型肝炎相关的原因。我国HCV感染者约760万，其中需要治疗的慢性HCV感染者400万～500万，每年通过全国传染病报告系统报告的丙型病毒性肝炎病例20万例。对全国哨点医院2017—2019年16241例丙型病毒性肝炎病例的调查发现，仅53.59%的患者确诊，确诊病例中99.31%为慢性感染，35.78%已经发生显著肝纤维化（FIB-4＞3.25），仅8.69%的患者接受抗病毒治疗；二级医院的确诊率和抗病毒治疗率（分别为26.27%、2.13%）均低于三级医院（分别为62.48%、10.83%）。2016年对8所三级甲等医院住院患者进行抗-HCV检测，最终467008例非肝病相关科室患者纳入研究，抗-HCV阳性率0.88%。

李新芳等对1996—2016年国内发生的HCV感染暴发事件进行回顾性分析，共检索到HCV感染暴发事件17起，其中因血液透析导致者10起，占检索到的HCV感染暴发事件的58.82%，另外7起中有3起是由不安全注射导致（见表3-53）。

表 3-53　近年（2008—2019 年）血液透析中心 HCV 院内感染情况

序号	时间	地区	同期透析例数	感染例数
01	2008 年	江苏省**医院	110	20
02	2009 年	山西省**医院	47	20
03	2009 年	甘肃省**医院	34	14
04	2009 年	安徽省六安市霍山县	70	19
05	2010 年	安徽省**医院	77	39
06	2010 年	云南省大理州医院	109	64
07	2010 年	安徽省**医院	73	16
08	2010 年	内蒙古**保健院	60	10
09	2011 年	河南省**医院	60	19
10	2013 年	安徽省**医院	74	22
11	2016 年	陕西省**医院	78	39
12	2019 年	江苏省**医院	161	69

表 3-54　2008—2019 年中美两国血液透析中心 HCV 院内感染情况对比

国家	暴发事件总数（起）	涉及区域	同期透析例数	感染例数	感染率（%）	次平均感染人数	>3 例事件数（起）
中国	12	8 个省或自治区	940	348	37.02	29.00	12
美国	22	9 个州	3134	104	3.32	4.73	7

　　2008 年，KDIGO（Kidney Disease：Improving Global Outcome）首次发布《慢性肾脏病中丙型肝炎预防、诊断、评价和治疗指南》，在直接抗病毒药物（Direct-Acting Antiviral Agent，DAA）出现后的 2018 年，又更新了指南中血液透析患者 HCV 感染的相关内容，基于此，国外多个相关组织指南或共识均有更新。我国也相继颁布了中国病毒性肝炎防治规划（2017—2020 年）、慢性肾脏病合并丙型肝炎病毒感染诊断及治疗的专家共识、丙型肝炎防治指南，对指导丙型肝炎的治疗发挥了重要作用。

二、病原学及流行病学

1.病原学

　　丙肝病毒属于黄病毒科肝炎病毒属，其基因组为单股正链 RNA，由约 $9.6×10^3$ 个核苷酸组成。RNA 基因组含有一个开放阅读框（Open Reading Frame，ORF），编码 10 余种结构和非结构（Non-Structural，NS）蛋白（NS2、NS3、NS4A、NS4B、NS5A 和 NS5B），NS3/4A、NS5A 和 NS5B 是目前 DAA 的主要靶位。HCV 基因易变异，目前可至少分为 6 个基因型及多个亚型，按照国际通行的方法，以阿拉伯数字表示 HCV 基因型，以小写的英文字母表示基因亚型（如 1a、2b、3c 等）。

　　丙肝病毒抵抗力：HCV 对有机溶剂敏感，10%氯仿可杀灭 HCV；煮沸、紫外线照射等亦可使 HCV 灭活；血清经 60℃10h 或 1∶1000 福尔马林 37℃ 6h 可使 HCV 传染性丧失；血制品中的 HCV 可用干热 80℃ 72h 或加变性剂使之灭活。

2.流行病学

　　丙型肝炎呈全球性流行，所有人群普遍易感。2010 年任南等对全国血液透析患者

HCV 感染现况调查发现，血液透析患者抗-HCV 阳性率 7.01%，而首次血液透析前阳性率为 5.04%。有报道显示 PD 患者中抗-HCV 患病率为 8.6%。在大多数国家，PD 患者中HCV 感染的流行率低于 HD 患者，在 PD 治疗期间血清转化为 HCV 是罕见的事件。在我国，HCV 感染呈北方高于南方，感染阳性率随年龄增长而上升，男女间差异无统计学意义。HCV 基因 1b 和 2a 型在我国较为常见，其中以 1b 型为主，约占 56.8%；其次为 2 型和 3 型，基因 4 型和 5 型非常少见，6 型相对较少。

（1）传染源：急、慢性患者及无症状病毒携带者。急性患者起病前两周有传染性，起病后血中 HCV RNA 阳性代表有传染性。由于 HCV 在血中浓度很低，因此即使 HCV RNA 阴性仍不能排除有传染性，抗-HCV 阴性，亦不能排除有传染性，这就是为什么不能完全防止输血后丙型肝炎的发生。

（2）传播途径：HCV 主要经血液传播，途径包括：①经输血和血制品、单采血浆回输血细胞传播。②经破损的皮肤和黏膜传播。包括使用非一次性注射器和针头、未经严格消毒的牙科器械、内镜、侵袭性操作和针刺等。共用剃须刀、共用牙刷、修足、文身和穿耳环孔等也是 HCV 潜在的经血传播方式。静脉药瘾共用注射器和不安全注射是目前新发感染最主要的传播方式。③经性接触传播。④经母婴垂直传播。

HCV RNA 高载量可能增加传播的危险性。拥抱、打喷嚏、咳嗽、食物、饮水、共用餐具和水杯、无皮肤破损及其他无血液暴露的接触一般不传播 HCV。

有关腹膜透析患者感染 HCV 后透析液有无传染性存在争议。Garcia 研究认为丙型肝炎患者腹膜透析废液中可以检测到 HCV RNA。Krautzig 等研究显示 5 例血清 HCV RNA 阳性的腹膜透析患者，检测其 3 次非同日的透析液，其中 4 例至少有 1 次为 HCV RNA 阳性，而且在室温下保存 24h 后仍为阳性。Caramelo 等报道 5 例 CAPD 患者，腹膜透析液的 PCR 均为 HCV RNA 阴性。Castelnovo 等既未在隔夜的透析液中检测到，也未在留腹 4h 的透析液中检测到 HCV RNA，而隔夜透析液浓缩 100 倍后均检测出 HCV-RNA，由于腹膜透析液中病毒颗粒的浓度极低，低于目前大多数 PCR 检测灵敏度，故常呈现阴性结果。

（3）易感人群：人类对 HCV 普遍易感，而且不同株、不同型之间无交叉免疫，抗-HCV 抗体是非保护性抗体，HCV 感染的母亲所生婴儿感染率高。

三、丙型肝炎病毒感染的临床特征

1.疾病过程

暴露于 HCV 后 1～3 周，在外周血可检测到 HCV RNA。急性 HCV 感染者出现临床症状时，仅 50%～70%抗-HCV 阳性，3 个月后约 90%患者抗-HCV 阳转。大约最高 45%的急性 HCV 感染者可自发清除病毒，多数发生于出现症状后的 12 周内。病毒血症持续 6 个月仍未清除者为慢性 HCV 感染，急性丙型肝炎慢性化率为 55%～85%。病毒清除后，抗-HCV 仍可阳性。

HCV 感染进展多缓慢，感染后 20 年，肝硬化发生率儿童和年轻女性为 2%～4%，中年因输血感染者为 18%～30%，单采血浆回输血细胞感染者为 1.4%～10.0%，一般人群为 5%～15%。感染 HCV 时年龄在 40 岁以上、男性、合并糖尿病、嗜酒（50g/d 乙醇以上）、合并感染乙型肝炎病毒（Hepatitis B Virus，HBV）、合并感染艾滋病病毒（Human

Immunodeficiency Virus，HIV）并导致免疫功能低下者可加速疾病进展。HCV 相关肝细胞癌（Hepatocellular Carcinoma，HCC）发生率在感染 30 年后为 1%～3%，主要见于进展期肝纤维化或肝硬化患者，一旦发展成为肝硬化，HCC 的年发生率为 2%～4%。上述促进丙型肝炎疾病进展的因素均可促进 HCC 的发生。输血后丙型肝炎患者的 HCC 发生率相对较高。

肝硬化和 HCC 是慢性丙型肝炎患者的主要死因。肝硬化失代偿年发生率为 3%～4%。一旦发生肝硬化，10 年生存率约为 80%；如出现失代偿，10 年生存率仅为 25%。HCC 在诊断后的第 1 年，死亡的可能性为 33%。

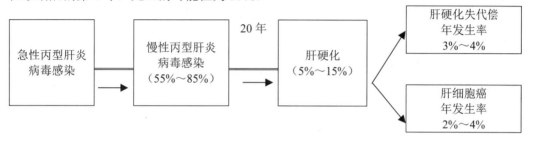

图 3-18　丙型肝炎自然史

2.临床诊断

（1）急性丙型肝炎：潜伏期：45～160 天，平均 50 天。

可有全身乏力、食欲减退、恶心和右季肋部疼痛等，少数伴低热，轻度肝大，部分患者可出现脾肿大，血清 ALT 轻中度升高，少数患者可出现黄疸，多数患者无明显症状，表现为隐匿性感染。

（2）慢性丙型肝炎：HCV 感染超过 6 个月，或有 6 个月以前的流行病学史，常无明显症状，仅化验检查发现 ALT 或 AST 升高，也可出现全身乏力、食欲减退、尿黄如浓茶水色等表现，并可出现肝外临床表现，包括类风湿性关节炎、眼口干燥综合征、扁平苔藓、肾小球肾炎、混合型冷球蛋白血症、B 细胞淋巴瘤和迟发性皮肤卟啉症等，肝外临床表现或综合征可能是机体异常免疫应答所致。进展为肝硬化或肝癌时可有相应临床表现。

（3）血液透析患者丙肝病毒感染特点：有研究显示透析患者感染 HCV 的临床表现与非血透者无明显差异，急性 HCV 感染的体征或症状很少被发现，大多数 HD 患者感染 HCV 后呈慢性化过程，HCV RNA 阳性者有 12%～31%，丙肝病毒抗体阳性者有 4%～67%，可以见到血清 ALT 水平升高，部分仅表现为血清转氨酶 AST 和 ALT 的波动。HD 患者的血清转氨酶活性低于非尿毒症人群，即使是 HD 的丙肝患者其转氨酶仍有可能处于正常范围。透析患者患慢性丙肝时其活动性与进展更加缓慢，可能是透析患者免疫功能低下，炎症反应的水平较弱，减少了肝细胞的损伤。因此高危人群中 HCV 感染的筛查非常必要，尤其是血液透析患者。

（4）腹膜透析患者丙肝病毒感染特点：腹膜透析患者 HCV 感染后常无任何症状，通常是在常规检查肝功能时发现转氨酶异常。然而仅 27%～63% 的抗-HCV 阳性腹膜透析患者中血清转氨酶升高，尤其是 ALT 升高。尽管大部分抗-HCV 阳性腹膜透析患者血清 ALT 水平逐渐降至正常，但是病毒血症却持续存在。转氨酶升高与组织学改变的关系在抗-HCV 阳性患者中并不一致。

3.HCV 对肾脏的影响

HCV 感染可致慢性肾损伤，而慢性丙型肝炎患者合并肾脏疾病会加速其进入 ESRD 甚至需要血液透析及肾移植的进程，HCV 感染还会影响肾移植患者的移植物存活率，甚至在肾移植期间加剧肝损害。慢性丙型肝炎患者的肾脏疾病发生率比普通人群高 27%，发生 ESRD 的风险是正常人的 5 倍。HCV 致肾损伤的机制目前尚未明确，可能有以下几个方面：①HCV 相关混合型冷球蛋白血症沉积在肾小球基底膜导致肾脏损害。②肾细胞对 HCV 的易感性，HCV 几乎可以感染所有类型的肾细胞，可直接在肾组织内复制形成的抗原-抗体免疫复合物直接损伤肾小管。③HCV 还可能通过非免疫途径（如氧化应激、细胞炎性因子、外周胰岛素抵抗等）加重肾损伤从而促进肾脏疾病进展。一般情况下急性丙型肝炎不会引起肾损伤，慢性丙型肝炎才会引起肾损伤。基于以上原理，在抗病毒治疗的基础上，在一些肾脏受累更严重的病例，如肾病综合征或 AKI，也应使用免疫抑制剂治疗。利妥昔单抗或环磷酰胺加皮质类固醇仍然是最常见的选择，对那些有生命危险的患者还可行治疗性血浆交换。

四、实验室检查

1.HCV 血清学检测

抗-HCV 检测（化学发光免疫分析法或者酶联免疫吸附法）可用于 HCV 感染者的筛查。对于抗-HCV 阳性者，应进一步检测 HCV RNA，以确定是否为现症感染。一些自身免疫性疾病患者可出现抗-HCV 假阳性；血液透析和免疫功能缺陷或合并 HIV 感染者可出现抗-HCV 假阴性；急性丙型肝炎患者可因为处于窗口期出现抗-HCV 阴性。因此，HCV RNA 检测有助于确诊这些患者是否存在 HCV 感染。HCV 核心抗原是 HCV 复制的标志物，在 HCV RNA 无法检测时，它可替代 HCV RNA 用于诊断急性或慢性 HCV 感染。

2.HCV RNA、基因型和变异检测

HCV RNA 定量检测适用于 HCV 现症感染的确认、抗病毒治疗前基线病毒载量分析，以及治疗结束后的应答评估。采用基因型特异性 DAA 方案治疗的感染者，需要先检测基因型。

表 3-55　抗-HCV 与 HCV RNA 检测结果的临床意义

抗-HCV	HCV RNA	临床意义
-	-	未感染 HCV
-	+	1.急性感染、血清学阴性窗口期；2.免疫抑制患者 HCV 感染；3.HCV 感染时抗-HCV 假阴性
+	+	急性或慢性 HCV 感染
+	-	既往有 HCV 感染，自发清除病毒或经治疗已痊愈

注：-表示检测结果为阴性；+表示检测结果为阳性。

3.影像学、病理学诊断

常用的影像学诊断方法包括腹部超声（Ultrasound，US）检查、计算机断层扫描成像（Computed Tomography，CT）和磁共振成像（Nuclear Magnetic Resonance Imaging，MRI）等，主要目的是监测慢性 HCV 感染肝硬化疾病进展情况，发现占位性病变和鉴别其性质，尤其是监测和诊断 HCC；瞬时弹性成像（Transient Elastography，TE）能够比较准确地识别进展期肝纤维化及早期肝硬化，与肝纤维化 4 因子指数、细胞外基质成分等联合使用可提高诊断效能；肝穿刺活组织检查可提示肝脏炎症和纤维化程度，发现早期、静止或尚在代偿期的肝硬化，评判慢性肝炎病情、预后，同时还有助于多种肝脏疾病如病毒性肝炎、脂肪肝、肝癌、自身免疫性肝炎、黄疸等诊断和鉴别诊断。

五、处理措施

1.抗病毒治疗

（1）目标：清除 HCV，获得治愈，清除或减轻 HCV 相关肝损害和肝外表现，逆转肝纤维化，阻止进展为肝硬化、失代偿期肝硬化、肝衰竭或 HCC，提高患者的长期生存率，改善患者的生活质量，预防 HCV 传播。其中进展期肝纤维化及肝硬化患者 HCV 的清除可降低肝硬化失代偿的发生率，可降低但不能完全避免 HCC 的发生，需长期监测 HCC 的发生情况；Child-Pugh 评分 A 和 B 级的肝硬化患者 HCV 的清除有可能延缓或降低肝移植的需求，对该部分患者中长期生存率的影响需进一步研究；肝移植患者移植前抗病毒治疗可改善移植前的肝功能及预防移植后再感染，移植后抗病毒治疗可提高生存率。

（2）终点：定义为抗病毒治疗结束后 12 或 24 周，采用敏感检测方法（检测下限≤15IU/mL）检测血清或血浆 HCV RNA 检测不到[12 周或 24 周持续病毒学应答（Sustained Virological Response，SVR）（SVR12/24）]。

丙型肝炎患者进行抗病毒治疗前，需评估肝脏疾病的严重程度、肾脏功能、HCV RNA 水平、HCV 基因型、HBsAg、合并疾病以及合并用药情况。

（3）治疗方案：随着 DAA 的出现，目前分为泛基因型方案、基因型特异性方案、含聚乙二醇干扰素α的方案 3 种。

优先推荐无干扰素的泛基因型方案，其在已知主要基因型和主要基因亚型的 HCV 感染者中都能达到 90%以上的 SVR，并且在多个不同临床特点的人群中方案统一，药物相互作用较少，除了失代偿期肝硬化、DAA 治疗失败等少数特殊人群以外，也不需要联合利巴韦林（Ribavirin，RBV）治疗。因此，泛基因型方案的应用可以减少治疗前的检测和治疗中的监测，也更加适合于在基层对慢性 HCV 感染者实施治疗和管理。但是，泛基因型方案不是全基因型方案，对于少数未经过 DAA 临床试验，或者已有的临床试验未获得 90%以上 SVR 的基因亚型和耐药相关替代突变（Resistance-Associated Substitution，RAS）的感染者中，还需要规范的临床试验来确定合适的治疗方案。常用抗病毒药物及用法见表 3-56，不同基因分型、不同纤维化程度及是否存在肝硬化治疗方案不同，常用治疗方案见表 3-57、表 3-58。

表 3-56　丙型肝炎直接抗病毒药物的分类

类型	药品	规格	使用剂量
泛基因型			
NS5A 抑制剂	达拉他韦（Daclatasvir）	30 或 60mg，片剂）	1 片，1 次/d（早上服用）
NS5B 聚合酶核苷类似物抑制剂	索磷布韦（Sofosbuvir）	400mg，片剂	1 片，1 次/d（随食物服用）
NS5B 聚合酶核苷类似物抑制剂/NS5A 抑制剂	索磷布韦/维帕他韦（Sofosbuvir/Velpatasvir）	400mg 索磷布韦和 100mg 维帕他韦，片剂	1 片，1 次
NS3/4A 蛋白酶抑制剂/NS5A 抑制剂	格卡瑞韦/哌仑他韦（Glecaprevir/Pibrentasvir）	100mg 格卡瑞韦和 40mg 哌仑他韦，片剂	3 片，1 次/d（随食物服用）
NS5B 聚合酶核苷类似物抑制剂/NS5A 抑制剂/NS3/4A 蛋白酶抑制剂	索磷布韦/维帕他韦/伏西瑞韦（Sofosbuvir/Velpatasvir/Voxilaprevir）	400mg 索磷布韦和 100mg 维帕他韦及 100mg 伏西瑞韦，片剂	1 片，1 次/d
NS5A 抑制剂	可洛派韦（Coblopasvir）	60mg，胶囊	1 粒，1 次/d（早上服用）
NS5A 抑制剂	拉维达韦（Ravidasvir）	200mg，片剂	1 片，1 次/d（早上服用）
基因型特异性或者多基因型			
NS3/4A 蛋白酶抑制剂	阿舒瑞韦（Asunaprevir）	100mg，软胶囊	1 粒，2 次/d（早晚服用）
NS3/4A 蛋白酶抑制剂/NS5A 抑制剂/细胞色素 P4503A4 酶强力抑制剂	帕立瑞韦/利托那韦/奥比他韦（Paritaprevir/Ritonavir/Ombitasvir）	75mg 帕立瑞韦，12.5mg 奥比他韦，50mg 利托那韦，片剂	2 片，1 次/d（随食物服用）
NS5A 抑制剂/NS3/4A 蛋白酶抑制剂	艾尔巴韦/格拉瑞韦（Elbasvir/Grazoprevir）	50mg 艾尔巴韦和 100mg 格拉瑞韦，片剂	1 片，1 次
NS3/4A 蛋白酶抑制剂/细胞色素 P4503A4 酶强力抑制剂	达诺瑞韦/利托那韦（Danoprevir/Ritonavir）	100mg 达诺瑞韦，100mg 利托那韦，片剂	1 片，2 次（早晚服用）
NS5A 抑制剂	依米他韦（Yimitasvir）	100mg，依米他韦胶囊 1 粒，	1 次/d
NS5A 抑制剂/NS5B 聚合酶核苷类似物抑制剂	来迪派韦/索磷布韦（Ledipasvir/Sofosbuvir）	90mg 来迪派韦，400mg 索磷布韦，片剂	1 片，1 次/d
NS5B 聚合酶非核苷类似物抑制剂	达塞布韦（Dasabuvir）	250mg，片剂	1 片，2 次/d（早晚随食物服用）

表 3-57　初治或 PRS 经治的无肝硬化丙型肝炎病毒感染者治疗方案

基因型	既往治疗	SOF/VEL	GLE/PIB	SOF/VEL/VOX	SOF/LDV	GZR/EBR	OBV/PTV/r+DSV
基因 1a 型	初治	12 周	8 周	不推荐	12 周	12 周	不推荐
	经治	12 周	8 周	不推荐	12 周+RBV/24 周	16 周+RBV	不推荐
基因 1b 型	初治	12 周	8 周	不推荐	8 周/12 周	12 周	8 周（F0～F2），12 周（F3）
	经治	12 周	8 周	不推荐	12 周	12 周	12 周
基因 2 型	初治	12 周	8 周	不推荐	12 周	不推荐	不推荐
	经治	12 周	8 周	不推荐	12 周	不推荐	不推荐
基因 3 型	初治	12 周	8 周	不推荐	不推荐	不推荐	不推荐
	经治	12 周	16 周	不推荐	不推荐	不推荐	不推荐
基因 4 型	初治	12 周	8 周	不推荐	12 周	12 周	不推荐
	经治	12 周	8 周	不推荐	不推荐	16 周+RBV	不推荐
基因 5 型	初治	12 周	8 周	不推荐	12 周	不推荐	不推荐
	经治	12 周	8 周	不推荐	不推荐	不推荐	不推荐
基因 6 型	初治	12 周	8 周	不推荐	12 周	不推荐	不推荐
	经治	12 周	8 周	不推荐	不推荐	不推荐	不推荐

表 3-58　初治或 PRS 经治的代偿期肝硬化丙型肝炎病毒感染者治疗方案

基因型	既往治疗	SOF/VEL	GLE/PIB	SOF/VEL/VOX	SOF/LDV	GZR/EBR	OBV/PTV/r+DSV
基因 1a 型	初治	12 周	8 周	不推荐	12 周	12 周	不推荐
	经治	12 周	8 周	不推荐	12 周+RBV/24 周	16 周+RBV	不推荐
基因 1b 型	初治	12 周	8 周	不推荐	8 周/12 周	12 周	8 周（F0～F2），12 周（F3）
	经治	12 周	8 周	不推荐	12 周	12 周	12 周
基因 2 型	初治	12 周	8 周	不推荐	12 周	不推荐	不推荐
	经治	12 周	8 周	不推荐	12 周	不推荐	不推荐
基因 3 型	初治	12 周	8 周	不推荐	不推荐	不推荐	不推荐
	经治	12 周	16 周	不推荐	不推荐	不推荐	不推荐
基因 4 型	初治	12 周	8 周	不推荐	12 周	12 周	不推荐
	经治	12 周	8 周	不推荐	不推荐	16 周+RBV	不推荐
基因 5 型	初治	12 周	8 周	不推荐	12 周	不推荐	不推荐
	经治	12 周	8 周	不推荐	不推荐	不推荐	不推荐
基因 6 型	初治	12 周	8 周	不推荐	12 周	不推荐	不推荐
	经治	12 周	8 周	不推荐	不推荐	不推荐	不推荐

注：PRS，聚乙二醇干扰素α联合利巴韦林或索磷布韦；SOF，索磷布韦；VEL，维帕他韦；GLE，格卡瑞韦；PIB，哌仑他韦；VOX，伏西瑞韦；LDV，来迪派韦；GZR，格拉瑞韦；EBR，艾尔巴韦；OBV，奥比他韦；PTV，帕立瑞韦；r，利托那韦；DSV，达塞布韦；RBV，利巴韦林。

2.透析患者 HCV 感染的治疗

CKD 患者 HCV 感染的抗病毒治疗选择主要依据 CKD 患者 eGFR 的分期。与一般人群一样，对于大多数 CKD 患者，DAA 治疗的获益超过潜在的危害。但是一些患者的预计生存期可能不足以获益于抗病毒治疗（例如转移性癌症）。考虑到预测的不准确性，以及个体化治疗决定的需要，KDIGO 无法具体规定最低预期寿命是否作为抗病毒治疗的依据。而国内 2019 年指南则指出 CKD 合并 HCV 感染者经 DAAs 治疗获得 SVR 后，患者临床获益明显，肝病进展延缓或者阻断，肾病进展也将延缓，甚至其他系统的疾病发生风险降低。因此，推荐所有合并 HCV 感染的 CKD 患者，均应立即接受抗病毒治疗。同时指出，NS3/4A 蛋白酶抑制剂、NS5A 抑制剂和 NS5B 非核苷聚合酶抑制剂，这三类中大部分药物主要经过肝脏代谢，可用于 CKD 患者，例如艾尔巴韦（Elbasvir，EBR）/格拉瑞韦（Grazoprevir，GZR）、格卡瑞韦（Glecaprevir，GLE）/哌仑他韦（Pibrentasvir，PIB）、阿舒瑞韦（Asunaprevir，ASV）联合达拉他韦（Daclatasvirin，DCV）、奥比帕利（奥比他韦，Ombitasvir/帕立瑞韦，Paritaprevir /利托他韦，OBV/PTV/r）联合达塞布韦（Dasabuvir，DSV）等。特意强调，NS5B 核苷聚合酶抑制剂[索磷布韦（Sofosbuvir，SOF）]主要代谢产物 GS-331007 的主要消除途径是肾清除。由于肾脏清除率降低，导致干扰素暴露时间延长，干扰素治疗在 CKD G4～G5 期患者中往往耐受性差，利巴韦林也与严重的不良事件相关，DAA 有效率高、耐受性良好，且一些方案在 CKD 患者不需要减少剂量，因此 CKD 患者应避免应用干扰素，终末期 CKD 患者尽量减少利巴韦林的使用。

国内外两份指南均推荐 CKD 患者使用无干扰素的 DAAs 治疗方案。且对于 CKD1～3b 期患者[eGFR≥30mL/min/1.73m²]，DAAs 的选择无特殊，与没有 CKD 的患者一致。对于 CKD4～5 期[eGFR<30mL/min⁻¹/1.73m²]和 CKD5D 期（透析）患者，国内指南建议根据基因型选择无 RBV、不含 SOF 的 DAAs 治疗方案，例如 PIB/GLE（泛基因型），或者 EBR/GZR（基因 1、4 型），以及其他选择：OBV/PTV/r 联合 DSV（基因 1 型），ASV/DCV（基因 1b 型，ASV 用于未透析的 CKD4～5 期患者时剂量减半），而 KDIGO 方案则在替代方案中可慎重选择利巴韦林，以及 1a 型可替代方案含 DCV/ASV 详见（表3-59，3-60）

表 3-59　严重肾功能不全（CKD4-5）患者推荐 HCV 治疗方案

分期	基因型	推荐方案	可选方案
CKD4-5（eGFR/<30mL/min/1.73m²）包括血液透析或腹膜透析患者	1a	格拉瑞韦/艾尔巴韦 格卡瑞韦/哌仑他韦	奥比帕利/达塞布韦
	1b	格拉瑞韦/艾尔巴韦 格卡瑞韦/哌仑他韦	奥比帕利/达塞布韦 阿舒瑞韦/达拉他韦
	2，3	格卡瑞韦/哌仑他韦	
	4	格拉瑞韦/艾尔巴韦 格卡瑞韦/哌仑他韦	
	5，6	格卡瑞韦/哌仑他韦	

表 3-60　不同 HCV 基因型 CKD 患者和 KTR 推荐的 DAAs 治疗方案（KDIGO 意见）

分期	基因型	推荐药物	替代方案
CKD G4-G5（eGFR＜30mL/min/1.73m²）包括 HD，KTR	1a	格拉瑞韦/艾尔巴韦	（奥比他韦/帕立瑞韦/利托那韦+达塞布韦钠）+利巴韦林
		格卡瑞韦/哌仑他韦	达拉他韦/阿舒瑞韦
	1b	格拉瑞韦/艾尔巴韦	（奥比他韦/帕立瑞韦/利托那韦+达塞布韦钠）
		格卡瑞韦/哌仑他韦	达拉他韦/阿舒瑞韦
	2，3	格卡瑞韦/哌仑他韦	
	4	格拉瑞韦/艾尔巴韦	
		格卡瑞韦/哌仑他韦	
	5，6	格卡瑞韦/哌仑他韦	
CKD G5 PD		N/A（建议参考 HD 患者推荐意见）	
KTR（eGFR≥30mL/min/1.73m²）	1a	索磷布韦和雷迪帕维、达拉他韦或西美瑞韦	索磷布韦/利巴韦林
		格卡瑞韦/哌仑他韦	
	1b	索磷布韦和雷迪帕维、达拉他韦或西美瑞韦	
		格卡瑞韦/哌仑他韦	
	2，3，5，6	格卡瑞韦/哌仑他韦	索磷布韦/达拉他韦/利巴韦林
	4	索磷布韦和雷迪帕维、达拉他韦或西美瑞韦	
		格卡瑞韦/哌仑他韦	

注：所有这些方案的治疗时间通常为 12 周，但应结合美国肝脏疾病研究协会或欧洲肝病研究协会最新指导方案。CKD 为慢性肾脏疾病；KTR 为肾移植受者；eGFR 为肾小球滤过率估算值；HD 为血液透析；PD 为腹膜透析；N/A 为无数据/证据。

在指南中，eGFR 低于 30mL/min/1.73m² 的肾功能不全患者应尽量避免应用包含 SOF 的治疗组合。失代偿期肝硬化兼肾功能严重损伤患者，可谨慎使用含 SOF 方案。但是，常有透析患者因合并肝损伤或存在合并用药禁忌，不得不接受基于 SOF 的方案进行抗病毒治疗，因而数据得以不断积累；近年来临床试验系统地评估了复方制剂 SOF/维帕他韦（Velpatasvir，VEL）和来迪派韦（Ledipasvir，LDV）/SOF 在透析患者中的疗效和安全性，结果显示这两种方案的 SVR12 率基本在 90% 以上，与肾功能正常者无显著差异，同时，透析患者对 SOF 耐受性良好，因不良事件停药比例低，因此基于 SOF 的方案于合并 ESRD 行血液透析的 HCV 感染者（包括失代偿期患者）中耐受性良好，可以安全应用于透析患者，且使用时无须调整剂量，为此类难治性丙型肝炎患者，特别是中度及重度肝损伤的患者，提供了更多安全有效的抗病毒治疗选择。

目前很少有抗-HCV 治疗研究纳入 PD 患者，因此没有足够的证据支持 PD 患者的特定 DAA 方案；KDIGO 指南虽然有推荐意见，但没有相关数据。Borgia SM 等对 5 例腹膜透析患者使用相同的方案，在他们的患者中观察到轻微的不良反应，结果治愈率为 95%，且不良反应轻微；2020 年 Yap 等研究了 21 例慢性丙型肝炎患者 DAAs 治疗，包括 7 例腹膜透析患者、9 例血液透析患者、5 例晚期 CKD 但未达到透析标准患者，结果除 1 例腹膜透析患者在治疗期间死于腹膜炎外，其余患者 SVR12 均达到 100%，且随访的 48 周内亦未见明显的不良反应，提示无论血液透析还是腹膜透析均可达到良好疗效且不良反应轻微。

3.丙肝病毒感染患者治疗后的处理

随着 DAA 在临床的应用，大多数慢性 HCV 感染已经可以治愈，关于 HCV 感染治愈后血液透析患者的管理，国家卫生健康委员会办公厅 2019 年下发了《丙型肝炎病毒（HCV RNA）检测结果转阴患者血液透析管理方案》。指出，对于急、慢性丙型肝炎患者，在抗病毒治疗结束后 12 周和 24 周，采用高灵敏度检测试剂检测 HCV RNA 低于下限值（<15IU/mL），为 SVR，即达到治愈标准。自患者 HCV RNA 检测结果首次报告转阴之日起 6 个月内，患者应继续在隔离透析区进行治疗，但应相对固定机位，并在患者每个透析日将其安排在第 1 个进行治疗。透析前需要严格按照透析机说明书要求对透析机进行消毒，对透析单元严格按照医院感染相关要求进行清洁、消毒、更换物品、做好记录。此期间，应监测患者的 HCV RNA，直至达到治愈标准。HCV RNA 转阴 6 个月以上，可安置在非隔离区进行透析，相对固定透析机位，合理安排机位顺序。透析结束后，应严格按要求对透析机与床单位进行清洁与消毒。为监测是否再次感染 HCV，由隔离区转入非隔离区的患者应当每 6 个月检测 1 次 HCV RNA。

4.HCV 感染的肾移植受者抗病毒治疗

①推荐使用基于 DAA 的抗病毒治疗方案；②推荐根据 HCV 基因型（和亚型）、病毒载量、既往治疗史、药物相互作用、eGFR、肝纤维化分期、是否拟行肝移植治疗，以及并存疾病情况，选择相应治疗方案；③避免使用干扰素治疗；④建议治疗前评估基于 DAA 治疗方案的药物与其他正在使用药物（包括肾移植免疫抑制药）的药物相互作用；⑤DAA 治疗期间和治疗后建议监测钙调神经磷酸酶抑制剂血药浓度。

5.其他

保肝、抗纤维化、抗肿瘤等治疗。HCV 感染后导致肝细胞炎症坏死是疾病进展的重要病理生理过程。甘草酸制剂、水飞蓟宾制剂、多不饱和卵磷脂制剂和双环醇等具有抗炎、抗氧化和保护肝细胞等作用，有望减轻肝脏炎症损伤。对肝组织炎症明显或 ALT 水平明显升高的患者，可以酌情使用，但不宜多种联合。抗纤维化治疗多个抗纤维化中药方剂如安络化纤丸、复方鳖甲软肝片、扶正化瘀片等，在动物实验和临床研究中均显示一定的抗纤维化作用，对明显纤维化或肝硬化患者可以酌情选用，但尚需多中心随机对照研究进一步明确其疗程及长期疗效等。

六、预防措施

1.血液透析中心患者 HCV 筛查随访

①血液透析中心患者建议每 6 个月检测 1 次抗 HCV 或者 HCV RNA；②血液透析患者新发 HCV 感染时，应及时上报相关公共卫生管理部门；③有新发 HCV 感染的透析中心，建议对所有患者进行 HCV 感染筛查，并增加 HCV 感染检测频率；④HCV 感染治愈的血液透析患者建议每 6 个月检测 1 次 HCV RNA，以筛查有无再感染；⑤开始到透析中心进行血液透析，或更换透析中心的患者建议检测血清 ALT 水平；⑥血液透析患者建议每月进行 1 次 ALT 水平检测。

2.预防丙型肝炎病毒传播的感染控制措施

①正确的手卫生和手套更换，特别是在接触不同患者之间，进行侵入性操作之前，

接触血液和可能受血液污染的物体表面和/或物品之后；②遵循无菌技术，在清洁区域进行注射药品制备，并遵循正确的注射药品管理流程；③透析中心的物体表面应彻底清洗和消毒，特别是接触频率较高的物品表面；④正确区分清洁与污染用品及设备。应当强调的是，即使没有可见的血液，也可能存在环境表面和设备的血液污染。在报告的血液透析中心丙型肝炎暴发事件中，发现大多数存在感染控制的多重失误，涉及诸如手卫生、手套使用、注射药物处理和环境表面消毒等方面，严格遵守关键的感染控制措施至关重要。

值得注意的是，我国现行的《血液净化标准操作流程》规定，乙型和丙型肝炎患者必须分区分机进行隔离透析，感染病区的机器不能用于非感染患者的治疗，并配备感染患者专门的透析操作用品车；护理人员应相对固定，照顾乙型和丙型肝炎患者的护理人员不能同时照顾非乙型和丙型肝炎患者；感染患者使用的设备和物品如病历、血压计、听诊器、治疗车、机器等应有标识；并且 HBV、HCV、HIV 感染和梅毒患者不得复用透析器。而 KDIGO 推荐意见并不建议 HCV 感染者使用专用透析机，也不建议隔离感染 HCV 的血液透析患者，并认为如果能够遵守标准的感染控制流程，HCV 感染者可以复用透析器。

目前腹膜透析患者大部分采用居家透析，透析废液、使用后的透析袋、消毒用品等从严格定义上讲应属于医疗废物，日本已有家庭医疗废物这一分类，并设立有专门的机构，有专业的护士上门收集，但国内尚无处置规范，透析废液直接排入下水道，其他作为生活垃圾丢弃，甚至作为废品出售。当前有关丙肝患者腹膜透析后透析液有无传染性存在争议，但有实验证实丙型肝炎患者腹膜透析废液中可以检测到 HCV RNA，提示来自 HCV 感染患者腹膜透析液可能成为潜在的感染源，因此，需要相关政府或管理部门通过制定政策来明确腹透废物的处理原则，建立标准化且具有可行性的处置程序并严格落实，减少对环境的污染。

3.HCV 暴露后的处理

《丙型肝炎防治指南（2019 年版）》建议，发生 HCV 意外暴露后，需要立即清洗消毒，并检测外周血抗-HCV 和 HCV RNA，如果均为阴性，则在 1 周后和 2 周后再次检测 HCV RNA，如果 HCV RNA 仍然为阴性，基本可以排除感染；如果 1 周或 2 周后 HCV RNA 阳转，可以再过 12 周观察 HCV RNA 是否可以发生 HCV 自发清除，如果不能自发清除，HCV RNA 仍然阳性，则可启动抗病毒治疗。与之不同的是，在《中国丙型病毒性肝炎医院感染防控指南（2021 年版）》中暴露后应急处理程序为：血液、体液暴露的黏膜应用流动水冲洗，包括眼结膜。如果有锐器伤伤口，暴露发生后，应立即用流动水冲洗暴露的伤口或非完整的皮肤，然后用消毒剂（碘伏或乙醇）对伤口进行消毒。医务人员诊疗操作中发生职业暴露后，如明确暴露源为 HCV 感染者，建议暴露后医务人员按筛查时间进行抗-HCV 和 HCV RNA 检测，一旦 HCV RNA 阳性可以立即使用 DAA 进行抗病毒治疗。医疗操作中发生职业暴露后操作流程及追踪时间如下图。

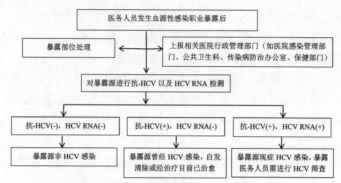

注：因存在再感染不同基因型 HCV 的小概率事件，HCV 意外暴露后，医务人员抗-HCV、HCV RNA 定量阴性者，仍需按照 2～4 周、12 周复查，并进行追踪管理。

步骤 1：暴露源评估

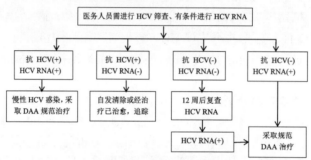

步骤 2：暴露源现症 HCV 感染处置流程

图 3-19 医疗操作中发生职业暴露后处置流程

而与国内建议不同，美国塔夫斯大学医学院的 Winston 等在文章中指出，丙肝病毒暴露后目前不推荐任何药物干预（包括免疫球蛋白 Ig 和/或抗病毒药物）。

参考文献

[1] 丙型肝炎防治指南（2019 年版）[J].中华传染病杂志，2020（01）：9-28.

[2] WHO.Global progress report on HIV，viral hepatitis and sexually transmitted infections[OL]，2021.

[3] HEI F X，YE S D，DING G W，et al.Epidemiological analysis on reported hepatitis C cases in china from 2012 to 2016[J].Biomed Environ Sci，2018，31（10）：773-776.

[4] 丁国伟，庞琳，王晓春，等.2017—2019 年哨点医院丙型肝炎基线特征及治疗现况分析[J].中华肝脏病杂志，2020，28（10）：844-849.

[5] LIU L，XU H，HU Y，et al.Hepatitis C screening in hospitals：find the missing patients[J].Virol J，2019，16（1）：47.

[6] 李新芳，张晓飞，陈燕明，等.从我国 HCV 感染暴发事件探讨 HCV 经血传播感染的风险[J].中国感染控制杂志，2017，16（10）：969-970.

[7] 缪兴全，王超然，曾翠，等.血液透析室丙型肝炎病毒爆发事件的分析与防控[J].中国感染控制杂志，2020，19（12）：1140-1144.

[8] KDIGO clinical practice guidelines for the prevention，diagnosis，evaluation，and treatment of hepatitis C in chronic kidney disease[J].Kidney Int Suppl，2008（109）：S1-99.

[9] KDIGO 2018 Clinical Practice Guideline for the Prevention，Diagnosis，Evaluation，and Treatment of Hepatitis C in Chronic Kidney Disease[J].Kidney Int Suppl（2011），2018，8（3）：91-165.

[10] JADOUL M，BERENGUER M C，DOSS W，et al.Executive summary of the 2018 KDIGO Hepatitis C in CKD Guideline：welcoming advances in evaluation and management[J].Kidney Int，2018，94（4）：663-673.

[11] GORDON C E，BALK E M，FRANCIS J M.Summary of the 2018 Kidney Disease Improving Global Outcomes（KDIGO）Guideline on hepatitis C in chronic kidney disease[J].Semin Dial，2019，32（2）：187-195.

[12] ROTH D，BLOOM R D，MOLNAR M Z，et al.KDOQI US commentary on the 2018 KDIGO clinical practice guideline for the prevention，diagnosis，evaluation，and treatment of hepatitis C[J].Am J Kidney Dis，2020，75（5）：665-683.

[13] GARTHWAITE E, REDDY V, DOUTHWAITE S, et al.Clinical practice guideline management of blood borne viruses within the haemodialysis unit[J].BMC Nephrol，2019，20（1）：388.

[14] WINSTON A，WURCEL A G，GORDON C，et al.Viral hepatitis in patients on hemodialysis [J].Semin Dial，2020，33（3）：254-262.

[15] 程勇前，蔡广研.2018 年全球改善肾脏病预后委员会慢性肾脏病中丙型肝炎预防、诊断、评价和治疗指南更新概要及其解读[J].中华传染病杂志，2019（01）：44-50.

[16] 慢性肾脏病合并丙型肝炎病毒感染诊断及治疗的专家共识[J].临床肾脏病杂志，2019，19（05）：305-310.

[17] 中国病毒性肝炎防治规划（2017—2020 年）[J].中国病毒病杂志，2018，8（01）：1-5.

[18] 任南，文细毛，吴安华.全国医院感染监测网对持续血液透析患者丙型肝炎病毒感染现况调查[J].中国感染控制杂志，2011，10（06）：412-415.

[19] 彭芹，谈佳，刘大双，等.维持性腹膜透析及血液透析患者丙肝感染调查研究及危险因素分析[J].国际病毒学杂志，2015，22（05）：334-337.

[20] MEHROTRA R，DEVUYST O，DAVIES S J，et al.The current state of peritoneal dialysis[J].J Am Soc Nephrol，2016，27（11）：3238-3252.

[21] PUTTINGER H，VYCHYTIL A.Hepatitis B and C in peritoneal dialysis patients[J].Semin Nephrol，2002，22（4）：351-360.

[22] PUTTINGER H.Peritoneal dialysis-an ideal initial dialysis mode[J].Wien Med Wochenschr，2013，163（11-12）：271-279.

[23] RAO H，WEI L，LOPEZ-TALAVERA J C，et al.Distribution and clinical correlates of viral and host genotypes in Chinese patients with chronic hepatitis C virus infection[J].J Gastroenterol Hepatol，2014，29（3）：545-553.

[24] CHEN Y，YU C，YIN X，et al.Hepatitis C virus genotypes and subtypes circulating in Mainland China[J].Emerg Microbes Infect，2017，6（11）：e95.

[25] GARCIA E G，DEL PESO G，CELADILLA O，et al.Efficacy of sodium hypochlorite in eradicating hepatitis C virus（HCV）-RNA from the peritoneal effluent of PD patients[J].Perit Dial Int，2010，30（6）：644-646.

[26] KRAUTZIG S，TILLMANN H，WRENGER E，et al.Hepatitis-C virus （HCV） in peritoneal

dialysis[J].Clin Nephrol，1994，41（2）：120.

[27] CARAMELO C，NAVAS S，ALBEROLA M L，et al.Evidence against transmission of hepatitis C virus through hemodialysis ultrafiltrate and peritoneal fluid[J].Nephron，1994，66（4）：470-473.

[28] 蒋景华，杨燕茹，汪艳艳，等.居家患者腹膜透析产生的医疗废物处置现况调查与对策探讨[J].中华医院感染学杂志，2019，29（18）：2877-2880.

[29] CASTELNOVO C，SAMPIETRO M，DE VECCHI A，et al.Diffusion of HCV through peritoneal membrane in HCV positive patients treated with continuous ambulatory peritoneal dialysis[J].Nephrol Dial Transplant，1997，12（5）：978-980.

[30] FARCI P，ALTER H J，WONG D，et al.A long-term study of hepatitis C virus replication in non-A，non-B hepatitis[J].N Engl J Med，1991，325（2）：98-104.

[31] FREEMAN A J，DORE G J，LAW M G，et al.Estimating progression to cirrhosis in chronic hepatitis C virus infection[J].Hepatology，2001，34（4 Pt 1）：809-816.

[32] POYNARD T，BEDOSSA P，OPOLON P.Natural history of liver fibrosis progression in patients with chronic hepatitis C.The OBSVIRC，METAVIR，CLINIVIR，and DOSVIRC groups[J].Lancet，1997，349（9055）：825-832.

[33] 中华人民共和国国家卫生和计划生育委员会.丙型肝炎诊断（代替 WS 213—2008 ）[S].2018.

[34] RAJASEKARAN A，FRANCO R A，OVERTON E T，et al.Updated pathway to micro-elimination of hepatitis C virus in the hemodialysis population[J].Kidney Int Rep，2021，6（7）：1788-1798.

[35] 中华人民共和国国家卫生和计划生育委员会.丙型病毒性肝炎筛查及管理[S].2014.

[36] FABRIZI F，CERUTTI R，DIXIT V，et al.The impact of antiviral therapy for HCV on kidney disease：a systematic review and meta-analysis[J].Nefrologia （Engl Ed），2020，40（3）：299-310.

[37] DAMMACCO F，RACANELLI V，RUSSI S，et al.The expanding spectrum of HCV-related cryoglobulinemic vasculitis: a narrative review[J].Clin Exp Med，2016，16（3）：233-242.

[38] KUPIN W L.Viral-associated GN：hepatitis C and HIV[J].Clin J Am Soc Nephrol，2017，12（8）：1337-1342.

[39] GUPTA A，QUIGG R J.Glomerular diseases associated with hepatitis B and C[J].Adv Chronic Kidney Dis，2015，22（5）：343-351.

[40] NOBLE J，JOUVE T，MALVEZZI P，et al.Renal complications of liver diseases[J].Expert Rev Gastroenterol Hepatol，2018，12（11）：1135-1142.

[41] ANGELETTI A，CANTARELLI C，CRAVEDI P.HCV-Associated Nephropathies in the Era of Direct Acting Antiviral Agents[J].Front Med （Lausanne），2019，6：20.

[42] MILLER S E，HOWELL D N.Glomerular diseases associated with hepatitis C virus infection[J].Saudi J Kidney Dis Transpl，2000，11（2）：145-160.

[43] HEIM M H.Innate immunity and HCV[J].J Hepatol，2013，58（3）：564-574.

[44] BORGIA S M，DEARDEN J，YOSHIDA E M，et al.Sofosbuvir/velpatasvir for 12 weeks in hepatitis C virus-infected patients with end-stage renal disease undergoing dialysis[J].J Hepatol，2019，71（4）：660-665.

[45] YAP D，LIU K，HSU Y C，et al.Use of glecaprevir/pibrentasvir in patients with chronic hepatitis C virus infection and severe renal impairment[J].Clin Mol Hepatol，2020，26（4）：554-561.

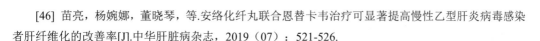
[46] 苗亮，杨婉娜，董晓琴，等.安络化纤丸联合恩替卡韦治疗可显著提高慢性乙型肝炎病毒感染者肝纤维化的改善率[J].中华肝脏病杂志，2019（07）：521-526.

[47] 陈文佳，毛霞，郭晓东，等.从网络视角探讨复方鳖甲软肝片的抗肝癌潜能及其组方功效配伍特点[J].中国实验方剂学杂志，2020，26（24）：11-22.

[48] 辛鑫，蔡蓓玉，陈成，等.扶正化瘀胶囊对非酒精性脂肪性肝纤维化小鼠的影响[J].中国实验方剂学杂志，2021，27（06）：37-45.

[49] 陈香美.血液净化标准操作规程[M].北京：人民军医出版社，2010.

[50] 中联肝健康促进中心，中华医学会肝病学分会，中华医学会检验医学分会，等.中国丙型病毒性肝炎院内筛查管理流程（试行）[J].中华肝脏病杂志，2021，29（04）：319-325.

[51] 中国丙型病毒性肝炎医院感染防控指南（2021年版）[J].中国感染控制杂志，2021，20（06）：487-493.

张贵贤　邢文立（撰写）　李　谦（审校）

第五节　梅毒感染

一、概述

梅毒（syphilis）是由梅毒螺旋体（苍白螺旋体）（Treponema Pallidum，TP）引起的慢性全身性传染病，它主要通过性渠道传播，少数可通过血液传播，列入《中华人民共和国传染病防治法》中乙类防治管理。TP可以侵犯身体的各个器官，早期主要侵犯皮肤和黏膜，晚期可侵犯身体的许多器官，特别是侵犯心脏和中枢神经系统，是我国目前重点防治的性传播疾病。梅毒在全世界流行，于1505年经印度传入我国广东，至今已近500年，近年来其发病率和致死率呈上升趋势。据世界卫生组织统计，全球每年约有1200万新发病例，主要集中在南亚、东南亚和次撒哈拉非洲。HD患者是经血传播疾病的高发人群，临床工作中HD患者合并TP感染并不少见。目前透析患者中青年梅毒患者比例下降，而中老年患者比例均增加。梅毒传播多为隐性感染，少数患者可出现梅毒抗体假阳性。

二、病原学及流行病学

1.病原学

梅毒由TP感染引起，TP形体细长且两端尖直，螺旋致密而规则，运动活泼。其长度为5～12μm，平均8～10μm，直径小于0.2μm（一般0.09～0.18μm），有8～12个整齐均匀的螺旋，肉眼看不到，在光镜暗视野下，仅能看到苍白密螺旋体的折光性，其活动较强。在其前端有4～6根鞭毛样细纤维束，其末端呈卷曲状。

TP是厌氧寄生物，对外界的抵抗力很弱，在人体外不易生存，在潮湿的器具、湿毛巾或衣服上能存活数小时，阳光照射和干燥环境1～2h可使其快速死亡，40～60℃时2～3min就能死亡，100℃时则即刻死亡；肥皂水和一般的消毒剂（如1:1000苯酚、新洁尔灭、升汞、石碳酸、来苏水、酒精、1：1000 的高锰酸钾液等）很容易将它杀死；在血液中一般能存活 24h，在血液中 4℃经 3 日可死亡，故在血库冰箱冷藏 3 日以上的血液就无传染性。

2.流行病学

（1）传染源：TP 只感染人类，因而人是梅毒的唯一传染源。显性和隐性梅毒患者均可作为传染源，感染梅毒的人的皮损及其分泌物、血液中含有 TP。感染后的头 2 年最具传染性，而在 4 年后性传播的传染性大为下降。

（2）传播途径：性接触是梅毒的主要传播途径，占 95%以上，少数通过接吻、哺乳、输血、接触污染衣物用具等感染。TP 可通过胎盘传给胎儿，早期梅毒的孕妇传染给胎儿的危险性很大，即使患有无症状的隐性梅毒仍然具有传染性。ESRD 患者可通过输血、医疗用具、共用透析机等方式传播。

三、临床表现

1.后天获得性梅毒

包括早期梅毒和晚期梅毒，早期梅毒是感染 TP2 年内的梅毒，包括一期、二期和早期隐性梅毒（又称早期潜伏梅毒）。晚期梅毒病程≥2 年，包括晚期良性梅毒、心血管梅毒、晚期隐性梅毒。一般将病期不明的隐性梅毒归入晚期隐性梅毒。

（1）一期梅毒：标志性临床特征是硬下疳，感染梅毒后 7～60 天出现，发生于性行为直接接触部位，见于外生殖器、阴道等部位，持续 4～6 周，出现硬下疳后 1～2 周出现腹股沟或皮损邻近淋巴结肿大。

（2）二期梅毒：以二期梅毒疹为特征，80%～95%的患者发生，一般在硬下疳消退后相隔一段无症状期再发生，在皮疹出现前可有发热、头痛、骨关节酸痛、肝脾肿大、淋巴结肿大等全身症状，皮疹为掌跖部暗红斑及脱屑性斑丘疹和外阴及肛周的湿丘疹或扁平湿疣，约 50%的患者出现黏膜损害，伴有全身浅表淋巴结可肿大，并可出现梅毒性骨关节、眼、内脏及神经系统损害等。

（3）三期梅毒（晚期梅毒）：约 1/3 的未经治疗的显性 TP 感染发生三期梅毒，可有一期或二期梅毒史。

晚期良性梅毒主要表现为皮肤黏膜损害，包括结节性梅毒疹，上腭及鼻中隔黏膜树胶肿等，后者可导致上腭及鼻中隔穿孔和马鞍鼻；也可出现骨梅毒和其他内脏梅毒，可累及呼吸道、消化道、肝脾、泌尿生殖系统、内分泌腺及骨骼肌等。

心血管梅毒主要侵犯主动脉弓部位，可发生单纯性主动脉炎、主动脉瓣闭锁不全、主动脉瘤、冠状动脉狭窄、心绞痛等。

神经梅毒（neurosyphilis）是由 TP 侵犯脑膜和/或脑实质引起的一种慢性中枢神经系统感染性疾病，临床表现因侵犯的部位而不同，如侵犯视神经则可引起视力下降或失明、语音神经则引起语言障碍，甚至还会出现痴呆。神经梅毒的临床表现复杂多样，缺乏特异性，而且目前缺乏统一的诊断金标准。神经梅毒可分为无症状神经梅毒、脑脊膜神经梅毒、脑膜血管梅毒、脑实质梅毒、眼梅毒、耳梅毒等，TP 侵犯脑可出现脑膜炎症状（如脑膜刺激征）和视力下降、面瘫、听力下降、耳聋、偏瘫、失语、癫痫发作、下肢无力、感觉异常、轻瘫、截瘫、大小便失禁等脊膜受损症状，亦可出现麻痹性痴呆、

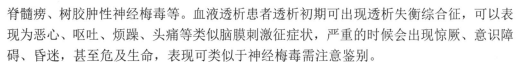

脊髓痨、树胶肿性神经梅毒等。血液透析患者透析初期可出现透析失衡综合征，可以表现为恶心、呕吐、烦躁、头痛等类似脑膜刺激征症状，严重的时候会出现惊厥、意识障碍、昏迷，甚至危及生命，表现可类似于神经梅毒需注意鉴别。

（4）隐性梅毒（潜伏梅毒）：感染TP后未形成显性梅毒而呈无症状表现，或显性梅毒经一定的活动期后症状暂时消退，梅毒血清试验阳性、脑脊液检查正常，称为隐性（潜伏）梅毒。感染后2年内的称为早期潜伏梅毒；感染后2年以上的称为晚期潜伏梅毒，无法判断病程者视为晚期隐性梅毒。目前临床透析合并梅毒患者多数为隐性梅毒。

2.先天性梅毒

（1）早期先天梅毒：出生后3周出现症状，全身淋巴结肿大，无粘连、无痛、质硬。多有梅毒性鼻炎。出生后约6周出现皮肤损害，呈水疱-大疱型皮损（梅毒性天疱疮）或斑丘疹、丘疹鳞屑性损害，不发生硬下疳。可发生骨软骨炎、骨膜炎、血小板减少和贫血等，并可发生神经梅毒。

（2）晚期先天梅毒：发生在2岁以后。一类是早期病变所致的骨、齿、眼、神经及皮肤的永久性损害；另一类是仍具活动性损害所致的临床表现，如角膜炎、神经性耳聋、神经系统表现异常、脑脊液变化、肝脾肿大、鼻或颚树胶肿、关节积水、骨膜炎、指炎及皮肤黏膜损害等。

（3）先天潜伏梅毒：生于患梅毒的母亲，未经治疗，无临床表现，但梅毒血清反应阳性，年龄小于2岁者为早期先天潜伏梅毒，大于2岁者为晚期先天潜伏梅毒。

四、实验室检查

梅毒病原体培养困难，故血清抗体检测作为梅毒诊断依据之一。

1.TP特异性抗体检测

人感染后4～8周，血中可检出2种抗体，首先产生的是TP特异性抗体IgM和IgG，此抗体出现早，消失迟，甚至可终身存在，检测试验包括梅毒螺旋体明胶颗粒凝集试验（Treponema Pallidum Gelatin Particle Agglutination Assay，TPPA）、化学发光法（Chemiluminescence Immunoassay，CLIA）、酶联免疫吸附试验（Enzyme Linked Immunosorbent Assay，ELISA）、胶体金快速检测试验等，其中ELISA法对各期梅毒都有较高的灵敏度和特异性，可实现自动化和标准化，适用于大批量标本的检测，且与TPPA试验的符合率高，可作为首选方法，临床应用最为广泛，但由于受不确定因素的影响，常会出现检测值处于临界区域（灰区）的问题，仍有部分弱阳性患者可能会被漏诊；胶体金免疫层析方法（Colloidal Gold Immunochromatographic Assay，GICA）、操作简单快速，但血中抗体含量过高或过低时，检测易假阴性，研究显示GICA对梅毒的初次感染和先天性梅毒敏感度较低，存在漏诊；TPPA检测IgM和IgG的混合体，对各期梅毒的敏感性和特异性均较高，临床常用于梅毒的确认检测，以及其他方法检测结果判断存在异议时，但该方法也存在一定的假阳性，据文献报道，一般人群中有0.1%的假阳性，主要因素为免疫性疾病、结肠癌、妊娠、毒品成瘾等，高龄人群中有1%的假阳性；CLIA是目前倍受临床实验室青睐的梅毒确证试剂盒，其采用一步双抗原夹心法，其敏感度和特异度都很高，血清血浆均可使用，研究显示与TPPA相关性好，差异无统计学意义，各期梅毒的敏感度分别为98.15%、99.05%和100%。

TP 特异性抗体结果阳性只能说明正在感染或者过去感染，不能判断梅毒疾病活动与否，故不能用于疗效监测。

2.TP 非特异性抗体检测

TP 破坏机体细胞后释放心磷脂等物质，这些物质作为抗原引起机体免疫反应产生的抗体性质反应素，即梅毒螺旋体非特异性抗体，一般在特异性抗体检出后 2 周出现，检测方法包括性病研究实验室试验（Venereal Disease Research Laboratory Test，VDRL）、快速血浆反应素环状卡片实验（Rapid Plasma Reagin Circle Card Test，RPR）、甲苯胺红不加热血清试验（Tolulized Red Unheated Serum Test，TRUST）、不加热血清反应素试验（Unheated Serum Reagin，USR）等；VDRL 用心磷脂、卵磷脂及胆固醇为抗原，可作定量及定性试验，缺点是一期梅毒敏感性不高；RPR 是 VDRL 抗原的改良，敏感性及特异性与 VDRL 相似，优点是肉眼即可读出结果。TRUST 也是以心磷脂、卵磷脂、胆固醇作为抗原，检查血清中的反应素。

TP 非特异性抗体检测用于现症梅毒的诊断和梅毒治疗的疗效监测，但该检测存在假阴性，研究显示，早期和潜伏期梅毒血清中反应素很少，检出率分别为72.7%和 73.7%，一期梅毒时灵敏度为 72.8%，特异度为 93.7%；二期梅毒时灵敏度为 83.5%，特异度为92.2%，同时该类抗原与其他非特异性抗体存在交叉反应，尤其在老年人、自身免疫病[比如系统性红斑狼疮（Systemic Lupus Erythematosus，SLE）、类风湿关节炎（Rheumatoid Arthritis，RA）、干燥综合征（Sjogren Syndrome，SS）、抗磷脂抗体综合征等]、麻风病、病毒感染（风疹、水痘等）、恶性肿瘤、反复流产等疾病中存在假阳性。

表 3-61　梅毒血清学试验检测的意义

梅毒螺旋体 非特异性抗体检测 （RPR、TRUST、VDRL）	梅毒螺旋体 特异性抗体检测 （TPPA、ELISA、CLIA）	临床意义
-	-	排除梅毒 一期梅毒的早期
+	+	现症梅毒　（梅毒孕妇所生的婴儿除外）
+	-	生物学假阳性
-	+	早期梅毒治疗 极早期梅毒 假阳性

3.聚合酶链式反应（Polymerase Chain Reaction，PCR）

PCR 检测梅毒具有操作简便、快速、高效、敏感性和特异性高等优点，据报道实时荧光定量 PCR 检测梅毒的敏感性约为传统 PCR 的 250 倍，Leslie 等采用实时荧光定量 PCR 对可疑梅毒患者阴茎、口腔、肛门、肛周等部位的 301 份标本检测后发现，实时荧光定量 PCR 检测梅毒的敏感性为 80.39%（41/51），特异性为 98.40%（246/250）。Gayet-Ageron 等分析了实时荧光 PCR 对梅毒患者不同部位标本的检测敏感性，发现实时荧光定量 PCR 对一期梅毒皮损部位检测的敏感性为80%，全血的敏感性为28%，血清的敏感性为55%，尿的敏感性为29%；对二期梅毒皮损部位检测的敏感性为20%，全血的敏感性为36%，血清的敏感性为47%，尿的敏感性为44%，血浆和脑脊液的敏感性分别为100%和50%；对一期梅毒检测的敏感性为65%，二期和潜伏梅毒的敏感性为53%，特异性为100%。由此可，PCR用于检测TP DNA时，对一期梅毒患者溃疡性皮损的敏感性较高，对二期梅毒患者血液标本的敏感性不高。PCR检测有助于确诊，而不作为筛查检测，与梅毒血清学同时检测仍是必要的。梅毒是一个重要的公共卫生问题，近年来发病率越来越高。可以在世界上任何可以使用测序设备的实验室中进行的高效且经济实惠的分型方法是有保证的。这些方法将提供关于菌株类型和随时间变化的频率、特定菌株类型是否与特定患者群体相关以及抗生素抗性菌株之间的模式的信息。最近全球爆发的梅毒感染是由多种因素驱动的，包括感染早期诊断不理想、患者没有采用更安全的性行为规则、产生大环内酯耐药性的突变以及缺乏梅毒疫苗。为了区分遗传变异并研究它们与表型特征（如致病性和抗生素耐药性）的潜在关联，需要进行分子分型，同时分子分型提供了种群结构数据，可用于绘制菌株类型的地理分布图，绘制菌株与特定人口群体之间的关联，并检查传播动态。在某些情况下，分子分型也可以成为一种有价值的诊断工具。

4.梅毒暗视野显微镜检查

梅毒暗视野检查即显微镜下没有明亮的光线，它便于检查TP。TP在暗背景上呈白色发光，其螺旋整齐，运动规律，可围绕长轴旋转，如弹簧样伸缩前进或全身弯曲如蛇行。一期、二期梅毒和早期先天性梅毒的皮肤黏膜损害中可查到TP。

5.神经梅毒脑脊液检查

脑脊液常规检查中，白细胞计数≥5×10^6/L（合并HIV感染者，白细胞计数常＞20×10^6/L），蛋白量＞500mg/L，且无其他引起这些异常的原因；脑脊液荧光螺旋体抗体吸收试验（Fluorescent Treponemal Antibody-Absorption Test，FTA-ABS）和/或VDRL阳性。在没有条件做荧光螺旋体抗体吸收试验和VDRL的情况下，可以用TPPA、RPR/TRUST替代。研究显示，脑脊液中趋化因子CXCL13升高可以作为神经梅毒的参考诊断依据。

6.血液透析患者梅毒抗体检测特点

临床中1%～2%透析患者可出现梅毒假阳性，老年人甚至高达37.21%。老年人、肿瘤、自身免疫病患者可产生抗梅毒抗体的交叉抗原，体内共生螺旋体也可诱导产生交叉反应抗体，使TPPA假阳性率增高。维持性血液透析患者免疫调节功能下降，容易产生自身抗体、异嗜性抗体等交叉反应物质，干扰梅毒螺旋体非特异性抗体检测结果。TPPA阳性只提示有梅毒抗体，不能仅此作为感染依据，应结合临床综合分析。

五、处理措施

1.一般原则

及早发现，及时正规治疗，越早治疗效果越好；治疗时药物剂量要足够，疗程规范，不规范治疗可增加复发风险及促使晚期梅毒损害提前发生；治疗后要经过足够时间的追踪观察；所有梅毒透析患者均应做HIV咨询和检测；患者所有性伴应同时进行检查和相应治疗。

2.治疗方案

目前青霉素是治疗梅毒各个阶段的首选药物。长效青霉素G（即苄星青霉素G）是早期梅毒和晚期潜伏梅毒的唯一一线治疗方案。另有文献表明在梅毒疾病治疗中使用苄星青霉素联合美洛西林钠舒巴坦钠治疗方法,有助于降低患者不良反应发生率,提升疾病临床治疗效果。由 TP 的耐药性,不用红霉素等大环内酯类药物。神经梅毒为系统性损害,累及重要脏器,多数患者临床表现复杂且较为严重,因此需要综合性诊疗,建议开展多学科协作治疗。

表 3-62　梅毒治疗方案

	首选方案	替代方案	对青霉素过敏方案
早期梅毒	苄星青霉素 240 万 U,分两侧臀部肌内注射,每周 1 次,共 1~2 次;或普鲁卡因青霉素 80 万 U/d 肌内注射,连续 15d	头孢曲松 0.5~1g,每日 1 次肌内注射或静脉注射,连续 10d	多西环素 100mg,每日 2 次连服 15d
晚期及二期复发梅毒	苄星青霉素 240 万 U 分为两侧臀部肌内注射,每周 1 次,共 3 次;或普鲁卡因青霉素 80 万 U/d 肌内注射,连续 20d 为 1 个疗程,也可考虑给第 2 个疗程,疗程间停药 2 周		多西环素 100mg 每日 2 次,连服 30d
心血管梅毒(心功能可代偿时)	青霉素第 1 天 10 万 U 单次肌内注射;第 2 天每次 10 万 U,共 2 次肌内注射;第 3 天每次 20 万 U,共 2 次肌内注射;自第 4 天起按下列方案治疗:普鲁卡因青霉素 80 万 U/d 肌内注射,连续 20d 为 1 个疗程,共 2 个疗程(或更多),疗程间停药 2 周;或苄星青霉素 240 万 U 分两侧臀部肌内注射,每周 1 次,共 3 次		多西环素 100mg 每日 2 次,连服 30d
神经梅毒眼梅毒耳梅毒	青霉素 1800 万~2400 万 U/d 静脉滴注(300 万~400 万 U,每 4 小时 1 次),连续 10~14d;必要时,继以苄星青霉素每周 240 万 U 肌内注射,共 3 次。或普鲁卡因青霉素 240 万 U/d 单次肌内注射,同时口服丙磺舒,每次 0.5g,每日 4 次,共 10~14d;必要时,继以苄星青霉素每周 240 万 U 肌内注射,共 3 次		多西环素 100mg 每日 2 次,连服 30d

3.合并 HIV 感染的处理

①所有 HIV 感染者应做梅毒血清学筛查;②常规梅毒血清学检查可能无法确定诊断时,可取皮损活检找 TP;③尽管现有理论对 HIV 合并 TP 感染是否增加神经梅毒的可能性尚有争议,许多学者还是建议对所有梅毒合并 HIV 感染者行腰椎穿刺检查脑脊液以排除神经梅毒;④梅毒患者合并 HIV 感染是否要加大剂量或疗程治疗梅毒仍不明确,对于不能排除神经梅毒的一期、二期及隐性梅毒患者,建议用神经梅毒治疗方案来进行治疗;⑤对患者进行密切监测及定期随访。

4.梅毒血清固定及处理

梅毒患者经过规范的抗梅毒治疗和充分随访(一期梅毒随访 1 年,二期梅毒随访 2 年,晚期梅毒随访 3 年),梅毒螺旋体非特异性抗体检测维持在一定滴度(一般在 1:8 或以下,但超过 1:8 也不鲜见)超过 3 个月,排除再感染、神经梅毒、心血管梅毒和生物学假阳性等，即为梅毒血清固定。梅毒患者治疗后出现的血清固定反应（syphilis serofast reaction）或称血清抵抗（sero-resistance）发生率较高，按梅毒分期发生率分别为一期梅毒 3.80%～15.20%，二期梅毒 11.64%～35.80%，三期梅毒 45.02%～45.90%，潜伏梅毒 27.41%～40.50%。血清固定已经成为梅毒临床处理的棘手问题，可能机制包括：梅毒螺旋体膜多肽抗原、脂蛋白及基因发生改变导致不能被机体免疫清除，机体免疫异常，包括免疫失衡及免疫抑制，T 细胞亚群、NK 细胞及细胞因子分泌紊乱等。梅毒血清固定的治疗规范包括：在梅毒初治时详细了解病史，包括性接触史（感染时间、性伴侣的梅毒感染状态、近期危险性行为等）、既往治疗史（开始治疗的时间，所用药物种类、疗程、用量，随访情况等），以便对患者的治疗后血清反应进行预估。随访中，对于确定为梅毒血清固定者建议行脑脊液检查以排除神经梅毒，必要时需多次反复检查。同时应进行 HIV 检查以排除 HIV 感染。心血管梅毒及其他内脏梅毒也需通过相应检查予以排除。梅毒血清学假阳性也应该除外。对梅毒血清固定患者需要做好病情解释和心理辅导。已经接受过规范足量抗梅毒治疗和充分随访的梅毒血清固定患者，如无临床症状复发，并经神经系统检查、脑脊液检查及其他相关检查，排除神经系统和其他内脏系统性损害，且非梅毒螺旋体血清学试验长时间内维持在 1:8 以下低滴度，可不必治疗，但需定期（一般每 6 个月）随访，建议随访时有条件者加做 TP 特异性 IgM 抗体检测，其可作为梅毒复发和再感染的标志物，随访过程中发现非梅毒螺旋体血清学试验滴度有 4 倍以上升高，则表示有复发或再感染，需再次进行治疗。

5.随访和治疗评价

梅毒经足量规则治疗后，应定期随访观察，包括全身体检和复查非梅毒螺旋体血清学试验滴度。早期梅毒建议随访 2～3 年，第 1 次治疗后隔 3 个月复查，以后每 3 个月复查 1 次，1 年后每半年复查 1 次。晚期梅毒需随访 3 年或更长，第 1 年每 3 个月 1 次，以后每半年 1 次。神经梅毒治疗后每 3～6 个月做 1 次检查，包括血清学及脑脊液检查。梅毒性主动脉瓣闭锁不全、冠状动脉口狭窄、梅毒性主动脉瘤及部分有症状的神经梅毒等，虽经充分治疗，其症状和体征也难以完全改善。尿毒症合并梅毒患者血液透析长期生存率明显下降，同时还存在机会性感染、矿物质代谢异常、营养不良等多重影响因素，临床应对尿毒症合并梅毒患者制定合理的透析方案。

六、预防措施

血液透析合并梅毒患者应预防交叉感染：血液透析患者是经血传播疾病的高发人群，与正常健康查体人群的梅毒感染率有较大差异，混合感染多见，严格感控措施后感染率下降明显，提示加强血液透析患者传染性疾病的监控，有助于阻止医源性传染性疾病的传播。提高医护人员对艾滋病、梅毒的认识，制定科学合理的诊疗流程，切实落实各种消毒隔离制度，加强自身防护，避免发生医院内交叉感染。

（1）严格贯彻执行《医院感染管理规范（试行）》《消毒管理办法》和《消毒技术规范》等有关规范。

（2）传染病患者分区分机进行隔离透析。

（3）配备专门的透析操作用品，病室内物品不能共用。

（4）护理人员相对固定，不能同时护理感染患者及易感患者。

（5）严格按照血液透析机消毒程序执行，血液透析机表面消毒要注意透析管路接口。

（6）每半年进行 HBV、HCV、TP 及 HIV 感染的相关检查。

（7）随时注意手卫生及环境物体表面消毒。

（8）严格执行一次性使用物品（包括穿刺针、透析管路、透析器等）的规章制度，预防清洁或无菌物品污染。

（9）梅毒感染患者不得复用透析器。

（10）及时处理血液溢出及清除污物。

（11）尽可能减少输注血制品。

七、梅毒职业暴露处理

1.迅速进行局部伤口的处理

用肥皂水清洗沾污的皮肤，用生理盐水冲洗黏膜；如有伤口，沿伤口旁端轻轻挤压，尽可能挤出损伤处的血液，用肥皂水或清水冲洗；伤口用 75%酒精或安尔碘消毒，并包扎伤口，被暴露的黏膜，应用生理盐水或清水冲洗干净；填写职业暴露登记表，上报医院感染管理科。

2.全身处理措施

由评估专家（组）对暴露者的暴露级别进行评估，指导暴露者预防性用药；经评估后需要预防性用药者，应在暴露后 24h 内及时用药，同时进行梅毒抗体检查备案；用药原则为给予肌内注射苄星青霉素 240 万 U/次，1 次/周，共两次，或头孢曲松 2 周，青霉素过敏者给予大环内酯类或四环素类 2 周。

参考文献

[1] 张立营，赵权.梅毒的实验室诊断及治疗研究进展[J].实用医药杂志，2019，36（05）：467-469.

[2] 李慧.梅毒流行病学特征分析[J].中外医学研究，2010，8（4）：72.

[3] 杨晓燕，梁彩倩，邢蒂荣.某综合医院近 10 年来艾滋病、淋病和梅毒患者的流行病学分析[J].实用医学杂志，2015，31（07）：1163-1165.

[4] 中国疾病预防控制中心性病控制中心，中华医学会皮肤性病学分会性病学组，中国医师协会皮肤科医师分会性病亚专业委员会.梅毒、淋病、生殖器疱疹、生殖道沙眼衣原体感染诊疗指南（2020）[J].中华皮肤科杂志，2020，53（3）：168-179.

[5] 边艳辉.神经梅毒的诊断及治疗新进展[J].医学信息，2015（10）：360-360.

[6] 陆小梅，黎四平.3 种不同血清检测方法在梅毒诊断中的运用评价[J].中国热带医学，2009，9（01）：150-151.

[7] 王华，李代渝，雷丽明.梅毒螺旋体血清学检测方法比较[J].中华检验医学杂志，2007，30（06）：660-661.

[8] 刘建华.4 种梅毒螺旋体检测方法的临床评价[J].国际检验医学杂志，2010，31（09）：1031-1032.

[9] 祝新，吴志周，柯建良.四种梅毒血清学实验检测方法的比较[J].热带医学杂志，2008（09）：933-934.

[10] 汪磊，张瑞生.ELISA 法与 TRUST 法在梅毒检测中的应用价值比较[J].国际免疫学杂志，2019

（02）：157-161.

[11] JANIER M，HEGYI V，DUPIN N，et al.2014 European guideline on the management of syphilis[J]. J Eur Acad Dermatol Venereol，2014，28（12）：1581-1593.

[12] 何静，杨新春，王平，等.梅毒检验的假阴性与假阳性临床原因探讨[J].中国性科学，2017，26（02）：65-67.

[13] 陆小梅，黎四平.3 种不同血清检测方法在梅毒诊断中的运用 评价[J].中国热带医学，2009，9（1）：150-151.

[14] PALMER H M，HIGGINS S P，HERRING A J，et al.Use of PCR in the diagnosis of early syphilis in the United Kingdom[J].Sex Transm Infect，2003，79（6）：479-483.

[15] LESLIE D E，AZZATO F，KARAPANAGIOTIDIS T，et al.Development of a real-time PCR assay to detect Treponema pallidum in clinical specimens and assessment of the assay's performance by comparison with serological testing[J].J Clin Microbiol，2007，45（1）：93-96.

[16] GAYET-AGERON A，NINET B，TOUTOUS-TRELLU L，et al.Assessment of a real-time PCR test to diagnose syphilis from diverse biological samples[J].Sex Transm Infect，2009，85（4）：264-269.

[17] 李军，郑和义.梅毒检测研究进展[J].中国医学科学院学报，2012，34（01）：95-98.

[18] CAMERON C E，LUKEHART S A.Current status of syphilis vaccine development：need，challenges，prospects[J].Vaccine，2014，32（14）：1602-1609.

[19] GRANGE P A，MIKALOVá L，GAUDIN C，et al.Treponema pallidum 11qj Subtype May Correspond to a Treponema pallidum Subsp.Endemicum Strain[J].Sex Transm Dis，2016，43（8）：517-518.

[20] NODA A A，GRILLOVá L，LIENHARD R，et al.Bejel in Cuba：molecular identification of Treponema pallidum subsp.endemicum in patients diagnosed with venereal syphilis[J].Clin Microbiol Infect，2018，24（11）：1210.e1-1210.e5.

[21] ZHU L，GU X，PENG R R，et al.Comparison of the cerebrospinal fluid （CSF） toluidine red unheated serum test and the CSF rapid plasma reagin test with the CSF venereal disease research laboratory test for diagnosis of neurosyphilis among HIV-negative syphilis patients in China[J].J Clin Microbiol，2014，52（3）：736-740.

[22] MARRA C M，TANTALO L C，SAHI S K，et al.CXCL13 as a cerebrospinal fluid marker for neurosyphilis in HIV-infected patients with syphilis[J].Sex Transm Dis，2010，37（5）：283-287.

[23] WANG C，WU K，YU Q，et al.CXCL13，CXCL10 and CXCL8 as Potential Biomarkers for the Diagnosis of Neurosyphilis Patients[J].Sci Rep，2016，6：33569.

[24] JANIER M，HEGYI V，DUPIN N，et al.2014 European guideline on the management of syphilis[J].J Eur Acad Dermatol Venereol，2014，8（12）：1581-1593.

[25] PINTO M，BORGES V，ANTELO M，et al.Genome-scale analysis of the non-cultivable Treponema pallidum reveals extensive within-patient genetic variation[J].Nat Microbiol，2016，2：16190.

[26] JANIER M，HEGYI V，DUPIN N，et al.2014 European guideline on the management of syphilis[J].J Eur Acad Dermatol Venereol，2014，8（12）：1581-1593.

[27] BHANG RL，WANG QQ，ZHENG ZJ，et al.Relationship between thehigh frequency of 23S rRNA point mutations in Treponema pallidum and low serological response rate to azithromycin treatment in China[J].Int J Dermatol Venerol，2019，2（1）：6-14.

[28] 聂志中.苄星青霉素联合美洛西林钠舒巴坦钠治疗梅毒的效果及安全性的疗效评价[J].健康必读，2021，11：229.

[29] 贾亚利，刘珏，蔡莺莲，等.梅毒治疗的系统回顾及进展[J].中国性科学，2016，25（06）：93-96.

[30] 边艳辉.神经梅毒的诊断及治疗新进展[J].医学信息，2015（10）：360-360.

[31] SEñA A C，ZHANG X H，LI T，et al.A systematic review of syphilis serological treatment outcomes in HIV-infected and HIV-uninfected persons：rethinking the significance of serological non-responsiveness and the serofast state after therapy[J].BMC Infect Dis，2015，15：479.

[32] 李日清.梅毒血清固定与分期的临床关系研究[J].现代诊断与治疗，2013，24（05）：1053-1054.

[33] 应作霖，王丰.梅毒患者血清固定临床分析[J].皮肤病与性病，2012，34（02）：106-110.

[34] 王成霞.个性化心理干预对梅毒血清固定患者焦虑抑郁的效果评价[J].中国医药指南，2012，10（12）：184-185.

[35] LIN L R，FU Z G，DAN B，et al.Development of a colloidal gold-immunochromatography assay to detect immunoglobulin G antibodies to Treponema pallidum with TPN17 and TPN47[J].Diagn Microbiol Infect Dis，2010，68（3）：193-200.

[36] LIN L R，ZHENG W H，TONG M L，et al.Further evaluation of the characteristics of Treponema pallidum-specific IgM antibody in syphilis serofast reaction patients[J].Diagn Microbiol Infect Dis，2011，71（3）：201-207.

[37] PILLAY A.Centers for disease control and prevention syphilis summit-diagnostics and laboratory issues[J].Sex Transm Dis，2018，45（9S Suppl 1）：S13-S16.

[38] 李继霞，罗南萍，公衍文，等.血液透析患者感染 HIV、TP、HBV 和 HCV 的情况调查[J].放射免疫学杂志，2012，25（04）：432-433.

[39] 魏丽艳，邹春毅，王爱萍.维持性血液透析合并艾滋病、梅毒患者的管理[J].中国现代医生，2011，49（31）：114-115.

平　蕾　冯淑焕（撰写）　李　谦（审校）

第六节　透析与新型冠状病毒肺炎

一、新型冠状病毒肺炎的流行与危害

新型冠状病毒肺炎的病原体为一种新型冠状病毒[严重急性呼吸系统综合征冠状病毒 2，（Severe Acute Respiratory Syndrome Coronavirus 2，SARS-CoV-2）]，主要传播途径是呼吸道飞沫与密切接触，人群普遍易感。自 2019 年 12 月新型冠状病毒爆发以来，以惊人的速度在全世界蔓延，已演变为一场大流行，严重威胁人类健康。2020 年 3 月 11 日,世界卫生组织将由SARS-CoV-2引起的新型冠状病毒病（Corona Virus Disease 2019，COVID-19）定为全球大流行。据统计，迄今为止，全球目前累计确诊感染新冠人数达2.7 亿，死亡病例 535 万，疫情仍在蔓延，病毒在变异，受该病影响的人数每天都在增加。维持性血液透析患者因伴随多种并发症、免疫力低下等因素，成为 COVID-19 感染的高危人群，其患病率、死亡率均明显增加，在透析中心暴发 COVID-19 的报告研究表明，透析患者是高度易感人群，而血液透析中心是 COVID-19 疫情暴发的高风险地区。

二、流行病学与不良预后

新冠的传染源为新冠病毒感染的患者和无症状感染者，潜伏期 1～14 天，多为 3～7 天，潜伏期即有传染性，人群普遍易感，主要经呼吸道飞沫和密切接触传播，透析患者是该病的高危人群，国内新冠最早发病地区武汉市维持性血液透析患者的 COVID-19 患病率约 2%，远远高于健康人群的 0.5%，国外统计 COVID-19 在接受维持性透析的患者中很常见，尤其是那些居住在聚集环境中的患者。在透析患者中，居住在集体场所的患者的 COVID-19 感染率比独立居住的患者高出 17 倍以上，流行病更有可能在社区中发生，突出的是医疗共病的患病率更高。透析环境隔离 COVID-19 阳性患者的能力往往有限，随着员工患病，人员配备可能会紧张，工作人员离开设施后会给社区带来感染风险，患病后其死亡率较高，超过 20%。国内报道透析患者合并新冠肺炎近期死亡率高达 30%，年龄较大的患者死亡率较高，特别是 80 岁以上的患者。慢性心力衰竭、高血压和其他心血管疾病以及周围血管疾病、低白蛋白水平等合并症在死亡患者中更为常见。

三、发病机制与危险因素

COVID-19 损害机体机制：①直接的病毒组织损伤，对呼吸道有趋向性；②感染介导的内皮损伤（以冯·维勒布兰德因子水平升高为特征）和内皮炎症（以中性粒细胞和巨噬细胞活化为特征），触发过多的凝血酶产生，抑制纤维蛋白溶解，激活补体途径，引发血栓炎症，最终导致微血栓沉积和微血管功能障碍；③免疫反应失调和细胞因子释放综合征，过度激活 T 细胞淋巴细胞缺失情况下的先天性免疫，病毒快速复制、干扰素信号的拮抗以及作为炎症介质的中性粒细胞和单核-巨噬细胞的激活；④RAAS 的失调；⑤依赖 ACE2 或不依赖 ACE2 进入淋巴细胞相关的病毒的直接细胞毒性作用凋亡介导的淋巴细胞消耗，以及乳酸对淋巴细胞增殖的抑制作用，临床病理生理表现为与肾素-血管紧张素系统失调、细胞因子和补体激活、微血管血栓形成以及低血压、低氧血症等因素相关，损害是多因素的、多系统的，病毒损伤、不受控制的炎症、凝血和补体系统的激活被认为是疾病发病机制的重要组成部分，肾小球滤过率（Glomerular Filtration Rate，GFR）小于 $30mL/min/1.73m^2$ 和器官移植是高风险因素。损害过程表现为包括病毒性败血症、肺炎、炎症反应增强、内皮损伤、高凝血症、心肌功能障碍等。

感染 SARS-CoV-2 风险增加相关的因素包括：①免疫系统受损（长期营养不良、尿毒症和/或免疫抑制剂导致）；②在封闭的 HD 病房治疗期间的患者；③经常与医护人员接触，而医护人员在照顾各种其他患者时可能没有症状但已感染；④治疗期间需要亲属在场，这增加了群集感染的风险；⑤不遵守或违反指南建议的预防感染做法。

四、临床特点

（一）临床表现

潜伏期 1～14 天，多为 3～7 天。 以发热、干咳、乏力为主要表现。部分患者以嗅觉、味觉减退或丧失等为首发症状，少数患者伴有鼻塞、流涕、咽痛、结膜炎、肌痛和腹泻等症状。重症患者多在发病一周后出现呼吸困难和/或低氧血症，严重者可快速进展为急性呼吸窘迫综合征、脓毒症休克、难以纠正的代谢性酸中毒和出凝血功能障碍及多器官功能衰竭等。

（二）实验室检查

1.一般检查

发病早期外周血白细胞总数正常或减少，可见淋巴细胞计数减少，部分患者可出现肝酶、乳酸脱氢酶、肌酶、肌红蛋白、肌钙蛋白和铁蛋白增高。多数患者 CRP 和血沉升高，降钙素原正常。重型、危重型患者可见 D-二聚体升高、外周血淋巴细胞进行性减少，炎症因子升高。

2.病原学及血清学检查

①病原学检查：采用 RT-PCR 和/或 NGS 方法在鼻咽拭子、痰和其他下呼吸道分泌物、血液、粪便、尿液等标本中可检测出新型冠状病毒核酸。检测下呼吸道标本（痰或气道抽取物）更加准确。②血清学检查：新型冠状病毒特异性 IgM 抗体、IgG 抗体阳性，发病 1 周内阳性率均较低。抗体检测可能会出现假阳性。

3.胸部影像学

早期呈现多发小斑片影及间质改变，以肺外带明显。进而发展为双肺多发磨玻璃影、浸润影，严重者可出现肺实变，胸腔积液少见。代谢性炎症综合征（Metabolic Inflammatory Syndrome，MIS）时，心功能不全患者可见心影增大和肺水肿。

五、诊断标准

（一）疑似病例

结合下述流行病学史和临床表现综合分析，有流行病学史中的任何 1 条，且符合临床表现中任意 2 条。无明确流行病学史的，符合临床表现中任意 2 条，同时新型冠状病毒特异性 IgM 抗体阳性；或符合临床表现中的 3 条。

1.流行病学史

①发病前 14 天内有病例报告社区的旅行史或居住史；②发病前 14 天内与新型冠状病毒感染的患者或无症状 感染者有接触史；③发病前 14 天内曾接触过来自有病例报告社区的发热 或有呼吸道症状的患者；④聚集性发病 2 周内在小范围如家庭、办公室、学校班级等场所，出现 2 例及以上发热和/或呼吸道症状的病例。

2.临床表现

①发热和/或呼吸道症状等新冠肺炎相关临床表现；②具有上述新冠肺炎影像学特征；③发病早期白细胞总数正常或降低，淋巴细胞计数正常或减少。

（二）确诊病例

疑似病例同时具备以下病原学或血清学证据之一者：

①实时荧光 RT-PCR 检测新型冠状病毒核酸阳性；②病毒基因测序，与已知的新型冠状病毒高度同源；③新型冠状病毒特异性 IgM 抗体和 IgG 抗体阳性；④新型冠状病毒特异性 IgG 抗体由阴性转为阳性或恢复期 IgG 抗体滴度较急性期呈 4 倍及以上升高。

六、处理措施

（一）根据病情确定治疗场所

①疑似及确诊病例应在具备有效隔离条件和防护条件的定点医院隔离治疗，疑似病例应单人单间隔离治疗，确诊病例可多人收治在同一病室。　②危重型病例应当尽早收入 ICU 治疗。

（二）一般治疗

（1）卧床休息，加强支持治疗，保证充分能量摄入；注意水、电解质平衡，维持内环境稳定；密切监测生命体征、指氧饱和度等。

（2）根据病情监测血常规、尿常规、CRP、生化指标（肝酶、心肌酶、肾功能等）、凝血功能、动脉血气分析、胸部影像学等。有条件者可行细胞因子检测。

（3）呼吸支持治疗，及时给予有效氧疗措施，包括鼻导管、面罩给氧和经鼻高流量氧疗。有条件可采用氢氧混合吸入气（H_2/O_2：66.6%/33.3%）治疗。

（4）抗菌药物治疗：可根据病情选择抗菌药物（参照王志刚第四版《血液净化学》中的抗菌药物篇），避免盲目或不恰当用药，尤其是联合使用广谱抗菌药物。

（三）抗病毒治疗

目前较为一致的意见认为，具有潜在抗病毒作用的药物应在病程早期使用，建议重点应用于有重症高危因素及有重症倾向的患者。不推荐单独使用洛匹那韦/利托那韦和利巴韦林。

以下药物可继续试用，在临床应用中进一步评价疗效。

1.α-干扰素

成人每次 500 万 U 或相当剂量，加入灭菌注射用水 2mL，每日 2 次，雾化吸入，疗程不超过 10 天。

2.利巴韦林

建议与干扰素（剂量同上）或洛匹那韦/利托那韦（成人 200mg/50mg/粒，每次 2 粒，每日 2 次）联合应用，成人 500mg/次，每日 2 至 3 次静脉输注，疗程不超过 10 天。

3.磷酸氯喹

用于 18～65 岁成人。体重大于 50kg 者，每次 500mg，每日 2 次，疗程 7 天；体重小于 50kg 者，第 1、2 天每次 500mg，每日 2 次，第 3～7 天每次 500mg，每日 1 次。

4.阿比多尔

成人 200mg，每日 3 次，疗程不超过 10 天。不建议同时应用 3 种以上抗病毒药物，出现不可耐受的毒副作用时应停止使用相关药物。

对孕产妇患者的治疗应考虑妊娠周数，尽可能选择对胎儿影响较小的药物，以及考虑是否终止妊娠后再进行治疗，并知情告知。

（四）免疫治疗

1.康复者恢复期血浆

适用于病情进展较快、重型和危重型患者。

2.静注 COVID-19 人免疫球蛋白

可应急用于病情进展较快的普通型和重型患者。推荐剂量为普通型 20mL、重型

40mL，静脉输注，根据患者病情改善情况，可隔日再次输注，总次数不超过 5 次。

3.托珠单抗

对于双肺广泛病变者及重型患者，且实验室检测 IL-6 水平升高者，可试用。具体用法：首次剂量 4～8mg/kg，推荐剂量 400mg，0.9%生理盐水稀释至 100mL，输注时间大于 1h；首次用药疗效不佳者，可在首剂应用 12h 后追加应用一次（剂量同前），累计给药次数最多为 2 次，单次最大剂量不超过 800mg。注意过敏反应，有结核等活动性感染者禁用。

（五）糖皮质激素治疗

对于氧合指标进行性恶化、影像学进展迅速、机体炎症反 应过度激活状态的患者，酌情短期内（一般建议 3～5 日，不超过 10 日）使用糖皮质激素，建议剂量相当于甲泼尼龙 0.5～1mg/kg/d，应当注意较大剂量糖皮质激素由于免疫抑制作用，可能会延缓对病毒的清除。

（六）中医治疗

本病属于中医"疫"病范畴，可根据病情、当地气候特点以及不同体质等情况，参照下列方案进行辨证论治。

1.医学观察期 临床表现

①乏力伴胃肠不适　推荐中成药：藿香正气胶囊（丸、水、口服液）；②乏力伴发热　推荐中成药：金花清感颗粒、连花清瘟胶囊（颗粒）、疏风 解毒胶囊（颗粒）。

2.临床治疗期（确诊病例）清肺排毒汤适用范围

结合多地医生临床观察，适用于轻型、普通型、重型患者，在危重型患者救治中可结合患者实际情况合理使用。基础方剂：麻黄 9g、炙甘草 6g、杏仁 9g、生石膏 15～30g（先煎）、桂枝 9g、泽泻 9g、猪苓 9g、白术 9g、茯苓 15g、柴胡 16g、黄芩 6g、姜半夏 9g、生姜 9g、紫菀 9g、冬花 9g、射干 9g、细辛 6g、山药 12g、枳实 6g、陈皮 6g、藿香 9g。服法：传统中药饮片，水煎服。每天一副，早晚各一次（饭后 40min），温服，三副一个疗程。

血液透析患者有自身代谢慢，大分子物质不易代谢等特点，对于 COVID-19 血透患者的治疗，需要考虑药物的分子大小、分布代谢特点及蛋白结合力等因素，根据代谢清除率合理选择药物及剂量、用法。有研究表明，羟氯喹与第三代头孢菌素的治疗与 COVID-19 维持性透析患者的预后无关，但免疫抑制剂治疗史，增加了该类患者的死亡率，而血管紧张素转化酶抑制剂或血管紧张素受体抑制剂的使用史与此类患者死亡率下降有关。瑞德西韦、洛匹那韦/利托那韦、羟氯喹、地瑞那韦/利托那韦及中医药等药物也可以根据情况考虑使用。透析患者的 COVID-19 护理在很大程度上仍然是支持性的，但在系统层面实施的做法可以产生有意义的影响。

七、预防措施

（1）新冠病毒防疫重点在预防，对受 COVID-19 影响的透析患者的管理必须按照严格的方案进行，以最大限度地降低其他患者和护理这些患者的人员的风险。在类似情况下，预防、保护、筛选、隔离和分发措施已被证明是有效的。

（2）为了保障透析患者、陪同人员及医务人员的安全，避免交叉感染，中华医学会肾脏病分会关于血液净化中心新型冠状病毒感染的防控措施建议：对于出现呼吸道症状在没有排除新型冠状病毒感染，如前，可由医护人员在隔离病房先行床旁连续肾脏替代疗法（Continuous Renal Replacement Therapy，CRRT），无 CRRT 治疗条件的透析中心（室）可在其他患者透析结束后再安排该患者单独进行透析治疗，医护人员按二级防护进行防护，透析结束后进行终末消毒。已排除新型冠状病毒感染的其他发热患者，有条件的可在透析室的隔离治疗区进行透析治疗或行 CRRT 治疗。

（3）COVID-19 不断更新，应定期对医护人员进行疾病最新知识教育。

（4）传染病史监测任何涉及医护人员的疑似传染病史应根据具体方案的规定向透析中心领导和传染病专家报告。该工作人员应自我隔离至少 14 天。

（5）中心透析、长期护理设施的居住都是与 COVID-19 相关的主要风险因素，这表明保持身体距离的能力对控制 COVID-19 至关重要。为了应对 COVID-19，在等待获得安全有效的疫苗和疗法的同时，透析准备单元等待区适当的标志，提供洗手液，并允许在等待区中至少 182cm 的个人之间的空间是必要的第一步，同时限制陪同人员。

（6）个人防护装备由高效口罩、帽子、长袍、手套、护目镜或面罩组成，应经常正确佩戴。在大多数患者接受透析的普通透析楼层，医护人员至少应佩戴一次性外科口罩或 N95 口罩和一次性帽子。在进行需要无菌技术的操作时，医护人员应佩戴一次性手套。在有高危人群的中心，建议透析护士在整个透析过程中穿着长袍和护目镜。当被观察到可能 COVID-19 感染但没有确诊，应戴个人防护用品 （Personal Protective Equipment，PPE）根据二级保护的标准（包括 N95 口罩、帽子、防护服、护目镜或面罩、鞋和手套）。在隔离室内为疑似或确诊病例提供 HD 时，应按照三级防护标准使用个人防护装备（包括 N95 口罩、帽子、防护服、电动空气净化呼吸器、鞋套、手套）。不建议使用 N95 口罩，因为它可能导致 HD 患者患低氧血症。

（7）根据 WHO 的"五个时刻手部卫生"建议，应采取手部卫生：①在每次接触患者之前；②在每次接触患者之后；③在体液暴露或有风险之后；④在接触患者周围环境之后；⑤在清洁/无菌程序之前。手卫生是最重要的感染预防措施。透析单位应就手卫生的重要性和建议的方法提供持续的教育和监督，并提供必要的设备。

（8）充分休息

医护人员应得到充分休息，因为他们需要充分集中精力工作，以避免意外污染。人员配备也应与患者数量相适应，患者有发烧和/或呼吸道症状，并有传染病接触史，应立即转到指定的医院。

（9）避免透析中心内转移

除紧急情况外，应避免将患者转移到不同的透析单元。原则上，CKD 5 期患者应始终在其注册的同一透析单元接受 HD 治疗，即固定透析机器。

（10）增加消毒频率

每次透析之间和所有患者治疗结束后都要做好消毒措施。具体为：消毒所有物品和地板：透析后，用 500mg/L 含氯消毒剂对透析机进行彻底擦拭消毒，先对干净的表面消毒，再对污染的表面消毒 30min 以上。如果任何表面被血液或其他分泌物污染，用 2000mg/L 含氯消毒剂清洗 30min 以上；空气消毒：室内应采用 ≥1.5W/m³ 的紫外线灯消毒，超过 30min 常规清洁和消毒程序适用于透析环境中的 COVID-19 感染。

八、疫苗接种

尽管透析患者中 SARS-CoV-2 的血清流行率与普通人群相似，但住院率比其他感染者高 3～4 倍。最近的一项数据继续显示，这一人群的死亡率超过 15%。在纽约、西班牙和意大利，近三分之一接受透析的患者在因 COVID-19 住院后死亡，死亡率是一般人群的 20～30 倍。ERAEDTA 理事会和欧洲肾脏协会 COVID-19 数据库（ERACODA）工作组最近进行了及时分析并呼吁采取行动，强调了 CKD 患者中 COVID-19 感染的极高负担，与患有其他主要疾病的患者相比，他们患严重 COVID-19 并死于 COVID-19 的风险最高。因此，欧洲透析（European Dialysis，EUDIAL）工作组强烈呼吁优先为最脆弱的肾病患者群体——即接受中心血液透析的人群——提供 SARS-CoV-2 疫苗。据国外研究数据表明，在接受透析的患者中，在接种 FDA 批准紧急使用的三种疫苗之一后，免疫反应异常的特征导致一些患者对疫苗的相对低反应性，超过五分之一的患者表现出减毒免疫反应。然而，对潜在疫苗低反应性的担忧不应阻止透析患者接受疫苗接种。这些发现可以为 ESKD 人群和其他慢性疾病患者的后续疫苗接种策略提供参考：或许透析患者需要加强疫苗。预防发挥关键作用：新冠疫苗措施对缓解和遏制血液透析中心 COVID-19 大流行至关重要，疫苗接种可能是能显著减少发病率和死亡率的唯一干预措施。

九、预后

透析患者是 COVID-19 的高危人群，男性患病率高于女性，多数患者预后良好，少数患者病情危重，预后不良因素包括高龄、肥胖、高血压、心血管疾病、糖尿病、慢性肺病和癌症。

参考文献

[1] 中华人民共和国国家卫生健康委员会，新型冠状病毒肺炎诊疗方案（试行第七版）.

[2] Coronavirus COVID-19 global cases by the Center for Systems Science and Engineering（CSSE）at Johns Hopkins University（JHU）.

[3] LI J，XU G.Lessons from the experience in wuhan to reduce risk of COVID-19 infection in patients undergoing long-term hemodialysis[J].Clin J Am Soc Nephrol，2020，15（5）：717-719.

[4] TANG Y，XIN Y，DENG F.Prevention and management of COVID-19 in hemodialysis centers[J]. Am J Manag Care，2020，26（8）：e237-e238.

[5] WILLIAMSON E J，WALKER A J，BHASKARAN K，et al.Factors associated with COVID-19-related death using OpenSAFELY[J].Nature，2020，584（7821）：430-436.

[6] GANSEVOORT R T，HILBRANDS L B.CKD is a key risk factor for COVID-19 mortality[J].Nat Rev Nephrol，2020，16（12）：705-706.

[7] HILBRANDS L B，DUIVENVOORDEN R，VART P，et al.COVID-19-related mortality in kidney transplant and dialysis patients：results of the ERACODA collaboration[J].Nephrol Dial Transplant，2020，35（11）：1973-1983.

[8] GUAN W J，LIANG W H，ZHAO Y，et al.Comorbidity and its impact on 1590 patients with

COVID-19 in China：a nationwide analysis[J].Eur Respir J，2020，55（5）

[9] XIONG F，TANG H，LIU L，et al.Clinical characteristics of and medical interventions for COVID-19 in hemodialysis patients in wuhan，China[J].J Am Soc Nephrol，2020，31（7）：1387-1397.

[10] HSU C M，WEINER D E，AWEH G，et al.COVID-19 among US dialysis patients: risk factors and outcomes from a national dialysis provider[J].Am J Kidney Dis，2021，77（5）：748-756.e1.

[11] NG J H，HIRSCH J S，WANCHOO R，et al.Outcomes of patients with end-stage kidney disease hospitalized with COVID-19[J].Kidney Int，2020，98（6）：1530-1539.

[12] GOICOECHEA M，SáNCHEZ CáMARA L A，MACíAS N，et al.COVID-19：clinical course and outcomes of 36 hemodialysis patients in Spain[J].Kidney Int，2020，98（1）：27-34.

[13] 张志宏，俞雨生.新型冠状病毒肺炎疫情下透析治疗面临的挑战与对策[J].肾脏病与透析肾移植杂志，2020，29（05）：484-488.

[14] SUNGNAK W，HUANG N，BéCAVIN C，et al.SARS-CoV-2 entry factors are highly expressed in nasal epithelial cells together with innate immune genes[J].Nat Med，2020，26（5）：681-687.

[15] CAO W，LI T.COVID-19：towards understanding of pathogenesis[J].Cell Res，2020，30（5）：367-369.

[16] VARGA Z，FLAMMER A J，STEIGER P，et al.Endothelial cell infection and endotheliitis in COVID-19[J].Lancet，2020，395（10234）：1417-1418.

[17] BIKDELI B，MADHAVAN M V，GUPTA A，et al.Pharmacological agents targeting thromboinflammation in COVID-19: review and implications for future research[J].Thromb Haemost，2020，120（7）：1004-1024.

[18] CHANNAPPANAVAR R，PERLMAN S.Pathogenic human coronavirus infections：causes and consequences of cytokine storm and immunopathology[J].Semin Immunopathol，2017，39（5）：529-539.

[19] HUANG K J，SU I J，THERON M，et al.An interferon-gamma-related cytokine storm in SARS patients[J].J Med Virol，2005，75（2）：185-194.

[20] ACKERMANN M，VERLEDEN S E，KUEHNEL M，et al.Pulmonary vascular endothelialitis，thrombosis，and angiogenesis in covid-19[J].N Engl J Med，2020，383（2）：120-128.

[21] GU J，GONG E，ZHANG B，et al.Multiple organ infection and the pathogenesis of SARS[J].J Exp Med，2005，202（3）：415-424.

[22] XU H，ZHONG L，DENG J，et al.High expression of ACE2 receptor of 2019-nCoV on the epithelial cells of oral mucosa[J].Int J Oral Sci，2020，12（1）：8.

[23] HOTCHKISS R S，OPAL S M.Activating immunity to fight a foe-a new path[J].N Engl J Med，2020，382（13）：1270-1272.

[24] FISCHER K，HOFFMANN P，VOELKL S，et al.Inhibitory effect of tumor cell-derived lactic acid on human T cells[J].Blood，2007，109（9）：3812-3819.

[25] BRUCHFELD A.The COVID-19 pandemic：consequences for nephrology[J].Nat Rev Nephrol，2021，17（2）：81-82.

[26] SHEN Q，WANG M，CHE R，et al.Consensus recommendations for the care of children receiving chronic dialysis in association with the COVID-19 epidemic[J].Pediatr Nephrol，2020，35（7）：1351-1357.

[27] 中华人民共和国国家卫生健康委员会，新型冠状病毒肺炎诊疗方案（试行第八版）.

[28] 曾锐.维持性血液透析患者新型冠状病毒肺炎的感染防治[J].中国临床医生杂志，2021，49（07）：763-765.

[29] CHAWKI S，BUCHARD A，SAKHI H，et al.Treatment impact on COVID-19 evolution in hemodialysis patients[J].Kidney Int，2020，98（4）：1053-1054.

[30] LAN J，GE J，YU J，et al.Structure of the SARS-CoV-2 spike receptor-binding domain bound to the ACE2 receptor[J].Nature，2020，581（7807）：215-220.

[31] 杨向红，孙仁华，赵鸣雁，等.重症新型冠状病毒肺炎患者血液净化治疗流程的专家建议[J].中华医学杂志，2020（16）：1217-1222.

[32] 基层血液净化中心（室）新型冠状病毒感染防控建议[J].中华全科医师杂志，2020（03）：193-197.

[33] 梁伟，石明，王惠明.新型冠状病毒疫情下肾脏替代治疗策略[J].临床肾脏病杂志，2020，20（03）：181-183.

[34] 中华医学会肾脏病学分会关于血液净化中心（室）新型冠状病毒感染的防控建议[J].中华肾脏病杂志，2020（02）：82-83-84.

[35] National Health Commission of China（2020）New coronavirus pneumonia prevention and controlprogram（7thedition）.

[36] IKIZLER T A.COVID-19 and dialysis units：what do we know now and what should we do？[J].Am J Kidney Dis，2020，76（1）：1-3.

[37] National Health Commission of China（2016）Regulation for prevention and control of healthcare associated infection of airborne transmission disease in healthcare facilities.

[38] KAO T W，HUANG K C，HUANG Y L，et al.The physiological impact of wearing an N95 mask during hemodialysis as a precaution against SARS in patients with end-stage renal disease[J].J Formos Med Assoc，2004，103（8）：624-628.

[39] WHO Guidelines on Hand Hygiene in Health Care：First Global Patient Safety Challenge Clean Care Is Safer Care[M].Geneva，2009.

[40] COMBE C，KIRSCH A H，ALFANO G，et al.At least 156 reasons to prioritize COVID-19 vaccination in patients receiving in-centre haemodialysis[J].Nephrol Dial Transplant，2021，36（4）：571-574.

[41] Chronic kidney disease is a key risk factor for severe COVID-19：a call to action by the ERA-EDTA[J].Nephrol Dial Transplant，2021，36（1）：87-94.

[42] HADDIYA I.Current knowledge of vaccinations in chronic kidney disease patients[J].Int J Nephrol Renovasc Dis，2020，13：179-185.

[43] ANAND S，MONTEZ-RATH M E，HAN J，et al.Antibody response to COVID-19 vaccination in patients receiving dialysis[J].J Am Soc Nephrol，2021 Oct；32（10）：2435-2438.

[44] WEINHANDL E D，WETMORE J B，PENG Y，et al.Initial effects of COVID-19 on patients with ESKD[J].J Am Soc Nephrol，2021，32（6）：1444-1453.

[45] ZHOU F，YU T，DU R，et al.Clinical course and risk factors for mortality of adult inpatients with COVID-19 in Wuhan，China：a retrospective cohort study[J].Lancet，2020，395（10229）：1054-1062.

易丽萍（撰写）　张悦凤（审校）

第七节　透析与疫苗接种

感染是透析患者发病和死亡的主要原因之一，ESRD 患者的高发病率和高死亡率促使各种指南的制定，以延长和降低透析患者的生存时间及患病率，但感染性疾病仍是透析患者的第二大常见死亡原因，仅次于心血管疾病，排在第二位。透析患者由于免疫能力受损，以及由于经常接触医疗机构进行诊断或治疗，包括反复透析，使他们更容易接触微生物，因此感染的发生率和严重程度增加。正在接受透析的 CKD 患者的菌血症和/或败血症感染是住院治疗的主要原因之一。

一、透析患者易感染机制

HD 患者和 PD 患者都存在防止感染的保护性皮肤屏障破裂，易导致菌血症、出口部位感染和腹膜炎。PD 中免疫球蛋白丢失被认为是增加风险的原因，透析使中性粒细胞的趋化、吞噬功能下降，氧化代谢下降。免疫功能不成熟的儿童和有合并症的老年人是有感染相关并发症风险的人群，而透析可能是一个风险倍增器，导致透析患者感染性疾病相关疾病的风险较高，包括每年发生的流感感染在内的严重并发症的风险显著增加。

ESKD 患者感染和感染相关住院的发生率已被证明随着肾功能的下降而增加，患者的高感染率也是年龄增长、糖尿病等共病和高住院率的结果。透析患者的免疫抑制状态，这可能是由于先天和适应性免疫系统功能障碍、慢性炎症、内皮细胞功能障碍和尿毒症的结合所致。

二、疫苗接种

为应对这一相关情况，美国疾病控制和预防中心（Centers for Disease Control and Prevention，CDC）发布了 CKD 患者接种指南，概述在免疫实践咨询委员会（Advisory Committee on Immunization Practices，ACIP）的建议中。指南建议所有成人接种乙肝疫苗、白喉/破伤风、灭活流感疫苗、麻疹/流行性腮腺炎/风疹（Measles-Mumps-Rubella，MMR）和水痘减毒活疫苗（如无禁忌）。

免疫接种是肾脏疾病患者预防保健的一个重要组成部分。采用疫苗接种方案的透析中心已证明降低了感染率及并发症的发生率，从而降低了发病率和死亡率，可以推测，广泛的疫苗接种将减少肾病患者诊疗的总成本，并可能改善患者的生活质量。以下就患者易感染的可接种的疫苗分别概述。

三、透析与肝炎感染

肝炎病毒感染这一世界性问题影响着近 3.2 亿人的健康生活，肝炎患者中主要是乙肝和丙肝感染，全世界约有 2.57 亿人患有慢性乙型肝炎病毒（Hepatitis B Virus，HBV）感染，7100 万人患有慢性丙型肝炎病毒（Hepatitis C Virus，HCV）感染，而其中 HD 患者病毒性肝炎的流行率，在患者中远高于一般人群。

HBV 和 HCV 的流行率在国家之间和国家内部有显著差异。从历史上看，HBV 主要集中在亚太地区、非洲和亚马孙盆地。在上述 HBV 高流行地区，丙肝的流行率最高，但在北美和西欧，HCV 在 HD 单位的流行率为 5%～44%，HD 治疗被认为是 HCV 传播的一个危险因素。丙肝也是一个重要的公共卫生问题。乙型肝炎病毒和丙肝病毒可通过经皮损伤或黏膜接触感染血液或含有血液的体液传播。

（一）甲型肝炎

甲型肝炎病毒感染率较低，因此并不普遍推荐接种甲型肝炎病毒（Hepatitis A Virus，HAV）疫苗。然而，随着国际食品贸易的增加，甲型肝炎感染的频率可能发生变化。感染甲肝病毒通常对大多数健康成人具有终身免疫作用，接种疫苗可产生约 99% 的血清转化。透析患者风险增加，目前食品和药物管理局已批准两种灭活疫苗，即 Harvix（葛兰素史克，伦敦，英国）和 Vaqta（默克），提供两剂系列疫苗。Twinerix[联合灭活 HAV（720 个 ELISA 单位）和纯化 HBV 表面抗原（20mg）；葛兰素史克公司，伦敦，英国]可以提供，目前尚无关于甲肝疫苗在透析患者中的安全性和有效性的研究。

（二）乙型肝炎

HBV 感染仍是透析患者的一个重要临床问题。HBV 通过经皮或黏膜接触传染性血液或体液传播，具有高度传染性，可在无可见血液的情况下传播。可在环境表面保持稳定和活性至少 7 天。血液透析患者通过受污染的表面和其他物体间接传播的风险增加。由于受感染的透析患者免疫反应紊乱，近 60% 的患者注定会成为慢性携带者，从而加剧了透析病房传播的风险。

慢性感染者（如急性感染后血清中持续存在 HBsAg 至少 6 个月的人）是乙肝病毒传播的主要宿主。适应性免疫反应低下的 HD 患者尤其危险，因为 HBV 可在透析管中保持 7 天的传染性。透析的慢性 HBV 携带者也与包括肝硬化和肝细胞癌在内的并发症的高风险和死亡率相关。

在 HD 单位的零星疫情仍然令人担忧，接受透析的患者更有可能成为慢性携带者。乙肝疫苗接种仍然是预防乙肝病毒感染的最佳策略，也是保护透析患者及工作人员的重要策略。

自从乙肝疫苗接种和额外的感染控制措施（如隔离血清学阳性患者及其设备）、使用 EPO 减少输血需求以及透析中心的乙肝常规筛查以来，HD 患者中 HBV 感染的发生率已经下降。

在老年人中，体液和细胞免疫反应减少已被证明是疫苗接种反应差的原因之一。对透析患者进行乙肝免疫是保护患者的关键这种可预防的感染。目前的乙肝疫苗接种方案为 60%～70% 的透析患者提供了保护性免疫。这部分是由于尿毒症毒素和透析过程对细胞和体液免疫的影响。

HBV 疫苗是由灭活病毒颗粒制成的，因此禁忌用于酵母过敏人群。美欧常用的有 Recombivax 和 Engerix-B。接受 HD 治疗的患者需要更高剂量。目前对于透析患者的建议是 40mg 的 Recombivax 在 0、1 和 6 个月或 40mg 的 Engerix-B 在 0、1、2 和 6 个月给药。

接种乙型肝炎疫苗是预防 HBV 感染最有效的方法，目前国内市场上使用的主要是第二代乙型肝炎疫苗即基因工程疫苗（亦称重组疫苗），包括重组酵母乙型肝炎疫苗和重组中国仓鼠卵巢细胞乙型肝炎疫苗。HD 患者按照 0、1、2 和 6 个月程序接种乙型肝炎疫苗，均为 40μg/针次。

（三）丙型肝炎

HCV RNA 可以在感染后 1 周或 2～3 周被检测出来，而 HCV 抗体则需要 10 周才能被检测出来。重要的是，接触过 HCV 的人，如果病毒已自动清除（约 25%的病例）或接受 HCV 治疗治愈，则 HCV 抗体始终呈阳性，HCV 病毒载量（Viral Load，VL）检测不出（尽管 HCV VL 在再次感染时会增加）。

在没有 HCV 疫苗的情况下，HD 患者中 HCV 感染的流行率是普通人群的几倍。重组人 IFN-α于 1986 年首次用于治疗丙型肝炎，单药治疗的 SVR 为 15%～20%，自从 DAAs 方案于 2011 年上市以来，已经有多种 DAAs 被批准临床应用，治疗有效率达 95%，该药物具有免于注射、可以口服、获得持续病毒学应答率高等特点，2016 年欧洲肝脏研究学会（European Association for the Study of the Liver，EASL）指南：①由于 DAAs 使用过程中的各种优点，HCV 感染的任何 GT 患者，均不再推荐使用含有 IFN 的治疗方案，采用全口服药物治疗；②抗 HCV 治疗过程中，不建议使用单一 DAA，建议至少使用 2 个 DAA 的 FDC 或者三种药物联合抗 HCV，这再次强调 DAA 快速应答的重要性；③该指南新增 2 个药物：M2 治疗 GT 1/4 及 SOF+VEL 治疗所有 GT，除去了 SOF+RBV 治疗 GT 2/3 及 SOF+SMV 治疗 GT 1；④药物之间的相互作用也做了部分调整，增加一部分药物之间的相互作用。

肾小球滤过率<30mL/min/1.73m² 或者透析患者使用 DAAs，特别是使用含 N S5B 药物的组合治疗时，其剂量及安全性尚在研究中。

（四）丁型肝炎

HDV 在透析患者中感染率很低，通过血液或体液接触传播，传播需要伴随的 HBV 感染进行复制。疫苗在老年透析患者有益处，但他们对疫苗的血清反应较弱，抗体过早下降，目前临床获益有争议，目前还在进一步研究中。

（五）抗嗜肝病毒的联合疫苗

在 HD 患者中，与乙型肝炎单价疫苗相比，甲肝和乙型肝炎联合疫苗可提高对乙肝病毒的血清保护。嵌合 HBV-HCV 包膜蛋白，最近被开发出来，这些粒子在兔体内引发了针对 HCV 和 HBV 包膜蛋白的强特异性中和抗体反应，这些数据可能是一个机会，以开发一种双价疫苗，能够防止感染 HBV 和丙肝病毒，也是未来研究的一个新方向。

（六）流感

近年来，每年流感均带来巨大疾病负担，包括每年数十万人住院治疗，数千人死亡，在过去十年中发病率和死亡率大幅增加，透析患者中高出 100～300 倍。这一数据在人口和社会经济因素中存在地区差异。

由于慢性肾脏病患者免疫力低下，他们易受流感感染。此外，流感感染会导致严重的并发症。流感感染是这类患者的一大威胁。由于上述原因，这些患者比一般人群更能从预防流感感染中获益，流感疫苗是预防流感感染的最具成本效益的方法。流感疫苗接种还可以显著减少严重并发症的数量和死亡率。

在透析患者中，流感疫苗包括标准剂量肌肉注射、高剂量肌肉注射、皮内注射、佐剂和活减毒，美国疾病控制及预防中心（疾控中心）及美国流感预防咨询委员会建议年满 6 个月但没有流感预防禁忌的人士，应每年定期注射流感疫苗，四价流感疫苗由 2a（1 是 H1N1）和 2b 病毒株组成，可与肺炎球菌疫苗共同使用。另外，老年患者可替代高剂量三价疫苗。大队列观察性研究表明，与未接种疫苗的对照组相比，接受维持性透析的患者接种流感疫苗后住院风险和全因死亡率降低。虽然流感疫苗的免疫原性受损，但一剂流感疫苗在患者中诱导了足够的免疫应答。流感疫苗的加强剂未有效增强免疫原性。因此，对于血液透析、腹膜透析和肾移植患者，不建议增加疫苗剂量。推荐接种三价流感灭活疫苗，而流感减毒活疫苗通常是禁忌证。

目前我国已批准上市的有三价灭活流感疫苗、四价灭活流感疫苗和三价减毒活疫苗。中国流感疫苗预防接种技术指南（2020—2021）建议成人每年尽早接种 1 剂次 0.5mL 灭活疫苗。MF59 佐剂流感疫苗在 HD 患者中具有更好的免疫效果。高剂量三价和四价灭活流感疫苗均已获 FDA 批准，透析患者目前用哪一种更能获益，目前还有待进一步研究。

（七）透析细菌感染

透析的 CKD 患者的菌血症和/或败血症感染也是住院治疗的相当比例的一部分。以下就常见感染菌属针对性疫苗分析。

（八）金黄色葡萄球菌疫苗

金黄色葡萄球菌是人类皮肤、鼻腔和胃肠道的共生菌，也是细菌性皮肤和软组织感染（Skin and Soft Tissue Infections，SSTIs）、菌血症、败血症、腹膜炎、肺炎和心内膜炎的主要原因。金黄色葡萄球菌血液感染可能对血液透析患者造成潜在的灾难性后果。在 2014 年的美国，金黄色葡萄球菌是血液透析血流感染最常见的血液分离物，占分离物的 30%，所引发的菌血症和/或败血症感染也是住院治疗的相当比例的一部分。自 2011 年以来，耐甲氧西林金黄色葡萄球菌血流感染率实际上一直在上升，在 2015 年达到 2.65/100 例，这些感染不仅很常见，而且可能是致命的；金黄色葡萄球菌血流感染（Staphylococcus Aureus Bloodstream Infections，SA-BSI）是血液透析患者发病和死亡的主要原因，特别是那些依赖中心静脉导管血管通路的患者。在血液透析患者中，金黄色葡萄球菌血流感染患者感染后 15 天内死亡或因感染而住院治疗的风险比其他生物体的血流感染患者高 8 倍。疫苗研制正在进行中，已经通过小鼠实验，人体试验尚未成功，其中针对超级抗原的单克隆抗体可能在解决对金黄色葡萄球菌的功能失调的免疫反应方面有实用价值，是未来的可预期获益的方向。因此，研发有效疫苗将对预防金黄色葡萄球菌感染这一群体的发病率和死亡率产生显著影响。

（九）肺炎球菌疫苗

在 ESKD 人群中，肺炎是仅次于血流感染的第二大常见感染，与死亡率增加和总体长期预后不良相关。由于免疫保护减弱，透析患者对侵袭性肺炎球菌感染特别脆弱。接受透析治疗的老年人患病风险最高的是肺炎链球菌，是透析患者社区获得性肺炎中最常见的细菌性病因。透析患者被认为是因流感和细菌性肺炎等感染而住院和死亡的高危人群。长期以来，人们一直建议使用 23 价肺炎球菌多糖疫苗（23 Valent Pneumococcal Vaccine Polyvalent，PPSV23）对这些人群进行保护。在过去的 20 年里，在美国的透析诊所，使用流感疫苗和肺炎球菌疫苗已经成为常规做法。由于侵袭性肺炎球菌病相关的高死亡率和疫苗不良反应的低风险，强烈建议免疫接种。

我国肺炎球菌性疾病免疫预防专家共识（2020 版）指出：慢性肾衰竭患者属于肺炎链球菌（Streptococcuspneumoniae，Spn）感染高风险人群，也是肺炎球菌疫苗接种的重点人群，对于此类人群建议接种 1 剂（0.5mL）PPV23，且在间隔至少 5 年后需复种。美国 ACIP 则在年龄＞6 岁的慢性肾衰竭患者中建议先接种 1 剂 PCV13，间隔≥8 周接种第 1 剂 PPV23，第 1 剂 PPV23 接种后间隔≥5 年接种第 2 剂 PPV23；美国疾病预防控制中心推荐 65 岁以上使用 13 价肺炎球菌多糖结合疫苗，推荐 2 岁以上合并慢性疾病（包括 ESRD）患者使用 PPSV23。

我国疫苗预防接种技术指南（2020—2021）和肺炎球菌性疾病免疫预防专家共识（2020 版）中均提出 65 岁及以上老年人可同时在不同部位接种灭活流感疫苗和肺炎球菌疫苗，与单独接种相比，2 种疫苗的免疫原性不会受到影响。

在 HD 患者中进行疫苗接种能够有效预防感染、改善患者预后，具有良好的安全性和成本效果，对血液净化中心感染防控具有重要意义。

（十）破伤风、白喉、百日咳和水痘疫苗

破伤风和白喉病例的报告是罕见的。血清学和调查数据表明，成人的破伤风和白喉疫苗接种不足，尽管婴儿、儿童和青少年的疫苗接种率很高，百日咳的报告发病率一直在上升，虽然由百日咳疫苗提供的疫苗诱导保护作用随着时间的推移而减弱，但疫苗接种仍然是对抗百日咳的最佳保护。老年人体内破伤风抗体水平普遍较低，感染破伤风杆菌后容易发病，合并慢性疾病的老年患者，包括透析患者，机体免疫力较差，破伤风相关的死亡危险相对更高。中国部分地区在国家疫苗免疫程序的基础上增加了疫苗的加强免疫接种剂次；例如，北京市免疫规划程序规定，初三学生和大学一年级进京新生需要分别接种 1 剂吸附白喉破伤风联合疫苗（Adsorbed Diphtheria and Tetanus Toxoid，DT），以达到相应的免疫效果，维持本地区人群的免疫水平。美国 ACIP 的建议：青少年和成人每 10 年接种一次破伤风和白喉类毒素增强疫苗，以确保对破伤风和白喉的持续保护。

水痘-带状疱疹病毒（Varicella-Zoster Virus，VZV）可以潜伏并以带状疱疹的形式出现在老年人中，引起严重的疾病，特别是在免疫功能低下的情况下带状疱疹疫苗，已被证明可以减少带状疱疹和带状疱疹后神经痛。带状疱疹疫苗被批准用于 50 岁及以上的成人[Shingrix（GlaxoSmithKline），重组带状疱疹疫苗（RZV）]或 60 岁及以上的成人（Zostavax）。

目前还没有破伤风，白喉、百日咳和水痘疫苗关于透析人群的大数据报告分析，有望将来进一步研究。

（十一）新冠病毒

肾脏疾病患者应优先接种 COVID-19 疫苗，现有数据表明，复制缺陷病毒载体疫苗和 mRNA 疫苗使用是安全的。由于肾病患者的疫苗反应可能比一般人群低，因此应首选强效疫苗。具体内容详见本章新冠篇。

参考文献

[1] NEOVIUS M，JACOBSON S H，ERIKSSON J K，et al.Mortality in chronic kidney disease and renal replacement therapy：a population-based cohort study[J].BMJ Open，2014，4（2）：e004251.

[2] MATHEW R，MASON D，KENNEDY J S.Vaccination issues in patients with chronic kidney disease[J].Expert Rev Vaccines，2014，13（2）：285-298.

[3] ORTIZ A，COVIC A，FLISER D，et al.Epidemiology，contributors to，and clinical trials of mortality

risk in chronic kidney failure[J].Lancet，2014，383（9931）：1831-1843.

[4] VANDECASTEELE S J，OMBELET S，BLUMENTAL S，et al.The ABC of pneumococcal infections and vaccination in patients with chronic kidney disease[J].Clin Kidney J，2015，8（3）：318-324.

[5] LITJENS N H，HUISMAN M，VAN DEN DORPEL M，et al.Impaired immune responses and antigen-specific memory CD4+ T cells in hemodialysis patients[J].J Am Soc Nephrol，2008，19（8）：1483-1490.

[6] GROHSKOPF L A，SOKOLOW L Z，BRODER K R，et al.Prevention and control of seasonal influenza with vaccines: recommendations of the advisory committee on immunization practices-united states，2018-19 Influenza Season[J].MMWR Recomm Rep，2018，67（3）：1-20.

[7] KRUEGER K M，ISON M G，GHOSSEIN C.Practical guide to vaccination in all stages of CKD，including patients treated by dialysis or kidney transplantation[J].Am J Kidney Dis，2020，75（3）：417-425.

[8] ISHIGAMI J，MATSUSHITA K.Clinical epidemiology of infectious disease among patients with chronic kidney disease[J].Clin Exp Nephrol，2019，23（4）：437-447.

[9] KOSMADAKIS G，ALBARET J，CORREIA E，et al.Vaccination practices in dialysis patients：A narrative review[J].Semin Dial，2018，31（5）：507-518.

[10] LINDLEY M C，KIM D K.Increasing protection of dialysis patients against influenza[J].Clin J Am Soc Nephrol，2018，13（11）：1624-1626.

[11] LANINI S，USTIANOWSKI A，PISAPIA R，et al.Viral hepatitis：etiology，epidemiology，transmission，diagnostics，treatment，and prevention[J].Infect Dis Clin North Am，2019，33（4）：1045-1062.

[12] THRIFT A P，EL-SERAG H B，KANWAL F.Global epidemiology and burden of HCV infection and HCV-related disease[J].Nat Rev Gastroenterol Hepatol，2017，14（2）：122-132.

[13] CDC.Guidelines for vaccinating kidney dialysis patients and patients with chronic kidney disease，summarized from recommendations of the advisory committee on immunization practices（ACIP）.December2012.Published.Availableat.

[14] PREBOTH M.PHS guidelines for management of occupational exposure to HBV，HCV and HIV：management of occupational blood exposures[J].Am Fam Physician，2001，64（12）：2012-2014.

[15] SACO T V，STRAUSS A T，LEDFORD D K.Hepatitis B vaccine nonresponders：Possible mechanisms and solutions[J].Ann Allergy Asthma Immunol，2018，121（3）：320-327.

[16] RHEA S，MOORMAN A，PACE R，et al.Hepatitis B reverse seroconversion and transmission in a hemodialysis center：a public health investigation and case report[J].Am J Kidney Dis，2016，68（2）：292-295.

[17] SETO W K，LO Y R，PAWLOTSKY J M，et al.Chronic hepatitis B virus infection[J].Lancet，2018，392（10161）：2313-2324.

[18] WAGNER A，GARNER-SPITZER E，JASINSKA J，et al.Age-related differences in humoral and cellular immune responses after primary immunisation：indications for stratified vaccination schedules[J].Sci Rep，2018，8（1）：9825.

[19] LISOWSKA-MYJAK B.Uremic toxins and their effects on multiple organ systems[J].Nephron Clin Pract，2014，128（3-4）：303-311.

[20] GRZEGORZEWSKA A E.Hepatitis B vaccination in chronic kidney disease patients：a call for

novel vaccines[J].Expert Rev Vaccines，2014，13（11）：1317-1326.

[21] 王旭，茹彦海，罗冬平，等.疫苗在血液透析患者中的应用[J].中国血液净化，2021，20（05）：336-339.

[22] SMITH D J，JORDAN A E，FRANK M，et al.Spontaneous viral clearance of hepatitis C virus（HCV）infection among people who inject drugs（PWID）and HIV-positive men who have sex with men（HIV+MSM）：a systematic review and meta-analysis[J].BMC Infect Dis，2016，16（1）：471.

[23] MBAEYI C，THOMPSON N D.Hepatitis C virus screening and management of seroconversions in hemodialysis facilities[J].Semin Dial，2013，26（4）：439-446.

[24] 张莹，颜学兵.后 DAA 时代抗 HCV 治疗的现状及存在问题[J].世界华人消化杂志，2017，25（13）：1135-1142.

[25] WANCHOO R，THAKKAR J，SCHWARTZ D，et al.Harvoni（Ledipasvir With Sofosbuvir）-induced renal injury[J].Am J Gastroenterol，2016，111（1）：148-149.

[26] MISKULIN D，WEINER D E，MANLEY H J.High-dose versus standard-dose influenza vaccine in hemodialysis patients[J].Am J Kidney Dis，2020，75（3）：456.

[27] KIM K W，CHUNG B H，JEON E J，et al.B cell-associated immune profiles in patients with end-stage renal disease（ESRD）[J].Exp Mol Med，2012，44（8）：465-472.

[28] WANG I K，LIN C L，LIN P C，et al.Seasonal influenza vaccination is associated with reduced morbidity and mortality in peritoneal dialysis patients[J].Nephrol Dial Transplant，2016，31（2）：269-274.

[29] LIAO Z，XU X，LIANG Y，et al.Effect of a booster dose of influenza vaccine in patients with hemodialysis，peritoneal dialysis and renal transplant recipients：A systematic literature review and meta-analysis[J].Hum Vaccin Immunother，2016，12（11）：2909-2915.

[30] MO Y，ZENG J，XIAO C，et al.Effectiveness and safety of pneumococcal vaccines used alone or combined with influenza vaccination in dialysis patients：A systematic review and meta-analysis[J].Vaccine，2020，38（47）：7422-7432.

[31] NIELSEN L H，JENSEN-FANGEL S，BENFIELD T，et al.Risk and prognosis of Staphylococcus aureus bacteremia among individuals with and without end-stage renal disease：a Danish，population-based cohort study[J].BMC Infect Dis，2015，15：6.

[32] CONNOLLY R，DENTON M D，HUMPHREYS H，et al.Would hemodialysis patients benefit from a Staphylococcus aureus vaccine？[J].Kidney Int，2019，95（3）：518-525.

[33] MILLER L S，FOWLER V G，SHUKLA S K，et al.Development of a vaccine against Staphylococcus aureus invasive infections：Evidence based on human immunity，genetics and bacterial evasion mechanisms[J].FEMS Microbiol Rev，2020，44（1）：123-153.

[34] PROCTOR R A.Immunity to Staphylococcus aureus：Implications for Vaccine Development[J].Microbiol Spectr，2019，7（4）

[35] 中华预防医学会，中华预防医学会疫苗与免疫分会.肺炎球菌性疾病免疫预防专家共识（2020版）[J].中华流行病学杂志，2020，41（12）：E002-E002.

[36] MATANOCK A，LEE G，GIERKE R，et al.Use of 13-Valent Pneumococcal Conjugate Vaccine and 23-Valent Pneumococcal Polysaccharide Vaccine Among Adults Aged ≥65 Years：Updated Recommendations of the Advisory Committee on Immunization Practices[J].MMWR Morb Mortal Wkly Rep，2019，68（46）：

1069-1075.

[37] ALHAZMI S M，NOOR S O，ALSHAMRANI M M，et al.Bloodstream infection at hemodialysis facilities in Jeddah：a medical record review[J].Ann Saudi Med，2019，39（4）：258-264.

[38] 宋欣，李明，王传林，等.中国破伤风免疫预防的现状、问题与展望[J].中国疫苗和免疫，2019，25（06）：743-746.

[39] LIANG J L，TIWARI T，MORO P，et al.Prevention of pertussis，tetanus，and diphtheria with vaccines in the United States：Recommendations of the Advisory Committee on Immunization Practices （ACIP）[J].MMWR Recomm Rep，2018，67（2）：1-44.

易丽萍（撰写） 张悦凤（审校）

第十三章　透析患者的营养问题及管理

一、概述

人口老龄化、继发性肾脏病的增加、透析单位的增加和医疗保险的覆盖，以及透析技术的进步，有效延长了透析患者的生存期，MHD 的患者越来越多。尽管经过透析后病情有很大改善，但很多患者存在消耗状态或营养不良，直接影响血液透析患者的死亡率和各种并发症的发病率。在美国，慢性血液透析患者营养不良的发生率大约为 1/3，澳大利亚的透析中心联合统计结果显示，35%的血液透析患者存在营养不良，法国一项较大规模的研究报道显示，20%的血液透析患者血白蛋白降低，36%的患者的前白蛋白降低，而在巴西，有 10%～70%的血液透析患者存在营养不良。我国 CKD 患者营养不良的患病率为 22.5%～58.5%，而血液透析患者营养不良的患病率高达 30.0%～66.7%，PD 患者营养不良的患病率为 11.7%～47.8%，严重营养不良增加了患者的住院率、死亡率，影响患者生活质量。

PEW 是透析患者的常见并发症，也是患者死亡的独立危险因素，同时也是预判预后的重要指标。因此关注 CKD 患者营养问题，将营养治疗贯穿于整个 CKD 治疗过程，对于提高 CKD 整体诊治水平、延缓疾病进展、改善患者预后以及减少医疗费用支出有着非常重要的意义。

二、营养不良的定义

营养不良可以由多种病因引起，临床上表现为疲劳、乏力、体重减轻、免疫力下降、血清白蛋白浓度下降等，但上述表现特异性差，且不能反映营养不良的全部发病机制。CKD 进展中发生的蛋白代谢异常，尤其是肌肉蛋白质合成和分解异常是导致患者营养不良的重要因素。国际肾脏病与代谢学会 2008 年提出 PEW 的概念：机体摄入不足、需要增加或营养额外丢失，从而引起体内蛋白质和能量储备下降，不能满足机体的代谢需求，进而引起的一种营养缺乏状态，临床上表现为体重下降、进行性骨骼肌消耗和皮下脂肪减少等。从 4 个方面（生化指标、非预期的体重降低、肌肉量丢失、饮食蛋白质和/或热量摄入不足）制定 PEW 诊断标准，尤其是骨骼肌消耗情况，反映了肌肉合成、分解代谢异常的状况（表 3-63），满足 3 项即可诊断 PEW（每项至少满足 1 条）。

表 3-63　蛋白质能量消耗诊断标准

项目	诊断标准
生化指标	白蛋白<38g/L 前白蛋白<300mg/L 总胆固醇<2.59mmol/L
肌肉量减少	肌肉量丢失：3 个月内>5%或半年内>10% 上臂肌围下降：>参照人群上臂围中位数 10%

续表

项目	诊断标准
体重变化	BMI<22kg/m² （65 岁以下），<23kg/m²（65 岁以上）；非预期体重下降：3 个月内＞5%或半年内＞10%　体脂百分比＜10%
饮食不足	蛋白质摄入不足（DPI<0.8g/kg/d）至少 2 个月 能量摄入不足（DEI 小于 25kJ/kg/d）至少 2 个月

注：BMI 为体质指数；DPI 为每日蛋白质摄入量；DEI 为每日能量摄入量。

三、发病机制

（一）尿毒症相关因素

1.营养物质摄入减少，透析前已经存在营养不良

由于体内毒素作用，导致长期食欲减退，恶心呕吐及腹泻等消化道症状，造成食物摄入减少，这是导致营养不良的主要原因。肾脏疾病合并胃肠道疾病也会增加营养不良。另外，非透析阶段给予低蛋白饮食治疗，如果长期蛋白质摄入不足，热量又未及时补充，容易导致患者渐进性营养不良的发生。

2.机体代谢及内分泌紊乱

尿毒症患者存在代谢性酸中毒，可刺激支链氨基酸脱羧基，从而引起支链氨基酸的消耗，导致缬氨酸、亮氨酸和异亮氨酸水平下降，蛋白质分解增加。此外，胰岛素抵抗，甲状旁腺激素分泌增加，活性维生素 D 减少，尤其是维生素 B_6 缺乏，直接影响支链氨基酸生成。

（二）血液透析相关的因素

1.透析过程导致慢性营养流失，尤其是蛋白质和氨基酸

在每次 HD 过程中，氨基酸和蛋白质的损失可能导致低蛋白血症，低蛋白血症是营养不良和死亡率的一个强有力的预测因素。一次碳酸氢盐透析液透析后，血浆苏氨酸、缬氨酸、蛋氨酸、亮氨酸、丙氨酸、酪氨酸、组氨酸、精氨酸、脯氨酸、丝氨酸及总氨基酸水平都较透析前有显著降低。通过 HD 造成的营养损失取决于溶质去除机制和透析器膜的孔径。增加透析器膜的孔径以更大程度地去除中分子也会增加白蛋白损失，根据膜的通透性，估计损失在 2～14g。此外，高通量膜、血液滤过（Hemofiltration，HF）和血液透析滤过（Hemodiafiltration，HDF）技术，在血液净化治疗过程中氨基酸的丢失也会增多，这同样是由透析器膜的孔径和通透性决定的。

2.透析引起的炎症

许多因素导致 HD 患者发生炎症，如透析器膜的生物相容性，与透析相关的感染，以及含有细胞因子诱导物质的不纯透析液（比如内毒素）。透析膜生物不相容性可导致机体的炎症反应，细胞因子水平升高，激活补体，导致粒细胞活化并脱颗粒，释放的蛋白水解酶，可引起机体组织蛋白质分解增加。同时亦可引起单核细胞活化，释放细胞因子，如 TNF、IL-1、IL-6 等，可激活支链酮酸脱氢酶，引起肌肉蛋白的分解。因此补体活化和细胞因子释放导致蛋白分解代谢活跃，血清游离氨基酸增多。

透析器膜的直接作用、膜诱导的补体活化程度以及与细胞因子清除相关的嗜酸性粒细胞增多程度决定了透析期间炎症反应的程度。使用不同类型的透析器膜可对炎症标记物水平产生不同影响。通常，与低通量透析器膜相比，高通量透析器膜和 HDF 技术导致的炎症反应程度较低。

3.透析充分性

尿毒症溶质清除率取决于透析充分性，即透析的频率和持续时间。最佳尿毒症溶质去除的专家指南倾向于每周 3 次，每次 3～5h 透析治疗，以达到总尿素清除指数（Total Urea Clearance Index，Kt/V）大于 1.2，该指标取决于透析器尿素清除率（K）、透析时间（t）和全身水（V），以评估透析充分性。

值得注意的是，Kt/V 的计算基于尿素，尿素是小溶质清除的标志物。它不能代表毒性更大的、分子量更大的尿毒症溶质的清除效果。

（三）腹透相关因素

PD 导致营养不良的因素除透析导致炎症反应及营养物质的流失及血液透析机制相似外，还有独特的发生机制。

1.糖代谢紊乱

糖代谢异常也是导致 PD 患者蛋白质消耗和瘦体重（Lean Body Mass，LBM）的另一个主要风险因素。尿毒症时存在由于肾功能下降所致的胰岛素降解下降与胰岛素抵抗，造成高胰岛素血症而致糖类物质代谢异常。胰岛素抵抗是由受体后缺陷以及损伤糖代谢的激素因素所导致的。由于甲状旁腺功能亢进与 1，25-$(OH)_2D_3$ 下降，造成了胰岛素分泌的下降，从而对于糖负荷的反应进一步恶化。

在 CAPD 中，由于含糖腹透液的持续刺激，糖代谢的异常被扩大化。在 CAPD 中，超过 20%的碳水化合物吸收来源于腹膜吸收葡萄糖，导致持续性的高胰岛素血症，反映在 C 肽水平的持续上升。这时候，由于葡萄糖吸收后的胃纳下降，尤其是蛋白质摄入的下降，可以造成在患者肥胖的同时，出现较严重的营养不良。碳水化合物代谢的混乱导致了营养素利用的异常，包括糖异生、酮体生成下降以及脂解作用的抑制，同时胰高血糖素、丙氨酸、乳酸浓度持续上升。在高转运的 PD 患者中，由于过多的葡萄糖吸收造成了营养不良的恶化。

2.残余肾功能

维持患者的残余肾功能，无论是在透析前还是透析后，是同样重要的。有多项研究结果提示，残余肾功能在透析之初的减退是与营养状况下降及患者生存率下降相关的。因而残余肾功能在维持 CAPD 充分透析营养方面承担重要的作用。有证据表明，CAPD 患者的残余肾功能比 HD 患者保存好，这显然对营养有利。增加透析剂量从而提高透析充分性，可能导致残余肾功能的加速丧失，这些观察还未获得临床资料的支持。

3.腹膜通透性与营养

腹膜通透性的上升出现在超过 15%的开始透析的患者，与腹膜蛋白质丢失、低血清白蛋白相关。目前尚不清楚的是，是否 PD 开始时呈高转运的患者的预后与 PD 过程中转化为高转运的患者的预后一致。在 PD 高转运的患者，由于超滤量较低，需要更多使用高渗的葡萄糖透析液，从而抑制了食欲，腹膜葡萄糖的吸收增加，加重了营养不良的发生。

（四）其他方面的因素

其他因素包括个体化饮食习惯、精神抑郁、厌食、服药过多、长期透析引起的经济问题、家庭社会的支持系统不完善等。

CKD 尤其是尿毒症患者常有食欲减退，甚而出现厌食症，摄食减少必然导致营养不良，影响肌肉蛋白代谢。导致食欲减退的因素众多，包括调节食欲的激素（如瘦素、胃饥饿素、促生长激素等）失调、识别气味能力下降、味觉改变、尿毒症相关的胃肠综合征、抑郁、血流动力学不稳定以及 PD 导致的胃肠道胀满感等均会影响营养物质的摄入。胃饥饿素可增加瘦组织群含量和肌肉力量，具有抗炎症作用。在 CKD 患者中胃饥饿素与瘦素的平衡打破，瘦素明显增加，而胃饥饿素减少，导致慢性炎症反应，体重下降，减低肌肉力量，从而引起蛋白质及骨骼肌消耗。

四、临床表现及透析患者营养状态的评价

（一）营养不良的临床表现

（1）身体消瘦：由于长期营养素摄入不足，不能满足机体正常需求，患者会出现身体消瘦。

（2）体重下降：体重改变最早表现为体重不增，随后体重下降。

（3）皮下脂肪逐渐消失：皮下脂肪减少首先累及腹部皮下脂肪，其次为躯干、臀部、四肢，最后是面颊部。腹部皮下脂肪厚度是判断营养不良程度的重要指标之一。

（4）食欲减退：食欲越来越差，经常发生腹泻、呕吐，迁延不愈。

（5）肢体水肿：严重者会出现皮肤水肿。轻者仅出现踝部凹陷性水肿，重者会出现全身水肿甚至腹水。

（6）其他症状如皮肤状态不好，毛发稀疏、指（趾）甲变薄容易断裂、健忘、失眠等症状。

（二）透析患者营养状态评价

临床通过营养状态筛查可明确 CKD 患者的营养状态，发现相关危险因素，同时也有助于进行更准确的营养评估。营养状态评估可确定患者是否存在营养不良，营养不良的程度及其可能带来的危险，此外，还可评价营养支持治疗是否恰当及有效。

营养评估客观指标测量包括人体测量学[身高、体质量、上臂围（Mid-Arm Circumference，MAC）、肱三头肌皮褶厚度（Triceps Skinfold Thickness，TSF）、BMI 等]、生化（血红蛋白、白蛋白、前白蛋白、总胆固醇、甘油三酯、HDL-C，LDL-C）、DEI 和 DPI 指标、主观综合性营养评估（Subjective Global Assessment，SGA）、营养不良炎症评分（Malnutrition Inflammation Score，MIS）等量表。MHD 患者应用 SGA 进行营养评价，能够较灵敏地反映患者的营养状况，但缺点是本方法主要依靠主观评价，其敏感性、准确性及可重复性较差，而不同的评价者，其评估结果也存在差异。SGA 营养评价最好由同一名专业营养师进行，以保证评价结果的相对准确性。MIS 方法在改良 SGA 评估方法的基础上加入了 2 项实验室指标，使评估结果更客观。Kalantar-Zadeh 等证实 MIS 是 MHD 患者病死率和住院率增加的预测因子，是判断 ESRD 患者预后的独立因素，但操作较 SGA 烦琐。SGA 是通用筛查及评估营养状态的方法，简便、易行且经济实用，目前被作为慢性肾脏病患者营养评定的最常用方法。

1.人体测量

（1）BMI=体重（kg）/身高²（m²）。

2003 年"中国肥胖问题工作组（Working Group for Obesity in China，WGOC）"根据我国 20 多个地区流行病学数据与 BMI 的关系分析，提出我国成年人 BMI 标准，BMI ＜18.5kg/m² 为体重过低，18.5～23.9kg/m² 为正常范围，24～27.9kg/m² 为超重；BMI ≥ 28kg/m² 为肥胖。

（2）皮褶厚度：皮下脂肪含量约占全身脂肪总量的 50%，通过皮下脂肪含量的测定可推算体脂总量，并间接反映热能的变化。不同部位的皮下脂肪厚度随体重的不同，成比例地变化。常用的测量部位如下所述。

肱三头肌皮褶厚度（Triceps Skinfold Thickness，TSF）测量方法为被测者上肢自然下垂，测量者立于被测者后方，在上臂背侧中点即肩峰至尺骨鹰嘴处的中点约 2cm 处，以左手拇指将皮肤连同皮下组织拈起，然后测量拇指下 1cm 左右处皮褶厚度，皮褶厚度计与上臂垂直。HD 患者由于内瘘侧肢体常存在组织肿胀，则会影响皮褶厚度的测量结果，因此，HD 患者应测量无内瘘侧的肢体，且以透析后达到干体重时测量为准确。TSF 正常参考值为男性 8.3mm，女性 15.3mm。实测值相当于正常值的 90% 以上为正常，介于 80%～90% 为轻度营养不良，介于 60%～80% 为中度营养不良，小于 60% 为重度营养不良。

腰围（Waist Cicumference，WC）是目前公认的衡量脂肪在腹部蓄积（即向心性肥胖）程度最简单、实用的指标。测量方法：空腹，着内衣裤，身体直立，腹部放松，双足分开 30～40cm，沿腋中线触摸最低肋骨下缘和髂嵴，将皮尺固定于最低肋下缘与髂嵴连线中点的水平位置，在被测者呼气时读数。

上臂围（Mid-Arm Circumference，MAC）测量方法：让患者上肢平放体侧，取鹰嘴与肩峰连线的中点为测量点，用软皮尺贴皮肤绕测量点一周，读取数值。

上臂肌围（Arm Muscle Circumference，AMC）可间接反映体内蛋白质储备水平，与血清白蛋白水平相关，可以作为判断营养状况好转或恶化的标志。其值可通过测量 MAC 和 TSF 利用公式求得，AMC（cm）=MAC（cm）-3.14×TSF（cm）。上臂肌围的正常参考值：男性 24.8cm，女性 21.0cm。判断标准：男性：中度消瘦：22～24cm； 明显消瘦：＜22cm；女性：中度消瘦：18～20cm；明显消瘦：＜18cm；实测值在正常值 90% 以上为正常；占 80%～90% 为轻度肌蛋白消耗；占 60%～80% 为中度肌蛋白消耗，＜60% 为重度肌蛋白消耗。

（3）手握力（Hand Grip Strength，HGS）：握力肌肉测试也被认为是一种简单无创的营养/功能状态评估的方法，基本上，HSG 测量上身肌力，并与瘦体重测量值有良好的相关性。

2.人体成分分析

生物电阻抗分析法 BIA 包括肌肉组织指数、脂肪组织指数、肌肉组织含量、脂肪组织含量、干体重、水肿指数、相位角及容量负荷等指标。根据测量脂肪组织之间的导电性差异评价营养状况。研究表明，肌肉组织指数及脂肪组织指数与 CKD 3～5 期非透析患者营养状态相关，肌肉组织指数还与 PD 患者的营养状况和死亡率相关。BIA 测得的相位角与 MHD 患者的死亡率相关，且与糖尿病 CKD 5 期患者营养状态相关。

（三）生化指标

总蛋白、白蛋白、前白蛋白、转铁蛋白、血红蛋白、尿素、肌酐、脂类、氨基酸等均可不同程度反映人体营养状态。

1.血清白蛋白

血清白蛋白是临床上有效反映透析者营养状态的最常用指标，<40g/L 是营养不良的指标。白蛋白半衰期 20 天，反映营养状态变化不够敏感，而且受多种因素影响如感染、脱水或水肿、PD 液丢失、酸中毒等。它反映体内蛋白质储存水平，可预测患者住院和死亡风险，其水平越低，风险越高。

2.血清前白蛋白

前白蛋白代谢半衰期是 1.9 天，反映营养变化较白蛋白敏感，血清前白蛋白<300mg/dL，可早期提示营养不良。

3.血清转铁蛋白

转铁蛋白<200mg/dL 也是营养不良指标。分子量较前白蛋白大，半衰期 8～10 天，因而也可较敏感地反映蛋白营养状态，但其血清水平尚受是否缺铁的影响，而尿毒症患者铁负荷过度或缺铁都十分常见。当体内铁贮存耗尽时，血清转铁蛋白水平上升。rhEPO 及铁剂治疗对血清转铁蛋白亦有影响，并发慢性炎症性疾病（如恶性肿瘤、风湿性关节炎、感染等）时，血清转铁蛋白可明显下降。血清转铁蛋白与其他各项指标的相关性较差，因此它不是透析患者营养状况的理想指标，不应作为常规的营养监测指标。

4.血清胰岛素样生长因子

胰岛素样生长因子 1（Insulin-Like Growth Factor 1，IGF-1）<300μg/L，提示营养不良，<200μg/L 提示重度营养不良。循环 IGF-1 水平受肝脏 IGF-1 释放量的影响，生长激素和食物摄取对肝脏释放 IGF-1 有直接影响，营养状况是调节 IGF-1mRNA 表达的独立因素。IGF-1 的正常值范围较宽，故其血清水平不能敏感地反映蛋白营养状态。由于 IGF-1 结合蛋白和结合蛋白的片断对血 IGF-1 水平的影响，在临床上常会误认为 IGF-1 属正常水平。但对同一个体，血 IGF-1 的动态变化仍是反映营养状况变化的较好指标。

5.血清胆固醇

血清胆固醇也能反映内脏蛋白质状况，一般认为，胆固醇大于 6.2mmol/L 说明营养状况较好，血清胆固醇<3.9mmol/L 提示蛋白质摄入不足，长期低胆固醇血症与慢性蛋白质-能量缺乏有关。但胆固醇水平还受高脂血症及肝功能状况、大量蛋白尿、肾功能减退等因素影响，许多治疗慢性肾脏疾病及其并发症的药物，如糖皮质激素、利尿剂、他汀类药物等，都对血胆固醇水平有较大影响。

6.血肌酐

血肌酐反映肌肉蛋白分解代谢情况，在一定程度上反映机体的蛋白营养状况，但还受摄食、药物（如包醛氧淀粉、导泻药）、肾功能和透析等影响。肌酐是正常肌肉代谢的分解产物，其产生等于肌酐的排泄、代谢、降解的总和。肌酐的产生又与患者的瘦体重成比例。因此血液透析前相对较低的血清肌酐水平可能反应骨骼肌质量减少或膳食蛋白质摄入不足。

（四）主观综合性营养评估

SGA 通常以一个专业问卷完成，以详细的病史回顾与临床检查为基础，省略身体测量和生化检查。其理论基础是身体组成改变与进食改变、消化吸收功能的改变，肌肉的消耗，身体功能及活动能力的改变相关联。包括了主观及客观对营养状况的评价。对长期透析者而言是临床上确实有效地评估蛋白质-能量营养状态的方法。

表 3-64 主观综合性营养评估（SGA）量表

指标	A 级	B 级	C 级
近期（2 周）体重变化	无/升高	减少<5%	减少>5%
饮食改变	无	减少	不进食/低热量流食
胃肠道症状（持续 2 周）	无/食欲缺乏	轻微恶心、呕吐	严重恶心、呕吐
活动能力改变	无/减退	能下床活动	卧床
应激反应	无/低度	中度	高度
肌肉消耗	无	轻度	重度
肱三头肌皮褶厚度	正常	轻度减少	重度减少
踝部水肿	无	轻度	重度

注：在 C 级指标中满足 5 项及以上者为重度营养不良，在 B 级里满足 5 项及以上者为中度营养不良。

（五）营养不良炎症评分

表 3-65 营养不良炎症评分（MIS）

A 患者的相关病史			
1.透析后干体重的变化（在过去的 3～6 个月总的变化）			
0	1	2	3
干体重没有减少或体重丢失 <0.5kg	较少的体重（>0.5kg 但 <1kg）	1kg<体重丢失<5%体重	体重丢失>5%
2.膳食摄入			
0	1	2	3
食欲很好，膳食模式没有改变	固体食物摄入欠佳	饮食中度减少，完全流质饮食	低能量流质饮食，甚至饥饿
3.胃肠道（GI）症状：			
0	1	2	3
没有症状，食欲很好	轻微的症状，偶有恶心或呕吐	有时呕吐，中度的胃肠道症状	频繁腹泻呕吐或严重的厌食症
4.营养相关功能损害：			
0	1	2	3
正常，功能能力良好	偶尔步行困难，经常感到疲惫	独立活动困难（如去厕所）	卧床或轮椅，或几乎没有身体活动
5.并发症包括透析年限：			
0	1	2	3
透析时间<1 年，无其他疾病	透析时间 1～4 年，轻度并发症（不包括 MCC）	透析时间>4 年，中度患其他疾病（包括 1 种 MCC）	任何严重疾病，患多种慢性病（2 种及以上 MCC）
B 身体测量（根据 SGA 的资料）：			
6.脂肪存量减少或皮下脂肪减少（眼球下方、三头肌、二头肌、胸部）			
0	1	2	3
正常（没有变化）	轻度	中度	重度
7.肌肉消耗的迹象（太阳穴、锁骨、肩胛骨、肋骨、股四头肌、膝关节、骨间隙）：			
0	1	2	3
正常（没有变化）	轻度	中度	重度
C 体质指数（BMI）：			
8.BMI=体重（kg）/身高（m²）			
0	1	2	3
BMI >20	BM1: 19～19.99	BM1: 16～17.99	BMI<16

续表

D 实验室数据：			
9.血清白蛋白：			
0	1	2	3
白蛋白=4.0g/dL	白蛋白：3.5～3.9g/dL	白蛋白：3.0～3.4g/dL	白蛋白<3g/dL
10.血清总铁结合力（TIBC）或血清转铁蛋白（TRF）：			
0	1	2	3
TIBC＞250mg/dL 或 TRF＞200mg/dL	TIBC：200～249mg/dL 或 TRF:170～199mg/dL	TIBC：150～199mg/dL 或 TRF：150～169mg/dL	TIBC＜150mg/dL 或 TRFV150mg/dL
MIS 的评分标准为：<8 分轻度营养不良；9-18 分，中度营养不良；>18 分重度营养不良。MIS 正常值为 0 分，最高分 30 分。总分=以上 10 个部分的总分。			

注：MCC（严重的并存疾病状况）包括充血性心力衰竭Ⅲ级或 IV 级，晚期获得性免疫缺乏综合征，严重的冠心病，中度至重度的慢性阻塞性肺疾病，严重的神经系统后遗症，转移性肿瘤或近期化疗。

（六）透析营养客观评分法

透析营养客观评分法（Objective Score of Nutrition on Dialysis，OSND）是依靠客观数据进行营养评估的方法，避免了检查者主观影响。评分指标包括 3 项生化指标（血清白蛋自、转铁蛋白、TC）和 3 项人体测量指标（BMI、MAC、TSF）和体质量变化（过去 3～6 个月干体重变化），这 7 项指标得分相加为总评分。总分在 28～32 分表示营养正常，23～27 分表示轻至中度营养不良，≤22 分表示重度营养不良。OSND 评价方法最显著的特点是评价指标全部来源于客观测量数据，减少测试者主观判断的误差，OSND 评分法被认为是目前评估慢性肾病患者营养状况的理想工具。

表 3-66 透析营养客观评分法（OSND）

营养参数	正常营养	轻中度营养不良	重度营养不良
干体重变化（过去 3～6 个月）	4	2	1
男性（%）	<5	5～10	>10
女性（%）	<5	5～10	>10
BMI [体重指数=Wt（kg）/Ht^2（m）]	4	2	1
男性（kg/m^2）	>19	16.5～18.5	<16.4
女性（kg/m^2）	>20	17～19.9	<16.9
TSF（肱三头肌皮肤皱褶厚度，mm）	4	2	1
男性	>12.5	10.0～12.4	<9.9
女性	>16.5	13.2～16.4	<13.1
MAC（上臂围，cm）	4	2	1
男性	>25.3	20.2～25.2	<20.1
女性	>23.2	18.6～23.1	<18.5
转铁蛋白（mg/dL）	4	2	1
男性	>150	120～149	<120
女性	>150	120–149	<120
血清白蛋白（g/dL）	6	3	0
男性	3.5～5.0	3.1～3.4	<3.0
女性	3.5～5.0	3.1～3.4	<3.0
总胆固醇（mg/dL）/接受他汀类药物治疗	6	3	0
男性	>200/180	150～200 /130～180	<150 /<130
女性	>200/180	150～200 /130～180	<150/<130
总评分	32	16	5
营养状态评分	28～32	23～27	≤22

（七）综合临床透析营养评分法

综合临床透析营养评分法（Integrative Clinical Nutrition Dialysis Score，ICNDS）包括 7 项定量检测指标：血清白蛋白、肌酐、尿素氮、TC、CRP、透析充分性及体重变化，每项赋值 1～5 分。该方法综合影响临床透析患者营养的敏感因素，较以前的评估方法相比，明确地将肌酐、尿素氮、炎症指标、透析充分性列入评分，更全面地评估患者营养状况，被认为是非常有临床实用价值的营养评估工具，此评分方法较新，尚无明确营养不良分级的指标，评价效果有待临床进一步实践验证。

表 3-67　综合临床透析营养评分法（ICNDS）

参数 ＼ 评分	1	2	3	4	5
血清白蛋白（g/dL）	<2.0	2.01～2.99	3.0～3.49	3.5～4.0	>4
透析后体重改变（%）	≥10	(-8)～(-9.99)	(-6)～(-7.99)	(-2)～(-5.99)	<-2
肌酐（mg/dL）	2～3.99	4～5.99	6～7.99	8～9.99	≥10
尿素氮（mg/dL）	40～59	60～79	80～100	101～119	≥120
胆固醇（mg/dL）	>5.1	3.1～5	3～1.1	0.6～1.0	<0.5
C 反应蛋白（mg/dL）	50～80	81～99	100～129	130～149	≥150
透析充分性（Kt/V）	<0.9	1.0～1.09	1.1～1.19	1.2～1.39	≥1.4

五、透析患者营养不良的预防与治疗

（一）膳食调查

使用询问和/或调查表的方式，调查患者近期内连续的饮食情况。计算出患者每日摄入蛋白质、热量及其他营养物质的含量。饮食调查可提供患者营养物质摄入的信息，了解患者饮食是否规范，有助于识别发生营养不良的高危患者。一般应每 6 个月进行 1 次连续 3 天的饮食回顾记录，饮食回顾应包括透析日和非透析日的饮食情况。膳食调查应该在病情稳定的时期进行，因为有急性并发症时患者的饮食情况会有所改变，此时的饮食不具有代表性，不能正确反映患者日常的饮食状况。

绝大多数透析者需要注意自己的饮食。正常情况下，肾脏可过滤血液，排出体内摄入的多余的水、盐及其他矿物质和营养素。医生、护士或营养师将根据透析者的透析方式、透析频率、营养状况及临床症状告知透析者应该限制或避免的食物或饮料。

三日饮食记录能够提供一个客观评估我们饮食摄入量的指标。透析者三日饮食记录能够记录透析者具体的食物摄入情况，有助于营养师了解患者膳食是否合理，营养元素、能量摄入是否充足，饮食当中是否有不良的习惯需要纠正，或是否有典型高磷、高钾食物。建议透析者选择透析日其中一天、周六周日选择一天、非透析日选择一天，建立自己的三日饮食记录，记录表格要求如下。

（1）凡是经口进食的所有食物均需记录，包括一日三餐、加餐（方便面、面包等）、水、烹饪用的油、盐、调料及零食（如花生、糖、瓜子、饮料、饼干、冰淇淋等）。

（2）谷薯类包括大米、面粉、包子、馒头、粽子、粥、山药、土豆、红薯等；肉蛋类包括猪、牛、羊、鸭、鹅、鸡、鱼、虾、蟹、鸡蛋、鸭蛋、鹅蛋、鹌鹑蛋等；坚果类包括核桃仁、松子仁、榛子仁、芝麻、杏仁、腰果、花生仁、瓜子、核桃、松子、榛子、葵花子等；加工食品类包括凉粉、粉条、点心、饼干、八宝粥、香肠、汉堡、薯片、巧克力、冰淇淋等；调料类包括油盐酱醋、芝麻酱、花生酱、番茄酱等；饮料类包括水、可乐、橙汁、酒、茶、咖啡等。

（3）记录时应在相应的分类栏里写明进食的品种、数量。例如：进食了瘦肉、青瓜，可在肉蛋类写上瘦肉 50g 或 1 两，在蔬菜类一栏写上青瓜 150g 或 3 两。

（4）入量尽量准确，如馒头 1 个约 75g 等，建议在进食后马上记录，避免忘记，减少误差。

表 3-68　三日饮食记录

患者姓名：_____　　　　记录日期：_____年_____月_____日　第_____日

食物类别	早餐		午餐		晚餐	
	食物名称	食物重量	食物名称	食物重量	食物名称	食物重量
谷薯类						
肉蛋类						
坚果类						
瓜类蔬菜						
绿叶蔬菜						
水果类						
低脂奶类						
豆类						
油脂类						
淀粉类						
调料类						
饮料类						
加工食品						

最后由营养师计算结果，指出患者饮食中水、钠、磷、钾、蛋白质、脂肪、碳水化合物、能量等的摄入是否合理，以便我们及时地调整饮食结构，保证饮食的合理性。

（二）营养咨询

早期和定期的营养咨询是预防和治疗 PEW 的一个重要组成部分，对接受透析的 ESRD 患者进行营养咨询的目的如下。

（1）根据透析方式提供正确的饮食信息。

（2）重新评估患者的饮食习惯。

（3）确定能量和蛋白质摄入不足。

（4）帮助高营养风险患者（能量和蛋白质摄入量分别<30kcal/kg/天和<1.0g/kg/天），以增加其食物摄入量。

（5）提供避免摄入过量磷酸盐、钾或钠的信息。

（6）避免不必要的禁食期（由于透析计划、急性疾病和住院期间的饮食不足等而干扰膳食）。

（三）营养治疗方案及膳食需求

透析患者应根据透析种类、透析次数、透析时间长短和患者病情及自身条件等因素制订营养支持方案。透析患者的营养治疗方案可总结如下。

在透析治疗早期或治疗前就应制订一个有利于营养的个体化治疗计划，并根据患者和医治条件和社会背景随时调整。至少3～4个月更新一次。如果营养物质摄入不充分或已存在营养不良，或有加重营养不良的因素发生或并发症存在，则应每1～2个月或更为频繁地给予营养治疗方案调整。对意识清楚的HD患者应选用口服营养补充（Oral Nutritional Supplements，ONS）来改善营养状况。若ONS无法实现或者不能满足需求，则应采用通过鼻胃管进行管饲。管饲首选透析专用配方。由不充分摄食到接受营养支持的时间为几天至两周不等，这要取决于患者临床病情的严重程度、营养不良的程度和营养物质摄入不充分的程度。

1.膳食需求

慢性肾脏病及透析临床实践指南（KDOQI）中的营养部分（2020版）及中国慢性肾脏病营养治疗临床实践指南（2021版）其中所推荐的营养素推荐量如表所示。

表 3-69　透析患者每日膳食推荐量 [a]

营养物质	血液透析	腹膜透析
蛋白质（g/kg）	1.0～1.2	1.0～1.2；有残余肾功能 0.8～1.0
热卡（静息态，kcal/kg）	30～35[b]	30～35[b, c]
蛋白值（%）	15～25	
碳水化合物（%）	50～60[d]	50～60[c, d]
脂肪（%）	25～35	
胆固醇	<200mg（0.52mmol）	
n-3 PUFA（g）	1.3～4	
粗纤维（g）	20～30	
钠	80～100mmol（<2.3g/d）	
钾	假如升高<1mmol/kg　通常不是问题	
钙	800～1000[f]	
磷	--[g]	
镁	0.2～0.3g（8～12mmol）	
维生素 B_1（mg）	1.5	
核黄素（mg）	1.7	
烟酸（mg）	20	
泛酸（mg）	>1.0	
生物素（mg）	10	
维生素 C（mg）	90（男）75（女）	

所有的摄入量均基于标准化的体重（如与患者同年龄、身高及性别的正常人群的平均体重）。

a 所有的摄入量均基于标准化的体重（如患者同年龄、身高及性别的正常人群的平均体重）。

b 年龄小于 60 岁者每日 35kcal/kg 体重；年龄大于 60 岁者每日 30～35kcal/kg 体重。

c 包括透析液中吸收的葡萄糖。

d 高甘油三酯血症患者碳水化合物的患者需减量。

c 1.0～1.5g（43～65mmol）范围内较低的钠摄入，能够使 PD 患者更好地控制血压及减少透液的葡萄糖负荷量，如果能够确保患者的能量摄入，值得推荐。

f 每日含钙的磷结合剂提供的钙的总量不应超过 1500mg（37mmol），并且每日摄入的游离钙总量（包括膳食中的钙）不能超过 2000mg（50mmol）。

g 血清磷高于 5.5mg/dL（1.8mmol/L）的患者。如超出应使用磷结合剂。

[慢性肾脏病患者每日饮食设计示例]

示例：赵先生，57 岁，男，慢性肾脏病 CKD5 期，血液透析每周 3 次，每次 4h，身高 172cm，现体重 60kg，无下肢浮肿，采用饮食治疗，未出现明显并发症。

制定膳食指导处方的步骤：

第一步：计算标准体重：（172-100）×0.9=64.8（kg），实际体重 60kg，职业属轻体力劳动，低于标准体重 7.4%，BMI=20.3kg/m²，判断为正常。

第二步：计算每日所需总能量：每日应摄入能量标准为 126～146kJ（30～35kcal）/kg，全天所需总能量 8134～9489kJ（1944～2268kcal）。

第三步：计算每日蛋白质的摄入量：每日蛋白质推荐摄入 1.0～1.2g/kg，要求 50%～70% 来自于优质蛋白质。张先生每日应摄入蛋白质标准为 65～78g。

第四步：计算每日所需以食物蛋白质为基础的交换份份数：将蛋白质按照 0g/份～1g/份，4g/份，7g/份进行分配，其中谷薯类（即主食等）4 份（200g，约合蛋白质 16g），瓜类蔬菜 250g（0～1g 蛋白质），叶类蔬菜 250g（4g 蛋白质），水果 1 份（0～1g 蛋白质），肉、蛋、奶、大豆类 6 份（42g 蛋白质），总计约 64g 蛋白质。能量=4 谷薯类（180kcal×4）+1 叶菜类（50kcal×1）+1 瓜菜类（50kcal×1）+1 水果（90kcal×1）+6 肉蛋奶类（90kcal×6）=1450kcal

第五步：到充足总能量，根据目标蛋白质食物所提供的能量值，不足部分（494～818kcal）以植物油和淀粉类食物补充，如增加油脂类 2.5 份（25g 植物油，225kcal）。淀粉类 2 份（200g，360kcal）。根据上述标准结合患者的饮食习惯和嗜好，以及参考食物钾、钠、磷值选择并安排餐次及交换食物。

第六步：如果患者存在厌食或是进食障碍无法通过进食获得充足能量及蛋白质，建议给予 ONS，作为营养支持的第一步。

2.口服营养支持（ONS）

当饮食咨询不足以达到计划的营养需求时，建议将 ONS 作为 ESRD 患者营养支持的第一步。与自然摄入相比，ONS 每天可增加热卡 10kcal/kg 和蛋白质 0.3～0.4g/kg，有利于实现营养目标。透析期间摄入富含蛋白质的食物或口服补充剂似乎能有效缓解血液透析过程中的分解代谢，并增加蛋白质总摄入量。与透析过程中进食可能导致的不良后果（如低血压、胃肠道症状、透析效率降低、吸入风险和污染风险）似乎并不常见，可根据对临床状况和个体特征评估，选择合适的患者来避免。在没有危险因素、临床稳定患者中，摄入 ONS 期间和之后因内脏血管扩张而导致的透析内低血压非常罕见。此外，在补充期间与营养师频繁互动可能进一步提高患者的依从性和有效性。

（1）补充氨基酸制剂

1）复方α-酮酸：复方α-酮酸为一般营养品。配合低蛋白饮食，预防和治疗因慢性肾功能不全而造成蛋白质代谢失调引起的损害。通常用于肾小球滤过率低于 25mL/min 的患者。低蛋白饮食要求成人每日蛋白质摄入量不超过 40g。其主要成分为复方制剂，其组分为消旋酮异亮氨酸钙、酮亮氨酸钙、酮苯丙氨酸钙、酮缬氨酸钙、消旋羟蛋氨酸钙、赖氨酸醋酸盐、苏氨酸、色氨酸、组氨酸、酪氨酸。本品不同剂型、不同规格的用法用量可能存在差异，请阅读具体药物说明书使用，或遵医嘱。其不良反应为可能发生高钙血症。如出现高钙血症，建议减少维生素 D 的摄入量。如高钙血症持续发生，将本品减量并减少其他含钙物质的摄入。

2）氨基酸胶囊：有学者对复方氨基酸胶囊在维持性血液透析伴低蛋白血症患者中的疗效、安全性和依从性进行了观察，认为对纠正血液透析患者的低蛋白血症安全、有效。而且口服补充氨基酸不增加患者的液体负荷，比较安全，易于接受。

（2）肠内营养制剂

1）特殊医学用途配方食品（Food for Special Medical Purpose，FSMP）：简称特医食品，由营养师专门开具的营养食品。其中肾病特异型配方，可为 10 岁以上慢性肾病患者群的营养补充或饮食替代，特点有蛋白质、磷、钠、钾含量符合肾病患者群的基础营养要求；蛋白质来源于乳清蛋白，可减轻肾脏负担；含膳食纤维，有助于维持正常的肠道功能。每 100 克 1897kJ（453kcal）；乳清蛋白粉的蛋白质来源于乳清蛋白，蛋白质含量 72g/100g，能量每 100 克 1646kJ（393kcal），由于乳清蛋白粉的蛋白质含量高，建议可作为补充优质蛋白的来源。

2）肠内营养制剂：临床应用的肠内营养制剂中的全营养配方。适用于有胃肠道功能或部分肠道功能，而不能或不愿进食足够数量的常规食物，以满足机体营养需求的应进行营养治疗的患者。液体剂型大多数为 500ml，提供能量为 450～750kcal，具体参考说明书。

3）费瑞卡：为能量密度 5.0kcal/mL 的含中链甘油三酯的饮料。主要成分为水、菜籽油、中链甘油三酯、白砂糖等。不含钾、磷及蛋白质，不会对肾脏造成负担。每瓶 120mL，提供 600kcal 能量。

3.透析中肠外营养（Intradialytic Parenteral Nutrition，IDPN）

国际肾营养和代谢学会（International Society of Renal Nutrition and Metabolism，ISRNM）建议将 IDPN 作为一种强化治疗选择，以解决 PEW 问题。在 IDPN 中，在每次透析期间通过体外循环给予氨基酸、葡萄糖和脂质乳剂的混合物。因此，根据定义，由于血液透析的频率和持续时间（通常每周 3 次，每次 4h），IDPN 存在严重的时间限制。建议在每次血液透析过程中，安全的 IDPN 应包括对体重 75kg 患者给予不超过 1L 的液体、1000kcal 热量和 50g 氨基酸。因此，IDPN 应对血液透析患者蛋白质和能量目标的潜力主要取决于这些目标与自发摄入之间的实际差异。据计算，使用 IDPN 获得的营养素的最大摄入量约为 3000kcal 热卡和 150g 氨基酸，即 70kg 患者的热卡和氨基酸摄入量分别为 5kcal/kg/d 和 0.25g/kg/d。由于 IDPN 不超过理想每日营养摄入量的 25%，因此建议仅对自发摄入至少热卡 20 kcal/kg/天和蛋白质 0.8～0.9 g/kg/d 的患者使用 IDPN。在一些患者中，更适合使用无电解质营养补充剂（即不含钠、钾和磷）。事实上，虽然有令人信服的证据表明 IDPN 的安全性及其对 HD 中 ESRD 患者的代谢参数、氮平衡和营养状况的积极影响，但关于 IDPN 与降低住院率和死亡率之间的关系仍然没有定论。

4.肠内营养（Enteral Nutrition，EN）和全肠外营养（Total Parenteral Nutrition，TPN）

对于患有严重 PEW、自发摄入量低于 20kcal/天、应激条件和/或严重吞咽困难的患者，ONS 和 IDPN 通常无法提供令人满意的营养供应，因此不推荐使用。完全的日常营养支持是必要的，如果可能，EN 应始终优先于肠外营养。与肠外营养相比，肠内营养费用较低，代谢或败血症并发症发生率较低，并对胃肠道产生营养作用。可通过鼻胃管或鼻空肠管（胃轻瘫患者和对促动力药物无反应的患者使用鼻空肠管）或 PEG 输送。

如果胃肠道功能正常，对住院不能正常进食的慢性肾功能衰竭患者可选择进行管饲，管饲可为那些明显厌食的营养不良患者提供足够的营养供给。管饲的优点在于其可以供给患者全部的营养需要，给予每天所需的均衡饮食，比静脉内营养的液体负荷小，同时比全胃外营养感染的危险性低，且费用低。管饲的危险性在于误吸入肺、液体超负荷、反流性食管炎和其他管饲装置有关的不良反应。当由于胃肠道严重功能隆碍（腹膜炎、缺血和肠梗阻）而禁用 EN 时，唯一的机会是 TPN。

5.其他支持方法

（1）透析中体外循环滴注法：有些维持性血液透析患者单纯依靠胃肠摄取营养难以达到足够的热量需要，有的学者寻找肠外途径来弥补这一缺口，但又不能采用常规静脉滴注方法。有学者建议在透析时从体外循环中输入营养液，实践证明这个方法是可行的。有报道对 10 例慢性透析患者进行透析中使用肠外营养法，具体方案为 8.5%晶体氨基酸500mL，50%葡萄糖（糖尿病）或 70%葡萄糖（非糖尿病）250mL 和 20%脂肪 250mL，总量 1000mL。用输液泵从血液透析静脉端输入，在 4h 内注完，连续用 2 个月。治疗后8 例患者体重平均增加 2.32kg，食欲也得到改善，血白蛋白增加，并且没有在透析后产生有症状高血糖。同时 8 例维持性血液透析患者，在透析中输入 39.5g 氨基酸，200g 葡萄糖，测定透析液中氨基酸含量，证实 90%输入的氨基酸仍在患者体内，故认为在透析中使用肠外营养法对患者是有益的。

（2）调整透析频率和透析方式，保证充分透析，使用生物相容性好的透析膜。还有经常应用的静脉补充人血白蛋白，但价格昂贵，可引起过敏反应，而且白蛋白分解产物又会使尿素氮等一过性升高。

随着透析技术的普及与推广，越来越多慢性肾功能衰竭患者的生存期得以延长。蛋白质-能量营养不良透析患者的常见并发症，当患者出现慢性肾功能不全或进入透析后，营养不良的发病率也迅速上升，主要原因是营养物质摄入不足、机体代谢变化以及透析过程中营养素的丢失。营养不良是慢性肾功能衰竭患者预后的主要判断指标，也是死亡的独立影响因素。因此，对慢性肾功能衰竭患者进行营养干预，防止或减少营养不良的发生和发展应引起广大临床工作者的重视。

参考文献

[1] Erratum Regarding "KDOQI Clinical Practice Guideline for Nutrition in CKD: 2020 Update" [J].Am J Kidney Dis，2021，77（2）：308.

[2] Global，regional，and national burden of chronic kidney disease，1990-2017：a systematic analysis for the Global Burden of Disease Study 2017[J].Lancet，2020，395（10225）：709-733.

[3] RIBEIRO I C，ROZA N，DUARTE D A，et al.Clinical and microbiological effects of dialyzers reuse in hemodialysis patients[J].J Bras Nefrol，2019，41（3）：384-392.

[4] SEGALL L，MOSCALU M，HOGAŞ S，et al.Protein-energy wasting，as well as overweight and obesity，is a long-term risk factor for mortality in chronic hemodialysis patients[J].Int Urol Nephrol，2014，46（3）：615-621.

[5] MARKAKI A，GKOUSKOU K，GANOTAKIS E，et al.A longitudinal study of nutritional and inflammatory status in patients on dialysis[J].J Ren Care，2014，40（1）：14-22.

[6] SRIDHAR N R，JOSYULA S.Hypoalbuminemia in hemodialyzed end stage renal disease patients：risk factors and relationships--a 2 year single center study[J].BMC Nephrol，2013，14：242.

[7] TODD A，CARROLL R，GALLAGHER M，et al.Nutritional status of haemodialysis patients：comparison of Australian cohorts of Aboriginal and European descent[J].Nephrology（Carlton），2013，18（12）：790-797.

[8] MAGNARD J，DESCHAMPS T，CORNU C，et al.Effects of a six-month intradialytic physical ACTIvity program and adequate NUTritional support on protein-energy wasting，physical functioning and quality of life in chronic hemodialysis patients：ACTINUT study protocol for a randomised controlled trial[J].BMC Nephrol，2013，14：259.

[9] DOS SANTOS A C，MACHADO MDO C，PEREIRA L R，et al.Association between the level of quality of life and nutritional status in patients undergoing chronic renal hemodialysis[J].J Bras Nefrol，2013，35（4）：279-288.

[10] SANTIN F G，BIGOGNO F G，DIAS RODRIGUES J C，et al.Concurrent and predictive validity of composite methods to assess nutritional status in older adults on hemodialysis[J].J Ren Nutr，2016，26（1）：18-25.

[11] KAYNAR K，SONGUL TAT T，ULUSOY S，et al.Evaluation of nutritional parameters of hemodialysis patients[J].Hippokratia，2012，16（3）：236-240.

[12] GALLAR-RUIZ P，DIGIOIA C，LACALLE C，et al.Body composition in patients on haemodialysis：relationship between the type of haemodialysis and inflammatory and nutritional parameters[J].Nefrologia，2012，32（4）：467-476.

[13] FADEL F I，ELSHAMAA M F，ESSAM R G，et al.Some amino acids levels：glutamine，glutamate，and homocysteine，in plasma of children with chronic kidney disease[J].Int J Biomed Sci，2014，10（1）：36-42.

[14] KOULOURIDIS E，KOULOURIDIS I.Is the dietary protein restriction achievable in chronic kidney disease？ The impact upon quality of life and the dialysis delay[J].Hippokratia，2011，15（Suppl 1）：3-7.

[15] DEN HOEDT C H，BOTS M L，GROOTEMAN M P，et al.Clinical predictors of decline in nutritional parameters over time in ESRD[J].Clin J Am Soc Nephrol，2014，9（2）：318-325.

[16] Japanese Society of Nephrology.Evidence-based clinical practice guideline for CKD 2013 [J].Clinical Expert Nephrology，2014，5（09）

[17] RUPERTO M，SáNCHEZ-MUNIZ F J，BARRIL G.A clinical approach to the nutritional care process in protein-energy wasting hemodialysis patients[J].Nutr Hosp，2014，29（4）：735-750.

[18] LIN T Y，PENG C H，HUNG S C，et al.Body composition is associated with clinical outcomes in patients with non-dialysis-dependent chronic kidney disease[J].Kidney Int，2018，93（3）：733-740.

[19] HARING B，SELVIN E，LIANG M，et al.Dietary protein sources and risk for incident chronic kidney disease：results from the atherosclerosis risk in communities（ARIC）study[J].J Ren Nutr，2017，27（4）：233-242.

[20] K/DOQI clinical practice guidelines for chronic kidney disease：evaluation，classification，and stratification[J].Am J Kidney Dis，2002，39（2 Suppl 1）：S1-266.

[21] DELGADO C，WARD P，CHERTOW G M，et al.Calibration of the brief food frequency questionnaire among patients on dialysis[J].J Ren Nutr，2014，24（3）：151-156.e1.

[22] HALLE M P，ZEBAZE P N，MBOFUNG C M，et al.Nutritional status of patients on maintenance hemodialysis in urban sub-Saharan Africa：evidence from Cameroon[J].J Nephrol，2014，27（5）：545-553.

[23] ERDOğAN E，TUTAL E，UYAR M E，et al.Reliability of bioelectrical impedance analysis in the evaluation of the nutritional status of hemodialysis patients-a comparison with Mini Nutritional Assessment [J].Transplant Proc，2013，45（10）：3485-3488.

[24] MD YUSOP N B，YOKE MUN C，SHARIFF Z M，et al.Factors associated with quality of life among hemodialysis patients in Malaysia[J].PLoS One，2013，8（12）：e84152.

[25] HERNáNDEZ MORANTE J J，SáNCHEZ-VILLAZALA A，CUTILLAS R C，et al.Effectiveness of a nutrition education program for the prevention and treatment of malnutrition in end-stage renal disease[J].J Ren Nutr，2014，24（1）：42-49.

[26] WEINER D E，TIGHIOUART H，LADIK V，et al.Oral intradialytic nutritional supplement use and mortality in hemodialysis patients[J].Am J Kidney Dis，2014，63（2）：276-285.

[27] CAVALCANTE M C，LAMY Z C，LAMY FILHO F，et al.Factors associated with the quality of life of adults subjected to hemodialysis in a city in northeast Brazil[J].J Bras Nefrol，2013，35（2）：79-86.

[28] 中国营养学会.中国居民膳食指南[M].西藏：西藏人民出版社，2011.

[29] 中国营养学会.中国居民膳食营养素参考摄入量[M].北京：中国轻工业出版社，2014.

[30] K/DOQI clinical practice guidelines for bone metabolism and disease in chronic kidney disease[J].Am J Kidney Dis，2003，42（4 Suppl 3）：S1-201.

刘玉萍（撰写）　张　萍（审校）

第十四章　透析患者的精神心理问题

第一节　概　述

随着医学模式向生物-心理-社会模式的转变，人们逐渐认识到不仅要重视疾病本身，更要重视社会心理因素在疾病发生、发展过程中的作用。全球大约有10%的人口患有慢性肾病。这与人口老龄化和糖尿病、高血压、肥胖等疾病相关。透析治疗给终末肾病患者带来了继续生存的希望，然而也彻底地改变了患者的生活方式。

研究发现，透析患者的在接受治疗中会有多种躯体症状及心理反应，包括疲劳、皮肤瘙痒、便秘、食欲不振、疼痛、睡眠障碍、焦虑、呼吸困难、抑郁等。超过40%的患者在透析过程中会有各种程度的不适，一些患者在透析后24h内症状负荷进一步增加。

导致这些心理问题的因素包括：

1.对疾病的抑郁恐惧心理

这种心理可能在透析治疗前当患者对肾功能不全的定义有所了解时就已经存在，疾病发展方向不确定及痊愈的希望渺茫，随着时间的推移病情进展到尿毒症期，患者要依赖周而复始的透析来维持生命。随着病程延长疾病有进行性加重趋势且患者日常生活能力下降，劳动力下降，甚至失业经济收入下降而医疗费用高，易使患者焦虑、抑郁等情感障碍。尤其是病友的死亡更易引起患者情绪变化。

2.社会及家庭角色的改变

由于长期患病，患者丧失了劳动力和工作，严重影响事业和家庭生活，特别对于一些中年患者正是创业、家庭需要照顾的时候他的社会角色与患者角色形成反差，造成巨大的心理压力。部分患者缺乏家庭的支持，也是造成患者心理障碍的重要原因。

3.沉重的经济负担

常年治疗需要大笔费用，造成家庭经济拮据而感到自责内疚。研究发现，患者虽然参加了医疗保险但自己承担的部分医疗费用仍然很高是使患者产生抑郁、焦虑非常重要的因素，31.58%的自费者更是为了经济问题而忧心忡忡进一步加重了心理负担而产生抑郁自卑感。

第二节　透析与应激

随着科技的进步和生活节奏的加快，人们承受着越来越强烈的生理和心理应激，良性应激是不可或缺的，然而过强或者长期而持久的应激会导致身心疲惫。

应激是个体实际上或认识上的内外环境需求与满足这些需求的资源不平衡时，通过各种各样的心理和生理反应表现出来的适应过程。

（一）应激表现

根据应激源作用时间的长短，可以把它划分为急性应激和慢性应激，如果把透析治疗作为应激源来看，就不难理解这对患者的影响是长期的持久的。

如果患者肾功能正常或透析前是处于非应激的正常状态，那么开始透析时由于患者不适应将机器变为自己生活中重要的一部分。患者内心是或多或少排斥这种治疗的，患者的内心需求与患者实际身体状况是矛盾的；那么这种不平衡会造成长期的持久的应激；这种应激久而久之会通过各种心理及躯体症状而表现出来。

对于接受透析治疗的患者来说他们心理状态是随着时间的推移及疾病的转归而发生改变的，在不进行任何干预的情况下大致会经历五个心理阶段。

1.被迫接受透析

在这阶段患者会在选择透析还是继续放任疾病发展中挣扎，大部分患者会选择治疗，但与此同时被迫与世隔绝，沦为机器的奴隶，无休止的治疗带来的压力，使患者失去正常生活的勇气。

2.对透析没有充分认知，感觉被人们抛弃

可以说在这一阶段患者由于接受透析治疗可能在生理上有些改善，如毒素的清理带来比较良好的体验，但是这种良好的体验的代价是巨大的，透析时的经济支出，工作与生活不得不重新计划，也许透析之前每天首要任务就是按时吃药维持，但是现在有了质的变化，在这一阶段患者很容易被医护人员忽视，这一阶段也是最需要心理健康支持的。

3.对不确定的未来感到恐惧

虽然按时透析治疗但是或多或少的并发症不可避免，随之而来对死亡的恐惧可能会使患者感到无助。

4.开始培养自力更生

在这一期患者试图从绝望中苏醒，并开始调节情绪，重视疾病，配合治疗，想极力挽回能挽回的一切，但是这一时期的觉醒不会太尽人意。

5.对生活方式的彻底改变做出回应

为给家庭带来负担而感到内疚，不再试图配合甚至隐瞒症状以达到不麻烦家人的目的，部分患者会在这一期放弃治疗等待生命终结。

以上 1～3 阶段是患者处于迷茫不知所措（失控期），感到被社会遗忘家庭抛弃，通过自我安慰以逐步适应。在 4～5 阶段开始逐步感激一切（适应期），在这几个阶段发展过程中医生给予适当的介入可逆转心理疾病的发生或者加快患者适应。

6.应激机制

中枢神经系统是应激反应的调控中心，与之最密切的部位是前额叶皮层、杏仁核、海马、下丘脑和脑干的蓝斑等结构。

高强度的应激负荷往往导致下丘脑-垂体-肾上腺皮质轴过度兴奋；导致功能紊乱及退化，还可能通过下丘脑与大脑边缘系统如海马扣带回嗅脑等密切联系，产生广泛的情绪反应，表现为不适当的焦虑、抑郁、愤怒、狂躁、反应能力下降和认知障碍，并进一步导致多种形式的心理障碍和精神疾患。值得注意的是，这种损伤经常导致亚临床心理障碍和紊乱，因亚临床状态不容易被察觉，即使被察觉也很容易与原有疾病联系在一起从而导致治疗方向出现偏差。

正如上文所提到的应激与心理障碍的关系是明确的，患者的长期应激状态是通过心理问题表现出来的，然而应激不仅从情绪心理反映出来，也可以从行为反映出来，比如个体活动水平降低，思考能力低下，冷漠，病态固执等。

第三节　透析与抑郁

（一）流行病学

在一项由来自世界各地 60 个国家的 245404 名参与者参与的大型研究中，根据 ICD-10 标准，抑郁症患病率为 3.2%，然而在患有一种或多种慢性病的患者中，抑郁症患病率上升至 9.3%～23.0%。

抑郁症是 ESRD 患者最常见的精神异常之一，影响 20%～30% 的患者，接受透析的患者患抑郁症的比例几乎比未接受肾脏替代疗法的患者高 15%，这表明健康状况或治疗相关因素的恶化可能进一步导致精神压力。

值得注意的是，尽管透析患者的抑郁患病率很高，但是达 70% 的透析相关抑郁症不能被识别和/或治疗，接受透析治疗的患者不仅要面对因患严重慢性疾病而产生的愤怒、恐惧、焦虑、沮丧和悲伤，而且还要应对因各种治疗发生改变的生活方式（因透析方式不同受到的限制不同）。

研究表明约 28% 的透析前患者存在重度抑郁，透析后抑郁发病率更高。所以不能把抑郁症仅仅归因于透析治疗。还可能与多种因素有关，如血液/腹膜透析并发症、尿毒症脑病、疾病的社会心理负担，以及慢性肾衰竭患者的各种共病等。

（二）临床表现

抑郁症表现多为悲伤、情绪压抑、疲劳、睡眠障碍、注意力不集中、强烈的罪恶感和自杀或死亡的想法。在透析患者中抑郁表现为认知和躯体的双重特征，研究表明抑郁的躯体特征有厌食、睡眠障碍、疲劳和胃肠道功能紊乱等，认知特征表现主要为认知障碍和记忆力减退；透析患者抑郁症往往伴随服药依从性低，生活质量感知低，死亡率高。

（三）诊断方法

专业的诊断应包括筛查与专科诊断两部分，抑郁症为心理疾病不能只通过临床表现诊断该病，应有特定的量化标准，但问题是，抑郁的躯体特征，如厌食、睡眠障碍、疲劳和胃肠紊乱，也是尿毒症毒素导致的常见症状。

因此，透析患者诊断抑郁症的难度大。将非尿毒症诱发的抑郁症状与尿毒症诱发的症状（如易怒、认知功能障碍、轻度脑病症状、药物作用或透析不足症状）区分开来也非常具有挑战性。

值得注意的是，抑郁症作为一种精神障碍，当它与其他精神疾病或医学疾病共存时，可能会使抑郁症相对难以发现及治疗，所以在诊断中我们可以用到多种评分量表，多与精神专科医师互动，不能以一次诊断标准判定患者状态，抑郁作为心理异态可以发生多次变化，环境、医护人员的治疗方案都会有所影响，故多关注患者的心理活动就如同反复观察透析前后患者血液各项指标一样重要。

在透析人群中尚无最佳的抑郁症筛查工具，目前 Beck 抑郁量表（Beck Depression

Index，BDI）、患者健康问卷（Patient Health Questionnaire-9，PHQ-9）和流行病学研究中心抑郁量表（Center for Epidemiological Research Depression Scale，CSED）、明尼苏达多相人格量表（Minnesota Polyphasic Personality Inventory，MMPI）是最常用的抑郁问卷。

1.BDI

包含 21 个问题，是衡量抑郁症情况和严重程度的最成熟的工具之一；总分 0～63分，≤9 分为不抑郁，10～15 分为轻度抑郁，16～23 分为中度抑郁，≥24 分为重度抑郁。BDI 反映了抑郁症的认知和情感方面（如对生活的满意和内疚）以及身体方面（如睡眠障碍和健康问题）的问题，据报道，14～16 分或以上是诊断透析患者抑郁的准确指标。

2.PHQ-9

一种自我测评表，通常用于检测初级保健中的五种常见精神障碍：抑郁、焦虑、酗酒、躯体形式障碍和饮食障碍。PHQ-9 问卷简洁高效，可用于透析患者的自我测评或者常规检测。

每项评分在 0～3 之间，3 分及以上（PHQ-9 阳性）提醒临床医生患者需要进一步评估。

3.CSED

包括调查情绪、躯体、社交能力和运动能等 20 个项目。最终得分从 0 到 60，分数越高表示损伤越大。临界值≥16 表示抑郁，大于 16 分需要进一步专科评估。

4.MMPI

美国明尼苏达大学心理学家哈兹威（S.P.Hathaway）与精神科医生麦今利（J.C.Mckinley）于 1940 年编制的自我报告式的个性量表。适用年龄：16 岁以上。

形式包括卡片式、手册式、录音带形式及各种简略式（题目少于 399 个）、计算机施测方式。题量：566（其中有 16 道重复，实际题量为 550）个。涉及思想、感觉、态度、身体症状和生活质量。

MMPI 于 80 年代被引进中国，中国科学院心理研究所组织了标准化修订工作。在修订过程中发现中国正常人的 D、Sc 量表 T 分明显高于西方国家，但西方人其他量表的 T 分又都明显高于中国，这一结果与东方国家，尤其是日本的结果极为一致。所以根据东方国家特殊状况，与 MMPI 得分 70 以上为异常的美国标准不同，中国标准将 MMPI得分 60 以上为异常。

刚刚上文提到，患者抑郁躯体化症状易与尿毒症的常见症状混淆，而以上的自评表会因概念混淆而过度诊断，所以在自评表分数高时，应该有专科医师进行进一步的测评，目前在测评中经常用到的而且被称为金标准的量表——精神障碍诊断和统计手册的结构化临床访谈（Structured Clinical Interview for DSM Disorders，SCID）；严重者也可用汉密尔顿抑郁评定量表（Hamilton Rating Scale for Depression，HRSD）。

5.其他测评量表

（1）中文版症状自评量表-90（Chinese Version of Symptom Checklist-90，CSCL-90）：由抑郁、焦虑、躯体化、恐惧、偏执、强迫、人际敏感、敌意、精神质和睡眠、饮食等10 个精神因素组成。每个项目采用 5 分制评分（0=无，1=轻微，2=轻度，3=中度，4=严重）。该量表项目得分大于 2 分提示阳性，建议增加关注患者的频率。

（2）认知抑郁症指数（Cognitive Depression Index，CDI）：是 BDI 的删节版，由 15 个项目组成，排除了抑郁症的躯体方面。CDI 是为了减少躯体症状在抑郁症评估中的影响而开发的。然而，研究未能证明 CDI 对透析患者有更好的诊断准确性。

（3）患者健康问卷-2（Patient Health Questionnaire-2，PHQ-2）：PHQ-2 用于测量双核心抑郁症状（感觉抑郁和缺乏兴趣），因其操作简便，可以作为新入院患者评估工具。

每项评分在 0～3 之间，3 分及以上（PHQ-2 阳性）用于提醒临床医生患者是否需要进一步确诊。

（四）处理措施

据文献报道，慢性肾病透析患者的抑郁症不仅诊断不足，而且治疗严重不足，值得注意的是，虽然频繁的透析可能与身体和心理健康的改善有关（体内毒素清理后效应），但它不能也不应该被视为治疗透析患者抑郁症的良策，因为我们讨论透析患者中抑郁症的应激源倾向于透析治疗而非肾病本身。

1.非药物治疗

（1）认知行为疗法（Cognitive Behavioral Therapy，CBT）：运用特殊技术来促进对消极思想、情绪状态和行为的调整。CBT 是普通人群接受抑郁症心理疗法中研究最多的一种。

在巴西进行的一项随机试验中，85 名根据国际神经精神病学访谈表（Mini）被诊断为重度抑郁症的透析患者被随机分配到接受由一名心理学家领导的为期 3 个月的认知行为小组治疗，治疗后提示平均 BDI 评分、Mini 评分、生活质量维度包括肾脏疾病负担、睡眠、社会互动质量、整体健康均较对照组有明显的改善。

（2）运动训练治疗：由于贫血、尿毒症、甲状旁腺功能亢进、维生素 D 缺乏、心血管功能低下等多种原因，透析患者的运动耐受性较差。研究发现，如果为他们个性化设计运动方案，则可以缓解抑郁症状，改善身体健康，这一类人在后期的治疗中更加倾向于配合。

（3）按摩疗法：研究发现穴位按摩对缓解透析患者疲劳和抑郁有效果。穴位按压组在疲劳和抑郁症状方面的改善显著高于接受常规护理的患者组，在透析治疗中加入祖国医学的推拿按摩等治疗手段是否可以缓解患者的紧张，还需要进一步研究。

（4）音乐疗法：可以被认为是治疗抑郁症的另一种方式，研究发现，接受音乐治疗的患者在抑郁水平上的得分低于未接受治疗的对照组。在透析过程中听音乐的患者表现出明显的压力源和不良反应减少，不难想象音乐可以促进透析患者的心理健康。

（5）正念冥想：研究发现正念冥想在几种精神疾病和慢性身体疾病方面都非常有效；冥想与主观益处有关，但对抑郁得分没有统计学上的显著影响；如果可以在患者群体中设立专门兴趣小组，通过兴趣形成透析社区，通过互相交流是否可以增强他们的依从性及提高生活质量呢？

（6）强光疗法（Bright Light Therapy，BLT）：BLT 已被公认为一种有效的、耐受性良好的治疗季节性情绪障碍的方法。一般来说，只有轻微和短期的副作用，如眼睛疲劳和头痛。

BLT 已用于治疗与各种情况有关的抑郁症，如非季节性抑郁症、睡眠障碍、双相情感障碍、怀孕和癌症。

治疗机制是通过刺激视网膜上特殊的光敏神经节细胞发出神经信号激活下丘脑视交叉上核起作用的。

下丘脑视交叉上核是大脑主要的昼夜节律起搏器，负责控制睡眠-觉醒周期、内源性激素分泌和核心体温。由于昼夜节律紊乱是情绪障碍的特征之一，因此通过光周期调控来纠正昼夜节律紊乱可能能够缓解抑郁症状。

2.药物治疗

在一般人群中，抗抑郁药已被证明优于安慰剂，然而，终末肾病患者例外；抗抑郁药通常与蛋白质高度结合，不易通过透析去除。在多药作用下，药物蓄积及与其他药物的相互作用也可能加剧患者临床症状。

欧洲肾脏最佳临床实践（European Renal Best Clinical Practice，ERBP）的最新实验发现对患有中度抑郁症的透析患者进行8～12周的五羟色胺再摄取抑制剂（Serotonin Reuptake Inhibitors，SRIs）治疗后。应重新评估治疗效果，以避免药物蓄积。

大多数研究支持低剂量的抗抑郁药物对持续透析的患者的改善作用；有两类药物被证实对抑郁症患者有好处，分为第一代和第二代。值得注意的是使用三环类抗抑郁药物时应谨慎，因为有长QT综合征和尖扭转室速的风险，特别是与抗组胺、抗心律失常和大环内酯类药物联合使用时。低钾血症和低钙血症是透析人群中长QT综合征的另一常见诱发因素。

（1）第一代抗抑郁药物：口服地西帕明和三环抗抑郁药（Tricyclic Antidepressants，TCAs）治疗重度抑郁症。自20世纪60年代早期以来，TCAs已被用于临床治疗重度抑郁症患者。在一项小型研究中，使用TCAs透析患者提示抑郁状况得以改善，另一项研究提示抗抑郁治疗可降低血清白细胞介素-β_1水平，提高血清白细胞介素-6水平，改善患者抑郁症状的严重程度，同时各项免疫和营养指标均有平行改善。其他药理学选择包括单胺氧化酶抑制剂（Monoamine Oxidase Inhibitors，MAO）和MAO反向抑制剂。

（2）第二代抗抑郁药物：第二代抗抑郁药包括选择性5-羟色胺再摄取抑制剂（Selective Serotonin Reuptake Inhibitors，SSRIs），包括文拉法辛、米氮平、安非他酮、奈法唑酮、度洛西汀、氟西汀和氟呋沙姆。它们通过影响神经递质，如血清素、去甲肾上腺素或多巴胺，对中枢神经系统起作用。一项研究用帕罗西汀对透析患者的抗抑郁治疗效果进行观察，发现抑郁症状有显著改善。在另一项为期8周的研究中，给予9例伴有正常肾功能的抑郁症患者和7例透析患者氟西汀20mg/d治疗。在8周研究周期之前和结束时，采用HAMD-17、BDI、Montgomery Asberg抑郁量表、简要症状量表、整体幸福感量表和电子视觉模拟量表对抑郁进行评估。在ESRD组和肾功能正常的6名患者中，有5名患者的整体抑郁评分显著下降。在另一项研究中，作者发现8周的SSRIs治疗足以改善抑郁症，并同时改善患者的生活质量，还有一项研究用西酞普兰治疗透析和透析前患者，发现了非常相似的结果。

为使透析患者的功能更接近于健康人，肾脏替代治疗应考虑患者的个人需求和期望，保证灵活的工作、学习时间和接受透析的时间，这样可从源头减轻患者精神困扰。

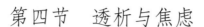

第四节　透析与焦虑

一、流行病学

焦虑症在普通人群中非常普遍，据估计，7%～8%的患者在初始治疗时就被诊断为焦虑症。这种精神状况可能对透析患者生活质量以及预期寿命具有负面影响，研究发现焦虑是终末肾病患者透析治疗中的一大障碍。在这一患者群体中，许多有限的社会心理学研究都集中在抑郁症上，而很少研究患者焦虑状态。

焦虑障碍在透析患者中的患病率尚不清楚，但在各种研究中估计为12%～52%。这种差异可能与研究人员采用的焦虑量化标准不同有关。在评估终末肾病患者的社会心理状态时，焦虑症的影响是很重要的。焦虑障碍始终与透析患者生活质量有关，通过多种量表测量。焦虑与患者的生活质量的临床结局有关，包括患者的行为依从性、营养状况和死亡率。

二、临床表现

焦虑症是对未来不确定的一种恐惧心理，大概可以理解为杞人忧天。正常情况下焦虑可以是一种适应性的救生反应，帮助我们在困难威胁来临之前做好准备。然而，病态的焦虑是过度的，可能会影响正常生活。

当焦虑的强度和持续时间超出预期，对特定事件做出过度反应时，焦虑就会成为一种障碍。大多数焦虑症的最短持续时间是半年，焦虑的强度与实际的威胁水平不成比例。焦虑可以是其他精神疾病的诊断症状，包括抑郁症、创伤后应激障碍（Post-Traumatic Stress Disorder，PTSD）和强迫症等，也可以是单独诊断一种疾病。

三、诊断方法

《诊断与统计手册5》将广泛性焦虑症定义为："至少6个月"的"长期持续的忧虑"，并伴有以下六种症状中的至少三种：烦躁不安、感觉紧张或"紧张"、疲劳、注意力不集中、易怒、肌肉紧张、睡眠障碍。

广泛性焦虑症的鉴别诊断还应考虑其他精神疾病，包括广场恐怖症、恐慌症、强迫症、创伤后应激障碍、社交恐惧症和特殊恐惧症。

各种常见的医疗主诉可能是焦虑症躯体表现，包括心悸、颤抖、消化不良、麻木/刺痛、紧张、呼吸短促、出汗和恐惧。在将这些症状归因于焦虑障碍之前，我们必须将其与尿毒症以及其他慢性病或者新发病鉴别开来。

另一个诊断挑战是抑郁症和焦虑症在症状学上的显著重叠，而且这两种疾病在透析患者中经常同时存在。区分焦虑症和抑郁症至关重要。因此，可以针对每种情况提供适当的治疗干预。因此，就像透析患者的抑郁情况一样，全方位评估以鉴别这些症状是哪种精神疾病引起的是非常重要的。

最后一个问题涉及焦虑障碍与尿毒症并发症的症状可能重叠。疲劳可能与终末肾病的多系统损害有关，如贫血或肌病。注意力集中困难、认知功能障碍可能反映尿毒症脑病；所以要充分全面评估鉴别这些重叠症状是当务之急。

四、处理措施

目前评估透析患者焦虑障碍治疗的研究有限。治疗选择包括生活方式改变和心理治疗干预、药物治疗。

1.生活方式的改变

应与焦虑症患者进行讨论。通过定期锻炼，注意适当的睡眠时间，避免咖啡因，吸烟等刺激性物质和避免过量饮酒。这些策略虽简单但是有助于缓解焦虑障碍的症状。

2.心理治疗干预

松弛疗法、正念冥想、心理动力疗法、CBT 已被证明能有效治疗普通人群中的焦虑症。CBT 在普通医疗患者的焦虑障碍治疗中有充分的证据支持其作用。CBT 包括每周一次的个人或团体治疗，包括放松策略和"认知重建"，让患者意识到他或她的担忧是"适得其反"的。CBT 还利用"暴露疗法"的力量，让患者确信他或她的担忧是不合理的；研究指出 CBT 对透析患者抑郁情绪的具有积极影响。心理干预对透析患者焦虑障碍的影响还需要进一步的研究。

3.药物治疗

苯二氮䓬类药物已在普通人群中使用，以减少短暂的焦虑症状，特别是伴有相关社交恐惧症的患者。但是苯二氮䓬类药物不应用于慢性治疗。选择性 SSRIs 和 5-羟色胺-去甲肾上腺素再摄取抑制剂已经成功地用于治疗普通人群的焦虑症，两者现为普通患者一线用药。

焦虑症患者的其他药物选择包括丁螺环酮、普瑞巴林、加巴喷丁和喹硫平。这些治疗对透析患者的影响尚不清楚。所有药物的剂量必须符合患者的肾功能情况。对透析患者药物治疗应充分评估其利弊，还应考虑药物的可透析性，以及患者透析计划的时间安排。透析患者焦虑症的用药需要更多的研究以获得更多的证据。

在透析患者中，焦虑障碍是容易忽视但很重要的临床问题。焦虑症与抑郁、较低的生活质量有关。患者的许多看似不合理的行为，或者与医护人员发生冲突的行为，可能是潜在的焦虑表现。这类行为包括要求立即终止治疗，或要求由特定的技术人员、使用特定的机器进行治疗。鉴于其高患病率，评估透析患者是否存在焦虑障碍是至关重要的。评估需要超越简单地询问患者的情绪或焦虑状态，因为对许多人来说，他们的焦虑状态是他们的"正常"状态，他们可能不容易确定这是病理状态。

目前尚无针对透析患者人群的焦虑障碍筛查机制，但很有必要。如果怀疑是焦虑症，建议转诊到心理健康专业人员，并接受心理治疗或药物治疗。如果使用药物治疗，重要的是考虑适当减少剂量以减少蓄积并注意透析时间，以减少药物清除。迫切需要进行随机对照试验，以评估在透析患者群体中筛查和治疗焦虑障碍的影响和后果。

第五节　透析与疼痛

一、流行病学

疼痛理论之父 Ronald Hyman Melzac 曾说过："疼痛是一个没有国界的重大难题，解决这个难题需要世界范围的共同努力"。大部分疾病的首要主诉就是疼痛，不难发现患者就诊的目的是减轻疼痛。疼痛在透析患者中也较为常见。透析患者的疼痛是有多种病因共同造成的，包括血液透析中大口径针的常规放置、骨病、透析期间液体和溶质的快速转移，以及与糖尿病等共病相关的神经病变等。

二十年前国外首次针对透析患者的疼痛进行研究，评估了 53 名患者疼痛表现，并注意到所有的患者都有不同程度的疼痛体验，25%的患者有明显的疼痛问题。在另一项研究中询问了 165 名血液透析患者，用麦吉尔生活质量量表测评，表上提到他们最令人不安的症状时。大多数人选了疼痛。加拿大的一项研究调查了 205 名血液透析患者，发现 103 人（50%）有疼痛。在报告有疼痛人群中超过 80%的患者描述为中度或重度疼痛。

二、透析疼痛的特点

疼痛与情绪是相互作用的，疼痛会引起个体的情绪反应，个体的情绪状况也会反作用于疼痛。比如，疼痛会引发抑郁情绪，抑郁水平的提高会加重疼痛感受，从而加重疼痛感觉；再如，焦虑会影响个体的疼痛感知，疼痛会引起患者焦虑，而焦虑会加重疼痛体验。那么回到透析患者的心理障碍与疼痛的关系，心理障碍与疼痛的互相作用会形成恶性循环，这种循环不仅会停留在疼痛感知与情绪之间，更是会影响患者依从性、睡眠质量、甚至会影响各个器官功能导致治疗效应较差，上述的一系列论述旨在说明疼痛需要被特别重视。

透析患者疼痛为慢性疼痛，研究发现，慢性疼痛对个体信息加工速度、认知反应速度和执行功能都有负面影响。所以对透析患者疼痛的诊断及治疗是非常迫切的。

三、评估方法

根据《疼痛评估量表应用的中国专家共识（2020 版）》常用的疼痛评分表有 14 种，可以分为 单维度疼痛量表、多维度疼痛综合评估量表、神经病理性疼痛筛查专用量表，以下把常用的几例列举出来。

1.整体疼痛评估量表

整体疼痛评估量表是一个全面性疼痛评估工具表，能够在疼痛管理过程中为医者提供具有价值的评估指标和治疗方案。研究结果显示，整体疼痛评估量表具有良好的可信度可用于慢性疼痛管理中。包含 20 个有关疼痛的评估条目，分为疼痛，情绪感受，临床表现，日常行为（即疼痛影响）四个部分。其中疼痛部分是对疼痛的强度进行评估；情绪感受部分是对害怕、沮丧、精疲力竭、焦虑、紧张进行评估；临床表现部分包括对睡眠质量、独立工作能力、整体躯体感受等进行评估；日常行为部分对日常生活的影响，例如对购物、人际关系等进行评估。

2.麦吉尔疼痛问卷

原版设计精密，可以对疼痛性质，特点，强度，情绪状态及心理感受等方面进行细致的记录。因此，适合用于科研和对非急性患者进行详细调查。但耗时较长（需要5～15min），结构复杂，会受患者的文化程度，情感，性别和种族等因素影响，因而在临床上并不常用。

针对原版的缺点，Melzack对其进行简化，制作了简版疼痛量表，保留了11个疼痛强度评估和4个疼痛情感项目，而且添加一张单维度评价表用于评估整体疼痛的强度。完成时间缩短为2～5min，且保留了原版的敏感度和可靠性。

3.简明疼痛量表（Brief Pain Inventory，BPI）

BPI是最常用的多维度疼痛评估工具之一。最初是由世卫组织癌症护理评估合作中心疼痛研究小组为评估癌性疼痛而开发的。目前BPI有长表（17项）和简表（9项）两种版本，临床上普遍使用简版。

BPI主要用于评估过去24小时或过去1周内的疼痛。评估的主要内容包括疼痛的程度（0无痛到10非常疼痛），疼痛性质（如刀割痛和闪电痛），和疼痛对日常生活功能的影响（0无影响到10非常影响）。

除上述以外，BPI还要求患者对疼痛的位置进行描述，即在一张人体轮廓图上通过涂色的方法表示所有疼痛的位置，并以"✕"标记出最疼的部位。需要注意的是，人体轮廓图最好选用标准的皮节图，从而便于对患者的疼痛位置进行统一标准的描述；需要指出，由于BPI包含对疼痛性质的评估，因此，BPI可以反映神经病理性疼痛的问题，但是国际公认BPI不能用于神经病理性疼痛的诊断。

4.单维度疼痛强度评估量表

单维度疼痛量表是对患者的疼痛强度单方面进行评估，是临床上最常用的疼痛评估量表类型。单维度疼痛量表通过数字、文字、图像等形式使患者可以将主观疼痛感受客观地表达出来。总体来讲，单维度疼痛量表都具有简单易行、评估快速等特点。经过简单解释，患者一般都能很快地理解量表的要求，并在1min之内完成评估。因此，单维度疼痛量表是进行疼痛快速评估的首选。

5.视觉模拟量表（Visual Analogue Scale，VAS）

VAS是最常用的一种疼痛强度的单维度测量评估工具。量表主要由一条100mm的直线组成，该直线的一端表示"完全无痛"，另一端表示"能够想象到的最剧烈的疼痛"或"疼痛到极点"等。患者会被要求在这条线上相应的位置做标记（用一个点或一个"✕"等）以代表他们体会到的当时的疼痛强烈程度。

四、处理措施

对于接受慢性透析的患者，现在缺乏关于药理学和/或非药理学镇痛治疗效果的大规模临床试验数据。尽管如此，一系列的研究表明，某些疗法确实可以缓解疼痛，并可能改善生活质量。一项对45名有疼痛但未接受慢性镇痛治疗的慢性血液透析患者的研究中，采用麦吉尔疼痛量表（McGill Pain Scale，MPQ）对疼痛进行评估，然后根据世界卫生组织镇痛阶梯法对患者进行为期四周的治疗。总体而言，43例（96%）患者在第4

周报告了明显的缓解。

世卫组织镇痛阶梯是世卫组织于 1986 年提出的一项战略，这一镇痛途径是根据一个国际专家小组的建议制定的，多年来经历了几次修改，目前除了用于治疗癌症疼痛也用于治疗由更广泛的疾病（如变性疾病）引起的急性和慢性非癌症疼痛状况，肌肉骨骼疾病、神经性疼痛障碍和其他类型的慢性疼痛。这种策略的有效性是有争议的，还需要通过大规模的研究来证明。然而，它仍然提供了一个简单的、姑息的方法，以减少 70%～80%的患者的疼痛发生率。

1.阵痛阶梯法的基本步骤

主要分为四个步骤。

（1）轻度疼痛：非阿片类镇痛药，如非甾体抗炎药或扑热息痛。

（2）中度疼痛：弱阿片类药物（氢可酮、可待因、曲马多）联合或不联合非阿片类镇痛药，联合或不联合剂。

（3）严重和持续性疼痛：强效阿片类药物（吗啡、美沙酮、芬太尼、羟考酮、丁丙诺啡、氢吗啡酮、羟吗啡酮）联合或不联合非阿片类镇痛药，联合或不联合佐剂。

（4）药物无法阵痛：微创止痛治疗，包括介入和微创手术，如硬膜外镇痛，有泵或无泵的鞘内给药镇痛和局麻药，神经外科手术（例如，腰椎经皮粘连松解，脊髓切开术）；甚至可与阿片类止痛药物合用。

2.阵痛阶梯治疗的原则

对疼痛要有足够的认识，通过适当的量化标准来评估患者的疼痛程度，并开出适当的药物。由于许多患者最终将接受阿片类药物，因此必须平衡最佳剂量和药物的副作用。患者应接受有关药物使用和副作用的教育，以避免误用或滥用药物而没有达到患者受益的目的，在透析患者中一定要注意药物配伍禁忌及透析与药物代谢机制。

3.阻碍阵痛阶梯治疗的因素

这种疗法设计是为了即使是非疼痛医学专家也能运用。然而，医师缺乏对药物认识，药物剂量不足和给药时间欠佳及对患者成瘾的恐惧限制了策略的正确实施。

那么在透析患者疼痛治疗中是否能得心应手的使用上述方法还需要大量的临床观察及实验，除了药物治疗对于疼痛患者的非药物治疗可以采用上文提到的抑郁及焦虑的治疗方法，总的原则是体贴关心患者、给予耐心地解释、满足患者心理需要、同时创造安静、舒适环境以建立指导合作型或参与型护患关系。

第六节　透析与睡眠障碍

一、流行病学

睡眠障碍在慢性肾脏病患者多见，不管是在早期 CKD 还是接受透析的患者均受到睡眠问题的困扰。睡眠障碍分为失眠、不宁腿综合征和阻塞性睡眠呼吸暂停等。研究显示有 30%～80%的慢性肾病患者受到睡眠困扰问题，睡眠障碍的患病率统计差异较大可能是与统计方法及评价指标有一定的关系，但是这并不能否认透析与睡眠障碍是有关系

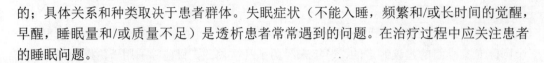

的；具体关系和种类取决于患者群体。失眠症状（不能入睡，频繁和/或长时间的觉醒，早醒，睡眠量和/或质量不足）是透析患者常常遇到的问题。在治疗过程中应关注患者的睡眠问题。

二、发病机制

失眠的发病并不仅仅与透析治疗有关，它还很大程度上与原发病和合并症有关；比如贫血、高磷血症、药物等。此外，生活方式和社会心理因素以及其他睡眠障碍，如不宁腿综合征、阻塞性睡眠呼吸暂停等，也可能导致或加重失眠。

这些因素在发病中发挥作用机制尚不清楚，但可能涉及睡眠调节介质的代谢改变、持续的全身炎症、尿毒症或与治疗相关因素（如血透及留置透析管引起的不适）等途径。

1.疾病及治疗相关因素

慢性肾病患者的睡眠调节因子表达、代谢或清除可能受透析的影响。据研究报道，在接受透析治疗的患者中，促进清醒的促食欲素血浆水平是增加的。

研究表明，终末肾病患者的体内各种代谢改变（高钙血症、高磷血症和甲状旁腺功能亢进）可能与失眠相关。比如严重甲状旁腺功能亢进患者的失眠症状在甲状旁腺切除术后得到了改善。

如前所述，与透析相关的因素，如患者接受透析的时间、透析期间电解质的变化、透析后疲劳、透析期间的小睡以及透析期间的能量转移，都可能影响睡眠。

夜间透析很少影响患者生活工作，而且可能提供极好的代谢清除，有助于阻塞性睡眠呼吸暂停（Obstructive Sleep Apnea，OSA）和睡眠周期性肢体运动（Periodic Limb Movements During Sleep，PLMS），然而，透析机警报，或透析时睡眠不适是会干扰睡眠的。

透析患者的合并症也常影响睡眠。在鉴别诊断和治疗失眠时也需要考虑这些情况。心脏或肺部疾病可直接或间接引起失眠症状需加以严格鉴别。

2.生活方式和社会心理因素

生活方式也会影响睡眠质量。不适当的睡眠环境（如噪音、光线、不舒服的床垫和枕头）和卧室里的电视机都会影响睡眠。抑郁焦虑也会影响睡眠。

失眠和抑郁之间的关系是双向的也是比较复杂的。慢性失眠会导致抑郁，抑郁的存在会导致失眠。多项研究也发现透析患者的失眠和抑郁之间存在着密切的关系。

三、临床表现

失眠与白天生活状况密切相关。因此除了患者自诉夜间睡眠差以外还可表现为白天的各种症状，比如睡眠不好可能会导致疲劳、情绪紊乱或易怒、动力减少。相反的如过度活跃、冲动或具有攻击性，也可能由失眠引起。睡眠不足还导致注意力不集中，社交或职业/教育功能障碍，以及工作中出错或事故的风险增加。最终，失眠与生活质量受损、就医次数增加、共病风险以及心血管猝死风险增加有关。

在透析患者中，失眠患者往往与焦虑抑郁有关，失眠由应激过度导致，那么失眠作为生活习惯紊乱又会导致人体应激，如此反复恶性循环，患者的心理状态崩溃，社会角色塌陷，反复自暴自弃，部分患者最终会走向依从性差、疾病恶化的方向。

四、诊断方法

失眠一般主观性较强，在诊断上有多种量表可以量化分析，比如睡眠日记能更客观地记录包括失眠的症状、睡眠习惯、就寝时间和起床时间。睡眠日记还能减少回忆偏差。如果增加记录服用药物（包括安眠药的摄入量）、酒精和咖啡因的摄入量，以及吸烟（摄入量和时间），会更有帮助。还有就是睡眠状况指数问卷，它包括两个简单的问题："想想上个月的哪一个夜晚记忆犹新，你有多少个这样的晚上？"以及"在过去的一个月里，失眠给你带来了多大的困扰？（用到'相当'到'非常'字眼表示阳性）。"通过回答这两个问题，医生可有效地筛查检测失眠。

在诊断失眠中有诸多因素掺杂，鉴别诊断如下。

首先失眠必须与习惯性睡眠时间短、昼夜节律紊乱和慢性睡眠限制相区别。睡眠时间短的人睡眠时间少，但他们白天没有失眠带来的症状。患有睡眠性失眠症的患者在试图入睡时可能会遇到困难。患有睡眠-觉醒相障碍的人，如果他们按照自己的昼夜节律上床睡觉，就能入睡并正常入睡。慢性睡眠不足的特点是睡眠时间短，白天伴有失眠症状，睡眠不足不同于失眠的特点是睡眠不足者只要有机会就能很快入睡，而失眠的患者通常会觉得白天疲劳，但晚上无法入睡，即使有机会小睡一会也无法入睡。诊断与失眠相关或可能导致失眠的特定睡眠障碍也非常重要，如果怀疑这些障碍（打鼾、肥胖、腿部运动或感觉障碍），适当的临床访谈和多导睡眠监测可以提供辅助诊断。

五、处理措施

最初的治疗通常涉及睡眠卫生，也就是说就是培养正常的睡眠作息。如果需要进一步治疗，可以单独使用行为疗法或结合药物治疗。对于对治疗有反应的患者，可以在继续行为治疗的同时减少或根据需要使用药物。慢性失眠的一线治疗方法是 CBT 而不是长期的药物治疗。

1.失眠认知行为疗法（Cognitive Behavioral Therapy for Insomnia，CBT-I）

在过去的 20 年里，心理治疗，尤其是 CBT-I，由于其在治疗慢性失眠方面与药物治疗相当甚至有更好的疗效以及安全性，已经越来越受欢迎。CBT-I 是由心理教育和睡眠卫生、刺激控制、睡眠或床上限制、认知疗法和放松五个核心干预措施组成的短期多成分治疗。已被推荐为失眠的一线治疗。虽然它的疗效已经在透析患者中得到证实，但定期面对面 CBT-I 治疗对于已经花费大量时间透析的患者来说是一个新的挑战。这一障碍可以通过在透析期间或在家中通过线上或者电话等自我定向管理策略来克服，因为通过数字设备传递信息已被确立为治疗成人失眠的一种有效技术。

CBT-I 治疗作用的确切机制尚不清楚，但其治疗的主要通过减少兴奋状态：消除刺激（刺激控制），降低交感神经张力（放松），并在清醒的驱动力最低的时候睡觉（睡眠限制）。

研究发现 CBT-I 对 ESKD 患者的疗效。一项针对 24 名腹膜透析患者进行的初步随机对照试验研究，发现 CBT-I 与睡眠卫生教育的疗效，结果显示，与睡眠卫生控制组相比，CBT-I 在睡眠参数和炎症标志物方面有改善，此外还改善了疲劳和情绪困扰（焦虑和抑郁症状）。

2.药物治疗

苯二氮䓬类（劳拉西泮、阿普唑仑、替马西泮和氯硝西泮）和非苯二氮䓬类Ω-受体激动剂或 Z 类药（埃佐匹克隆、佐匹克隆、唑吡坦和扎来普隆）通常用于治疗普通人群的失眠。

除了埃佐匹克隆没有使用时间限制以外，FDA 批准用于治疗失眠的大多数处方使用时间仅限 2～3 周，治疗后需再评估。

透析患者药物治疗失眠这一领域缺乏强有力的证据，但有一些较小的研究观察了患者用药后情况。例如，在对 10 名血液透析患者进行的随机、双盲、交叉试验中，扎来普隆已被证明在不改善睡眠时间的情况下降低睡眠潜伏期和改善睡眠质量。在对 23 名血液透析患者进行的交叉随机对照试验中，唑吡坦和氯硝西泮均改善了睡眠质量，唑吡坦耐受性略好，氯硝西泮的主观睡眠质量更好。在这些研究中，治疗的持续时间被限制为 6 周，所以这些实验并不能提供关于这些药物的长期有效性和安全性的确凿证据。

苯二氮䓬类药物是一类疑似苯并芘二氮䓬的衍生物，该类药物为苯二氮䓬受体激动剂，可引起中枢神经系统的抑制作用，当 GABA 受体激动时，氯离子通道开放数目增多，氯离子进入细胞内的数量增加，从而产生超级化抑制突触后电位，减少中枢内的某些重要神经元的放电，从而起到中枢神经系统的抑制作用，苯二氮䓬类药物能够起到镇静、催眠、抗焦虑、抗惊厥的作用，

在普通人群中褪黑素较上述药物相对安全，经常被用于治疗失眠和昼夜节律紊乱。在另一项研究中，褪黑激素的节律因透析类型的不同而不同。因此，外源性褪黑素可能有助于治疗 CKD 患者的睡眠问题。

在一项研究中，小部分透析患者在睡前服用 3 毫克褪黑激素，结果表明，褪黑激素治疗改善了客观和主观的睡眠参数。然而，在一项对 67 名血液透析患者进行的更大规模的随访研究中，褪黑素最初的积极作用在 6～12 个月后就消失了，褪黑素可能改善透析患者的短期失眠（612 周），但其长期效果值得进一步研究。

失眠和睡眠不良在在透析患者中非常普遍。然而这些问题却没有得到充分认识和治疗。未来的研究应集中在透析患者睡眠障碍的潜在原因和治疗上。行为治疗和药物治疗都应该建立在充分有力的研究结果上。

第七节　腹膜透析与血液透析患者心理问题的比较

ESRD 最终都要肾脏替代治疗（Renal Replacement Therapy，RRT），家庭及社会角色的改变。会影响患者心理健康、工作及生活方式，患者的健康相关生活质量（Health-Related Quality of Life，HRQoL）会下降。ESRD 患者 RRT 的目标不应仅是改善患者的生存，更应该提高幸福指数。

血液透析几乎是全世界最常见的透析治疗形式，约占 80%，其次是腹膜透析。既往研究表明，透析患者的健康相关生活质量较一般人群低。因此，健康相关生活质量评估成为透析患治疗效果评价指标之一。健康相关生活质量评估包括患者的身体功能、情绪管理、社会功能和治疗效果四方面。评估健康相关生活质量的量表很多，比如 36 项简

表健康调查（36-Item Short-Form Health Survey，SF-36）、欧洲生活质量测评-5、世界卫生组织生活质量测评简表、健康相关生活量表-15、一般健康问卷-12等，还有肾脏疾病特异性问卷（例如，肾病生活质量、透析、移植患者生活质量指数等），在一些透析生活质量研究中除了特异性问卷以外也常用 SF-36 及 EQ-5D，血液透析及腹膜透析对患者生活质量的影响通常是通过以上量表完成的。

1.肾病生活质量评估表（Kidney Disease Quality of Life，KDQoL）

由 36 项也就是 SF-36 量表和 11 项肾病相关指标组成，肾病指标包括症状/问题、肾脏疾病对日常生活的影响、肾脏疾病负担、工作状态、认知功能、社会互动的质量、性功能、睡眠、社会支持、透析人员鼓励和患者满意度等多项指标。通过对各个子领域的评分可以评估患者的生活质量状况。

2.不同透析方式对生活质量的影响

在一项家庭血液透析和其他透析比较研究中，家庭血透有更好的 HRQoL 得分，那些在医院接受血液透析治疗的人的得分最低。不同地点血透有不同健康效用。此外，这项研究的局限性在于研究的结果支持了不同透析模式下的健康效用估计，此研究针对血液透析不同地点做出了分析，可能的原因是患者在家里治疗更能体验舒适和方便感，因此提高了肾病相关指标得分。

这项研究又指出血液透析患者相比其他透析患者的得分较低原因可能是病情较重的患者多在医院透析，病情较重导致心理负担，但评估表主观性较强，身体状态不好会影响评分。

此研究还提出，考虑到患者生活质量，腹膜透析与以社区为治疗单位的血液透析可能是首选。以社区为基础的透析策略使 ESRD 患者从以医院为基础转向以社区为基础，从而降低了医院透析中心的护患比和公共部门的卫生服务负担，符合我国目前的医共体、医联体诊疗制度，从小病不出基层到重病的辅助治疗转向基层，一方面减轻了三甲医院负担，另一方面提高了三甲医院诊疗水平，最重要的是患者的生活质量得到改善，随着透析患者数量的上升，目前需要解决的问题是加大全科医师队伍的培养以及关注专业素养的提升，以加强在基层、家庭等非医院环境中透析诊疗的能力。

第八节　如何应对透析相关精神心理问题

如上述，我们讨论了透析对患者的心理影响，但是透析作为 ESRD 最佳治疗手段之一，不可能因为它的潜在副作用而停止使用，应该花更多的精力去研究如何让患者心理得到安慰，如何让其尽可能地融入社会，适应其新的角色。

其实在慢性病患者中对治疗存在疑虑、怀疑，甚至不相信诊断结果的为数不少；在临床实践中我们是否将一个患者看作一个人而非一种病是非常重要的，良好的临床实践带来的是良好的医患关系，甚至可以升华到良好的社会环境。作为医者，自从宣誓的那天起，我们就应该明白我们选择的道路是极其艰难的，不仅智商要高，而且情商也要在线，以下几点可能在临床上对透析患者的依从性及心理状态起到良好的作用。

（1）灵活安排治疗时间，特别是血液透析患者。

（2）持续心理护理，在没有发生情绪障碍之前做好相应工作，包括心理障碍筛查、常规心理健康访谈、定期评估心理状态等。

（3）定期组织患者心得交流会，让患者分享遇到的困难以及解决办法。

（4）营养状况也会影响患者心理，所以在透析团队中应由营养师、心理咨询师，监测患者的营养状况，定期进行教育和营养及心理咨询。

参考文献

[1] CHEN J Y，WAN E，CHOI E，et al.The health-related quality of life of chinese patients on hemodialysis and peritoneal dialysis[J].Patient，2017，10（6）：799-808.

[2] CHUASUWAN A，POORIPUSSARAKUL S，THAKKINSTIAN A，et al.Comparisons of quality of life between patients underwent peritoneal dialysis and hemodialysis：a systematic review and meta-analysis [J].Health Qual Life Outcomes，2020，18（1）：191.

[3] CIRILLO L，CUTRUZZULà R，SOMMA C，et al.Depressive symptoms in dialysis：prevalence and relationship with uremia-related biochemical parameters[J].Blood Purif，2018，46（4）：286-291.

[4] CIRILLO L，TOCCAFONDI A，CUTRUZZULà R，et al.Association between satisfaction with dialysis treatment and quality of life：a cross-sectional study[J].Blood Purif，2021，50（2）：188-195.

[5] COHEN S D，CUKOR D，KIMMEL P L.Anxiety in Patients Treated with Hemodialysis[J].Clin J Am Soc Nephrol，2016，11（12）：2250-2255.

[6] DąBROWSKA-BENDER M，DYKOWSKA G，ŻUK W，et al.The impact on quality of life of dialysis patients with renal insufficiency[J].Patient Prefer Adherence，2018，12：577-583.

[7] DAVIS M J，ALQARNI K A，MCGRATH-CHONG M E，et al.Anxiety and psychosocial impact during coronavirus disease 2019 in home dialysis patients[J].Nephrology（Carlton），2022，27（2）：190-194.

[8] DONG J，PI H C，XIONG Z Y，et al.Depression and Cognitive Impairment in Peritoneal Dialysis：A Multicenter Cross-sectional Study[J].Am J Kidney Dis，2016，67（1）：111-118.

[9] DZIUBEK W，PAWLACZYK W，ROGOWSKI L，et al.Assessment of depression and anxiety in patients with chronic kidney disease and after kidney transplantation-a comparative analysis[J].Int J Environ Res Public Health，2021，18（19）：10517.

[10] FARROKHI F，BEANLANDS H，LOGAN A，et al.Patient-perceived barriers to a screening program for depression：a patient opinion survey of hemodialysis patients[J].Clin Kidney J，2017，10（6）：830-837.

[11] FLEISHMAN T T，DREIHER J，SHVARTZMAN P.Patient-reported outcomes in maintenance hemodialysis：a cross-sectional，multicenter study[J].Qual Life Res，2020，29（9）：2345-2354.

[12] GRIGORIOU S S，KARATZAFERI C，SAKKAS G K.Pharmacological and Non-pharmacological Treatment Options for Depression and Depressive Symptoms in Hemodialysis Patients[J].Health Psychol Res，2015，3（1）：1811.

[13] HIRAMATSU T，OKUMURA S，ASANO Y，et al.Quality of life and emotional distress in peritoneal dialysis and hemodialysis patients[J].Ther Apher Dial，2020，24（4）：366-372.

[14] HU A，XUE Z，MWANSISYA T E，et al.Major depressive disorder in hemodialysis patients in

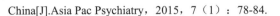

China[J].Asia Pac Psychiatry，2015，7（1）：78-84.

[15] HUANG S Y, KOO M, HSIEH T C, et al.Effect of bright light therapy on depressive symptoms in middle-aged and older patients receiving long-term hemodialysis[J].Int J Environ Res Public Health，2020，17（21）：7763.

[16] IYASERE O，BROWN E，GORDON F，et al.Longitudinal trends in quality of life and physical function in frail older dialysis patients： a comparison of assisted peritoneal dialysis and in-center hemodialysis[J].Perit Dial Int，2019，39（2）：112-118.

[17] KIM E S.Development and effect of a rational-emotive-behaviour-therapy-based self-management programme for early renal dialysis patients[J].J Clin Nurs，2018，27（21-22）：4179-4191.

[18] KUKIHARA H，YAMAWAKI N，ANDO M，et al.The mediating effect of resilience between family functioning and mental well-being in hemodialysis patients in Japan：a cross-sectional design[J].Health Qual Life Outcomes，2020，18（1）：233.

[19] LEE S H，CHO A，MIN Y K，et al.Comparison of the montreal cognitive assessment and the mini-mental state examination as screening tests in hemodialysis patients without symptoms[J].Ren Fail，2018，40（1）：323-330.

[20] LI J，WU X，LIN J，et al.Type D personality，illness perception，social support and quality of life in continuous ambulatory peritoneal dialysis patients[J].Psychol Health Med，2017，22（2）：196-204.

[21] LIM H A，YU Z，KANG A W，et al.The course of quality of life in patients on peritoneal dialysis：a 12-month prospective observational cohort study[J].Int J Behav Med，2016，23（4）：507-514.

[22] MA S J，WANG W J，TANG M，et al.Mental health status and quality of life in patients with end-stage renal disease undergoing maintenance hemodialysis[J].Ann Palliat Med，2021，10（6）：6112-6121.

[23] KING-WING MA T，KAM-TAO LI P.Depression in dialysis patients[J].Nephrology（Carlton），2016，21（8）：639-646.

[24] NATAATMADJA M，EVANGELIDIS N，MANERA K E，et al.Perspectives on mental health among patients receiving dialysis[J].Nephrol Dial Transplant，2020；gfaa346.

[25] OZCAN H，YUCEL A，AVşAR U Z，et al.Kidney transplantation is superior to hemodialysis and peritoneal dialysis in terms of cognitive function，anxiety，and depression symptoms in chronic kidney disease[J].Transplant Proc，2015，47（5）：1348-1351.

[26] PARK H Y，LEE H，JHEE J H，et al.Changes in resting-state brain connectivity following computerized cognitive behavioral therapy for insomnia in dialysis patients：A pilot study[J].Gen Hosp Psychiatry，2020，66：24-29.

[27] SCHMIDT D B.Quality of life and mental health in hemodialysis patients：a challenge for multiprofessional practices[J].J Bras Nefrol，2019，41（1）：10-11.

[28] SHAFI S T，SHAFI T.A comparison of quality of sleep between patients with chronic kidney disease not on hemodialysis and end-stage renal disease on hemodialysis in a developing country[J].Ren Fail，2017，39（1）：623-628.

[29] TANAKA M，ISHIBASHI Y，HAMASAKI Y，et al.Health-related quality of life on combination therapy with peritoneal dialysis and hemodialysis in comparison with hemodialysis and peritoneal dialysis：A cross-sectional study[J].Perit Dial Int，2020，40（5）：462-469.

[30] THOMAS Z，NOVAK M，PLATAS S，et al.Brief mindfulness meditation for depression and anxiety symptoms in patients undergoing hemodialysis：a pilot feasibility study[J].Clin J Am Soc Nephrol，2017，12（12）：2008-2015.

[31] WEISBORD S D.Patient-centered dialysis care：depression，pain，and quality of life[J].Semin Dial，2016，29（2）：158-164.

[32] WONG C，CHEN J Y，FUNG S，et al.Health-related quality of life and health utility of Chinese patients undergoing nocturnal home haemodialysis in comparison with other modes of dialysis[J].Nephrology （Carlton），2019，24（6）：630-637.

[33] ZHANG C Y，CHEN Y，CHEN S，et al.Evaluation of mental disorders using proton magnetic resonance spectroscopy in dialysis and predialysis patients[J].Kidney Blood Press Res，2017，42（4）：686-696.

[34] ZHANG K，HANNAN E，SCHOLES-ROBERTSON N，et al.Patients' perspectives of pain in dialysis：systematic review and thematic synthesis of qualitative studies[J].Pain，2020，161（9）：1983-1994.

[35] ZHAO Y，ZHANG Y，YANG Z，et al.Sleep disorders and cognitive impairment in peritoneal dialysis：a multicenter prospective cohort study[J].Kidney Blood Press Res，2019，44（5）：1115-1127.

阿山江·阿尼琬（撰写）　于　珮（审校）

第十五章　血液透析相关的免疫功能紊乱

第一节　尿毒症与免疫异常

一、概述

肾小球滤过率下降和肾小管排泄功能障碍可导致尿毒症毒素的滞留，这一方面可激活免疫系统而导致炎症及氧化应激，促进 CVD 发生和 CKD 进展，另一方面也会导致免疫系统在感染或应激状态下缺乏足够的反应能力，使免疫细胞及中性粒细胞外陷阱（Neutrophil Extracellular Traps，NETs）、Toll 样受体（Toll-Like Receptors，TLR）、炎症小体、自噬和补体系统等免疫效应分子功能下降，导致感染的发生率增加。因此，尿毒症是一种特殊的慢性炎症合并免疫抑制状态。

二、尿毒症的免疫系统异常

（一）免疫系统的组成

先天免疫和适应性免疫是免疫系统的两个主要分支。先天免疫系统包括病原体的识别、吞噬和消化、炎症的诱导和抗原的呈递，而适应性免疫系统则涉及 T 细胞、B 细胞的激活及抗体的产生，并与先天免疫系统诱导的免疫记忆相关。

先天免疫系统是宿主抵御感染的一种普遍形式。宿主对病原体的先天免疫识别非常快速，可识别特定的病原体相关分子模式（Pathogen-Associated Molecular Patterns，PAMP），不需要适应性免疫识别中的基因重排。先天免疫系统的模式识别受体在宿主生殖细胞中编码，并在包括巨噬细胞和树突状细胞等抗原呈递细胞（Antigen-Presenting Cells，APC）及许多效应细胞上表达。一旦模式识别受体识别出 PAMP，就会触发这些细胞来执行其免疫功能。

在功能上，先天免疫的模式识别受体可分为三类：分泌型、内吞型和信号型。分泌型受体通过与微生物细胞壁结合，以供补体系统和吞噬细胞识别，从而起到调理素的作用；内吞型受体存在于吞噬细胞表面，可识别微生物壁 PAMP 并介导病原体进入溶酶体后被破坏；信号型受体如 TLR 家族，可识别 PAMP 并通过激活细胞内信号转导途径，诱导多种免疫反应基因（如核因子κB 及多种炎症细胞因子）的表达。另外，TLR 也可通过诱导树突状细胞的成熟而调节适应性免疫。

适应性免疫系统是具有更复杂的抗原特异性识别的防御体系，依赖于 T 细胞和 B 细胞的激活，而 T、B 细胞的激活则需要通过 APC 识别抗原。APC 具有主要组织相容性复合体（Major Histocompatibility Complex，MHC）分子，后者可结合加工后的细菌抗原，从而激活 T 细胞，生成为具有杀伤功能的杀伤性 T 细胞和/或控制免疫反应功能的辅助性 T 细胞。接着，在 T 细胞作用下，可结合特定外来抗原的 B 细胞被激活，分化为浆细胞，并产生特定抗体，以清除外来病原体。

（二）尿毒症免疫系统异常的表现

尿毒症中的免疫系统异常表现在两个方面。一方面，血浆中多种炎症因子、细胞因子水平增加，这种慢性炎症反应是尿毒症免疫异常的典型特征，其原因可能涉及这些因子在肾脏的清除减少和/或尿毒症毒素、氧化应激、容量超负荷、多种并发症等因素诱导的生成增加。另一方面，由于尿毒症环境的影响和免疫细胞活性的改变，尿毒症患者先天免疫和适应性免疫系统均存在明显的结构和功能异常（表 3-70）。其中，多形核白细胞（Polymorphonuclear Leukocyte，PMN）的活化、单核细胞 M2 亚群扩增、胸腺退化及 T 淋巴细胞衰老等免疫细胞功能异常是促进 CVD 和感染发生的基础，而氧化应激、TLR 和炎症小体的增加，自噬功能受损及补体系统的激活等病理生理过程均直接参与了 CVD 和感染的发生。

表 3-70　尿毒症患者的免疫系统功能异常

免疫系统及成分	功能或数量改变
先天免疫	
模式识别受体	
分泌型	增强
内吞型	增强
信号型	减弱
效应细胞	
单核细胞	低反应
中性粒细胞	吞噬能力下降
细胞因子	血浆水平增加；效应能力下降
补体	激活
适应性免疫	
T 细胞	激活能力下降；Th1/Th2 比率增加
初始 T 细胞	数量减少；凋亡增加；在胸腺产生减少
B 细胞	数量下降
APC 细胞	激活

三、发病机制

（一）尿毒症毒素与免疫异常

2003 年，欧洲尿毒症毒素工作组（European Uraemic Toxin Work Group，EUTox）发表了一份包含当时已知的 90 种尿毒症毒素的清单，并根据毒素的理化性质，将其分为水溶性小分子毒素、中分子毒素和蛋白质结合毒素。2012 年，该组织将尿毒症毒素的种类扩展到 146 种，并引入了尿毒症毒素评分系统，对重要的毒素进行了界定（表 3-71），对这些毒素在血浆中的生理和病理水平也有了进一步研究。2021 年，为了适应血液透析技术和尿毒症毒素研究领域的快速进展，Ronco 等对尿毒症毒素的定义和分类方案、不同类别毒素的代表性生物标志物及其临床相关性进行了更新。这有利于制订个性化和有针对性的透析处方，提高透析患者生活质量，减少 CVD 等并发症的发病率和死亡率。以下对几种尿毒症毒素与免疫异常的关系进行叙述。

表 3-71　具有较高的毒性评分的一些尿毒症毒素

最高评分（4 分）	次高评分（3 分）
对甲酚硫酸盐	终末糖基化产物
β₂-微球蛋白	硫酸吲哚酚
不对称二甲基精氨酸	尿酸
犬尿氨酸	胃饥饿素
氨甲酰化合物	吲哚乙酸
成纤维细胞生长因子-23	甲状旁腺激素
IL-6	苯乙酸
肿瘤坏死因子-α	三甲基甲胺-N-氧化物
对称二甲基精氨酸	视黄醇结合蛋白
	内皮素
	免疫球蛋白轻链
	IL-1β
	IL-8
	神经肽 Y
	脂质和脂蛋白

1.蛋白质结合毒素（Protein Bound Uremic Toxins，PBUTs）与免疫异常

硫酸吲哚酚（Indoxyl Sulphate，IS）、对甲酚硫酸盐（p-Cresyl Sulfate，pCS）、吲哚-3-醋酸、犬尿酸、马尿酸、同型半胱氨酸、羧甲基赖氨酸、3-羧基-4-甲基-5-丙基-2-呋喃-丙酸、精胺等属于 PBUTs，主要来自肠道，与肠道微生物群的关系非常密切。

胃肠道可容纳大约 100000 亿个细菌及其他微生物，统称为"肠道微生物群"。CKD 患者中，小肠细菌过度生长和微生物群组成改变，这导致了 PBUTs 的产生增加。另外，由于 CKD 患者肠道上皮屏障的通透性增加和肾脏清除减少，其体内 PBUTs 水平进一步增加。临床研究表明，PBUTs 水平在 HD 患者中最高。

IS 和 pCS 是 CKD 中研究较多的 PBUTs。色氨酸是一种必需氨基酸，不能通过人体新陈代谢合成，必须由饮食提供。色氨酸在结肠中被许多肠道细菌通过色氨酸酶分解代谢为吲哚和其他衍生物。在生理条件下，这些分解代谢物可增强肠道屏障功能、促进抗炎和抗氧化反应，其机制可能通过芳香烃受体（Aryl Hydrocarbon Receptor，AhR）途径介导。CKD 状态下，具有色氨酸酶的细菌家族（如拟杆菌）显著扩张，导致 IS 的产生增加。临床研究发现，CKD 3～5 期患者游离 IS 浓度增加 2～40 倍。

酚类毒素来源于酪氨酸和苯丙氨酸代谢。这些芳香族氨基酸通过结肠远端的细菌发酵，通过一系列的转氨基、脱氨基和脱羧反应转化为酚类化合物（如苯酚和对甲酚）。苯酚的解毒发生在结肠黏膜和肝脏中，其中对甲酚被芳基磺基转移酶硫酸化为 pCS。CKD 患者肠道微生物群中产酚菌（肠杆菌科和肠球菌科）和产对甲酚菌（包括产气荚膜梭菌）增加，且后者在肾脏的清除减少。临床研究发现，CKD 3～5 期患者游离 pCS 浓度增加 2～5 倍。

pCS 和 IS 与 CKD 相关并发症如血管钙化和动脉粥样硬化、贫血、胰岛素抵抗、矿物质与骨代谢疾病有关，也促进了 CKD 免疫功能异常的发生发展。已经证实，PBUTs 的增加是尿毒症先天免疫功能障碍的关键因素，也是细菌感染风险增加和内皮细胞损伤的重要原因。PBUTs 可能参与了受损的适应性细胞免疫和体液免疫，因此针对 PBUTs

的治疗对防止 CKD 患者细胞内病原体感染和癌症至关重要，但具体机制尚需进一步研究。pCS 和 IS 对尿毒症免疫系统的具体影响（表 3-72）。

表 3-72　两种常见尿毒症蛋白质结合毒素对免疫系统的影响

免疫系统及成分	蛋白质结合毒素	
	硫酸吲哚酚（IS）	对甲酚硫酸盐（pCS）
先天免疫		
中性粒细胞	对内皮细胞黏附力和游出增加	同 IS
	NADPH 氧化酶活性下降	同 IS
	吞噬能力减弱	
单核与巨噬细胞	吞噬能力减弱	分泌促炎因子
树突状细胞	吞噬能力下降	增生能力下降
	抗原呈递能力减弱	共刺激分子表达减少
适应性免疫		
T 细胞	Th1 细胞产生 INFγ减少	未知
B 细胞	数量减少	未知
NK 细胞	未知	未知

2.水溶性小分子毒素与免疫异常

胍基化合物[对称性二甲基精氨酸（Symmetric Dimethylarginine，SDMA）]、肌酸和胍丁酸（Guanidine Butyric Acid，GBA）对单核细胞和粒细胞具有刺激作用，可能导致尿毒症心血管损伤。翻译后形成的非蛋白氨基酸[非对称二甲基精氨酸（Asymmetric Dimethylarginine，ADMA）、SDMA]可抑制一氧化氮产生，是 HD 患者心血管风险和死亡率的强预测因子。嘌呤、尿酸、黄嘌呤和次黄嘌呤可抑制单核细胞 CD14 表达，可能与巨噬细胞活化受损有关。苯乙酸增加 PMN 的激活，减少其凋亡，可能通过引发尿毒症患者的炎症状态。二核苷多磷酸盐[Dinucleoside Polyphosphates，Np（n）Ns]可刺激 PMN、单核细胞和淋巴细胞的氧化爆发，导致尿毒症动脉粥样硬化的发展。甲基乙二醛（Methylglyoxal，MGO）诱导单核细胞凋亡并加速 PMN 的自发凋亡和氧化爆发。

3.水溶性中分子毒素与免疫异常

免疫球蛋白轻链（Light Chain，LC）由 B 细胞产生，以游离的、未结合的形式以低浓度存在于健康人的血浆中。在尿毒症患者中，多克隆游离 LC 的浓度显著增加，标准 HD 和 HDF 无法清除，使用高截留透析膜可清除。游离 LC 可抑制 PMN 趋化性，增强 PMN 基础葡萄糖摄取，并抑制其刺激后葡萄糖摄取水平，提示游离 LC 参与 PMN 的预激活并延迟炎症的消退。另外，游离 LC 也可抑制 PMN 的自发凋亡。

视黄醇结合蛋白 4（Retinol Binding Protein 4，RBP4）是血液中维生素 A（视黄醇）转运蛋白，其浓度在尿毒症中显著增加。在人脐静脉内皮细胞中，RBP4 可通过受体介导的信号途径或通过 NADPH 氧化酶和核因子κB 依赖性机制诱导炎症。RBP 可抑制 PMN 趋化、氧化爆发和细胞凋亡，干扰免疫防御过程。

免疫细胞可释放阿片肽并表达相应的受体。已经证实，阿片类药物滥用会损害先天免疫，导致机体对细菌感染的易感性增加。临床研究发现，尿毒症患者血清中的甲硫氨酸脑啡肽（Methionine Enkephalin，Met-ENK）水平显著升高。Met-ENK 在体外可诱导嗜中性粒细胞上 CD11b 和 CD18 分子的上调，减弱 PMN 细胞凋亡并增强 PMN 趋化性。

另外，尿毒症患者血清中神经肽 Y（Neuropeptide Y，NPY）水平也有显著升高，并可预测 ESRD 患者的心血管并发症。NPY 可由免疫细胞在刺激后产生，以自分泌/旁分泌方式调节免疫细胞功能。人类中性粒细胞可表达特定的 NPY 受体，后者参与调节中性粒细胞的吞噬作用和氧化爆发。

内皮素 1（Endothelin 1，ET-1）是一种重要的血管收缩因子。在尿毒症患者，尤其 HD 或 CAPD 患者中，ET-1 的血浆水平显著升高。ET-1 是 PMN 通过 TNFα 和趋化因子（CXCL1/CXCR2）依赖性机制募集的重要介质，可导致白细胞黏附分子的表达增强和炎症介质合成，引起血管功能障碍。PMN 和巨噬细胞均表达 ET 受体。在内皮功能障碍和炎症后，ET-1 过度产生，可能通过 ET（A）受体作用于 PMN 和巨噬细胞，形成自分泌环路而加重血管功能障碍。此外，ET-1 可增强由趋化肽 N-甲酰-甲硫氨酰-亮氨酰-苯丙氨酸刺激的 PMN 的超氧化物生成。

脂肪组织具有多种效能，在细胞因子、脂肪因子和趋化因子分泌以及先天免疫反应的调节中起着关键作用。脂肪因子（如瘦素和抵抗素）在 CKD 和尿毒症患者中显著增加，这与其在尿毒症状态下肾脏清除能力下降和脂肪细胞的合成增加相关。脂肪细胞可感知炎症信号，改变其自身功能并调节免疫反应。高瘦素水平及其诱导的炎症促进了肾脏疾病的发生和发展。瘦素以可逆方式抑制 PMN 趋化性并减弱 PMN 氧化爆发的激活。抵抗素直接抑制 PMN 趋化性并减弱 PMN 氧化爆发，抑制中性粒细胞对细菌的杀伤作用。

4.蛋白质翻译后修饰作用的改变与免疫异常

尿毒症环境中，异常的翻译后修饰作用可能导致蛋白质（如酶、辅因子、激素、低密度脂蛋白、抗体、受体和转运蛋白等）的功能发生改变。

蛋白质的氨基甲酰化是一种非酶促翻译后修饰，由蛋白质的游离氨基与异氰酸结合产生。尿毒症状态下，尿素衍生的氰酸盐可对蛋白质翻译后进行氨基甲酰化修饰。氨基甲酰化蛋白不但与动脉粥样硬化、脂质代谢和肾纤维化有关，还可导致免疫系统功能障碍，如抑制经典补体途径、减少氧化性 PMN 爆发。在尿毒症中，蛋白质氨基甲酰化与患者的死亡率相关。HD 患者 PMN 细胞质和细胞表面表达氨基甲酰化蛋白增加，并导致 PMN 功能障碍。胶原蛋白的氨基甲酰化可导致 PMN 的激活并干扰细胞外基质的重塑。氨基甲酰化可预测尿毒症患者发生 CVD 的风险，表明尿毒症、炎症和动脉粥样硬化之间存在联系。此外，羧基化反应（即加氢甲酰化反应）所生成的羧基衍生物在尿毒症中明显增加。羧基化主要修饰白蛋白，羧基化白蛋白可能导致内皮细胞黏附分子表达显著增加，导致尿毒症动脉粥样硬化。

AGE 由还原糖和氨基酸、脂质或 DNA 之间的非酶糖化作用而形成。AGE 不仅在高血糖时出现，而且也出现在具有高水平炎症的疾病中。尿毒症患者 AGE 浓度增加，其水平是无肾病的糖尿病患者的两倍，其机制涉及 AGE 生成增加及肾清除降低[6]。AGE 作为尿毒症毒素，可增加 PMN 趋化性和 PMN 对葡萄糖的摄取，还可增加 PMN 细胞凋亡。AGE 对单核细胞也具有趋化性。AGE 可增加 HD 患者腹膜巨噬细胞分泌的 TNFα 和 IL-1β，从而导致其腹膜通透性紊乱。另外，AGE 修饰的白蛋白对 PMN 具有活化、潜在的促动脉粥样硬化作用。尿毒症中胶原蛋白的糖化可能通过 AGE 受体增加 PMN 对胶原蛋白表面的黏附，从而干预宿主防御反应。

晚期氧化蛋白产物（Advanced Oxidised Protein Products，AOPP）是吞噬细胞来源的氧化应激的标志物，也是具有促炎作用的尿毒症毒素。它是髓过氧化物酶（Myeloperoxidase，MPO）催化生成的氯氧化剂次氯酸作用于蛋白质而形成的蛋白质氧化交联产物。AOPP 可激活 PMN 和单核细胞中的氧化爆发。在未透析的尿毒症患者，AOPP 通常由非依赖于 MPO 的氧化机制形成，而在 HD 患者，AOPP 主要由激活的 PMN 释放的 MPO 产生。

高水平的氧化低密度脂蛋白可导致尿毒症患者动脉粥样硬化的风险增加。氧化的低密度脂蛋白与单核细胞和巨噬细胞的活化有关，并可直接激活 T 细胞并诱导细胞凋亡。

白蛋白是血清中最重要的抗氧化剂。由于糖尿病和尿毒症患者对氧化应激诱导的蛋白酶具有更高的敏感性，因此白蛋白氧化增加，进一步促进了尿毒症患者氧化应激的加重。其中，糖尿病 HD 患者氧化应激程度最高。

5.HDL 与免疫异常

HDL 有多种基本生物学功能。除在逆向胆固醇转运中的经典作用外，HDL 还具有很强的抗氧化、抗炎和抗血栓形成作用，有助于心脏保护和免疫调节。PMN 具有 HDL 及其主要载脂蛋白成分 ApoA-I 的结合位点。HDL 和 Apo A-I 可显著降低 CD11b 在活化 PMN 和单核细胞的表达，并减少 PMN 的趋化。Apo A-I 还可抑制 PMN 黏附、氧化爆发和脱粒。

尿毒症毒素可使 HDL 发生质的改变。研究发现，SDMA 在尿毒症患者的 HDL 中积累，其程度与增加的尿毒症并发症相关。糖基化和氨基甲酰化等翻译后修饰所产生的修饰的 HDL 本身即具有毒性作用。在这些因素作用下，尿毒症 HDL 的动脉粥样硬化保护特性显著减低，其机制涉及尿毒症状态下的 HDL 抗炎能力减低及抗 PMN 凋亡作用增强两个方面。首先，体外研究发现健康受试者 HDL 可减少单核细胞产生的炎性细胞因子，而尿毒症患者 HDL 反而促进了炎性细胞因子的产生，其机制与尿毒症患者 HDL 中血清淀粉样蛋白 A 水平增加有关。而且，HD 患者 HDL 在血管平滑肌细胞、单核细胞和树突细胞中的抗炎作用减低或消失，其抑制 PMN 表达 CD11b 的能力也明显减弱。其次，CKD 和 HD 患者的 HDL 可显著抑制 PMN 细胞凋亡，而健康受试者 HDL 对 PMN 细胞凋亡则没有影响。基础研究表明，尿毒症 HDL 通过激活涉及磷酸肌醇 3-激酶和细胞外信号调节激酶的途径发挥抗凋亡作用。

（二）尿毒症内分泌激素代谢紊乱与免疫异常

肾素-血管紧张素系统（Renin-Angiotensin System，RAS）通过多种机制参与了炎症和 CKD 进展。HD 患者的单核细胞中血管紧张素转换酶（Angiotensin Converting Enzyme，ACE）增加，ACE2 表达降低，通过促使血管紧张素 II 的增加而加速了动脉粥样硬化的发展。T 细胞和自然杀伤细胞也表达所有 RAS 成分，可产生并将血管紧张素 II 携带至炎症部位。血管紧张素 II 可刺激 PMN 氧化爆发并增加细胞内钙[（Ca^{2+}）i]水平。

EPO 水平相对或绝对的降低是 CKD 相关性贫血的主要原因。补充 EPO 治疗不但可纠正贫血，对免疫防御也有积极作用。EPO 受体在 PMN、淋巴细胞和单核细胞上均有表达，因此，EPO 对免疫反应有直接影响。在分化的树突细胞中，EPO 可上调 TLR4，使后者更容易受到脂多糖等配体的刺激。在肾移植患者中，EPO 可通过 T 细胞上的 EPO 受体抑制 T 细胞免疫。

静脉补铁可增加铁储备，降低 HD 患者对 EPO 的需求，但补铁疗法可影响白细胞功能和细胞因子的产生，刺激氧化应激，促进细菌生长。此外，CKD 患者的补铁治疗可对吞噬细胞以及 T 和 B 淋巴细胞的基本功能产生不利影响。铁调素是一种由肝脏合成的含 25 个氨基酸的肽，通过与细胞铁转运蛋白结合，控制铁在体内的分布。炎症可增加铁调素水平，导致血清铁降低及组织铁蛋白升高。尿毒症中血清铁调素水平显著增加，与炎性细胞因子 IL-6 和 IFN-γ 呈正相关，并具有直接的促炎活性。

活性维生素 D 可在肾脏和肾外组织（如活化的单核细胞/巨噬细胞和内皮细胞）中产生。除影响钙、磷酸盐和甲状旁腺激素的调节外，维生素 D 还调节细胞分化/增殖和免疫系统。研究表明，活性维生素 D 可通过对免疫系统的调节、炎症反应的控制和 RAS 的抑制，延缓 CVD 的发展。在一项体外研究中发现，尿毒症血清可增加健康受试者血中 B 和 T 淋巴细胞 IL-6 和 TLR9 的细胞内表达，这种作用可被骨化三醇所抑制。

另外，尿毒症中甲状旁腺激素升高可增加细胞内钙[（Ca^{2+}）i]水平，干扰 PMN 功能，也可通过影响 B 细胞和 T 细胞功能，导致细胞免疫功能的改变。

四、小结

尿毒症患者的免疫系统异常非常常见，表现为血浆中多种炎症因子、细胞因子水平增加和先天免疫及适应性免疫系统的结构和功能异常等两个方面。前者与这些因子在肾脏中的清除减少和/或尿毒症毒素、氧化应激及多种并发症诱导的生成增加有关，后者则与尿毒症毒素及内分泌激素代谢紊乱等因素的影响有关。尿毒症免疫异常的严重后果包括 CVD 和感染风险的增加。免疫系统的预激活可导致炎症及氧化应激，促进 CVD 发生，而免疫效应细胞对应激状态缺乏足够的反应能力，则导致了感染发生率的增加。

参考文献

[1] DURANTON F，COHEN G，DE SMET R，et al.Normal and pathologic concentrations of uremic toxins[J].J Am Soc Nephrol，2012，23（7）：1258-1270.

[2] ROSNER M H，REIS T，HUSAIN-SYED F，et al.Classification of uremic toxins and their role in kidney failure[J].Clin J Am Soc Nephrol，2021，16（12）：1918-1928.

[3] ESPI M，KOPPE L，FOUQUE D，et al.Chronic kidney disease-associated immune dysfunctions：impact of protein-bound uremic retention solutes on immune cells[J].Toxins（Basel），2020，12（5）

[4] VAHDAT S.The complex effects of adipokines in the patients with kidney disease[J].J Res Med Sci，2018，23：60.

[5] DELANGHE S，DELANGHE J R，SPEECKAERT R，et al.Mechanisms and consequences of carbamoylation[J].Nat Rev Nephrol，2017，13（9）：580-593.

[6] STINGHEN A E，MASSY Z A，VLASSARA H，et al.Uremic toxicity of advanced glycation end products in CKD[J].J Am Soc Nephrol，2016，27（2）：354-370.

贾俊亚（撰写）　　陶新朝（审校）

第二节　透析膜与免疫异常

20 世纪 70 年代，随着人工材料在不同医学应用中使用的迅速增加，生物材料科学得到了迅速发展，人们对生物相容性的认识也不断加深。1986 年在英国切斯特举行的生物材料共识会议上，将生物相容性定义为"材料在临床应用中与宿主发生恰当反应的能力"。其后，Klinkmann 等描述了生物相容性的更加具体的特征，即：不存在血栓形成、毒性、过敏性、炎症反应；不破坏人体成分；不引起血浆蛋白和酶的变化；不引起免疫反应；无致癌作用；未导致邻近组织的损害。另外，在血液透析情况下，透析膜的生物相容性还应该包括：不损害透析膜的清除和滤过特性。

然而，血液透析过程中，离开血管环境和内皮保护的血液一定会面临来自"生物不相容"的透析膜的刺激，从而触发血细胞和血浆成分的各种途径的活化，因此，生物相容性是一个相对的概念。透析膜的生物不相容性导致的免疫系统异常包括两类，即超敏反应和潜在的免疫功能长期损害。多项研究显示，血液透析人群中，对聚砜膜的超敏反应率低于 2%，一般为 1 型（IgE 介导）和 4 型（T 细胞介导）。生物不相容性还可导致潜在的免疫功能长期损害。虽然抗凝治疗可成功地阻止体外凝血过程，但即使在抗凝情况下，补体系统依赖性免疫反应途径也可能被激活，导致白细胞减少、血小板-中性粒细胞黏附和组织因子的表达，引起血栓形成和促凝状态。补体激活还促进白细胞的募集和激活，导致炎性细胞因子和趋化因子的氧化爆发和释放，从而加重尿毒症状态下已有的炎症和氧化应激状况。因此，透析膜的生物不相容性是引起血液透析患者长期免疫功能缺陷的重要危险因素。

一、透析膜导致的超敏反应

根据 Gell 和 Coombs 系统，一般可将免疫反应分为 4 类（I—IV）：I 型反应，为即刻发作，由 IgE、肥大细胞和/或嗜碱性粒细胞介导；II—IV 型反应均为延迟发作，II 型反应由抗体（通常是 IgG）介导，III 型反应由 IgG 与过敏原形成的免疫复合物介导，IV 型反应由 T 细胞介导。临床上，药物或膜材料过敏原等引起的 I 型和 IV 型反应远比 II 型和 III 型反应常见。

对于 I 型超敏反应患者，其血清中需要存在致敏原特异性 IgE。有极小部分血液透析患者一旦暴露于透析膜，就会形成特异性 IgE，而在绝大多数患者，即使长期接触透析膜，也不会形成特异性 IgE。透析膜特异性 IgE 一旦形成，就会占据肥大细胞和嗜碱性粒细胞受体。当再次遇到致敏原时，这些 IgE 分子可立即与致敏原结合，细胞激活，释放血管活性介质（胰蛋白酶和组胺等），产生致敏症状，如荨麻疹性皮疹、瘙痒、潮红、面部、四肢或喉部组织的血管性水肿，可伴有喘鸣、胃肠道症状和/或低血压。此时，即使非常低剂量的透析膜致敏原也可能引起严重的全身症状。IgE 介导的 I 型超敏反应的特点还包括：没有发热及血清 CRP 升高；起病急，可能在数秒至数分钟引起症状，一般不会长于 60min。另外，虽然 IgE 介导的反应需要有既往暴露史，但没有已知暴露史并不能完全排除 IgE 介导的超敏反应，因为暴露于有交叉反应性的化合物可能引起致敏作用。

IV型超敏反应不由抗体介导，而是由 T 细胞的激活与扩增所致，因此需要一定时间反应。通常，IV型超敏反应在暴露于膜材料致敏原后至少 48～72h 发作，有时为数日至数周，因此也称为迟发型超敏反应。再次接触致敏原后，症状可能在 24h 内出现。该反应症状发作的时间（快慢），取决于致敏原激活的 T 细胞数量，其原理是这种应答为多克隆性，如果激活了大量的不同 T 细胞克隆，症状就会快速出现，反之则症状很轻。另外，根据所产生的不同细胞因子和受累的其他细胞类型，T 细胞可引起不同形式的炎症反应，导致IVa-IVd 等 4 种不同亚型反应。由于皮肤内储存有大量的 T 细胞，因此IV型超敏反应有明显的皮肤表现，包括斑丘疹、对称性药物相关性间擦部及屈侧疹（Symmetric Drug-Related Intertriginous and Flexural Exanthema，SDRIFE）、接触性皮炎等。少数情况下，发热是IV型超敏反应的唯一症状或最显著的症状。偶尔，会在没有或仅有轻微皮肤表现的情况下出现单器官受累，如单纯性肝炎、单纯性间质肾炎或单纯性肺炎，但在透析患者中尚未见此类报道。

聚砜膜的生物相容性的诊断和检测一直是迄今为止难以解决的问题。除了根据临床明确的 I 型超敏反应（呼吸困难、荨麻疹和血压下降等）症状来诊断，目前没有明确的临床症状群或经过验证的实验室测试作为诊断证据。事实上，血液透析过敏反应的病因和机制均较为复杂，效应细胞（例如肥大细胞和嗜碱性粒细胞）可以通过与 FcεRI 结合的特异性IgE 交联来激活，从而导致细胞内预存介质（如组胺）快速释放，或从头合成和释放花生四烯酸代谢物（如白三烯和前列腺素 D_2）和细胞因子（如 IL-4）来达到致敏效应。效应细胞也可在没有 IgE 参与的情况下直接通过过敏毒素 C3a 和 C5a 触发（被称为过敏样反应）。在临床实践中，还包含 IV 型超敏反应，使症状更加复杂，难以诊断。最近西班牙一项研究发现，在 1561 例透析患者中，有 37 名患者（2.37%）出现了超敏反应。其中 23 例为聚砜膜。在德国 15761 例透析患者中，379 例被报告为疑似聚砜膜的超敏反应。

最近，Beige 等通过将患者的淋巴细胞与制备的透析器聚砜膜材料分散体进行体外孵育来进行超敏反应分析。应用标准化材料免疫毒理学试验，I 型超敏反应的检测通过评估嗜碱性粒细胞脱粒试验（Basophil Degranulation Test，BDT）和随后测量白三烯、组胺和 5-羟色胺，通过免疫分析试验进行量化。IV 型超敏反应的检测通过淋巴细胞转化试验（Lymphocyte Transformation Test，LTT）[使用 ELISA 测量干扰素γ（Interferon γ，IFNγ）和 IL-5]和测量特异性淋巴细胞生成的比例进行。结果发现，对 103 名疑似聚砜膜过敏的患者中，39 份血清样本显示 1 型（n＝19）、4 型（n＝18）或两种类型（n＝2）均呈阳性结果反应。

二、透析膜导致的潜在的免疫功能长期损害

1.透析膜对免疫效应细胞的影响

透析膜对所有免疫效应细胞均有影响，表现为单核细胞的活化表型增加，多形核白细胞吞噬能力降低，CD4/CD8 细胞比率降低，调节性 T 细胞功能缺陷，以及 B 细胞和自然杀伤（Natural Killer，NK）细胞的减少。生物相容性是指血液与 HD 回路的人造材料之间特定相互作用的总和。由于 HD 程序的成分是非自我的，血液与这些成分的相互作用会导致"炎症反应"。当这种反应温和且耐受性良好时，该材料可称为生物相容性

材料。当它很强烈时，它可能会对患者的健康产生不利影响或导致有害的结果。

目前，高通量透析膜在炎症、氧化应激、免疫等方面的研究较少。高通量透析膜可较好地协调亲水性和疏水性的平衡，有效提高分子生物膜与血液的相容性。与以往的常规透析膜相比，它具有更大的超滤系数，同时具有更强的吸附能力，能更好地去除内毒素、炎症代谢物和免疫复合物。最近有研究对比了普通膜（FX80，超滤系数 59mL/h/mmHg），膜面积 1.8m^2，血流速为 200～250mL/min）和高通量膜（18UC，超滤系数 60mL/h/mmHg，膜面积及血流量与 FX80 相同）对免疫、炎症及氧化应激的影响。结果发现，虽然治疗后两组血清炎症因子（hs-CRP 和 TNF-α）及丙二醛水平均低于治疗前，抗氧化因子 SOD 水平均高于治疗前，但高通量膜组较普通膜组有进一步改善。同样，虽然治疗后两组 CD3+、CD4+T 细胞水平均高于治疗前，IgE 水平均低于治疗前，但高通量组效果更加优于对照组。

也有研究关注透析患者 NK 细胞功能改变。NK 细胞具有强大的效应功能，在针对病原体和癌症的多种免疫反应中发挥关键作用。NK 细胞活化依赖于细胞表面活化受体和抑制受体产生的信号的整合。其中，研究较多的激活受体是 NKG2D，它在先天和适应性免疫系统的细胞膜表达。Peraldi 等对接受血液透析或腹膜透析的患者进行 NK 细胞亚群分析发现，与健康者相比，HD 或 PD 患者 CD8+ T 细胞和 NK 细胞数量均明显减少，NK 细胞表达 NKG2D 量也有显著下降。血液透析患者中，与使用 Nephral 膜的患者相比，使用聚甲基丙烯酸甲酯（Polymethyl Methacrylate，PMMA）膜（BK-F）或 Helixone-FX 膜的患者表达 NKG2D 的 NK 细胞减少的程度较轻。在使用 BK-F 膜的患者中，NKG2D 配体 MICA 在单核细胞的表达也较低。

2.透析膜对凝血因子和血小板的激活

早期的透析患者几乎完全使用纤维素膜进行透析。这种透析膜可激活补体级联反应，引起短暂性白细胞减少，导致了人们对透析患者免疫系统损害的担忧。后来发现，聚砜膜可使补体激活和白细胞减少的现象得到显著改善，这进一步促进了对透析膜生物相容性的研究。

1993 年，血液净化的生物相容性共识会议讨论了血液不相容性的定义和临床标准化问题，为随后的欧洲血液透析最佳实践指南提供了重要基础。目前，已经认识到蛋白质在透析膜的吸附（即"蛋白涂层"）是所有后续血液-膜相互作用的基础，其后，大量血小板在膜表面迅速附着，成为凝血、补体和细胞通路激活的基础事件，导致了免疫系统的功能改变。

蛋白质吸附过程是触发内源性凝血途径的基础。蛋白质吸附的数量和类型决定于透析膜表面的特性。因子 XII 和高分子量激肽原是吸附蛋白质层的主要成分，可结合到带负电荷的透析膜表面，引发凝血级联反应，激活因子 X 和 II，作用于纤维蛋白原，形成不溶性纤维蛋白或血栓。凝血级联反应形成的凝血酶可诱导补体激活和其后的白细胞激活，导致炎症反应。研究发现，不同透析膜可以不同程度的活化 XII。用纤维素膜透析 1h 后，即可发现血浆组织型纤溶酶原激活物增加，血浆组织型纤落酶原激活物抑制物下降，这可能是机体对因子 XII 引发的凝血级联反应的适应性反应，有助于防止透析过程中的血栓形成。

凝血/纤溶系统与免疫过程之间存在的紧密联系。例如，组织型纤溶酶原激活物由内皮细胞和肝细胞合成和释放，但也可由包括 T 细胞和单核细胞在内的各种免疫细胞产生。它可通过将纤溶酶原转化为纤溶酶，最终降解纤维蛋白凝块，在纤溶过程中发挥关键作用。目前证实，它还是一种有效的炎症调节剂，参与 CKD、脑缺血、自身免疫性脑脊髓炎等多种疾病中炎症过程的调节。在适应性免疫中，组织型纤溶酶原激活物调节 T 细胞和抗原呈递细胞活性。

血小板容易黏附在透析膜表面而导致数量下降，其程度取决于膜吸附蛋白的性质。血小板与透析膜表面的黏附是血小板固有的早期激活特性。吸附蛋白如纤维蛋白原和纤连蛋白等通过与血小板表面的糖蛋白 IIb/IIIa 受体结合来促进血小板黏附。来自血小板内部的促凝血磷脂暴露并结合血浆凝血因子。颗粒内容物（如β-血栓球蛋白、血小板因子 4 和前列腺素）的释放导致血小板迅速聚集，形成血小板-纤维蛋白网，激活补体。补体 C5a 的生成可导致中性粒细胞中组织因子和粒细胞集落刺激因子的表达，中性粒细胞上补体受体 3（Complement Receptor 3，CR3）的上调又促进了血小板-中性粒细胞复合物的形成，导致炎性因子和趋化因子的释放。

已经证实，血小板在抗菌防御中具有主要的炎症和免疫功能，可通过其 TLR 和唾液酸结合免疫球蛋白型凝集素发挥作用。血小板活化有助于抗炎或促炎介质例如 IL-1β、RANTES 等的释放。血小板还可通过 CD40L/CD40 复合物参与免疫细胞、中性粒细胞和树突状细胞的直接激活，在大部分炎症阶段发挥作用。血小板也可表达许多与病毒颗粒结合的受体，与病毒颗粒结合后启动血栓、免疫、血管生成、生长和修复刺激颗粒内容物的聚集和胞吐释放，这有助于遏制病毒传播，趋化免疫细胞进行清除，并刺激损伤后的血管生成、组织生长和伤口修复。

不同透析膜对血小板的活化能力存在差异。例如铜仿膜比 PMMA 膜有较大的血小板下降率；铜仿膜透析患者较聚丙烯腈（Polyacrylonitrile，PAN）膜透析患者血浆血小板球蛋白水平增加；铜仿膜透析较聚碳酸酯膜透析的血小板的黏附和形态变化更显著。但以上这些研究均无严格的试验条件控制（如肝素剂量、透析器几何学形状和膜面积），其结果仍待进一步研究证实。最近，通过将一种新的亲水聚合物定位在由聚砜膜和聚乙烯吡咯烷酮膜组成的中空纤维膜的内表面上，开发出一种新的透析器 NV。实验证实，黏附在 NV 膜表面的血小板数量是传统聚砜膜的 0.9%。

血液透析滤过可通过提高对流而更好地清除中分子毒素，显著改善心血管结局和死亡率。不过，大量血液浓缩虽然提高了对流量，却可能导致血浆蛋白在膜表面沉积。Knehtl 等发现，稀释后可使血液透析滤过患者血小板计数下降，血小板功能闭合时间（Platelet Closure Time，PCT）延长，但其临床意义尚需进一步探讨。

3.透析膜对补体系统的激活与免疫异常

补体系统是一种古老且系统发育保守的关键危险传感系统，对于宿主防御至关重要。补体系统的激活是清除病原体所需的先天免疫的重要组成部分，也是适应性免疫反应的中心协调分子和维持其稳态的重要组成部分。一旦发生补体激活，补体成分就会不加选择地沉积在附近细胞表面上，并有可能导致该组织的不必要的过度损伤。近年来发现，细胞内补体与免疫效应通路也存在相互作用。

透析膜对补体的直接或间接激活机制取决于生物材料的特性。纤维素膜的补体活化作用主要来自其纤维二糖结构中丰富的羟基基团。在使用化学方法取代羟基后，几种替代纤维素膜的补体激活反应明显减少。合成膜的补体活化作用最低。另外，铜仿膜所致补体活化可被体外循环冷却血液和醋酸盐透析时血镁的螯合作用所减轻。复用后的铜仿膜比新膜的补体活化水平下降，使用次氯酸钠液消毒铜仿膜后又使其补体活化能力得到恢复。

体外研究证实，透析膜对补体激活的间接机制包括：①免疫球蛋白G与生物材料结合启动经典途径；②碳水化合物或乙酰化合物激活凝集素途径；③通过改变的表面（如血浆蛋白包被的生物材料）激活替代途径。透析膜对补体直接激活需要补体与生物材料的结合，导致C3裂解，形成C3a和C3b，后者生成C5转化酶，将C5裂解为C5a和C5b。C5b与C6-C9的结合导致膜攻击复合物的产生。另外，C3a C5a均为过敏毒素，可招募并激活白细胞，促进氧化爆发和促炎细胞因子和趋化因子的释放。此外，C5a对中性粒细胞的激活还可导致细胞内颗粒酶（如MPO）的释放，因此具有强大的促氧化和促炎特性。

许多研究探讨了补体激活在预测透析患者CVD风险方面的潜在效用。与健康对照相比，透析患者的甘露糖结合凝集素（Mannose-Binding Lectin，MBL）通常升高。临床研究发现，在透析开始的10～30min，补体激活（以C3a或C5a生成和白细胞减少）达到峰值，其后逐渐下降，直到透析结束，因此认为透析期间补体激活是一种短暂现象。同时，透析患者CVD事件多发生在透析30分钟。在这一阶段，随着C3活化水平的显著升高，IL-6/IL-10比值升高，TNF-α和血管性血友病因子浓度升高，这与CVD事件的发生率显著相关。使用离体血液透析模型证实，补体抑制剂可显著降低炎症和凝血激活。一项研究表明，较高的补体C3基线水平与随后的CVD事件相关，而在血C5b-9水平较低的血液透析患者，CVD死亡率显著低于高C5b-9水平的患者。

目前认为，透析器相关的过敏反应也与补体激活有关。20世纪90年代报告了一些严重的过敏性休克反应事件，这些事件与聚丙烯腈AN69透析器有关。分析显示，当时使用的AN69膜带有大量负电荷，导致激肽释放酶（来自前激肽释放酶）增加，进而促进参与过敏反应的缓激肽（来自激肽原）形成。由于补体的激活释放强效过敏毒素C3a和C5a，因此可能通过增加血中组胺或血栓素等介质的释放而放大主要由IgE介导的过敏反应。也有研究者认为瘙痒、支气管痉挛、喉水肿或过敏性休克等A型过敏反应由IgE介导，而较轻的B型反应通常由补体介导。

总之，补体激活会加速炎症、氧化应激和过敏反应等潜在病理生理过程，导致心血管事件的发生，在透析中抑制补体的激活具有重要意义。

4.透析膜对中性粒细胞的影响

透析膜可导致中性粒细胞数量下降。透析膜对中性粒细胞的影响常被用作评价透析膜生物相容性的指标。已经证实，铜仿膜在透析开始时导致的一过性白细胞减少（15min内下降60%，主要原因是白细胞在肺血管床的堆积）与补体替代途径活化有关，血浆C3a、C5a水平的升高与白细胞数量减少的程度明显负相关。聚砜膜等补体激活程度低的透析膜所导致的白细胞减少程度也较轻。不过，一般认为透析膜引起的中性粒细胞暂时减少没有重要的生物学意义。

透析膜还可导致中性粒细胞功能改变。首先，透析膜诱导的中性粒细胞脱颗粒与过敏毒素C3a、C5a的释放有关。中性胞细胞内颗粒对特异性炎症刺激具有防御作用。透析患者的中性粒细胞脱颗粒可能引起蛋白分解状态。其次，过敏毒素 C3a、C5a 的释放是中性粒细胞释放氧自由基增加的主要因素。氧自由基增加可导致组织损伤，炎症及免疫调节功能受损。另外，被透析膜活化中性粒细胞可暂时丧失其对刺激物的反应能力，可能损伤透析患者的免疫功能。也有发现表明透析膜可促使中性粒细胞凋亡，其中，铜仿膜血液透析患者中性粒细胞凋亡数目明显多于其他透析膜。

与透析膜引起的中性粒细胞暂时减少并无临床意义相比，透析膜所致中性粒细胞的功能异常可能导致组织损伤和免疫反应抑制，可能产生重要的临床危害。有证据表明，中性粒细胞功能异常是多种慢性疾病的重要参与者，在动脉粥样硬化、糖尿病、非酒精性脂肪肝和自身免疫性疾病的进展中均发挥重要作用。

三、小结

总之，透析膜通过生物不相容性特征对尿毒症患者免疫功能有重要影响。选择合适的材料和生产工艺，减轻透析膜的生物不相容性，可改善透析相关的不良反应及免疫功能异常，是目前透析膜研究的热点。在选择制造过程的材料和工艺时，除了实现最适合尿毒症毒素跨膜转运的膜结构的目标外，还需要考虑以下因素，以确保其具有良好的血液相容性：①高度亲水的膜表面可导致补体升高、白细胞活化及数量减少；②高度疏水的膜表面会导致血小板活化和减少；③带高度负电荷的表面会激活因子 XII 依赖性途径，增加过敏性休克反应概率；④肝素可通过离子间相互作用与膜表面阳离子结合，导致抗凝活性降低。另外，透析膜实现以上的几种血液相容性平衡还需要与清除毒素的功能特性相结合。

参考文献

[1] BOWRY S K，KIRCELLI F，HIMMELE R，et al.Blood-incompatibility in haemodialysis：alleviating inflammation and effects of coagulation[J].Clin Kidney J，2021，14（Suppl 4）：i59-i71.

[2] SEILLIER C，HéLIE P，PETIT G，et al.Roles of the tissue-type plasminogen activator in immune response[J].Cell Immunol，2022，371：104451.

[3] OSHIHARA W，UENO Y，FUJIEDA H.A new polysulfone membrane dialyzer，NV，with low-fouling and antithrombotic properties[J].Contrib Nephrol，2017，189：222-229.

[4] KNEHTL M，JAKOPIN E，DVORSAK B，et al.The effect of high-flux hemodialysis and post-dilution hemodiafiltration on platelet closure time in patients with end stage renal disease[J].Hemodial Int，2019，23（3）：319-324.

[5] ISHIBASHI K，YOSHIDA M，NAKABAYASHI I，et al.Characterization of blood beta-1，3-glucan and anti-beta-glucan antibody in hemodialysis patients using culinary-medicinal Royal Sun Agaricus，Agaricus brasiliensis S.Wasser et al.（Agaricomycetideae）[J].Int J Med Mushrooms，2011，13（2）：101-107.

[6] PALMER S C，RABINDRANATH K S，CRAIG J C，et al.High-flux versus low-flux membranes for end-stage kidney disease[J].Cochrane Database Syst Rev，2012，2012（9）：CD005016.

[7] LI S，LI H，WANG J，et al.Impact of high-flux hemodialysis on chronic inflammation，antioxidant capacity，body temperature，and immune function in patients with chronic renal failure[J].J Healthc Eng，2022，2022：7375006.

[8] PERALDI M N，BERROU J，MéTIVIER F，et al.Natural killer cell dysfunction in uremia：the role of oxidative stress and the effects of dialysis[J].Blood Purif，2013，35 Suppl 2：14-19.

[9] BEIGE J，RüSSMANN D，WENDT R，et al.A new immune-toxicological test for polysulfone hypersensitivity in hemodialysis patients[J].Int J Artif Organs，2021，44（1）：25-29.

贾俊亚（撰写）　陶新朝（审校）

第三节　免疫功能异常的临床表现

从开始进入血液透析治疗起，在尿毒症毒素、容量负荷增加、生物不相容的透析器和透析膜等多种因素作用下，患者免疫异常的风险就已经大大增加，并将持续存在。免疫异常作为血液透析患者炎症、氧化应激和动脉粥样硬化的重要始动因素，最终促进了心血管并发症和感染等不良事件的发生。

CVD 和感染是血液透析患者免疫功能异常的主要临床后果，也是主要死亡原因。血液透析患者 CVD 相关死亡率占总死亡率的 50%，比一般人群高 20 倍。另一方面，感染相关死亡占其总死亡率的 20%。即使在对年龄、种族和糖尿病进行分层后，因败血症引起的死亡率仍显著增加。

已经明确的是，尿毒症免疫异常与 CVD 和感染风险的增加密切相关。尿毒症免疫系统的预激活会导致炎症及氧化应激，从而促进 CVD 发生，同时，尿毒症也会导致免疫系统效应细胞对应激状态缺乏足够的反应能力，导致感染的发生率增加，见图 3-20。

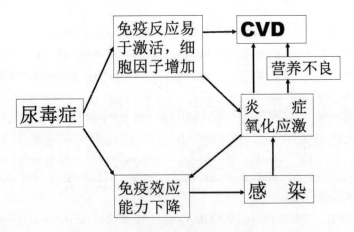

图 3-20　尿毒症免疫异常的后果：CVD 和感染

一、血液透析患者的免疫功能异常

HD 患者免疫异常涉及整个免疫系统的改变，先天免疫异常和适应性免疫异常均在 CVD 和感染的发生发展中占主导地位。

（一）血液透析患者免疫系统组成的改变

1.先天免疫异常

中性粒细胞以及单核细胞数量和功能的异常是先天免疫异常的重要临床特征。作为对尿毒症毒素和与生物不相容的膜长期接触的免疫反应中最重要的细胞，中性粒细胞和单核细胞通过识别病原体或产生细胞因子和趋化因子来协调免疫反应。树突细胞和 NK 细胞可协同中性粒细胞和单核细胞的作用。血液透析患者中性粒细胞和 NK 细胞的数量及吞噬活性的下降常可提示机体免疫功能的异常，这种异常并不因透析方式和透析膜的类型而改变。中性粒细胞功能障碍可导致衰老多形核中性粒细胞过度积累，其机制涉及由持续 DNA 损伤和表观遗传变化引起的细胞过早衰老，通常表现为细胞停止增殖和凋亡。

中性粒细胞是先天免疫系统的重要细胞，在血液透析早期，中性粒细胞会因细胞凋亡而短暂减少。血清 MPO 是中性粒细胞的活化标志物，其水平和活性的变化代表了中性粒细胞 PMN 的功能和活性状态。MPO 释放增加导致的中性粒细胞过度凋亡是血液透析患者发生微炎症的重要病理机制，可导致感染率增加。最近，临床研究证实血清 MPO 水平是血液透析患者全因死亡率的独立危险因素。

血液与透析膜的接触可通过激活补体旁路途径和凝集素途径，立即导致中性粒细胞和单核细胞的募集和活化。在离开透析器后，活化的中性粒细胞经静脉系统及右心后进入肺循环，附着在肺毛细血管内皮上，导致中性粒细胞短暂减少。活化的中性粒细胞和单核细胞将进一步导致促炎细胞因子的释放[如 IL-1β、IL-6、IL-8、TNF-α、单核细胞趋化蛋白-1（Monocyte Chemoattractant Protein 1，MCP-1）和 IFN-γ等]。补体系统的激活导致白细胞黏附分子（即 CD11b/CD18，也称为 CR3）表达增加，与透析膜上的黏附的 C3b 结合并进一步导致中性粒细胞减少。CR3 还可与血小板相互作用导致血栓形成并释放促进血栓形成的因子（如 Von Willebrand 因子）。

2.适应性免疫异常

血液透析患者适应性免疫异常的临床特征是 T 细胞产生的促炎细胞因子增加、循环滤泡辅助性 T 细胞（follicular helper T cell，Tfh）水平升高及浆细胞和 T 辅助（T helper，Th）淋巴细胞的成熟障碍。

由于肾脏清除率的下降和各种因素导致的持续炎症状态，血液透析患者体内存在高水平的 T 细胞促炎细胞因子，这导致了长期的炎症信号激活，也使 T 细胞功能发生改变，并导致 T 细胞衰竭。这种变化常不可逆，最终导致 T 细胞死亡。研究证实，透析患者 T 淋巴细胞数目显著减少，且剩余的 T 淋巴细胞表现出更持续和活跃的促炎状态。

血液透析患者血清 Tfh 水平升高。Tfh 是 CD4+ T 细胞的重要亚群，可辅助 B 细胞产生针对在慢性炎症状态（如动脉粥样硬化、淋巴肿瘤、自身免疫性疾病）下可能致病的病原体的高亲和力抗体。Tfh 产生的 IL-4 也有助于巨噬细胞分化为能产生细胞因子和趋化因子的巨噬细胞亚群，这在透析患者中发挥重要的促炎作用。

血液透析患者血清中 B 细胞激活因子（B Cell-Activating Factor，BAFF）和 IL-17 受体水平显著降低，伴 B 淋巴细胞数量显著减少，机体的体液免疫反应能力减弱。同时，抗凋亡因子 Bcl-2 表达的下降使 B 淋巴细胞更易发生凋亡。不过，研究发现透析患者血清 CD40 水平升高，后者对 B 细胞的生长至关重要，可促进未成熟 B 细胞的增殖。这一现象的临床意义尚未明确。

中性粒细胞-淋巴细胞比率（Neutrophil-Lymphocyte Ratio，NLR）与 hs-CRP 水平呈显著正相关，是最敏感和特异的炎症生物标志物之一，也是判断血液透析患者免疫状态的有效指标。研究表明，NLR 是慢性肾脏病患者全因死亡率和心血管死亡率的预测因子，比 CRP 具有更高的敏感性和更强的心血管预后关联。NLR 越高，死亡率越高，因此对高 NLR 的血液透析患者应进行早期临床干预。

（二）血液透析患者免疫细胞功能的异常

1. 多形核白细胞活化

PMN 是非特异性细胞免疫防御的关键要素，参与初级免疫反应。根据其胞浆颗粒的染色特征，PMN 可分为嗜酸性粒细胞、嗜碱性粒细胞和嗜中性粒细胞。其中，中性粒细胞构成最大的白细胞群，在抵御细菌和真菌感染方面发挥着重要作用。

HD 患者的 PMN 表现为活性氧（Reactive Oxygen Species，ROS）增多、脱颗粒活性增加和 NET 活跃，提示其处于自发激活状态。与健康受试者 PMN 中正常的 $CD16^{bright}/CD62L^{bright}$ 表达方式不同，HD 患者 PMN 特征类似于急性感染患者，显示出 $CD16^{bright}/CD62L^{dim}$ 模式。

PMN 的自发激活状态也称为预激活（pre-activation）。不适当的 PMN 预激活是 CKD 患者低度炎症和氧化应激的重要原因。在加入正常血浆后，体外培养的尿毒症 PMN 可从预激活状态恢复到静息状态，表明尿毒症血浆中存在引发预激活的细胞因子。

虽然 HD 患者 PMN 存在预激活状态，但多项研究表明，其 PMN 吞噬作用却有明显减弱，这与尿毒症毒素、铁过载、肾性贫血和透析器生物不相容性等因素相关。进一步研究发现，其机制与 HD 患者 PMN 细胞内钙[(Ca^{2+})i]水平增加有关。(Ca^{2+})i 是 PMN 的关键第二信使，其水平可调节 PMN 吞噬功能和凋亡能力。HD 患者 PMN 基础(Ca^{2+})i 水平增加，这导致其在刺激后吞噬反应性的降低。(Ca^{2+})i 增加还与 PMN 凋亡能力的下降有关，后者在炎症反应后期的 PMN 消除方面有重要意义，PMN 的延迟凋亡（及巨噬细胞对凋亡 PMN 的清除受损）会导致炎症的持续活化。

除吞噬微生物和分泌抗生素外，中性粒细胞还释放 NET 以消灭入侵的微生物。NET 是细胞外纤维网络，主要由死亡的中性粒细胞 DNA 和颗粒状抗菌蛋白组成，其生成过程称为 NETosis，是一种特定类型的细胞死亡。中性粒细胞在与各种细菌、真菌和活化的血小板接触并在炎症刺激下形成 NET，通过氧化和非氧化机制，将被困在 NET 中的病原体杀死。在 HD 患者外周循环中，核小体水平及 MPO 浓度升高，表明其体内 NET 激活。不过，这一现象可能并无益处。临床研究发现，在调整其他危险因素后，NET 水平与 HD 患者全因死亡率和心血管死亡率显著相关。进一步研究发现，NET 可能促进血栓形成和内皮损伤，参与 HD 患者 CVD 的进展，这可能是中性粒细胞激活与 CVD 并发症之间联系的重要机制。

2. 单核细胞亚群改变

单核细胞是骨髓来源细胞，在分化为组织巨噬细胞或树突细胞之前，它在血液中循环 1～3 天。尿毒症患者循环中单核细胞数量正常，但其表面分子表达、细胞因子和炎性介质产生等方面较健康人有显著差异，提示尿毒症患者血清静息单核细胞比健康人具有更高的活化水平。例如，尿毒症患者血单核细胞 CD11b 表达增加，更容易与 TNF 和氧化脂蛋白（CD36）等炎性细胞因子起反应。而且，单核细胞 CCR2 和 CX3CR1 趋化因子受体表达增加，表明其迁移能力增强。另外，体外培养的尿毒症单核细胞分泌炎症因子如 TNF-α、IL-1β、IL-1 RA、IL-6 和可溶性 IL-6 受体、IL-8 和调节性细胞因子 IL-10 等均有显著增加，促进了血管内皮损害及粥样硬化斑块形成。

循环中单核细胞可分为三个不同的亚群，即"经典型"（M1）、"中间型"、M2 或"非经典"（M3），它们具有不同的功能。其中，M2 具有较强的促炎症能力，可表达转化生长因子-β₁（Rransforming Growth Factor-β_1，TGFβ_1）、同种异体移植物炎症因子 1（Allograft Inflammatory Factor 1，AIF1）和 PTPN6 等炎症基因产物。而且，M2 表面分布有 Tie2 和 CD105 等炎症分子标志物，因此被称为"炎性单核细胞"。尿毒症患者单核细胞存在 M2 细胞扩增（健康个体中约占 8%，在尿毒症患者中高达 18%）。临床研究表明，M2 亚群的扩张与透析患者 CVD 发生率相关。

单核细胞产生的 ROS 是一种重要的抗菌防御机制。在 CKD 和透析患者中，单核细胞无法产生足够的 ROS 可能是导致葡萄球菌败血症的重要原因。单核细胞表达 RAS 成分，这可能与血压和电解质调节有关。在 HD 患者，单核细胞表达高水平的 ACE。在应用血管紧张素受体阻滞剂氯沙坦后，单核细胞活化比例下降。

单核细胞衍生的树突细胞通过呈递抗原将先天免疫和适应性免疫联系起来。在尿毒症患者中，树突细胞的终末分化能力受到抑制，这可能导致患者对疫苗接种的反应减弱。其中，淋巴树突细胞亚群减少，不能产生足量 1 型干扰素，是机体不能产生足够抗病毒反应的关键。

3.淋巴细胞衰老

尿毒症与衰老虽然是两个不同的生物学过程，但它们对适应性免疫系统的影响却非常相似，均涉及全身炎症和氧化应激改变。在尿毒症与衰老对适应性免疫系统的影响下，淋巴细胞的改变最大。例如，胸腺退化是原始 T 细胞减少、记忆 T 细胞和调节性 T 细胞的数量增加的主要原因，这在老年人和尿毒症患者中均非常普遍。

原始 T 细胞数量的减少与年龄几乎呈线性关系。原始 T 细胞的耗竭可能导致 TCR 库的收缩，从而限制其多样性，导致免疫反应的效力下降。研究显示，尿毒症患者 T 细胞免疫老化程度平均为15～20年，即其循环 T 细胞群的组成类似于较其实际年龄大15～20 岁的正常对照人群。尿毒症状态下，胸腺体积减小，这种现象的机制是多方面的。研究发现，胸腺上皮细胞对炎症和氧化应激均非常敏感，在这些因素的作用下，胸腺细胞凋亡趋势明显增加。

T 细胞衰老的第二个标志是记忆 T 细胞的扩增，这可能导致 T 细胞受体（T-cell Receptor，TCR）库出现偏差，对新抗原的应答不足。尿毒症患者记忆 T 细胞的免疫老化表现为 T 细胞端粒长度减少和高分化 T 细胞的比例增加，细胞内 MAP 激酶 ERK、p38 和 DUSP6 等重要细胞内信号通路会因衰老而发生异常。

通过肾移植恢复肾功能后，炎症细胞因子快速清除，尿毒症患者的氧化应激明显减轻。然而，研究表明，即使在肾移植后 1 年，T 细胞衰老也并未明显改善，提示这种胸腺退化是不可逆的。不过，最近关于 IL-7 的研究为解决这一问题带来了曙光。IL-7 是 T 细胞增殖并保持平衡的重要细胞因子。研究发现，重组 IL-7 可增加外周 T 细胞的数量。将 IL-7 靶向胸腺（如通过质粒向胸腺固有细胞传递 IL-7 融合蛋白），能够恢复衰老动物的胸腺结构。

近年来发现，健康的生活方式可能会延缓胸腺退化。一项观察性研究表明，每天进行高强度运动的老年人可以更好地保存胸腺功能，减少免疫系统的衰老。因此，有人推测，保持健康的生活方式和足够的运动即使不能逆转 ESRD 患者的胸腺萎缩，但至少可能会延迟胸腺的进一步退化。不过，这些假设尚需进一步研究证实。

4.免疫细胞的自噬改变

自噬导致有缺陷和不必要的细胞成分的系统降解和回收，是受细胞调控的过程。自噬具有抗炎和促炎的双重作用，既支持适当的炎症反应以确保充分的防御反应，又抑制过度的炎症反应以避免过度的组织损伤。自噬在先天免疫和适应性免疫中都有重要作用。在先天免疫中，自噬可去除有害蛋白质聚集体、降解受损线粒体和消除过多的炎症小体。在适应性免疫中，自噬可影响 T 细胞的成熟、稳态和极化，还可通过调节先天免疫功能和淋巴细胞稳态来抑制自身免疫反应。研究表明，在尿毒症患者中，白细胞的自噬的激活受损，且无法通过 HD 治疗恢复。这导致尿毒症患者不能通过有效的自噬功能来防止感染并防御有害刺激所致的心血管等重要器官损害。

（三）血液透析患者的炎症、氧化应激及补体激活

1.炎症因子水平升高

HD 患者炎症因子的产生增加，且在近端肾小管的清除受损。多项研究发现，HD 患者血清急性时相蛋白（CRP 和纤维蛋白原）和促炎细胞因子（IL-1β、IL-6 和 TNF-α 等）的水平显著增加。促炎细胞因子可改变血管内皮细胞和白细胞表面的黏附分子，并破坏内皮细胞糖萼，导致内皮功能障碍及血管反应性和凝血系统的变化，这是 HD 患者发生心血管并发症的重要机制。研究证实，炎症因子水平较高是 HD 患者发生心功能不全的主要危险因素，并与其他心血管事件和感染的发生和预后密切相关。

（1）IL-6：是急性反应的中间介质，可刺激急性时相蛋白合成和中性粒细胞产生，刺激炎症和自身免疫。由于尿毒症毒素的积累、肾清除能力下降、容量超负荷和氧化应激等原因，HD 患者血清 IL-6 浓度很高。在透析过程中，生物不相容的透析器和透析液可促进炎症反应，进一步增加 IL-6 的产生。一项对 45 名长期 HD 患者 5 年随访的研究发现，IL-6 对心血管疾病的预测预后意义比 CRP 更强，这在其后一项对 543 名透析患者的多种生物标志物研究中得到证实。目前认为，IL-6 是透析患者预后的最强有力的独立预测因子。最近一项研究评估了 IL-6 的遗传表型差异及其对 289 名透析患者全因死亡率的预测价值，发现 IL-6（-174 G＞C）（r1800795）多态性参与调节尿毒症患者的炎症反应。IL-6 的 CC 基因型虽然并不常见，但会导致更严重的炎症，并提示透析患者的预后较差。

（2）CRP：一项研究使用 CRP 作为炎症指标评估了 536 名透析患者的透析充分性与炎症之间的相关性，结果发现透析剂量不足可能导致慢性 HD 患者的炎症水平升高。高水平的 CRP 与 NLR 和血清白蛋白直接相关。透析患者中，CRP＞3mg/L 可能导致不良事件的发生和心血管疾病风险的倍增。

（3）IL-1：生理功能包括刺激 T 淋巴细胞活化，刺激 B 细胞增殖和抗体分泌，与 IL-2 或 IFN 协同增强 NK 细胞活性，诱导炎症释放中性粒细胞的介质并参与免疫调节。由于 IL-1 对免疫系统的特殊作用，使用单抗等药物抑制 IL-1 可能是改善患者炎症的潜在治疗靶点，在透析患者心血管并发症的治疗和预防中有广阔的应用前景。

（4）IL-18：是一种有效的促炎细胞因子，可通过产生 TNF-α 和 IL-1β 来触发一系列促炎因子的产生。IL-18 参与动脉粥样硬化的发展，并通过诱导 IFN-γ 的合成增加内皮黏附分子的合成，减小纤维斑块帽，促进主要组织相容性复合物 II 在巨噬细胞和血管细胞上的表达，从而导致斑块的不稳定性。其次，IL-18 可诱导 Th1 介导的免疫反应，并通过产生 IL-4 和 IL-13 激活 Th2 介导的免疫反应。另外，IL-18 还诱导基质金属蛋白酶上调，抑制胶原合成。

（5）TLR 和炎症小体：TLR 是模式识别受体，可识别 PAMP（如第二节所述）和细胞损伤或应激时释放的损伤相关分子模式（Damage-Associated Molecular Patterns，DAMP），并做出免疫防御反应。模式识别受体的异常刺激可能导致免疫缺陷、感染性休克和自身免疫。通过 TLR 识别病原体后，单核细胞和 PMN 会诱导细胞活化和炎症因子的分泌。HD 患者单核细胞 TLR2 和 TLR4 及 PMN 的 TLR4 表达增加，导致内毒素刺激 TLR4 后细胞因子的产生增加。在炎症和免疫介导的肾脏疾病中，TLR 可以增加肾组织损伤。

炎性小体是多种蛋白的复合物，参与先天免疫，并调节半胱天冬酶依赖性炎症和细胞死亡。宿主细胞识别到病原体或危险信号后，可通过模式识别受体组装形成炎症小体，通过 IL-1β、IL-18 等细胞因子影响炎症、细胞凋亡和纤维化等过程。目前，针对炎性小体效应物（如 IL-1 受体拮抗剂和 IL-1β）的疗法已被批准用于 NLRP3 依赖性疾病的治疗，为治疗 CKD 及其相关并发症提供了思路。

（6）炎症的生物学标志：血清白蛋白（Serum Albumin，sAlb）是肝脏合成的重要生物标志物，其产生与身体的营养状况和炎症有关，透析患者 sAlb 水平通常较低。由于慢性炎症状态导致 sAlb 合成和消耗的失衡与较低的生活质量和较高的住院率和死亡率有关。透析前 sAlb 较低与透析后较高的全因、心血管和感染相关死亡率和住院率显著相关。PEW 常见于透析患者，是预后不良的重要原因。sAlb 是 PEW 的主要指标。饮食限制可导致透析患者的肠道微生物学发生改变，尿毒症毒素浓度增加，刺激炎症和 sAlb 降低。

2.氧化应激水平增加

糖尿病肾病、IgA 肾病、多囊肾病和心肾综合征等多种 CKD 均与氧化应激有关。氧化应激随着 CKD 的发展而增加。氧化应激标志物可预测 HD 患者存活率。同时，CKD 患者的抗氧化系统受到损害，并随着肾衰竭程度的加深而逐渐恶化。氧化应激通过促炎的氧化脂质产物或 AOPP 的形成而引起炎症，导致炎症因子的表达和炎细胞的募集。虽然有益的氧化应激和炎症通常可以防止感染并防御有害刺激，但不受控、适应不良和持续存在的氧化应激和炎症则会诱发 CVD 等多种有害影响。

氧化应激可由透析膜和透析液的生物相容性等 HD 治疗相关的因素引起。此外，透析液中的细菌 DNA 会导致氧化应激增加和 hsCRP 和 IL-6 水平升高，透析前血碳酸氢盐浓度较低及细胞内 pH 值降低也会导致氧化应激。氧化应激与 CKD 患者血管炎症负担增加、CVD、动脉粥样硬化相关，还与蛋白质能量消耗和营养不良、炎症和动脉粥样硬化综合征有关。

核因子 E2 相关因子 2（Nuclear Factor Erythroid 2-related factor-2，Nrf2）是一种碱性亮氨酸拉链蛋白，可调节抗氧化蛋白表达，以防止氧化损伤。全基因组关联研究

（GWAS） 确定了 Nrf2 的基因位点与尿毒症具有高度显著关联，是调节炎症和代谢相关通路的枢纽。近来证明 Nrf2 在防止感染方面有重要作用。用脂多糖等 TLR 配体刺激免疫细胞会导致 Nrf2 激活，从而减少促炎细胞因子的释放。因此，Nrf2 被视为调节免疫（主要是对感染的免疫）的核心因素。但是，目前尚不清楚哪些 Nrf2 控制的基因介导了这些作用。

3.补体系统的激活

补体系统是免疫防御的重要组成部分，是先天免疫和适应性免疫之间的纽带，通过吞噬细胞和抗体等途径促进微生物和受损细胞的清除。HD 患者 CVD 风险增加与补体激活存在临床上的相关性。血液与透析回路的生物材料相互作用可激活补体系统和因子 XII 驱动的凝血级联，导致凝血酶和缓激肽产生，这可能是补体激活、炎症和血栓形成之间的联系纽带。研究表明，发生 CVD 事件的 HD 患者在透析中存在显著的补体激活，后者并未在没有发生 CVD 的 HD 患者中出现。此外，补体激活可导致炎性细胞因子和血管性血友病因子的循环水平升高，而使用激肽受体拮抗剂阻断激肽释放酶-激肽通路可减少补体介导的内皮细胞损伤。总之，对补体和 FXII 信号级联的研究为降低尿毒症患者的炎症和 CVD 风险及防治 CVD 急性事件提供了新的思路。

二、血液透析患者免疫异常导致心血管疾病及感染的病理生理过程

（一）血液透析患者免疫异常与心血管疾病

CVD 是 HD 患者死亡的主要原因。CKD 是 CVD 的独立危险因素，免疫异常主要通过炎症及氧化应激参与透析患者 CVD 的发生。HD 患者特征性的心血管病理生理学改变包括动脉粥样硬化和血管钙化。一方面，HD 患者存在多种危险因素诱导内皮功能障碍，后者持续进展为血管结构性损伤，最终发生动脉粥样硬化。另一方面，血管钙化是一个多因素驱动的、细胞介导的过程。尿毒症毒素、矿物质代谢紊乱等均可诱导血管平滑肌细胞向成骨细胞的表型转换。

1.免疫异常、炎症、氧化应激相关的动脉粥样硬化

1974 年首次提出 LMHD 可加速动脉粥样硬化的进展。随后有研究表明，HD 相关的免疫异常、慢性炎症、氧化应激在这一过程中发挥了关键作用，这在冠状动脉中表现得尤为严重。

免疫和炎症促进了动脉粥样硬化的形成。有关的先天性和适应性免疫反应的异常与传统风险因素的各个方面均有明显关联，如天然和修饰的 LDL、血管紧张素 II、吸烟、内脏脂肪组织和代谢异常等。粥样斑块形成的关键包括内皮细胞、平滑肌细胞和巨噬细胞-泡沫细胞，这些细胞均可产生 IL-1 并形成正反馈回路。

（1）免疫细胞亚型的改变：与粥样斑块内细胞相互作用的包括淋巴细胞和一些关键介质，后者可调节斑块内的炎症和免疫反应。这些淋巴细胞有多种亚型。调节性 T 细胞合成和分泌 TGF-β，对多种细胞发挥抗炎和促纤维化作用的介质。Th1 淋巴细胞可以释放 IFN-γ，有效地产生促动脉粥样硬化作用。相反，Th2 淋巴细胞可以通过产生 IL-10 和 IL-4 来抑制炎症反应并促进其消退或愈合反应。斑块中的 APC（如巨噬细胞）表面 MHCII 分子的增加可反过来增强其刺激适应性免疫反应的能力。Th17 细胞合成 IL-17，可能会促进炎症，但也会增加纤维化。B 淋巴细胞也可以调节动脉粥样硬化。B1 细胞

可以分泌具有抗动脉粥样硬化作用的天然 IgM 抗体，B2 细胞可以合成细胞因子和可刺激动脉粥样硬化形成的 IgG 抗体。CD8 淋巴细胞可以杀死病毒感染的细胞，后者在动脉粥样硬化中释放 DAMP 分子，通过 TLR 的参与来增强细胞的炎症激活。除此之外，以下机制参与了动脉粥样硬化恶化的过程。

（2）脂质成分改变：HD 患者存在明显的 VLDL、LDL 和中等密度脂蛋白（Intermediate Density Lipoprotein，IDL）异常，这是促进动脉壁粥样改变的重要因素。研究发现，HD 患者较高的血清非高密度脂蛋白胆固醇水平与心血管死亡率显著相关。LDL-C 的氧化修饰可募集单核巨噬细胞，细胞表面的清道夫受体通过摄取 Ox-LDL 促进血管平滑肌细胞增殖，增加泡沫细胞形成，最终导致动脉粥样硬化斑块形成。此外，作为脂肪组织中表达量最大的蛋白产物，脂质运载蛋白参与神经内分泌系统的调节，可调节脂质紊乱，与体内炎症水平呈正相关。在 HD 患者中，异常的氧化应激会降低脂质运载蛋白的分泌，减少 ROS 的清除，进一步加剧氧化应激，增加心血管疾病的发生。

（3）内皮功能障碍：HD 患者中，异常的氧化应激可氧化脂质、蛋白质和碳水化合物，导致内皮功能障碍。血清丙二醛（Malondialdehyde，MDA）水平是脂质过氧化的重要指标，丙二醛修饰的低密度脂蛋白（Malondialdehyde-Modified Low-Density Lipoprotein，MDA-LDL）是 LDL 氧化的主要终产物，与内皮功能障碍及动脉粥样硬化、动脉血管钙化的发生和进展密切相关。其次，透析患者的钙和磷代谢紊乱也加剧了内皮细胞损害的风险。研究发现，高磷酸盐导致血管生成增加、内皮细胞衰老、凋亡，破坏内皮结构与功能并促进了血管钙化的进展。另外，由于肠道对锌的吸收减少以及饮食和药物等因素的作用，透析患者血浆锌水平较低，会增加 HD 患者氧化应激，导致 LDL 向负电性分化，刺激炎症介质的产生，通过招募白细胞引起血管内皮的病理变化从而促进心血管疾病。同时，尿毒症毒素也参与了透析患者内皮功能的异常。尿毒症毒素可通过减少内皮细胞中 NO 合成，损害内皮细胞的增殖，还通过促炎作用和改变免疫过程，间接导致心脏毒性。

2.免疫异常、炎症、氧化应激相关的动脉血管钙化

已有许多研究表明免疫细胞与动脉粥样硬化斑块的钙化的密切相关，特别是淋巴细胞和巨噬细胞在动脉粥样硬化钙化中有非常重要的作用。目前认为，动脉粥样硬化是一种由先天性和适应性免疫信号机制介导的炎症性疾病，Rac 介导的炎症信号在驱动动脉粥样硬化钙化中具有关键作用。血管应激可激活巨噬细胞中的先天炎症通路，导致 Rac1 激活，使 IL-1β 表达升高，随后的 IL-1β-IL-1R 信号传导则通过激活血管平滑肌细胞中的成骨基因程序，来促进动脉粥样硬化钙化。他汀类药物治疗破坏了 Rac1 和 Rho-GDI 之间的复合物，同时还允许增加 Rac1 活化和 Rac1 介导的 IL-1β 表达。靶向 Rac1 免疫信号传导可能减轻钙化性动脉粥样硬化。

最新证实，某些新型免疫细胞亚群的改变与 CKD 血管钙化有关。Rodríguez-Carrio 等采用流式细胞术对 33 例透析患者外周血中血管生成 T 细胞（Tang，CD3+CD31+CXCR4+）、衰老 T 细胞（CD4 CD28++null ）和单核细胞 CD14/CD16 亚群进行测量，结果发现 CD4CD28++null 的增加与血管钙化密切相关。

在透血液析患者中，钙化性主动脉瓣疾病非常常见。目前认为，虽然这种病变与遗传、脂质浸润和氧化损伤等因素有关，但免疫系统的异常在其发病机制和疾病进展中起

着至关重要的作用。钙化性主动脉瓣疾病被认为是一种主动的炎症过程，涉及多种促炎症机制，适应性和先天免疫系统都参与了这些复杂的过程。在瓣膜内，15%的细胞来自巨噬细胞、T淋巴细胞、B淋巴细胞和先天免疫细胞，促进了炎症进展。除了慢性免疫浸润，瓣膜内免疫细胞还可出现致病性克隆扩增，导致疾病快速进展。

（二）血液透析患者免疫异常与感染

大量证据表明，先天性和适应性免疫的异常都会导致HD患者中感染率的增加。单核细胞、中性粒细胞和树突状细胞的功能异常均与该患者群体的感染风险直接相关。在HD患者中观察到的Th淋巴细胞成熟异常也会导致免疫反应异常和对感染的易感性增加。乙型肝炎病毒、流感病毒、破伤风梭菌或白喉棒状杆菌疫苗接种的高失败率也被认为与T淋巴细胞功能异常有关。

1.健康状态下机体对感染的免疫反应

首先，细菌或病毒蛋白被抗原呈递细胞吸收并处理后，其抗原被呈递给不同类型细胞的幼稚T细胞。接着，Tfh协助B细胞分化成浆细胞，产生抗原特异性抗体以中和病毒。同时，效应T细胞破坏细菌或病毒感染的细胞，巨噬细胞吞噬和消化抗体标记的细菌或病毒及感染的细胞。最后，抗原特异性记忆B和T细胞的发育、增殖可防止下一次感染。在血清学反应的同时，抗原特异性记忆B细胞在其可变区基因中不断获得体细胞突变以提高抗原亲和力。再次接触抗原后，记忆B细胞通过分化为可分泌高亲和力抗体的浆细胞来驱动记忆反应。尽管抗体水平下降，但抗原特异性记忆B细胞逐渐变得更多和成熟。

2.血液透析患者对感染的免疫反应异常

HD患者对病原体的消除过程明显延迟。有研究表明，在SARS-CoV-2感染的非CKD患者，从出现症状到第一次PCR试验阴性的中位时间为11天，在CKD患者为18天，而在超过三分之二的HD患者中，在症状出现20天后仍保持PCR反应阳性。SARS-CoV-2自然感染后，大多数HD的患者会产生明显的抗体反应，这与透析人群SARS-CoV-2感染的高死亡率有所矛盾，可能的机制是透析患者体内促炎细胞因子水平更高，病毒衰减时间延长，导致免疫刺激更强烈。5%～10%的HD患者缺乏血清转化，这可能与免疫抑制药物等治疗有关。

研究表明，与健康受试者相似，HD患者的体液免疫反应（抗体）水平随着时间的推移缓慢下降，血清学反应持续时间长达1年以上。不过，透析患者自然感染后细胞反应的数据有限。在感染后6个月内，11名幸存者中有8名在SARS-CoV-2抗原暴露且没有可测量抗体的情况下仍然会分泌IFN-γ。

虽然血清阳性似乎可以防止再感染，但这种保护并不可靠。一项针对2337名透析患者的观察性研究显示，有过去感染SARS-CoV-2血清学证据的HD患者随后感染SARS-CoV-2的风险仅降低45%。作为比较，一项针对医护人员的大型前瞻性研究发现，抗体阳性可使再感染风险降低约90%。

总之，HD患者的免疫功能异常会加剧先前CKD状态下已经存在的氧化应激和炎症状态，产生高水平炎症因子，导致心血管死亡、感染和恶性肿瘤的风险显著增加。因此，免疫功能异常是HD患者生存时间缩短的重要原因。

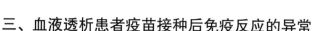

三、血液透析患者疫苗接种后免疫反应的异常

透析患者 T 淋巴细胞和 APC 功能紊乱可能会导致获得性免疫改变，接种疫苗后抗体应答相对较低。研究发现，与健康人群接种者相比，透析患者产生的抗体滴度更低，且抗体滴度与具体的透析方式无关。也有证据表明，透析充分性对疫苗接种后抗体应答能力有影响，增加透析充分性可能导致应答增强。在一项包括 32 例腹膜透析患者的研究中，接种乙肝疫苗后有血清转换者与无血清转换者相比，Kt/V 值更高（分别为 2.37 和 2.10）。

尽管透析患者接种疫苗的效力会降低，但目前指南仍推荐接种疫苗。一项研究发现，与未接种乙肝疫苗的 HD 患者相比，接种的患者感染 HBV 风险降低了 70%。增强 HBV 疫苗免疫应答的尝试包括给予双倍疫苗剂量、在抗体滴度下降时给予加强、通过改变接种方式（皮内或肌内注射）、添加免疫增强剂或佐剂等方式。透析患者对肺炎球菌疫苗的免疫应答也有所减弱，目前对普通接种后能否维持足够的抗体滴度尚存争议，但已有研究证实，透析患者接种抗肺炎球菌的疫苗后，死亡率有明显下降，因此仍推荐透析患者接种。

新型冠状病毒（Corona Virus Disease 2019，COVID-19）的世界大流行，特别是它对存在体液和细胞免疫缺陷的 CKD 及透析患者生存率的不良影响，导致了针对严重急性呼吸综合征冠状病毒 2（Severe Acute Respiratory Syndrome Coronavirus 2，SARS-CoV-2）疫苗接种在这些人群中的有效性及安全性的持续关注。目前有大量研究评估了 CKD 患者（包括接受透析或肾移植的患者）接种 SARS-CoV-2 疫苗后的反应。研究发现，透析患者接种 mRNA 疫苗后的早期血清转化有显著延迟。在第一次接种疫苗后 8 周，84% 健康志愿者抗体滴度超过 590BAUs/mL，而只有 26% 透析患者抗体达到此水平。在多变量分析中，免疫抑制药物的使用、低血清白蛋白水平、低淋巴细胞计数、低 IgG 水平、乙型肝炎疫苗无反应状态、透析时间长和静脉铁高剂量等因素被确定为血清学反应差的独立预测因子。

在透析患者中进行的 22 项研究荟萃分析中发现，1 剂 mRNA 疫苗后有 18%～53% 患者产生抗体，2 剂 mRNA 疫苗后 70%～96% 患者产生抗体。最近，一项前瞻性多中心研究评估了透析患者对 SARS-CoV-2 疫苗抗体的反应。研究共纳入 260 例透析患者和 144 名健康对照者。两次疫苗接种后，96% 的透析患者和 100% 的健康对照者出现了阳性反应。其中，辉瑞疫苗较 AZ 疫苗接种者观察到更高的抗体反应，两组患者的血清刺突蛋白抗体 MFI 滴度中位数分别为 31135 及 28619。

近来，也有文献报告接种疫苗后出现自身免疫性疾病复发或新发的肾小球肾炎以及急性移植排斥。因此，严格的疫苗接种后监测对于检测自身免疫性疾病透析患者和移植受者的长期不良反应是必要的。

四、血液透析与腹膜透析对免疫功能影响的比较

致敏是透析患者接受移植的重要风险因素，高度致敏患者的移植等待时间更长。一般使用群体反应性抗体（Panel Reactive Antibodies，PRA）测定法监测等待移植的透析患者对人类白细胞抗原（Human Leukocyte Antigen，HLA）的敏感性。流行病学证据表

明，移植前 PRA 水平与移植后不良结果之间存在直接关系。最近发现，升高的 PRA 与较长的移植等待时间相关，腹膜透析患者的平均 PRA 低于 HD 患者。

一项意大利研究中，Righini 等对 1991—2019 年接受移植的患者进行了回顾性研究，观察到接受 HD（1347，83.2%）和 PD（271，16.8%）患者在移植时间、最大 PRA 值和预先形成的 HLA 抗体数量方面存在显著差异。多元回归分析发现，与更长的移植等待时间独立相关的临床变量是最大 PRA 值、HLA 抗体数量和 HD。作者认为，PD 患者的 HLA 抗体少于 HD 患者的原因可能在于 HD 患者更容易出现贫血，并且更可能需要输血，但具体机制仍需进一步研究。

五、小结

总之，HD 患者免疫异常与 CVD 和感染风险的增加密切相关。免疫系统预激活导致炎症及氧化应激，促进 CVD 和感染的发生。只有深入了解透析患者免疫异常导致感染和心血管疾病发展的机制，打破免疫异常、炎症、氧化应激和动脉粥样硬化之间的恶性循环，才有可能真正改善 HD 患者的预后。

参考文献

[1] KATO S, CHMIELEWSKI M, HONDA H, et al.Aspects of immune dysfunction in end-stage renal disease[J].Clin J Am Soc Nephrol，2008，3（5）：1526-1533.

[2] CHAN K, MOE S M, SARAN R, et al.The cardiovascular-dialysis nexus：the transition to dialysis is a treacherous time for the heart[J].Eur Heart J，2021，42（13）：1244-1253.

[3] PAPPAS E M，MPOURNAKA S，KATOPODIS P，et al.The effect of dialysis modality and membrane performance on native immunity in dialysis patients[J].Pril（Makedon Akad Nauk Umet Odd Med Nauki），2019，40（2）：25-32.

[4] LOSAPPIO V，FRANZIN R，INFANTE B，et al.Molecular mechanisms of premature aging in hemodialysis：the complex interplay between innate and adaptive immune dysfunction[J].Int J Mol Sci，2020，21（10）：3422.

[5] WHERRY E J，KURACHI M.Molecular and cellular insights into T cell exhaustion[J].Nat Rev Immunol，2015，15（8）：486-499.

[6] HARTZELL S, BIN S, CANTARELLI C，et al.Kidney failure associates with T cell exhaustion and imbalanced follicular helper T cells[J].Front Immunol，2020，11：583702.

[7] CROTTY S.T follicular helper cell biology: A decade of discovery and diseases[J].Immunity，2019，50（5）：1132-1148.

[8] KIM J K, HONG C W, PARK M J, et al.Increased neutrophil extracellular trap formation in uremia is associated with chronic inflammation and prevalent coronary artery disease[J].J Immunol Res，2017，2017：8415179.

[9] KIM J K, LEE H W, JOO N，et al.Prognostic role of circulating neutrophil extracellular traps levels for long-term mortality in new end-stage renal disease patients[J].Clin Immunol，2020，210：108263.

[10] BAVIKAR P, DIGHE T, WAKHARE P, et al.Role of T-lymphocytes in kidney disease[J].Cureus，2021，13（10）：e19153.

[11] LEE C F，CARLEY R E，BUTLER C A，et al.Rac GTPase signaling in immune-mediated mechanisms of atherosclerosis[J].Cells，2021，10（11）：2808.

[12] RODRíGUEZ-CARRIO J，CARRILLO-LóPEZ N，ULLOA C，et al.Novel immune cell subsets exhibit different associations with vascular outcomes in chronic kidney disease patients-identifying potential biomarkers[J].Front Med（Lausanne），2021，8：618286.

[13] BARTOLI-LEONARD F，ZIMMER J，AIKAWA E.Innate and adaptive immunity：the understudied driving force of heart valve disease[J].Cardiovasc Res，2021，117（13）：2506-2524.

[14] SHAIKH A，ZELDIS E，CAMPBELL K N，et al.Prolonged SARS-CoV-2 viral RNA shedding and IgG antibody response to SARS-CoV-2 in patients on hemodialysis[J].Clin J Am Soc Nephrol，2021，16（2）：290-292.

[15] CARR E J，KRONBICHLER A，GRAHAM-BROWN M，et al.Review of early immune response to SARS-CoV-2 vaccination among patients with CKD[J].Kidney Int Rep，2021，6（9）：2292-2304.

[16] SMITH R M，COOPER D J，DOFFINGER R，et al.SARS-COV-2 vaccine responses in renal patient populations[J].BMC Nephrol，2022，23（1）：199.

[17] RIGHINI M，CAPELLI I，BUSUTTI M，et al.Impact of the type of dialysis on time to transplantation：is it just a matter of immunity？[J].J Clin Med，2022，11（4）：1054.

贾俊亚（撰写）　陶新朝（审校）

第十六章　血液透析相关的泌尿生殖系统并发症

第一节　获得性肾囊肿

一、概述

　　获得性肾囊肿（Acquired Renal Cystic Disease，ARCD）是 ESRD 常见的并发症之一。大多数肾囊肿患者没有症状，但是部分病例可出现腰痛，囊内出血和血尿等症状，甚至会出现肾破裂，肾细胞癌变等严重并发症。1977 年 Dunnill 等研究发现，长期透析患者死后尸检 46.6% 有肾囊肿病变，他们平均透析时间 3.4 年。以后又有几篇报道，Grantham 等人发表的综述中纳入了 601 例透析患者，其中 43.6% 发生获得性肾囊肿，其中 7.1% 并发肾肿瘤。Mickisch 等人观察 129 例未透析患者，ARCD 占 26%，108 例透析患者（平均透析时间 54 个月），ARCD 发生率为 65%，表明 ARCD 形成与透析时间有相关性。申力军等报道 127 例透析患者，经超声诊断 ARCD 65 例，发病率 51.2%，其中透析 1 年者发病率 30.6%，透析 3 年者发病率 45.8%，透析 10 年以上者发病率 100%。有限的儿科数据表明，透析儿童的 ACKD 发生率较高为 21.6%～45.8%，与成人相当。

二、发病机制

　　过去研究认为获得性肾囊肿的形成和透析本身及尿毒症毒素有关，但是新近的研究发现在尿毒症的特殊环境下，促细胞分裂素在体内大量堆积，进而促进了肾细胞的分裂或抑制细胞凋亡所致。

（一）草酸盐结晶假说

　　草酸钙结晶的沉积是引起肾小管阻塞的一个可能机制，Lshikaua 等认为，ARCD 可能是透析不能排出的毒性物质和致囊物质如聚胺等蓄积，导致小管基底膜改变，上皮增生，间质纤维化，或肾小管内草酸盐结晶等引起肾小管阻塞和扩张所致。实验证实，ARCD 和非 ARCD 患者血浆草酸水平有显著的不同，有高草酸尿的患者中并发 ARCD 多于没有高草酸尿的患者。

（二）内分泌失调假说

　　临床发现，ARCD 男性患者多于女性，Concolino 等学者基于 ARCD 发生率的性别差异，提出了内分泌失调学说，认为长期透析的患者雌激素水平升高，使得雌激素受体介导的表皮生长因子调节的肾小管上皮细胞增殖活化这种表皮刺激作用男性大于女性。此外，雄激素的减少可以引起表皮生长因子受体上调，激素和表皮生长因子通过他们在肾组织中相应的受体促进 ARCD 的形成。

（三）细胞因子假说

　　Lto 等人研究了 12 例并发 ARCD 的透析患者，在囊肿液中所有细胞因子 IL-a、IL-1b、

IL-2、IL-4、IL-5、IL-6、IL-8、IL-10，IFN-a、IFN-r，粒细胞集落刺激因子（Granulocyte Colony-Stimulating Factor，G-CSF），巨噬细胞集落刺激因子（Macrophage Colony-Stimulating Factor，M-CSF），粒-巨噬细胞集落刺激因子（Granulo-Macrophage Colony-Stimulating Factor，GM-CSF），TNF-a 和血管内皮生长因子（Vascular Endothelial Growth Factor，VEGF）多有不同程度的增高，炎症细胞和细胞因子在 ARCD 形成和膨胀的过程中起着一定的作用。

（四）向肾因子假说

Evan 等将鼠肾切除 5/6，给予高蛋白饮食，残留肾小管发生明显的囊性病变，因而提出所谓"向肾因子"（Renotropic Factors）假说。即在肾单位减少时，会产生一种物质，使尚健存的肾小球、肾小管及集合管增生，间质纤维化形成囊肿，而血液透析亦不能有效清除这些可以刺激细胞增殖的"向肾因子"，所以凡存在肾单位数减少的因素均可导致 ARCD 形成。

（五）氯仿沉积

长期接触氯仿（CHCl3）会诱发啮齿类动物的肾脏肿瘤，并且可能对人类致癌，但尚未对人体慢性 CHCl3 沉积进行研究。伊藤等人观察了 27 名患有肾囊性疾病的血液透析患者，结果发现 CHCl3 等化合物在患有肾囊性疾病的血液透析患者的肾囊液中积累。

（六）缺氧诱导蛋白的过度表达

日本一项试验研究，即在 20 例因局限性肾细胞癌肾切除术获得的正常肾脏样本和 25 例获得性囊性肾病肾脏样本中，检测缺氧诱导蛋白 2、缺氧诱导因子-1α（Hypoxia Inducible Factor-1α，HIF-1α）和磷酸化核因子-κB（活性形式）的免疫组织化学表达。结果发现，在正常肾组织中仅观察到缺氧诱导蛋白 2、HIF-1α和磷酸化核因子-κB 的微弱或弱免疫染色。在患有获得性囊性疾病的肾脏的非肿瘤区域，这 3 种蛋白质在肾小管和囊肿上皮细胞中的表达上调。提示缺氧诱导蛋白 2、HIF-1α和磷酸化核因子-κB 可能参与了表型表达从单纯囊肿到上皮增生再到肿瘤的连续演变过程。

三、病理特点

ARCD 肾脏损害组织学表现是多种多样的。大体上看，并发 ARCD 的肾脏可萎缩，也可增大，颇似先天性肾囊肿，ARCD 多发生在肾皮质，部分见于髓质，呈多发性，通常为 0.5cm×0.5cm×0.3cm，大者直径可达 5cm，这种病变由于肾小管上皮细胞的增生导致了肾小管的堵塞和囊肿的形成。典型的囊肿是由线形排列的增生的内皮细胞（数量增多）组成，囊肿表现与常染色体遗传的多囊肾相似。在囊肿内经常可以看到上皮的乳头状增生，乳头状囊腺瘤是常见的一种类型，其发病率的增加使得肾细胞癌的发生率也随之增加。囊内含有清亮液体（pH 值低于血浆），也有呈血性的，伴有细颗粒状物质。囊壁衬以单层立方或柱状上皮细胞，有大泡状及嗜复红颗粒胞质，内含有草酸盐。细胞顶端偶见微绒毛，内衬可见乳头状局灶性增生。囊肿壁被 PAS 阳性基底膜及弹力纤维围绕。镜下所见，囊肿与肾小管相通，小管呈纺锤扩张，由多层上层细胞覆衬，伴乳头状突起。细胞柱常显示有丝分裂现象。肾脏血管平滑肌和肾小球囊常有增生，并有灶状及间质钙化，或有草酸钙沉积于囊壁内及管腔内。扫描电镜显示，囊肿覆衬细胞呈刷状缘，表明该囊肿系来自近端肾小管。囊肿覆衬细胞呈典型的卵石样外观，散布着像无柄的息肉，这些囊肿可能来自肾小管更远端及集合系统。纤维化和草酸盐结晶是获得性肾囊肿的主要标志。

四、临床表现

ARCD 早期通常无特殊临床表现，故往往延误诊断。其临床表现主要是由于并发症引起，常见的并发症包括：肾细胞癌变、囊内出血、囊内感染、囊肿破裂、$\beta2$-微球蛋白源性的泌尿系统结石及由结石引起的泌尿系统梗阻。

（一）囊内出血及血尿

大约 50% 的 ARCD 患者可以发生出血性肾囊肿，与原发肾脏疾病引起的凝血障碍和应用抗凝剂有关。如囊内出血进入集合系统和肾周及后腹膜组织，可以有血尿、腰痛甚至后腹膜出血。有报道肾周出血在 ARCD 中发病率约为 13%，并以年轻男性多见。此外，癌变患者均以肉眼血尿为首发症状，因此，遇到不明原因血尿的长期透析患者，应考虑癌变的可能性。

（二）伴发肾肿瘤

Manns 等报道，一个透析中心 46% 的儿童透析患者发生 ARCD，2 人发生肾肿瘤。2%～7% 的 ARCD 患者最后发生肾肿瘤，平均透析时间是 8.8 年，一般肿瘤大小 4cm 左右。北京友谊医院的临床资料表明，在 136 例长期透析患者中，获得性肾囊肿的发生率是 27.94%，总体肾细胞癌的发生率为 1.5%，而合并获得性肾囊肿的血液透析患者肾细胞癌发生率为 5.26%，显著高于前者。Tosaka 等人的研究报告显示，在普通人群中超声检查筛选肾细胞癌的发生率为 0.04%，Ishikawa 等纳入 887 例终末期透析患者的研究中，肾细胞癌的发生率为 0.34%，提示北京友谊医院透析患者的发病率（1.5%）比正常人群高出 4.5～37.5 倍。ARCD 囊内液体中的某种抑制细胞增殖的物质能通过 DNA 损伤抑制细胞的增殖，在长期反复的损伤与修复过程中有可能导致 DNA 的错误修复而发生基因突变，最终导致癌的发生。

（三）血红蛋白升高

Daniel 等人观察 283 例透析患者，发现 ARCD 与红细胞比容水平呈正相关，平均血红蛋白 84g/L，最典型 1 例由 33g/L 升至 110g/L。申力军等学者的研究表明，ARCD 患者血红蛋白水平及血细胞比容水平均显著高于非 ARCD 组。但每周 EP0 平均用量显著低于非 ARCD 患者。ARCD 由表层肾小管增生形成，而这些部位与红细胞生成素生成与分泌部位相同，是否在囊肿形成的同时也产生了促红细胞生成素，有待进一步探讨。

五、诊断

成年人囊肿发病率较高，但 1～2 个囊肿不能成为 ARCD。

（一）诊断标准

①没有家族遗传性多囊肾或结节硬化症；②或超声证实患者每个肾有 3 个或更多的囊肿。应用这样的标准，在终末期肾病患者透析前获得性肾囊肿的发病率是 8%～13%。在血液透析患者中为 35.2%～79.3%，在腹膜透析患者中为 29%～54%，在肾移植患者中为 37%～50%。

（二）筛查方法

概述中已提到，尿毒症病程长短对发生 ARCD 与否很重要，为此，长期尿毒症或透析时间超过 3 年者均应该进行 ARCD 筛选检查。腰肋部疼痛或尿血应想到 ARCD。ARCD 者也可突然发生血红蛋白增加或减少，特别是出现贫血时应想到囊内出血。影像检查以 B 型超声波最简便，有重要诊断价值，且为非侵入性，不使用造影剂；对于小的囊肿，CT 比超声波敏感（可检出直径＞5mm 的肿物），且可以确定囊肿的程度和性质，还可以提供肾脏大小及是否有肾实性肿块。MRI 可以取代 CT，虽然 MRI 敏感性较高，但对于是否存在新生血管还需增加造影剂，必要时可做肾动脉造影，做出定位诊断，肾静脉造影也可确定肾囊肿。

Margate 等提出对 ARCD 的筛选方法如下（表 3-73）。

表 3-73 ARCD 的筛选方法

开始筛选指征	有症状
开始透析者	肿瘤直径＜3cm，3～4 月做 CT1 次
长期尿毒症状态	肿瘤大小稳定：可每年做 CT1 次
透析时出现血尿、腰肋部疼、进行性贫血、进行性血尿性贫血	肾切除指征
透析时间＞3 年	顽固性失血或疼痛
肾移植候选者	恶性肿瘤，直径＞3cm，周边不规则，质地不均匀，继续生长
随访或重复扫描	合并某些实验室指标异常的肿瘤（如肝功能异常、高血钙）
筛选阴性：肾移植候选者	每年做 CT1 次
ACD	每年做 CT1 次

注：ACD：慢性病性贫血。

（三）获得性肾囊肿和常染色体显性遗传多囊性肾病的区别

两者有以下几点区别：①获得性肾囊肿肾脏体积明显小于常染色体显性遗传多囊性肾病的肾脏体积；②获得性肾囊肿囊泡直径较小，90%的囊泡直径小于 0.6cm，很容易在影像诊断中被漏诊；③获得性肾囊肿的囊肿原发部位常位于近段小管，而常染色体显性遗传多囊性肾病的囊肿可以出现在肾脏的任何部位；④获得性肾囊肿有较高的肾脏恶性肿瘤发生率，而在常染色体显性遗传多囊性肾病则较少发生；⑤获得性肾囊肿常是在透析后呈进行性进展，而常染色体显性遗传多囊性肾病囊性变进展较慢。

六、处理措施

尽管很多慢性肾衰竭患者发生 ACKD，但仅少部分病例出现临床并发症，以囊内出血或进入集合系统出现血尿、腰痛为常见。通常这种出血可呈自限性，明显贫血可以输血，疼痛者对症处理，如果持续性严重出血，通常办法不能控制时可考虑肾切除。

ACKD 合并肿瘤的处理要慎重对待，如肿瘤体积大于 3cm，结合肿瘤形态不规则、密度增强以及动态变化更能说明有癌变，如果同时存在泌尿系恶性肿瘤的全身表现，应该肾切除，如果伴有明显的囊内出血，应该急诊手术。否则应密切随访，每 3～4 个月做 B 型超声波检查或 CT 检查 1 次，以确定肿瘤发展状态和决定处理方法。

随着透析时间的延长，会出现影响患者生命的并发症。获得性囊性肾病在血液透析患者中很常见，建议对接受肾脏替代治疗3年或更长时间的患者进行肾脏超声检查。

参考文献

[1] DUNNILL M S，MILLARD P R，OLIVER D.Acquired cystic disease of the kidneys：a hazard of long-term intermittent maintenance haemodialysis[J].J Clin Pathol，1977，30（9）：868-877.

[2] LEVINE E，GRANTHAM J J，SLUSHER S L，et al.CT of acquired cystic kidney disease and renal tumors in long-term dialysis patients[J].AJR Am J Roentgenol，1984，142（1）：125-131.

[3] MICKISCH O，BOMMER J，BACHMANN S，et al.Multicystic transformation of kidneys in chronic renal failure[J].Nephron，1984，38（2）：93-99.

[4] ALEEM M，SALEEM K，ZAFAR S，et al.Determining the frequency of acquired cystic kidney disease in end stage renal disease patients on hemodialysis at dialysis centre of tertiary care hospital[J].Cureus，2020，12（8）：e10046.

[5] 申力军，周建辉，张冬，等.血液透析患者获得性肾囊肿特点分析[J].人民军医，2007（09）：535-536.

[6] CHAN E，WARADY B A.Acquired cystic kidney disease：an under-recognized condition in children with end-stage renal disease[J].Pediatr Nephrol，2018，33（1）：41-51.

[7] SHIKAWA I，SHINODA A.Rcnal adenocarcinoma with or without acquired cysts in chronic hemodialysis patients[J].Clin Nephrol，1983，20（6）：321-322.

[8] CONCOLINO G，LUBRANO C，OMBRES M，et al.Acquired cystic kidney disease：the hormonal hypothesis[J].Urology，1993，41（2）：170-175.

[9] ITO F，NAKAZAWA H，RYOJI O，et al.Cytokines accumulated in acquired renal cysts in long-term hemodialysis patients[J].Urol Int，2000，65（1）：21-27.

[10] ITO F，NAKAZAWA H，OHSAKA Y，et al.Chloroform deposition in renal cyst fluid of hemodialysis patients with renal cystic disorders[J].Hum Exp Toxicol，2008，27（10）：769-772.

[11] KONDA R，SUGIMURA J，SOHMA F，et al.Over expression of hypoxia-inducible protein 2，hypoxia-inducible factor-1alpha and nuclear factor kappaB is putatively involved in acquired renal cyst formation and subsequent tumor transformation in patients with end stage renal failure[J].J Urol，2008，180（2）：481-485.

[12] HUGHSON M D，HENNIGAR G R，MCMANUS J F.Atypical cysts，acquired renal cystic disease，and renal cell tumors in end stage dialysis kidneys[J].Lab Invest，1980，42（4）：475-480.

[13] ISHIKAWA I，HORIGUCHI T，SHIKURA N.Lectin peroxidase conjugate reactivity in acquired cystic disease of the kidney[J].Nephron，1989，51（2）：211-214.

[14] ISHIKAWA I，SAITO Y，SHIKURA N，et al.Excretion of hippuran into acquired renal cysts in chronic hemodialysis patient[J].Nephron，1989，52（1）：110-111.

[15] MANNS R A，BURROWS F G，ADU D，et al.Acquired cystic disease of the kidney：ultrasound as the primary screening procedure[J].Clin Radiol，1990，41（4）：248-249.

[16] 史振伟.38例获得性肾囊肿的临床回顾分析[J].中国血液净化，2005（03）：36-39.

[17] CHOYKE P L.Acquired cystic kidney disease[J].Eur Radiol，2000，10（11）：1716-1721.

[18] TOSAKA A，OHYA K，YAMADA K，et al.Incidence and properties of renal masses and asymptomatic renal cell carcinoma detected by abdominal ultrasonography[J].J Urol，1990，144（5）：1097-1099.

[19] ISHIKAWA I，SAITO Y，SHIKURA N，et al.Ten-year prospective study on the development of renal cell carcinoma in dialysis patients[J].Am J Kidney Dis，1990，16（5）：452-458.

[20] 申力军、周建辉、张冬，等.血液透析患者获得性肾囊肿特点分析[J].人民军医，2007，50（9）：535-536.

[21] MARPLE J T，MACDOUGALL M，CHONKO A M.Renal cancer complicating acquired cystic kidney disease[J].J Am Soc Nephrol，1994，4（12）：1951-1956.

[22] 于青，徐琦，郁佩青，等.血液透析患者获得性肾囊肿的患病率及其相关因素分析[J].临床内科杂志，2000（05）：306-307.

[23] BELADI MOUSAVI S S，SAMETZADEH M，HAYATI F，et al.Evaluation of acquired cystic kidney disease in patients on hemodialysis with ultrasonography[J].Iran J Kidney Dis，2010，4（3）：223-226.

魏　雪（撰写）　　石爱杰（审校）

第二节　男性生殖功能异常

一、正常生殖生理

睾丸由曲细精管和间质细胞组成。曲细精管上皮有两种细胞，生殖细胞和支持细胞。原始生殖细胞为精原细胞，紧贴于曲细精管基膜上，精原细胞分阶段发育成为精子，要经过初级精母细胞、次级精母细胞最后生成精子。各级精细胞由曲细精管基部逐步向管腔方向移动，最后精子进入管腔，贮存于附睾。整个生精过程历时两个半月。支持细胞底部与基膜紧贴，且细胞间有紧密连接，可将体液与曲细精管分隔，形成"血睾屏障"。除精原细胞外的各级精细胞营养完全依赖支持细胞。支持细胞还可通过其颈部胞质收缩，将精子排曲细精管腔。支持细胞在腺垂体分泌的卵泡刺激素（Follicle-Stimulating Hormone，FSH）作用下，产生雄激素结合蛋白（Androgen Binding Protein，ABP），使曲细精管内睾酮含量增加，有利于睾酮发挥生精及促附性器官发育的作用。射精通过两步脊髓反射使精液排出，一是移精，将精液送入尿道；二是射精动作，在性高潮时将精液排出。正常男性每次射精3～6mL，每毫升精液含2000万～4亿个精子，少于2000万则不易使卵子受精。

间质细胞受腺垂体分泌的黄体生成素（Luteinizing Hormone，LH）刺激产生睾酮。睾酮合成方式与类固醇激素合成相似，但间质细胞17-a羟化酶丰富，缺乏11与21羟化酶，孕烯醇酮经17羟化，形成睾酮。2/3的睾酮与血液中白蛋白β球蛋白结合。主要在肝脏灭活，以17-氧类固醇结合型由尿排出。

下丘脑接受神经系统其他部位传来的信号，经单胺神经递质，汇集于下丘脑促性腺激素释放神经元，刺激促性腺激素释放激素（Gonadotropin-Releasing Hormone，GnRH）

的释放，经门脉系统运送到腺垂体，引起 FSH 和 LH 的释放。FSH 与 LH 均为糖蛋白激素，FSH 作用于生殖与支持细胞，与睾酮对生精过程进行调控。LH 作用于间质细胞，LH 与间质细胞上的 LH 受体结合，通过 CAMP-PK 系统产生磷酸蛋白，使胆固醇进入线粒体，在线粒体内合成酮。睾酮进入组织后与酮受体结合，刺激 mRNA 形成，合成蛋白质。FSH 与睾酮对生精过程进行调控。

二、尿毒症生殖系统改变

尿毒症患者在长期慢性肾脏疾病、慢性肾功能不全影响下，生殖系统受到多种代谢废物、毒性物质作用，必然在形态与功能两方面受到损伤。

（一）性功能变化

50%以上的男性血液透析患者发生部分性或完全性阳痿，且会出现勃起功能障碍（Erectile Dysfunction，ED）、性欲降低、性欲高潮次数减少，性交次数比起患尿毒症前大大减少。

（1）男性患者透析带来的生活、工作能力降低或消失，家庭地位的转变，生活困难、情绪低沉压抑以及停止排尿的影响，都是性功能障碍的因素。以上均属心理因素影响。

（2）透析患者阳痿的原因常常是器质性的，包括尿毒症相关激素的改变、糖尿病动脉硬化引起供血不足、降压药的应用、甲状旁腺疾病、维生素 D 和锌的代谢紊乱。文献提示在慢性肾衰竭男性血液透析患者中存在下丘脑-垂体-性腺轴的紊乱，常表现为血清泌乳素（Prolactin，PRL）、FSH、LH 的升高。可能原因是：尿毒症毒素影响下丘脑和中枢神经系统其他部位多巴胺的代谢，导致下丘脑促性腺激素释放激素减少，进而对垂体抑制作用减弱。有文献报道在慢性肾衰竭男性患者身上使用 5-羟色胺抑制药，可使血清睾酮水平上升，血 PRL 水平下降，PRL 对促甲状腺素释放激素（Thyrotropin Releasing Hormone，TRH）的刺激反应得到改善，LH、FSH 对 LHRH 的刺激反应得到改善。尿毒症毒素使 Leydig 细胞功能异常，睾酮（Testosterone，T）合成减少，同时慢性肾衰竭患者存在阻滞 LH 受体的因子，使得 Leydig 细胞对人绒毛膜促性腺激素（humanchorionic Gonadotrophin，hCG）的敏感性下降，T 分泌减少。慢性肾衰竭时人体对 FSH、LH、PRL 的代谢清除降低，FSH 和 LH 升高可使 T 转化为 E2，使 T 下降，E2 升高。T 下降对促性腺激素的负反馈抑制作用下降，LH 和 PRL 升高。

（3）血液透析患者血管内皮损伤对 ED 的影响。长期透析导致 ED 过程可能以慢性炎性状态等多种病理因素参与引起的对血管内皮直接损伤为始动因素，对性激素水平等的干扰间接导致睾酮对血管内皮保护作用减弱，导致海绵体动脉供血不足和海绵体静脉关闭不全。高明等人选择维持性血液透析的男性患者 83 例，采用勃起功能国际问卷-5（International Index for Erectile Function-5，IIEF-5）将患者分为正常组（A 组）、轻度 ED 组（B 组）、中度 ED 组（C 组）、重度 ED 组（D 组），分别对各组血管细胞黏附分子-1（Vascular Cell Adhesion Molecule-1，VCAM-1）、细胞间黏附分子-1（Intercellular Adhesion Molecule-1，ICAM-1）、血管性血友病因子（von Willebrand Factor，vWF）水平进行检测。结果发现随各组勃起功能下降，各组 ICAM-1、VCAM-1 及 vWF 水平逐渐升高，组间差异具有统计学意义。提示 ICAM-1、VCAM-1 及 vWF 是预测 ED 严重程度的更为敏感的指标。

（二）生育能力降低

男性不育在血液透析患者中较常见，50%的患者有精子数目减少、活动度减弱及形态异常。ESRD 患者睾丸活检发现睾丸生精小管纤维化增加，间质细胞减少，睾丸生精功能出血异常。ESRD 患者体内代谢物蓄积，影响睾丸生精功能，导致精子质量下降。研究发现 ESRD 患者精液体积、浓度、精子活力和正常形态精子百分率均较对照组有明显下降。大鼠实验研究发现 CKD 可以损伤精子 DNA、继而影响受精能力及胚胎种植。不过也存在一些可治疗的病因，如高泌乳素血症、促性腺激素分泌不足、精索静脉曲张、逆行射精、输精管堵塞、感染、出现抗精子抗体等。

三、诊断

国际上评价阴茎勃起功能用指数评分，评价内容包括勃起功能、高潮、性行为、性欲和综合分，如果评分小于 25 分考虑为勃起功能障碍。

在对患者进行检查时，检查者应注意男性第二性征和男子女性型乳房是否存在；睾丸和前列腺存在与否，大小以及一致性；股动脉搏动情况。行海绵体球试验检查勃起躯体神经传入反射弧是否完整。针刺会阴区域了解其敏感性来检查皮区神经的完整性。

常规试验室检查应测定晨起睾酮、甲状腺素、黄体生成素、FSH 和催乳激素水平以助排除内分泌紊乱引起的阳痿。测定血糖水平，用以确定是功能性阳痿还是器质性阳痿，可用 60mg 罂粟碱加 20mL 生理盐水注入一侧海绵体内。注射罂粟碱可增加局部动脉血流，放松窦状通道，减少静脉回流从而刺激正常勃起。精神性或神经性阳痿时，罂粟碱试验可诱发强的勃起。如缺乏勃起或勃起短促，则提示血管供血不足。阴茎彩色多普勒超声波测定阴茎深静脉收缩期峰值小于 10cm/s 可诊断为血管性阳痿。

四、处理措施

（一）心理治疗

预防心理障碍的出现要做大量工作，透析方式的选择是很重要的，应该采用最适合患者本人情况和生活环境的方式。治疗性功能障碍要把握最大的许诺。既要使患者有较大的信心，又要使患者正视疾病的影响。在病情允许的情况下鼓励透析患者与他们的配偶多接触并进行性活动。适量的和有规律的体育锻炼、有益的和有鼓舞性的座谈能消除 ESRD 患者的心理压力和焦虑低沉的情绪。

（二）药物治疗

1.应用 EPO 改善贫血能有效逆转一些患者的阳痿

少数阳痿发病与肼屈嗪、哌唑嗪、米诺地尔、卡托普利有关，可改用甲基多巴、可乐定。血管扩张药特别是一氧化氮类药物如西地那非（万艾可），是一种 V 型磷酸二酯酶抑制剂，目前已被广泛用于治疗阳痿。已有临床试验证实，西地那非可有效用于透析患者，常用量为 50mg。注意服用长效硝酸酯类药物禁止同时服用西地那非，因两药同服增加心血管事件的发生。溴隐亭治疗高泌乳素血症也可改善男性透析患者阳痿。另外，补充锌可治疗部分血锌低的患者，但这种治疗的效果尚有争议。

2.男性不育治疗首先针对病因

目前，锌剂、氯米芬、人绒毛膜促性腺激素、EPO等治疗血液透析男性患者不育尚有争议，似乎只有肾移植才能从根本上解决这一问题。

（三）肾移植

男性肾移植患者在性关系、勃起功能方面优于透析患者，推测原因为肾移植能够在一定程度上改善患者的性激素失衡状态，而透析治疗暂时不能改善这种状态。成建军及于立新等人均通过研究发现，肾移植是能够改善尿毒症患者性功能的最有效手段。随着术后生活质量的改善，性生活也得到恢复，性功能多在术后6个月内改善。

总之，透析患者生殖生理功能障碍是影响透析患者生活质量的重要问题，在许多国家和地区因受传统文化影响，未给予充分的科学的认识。为改善透析患者存在的实际问题，学术界需要深入研究探讨关于透析患者生殖生理功能障碍的课题，诸多透析患者生殖生理功能障碍临床表现经过心理调整及相应治疗是可以改善的。

参考文献

[1] ANANTHARAMAN P，SCHMIDT R J.Sexual function in chronic kidney disease[J]. Adv Chronic Kidney Dis，2007，14（2）：119-125.

[2] BELLINGHIERI G，SAVICA V，SANTORO D.Vascular erectile dysfunction in chronic renal failure[J].Semin Nephrol，2006，26（1）：42-45.

[3] SEMPLE C G，BEASTALL G H，HENDERSON I S，et al.The pituitary-testicular axis of uraemic subjects on haemodialysis and continuous ambulatory peritoneal dialysis[J]. Acta Endocrinol （Copenh），1982，101（3）：464-467.

[4] ODONE P，ORTENSIA A，BOCCALATTE G，et al.Evaluation of the reproductive endocrine system in a population of hemodialyzed adult males[J].Minerva Urol Nefrol，1991，43（3）：231-236.

[5] RUILOPE L，GARCIA-ROBLES R，PAYA C，et al.Influence of lisuride, a dopaminergic agonist，on the sexual function of male patients with chronic renal failure[J].Am J Kidney Dis，1985，5（3）：182-185.

[6] SCHAEFER F，VAN KAICK B，VELDHUIS J D，et al.Changes in the kinetics and biopotency of luteinizing hormone in hemodialyzed men during treatment with recombinant human erythropoietin[J].J Am Soc Nephrol，1994，5（5）：1208-1215.

[7] DUNKEL L，RAIVIO T，LAINE J，et al.Circulating luteinizing hormone receptor inhibitor（s） in boys with chronic renal failure[J].Kidney Int，1997，51（3）：777-784.

[8] KAHRAMAN H，SEN B，KOKSAL N，et al.Erectile dysfunction and sex hormone changes in chronic obstructive pulmonary disease patients[J].Multidiscip Respir Med，2013，8（1）：66.

[9] 高明，张连栋，王子明，等.血液透析患者血管内皮损伤及性激素水平对勃起功能的影响[J].中国血液净化，2016，15（09）：462-465.

[10] 包瑾芳，刘军，姚建.男性血液透析患者性激素水平的变化[J].中国血液净化，2016，9（5）：675-676.

[11] CARRERO J J，QURESHI A R，NAKASHIMA A，et al.Prevalence and clinical implications of testosterone deficiency in men with end-stage renal disease[J].Nephrol Dial Transplant，2011，26（1）：184-190.

[12] XU L G，XU H M，ZHU X F，et al.Examination of the semen quality of patients with uraemia and renal transplant recipients in comparison with a control group[J].Andrologia，2009，41（4）：235-240.

[13] DIMITRIADIS F，GIANNAKIS D，GIOTITSAS N，et al.Post-fertilization effects of chronic renal failure in male rats[J].Int J Androl，2009，32（6）：675-686.

[14] SAM R，PATEL P.Sildenafil in dialysis patients[J].Int J Artif Organs，2006，29（3）：264-268.

[15] SEIBEL I，POLI DE FIGUEIREDO C E，TELöKEN C，et al.Efficacy of oral sildenafil in hemodialysis patients with erectile dysfunction[J].J Am Soc Nephrol，2002，13（11）：2770-2775.

[16] 于立新，夏仁飞，周敏捷.肾移植术后男性受者的性功能及其生育子女的健康状况[J].中华器官移植杂志，2012（12）：710-712.

[17] 成建军，张利，郝晓军，等.肾移植对慢性肾功能衰竭尿毒症期患者性功能的影响[J].中国药物与临床，2021，21（07）：1108-1110.

[18] 迟凯凯，王光策，张文荟，等.比较血液透析与肾移植对男性性关系、勃起功能及性激素水平的影响[J].中国男科学杂志，2016，30（02）：13-16.

魏 雪（撰写） 石爱杰（审校）

第三节 女性生殖功能异常

尿毒症患者性激素水平异常，女性患者雌激素水平下降。血清泌乳素水平增高，女性更为显著，可高达正常的4～10倍或以上，血液透析和腹膜透析均不能使其恢复正常。另外，由于尿毒症患者免疫力降低，血液透析需要抗凝等原因，使得透析患者更容易罹患一些妇科疾病。

一、女性正常生殖生理

卵巢是女性主要生殖器官，是卵子和雌激素产生的地方。月经周期与GnRH、FSH、LH及卵巢激素密切相关。月经周期分为卵泡期和黄体期。卵泡期从始基卵泡发育，经初级卵泡、次级卵泡一直到排卵前成熟卵泡形成。卵泡期开始时，血中雌激素与孕激素均处于低水平，随着雌激素与孕激素对FSH及LH的反馈抑制的解除，FSH、LH水平逐渐上升，同时在FSH及LH作用下雌激素大量合成，卵泡增长，雌激素水平达到高峰，子宫内膜增厚，腺体增多并变长。在LH达高峰后，刺激卵泡合成孕激素促使卵巢排卵。黄体期时，LH使黄体产生大量孕激素和雌激素，如未受精，黄体停止孕激素及雄激素的分泌，孕激素和雌激素水平突然下降，引起子宫内膜剥离，形成月经。

二、尿毒症生殖系统改变

（一）性交困难及性功能障碍

女性患者在开始透析治疗后出现性交困难的原因，首先是雌激素缺乏等内分泌紊乱所致。多数直接原因是阴道干燥，女性患者在透析过程中，身体状况不佳，生殖系统炎症，特别是萎缩性阴道炎的发生，往往可导致阴道上皮退行性变，阴道干燥导致性交困难。此外，女性透析患者亦可导致性功能障碍，经受性欲低下和难以达到性高潮的痛苦。有报告指出，女性肾衰竭患者中性欲低下的百分比大大高于肾衰竭前。人群调查发现，肾衰竭前，女性患者中性欲低者只占 9%，而出现肾衰竭后增加到 33%。女性透析患者中有 31%不再出现性高潮，而在透析前只为 9%。导致性功能障碍有多种原因，包括高泌乳素血症、性腺功能不全、甲状旁腺功能亢进及体型改变等。高泌乳素血症可见于 75%～90%的女性透析患者。当然除了肾衰竭与透析的原因外，心理因素也是一个重要的因素，肾衰竭患者与接受透析的女性承受着较大的心理压力，悲观、抑郁，使得她们丧失生活希望和乐趣，可导致和加重性功能紊乱。

（二）功能障碍性子宫出血

许多女性患者肾小球滤过率＜10mL/min 时发生闭经，一旦开始透析，大约 50%的绝经女性恢复月经来潮。有月经的终末期肾病女性超过一半月经过多，60%月经周期紊乱。这些功能障碍性子宫出血很普遍，可能是子宫内膜癌的早期征象，应引起重视。

（三）妊娠

维持性血液透析女性常常面临着尿毒症毒素、容量负荷、不规则月经周期、恶性高血压、先兆子痫及妊娠期间增加的胎儿代谢废物等不良情况，或者由于患者本人的疏忽、妊娠试验的不敏感及医师不主张妊娠等因素，透析患者的妊娠往往会早期终止或早期流产。但近年随着透析技术的不断进展，有关维持性透析患者成功妊娠的报道越来越多。

1980 年欧洲透析与移植委员会（European Dialysis and Transplant Association，EDTA）报告维持透析患者妊娠的发生率为 0.9%，另有资料显示维持透析患者妊娠发生率为 0.44%，而肾移植患者为 20%，但近年的资料显示维持透析育龄妇女妊娠的发生率在逐渐增高，为 1%～7%。由于透析患者月经不规律，腹部症状常见且不容易同妊娠相联系，所以这部分患者妊娠平均诊断时间为妊娠 16w。对于停经且出现不能解释的透析相关性低血压的患者应当考虑到妊娠的可能，因 HCG 由肾脏清除，未妊娠 CKD 患者 HCG 水平升高干扰妊娠的诊断，所以维持性透析患者妊娠时 HCG 水平应当更高，同时应使用超声检查来证实妊娠并判定妊娠时间。与无 CKD 的女性相比，女性 CKD 患者发生不良胎儿的风险更高。妊娠终止的主要原因为自发性流产，一半多发生在孕中期，其他均为死产及新生儿死亡。新生儿死亡通常是早产并发症的结果。曾连续发现妊娠后开始透析的妇女比在透析中妊娠的结果好，前者的成功率高于 80%。

三、治疗措施

（一）性交困难及性功能障碍治疗

可通过阴道内使用雌激素(每日 2～4mg)或口服雌孕激素复合物纠正。每日 0.625mg 雌激素和 2.5mg 甲羟孕酮可提供足够的雌激素以防止性交困难。如果这种联用方案产生突发性出血，可增加孕激素至 5mg。阴道内使用雌激素的患者实质上也有全身性吸收，因此也应使用孕激素。有报道溴隐亭治疗高泌乳素血症可改善女性透析患者的性功能。使用首剂 1.25mg/d，并于夜间服用，随后应逐渐增加剂量。每日 2 次、每次 2.5mg 的剂量应足以抑制泌乳素的分泌。此外，有研究发现应用重组人促红细胞生成素（recombinant Human Erythropoietin, r-HuEPO）是此类患者性功能障碍发生的保护性因素，原因一方面是应用 r-HuEPO 纠正贫血，改善机体状态；另一方面能纠正已经紊乱的垂体激素负反馈机制，如降低体内 LH、FSH、PRL 的水平，从而改善性功能。而应用β受体阻滞剂是性功能障碍的危险因素，其原因可能是通过对中枢神经系统的影响和增加患者的疲劳感，从而降低性欲。

（二）功血治疗

患者月经期间进行血液透析应给予最低抗凝剂量的肝素。某些患者也可以使用无肝素技术和枸橼酸盐抗凝。月经量多的患者，贫血往往用足量 EPO 仍难以纠正，需静脉补充铁剂，必要时需要输血。

近年来的研究证实，激素治疗透析女性功能障碍性子宫出血有可靠的疗效。口服避孕药是最安全的一线用药，理论上雌孕激素复合物还对防止子宫恶性肿瘤和骨质疏松症有益，但应避免用于难治性高血压和有深静脉血栓形成病史的患者。对口服激素治疗无反应的患者而言，甲羟孕酮是最好的二线药物。肌内注射每周 1 次 100mg，连续 4 周后改每月 1 次，口服每日 1 次 10mg，月经周期前 10 日应用。许多透析患者存在出血倾向，肌内注射甲羟孕酮可能导致血肿形成，而且肌内注射的半衰期不可预知。对口服避孕药或孕激素无反应的患者，可使用促性腺激素释放激素拮抗剂。每月 1 次肌内注射长效乙酸亮丙瑞琳（抑那通）7.5mg 或每日 1 次喷鼻，该药价格昂贵。对于急性过度失血的病例，可用大剂量雌激素治疗，静脉注射雌激素结合物 25mg，每 6 小时 1 次，出血通常在 12 小时内减轻。当急性失血出血时间延长时，可用去氨基精加压素，剂量为 0.3pg/kg，溶于 50mL 生理盐水中，每 4～8 小时 1 次，用 3～4 次。

子宫内膜激光消融术可安全、有效替代子宫切除术。术前给予患者达那哇（200mg，每日 4 次，4～6 周）或促性腺激素释放激素拮抗剂治疗。这项操作对技术要求较高，会导致永久性不孕。

绝经后透析患者可选择子宫切除术。随着子宫内膜激光消融术的出现，子宫切除术目前主要用于子宫平滑肌瘤或其他子宫及盆腔病变继发出血的患者。对于等待肾移植的绝经前患者而言，子宫切除术仅能在抢救生命的情况下应用，因为移植后患者往往恢复生育能力。

（三）妊娠

尿毒症患者成功妊娠需要关注更多方面的问题，比如：透析的处方、贫血的纠正、高血压的治疗、酸碱电解质平衡的维持、骨矿代谢的调整、营养的支持等，同时需要患者、肾脏病医师、透析护士、营养师、产科医师、新生儿专家之间的密切配合。虽然透析女性成功妊娠已成为可能，但孕期和产后带给患者及其家庭的艰难困苦也是显而易见的，她们既要维持透析又要面对早产的婴儿，而且目前尚不清楚这些会对患者带来哪些长期的影响。ESRD 女性如果肾移植成功则成功妊娠的概率就会增高。

参考文献

[1] PALMER B F.Sexual dysfunction in men and women with chronic kidney disease and end-stage kidney disease[J].Adv Ren Replace Ther，2003，10（1）：48-60.

[2] ANANTHARAMAN P，SCHMIDT R J.Sexual function in chronic kidney disease[J].Adv Chronic Kidney Dis，2007，14（2）：119-125.

[3] BARRETT P M，MCCARTHY F P，KUBLICKIENE K，et al.Adverse pregnancy outcomes and

long-term maternal kidney disease: a systematic review and meta-analysis[J].JAMA Netw Open, 2020, 3（2）: e1920964.

[4] WU S C, LIN S L, JENG F R.Influence of erythropoietin treatment on gonadotropic hormone levels and sexual function in male uremic patients[J].Scand J Urol Nephrol, 2001, 35（2）: 136-140.

[5] 何景芳, 崔太根.维持性血液透析女性肾病患者性功能障碍和生活质量的研究[J].北京医学, 2015, 37（01）: 29-32.

[6] REDDY S S, HOLLEY J L.Management of the pregnant chronic dialysis patient[J].Adv Chronic Kidney Dis, 2007, 14（2）: 146-155.

[7] HOLLEY J L, REDDY S S.Pregnancy in dialysis patients: a review of outcomes, complications, and management[J].Semin Dial, 2003, 16（5）: 384-388.

[8] EROǧLU D, LEMBET A, OZDEMIR F N, et al.Pregnancy during hemodialysis: perinatal outcome in our cases[J].Transplant Proc, 2004, 36（1）: 53-55.

[9] WALSH A M.Management of a pregnant woman dependent on haemodialysis[J].EDTNA ERCA J, 2002, 28（2）: 91-94.

[10] PICCOLI G, BONTEMPO S, MEZZA E, et al.Sudden development of low tolerance of dialysis in a young female patient[J].Nephrol Dial Transplant, 2004, 19（1）: 255-257.

[11] 刘洪波, 张莉, 张东亮.尿毒症患者妊娠的处理[J].中国血液净化, 2008（04）: 214-218.

[12] 杨聚荣,林利容.慢性肾脏病患者妊娠的管理现状及策略[J].诊断学理论与实践,2021,20（02）: 125-129.

魏　雪（撰写）　石爱杰（审校）

第四篇　腹膜透析相关并发症

第一章　腹膜透析相关感染

第一节　腹膜透析相关的感染性腹膜炎

腹膜透析相关性腹膜炎的诊断与评估

腹膜透析相关性腹膜炎（Peritoneal Dialysis Associated Peritonitis，PDAP）是腹膜透析（Peritoneal Dialysis，PD）的主要并发症，随着 PD 技术的进步，PDAP 发生率明显下降，但仍是 PD 技术失败、拔管、死亡的主要原因。不同国家、地区 PDAP 发生率有着明显的差异，2022 年国际腹膜透析协会（International Society for Peritoneal Dialysis，ISPD）指南要求总体腹膜炎发生率不超过 0.4 例次/患者年。PDAP 种类包括细菌性腹膜炎（Bacterial Peritonitis，BP）、真菌性腹膜炎（Fungal Peritonitis，FP）、结核性腹膜炎（Tuberculous Peritonitis，TBP）、硬化性腹膜炎、化学性腹膜炎，其中 BP 最常见，占总数的 70%～95%，FP 常继发于 BP、有抗生素暴露的患者，后 3 种相对少见，对于培养阴性的聚集性腹膜炎病例需考虑化学性腹膜炎的可能。

PDAP 常见原因是操作不规范导致的接触污染，其次是导管相关感染，肠源性感染、牙科手术、肠镜、妇科宫腔镜检查等也可导致 PDAP。有文献报道老人、肥胖、营养不良、糖尿病、低文化程度是 PDAP 危险因素。

PDAP 诊断标准：①腹痛和/或透出液浑浊，伴或不伴发热；②透出液白细胞计数＞$100×10^6$/L，其中多核细胞＞50%以上；③透出液微生物培养阳性。至少符合下列 3 项中 2 项或以上者即可诊断。对于快速周期治疗的自动化腹膜透析（Automated-Peritoneal-Dialysis，APD）或留腹时间较短的患者，多核细胞百分比＞50%更有意义。透出液病原菌培养阳性是 PDAP 诊断金标准，但目前很多 PD 中心的培养阳性率并不理想，指南建议若培养阴性率超过 15%，需对取样及培养技术重新评估和改进，尽可能在抗生素使用前留取标本，床旁接血培养瓶、透出液浓缩培养、抗生素中和培养瓶培养等可提高培养阳性率，培养阴性者需重复检验，并行真菌、分枝杆菌培养。近年来又出现一些腹膜炎诊断新技术如中性粒细胞明胶酶相关脂质运载蛋白（Neutrophil Gelatinase-Associated Lipocalin，NGAL）、聚合酶链式反应（Polymerase Chain Reaction，PCR）、病原菌测序、白细胞酯酶试纸、免疫指纹等，但 2016 年 ISPD 指南指出目前还没有充分证据支持使用新技术诊断 PDAP。

近年来文献报道革兰阳性菌仍为 PDAP 主要致病菌，但占比有所下降，革兰阴性菌比率有升高趋势，凝固酶阴性葡萄球菌、大肠埃希菌是引发 PDAP 的主要病原菌，真菌、分枝杆菌较少见，但真菌、结核菌所致腹膜炎一般病情重，致死率高，常需拔管。

PDAP 治疗原则：①纠正腹膜炎原因；②尽早有效治疗，迅速控制感染：初期给予经验性抗感染治疗，选用抗生素需覆盖革兰阳性菌和革兰阴性菌，一旦获得透出液培养结果，立即根据药敏调整抗生素，并给予足程治疗；③适时拔管，重视腹膜保护，对于长透析龄及免疫功能低下 PD 患者，重在挽救生命。具体治疗详见各章节。

PDAP 的预防：①选择双 CUFF 导管、合适出口位置，置管术前预防性使用抗生素；②加强出口处护理，避免导管牵拉损伤；③对患者及照料者进行培训，考核合格后方可进行换液操作，并重新再培训、考核；④在进行牙科、腹腔、盆腔侵入性诊疗时需预防性使用抗生素；⑤改善患者胃肠功能，加强营养，提高患者抵抗力；⑥PD 中心应定期监测腹膜炎发生率、病原菌情况，积极寻找病因，制订预防计划。

李金芳（撰写）　张　萍（审校）

细菌性腹膜炎

一、概述

PDAP 是腹膜透析 PD 最常见并发症，也是导致 PD 患者技术失败、拔管以及退出、死亡的主要原因。据统计 PDAP 导致 PD 技术失败率可达 20%，有报道甚至高达 42%，PDAP 发生率每年增加 0.5%，随之死亡风险增加 4%～11%，PDAP 所致死亡率约占 PD 患者总死亡率的 16%～18%。

二、定义

PDAP 指患者在 PD 治疗中由于接触污染、胃肠炎症、导管相关感染及医源性操作等原因造成致病原侵入腹腔引起的腹腔内急性感染性炎症。腹膜炎种类大致分为细菌性腹膜炎（Bacterial Peritonitis，BP）、真菌性腹膜炎（Fungal Peritonitis，FP）、结核性腹膜炎（Tuberculous Peritonitis，TBP）、硬化性腹膜炎、化学性腹膜炎，其中 BP 最常见，占总数的 70%～95%，本节主要论述 BP。

三、流行病学和风险因素

（一）流行病学

不同国家报道的腹膜炎发生率有着明显的差异，而且在同一个国家内部，也有很多解释不清的差异。国外腹透中心报道腹膜炎发生率为 0.06～1.66 例次/患者年，欧洲地区腹膜炎发生率为 0.24～0.95 例次/患者年，北美腹膜炎发生率为 0.33～0.82 例次/患者年，亚洲地区 PDAP 发生率为 0.23～0.68 例次/患者年，我国大型腹透中心数据：上海仁济

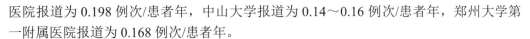

医院报道为 0.198 例次/患者年，中山大学报道为 0.14～0.16 例次/患者年，郑州大学第一附属医院报道为 0.168 例次/患者年。

（二）风险因素

一项基于 34 篇文献 2978 例 PDAP 患者和 5783 例对照病例的荟萃分析研究结果显示：年龄、性别、文化程度、合并糖尿病、家居环境、白蛋白（Albumin，Alb）水平、血红蛋白（Hemoglobin，Hb）水平、C-反应蛋白（C-Reactive Protein，CRP）水平均为 PDAP 的危险因素。黄庆龙曾研究报道，反复发作腹膜炎的患者文盲比例高、年龄偏高、透龄长、基础疾病以糖尿病肾病多见。

1.种族

马来西亚的一项多中心研究首次报道了腹膜炎在亚洲多种族间具有风险差异性，和其他种族相比，中国人患腹膜炎的风险较低。Holley 等发现黑人比白人更容易发生腹膜炎，但白人更容易发生金黄色葡萄球菌腹膜炎及导管出口处感染（Catheter Exit Site Infection，ESI）。

2.性别

加拿大一项大样本研究结果显示女性为腹膜炎独立危险因子之一。但多数文献表明性别与腹膜炎感染无相关性。

3.年龄

加拿大一项大样本研究纳入 4247 例 PD 患者，其中 1605 例患者发生 3058 次腹膜炎，研究结果显示年龄增加是腹膜炎独立危险因子之一；Szeto 等研究发现年龄每增加 10 岁，腹膜炎后死亡的风险增加 96.8%。但美国肾脏数据系统的数据和巴西 PD 队列研究结果显示年龄并不是预测腹膜炎风险的指标。

4.BMI

国内外文献已有报道高 BMI 是腹膜炎的危险因素。Mcdonald 等研究发现在 BMI＞24.9kg/m² 的基础上，BMI 值越大，首次腹膜炎发作的时间越短，且 BMI 每增加 5kg/m²，腹膜炎发生风险增加 1.08 倍。

5.受教育程度

Martin 等在调整了社会经济、人口学统计学特征以及相关的医学因素之后，观察到文化程度对腹膜炎风险有较强的影响。王彦瓅对 65 例 PDAP 患者进行研究分析，指出受教育程度低是首次 PDAP 发生的危险因素。

6.家庭经济条件

中国一项 7 个 PD 中心参与的回顾性研究数据显示个人收入低是腹膜炎首次发病和治疗失败的危险因素。但巴西一项多中心研究表明经济收入不是腹膜炎的独立危险因素。

7.低血清白蛋白

Noppakun 等发现 PD 开始前白蛋白下降是腹膜炎的独立危险因素；陈莎对不同级 PD 中心腹透相关 BP 预后及危险因素进行分析，认为低白蛋白水平是 PD 患者反复发作腹膜炎的独立危险因素。美国一项研究发现基线血清白蛋白低于 29g/L 的患者倾向于较高的腹膜炎发生率，白蛋白每降低 10g/L，腹膜炎风险增加 74%。

8.糖尿病

多数研究指出糖尿病是 PDAP 的危险因素，但有研究认为血糖控制不良是导管出口和隧道感染风险的一致预测因素，而不是腹膜感染的风险因素。王彦璎研究结果也未发现糖尿病是首次腹膜炎的危险因素。

9.透析龄

有研究指出长透析龄PD患者腹膜炎风险高,考虑长期PD患者腹膜结构和功能改变,腹膜屏障破坏,肠道菌群更易移位至腹腔,且腹膜清除细菌能力下降所致。

10.残余肾功能

印度一项研究显示低残余肾功能患者腹膜炎的发生率较高。Han等研究证明残余肾功能是腹膜炎的独立预测因子。这可能与肾脏的内分泌功能下降,免疫力降低,整个机体功能状态差相关。

11.免疫抑制剂

Andrew等回顾了39例使用免疫抑制剂的PD患者与146例非免疫抑制PD患者,发现免疫抑制剂组腹膜炎发生率更高。但Badve研究未发现两者之间腹膜炎发生率的差异性。

12.胃肠道问题

如便秘和肠炎,已被报道与由肠道微生物引起的腹膜炎有关。腹膜透析结果与实践模式研究（Peritoneal Dialysis Outcomes and Practice Patterns Study，PDOPPS）还报道了较高的腹膜炎风险与胃肠道出血相关。

13.低钾血症

在PDDOPPS研究中，来自7个国家的国际数据显示，在调整混杂因素后，持续4个月的低钾血症与随后的腹膜炎发生率增加80%相关。除低钾血症的程度外，低钾血症的持续时间与PD患者发生腹膜炎的风险相关。

14.家居环境

家居环境脏乱，无法保证PD的无菌操作，增加腹膜炎风险；家庭宠物身上常寄居多种细菌，在接触、抓咬患者或腹透设备时，存在腹膜炎风险。有文献已报道了40多例多杀性巴氏杆菌腹膜炎（又称猫咬腹膜炎）。

15.药物

有新数据表明,胃酸抑制剂,特别是组胺-2受体拮抗剂,是PD患者小肠性腹膜炎的一个可改变的危险因素。6项非随机研究的荟萃分析,涉及829名PD患者的汇总数据,显示组胺-2受体拮抗剂的使用与肠性腹膜炎的发生概率增加相关。

16.腹透中心

腹透中心的医疗技术水平、护理人员培训程度、PD患者管理、质量控制等与腹膜炎也有一定关系。

17.其他

鼻黏膜金黄色葡萄球菌感染也是腹膜炎发生的危险因素；近年有报道抑郁、认知功能障碍为腹膜炎新的危险因素。

四、发病机制

1.腹膜防御机制受干扰

透析液的频繁交换改变了腹腔的生理环境,腹膜巨噬细胞的破坏清除增加,补体活性降低，腹腔液中调理素浓度降低，丢失增加，这些改变对患者的特异性和非特异性免疫功能都产生不利影响，使腹膜对细菌产生易感性。

2.免疫功能低下

尿毒症患者常存在贫血、低蛋白血症、营养不良等情况，同时机体巨噬细胞抑菌功能减弱，导致患者免疫功能低下，为细菌易感人群。

3.导管介导

腹透导管为生物进入腹腔提供了入口，同时容易在硅胶管上形成生物膜，增加了腹膜炎感染率。

4.细菌感染

感染途径有以下几种：①接触污染：为主要感染途径，多与操作者无菌观念差、操作不当、腹透液污染等有关，最常见的病原体是定居于人的皮肤和手的凝固酶阴性的葡萄球菌和金黄色葡萄球菌；②导管相关感染迁延不愈，并发腹膜炎；③腹腔内脏器感染、便秘、肠炎等导致肠源性腹膜炎；④一些侵入性诊疗操作：如胃肠镜检查、口腔科手术、妇科宫腔镜检查等常导致腹膜炎，有报道 PD 患者侵入性妇科手术后腹膜炎发生率为26.9%～38.5%，最常见的细菌病原体是链球菌，其次是大肠杆菌、肠球菌、葡萄球菌和罕见的念珠菌；结肠镜检查后腹膜炎发生率为 3.4%～8.5%，常见病原体是大肠杆菌；胃镜检查后腹膜炎的发生率为 1.2%～3.9%。

任海滨研究报道腹膜炎发生的主要原因包括操作不规范（29.41%），肠道感染（26.47%），外接短管滑脱（5.88%），导管引流不畅（5.88%），腹透液污染（5.88%），治疗不彻底（2.94%），原因不明（23.53%）。

五、临床表现

（一）症状体征

透出液浑浊、腹痛、伴或不伴发热，腹部压痛和反跳痛。老年患者可仅表现为透出液浑浊和低血压，而腹痛和腹部体征不突出；严重腹膜炎患者可出现脓毒血症或感染性休克的表现。文献报道革兰阴性菌引起的 PDAP 的临床表现及体征更严重。

2016 年 ISPD 指南强调腹痛和透出液浑浊有同等临床价值，一旦出现腹痛或透出液浑浊，虽然需要其他的鉴别诊断，但仍需按照 PDAP 治疗直至诊断明确或排除。

（二）实验室及辅助检查

透出液白细胞计数、分类以及微生物培养对于 PDAP 诊断尤为重要，对临床疑诊患者应立即完善相关检查。

1.透出液标本的留取

应及时留取第 1 袋浑浊透出液（至少留腹 1～2h）并在 6h 内送检，如不能立即送检的，接种的培养瓶应在 37℃孵育，避免冷藏或冷冻，因为它可能会杀死或延缓某些微生物的生长；尽量避免留取标本前使用抗生素。

2.透出液白细胞计数及分类

透出液白细胞$>100\times10^6$/L，中性粒细胞比例$>50\%$，高度提示腹膜炎；但透出液白细胞数受留腹时间长短影响，对于快速周期治疗的 APD 或留腹时间较短的患者，即使透出液白细胞数$<100\times10^6$/L，若多核细胞百分比$>50\%$，仍需考虑 PDAP。

3.透出液涂片

有助于判断致病原是革兰阳性菌、革兰阴性菌或酵母菌，尤其对酵母菌等真菌的检测更有价值。尽管结果通常是阴性的，但也应该进行检查，建议标本离心后再涂片，可提高阳性率。

4.透出液微生物培养

对透出液进行病原菌培养是目前临床首选的 PDAP 病原菌检测方法，也是诊断 PDAP 的金标准。病原菌检测不但可明确腹膜炎的致病菌，指导抗生素的选择，还能提示感染的来源，2022 年 ISPD 腹膜炎指南指出腹膜炎细菌培养阳性率不应低于 85%，但目前很多中心的培养阳性率并不理想，考虑可能与腹透液留腹时间、标本保存方法及时间、培养前已使用抗生素、少见病原体感染等有关，指南建议若培养阴性率超过 15%，需对取样及培养技术进行重新评估和改进。

2022 年 ISPD 指南推荐使用血培养瓶进行 PD 流出液的细菌培养，同时接种在两个血培养瓶（需氧和厌氧培养瓶）中；建议直接接种至快速血培养瓶或离心腹透液后培养沉淀物或裂解离心技术再进行培养。

透析液浓缩技术培养阳性率可达 90%。方法：将 50mL 的 PD 流出液在 3000g 离心 15min，在离心后的沉淀物中加入 3～5mL 上清液使之再悬浮，然后将其分别接种到固体培养基和标准血培养基中，可提高培养阳性率 5～10 倍，固体培养基培养需同时在有氧、微氧和厌氧的环境中培养。近期一项研究对 103 次 PDAP 患者的透出液标本采用不同培养方法进行培养，腹膜炎患者总体培养阳性率为 78.6%，直接平板培养阳性率仅 30.8%，而床旁接种血培养瓶阳性率达 92.8%。联合应用水裂解液、TWEEN-80 血琼脂和 Triton-X 来处理 PD 流出液也是一种敏感的培养方法。

对于培养前已使用抗生素的患者，建议使用抗生素中和培养瓶进行培养。冯敏等研究显示离心后使用抗生素中和培养瓶可显著提高培养的阳性率，最高可达 93.8%。

当孵育 3～5 天后培养仍为阴性，需重复检验，并行真菌、分枝杆菌培养。此外，将血培养瓶的传代培养物分别放置在需氧、厌氧和微需氧培养基中再进行培养 3～4 天，可能有助于确定那些在一些自动培养系统中无法检测到的生长缓慢的细菌和酵母菌。PD 导管的培养可以提高诊断率，特别是对真菌和肠球菌的检测。

5.反复发生腹膜炎

应行腹部超声或 CT 检查排除腹腔脓肿；并发隧道压痛者应行隧道超声检查和隧道口分泌物培养。

6.诊断新技术

随着技术的进步，PDAP 诊断中不断有新技术出现，部分已经在临床逐步应用，但 2016 年 ISPD 指南指出，目前还没有充分证据支持使用新技术诊断 PDAP。

（1）NGAL：是一种急性时相反应物，储存于中性粒细胞的特殊颗粒中，生理情况下表达水平极低，炎症刺激后迅速释放，2h 达分泌高峰，具有更高的反应性，可作为炎症早期指标。Martino FK 等发现在 BP 和非腹膜炎患者中腹透液 NGAL 浓度存在显著性差异，且该指标在腹膜炎感染早期即显著增加，与腹透液 WBC 计数有显著相关性。姚运娇对 60 例 PDAP 患者进行研究也得出相同结果，提示腹透液 NGAL 可能是腹膜炎早期诊断的一个有价值的指标。姚云娇在研究中还发现培养阳性组透出液中 NGAL 明显高于培养阴性组，提示 NGAL 有助于区分培养阳性腹膜炎及阴性腹膜炎。曾有研究发现 G⁻菌感染的 PDAP 患者的透出液 NGAL 水平高于 G⁺菌感染者，但姚云娇研究中两者无差异性。该方法缺点是不能明确病原菌，且 PD 患者常存在腹膜微炎症状态，NGAL 测量值往往大于正常参考值，存在假阳性的可能。

（2）PCR：是目前病原菌检测中一项最热门的技术，其原理是根据细菌 16Sr RNA 基因恒定区设计引物，对基因片段进行特异扩增，通过检测病原菌特异核酸片段，从而达到鉴定菌种的目的。因其检测不依赖微生物表型标记、酶学等方法，因此更快速、灵敏、特异。Srinivasan 等收集了 617 株菌种，并用 PCR 方法和传统培养法比较，发现属符合率为 96.0%，种符合率为 87.5%。PCR 用于 BP 的快速诊断，阳性率显著高于传统培养法，敏感度和特异度高；且还可以用于革兰阳性菌和革兰阴性菌的初步分型。燕雯雯等对 70 例腹透液标本分别行传统细菌培养和通用 PCR 法检测，后者培养阳性率为 81.43%，明显高于前者阳性率（65.71%），并对通用 PCR 法检出的阳性样本，再分别采用单一及多重 PCR 检测，两者检测结果一致，但后者用时更短。潘红英等研究发现定量 PCR 联合基因芯片检测腹水标本 16Sr RNA 的阳性率高于传统培养方法近 3 倍。该方法灵敏度高、特异性强，操作简单、快速，但缺点是需要一定数量的细菌数，且 PDAP 患者病原菌的种类多样，可能难以完全覆盖。

（3）病原菌测序：目前基于二代测序技术为主的高通量测序已广泛开展，它能够覆盖细菌、真菌、病毒等各种病原微生物，不受培养条件限制，检测快速高效，稳定性较好，且可以同时分析细菌的耐药性。现已在临床开始使用，在血流感染、呼吸道重症感染方面均获得较好评价，但对 PDAP 尚无报道。该方法在致病原微生物的鉴定方面有独特的优势，但对生物信息分析要求较高，费用昂贵。

（4）白细胞酯酶试纸：原理是试纸上的吲哚酚酯可以与中性粒细胞中的酯酶反应生成吲哚酚，再和重氮盐氧化生成紫色化合物，其颜色深浅同白细胞计数正相关。但对于 PDAP 患者，早期表现不明显，腹透液白细胞计数较低，可能该试纸的敏感性不足。

（5）生物标志物检测

1）IL-6：主要是单核巨噬细胞分泌的炎症因子，当机体发生感染时，IL-6 升高先于 CRP、降钙素原（Procalcitonin，PCT），提示 IL-6 可以作为感染早期诊断指标。有研究表明，PDAP 患者腹腔内 IL-6 的浓度高于血液中的浓度。因此，相较于血浆 IL-6，腹透流出液 IL-6 浓度可能更有助于 PDAP 的临床诊断。目前一种测量 IL-6 水平的设备已被测试，其阴性预测值超过 98%，有利于排除腹膜炎。

2）PCT、内毒素、超氧化物歧化酶（Superoxide Dismutase，SOD）：PCT 是近年来新发现的细菌、病毒感染的早期标志物，随感染程度加重而升高，具有较高的敏感性及特异性。内毒素是革兰阴性菌细胞壁上的脂多糖，当机体感染革兰阴性菌时，内毒素大量释放入血，呈高表达水平。黄玉英等对 63 例 PD 患者腹透流出液进行分析，发现腹膜炎组 PCT 和内毒素呈高表达水平，革兰阴性组的内毒素表达水平明显高于革兰阳性组，提示透出液 PCT、内毒素可作为腹膜炎预测指标，其中内毒素可作为革兰阴性菌感染指标。SOD 是反映人体氧化应激状态的一项指标。刘栋等对 123 例 PD 患者进行分析，发现血清 PCT 水平越高，SOD 水平越低，腹膜炎发生风险越大，当 PCT＞5ng/mL 时，PDAP 发生率为 100%；当 SOD＜90U/mL 时，PDAP 发生率可达 92.6%。

3）免疫指纹：近年有学者认为可通过流式细胞仪及多重酶试剂盒检测这些患者腹透液中的多种细胞因子形成的"免疫指纹"来明确诊断，并可以鉴别病原菌种属。但该方法目前暂无大量证据表明与传统方法相比鉴别细菌的准确性，同时该方法操作复杂，设备要求高，目前很难用于临床。

（三）诊断

1.诊断标准（参照 2022 年 ISPD 腹膜炎指南）

至少符合下列 3 项中 2 项或以上者可诊断 PDAP。

（1）腹痛和/或透出液浑浊。

（2）透出液白细胞计数>$100×10^6$/L，其中多核细胞>50%以上。

（3）透出液微生物培养阳性。

2.鉴别诊断

（1）腹痛应与其他急腹症如急性胆囊炎、急性胰腺炎、急性阑尾炎、消化道溃疡、穿孔、肠梗阻、肾绞痛等疾病鉴别。

（2）当透出液浑浊时，需与下列情况进行鉴别：①化学性腹膜炎；②嗜酸粒细胞增多性腹膜炎；③血性腹水；④腹腔内恶性肿瘤；⑤乳糜性腹水。

六、处理措施

PDAP 的治疗原则：纠正腹膜炎发生原因，尽早有效治疗，迅速控制感染；适时拔管，重视腹膜保护；对于长透析龄及免疫功能低下腹透患者，重在挽救生命。具体治疗包括经验治疗和后续治疗。

（一）经验治疗

1.抗生素选用

经验性抗生素的抗菌谱应覆盖革兰阳性菌和阴性菌，并根据各中心细菌学监测情况，结合患者既往腹膜炎病史、导管出口处及隧道感染史选用抗生素。对于革兰阳性菌可选用第一代头孢菌素或万古霉素，对于革兰阴性菌可选用氨基糖苷类或第三代头孢菌素，不推荐把喹诺酮类抗生素作为革兰阴性菌的经验治疗。对于中心多见耐甲氧西林的金黄色葡萄球菌（Methicillin-Resistant Staphylococcus Aureus，MRSA）所致腹膜炎，建议使用万古霉素+广谱抗革兰阴性菌药物。

目前国内外多数研究结果表明革兰阳性菌对利福平、万古霉素等药物耐药性低，革兰阴性菌对亚胺培南、美罗培南、阿米卡星等药物耐药性低，但利福平对多个系统均有副作用，亚胺培南、美罗培南为广谱抗生素，抗菌作用强，但长期使用易造成二重感染，且价格昂贵，不宜作为经验用药。头孢他啶主要用于治疗革兰阴性菌感染，且肾毒性小，常作为革兰阴性菌治疗的经验性用药，万古霉素常作为革兰阳性菌的经验性用药，但具有肾毒性、耳毒性，需严格控制剂量。Pasqual 等通过纳入 64 项研究进行 Meta 分析，发现头孢他啶联合糖肽类药物对腹膜炎的治疗效果明显优于糖肽联合氨基糖苷类药物。

2.用药途径、方式及注意事项

2016 年 ISPD 指南指出，除非患者出现脓毒血症，否则强烈建议抗生素腹腔给药，可采用连续给药或间断给药方式。氨基糖苷类、万古霉素建议间断给药，留腹至少 6h；如严重腹膜炎合并脓毒血症、感染性休克或其他感染等，建议联合静脉抗生素治疗。

2016 年 ISPD 指南指出短期（≤2 周）应用氨基糖苷类抗菌药物安全有效，且不会加速残余肾功能的丢失，尽量避免重复或长期（≥3 周）使用，以免出现耳毒性以及残余肾功能损害。APD 患者发生腹膜炎可延长单次循环时间或暂时改为持续非卧床腹膜透析（Continuous Ambulatory Peritoneal Dialysis，CAPD），以满足对抗生素留腹时间的要求。

腹膜透析液中药物的稳定性、兼容性：

在腹膜透析液中稳定性较好的抗生素包括头孢唑啉、磷霉素、环丙沙星、复方新诺明、妥布霉素、庆大霉素和万古霉素，这些抗生素在 37℃腹透液中稳定时间均>24h；头孢吡肟、氨苄青霉素、阿莫西林、头孢他啶、亚胺培南、美罗培南、达托霉素和替加环素稳定性较差，可腹腔给药，但溶于腹透液后不可长时间体外储存；头孢他啶和阿莫西林在 37℃的腹透液中仅稳定 6h；亚胺培南在各种腹透液中均不稳定，会迅速降解；美罗培南在 37℃时初始浓度<80%；既往认为利奈唑胺在腹透液中无活性，但最新研究表明含有 2mg/mL 利奈唑胺的腹透液在 37℃可放置 24h，可保留>90%的抗菌活性。

各种糖肽类、氨基糖苷类和头孢菌素可以在同一透析溶液袋中混合而不损失生物活性，但青霉素类和氨基糖苷类混合会导致氨基糖苷类的糖苷基团失活，存在配伍禁忌。同时还需注意应避免以浓缩形式混合药物，例如万古霉素和头孢他啶在高浓度时物理上不相容，会立即产生沉淀，但在腹膜透析液中稀释时，它们可以安全地组合使用（>1L 的透析液中是相容的），因此任何需混用的抗生素须分别用不同的注射器加入透析液中。

2016 年 ISPD 指南中提到，抗生素在加入肝素后维持稳定的时间会发生变化，表现为药物降解或沉淀、药物剂量不足和抗菌活性减弱。Kandel 等报道头孢他啶、哌拉西林钠/他唑巴坦钠与肝素混合于腹透液中，药物较稳定，而美罗培南加入混有肝素的 pH 值中性腹透液中，降解速率显著增加，应避免联合应用。

3.其他治疗

腹透液浑浊明显者，需在透析液中加入肝素 500U/L 预防纤维蛋白凝块堵塞腹透管；如纤维蛋白凝块堵塞腹透管，出入液不畅，可予生理盐水 20mL 加压进水，并予尿激酶（5000~20000U）加入生理盐水 20mL 注入透析管，1~2h 后放出，并继续加肝素 500U/L 透析液留腹治疗；疼痛明显者，可给予腹腔冲洗（500~1000mL/周期），必要时腹透液中加入利多卡因 50mg/L（肠鸣音减弱时慎用）。尽量避免使用阿片类强镇痛剂。

4.腹透方案调整

腹膜炎时腹膜通透性增高，超滤减少可导致液体负荷增加，应及时调整腹透方案，避免发生容量超负荷；通常腹膜炎症状在治疗开始后 48h 内会得到明显改善，治疗过程中应及时复查透出液细胞分类计数。

（二）后续治疗

一旦获得透出液微生物培养和药敏结果，应立即据此调整抗生素的使用。抗感染疗程至少需要 2 周，重症或特殊感染需要 3 周或更长时间。

不同致病原导致的 PDAP 在病因、抗生素选择、疗效和预后等方面具有各自的特点。近年来，各 PD 中心对 PDAP 的致病菌及耐药情况逐渐重视，多个中心报道革兰阳性菌仍为主要致病菌，但随着 PD 技术的发展，患者操作能力的培训强化，革兰阳性菌占比有所下降，革兰阴性菌比率没有变化，甚至有升高趋势。国内郭群英等分析了单中心 15 年的随访资料，结果显示 2001—2005 年革兰阴性菌腹膜炎比例为 34.3%，凝固酶阴性葡萄球菌、大肠埃希菌是引发 PDAP 的主要病原菌。与革兰阳性菌 PDAP 相比，革兰阴性菌所致 PDAP 的复发率、拔管率更高，预后不良。

1.金黄色葡萄球菌

可导致严重腹膜炎，有研究指出金黄色葡萄球菌性腹膜炎拔管率、转血液透析（Hemodialysis，HD）比例、死亡率高。此类感染的主要原因是出口处或隧道感染，其他原因还包括接触污染。

若明确为导管相关感染，常是难治性腹膜炎，对药物治疗反应差，往往需要拔管；排除导管相关感染，停用抗革兰阴性菌药物，根据药敏继续使用抗革兰阳性菌药物，若致病原为 MRSA，则预后差，应使用万古霉素腹腔给药。万古霉素的治疗效果与其在体液中的谷浓度密切相关，而肾功能不全患者个体间的药物谷浓度差异较大，2016 ISPD 指南和《中国万古霉素治疗药物监测指南》均建议腹膜炎患者的万古霉素血药浓度维持在 15μg/mL 以上，但这两个指南均没有明确推荐腹透液中的万古霉素浓度。2018 年腹膜透析相关感染防治指南推荐每次 15～30mg/kg，最大剂量 2g，体重 50～60kg 的患者常规是每 5 天 1g，重复给药时间间隔应基于药物谷浓度确定，若谷浓度<15mg/L，应重复给药，通常每 5～7 天给药 1 次。方玲等研究检测 36 例腹膜炎患者的血浆和腹透液中万古霉素浓度（给药方案：2g，腹腔给药，1 次/5d），大部分患者药物浓度达标，但有尿患者的药物浓度偏低，建议对尿量>500mL/d 的患者适当增加万古霉素剂量，加强浓度监测。有研究者推荐对有尿的 PD 患者，万古霉素的剂量可增加 25%。

尽可能避免长时间使用万古霉素，防止出现耐万古霉素的金黄色葡萄球菌感染，此类感染一旦发生，需使用利奈唑胺、达托霉素或奎奴普丁/达福普汀。替考拉宁可作为 MRSA 感染的备选药物，15mg/kg，每 5～7 天用药 1 次，持续 3 周。单纯腹腔用药疗效欠佳时可加用利福平（体重≥50kg，600mg/d；体重<50kg，450mg/d）口服，但疗程应控制在 1 周内，以免产生耐药结核菌。Szeto 研究显示辅助使用利福平 5～7 天可减少复发或再发性金黄色葡萄球菌性腹膜炎的危险。

2.链球菌和肠球菌

容易引起严重腹膜炎，此类感染可由接触污染、消化道炎症、腹腔脓肿、出口处或隧道感染等引起。链球菌腹膜炎对初始治疗通常敏感，建议使用氨苄西林或头孢唑啉腹腔内持续用药治疗，疗程 2 周；但草绿色链球菌腹膜炎更可能是难治性的，头孢唑啉和万古霉素通常有效。若致病菌为肠球菌，由于其固有耐药和获得性耐药，使许多常用抗菌药物在治疗肠球菌感染时失败，因此与其他革兰阳性菌 PDAP 相比，肠球菌引起的 PDAP 常较严重，预后差。肠球菌对头孢菌素类存在天然耐药，除使用氨苄西林外，可根据药敏加用氨基糖苷类药物，若致病菌为耐甲氧西林肠球菌，建议选用万古霉素，疗程 3 周；若致病菌对万古霉素耐药，可选用利奈唑胺、达托霉素或奎奴普汀/达福普汀抗感染，需注意的是骨髓抑制通常发生在利奈唑胺治疗后 10～14 天，延长疗程可能导致神经毒性。如果抗生素治疗无效应拔管。

3.凝固酶阴性葡萄球菌（Coagulase Negative Staphylococci，CoNS）

除金黄色葡萄球菌以外的葡萄球菌属，包括表皮葡萄球菌、溶血性葡萄球菌等，通常为皮肤正常定植菌群，为机会致病菌，通常情况仅会在患者免疫力低下时致病，其感染主要由接触污染引起。CoNS 所致腹膜炎通常症状较轻，治疗效果较好，根据药敏结果推荐腹腔内应用头孢菌素或万古霉素，疗程2周，头孢菌素推荐连续给药。此类感染如出现复发，提示腹透管生物膜形成、细菌定植，推荐在抗感染治疗至透出液转清后更换腹透导管。Demoulin等一项回顾性研究发现腹腔注射（Intraperitoneal Injection，IP）尿激酶以及口服利福平在CoNS腹膜炎之后持续存在的无症状感染病例中，可挽救64%的导管，但这种方法的益处还需进一步研究加以证实。

近年来国内外研究报道均表明CoNS耐药率较高，台湾地区研究发现耐药CoNS相关性腹膜炎自2013—2015年持续增长，巴西研究表明CoNS的甲氧西林耐药率高达69.6%，Camargo等研究发现耐药CoNS性腹膜炎患者改用万古霉素后可提高治愈率，降低复发风险。姚梦倩也对近10年152例次CoNS感染的PDAP病例进行回顾性分析，发现CoNS对万古霉素、替考拉宁敏感性良好，但对甲氧西林的耐药率高，且耐药率有上升趋势，但治疗成功率明显升高，复发率明显降低。

4.铜绿假单胞菌

假单胞菌腹膜炎多与导管感染相关，通常症状严重，有较高的住院率、拔管率、永久转HD的比率，需积极治疗。若仅有腹膜炎时，可根据药敏选用2种敏感、作用机制不同的抗生素，如可选择头孢他啶、头孢吡肟、妥布霉素、哌拉西林中的一种联合口服喹诺酮类药物进行治疗，疗程3周；碳青霉烯类对假单胞菌治疗有效，建议对临床表现严重或多重耐药患者优先使用。若同时合并导管感染或之前有导管感染，必须拔管，拔管后继续抗感染治疗至少2周；若出现铜绿假单胞菌复发或难治性ESI，应更换PD管，拔管和重新置管可同时进行。

5.大肠埃希菌

大肠埃希菌是我国PD患者革兰阴性菌腹膜炎的主要病原菌，占全部革兰阴性菌腹膜炎的45.5%～59.2%，多发生在长期便秘或急性胃肠炎患者中，考虑与此类患者肠道黏膜屏障损伤后细菌移位有关，也可能是接触污染，推荐疗程3周。国内数据显示大肠埃希菌腹膜炎耐β-内酰胺酶的发生率高达35.5%；复发和重现率明显高于其他病原菌，可能与菌膜形成、肠道菌群失调及细菌耐药等相关。有报道显示与单一药物相比，两种抗生素联合治疗有助于减少复发率和重现率。初始治疗无效可选用氨基糖苷类药物或亚胺培南/西司他丁，通常对超广谱β-内酰胺酶（Extended-Spectrum Beta-Lactamase，ESBL）菌群也有作用。陈云波等研究了大肠埃希菌对常用7种氨基糖苷类药物的耐药性，提示对丁胺卡那的耐药率最低（14.8%）。临床上尤其需注意大肠埃希菌腹膜炎是否出现麻痹性肠梗阻。

6.其他单一革兰阴性菌

包括克雷伯杆菌、变性杆菌、嗜麦芽窄食单胞菌、鲍曼不动杆菌等，由此导致的腹膜炎可能由接触感染、导管相关感染、便秘、憩室炎/结肠炎等引起。针对产ESBLs肺炎克雷伯菌主要应用亚胺培南、美罗培南和阿米卡星等；如致病原为嗜麦芽窄食单胞菌，可根据药敏结果选择复方新诺明（口服）、替卡西林/克拉维酸钾（腹腔用药）或米诺环素（口服），疗程为3～4周；棒状杆菌腹膜炎常导致腹膜炎复发或再发，建议使用有效抗生素治疗，疗程3周；狭长平胞菌少见，感染前常有近期抗生素用药史，仅对少数抗生素敏感，推荐应用两种抗生素治疗3～4周；国内学者报道鲍曼不动杆菌引起的腹膜炎常对多种抗生素耐药，易导致治疗失败；病原菌为其他单一革兰阴性菌根据药敏结果选择药物，通常头孢他啶、头孢吡肟或喹诺酮类抗生素有效，疗程为 2~3 周。

7.多种微生物引起的腹膜炎

多种革兰阴性菌引起的腹膜炎，通常由接触污染或导管相关感染引起，若单纯源于污染，选用敏感抗生素治疗 2 周，通常预后较好，但 2016 年 ISPD 指南则推荐疗程至少 3 周；若为导管相关感染则应拔管。

多种肠道致病菌引起的腹膜炎，尤其是合并厌氧菌者，病情重，死亡率高。可由憩室炎、胆囊炎、阑尾炎、缺血性肠病、消化道穿孔、腹腔脓肿等腹部疾病所致，应首先评估是否存在相关外科情况，是否需要急诊外科手术。治疗上可联合使用甲硝唑和氨苄西林、头孢他啶或氨基糖苷类抗生素中的一种静脉抗感染，疗程至少 2 周，2016 年 ISPD 指南推荐甲硝唑联合腹腔使用万古霉素，以及腹腔使用氨基糖苷类抗生素或头孢他啶，疗程至少 3 周。此类病例可能需要拔管。

8.培养阴性的腹膜炎

近期使用抗生素及培养技术问题是透出液培养阴性的主要原因，应重复进行白细胞计数及分类，如重复细胞计数表明感染没有缓解，可能需要考虑应用特殊培养技术分离少见的微生物。张宜明等研究指出培养阴性腹膜炎的初始应答较低，完全治愈率低，拔管率及复发率均较高，死亡率也高，预后差；但也有研究结果显示培养阴性者与培养阳性者在治愈率、拔管率、复发率方面无明显差异。对于培养阴性腹膜炎患者，2016 年 ISPD 指南建议经验治疗后如患者临床状况改善，应继续初始治疗，疗程 2 周，相反，如经验性治疗 5 天后临床症状无明显改善则应拔管，拔管后继续抗感染治疗至少 2 周。刘远浩等对 98 例次 PDAP 患者进行回顾性研究发现，对于培养阴性者，初始治疗方案无效后使用万古霉素加强抗革兰阳性菌治疗治愈率为 100%，而使用环丙沙星针对革兰阴性菌治疗，治愈率为 66.6%，提示培养阴性者可能以革兰阳性菌感染为主。鉴于此，中国腹膜炎专家共识建议初始治疗无效，可考虑经验性使用万古霉素联合氨基糖苷类抗生素留腹的方案积极抗感染治疗，以争取减少腹膜炎相关的导管失败率，如诊断为难治性腹膜炎，建议拔管。

表 4-1 CAPD 患者腹腔内抗生素给药推荐剂量

药物	间歇给药	持续给药
氨基糖苷类		
阿米卡星	2mg/kg	LD 25mg/L，MD 12mg/L
庆大霉素	0.6mg/kg	LD 8mg/L，MD 4mg/L
奈替米星	0.6mg/kg	MD 10mg/L
妥布霉素	0.6mg/kg	LD 3mg/kg，MD 0.3mg/kg
头孢菌素类		
头孢唑啉、头孢噻吩	15~20mg/kg	LD 500mg/L，MD 125mg/L
头孢拉定	15~20mg/kg	LD 500mg/L，MD 125mg/L
头孢他啶	1000~1500mg	LD 500mg/L，MD 125mg/L
头孢吡肟	1000mg	LD 250~500mg/L，MD 100~125mg/L
头孢哌酮	ND	LD 500mg/L，MD 62.5~125mg/L
头孢曲松	1000mg	ND
青霉素类		
阿莫西林	ND	MD150mg/L

续表

药物	间歇给药	持续给药
氨苄西林、苯唑西林	ND	MD125mg/L
萘夫西林	ND	MD125mg/L
青霉素 G	ND	LD 50000 单位/L，MD 25000 单位/L
氨苄西林钠舒巴坦	2g/1g 每 12 小时	LD 750～100mg/L，MD100mg/L
哌拉西林/他唑巴坦	ND	LD 4g/0.5g，MD 1g/0.125g
喹诺酮类		
环丙沙星	ND	MD 50mg/L
其他		
万古霉素	15～30 mg/kg，1 次/5～7d	LD30mg/L，每袋 1.5mg/kg
替考拉宁	15 mg/kg，1 次/5d	LD 400mg/L，每袋 1.5mg/kg
氨曲南	2g	LD1000mg/L，MD250mg/L
亚胺培南/西司他丁	500mg，隔袋 1 次	LD250mg/L，MD50mg/L
美罗培南	1g	ND
奎奴普丁/达福普汀	25mg/L，隔袋 1 次	联合静脉给药每次 500mg，每日 2 次

注：ND：没有数据；IP：腹腔内加药；LD：负荷剂量；MD：维持剂量。

各种抗生素按照 ISPD 推荐剂量给药，可能出现的情况：庆大霉素腹腔加药推荐剂量为 0.6mg/kg，但 6h 后血清浓度约为最小抑菌浓度（Minimum Inhibitory Concentration，MIC）的 8 倍，血浆半衰期为 24.7h，增加肾毒性风险；头孢噻吩、头孢唑啉用药方案相同，但 Roberts 等发现相同剂量的头孢噻吩血浆浓度显著低于头孢唑啉，且半衰期较短，导致治疗失败风险增加；克林霉素按推荐剂量腹腔用药，6h 后腹腔、血浆药物浓度均超过了治疗浓度，而静脉注射 600mg 后腹腔内浓度接近 0；头孢他啶在腹透液中稳定性差，但以 20mg/kg 的剂量注入，剩余的量对临床使用而言足够达到 MIC；美罗培南推荐日剂量为 125mg/L，连续 21d 腹腔给药，腹透液、血浆中美罗培南浓度远高微生物的 MIC，效果明显优于静脉注射 1000mg 美罗培南的给药方案；达托霉素推荐腹腔给药剂量 200mg/d，虽然可以治疗葡萄球菌或链球菌引起的 PDAP，但不足以治疗肠球菌引起的 PDAP，最新研究报道以 300mg/d 剂量给药，腹腔、血浆均可达到有效浓度，且低于毒性浓度。

中国腹膜透析感染防治指南推荐 PDAP 患者接受广谱抗生素治疗期间需预防性使用抗真菌药物，以预防 FP 发生。抗真菌药物选择制霉菌素或氟康唑，但用药期间需权衡药物相互作用、药物不良反应和菌株耐药等问题。

（三）特殊类型腹膜炎治疗

1.再发性腹膜炎

上一次腹膜炎治疗完成后 4 周内再次发生，但致病菌不同。治疗按腹膜炎常规处理，可以重新给予经验抗生素治疗。

2.复发性腹膜炎

上一次腹膜炎治疗完成后 4 周内再次发生，但致病菌相同或是培养阴性的腹膜炎。原因可能为：隐性隧道感染或导管生物膜形成（常见葡萄球菌）；腹腔内脓肿或病变（常见肠球菌、革兰阴性菌包括假单孢菌感染）。澳大利亚一项由 72 家中心参与总共纳入

6204 例患者的大型研究报道复发性腹膜炎与金黄色葡萄球菌和 CoNS 相关。初始治疗选用上次有效的治疗方案，若有效需延长疗程达 3 周；初始治疗无效考虑细菌耐药，根据药敏调整，耐甲氧西林金黄色葡萄球菌或表皮葡萄球菌可考虑加用利福平；若调整治疗48～96h 无改善，或临床改善后又再次发生同一病原菌（或培养阴性）感染，则推荐拔管。

3.重现性腹膜炎

上一次腹膜炎治疗完成后 4 周后再次发生，但致病菌相同。处理与复发性腹膜炎处理相似，治疗上按腹膜炎常规处理。

赵巧等回顾分析了 2013—2019 年吉林四家医院 542 例 PDAP 患者，探讨复发、再发及重现性 PDAP 的临床特点与治疗转归，结果显示重现组革兰阳性菌比率高、再发组真菌比率高，复发组治愈率较低、再次复发率较高、拔管率较高，复发和再发既是技术失败的独立危险因素，也是复合终点的独立危险因素。Burke 等研究也显示再发性腹膜炎的真菌比率高，故再发性腹膜炎需警惕真菌感染。2016 年 ISPD 指南指出复发性腹膜炎与更低的治愈率、更高的技术失败率相关，再发性腹膜炎比复发性腹膜炎的预后更差，推荐对复发性腹膜炎、再发性腹膜炎以及重现性腹膜炎，应考虑适时拔除 PD 管。

4.难治性腹膜炎

定义为规范抗生素治疗 5d 后，症状无改善且透出液未转清的腹膜炎。邢虎等回顾分析了南京医院近 10 年 129 例 PDAP 患者，难治性 PDAP 的发病率为 23.26%，其中革兰阳性菌 43.33%，革兰阴性菌 33.33%，真菌 23.33%。Szeto 等研究发现约 50% 的难治性 PDAP 患者需终止 PD。最新指南建议尽早拔管以减少并发症和死亡率，并保护腹膜功能。

5.导管相关性腹膜炎

腹膜炎与出口处或隧道感染同时发生，致病菌相同或其中一处培养阴性。导管相关感染应与腹膜炎同时治疗，对伴有难治性出口音险感染（Exit-Site Infection，ESI）或隧道感染的腹膜炎，建议拔管。

（四）拔管指征

拔管指征：①难治性腹膜炎；②频繁复发的腹炎；③合并难治性隧道感染或严重创口感染；④病情重，合并脓毒血症、感染性休克或肠梗阻、消化道穿孔、胰腺炎等急腹症。拔管后应剪取 PD 导管末端送检培养，并继续完成后续抗感染治疗。

关于 PD 导管重置时间，经验上推荐腹膜炎治愈后 2～3 周再考虑重新置管，但严重腹膜炎患者可能会因腹腔粘连不能重新置管或即使重新置管成功，但因腹膜衰竭无法继续 PD。

七、预防措施

针对患者腹膜炎发生的危险因素、常见原因给予预防，以降低腹膜炎发生率，提高患者腹透质量。

（1）2016 年 ISPD 指南指出目前尚没有强有力的证据表明不同导管类型、置管技术（腹腔镜与传统外科手术置管）、切口部位（正中线切口与旁正中线切口）可降低腹膜炎发生率。几项回顾性研究表明，和单 CUFF 导管相比，双 CUFF 导管腹膜炎发生率更低。参照《中国腹膜透析置管指南》进行标准化的手术置管，建议使用双涤纶套

Tenckhoff 硅胶管；导管的隧道出口方向应向下、向外，外涤纶套应距离出口处 2～3cm。
Gadallah 研究表明围手术期应用抗生素可降低早期腹膜炎的发生率，2022 年 ISPD 指南推荐置管前即刻全身预防性使用抗生素，且需根据各 PD 中心的常见致病菌种类及耐药情况选择抗生素。中国 PD 置管指南建议置管术前 0.5～1h 预防性使用抗生素，可选择一代或二代头孢菌素 1～2g。中山大学 PD 中心一项前瞻性随机对照研究结果则显示腹透置管术前使用一次抗生素与术后连续使用 3d 抗生素预防术后感染的效果无明显区别。

（2）加强出口处护理：导管相关感染是导致 PDAP 的高危因素，而出口护理不当是导管相关感染的主要原因，因此出口护理非常重要，也是预防导管相关感染和腹膜炎的关键。置管术后由医师或腹透护士进行无菌技术的伤口护理（可用生理盐水和碘伏），保持出口处干燥、无菌，避免牵拉和损伤出口处，期间避免淋浴和盆浴；伤口愈合后需培训患者进行出口处常规自我护理。

一些观察研究、随机对照试验和荟萃分析证实，每日在出口周围皮肤预防性应用莫匹罗星乳膏或软膏，在减少金黄色葡萄球菌创口感染和可能的腹膜炎方面有效。另一项14 个研究的荟萃分析显示局部应用莫匹罗星软膏可使金黄色葡萄球菌感染的总体风险降低 72%，金黄色葡萄球菌腹膜炎降低 40%。有研究显示每日出口处应用庆大霉素可有效减少假单胞菌属引起的 ESI。但 Obata 等回顾了三项比较莫匹罗星和庆大霉素预防的随机对照试验，两者的 ESI 发生率无差异。2022 年 ISPD 腹膜炎指南建议每日在导管出口处局部使用（莫匹罗星或庆大霉素）乳膏或软膏。

目前还有一些替代抗菌剂被报道，如抗菌蜂蜜、环丙沙星滴耳液等，但尚需更多临床研究；还有研究报道口服利福平可显著降低腹膜炎风险，但考虑到利福平的不良反应，不推荐使用。

（3）目前尚无数据显示导管置入前常规筛查和根除金黄色葡萄球菌鼻腔携带（如鼻腔内应用莫匹罗星）的有效性。但 Bolton 一项针对 2716 例患者的随机临床试验报告鼻内使用莫匹罗星虽不会降低腹膜炎的发生率，但可减少 PD 导管的 ESI 和隧道感染。中国腹膜透析相关感染防治指南建议鼻部携带金黄色葡萄球菌者，鼻腔涂用抗生素软膏（如莫匹罗星软膏）每天 2 次。

（4）连接方法：许多研究均证实使用带有"灌注前冲洗"设计的 Y 型连接系统可有效降低腹膜炎发生率，2016 年 ISPD 指南强烈推荐使用带有"灌注前冲洗"设计的分离系统。

（5）患者及照料者的培训与再培训：由于 PD 操作是由患者或照料者完成，因此对患者及照料者的培训在预防腹膜炎中特别重要。培训的内容包括：无菌操作技术、出口处护理、保持交换环境洁净、换液时导管污染的处理措施、腹膜炎的早期识别及预防、ESI 的识别及预防等。并采取考试制度，必须考核合格才能单独进行 PD 换液操作。

一些患者出院后可能对相关 PD 知识遗忘，建议对患者再培训，再培训的时机包括：现场随访或电话随访时、患者再次住院时、腹膜炎或感染事件发生时、更换操作者、中断 PD 治疗等。一项 TEACH 研究表明频繁再训练组患者 PDAP 发生率显著降低，因此要重视对患者及照料者的再培训、考核，已纳入 2016 年 ISPD 提出的持续质量改进计划中，建议频率不少于半年 1 次，培训时选择经验丰富的护士进行，可明显降低 PDAP 的发生率。

（6）如果 PD 患者违反无菌操作，应立即向其透析中心寻求建议。当患者在交换过程中报告污染时，治疗需要通过区分"干污染"（封闭 PD 系统外的污染）和"湿污染"（指污染后注入透析液或导管管理装置长时间开放）与开放系统的污染。2022 年 ISPD 指南荐推荐仅在湿性污染后使用预防性抗生素，但没有预防性抗生素的标准方案。虽然以前使用过短期口服氟喹诺酮类药物方案，但现在食品和药物管理局（Food and Drug Administration，FDA）禁止使用，除非没有替代选择，一次 IP 头孢唑林是一种合理的选择。

（7）交换空间相对独立、洁净，定期紫外线消毒；2022 年 ISPD 指南建议饲养家庭宠物的 PD 患者需采取额外措施预防腹膜炎，同时不允许宠物进入进行 PD 交换的房间以及储存透析管、设备和机器的房间。

（8）目前尚无证据表明治疗低钾血症、便秘、胃肠炎可降低腹膜炎发生率，但指南仍建议积极治疗；避免或限制组胺-2 受体拮抗剂的使用，预防肠源性腹膜炎；一项单中心研究的观察性数据表明定期使用乳果糖与较低的腹膜炎发生率相关，但并未在单中心随机对照试验中得到证实。

（9）2022 年 ISPD 腹膜炎指南建议侵入性胃肠道和妇科检查前应排空腹透液，并预防性使用抗生素，但抗生素应用的最佳方案尚未确定。中国 PD 感染防治指南建议使用单次剂量口服抗生素（如头孢呋辛 0.25g），口腔科操作前 2h 口服抗生素。

（10）加强患者营养，改善贫血、低蛋白血症，提高患者免疫力；定期随访，及时发现、解决潜在问题。

（11）PD 中心应监测腹膜炎发生率，2022 年 ISPD 指南建议腹膜炎发生率不应超过 0.40 例次/患者年；并对已经发生的腹膜炎进行病因、病原学分析，以达到持续质量改进。

参考文献

[1] LI P K, SZETO C C, PIRAINO B, et al.ISPD peritonitis recommendations: 2016 update on prevention and treatment[J].Perit Dial Int，2016，36（5）：481-508.

[2] LI P K, CHOW K M, CHO Y, et al.ISPD peritonitis guideline recommendations：2022 update on prevention and treatment[J].Perit Dial Int，2022，42（2）：110-153.

[3] 宋佳妮，滕兰波，等.腹膜透析相关性腹膜炎的研究进展[J].国际泌尿系统杂志，2017，37（1）：152-156.

[4] YE H，ZHOU Q，FAN L，et al.The impact of peritoneal dialysis-related peritonitis on mortality in peritoneal dialysis patients[J].BMC Nephrol，2017，18（1）：186.

[5] 中国腹膜透析相关感染防治专家组.腹膜透析相关感染的防治指南[J].中华肾脏病杂志，2018，34（2）：139-148.

[6] CHAUDHRY R I, CHOPRA T, FISSELL R, et al.Strategies to prevent peritonitis after procedures：our opinions[J].Perit Dial Int，2019，39（4）：315-319.

[7] ONG L M，CH'NG C C，WEE H C，et al.Risk of peritoneal dialysis-related peritonitis in a multi-racial asian population[J].Perit Dial Int，2017，37（1）：35-43.

[8] 王彦瓅.首次腹膜透析相关性腹膜炎的危险因素分析[D].山东：山东大学，2020.

[9] NOPPAKUN K，KASEMSET T，WONGSAWAD U，et al.Changes in serum albumin concentrations during transition to dialysis and subsequent risk of peritonitis after peritoneal dialysis initiation： a retrospective cohort study[J].J Nephrol，2020，33（6）：1275-1287.

[10] 陈莎.不同级腹膜透析中心腹膜透析相关性细菌性腹膜炎预后及危险因素分析[D].浙江：浙江大学，2018.

[11] CHEN H L，TARNG D C，HUANG L H.Risk factors associated with outcomes of peritoneal dialysis in Taiwan：An analysis using a competing risk model[J].Medicine （Baltimore），2019，98（6）：e14385.

[12] UEDA R，NAKAO M，MARUYAMA Y，et al.Effect of diabetes on incidence of peritoneal dialysis-associated peritonitis[J].PLoS One，2019，14（12）：e0225316.

[13] JOHN M M, GUPTA A, SHARMA R K, et al.Impact of residual renal function on clinical outcome and quality of life in patients on peritoneal dialysis[J].Saudi J Kidney Dis Transpl，2017，28（1）：30-35.

[14] LIAO J L，ZHANG Y H，XIONG Z B，et al.The association of cognitive impairment with peritoneal dialysis-related peritonitis[J].Perit Dial Int，2019，39（3）：229-235.

[15] 刘倩盼.革兰阴性菌致腹膜透析相关性腹膜炎药敏分析及影响因素研究[D].苏州：苏州大学，2020.

[16] BUCHANAN R，FAN S，NICFHOGARTAIGH C.Performance of gram stains and 3 culture methods in the analysis of peritoneal dialysis fluid[J].Perit Dial Int，2019，39（2）：190-192.

[17] 姚运娇.NGAL 在腹膜透析相关性腹膜炎中的诊断价值[D].安徽：安徽医科大学，2017.

[18] DEURENBERG R H，BATHOORN E，CHLEBOWICZ M A，et al.Application of next generation sequencing in clinical microbiology and infection prevention[J].J Biotechnol，2017，243：16-24.

[19] 王约翰，李贵森.腹膜透析相关性腹膜炎的诊断及进展[J].实用医院临床杂志，2020，3（17）：241-242.

[20] YANG X，YAN H，JIANG N，et al.IL-6 trans-signaling drives a STAT3-dependent pathway that leads to structural alterations of the peritoneal membrane[J].Am J Physiol Renal Physiol，2020，318（2）：F338-F353.

[21] 黄玉英，彭耀尧，等.透析液降钙素原和内毒素对腹膜透析相关性腹膜炎早期诊断和预后警示的研究[J].中外医学研究，2021，16（19）：82-85.

[22] 刘栋，张碧莹，等.血清 PCT，SOD 水平检测在腹膜透析相关性腹膜炎中的临床价值[J].现代检验医学杂志，2019，4（34）：117-118.

[23] PENG W，ZHOU Q，AO X，et al.Pathogenic bacteria and drug resistance in peritoneal dialysis related peritonitis[J].Zhong Nan Da Xue Xue Bao Yi Xue Ban，2012，37（12）：1205-1209.

[24] 杨丽，龚妮容，等.腹膜透析相关性腹膜炎的细菌谱及耐药性分析[J].肾脏病与透析肾移植杂志，2018，27（6）：513-517.

[25] SZETO C C，KWAN B C，CHOW K M，et al.Predictors of residual renal function decline in patients undergoing continuous ambulatory peritoneal dialysis[J].Perit Dial Int，2015，35（2）：180-188.

[26] DESLANDES G，GRéGOIRE M，BOUQUIé R，et al.Stability and compatibility of antibiotics in peritoneal dialysis solutions applied to automated peritoneal dialysis in the pediatric population[J].Perit Dial Int，2016，36（6）：676-679.

[27] WIESHOLZER M，WINTER A，KUSSMANN M，et al.Compatibility of meropenem with different commercial peritoneal Dialysis Solutions[J].Perit Dial Int，2017，37（1）：51-55.

[28] POEPPL W，RAINER-HARBACH E，KUSSMANN M，et al.Compatibility of linezolid with commercial peritoneal dialysis solutions[J].Am J Health Syst Pharm，2018，75（19）：1467-1477.

[29] KANDEL S，ZAIDI S，WANANDY S T，et al.Stability of Ceftazidime and Heparin in Four Different Types of Peritoneal Dialysis Solutions[J].Perit Dial Int，2018，38（1）：49-56.

[30] 叶晓艺，毛石清，等.腹膜透析相关性腹膜炎病原菌特点及耐药性分析[J].检验医学与临床，2019，18（16）：2680-2682.

[31] 陈海燕，张瑞城，等.腹膜透析相关性腹膜感染的病原学特征及影响因素分析[J].中华医院感染学杂志，2019，17（29）：2598-2602.

[32] 谷雪娜.频发腹膜透析相关性腹膜炎的临床特点分析[D].吉林：吉林大学，2019.

[33] CHEN H C，SHIEH C C，SUNG J M.Increasing staphylococcus species resistance in peritoneal dialysis-related peritonitis over a 10-year period in a single taiwanese center[J].Perit Dial Int，2018，38（4）：266-270.

[34] 姚梦倩.单中心 152 例次凝固酶阴性葡萄球菌感染的腹膜透析相关性腹膜炎的回顾性分析[D].兰州：兰州大学，2020.

[35] ROBERTS D M，RANGANATHAN D，WALLIS S C，et al.Pharmacokinetics of intraperitoneal cefalothin and cefazolin in patients being treated for peritoneal dialysis-associated peritonitis[J].Perit Dial Int，2016，36（4）：415-420.

[36] DE FIJTER C W，JAKULJ L，AMIRI F，et al.Intraperitoneal meropenem for polymicrobial peritoneal dialysis-related peritonitis[J].Perit Dial Int，2016，36（5）：572-573.

[37] PEYRO SAINT PAUL L，FICHEUX M，DEBRUYNE D，et al.Pharmacokinetics of intraperitoneal daptomycin in patients with peritoneal dialysis-related peritonitis[J].Perit Dial Int，2017，37（1）：44-50.

[38] 赵巧，杨立明，等.多中心复发、再发及重现性腹膜透析相关性腹膜炎的临床特点与治疗转归[J].中华肾脏病杂志，2020，36（9）：696-702.

[39] 邢虎，张亚峰，等.难治性腹膜透析相关性腹膜炎发生的影响因素与风险评分模型研究[J].中华医院感染学杂志，2019，29（20）：3175-3179.

[40] 中国腹膜透析置管专家组.中国腹膜透析置管指南[J].中华肾脏病杂志，2016，32（11）：867-871.

[41] OBATA Y，MURASHIMA M，et al.Topical application of mupirocin to exit sites in patients on peritoneal dialysis: a systematic review and meta-analysis of rando- mized controlled trials[J].Ren Replace Ther，2020，6：12.

[42] BOLTON L.Preventing peritoneal dialysis infections[J].Wounds，2019，31（6）：163-165.

[43] 阳晓，叶红坚，等.腹膜透析相关腹膜炎的防治策略[J].中华肾病研究电子杂志，2018，7（2）：49-52.

李金芳（撰写）　张　萍（审校）

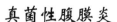

真菌性腹膜炎

一、概述

真菌性腹膜炎（FP）是 PD 少见而严重的并发症，仅占 PDAP 的 1%～12%，但其死亡率（5%～53%）却远远高于 BP（0.7%～15%）。即使患者未死亡，40%的患者在拔管后也不能继续 PD。同时 FP 的临床表现缺乏特异性，影响其早期识别，也是导致其不良预后的原因之一。

二、定义

FP 是一种由真菌引起的腹腔炎性疾病，常发生于 BP 之后，与机体免疫力下降有非常大的关系。

三、流行病学和风险因素

（一）流行病学

不同国家和地区的社会经济环境如教育水平和卫生状况的差异，以及其不同透析中心的临床管理能力，可能造成地区间发病率的差异，全球发病率为 2%～23.8%。PDOPPS 显示 2014—2017 年各研究国 FP 占 1%～3%。来自巴西、意大利、澳洲的 FP 研究显示男性稍多于女性，而加拿大、韩国的研究显示女性比例更高。

FP 的主要致病菌为念珠菌，占成人 FP 的 70%～90%，其中以白色念珠菌和近平滑假丝酵母菌为主。杨姗姗等曾报道的 87 例 FP 患者为国内最大样本量的研究，其中 77 例为念珠菌感染。但近年来，念珠菌感染率有所下降，Auricchio 等统计意大利单中心 34 年的 FP 病例中假丝酵母菌性腹膜炎下降约 50%。虽然毛孢子菌和霉菌所占比例很低，但它们对抗真菌药有更高的耐药性且常引起更高的死亡率，需进一步关注。

（二）风险因素

既往 BP、抗生素使用、免疫抑制状态、糖尿病、营养不良、透析龄、妇科和肠源性感染被认为是 FP 的主要危险因素。赵洪静等回顾分析了 20 例 FP 患者，其中 45%患者近 1 月内使用过抗生素。一项意大利单中心为期 34 年的统计发现 70%的 FP 患者继发于 BP 之后。国内一项前瞻性队列研究发现 84.6% 的 FP 均在 BP 治疗后 1～3 个月内发生。据统计 FP 患者约 65%在 30 天内使用过抗生素，48% 同时感染 BP。还有研究发现低蛋白血症、狼疮肾炎、长腹透龄也是 FP 的易感因素。胡守慈等回顾分析了 11 例 FP 患者，其中 63.6%的患者出现胃肠道症状，45.5%的患者出现腹膜炎以外的胃肠道感染，提示胃肠疾病也是 FP 易感因素。国内谢潜红等报道 21 例 FP 患者中有 10 例合并糖尿病，其余报道因样本量较少，尚不能完全明确糖尿病是否为 FP 的危险因素。

四、发病机制

1.抗生素的应用

抗生素暴露后继发 FP 主要包括两个机制：胃肠道真菌过度生长和腹膜防御能力下降。抗生素可破坏肠道正常菌群，促进肠道酵母菌繁殖，并迁移至腹腔，导致 FP 发生；且在腹膜炎状态下，透析液反复冲洗可导致腹膜防御能力进一步下降。

2.BP

可导致血清白蛋白降低、腹壁防御功能下降、低钾血症，同时因 BP 使用抗生素，对细菌选择性抑制，促进真菌繁殖，从而导致 FP。

3.免疫力低下

人体表面和腔道中存在大量微生物菌群，此类菌群在人体免疫力正常情况下不致病，我们称之为条件致病菌，但对于免疫力和抵抗力低下的腹透患者，一旦发生菌群失调，发生真菌感染的概率会显著升高。

4.透析龄

长期 PD 可使腹膜硬化，导致腹膜防御能力下降，同时易出现营养不良，机体抵抗力下降，继而导致 FP。

5.肠源性感染

肠源性感染可使肠道功能紊乱、肠道菌群失调，肠道生物的跨壁转移可能是发生 FP 的原因。

五、临床表现

FP 的临床症状和体征与 BP 相似，最常见的临床表现包括腹透液浑浊和弥漫性腹痛，大部分患者体温升高伴恶心、呕吐，查体时可见腹肌紧张、腹部压痛及反跳痛。因症状缺乏特异性，很难与 BP 区分，有学者发现少部分 FP 患者腹水中嗜酸性粒细胞占优势，但这种差别是否可用于区别 FP 和 BP 尚需要更多临床研究来验证。

六、诊断

（一）诊断标准

FP 的诊断标准如下（至少符合下列 3 项中 2 项或以上，其中第 3 项必须满足）。

（1）腹痛和/或透出液浑浊。

（2）透出液白细胞计数＞$100×10^6$/L，其中多核细胞达 50%以上。

（3）透出液微生物培养为真菌。

（二）实验室检查

FP 的诊断需要透析液分离和（或）至少 1 次培养出来真菌，推荐 10 mL 腹透液送检真菌培养。假丝酵母菌以酵母的形式生长，可以在常规的细菌培养基上稳定增殖；而霉菌或丝状真菌则需要特定的培养基，临床上以曲霉菌和毛霉菌多见，而且培养可能需要几周时间，因此，对培养阴性的腹膜炎也应高度怀疑 FP。

Fan 等认为直接对透出液行显微镜检查的诊断方法比培养更佳，但常规显微镜检查诊断 FP 的敏感性较低，需同时进行透出液的离心、染色，以增加检测真菌的可能性。

G 试验：主要检测真菌细胞壁的 1，3-β-D-葡聚糖（1，3-β-D-glucan，BG）成分，适用于深部真菌感染的早期诊断，尤其适用于侵袭性念珠菌和曲霉菌感染的诊断，目前该试验已经被纳入欧洲癌症研究治疗组织及真菌研究组重新修订的侵袭性真菌病诊断标准中。有文献报道血浆 BG 的诊断灵敏度为 80%～90%，特异度为 36%～92%。有报道认为提高 cut-off 值能提高对侵袭性真菌感染的诊断能力。考虑到 BG 检测仍有 10% 左右的假阳性和极少数假阴性的情况出现，Lamoth 等发现连续 2 次检测血浆 BG 有更好的诊断价值。GM 试验：用于曲霉菌壁半乳甘露聚糖（Galactomannan，GM）成分的检测，主要适用于曲霉菌的早期诊断。侯世会等对 63 例腹膜炎患者进行回顾性分析，结果显示 BG 检测对 FP 具有较高的诊断灵敏度和特异性，与真菌培养结果符合率高；GM 检测诊断灵敏度低，可能是由于 GM 检测结果仅反映曲霉属真菌感染，而此类感染在真菌感染中所占比重较小，2 者联合检测可提高诊断灵敏度和特异性，降低假阳性率和假阴性率，有更高的临床应用价值。和传统的真菌培养法相比，BG、GM 检测更灵敏、更快速，一般只需 2～4h，为临床医生尽早诊断 FP 及干预治疗赢取了宝贵时间。

七、处理措施

（一）拔除腹透管

真菌容易黏附在腹透导管或其他非生物介质表面，形成生物膜，抗真菌药物很难渗透到生物膜里对真菌产生杀伤作用，所以 FP 难以在不拔管的情况下根治。国内外研究表明 FP 相关病死率达 10%～53%，延迟拔管、未拔管或者拔管后未抗真菌治疗，甚至会出现高达 100% 的病死率，导管长时间保留（超过 1 周）及不规范抗真菌治疗是患者死亡的重要原因。2016 年 ISPD 指南指出透出液一旦确诊有真菌存在，应立即拔除 PD 导管，并适当抗真菌治疗 2 周以上。但 Sethna 等提出对小儿 FP 倾向于早期拔管，而非立刻拔管，主要是希望早期采用抗真菌药物进行腹腔冲洗，直至腹透液颜色清亮后再行拔管，以防止腹腔粘连，降低真菌数量。也有少量研究报道通过其他治疗办法获得成功：Boer 等对 8 例念珠菌腹膜炎采用标准抗真菌药物：胞嘧啶（500mg，口服，每日 2 次）+氟康唑（150mg，腹腔注入，隔日 1 次），并采用两性霉素 B 液体封管（0.1mg/mL 两性霉素 B 液体 10mL）持续 4 周，随访 1～7 年，未见治疗失败与复发。若此方案在更多患者中成功应用，对部分拒绝拔管的患者或拔管存在风险的患者可能有更多的选择。

（二）抗真菌治疗

单纯拔管而不抗真菌的方式增加了腹膜粘连的风险，使患者失去重新开始 PD 的机会，因此 ISPD 建议拔管后继续抗真菌治疗，疗程至少 2 周。

ISPD 指南推荐两性霉素 B 联合氟胞嘧啶用于初始治疗，根据真菌种类及 MIC 选择合理的后续治疗方案。但有研究表明，氟胞嘧啶浓度 >100μg/mL 是有毒的（骨髓抑制和肝功能障碍），推荐口服剂量为 150mg/（kg·d），分 4 次给药，并需监测其峰值浓度，目标峰值浓度范围为 20～50μg/mL，因其毒性及单药治疗耐药性，应用受限。两性霉素 B 静脉给药时，蛋白结合率 >90%，血液与腹透液间弥散差，而腹腔注入时又会刺激腹膜，可能导致严重的腹痛或化学性腹膜炎，加速腹膜纤维化，不宜腹腔注入，因此两性霉素 B 不作为抗真菌治疗的首选。但当培养出克柔念珠菌、光滑念珠菌等耐药性较高的致病菌时，可静脉使用两性霉素 B[0.5～1.0mg/（kg·d）]治疗 4 周。

氟康唑是目前临床使用极为普遍的新生三唑类抗真菌药物，通过抑制真菌细胞的 P450 羟化反应，让麦角甾醇合成受阻，达到破坏真菌的目的，且氟康唑在腹膜中具有良好的渗透性，适合腹腔内使用，为目前公认的经验性抗真菌治疗首选方案。氟康唑单药治疗有效，口服和腹腔注入时均可达到良好的血浆和 PD 液浓度，推荐腹腔注入方案为 200mg/（24～48h），口服或静脉给药方案为首日负荷剂量 200mg，维持剂量为 100～200mg/d，用药过程需监测血药浓度和肝功能等相关指标。氟康唑虽最为常用，但仅具有抗念珠菌和隐球菌的活性，且耐药率在增加。泊沙康唑、伏立康唑比氟康唑抗真菌谱更广泛，几乎对所有念珠菌和隐球菌有抗性，还有一定的丝状真菌抗性，有望成为氟康唑的替代治疗药物。Sedlacek 等曾报道应用泊沙康唑（每日 800mg，分 2 次给药）6 个月成功治疗 1 例两性霉素 B 抵抗的腹膜透析相关的毛霉菌腹膜炎；3 例使用伏立康唑治疗 FP 的成功案例，治疗方案为首日负荷剂量（6mg/kg，1 次/12h），之后使用维持剂量 4mg/kg，1 次/12h。

棘白菌素类药物是一类新型的抗真菌药，通过抑制 BG 的合成而具有广泛杀灭各种真菌的作用，且具有高度的体外和体内活性，副作用小，是治疗念珠菌血症和严重腹腔念珠菌感染的首选药物，常用药物有卡泊芬净、阿尼芬净和米卡芬净。美国传染病学会最新指南建议将棘白菌素类药物作为腹腔念珠菌感染的初始治疗药物（卡泊芬净：首剂 70mg/d，维持量 50mg/d；阿尼芬净：首剂 200mg/d，维持量 100mg/d；米卡芬净：100 mg/d）。但成本因素影响了其在发展中国家的普及，一直被提倡用于治疗曲霉素属和非白色念珠菌属导致的 FP 或无法耐受其他抗真菌治疗的患者。张丽等曾使用卡泊芬净（首剂 70mg/d、维持剂量 50mg/d，静滴，疗程 2 周）成功治疗肝衰竭并发 FP 1 例。Molina 等报道了 2 例 PD 合并 FP 的患者使用卡泊芬净联合氟康唑和氟胞嘧啶治疗，尽管控制了腹膜炎，但退出了 PD。另有人报道了 1 例米卡芬净成功治疗的严重近平滑假丝酵母菌感染的腹膜炎患者。但均为个案报道，缺乏对照性。

（三）重新置管

关于重新置管的最佳时机未达成共识，目前主要有以下观点：①拔管 3～5 天后立即重新置管，这样可以确保 PD 的连续性，但是存在新置管再次被真菌定植的风险，目前也没有对照研究；②拔管后抗真菌治疗至少 2 周，维持 HD4～6 周后可考虑重新置管；③中国腹膜透析相关感染的防治指南推荐患者腹膜炎治愈后 2～3 周再考虑重新置管，FP 重新置管时间间隔更长。但大部分患者由于腹腔粘连、腹膜功能损害严重，难以再次进入 PD。

八、预防措施

（1）预防性使用抗真菌药物：随机对照试验和系统评价表明在抗生素治疗期间口服制霉菌素或氟康唑均可降低 FP 的风险，但值得注意的是制霉菌素获得预防成功的研究多来自于 FP 发生率较高的 PD 中心，而氟康唑即使在 FP 发病率较低的 PD 中心也可有效预防 FP。Restrepo 等研究发现接受抗感染治疗的 BP 患者，每 48 小时口服氟康唑 200mg，可使抗生素相关性 FP 发生率由 6.45% 降低至 0.92%，但其剂量过大。Prabhu 等发现小剂量口服氟康唑（50mg/24h）即可达到最低抑菌浓度。目前 ISPD 仅推荐对腹膜炎高发的中心给予预防性用药，因氟康唑过度使用可导致耐药菌株增加，加大 FP 治疗难度，不推荐使用氟康唑预防，通常予制霉菌素 40 万～50 万 U，3 次/日。

（2）对营养不良、免疫力低下的患者要加强营养，纠正低蛋白血症，采取相应的治疗提高其免疫力。

（3）加强患者健康教育与随访，严格无菌操作，预防腹膜炎发生。

（4）合理应用抗菌药物，避免反复、长时间使用广谱抗生素。

FP 是 PD 的严重并发症，早期诊断、尽早拔管及后续规范抗真菌治疗是减少患者死亡风险的关键，消除易感因素是预防 FP 发生的有效办法。

参考文献

[1] NADEAU-FREDETTE A C, BARGMAN J M.Characteristics and outcomes of fungal peritonitis in a modern North American cohort[J].Perit Dial Int，2015，35（1）：78-84.

[2] KUMAR K V，MALLIKARJUNA H M，GOKULNATH，et al.Fungal peritonitis in continuous ambulatory peritoneal dialysis ： The impact of antifungal prophylaxis on patient and technique outcomes[J].Indian J Nephrol，2014，24（5）：297-301.

[3] AURICCHIO S, GIOVENZANA M E, POZZI M，et al.Fungal peritonitis in peritoneal dialysis：a 34-year single centre evaluation[J].Clin Kidney J，2018，11（6）：874-880.

[4] KUMAR K V，MALLIKARJUNA H M，GOKULNATH，et al.Fungal peritonitis in continuous ambulatory peritoneal dialysis ： The impact of antifungal prophylaxis on patient and technique outcomes[J].Indian J Nephrol，2014，24（5）：297-301.

[5] PERL J, FULLER D S, BIEBER B A, et al.Peritoneal dialysis-related infection rates and outcomes：results from the peritoneal dialysis outcomes and practice patterns study（PDOPPS）[J].Am J Kidney Dis，2020，76（1）：42-53.

[6] GIACOBINO J，MONTELLI A C，BARRETTI P，et al.Fungal peritonitis in patients undergoing peritoneal dialysis（PD）in Brazil：molecular identification，biofilm production and antifungal susceptibility of the agents[J].Med Mycol，2016，54（7）：725-732.

[7] NADEAU-FREDETTE A C, BARGMAN J M.Characteristics and outcomes of fungal peritonitis in a modern North American cohort[J].Perit Dial Int，2015，35（1）：78-84.

[8] 赵洪静，许坤，等.腹膜透析相关性真菌性腹膜炎易感因素及预后分析[J].安徽医学，2015，1（36）：26-29.

[9] 杨国凯，洪富源，等.口服氟康唑对细菌性腹膜炎腹膜透析患者继发真菌性腹膜炎的影响[J].中华医院感染学杂志，2014，24（17）4290-4291，4297.

[10] 田秀娟，周美兰，等.真菌性腹膜炎诊治进展[J].临床军医杂志，2017，45（8）：875.

[11] 李艺，郭佳，等.维持性腹膜透析患者并发真菌性腹膜炎的易感因素和结局分析[J].中国真菌学杂志，2021，16（1）：29-33.

[12] 崔洪青，吴晶晶，等.腹膜透析相关性真菌性腹膜炎 19 例分析[J].江苏医药，2019，11（45）：1108-1111.

[13] HU S, TONG R, BO Y, et al.Fungal peritonitis in peritoneal dialysis：5-year review from a North China center[J].Infection，2019，47（1）：35-43.

[14] PRASAD K N，PRASAD N，GUPTA A，et al.Fungal peritonitis in patients on continuous ambulatory peritoneal dialysis：a single centre Indian experience[J].J Infect，2004，48（1）：96-101.

[15] 胡晋平，王妍，等.真菌性腹膜透析相关性腹膜炎的诊治进展[J].中国微生态学杂志，2020，32（11）：1369-1361.

[16] 中国腹膜透析相关感染防治专家组.腹膜透析相关感染的防治指南 [J].中华肾脏病杂志，2018，34（2）：139-148.

[17] FAN S L，NICFHOGARTAIGH C.Response to letter "gram stain of peritoneal dialysis fluid：the potential of direct policy-determining importance in early diagnosis of fungal peritonitis"[J].Perit Dial Int，2019，39（6）：575.

[18] PINI P，VENTURELLI C，GIRARDIS M，et al.Prognostic potential of the panfungal marker（1→3）-β-D-glucan in invasive mycoses patients[J].Mycopathologia，2019，184（1）：147-150.

[19] SULAHIAN A，PORCHER R，BERGERON A，et al.Use and limits of（1-3）-β-d-glucan assay（Fungitell），compared to galactomannan determination（Platelia Aspergillus），for diagnosis of invasive aspergillosis[J].J Clin Microbiol，2014，52（7）：2328-2333.

[20] 侯世会，龚文，等.1-3-β-D 葡聚糖和半乳甘露聚糖检测在早期诊断腹膜透析相关真菌性腹膜炎中的价值分析[J].中国血液净化，2020，19（12）：816-819.

[21] WORASILCHAI N，LEELAHAVANICHKUL A，KANJANABUCH T，et al.（1→3）-β-D-glucan and galactomannan testing for the diagnosis of fungal peritonitis in peritoneal dialysis patients，a pilot study[J].Med Mycol，2015，53（4）：338-346.

[22] 孙婷婷，土艺.1-3-β-D 葡聚糖和半乳甘露聚糖检测对 ICU 患者侵袭性真菌感染的诊断价值[J].国际检验医学杂志，2017，38（11）：1468-1470.

[23] LI P K，SZETO C C，PIRAINO B，et al.ISPD peritonitis recommendations：2016 update on prevention and treatment[J].Perit Dial Int，2016，36（5）：481-508.

[24] SETHNA C B，BRYANT K，MUNSHI R，et al.Risk factors for and outcomes of catheter-associated peritonitis in children：the SCOPE collaborative[J].Clin J Am Soc Nephrol，2016，11（9）：1590-1596.

[25] SUBRAMANYAM H，ELUMALAI R，KINDO A J，et al.Curvularia lunata，a rare fungal peritonitis in continuous ambulatory peritoneal dialysis（CAPD）：a rare case report[J].J Nephropharmacol，2016，5（1）：61-62.

[26] 李忻阳，张禹，等.腹膜透析相关性真菌性腹膜炎的防治进展[J].中华肾病研究电子杂志，2020，6（9）：260-262.

[27] PRéPOST E，TóTH Z，PERLIN D S，et al.Efficacy of humanized single large doses of caspofungin on the lethality and fungal tissue burden in a deeply neutropenic murine model against Candida albicans and Candida dubliniensis[J].Infect Drug Resist，2019，12：1805-1814.

[28] PAPPAS P G，KAUFFMAN C A，ANDES D R，et al.Clinical practice guideline for the management of candidiasis：2016 update by the infectious diseases society of america[J].Clin Infect Dis，2016，62（4）：e1-50.

[29] SZETO C C，LI P K.Peritoneal dialysis-associated peritonitis[J].Clin J Am Soc Nephrol，2019，14（7）：1100-1105.

李金芳（撰写）　张　萍（审校）

结核性腹膜炎

一、概述

结核性腹膜炎（TBP）是 PDAP 的一种特殊类型，发病率较低，但由于 TBP 确诊周期长，误诊率高，常延误治疗时机，导致腹膜功能受损，腹透技术失败，死亡率可达 15%，远高于普通人群 TBP 患者的死亡率（＜7%），甚至有报道 CAPD 患者合并 TBP 9 个月后的死亡率高达 25%。

二、定义

TBP 是由结核分枝杆菌引起的慢性弥漫性腹膜炎症，其起病缓慢而隐匿，临床表现多样而无特异性，多由腹腔病灶直接蔓延，少数由结核杆菌血行播散所致。

三、流行病学和风险因素

Khanna R 等 1980 年报道了第 1 例 CAPD 患者并发 TBP。RohitT 等回顾分析了 1980—2000 年所有关于 CAPD 并发 TBP 的英文文献，共有 52 例患者。2001 年 Lui SL、2004 年 Yao M.H 先后对 CAPD 患者进行回顾性研究，报道 TBP 患病率分别为 1.77%、4.9%。

结核病的发病存在区域、人种差异，多项研究显示在亚洲、亚裔人中结核的发病率高。Simon J 等调查了该中心 1986—1999 年 13 年间 CAPD 患者后发现：在英国，约 10% 的亚裔 PD 患者发生结核，亚洲社区人群的结核发病率较英国本土人高 30 倍。

尿毒症透析人群由于细胞免疫受损、贫血、营养不良等原因，免疫力低下，为结核易感人群，其结核感染率是普通人群的 6～25 倍；CAPD 患者伴发 TBP 无明显性别差异；发病年龄段报道不一，Karayaylali 等报道 CAPD 患者并发 TBP 的平均年龄为 32 岁，而 RohitT 等调查分析了 52 例 TBP 患者，平均年龄为 51 岁。

四、发病机制

（1）Rapoport J 等研究显示 CAPD 患者存在腹腔局部免疫防御功能缺陷包括巨噬细胞的吞噬能力下降、细胞因子产生减少、腹腔淋巴细胞总数明显减少，可能与 TBP 的发生有关；PD 患者腹透液的渗透压、高乳酸盐浓度及 pH 值可降低腹腔内淋巴细胞和巨噬细胞的活性，且腹腔内液体稀释了腹腔内淋巴细胞和巨噬细胞的浓度。

（2）慢性肾脏病（Chronic Kidney Disease，CKD）患者 25-羟维生素 D_3 缺乏导致单核细胞损害，从而导致其对结核杆菌有破坏力的抗菌肽能力大大降低。

（3）当肾上腺皮质激素、免疫抑制剂被用来治疗肾移植术后或免疫性疾病患者时，合并结核病的风险也大大增加。

五、临床表现

TBP 的临床表现往往不具有特异性，与 BP 相似，最常见的表现为发热、腹痛、腹透液混浊，故常被误诊为细菌性或真菌性腹膜炎，且可能与细菌感染同时存在。

六、诊断

（一）诊断标准

（1）具有腹膜炎的临床症状、体征。

（2）透出液白细胞计数＞$100×10^6$/L，且单核细胞＞50%。

（3）透出液涂片或培养结核杆菌阳性可确诊。

临床高度怀疑 TBP 的患者，满足透析液菌阴性且抗结核治疗后好转，也可确诊。

（二）辅助检查

1.腹膜透出液常规、生化

非 CKD 患者合并 TBP 时腹腔积液常提示淋巴细胞总数升高，而 CAPD 患者合并 TBP 时腹透流出液以中性粒细胞升高常见。Rohit T 等发现 76%的 CAPD 伴 TBP 患者表现为中性粒细胞升高为主，只有 12%的患者表现为淋巴细胞升高为主。但 2016 年 ISPD 指南指出大多数 TBP 患者初期腹透流出液会出现多形核白细胞，但后期腹透流出液中淋巴细胞增多更为明显。故细胞分类计数优势差异的变化有助于明确诊断。

腺苷脱氨酶（Adenosine Deaminase，ADA）：是嘌呤核苷代谢中重要的酶类，在 T 淋巴细胞中含量最高，当机体感染 TBP 后，结核杆菌刺激机体的单核巨噬细胞系统，从而使淋巴细胞增多，所以 ADA 可反应机体内被活化的淋巴细胞水平，被推荐用于支持 TBP 的诊断。Riquelme 等的 Meta 分析报道，当以 36～40U/L 为临界值时，ADA 水平的敏感度和特异度分别为 100%和 97%，陈禹对 89 例 TBP 临床特征及转归进行分析，ADA 大于 36U/L 的患者占 84.3%，提示腹腔积液中 ADA 活性增高具有较高的诊断意义。

2.透出液抗酸杆菌涂片

敏感性极低，在培养鉴定或病理证实的病例中涂片阳性率仅 3%，相对检出率约 30%，且需要超过 4 周才能得到结果，2016 年 ISPD 指南建议将腹透流出液离心后取沉淀物涂片找抗酸杆菌以增加敏感性。

3.结核菌素皮肤试验（Tuberculin Skin Test，TST）

TST 是一种基于 IV 型变态反应原理的皮肤试验，方法是将结核蛋白提取物，注射于皮内，依据是否产生变态反应出现硬结，来判断机体有无感染过结核杆菌。和旧结核菌素（Old Tuberculin，OT）相比，纯蛋白衍生物（Purified Protein Derivative，PPD）纯度更高，特异性也相对较强，目前多使用 PPD 进行试验。因 PPD 为混合抗原，与卡介苗（Bacillus Calmette-Guerin，BCG）、大部分非结核分枝杆菌（Non-Tuberculous Mycobacteria，NTM）之间存在交叉反应，特异性较低，而且我国又是 BCG 接种大国，TST 存在非常高的假阳性率，大大降低了 TST 的应用。终末期肾病（End-Stage Renal Disease，ESRD）患者迟发超敏反应低下，TST 试验敏感度较低，AbrahamG 等报道了 4 例合并 TBP 的 PD 患者，TST 均无反应。该方法还存在费时、结果判读主观性较强等缺点。但 TST 凭借其低廉、方便的特点仍然是欠发达地区结核病检测的主要手段，此外也被应用到结核病的流行病学调查、评估卡介苗的接种质量等方面。

4.PCR 检测

有学者对腹透流出液直接 PCR 检测来快速诊断 TBP，具体方法：取 50mL 腹透流

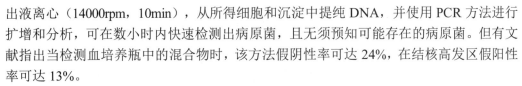

出液离心（14000rpm，10min），从所得细胞和沉淀中提纯 DNA，并使用 PCR 方法进行扩增和分析，可在数小时内快速检测出病原菌，且无须预知可能存在的病原菌。但有文献指出当检测血培养瓶中的混合物时，该方法假阴性率可达 24%，在结核高发区假阳性率可达 13%。

5.利福平耐药实时荧光定量核酸扩增检测技术（Xpert MTB/RIF 试验）

新型分子诊断技术，可对标本中的结核分枝杆菌、利福平的耐药情况进行检测，全程约 2h，2010 年由 WHO 推荐用于肺结核的诊断，2013 年推荐用于肺外结核的诊断。在 Penz 等的荟萃分析中，Xpert MTB/RIF 对肺外结核的敏感性和特异性分别为 77%、97%，具有较高的特异性。kohli 等系统回顾也发现 Xpert 对肺外结核人群的大多数标本特异性很高。且 XpertMTB/RIF 诊断技术可检测不同临床标本，包括可能含杂菌的标本，在胸腹腔积液标本中的特异性可达 100%。Bankar 等研究认为该技术是肺外结核快速诊断和利福平耐药性检测的有效工具。

6.结核抗体检测

是以纯化的结核分枝杆菌细胞壁蛋白抗原来检测血清中相应抗体 IgG 或 IgM 的方法，十几分钟便可得出结果。操作简单、迅速、不需要活细胞是它的优点，但当患者机体免疫力低下不能产生抗体或处于窗口期时，可能出现假阴性结果，而曾接种过 BCG 的患者，体内存在一定水平的抗体，可能出现假阳性结果。目前常联合其他检测方法来提高诊断的特异性。近几年，随着结核分枝杆菌新型特异性抗原的发现与抗原纯化技术的改善，结核抗体检测法在结核病的诊断上体现出了越来越大的价值。

7.腹透流出液结核杆菌培养

腹透流出液结核杆菌培养阳性仍是 TBP 诊断的金标准。该方法特异性高，但常规培养需 4～8 周，且检出率低。2016 年 ISPD 更新后指南指出，在液体培养基中培养阳性的时间明显缩短。通过大量流出液（50～100mL）离心后，联合应用固体培养基和液体培养基来培养，可改善总的诊断率。

8.γ-干扰素释放试验（Interferon-γ Release Assays，IGRA）

原理是感染结核分枝杆菌的机体可产生致敏 T 细胞,致敏 T 细胞在再次接受结核特异性抗原刺激后，活化的效应 T 细胞能够产生γ干扰素（Interferon-γ，IFN-γ）。IGRA 方法分为 2 种：一种是分离外周血淋巴细胞进行体外培养，利用酶联免疫斑点技术（Enzyme-linked Immunospot Assay，Elispot）测定能够释放 IFN-γ 的效应 T 细胞数量的检测方法；另一种是直接进行外周全血体外刺激培养，应用酶联免疫吸附（Enzyme-Linked Immuno Sorbent Assay，ELISA）测定血清中的γ-干扰素水平的检测方法，与 Elispot 相比，该法实验条件要求较低，操作相对简单。IGRA 具有良好的灵敏度和特异度，目前全球有 16 个国家陆续将其列入结核病临床应用指南以协助结核诊断。

T-SPOT.TB：是利用 Elispot 检测分泌 IFN-γ的 T 细胞斑点数的新型免疫酶技术，是检测抗原特异性 T 细胞最敏感的方法之一，可检测出 1/100000～1/50000 外周血单个核细胞中的效应 T 细胞。该技术所用的特异性抗原（ESAT-6、CFP-10）不存在于 BCG 及绝大多数环境分枝杆菌中，保证了较高的特异性，Pollovk 等研究结果显示其特异性高达 99.2%。T-SPOT.TB 结果是否受人体免疫状态的影响，目前争议较大。Chen 等曾报道 T-SPOT.TB 诊断免疫功能低下患者合并结核感染的敏感度、特异性分别为 77.4%、63.1%，提示在免疫功能低下的患者中 T-SPOT.TB 仍然有较高的敏感度。付津平等对 20 例确诊 HIV 感染/ARDS 合并结核感染的患者进行研究，发现 T-SPOT.TB 不受免疫状态的影响，但也有研究得出相反结论。符艳等研究发现 T-SPOT.TB 对诊断活动性结核的阴性预测值很高，但对阳性预测值较低。Chee 等研究表明，T-SPOT.TB 对区分活动性、潜伏性结核感染意义不是很大，但可通过斑点数提供鉴别依据。

外周血检测不能有效区分活动性结核与隐匿性结核，针对活动性结核抗原特异性 T 淋巴细胞有向感染灶局部大量聚集特点，Wilkinson 等最早提出胸腹水单核细胞 Elispot 检测诊断结核性浆膜炎的可行性。石慧等国内学者对结核患者的胸腔积液和外周血分别进行了 T-SPOT.TB 检测，发现其对胸腔积液检测的敏感度和特异性高于外周血。熊子波等研究发现 TBP 患者腹透流出液中 IFN-γ 特异性 T 细胞表达是外周血的 5.5 倍，当腹透流出液重组抗原 ESAT-6、重组多肽抗原 P8.10 阳性判断阈值为 100.0 斑点数时，其诊断敏感性 100.0%，特异性分别为 86.7%、93.3%，认为与外周血相比，腹透流出液可能是更有效、准确地诊断 CAPD 合并 TBP 的途径。

T-SPOT.TB 具有较高的敏感性、特异性，且 24h 内出结果，可以早诊断，早治疗，有望成为继金标准之外有效的辅助诊断方法，缺点是价格昂贵，操作复杂。

腹透流出液检查方法各有不足，有文献报道抗酸染色、分枝杆菌培养、PCR 检测分枝杆菌 DNA、结核感染 T 细胞检测、外周血结核感染 T 细胞检测诊断 TBP 的敏感性分别为 0%、21.74%、18.52%、95.24%、76.19%，特异性分别为 100%、100%、100%、61.9%、80.18%。

9.腹膜病理活检

腹膜活检见到典型的结核肉芽肿或抗酸杆菌阳性，即可确诊 TBP，是诊断 TBP 的金标准，且只需要 1 周。部分 CAPD 合并 TBP 患者，需通过病理活检才能确诊。Rohit T 报道在确诊的 52 例 CAPD 伴发 TBP 患者中，54%患者腹透流出液结核杆菌培养阳性，19%患者腹透流出液涂片抗酸染色阳性，另有 21%患者行腹腔镜才确诊。获取组织的途径包括超声引导、腹腔镜直视下和内镜探查。

经皮超声引导腹膜活检：相对简单安全、经济有效，是临床有效诊断 TBP 的方法。刘东屏等研究指出，若穿刺点选择在大网膜的病变结节上时，诊断率可达 100%。王国涛等人应用剪切波弹性成像引导可更精准靶向穿刺，并减少相关穿刺并发症。术后暂停 PD 几天，以免腹透液渗漏。

腹腔镜直视下腹膜活检：为目前应用最多的检查方法，可以直接观察腹膜的改变并获得组织学标本，Sanai 等报告了 402 例患者的研究数据，显示腹腔镜检查在诊断 TBP 方面具有 93%的敏感度和 98%的特异度，仅 1 周即可确诊。有文献报道该检查出现出血、感染和肠管破裂的概率＜3%，死亡率不超过 0.04%。对 TBP 有较高的诊断价值，但不适用于腹膜广泛粘连的患者，且该检查为有创性，需全身麻醉，需有经验的外科医生操作，费用昂贵，术后要暂停 PD 数天，避免腹透液渗漏。若患者因腹膜炎难以控制需拔出 PD 管时，可切除小块腹膜进行病理检查协助诊断。

内镜探查技术：师瑞月、李银鹏曾报道通过脐、胃等通道送入内镜探查，并在可疑病变处取病理活检，具有创伤小、恢复快、无疤痕等优点，腹腔粘连患者也可行此检查，但目前整体上仍处于临床试验阶段。

10.超声

TBP 超声主要表现为 4 种类型，即腹腔积液型、腹膜和肠壁增厚型、团块型和淋巴结肿大型；病理类型可分为 3 型，即粘连型、渗出型、干酪型。超声可见腹透流出液中出现点状、絮状回声沉积，也可见花边样的条带或纤细的隔膜，或出现相互交织的网状纤维分隔。此外，还可见到淋巴结增大，增厚的大网膜及壁腹膜，肠系膜可形成特征性的"肠管聚集征"。然而，腹部超声无法鉴别 TBP 及其他相关疾病，在 TBP 诊断中仅有一定提示作用。

11.CT 扫描

部分患者可见腹膜变厚呈结节状，网膜呈花纹般改变，肠系膜改变亦较明显。腹部 CT 平扫+增强扫描能够无创、大范围观察腹部病变的形态及周围组织受累程度等，但其诊断敏感性差异很大。也有报道称应用 ^{18}F-FDG PET/CT 诊断 TBP 的特异性较高，但相关文献较少，成本高，并不适用于所有 PDAP 患者。

七、处理措施

（一）是否拔除腹透管

对于 CAPD 患者并发 TBP，是否拔除 PD 导管尚存争议。有研究证明结核菌不能在腹透导管生存，若患者腹膜可维持一定水平的超滤与转运功能，可不拔管，结核感染不是终止腹透的充分条件。2016 年 ISPD 指南更新指出，许多患者对抗结核治疗有反应，无须拔除腹透管。2018 年中国腹膜透析相关感染的防治指南则出于对患者用药安全性及减少腹腔并发症的考虑，建议诊断一旦成立，拔管处理。

（二）抗结核治疗

2016 年 ISPD 更新后指南指出，CAPD 患者 TBP 的治疗要求多种药物联用，一线用药包括利福平、异烟肼、吡嗪酰胺和氧氟沙星。Rohit T 针对 TBP 患者治疗总结认为，患者均需使用 2～4 种抗结核药至少 6 个月，疗程需达到 9 个月。

1.异烟肼

异烟肼是抗结核治疗的主药，可杀灭生长活跃的细菌，异烟肼乙酰化后，约 70% 自肾脏排泄，但半衰期取决于其乙酰化的速率，受肝功能影响，与肾功能衰竭程度无明显关系，可经 HD、PD 清除，主要副作用是肝损害和神经毒性。肾衰竭患者包括透析患者常规剂量为 300mg/d，建议疗程 12～18 个月。由于尿毒症毒素抑制维生素 B_6 的转换、透析增加维生素 B_6 的清除，因此透析患者神经毒性的发生率增加，故需常规加服维生素 B_6（50～100mg/d）以避免异烟肼的神经毒性，但长期大剂量的维生素 B_6（如 200mg/d）本身与神经病变相关，应该避免。

2.利福平

可杀灭活动代谢期短的细菌，相对分子量为 823，在血浆中 80% 与蛋白结合，主要经胆和肠道排泄，仅小部分自肾脏清除，故肾功能衰竭对其清除的影响极小，也不能经 HD、PD 清除，主要副作用是急性过敏性间质性肾炎和肾间质纤维化。口服吸收良好，常用剂量为 450～600mg/d，清晨顿服。但最近研究显示口服利福平后，其在 PD 液中的浓度非常低，这与其相对分子量大，蛋白结合能力高和脂溶性有关。Cheng I 曾经给 1 例口服利福平疗效不好的患者腹腔内注射利福平（450mg/d，分 3 次给药），疗效明显。

2016 年 ISPD 指南提倡腹腔内应用利福平治疗，疗程 12～18 个月，但在很多国家无法买到。

3.吡嗪酰胺

对人型结核杆菌有较好的抗菌作用，在 pH 值为 5～5.5 时杀菌作用最强，尤其是对处于酸性环境中缓慢生长的吞噬细胞内的结核杆菌，但在中性、碱性环境中几乎无抑菌作用。吡嗪酰胺相对分子量为 123，蛋白结合率 10%～20%，主要在肝脏代谢，仅 3%～4%以原形自尿中排出，半衰期 9～10h。但有研究发现尿毒症患者有药物蓄积或排泄延迟现象，有效血药浓度可维持 48h，可抑制尿酸排泄导致尿酸蓄积而引发痛风。HD 4h 可使血药浓度下降 55%，PD 不能清除吡嗪酰胺。Curie Ahn 等研究显示 CAPD 患者常规口服吡嗪酰胺，平均血浆峰值浓度大大超过了结核菌的最低抑菌浓度，腹腔液浓度也可保持在结核杆菌中等浓度以上，故对 CAPD 合并 TBP 患者无须调整吡嗪酰胺剂量。

4.氧氟沙星

依赖肾脏清除，用于 CKD 或透析患者时应适当减量，推荐剂量为 200～300mg/d，口服或腹腔给药。

5.链霉素

对结核分枝杆菌有强大抗菌作用，但在体内不代谢，80%～98%以原形自尿中排出，具有肾毒性，虽然 PD 可清除一定量链霉素，但长期应用仍可能造成耳毒性，应避免使用。

6.乙胺丁醇

可渗入分枝杆菌体内干扰 RNA 的合成从而抑制细菌的繁殖，只对生长繁殖期的分枝杆菌有效，主要经肝脏代谢，80%从肾脏排泄，半衰期为 3～4h，肾功能减退者半衰期延长，分子量较小，在血浆中仅有 20%与蛋白结合，可经 HD、PD 清除。透析患者乙胺丁醇的视神经炎风险升高，必须适当减量后应用，已有报道建议每 48 小时 15mg/kg 或每周 3 次，持续 2 个月，Rohit T 则不推荐使用，2018 年中国 PDAP 防治指南不推荐长期使用。

（三）糖皮质激素（Glucocorticosteroid，GCs）

2022 年糖尿病激素在结核病治疗中的合理应用专家共识指出 GCs 联合抗结核药治疗可降低 TBP 的死亡率和并发症发生率，主要适用于渗出性 TBP，尤其是伴高热等严重结核中毒症状或大量盆腹腔积液的患者，机制是 GCs 可直接抑制炎性及变态反应，减少积液渗出，减轻腹膜增厚和粘连。用药方案：泼尼松 20～30mg/d，体温正常后可采用小剂量递减法（每周减 5mg），总疗程尽量不超过 6 周，同时需警惕激素不良反应；干酪型 TBP 禁用 GCs，粘连型 TBP 应用 GCs 可能导致肠穿孔或肠系膜淋巴结结核破溃，引起弥漫性腹膜炎，不推荐使用。

八、预防措施

（1）对于透析人群，应积极纠正贫血、改善营养状态、增强体质，提高对疾病的抵抗力。

（2）对于免疫力低下人群，定期检查，做到早发现、早治疗。

（3）对于多次腹膜透析透出液细菌培养阴性，且按指南推荐使用常规抗生素治疗无效的 PDAP，应考虑 TBP 可能，完善检查，明确诊断。

TBP 少见，且症状不典型，容易误诊、漏诊，死亡率高，可联合多种方法检测提高诊断率，争取做到早诊断、早治疗，同时治疗过程中注意抗结核药物副作用。

参考文献

[1] HUANG H J，YANG J，HUANG Y C，et al.Diagnostic feature of tuberculous peritonitis in patients with cirrhosis：A matched case-control study[J].Exp Ther Med，2014，7（4）：1028-1032.

[2] 李洪.中国成人慢性肾脏病合并结核病管理专家共识[J].中国血液净化，2016，15（11）：577.

[3] PENZ E，BOFFA J，ROBERTS D J，et al.Diagnostic accuracy of the Xpert® MTB/RIF assay for extra-pulmonary tuberculosis：a meta-analysis[J].Int J Tuberc Lung Dis，2015，19（3）：278-284，i-iii.

[4] EDWARDS S，GLYNN P，DAVID M D，et al.Diagnosing tuberculous peritonitis early in patients on peritoneal dialysis：use of xpert MTB/RIF assay[J].Perit Dial Int，2016，36（4）：461-463.

[5] LI P K，SZETO C C，PIRAINO B，et al.ISPD peritonitis recommendations：2016 update on prevention and treatment[J].Perit Dial Int，2016，36（5）：481-508.

[6] 杨月，崔文鹏，等.腹膜透析合并结核性腹膜炎的诊断[J].ChinJLabDiagn,2019,12(23):2202-2205.

[7] 陈禹.89例结核性腹膜炎患者的临床特征及转归[J].结核病与肺部健康杂志，2017，4（6）：352-357.

[8] 王涵，俞雨生.腹膜透析相关分枝杆菌腹膜炎的诊治[J].中国血液净化，2019，18（4）：220.

[9] 李卫彬，侯琰，等.结核菌素试验的临床应用进展[J].临床肺科杂志，2014，19（4）：737-738.

[10] SALZER W L.Peritoneal dialysis-related peritonitis：challenges and solutions[J].Int J Nephrol Renovasc Dis，2018，11：173-186.

[11] KOHLI M，SCHILLER I，DENDUKURI N，et al.Xpert（®）MTB/RIF assay for extrapulmonary tuberculosis and rifampicin resistance[J].Cochrane Database Syst Rev，2018，8（8）：CD012768.

[12] 付沛文，李世宝，等.Xpert MTB/RIF试验快速诊断结核病的研究进展[J].中国感染控制杂志，2017，16（8）：779-783.

[13] BANKAR S，SET R，SHARMA D，et al.Diagnostic accuracy of Xpert MTB/RIF assay in extrapulmonary tuberculosis[J].Indian J Med Microbiol，2018，36（3）：357-363.

[14] 徐烨.T-SPOT.TB在肺外结核诊断中的应用价值研究[J].实验与检验医学，2019,37（3）：528-530.

[15] 玉明科，黄家运，邓晨，等.结核潜伏感染检测方法研究及应用进展[J].应用预防医学，2019，2（25）：169-172.

[16] PANG C，WU Y，WAN C，et al.Accuracy of the bronchoalveolar lavage enzyme-linked immunospot assay for the diagnosis of pulmonary tuberculosis：a meta-analysis[J].Medicine（Baltimore），2016，95（12）：e3183.

[17] 贾文青.结核感染T细胞斑点试验对结核病诊断的研究进展[J].国际检验医学杂志，2016，11（37）：1519-1521.

[18] CHEN J，ZHANG R，WANG J，et al.Interferon-gamma release assays for the diagnosis of active tuberculosis in HIV-infected patients：a systematic review and meta-analysis[J].PLoS One，2011，6（11）：e26827.

[19] 石慧，崔丽英.结核感染T细胞斑点试验诊断结核性胸膜炎的应用价值[J/CD].中华肺部疾病杂志（电子版），2015，8（2）：51-54.

[20] 熊子波，孙怡男，等.结核菌特异性γ干扰素检测在腹膜透析相关结核性腹膜炎诊断中的应用

价值[J].中华肾脏病杂志，2018，4（34）：271-272.

[21] 费贵军，张丽帆，等.结核性腹膜炎实验室诊断的评估[J].中国医学科学院学报，2018，40（4）：534-538.

[22] 王国涛，陈钦奇，李盈，等.剪切波弹性成像引导穿刺活检诊断结核性腹膜炎[J].中国介入影像与治疗学，2018，15（3）：156-159.

[23] MOGILI H K，BOJU S L，et al.Tuberculous peritonitis diagnosed with the help of 18 F-FDG PET/CT scan[J].Nephrology（Carlton），2017，22（4）：334-335.

[24] 中国腹膜透析相关感染防治专家组.腹膜透析相关感染的防治指南[J].中华肾脏病杂志，2018，2（34）：139-148.

[25] 肖静，陈利群.慢性肾脏病合并结核分枝杆菌感染诊治进展[J].实用中西医结合临床，2020，5（20）：180-182.

[26] 梁建琴，陈志.糖皮质激素在结核病治疗中的合理应用专家共识[J].中国防痨杂志，2022，44（1）：32-33.

李金芳（撰写）　张　萍（审校）

第二节　腹膜透析导管相关的感染

导管出口处和隧道感染

一、概述

ESI 和隧道感染统称为导管相关感染，其中隧道感染通常伴 ESI，尤其是金黄色葡萄球菌或铜绿假单胞菌引起的隧道感染。导管相关感染是 PDAP 的主要诱因，也是 PD 患者住院和死亡主要原因之一，在 1987—1994 年一项涉及 913 例 PD 患者的队列研究中，ESI 占败血症病例的 12%，在美国，8%～39%的 PD 导管因 PDAP 而拔除。预防和管理 ESI 可降低 PD 患者感染发病率和住院率。

二、定义

1.ESI

ESI 是指导管出口处出现脓性分泌物，伴或不伴导管出口处皮肤红斑。

2.隧道感染

隧道感染是指沿皮下导管隧道走行处出现红肿或触痛，或超声检查证实的沿皮下导管隧道积液。

三、流行病学和风险因素

（一）流行病学

在过去的 30 年里，估计 ESI 的发病率在每年 0.1～1.2 次之间，其范围之广可通过预防策略、地理差异、样本量、发病率与流行的 PD 患者人群进行解释。在美国，ESI 的发病率为 0.6 次/年。ESI 组和非 ESI 组之间的人口统计学数据（包括年龄、性别、原发肾脏病）或实验室数据没有差异。

（二）风险因素

（1）全身性因素：如营养不良、糖尿病、长期使用 GCs 等，导致患者抵抗力低下，容易出现感染。

（2）金黄色葡萄球菌的鼻腔携带通常被认为是导管相关感染的主要危险因素，既往有研究显示鼻腔携带金黄色葡萄球菌的 PD 患者其隧道口感染金黄色葡萄球菌的概率是非金黄色葡萄球菌携带者的数十倍。

（3）不同 PD 中心对指南建议的依从性存在很大差异，也可能导致导管相关感染和腹膜炎的发生。

四、发病机制

（一）发病机制

PD 患者大多数在置管后存在细菌定植，并在硅胶管上形成生物膜，增加了患者的感染易感性，特别是在出口部位创伤情况下。

（二）导管出口和隧道感染常见原因

①导管出口方向不正确；②皮下隧道太短、涤纶套外露；③导管经常受到牵拉；④导管周围渗漏或血肿；⑤操作环境不洁净，交换过程中宠物的存在，局部卫生差，存在接触污染；⑥游泳。

（三）病原菌感染

导管出口和隧道感染可由多种病原菌引起，其中金黄色葡萄球菌、铜绿假单胞菌是最常见且最严重的致病菌，并且也是导致导管相关腹膜炎最常见的病原体。金黄色葡萄球菌占 ESI 病例的 30%～50%，导管拔除风险为 11%～35%，CoNS 约占 ESI 的 20%，导管拔除风险为 2%～7%；铜绿假单胞菌占 ESI 的 8%～20%，导管拔除风险为 16%～28%。金黄色葡萄球菌、铜绿假单胞菌所致 ESI 有较高的腹膜炎发生率和导管拔除率，考虑可能与导管生物膜有关。

其他革兰阳性菌（包括棒状杆菌、肠球菌、链球菌）占 ESI 的 5%～10%，其他革兰阴性菌（包括大肠杆菌、克雷伯氏菌、沙雷氏菌、其他肠杆菌）占 ESI 的 10%～20%。随着预防性抗生素的广泛使用，病原体可见分枝杆菌和真菌出现，占比较小，但它们与高达 40% 的导管拔除率相关。

五、临床表现

（一）出口处感染

（1）临床表现：导管出口处水肿、疼痛，出现脓性分泌物、周围皮肤红斑、结痂、肉芽组织等。病原微生物培养可阳性或阴性。

（2）诊断要点：一旦导管出口处出现脓性分泌物即可诊断，无论是否伴导管出口处皮肤红斑。

注意：没有脓性分泌物的导管口周围红斑有时是感染的早期指征，但也可能是皮肤过敏反应，或发生于最近放置的导管或导管外伤后，需要临床判断来决定开始治疗还是继续观察。最初为小儿 ESI 开发的出口位点评分系统（表 1）可用于临床评估出口情况，但最近文献表明 ISPD 定义足以诊断 ESI，这种临床量表的诊断效用很小；出口处外观正常但培养阳性，表明细菌定植，而非感染。

（3）发生出口感染时应进行分泌物涂片革兰染色、微生物培养以指导用药，微生物培养方法应涵盖需氧菌和厌氧菌。

（4）Vychytil A 等用超声观察了 738 例腹透管隧道，发现出口良好的均没有隧道感染发生；而在有出口感染合并腹膜炎的患者中，隧道感染的发生率是 80%。因此对于所有有 ESI 症状的患者，无论是否有隧道受累，都建议采用超声评估隧道感染。

表 4-2　出口评分系统

	0 分	1 分	2 分
肿胀	无	仅限于出口，<0.5cm	>0.5cm 和/或隧道
痂	无	<0.5cm	>0.5cm
发红	无	<0.5cm	>0.5cm
疼痛	无	轻微	严重
分泌物	无	浆液性	脓性

感染与评分≥4 分有关，评分<4 分不代表感染

（二）隧道感染

1.临床表现

临床表现隐匿，可出现隧道走行处的红斑、水肿或皮下隧道触痛等。病原微生物培养可呈阳性或阴性，常需通过超声检查进行诊断。

2.诊断要点

无论有无临床表现，超声检查发现沿隧道走行的积液，诊断即可成立。

六、处理措施

导管相关感染常导致腹膜炎，一旦出现 ESI 或隧道感染，应及早治疗以预防腹膜炎。

（一）局部处理

主要包括加强局部护理，每日进行局部清洁，若出口处无脓性分泌物时可局部使用抗生素软膏；若有脓性分泌物需注意脓性分泌物的引流和清洗，可先用 0.5%碘伏清洗后再用生理盐水清洗，但避免碘伏直接接触导管。

（二）抗生素治疗

1.经验性抗感染治疗

进行出口处分泌物涂片革兰染色和分泌物微生物培养，并立即开始经验性口服抗生素治疗，选用抗生素应覆盖金黄色葡萄球菌，如耐青霉素酶青霉素或一代头孢菌素，如患者既往有铜绿假单胞菌导致的 ESI 病史，所用抗生素抗菌谱需覆盖这类细菌。

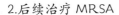

2.后续治疗 MRSA

获得分泌物培养及药敏结果后及时调整抗生素，除非致病菌为 MRSA，一般给予口服抗生素治疗。

（1）若致病菌为革兰阳性菌，可口服耐β-内酰胺酶青霉素或第一代头孢菌素，避免常规使用万古霉素，防止耐万古霉素菌株出现，但 MRSA 感染时需使用万古霉素。对于愈合缓慢或特别严重的金黄色葡萄球菌感染，可联合使用利福平（450mg 或 600mg/d），但不要单独使用利福平。高达 35%的金黄色葡萄球菌 ESI 可能是难治的，并导致拔管，且容易复发。

（2）铜绿假单胞菌导致的 ESI 较为难治，通常需联合使用两种抗生素并延长疗程。推荐首选口服喹诺酮类药物（环丙沙星 500mg，Bid），但喹诺酮类单药治疗可能会迅速产生耐药性。如症状改善不明显或再发，需加用另一种假单胞菌属敏感药物，如静脉使用头孢他啶、头孢吡肟、哌拉西林、亚胺培南/西司他汀、美罗培南、氨基糖苷类抗生素等。铜绿假单胞菌 ESI 一般临床结局差，容易复发，对于难治性铜绿假单胞菌 ESI，建议拔管。

（3）分枝杆菌 ESI：推荐至少 2 种抗真菌药物作为初始靶向抗生素治疗，如果 1 周后无改善，则追加抗生素治疗。有文献建议在难治性分枝杆菌 ESI 中可采用导管抢救治疗，但对于脓肿分枝杆菌病例，常导致置换失败，并可导致复发、腹膜炎或延伸到新的隧道，建议立即拔管。

（4）真菌性 ESI：当真菌从出口分离，首先应排除污染，如确诊为真菌性 ESI，建议拔管，避免 FP 发生，同时给予抗真菌治疗，以氟康唑（200mg/d）为主，如治疗不佳，加用第二种抗真菌药。

（5）难治性 ESI：定义为抗生素治疗 3 周无效的 ESI。推荐抗感染同时更换隧道或出口位置重新置管；或采用导管分流术，该方法更新了出口部位，可挽救导管，且可避免 PD 中断，有研究发现该方法比拔管或保守治疗有更高的无感染生存率。

虽然 ISPD 推荐二线药物仅用于一周内没有临床改善的 ESI，但 Bayston R 等研究发现高达 50%的 ESI 在恶化前临床改善，Korzets Z 等也研究发现 80%的腹膜炎发作与临床不明显的 ESI 相关。因此建议在感染早期使用二线药物。

疗程：抗感染治疗应持续至出口处完全恢复正常，通常至少需要 2 周，铜绿假单胞菌感染通常需要 3 周，金黄色葡萄球菌、铜绿假单胞菌所致 ESI 容易复发，需密切随访，以确定治疗反应和复发。

3.隧道感染

金黄色葡萄球菌和铜绿假单胞导致的 ESI 常伴有同种细菌引起的隧道感染，隧道感染一旦发生，常导致腹膜炎，隧道超声检查有助于评估隧道感染范围，为选择治疗方案提供依据。轻症可口服抗生素，严重者静脉使用敏感抗生素治疗；如隧道感染合并腹膜炎、深层涤纶套感染或抗生素治疗无效者，需考虑拔管后改其他部位重新置管。

难治性隧道感染通常需要拔管，在特定情况下，剥除皮下涤纶套可能有利于难治性隧道感染治疗，涤纶套剥除后需继续抗感染治疗。

4.拔管指征

拔管指征：难治性 ESI、难治性隧道感染、出口/隧道感染后继发腹膜炎、同一致病菌同时导致出口/隧道感染和腹膜炎、真菌性 ESI 的患者需拔管，拔除的导管需剪取末端进行病原菌培养。拔管后一般需继续使用抗生素 5～7d，若无合并腹膜炎者，拔管后可同时更换部位重新置管，若合并腹膜炎者，建议腹膜炎治愈后 2～3 周再考虑重新置管。

七、预防措施

腹透中心应把预防感染作为日常的工作要务，并制订相应的持续质量改进措施来减少 PDAP 的发生。

1.感染监测

2017 导管相关感染 ISPD 建议所有 PD 中心至少每年监测导管相关感染的发生率，监测还应包括 ESI 和隧道感染率，以及特定微生物（特别是金黄色葡萄球菌和假单胞菌）的感染率和抗生素敏感性谱，并制定后续的干预措施。

2.腹透导管选择及置入

Flanigan M 等研究报道，相较于 Tenckhoff 曲管，Swan-neck 导管可明显降低出口及隧道感染率；但 3 项回顾性分析发现不同类型导管在出口及隧道感染方面无差异。Kim 等研究报道浸有抗菌剂的导管可减少 PD 导管相关感染，但目前尚处于动物实验中。一项随机对照试验比较了双 CUFF 导管和单 CUFF 导管，发现两种导管相关感染率无差异。

通过适当培训，肾科医生和外科医生进行置管手术的早期 ESI 率没有差异；徐天等比较了腹腔镜下与常规腹透置管术的疗效和安全性，发现腹腔镜下置管可降低术后早期导管感染率。但一项 Meta 分析共纳入了 4 项 RCT 研究和 10 项观察性研究，显示腹腔镜下和传统外科手术置管在早晚期导管并发症（包括感染）方面均无显著差异。早期曾有研究比较了中线切口和侧切口，未发现两者间导管相关感染的风险差异。Strippoli 等系统回顾发现预防性围手术期静脉抗生素可显著降低早期腹膜炎的风险，但对早期导管相关感染的发生率没有显著影响。尽管如此，2017 年导管相关感染 ISPD 指南仍推荐置管前立即给予预防性抗生素。陈崴等人研究显示术前一次性给予抗生素的方式与术后连续 3d 抗生素预防无差异。置管后立即开始 PD 是否与导管相关的高风险相关仍存在争议。

中国腹膜透析置管指南建议使用双涤纶套 Tenckhoff 硅胶管，避免使用不合理的器械来建造隧道，导管的隧道出口方向应向下、向外；外涤纶套应距离出口处 2～3cm，避免外涤纶套外露和出口处糜烂等并发症；推荐术前 30min 使用一次剂量抗生素方案预防感染，药物种类可选用 1 代或 2 代头孢菌素。目前虽尚无数据显示导管置入前常规筛查和根除金黄色葡萄球菌鼻腔携带的有效性，但 2017 年导管相关感染 ISPD 仍建议导管置入前筛查鼻腔金黄色葡萄球菌携带情况。

3.连接方法

早期一些研究曾对 PD 连接方法（Y 型连接系统、灌洗前冲洗设计、传统连接系统之间，双袋系统与 Y 连接系统之间）进行对比，发现 Y 型连接系统可降低腹膜炎风险，但各种连接方法导管相关感染率无显著差异。3 个随机对照试验比较了双袋系统和 Y 连接系统（均为灌洗前冲洗设计），发现两者间导管相关感染率无显著差异。2016 年 ISPD 指南推荐使用带有灌注前冲洗设计的分离系统。

4.出口处护理

良好的出口护理和规范的换液操作（强调无菌术）是预防出口和隧道感染的关键。

（1）置管术后由医师或腹透护士进行无菌技术的伤口护理，每天使用抗菌肥皂和/或防腐剂清洗，无菌敷料覆盖，术后应保持出口处干燥无菌直至完全愈合，通常需要2周，期间避免淋浴和盆浴。

目前有一些局部清洁剂如聚维酮碘、氯己定、Amuchina溶液等已作为消毒剂用于出口部位日常护理，闵宝妹等研究表明使用10%氯化钠出口护理可降低ESI发生率。醋酸被推荐用于治疗假单胞菌伤口感染。但2017年导管相关感染ISPD认为在预防导管相关感染方面，没有一种清洁剂被证实具有优越性。

巴西一项2460例PD患者的前瞻性队列研究观察腹透置管术后愈合阶段使用封闭敷料和半封闭敷料的导管相关感染的发生率，结果显示敷料类型对早期出口部位感染率没有影响。

（2）出口处愈合后，应培训患者进行常规的出口处护理，避免使用敷料或局部抗菌蜂蜜，并使用生理盐水代替防腐剂；2017年导管相关感染ISPD建议出口部位每周至少清洗2次，每次淋浴后清洗；在洗澡或游泳时要注意导管和出口部位保护；保持PD导管固定，避免牵拉和损伤出口处。

（3）出口处肉芽组织存在，但没有其他感染特征，不需抗生素治疗。

建议在清洁的环境中进行PD和出口护理，定期环境紫外线消毒，动物应被排除在外。

5.预防性使用抗生素

Obata等回顾了三项比较莫匹罗星和庆大霉素预防的随机对照试验，发现两种抗生素ESI发生率没有差异。Tasi等系统回顾了7项随机对照试验和队列研究，同样发现两种抗生素在预防革兰阳性菌ESI方面没有差异，但庆大霉素与更少的革兰阴性ESI有关。Cosgrove等研究报道长期使用莫匹罗星可导致耐金黄色葡萄球菌出现，庆大霉素乳膏应用可能是不典型分枝杆菌的潜在危险因素，交替使用莫匹罗星/庆大霉素可增加FP的风险。

如患者导管出口处周围皮肤有金黄色葡萄球菌定植，可每天1次在清洗出口后局部使用莫匹罗星软膏，同时加强手卫生，但应避免间断使用莫匹罗星以防止产生耐药菌株；有研究发现，口服利福平可有效预防金黄色葡萄球菌ESI，但考虑到利福平的副作用，不推荐使用。最近有研究提出使用抗菌蜂蜜作为预防剂，但约翰逊等发现对于金黄色葡萄球菌携带者，局部使用抗菌蜂蜜与鼻内莫匹罗星预防，两者ESI或腹膜炎发生率没有显著差异，不建议将抗菌蜂蜜用于ESI预防；建议在革兰阴性ESI高发区局部使用庆大霉素预防ESI。Bolton一项针对2716例患者的随机临床试验报告鼻内使用莫匹罗星虽不会降低腹膜炎的发生率，但可减少PD导管的ESI和隧道感染。鼻部携带有金黄色葡萄球菌者，2017年导管相关感染ISPD建议局部鼻腔使用莫匹罗星进行治疗。目前还没有研究支持在导管相关感染治疗中使用抗真菌药物预防。

于云霞等人在采用传统换药方法后，在出口周围直径＞5cm均匀喷洒长效抗菌材料JUC（1次/天），可有效预防PD导管出口及隧道感染的发生率。

6.患者及家属的培训

（1）腹透护士在患者培训中起主导作用，2017年导管相关感染ISPD建议培训应由具有相应资格和经验的护理人员进行；训练方法常被认为影响导管相关感染的风险，一项观察性研究发现通过对护理人员和患者进行强化培训、改进手术无菌技术、减少金黄色葡萄球菌鼻腔携带的方案，ESI 降低了 10 倍。

（2）置管住院期间对腹透患者及家属进行严格培训，培训的内容包括一般理论、导管出口处护理、无菌换液技术、换液时导管污染的概念及处理措施、导管相关感染及腹膜炎的识别和预防、保持交换环境洁净、饮食教育等，患者及家属必须考核合格才能单独进行腹透换液操作。

（3）一些患者出院后可能对相关腹透知识遗忘，建议对患者进行再培训。再培训的时机包括：现场随访或电话随访时、患者再次住院时、发生感染事件时、更换操作者、中断 PD 随访时要进行再培训、再教育，频率建议不少于半年 1 次。

加强患者营养，提高患者免疫力，糖尿病患者需积极控制血糖，以降低感染发生风险。2017 导管相关感染 ISPD 建议将持续质量改进（Continuous Quality Improvement，CQI）理念运用于 PD 导管感染相关并发症的预防中，以降低感染的发生率。

参考文献

[1] 刘伏友.腹膜透析[M].北京：人民卫生出版社，2011：269-271.

[2] SZETO C C，LI P K，JOHNSON D W，et al.ISPD catheter-related infection recommendations：2017 update[J].Perit Dial Int，2017，37（2）：141-154.

[3] 中国腹膜透析相关感染防治专家组.腹膜透析相关感染的防治指南[J].中华肾脏病杂志，2018，34（2）：145-148.

[4] AU C，YAP D，CHAN J，et al.Exit site infection and peritonitis due to Serratia species in patients receiving peritoneal dialysis：Epidemiology and clinical outcomes[J].Nephrology（Carlton），2021，26（3）：255-261.

[5] BECKWITH H，CLEMENGER M，MCGRORY J，et al.Repeat peritoneal dialysis exit-site infection：definition and outcomes[J].Perit Dial Int，2019，39（4）：344-349.

[6] SACHAR M，SHAH A.Epidemiology，management，and prevention of exit site infections in peritoneal dialysis patients[J].Ther Apher Dial，2022，26（2）：275-287.

[7] 常敏，金戣，等.腹膜透析患者导管出口感染的护理[J].中国药物经济学，2016，2：173-175.

[8] CHO K H，DO J Y，PARK J W，et al.Catheter revision for the treatment of intractable exit site infection/tunnel infection in peritoneal dialysis patients：a single centre experience[J].Nephrology（Carlton），2012，17（8）：760-766.

[9] JOHNSON D W，BADVE S V，PASCOE E M，et al.Antibacterial honey for the prevention of peritoneal-dialysis-related infections（HONEYPOT）：a randomised trial[J].Lancet Infect Dis，2014，14（1）：23-30.

[10] PIHL M，DAVIES J R，JOHANSSON A C，et al.Bacteria on catheters in patients undergoing peritoneal dialysis[J].Perit Dial Int，2013，33（1）：51-59.

[11] LIN J，YE H，LI J，et al.Prevalence and risk factors of exit-site infection in incident peritoneal dialysis patients[J].Perit Dial Int，2020，40（2）：164-170.

[12] BURKHALTER F，CLEMENGER M，HADDOUB S S，et al.Pseudomonas exit-site infection：treatment outcomes with topical gentamicin in addition to systemic antibiotics [J].Clin Kidney J，2015，8（6）：781-784.

[13] LO M W，MAK S K，WONG Y Y，et al.Atypical mycobacterial exit-site infection and peritonitis in peritoneal dialysis patients on prophylactic exit-site gentamicin cream[J].Perit Dial Int，2013，33（3）：267-272.

[14] 陈香美.肾脏病学[M].北京：人民军医出版社，2014，372-373.

[15] RIGO M，PECOITS-FILHO R，LAMBIE M，et al.Clinical utility of a traditional score system for the evaluation of the peritoneal dialysis exit-site infection in a national multicentric cohort study[J].Perit Dial Int，2021，41（3）：292-297.

[16] KIRMIZIS D，BOWES E，ANSARI B，et al.Exit-site relocation：a novel，straightforward technique for exit-site infections[J].Perit Dial Int，2019，39（4）：350-355.

[17] YOSHIMURA R，KAWANISHI M，FUJII S，et al.Peritoneal dialysis-associated infection caused by Mycobacterium abscessus：a case report[J].BMC Nephrol，2018，19（1）：341.

[18] CHAMARTHI G，MODI D，ANDREONI K，et al.Simultaneous catheter removal and reinsertion，is it acceptable in M.abscessus exit site infection？[J].CEN Case Rep，2021，10（4）：483-489.

[19] OKI R，HAMASAKI Y，KOMARU Y，et al.Catheter diversion procedure with exit-site renewal promotes peritoneal dialysis catheter survival[J].Kidney Int Rep，2021，6（2）：325-332.

[20] 周岩，周玉超，等.不同类型腹膜透析导管的临床应用[J].中国血液净化，2016，12（15）：674-677.

[21] 周岩，李建东，等.直型与卷曲型鹅颈腹膜透析导管的临床应用[J].肾脏病与透析移植杂志，2011，3（20）：240-242.

[22] 刘蓉芝.三种腹膜透析导管并发症和疗效的比较[D].广州：南方医科大学，2011.

[23] RESTREPO C A，BUITRAGO C A，HOLGUIN C.Implantation of peritoneal catheters by laparotomy：nephrologists obtained similar results to general surgeons[J].Int J Nephrol Renovasc Dis，2014，7：383-390.

[24] 徐天，臧潞，陈楠，等.腹腔镜下腹膜透析置管术的疗效及安全性[J].肾脏病与透析肾移植杂志，2010，19（5），430-434.

[25] 何强，沈晓刚.腹膜透析患者腹膜透析管的选择及置管方式的探讨[J].中国血液净化，2016，10（15）：567.

[26] XIE H，ZHANG W，CHENG J，et al.Laparoscopic versus open catheter placement in peritoneal dialysis patients：a systematic review and meta-analysis[J].BMC Nephrol，2012，13：69.

[27] LIU Y，ZHANG L，LIN A，et al.Impact of break-in period on the short-term outcomes of patients started on peritoneal dialysis[J].Perit Dial Int，2014，34（1）：49-56.

[28] YANG Y F，WANG H J，YEH C C，et al.Early initiation of continuous ambulatory peritoneal dialysis in patients undergoing surgical implantation of Tenckhoff catheters[J].Perit Dial Int，2011，31（5）：551-557.

[29] 中国腹膜透析置管专家组.中国腹膜透析置管指南[J].中华肾脏病杂志2016,32（11）：867-871.

[30] LI P K，SZETO C C，PIRAINO B，et al.ISPD peritonitis recommendations：2016 update on prevention and treatment[J].Perit Dial Int，2016，36（5）：481-508.

[31] 陈香美.腹膜透析标准操作规程[M].北京：人民军医出版社，2010，92-95.

[32] 闵宝妹，王静，等.10%氯化钠在维持性腹膜透析患者导管出口处的应用[J].实用临床医学，2019，

12（20）：60-63，

[33] FIGUEIREDO A E，DE MATTOS C，SARAIVA C，et al.Comparison between types of dressing following catheter insertion and early exit-site infection in peritoneal dialysis[J].J Clin Nurs，2017，26（21-22）：3658-3663.

[34] OBATA Y，MURASHIMA M，et al.Topical application of mupirocin to exit sites in patients on peritoneal dialysis: a systematic review and meta-analysis of randomized controlled trials[J].Ren Replace Ther，2020，6：12.

[35] TSAI C C，YANG P S，LIU C L，et al.Comparison of topical mupirocin and gentamicin in the prevention of peritoneal dialysis-related infections：A systematic review and meta-analysis[J].Am J Surg，2018，215（1）：179-185.

[36] LO M W，MAK S K，WONG Y Y，et al.Atypical mycobacterial exit-site infection and peritonitis in peritoneal dialysis patients on prophylactic exit-site gentamicin cream[J].Perit Dial Int，2013，33（3）：267-272.

[37] BOLTON L.Preventing Peritoneal Dialysis Infections[J].Wounds，2019，31（6）：163-165.

[38] 于云霞，曹颖.长效抗菌材料预防腹膜透析管隧道出口及隧道感染的疗效[J].云南医药，2013，6（34）：477-479.

[39] WONG L P，YAMAMOTO K T，REDDY V，et al.Patient education and care for peritoneal dialysis catheter placement: a quality improvement study[J].Perit Dial Int，2014，34（1）：12-23.

[40] 阳晓，叶红坚，等.腹膜透析相关腹膜炎的防治策略[J].中华肾病研究电子杂志，2018，7（2）：49-52.

李金芳（撰写）　张　萍（审校）

第二章　腹膜透析导管相关非感染并发症

腹膜透析（Peritoneal Dialysis，PD）是目前终末期肾病患者肾脏替代治疗的主要方法之一，进入临床已近50余年。与血液透析治疗相比，PD治疗具有操作简单、保护残余肾功能、提高生活质量、延长患者寿命、降低透析治疗费用等优点。随着置管技术的不断改进，PD导管相关并发症已逐渐降低，但其仍是导致PD治疗失败的主要原因。PD导管相关并发症中感染相关并发症发生率最高，其次为导管相关非感染并发症，后者包括导管移位、堵塞、渗漏、腹疝、胸腔积液、出血等，在PD置管术的早期和晚期均可发生，为预防以上并发症的发生，关注手术的准备，导管、手术方式的选择，术后的处理等非常重要。一旦发现腹透液引流不畅，应积极寻找原因进行治疗。

第一节　腹膜透析导管移位

一、概述

导管移位可以伴或不伴导管功能障碍，伴严重导管功能障碍经相关导管复位无效者甚至被迫退出PD。因此，我们应积极探索探讨引起导管移位的病因及制定相应的预防措施，为减少导管移位的发生提供更好的借鉴。

二、定义

理想的PD导管末端应放置于真骨盆内，即膀胱直肠窝（男）和子宫直肠窝（女）。当PD导管出现PD液灌注正常，引流不畅的单向引流障碍时，临床表现为PD液流出量减少、流速减慢或停止；立位腹部平片显示PD导管末端不在真骨盆内，即可诊断为PD导管移位。

三、流行病学及风险因素

（一）PD导管置入口的选择

经典的PD导管难以明确PD管在腹内段的位置，需要凭借医生的经验及感觉置管，其导管移位率高达10%～22%。为进一步降低导管移位的发生，新型低位置管法（置管位置选在耻骨联合上方6～8cm），导管移位发生率明显低于传统常规置管法（1.7%vs16.3%），而出血、漏液、出口及隧道感染、胃痛风险未增加，这种方法可避开大网膜包裹牵拉而导致导管移位的发生，同时由于导管处于腹腔底部，受肠蠕动的影响较小，不易发生导管移位。但有研究显示低位置管易导致进出液疼痛，由于切口位置较低，感染率、漏液等并发症增加，部分患者难以耐受。Lan等还主张选择右侧切口，若导管发生移位，一般漂向腹腔左侧，降结肠的蠕动方向向下，可通过肠蠕动自行复位导管；但右下腹部有阑尾，一旦阑尾发生炎症，容易形成大网膜包裹。另一部分学者主张采用左侧切口，但是一旦发生导管移位，由于升结肠的蠕动方向向上，不利于导管自动复位。因此，选择左侧还是右侧切口各有利弊，目前尚无数据表明选择哪一侧更具有优势。

（二）PD 导管类型的选择

目前临床上常用的 PD 导管有 Tenckhoff 直管、Tenckhoff 卷曲管、鹅颈直管和鹅颈卷曲管等。Negoi 等[16]在 2004 年对全球 65 家 PD 中心进行了问卷调查，结果显示 Tenckhoff 导管仍然是现今使用最多的 PD 导管（65%），其次为鹅颈导管（26%）。

1.直管和卷曲管

有学者认为卷曲管末端的盘状区域位置较低，即可降低导管移位、网膜包裹发生机会。Nielsen 等曾对 38 例直管与 34 例卷曲管进行了 250 个月的观察，结果显示直管的移位发生率显著高于卷曲管。相反 Lan 等研究显示卷曲导管较直导管更易发生移位，可能是因为卷曲管表面积较直管大，与大网膜接触的机会大，易被大网膜包裹而移位，同时用导丝引导将卷曲管放置于腹腔底部时即退出导丝，卷曲部分在退出导丝后即变为弯曲状，比理想的位置会偏浅，也进一步增加了导管移位率。国内学者的 Meta 分析结果显示，在亚洲人群中卷曲管组的导管移位率明显高于直管组，而在欧洲人群中两者无明显差异。考虑可能与亚洲人群的体型较欧洲人偏小有关，卷曲管切口定位多平脐或脐上方，术后患者在弯腰、下蹲等动作时容易导致导管移位。

2.Tenckhoff 导管和鹅颈导管

Singh 在一项单中心的研究中共纳入 45 例患者（Tenckhoff 导管组 24 例，鹅颈导管组 21 例），术后随访发现鹅颈导管组无 1 例发生导管移位，而 Tenckhoff 导管组导管移位发生率为 20%，提示使用鹅颈导管可以显著降低 PD 导管移位的发生率。鹅颈导管自身皮下隧道段先天塑形呈倒 U 型弯曲状，消除了 Tenckhoff 导管的弹性压力和形状记忆，减轻了导管在窦道内的压力，在换液操作牵拉导管时，外力不易传导至远端引起其移位，是防止发生 PD 导管移位的独立影响因素。然而，有学者的研究结果与其不同。在一项前瞻性随机对照试验中，110 例接受 PD 导管置入术并开始 PD 治疗的患者根据导管类型的不同被随机分为鹅颈导管组和 Tenckhoff 导管组，每组 55 例，随访观察 1 年，结果显示两组患者 PD 导管移位的发生率无统计学差异。Xie 等在一项 Meta 分析中比较鹅颈卷曲管和鹅颈直管发生导管移位的概率，结果表明鹅颈卷曲管可增加后期（术后>8 周）导管的移位率。南京总医院国家肾脏疾病临床医学研究中心的一项回顾性研究表明鹅颈卷曲管的移位发生率明显高于其他导管，且不易自行复位，重新置管率高。其原因为，导管置入腹腔时会形成一定的弯曲度，为维持其原有形态，导管自身会产生弹性收缩力，进而使导管末端移位，多发生于术后 2 周内。

（三）手术医生的经验

有统计发现，除外手术难度大等因素，对于 PD 导管置入术耗时长的患者置管术后早期容易发生导管移位，且导管移位多发生于手术后不久，说明 PD 导管移位与手术医生经验有密切关系。导管置管点位置过高、置管过程中导管末端没有放置于真骨盆内、未避开过长大网膜、皮下隧道引出方向不正确等，都会导致 PD 管移位。手术医生应该注意操作的每一个细节，以免由于操作不当引起导管移位的发生。在经典的 PD 导管置入术中合理运用仪器和手术技巧可以有效降低 PD 导管移位的发生。这些方法包括术中联合透视定位 PD 管的位置、对 PD 导管行腹壁固定、对过长大网膜进行悬吊或预切除、腹腔镜下行 PD 导管置入等。

1.术中联合透视

术中联合透视可在一定程度上定位 PD 管在腹腔的位置，避免 PD 液虽引流通畅，但导管位置偏差的情况发生。蔡得汉等将 124 例行 PD 置管术的 ESRD 患者纳入研究，随机分为两组，观察 1 个月内导管移位的发生率，其中利用 X 线辅助定位导管组无 1 例发生导管移位，而对照组导管移位率为 6.2%，说明术中联合透视可以作为预防导管移位发生的一种选择。

2.B 超引导下经皮穿刺 PD 置管术

在 B 超精确引导下，将 Seldinger 技术（经皮穿刺技术）应用于 PD 置管术中，利用穿刺及导丝引导将 PD 管置入腹腔。相比传统的手术，它操作时间短，置管后方便尽早腹透且操作简单，具有无荷包缝合，创口小，并发症率低，住院时间短，导管生存率与开放手术相当等显著优势，危重症患者可在床旁操作，定位准确，大大减少了漂管的发生。Li Z 等人改良了 Seldinger 技术，具体是在超声引导下经皮 PD 导管插入多功能膀胱穿刺术套管，随访 1 年，103 例患者发生移位者仅 1 例。

3.腹壁固定术

腹壁固定术是将 PD 管固定于腹壁上，在一定程度上避免了由于肠道胀气、蠕动、PD 导管腹壁段与腹腔段的弹性应力等作用导致导管移位的情况的发生。王惠明等研究报道腹壁固定下切口位置位于上切口下侧 2～3cm 处，观察 1 个月内导管移位情况，腹壁固定改良组无 1 例发生移位，而对照组导管移位发生率为 15%，说明采用腹壁固定术可有效预防术后 PD 导管移位的发生。

4.大网膜悬吊或预切除

大网膜包裹牵拉导管是导致术后导管移位的主要原因之一。王晓明等学者回顾性研究了 242 例行 PD 导管置入术的患者，其中 148 例患者采用改良手术，即术中对过长大网膜游离端予以结扎后切除。研究结果显示常规手术组术后 1 个月内的 PD 导管移位发生率为 12.8%，而改良组为 2.7%，差异具有统计学意义。另有学者术中对大网膜游离端小部分结扎悬吊，也有效地预防了导管移位的发生。因此，术中对过长大网膜进行悬吊或预切除可明显减少因大网膜包裹、牵拉导致 PD 导管移位情况的发生。

5.腹腔镜下 PD 导管置入

随着微创技术的不断发展，腹腔镜下行 PD 导管置入在临床上逐渐得到应用。因其具有可视化操作、置管位置更准确、可行导管内固定等优点，从而有效地预防了 PD 导管移位的发生。国外学者报道利用三个 Cuff 的卷曲管在腹腔镜下行 PD 管置入术，观察 18 个月，结果显示无 1 例发生导管移位，而传统双 Cuff 置管组导管移位率为 16.2%。熊飞等学者前瞻性研究的 257 例 PD 患者，按手术方法的不同分为解剖法手术组和腹腔镜手术组，比较其 PD 导管移位率。结果显示，解剖法手术组和腹腔镜手术组 PD 导管移位发生率分别为 8.52% 和 1.23%。Meta 分析发现腹腔镜法置管可明显降低术后导管移位率，但出血风险较大。

（四）胃肠蠕动异常

肠胀气和肠蠕动过快是 PD 导管移位的一个重要原因，而胃肠蠕动异常主要由以下几个方面导致。

1.高龄

老年 ESRD 患者因腹壁松弛，腹腔内容量大等易出现术后导管移位，其次老年人胃肠功能紊乱，表现为肠蠕动过快或者便秘，加之平日活动少或长期卧床均可导致 PD 导管移位。对于这类患者，可以嘱咐其适量下床活动，多进食膳食纤维，应用胃肠动力药物，保持大便通畅，必要时可应用缓泻剂等方法预防 PD 导管移位的发生。

2.糖尿病

合并糖尿病的患者置管术后早期容易发生导管移位。一方面考虑高血糖本身可抑制胃肠运动，加之行 PD 后腹膜透析液中的糖被吸收，使胃流体排空延迟，加重胃肠胀气，从而容易发生导管移位；另一方面自主神经病变造成的胃轻瘫、肠麻痹，甚至肠逆蠕动，增加了腹部压力而易发生导管移位；此外胰岛素抵抗可加速蛋白质分解，严重低蛋白血症导致胃肠道黏膜水肿，进而导致胃肠道蠕动减慢。对于这部分患者，除了积极控制血糖、应用胃肠动力药以外，使用低糖 PD 液、营养自主神经、纠正低蛋白血症等方法也可有效预防 PD 导管的移位。

3.低钾血症

据现有文献报道，PD 患者低钾血症的发生率高达 10%～58%。低钾血症可导致食欲不振、恶心、呕吐、便秘、腹胀、麻痹性肠梗阻等胃肠道并发症，从而易发生 PD 导管移位。我们可以通过控制血糖、加强营养、PD 液内加钾、使用低糖 PD 液、应用保钾性利尿剂等措施来预防低钾血症的发生，从而预防 PD 导管的移位。

（五）术后下床活动时间

PD 患者术后长期卧床会影响肠蠕动，易发生腹胀、便秘，进而容易导致导管移位。传统观点认为 PD 置管术后患者需卧床 24 小时后再下床活动，但有研究报道术后卧床 4 小时可有效降低导管移位率，且不增加其他相关并发症的发生[33]。因此，我们可以根据患者的自身情况，术后在医生和护士的指导下尽量早期下床活动。

（六）腹膜透析开始时机的选择

合适的 PD 导管置入术后休整期是降低导管移位的主要措施之一。欧洲 PD 指南中提出：为改善导管长期寿命，建议在腹透置管术后保持 2 周以上的休整期。我国学者陈冬平发现 PD 导管置入术后休整时间小于 7 天组的导管移位率为 2.5%，而 7～14 天组和大于 14 天组的导管移位率分别为 3.9%、5.0%。Sharma 等指出术中紧密的荷包结扎及导管固定可有效缩短术后休整期，研究发现小于 7 天组无 1 例患者发生 PD 导管移位，而大于 14 天组导管移位率为 4.5%。另外，Jo 等报道通过技术上的改进，术后立即开始进行 PD，不会增加导管移位的风险。因此，确定合适的术后休整时间还需要更多的研究提供依据。

（七）外力作用及腹腔压力增高

一般术后伤口未拆线之前，均需腹带加压包扎，一方面可以预防因腹压增大导致伤口裂开；另一方面可以保护导管，避免强烈外力作用下导致的管路移位。应该加强患者的宣教，防止意外不当牵拉。另外，术后腹腔压力增高易导致 PD 管移位，因此要避免导致腹腔压力增高的因素，如长时间下蹲或剧烈咳嗽、打喷嚏等。

（八）其他

影响 PD 导管移位的非手术因素还有很多，比如性别、体重指数、PD 置管术后腹腔冲洗的体位及方式、PD 方式的选择、腹膜感染、有无腹部手术病史等。这些因素尚需要我们在临床工作中不断发现、总结经验及做好相应的预防。

四、发病机制

①PD 导管置入位置不当，手术切口位置偏高、偏低，或置管位置未达真骨盆（膀胱直肠凹或子宫直肠凹）。②PD 导管引出时皮下隧道方向不当，腹外段扭转弯折、皮下隧道建立不畅或角度异常，影响引流管内透析液的进出。③术后因疼痛，一部分患者不愿下床活动，长期卧床，便秘或腹泻等肠蠕动异常，同时伴有咳嗽、腹腔压力阵发性升高，均可引起导管移位。④伤口愈合前受到反复牵拉 PD 导管。

五、临床表现

腹透管移位的主要临床表现是入液无障碍而引流障碍，腹膜透析流出液量减少、流速减慢或停止。但当患者采取某一特殊体位时，有时可引流通畅。移位常在植管后 1 周内出现，确诊靠腹部正侧位片 X 线检查显示 PD 导管移位（不在真骨盆内）。

六、处理措施

可试用以下非手术方法使导管复位。

（1）0.9%盐水 50～60mL 多次快速、加压推入 PD 导管。

（2）服用泻药或灌肠促进肠蠕动、加强运动。

（3）在 X 线引导下进行腹部按摩（患者取卧位，放松腹肌，根据 PD 导管飘移在腹腔的位置设计复位路径，腹透管连接腹透液，一人挤压腹透液入腹腔，一人由轻到重在腹壁上通过按、压、振、揉等手法使 PD 导管回位。该法仅对部分无网膜包裹的导管飘移有效）或采用福格蒂导管（Fogarty Catheter）引导归位。

（4）在 X 线下重新置管。若上述方法无法使导管复位，可以考虑重新置管。有文献报道使用套扎、小切口固定透析导管可治疗难治性导管移位及导管阻塞。导管移位与置管方式关系密切，研究表明腹腔镜下置管时运用腹直肌鞘隧道和选择性网膜固定术或导管末端腹腔内固定可明显降低导管移位的发生率。最新文献报道腹腔镜下使用缝合旁路疝钳固定导管可以降低导管移位发生率，且相比于上述两种置管方式，可缩短置管时间、降低肠疝发生率。

七、预防措施

为了减少腹透管移位，我们结合中南大学湘雅三院[40]四步质量改进，提出具体预防措施如下。

（1）手术置管到位：①术前：并发症处理、灌肠、导尿，置入导管时应避开网膜，并将导管末端置于真骨盆。②术中：加强镇痛，选择最优角度建立皮下隧道，既不能过高影响出液，又不可过低（避免导管扭转弯折），延长导管在腹直肌的直线距离。③根据导管类型和患者体型选择恰当的置管位置，减少腹透管植入术次数。

（2）术后：加强对护士、患者及家属培训，腹膜炎治疗过程中加强抗凝治疗。

（3）对难治性患者采用腹腔镜技术。

（4）避免肠蠕动异常及腹腔压力增高：①避免电解质紊乱导致肠蠕动异常。②积极治疗慢性肠炎，及时纠正肠功能紊乱。③多食用蔬菜，多活动，保持大便通畅。④避免导致腹腔压力增高的因素，如长时间下蹲或剧烈咳嗽、打喷嚏等。

（5）避免外力牵拉 PD 导管。

参考文献

[1] TULLAVARDHANA T，AKRANURAKKUL P，UNGKITPHAIBOON W，et al.Surgical versus percutaneous techniques for peritoneal dialysis catheter placement：A meta-analysis of the outcomes[J].Ann Med Surg（Lond），2016，10：11-18.

[2] KREZALEK M A，BONAMICI N，LAPIN B，et al.Laparoscopic peritoneal dialysis catheter insertion using rectus sheath tunnel and selective omentopexy significantly reduces catheter dysfunction and increases peritoneal dialysis longevity[J].Surgery，2016，160（4）：924-935.

[3] SHAHBAZI N，MCCORMICK B B.Peritoneal dialysis catheter insertion strategies and maintenance of catheter function[J].Semin Nephrol，2011，31（2）：138-151.

[4] BERGAMIN B，SENN O，CORSENCAA，et al.Finding the right position：a three-year，single-center experience with the "self-locating" catheter[J].Perit Dial Int，2010，30（5）：519-523.

[5] LIU W J，HOOI L S.Complications after tenckhoff catheter insertion：a single-centre experience using multiple operators over four years[J].Perit Dial Int，2010，30（5）：509-512.

[6] RIELLA M C，CHULA D C.Peritoneal dialysis access：what's the best approach？[J].Contrib Nephrol，2012，178：221-227.

[7] LAN L，JIANG J，WANG P，et al.Peritoneal dialysis catheter placement in the right lower quadrant is associated with a lower risk of catheter tip migration：a retrospective single-center study[J].Int Urol Nephrol，2015，47（3）：557-562.

[8] SUN C，ZHANG M，JIANG C.Vertical tunnel-based low-site peritoneal dialysis catheter implantation decreases the incidence of catheter malfunction[J].Am Surg，2015，81（11）：1157-1162.

[9] REN W，CHEN W，PAN H X，et al.Clinical application of right low-position modified peritoneal dialysis catheterization[J].Exp Ther Med，2013，5（2）：457-460.

[10] CHEN H Y.Clinical effect of modified peritoneal dialysis catheterization[J].Med J Chinese People's Health，2015，12：49-50.

[11] Li T T.Clinical application of modified peritoneal dialysis catheterization[J].Shanxi Med Coll Continuing Educ，2018，28：62-64.

[12] ZHU Y，LIN X，SHI L，et al.Clinical application comparison of high Peritoneal Dialysis catheter and modified low peritoneal dialysis catheter[J].China Foreign Med Treat，2017，36：71-73.

[13] DELL'AQUILA R，CHIARAMONTE S，RODIGHIERO M P，et al.The Vicenza "Short" peritoneal catheter：a twenty year experience[J].Int J Artif Organs，2006，29（1）：123-127.

[14] ZHANG L，LIU J，SHU J，et al.Low-site peritoneal catheter implantation decreases tip migration

and omental wrapping[J].Perit Dial Int，2011，31（2）：202-204.

[15] 邹作君，隋小妮，陈建民，等.腹膜透析置管手术改进及临床效果观察[J].中国血液净化，2006，5（9）：697-700.

[16] NEGOI D，PROWANT B F，TWARDOWSKI Z J.Current trends in the use of peritoneal dialysis catheters[J].Adv Perit Dial，2006，22：147-152.

[17] SHEN Q，JIANG X，SHEN X，et al.Modified laparoscopic placement of peritoneal dialysis catheter with intra-abdominal fixation[J].Int Urol Nephrol，2017，49（8）：1481-1488.

[18] SINGH S，PRAKASH J，SINGH R G，et al.Comparison of conventional straight and swan-neck straight catheters inserted by percutaneous method for continuous ambulatory peritoneal dialysis： a single-center study[J].Int Urol Nephrol，2015，47（10）：1735-1738.

[19] XIE J Y，CHEN N，REN H，et al.Prospective studies on applications of a two-cuff Swan neck catheter and a Tenckhoff catheter to Chinese CAPD patients[J].Clin Nephrol，2009，72（5）：373-379.

[20] XIE J，KIRYLUK K，REN H，et al.Coiled versus straight peritoneal dialysis catheters：a randomized controlled trial and meta-analysis[J].Am J Kidney Dis，2011，58（6）：946-955.

[21] 周岩，周玉超，俞雨生，等.不同类型腹膜透析导管的临床应用[J].中国血液净化，2016，15（12）：674-677.

[22] 蔡得汉，罗富里，刘鸿，等.腹膜透析置管术中 X 线辅助导管定位对相关并发症的影响[J].中国血液净化，2014，13（2）：74-76.

[23] LI Z，DING H，LIU X，et al.Ultrasound-guided percutaneous peritoneal dialysis catheter insertion using multifunctional bladder paracentesis trocar： A modified percutaneous PD catheter placement technique[J].Semin Dial，2020，33（2）：133-139.

[24] 王惠明，何娅妮，李展旭，等.直视下腹膜透析管置入术腹壁固定与非固定效果观察[J].局解手术学杂志，2008，17（3）：153-154.

[25] 王晓明，冯婷，金刚，等.改良置管方式对腹膜透析患者早期导管技术生存率的临床分析[J].临床肾病杂志，2015，15（1）：21-24.

[26] 刘国勇，王谱章，贺理宇，等.大网膜游离端小部分结扎悬吊对腹膜透析导管功能的影响[J].中国医药导刊，2013，15（12）：1925-1926.

[27] AL-HWIESH A K.A modified peritoneal dialysis catheter with a new technique： Farewell to catheter migration[J].Saudi J Kidney Dis Transpl，2016，27（2）：281-289.

[28] 熊飞，董骏武，李红波，等.腹腔镜下腹膜透析置管术对术后并发症的影响[J].中华临床医师杂志，2011，5（6）：1724-1728.

[29] QIAO Q，ZHOU L，HU K，et al.Laparoscopic versus traditional peritoneal dialysis catheter insertion：a meta analysis[J].Ren Fail，2016，38（5）：838-848.

[30] GONG L F，LU J K，TANG W G，et al.Peritoneal dialysis catheter insertion using a very-low-site approach：a 5-year experience[J].Int Urol Nephrol，2019，51（6）：1053-1058.

[31] SARAFIDIS P，BOWES E，RUMJON A，et al.A novel technique for repositioning，under local anesthetic，malfunctioning and migrated peritoneal dialysis catheters[J].Perit Dial Int，2013，33（6）：700-704.

[32] 叶任高，李幼姬，刘冠贤.临床肾脏病学[M].第二版.北京：人民卫生出版社，2007：545.

[33] 周婷婷，王青尔，李韬尔，等.腹膜透析患者术后下床时间对置管效果的影响[J].解放军护理

杂志，2012，29（7B）：70-71.

[34] 陈冬平，马熠熠，徐成钢，等.腹膜透析管植入术后休整期与腹透导管相关并发症间关系的临床研究[J].中国中西医结合肾病杂志，2010，11（9）：794-796.

[35] SHARMA A P, MANDHANI A, DANIEL S P, et al.Shorter break-in period is a viable option with tighter PD catheter securing during the insertion[J].Nephrology （Carlton），2008，13（8）：672-676.

[36] JO Y I，SHIN S K，LEE J H, et al.Immediate initiation of CAPD following percutaneous catheter placement without break-in procedure[J].Perit Dial Int, 2007, 27（2）：179-183.

[37] 陈香美.腹膜透析标准操作规程[M].北京：人民军医出版社，2010：72-74.

[38] ZHANG W X，LIU B Y，XIAO Y M，et al.A novel technique for correcting peritoneal dialysis catheter malposition and blockage[J].Intern Med，2016，55（12）：1525-1528.

[39] MA J J, CHEN X Y, ZANG L, et al.Laparoscopic peritoneal dialysis catheter implantation with an intra-abdominal fixation technique：a report of 53 cases[J].Surg Laparosc Endosc Percutan Tech，2013，23（6）：513-517.

[40] HU J, LIU Z, LIU J, et al.Reducing the occurrence rate of catheter dysfunction in peritoneal dialysis：a single-center experience about CQI[J].Ren Fail，2018，40（1）：628-633.

高秀梅（撰写）　张　萍（审校）

第二节　腹膜透析导管堵塞

一、概述

PD 导管堵塞表现为引流不畅，导管被纤维蛋白、血块或大网膜脂肪堵塞，侧孔堵塞、网膜包绕；肠腔或腹腔气体过量，透析后肠粘连，PD 导管阻塞可影响透析效果，有时处理起来十分棘手。

二、定义

PD 导管堵塞腹透液引流障碍导致腹透液流出总量减少、减慢或停止。

三、流行病学及风险因素

导管不同，堵塞发生率不同，研究表明与卷曲管相比，Tenckhoff 直管由网膜包裹引起的导管阻塞发生率较低。手术方式的不同，也会导致堵塞发生率不同，一项荟萃分析研究显示，经典外科手术置管堵塞发生率 15%，腹腔镜置管术发生率 4.6%。

四、发病机制

包括非机械因素（如血凝块、纤维蛋白、脂肪球阻塞）和机械因素（如网膜、肠系膜包裹、腹腔粘连、导管扭曲、脏器挤压），非机械性因素可发生于腹透治疗的任何时段，但以早期明显居多。这与手术过程中不可避免造成血管的破裂，血液溢出，发生凝结，形成血凝块有关。亦可能与尿毒素刺激肠系膜、腹腔渗出液增多，过多的蛋白摄入使透析液中蛋白含量增加有关。机械性因素临床可见透析液中有白色纤维凝块，以网膜包裹最常见。临床透析液进出不畅，同时可伴局部疼痛。在排除导管内有异物阻塞或局部压迫时，即可确诊。主要原因有：①手术中反复插管，激惹网膜诱发包裹；②术后操作不规范，引流时间过长，流速过大，导致负压过大诱发网膜包裹；③腹膜炎抗感染治疗时未重视抗凝、溶栓治疗，致纤维蛋白等炎性渗出物堵管甚至诱发大网膜包裹腹透管。另外胃肠功能减退，肠蠕动变慢引起便秘及腹腔胀气造成 PD 管受压导致腹透液引流不畅；腹膜内感染时炎症渗出增加，感染后会出现腹腔粘连，均可能导致堵管的发生，因此，要求有严格无菌操作观念及清洁的操作环境。

五、临床表现

导管堵塞通常是由于大网膜包裹和纤维块阻塞所致，表现为引流不畅。

（一）腹膜透析液单向或双向引流障碍

表现为：腹膜透析液流出总量减少、减慢或停止，可伴或不伴腹痛。堵管的临床表现差异很大，主要取决于堵管的部位。①PD 导管管腔堵塞：腹膜透析液灌入和流出时均不通畅，加压入液改善不明显，导管疏通后可有一定改善。②侧孔堵塞：腹膜透析液灌入时不受限制或入液速度减慢，加压入液可有改善，流出时亦不通畅。③网膜包裹：双向引流障碍，灌入时速度减慢，同时可伴局部疼痛，疼痛严重程度与包裹程度相关。

（二）辅助检查

必要时可行腹腔造影，显示腹腔局部造影剂浓聚。其他，如腹部核磁共振检查等。

六、处理措施

（1）0.9%盐水 50～60mL 多次快速、加压推入 PD 导管。

（2）轻泻剂，保持大便通畅并增加肠蠕动。

（3）加强活动。

（4）如果是腹膜炎引起的纤维蛋白凝块阻塞，则需用含肝素的透析液反复冲洗（用 5～10mg 肝素+20mL 0.9%生理盐水），也可将肝素以 5～10mg/L 的浓度加入腹透液袋中，再加压透析袋，达到高压灌注冲洗效果。怀疑纤维素或血块堵塞导管，使用尿激酶封管，如尿激酶 1 万～2 万 U +0.9%生理盐水 5～10mL 推入 PD 导管中。2014 年的一项研究表明，介入科医生在 X 线透视下用金属导丝疏通导管的效果明确，可延长导管使用时间；日本的一项个案报道表明使用新生儿纤维支气管镜不仅可以明确导管阻塞原因，还可以在直视下疏通导管，如为血凝块或纤维蛋白造成的阻塞，可以在纤维支气管镜直视下用尿激酶疏通导管，如为网膜、肠系膜包裹或脏器挤压，可以使用润滑剂解除阻塞。

（5）如网膜较长，可进行网膜悬吊术或适当切除部分网膜。

（6）如果是导管扭转所致，多发现在术中 PD 导管从隧道引出时发生扭转，可切开隧道周围皮肤予以纠正；由网膜、肠系膜包裹、腹腔粘连造成的阻塞，可在腹腔镜下行网膜固定术或网膜、肠系膜切除术及粘连松解术。

七、预防措施

（1）可在插管前先在腹腔内灌入 300～500mL 生理盐水，可防止大网膜黏附透析管；术后鼓励患者早期下床活动，保持大便通畅。

（2）如有血性腹水，可在腹膜透析液或 PD 导管内加入含肝素盐水，避免血凝块阻塞。

（3）避免腹膜透析导管移位。

参考文献

[1] OUYANG C J，HUANG F X，YANG Q Q，et al.Comparing the incidence of catheter-related complications with straight and coiled tenckhoff catheters in peritoneal dialysis patients-a single-center prospective randomized trial[J].Perit Dial Int，2015，35（4）：443-449.

[2] SHRESTHA B M，SHRESTHA D，KUMAR A，et al.Advanced laparoscopic peritoneal dialysis catheter insertion：systematic review and meta-analysis[J].Perit Dial Int，2018，38（3）：163-171.

[3] 龚文姜.对腹膜透析管堵塞的原因分析及预防护理[J].求医问药（半月刊），2011，9（10）：46.

[4] KWON Y H，KWON S H，OH J H，et al.Fluoroscopic guide wire manipulation of malfunctioning peritoneal dialysis catheters initially placed by interventional radiologists[J].J Vasc Interv Radiol，2014，25（6）：904-910.

[5] KAWABATA C，KINUGASA S，KAMIJO Y，et al.Correction of peritoneal catheter obstruction using a neonatal bronchoscope[J].Perit Dial Int，2015，35（1）：101-103.

[6] PEPPELENBOSCH A，VAN KUIJK W H，BOUVY N D，et al.Peritoneal dialysis catheter placement technique and complications[J].NDT Plus，2008，1（Suppl 4）：iv23-iv28.

高秀梅（撰写）　张　萍（审校）

第三节　腹透液渗漏

一、概述

腹透液渗漏是 PD 治疗的并发症之一，可导致胸腔积液、腹股沟及会阴部水肿等问题，严重者可暂停或终止腹膜透析，以免影响生活质量。因此及时明确诊断，了解是否存在腹膜腔透析液渗漏，对于保证透析的顺利进行、治疗方案的调整都是非常重要的。

二、定义

腹膜透析液渗漏是指患者腹膜的完整性遭受破坏后，透析液渗漏到腹腔以外的部位，如胸腔、腹壁以及会阴部等部位。

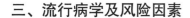

三、流行病学及风险因素

透析液渗漏是 PD 导管最常见并发症，文献报道其发生率为 1.2%～11.2%。其高危因素包括多次腹部手术史、多产妇、肥胖、长期使用激素、腹壁疝、置管后立即进行透析及初始透析时透析液容量过大等，再加上透析过程中腹内压不断增高，会导致透析液渗漏。一项荟萃分析观察到，紧急插管腹透可能增加腹透液渗漏，每 1000 例腹透增加 210 例。

四、发病机制

早期腹透液渗漏：与手术相关，常见于腹膜荷包口结扎不紧，或结扎线靠近导管壁之间无腹膜组织，或咳嗽导致腹膜撕裂等。造成长期行连续非卧床腹膜透析（Continuous Ambulatory Peritoneal Dialysis，CAPD）治疗的患者出现腹腔渗漏的原因很多。其中最主要的原因是由于透析液导致腹内压力缓慢上升，增加了对腹壁及横膈膜的压力。一些全身性疾病也会增加这种情况的产生，如尿毒症、贫血、低蛋白血症及肥胖等。局部手术史、多产史及鞘状突闭合不全等局部原因也会造成腹腔渗漏。

五、临床表现

（一）症状体征

渗漏类型（外渗或内渗）和渗漏部位相关，渗漏部位包括腹壁、外阴部、疝部、胸腔和腹膜后间隙。临床表现包括腹膜透析液流出量减少伴体重增加；局限性隆起水肿或皮下积液；导管周围渗液、腹壁渗液部位橘皮样改变、阴茎、阴囊水肿（女性为大阴唇水肿）；引流的腹膜透析液量常低于注入的量，常易被误诊为超滤衰竭、呼吸困难等。早期透析液渗漏（置管术后 30d 以内）常见于透析导管出口渗液，与置管方式及初始 PD 治疗方式密切相关；后期透析液渗漏（置管术后 30d 以后）常与机械因素相关，如腹膜撕裂及腹膜不完整。

（二）辅助检查

1.Dextrostix 测试

如果液体是透析液，将产生极高的葡萄糖浓度。相比之下，从皮下组织渗出的血清血液对葡萄糖不会呈强阳性，Chow 等报道，＞50mg/dL 的胸膜液-血清葡萄糖浓度差异在区分腹透液渗漏和其他原因的导致的渗液方面具有 100% 的敏感性和特异性。通常腹膜透析液渗到腹壁的组织中会导致体重增加。

2.腹部计算机断层扫描（Computed Tomography，CT）和/或磁共振

有助于明确渗漏部位。如果液体的病因不清楚，可以通过检查泄漏液体的葡萄糖浓度来确认透析液泄漏。

3.腹膜闪烁扫描

为了帮助确认诊断和描绘渗漏的解剖结构，可以进行腹膜闪烁扫描，尤其是在注入含有造影剂的透析液后进行 CT（即 CT 腹膜造影）。导管放置后晚期发生的渗漏中有三分之一需要影像学诊断。

4.核素显像

作为一种既准确又简单易行的方法用来观察 CAPD 患者腹腔渗漏所致的胸腔积液、腹壁水肿、腹股沟及生殖器水肿等各种并发症。^{99m}Tc 标记硫胶体是最常用于观察透析液渗漏显像的显像剂，但是目前在国内使用受到限制。高锝酸盐是最简单易得的放射性核素显像剂之一，张卫方等将高锝酸盐与透析液混合后腹腔滴注，行核素动态及延迟显像，观察腹腔渗漏情况。结果胸腔积液组中 6 例显像 1～2h 内胸部观察到异常放射性出现，证实腹膜横膈漏的存在；2 例患者经延迟和侧卧后诊断明确。确诊后 1 例行肾移植术，1 例行横膈膜修补术。6 例患者调整了透析方案，胸腔积液减少或消失。腹股沟、生殖器水肿组中 5 例显像后腹股沟或生殖器部位出现异常放射性浓聚，明确渗漏诊断；1 例患者延迟至 6h，未见明确渗漏表现。2 例行鞘膜修补手术，4 例改为间断性或血液透析治疗，腹股沟及生殖器部位水肿明显减少或消失。

六、处理措施

透析液渗漏的治疗方法：如为皮下渗液，暂停 PD 治疗 1～2 周，如出现外阴部肿胀，则需行科修补；对于早期透析液渗漏，建议改血液透析 4 天～3 周，待腹膜愈合后继续透析；避免在渗漏的出口部位进行结扎以免液体会进入周围的皮下组织；如果持续渗漏则可予原位修补或导管更换。大多数患者经过适当治疗可治愈，临床上很少遇到难治性透析液渗漏。

七、预防措施

避免 PD 导管腹部中线植入，手术时荷包结扎紧密，可采用双重结扎，并注意避免损伤 PD 导管；避免长时间咳嗽、负重、屏气等增加腹部压力的动作；研究表明置管过程中使用纤维蛋白凝胶可以明显降低透析导管周围透析液渗漏发生率；国际腹膜透析学会 2019 年更新的关于创建和维持 PD 通路的建议：腹腔镜下置管、初始透析时间延长至插管后 2 周、透析液从小剂量开始（500～1500mL）、卧位及插管位置选择在旁正中线可以降低早期透析液渗漏的发生率。

参考文献

[1] SHEN Q，JIANG X，SHEN X，et al.Modified laparoscopic placement of peritoneal dialysis catheter with intra-abdominal fixation[J].Int Urol Nephrol，2017，49（8）：1481-1488.

[2] HTAY H，JOHNSON D W，CRAIG J C，et al.Urgent-start peritoneal dialysis versus conventional-start peritoneal dialysis for people with chronic kidney disease[J].Cochrane Database Syst Rev，2020，12（12）：CD012913.

[3] STUART S，BOOTH T C，CASH C J，et al.Complications of continuous ambulatory peritoneal dialysis[J].Radiographics，2009，29（2）：441-460.

[4] CHIANG W F，CHEN T W，LIN S H.Late peritoneal leakage[J].Clin Exp Nephrol，2014，18（1）：166-167.

[5] OUNISSI M，SFAXI M，FAYALA H，et al.Bladder perforation in a peritoneal dialysis patient[J].Saudi J Kidney Dis Transpl，2012，23（3）：552-555.

[6] CHOW K M，SZETO C C，WONG T Y，et al.Hydrothorax complicating peritoneal dialysis：diagnostic value of glucose concentration in pleural fluid aspirate[J].Perit Dial Int，2002，22（4）：525-528.

[7] TOKMAK H，MUDUN A，TüRKMEN C，et al.The role of peritoneal scintigraphy in the detection of continuous ambulatory peritoneal dialysis complications[J].Ren Fail，2006，28（8）：709-713.

[8] 张卫方，韩庆峰，张燕燕，等.核素显像诊断持续性不卧床腹膜透析所致腹腔渗漏[J].中国医学影像学杂志，2012，20（1）：50-54.

[9] HISAMATSU C，MAEDA K，AIDA Y，et al.A novel technique of catheter placement with fibrin glue to prevent pericatheter leakage and to enable no break-in period in peritoneal dialysis[J].J Pediatr Urol，2015，11（5）：299-300.

[10] CRABTREE J H，SHRESTHA B M，CHOW K M，et al.Creating and maintaining optimal peritoneal dialysis access in the adult patient：2019 update[J].Perit Dial Int，2019，39（5）：414-436.

高秀梅（撰写）　张　萍（审校）

第三章　腹膜透析液及透析方式相关的并发症

第一节　疝

一、概述

腹壁疝是持续性 PD 中的重要问题，经常导致 PD 技术失败。由于腹膜透析液引起的腹内压增高和尿毒症患者腹壁相对薄弱造成 PD 人群存在较高的腹壁疝发生率，进而导致 PD 患者无法继续 PD 治疗。因此，所有 PD 置管前都需要通过临床检查和超声检查筛查是否已存在无症状的腹壁疝。

二、定义

腹壁疝是指腹腔液迁移到邻近结构中可引起腹壁或生殖器水肿，出现不同部位的无痛性肿胀、不适或外观损毁，以及疝的并发症相关表现。根据位置不同分为：脐疝、腹股沟疝、股疝、导管出口疝、切口疝等，疝需与透析液渗漏相鉴别。

三、流行病学及风险因素

在 20 世纪 80 年代早期，腹壁疝的年发病率为 10%～15%，疝多在开始 PD 后的半年内发生，少数可发生于 PD 后 1 年，CAPD 患者疝发生率较高，且发生疝的危险性每年增加 20%。IPD 的腹壁疝发病率比 CAPD 更低，年发病率＜5%。由于后来采用中线旁途径插入 PD 管，导管出口疝及切口疝的发病率显著降低。据报道，目前 PD 患者的疝发病率为 0.04～0.08/人年。

疝多为 PD 治疗过程中腹腔内压力逐渐增大及先天性及后天性腹壁薄弱所致，与手术置管时选用腹正中切口、腹直肌前鞘缝合不紧密、PD 时腹内压升高、站立位、大容量透析液以及高渗透析液的使用、患者营养状况差、切口愈合不良等有关，常见于多产妇女、老年人、低体重、营养状况差、多次腹部手术患者。而美国一项大型研究纳入了 1864 例 PD 患者，结果显示，疝形成与患者年龄、体表面积、腹透方式、透析液量、保持最大留腹量的时间和导管类型均不相关。合并囊性疾病的解剖性并发症风险是无囊性疾病的 2.5 倍；女性的风险比男性低 80%，总尿素清除指数（Total Urea Clearance Index，Kt/V）≥2.0 时风险降低 52%（$P<0.05$）。

四、发病机制

从病理生理学角度来看，解剖部位、腹腔内压力和代谢因素都会对疝造成影响。

（一）解剖部位

解剖薄弱部位容易发生疝，包括腹股沟管、脐、白线、未闭合的鞘状突、导管出口和既往手术切口。例如，睾丸经鞘状突下降到阴囊，之后鞘状突会闭合。然而，婴儿出生时有 90% 存在鞘状突未闭，尸检发现无疝的成人中多达 37% 也存在鞘状突未闭。腹腔液漏入未闭合的鞘状突可导致腹股沟斜疝。

最常见的疝形成部位是腹股沟区（23%），其次是导管出口（19%）、脐（19%）和其他切口（10%）。如果腹透管置于解剖薄弱部位（如中线），疝形成风险会增加。自从采用中线旁置管技术以后，导管相关疝的发病率已下降。近期一项美国研究，发现疝在 PD 的解剖相关并发症中约占 60%，包括腹股沟疝（41.4%）、脐疝（31%）、腹壁疝（23%）、股疝（3.8%）和胸内疝（0.8%）。

（二）腹腔内压力（Intra-Abdominal Pressure，IAP）

空腹 IAP 为 $0.5 \sim 2.2 cmH_2O$，该值与注入腹腔的液体量成正比。一项研究纳入了比利时一家医疗中心的 61 例连续 PD 患者，注入 2L 透析液时平均基线 IAP 约为 $13.5 cmH_2O$；疝在 PD 中比在 HD 中更常见，在 CAPD 中比在 APD 中更常见，特别是在基线 IAP 大于 $20 cmH_2O$ 以上。研究显示，IAP 随着注入的液体量增加而增加，而且不卧床时高于仰卧时，然而，有些在留腹量较高的患者中，疝的发生率并没有增加，这表明疝在解剖薄弱部位发生，与留腹量并不绝对相关。进一步增加腹内压的因素包括：腹围增加、从仰卧位改为站立位、因便秘而用力排便、抬举重物和抬腿。咳嗽时 IAP 最高可达 $30 cmH_2O$。因此，应尽量避免增加腹内压，尤其是预防便秘。

（三）手术方式及手术切口

选择旁正中线切口置入腹透管较正中线切口置入腹透管，脐疝的发生率明显降低。

（四）代谢因素

代谢性因素也会促进疝形成，例如营养不良、尿毒症毒素和特定药物对伤口愈合和细胞增殖的危害。

五、诊断

（一）临床表现

临床上疝可能较为隐蔽，开始时肿块不明显，仅在腹内压增加时出现患处肿痛，腹壁局部膨隆，当 PD 液放入时，局部膨隆更明显。除了腹部肿块，还可表现为反复发作的革兰阴性杆菌腹膜炎、肠梗阻或肠穿孔（由绞榨性或嵌顿性腹疝引起）。可出现腹股沟疝、股疝、膈切口疝、脐疝、腹内疝等。20 世纪 80 年代文献报道以腹股沟疝最常见（大约 23%），随着插管位置改为旁正中线，临床以脐疝最常见。

（二）影像学检查

（1）B 超检查有助于区别切口疝与导管周围的大块血肿或脓肿。

（2）CT 扫描可显示疝的轮廓。在透析液中加入造影剂，然后注入患者腹腔，嘱咐患者不停活动促进造影剂进入疝囊，2h 后行 CT 扫描。腹股沟疝行超声或 CT 时应包括生殖器，以便与阴囊水肿鉴别。CT 检查也有助于区别前腹壁疝和腹壁孤立性漏液。

（3）放射性核素扫描如 ^{99m}Tc 胶体硫腹腔内扫描有助于早期诊断腹内疝。

（三）鉴别诊断

腹股沟疝应注意与睾丸鞘膜积液、交通性鞘膜积液、精索鞘膜积液、隐睾、阴囊水肿等鉴别；股疝应与腹股沟区的脂肪瘤、肿大淋巴结和大隐静脉曲张结节样膨大鉴别；

切口疝需与导管周围的大块血肿或脓肿鉴别。

六、处理措施

（一）非手术治疗

对于易复性疝，应注意减低腹内压，可以采用的方法有：①小剂量透析液频繁交换，如 1.5L/次，5 次/日；②小剂量腹透液（比如 1L/次）进行连续性循环 PD；③行 IPD 治疗；④改为血液透析；⑤腰围或疝带可以用来支撑住疝，但长期应用可使疝囊颈经常收到摩擦变厚而增加疝嵌顿的概率，并可能促使疝囊内容物发生粘连。

如需要透析，早期应采用低容量、仰卧位、快速循环方案（这可降低腹腔内压力），之后 2～4 周逐渐恢复到先前方案。一项回顾性研究发现所有患者都不需要血液透析，也未出现渗漏和早期疝复发。酌情使用止咳药或轻泻药可降低间歇性腹内力升高的风险。如果患者太虚弱无法手术或拒绝手术，给予疝气带或腰带束腹并限制活动，无效并严重影响 PD 时可行血液透析或者肾移植。

（二）手术治疗

切口疝、股疝和成人的股疝通常采用外科手术。较小的疝由于疝环较小，容易发生嵌顿或绞窄，应该手术修补。使用聚丙烯网片可降低术后疝形成的风险，还便于术后数日内重新开始 PD。如果疝不能回纳或有疼痛，应考虑嵌顿疝，需急诊手术。嵌顿疝有时会导致透壁性渗漏和腹膜炎，因此任何表现为腹膜炎的患者应及时检查是否存在嵌顿疝。外科修补时使用补片进行无张力缝合，一项香港为期 7 年的回顾性研究中，共 21 例患者发生了腹股沟疝，所有患者均行 Lichtenstein 开放补片修补，无一例复发。另一项回顾性研究纳入了 50 例患者的 58 次疝修补术，未用补片的疝复发率是 12%，应用补片的复发率为 0，原文虽未明确交代，但这些病例在单纯抗生素治疗后均恢复，并未取出补片。外科修补后，尽可能降低腹腔内压以促进愈合。如果患者有较好的残余肾功能，可以酌情停止透析 2～4 周，期间密切观察尿毒症症状和有无高血钾、酸中毒。

七、预防措施

（1）术前询问相关病史并做详细体检，评估时怀疑或确定有腹壁疝者，术前将疝修补。

（2）术中选旁正中切口并严密缝合前鞘，而不是中线。腹腔镜下通过建立腹直肌鞘隧道置管。将 PD 管的深部涤纶套植入腱膜下区域（而非腹直肌）。

（3）术后避免长时间做咳嗽、负重、屏气等增加腹部压力的动作，早期积极用药预防便秘。

（4）导管休整期至少为 2 周。若此期间需要透析，可采用低容量（1.0～1.5L）、仰卧位、快速循环（每日交换 6 次）方案，或选择血液透析。如果担心低容量 PD 不充分，则首选血液透析。

参考文献

[1] YANG S F，LIU C J，YANG W C，et al.The risk factors and the impact of hernia development on technique survival in peritoneal dialysis patients：a population-based cohort study[J].Perit Dial Int，2015，35（3）：351-359.

[2] DEL PESO G，BAJO M A，COSTERO O，et al.Risk factors for abdominal wall complications in peritoneal dialysis patients[J].Perit Dial Int，2003，23（3）：249-254.

[3] BANSHODANI M，KAWANISHI H，MORIISHI M，et al.Umbilical Hernia in Peritoneal Dialysis Patients：Surgical Treatment and Risk Factors[J].Ther Apher Dial，2015，19（6）：606-610.

[4] VAN DIJK C M，LEDESMA S G，TEITELBAUM I.Patient characteristics associated with defects of the peritoneal cavity boundary[J].Perit Dial Int，2005，25（4）：367-373.

[5] DEJARDIN A，ROBERT A，GOFFIN E.Intraperitoneal pressure in PD patients：relationship to intraperitoneal volume，body size and PD-related complications[J].Nephrol Dial Transplant，2007，22（5）：1437-1444.

[6] Ponz-Clemente E，Betancourt-Castellanos L，et al.Relación entre la presión intraabdominal en diálisis peritoneal con las hernias y fugas[J].Enferm Nefrol，2012，2：94-100.

[7] PERL J，JASSAL S V，BARGMAN J M.Persistent peritoneal dialysis catheter exit-site leak in a patient receiving maintenance immunosuppression with sirolimus[J].Clin Transplant，2008，22（5）：672-673.

[8] SWARNALATHA G，RAPUR R，PAI S，et al.Strangulated umbilical hernia in a peritoneal dialysis patient[J].Indian J Nephrol，2012，22（5）：381-384.

[9] TAST C，KUHLMANN U，STöLZING H，et al.Continuing CAPD after herniotomy[J].EDTNA ERCA J，2002，28（4）：173-175.

[10] SHAH H，CHU M，BARGMAN J M.Perioperative management of peritoneal dialysis patients undergoing hernia surgery without the use of interim hemodialysis[J].Perit Dial Int，2006，26（6）：684-687.

[11] BALDA S，POWER A，PAPALOIS V，et al.Impact of hernias on peritoneal dialysis technique survival and residual renal function[J].Perit Dial Int，2013，33（6）：629-634.

[12] JEGATHESWARAN J，WARREN J，ZIMMERMAN D.Reducing intra-abdominal pressure in peritoneal dialysis patients to avoid transient hemodialysis[J].Semin Dial，2018，31（3）：209-212.

[13] MARTíNEZ-MIER G，GARCIA-ALMAZAN E，REYES-DEVESA H E，et al.Abdominal wall hernias in end-stage renal disease patients on peritoneal dialysis[J].Perit Dial Int，2008，28（4）：391-396.

[14] LUK Y，LI J，LAW T T，et al.Tension-free mesh repair of inguinal hernia in patients on continuous ambulatory peritoneal dialysis[J].Perit Dial Int，2020，40（1）：62-66.

[15] CRABTREE J H，BURCHETTE R J.Effective use of laparoscopy for long-term peritoneal dialysis access[J].Am J Surg，2009，198（1）：135-141.

[16] SHRESTHA B M，SHRESTHA D，KUMAR A，et al.Advanced laparoscopic peritoneal dialysis catheter insertion：systematic review and meta-analysis[J].Perit Dial Int，2018，38（3）：163-171.

高秀梅（撰写）　张　萍（审校）

第二节　腹壁及外生殖器水肿

一、概述

PD 患者腹壁及外生殖器水肿的最常见原因是腹透液渗漏（Dialysate Leak），PD 置管术后，腹透液沿着腹透管外组织间隙进入腹壁皮下，出现局部皮下水肿，甚至腹透液进入外生殖器，表现为腹壁波动感，局部突出、外生殖器水肿等，是腹膜透析液常见的物理性并发症。腹透液渗漏促进纤维组织向导管内生长，促进细菌移位，增加腹膜炎和出口感染的风险。

二、定义

发生于 PD 置管术后的第 1 周或透析后 1 个月，定义为早期渗漏，通常与置管操作有关，早期渗漏会增加隧道感染和腹膜炎风险。透析液渗漏是早期透析患者的最常见并发症，也是早期腹透失败的重要原因。迟发性渗漏发生在置管 30 天后，通常与腹膜的机械损伤或手术撕裂有关。

三、流行病学和风险因素

近年来，自采用双涤纶袖套导管进行深部双荷包缝合，或应用腹腔镜技术置管后，腹透液渗漏发生率已显著减少。有文献报道发生率为 1.2%～11.1%，经皮穿刺置管技术应用临床后，无须手术缝合腹膜，更加降低了渗漏的发生。但术后紧急起始透析增加了渗漏的发生。患者受高龄（＞60 岁）、肥胖、使用类固醇激素、糖尿病等因素的影响，手术伤口愈合缓慢，导致渗漏的发生。研究发现，女性是早期渗漏的独立危险因素，与女性多有孕产史，在同等腹压下，腹壁相对薄弱、承受力弱等因素有关。

四、发病机制

直视下正确的腹膜口荷包结扎极少发生管周漏液现象。腹内压增加是导致腹膜透析液渗漏的诱因。渗漏的常见发病机制包括：腹透置管中腹膜切口过大，腹膜荷包缝合、结扎不牢，深部袖套脱出腹直肌层，或荷包缝针较粗引起针眼过大，导致腹透液渗漏；腹透管刺激腹膜，使腹膜产生破口，腹透液渗漏；腹透管的腹壁段破损导致腹透液渗漏；隧道炎时涤纶套与周围组织分离，引发腹透液渗漏。

五、临床表现和诊断

腹透液在腹内压增高的情况下经过潜在的间隙腹壁缺损处进入腹壁皮肤，腹壁表现为局限性水肿，可呈袋状，在束腰带处可见明显压痕；通过睾丸鞘膜腔隙进入睾丸鞘膜腔，导致腹壁皮肤或阴囊壁水肿，女患者则表现为阴唇水肿。

当腹透液引流量突然减少，腹部局部突出，但没有明显的全身水肿征象时，要注意腹透液渗漏引起局部水肿的可能。体格检查时患者应取立位，以便查体发现腹部不对称

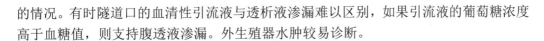
的情况。有时隧道口的血清性引流液与透析液渗漏难以区别，如果引流液的葡萄糖浓度高于血糖值，则支持腹透液渗漏。外生殖器水肿较易诊断。

六、处理措施

（1）根据患者的体型、原发病、腹部手术史等情况，进行充分的术前评估，选择开放手术置管或经皮穿刺技术置管，或腹腔镜下置管，手术操作动作轻柔，注意保护腹膜。除非患者病情不允许，尽量不启动术后紧急 PD，一般在术后 2 周开始 PD；如果必须紧急启动 PD，采取仰卧位小剂量 PD 来降低早期渗漏的发生率。

（2）发现渗漏后采取平卧位休息，加强营养支持，纠正糖、蛋白质代谢紊乱，促进伤口愈合。对于是否预防性抗感染治疗，存在争议，除非有明显的感染迹象，一般不需要使用抗生素。

（3）避免咳嗽、用力排便等使腹内压增加的诱因，必要时予止咳、通便治疗。

（4）暂停 PD 3～4 天，有利于伤口愈合。如果患者残余肾功能差，必须透析治疗，可暂行 HD 数天，等待伤口愈合。

（5）更改腹透方案，如改 CAPD 为小剂量透析液的持续循环式腹膜透析（Continuous Cyclic Peritoneal Dialysis，CCPD）、夜间间歇性腹膜透析（Nightly Intermittent Peritoneal Dialysis，NIPD）或仰卧位透析以减少漏液。

（6）腹壁和外生殖器水肿明显时，可用芒硝细颗粒装入布袋后放于水肿处，暂时缓解水肿。

（7）如上述措施无效，可行腹腔镜或手术修补未闭的腹股沟管及腹壁缺损。在透析管周漏液处作荷包缝合以避免漏液的方法效果并不好，因为会发现此时腹透液将绕道进入腹壁组织中而非进入腹透导管内。

（8）腹透液渗漏如果持续不愈，可考虑拔管及在腹壁其他部位重新置管，或改行 HD。

参考文献

[1] SHEN Q，JIANG X，SHEN X，et al.Modified laparoscopic placement of peritoneal dialysis catheter with intra-abdominal fixation[J].Int Urol Nephrol，2017，49（8）：1481-1488.

[2] XIE D，ZHOU J，CAO X，et al.Percutaneous insertion of peritoneal dialysis catheter is a safe and effective technique irrespective of BMI[J].BMC Nephrol，2020，21（1）：199.

[3] ZANG X J，YANG B，DU X，et al.Urgent-start peritoneal dialysis and patient outcomes：a systematic review and meta-analysis[J].Eur Rev Med Pharmacol Sci，2019，23（5）：2158-2166.

[4] DIAZ-BUXO J A.Complications of peritoneal dialysis catheters：early and late[J].Int J Artif Organs，2006，29（1）：50-58.

[5] DESCOEUDRES B，KOLLER M T，GARZONI D，et al.Contribution of early failure to outcome on peritoneal dialysis[J].Perit Dial Int，2008，28（3）：259-267.

[6] LEW S Q.Nonsurgical and minimally invasive correction of peritoneal dialysis catheter complications[J].Nephrol Nurs J，2021，48（1）：57-63.

陈亚巍（撰写）　　张　萍（审校）

第三节 血性腹透液

一、概述

由于 PD 提供了一个观察腹腔出血的窗口，血性腹透液在 PD 患者并非罕见，症状可从轻微到严重，出血的病因可能是良性或病理性的，其中绝大多数不需进行特殊处理，仅约 1%的患者需要输血或外科协助处理。

二、定义

PD 过程中，出现腹透液颜色发红，症状轻微仅在腹膜透析液常规检查提示红细胞阳性，严重者肉眼即可观察到洗肉水样腹透液，1L 腹膜透析液中含 2mL 血液即可出现明显血性透出液，即可定义为血性腹透液。血性腹透液，按出血程度分为轻度、中度和重度。轻度出血包括逆行月经、排卵和结肠镜等检查后。中度出血包括多囊肾囊内出血或胆囊炎。重度出血包括卵巢囊肿破裂大出血，盆腔放疗后，粘连性腹膜炎，脾破裂，特发性血小板减少性紫癜和钙化性腹膜炎。

三、流行病学和风险因素

与维持性血液透析（Maintenance Hemodialysis，MHD）相比，PD 患者出血风险相对较低，但长期 PD 患者，仍有大约 30%患者出现过血性透析液。有学者观察 92 例 CAPD 患者中有 14 例因手术创伤出血血性透析液，占透析人数的 15%，4 例女性患者月经期血性透析液，占比 4%，剧烈活动后血性腹透液者 5 例，占比 5%，4 例患者因恶性肿瘤出血，占比 4%。

四、发病机制

PD 早期出现血性腹透液多由手术操作创伤造成，置管操作过程对腹膜及网膜血管造成损伤，止血不彻底。腹腔慢性炎症粘连后粘连带破裂出血。遗传性疾病如多囊肾、多囊肝及肝血管瘤破裂，还有腹腔肿瘤患者，如肝细胞癌、腹主动脉瘤等破裂导致出血。一些疾病治疗，如盆腔放射治疗引起的腹膜损伤导致出血。体外超声波碎石术后，结肠镜检查，腹腔镜行手术治疗，术后可能性出现短暂性出血。全身性疾病，如血小板减少、尿毒症凝血功能障碍等全身出血性疾病，伴有上呼吸道感染的肾小球肾炎，如 IgA 肾病，也可导致腹透液出现血性改变。

女性患者由于外在性子宫内膜异位症、经血倒流，慢性盆腔炎症导致盆腔腹膜炎性充血，黄体破裂及卵巢肿瘤破裂，月经期由于雌激素水平增高致充血的毛细血管破裂出血，导致血性腹透液。

五、临床表现

发现腹透液呈红色，多数情况下透出液颜色随透析的进行逐级变淡，仅有腹腔粘连

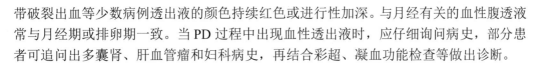

带破裂出血等少数病例透出液的颜色持续红色或进行性加深。与月经有关的血性腹透液常与月经期或排卵期一致。当 PD 过程中出现血性透出液时，应仔细询问病史，部分患者可追问出多囊肾、肝血管瘤和妇科病史，再结合彩超、凝血功能检查等做出诊断。

六、处理措施

（1）开放置管手术过程中，应动作轻柔，发现出血点彻底止血；对于经皮穿刺置管的患者，可在 B 超导向下进行改良经皮穿刺技术进行置管，避免盲穿导致的误伤血管。

（2）尽管一篇 Meta 分析未得出术后紧急起始 PD 和延迟透析对出血的统计学差异，但从临床经验来说，适当延迟 PD 2 周，可减少出血并发症。

（3）用腹带加压包扎置管手术伤口，皮肤出口处出血可局部使用肾上腺素 1mg/L，但过多使用会导致腹膜通透性下降，影响透析效果，故应慎重使用。

（4）对于尿毒症凝血功能障碍患者，输注新鲜冰冻血浆或冷沉淀可有效改善出血，也可使用止血敏、立止血、维生素 K 等止血药物。

（5）加强透析，用常温腹透液反复冲洗腹腔，避免使用肝素等抗凝药物，如透出液颜色逐渐变浅，不影响透析，不需特殊处理。

（6）如果透出液颜色持续红色或进行性加深，经上述治疗无效，甚至出现血红蛋白和血压降低，应行外科剖腹探查找出出血部位并进行止血。腹腔镜技术如血管造影可判断出血部位，应用血管栓塞技术止血。

参考文献

[1] VAN ECK VAN DER SLUIJS A，ABRAHAMS A C，ROOKMAAKER M B，et al.Bleeding risk of haemodialysis and peritoneal dialysis patients[J].Nephrol Dial Transplant，2021，36（1）：170-175.

[2] 周艳，王熙宁，李霞.持续性腹膜透析并发血性透出液的护理[J].当代护士（专科版），2009（09）：7-8.

[3] MA Y，LIU S，YANG M，et al.Association between different peritoneal dialysis catheter placement methods and short-term postoperative complications[J].BMC Nephrol，2021，22（1）：151.

[4] HTAY H，JOHNSON D W，CRAIG J C，et al.Urgent-start peritoneal dialysis versus conventional-start peritoneal dialysis for people with chronic kidney disease[J].Cochrane Database Syst Rev，2020，12（12）：CD012913.

[5] 李红艳，张云芳，罗杰.腹膜透析患者血性腹透液的原因及治疗[J].中国医师杂志，2016，18（s1）：233-235.

陈亚巍（撰写）　张　萍（审校）

第四节　胸腹瘘

一、概述

PD 合并胸腹瘘是 Nakajima 等人于 1967 年首次提出的，CAPD 患者因胸膜泄漏引起的胸腔积液，是 PD 少见的并发症。该并发症很大程度地影响了 PD 患者的透析质量及生存状况，临床处置不当极易导致患者中途退出或引发其他并发症甚至危及生命。如果无法获得有效治疗，患者需终止腹透，转为血液透析，早期正确诊断出现胸腹瘘的病因并早期干预治疗至关重要。目前胸腹瘘的诊断和治疗并无标准方案，文献多为个案报道，诊治方法多样且效果不一。

二、定义

PD 患者在 PD 后会出现呼吸困难的症状和胸腔积液，胸腔穿刺术提示胸水中葡萄糖浓度升高，也称高糖"胸水"，腹膜显像是证实胸膜与腹膜连通。

三、流行病学及风险因素

腹透治疗过程中，少数患者会合并胸腹瘘导致胸腔积液，其发病率在成人腹透患者中约为 2%。2005 年 Van Dijk 等总结了美国、加拿大 75 个中心 1864 例 PD 患者，在 200 例次与解剖结构有关的并发症中，胸腔积液发生率高达 6.0%。2003 年 Chow 等 Mo 分析 104 例 PD 并发胸腔积液患者，成人平均年龄 48 岁，透析后 3 月内多发，发生率在 1.0%～5.1%之间（平均 1.9%），其中女性占 62%，58%患者经治疗后可进入维持性 PD，在其他研究中也观察到女性易感及右侧多发。

四、发病机制

PD 并发胸腹瘘的机制不十分明确。综合大多数的临床及病生理学研究认为有以下可能。

（一）膈肌存在解剖学缺陷

由于先天性或后天性膈肌缺损、局部大疱、裂孔造成胸腹腔连通，致透析液经有缺损的横膈渗漏入胸腔，但胸腹腔连通的具体通道并不明确。因积液多好发于右侧，表明病变可能在右侧横膈。Gagnon 等认为胚胎分化不良时，右肺底与肠道之间的隐窝未闭及心下囊可能是腹腔与右侧胸腔连通的位点。通过去除膈肌、用纤维结缔组织取代肌腱及骨骼肌等方法进行研究，尸检结果表明先天性膈肌缺损是造成胸腹腔连通的环节。Gagnon 报道过 1 例淀粉样变性患者，PD 后并发急性胸腔积液，尸检表明膈肌弥漫受累，正常结构破坏，横膈变薄，通透性增加。使用三维微观技术观察小鼠横膈，透析液直接经胸膜下淋巴管微孔回吸收进入淋巴系统，间接经内皮细胞和间皮细胞重吸收。

（二）胸腹腔压差变化

正常人体腹腔内压为 0.5～2.2cm·H_2O。PD 时因腹腔中额外增加 2L 的液体，故腹腔压力可升至为 2～10cm·H_2O。当咳嗽或腹肌收缩时，腹内压可达 120～150cm·H_2O，几乎是正常状态下的数十倍至上百倍。此时极易诱发胸水的产生。有研究观察多囊肾患者或一部分采用大剂量透析的患者，一旦合并有慢性咳嗽、习惯性便秘、腹部外伤等诱因时，极易发生胸水，且多好发在右侧。除此以外，一些全身性疾病（如淀粉样变肾损害）、可能病变波及膈肌，容易合并胸腹膜漏。还有报道有患者由于穿着束腹服装，也会引发胸水发生，一旦诱因去除，多数患者胸水可自行缓解。由此推断当腹内压一过性或持续增高使胸腹腔压力失衡、膈肌变薄，造成腹腔经膈肌上小孔或经胸导管转运液体的负荷骤增，一旦超出其转运负荷即可在局部形成积液，由于胸导管多位于右侧，故右侧胸水较左侧更为好发。

（三）膈下淋巴引流系统障碍

淋巴管引流量在肺底区域为最大，并主要集中在横膈和纵隔部位，腹腔内液体经膈下淋巴管转运至胸腔。PD 时除去腹腔内容量负荷增多，压力增高等因素外，尿毒症、营养不良等等也会引起局部肌肉张力下降，影响液体的转运，也可能是导致 PD 患者合并透析液横膈胸膜腔漏部分原因之一。

（四）WT 抑癌基因 1（Wilms Tumor Suppressor Gene1，WT1）突变

WT1 在泌尿生殖系统的分化过程中起重要作用，当 WT1 发生突变后，可以出现膈肌发育缺陷，见于 Denys-Drash 综合征、WAGR 综合征（Wilms 瘤—虹膜缺失—泌尿系统异常—神经系统发育迟缓）、Frasier 综合征及 Meacham 综合征。绝大多数都存在 WT1 结构异常，常常合并有膈肌病变及胸水。Cho 等曾报道 1 例 Denys-Drash 综合征患者实施 PD 后并发胸腔积液，经证实该患者存在膈肌病变，且与突变的 WT1 相关联。

五、临床表现

（一）症状体征

临床表现多样，从无症状到严重的胸闷、气短均可发生。约有 25% 胸腔积液患者无明显临床症状，然而大多数患者在开始 PD 后会出现呼吸困难或呼吸急促。患者透析后超滤量减少，是因为一些液体隔离在了胸腔。体格检查时受影响的肺部会出现触觉性震颤减弱、叩诊浊音、呼吸音减弱或消失，这表明胸腔有积液存在。使用高渗透析液会增加腹内压从而使症状加重，胸腔积液绝大多数出现在右侧。

（二）化验检查

1.胸水生化检查

腹透液的葡萄糖浓度高于血清，有学者采用胸腔积液生化检查中的葡萄糖值作为诊断依据，胸水生化检查结果提示与透析液成分基本相同，葡萄糖含量很高[8]，细胞及蛋白质含量低，Momenin 等人曾提出，PD 患者存在胸腔积液并伴有高浓度的葡萄糖（胸腔积液与血清葡萄糖比值＞1），高度提示胸膜腹腔漏。作者进一步强调了使用胸腔积液-血清（Pleural Fluid to Serum，PF-S）葡萄糖梯度进一步评估这类患者，高 PF-S 葡萄糖梯度（＞100mg/dL）对于诊断具有较高的敏感性和特异性。但因胸腔积液葡萄糖浓度影响因素较多，也被人质疑其作为诊断的精确性。

2.美兰试验

美兰试验阳性，此法虽然有效，而腹透管注入含美兰的腹透液会导致患者腹痛甚至

化学性腹膜炎。

（三）影像检查

1.X 线

疑似胸腹瘘患者确诊的第一步是直立和侧卧位胸片，能够显示出自由流动的胸腔积液。少量积液时，X 线检查可见肋膈角模糊，中等量积液时，患侧胸腔下部形成弧形、凹面向上的均匀致密阴影，平卧位摄片为整侧肺野透亮度减低。

2.CT 或 MRI

在 CT 横断面上，由于避免了 X 线的结构重叠，且不同的 CT 值对积液性质的判断有重要意义，较 X 线平片更清楚的显示肺内病灶，有助于病因诊断。

3.核素造影和 CT 腹膜造影

是证实胸膜与腹膜连通的首选，被不少学者采用，方法是将核素标记和混合造影剂的腹透液注入腹腔，在一定时间后采集图像。锝-99m 标记硫胶体是观察透析液渗漏最常用的显像剂。CT 腹膜造影可观察到胸腔积液增强，其次相较于核素造影，对于膈肌表面形成囊泡型胸腹瘘，可见局部"泡状"凸起，可精确定位胸腹瘘即膈肌缺损的位置。各单位对于 CT 腹膜造影中造影剂留置腹腔的时限并不统一，为 30min～24h。

4.电视胸腔镜（Video-Assisted Thoracoscopic Surgery，VATS）

可以直接观察胸腔及膈肌的病变性质和范围，同时胸腔镜手术有创伤小、痛苦轻、恢复快等优点，其操作的荧屏显示增加了手术者的"视力"和"视域"，扩大了手术范围。日本采用透析液混合碘造影剂（30mL/kg 透析液+1mL/kg 造影剂），仰卧位 30min 后行 CT 检查确诊。

六、处理措施

减少透析剂量，暂时转变透析模式等保守治疗，50%患者可以继续 PD。对有残余肾功能的患者，改变透析处方，减少透析剂量以降低腹腔内压。相对而言，自动腹膜透析（Automated Peritoneal Dialysis，APD）时，患者白天处于干腹状态，夜间持续小剂量交换，留腹时间短，有效降低腹腔内压，均能减少透析液渗漏的发生，但缺点是透析不充分，透析效能亦下降。因以上各种原因不得不暂停 PD 时，可短期行血液透析，一般 4～6 周后，膈肌小孔可自行修复。少量胸腔积液可经胸膜或腹膜重吸收；大量胸水时需要反复胸腔穿刺抽液，能否继续 PD 的关键在于胸腔积液是否会再次出现。极少数情况下，透析液本身作为一种刺激物，引起腹膜粘连固定，患者在 1～2 周后可恢复 PD。在一项个案报道中建议调整 PD 方案（增加 2.5%腹膜透析液、少量、夜间不留腹）并持续引流胸腔积液（置 18Ga 型软导管引流胸腔积液，保留导管分别为 3 个月和 2 个月）。当胸膜腔内没有液体流出时，将胸膜导管取出。几个月后，两例患者的胸膜-腹腔瘘均被关闭，PD 继续进行，这些患者没有转移到血液透析（Hydis Dialysis，HD），没有复发的胸水。

（一）手术修补术

膈肌腹腔突出症（即膈膨出），经保守治疗无效时，需要外科手术修补治疗。随着微创外科的发展，VATS 越来越多地被应用于临床，具有微创，可直视胸腔及膈肌的病变部位，快速、直接修复损伤部位的特点。日本一项大型回顾性研究分析了 2007 年至

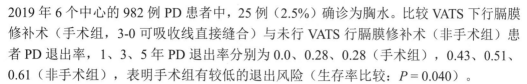

2019 年 6 个中心的 982 例 PD 患者中，25 例（2.5%）确诊为胸水。比较 VATS 下行膈膜修补术（手术组，3-0 可吸收线直接缝合）与未行 VATS 行膈膜修补术（非手术组）患者 PD 退出率，1、3、5 年 PD 退出率分别为 0.0、0.28、0.28（手术组），0.43、0.51、0.61（非手术组），表明手术组有较低的退出风险（生存率比较：$P = 0.040$）。

（二）非手术胸膜粘连

对于较大量胸腔积液，可进行胸膜粘连术，常用的化学粘连剂有红霉素（红霉素 0.5～0.75g+10% 葡萄糖 20～40mL）、四环素（四环素 0.5g+生理盐水 20～40mL）、强力霉素（强力霉素 500～1000mg+生理盐水 30～50mL）、滑石粉（3% 滑石粉混悬液 50～100mL）、博来霉素（1～1.25mg/kg，总量不超过 60mg）、高渗糖+凝血酶（50% 葡萄糖 40mL+凝血酶 1000iu+2% 利多卡因 10mL）、短棒杆菌（短棒杆菌 7mg+生理盐水 20mL）、纤维蛋白原+凝血酶（纤维蛋白原 1g+凝血酶 500U 注入胸腔）、自体血 40～50mL 等注入胸腔，可以在 VATS 直视下操作。其机制为促使胸膜发生无菌性变态反应，粘连、闭合胸腔，减少胸液渗出。滑石粉作为粘连固定剂置入胸膜腔，能够强烈刺激脏、壁层胸膜产生炎症反应导致纤维素渗出及肉芽肿形成，从而使脏、壁层胸膜产生广泛、持久而紧密的粘连，使胸膜间的腔隙消失，不仅毒副反应轻、刺激症状小少，而且经济实用。纤维蛋白胶（即纤维蛋白原和凝血酶）、自体血作为粘连剂是借助于生理凝血机制来进行的，纤维蛋白原在凝血酶的作用下，变成胶糊状的纤维蛋白覆盖在胸膜破裂口愈合。因其近似于生理过程，故不良反应轻微。但有报道描述这种治疗的治愈率仅为 67%。

（三）物理性胸膜粘连

当缺乏药物时，外科开胸后以干纱布或尼龙垫摩擦，或以 Kittner 解剖刀钝擦行壁层胸膜摩擦术，亦可促使脏、壁层胸膜粘连，封闭胸膜腔。但这种治疗对 PD 患者存在一定风险，较少使用。

七、预防措施

（1）避免长时间咳嗽、负重、屏气等增加腹部压力的动作。

（2）避免大容量腹膜透析液留置腹腔。

参考文献

[1] CHOW K M，SZETO C C，LI P K.Management options for hydrothorax complicating peritoneal dialysis[J].Semin Dial，2003，16（5）：389-394.

[2] 唐荣，杨敬华，周巧玲，等.腹膜透析并发胸腹瘘 4 例临床分析[J].中国现代医学杂志，2015，25（1）：66-69.

[3] VAN DIJK C M，LEDESMA S G，TEITELBAUM I.Patient characteristics associated with defects of the peritoneal cavity boundary[J].Perit Dial Int，2005，25（4）：367-373.

[4] GAGNON R F，THIRLWEIL M，ARZOUMANIAN A，et al.Systemic amyloidosis involving the diaphragm and acute massive hydrothorax during peritoneal dialysis[J].Clin Nephrol，2002，57（6）：474-479.

[5] GAGNON R F，DANIELS E.The persisting pneumatoenteric recess and the infracardiac bursa：possible role in the pathogenesis of right hydrothorax complicating peritoneal dialysis[J].Adv Perit Dial，2004，20：132-136.

[6] MAHALE A S，KATYAL A，KHANNA R.Complications of peritoneal dialysis related to increased intra-abdominal pressure[J].Adv Perit Dial，2003，19：130-135.

[7] CHO H Y，LEE B S，KANG C H，et al.Hydrothorax in a patient with Denys-Drash syndrome associated with a diaphragmatic defect[J].Pediatr Nephrol，2006，21（12）：1909-1912.

[8] CHOW K M，SZETO C C，WONG T Y，et al.Hydrothorax complicating peritoneal dialysis：diagnostic value of glucose concentration in pleural fluid aspirate[J].Perit Dial Int，2002，22（4）：525-528.

[9] TANG S，CHUI W H，TANG A W，et al.Video-assisted thoracoscopic talc pleurodesis is effective for maintenance of peritoneal dialysis in acute hydrothorax complicating peritoneal dialysis[J].Nephrol Dial Transplant，2003，18（4）：804-808.

[10] MOMENIN N，COLLETTI P M，KAPTEIN E M.Low pleural fluid-to-serum glucose gradient indicates pleuroperitoneal communication in peritoneal dialysis patients：presentation of two cases and a review of the literature[J].Nephrol Dial Transplant，2012，27（3）：1212-1219.

[11] RAO P S，KAW D，RATNAM S.Use of methylene blue for diagnosis of leak in CAPD patients[J].Nephrol Dial Transplant，2003，18（12）：2682；author reply 2682-2683.

[12] LEW S Q.Hydrothorax：pleural effusion associated with peritoneal dialysis[J].Perit Dial Int，2010，30（1）：13-18.

[13] ONUIGBO M，AGBASI N，WAHLBERG K，et al.A novel diagnostic approach for suspected icodextrin pleural effusion in a peritoneal dialysis patient[J].Mayo Clin Proc Innov Qual Outcomes，2019，3（2）：238-240.

[14] BAE E H，KIM C S，CHOI J S，et al.Pleural effusion in a peritoneal dialysis patient[J].Chonnam Med J，2011，47（1）：43-44.

[15] 白娇，刘荣波，钟慧.CT 腹膜腔造影在诊断持续非卧床腹膜透析合并胸腔积液中的价值[J].中国血液净化，2017，16（2）：117-120.

[16] XU T，XIE J，WANG W，et al.Peritoneal-pleural leaks demonstrated by CT peritoneography[J].Case Rep Nephrol Dial，2015，5（2）：135-139.

[17] LANG C L，KAO T W，LEE C M，et al.Video-assisted thoracoscopic surgery in continuous ambulatory peritoneal dialysis-related hydrothorax[J].Kidney Int，2008，74（1）：136.

[18] SZETO C C，CHOW K M.Pathogenesis and management of hydrothorax complicating peritoneal dialysis[J].Curr Opin Pulm Med，2004，10（4）：315-319.

[19] GIRAULT-LATASTE A，ABAZA M，VALENTIN J F.Small volume APD as alternative treatment for peritoneal leaks[J].Perit Dial Int，2004，24（3）：294-296.

[20] DAI B B，LIN B D，YANG L Y，et al.Novel conservative treatment for peritoneal dialysis-related hydrothorax：Two case reports[J].World J Clin Cases，2020，8（24）：6437-6443.

[21] TSUNEZUKA Y，HATAKEYAMA S，IWASE T，et al.Video-assisted thoracoscopic treatment for pleuroperitoneal communication in peritoneal dialysis[J].Eur J Cardiothorac Surg，2001，20（1）：205-207.

[22] MATSUOKA N，YAMAGUCHI M，ASAI A，et al.The effectiveness and safety of computed tomographic peritoneography and video-assisted thoracic surgery for hydrothorax in peritoneal dialysis patients：A retrospective cohort study in Japan[J].PLoS One，2020，15（9）：e0238602.

[23] GUEST S.The curious right-sided predominance of peritoneal dialysis-related hydrothorax[J].Clin

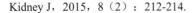

Kidney J，2015，8（2）：212-214.

[24] LI CAVOLI G，FINAZZO F，AMATO A，et al.Peritoneal dialysis-related hydrothorax：A conservative approach should be the best beginning option[J].Nephrology（Carlton），2019，24（6）：674-675.

高秀梅（撰写）　张　萍（审校）

第五节　胸腔积液

一、概述

胸水是 PD 常见的并发症之一，女性患者多见。由于胚胎发育因素，胸腹交通常在右侧，48%为右侧，仅有 4%发生在双侧，多与左侧膈肌有心包覆盖有关。部分病例尸检时未发现膈肌有解剖学上的缺陷，推断是腹内液体在高压时经膈淋巴管进入胸腔积液。

二、定义

PD 时，腹内压升高，腹透液从腹腔通过横膈渗入胸膜腔形成胸腔积液。

三、流行病学和风险因素

据报道 PD 患者胸腔积液发生率为 5%～10%，因为部分无症状患者未被诊断，发病率可能更高。54%见于女性患者，这种性别上的差异原因不明，可能与妊娠使横膈膜伸展有关。多囊肾患者行 PD 更易导致胸腔积液的发生，可能与巨大的囊肿使腹内压升高有关。

有些患者存在胸膜缺陷，先天性胸腔腹腔存在交通，首次注入腹透液时就会出现胸水，有的患者则在 PD 数月甚至数年后才发生胸水，此类患者胸膜腔与腹腔之间原来可能存在薄弱组织相隔，腹内压反复增高或腹膜炎使两个腔之间屏障受损后胸水随即发生。

四、发病机制

PD 患者体内水分过多，腹透超滤下降，或饮食控制不良可致胸水增多，但多为双侧渗出液。特发性尿毒症性胸腔积液的病因不明，可为血性或纤维渗出性，少数患者胸水为胶状。常合并低蛋白血症、肝硬化、充血性心力衰竭等，也有并发肺结核性胸膜炎的。尿毒症患者机体抵抗力较差，结核发生率明显高于正常人。故有胸腔积液时应认真寻找结核证据，及时处理。获得性或先天性胸腹交通，据报道发生率为 1.6～1.9%，由于横膈先天性交通或腹腔内注入腹透液时腹内压增加导致横膈的薄弱处破裂，约 50%患者被迫转为 HD。

五、临床表现

如果患者的胸腔积液量少，可无任何症状，在常规胸片检查中发现。部分患者仅表现为透出液引流量减少，非特异性咳嗽、胸痛等，易被误诊为超滤障碍或呼吸道疾病。

大量胸腔积液的患者可出现明显的呼吸困难，单侧胸水的患者采取患侧卧位可减轻呼吸困难，而使用高渗腹透液时因为腹内压增高则可能使呼吸困难加重。部分患者出现张力性胸水，严重者引起血流动力学紊乱。

体格检查单侧或双侧胸腔叩诊呈浊音，患侧呼吸音减弱或消失。B 超及胸片可辅助诊断。胸腔积液穿刺可抽出大量草黄色或红色胸腔积液，可有血凝块，常规和生化检查提示高糖、低蛋白性可明确诊断。传统方法从腹透管注入亚甲蓝，抽胸腔积液检查发现胸腔积液中发现亚甲蓝可明确诊断。近年来对于胸腔积液的葡萄糖浓度进行动态观察对比血糖水平，或胸腔积液葡萄糖浓度超过 300～400mg/dL（16.6～22.2mmol/L），对胸腹瘘有诊断意义。用 ^{99m}Tc 标记的白蛋白注入腹腔，用γ照相机扫描胸部或胸腔积液放射性测定可明确诊断。病理学及结核病原学、免疫学相关检查，如结核杆菌培养，结核菌素试验等有助于明确其他病因。

六、处理措施

严重胸腔积液引起呼吸窘迫时需立即行胸腔穿刺抽液缓解症状，停止 PD 后胸腔积液即可迅速减少。根据患者是否继续 PD，进行后续治疗。

（1）改变透析方式，如胸腔积液量比较少，可改 CAPD 方案为小剂量透析液的间歇性腹膜透析（Intermittent Peritoneal Dialysis，IPD）方案，症状缓解后，继续规律 PD；或暂停腹透 2～4 周，改为 HD，胸腔内透析液起硬化剂的作用，横膈缺陷可能自然修复，从而阻止渗漏的发生，待横膈修复后再恢复 PD。据报道约有 54% 的患者可通过非手术方式得到治疗。如存在尿毒症透析不充分所致的胸腔积液，应改为 HD，加强超滤，减少胸腔积液。

（2）如明确结核性胸膜炎，应积极进行抗结核治疗。

（3）胸腹交通性胸腔积液，详见胸腹瘘章节。

参考文献

[1] SHOJI F，KATSURA M，HARATAKE N，et al.Surgical repair of pleuroperitoneal communication with continuous ambulatory peritoneal dialysis[J].Thorac Cardiovasc Surg，2019，67（2）：147-150.

[2] YORINAGA S，MAKI T，KAWAI N，et al.Laparoscopic approach for surgical treatment of pleuroperitoneal communication interfering with peritoneal dialysis：a case report[J].Surg Case Rep，2021，7（1）：217.

[3] 李红艳,张云芳,罗杰.腹膜透析患者血性腹透液的原因及治疗[J].中国医师杂志,2016,18(s1)：233-235.

陈亚巍（撰写）　张　萍（审校）

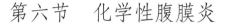

第六节　化学性腹膜炎

一、概述

腹膜炎是 PD 常见并发症，化学性腹膜炎是其中一种，虽比较罕见，但也是腹膜炎流行的重要原因，当我们遇到罕见聚集性腹膜炎病例时，应考虑到化学性腹膜炎的可能。

二、定义

化学性腹膜炎是非感染介质（如腹膜透析液、药物等）刺激腹膜诱发的炎症反应，是一种罕见情况。

三、流行病学和风险因素

1986 年世界首例万古霉素引起的化学性腹膜炎被报道，随后的 80—90 年代，有近 90 例类似患者被陆续报道，但此后几乎没有再报道，发病率尚未完全清楚。1997 年首例报道艾考糊精导致的化学性腹膜炎，可能是由于生产过程中的细菌（酸热脂环酸杆菌）释放的肽聚糖导致溶液污染引起的，生产工艺的提高使其发生率从 2002 年高峰期的 0.912% 降至 2003 年的 0.013%。2000 年 Tuncer 等人研究了土耳其 21 例无菌性腹膜炎，并指出乙醛是罪魁祸首。2010 年 Nouri-Majalan 等人报道了 20 例无菌性腹膜炎，认为是高压灭菌器故障导致过度加热产生葡萄糖降解产物（Glucose Degradation Product，GDP）所致。但这两份报告没有进行内毒素的研究和详细的进一步调查。2013 年张艳等报道了 4 例戊二醛导致化学性腹膜炎。2016 年张鹏程等报道了 1 例疑似头孢他啶引起的化学性腹膜炎；同年 Jamale 等报道了因腹透液导致的化学性腹膜炎，考虑可疑透析液中可能同时存在 GDPs 和聚合产物。Gallo 等 2020 年报道了 1 例 CAPD 患者接受结肠癌的内窥镜文身后因染料扩散导致的化学性腹膜炎。2021 年魏萍等报道了碘伏帽引起的化学性腹膜炎。

四、发病机制

化学性腹膜炎发病机制尚未明确，致病物质包括腹透液、药物、赋形剂等。

（1）腹透液较高的 pH 值和较长的灭菌时间会形成几种已知的和无法识别的 GDP，如甲醛、乙醛、5-羟甲基-2-糠醛、乙二醛、2-糠醛、甲基乙二醛，以及一些尚未查明的生物活性化合物，并引起腹膜化学性损伤。

（2）戊二醛具有广谱、高效、腐蚀性低等优点，是基层医院腔镜消毒的首选消毒液，但浸泡达到 10h 以上才能灭菌，长时间浸泡使戊二醛更易残留，在腹透手术时，随冲洗液进入腹腔，可引起腹膜广泛化学性损伤。

五、临床表现

化学性腹膜炎临床表现差异较大，诊断较困难，高效液相色谱法（High Performance Liquid Chromatography，HPLC）和液相色谱-质谱联用（Liquid Chromatography-Mass

Spectrometry，LC-MS）有可能快速而详细地了解与腹膜炎有关的化学物质。诊断标准如下。

（1）具有腹膜炎的临床症状和体征。

（2）透出液细胞计数＞$100×10^6$/L，其中多核白细胞＜50%。

（3）反复透出液细菌培养阴性。

（4）有化学原因可寻。

（5）在同一批透析液应用中，有多个病例发生。

六、处理措施

（1）初始治疗与细菌性腹膜炎相似，待透出液细菌培养阴性后停止治疗。

（2）停用导致化学性腹膜炎药物。

（3）更换适合的透析液，在2日内可缓解或痊愈。

七、预防措施

（1）使用生物相容性好的腹透液。

（2）使用戊二醛消毒的手术器械务必清洗干净，以免残留药物进入腹腔引发化学性腹膜炎。

（3）腹腔用药需合理、慎重。

参考文献

[1] TUNCER M，SARIKAYA M，SEZER T，et al.Chemical peritonitis associated with high dialysate acetaldehyde concentrations[J].Nephrol Dial Transplant，2000，15（12）：2037-2040.

[2] NOURI-MAJALAN N，NAJAFI I，SANADGOL H，et al.Description of an outbreak of acute sterile peritonitis in Iran[J].Perit Dial Int，2010，30（1）：19-22.

[3] JAMALE T，DHOKARE A，SATPUTE K，et al.Epidemic of chemical peritonitis in patients on continuous ambulatory peritoneal dialysis：a report from western india[J].Perit Dial Int，2016，36（3）：347-349.

[4] GOFFIN E.Aseptic peritonitis and icodextrin[J].Perit Dial Int，2006，26（3）：314-316.

[5] 魏萍，胡艳华，等.碘伏帽引起的腹膜透析相关性腹膜炎暴发调查[J].中国感染控制杂志，2021，20（12）：1153-1155.

[6] 刘伏友，彭佑铭.腹膜透析[M].北京：人民卫生出版社，2011.

李金芳（撰写） 张　萍（审校）

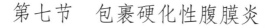

第七节　包裹硬化性腹膜炎

一、概述

长期 PD 会导致腹膜硬化，根据硬化程度不同，可概括为两种：一种为单纯性腹膜硬化（Simple Peritoneal Sclerosis，SPS），很常见，PD2 年后 80%患者存在 SPS；一种为硬化性腹膜炎（Sclerosing Peritonitis, SP）或包裹性腹膜硬化症（Encapsulating Peritoneal Sclerosis，EPS），罕见，且临床特征无特异性，常被误诊，预后差，病死率高。目前尚不能证实 EPS 由 SPS 发展而来，两者之间可能没有必然的联系。

二、定义

EPS 是一种罕见的慢性腹膜炎症性疾病，其特征是获得性炎症性纤维胶原膜部分或完全包裹小肠，偶尔也可累及其他腹腔内器官，形成"腹部茧"，导致急性或亚急性小肠梗阻症状的疾病。

三、流行病学和风险因素

Gandhi 等于 1980 年报道第 1 例 PD 相关的 EPS。PD 患者 EPS 的发病率随着 PD 龄延长而升高，各家报道不一。台湾 3 个腹透中心 3202 例 PD 患者 EPS 患病率为 1.8%，PD<6 年、6~8 年、10~12 年、>14 年的 EPS 患病率分别为 1.8%、4.5%、27.7%、44.4%。澳大利亚和新西兰的资料显示患者在 PD 3 年、5 年及 8 年后 EPS 发病率分别为 0.3%、0.8%及 3.9%。日本资料报道 EPS 发病率为 2.5%，PD3 年、5 年、8 年、15 年以及>15 年的 EPS 发生率分别为 0%、0.7%、5.9%、8.6%和 17.2%，68%患者在退出 PD 后才发生 EPS。EPS 患者预后差，死亡率随着 PD 龄延长而升高，PD 龄≤5 年的 EPS 患者无死亡，但是 PD 龄>8 年、10 年、15 年的 EPS 患者死亡率分别为 8.3%、28.6%、61.5%，超过 15 年的死亡率可达 100%。也有报道 PD 患者确诊 EPS 一年后的死亡率为 42%。

四、发病机制

1.病因

EPS 可分为原发性、继发性，这取决于病因和包裹膜的病理特征，前者常被称为腹茧综合征，具有赤道倾向，男女比例为 2:1，病因尚不清楚；继发性 EPS 与多种原因相关，包括 PD、复发性腹膜炎、腹部结核、自身免疫疾病、卵巢疾病、腹部手术、药物、慢性机械或化学刺激腹膜等，其中 PD 为其主要原因。

（1）腹膜炎：重度或反复发生的腹膜炎是引起 EPS 最常见的原因。间皮细胞能产生组织型纤溶酶原激活物（Tissue-Type Plasminogenactivator，t-PA）、金属蛋白酶等物质，使腹膜表面沉积的胶原及纤维蛋白等降解，而腹膜炎致间皮丧失，细菌入侵产生肿瘤坏死因子α（Tumor Necrosis Factor α，TNFα）、脂多糖（Lipopolysaccharide，LPS），使 t-PA 合成减少，纤溶酶原激活物抑制剂（Plasminogen Activator Inhibitor，PAI）活性增加，致纤维蛋白产生增加，而腹膜的纤维降解功能下降，从而导致 EPS。

一些抗生素和细菌也可导致 EPS 的产生，包括万古霉素、妥布霉素、二性霉素 B、金黄色葡萄球菌及真菌等，尤其后二者是致 EPS 最危险的因素。

（2）生物相容性差：陈源根等曾对 7 例腹透并发 EPS 患者相关因素分析，发现 7 例均使用早期市售仿透析管，长期使用醋酸盐透析液、洗必泰消毒液、反复腹腔使用抗生素或肝素、持续高渗腹透液。丁苏青等进行的一项 EPS 的动物实验研究也证实醋酸盐透析液、单纯高糖高渗透析液有致腹膜硬化作用，消毒用碘液浓度虽极低，但对腹膜的硬化作用也很强。SPS 是生物相容性差的直接后果，SPS 转变为 EPS 的可能相关因素有醋酸盐缓冲液、高渗糖液、消毒液、PD 管、细菌感染等。

（3）透析龄：Rigby 等研究显示 PD 8 年以上的患者 EPS 的发生率高达 19.4%，同时长期 PD 治疗后转 HD 患者也可发生 EPS。因此，有观点认为长程 PD 是 EPS 发生的一个重要危险因素。可能是腹膜长时间暴露于 PD 液（尤其是非生物相容性 PD 液、高渗 PD 液），使腹膜间皮细胞受损脱落、间皮下致密层增厚、新血管形成、纤维蛋白沉积，腹膜发生退化、硬化所致。

（4）其他：有人证实β受体阻滞剂与特发性腹膜炎有关；SP 还可以是一些肿瘤的伴随表现；SP 病因及发病机理是多因素的，任何的腹膜刺激均可造成这一综合征，然而仅有一小部分患者发展为 SP，遗传基因的易感性可能为引发 SP 的基础。

2.双打击学说

对于 EPS 发生机制，有文献提出双打击假说：第一打击是反复透析导致的非炎症性腹膜硬化症，支持这一观点的是 EPS 的发病率随 PD 时间延长而显著增加；第二打击是促炎症因子和促生长细胞因子的级联反应，$TGF\beta_1$ 促进腹膜间皮细胞向间充质细胞转分化，导致间皮细胞耗竭，增加了细胞外基质成分和纤维发生，从而形成纤维胶原蛋白茧。

五、临床表现

EPS 的诊断需结合患者临床表现、腹膜功能、影像学检查及病理学检查等综合判断。但由于这种疾病的罕见性，且症状和实验室检查结果的非特异性，通常导致延迟诊断。

（一）症状体征

EPS 临床呈缓慢进展，表现不尽相同，常见腹部症状有腹痛（86%）、腹胀（82%）、恶心和呕吐（54%），部分患者出现急性肠梗阻、缺血或穿孔。Hidetomo 首次提出临床分期概念，此分期是基于对日本 256 例 EPS 患者的回顾性分析研究得出。

1 期，EPS 前期：腹膜渗透性增加、超滤能力下降、低蛋白血症、血性腹透液或腹水常见，一般无肠梗阻。

2 期，炎症期：临床主要表现为感染性腹膜炎样症状，早期与细菌性腹膜炎鉴别有一定困难。

3 期，包裹期（进展期）：突出表现为肠梗阻，症状包括腹痛、恶心、呕吐和便秘，常导致严重营养不良，甚至死亡。

4 期，肠梗阻期（终末期）：特点为完全性肠梗阻，由肠梗阻带来的一系列临床症候群表现明显。

（二）腹膜功能

腹膜平衡试验（Peritoneal Equilibration Test，PET）：有文献报道高转运状态腹膜在停止 PD 后仍可出现 EPS，提示高转运能力腹膜是发生 EPS 的一个早期标志。PD 患者在确诊 EPS 前往往超滤较少，葡萄糖暴露量较高，D/Pcr 明显高于非 EPS 患者。定期行 PET 评估腹膜功能有助于识别高危患者。

（三）影像学表现

X 片：早期可见腹膜钙化、肠梗阻征象，后期肠管被包裹在增厚的腹膜内形成"茧"，造成肠梗阻，出现近端小肠肠管扩张等征象。

腹部超声：可见肠管扩张，表面粗糙并呈条索状；腹腔内回声增强，回声显示肠壁呈"三明治"样改变。

CT：可见肠管粘连，肠壁增厚、缩窄束带和扩张，肠腔狭窄，肠系膜脂肪密度增加，腹膜钙化（钙化常发生在毛细血管周围，并可延伸到浆膜层和肌肉层，这一特征很重要，因为它既可以影响肠道的完整性，也可以反映出从肠壁解剖细胞膜的困难，肠壁和肠膜之间钙化区域的严重粘连使其识别和分离非常危险，有潜在穿孔风险），并可见包裹性腹腔积液。诊断更具特异性，是目前研究最好和最常用的诊断 EPS 的影像学技术，建议采用轴向、矢状面和冠状面重建的多探头 CT 扫描。

MRI：优点是避免电离辐射，更好地描绘肠包膜和腹膜增厚，但用于诊断的频率较低。

（四）手术探查

腹腔镜或外科手术探查发现肠管被增厚的腹膜包裹形成"茧"状是诊断 EPS 的金标准，但创伤较大，大多数患者主要根据临床表现和影像学检查诊断。

（五）组织学表现

Honda 等认为 EPS 特征性组织学改变即腹膜间皮细胞丧失，腹膜增厚、腹膜硬化可单独或同时出现，部分病例可伴炎细胞浸润；病变腹膜上可见新生小血管，部分病例腹膜浆膜下层血管硬化。也有文献报道这些异常是由于腹膜纤维化或硬化导致，并不是 EPS 特异性改变。

六、处理措施

在可能的情况下，应对导致 EPS 的诱因进行治疗：PD 情况下，需停止 PD 而过渡到 HD；非 PD 情况下，停用可能导致 EPS 的药物，并治疗潜在的感染或炎症情况。尽管停用了可能致病药物，对潜在疾病进行了治疗，但 EPS 消退是不可能的，因为它是慢性的、纤维化的，对持续的炎症或潜在的纤维化进行治疗往往是必要的。但目前药物治疗的确切疗效以及外科手术的合适时机仍未完全明确。

1.是否拔除腹透管，改行 HD

在 EPS 前期，有文献报道拔除 PD 导管、暂停 PD 是有益的。但另有文献持不同看法，认为完全停止 PD 或拔除 PD 导管并不能阻止 EPS 的发展，反而会加速 EPS 进展，因为暂停 PD 后，肠管间缺乏了游离水导致肠管间距离更近，更易发生肠粘连，导致肠梗阻。目前较一致的观点是暂停 PD，改行 HD 过渡，并采取腹腔内灌洗、皮质类固醇激素、腹腔内给予免疫抑制剂等治疗。

2.营养支持

肠梗阻患者需留置胃管进行胃肠减压，并注意维持水、电解质平衡。积极的营养支持治疗对 EPS 患者的预后非常重要，早期即应给予。

3.糖皮质激素与免疫抑制剂

Junor 等于 1993 年报告在肾移植后常规应用免疫抑制剂及皮质激素，意外地发现可以改善 ESP。此后即出现用皮质激素治疗 EPS 获得成功的报告，但这些报道主要来源于散发病例和较小透析中心。一项前瞻性队列研究发现，使用类固醇后只有 38.5%恢复，其余患者死亡或需要干预。在使用激素治疗 EPS 的最大回顾性研究中没有发现中位生存期的改善，尽管治疗组的差异较大，仍无法进行有意义的分析。激素的使用时机宜早，当已经发生明显纤维化时不推荐使用。目前学术界对激素治疗尚无统一方案，荷兰 EPS 注册中心在 2011 年指南中建议：有急性梗阻性症状但没有感染的患者，甲基强的松龙 500～1000mg/d，2～3d；对那些有亚急症状而没有感染的患者，使用强的松龙 0.5～1.0mg/（kg·d），治疗 1 个月后逐渐减量，疗程 1 年，1 个月后仍无改善被认为是治疗失败，建议停止使用激素，并考虑替代疗法，如他莫西芬或手术。

雷帕霉素抑制剂、霉酚酸酯（Mycophenolate Mofetil，MMF）在改善纤维化方面具有理论上的优势，但证据主要局限于肾移植术后有额外免疫指征的患者。

4.他莫昔芬

他莫昔芬是一种雌激素受体调节剂，可抑制转化生长因子的成纤维细胞产生，从而抑制腹膜纤维化。他莫昔芬治疗 EPS 的有效性已有多个小样本研究或病例报道，但治疗剂量和疗程尚不明确，大多数研究使用剂量为 10～40mg/d，荷兰 EPS 注册中心建议开始剂量为 20mg，Bid，临床反应通常在 1～6 个月内出现，治疗应持续至少一年，此后只要患者病情得到控制，若患者有临床和放射反应，就应逐渐减少剂量。且使用时需注意发生血栓栓塞性疾病的风险。

5.外科治疗

以往采取肠切除-吻合术，患者死亡率很高，近年来报道使用肠粘连松解术后大部分患者的预后可得到改善。但有报道 EPS 患者行肠粘连松解术围手术期死亡率为 7%，部分患者需进行二次或以上手术，当已经存在广泛钙化时，肠道分离松解手术难度更高，预后更差。考虑到手术治疗 EPS 费时、危险和技术性，建议仅对保守治疗和药物治疗失败的患者进行手术治疗。

七、预防措施

（1）避免高危人群进入 PD，如高转运腹膜类型者。

（2）应用生物相容性更好的腹透液。

（3）尽可能避免持续使用高渗腹透液。

（4）加强患者宣教，严格无菌操作，避免反复腹腔感染。

（5）若反复并发腹膜炎，尽早拔管，保护腹膜。

（6）避免反复、大量腹腔内用药。

（7）护理中避免消毒液进入腹腔。

（8）定期腹腔冲洗可以清除腹腔中一些炎症分子和促纤维化因子，从而有助于减轻肠壁纤维化程度。

（9）定期评估腹膜功能。

（10）定期行腹部 X 线或超声检查，尤其是长龄 PD 患者。

（11）血管紧张素转化酶抑制剂能延缓动物模型的腹膜纤维化，但在 PD 患者预防 EPS 中的作用还需更多的循证医学证据。

目前 EPS 的发病机制尚不完全清楚，早期诊断也存在困难，EPS 药物治疗的确切疗效以及外科手术的合适时机仍未完全明确，需进一步深入研究。

参考文献

[1] DANFORD C J，LIN S C，SMITH M P，et al.Encapsulating peritoneal sclerosis[J].World J Gastroenterol，2018，24（28）：3101-3111.

[2] 方炜，张琳.重视包裹硬化性腹膜炎的防治[J].临床肾病杂志，2012，12（8）：342-344.

[3] AKBULUT S.Accurate definition and management of idiopathic sclerosing encapsulating peritonitis[J].World J Gastroenterol，2015，21（2）：675-687.

[4] ALSTON H，FAN S，NAKAYAMA M.Encapsulating peritoneal sclerosis[J].Semin Nephrol，2017，37（1）：93-102.

[5] ABRAHAMS A C，HABIB S M，DENDOOVEN A，et al.Patients with encapsulating peritoneal sclerosis have increased peritoneal expression of connective tissue growth factor （CCN2），transforming growth factor-β1，and vascular endothelial growth factor[J].PLoS One，2014，9（11）：e112050.

[6] LAMBIE M R，CHESS J，SUMMERS A M，et al.Peritoneal inflammation precedes encapsulating peritoneal sclerosis：results from the GLOBAL Fluid Study[J].Nephrol Dial Transplant，2016，31（3）：480-486.

[7] LOPEZ-ANTON M，LAMBIE M，LOPEZ-CABRERA M，et al.miR-21 promotes fibrogenesis in peritoneal dialysis[J].Am J Pathol，2017，187（7）：1537-1550.

[8] REIMOLD F R，BRAUN N，ZSENGELLéR Z K，et al.Transcriptional patterns in peritoneal tissue of encapsulating peritoneal sclerosis，a complication of chronic peritoneal dialysis[J].PLoS One，2013，8（2）：e56389.

[9] LI N，ZHU W，LI Y，et al.Surgical treatment and perioperative management of idiopathic abdominal cocoon：single-center review of 65 cases[J].World J Surg，2014，38（7）：1860-1867.

[10] HONDA K，ODA H.Pathology of encapsulating peritoneal sclerosis[J].Perit Dial Int，2005，25 Suppl 4：S19-29.

[11] KAWANISHI H，KAWAGUCHI Y，FUKUI H，et al.Encapsulating peritoneal sclerosis in Japan：a prospective，controlled，multicenter study[J].Am J Kidney Dis，2004，44（4）：729-737.

[12] BALASUBRAMANIAM G，BROWN E A，DAVENPORT A，et al.The pan-thames EPS study：treatment and outcomes of encapsulating peritoneal sclerosis[J].Nephrol Dial Transplant，2009，24（10）：3209-3215.

[13] HABIB S M，BETJES M G，FIEREN M W，et al.Management of encapsulating peritoneal sclerosis：a guideline on optimal and uniform treatment[J].Neth J Med，2011，69（11）：500-507.

[14] SIMBLI M A，NIAZ F A，AL-WAKEEL J S.Encapsulating peritoneal sclerosis in a peritoneal

dialysis patient presenting with complicated Mycobacterium fortuitum peritonitis[J].Saudi J Kidney Dis Transpl，2012，23（3）：635-641.

[15] GUPTA S，WOODROW G.Successful treatment of fulminant encapsulating peritoneal sclerosis following fungal peritonitis with tamoxifen[J].Clin Nephrol，2007，68（2）：125-129.

李金芳（撰写）　张　萍（审校）

第八节　腰背痛

一、发病机制

（1）透析液在腹腔内的留滞引起腹内压增高和身体重心前移，站立时脊柱前突，腰椎和腰椎旁肌肉的负荷增加，腰、背肌肉容易疲劳。

（2）PD 患者腰椎承受的机械应力常增加，脊柱力学的改变，可以使原有的脊椎、椎间盘及骨骼疾病在腹内压增加后复发，引起腰背疼痛。

（3）既往有腰背部手术史、身体锻炼不足、肥胖、腹肌薄弱可出现腹部肌张力低，这些会增加腰椎承受的机械应力，引起背痛或坐骨神经痛。

（4）注入腹透液时，可能会引起空气注入腹腔，急性气腹会引起持久的肩背部疼痛。

（5）既往有椎间盘退行性病变、关节突关节病和骨质疏松可进一步加重背痛。

二、临床表现

PD 患者出现腰背痛，除考虑透析液引起腹内高压等因素外，还需仔细询问病史，行 X 线检查了解骨关节情况，查生化免疫指标等排除风湿性疾病。

三、处理措施

（1）采用少量多次的透析方法，或行仰卧位 CCPD，白天腹腔留置小量腹透液，以减少对腰椎的压力，减轻脊柱前凸的程度。

（2）训练腰部肌肉，采用适当的姿势站立，弯腰，减轻背部的压力，卧位休息，局部按摩或理疗，必要时可使用骨骼肌松弛剂和消炎镇痛药缓解症状。

（3）处理原有的脊椎、椎间盘及骨骼疾病，锻炼腰、腹部肌肉。

（4）如为气腹引起的腰背痛，可让患者取垂头仰卧位或膝胸卧位，以便于气体排出。

（5）如果经过以上处理均无效，可改行血透。

参考文献

[1] BARGMAN J M.Complications of peritoneal dialysis related to increased intraabdominal pressure[J].Kidney Int Suppl，1993，40：S75-80.

[2] Homodraka-Malis A.Pathogenesis and treatment of back pain in peritoneal dialysis patients[J].Perit

Dial Bull，1983，3（Suppl 3）：S41.

高秀梅（撰写）　张　萍（审校）

第九节　腹膜超滤衰竭

一、概述

超滤是 PD 清除水分的主要机制，腹膜失去超滤功能为超滤衰竭（Ultrafiltration Failure，UFF）。UFF 是 PD 常见的并发症，是导致腹膜透析失败转血液透析的重要原因之一。荷兰 Smit 等[1]比较早期及晚期 UFF 的原因，认为腹腔有效淋巴吸收增加与短期 PD 患者（PD 持续时间少于 2 年）的 UFF 有关。但是在长期 PD 患者（PD 治疗超过 4 年）中 UFF 通常与腹膜水通道功能受损及腹膜表面积增加引起的对葡萄糖渗透性减低所致。UFF 患者医疗费用大、预后差，严重影响 PD 患者的生存质量。

二、定义

国际腹膜透析协会（International Society for Peritoneal Dialysis，ISPD）将 UFF 定义为 4.25%葡萄糖透析液留腹 4h 后超滤量＜400mL。另外，尚需排除其他原因如液体摄入过多、皮下渗漏、PD 管包裹/堵塞/移位、残余肾功能减退、淋巴重吸收过多以及透析方案不适当等所致超滤受损。

三、流行病学及风险因素

Hermburger 报道 UFF 发生率分别为：维持性 PD1 年为 2.6%、3 年 9.5%，对于 CAPD6 年以上患者达 30%。有将近 40%的 PD 患者在接受 3 年的 PD 之后发生 UFF，是长期 PD 患者选择终止治疗的主要原因。风险因素主要包括以下几个方面。

（一）透析龄

研究表明，腹膜超滤能力在 PD 治疗 1 年内丧失 3%，在 3 年内丧失 10%，在 6 年时丧失超过 30%。另一项研究发现，PD 治疗 3 年的患者腹膜明显增厚，血管新生增多；PD 治疗 10 年的患者上述变化更为明显，且易发生腹膜纤维化。可见，UFF 发生率随透析龄增加而逐渐升高。

（二）腹膜透析相关性腹膜炎

作为 PD 常见并发症，PD 相关性腹膜炎引起的腹膜结构改变包括间皮细胞增厚、纤维蛋白沉积、纤维包膜形成、血管周围出血和间质纤维化，上述腹膜结构的改变导致其功能减退，进而发展至 UFF。Flessner 等研究发现，PD 导管是患者接触到的第一个与 PD 相关的促炎症因子，不仅导管本身可引起局部炎症反应，有时导管还会成为细菌生物膜形成的场所。此外，腹膜炎时会产生多种炎症因子，如内皮一氧化氮合成酶、转化生长因子-β（Transforming Growth Factor-β，TGF-β）、血管内皮生长因子等，这些炎症因子会使腹膜内孔隙增加，从而加速了小溶质的输运，分散了维持足够的液体平衡所必需的渗透梯度，同时还会造成血管有效表面积增加，从而导致临时的 UFF。虽然对于发生一次腹膜炎对腹膜功能影响存在争议，但对于频发或严重腹膜炎损害基本已成公论。

（三）生物不相容透析液

生物不相容透析液即为传统腹膜透析液，传统腹膜透析液以葡萄糖为渗透剂、乳酸盐为缓冲剂，具有高糖、高渗、低 pH、高葡萄糖降解产物的特点。目前已知腹透液的生物不相容成分有葡萄糖、葡萄糖降解产物（Glucose Degradation Product，GDP）、乳酸盐缓冲液、酸性 pH 值，其中葡萄糖和 GDP 作用更为重要。葡萄糖可促进晚期糖基化终末产物的形成，后者与腹膜细胞受体结合导致 CD+3T 细胞，TGF-β1、凝集素及血管内皮生长因子表达增加，核因子κB（Nuclear Factor-κB，NF-κB）结合活性增加，诱导局部及系统性炎症反应，亦可沉积于血管壁及腹膜间质，增加血管通透性，破坏腹膜结构及功能，从而导致 UFF。GDP 可以改变腹膜间皮细胞功能，诱导血管内皮生长因子（Vascular Endothelial Growth Factor，VEGF）产生，通过诱导腹膜间皮细胞上皮-间质转化，最终导致腹膜纤维化的发生。此外，GDP 诱导腹膜间皮细胞凋亡、细胞内过氧化氢及自由基形成，导致腹膜炎症和损伤。

（四）血脂异常

血脂异常与 UFF 的发生有重要联系。孔媛媛等以 80 例维持性 PD 治疗超过 12 个月的患者为研究对象，结果发现血脂异常组患者 UFF 发生率高于血脂正常组，UFF 组的总胆固醇（Total Cholesterol，TC）、甘油三酯（Triglyceride，TG）水平高于超滤正常组，高密度脂蛋白胆固醇（High-Density Lipoprotein Cholesterol，HDL-C）水平明显低于超滤正常组。张庆芳等随机选取 124 例维持性 PD 治疗 12 个月以上的患者，探讨血脂异常与 UFF 之间的关系，得到了相同的结论，高三酰甘油、高总胆固醇水平、低高密度脂蛋白胆固醇是 UFF 的危险因素。

（五）瘦素

瘦素通过人腹膜间皮细胞表达的功能性瘦素受体介导转换生长因子的合成，瘦素可增强腹膜上皮间充质细胞转化（Epithelial-Mesenchymal Transition，EMT）和纤维化。早期 PD 患者即可发生 EMT，而经历 EMT 过程的腹膜间皮细胞可以表达 VEGF 等促血管新生因子，提示 EMT、血管新生和腹膜纤维化存在相互作用，已有证据表明抑制 EMT 的治疗会抑制纤维化及减少新生血管形成。

四、发病机制

（一）腹膜血管表面积的不断增加

是腹膜透析 UFF 发生的主要机制。临床研究证明，用标准的 PET 方法发现 50%～75%腹膜 UFF 患者其小分子溶质转运率增高，进而批判其腹膜血管面积增加。新生血管的形成以血管内皮细胞的激活、增殖、黏附、迁移以及成熟等一系列过程为基础，而活化的晚期糖基化终产物受体（Receptor of Advanced Glycation End Products，RAGEs）在 TGF-B1 通过 EMT 诱导的纤维化和 VEGF 诱导的血管增生的过程中有重要的作用，而且 RAGEs 使 VEGF 和毛细血管的形成增加，而 VEGF 通过间皮细胞的晚期糖基化终末产物（Advanced Glycation End Products，AGEs）受体的活化刺激血管的生成，并可通过与一氧化氮合酶（Nitric Oxide Synthase，NOS）同工酶的反应使毛细血管的通透性增加。实验室 PD 模型中，肥大细胞积聚于网膜上，并形成有特别血管网络的典型的乳斑。而激活的肥大细胞会产生一系列细胞因子，进而产生促纤维化及血管增生等作用。有研究表明暴露于传统 PD 液 5 周后，大鼠腹膜肥大细胞和血管的密度以及乳斑的数量相对于肥大细胞功能障碍的小鼠模型或者色甘酸钠（肥大细胞的稳定剂）组小鼠均明显增加。在另一项研究中，虽然 PD 组肥大细胞表达上调，但在包裹性腹膜炎患者中未有此现象，可推测肥大细胞调控功能缺失可能与之有关。

（二）水通道蛋白（Aquaporin Protein，AQP）表达及分布异常

可能为某些患者腹透 UFF 发生的原因。腹膜对水的清除中 40%～50%通过腹膜上的 AQP1 完成。在 AQP1 基因敲除的大鼠模型，其超滤明显下降。Smit 等认为，自由水转运的受损主要是因为 AQP1 的功能损害。AQP 糖基化及氧化应激所调节蛋白改变或者亚硝基化都可能导致水孔蛋白功能改变。相关研究发现，AQP1 可能存在类似 AQP2 的穿梭调节机制，胞浆内含 AQP1 的囊泡可移动到细胞膜上，进而 AQP1 发生再分布导致活性 AQP1 增多。穿梭机制可解释即使水孔蛋白的表达量不变，但其在细胞内分布的改变也可影响跨细胞的水转运功能。Yang 等证实缺乏 AQP1 的小鼠模型的渗透驱动的跨膜水转运减少，Ni 等发现 AQP1 基因敲除小鼠尽管渗透梯度未变，但是缺乏钠筛并且超滤下降。

（三）腹膜间质/淋巴系统吸收增加

在腹膜 UFF 发病机制作用已得到公认，大约 1/4 的腹膜 UFF 患者由于这一机制引起。间质由胶原纤维和葡萄糖胺多糖组成，间质成分发生改变可能会导致流动力学特性和大分子物质转运特性的改变；水化会导致细胞外基质容量的增加和液体通透性增加。导致腹膜间质和淋巴管吸收增加的危险因素目前仍未阐明，然而已有研究发现与腹透时间有关。

（四）腹膜纤维化

腹膜纤维化是指腹膜细胞在长期非生理性的腹膜透析液、腹膜炎或其他微炎症状态的反复刺激下启动自我修复系统，从而引起腹膜结构的变化。腹膜纤维化的发生以间皮细胞减少、血管生成和进展性间皮下增厚为特征，伴有肌成纤维细胞的增加。高糖腹膜透析液可直接刺激腹膜间皮细胞大量合成 TGF-β，后者可引起间皮脱落、间皮下纤维化和血管损伤，从而导致腹膜有效表面积减少，引起腹膜对溶质和水分的转运能力均下降，最终导致 UFF。

其分子生物学机制包括如下。

1.上皮细胞 EMT

EMT 是指成熟的上皮细胞失去其上皮表型，而获得未成熟的间充质表型的过程。腹膜间皮细胞的 EMT 是腹膜纤维化的重要机制，Margetts 等发现 TGF-β1 的过表达可致腹膜 EMT 的发生。PD 液中的葡萄糖降解产物及尿毒症患者反应性羰基化合物诱使 AGEs 的产生。RAGEs 的激活，在 TGF-β 通过 EMT 介导的纤维化，以及 VEGF 通过毛细血管生成引起的血管增生过程中起重要作用。在尿毒症患者中 AGEs 受体与 a 平滑肌肌动蛋白的表达在组织中增加，并随着 PD 时间延长而加重。

2.一氧化氮合酶和一氧化氮

NOS 包括 3 种亚型：神经元型 NOS（Neuronal NOS，nNOS，NOS1）、诱导型 NOS

（inducible NOS，iNOS，NOS2）和内皮型 NOS（endothelial NOS，eNOS，NOS3），三种亚型均在腹膜中区别表达。急性腹膜炎以内皮交换面积增加为特点，伴随小分子溶质及葡萄糖转运增加，渗透梯度消失，蛋白丢失至透析液，最终导致 UFF。另有通过脂多糖（Lipopolysaccharide，LPS）诱导的腹膜炎小鼠模型研究表明，eNOS 在调节溶质转运增加和超滤减少过程中起特殊作用。由此推测，选择性抑制 eNOS 可能改善腹膜转运，并阻止急性腹膜炎中的血管增生等改变。另有试验证明，PD 时 NO 产量与腹膜淋巴孔径和分布密度呈正相关，提示 NO 可能与淋巴管舒张有关，而高浓度的 NO 可能是导致 PD 失超滤的重要因素。

五、临床表现

UFF 是腹膜功能严重改变的结果，UFF 通常是指患者在控制液体摄入的情况下，即使每天用 2 袋或以上高渗透析液（含糖 4.25%）仍不能保持干体重。4.25% 葡萄糖透析液留腹 4h 后超滤量＜400mL。当患者出现液体超负荷的症状和体征时，询问病史和进行详细的体格检查非常重要。病史询问包括：①患者饮食和透析的依从性；②尿量是否减少；③了解液体超负荷的时间长短、进程也非常有帮助，腹膜功能衰竭与淋巴吸收增加的患者通常缓慢进展发生 UFF，而机械性梗阻问题通常是急性表现；④腹透液引流障碍常提示导管位置异常；⑤发生腹壁水肿或腹股沟位水肿可能是腹膜漏的重要临床线索。

UFF 通常分为 4 种类型。

1. I 型 UFF

长期使用高浓度葡萄糖透析液、反复发生腹膜透析相关腹膜炎等因素引起有效腹膜表面积增加。腹膜平衡试验提示腹膜转运模式为高转运，即透析液/血肌酐浓度比（d/Pcr）＞0.81。

2. II 型 UFF

葡萄糖渗透转导作用下降导致；糖基化等因素导致 AQP1 功能受损，葡萄糖介导跨细胞水转运下降，水分清除不充分，从而引起 II 型 UFF。临床特点为钠筛现象减弱，由于留腹 1h 超滤量与总超滤量的百分比可反映 AQP 跨细胞水转运功能，当百分比＜26% 时提示 II 型 UFF。

3. III 型 UFF

TGF-β 等纤维化前体因子促使上皮细胞向间充质细胞转化，引起间皮脱落、间皮下纤维化和血管损伤，腹膜有效表面积减少导致。容量负荷过多且常合并溶质清除不充分。腹膜损伤程度较重时可导致严重的 PD 并发症，即包裹性腹膜硬化症（Encapsulating Peritoneal Sclerosis EPS）。EPS 患者腹膜增生和钙化严重，使腹膜黏附于肠道，临床表现为间歇性、反复发作性或持续性肠梗阻。

4. IV 型 UFF

腹腔通过淋巴系统或局部组织间隙吸收大量水分导致；吸收有两种途径：①通过跨毛细血管吸收，它的动力主要来自毛细血管跨壁压；②通过淋巴管吸收（主要依靠横膈膜淋巴管）。腹腔吸收增加可能与 TGF-β1 促进腹膜淋巴系统增生的作用有关。临床特点为超滤量减少但腹膜平衡试验显示透析液/血肌酐浓度较前无变化。可以通过采用放射性元素标记腹腔内白蛋白、监测白蛋白吸收情况对 IV 型 UFF 进行诊断，但该方法操作

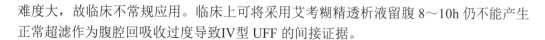

难度大，故临床不常规应用。临床上可将采用艾考糊精透析液留腹 8～10h 仍不能产生正常超滤作为腹腔回吸收过度导致Ⅳ型 UFF 的间接证据。

六、处理措施

1.Ⅰ型 UFF

避免过度使用高浓度葡萄糖透析液、有效防治 PD 相关腹膜炎、保护残肾功能、选用生物相容性好的透析液（如艾考糊精透析液）能够一定程度防止 UFF。Ⅰ型 UFF 一旦发生难以治愈。目前普遍认为暂停 PD 是唯一有效的治疗方法。研究认为，暂停 PD4 周可以有效减缓腹膜对肌酐和尿素氮的转运速度并显著增加超滤，且疗效至少维持 1 年。其他方法包括使用艾考糊精透析液、使用血管紧张素转化酶抑制剂或血管紧张素受体拮抗剂等，但尚无大型临床研究证实其疗效。

2.Ⅱ型 UFF

使用大剂量糖皮质激素可能有助于改善腹膜 AQP 跨细胞水转运功能，从而治疗Ⅱ型 UFF。动物试验研究发现，使用大剂量糖皮质激素可以使腹膜 AQP1 的表达上调，有效改善腹膜跨细胞水转运功能。然而，临床应用中通常不能仅为改善 AQP 功能而对 PD 患者长时间大剂量系统性使用糖皮质激素。体外试验表明 AQP 激动剂能够活化 AQP，在 PD 小鼠模型中能够有效改善腹膜跨细胞水转运功能。

3.Ⅲ型 UFF

治疗目前多数研究认为发生 EPS 时应终止 PD。其他研究报道可以用于治疗 EPS 的药物包括：①糖皮质激素；②长期间歇性腹膜灌洗；③他莫昔芬。其机制可能与去除基质金属蛋白酶等与发生 EPS 有关的有害介质有关，但疗效争议较大。目前认为严重的 EPS 患者有必要进行肠粘连松解术治疗，但手术发生肠穿孔风险大、死亡风险高。因此 EPS 患者行手术治疗需在具有丰富的治疗 EPS 经验的医疗中心中进行。此外，营养支持治疗也是治疗 EPS 的重要部分。

4.Ⅳ型 UFF

少见，且治疗手段有限，目前多数观点认为如发生Ⅳ型 UFF 需终止 PD。但有观点认为使用胆碱能激动剂氯贝胆碱可以有效收缩横膈膜淋巴管孔径、从而减少淋巴吸收。一项小型临床研究对 9 例腹腔吸收增加引起的 UFF 患者使用氯贝胆碱治疗[口服 5d，剂量为 0.27mg/（kg·d），总剂量≤50mg]，治疗后复查腹膜平衡试验留腹 4h 超滤量与使用氯贝胆碱前相比仅增加 18.4%，且溶质清除能力与使用氯贝胆碱前无明显改善。因此，氯贝胆碱等胆碱能激动剂治疗Ⅳ型 UFF 的疗效尚需大型多中心临床试验进一步探讨。

5.针对发病机制的治疗

抗腹膜纤维化：

①TGF-β表达抑制物：TGF-β活化蛋白激酶 1（Transforming Growth Factor-Activated Kinase 1，TAK1）是 MAPKK 家族成员，Loureiro 等研究发现，TGF-β_1 抑制肽的应用可延缓体内 EMT 过程，且能改善 PD 诱导的腹膜结构和功能改变，并降低成纤维细胞的聚集，从而显著地改善纤维化和血管新生。

②己酮可可碱（Pentoxifylline，PTX）：PTX 是黄嘌呤衍生物，可抑制腹膜间皮细胞和成纤维细胞的增殖和胶原合成。Fang 等研究发现在体外培养的人腹膜间皮细胞中加

入 PTX，其通过抑制纤维蛋白激活的 FAK 和 Src 激酶的活性减弱纤维蛋白诱导的腹膜间皮细胞的 EMT。

③雷帕霉素：雷帕霉素是一种常用的免疫抑制剂，抑制哺乳动物雷帕霉素靶蛋白并且已证明可使缺氧诱导的低氧诱导因子 1（Hypoxia-Induciblefactors 1，HIF-1）表达下调。在原代间皮细胞培养中，雷帕霉素对 TGF 诱导的 VEGF 无影响，但抑制缺氧诱导的 VEGF，因此认为雷帕霉素可能抑制间皮 EMT 和间接影响腹膜纤维化。

④沙利度胺：沙利度胺是临床用于治疗多发性骨髓瘤的药物，已知有抗血管生成的作用。Arai 等对小鼠腹腔注入葡萄糖酸氯己定并给予沙利度胺口服，观察到沙利度胺治疗显著改善间皮下增厚和血管生成，降低表达增殖细胞核抗原和 VEGF 的细胞、肌成纤维细胞及 TGF-β 阳性细胞数。

⑤他莫昔芬：他莫昔芬是一种合成的雌激素，已经被成功地用于治疗 PD 相关的腹膜纤维化和硬化性腹膜炎。Loureiro 等在体外培养的间皮细胞和鼠 PD 模型中观察他莫昔芬对 EMT 的作用，结果显示，在体外实验中他莫昔芬保存了 E-钙黏蛋白的表达，并减少了间充质相关分子如 snail、纤连蛋白、胶原 I、α-SMA 和基质金属蛋白酶-2 的表达，阻断被 TGF-β$_1$ 诱导的 EMT 并保留间皮细胞的纤溶能力及降低其迁移能力。

⑥舒拉明：舒拉明是抑制多种细胞因子、生长因子及受体之间相互作用的一种尿素衍生物。马姝琛等对人腹膜间皮细胞体外培养，用高糖液处理，并给予舒拉明，结果发现高糖可诱导腹膜间皮细胞中 α-SMA 表达上调、E-钙黏蛋白表达下调，并与葡萄糖浓度、培养时间呈依赖关系，同时高糖可刺激腹膜间皮细胞释放 TGF-β$_1$ 增加。

⑦心房钠尿肽（Atrial Natriuretic Peptide，ANP）：Kato 等通过颈静脉给雄性大鼠持续泵入渗透性盐水或人 ANP，观察到在腹膜中钠尿肽受体 A 的 mRNA 显著增加。ANP 显著减少腹膜厚度，巨噬细胞和 CD-31 阳性表达的血管及Ⅲ型胶原/TGF-β/纤溶酶原激活物抑制剂-1/结缔组织生长因子被 ANP 显著抑制，证明了 ANP 作用于损坏的腹膜组织中，有效地防止腹膜炎鼠的腹膜纤维化。

6.治疗展望

（1）抗血管新生

环氧化酶-2（Cyclooxygenase-2，COX-2）是已知的血管生成刺激素，其通过上调 mRNA 的转录和 VEGF 产生起作用。Fabbrini 等在 PD 鼠模型中应用 COX-2 抑制剂塞来昔布，能阻止 PD 诱导的网膜和壁腹膜的血管和淋巴管新生，但 VEGF 水平不受塞来昔布影响。因此，塞来昔布可能对 PD 患者的超滤有益；然而，心血管安全性必须被考虑在内。Ang-2 结合到络氨酸激酶受体 Tie2，形成 Ang-2-Tie2 复合体参与血管形成。蛋白酶类可释放细胞外 Tie2 结构域，从而形成可溶性 Tie2 融合蛋白（sTie2/Fc）竞争性抑制 Ang-2-Tie2 的结合，因此可以抑制血管形成。Xiao 等[21]实验证实可溶性 Tie2 融合蛋白（sTie2/Fc）的使用可抑制尿毒症小鼠模型 PD 时腹膜新生血管的形成，从而改善 PD 的超滤。

（2）腹膜保护

1）低葡萄糖降解产物腹膜透析液：氨基酸腹膜透析液、多肽腹膜透析液、多聚糖腹膜透析液等低葡萄糖降解产物腹膜透析液较传统腹膜透析液具有更好的生物相容性，已有临床研究证实其能更好保护腹膜间皮细胞功能、减少腹膜炎、延缓腹膜纤维化、改

善患者的预后。

2）抗氧化剂：众所周知抗氧化剂 N-乙酰半胱氨酸（N-acetylcysteine，NAC）能够直接清除细胞活性氧。Bui 等对小鼠腹腔注入高渗葡萄糖并给予口服 NAC，其结果显示，对照组，给予腹腔注射高渗葡萄糖组，腹腔注射高渗葡萄糖并给予 NAC 组，其腹膜厚度分别为 7.7μm、9.7μm、7.6μm，且给予 NAC 组比未给予 NAC 组的小鼠其尿素 D/P 低，可见抗氧化剂可改善高渗葡萄糖诱导的腹膜功能改变。Feldman 等给予 10 例 PD 男性患者每日口服 NAC，研究发现患者腹膜功能包括透析液-血浆肌酐比值，钠筛分，净超滤无显著变化，但残余肾功能显著改善。

3）热休克蛋白（Heat Shock Proteins，HSPs）：细胞保护应激反应导致效应蛋白如 HSPs 的释放，防止新翻译的蛋白质的不当折叠，并且，在应激反应中保护蛋白质的稳定性。Li 等对脂多糖处理的人腹膜间皮细胞系、原代培养的鼠腹膜间皮细胞进行研究发现，HSP72 部分通过依赖 JNK 活化的自噬作用保护脂多糖诱导的腹膜炎鼠腹膜的功能和完整性，通过上调 HSP72 的表达提高自噬可能是 PD 相关性腹膜炎一个潜在的治疗策略。

4）肾素-血管紧张素-醛固酮系统（Renin-Angiotensin-Aldosterone System，RAAS）抑制剂：Suzuki 等分别使用雷米普利和缬沙坦的两项随机对照试验表明，在选定的人群中使用雷米普利和缬沙坦的人相对于对照组，残余肾功（Residual Renal Function，RRF）维持得更好。Dumans 等研究发现在大鼠体内，暴露于腹膜透析液并结合口服依那普利与未给予口服依那普利治疗的一组相比其间皮下组织的厚度减少，间皮层厚度的减少与透析液中 TGF-β 浓度的降低有关。Pérez-Martínez 等研究 RAAS 抑制剂阿利吉仑对接受高糖透析液处理的鼠和体外培养的鼠腹膜间皮细胞作用，结果显示在腹膜透析液中添加 RAAS 抑制剂阿利吉仑可明显改善腹膜损伤和减少纤维化标记物，并防止腹膜转运功能的改变，显著减少培养的腹膜间皮细胞的伤害。对 217 例长期 PD 患者，应用 RAAS 抑制剂并没有观察到腹膜功能恶化的速度受到影响。相反，在另一项研究中（66 例），RAAS 抑制剂对 PD 患者超滤和腹膜转运率有保护作用。

5）苯磷硫胺：苯磷硫胺是磷酸硫胺素的衍生物，与 AGEs 形成的降低有关，从而防止蛋白质的损害。尿毒症大鼠 PD 模型中，用苯磷硫胺治疗降低腹膜纤维化、炎症标记物及新生血管形成，从而引起腹膜转运功能改善，这些有利作用均与腹膜 AGEs 和 AGEs 受体的表达降低有关。

6）李正红等研究发现黄芪注射液能增加高糖下人腹膜间皮细胞的 AQP1 的表达。Stoenoiu 等证实用糖皮质激素处理小鼠 5d 后，血管内皮细胞 AQP1 表达增强。de Arteaga 等报道，在对 3 例接受高剂量糖皮质激素的活体供肾后标准护理的 PD 患者进行跨腹膜的水和溶质转运系数测量，与透析前相比，移植后腹膜交换测试显示，"钠筛"增加接近两倍，同样增长的还有超微小孔（即 AQP1），由此证明糖皮质激素通过与人腹膜血管内皮的糖皮质激素受体结合而介导 AQP1 反应元件。Yool 等在 PD 鼠模型体内试验中确定 AqF026（芳基磺酰胺化合物的化学衍生物）增强渗透性水转运和净超滤，而对渗透梯度、小分子溶质转运、AQP1 在膜上的定位和表达无影响，从而确定了第一个已知的 AQP 激动剂。

七、预防措施

（一）生活习惯宣传教育

由于肾脏达到中性钠平衡的能力随着残余肾功能的丧失而减弱，及时提醒 PD 患者限制液体量和盐的摄入十分必要。一旦患者出现腹膜超滤量下降，更要强化患者依从性教育，尤其是饮食控制及自身容量状态监控，以量出为入的原则控制体内容量状态的平衡。通常以患者的体重作为判断其体内容量状态的参考依据，将其控制在理想体重状态。对于仍有残余肾功能的患者，提倡常规使用襻利尿剂，减少钠盐的重吸收。对于糖尿病患者应强化血糖控制，避免高血糖所致口渴。

（二）PD 操作宣传教育

由于腹膜炎的发作与腹膜超滤能力的丧失有关，预防腹膜炎对于减少 UFF 的发生至关重要。降低腹膜炎发生率的具体措施应从置管开始。这些措施包括将隧道出口向下，不使用缝针来缝合隧道口，以及预防性的静脉注射抗生素等。维持 PD 治疗期间，应强调洗手、佩戴口罩、操作环境相对清洁、应用庆大霉素或者莫匹罗星涂抹隧道出口等对减少腹膜炎发生的重要性。必要时应对患者进行再培训。

（三）RRF 的保护

较好的残余肾功能可减少透析交换次数及高浓度葡萄糖的使用，从而减少高糖透析液导致的腹膜损伤。因此保护残余肾功能对于长期 PD 患者具有重要意义。RRF 不仅能清除部分尿毒症患者体内的中、小分子毒素，维持一定量的促红细胞生成素和活性维生素 D3 的分泌，而且还能对维持水、电解质平衡，控制血磷水平，防止心血管钙化起到积极作用。为了保护 RFF，应尽可能避免使用造影剂和氨基糖苷等肾毒性药物，并仅在药物水平监测的短疗程内使用。透析处方应优化，以避免过度脱水和低血压对 RRF 的损害。肾素血管紧张素系统抑制剂也可以保护 RRF。

（四）改善腹膜透析液的生物相容性

理想的腹膜透析液应能够减少葡萄糖的吸收，增强超滤，改善营养状况。研究表明，不含葡萄糖的生物相容性溶液对腹膜的损伤较小，并可能更好地保存腹膜。在超过 7000名日本 PD 患者中，使用艾考糊精腹膜透析液患者的退出率明显低于使用葡萄糖腹膜透析液的患者（8.9% vs14.5%）。但在一项为期 12 个月的随机对照研究中发现，与传统 PD 溶液相比，使用平衡液、中性 pH 值、低葡萄糖降解产物溶液可导致较低程度的全身炎症，且具有较好的间皮细胞标记物，但此差异仅维持一年。需要进一步的研究确定这些有益的影响是否可能转化为更好的长期临床结果。但是，在另一项纳入 93 例 PD 患者的随机对照试验中，研究者比较了使用传统 PD 溶液和中性 pH 值、低葡萄糖降解产物溶液患者的 RRF，发现其在 3 个月和 12 个月时 RRF 差异无统计学意义。因此，寻找理想的腹膜透析液仍然是我们努力的方向。

参考文献

[1] SMIT W, PARIKOVA A, STRUIJK D G, et al.The difference in causes of early and late ultrafiltration failure in peritoneal dialysis[J].Perit Dial Int，2005，25 Suppl 3：S41-45.

[2] TOMINO Y.Mechanisms and interventions in peritoneal fibrosis[J].Clin Exp Nephrol, 2012, 16（1）：

109-114.

[3] FLESSNER M F，CREDIT K，HENDERSON K，et al.Peritoneal changes after exposure to sterile solutions by catheter[J].J Am Soc Nephrol，2007，18（8）：2294-2302.

[4] 孔媛媛.血脂异常对腹膜透析患者超滤衰竭的影响[J].中国医学创新，2015，12（10）：21-23.

[5] 张庆芳，安惠霞，陈晓.脂代谢异常对腹膜透析超滤衰竭的影响[J].中国血液净化，2013，12（07）：367-370.

[6] MARGETTS P J，BONNIAUD P，LIU L，et al.Transient overexpression of TGF-{beta}1 induces epithelial mesenchymal transition in the rodent peritoneum[J].J Am Soc Nephrol，2005，16（2）：425-436.

[7] 李继承，杨泽然.Bruno Tota.NO 对小鼠腹膜淋巴孔的调控作用与腹膜透析失超滤机理研究[J].中国病理生理杂志，2002，18（9）：l034-l037.

[8] KINASHI H，ITO Y，MIZUNO M，et al.TGF-β_1 promotes lymphangiogenesis during peritoneal fibrosis[J].J Am Soc Nephrol，2013，24（10）：1627-1642.

[9] DE ARTEAGA J，LEDESMA F，GARAY G，et al.High-dose steroid treatment increases free water transport in peritoneal dialysis patients[J].Nephrol Dial Transplant，2011，26（12）：4142-4145.

[10] YOOL A J，MORELLE J，CNOPS Y，et al.AqF026 is a pharmacologic agonist of the water channel aquaporin-1[J].J Am Soc Nephrol，2013，24（7）：1045-1052.

[11] VIZZARDI V，SANDRINI M，ZECCHINI S，et al.Encapsulating peritoneal sclerosis in an Italian center：thirty year experience[J].J Nephrol，2016，29（2）：259-267.

[12] KORTE M R，FIEREN M W，SAMPIMON D E，et al.Tamoxifen is associated with lower mortality of encapsulating peritoneal sclerosis：results of the Dutch Multicentre EPS Study[J].Nephrol Dial Transplant，2011，26（2）：691-697.

[13] HIRAHARA I，KUSANO E，MORISHITA Y，et al.Matrix metalloproteinase-2 as a superior biomarker for peritoneal deterioration in peritoneal dialysis[J].World J Nephrol，2016，5（2）：204-212.

[14] LOUREIRO J，AGUILERA A，SELGAS R，et al.Blocking TGF-β_1 protects the peritoneal membrane from dialysate-induced damage[J].J Am Soc Nephrol，2011，22（9）：1682-1695.

[15] FANG C C，HUANG J W，SHYU R S，et al.Fibrin-induced epithelial-to-mesenchymal transition of peritoneal mesothelial cells as a mechanism of peritoneal fibrosis：effects of pentoxifylline[J].PLoS One，2012，7（9）：e44765.

[16] ARAI H，FURUSU A，NISHINO T，et al.Thalidomide prevents the progression of peritoneal fibrosis in mice[J].Acta Histochem Cytochem，2011，44（2）：51-60.

[17] LOUREIRO J，SANDOVAL P，DEL PESO G，et al.Tamoxifen ameliorates peritoneal membrane damage by blocking mesothelial to mesenchymal transition in peritoneal dialysis[J].PLoS One，2013，8（4）：e61165.

[18] 马姝琛，刘娜，兰洋，等.舒拉明对高糖作用下腹膜间皮细胞转分化的影响[J].中华肾脏病杂志，2013（02）：142-146.

[19] KATO H，MIZUNO T，MIZUNO M，et al.Atrial natriuretic peptide ameliorates peritoneal fibrosis in rat peritonitis model[J].Nephrol Dial Transplant，2012，27（2）：526-536.

[20] FABBRINI P，SCHILTE M N，ZAREIE M，et al.Celecoxib treatment reduces peritoneal fibrosis and angiogenesis and prevents ultrafiltration failure in experimental peritoneal dialysis[J].Nephrol Dial

Transplant，2009，24（12）：3669-3676.

[21] XIAO J，GUO J，LIU X X，et al.Soluble Tie2 fusion protein decreases peritoneal angiogenesis in uremic rats[J].Mol Med Rep，2013，8（1）：267-271.

[22] 李卫卫，刘虹，刘伏友.低葡萄糖降解产物腹膜透析液的研究进展[J].中国血液净化，2012，11（04）：214-217.

[23] BUI D S，SEGURO A C，SHIMITZU M H，et al.N-Acetylcysteine protects the peritoneum from the injury induced by hypertonic dialysis solution[J].J Nephrol，2012，25（1）：90-95.

[24] FELDMAN L，SHANI M，EFRATI S，et al.N-acetylcysteine improves residual renal function in peritoneal dialysis patients：a pilot study[J].Perit Dial Int，2011，31（5）：545-550.

[25] LI S，ZHOU Y，FAN J，et al.Heat shock protein 72 enhances autophagy as a protective mechanism in lipopolysaccharide-induced peritonitis in rats[J].Am J Pathol，2011，179（6）：2822-2834.

[26] SUZUKI H，KANNO Y，SUGAHARA S，et al.Effects of an angiotensin II receptor blocker，valsartan，on residual renal function in patients on CAPD[J].Am J Kidney Dis，2004，43（6）：1056-1064.

[27] DUMAN S，GüNAL A I，SEN S，et al.Does enalapril prevent peritoneal fibrosis induced by hypertonic（3.86%）peritoneal dialysis solution？[J].Perit Dial Int，2001，21（2）：219-224.

[28] PéREZ-MARTíNEZ J，PéREZ-MARTíNEZ F C，CARRIóN B，et al.Aliskiren prevents the toxic effects of peritoneal dialysis fluids during chronic dialysis in rats[J].PLoS One，2012，7（4）：e36268.

[29] KOLESNYK I，STRUIJK D G，DEKKER F W，et al.Effects of angiotensin-converting enzyme inhibitors and angiotensin II receptor blockers in patients with chronic kidney disease[J].Neth J Med，2010，68（1）：15-23.

[30] JING S，KEZHOU Y，HONG Z，et al.Effect of renin-angiotensin system inhibitors on prevention of peritoneal fibrosis in peritoneal dialysis patients[J].Nephrology（Carlton），2010，15（1）：27-32.

[31] Kihm LP，Muller-Krebs S，Klein J，et al.Benfotiamine protectsagainst peritoneal and kidney damage in peritoneal dialysis[J].J Am Soc Nephrol，2011，22（5）：914-926.

[32] 李正红，张旭，曹丽萍，等.黄芪注射液对高糖腹透液作用下人腹膜间皮细胞 AQP-1 表达的影响[J].中华中医药杂志，2012，27（04）：1148-1151.

[33] STOENOIU M S，NI J，VERKAEREN C，et al.Corticosteroids induce expression of aquaporin-1 and increase transcellular water transport in rat peritoneum[J].J Am Soc Nephrol，2003，14（3）：555-565.

[34] KURIYAMA R，TRANAEUS A，IKEGAMI T.Icodextrin reduces mortality and the drop-out rate in Japanese peritoneal dialysis patients[J].Adv Perit Dial，2006，22：108-110.

[35] SZETO C C，CHOW K M，LAM C W，et al.Clinical biocompatibility of a neutral peritoneal dialysis solution with minimal glucose-degradation products--a 1-year randomized control trial[J].Nephrol Dial Transplant，2007，22（2）：552-559.

[36] FAN S L，PILE T，PUNZALAN S，et al.Randomized controlled study of biocompatible peritoneal dialysis solutions：effect on residual renal function[J].Kidney Int，2008，73（2）：200-206.

高秀梅（撰写） 张 萍（审校）

第四章 腹膜透析相关的器官系统并发症

第一节 腹膜透析心血管并发症

一、概述

尽管 PD 患者与血液透析患者相比，心血管并发症相对较少，但仍然是影响患者预后的重要因素，也是患者退出 PD 治疗的主要原因之一。PD 心血管并发症主要包括新发心力衰竭、外周血管疾病、缺血性心脏病、心源性猝死等，许多因素的相互作用是 PD 患者心血管疾病发展的基础。

二、定义

PD 心血管并发症包括新发心力衰竭、外周血管疾病、缺血性心脏病、心源性猝死，在终末期肾病（End-Stage Renal Disease，ESRD）患者中很常见。尿毒症性心肌病、心肌肥大、心肌间质纤维化、血管和瓣膜钙化、容量超负荷导致左心室肥厚、炎症和动脉粥样硬化、高血压、脂代谢异常等都是导致 PD 患者的心血管并发症的原因。

三、流行病学和风险因素

随着透析时间的延长，PD 心血管并发症的发生率呈增加趋势，死于心肌梗死、心律失常、瓣膜病和心源性猝死的风险显著升高，在我国，由心血管并发症导致的患者死亡占 PD 总死亡率的 40%～50%。与 HD 相比，PD 患者在透析初期有较好的生存优势，后期死亡率逐渐增加，原因可能在于 PD 早期患者体内液体量及电解质变化小、RRF 保护好，同时避免了 HD 早期血管通路并发症，随着 PD 时间延长，RRF 持续丧失及高转运致腹膜通透性改变，PD 患者逐渐出现高血压、体液潴留，进而导致左心室肥厚（Left Ventricular Hypertrophy，LVH）。2013 年美国肾脏病数据系统调查显示，约 40% 的 PD 患者死于心血管疾病（Cardio Vascular Disease，CVD）。2011 年南京军区南京总医院的一项单中心大样本研究表明，近年来患者退出 PD 治疗的原因中，CVD 占 33.8%，也是导致 PD 患者死亡的主要原因。

导致 CVD 的危险因素包括传统的风险因素（糖尿病、高血压、血脂异常、久坐不动的生活方式、左心室肥厚、吸烟、男性、胰岛素抵抗、女性绝经期、早发心血管疾病家族史等）、尿毒症特异性因素（贫血、高磷、低蛋白血症、血管钙化、毒素、容量超载、继发性甲状旁腺功能亢进等）、新的风险因素（炎症、氧化应激、内皮功能障碍、交感神经系统的激活、消耗、蛋白质的氨甲酰化、表观遗传变化）、PD 的特异性危险因素（如腹膜葡萄糖暴露、透析液酸性 pH 值、晚期糖基化终产物、低钾血症、残留肾功能、超滤衰竭、PD 管慢性炎症等）和遗传因素。总之，传统的风险因素、尿毒症特异性因素和 PD 特异性风险因素等共同作用导致 PD 患者心血管并发症的发生和发展。

四、发病机制

主要原因有以下几个方面。

（一）容量超负荷

容量超负荷是 PD 患者 CVD 发病率逐年增长的主要原因。长期容量超负荷可使心肌细胞间质区增宽，心肌细胞周围出现大量间质细胞浸润和纤维细胞增生；同时神经和体液因子等亦发生变化，导致心肌细胞肥厚凋亡和纤维化，最终出现 LVH、心功能障碍和充血性心力衰竭（Congestive Heart Failure，CHF）。Sharabas 等的研究表明在所有随访的患者中，3.3%的 HD 患者出现水肿，45.4%口服降压药；而在 PD 患者中，25%伴水肿，80.5%患者口服降压药，这一差异表明 PD 患者似乎比 HD 患者容量负荷更重。一项来自 28 个国家 639 例 PD 患者的研究发现，60%的患者容量超负荷，其中 25.2%严重容量超负荷。欧洲一项针对 177 例无尿自动化腹膜透析（Automatic Peritoneal Dialysis，APD）患者的前瞻性多中心研究证明，超滤量可独立预测 PD 患者的生存率，超滤量越高，生存率亦越高。那些基础超滤量较低，在改变 APD 透析处方后仍难以达到目标超滤量，大多归因于液体清除能力较差。液体清除减少使得容量超负荷，最终致血管内皮功能紊乱、血管切应力高、LVH、左室功能减退。引起容量超负荷的原因通常为多方面的，可逆性因素包括：患者液体摄入增加、尿量或超滤量减少、因患者自行减少透析频次或延长透析液留腹时间致透析液排出量减少及因导管扭曲或移位等致透析液引流不畅等；不可逆因素包括：腹膜高转运等。对于腹膜转运率高的患者，应使用较长停留时间内评估循环疗法和/或艾考糊精的使用，以减少容量超载的风险。

（二）RRF 丢失

近年来，PD 患者 RRF 受到越来越多的关注。RRF 不仅可清除氮质血症，其在心血管系统保护方面也起到关键作用。李建东等[6]根据 RRF 将患者分组，发现 RRF 较好的 PD 患者无论血压状态、心脏大小及心脏结构均明显好于或小于 RRF 差的患者。Wang 等纳入 158 例非糖尿病 CAPD 患者，其中根据左心室重量指数（Left Ventricular Mass Index，LVMI）由低到高分为四组，证明 LVMI 越大 RRF 越小，Wang 在另外一项研究中认为，RRF 可能是通过液体清除减轻容量负荷发挥对心血管系统的保护作用。PD 患者 RRF 下降导致水钠潴留及水钠潴留所致高血压可加速心肌细胞凋亡和纤维化，与此同时，可导致神经激素系统、生长因子、细胞因子及相应下游细胞内信号的变化，影响心肌细胞肥厚、凋亡及纤维化，最终出现 LVH 和/或心脏功能障碍。

（三）炎症

最近对尿毒症死亡病例进行尸检发现，与非肾病患者比较，无论有无血管钙化，尿毒症者血管壁 CRP 的 mRNA 表达明显增加，提示尿毒症患者存在慢性炎症状态。PD 患者出现慢性炎症可能与残余肾功能下降、液体清除不充分、营养不良等有关，而营养不良-炎症-动脉粥样硬化综合征可能是患者高心血管并发症的重要原因。研究发现，钙磷乘积大于 $5mmol^2/l^2$ 者中，伴有炎症和营养不良者心脏瓣膜钙化的发生率高达 85%，而不伴炎症和营养不良者瓣膜钙化发生率仅为 25%，慢性炎症可预测心脏瓣膜钙化预后。典型的 CRP、I L-6 在动脉粥样硬化的发生发展过程中发挥重要作用。Tripepi 等和 Honda

等均证明，针对 ESRD 患者，IL-6 在评估全因死亡率及 CVD 死亡风险方面其预测值高于其他炎症标志物。IL-6 基因的单核苷酸多态性与较高的血浆 IL-6 水平、较高的舒张压、维生素 D 受体基因 Bsml 多态性的非 bb 等位基因变异与高钙血症风险增加有关。然而，这种关联的临床相关性目前仍不确定。胎球蛋白-A（fetuin-A）是异位钙化的抑制因子，透析患者炎症时胎球蛋白-A 表达下调，这可能是炎症导致钙化的重要原因。

（四）矿物质代谢异常与血管钙化

目前研究证实，高磷血症和钙磷乘积升高是 PD 患者心血管发病率和死亡率的危险因素，这可能与血管钙化有关，血管钙化影响动脉中膜、动脉粥样硬化、心肌、心脏瓣膜，是 ESRD 患者的共同特征，与透析患者的 CVD 和死亡率相关。PD 开始时大约 1/3 患者存在瓣膜钙化，瓣膜钙化者 1 年存活率约 70%，而无瓣膜钙化者则为 93%，透析开始时存在瓣膜钙化者心血管疾病死亡的相对风险为 5.39，其在心血管死亡中的作用独立于年龄、性别、透析时间、CRP、糖尿病、动脉硬化性血管疾病之外，提示瓣膜钙化是 PD 患者心血管疾病死亡的独立危险因素。PD 患者采用 CT 进行检查，发现冠状动脉钙化（Coronary Artery Calcification，CAC）的发生率约 59%，随着透析时间延长，冠状动脉钙化进行性进展，冠状动脉钙化盖斯顿积分较高是 CAC 进展的独立预报因子[15]。心脏瓣膜钙化在有炎症的 PD 患者中更常见，有炎症 PD 患者心血管死亡率比无炎症者高 6 倍。

（五）糖代谢异常

目前葡萄糖作为 PD 液的主要渗透性物质，含葡萄糖的 PD 溶液可能诱导胰岛素抵抗（与更高的心血管发病率相关）而导致 CVD。糖尿病患者血管钙化的发生率较高，钙化部位常在血管中层。噻唑烷二酮可用于调节胰岛素抵抗，但支持其使用的公开证据仍然稀缺。包括力量训练在内的运动可以改善糖耐量受损的 ESRD 患者的糖耐量。

（六）高脂血症

PD 患者由于全身性葡萄糖吸收和腹膜蛋白丢失导致的高脂血症，总胆固醇和低密度脂蛋白胆固醇、载脂蛋白 b、脂蛋白 a 和甘油三酯水平高于血液透析患者，而 HDL 水平较低，一般情况下，CAPD 开始后第一年，60%～80% 的患者会出现高甘油三酯血症，尤其是在 CAPD 最初几个月内，以 VLDL 和 LDL 增高为主，是促进动脉硬化的主要危险因素之一。在一般人群中，他汀类药物可以安全地降低透析患者的胆固醇水平，但其降低心血管死亡率的功效尚未得到证实。然而，心脏和肾脏保护研究（The Study of Heart and Renal Protection，SHARP）包括入组时正在接受 PD 治疗或在实验过程中开始采用这种治疗方式的患者，该研究表明，辛伐他汀-依折麦布治疗的患者心血管事件风险较低，但对心血管死亡率无影响，进一步的研究应该提供更多关于他汀类药物在降低透析患者死亡率方面的效果，特别是在 PD 患者中。

（七）血压

血压是最常用的评估患者心脏功能的简便方法。研究发现平均动脉压（Mean Arterial Pressure，MAP）每升高 10mmHg，ESRD 患者发生 LVH 的可能性增加 48%。脉压与 LVMI 独立相关，均是 CVD 死亡率的独立危险因素。临床医师常用单次血压测量来评估患者血压水平，而动态血压监测（Ambulatory Blood Pressure Monitoring，ABPM）似乎对血压评估更准确，且能更加客观地预测 PD 患者 CVD 发生。根据 ABPM，进一步将血压模式分为勺型血压和非勺型血压（勺型血压定义为：夜间血压比白天降低超过 10%；相反那些降低小于 10% 的则被称为非勺型血压）。Atas 等发现非勺型血压的患者较勺型血压多，且非勺型舒张血压患者 LVMI 高于勺型血压患者。Rahman 等证明在透析患者中，非勺型血压患者 LVMI 增加更明显，表明血压变化节律可能与 PD 患者 CVD 死亡率相关。

（八）高同型半胱氨酸血症

同型半胱氨酸是一种具有高反应活性的氨基酸，它可以损伤血管内皮层，促进血栓形成。高同型半胱氨酸是引起血管疾病的独立性危险因素。尽管 PD 患者同型半胱氨酸较 HD 水平低，但仍比正常人要高，PD 患者服用叶酸、维生素 B_6 和 B_{12} 可使 PD 患者高半胱氨酸水平恢复正常。

（九）凝血纤溶系统紊乱

CAPD 时血浆纤维蛋白原、纤溶酶原激活物抑制剂-1（Plasminogen Activator Inhibitor，PAI-1）、组织型纤溶酶原激活剂（Tissue-Type Plasminogen Activator，t-PA）及凝血因子 VII 浓度增高，提示 PD 可导致凝血纤溶系统紊乱。PD 时这些凝血纤溶系统紊乱与血浆低白蛋白血症促进肝脏合成纤维蛋白原及凝血因子有关。PD 液中高渗糖的吸收及高张力性腹膜透析液可刺激内皮细胞引起 PAI-1 及 t-PA 增高，凝血因子 VII 活性增高，则与大量带负电荷的脂蛋白存在，体内血栓形成，肝脏清除减少有关。血液高凝性及低纤溶状态可促进粥样斑块形成。Arikan 等对 PD 患者进行研究发现，虽然年龄、CRP 及血清白蛋白是患者全因死亡的独立预报因子，但仅有 PAI-1 和 CRP 是 PD 患者心血管死亡率和心血管事件的独立预报因子。

（十）其他

PD 患者低蛋白血症发生率为 18%～51%，PD 患者低蛋白血症导致心血管疾病发病率升高原因尚不完全清楚，可能与低蛋白血症导致血脂异常，促进脂质在血管壁沉积，导致血管硬化，导致血小板聚集和血液高凝状态，增加心脏负荷等有关。PD 易出现低钾血症，引起更多的心律失常，已被证明会增加 PD 患者的死亡风险。脂蛋白磷脂酶 A2（Lipoprotein-Associated Phospholipase A2，Lp-PLA2）浓度在 PD 患者中显著升高，Lp-PLA2 是 PD 患者发生心血管事件的独立危险因素，对其心血管事件的发生有一定的预测作用。

五、临床表现

（一）诊断及监测

部分患者可出现无症状性心肌缺血，因而对于 PD 患者应注意进行监测，早期发现 CVD 是临床医生的工作重点，包括患者透析前是否存在心血管疾病，如心肌梗死、心包炎、心肌病、动脉硬化性心脏病、心律失常、瓣膜性心脏病、充血性心力衰竭、脑血管病和外周动脉疾病等，同时对患者心血管的传统及非传统因素进行筛查。由于动脉硬化存在，患者缺血性心脏病发病率较高。对于此类患者，应根据具体情况随访。如糖尿病透析患者等待肾移植，应每 12 个月对患者进行一次评估，如非糖尿病患者伴有心血管疾病高危因素可每 24 个月进行一次评估，若不伴心血管疾病高危因素，可每 36 个月评估一次。如透析患者存在冠状动脉疾病，病情较轻者可每 12 个月评估一次，病情较重者应每 3 个月评估一次。上述患者可根据具体情况进行心电图、彩超或冠脉造影检查。

（二）评估方法

评估方法有心电图、X线平片、心脏超声、运动试验（负荷试验）、血管钙化的评估、冠状动脉血管造影、生化指标等。下面重点介绍一下X线平片、心脏超声、CT及生化指标检测。

1.X线平片

采用X线平片检查对血管钙化情况进行评分，发现评分系统是透析患者心血管死亡、心血管住院和心血管疾病的独立预报因子。腹主动脉X线平片检查只能确定患者有无血管钙化，如存在钙化多提示心脏瓣膜钙化，预示患者死亡率增加。目前X线平片检查是筛选血管钙化的便宜而有效方法。

2.心脏超声

心脏超声多普勒可对心脏结构进行准确评价，可发现心脏瓣膜钙化，而心脏瓣膜钙化是ESRD动脉硬化和动脉钙化的标志，心脏瓣膜钙化亦可预测长期透析患者全因死亡率和CVD死亡率。在长期PD患者中，LVH是全因死亡率及CVD发生率的重要预测因子，相关研究表明，超过90%的长期PD患者存在LVH。国内也有研究证明，随着PD时间延长，左心房内径、左心室舒张末期内径、左心室后壁厚度等较基线值增加。

3.电子束CT

1996年Braun等采用CT评估冠状动脉钙化情况，目前认为CT是定量评估血管钙化的金标准。因CKD患者冠状动脉内膜和中层均存在钙化，因而冠状动脉钙化盖斯顿积分较高。

4.肌钙蛋白

不同程度肾功能损害者即使没有急性冠状动脉综合征也可见血清肌钙蛋白水平升高，无心肌缺血或心肌梗死证据的ESRD患者血清肌钙蛋白T（Cardiac Troponin T，cTnT）升高比肌钙蛋白I（Cardiac Troponin I，cTnI）更为明显。ESRD患者血清肌钙蛋白水平升高提示可能存在亚临床心肌梗死或损伤，而心肌损伤修复期或小梗死灶、冠状动脉钙化、左室肥厚和心肌纤维化可能为重要原因，因而不能单纯根据血清肌钙蛋白水平诊断心肌梗死，应动态监测肌钙蛋白水平，cTnT是PD患者全因死亡、心血管死亡、非心血管死亡和致死性与非致死性心血管事件的独立预报因子，且与cTnT呈正相关，而cTnI和CK-MB则是非PD患者全因死亡率的预测因子。

5.利钠肽

B型脑钠肽（B-type Natriuretic Peptide，BNP）是一种由心脏分泌的具有利钠、利尿及舒张血管作用的神经肽类激素。2001年美国心脏病学会指南指出，BNP诊断左室功能不全或有症状的心力衰竭有较高的特异度和敏感度，且BNP越大CVD发生率增加。PD患者因未能严格控制饮水、透析效能下降及腹膜衰竭等使得体内水钠清除不足，继而引起容量超负荷及高血压，心室压力增大，刺激心室肌细胞分泌BNP。

氨基末端B型尿钠肽前体（N-Terminal Pro Bran Natriuretic Peptide，NT-pro-BNP）是BNP激素原分裂后无活性的N-末端片段，比BNP半衰期更长、更稳定，更能反映BNP通路的激活。Oh等在一项前瞻性研究中将三种不同的生物标记物NT-pro-BNP、cTnT和hsCRP与PD患者CVD死亡率和全因死亡率作比较，结果发现NT-pro-BNP与CVD相关性及全因死亡率相关性均高，而cTnT、hsCRP则分别仅与CVD死亡率或全因死亡率相关性好。

CKD 患者 NT-pro-BNP 升高不仅仅反映肾功能减退，还反映心室功能损害。虽然利钠肽对 ESRD 患者冠状动脉疾病诊断无价值，但最近研究证实 BNP 和 NT-pro-BNP 为肾病患者死亡和心脏原因住院的强预测因子。NT-pro-BNP 对左室收缩功能减退和心血管死亡的预报作用比肌钙蛋白更强。最近研究表明，血浆 BNP 和 NT-pro-BNP 水平与 ESRD 患者左心室体积和左室收缩功能密切相关。因而 CREED 研究推荐 ESRD 患者常规检测 BNP 和 NT-pro-BNP 以排除左室功能减退和患者是否有左室肥厚，但 BNP 正常不能排除左室肥厚，值得注意的是单纯测定 BNP 不能反映 PD 患者的容量状态。

6.缺血修饰白蛋白（Ischemia-Modified Albumin，IMA）

IMA 是新发现的一种可预测 PD 患者 CVD 的生物学标志物。前期研究证实 PD 患者体内 IMA 水平高于健康人，且高 IMA 水平的 PD 患者 CVD 发生率增加，但 IMA 在 CVD 发展中的作用机制尚不清楚。已发现 IMA 与肥胖、胰岛素抵抗、氧化应激等有关。而这些因素均参与了病理状态下心脏结构和功能的改变。后负荷增加导致的氧化应激增加参与 LVH 形成，ESRD 患者心脏局部氧化应激增加，而增加的氧化应激致 IMA 生成增多，因此推测 IMA 与 LVH 之间存在某种联系。

六、处理措施

同 HD 心血管疾病处理。

七、预防措施

患者有 RRF 时，PD 有利于控制血压、改善贫血和心脏功能的保护。但是，PD 同时也会引起脂质代谢、糖代谢紊乱以及产生 AGEs，诱发或加重心血管事件。因此，PD 患者治疗过程中应注意以下问题，尽可能减轻心脏负荷，预防和延缓心血管并发症的发生或将其损害程度降至最低。

（一）设定目标体重

设定透析患者的目标体重，动态观察体重变化有助于预测体内溶质状态是否正常。现在临床上普遍以干体重作为判断标准。事实上，大多数 PD 患者处于持续性湿腹状态，相对于 HD 患者，很难确定其干体重。此外，干体重并非一成不变，它可随季节、机体的脂肪和肌肉的增减而有一定的变化。所以，对 PD 患者机体内容量状态缺乏准确的判断指标是导致容量负荷过重的重要因素之一。为此，国际腹膜透析协会（International Society for Peritoneal Dialysis，ISPD）用目标体重或"理想体重"来代替干体重概念。即使在干体重正常状态下，机体也会出现高血压或需要用降压药来控制血压。因此需要定期监测理想体重变化，来判断体内血流动力学状态，不能待患者出现水肿、高血压、心衰等容量负荷过重的临床体征才开始重视，此时病情往往难以逆转。容量超负荷与高血压、CHF 及动脉硬化等与 CVD 密切相关，是导致 PD 患者 CVD 死亡率增加的重要原因，故随时调整干体重，减轻容量负荷是减少 CVD 的重要环节。教会患者自行评估容量控制情况（如正确监测体重、记录超滤量、监测血压等）。

（二）低盐饮食

限制水盐的摄入是减轻 PD 患者容量超载最重要的措施，尤其是对合并高血压及其他容量负荷过重体征时。有研究报道，经过严格限盐的 PD 患者，不仅体重明显下降，血压也同时下降，不少还停用降压药物。但是过分严格限制钠盐也会引起 RRF 及 Kt/ V 不同程度的下降，继而影响透析效能及预后。因此，对不同的患者应区别对待。总之，不鼓励 PD 患者不节制地摄入食盐，RRF 的患者，只要血压正常，每天食盐不超过 6～7g（100～120mg 钠）。RRF 下降、透析时间超过 1 年、高腹膜转运和 APD 患者每日食盐摄入应低于 3g。

（三）利尿剂

长期使用泮利尿剂可以增加 PD 患者尿量及尿钠排泄，改善体内的液体平衡。Medcalf 等前瞻性对照观察发现，常规使用泮利尿剂的患者尿量及钠排泄量明显多于对照组。多数学者建议只要 PD 患者尿量＞100mL/24h，就应常规使用利尿剂。药物以泮利尿剂为首选，剂量依据患者的利尿反应调整。

（四）调整透析处方

近年来日间不卧床腹膜透析（Day Ambulatory Peritoneal Dialysis，DAPD）模式的应用越来越广泛。与 CAPD 相比，DAPD 模式保持夜间干腹，在一定程度上减少心脏负荷，可降低发生恶性高血压及 CHF 的概率，但只适用于容量负荷过大时短期调整，长期 DAPD 不如 CAPD 充分。俞雨生等研究表明，DAPD 模式能够减少机体容量负荷，且对血压控制良好，因此在不改变透析效能的前提下尽可能采用 DAPD 模式从而减少 CVD 的发生。然而，APD 对心血管系统的影响目前仍存在分歧。APD 利用患者整晚休息时间自动进行 PD，白天可自由安排日常活动，有助于患者重返社会。Boudville 等在一项横断面研究发现，APD 可使大部分患者血压与容量控制达标。另外一项关于 CAPD 与 APD 的研究表明，APD 模式的患者技术存活率更高，而两者对 RRF 影响无统计学差异。Bavbek 等提出 APD 治疗的患者水钠清除不足，容量负荷重，表现为血清 BNP 和 LVMI 较高。

当 PD 患者 RRF 丧失或对利尿剂反应较差时，应及时行腹膜平衡试验（Peritoneal Equilibration Test，PET）并调整透析处方及留腹时间。若调整后透析液超滤量＜1250mL/ 24h 或 HF＜400mL/4h 时，可使用高渗透析液增加透析液 HF 以减少体内容量负荷。大量的临床应用均证明艾考糊精透析液（icodex-trin）不仅能有效地减少细胞外液容量，而且还能明显地减轻左心负荷，减少 LVM。此外，联合应用低钠透析液（在葡萄糖浓度分别为 1.36%、2.27% 的透析液中将钠含量调整为 120mmol/L，除其钠浓度低于普通透析液 132mmol/ L 外，渗透压浓度接近或略高于血液渗透压分别为 322mOsm/L 及 372mOsm/ L），亦能明显地增加机体钠排泄。低钠透析液尚未在临床普遍运用，确切的效果还有待进一步证实。

（五）保护残余肾功能

首先应积极治疗原发病，如对系统性红斑狼疮的激素冲击治疗、对血管炎的免疫吸附治疗等。合理降压，选择具有肾脏保护作用的降压药物如血管紧张素转化酶抑制剂等。PD 患者的 RRF，不仅对机体的容量平衡而且对透析充分性都会产生极为重要的影响。我们在临床研究中发现，RRF 多的患者不仅很少有水肿症状，高血压发生率较低，一般无须降压治疗，个别患者对症治疗有效。低 RRF 患者水肿和高血压现象极为普遍，且很难控制。因此，PD 过程中除注意要保持容量状态稳定外，应避免血压的骤然变化及脱水。利尿剂的应用虽对增加尿量及钠的排泄产生一定影响，但对保护 RRF 并不能发挥作用。近期有文献认为使用血管紧张素转换酶抑制剂及血管紧张素 II 受体阻断剂有助于保护 PD 患者 RRF，但缺乏大样本临床验证。

（六）其他

注意纠正贫血、维持钙磷代谢平衡、纠正脂代谢紊乱及炎症状态，如有心肌供血不足，药物扩张冠状动脉，必要时冠脉造影，如有冠脉狭窄，必要时行冠脉搭桥或支架。生活方式改变，加强锻炼，多活动，戒烟、控制高血压、纠正高血脂、高血糖。

参考文献

[1] SIPAHIOGLU M H，AYBAL A，UNAL A，et al.Patient and technique survival and factors affecting mortality on peritoneal dialysis in Turkey：12 years' experience in a single center[J].Perit Dial Int，2008，28（3）：238-245.

[2] YEATES K，ZHU N，VONESH E，et al.Hemodialysis and peritoneal dialysis are associated with similar outcomes for end-stage renal disease treatment in Canada[J].Nephrol Dial Transplant，2012，27（9）：3568-3575.

[3] 俞雨生，周岩，周婷婷，等.腹膜透析患者长期生存及相关因素分析一单中心登记系统数据分析[J].肾脏病与透析肾移植杂志，2011，20（3）：218-226.

[4] SHARABAS I，SIDDIQI N.Cardiovascular disease risk profiles comparison among dialysis patients[J].Saudi J Kidney Dis Transpl，2016，27（4）：692-700.

[5] VAN BIESEN W，WILLIAMS J D，COVIC A C，et al.Fluid status in peritoneal dialysis patients：the European Body Composition Monitoring（EuroBCM）study cohort[J].PLoS One，2011，6（2）：e17148.

[6] 李建东，俞雨生，周岩，等，残余肾功能对腹膜透析患者心血管系统的影响[J].肾脏病与透析肾移植杂志，2009，18（6）529-532.

[7] WANG A Y，WANG M，WOO J，et al.A novel association between residual renal function and left ventricular hypertrophy in peritoneal dialysis patients[J].Kidney Int，2002，62（2）：639-647.

[8] WANG A Y.Cardiovascular risk factors in peritoneal dialysis patients revisited[J].Perit Dial Int，2007，27 Suppl 2：S223-227.

[9] WANG A Y，LAM C W，WANG M，et al.Increased circulating inflammatory proteins predict a worse prognosis with valvular calcification in end-stage renal disease：a prospective cohort study[J].Am J Nephrol，2008，28（4）：647-653.

[10] TRIPEPI G，MALLAMACI F，ZOCCALI C.Inflammation markers，adhesion molecules，and all-cause and cardiovascular mortality in patients with ESRD：searching for the best risk marker by multivariate modeling[J].J Am Soc Nephrol，2005，16 Suppl 1：S83-88.

[11] HONDA H，QURESHI A R，HEIMBüRGER O，et al.Serum albumin，C-reactive protein，interleukin 6，and fetuin a as predictors of malnutrition，cardiovascular disease，and mortality in patients with ESRD[J].Am J Kidney Dis，2006，47（1）：139-148.

[12] DEPNER T A，COWGILL L D.Can oral therapy reduce uremic toxins？[J].Clin J Am Soc Nephrol，2014，9（9）：1513-1515.

[13] WANG A Y，WOO J，LAM C W，et al.Associations of serum fetuin-A with malnutrition，

inflammation，atherosclerosis and valvular calcification syndrome and outcome in peritoneal dialysis patients[J].Nephrol Dial Transplant，2005，20（8）：1676-1685.

[14] MEYER T W，HOSTETTER T H.Uremic solutes from colon microbes[J].Kidney Int，2012，81（10）：949-954.

[15] AMMIRATI A L，DALBONI M A，CENDOROGLO M，et al.The progression and impact of vascular calcification in peritoneal dialysis patients[J].Perit Dial Int，2007，27（3）：340-346.

[16] SIRICH T L，PLUMMER N S，GARDNER C D，et al.Effect of increasing dietary fiber on plasma levels of colon-derived solutes in hemodialysis patients[J].Clin J Am Soc Nephrol，2014，9（9）：1603-1610.

[17] SHAW C，STEENKAMP R，DAVENPORT A.UK Renal Registry 16th annual report：chapter 9 adequacy of haemodialysis in UK adult patients in 2012：national and centre-specific analyses[J].Nephron Clin Pract，2013，125（1-4）：171-181.

[18] DAUGIRDAS J T，DEPNER T A，GREENE T，et al.Effects of reduced intradialytic urea generation rate and residual renal clearance on modeled urea distribution volume and Kt/V in conventional，daily，and nocturnal dialysis[J].Semin Dial，2010，23（1）：19-24.

[19] RANGANATHAN N，PATEL B G，RANGANATHAN P，et al.In vitro and in vivo assessment of intraintestinal bacteriotherapy in chronic kidney disease[J].ASAIO J，2006，52（1）：70-79.

[20] POESEN R，MEIJERS B，EVENEPOEL P.The colon：an overlooked site for therapeutics in dialysis patients[J].Semin Dial，2013，26（3）：323-332.

[21] CHUNG J H，YUN N R，AHN C Y，et al.Relationship between serum N-terminal pro-brain natriuretic peptide level and left ventricular dysfunction and extracellular water in continuous Ambulatory Peritoneal Dialysis Patients[J].Electrolyte Blood Press，2008，6（1）：15-21.

[22] CAFKA M，RROJI M，SEFERI S，et al.Inflammation，left ventricular hypertrophy，and mortality in end-stage renal disease[J].Iran J Kidney Dis，2016，10（4）：217-223.

[23] ATAş N，ERTEN Y，OKYAY G U，et al.Left ventricular hypertrophy and blood pressure control in automated and continuous ambulatory peritoneal dialysis patients[J].Ther Apher Dial，2014，18（3）：297-304.

[24] RAHMAN M，GRIFFIN V，HEYKA R，et al.Diurnal variation of blood pressure：reproducibility and association with left ventricular hypertrophy in hemodialysis patients[J].Blood Press Monit，2005，10（1）：25-32.

[25] ARIKAN H，KOC M，TUGLULAR S，et al.Elevated plasma levels of PAI-1 predict cardiovascular events and cardiovascular mortality in prevalent peritoneal dialysis patients[J].Ren Fail，2009，31（6）：438-445.

[26] WANG A Y，WANG M，WOO J，et al.Inflammation，residual kidney function，and cardiac hypertrophy are interrelated and combine adversely to enhance mortality and cardiovascular death risk of peritoneal dialysis patients[J].J Am Soc Nephrol，2004，15（8）：2186-2194.

[27] 王涵，周岩，周婷婷，等.腹膜透析患者心胸比例的变化及相关因素分析[J].肾脏病与透析肾移植杂志，2013，22（2）：112-118.

[28] LöWBEER C，GUTIERREZ A，GUSTAFSSON S A，et al.Elevated cardiac troponin T in peritoneal dialysis patients is associated with CRP and predicts all-cause mortality and cardiac death[J].Nephrol Dial Transplant，2002，17（12）：2178-2183.

[29] OH H J，LEE M J，KWON Y E，et al.Which biomarker is the best for predicting mortality in incident peritoneal dialysis patients：NT-ProBNP，Cardiac TnT，or hsCRP？：A Prospective Observational Study[J].Medicine（Baltimore），2015，94（44）：e1636.

[30] DEFILIPPI C R，SELIGER S L，MAYNARD S，et al.Impact of renal disease on natriuretic peptide testing for diagnosing decompensated heart failure and predicting mortality[J].Clin Chem，2007，53（8）：1511-1519.

[31] WANG A Y，LAI K N.Use of cardiac biomarkers in end-stage renal disease[J].J Am Soc Nephrol，2008，19（9）：1643-1652.

[32] SU X，ZHANG K，GUO F，et al.Ischemia-modified albumin，a predictive marker of major adverse cardiovascular events in continuous ambulatory peritoneal dialysis patients[J].Clin Biochem，2013，46（15）：1410-1413.

[33] ROY D，QUILES J，GAZE D C，et al.Role of reactive oxygen species on the formation of the novel diagnostic marker ischaemia modified albumin[J].Heart，2006，92（1）：113-114.

[34] CERASOLA G，NARDI E，PALERMO A，et al.Epidemiology and pathophysiology of left ventricular abnormalities in chronic kidney disease：a review[J].J Nephrol，2011，24（1）：1-10.

[35] 俞雨生，周岩，张炯，等.根据残余肾功能状态计算腹膜透析患者透析剂拉的临床研究[J].肾脏病与透析肾移植杂志，2009，18（2）：115-120.

[36] BOUDVILLE N C，CORDY P，MILLMAN K，et al.Blood pressure，volume，and sodium control in an automated peritoneal dialysis population[J].Perit Dial Int，2007，27（5）：537-543.

[37] CNOSSEN T T，USVYAT L，KOTANKO P，et al.Comparison of outcomes on continuous ambulatory peritoneal dialysis versus automated peritoneal dialysis：results from a USA database[J].Perit Dial Int，2011，31（6）：679-684.

[38] BAVBEK N，AKAY H，ALTAY M，et al.Serum BNP concentration and left ventricular mass in CAPD and automated peritoneal dialysis patients[J].Perit Dial Int，2007，27（6）：663-668.

[39] CHURCHILL D N.Impact of peritoneal dialysis dose guidelines on clinical outcomes[J].Perit Dial Int，2005，25 Suppl 3：S95-98.

[40] 俞雨生，张炯，黎磊石，等.腹膜透析患者残余肾功能下降速率及影响因素[J].肾脏病与透析肾移植杂志，2006，15（4）：340-343.

高秀梅（撰写）　张　萍（审校）

第二节　腹膜透析呼吸系统并发症

一、概述

同血液透析呼吸系统并发症。

二、定义

同血液透析呼吸系统并发症。

三、发病率及风险因素

一项韩国多中心前瞻性观察队列研究，纳入 583 例 PD 患者，随访 29 个月，发现 PD 患者因呼吸道感染住院治疗发生率为 9.6%。在 51 例 PD 患者中，通过超声肺水测量显示有 20 例患者有明显的中重度肺充血迹象，其中 11 例（55%）患者的这种改变是无症状的（即 NHYHA I 级）。NPD 组严重睡眠呼吸暂停低通气指数（apnea-hypopnea index, AHI≥15/h）发生率为 21.1%，CAPD 组为 42.1%。与 CAPD 相比，NPD 期间睡眠呼吸暂停的改善与睡眠期间更好的液体和尿毒素清除和减少上气道充血有关。腹膜透析液是一种额外的碳水化合物来源，可导致呼吸系统衰竭患者的高碳酸血症和呼吸性酸中毒。美国肾脏数据系统显示 PD 患者肺结核发病率 1.2%。最近的流行病学证据表明 PD 患者与肺动脉高压之间存在联系，14 项观察性研究（n=1483 名参与者）荟萃分析，随机效应模型分析结果显示，肺动脉高压患病率为 21%。

四、发病机制

（1）PD 时大量透析液进入腹腔使横膈活动受限，致呼吸功能降低。特别是慢性阻塞性肺疾病患者，肺功能明显减退。也有研究显示 CAPD 不影响肺功能。

（2）由于透析不充分，使大量代谢产物积聚，导致肺毛细血管通透性增加以及因水分限制不严、低蛋白血症、感染、贫血及血压控制不好导致肺损伤。

（3）大量胸腔积液压迫或尿毒症性胸腔积液并发的纤维素性胸膜炎使肺扩张受限。

（4）肺部感染如肺炎或结核所致肺不张及肺换气功能下降。

（5）电解质紊乱，如血钾增高＞7mmol/L 时可引起肌无力、心律失常、急性呼吸困难。

（6）糖负荷过多，PD 液中大量葡萄糖的吸收及静脉高营养等使患者摄入的碳水化合物过多，使 CO_2 产生大大增加，为清除过多产生的 CO_2，机体需进行过度通气，从而引起患者的呼吸困难。

五、临床表现

PD 呼吸系统并发症的症状包括呼吸驱动、力学、肌肉功能和气体交换的改变。在慢性肾衰竭患者身上会发生许多呼吸系统并发症，尿毒症肺部的常见表现有呼吸道感染、肺水肿、肺动脉高压、肺纤维化、肺结核和胸腔积液，余同血液透析呼吸系统并发症。

六、处理措施

（1）吸氧：无 CO_2 潴留的呼吸功能不全可适当增加氧流量或浓度，改善患者的呼吸困难。

（2）拍背：多做深呼吸、稀释痰液，保持呼吸通畅。

（3）对有慢性阻塞性肺疾病的患者，选择 PD 应非常谨慎。对必须选择 PD 的慢性阻塞性肺疾病患者，应减少透析液量增加交换液体的次数。热量的补充，除了从腹透液中补充葡萄糖（占总热量的 8%～20%）外，胃肠道补充应为主要途径。对已出现呼吸功能不全的患者，也应采用少量多次透析法或停腹透改其他透析方式。

（4）加强抗感染治疗。

（5）纠正肺水肿，减轻心脏负荷，扩血管降压。

（6）充分透析，抽吸或引流胸腔积液。

（7）对呼吸功能不全的患者，每日碳水化合物摄入量（包括腹透液内吸收的）应限制在 8370kJ（2000kcal）以内，以免多吸收引起糖负荷过重，影响患者呼吸功能。

七、预防措施

同血液透析呼吸系统并发症。

参考文献

[1] JEON Y，KIM H D，HONG Y A，et al.Clinical outcomes of infection-related hospitalization in incident peritoneal dialysis patients[J].Kidney Res Clin Pract，2020，39（4）：460-468.

[2] ENIA G，TRIPEPI R，PANUCCIO V，et al.Pulmonary congestion and physical functioning in peritoneal dialysis patients[J].Perit Dial Int，2012，32（5）：531-536.

[3] TANG S C，LAM B，LAI A S，et al.Improvement in sleep apnea during nocturnal peritoneal dialysis is associated with reduced airway congestion and better uremic clearance[J].Clin J Am Soc Nephrol，2009，4（2）：410-418.

[4] KLOTE M M，AGODOA L Y，ABBOTT K C.Risk factors for Mycobacterium tuberculosis in US chronic dialysis patients[J].Nephrol Dial Transplant，2006，21（11）：3287-3292.

[5] LI Y，SHANG W，LU Q，et al.Prevalence of pulmonary hypertension in peritoneal dialysis patients：a meta-analysis[J].Int Urol Nephrol，2019，51（1）：175-180.

[6] MARMANILLO C G，PECOITS-FILHO R F，ROMãO J E Jr，et al.Reciprocal influences between ambulatorial peritoneal dialysis and pulmonary function[J].Artif Organs，2001，25（11）：876-881.

[7] ZHANG P，WU H M，SHEN Q Y，et al.Associations of pulmonary function with serum biomarkers and dialysis adequacy in patients undergoing peritoneal dialysis[J].Clin Exp Nephrol，2016，20（6）：951-959.

高秀梅（撰写）　张　萍（审校）

第三节　腹膜透析消化系统并发症

一、概述

胃肠道功能紊乱是 PD 最常见的肾外慢性并发症。研究表明在 PD 患者中消化系统发生率与血液透析相似，但表现形式有所不同，其中以胃食管反流症状（Gastroeosophageal Reflux Symptoms，GERS）、消化不良和进食功能障碍等最为常见，患者的胃肠（Gastrointestinal

GI）的症状会明显影响进食情况，进而影响患者的营养状态，慢性透析患者营养不良是与病死率密切相关的重要因素，因此，应对患者的消化道症状高度重视。

二、定义

腹膜透析消化系统并发症是腹膜透析并发的消化系统并发症，主要包括食管反流、肠穿孔、肠道出血、胰腺炎、肝脓肿、肝包膜下脂肪沉积，以及血性透出液等并发症。

三、流行病学及风险因素

（一）PD 患者各种 GI 症状的发生率分布情况

Salamon 等通过对 122 例 PD 患者和 172 例 HD 患者的比较发现，85% PD 患者至少有 1 种胃肠道症状，而这个比例在 HD 患者中只占 51%。胃肠道症状分级评分结果显示，PD 组前 5 位消化道症状的发生率依次为恶心呕吐（占 47.2%）、反酸（占 38.2%）、腹胀（占 33.7%）、排气增多（占 33.7%）、腹鸣（占 28.1%）。PD 患者烧心、恶心呕吐和反酸现象比血液透析患者突出（$P=0.029$，$P=0.001$，$P=0.004$），而这些症状是胃食管反流病（Gastroesophageal Reflux Disease，GERD）的常见症状。GerdQ 量表可作为初步诊断胃食管反流病的易行有效的方法，使用该量表进一步进行胃食管反流症状的确认，腹膜透析组胃食管反流发生率为 18.0%，高于血液透析组的 7.0%（$P<0.05$），也明显高于普通人群的调查结果 2.3%~8.76%。Mertz 等着重对 HD 和 PD 患者的胃食管反流症状和消化不良症状进一步评估发现，共 112 例 PD 患者和 157 例 HD 患者完成了问卷，PD 组患者消化不良发生率明显高于 HD 组（55% vs 38%，$P<0.05$），PD 组患者上腹部烧灼感、嗳气、餐后饱胀感和早饱现象更严重，而最常见的消化不良症状为嗳气和早饱，其次为上腹部烧灼感；HD 和 PD 患者胃食管反流的发生率相近（27% vs 29%），但 PD 患者的进食功能障碍明显高于 HD 患者，董睿等研究发现，最常见的为进食功能障碍（43.8%）、胃食管反流症状（32.1%）和消化不良（32.1%），这和前期文献报道的 PD 患者 GI 症状的发生率 43%~58% 是相吻合的。

（二）PD 患者各种 GI 症状的严重程度分级

董睿等显示各种 GI 症状平均得分由高到低依次是反流症状（1.71±1.51）、进食功能障碍（1.57±0.84）、消化不良（1.32±0.56）、便秘（1.23±0.58）、腹泻（0.7±0.35）和腹痛（1.04±0.19）。说明反流症状是严重程度相对较高的一类症状。反流症状这一维度的得分分布情况为 1.1~2.0 分的占 4.5%，2.1~3.0 分的占 19.6%，3.1~4.0 分的占 5.4%，4.1~5.0 分的占 1.8%，5.1~6.0 分的占 0.9%，提示在发生反流症状的这一部分 PD 患者中，大部分都是轻度症状，少数 PD 患者一旦发生反流症状即较为严重。本研究中轻微便秘（1.1~2.0 分）的发生率为 8.0%，而轻度偏中度（2.1~4.0 分）的便秘发生率为 9.9%，表明便秘这一症状在 PD 患者中比较突出。在 Strid 等的研究中，也采用了 GSRS 量表对 PD 患者的 GI 症状给予分类和评分，其结果为腹痛症状、便秘和消化不良的 GSRS 平均分均为 2.00，腹泻的 GSRS 平均分为 1.67，而反流症状的 GSRS 平均分为 1.50，与本研究所得结果有一定差异，究其原因可能为：①样本量的大小。Strid 等的研究纳入了 4 类人群，分别为：HD 患者、PD 患者、透析前人群和健康对照，其中 PD 患者 55 例，和本研究中纳入的 112 例 PD 患者相比，几乎有一倍的差距。②GSRS

量表为主观评价量表，在严重程度的量化上可能存在一定的偏倚。

（三）风险因素

1.年龄、性别、BMI

有研究提示年龄和BMI是发生GERD症状的危险因素，年龄<60岁和BMI≥27kg/m²可以预测GERD的发生；董睿等同样观察到，在PD患者中，年龄可以预测GI症状的发生及严重程度，与GI症状评分呈正相关（$B=0.006$，$P=0.027$），而对GERD的发生有影响的BMI在本研究中并没有发现对于PD患者的GI症状有影响。董睿等还发现，在PD患者中，不同性别对GI症状的影响是不同的，女性较男性似乎更容易出现GI症状，在同样都有GI症状的情况下，女性的症状与GI症状评分的关系来看，PD患者出现GI症状，尿毒症毒素本身的影响可能更大，而其他的PD相关的因素影响相对较小。

2.残余肾功能

董睿等提出残余肾功能保护PD患者免于GI症状的出现，残余肾Kt/V和胃肠道GSRS评分呈负相关（$B=-0.27$，$P=0.001$），提示残余肾功能越好，排毒能力越强，其出现GI症状的可能性越小，GI症状也较轻。除了残余肾Kt/V外，腹透Kt/V和总Kt/V在本研究中均被证实与GI症状评分无明显相关。上述结果提示我们：残余肾的毒素清除能力和PD的毒素清除能力并不等同，在对PD患者的临床事件的影响上也不尽相同，残余肾对患者的保护作用似乎更加强大。

3.用药史

从董睿等研究来看，PD患者每日服药片数中位数为12（6~21.25）片，服用的药物主要包括钙离子通道阻滞剂、血管紧张素转换酶抑制剂、血管紧张素受体阻滞剂、他汀类、活性维生素D、铁剂、α-酮酸、抗血小板药物以及各种类型的中成药。大量中成药的使用在中国的尿毒症透析患者中非常多见，而我们的研究表明每日服药片数越多，出现GI症状的概率就越大，症状也越严重。目前，国内外关于服药量对PD患者GI症状的影响的相关报道甚少，无相关数据。

4.营养状态及透析龄

此外，本研究纳入的其他几个可能和总体GI症状相关的因素均未发现其相关性有统计学意义，这些因素包括：血浆白蛋白水平、判断PD患者营养状态的重要指标和腹透龄。而另一项对99例透析患者的分析中发现GI症状的发生在合并低ALB血症的患者和正常血浆白蛋白水平的患者中并没有明显差异；在透析患者的GI症状的评估上，需要一个统一的标准，以便于进一步评估病情，得出最接近于真实情况的结论。

5.血红蛋白

陈瑾等发现腹膜透析患者血红蛋白（Hemoglobin，Hb）水平与胃肠道症状评分之间呈负相关关系，胃肠道症状也是引起经肠道摄入和吸收的造血原料减少而成为贫血的原因之一。贫血本身亦可引起胃黏膜的慢性炎症和萎缩，腺体分泌功能降低，从而影响胃肠道的功能，Hb水平降低与胃肠道症状的发生可能互为因果。但也有研究显示幽门螺杆菌感染导致的胃炎与贫血及血清铁降低有密切相关性，因此提示在胃肠道症状突出且使用足够剂量促红细胞生成素及补充铁剂后血红蛋白仍未能达标的患者要考虑是否存在原发的胃肠疾病。

6.透析方式及剂量

胃肠激素蓄积以及尿毒症毒素均是引起慢性肾衰竭患者出现消化道症状的主要因素。在董睿等研究中仅仅纳入了行 CAPD 治疗和间歇腹膜透析（Intermittent Peritoneal Dialysis，IPD）治疗的患者，并且发现，无论哪种腹透治疗方式均和 PD 患者中的 GI 症状的发生无明显统计学相关。腹透治疗的剂量，也就是每日腹透液的用量，在本研究中，也未被证实是 GI 症状的预测因子之一。另外一项纳入了 61 例 PD 患者的研究显示，腹腔压力（Intraperitoneal Pressure，IPP）和腹腔容积呈较强的显性相关，但却没有发现 IPP 对 GERS 的发生有任何影响，而仅仅只是出现 GERS 的人群有着相对较高的 BMI。一项在 43 例 CAPD 患者中的观察发现，GERD 症状评分和标准化蛋白分解率（Normalized Protein Catabolic Rate，n-PCR）无明显相关性，而和开始 CAPD 的时间长短呈正相关；胃肠道生活质量和开始腹透治疗的时间长短关联性差异并没有统计学意义。因此，PD 患者增高的 IPP，还不能很好地解释 PD 患者中 GI 症状的高发生率，还需要进一步比较各种不同腹透方式人群的 GI 症状，进而发现腹透方式对 GI 症状的影响。

四、发病机制

GI 症状可能是由于尿毒症本身所致，也可能是由于治疗方式引起，同样还可能是由于这类患者服用了大量的药物所致；此外，饮食的控制、生活方式的限制等都有可能是 GI 症状发生的危险因素。其潜在的病理生理机制可能是：①胃排空延迟。Strid 等 PD 患者的胃排空时间长于未行透析治疗时，但是其他研究并没有发现腹膜透析液对胃排空有明显影响。②IPP 增加。Stojakowska 等通过对 43 例患者的观察证实 GERD 症状得分指数和标准化蛋白质代谢率无明显统计学相关，而和 CAPD 开始时间相关。Dejardin 等发现对于白天和夜间 IPP 增加的患者，其 GERS 的发生并没有什么不同。③降低的食管下段括约肌压力（Lower Esophageal Sphincter Pressure，LESP）。Kim 等研究证实 CAPD 合并上消化道症状的患者在腹腔内注满 2000mL 腹膜透析液时其 LESP 是降低的，而在无上消化道症状的 CAPD 患者中并未发现上述情况。与此相反的是，Hylander 等的研究并没有发现胃内或者 LESP 的压力随时间或者腹膜透析液的进出发生变化。④神经内分泌因素。近期有研究发现 PD 患者存在严重的 GI 功能紊乱，这不仅仅表现在消化功能上，在吸收功能上也如此，具体表现在 PD 患者粪便中的糖、氮的含量增加，粪α_1-抗胰蛋白酶清除率（C-α_1-AT）增加，血中的胰腺刺激激素增高，包括胃泌素、胆囊收缩素、血管活性肠肽、分泌素，而脂肪酶和淀粉酶的排出是降低的。⑤其他因素。Aguilera 等发现胃肠道的改变和营养状况呈负相关；Van 等发现 PD 患者中腹腔内的葡萄糖透析液是引起胃排空时间延长的主要原因。

五、临床表现

消化系统并发症根据发生部位的不同可分为：胃肠道疾病、肝脏疾病、胰腺疾病及血液透析相关性腹水。临床表现主要为恶心、呕吐、食欲减退、消化不良、便秘、腹泻、呃逆、腹痛等，有的可伴有发热、头晕、心悸、血压下降、肛门停止排便排气等表现，伴有或不伴有呕血或黑便。急腹症者，应考虑憩室炎、肠穿孔、缺血性肠病、肠梗阻等疾病，早期炎症的症状和体征不相称，晚期表现为剧烈腹痛、恶心、呕吐、血性腹泻及休克等。透析患者伴发的食管炎以糜烂性食管炎最常见，表现为下食管括约肌松弛、胃内容物反流。目前由于缺乏诊断的金标准，国际上多采用一些评估功能性胃肠道症状的主观量表来评估维持性透析患者的胃肠道症状，如李克特量表胃肠道分级评估量表等。胃肠道症状分级量表（GSRS）是一个自我管理量表，通过描述性指标确定为 7 级的李克特量表（Likert scale）：1 分（无症状），2（轻微），3（轻度），4（中等），5（中等偏重），6（严重），7（非常严重）。该量表最初是用于面对面询问的分级量表，主要用于评估常见的胃肠道症状，随后被进一步修改成为一个自我管理的问卷。其中的 15 个项目可以分为 5 个维度，分别是：腹痛（3 个项目）、反流（2 个项目）、消化不良（4 个项目）、腹泻（3 个项目）和便秘（3 个项目）。问卷中的问题都是针对最近 2 周症状的严重程度。每个维度的得分以该维度所有项目的平均分表示，最低 1 分，最高 7 分。消化系统并发症主要包括食管反流、肠穿孔、肠道出血、胰腺炎、肝脓肿、肝包膜下脂肪沉积，以及血性透出液等。

（一）食管反流

部分 CAPD 患者可出现腹胀、反酸、嗝逆等症状。腹膜透析时高容量腹膜透析液灌入腹腔，腹内压升高，使食管下端贲门处压力升高，导致食管下段痉挛，从而发生食管反流。膈下脓肿、电解质紊乱、淀粉样变性等也可导致食管反流。可给予胃动力药物，必要时减少每次腹膜透析液交换量，待症状消失后酌情增加透析液交换量。

（二）肠穿孔

临床少见，常与腹膜透析导管有关。腹膜透析时，透析导管长时间压迫小肠壁，导致小肠出现压迫性坏死、穿孔。肠血管发育不良、缺血性结肠炎、盲肠憩室炎等也可导致穿孔。患者常出现渐起性腹痛，但不如急性腹膜炎剧烈。一经确诊，应需外科手术处理。预后常欠佳，死亡率较高。

（三）肠道出血

非常少见，腹膜透析可能出现肠道黏膜缺血，这可能是肠道出血的重要原因。使用高浓度葡萄糖腹透液可引起肠出血，可能与高渗腹膜透析液导致肠黏膜血管扩张破裂有关。

（四）胰腺炎

少见，腹膜透析时，腹膜透析液通过网膜孔进入胰腺所在部位的小网膜囊中，透析液中高渗糖、某些毒性物质、细菌代谢产物、透析液低 pH 值等可刺激胰腺，引起急性胰腺炎。另外，高三酰甘油血症、补钙或给予维生素 D_3 所致的高钙血症也是急性胰腺炎的危险因素。患者主要表现为体温升高、腹痛、恶心、呕吐等，还可反复发作。部分患者可无症状。血淀粉酶高达正常值上限的 8 倍以上有诊断价值。CT、超声可显示胰腺充血、水肿或假性囊肿形成。CAPD 患者急性胰腺炎治疗与非透析患者相同，但死亡率更高，需早期诊断与治疗。

（五）肝脓肿

长期腹膜透析导致机体抵抗力下降，肠袢长期浸泡在透析液中，肠道屏障功能降低，肠腔内细菌经黏膜侵入血流，沿门静脉侵入肝脏，可形成肝脓肿。病程较长的难治性腹膜炎，腹膜透析液中细菌可直接侵入肝实质形成脓肿。患者表现为寒战、发热，可伴右上腹包块、右上腹痛、恶心、呕吐、食欲缺乏、嗝逆。CT、B 超检查有助于诊断。确诊后可给予高效抗生素治疗，脓肿较大者可在 B 超引导下穿刺排脓。治疗效果欠佳者可进行手术治疗。

（六）肝包膜下脂肪沉积

见于糖尿病腹膜透析患者，多因腹腔内使用胰岛素所致。脂肪沉积厚度与人体肥胖程度和使用胰岛素的剂量成正比。脂肪沉积处的胰岛素浓度高于外周组织，有时可引起脂肪性坏死，但一般不引起严重病变，肝功能一般较正常。临床常误诊为肝转移癌。

（七）血性透出液

常因置管操作中对腹膜及网膜血管的损伤；患者剧烈咳嗽，导致腹内压升高使腹膜破裂，损伤腹膜血管；腹腔慢性炎症粘连后粘连带破裂出血；女性患者行经期内经血流入腹腔等引起。一般采用低温腹膜透析液进行透析，使用腹带保持腹内压，必要时可使用止血药。如果止血药无效应探查止血。女性行经期内的血性透析液不需处理。

（八）乳糜性透出液

多与静脉补充白蛋白、进食动物高蛋白质、高脂肪饮食等因素有关，也可源于腹腔淋巴管内的乳糜液漏出。透出液呈乳白色，患者无发热及腹痛。透析液常规检查可见极少的白细胞，细菌培养呈阴性，乳糜试验呈阳性。

六、处理措施

透析患者胃肠道症状的治疗尚缺乏国际性指南。有研究显示，充分 PD 并不能明显改善胃肠道症状，仍以对症治疗为主。51% PD 患者和 44% HD 患者在开始透析治疗后使用了 PPI，主要用于预防上消化道病变和出血。有学者提出在 GERD 的诊断流程中首先是对有症状的患者进行反流性疾病问卷（Reflux Disease Questionnaire，RDQ）问卷调查，对于有吞咽困难、消瘦、出血等报警症状的患者行胃镜检查，而对无上述症状的患者可行诊断性治疗，由此可见在 GERD 的诊断中，主观症状的表述起主要作用，胃镜并非诊断 GERD 的首选方法。RDQ 能够简单有效地诊断 GERD，有研究证实其诊断 GERD 的敏感性可达 94.1%，GERD 患者烧心和反流的 RDQ 评分显著高于非 GERD 患者。大部分治疗同普通人及 CKD 患者，下面仅对 PD 患者有所研究的药物举例。

（一）质子泵抑制剂

质子泵抑制剂（Proton Pump Inhibitors，PPI）是目前治疗肾脏疾病患者，包括透析患者消化道症状的最合适的抑酸治疗药物。也有研究证实，使用 PPI 治疗腹膜透析患者相应的消化道症状是安全的。董睿等研究显示，对于有胃食管反流症状的 CAPD 患者使用 PPI 治疗 4 周，根据 RDQ 评分，症状发生频率及程度均较治疗前有明显改善，且差异有统计学意义。目前临床上推荐的 PPI 治疗 GERD 分三个阶段：第一阶段是 4～8 周的初始治疗，第二阶段是 3～6 个月的维持治疗，第三阶段是按需治疗。此外，由于 CAPD 患者有较多的并发症，在用 PPI 治疗消化道疾病的同时，对于其可能引起胃肠道反应的其他相关影响因素也要同时加以控制，如：改善透析充分性、加强营养、降低微炎症反应、改善生活方式的影响等。鉴于以上因素，CAPD 患者胃食管反流症状的治疗可能需要较普通人群更长的治疗疗程。由于 CAPD 患者中存在导致腹腔内压增加及胃肠道蠕动阻力增加的因素，在治疗中是否需合并其他药物，尚需进一步研究证实。

（二）胃肠道动力药

近年来研究显示，胃肠激素在消化道的吸收、分泌、运动、免疫等方面起着十分重要的调节作用，也在消化道症状发生中的作用越来越受到重视。胃动素（Motilin，MOT）是由小肠 MO 细胞分泌的一种消化道激素，其可以通过激发消化间期肌电活动Ⅲ相，促进胃强力收缩和小肠分节运动，以促进胃肠道对电解质和水等物质的运输，在胃肠道症状的发生过程中起着重要的作用。西沙必利作为第三代胃肠道动力药，可以通过有选择性的促进乙酰胆碱的释放而加强胃肠蠕动功能，防止食物滞留和反流，对胃-食管反流、恶心呕吐、慢性便秘、胃胀、嗳气以及糖尿病胃轻瘫等消化道症状具有较好的治疗效果。王冰月等研究显示，在 PD 组中，MOT 的水平均明显高于健康对照组（19＜0.05），西沙必利可能通过降低透析患者血清 MOT 蓄积的含量，调节胃肠道功能，使 MOT 更好地发挥生理功能，进而改善其消化道症状。早期关于西沙必利治疗糖尿病胃轻瘫患者的研究也指出，西沙必利可以降低糖尿病胃轻瘫患者血浆胃动素，达到改善患者胃肠运动功能的效果。多项临床研究显示，西沙必利单独使用或联合用药，都能明显改善消化道症状，治疗效果肯定。

七、预防措施

（1）提高腹膜透析充分性，保护残余肾功能：残余肾功能可有效清除尿毒症毒素，维持机体水、电解质及酸碱平衡，充分透析可以有效清除尿毒症毒素，减轻消化道症状，改善食欲，纠正代谢性酸中毒及电解质紊乱，减少蛋白质分解。

（2）改善营养状况、纠正贫血、避免乱用口服药物。

（3）规范操作：进液时注意排气，避免气体进入腹腔。

（4）积极治疗腹泻或便秘：腹泻或便秘可以导致腹腔感染发生，不吃生冷及不洁食物，防止肠道感染发生，如发生腹泻时可放空体内腹透液，暂停腹透，防止引流液倒流，避免透析液中加入任何药物等。

参考文献

[1] CANO A E, NEIL A K, KANG J Y, et al.Gastrointestinal symptoms in patients with end-stage renal disease undergoing treatment by hemodialysis or peritoneal dialysis[J].Am J Gastroenterol, 2007, 102（9）: 1990-1997.

[2] STRID H, SIMRéN M, JOHANSSON A C, et al.The prevalence of gastrointestinal symptoms in patients with chronic renal failure is increased and associated with impaired psychological general well-being[J].Nephrol Dial Transplant, 2002, 17（8）: 1434-1439.

[3] STRID H, FJELL A, SIMRéN M, et al.Impact of dialysis on gastroesophageal reflux, dyspepsia, and proton pump inhibitor treatment in patients with chronic renal failure[J].Eur J Gastroenterol Hepatol, 2009, 21（2）: 137-142.

[4] SALAMON K, WOODS J, PAUL E, et al.Peritoneal dialysis patients have higher prevalence of gastrointestinal symptoms than hemodialysis patients[J].J Ren Nutr, 2013, 23（2）: 114-118.

[5] 陈瑾, 毛敏, 张涛, 等.腹膜透析和血液透析患者胃肠道症状的调查分析[J].临床肾脏病杂志, 2017, 17（06）: 340-344.

[6] 沈奕, 李兴华, 钟捷, 等.胃食管反流病调查问卷的诊断价值评价[J].中国临床医学, 2013, 20（04）: 541-543.

[7] 沈许德，王雯，庄惠军.福建省人群胃食管反流病流行病学调查[J].中华消化杂志，2010（06）：386-390.

[8] 蔡伟，康晓平，沈艳辉，等.北京市海淀区三所高校在职教职工胃食管反流病流行病学调查[J].中国预防医学杂志，2010，11（08）：778-781.

[9] MERTZ H.Review article：visceral hypersensitivity[J].Aliment Pharmacol Ther，2003，17（5）：623-633.

[10] 董睿，郭志勇.维持性腹膜透析患者胃肠道症状调查及相关因素分析[J].第二军医大学学报，2013，34（01）：29-36.

[11] STOJAKOWSKA M，BŁAUT U，SMOLEńISKI O，et al.Gastroesophageal reflux disease and its' influence on nutritional status in patients treated with peritoneal dialysis[J].Folia Med Cracov，2005，46（3-4）：59-66.

[12] SILANG R，REGALADO M，CHENG T H，et al.Prokinetic agents increase plasma albumin in hypoalbuminemic chronic dialysis patients with delayed gastric emptying[J].Am J Kidney Dis，2001，37（2）：287-293.

[13] DENT J，EL-SERAG H B，WALLANDER M A，et al.Epidemiology of gastro-oesophageal reflux disease：a systematic review[J].Gut，2005，54（5）：710-717.

[14] BURNS M，MUTHUPALANI S，GE Z，et al.Helicobacter pylori Infection Induces Anemia，Depletes Serum Iron Storage，and Alters Local Iron-Related and Adult Brain Gene Expression in Male INS-GAS Mice[J].PLoS One，2015，10（11）：e0142630.

[15] MANLEY K J.Saliva composition and upper gastrointestinal symptoms in chronic kidney disease[J].J Ren Care，2014，40（3）：172-179.

[16] 贾佑铎，郭兆安.慢性肾衰竭消化系统症状发病机制及治疗研究新进展[J].中国中西医结合肾病杂志，2014，15（10）：936-937.

[17] DEJARDIN A，ROBERT A，GOFFIN E.Intraperitoneal pressure in PD patients：relationship to intraperitoneal volume，body size and PD-related complications[J].Nephrol Dial Transplant，2007，22（5）：1437-1444.

[18] STRID H，SIMRéN M，STOTZER P O，et al.Delay in gastric emptying in patients with chronic renal failure[J].Scand J Gastroenterol，2004，39（6）：516-520.

[19] HUBALEWSKA A，STOMPóR T，PŁACZKIEWICZ E，et al.Evaluation of gastric emptying in patients with chronic renal failure on continuous ambulatory peritoneal dialysis using 99mTc-solid meal[J].Nucl Med Rev Cent East Eur，2004，7（1）：27-30.

[20] GUZ G，BALI M，POYRAZ N Y，et al.Gastric emptying in patients on renal replacement therapy[J].Ren Fail，2004，26（6）：619-624.

[21] STOJAKOWSKA M，BNAUT U，SMOLENISKI O，et al.Gastroesophageal refluxdisease and its′ influence on nutritional status in patients treated with peritoneal dialysis[J].Folia Med Cracov，2005，46（3-4）：59-66.

[22] AGUILERA A，BAJO M A，ESPINOZA M，et al.Gastrointestinal and pancreatic function in peritoneal dialysis patients：their relationship with malnutrition and peritoneal membrane abnormalities[J].Am J Kidney Dis，2003，42（4）：787-796.

[23] VAN V，SCHOONJANS R S，STRUIJK D G，et al.Influence of dialysate on gastric emptying time in peritoneal dialysis patients[J].Perit Dial Int，2002，22（1）：32-38.

[24] CEKIN A H，BOYACIOGLU S，GURSOY M，et al.Gastroesophageal reflux disease in chronic renal failure patients with upper GI symptoms： multivariate analysis of pathogenetic factors[J].Am J Gastroenterol，2002，97（6）：1352-1356.

[25] FASS R.Symptom assessment tools for gastroesophageal reflux disease（GERD）treatment[J].J Clin Gastroenterol，2007，41（5）：437-444.

[26] DE FRANCISCO A L.Gastrointestinal disease and the kidney[J].Eur J Gastroenterol Hepatol，2002，14 Suppl 1：S11-15.

[27] NESSIM S J，TOMLINSON G，BARGMAN J M，et al.Gastric acid suppression and the risk of enteric peritonitis in peritoneal dialysis patients[J].Perit Dial Int，2008，28（3）：246-251；discussion 236-237.

[28] 董睿，郭志勇，赖学莉，等.质子泵抑制剂治疗持续不卧床腹膜透析患者胃食管反流症状的疗效观察[J].中华消化杂志，2009（07）：459-462.

[29] POITRAS P，PEETERS T L.Motilin[J].Curr Opin Endocrinol Diabetes Obes，2008，15（1）：54-57.

[30] Evaluation of upper gastrointestinal symptoms and effect of different modalities oftreatment in patients ofchronic kidney disease[J].Indian Academy of Clinical Medicine 15（3）：182-187.

[31] 李西睦，孙晓慧，喻广娟，等.多潘立酮、西沙必利及小剂量红霉素治疗早产儿喂养不耐受临床效果比较[J].山东医药，2010，50（43）：104-105.

[32] 王冰月，姜埃利，李春红，等.西沙比利对不同透析方式患者的消化道症状及胃肠激素影响研究[J].天津医科大学学报，2020，26（01）：28-31.

[33] 张彤彦，王雁，袁申元，等.西沙比利对糖尿病胃轻瘫患者胃运动功能及血浆胃动素的影响[J].首都医科大学学报，2001（03）：236-238.

[34] TATSUTA M，LISHI H，NAKAIZUMI A，et al.Effect of treatment with cis-apride alone or in combination with domperidone on GE and gastrointestinal symptoms in dyspeptics[J].Aliment Pharmacol Therapeut，1992，6（2）：221-8.

高秀梅（撰写） 张 萍（审校）

第四节 腹膜透析糖、脂代谢异常

一、概述

糖、脂质代谢异常是慢性肾脏病（Chronic Kidney Disease，CKD）的常见并发症，并且在肾脏替代治疗中持续存在或恶化。由于 PD 过程中胰岛素抵抗和糖负荷的同时存在，使得游离脂肪酸的可用性增加、脂肪组织的再生，并且诱发极低密度脂蛋白的分泌，增加了腹膜载脂蛋白的清除，都能进一步加重脂代谢异常。

二、定义

糖脂代谢紊乱（Glucolipid Metabolic Disorders，GLMD）是一种以糖、脂代谢紊乱为特征，由遗传、环境、精神等多种因素参与的疾病，以神经内分泌失调、胰岛素抵抗、氧化应激、慢性炎性反应、肠道菌群失调为核心病理，以高血糖、血脂失调、脂肪肝、超重、高血压、动脉粥样硬化等单一或合并出现为主要临床表现，需要从整体上进行综合防控的疾病。

三、流行病学及风险因素

PD 患者由于长期应用含高渗葡萄糖的腹透液，导致患者自身的葡萄糖负荷加重，在腹透液存腹过程中葡萄糖可被吸收，导致患者血糖不断升高，造成胰岛素抵抗，而高血糖可因葡萄糖负荷增加而加重。当患者注入腹膜腔的葡萄糖有 60%～80%被吸收，相当于每天摄入 100～300g 葡萄糖，不过吸收多少取决于葡萄糖浓度及膜转运状况。香港的研究显示，开始 PD 治疗后有 27.3%的患者可出现空腹血糖水平升高。与 HD 患者相比，PD 患者有更高的空腹血糖（5.0+0.14vs4.58+0.14mmol/L；$P < 0.05$）及糖化血红蛋白（Hemoglobin A1c，HbA1c），（5.9+0.1vs5.5+0.1%；$P < 0.05$），空腹胰岛素水平有增高趋势（97.9+12.8vs57.9+12.3pmol/L；$P = 0.055$）。70%的 PD 患者伴有脂代谢异常，与 HD 患者相比，PD 患者有着更广泛的动脉粥样硬化血脂谱，表现为：TC 升高（20%～40%），TG 升高（25%～50%），低密度脂蛋白（Low Density Lipoprotein Cholesterol，LDL-C）升高（20%～40%），载脂蛋白 B（ApolipoproteinsB，ApoB）升高（25%～50%），HDL-C 降低（25%～50%）。葡萄糖、血脂代谢异常均可显著增加 PD 患者心血管疾病及死亡率。

四、发病机制

（一）胰岛素抵抗

PD 患者由于长期应用含高渗葡萄糖的腹透液，导致患者自身的葡萄糖负荷加重，在腹透液存腹过程中葡萄糖可被吸收，继而使得患者脂肪组织含量增加，其中以内脏脂肪和腹部皮下脂肪增多为主要表现的向心性肥胖最为明显。同时葡萄糖的大量吸收还会导致患者血糖不断升高，造成胰岛素抵抗，加重患者的糖尿病倾向，而这一过程为一错综复杂、长期渐进的过程，并不能用单一因素来解释，在腹膜透析患者中胰岛素抵抗与多种因素及脂肪因子水平呈正相关。但各种脂肪因子中，抵抗素与脂联素的比值（抗脂比）与胰岛素抵抗相关性最强。

（二）脂联素（Adiponectin）

在众多种类的脂肪因子中，脂联素作为广泛存在于血液及细胞中的脂肪因子作用可表现为：①脂联素可以与患者血清中多余的脂肪粒结合，使游离脂肪粒加强吸附到肝脏微粒体等转化细胞表面，继而与相关细胞表面受体结合入肝进一步转化，达到稀释血清游离脂肪酸的作用；②血清脂联素可以抑制血糖升高及血管内脂质分子聚集，防止血管内皮受损及血管粥样硬化。PD 患者血浆脂联素水平降低与向心性肥胖、脂代谢紊乱和胰岛素抵抗相关。血清脂联素的降低导致患者内脏脂肪堆积并直接表现为腹型肥胖，腹型肥胖的发生伴随着血糖的逐步升高并逐步发展为胰岛素抵抗。造成患者血糖水平变化，血糖进一步升高导致其他脂肪因子如血清抵抗素，瘦素水平升高，进一步抑制血清脂联素的产生。一些研究发现，PD 患者中脂联素水平与体重、BMI、血糖、腹围呈显著的负相关。在 Huang 等人的研究中，与瘦素相比，PD 和 HD 患者的血浆脂联素水平没有差异，血清脂联素水平与肾小球滤过率呈负相关（$R= -0.313$，$P=0.001$）。血浆瘦素/脂联素比值（Leptin/Adiponectin，L/A）最近被提出作为动脉粥样硬化的新标志物，并作为糖尿病患者和 PD 患者人群心血管事件的预测指标。L/A 比值与 TG 水平的相关性有统计学意义。也有研究提示抵抗素/脂联素比值与 PD 患者脂代谢紊乱和胰岛素抵抗呈明显相关性，优于单一抵抗素或脂联素，对 PD 患者疾病进展和预后的评估可能具有更好的临床价值。

（三）瘦素（Leptin，LP）

体外研究表明，含葡萄糖液体可上调培养脂肪细胞的瘦素分泌，下调脂联素分泌。研究发现，PD 患者的血清瘦素浓度明显高于血液透析患者或非透析 CKD 患者。PD 治疗的开始血清瘦素水平的显著升高，是由葡萄糖负荷引起的高胰岛素血症所致。有研究发现，血清瘦素与体质指数（Body Mass Index，BMI）呈正相关，和 L/A 比值、腹膜肌酐清除率、透析充分性呈显著负相关，但与 RRF 无关，没有观察到总透析充分性 Kt/V 与血清瘦素水平之间的显著关系。Momeni 指出，瘦素水平与每天的 Kt/V 和腹膜交换次数无关，瘦素、血清高敏 C-反应蛋白（high-sensitivity C-Reactive Protein，hs-CRP）可能是 PD 患者死亡的危险因素。

（四）抵抗素（Resistin）

肥胖时脂肪组织可使抵抗素表达和分泌增多。抵抗素从以下几方面造成患者血脂升高及血管内皮受损：①大量抵抗素的产生将进一步抑制脂联素，网膜素等一系列脂肪因子的生成及其对细胞的保护作用。②抵抗素可以与乳糜微粒表面受体特异结合，从而使乳糜微粒变构，暴露更多的结合位点使其吸附更多的脂肪分子，密度增大的乳糜微粒将更容易沉积于血管壁内表面造成脂肪沉积及血管内皮增生变厚。无论 CAPD 组还是 CKD5 期组其抵抗素都与各自的胰岛素抵抗指数成正相关。CAPD 组胰岛素抵抗水平显著高于 CKD5 期组。然而脂联素可以对其他脂肪细胞因子包括抵抗素的产生进行调控，导致抵抗素水平出现反常并在治疗过程中发生波动，抵抗素与脂联素之间可能存在相互抑制，相互促进的反馈作用，而不是单一的促进或抑制作用，以抵抗素作为单因尚不能证明其可以明确判断机体是否发生腹型肥胖。

（五）脂肪型脂肪酸结合蛋白

脂肪型脂肪酸结合蛋白（Adipocyte Fatty Acid Binding Protein，AFABP）是脂肪酸结合蛋白超家族成员，既往研究表明其与胰岛素抵抗、脂代谢异常及动脉硬化等密切相关。我们的研究发现 AFABP 与空腹血糖（Fasting Blood Glucose，FBG）呈正相关关系，尽管没有统计学的差异，但其与空腹胰岛素（Fasting Insulin，FINS）表现出正相关趋势，表明 AFABP 可作为糖代谢异常的一个监测指标。腹膜透析患者主要表现为腹型肥胖，存在不同程度的糖脂代谢紊乱，血清 AFABP 水平可作为监测腹膜透析患者糖代谢异常的指标之一。既往的研究中证实 AFABP 还可导致肥胖及促进动脉硬化，我们的研究结果也显示 AFABP 与腰围/身高比值（Waist-Height Ratio，WHtR）呈正相关。由于腹腔扩张导致的腹壁松弛，所以单纯测量腹围可能较易出现误差，并且在不同人群中腹围的分布有较大差异，而 WHtR 则综合了腹围和身高的影响，相对而言不仅可反映全身肥胖而且可反映腹型肥胖，并且在后者中更具优势，所以我们主张还应在 PD 患者中应用 WHtR 监测腹型肥胖。

五、临床表现

（一）诊断标准

1.高血糖

空腹血糖≥7.0mmol/L，或餐后血糖≥11.1mmol/L.HbAlc≥6.5%。

2.高脂血症

TC≥5.72mmol/L，TG≥1.7mmol/L，LDL-C≥2.56mmol/L。

3.高血压

平静状态下血压≥140/90mmHg。

4.肥胖

肥胖诊断目前尚不统一。①世界卫生组织标准：BMI≥25 为超重，≥30 为肥胖；②亚太地区（肥胖和超重的诊断标准专题研讨会）标准：BMI≥23 为超重，≥25 为肥胖。对于腹部肥胖患者，男性腹围应大于 90cm、女性腹围应大于 80cm。

5.代谢综合征

美国 NCEP-ATPIII于 2001 年制定标准如下：下列 5 项危险因素中 3 项或以上：①腹部或中心肥胖：腹围：男性＞102cm，女性＞88cm；②高甘油三酯：≥1.7mmol/L（≥150mg/dL）；③低高密度脂蛋白胆固醇：男＜1.03mmol/L（＜40mg/dL），女＜1.29mmol/L（＜50mg/dL）；④高血压：≥130/85mmHg 或抗高血压治疗；⑤空腹血糖增高≥6.1mmol/L（≥110mg/dL）。

（二）糖代谢异常

1.血糖、糖化血红蛋白

有研究资料显示，重吸收葡萄糖会使患者增加对热量的吸收，腹膜透析液葡萄糖和腰围呈正相关，并进一步造成患者肥胖。尤其是腹型肥胖（即向心性肥胖）明显，造成患者血管微炎症和血压黏稠度增大，末梢血流动力学改变及动脉粥样硬化，大大增加了患者心血管事件的发生率。有研究发现，对于 PD 治疗患者，HbA1c 值可以从 6.0%～6.9%升高到 7.0%～7.9%和 8.0%～8.9%，全因死亡危险比相应增加到 1.10 和 1.28。高糖化血红蛋白也与非糖尿病患者冠心病死亡率的增加相关。

2.胰岛素抵抗

有研究显示患者经过 1 年的腹膜透析治疗，躯体脂肪含量明显增多，胰岛素抵抗加重，脂肪因子水平发生改变。腹透患者代谢紊乱的发生发展过程中可能受多个因素的相互影响，包括腹膜葡萄糖吸收、炎症及脂肪因子水平异常等。该研究发现 UCP2 基因第 8 号外显子 3 非编码区 45bp 插入（I）/缺失（D）的多态性与腹透患者的代谢紊乱之间存在一定的相关性。DD 型患者与 DI/II 型患者相比在葡萄糖负荷增加的情况下可能更容易出现脂肪含量增加、胰岛素抵抗和脂代谢紊乱。CAPD 组胰岛素抵抗水平显著高于 CKD5 期组（$P<0.0001$）。研究表明大部分受试者在应用含糖透析液后胰岛素抵抗明显

增高，口服糖耐量试验（Oral Glucose Tolerance Test，OGTT）试验也证实在 PD 患者中 FBG 没有明显变化，但基础胰岛素水平及稳态模型的胰岛素抵抗指数（HOMA-IR）水平较健康者及血透者均明显增高。笔者发现虽然 PD 患者 FBG 较健康者差异无统计学意义，但 FINS 水平及 HOMA-IR 较健康组明显增加。

（三）脂代谢异常

尿毒症性血脂异常是由于脂解酶活性降低和脂蛋白组成改变导致载脂蛋白 b 的分解代谢降低引起的。此外，高含糖腹膜透析液对腹膜葡萄糖的过度吸收可能会加剧持续流动 PD 患者的脂质代谢紊乱，并且 PD 患者体内可有蛋白质从腹透液中丢失，使得代偿性肝脏脂蛋白的合成增加。主要表现在以下方面。

1.腰围

CAPD 组腰围明显高于 CKD5 期及健康对照组（$P<0.0001$）。以 BMI 为标准，CAPD 组中肥胖患者所占比例为 27%，CKD5 期组患者肥胖比例为 20%，以腰围标准，CAPD 组中向心性肥胖患者所占比例为 83.3%，CKD5 期组所占比例为 60%。在既往的研究中已有证据表明 PD 患者的腰围与患者腹部脂肪堆积相关，一般而言，患者在接受 PD 治疗最开始的半年内体脂含量逐渐增加，内脏脂肪增加尤为明显，透析前体脂含量低的患者 PD 治疗后内脏和皮下脂肪增高更明显，从心血管病高风险队列研究中可以发现腹围增大对于动脉硬化，糖尿病及代谢障碍严重程度的判断价值高于 BMI 或体重的测量。

2.血脂谱异常

在 PD 中，含糖液体可能会影响脂肪组织的活动和细胞因子的释放，在非糖尿病、非肥胖的 CAPD 患者中，TG 与胰岛素抵抗有关联。PD 患者血脂异常和胰岛素抵抗的机制是由于腹膜腔高葡萄糖吸收引起的高胰岛素血症导致 VLDL 的肝脏合成增加，胰岛素调节脂蛋白脂肪酶活性受损导致 TG 的去除减少，腹膜蛋白损失和体重增加。腹膜透析患者血浆白蛋白水平明显低于血液透析患者，大量蛋白从腹透液中丢失，可能通过类似肾病综合征的机制造成脂代谢紊乱。

高甘油三酯血症是 PD 患者中最常见的脂类疾病，而这正是肥胖或代谢综合征的重要标志。以 TG 为标准 CAPD 组患者中存在糖脂代谢紊乱的比例占 86.6%，CKD5 期组所占比例为 56.6%。另一项研究发现，腹透患者的脂代谢紊乱，以胆固醇及低密度脂蛋白的明显升高为主。PD 过程中由于每天经透析液会丢失大量蛋白质，可以刺激肝脏合成白蛋白及脂蛋白，从而诱发 LDL-C 及脂蛋白 a（Lipoprotein a，LPa）增高。PD 患者体内 LDL-C 与正常人群及 HD 患者不同，多为小颗粒 LDL-C，即含有较多小而密的颗粒，亦称之为小而密的 LDL（Small Dense LDL Subfraction，sdLDL），sdLDL 易于被氧化，不宜与 LDL 受体结合，在血液中很难被清除，其比大颗粒 LDL 更易导致动脉硬化。PD 患者 LDL-C/HDL-C 比值亦较 HD 明显增高。LDL-C/HDL-C 比值恰恰被认为是预示血管硬化的早期指标。

随着患 PD 时间的延长，血清 TG（系数 0.006，$P<0.001$）、TC/HDL（系数 0.004，$P=0.001$）和 VLDL 胆固醇（系数 0.005，$P=0.001$）水平小幅升高，血清 HDL 胆固醇水平下降（系数-0.004，$P=0.009$），但具有统计学意义。而 PD 溶液的类型（生物相容性 vs 标准）对这些水平没有显著影响。腹膜透析葡萄糖暴露与 TG、TC/HDL、HDL 和 VLDL 水平的趋势显著相关。基线脂质参数水平不能预测复合心血管事件或全因死亡率。

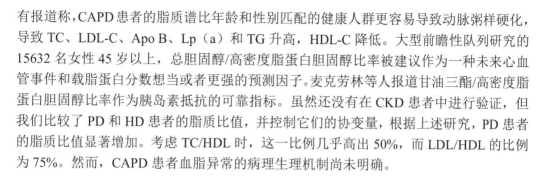

有报道称,CAPD患者的脂质谱比年龄和性别匹配的健康人群更容易导致动脉粥样硬化,导致TC、LDL-C、Apo B、Lp（a）和TG升高,HDL-C降低。大型前瞻性队列研究的15632名女性45岁以上,总胆固醇/高密度脂蛋白胆固醇比率被建议作为一种未来心血管事件和载脂蛋白分数想当或者更强的预测因子。麦克劳林等人报道甘油三酯/高密度脂蛋白胆固醇比率作为胰岛素抵抗的可靠指标。虽然还没有在CKD患者中进行验证,但我们比较了PD和HD患者的脂质比值,并控制它们的协变量,根据上述研究,PD患者的脂质比值显著增加。考虑TC/HDL时,这一比例几乎高出50%,而LDL/HDL的比例为75%。然而,CAPD患者血脂异常的病理生理机制尚未明确。

六、处理措施

定期检查血糖、血脂,及时发现糖脂代谢异常,严格管理患者的水盐摄入以减少高渗透析液的需求;更换透析液种类,如多聚糖或氨基酸透析液;加强活动,增强机体对葡萄糖的消耗;限制高糖高脂饮食,降血糖、血压、血脂。对于腹膜透析,改善糖脂代谢的研究集中在透析液的替代上。

1.降糖药物

PD患者能使用的主要有胰岛素及其类似物、苯茴酸类衍生物促泌剂、二肽基肽酶-4（Dipeptidyl Peptidase-4,DPP-4）酶抑制剂和中成药。

2.降脂药物

多个指南指出:因缺乏减少动脉粥样硬化性冠状动脉疾病（Atherosclerotic Coronary Artery Disease,ASCVD）证据,推荐透析患者使用降脂药物,既往已经使用的,继续应用,从未使用的,不建议开始使用。

3.艾考糊精

已有研究报道艾考糊精可以改善PD患者的生存率,艾考糊精作为一种新型的透析液,可以改善腹膜透析患者的超滤量,并且不会增加其葡萄糖负荷。近年来有越来越多的研究表明,艾考糊精可以改善脂代谢异常。

1）对糖代谢影响

Amici等人在一项横断研究中,对非糖尿病CAPD患者在长期住院期间使用7.5%的艾考糊精或传统的葡萄糖治疗,通过HOMA指数测量,高胰岛素血症和胰岛素抵抗都降低了。Gursu和Canbakan的两项研究在非糖尿病性CAPD患者中也发现了类似的结果。除了葡萄糖负荷的降低外,Takeguchi等人还在25例流行CAPD患者中发现了与艾考糊精相关的脂联素血清水平的升高,是增加胰岛素敏感性的重要因素。

2）对脂代谢影响

与传统葡萄糖方案治疗的PD患者相比,低糖-PD方案（葡萄糖基PD溶液+艾考糊精、淀粉聚合物和氨基酸）显著改善了致动脉粥样硬化脂蛋白表型。艾考糊精可能以时间依赖性的方式改善TG和HDL-C的代谢,可能的机制是减少透析液中葡萄糖的转移。需要对正在接受降脂药物治疗的PD患者进行进一步的研究,以正确评估艾考糊精对脂质谱的影响。以艾考糊精为基础的CAPD治疗的患者可能比HD治疗的患者有更好的TG、HDL-C和Apo A水平。

除TG外,艾考糊精治疗可通过双期调节血浆TC水平来改善脂质代谢,使用含艾考糊精而非葡萄糖的 PD 溶液对血清 TC 和 LDL-C 水平有良好的影响。这些研究表明，艾考糊精降低了葡萄糖的吸收率，并且脂质谱不会导致动脉粥样硬化。Meta 分析显示，在脂质谱方面，艾考糊精比传统的葡萄糖基透析液具有显著的优势。艾考糊精比常规葡萄糖溶液更能降低血浆总胆固醇，与 Sniderman 的研究结果一致。

4.超支化聚甘油

超支化聚甘油是一种高度亲水性的水溶性超支化聚醚聚合物，可以通过开环多分支聚合进一步合成。基于超支化聚甘油的 PD 溶液产生类似或明显更好的液体和废物清除，有研究显示与 PYS（5%葡萄糖）或 PYS（2.27%葡萄糖）相比对大鼠腹膜造成更少的损伤。Du C 等人[31]以超支化聚甘油为基础的 PD 溶液与传统的以葡萄糖为基础的 PYS 相比在大鼠体内的长期影响，得出结论，在长期的 PD 治疗中，超支化聚甘油在保存腹膜功能和结构方面优于葡萄糖，提示超支化聚甘油有可能成为一种新型的 PD 渗透剂。

5.雷帕霉素

高糖条件下腹膜中细胞外基质（Extracellular Matrix，ECM）成分进行性积累造成腹膜纤维化（Peritoneal Fibrosis，PF），雷帕霉素是一种常用的免疫抑制剂，可抑制哺乳动物雷帕霉素靶点（mTOR），有文章报道雷帕霉素的抗纤维化作用可能有助于治疗 PF 和包膜性腹膜硬化。Tamer 等人也证实，雷帕霉素可能有助于预防或延迟 PF 和新血管生成的进展。这些腹膜的改变可能与 TNF-α 和 TGF-β 水平的降低有关。Liu J 等人在用雷帕霉素治疗的小鼠腹膜中，脂质积累也有同样的减少。有研究表明，雷帕霉素通过抑制 SREBP-2（Sterol-Regulatory-Element-Binding Protein-2），降低 SCAP/SREBP-2 复合物从内质网向高尔基体的转运，从而阻断了肝癌细胞系 HepG2 细胞和血管平滑肌细胞中胆固醇摄取。因此，雷帕霉素可能通过降低胆固醇摄取和增加胆固醇流出来维持细胞内脂质稳态，最终防止脂质紊乱介导的器官损伤，可能是一种有希望的治疗策略。

没有研究证明改善脂质紊乱能减少腹膜透析患者心血管事件发生，限制 PD 处方中的葡萄糖量被描述为改善致动脉粥样硬化脂蛋白谱，但一些研究显示了相互矛盾的结果。这些争议可能归因于已发表的研究中数据不足和实验设计的差异。然而，尚不清楚这些研究中的患者在研究期间是否接受了降脂药物或他们的降脂药物剂量是否保持不变。需要进一步的前瞻性研究来加强对结论的支持。

七、预防措施

一级预防：对糖脂代谢紊乱患者开展健康教育，提倡健康的生活方式，包括：戒烟；保持理想体重；适当的热量限制；适当的增加运动量；改变饮食结构，减少含糖饮料和肉类产品的摄入量。

二级预防：对于生活方式干预效果不显著和处在心血管疾病高危状态的个体，则需要采用药物治疗糖脂代谢紊乱，因糖脂代谢紊乱的发病机制尚不明确，目前主要针对其组分进行分别治疗。

参考文献

[1] HOLMES C J.Reducing cardiometabolic risk in peritoneal dialysis patients：role of the dialysis solution[J].J Diabetes Sci Technol，2009，3（6）：1472-1480.

[2] SZETO C C，CHOW K M，KWAN B C，et al.New-onset hyperglycemia in nondiabetic chinese patients started on peritoneal dialysis[J].Am J Kidney Dis，2007，49（4）：524-532.

[3] DE MORAES T P，FORTES P C，RIBEIRO S C，et al.Comparative analysis of lipid and glucose metabolism biomarkers in non-diabetic hemodialysis and peritoneal dialysis patients[J].J Bras Nefrol，2011，33（2）：173-179.

[4] 时晓迟，刘玉洁，吴艳民.冠心病患者瘦素脂联素瘦素/脂联素及其影响因素分析[J].中国急救医学，2015，22（5）：442-443

[5] GOLEMBIEWSKA E，SAFRANOW K，CIECHANOWSKI K，et al.Adipokines and parameters of peritoneal membrane transport in newly started peritoneal dialysis patients[J].Acta Biochim Pol,2013,60（4）：617-621.

[6] HUANG J W，YEN C J，CHIANG H W，et al.Adiponectin in peritoneal dialysis patients：a comparison with hemodialysis patients and subjects with normal renal function[J].Am J Kidney Dis，2004，43（6）：1047-1055.

[7] PARK J T，YOO T H，KIM J K，et al.Leptin/adiponectin ratio is an independent predictor of mortality in nondiabetic peritoneal dialysis patients[J].Perit Dial Int，2013，33（1）：67-74.

[8] MOMENI A，SEIRAFIAN S.Relationship between serum leptin level and peritonitis in CAPD patients[J].Nephro-Urol Mon，2011，3：272-275.

[9] CAO L，MOU S，FANG W，et al.Hyperleptinaemia，insulin resistance and survival in peritoneal dialysis patients[J].Nephrology （Carlton），2015，20（9）：617-624.

[10] SANABRIA M，DEVIA M，HERNáNDEZ G，et al.Outcomes of a peritoneal dialysis program in remote communities within Colombia[J].Perit Dial Int，2015，35（1）：52-61.

[11] DUONG U，MEHROTRA R，MOLNAR M Z，et al.Glycemic control and survival in peritoneal dialysis patients with diabetes mellitus[J].Clin J Am Soc Nephrol，2011，6（5）：1041-1048.

[12] BILIR B E，GüLDIKEN S，TUNçBILEK N，et al.The effects of fat distribution and some adipokines on insulin resistance[J].Endokrynol Pol，2016，67（3）：277-282.

[13] GALACH M，WANIEWSKI J，AXELSSON J，et al.Mathematical modeling of the glucose-insulin system during peritoneal dialysis with glucose-based fluids[J].ASAIO J，2011，57（1）：41-47.

[14] 陈瑾，张萍，汪伟，等.腹膜透析患者血清脂肪型脂肪酸结合蛋白、腹型肥胖及糖脂代谢相关性研究[J].实用医院临床杂志，2011，8（06）：76-79.

[15] BAZANELLI A P，KAMIMURA M A，MANFREDI S R，et al.Usefulness of waist circumference as a marker of abdominal adiposity in peritoneal dialysis：a cross-sectional and prospective analysis[J].Nephrol Dial Transplant，2012，27（2）：790-795.

[16] BAZANELLI A P，KAMIMURA M A，CANZIANI M E，et al.Waist circumference as a predictor of adiponectin levels in peritoneal dialysis patients：a 12-month follow-up study[J].Perit Dial Int，2013，33（2）：182-188.

[17] DE MATTOS A M，OVIDIO P P，JORDãO A A，et al.Association of body fat with inflammation in peritoneal dialysis[J].Inflammation，2013，36（3）：689-695.

[18] JAIN A K，BLAKE P，CORDY P，et al.Global trends in rates of peritoneal dialysis[J].J Am Soc Nephrol，2012，23（3）：533-544.

[19] CHOI S J, KIM N R, HONG S A, et al.Changes in body fat mass in patients after starting peritoneal dialysis[J].Perit Dial Int, 2011, 31 (1): 67-73.

[20] LAI K N, LEUNG J C.Peritoneal adipocytes and their role in inflammation during peritoneal dialysis[J].Mediators Inflamm, 2010, 2010: 495416.

[21] MARQUES DE MATTOS A, MARINO L V, OVIDIO P P, et al.Protein oxidative stress and dyslipidemia in dialysis patients[J].Ther Apher Dial, 2012, 16 (1): 68-74.

[22] CHO Y, BüCHEL J, STEPPAN S, et al.Longitudinal trend in lipid profile of incident peritoneal dialysis patients is not influenced by the use of biocompatible solutions[J].Perit Dial Int, 2016, 36 (2): 146-153.

[23] GüRSU E M, OZDEMIR A, YALINBAS B, et al.The effect of icodextrin and glucose-containing solutions on insulin resistance in CAPD patients[J].Clin Nephrol, 2006, 66 (4): 263-268.

[24] CANBAKAN M, SAHIN G M.Icodextrine and insulin resistance in continuous ambulatory peritoneal dialysis patients[J].Ren Fail, 2007, 29 (3): 289-293.

[25] TAKEGUCHI F, NAKAYAMA M, NAKAO T.Effects of icodextrin on insulin resistance and adipocytokine profiles in patients on peritoneal dialysis[J].Ther Apher Dial, 2008, 12 (3): 243-249.

[26] HUANG Y F, ZHU D J, CHEN X W, et al.Biphasic regulation of lipid metabolism: a meta-analysis of icodextrin in peritoneal dialysis[J].Biomed Res Int, 2015, 2015: 208980.

[27] KADIROğLU A K, USTüNDAG S, KAYABAşI H, et al.A comparative study of the effect of icodextrin based peritoneal dialysis and hemodialysis on lipid metabolism[J].Indian J Nephrol, 2013, 23 (5): 358-361.

[28] SNIDERMAN A D, SLOAND J A, LI P K, et al.Influence of low-glucose peritoneal dialysis on serum lipids and apolipoproteins in the IMPENDIA/EDEN trials[J].J Clin Lipidol, 2014, 8 (4): 441-447.

[29] DU C, MENDELSON A A, GUAN Q, et al.The size-dependent efficacy and biocompatibility of hyperbranched polyglycerol in peritoneal dialysis[J].Biomaterials, 2014, 35 (5): 1378-1389.

[30] MENDELSON A A, GUAN Q, CHAFEEVA I, et al.Hyperbranched polyglycerol is an efficacious and biocompatible novel osmotic agent in a rodent model of peritoneal dialysis[J].Perit Dial Int, 2013, 33 (1): 15-27.

[31] DU C, MENDELSON A A, GUAN Q, et al.Hyperbranched polyglycerol is superior to glucose for long-term preservation of peritoneal membrane in a rat model of chronic peritoneal dialysis[J].J Transl Med, 2016, 14 (1): 338.

[32] XIANG S, LI M, XIE X, et al.Rapamycin inhibits epithelial-to-mesenchymal transition of peritoneal mesothelium cells through regulation of Rho GTPases[J].FEBS J, 2016, 283 (12): 2309-2325.

[33] GONZáLEZ-MATEO G T, AGUIRRE A R, LOUREIRO J, et al.Rapamycin protects from type-I peritoneal membrane failure inhibiting the angiogenesis, lymphangiogenesis, and endo-MT[J].Biomed Res Int, 2015, 2015: 989560.

[34] FRASCà G M, D'AREZZO M, RICCIATTI A M, et al.m-TOR inhibitors may be useful in the treatment of encapsulating peritoneal sclerosis (EPS) [J].J Nephrol, 2014, 27 (5): 587-590.

[35] GHADIMI M, DASHTI-KHAVIDAKI S, KHALILI H.mTOR inhibitors for management of encapsulating peritoneal sclerosis: a review of literatures[J].Ren Fail, 2016, 38 (10): 1574-1580.

998

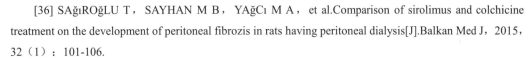

[36] SAğıROğLU T，SAYHAN M B，YAğCı M A，et al.Comparison of sirolimus and colchicine treatment on the development of peritoneal fibrozis in rats having peritoneal dialysis[J].Balkan Med J，2015，32（1）：101-106.

[37] LIU J，JIANG C M，FENG Y，et al.Rapamycin inhibits peritoneal fibrosis by modifying lipid homeostasis in the peritoneum[J].Am J Transl Res，2019，11（3）：1473-1485.

[38] LIU J，MA K L，ZHANG Y，et al.Activation of mTORC1 disrupted LDL receptor pathway：a potential new mechanism for the progression of non-alcoholic fatty liver disease[J].Int J Biochem Cell Biol，2015，61：8-19.

[39] MA K L，LIU J，WANG C X，et al.Activation of mTOR modulates SREBP-2 to induce foam cell formation through increased retinoblastoma protein phosphorylation[J].Cardiovasc Res，2013，100（3）：450-460.

高秀梅（撰写）　张　萍（审校）

第五节　腹膜透析的水电解质、酸碱失衡

PD 是利用腹膜作为透析膜，依赖弥散和超滤作用，以清除体内过多的水分和毒素的一种透析方式。腹膜是具有良好通透特性的半透膜，溶质和水分从血管内转运到腹腔中需经过毛细血管层、腹膜间质、间皮细胞层以及腹膜表面层，达到清除体内代谢废物和纠正水电解质紊乱的目的。将透析液灌入腹腔时，血液中的代谢产物浓度高于腹透液浓度，该物质就会弥散入腹透液中，反之，腹透液的电解质组成与正常人体细胞间液组成相似，经过一段时间的交换，血液中多余的代谢废物等得以清除，血液中缺乏的物质得以补充，使患者的血电解质恢复。PD 不仅起到代谢毒素的作用，也通过腹透液中的缓冲物质维持机体的酸碱平衡。

PD 患者常见的问题有钠平衡紊乱、酸碱失衡、低钾血症等，将在下面分别进行阐述。

水钠代谢紊乱

一、概述

水分由于其较小的分子量，是 PD 交换最快的物质，其次是尿素、钾、钠，尿酸等、主要通过超滤进行。超滤是依靠透析液和血液的渗透压梯度差将血液中的水分排出体外，对调节 PD 患者钠代谢至关重要。超滤量主要与透析液内的葡萄糖水平、透析液留腹时间、腹膜超滤效能有关。

二、定义

临床上将血钠＜135mmol/L 定义为低钠血症，常见于 PD 伴有容量负荷者。血钠＞145mmol/L 则定义为高钠血症。

三、流行病学和风险因素

肾脏通过其浓缩和稀释功能调节体水钠的代谢平衡，而 ESRD 患者肾脏对钠的调节能力几乎丧失，对摄入水和钠的变化不能引起正常的排泄反应，常出现钠的代谢异常。PD 时钠的平衡主要有弥散和对流，弥散取决于细胞外液和透析液之间的钠浓度梯度，同时与超滤密切相关。

四、发病机制

PD 患者增加饮食中的钠摄入，可致血清钠增高，透析液中钠排出量也随之增加，腹膜透析部分清除液体，纠正低钠血症，因而患者很少因过量饮水引发低钠血症。而超滤不当则有可能导致高钠血症的发生。有学者提出的"三孔模型理论"将腹膜孔道结构简单地分为三种不同孔径的通道，依次为大孔、小孔、超微孔，其中超微孔主要介导水的转运，直径为 0.3～0.5nm，主要指水通道蛋白（Aquaporin，AQP），是水特异性蛋白通道，参与透析液高浓度葡萄糖晶体渗透梯度介导的无钠水转运，即自由水转运。实验表明，在腹腔超滤中，约 50% 的超滤液是通过超微孔转运到腹腔。研究发现，AQP-1 敲除小鼠超滤量下降 50% 左右。另外，位于内皮细胞之间，直径为 4～5nm 的小孔，主要通过扩散和对流机制进行溶质转运和溶质耦合水转运，是水分和小分子溶质转运的主要通道。腹透超滤主要与 AQP 转运自由水和小孔清除耦合水有关。通常，缩短留腹时间、增加葡萄糖浓度提高腹透液血液晶体渗透梯度可增加 AQP-1 通道介导的自由水转运量。

短时频繁交换的腹透模式，由于 AQP-1 通道介导的自由水转运使透析液钠浓度迅速降低，发生"钠筛"现象，导致高钠血症的发生。

五、临床表现

血钠水平的检查是诊断钠代谢紊乱的金标准。高钠或低钠血症使细胞外液渗透压改变，细胞内水分和细胞外水分发生转移，导致细胞内失水或肿胀，颅内压改变，脑细胞极易受损，出现一系列神经-精神症状，轻者表现淡漠、嗜睡或烦躁，重者可发生惊厥、癫痫、抽搐或昏迷甚至死亡。

六、处理措施

腹透钠的清除主要发生在腹透交换的中后期，此时较多的葡萄糖吸收入血，超滤减少，钠从血液弥散到透析液中平衡钠浓度。缩短留腹时间有利于超滤，但应避免频繁短时交换导致的钠筛现象，对于钠清除则需要相对较长的留腹时间，但过长时间留腹又存在钠的重吸收，不利于钠清除，故推荐进行 CAPD 模式，平衡水和钠的清除，同时需注意调整腹透液留腹时间，将短时间交换与长留腹相结合，兼顾溶质和液体清除的目标。一旦发生高钠血症，需考虑连续性血液净化治疗或 HD 治疗纠正高钠血症。

新型腹透液艾考糊精具有高分子、水溶性的多糖聚合物，通过产生胶体渗透压来增加超滤，长时间维持一定的渗透梯度，其在腹膜吸收缓慢，可产生长达 8～12h，甚至 15h 缓慢而持久的超滤。艾考糊精主要通过小孔而非 AQP-1 通道转运液体和溶质，不存

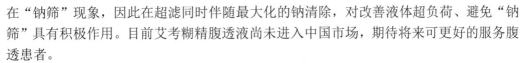

在"钠筛"现象，因此在超滤同时伴随最大化的钠清除，对改善液体超负荷、避免"钠筛"具有积极作用。目前艾考糊精腹透液尚未进入中国市场，期待将来可更好的服务腹透患者。

对于低钠血症患者，轻度的低钠血症可通过静脉或口服补充钠盐提高血钠；但是对于中重度的低钠血症，及血钠水平低于125mmol/L，尤其是当低钠血症持续时间较长时，治疗需十分谨慎、缓慢提升血钠，过快纠正血钠水平是很危险的，可通过连续性血液净化纠正，调节置换液钠浓度缓慢提升血钠水平，纠正低钠血症。

七、展望

对于PD患者，常存在容量负荷问题，充分的液体清除和水钠清除是腹透患者管理的关键问题，应及时评估患者的体征和实验室检查，准确评估患者容量负荷，结合患者的生活习惯，及时进行健康教育强化容量管理；根据患者的腹膜转运类型进行及时合理的处方调整，通过综合管理，改善腹透患者临床结局。

钾代谢紊乱

一、概述

钾是人体最丰富的阳离子，98%以上位于细胞内液，2%存在于细胞外液，钾离子直接参与细胞内外的代谢活动，包括维持细胞新陈代谢、调节体液渗透压、维持酸碱平衡和保持细胞应激功能等。机体有完整的钾离子平衡调节机制，如钾离子跨细胞转移、肾脏对钾离子的调节、结肠和皮肤的排钾功能等，所以在每日钾的摄入有较大的变化的情况下，机体仍可通过自身调节维持血钾水平波动在 3.5～5.0mmol/L。肾脏在钾离子代谢中起关键作用，约90%的钾自尿中排泄，10%自粪便排泄。在急性肾损伤和慢性肾衰竭时，因肾小球滤过率降低或肾小管排钾功能障碍，患者易发生血钾代谢紊乱。PD 患者由于腹透液的应用常导致低钾血症的发生，尤其是有残余肾功能，仍存在经尿液排钾的患者，而较少发生高钾血症，故本章着重讨论 PD 患者低钾血症。

二、定义

低钾血症，是指血清钾浓度低 3.5mmol/L 的一种病理生理状态，是临床常见的电解质紊乱之一，对 PD 患者构成很大威胁，PD 患者通过定期监测血钾及时发现低钾血症。

三、流行病学和风险因素

研究表明，中国 PD 患者低钾血症的患病率为 20.3%～27.9%。据统计，使用无钾透析液行 CAPD 治疗时有 10%～36%的患者发生低钾血症，初期应用 PD 时这种现象更易出现。透析患者透析不充分、尿毒症毒素刺激胃肠道导致消化道摄入钾不足，不正规应用泻药或利尿剂可导致外源性失钾或肾性失钾，过量应用碱性药纠正代谢性酸中毒，高碳酸盐透析液、含葡萄糖透析液、盐皮质激素、胰岛素有助于钾向细胞内转移，导致低钾血症的发生。

四、发病机制

低钾血症可因钾摄入不足、钾排泄增多、透析液清除和钾的再分布异常，即钾离子从细胞外液向细胞内液的转移引起。PD 患者低钾血症的原因为：①钾分布异常：血钾转移至细胞内是目前认为 PD 患者低钾血症的主要原因，可能是由于持续暴露在含糖腹膜透析液中导致了胰岛素释放，促使钾向细胞内转移。②PD 丢钾：无钾腹膜透析液的应用促进了血钾和腹透液的交换，导致钾从腹透液中丢失，在最初的 1～2h 血钾降低较快，随之下降缓慢。③钾的摄入较少或丢失：由于透析不充分，尿毒症毒素刺激胃肠道导致腹泻、呕吐时钾的丢失，或透析液入腹导致的腹胀、食欲减退等，引起钾的摄入不足。长期的低钾饮食可出现由于血钾摄入不足导致的低钾血症，中国人群由于烹饪方式导致由新鲜蔬菜中实际摄入的钾量是低的。最近的研究数据表明，亚洲人每日钾的摄入量低于白种人群；PD 患者血钾与血白蛋白、血磷正相关，白蛋白水平代表营养状态，这提示营养不良可影响 PD 患者低钾血症的发生，这也间接证明低钾血症的患者摄入量不足。④PD 患者常应用利尿剂以达到减轻水肿、保留残存肾功能的目的，增加了肾脏失钾。

五、临床表现

血钾水平的检查是诊断钾代谢紊乱的金标准。我国《中国慢性肾脏病患者血钾管理实践专家共识》明确当血清钾<3.5mmol/L 时，即可诊断低钾血症，但需与假性低钾血症鉴别，还需要评估低钾的程度，病因诊断，有无危及生命的紧急状况等。低钾血症可引起呼吸麻痹、神经肌肉无力、心律失常、血压波动以及心血管事件，是造成 PD 患者心脏猝死的高危因素，显著增加 PD 患者的死亡风险。在 PD 患者中，低钾血症患者全因死亡风险增加138%，心血管疾病死亡风险增加49%。

研究发现肾功能衰竭患者进入 PD1 个月后血清钾离子水平趋于稳定，进入稳定阶段后，低钾血症的发生率是高钾血症的 2 倍以上，基线血清钾离子的平均水平明显高于 PD 时期的血清钾离子水平。既往的大样本多中心临床研究表明 PD 患者血清钾离子水平与全因死亡风险和心血管死亡风险系数呈 U 型分布，高钾血症和低钾血症均是 PD 患者的独立危险因素。但是低钾血症（K^+<3.76mmol/L）患者的全因死亡率是高钾（K^+>4.77mmol/L）患者的 2 倍，且血清钾离子的时间差异性是患者全因死亡和心血管死亡的独立危险因素。腹膜炎是 PD 患者另一个常见的、严重的并发症，甚至导致腹透失败。低钾血症影响机体的胃肠活动，肠道蠕动减慢甚至肠道蠕动消失，严重时可肠道麻痹进而引起肠梗阻；肠蠕动减弱也导致细菌在肠腔内过度繁殖，细菌移位，通过肠壁进入腹腔，而低钾血症患者常合并营养不良，腹膜对细菌感染的防御机制减弱，屏障功能消失，最终导致腹膜炎发生。有研究报道，低钾血症 CAPD 患者，其腹膜炎的发生率较非低钾血症组高出两倍。

六、处理措施

低钾血症需根据患者的病史、症状、体征和实验室检查等判断是否需要进行紧急处理，治疗方面，首先将血钾水平提升至安全范围，然后通过后续治疗纠正体内钾缺乏。

低钾血症的纠正需要根据低钾血症的严重程度选择口服补钾或静脉补钾治疗,同时需要增加营养摄入。当血钾为 3.0～3.5mmol/L,口服补钾为主。当血钾为 2.5～2.9mmol/L,考虑静脉补钾;当血钾为<2.5mmol/L 时,优先静脉补钾,并密切观察,进行连续心电监护和血钾监测,避免医源性高钾血症发生,同时进行容量控制,静脉补钾时需注意控制总补液量,避免容量超负荷。对于 PD 患者低钾血症的处理,可以在 2L 的腹膜透析液中加入 10%氯化钾注射液,2～3h 内常可使血钾增加 0.44mmol/L。CAPD 患者的腹透液加入氯化钾次数根据低钾血症的严重程度在医师指导下使用。注意无菌操作,避免 PDAP 的发生。需要注意的是透析后 1～2h 内,血钾水平可有明显反弹性升高,因而透析患者补钾治疗低钾血症时需谨慎。对于慢性低钾血症,且有残余肾功能的患者,可考虑口服螺内酯和阿米诺利维持血钾水平。有研究观察 2 个月规律口服平均剂量 25mg 的螺内酯可以使 PD 患者血钾升高 0.5mmol/L,同时发现收缩压明显降低(150mmHg±18mmHg vs 137mmHg±24mmHg,P=0.002)。

由于低钾血症的发生率较高,应该加强对 PD 患者随访过程中血钾的监测和管理,及时发现和处理,避免低钾引起的严重后果。对于低钾患者,应根据血钾水平,做个性化含钾饮食指导,适当增加饮食中钾的摄入来纠正,对饮食不能纠正的低钾血症,给予长期口服补钾治疗,必要时增加腹透液血钾浓度,但在过程中仍需严密监测血钾,避免高钾血症的发生。

酸碱代谢紊乱

一、概述

机体细胞内与细胞外的缓冲系统和肺与肾的代偿作用将机体 pH 稳定在较窄的正常范围,细胞内外的缓冲系统是防止动脉血 pH 变化的第一道防线,然后是中枢系统和肺脏,肾脏是维持酸碱平衡的最后防线,需要一完整的系统调节近端小管和远端肾单位 H^+- HCO_3^- 的转运以及氨的合成。ESRD 患者酸碱代谢失衡十分常见,其中以代谢性酸中毒最为常见。

二、定义

代谢性酸中毒的诊断主要根据碳酸氢根离子浓度和二氧化碳分压结果进行分析,如果动脉血碳酸氢根(HCO_3^-)水平降低(<22mmol/L)而二氧化碳分压(PCO_2)基本正常或有所下降,则可以诊断为代谢性酸中毒。

三、流行病学和风险因素

肾功能衰竭患者均有不同程度的代谢性酸中毒,透析患者也可能因为透析不充分而导致代谢性酸中毒。一项纳入了 121351 例透析患者的研究表明,HD 患者代谢性酸中毒发生率为 40%,而 PD 患者代谢性酸中毒发生率为 25%。

四、发病机制

机体代谢异常导致一种或多种有机酸产生过多或排出障碍，代谢性酸中毒可由内源性酸如乳酸或酮酸产生过多，腹泻或肾小管酸中毒导致 HCO_3^- 丢失，或由于肾功能不全使内源性酸排泄障碍，逐渐累积所致，是 ESRD 患者酸中毒最基本的原因。

五、临床表现

代谢性酸中毒可造成体内多系统损伤，主要包括：促进肌肉蛋白的降解和肌肉萎缩，减少白蛋白的合成降低白蛋白浓度，是引起营养不良-炎症综合征的重要原因，纠正代谢性酸中毒可使营养状况和低蛋白血症明显改善；增加骨吸收和减少骨生成，心肌收缩抑制，延长 QT 间期诱发心律失常等心血管事件，增加死亡率。代谢性酸中毒对呼吸、心脏和中枢神经系统有明显影响。当血 pH 降低是呼吸增加，主要是潮气量增长，引起 Kussmaul 呼吸，急性酸中毒时，引起氧血红蛋白解离曲线右移。酸中毒对心脏有直接的抑制作用，扩张周围动脉，收缩中心静脉等；对中枢神经系统也存在抑制作用，还可能通过影响生长激素、甲状腺激素、糖耐量、血钾代谢等，对人体产生危害。

六、处理措施

由于酸中毒对机体的不良影响，即使轻度酸中毒也应该积极纠正，治疗目标是使血 $[HCO_3^-]$ 维持在相对正常水平。动物试验发现，腹腔滴定酸性液体后血液中的 pH 值迅速降至与腹腔一致，而具有缓冲液的腹透液却可以维持血液 pH 值稳定，AQP 参与了缓冲液的转运和二氧化碳的弥散。由于尿毒症时净酸生成减少，每日补充 30～40mEq 碳酸氢钠（相当于 2.5～3.5g）基本可维持血$[HCO_3^-]$水平正常，此剂量所含的钠也不会导致容量过负荷和高血压。与 HD 相比，PD 如 CAPD 纠正酸中毒作用缓慢温和，可使患者体内酸碱状态更为稳定，故较 HD 患者，PD 患者血浆碳酸氢盐浓度更高，发生代谢性酸中毒的比例更少。

乳酸盐是 PD 的常用碱基，进入体内经肝代谢，生成碳酸氢盐而起到纠正酸碱失衡的作用，常用浓度为35～40mmol/L，目前常用的百特腹膜透析液，乳酸浓度为40mmol/L，仍发现约有60%的患者存在不同程度的代谢性酸中毒，研究发现乳酸盐透析液对腹膜细胞具有一定的损害，长期应用可导致血管扩张、心肌收缩力、血压降低等。碳酸盐腹膜透析液具有不引起血管扩张、间皮细胞损害、腹膜结构改变、生物相容性好的特点，是理想的腹透液碱基，但配制时易发生钙、镁沉淀，未常规应用临床，将来，期待更加符合生理需求的碱基腹透液上市，更好地服务 PD 患者。

参考文献

[1] RIPPE B，STELIN G，HARALDSSON B.Computer simulations of peritoneal fluid transport in CAPD[J].Kidney Int，1991，40（2）：315-325.

[2] 肖希，于学清，阳晓.腹膜透析水钠清除研究进展[J].中华肾脏病杂志，2018，34（6）：476-480.

[3] 王海燕.肾脏病学（第3版）[M].北京：人民卫生出版社，2008，2054.

[4] NI J，VERBAVATZ J M，RIPPE A，et al.Aquaporin-1 plays an essential role in water permeability

and ultrafiltration during peritoneal dialysis[J].Kidney Int，2006，69（9）：1518-1525.

[5] LA MILIA V，POZZONI P，VIRGA G，et al.Peritoneal transport assessment by peritoneal equilibration test with 3.86% glucose：a long-term prospective evaluation[J].Kidney Int，2006，69（5）：927-933.

[6] KIM Y L，BIESEN W V.Fluid overload in peritoneal dialysis patients[J].Semin Nephrol，2017，37（1）：43-53.

[7] FISCHBACH M，SCHMITT C P，SHROFF R，et al.Increasing sodium removal on peritoneal dialysis：applying dialysis mechanics to the peritoneal dialysis prescription[J].Kidney Int，2016，89（4）：761-766.

[8] GARCíA-LóPEZ E，LINDHOLM B，DAVIES S.An update on peritoneal dialysis solutions[J].Nat Rev Nephrol，2012，8（4）：224-233.

[9] DOUSDAMPANIS P，MUSSO C G，TRIGKA K.Icodextrin and peritoneal dialysis：advantages and new applications[J].Int Urol Nephrol，2018，50（3）：495-500.

[10] 阳晓，余学清.艾考糊精透析液对腹膜透析患者腹膜功能、容量负荷及代谢的影响[J].中华肾脏病杂志，2008，24（2）：142-145.

[11] 陈江华，等.中国慢性肾脏病患者血钾管理实践专家共识[J].中华肾脏病杂志，2020，36（1）：781-792.

[12] SZETO C C，CHOW K M，KWAN B C，et al.Hypokalemia in Chinese peritoneal dialysis patients：prevalence and prognostic implication[J].Am J Kidney Dis，2005，46（1）：128-135.

[13] 杨荟 曾玉纯 汤颖，等.腹膜透析患者低钾血症的危险因素分析[J].岭南急诊医学杂志，2017，22（5）：462-263.

[14] 王志刚.血液净化学[M].第四版.北京：北京科学技术出版社，2016，09：1014.

[15] LIU Y，CHENG B C，LEE W C，et al.Serum potassium profile and associated factors in incident peritoneal dialysis patients[J].Kidney Blood Press Res，2016，41（5）：545-551.

[16] 仰欣.早期血清钾离子水平及变异性与腹膜透析患者生存预后的相关性研究.

[17] TORLéN K，KALANTAR-ZADEH K，MOLNAR M Z，et al.Serum potassium and cause-specific mortality in a large peritoneal dialysis cohort[J].Clin J Am Soc Nephrol，2012，7（8）：1272-1284.

[18] LI S H，XIE J T，LONG H B，et al.Time-averaged serum potassium levels and its fluctuation associate with 5-year survival of peritoneal dialysis patients：two-center based study[J].Sci Rep，2015，5：15743.

[19] CHUANG Y W，SHU K H，YU T M，et al.Hypokalaemia：an independent risk factor of Enterobacteriaceae peritonitis in CAPD patients[J].Nephrol Dial Transplant，2009，24（5）：1603-1608.

[20] GONCALVES F A，DE JESUS J S，CORDEIRO L，et al.Hypokalemia and hyperkalemia in patients on peritoneal dialysis：incidence and associated factors[J].Int Urol Nephrol，2020，52（2）：393-398.

[21] LANGOTE A，HIREMATH S，RUZICKA M，et al.Spironolactone is effective in treating hypokalemia among peritoneal dialysis patients[J].PLoS One，2017，12（11）：e0187269.

[22] 陆再英，钟南山，谢毅，胡品津.内科学[M].七版.北京：人民卫生出版社，2013：560.

[23] VASHISTHA T，KALANTAR-ZADEH K，MOLNAR M Z，et al.Dialysis modality and correction of uremic metabolic acidosis：relationship with all-cause and cause-specific mortality[J].Clin J Am Soc Nephrol，2013，8（2）：254-264.

[24] KOVACIC V，ROGULJIC L，KOVACIC V.Metabolic acidosis of chronically hemodialyzed

patients[J].Am J Nephrol，2003，23（3）：158-164.

[25] YENIGUN E C，AYPAK C，TURGUT D，et al.Effect of metabolic acidosis on QT intervals in patients with chronic kidney disease[J].Int J Artif Organs，2016，39（6）：272-276.

[26] SOW A，MORELLE J，HAUTEM N，et al.Mechanisms of acid-base regulation in peritoneal dialysis[J].Nephrol Dial Transplant，2018，33（5）：864-873.

[27] KRAUT J A，MADIAS N E.Consequences and therapy of the metabolic acidosis of chronic kidney disease[J].Pediatr Nephrol，2011，26（1）：19-28.

陈亚巍（撰写）　张　萍（审校）

第六节　腹膜透析营养不良

一、概述

营养不良是腹膜透析患者的严重并发症，腹膜透析患者蛋白质及热量摄入不足、毒素蓄积、微炎症状态、氧化应激及继发性甲状旁腺功能亢进等因素均可导致营养不良的发生。长期营养不良可引起腹膜透析患者免疫力低下，增加机体感染概率，影响透析患者的生存质量及生存时间。

二、定义

营养不良是指因热量和/或蛋白质缺乏引起的营养缺乏症，主要表现为体重下降、进行性消瘦或水肿、皮下脂肪减少，常伴有多器官系统不同程度的功能紊乱。中度至重度营养不良称为蛋白质能量消耗（Protein-Energy Wasting，PEW），是 CKD 进展过程中伴随的体内蛋白质和能量储备下降的状态，临床表现为以饮食营养和热量摄入不足、低 BMI、低血清白蛋白血症、微炎症状态、进行性骨骼肌消耗为特征的综合征，没有任何一种单一的方法能够综合反映其营养状态，应采用综合、动态的方法来评估患者的营养状态。

PEW 的诊断基于生化指标、人体测量参数和饮食摄入史。2008 年，国际肾脏营养与代谢学会（International Society of Renal Nutrition and Metabolism，ISRNM）发布了诊断标准，至少满足以下 4 条标准中的 3 条且至少每条中满足 1 个条件。

（1）生化参数：营养不良的生化指标，例如血清白蛋白浓度<3.8g/dL、血清前白蛋白<30mg/100mL、血清胆固醇<100mg/100mL。

（2）体重：体重指数（BMI）<23，3 个月内体重减轻超过 5%或 6 个月内体重减轻超过 10%，总脂肪百分比<10%。

（3）肌肉质量：3 个月内肌肉质量减少超过 25%或 6 个月内减少超过 10%，中臂肌肉围面积减少，血清肌酐低。

（4）膳食摄入量：低膳食蛋白质摄入量<0.8g/kg/d 至少两个月，低能量摄入<25kcal/kg/d 至少两个月。

对于开始腹膜透析并出现肾病范围蛋白尿和大量尿量的个体，单独使用生化参数诊断营养不良的特异性可能较低。这些人的血清白蛋白可能较低，但没有其他营养不良的证据。白蛋白合成的正常速率约为 12 克/天，对应的白蛋白分解代谢率约为 4%/天（假设正常个体的全身白蛋白约为 270 克）。

三、流行病学及风险因素

周长菊等人根据血浆白蛋白、改良定量整体主观评估（Modified Quantitative Subjective Global Assessment，MQSGA）及营养不良炎症评分（Malnutrition-Inflammation Score，MIS）3 种方法性进行营养评估，结合 PEW 诊断标准，研究中持续腹膜透析（Maintenance Peritoneal Dialysis，MPD）患者 PEW 发生率为 36.50%，另一项国外研究显示 30%～50% 的患者存在营养不良。而另一项研究 PD 患者 PEW 的发生率竟高达 80%～85%。营养不良可使 PD 患者的全因死亡率、心血管疾病死亡率与感染相关的死亡率显著增加，而改善 PD 患者的营养状态则可以改善患者的不良预后[5]，因此深入探讨 PD 与 PEW 之间的关系尤为重要。

四、发病机制

ESRD 患者存在多种营养不良和代谢紊乱，尤其是维持性腹膜透析患者因透析液吸收过多的糖导致食欲的下降，以及腹膜透析过程中大量营养物质的丢失，更易导致腹膜透析患者营养不良的发生。患者出现进行性消瘦、乏力，血清白蛋白水平下降，使其生活质量下降，病死率升高。而大量的研究提示 CKD 患者出现异常的蛋白质能量代谢，同时存在骨骼肌和脂肪的消耗。

导致腹膜透析患者营养不良的因素包括如下。

1.糖代谢紊乱

糖代谢异常是导致 PD 患者蛋白质消耗和瘦体重（Lean Body Mass，LBM）的一个主要风险因素。PEW 在糖尿病肾病患者中发生率较高，桂志红等对 138 例腹膜透析患者一项研究发现，PEW 在糖尿病肾病组患者中发病率高，与其他组比较差异有统计学意义（$P<0.05$），提示糖尿病肾病 MPD 患者容易合并 PEW。王启鹏等对 301 例 MPD 患者研究发现，原发病为糖尿病肾病患者 PEW 患病率为 36.61%，非糖尿病肾病患者 PEW 患病率为 17.99%。

PD 患者长期使用含糖透析液，易发生糖代谢异常，加重 PEW，可能与以下因素有关：①胰岛素抵抗加速蛋白质分解，促进 PEW。胰岛素可减弱蛋白质分解代谢，是一种合成代谢类激素，胰岛素与氨基酸的相互作用利于调节蛋白质的合成。最近研究发现，糖尿病 PD 患者较非糖尿病患者骨骼肌蛋白质分解代谢显著增加，LBM 流失也是显著增加。②长期高血糖上调促炎症细胞因子，诱导胰岛素抵抗。糖尿病患者体内存在炎症反应，细胞内胰岛素受体信号转录缺陷导致脂肪分解并诱导肿瘤坏死因子-α（Tumor Necrosis Factor-α，TNF-a）增加，降低了脂联素的产生，因此，慢性炎症反应通过减少骨骼肌胰岛素合成代谢、降低胰岛素敏感性而导致肌肉组织流失。③糖尿病患者胃轻瘫可影响蛋白质合成而导致 PEW。④胰高血糖素、糖皮质激素和儿茶酚胺等负调节激素的作用可抵消蛋白质的合成代谢。PD 患者通常精神压力较大，可上调此类激素，并参与 PEW 发病过程。

胰岛素抵抗时 BPI3-K/Akt 信号通路的改变可以抑制胰岛素或胰岛素样生长因子-1（Insulin-like Growth Factor 1，IGF-1）的作用进而引起肌肉萎缩，在腹膜透析时炎症因子、酸中毒、糖皮质激素也会通过这种作用引起肌肉萎缩。合并糖尿病或者糖尿病肾病的患者，糖代谢紊乱的影响主要表现为胰岛素抵抗及高胰岛素血症，增多的胰岛素可以增强系膜细胞产生基质的作用，它可能通过减少滤过面积而导致肾小球滤过率的降低，进一步加重营养不良。在进行持续性非卧床腹膜透析时，患者会出现葡萄糖高负荷。高浓度葡萄糖存在的情况下，细胞呼吸受到抑制，有氧反应减低，使葡萄糖不能转化为丙酮酸，导致细胞能量产生不足。同时，高负荷葡萄糖引起的氧化诱导糖基化会使得糖基化终产物增多，有研究指出，糖基化终产物与过早死亡的风险，特别是与心血管疾病引起的死亡风险有很强的关联性。

2.蛋白质和氨基酸丢失

在腹膜透析中，物质的清除依赖于腹膜表面有效的血管面积和腹膜孔隙大小形成的通透性。腹膜透析液中的蛋白质流失会导致营养不良。当患腹膜炎、糖尿病时患者腹膜的通透性增加，蛋白质丢失也增加。有报道指出，在持续性不卧床腹膜透析中，每天丢失的游离氨基酸约为 3g、蛋白质约为 9g、白蛋白约为 5.7g，当发生腹膜炎的时候蛋白质的丢失可以增加到 15g，并且在快速转运的患者中往往最高。透析剂量较大时，因为蛋白质更易被清除，氨基酸等营养物质的丢失，易引起营养不良。之前的研究表明腹膜透析时间长及高腹膜转运速率通过增加总的腹膜有效血管面积，会使蛋白质丢失增加，并且指出高腹膜转运状态是营养不良的独立危险因素。现在的研究指出高腹膜转运时，炎症因子的作用和腹膜间皮细胞的增生导致蛋白质清除增加是蛋白质丢失的主要原因，也就是说营养不良与腹膜蛋白质的清除有关。腹膜蛋白清除被认为是增加血管通透性或腹膜内皮功能障碍的标志。当蛋白质清除增加时，免疫防御分子丢失及肠道内细菌易位的风险增加，这样发生腹膜感染的概率就会增加，会进一步促进 PEW 的发生与进展，形成恶性循环。目前对于腹膜蛋白清除率和死亡的相关性仍存在争议。最近有研究指出治疗甲状旁腺功能亢进的药物骨化醇可以减少腹透患者从腹膜丢失蛋白质。白蛋白流失到尿液中而导致血清白蛋白低。在对香港 388 名腹膜透析患者的回顾性研究中，在透析开始时有显著蛋白尿（>3500mg/d）的患者中，残余肾功能的下降与血清白蛋白浓度的改善有关（基线 3.05mg/dL+0.61mg/dL vs 3.59mg/dL+ 0.48mg/dL 在随访结束时）。然而，由于上述所有原因，在这些患者中，尚不清楚低白蛋白是否是营养不良的准确标志。

3.透析不充分

充分透析是影响患者营养状况的一个重要因素。与血液透析相比，腹膜透析清除中大分子优于血液透析，而对小分子的清除比血液透析差，透析清除的溶质量不足，可降低食欲。透析方案不理想，也可导致透析不充分。Kt/V 是透析充分性的指标，吴珑芝等对 64 例腹膜透析患者进行的一项研究发现，Kt/V 与 hs-CRP 呈线性相关。研究认为，透析不充分，毒素清除不彻底可出现厌食症状，导致营养不良发生。而 Kt/V 水平比较发现营养不良患者低于营养良好者。另外此研究还发现，hs-CRP 升高组的 Kt/V、n-PCR 水平显著降低，从反面说明充分透析可清除毒素分子、化学物质等促炎症产物，促进微炎症状态改善，从而改善患者的营养状态。本研究发现，hs-CRP>5mg/L 组的 Kt/V>1.72 的比例低，两组中营养指标 TP、Alb、PA、TF、Hb 比较差异有统计学意义（$P<0.05$）；

同时发现 PEW 组，Kt/V≥1.72 为 11 例，达标率为 31.43%（11/35），非 PEW 组，Kt/V≥1.72 为 25 例，达标率为 40.98%（25/61）。两组比较，差异无统计学意义（$P>0.05$），本研究显示透析充分性对 PEW 的发生影响不大，可能与研究样本量少有一定关系。

透析不充分还包括容量超负荷。随着容量负荷加重，患者出现血浆白蛋白水平下降、24h 腹膜透出液蛋白丢失量增多及超敏 C 反应蛋白升高，这提示容量超负荷的腹透患者可能由于收缩压升高，使心肺负荷加重及胃肠道黏膜水肿，进而会抑制食欲，并且水肿的胃肠道黏膜也会导致食物营养吸收下降，这样严重影响蛋白质的摄入。同时由于腹透超滤增加可导致蛋白经腹透液丢失增多，低蛋白血症更易发生。因此，提示容量超负荷与腹透患者的营养不良密切相关。残留腹腔内的透析液让患者有饱腹感等都会影响患者的食欲，从而限制食物摄入。

4.炎症反应

PEW 与多种因素相关，其中最重要的是炎症反应。营养不良、微炎症状态较为常见，研究发现，两者往往并存、互为因果。一些研究证实尽管给予腹膜透析患者足够的营养支持，部分患者的营养状况仍然呈持续性下降趋势，由此提出营养不良-炎症-动脉粥样硬化综合征（Malnutrition-Inflammation-Atherosclerosis Syndrome，MIA-Syndrome）的概念。Hs-CRP 值是体内炎症反应的标志物，有研究证实其也与腹透患者的蛋白能量消耗相关。罗敏虹等对 60 例腹膜透析患者研究发现，PEW 组与非 PEW 组比较，PEW 组炎症指标 hs-CRP、白介素-6（Interleukin-6，IL-6）水平明显高于非 PEW 组，周长菊等也得出微炎症指标 IL-6、hs-CRP 是 PEW 独立的危险因素。一项关于腹膜透析肌少症与虚弱的大样本研究指出，肌少症和虚弱患者伴随着高水平的 IL-6 和低水平的白蛋白、前白蛋白，同时研究者观察到 IL-6 和肌肉质量呈负相关，而白蛋白、前白蛋白和肌肉质量呈正相关，可见腹膜透析患者中微炎症状态与营养不良有关。

PD 过程中微炎症状态的原因可分为透析相关因素和非透析相关因素。透析相关因素包括：导管刺激、高糖及高糖降解产物透析液、补体的激活、腹膜炎及出口处相关感染、内毒素及其他细胞因子介导、腹膜高转运；非透析相关因素包括：残余肾功能减少、毒素堆积、动脉粥样硬化、慢性心功能不全或容量负荷增加、营养不良、肥胖、脂肪合成减少而分解增加、胰岛素抵抗、肠道微生物菌群失调、静息能量消耗增加等。近来有报道指出营养不良相关的低胆固醇血症可以引起腹膜透析患者的炎症并增加死亡率。红细胞分布宽度与炎症及营养不良有关，红细胞分布宽度是否可以作为腹膜透析患者炎症及营养不良的独立预测因子有待进一步研究。

引起 PEW 的发病机制仍不完全明了，可能与以下因素相关：①三磷酸腺苷-泛素-蛋白酶体蛋白水解途径，导致水解蛋白和肌肉蛋白分解的增加。②炎症反应可能增加静息能量消耗（Resting Energy Expend-Iture，REE）而导致 PEW。已有研究证明，与 CKD 患者相似，炎症反应也与 PD 患者 REE 增加有显著相关性。③炎症反应时存在高水平 TNF-a、IL-6 等炎症因子可引起食欲、高瘦素水平和高分解代谢状态，从而引起 PEW。Wellen 报道，出现厌食、恶心和呕吐等症状的 PD 患者的 TNF-a 水平显著增高。

5.残存肾功能下降

有研究指出 RRF 是营养不良的独立危险因素。有学者发现 PD 患者中 RRF 较差者吸收的蛋白质、卡路里、微量元素和矿物质明显低于 RRF 较好者。从腹膜透析液中吸收大量葡萄糖、炎症状态等因素可导致 RRF 下降。当 RRF 下降时，各种毒素蓄积，引起厌食及蛋白质合成减少及分解增加，导致营养不良。同时 RRF 下降时心脏容量负荷增加、肠道水肿、静息能量消耗的增加，这些都可导致营养不良。肾功能的下降不仅损害了肾脏的滤过功能，也损害了肾脏的分泌功能，间接导致营养不良。最近的研究表明，在腹膜透析的前几个月（6 个月之内），高蛋白饮食（超过 $1.4g·kg^{-1}·d^{-1}$）会加重残余肾功能的下降，低蛋白饮食（$0.6\sim0.8g·kg^{-1}·d^{-1}$）联合酮酸治疗可以在减轻残余肾功能损害的情况下尽可能满足营养需求，最优的蛋白质摄入量有待进一步研究。

6. 尿毒症并发症

代谢性酸中毒会导致腹透患者负氮平衡，增加蛋白质分解以及减少蛋白质合成，促进胰岛素抵抗，从而引起营养不良。晚期行 PD 治疗时伴随钙磷代谢紊乱、服用磷结合剂盐酸司维拉姆、降低透析液乳酸程度会导致基础代谢不充分，以及 PD 自身透析不充分使患者容易发生代谢性酸中毒。酸中毒本身以及酸中毒时尿毒症毒素引起的胰岛素抵抗、糖皮质激素增加、甲状腺素增加这些因素可通过增加蛋白质分解、减少蛋白质合成导致营养不良，上述因素增强三磷酸腺苷依赖的泛素—蛋白酶体系统和支链酮酸脱氢酶系统的活性导致蛋白质分解增加。此外酸中毒时，炎症作用、血清瘦素水平升高也可导致营养不良。但也有研究指出，PD 患者血清碳酸氢盐在 18～20mmoL/L 的水平，即伴有轻度至中度酸中毒时具有良好的营养状况，但是这种现象有待进一步研究证实及分析具体的原因。透析患者中胃肠道不适的发生率约为 32%。和血液透析的患者比较，PD 患者会出现更多的胃肠道不适，包括恶心，呕吐，腹胀，便秘，早期饱腹感，厌食症和胃灼热。PD 患者中疝和结肠憩室的发生率高于普通人群，这也会影响营养物质的消化和吸收。有研究显示，和健康对照组相比，PD 患者的饥饿敏感性较低，在进食的时候饱腹感的变化较小，营养摄入也降低。总而言之，PD 时胃肠道的各种不适症状可引起营养物质的摄入和吸收减少而消耗增加。此外，CKD 患者肠道屏障功能受损可导致肠源性移位的尿毒症毒素进入全身循环，这些尿毒症毒素会促进营养不良。近来有研究表明腹膜透析营养不良与消化道溃疡有关，彼此互为因果，相互促进。并且幽门螺杆菌感染、应用非甾体类抗炎药或抗凝剂等常规消化性溃疡的危险因素，在透析患者的消化溃疡中不是主要危险因素。最近的一项研究指出，透析患者营养状态与消化道症状的严重程度有关，但是应用不同的营养评价指标结果有差异，需要进一步的研究来证实消化道症状的严重程度高会加重营养不良。一些小样本的研究指出，PD 患者的胃排空延迟，促动力剂如甲氧氯普胺或红霉素可能加速胃排空，有助于改善摄入量。

7. 高龄、透析龄长

何青莲等对 177 例腹膜透析患者进行回顾性分析发现，营养不良在老年患者（≥60 岁）中更容易发生。Young 等进行一项横断面研究，244 例患者来自欧洲和北美 6 个腹透中心，透析龄 2.5 年，严重营养不良发生率达 8%，其中严重营养不良患者有 18 例，且有 9 例患者为高龄患者。高龄、透析龄长的患者发生 PEW 严重，通过多因素分析发现高龄、透析龄是 PEW 独立的危险因素。林萍等的研究证实，老年 PD 患者比青年 PD 患者营养不良患病率更高，老年患者的营养不良与肠道消化功能减退、食欲抑制、认知、文化、身体机能、社会功能、老年人需要更高的蛋白质摄入量有关，血清 Klotho、FGF23 水平与腹膜透析患者营养状态存在相关性，该研究根据营养状况将腹膜透析患者分为 3

组：营养良好组、轻-中度营养不良组和重度营养不良组。3 组间 Klotho、成纤维细胞生长因子 23（Fibroblast Growth Factor-23，FGF23）水平差异有统计学意义，其中重度营养不良组 Klotho 蛋白水平最低，FGF23 水平最高，进一步分析提示 Klotho、FGF23 是腹膜透析营养状态的独立危险因素。

8.厌食症

PD 患者在炎症作用、尿毒症毒素蓄积、腹部不适、代谢性酸中毒、从透析液吸收葡萄糖和氨基酸、味觉敏锐度受损、调节食欲的激素变化、瘦素、抑郁情绪、老年、经济问题等多种因素共同作用下，容易产生厌食及营养不良。炎症在 PD 中普遍存在，目前的研究指出炎症因子可以通过改变食欲调节因子而引起厌食。人生长激素释放肽（Human Growth Hormone Releasing Peptide-Ghrelin，GHRP-Ghrelin）、瘦素分别作为食欲促进因子和食欲抑制因子参与厌食的发生。有研究指出 PD 患者的厌食与 GHRP-Ghrelin 水平的降低、瘦素水平的升高以及 IL-1、IL-6 有关。内脂素 Visfatin 是一种新近发现的对炎症敏感的脂肪细胞衍生因子，也参与了尿毒症厌食症的发生。最近有研究指出腹膜透析患者中的食欲调节因子紊乱、炎症因子增加胰岛素抵抗、脂肪炎症因子抑制基因表达下调来导致厌食的。持续吸收葡萄糖可能会抑制食欲，即使没有高血糖，从透析液中吸收葡萄糖引起的高血糖可能会抑制食欲，频繁使用高渗交换来实现足够的超滤可能会加剧这个问题。腹部透析液可能会产生饱腹感，使食欲减退。

五、临床表现及评估办法

早期发现 PEW，判断其严重程度，对 CKD 患者的治疗及预后十分重要。然而 PEW 的准确诊断要求医师熟悉营养调查方法，临床上尚缺乏统一的理想指标判断 PEW，而是多个指标的综合评估。

1.SGA

SGA 广泛用于评估 PD 患者的营养状态。该方法简便、价廉，需要有经验的临床医师完成。SGA 包括病史询问和体检，所得分数可预测 PD 患者的生存率，但 SGA 的主观性强，可能会降低其客观性。此外，SGA 不能反映细微的营养状态变化。

2.MIS

Kalantar-Zadeh 等基于透析营养不良评分，结合临床以及体格检查等十项指标，提出了 MIS，以及对 PEW 进行早期发现、准确评估和动态监测的较可靠评估方法。而在腹膜透析中 MIS 评分系统亦可反映腹膜透析患者营养状况，且是腹膜透析患者死亡的独立预测因子。维持性透析患者的营养不良以骨骼肌消耗为特征，体质量和 BMI 不能完全反映患者的营养状态，甚至部分营养不良的患者仍然超重或肥胖，但上臂肌围反映肌肉体积减小，与患者的病死率呈相关性。中重度营养不良的患者 hs-CRP 升高，提示 MIS 分值高的患者，营养不良-微炎症状态越严重。

3.生化指标

（1）血清白蛋白是评估 CKD 和 PD 患者营养状态最常用的标志物。目标是维持正常的血浆白蛋白浓度（大于 4.0g/dL 或 40g/L）。然而，公认的是大多数腹膜透析患者的血清白蛋白水平不正常，低白蛋白血症往往预示炎症反应、PEW 及免疫功能受损，可预测 PD 患者死亡率。与血液透析患者相比，腹膜透析患者的血清白蛋白水平往往低 0.2

至 0.3g/dL。然而，血清白蛋白水平受许多因素影响，例如急性时相反应，透析液和尿液白蛋白流失，所以仅在一定程度反映 PEW 的程度。前白蛋白半衰期较短，是评估 PEW 最敏感的指标之一，与 PEW 的关系更密切，能较好地预测 PD 患者预后。但前白蛋白也是负性急性时相蛋白，干扰因素也有很多。血红蛋白和转铁蛋白水平可评估 PD 患者的营养状态、预测其长期生存率。有研究报道，PEW 及炎症反应程度与血红蛋白水平呈负相关，可能与 PEW 导致促红细胞生成素（Erythropoietin，EPO）的抵抗有关，降低了血红蛋白及转铁蛋白水平。

（2）在 CKD 和 PD 患者中血浆氨基酸水平也显著异常，必需氨基酸水平较低，而非必需氨基酸水平升高，且难以通过透析纠正，故血浆氨基酸水平也在一定程度上反映了患者的营养状态。

（3）Tseng 等认为低钠血症的腹膜透析患者更易出现低蛋白血症及低 SGA 评分，其预后差、病死率高。

（4）有多数研究认为低尿酸血症是维持性血液透析患者的死亡风险因素，高尿酸血症患者有较好的营养状况，与血透患者的死亡呈负相关，而在腹膜透析中虽然高尿酸血症患者有更好的营养状况，但全因病死率仍更高。

（5）nPNA：nPNA 是一个间接估计膳食中蛋白质摄入量的指标，是评估 PD 透析患者营养状况的关键。可以从规定时间内透析液和尿液中损失的尿素总量估计 PCR。这被称为"尿素外观"。该方法受肌酐动力学和各种代谢因素的影响，与饮食蛋白质摄入量的相关性较差。此外，其他氮流失形式难以估计，如通过呼吸，汗液，皮肤脱屑，指甲、头发增长，采血及其他血液损失以及粪氮排泄等，因此通常使用校正后的 PNA（即 nPNA），推测尿素外观反映了非分解代谢患者的蛋白质摄入量。由于大多数透析装置通常使用动力学建模工具来测量透析充分性（Kt/V），该工具还利用 24h 收集的尿液和透析液尿素，计算尿素外观所需的数据很容易获得，nPNA 目标值 ≥ 1.0g/（kg·d）。

（6）骨密度、体内脂肪量等测定：在 CKD 和 PD 患者中，双能 X 射线吸收法（Dual-Energy X-ray Absorptiometry，DEXA）测定骨密度被认为是明确身体组成成分的简便方法而广泛应用。DEXA 可评价骨密度，脂肪重量（Fat Mass，FM）及 LBM 的分布。然而，通过 DEXA 评估的 LBM 具有一定的缺陷，因为 PD 患者多伴体液失衡，故 DEXA 不能精确评估 PD 患者的 LBM。

（7）体重、身高、体表面积等测量：患者的体重、身高、体表面积及皮褶厚度比较容易测得，且可与理想体质和体质量指数进行对比。测量皮褶厚度（包括二头肌、三头肌及肩胛下肌肉等）所得的脂肪含量可计算身体密度，从总重量中减去 FM，可间接估算 LBM。通过人体测量估算的 FM 和 LBM 与 DEXA 得出的结果是相匹配的。因此，鉴于人体测量方法的便利性和实用性，常被推荐用于 PD 患者 PEW 的评估。需注意的是，由于 PD 患者常未达到干体重，故人体测量不是一个敏感的方法。

（8）生物电阻抗分析（Bioelectrical Impedance Analysis，BIA）：近年来 BIA 被用于 PD 患者营养状况的评估，身高和体重是 BIA 预测模型主要的变量，通过 BIA 评估 LBM 和 FM 也在很大程度上受水合状态的影响。由于透析患者的体液不平衡，因此通过 BIA 测定 PD 患者的身体成分，其准确性受到质疑。为了减少误差，建议在患者干体重时使用这三种评估方法（DEXA、人体测量学及 BIA），且应当在空腹膜腔或 HD 后进行评估。

（9）肌酐动力学：PD 患者尿液和透析液中肌酐排泄量可用于估算 LBM。但是，根据肌酐动力学估算的 LBM 通常明显低于实际体内含量。此外，该方法受患者的饮食（主要是肉类）摄入量及肌酐代谢量的影响。因此，在 PD 患者中，通常不认为肌酐动力学是监测 PEW 的有效方法。

（10）LBM：跟踪 LBM 的趋势、保持膳食蛋白质摄入量的日志以及使用尿素动力学建模技术估计 PCR。LBM 不再是常规确定的，因为它需要准确测量身体水分总量，而这很难确定。此外，在没有建立基线的情况下，单次测定 LBM 不太可能在临床上有用。然而，如果随着时间的推移遵循趋势，LBM 的下降会表明营养状况的恶化。每日膳食蛋白质摄入量的日志可以提供对患者潜在营养状况的估计。然而，使用饮食日志很难确定蛋白质摄入量，因为它需要患者保存大量的食物记录，并且需要经过专门培训评估食物摄入历史的营养师。

六、处理措施

治疗 PEW 对改善 PD 患者的长期预后至关重要，目前针对 PD 患者 PEW 的治疗分为两大类：传统治疗策略和新治疗策略。

（一）治疗 PEW 的传统策略

1.营养干预

营养干预是治疗 PEW 的最直接手段。当常规饮食不能保证充足的营养供应时，可通过加强饮食指导、口服营养剂或肠内营养等方式进行补充。对于稳定的 PD 患者，专家建议：①每天蛋白质摄入量应＞1.2g/kg，而对于合并腹膜炎的患者，每天蛋白质摄入量应＞1.5g/kg；②根据个体活动水平，每天能量摄入应维持在 30～35kcal/kg（包括从透析液中获得的能量）。当膳食蛋白质和能量摄入不足以达到计划的营养需求时，建议首选口服营养剂作为对 PD 患者的营养支持。每日餐后 1h 给予口服营养剂可以为 PD 患者提供额外 0.3～0.4g/kg/d 的蛋白质以及 7～10kcal/kg/d 的能量。因此，口服营养剂能有效缓解 PD 过程中与透析相关的分解代谢，增加蛋白质摄入量，且对降低住院率和死亡率能起到积极的作用。Moretti 等给予 PD 患者每日口服 15g 蛋白质，6 个月后血清白蛋白水平升高，标准化蛋白质代谢率和住院率均得到显著改善。而 Eustace 等的随机对照试验结果显示，口服必需氨基酸 3 个月能够改变血液透析患者的营养指标，但对 PD 患者无效。因此，口服营养剂对 PD 患者的 PEW 是否有益需要进一步深入研究。另外，为进一步提升 PD 患者的口服营养剂效果，口服营养剂产品的种类和风格要尽量齐全，以避免因产品口味单一而产生厌食反应。对伴发严重厌食、吞咽障碍、抑郁或不耐受口服营养剂的 PD 患者，可以选择鼻胃管或空肠造瘘管等方式进行肠内营养支持。目前有关肠内营养改善终末期肾脏病患者 PEW 的证据多来源于血液透析研究，而肠内营养是否适合 PD 合并 PEW 尚需临床研究进一步证明。

2.氨基酸腹膜透析液

近年来，有学者主张应用氨基酸腹膜透析液改善 PD 患者的 PEW。Asola 等通过研究发现，无论是在空腹状态还是在胰岛素刺激状态，与仅使用葡萄糖腹膜透析液相比，加入氨基酸的腹膜透析液会增加骨骼肌对氨基酸的吸收。研究表明，应用 1.1%的氨基酸腹膜透析液可以增加 PD 患者蛋白质合成，且对腹膜转运特性无影响。氨基酸腹膜透析液可用于改善持续非卧床 PD 患者的营养状态。这些数据证实了在接受 PD 治疗的患者中，当营养摄入减少时，葡萄糖和氨基酸的联合使用可以更好地维持肌肉含量。然而，应用氨基酸腹膜透析液也有一些不足，例如氨基酸溶液可引起厌食症、代谢性酸中毒、血清尿素和腹腔 IL-6 水平升高。

PD 患者使用含氨基酸的透析液可能有一定营养优势。PD 过程中，从透析液中摄入氨基酸可抵消透析液蛋白质的丢失，导致正氮平衡，显著增加净蛋白质合成代谢、血清总蛋白和转铁蛋白水平。一项前瞻性、随机的开放性研究显示，每天使用 1 次氨基酸透析液的患者较单纯使用葡萄糖透析液的 PD 患者营养状态更佳。

2005 年，关于腹膜透析的欧洲最佳实践指南（European Best Practice Guidelines，EBPG）建议考虑在营养不良的患者中每天使用一次氨基酸交换，氨基酸溶液存在潜在问题。尽管使用单一的 1.1%氨基酸溶液与 1.5%葡萄糖溶液具有大致相同的超滤特性，但在一项对糖尿病腹膜透析患者的研究中，使用氨基酸溶液作为保糖处方的一部分带来了死亡率的增加。死亡率增加似乎至少部分是由于容量过载，可能与超滤减少有关。

3.增加透析充分性

加拿大-美国（CANUSA）腹膜透析研究组试验检查了腹膜透析患者的营养摄入和透析剂量之间的关系，其中 680 名患者随访了大约两年。腹膜透析充分性变化与营养摄入变化之间的相关性使用多种摄入参数进行评估，包括血清白蛋白、SGA、LBM、PCR 和 nPCR，在前 6 个月，观察到腹膜透析增加与除血清白蛋白浓度外的所有营养参数改善之间存在直接相关性。此外，在 6～18 个月的随访中，由于残余肾功能丧失导致的总清除率下降与 LBM 和 SGA 降低的不显著趋势以及 PCR 和 nPCR 的显著下降相关。

4.体育锻炼

约有 96%的 PD 患者运动能力减退，65%的 PD 患者运动能力严重减退。由于缺乏体力活动，PD 患者因肌肉失用导致肌肉萎缩也是 PEW 的一个潜在危险因素。Shahgholian 等的研究发现，每周两次有氧锻炼（在固定自行车上踩踏 40min）可以显著降低空腹血糖和餐后 2h 血糖。Lo 等的研究同样证实规律锻炼可以显著降低 PD 患者的空腹血糖，并有小幅度升高血清白蛋白的趋势。值得注意的是，过量运动会加重乳酸酸中毒，补充碳酸氢盐有助于代偿渐进性阻力训练引起的这一效应。尽管运动训练对 PD 患者长期预后的影响尚不明确，但安全、有效、无成本的优势使其成为一个潜在的治疗策略。

（二）治疗 PEW 的新策略

1.刺激食欲药物

刺激食欲药物可以通过减少炎症因子的释放有效刺激食欲，提高营养蛋白摄入量，这类药物包括醋酸甲地孕酮、生长素、褪黑素、沙利度胺、大麻素类和赛庚啶等。目前研究较多的是醋酸甲地孕酮，但多为小样本临床研究。醋酸甲地孕酮虽可改善 PD 患者食欲，但由其带来的血糖升高、血栓性静脉炎、皮质醇分泌异常等副作用也不容忽视，因此推荐在其他方法无效时采用。生长素是由胃部分泌的多肽，不仅通过刺激食欲维持能量代谢平衡，还能够抑制交感神经活性，抑制炎症，增强左室功能。PD 患者生长素水平升高，可能与机体代偿有关。Ashby 等的研究表明，连续 1 周皮下给予生长素能够改善 PD 患者的营养状态。

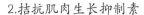

2.拮抗肌肉生长抑制素

作为 TGF-β家族的成员，肌肉生长抑制素在慢性肾脏病患者的肌肉中表达上调，是引发肌肉萎缩的因素之一。有动物实验表明，给予肌肉生长抑制素拮抗剂能够减轻肾衰竭小鼠肌肉萎缩，增加蛋白质合成，减少蛋白质分解。Yamada 等观察了 PD 患者血清肌生长抑素水平与骨骼肌质量之间的关系，结果表明，肌生长抑素与瘦体重呈正相关，而与应用维生素 D 受体激动剂呈负相关。这些证据表明肌肉生长抑制素的拮抗剂有望成为缓解 PD 患者 PEW 的新方法。

3.生长激素

"生长激素-胰岛素样生长因子轴"在 PD 患者的营养调节中发挥重要作用。研究表明，终末期肾脏病患者的生长激素水平高于肾功能正常的对照组，并且 PD 组的生长激素水平高于血液透析组，提示 PD 患者生长激素抵抗现象可能更为严重。Fine 等给予 PD 患儿皮下注射重组人生长激素，结果发现注射生长激素患儿的身高增长速度明显高于未注射组。然而，鉴于目前临床证据匮乏，重组人生长激素是否适用于治疗 PD 患者的 PEW 仍需大样本临床试验提供循证医学证据。

4.炎症抑制剂

理论上通过抑制炎症因子改善机体微炎症状态可用于干预 PD 患者的 PEW。然而，目前有关利用炎症抑制剂（例如长链 Omega-3 脂肪酸、依那西普、IL-1 受体拮抗剂等）治疗 PEW 的证据多来自血液透析患者，这一策略是否适合 PD 患者尚需临床研究进一步验证。植物雌激素能有效阻断炎症基因的表达。大豆中所含的膳食植物雌激素具有显著的抗炎能力，因此对 PD 患者可能具有一定价值。HD 患者摄取含异黄酮的大豆为基础食物 8 周后，血清 CRP 水平呈下降趋势，但其在 PD 患者的疗效尚有待证实。内生肌酐清除率降低和氧化应激增加可能是导致 CKD 和 PD 患者 AGEs 水平增高的最重要的原因，但饮食也可能是 AGEs 一个重要来源。Uribarri 等发现 CKD 和 PD 患者食物摄入的蛋白质糖化基化产物显著升高 AGEs 水平，故应适当减少饮食 AGE 的含量（如肉类及高脂、高糖食物）。

由于炎性细胞因子与 PD 患者 PEW 的发生显著相关，因此他汀类降脂药、血管紧张素转换酶抑制剂、过氧化物酶受体激动剂和抗氧化剂（如 a/γ-生育酚）等抗炎药物均可能影响患者的营养状态。IL-1 受体拮抗剂可部分减弱继发于全身性感染的代谢反应和内毒素作用，减轻脓毒症引起的蛋白质合成抑制作用，然而，鉴于可用的毒性试验数据有限，并需要大型随机试验来证明其疗效性和安全性，临床医生应谨慎使用此类药物。

七、预防措施

营养不良对 PD 患者的预后影响重大，需尽早对营养不良进行干预，最重要的是改善其蛋白质及能量摄入。目前研究较多的是护理干预对腹膜透析患者特别是居家腹膜透析患者的影响。通过加强腹膜透析患者的健康教育，对患者进行饮食指导，加强患者的蛋白质及能量摄入，尽量高蛋白、高热量、高维生素饮食。对患者进行心理疏导，特别是有抑郁倾向的患者要对其进行针对性的疏导，缓解其紧张、压抑、恐惧的心理及抑郁心理引起的厌食症，增加患者能量摄入。除此之外，还应从充分透析、纠正酸中毒、水电解质紊乱、纠正贫血、改善微炎症状态、防治腹膜透析的各种并发症等方面着手对患者的营养不良进行预防及治疗。

参考文献

[1] FOUQUE D，KALANTAR-ZADEH K，KOPPLE J，et al.A proposed nomenclature and diagnostic criteria for protein-energy wasting in acute and chronic kidney disease[J].Kidney Int，2008，73（4）：391-398.

[2] 周长菊，曹娟，章旭，等.微炎症状态和蛋白能量消耗在维持性腹膜透析人群中的特点[J].重庆医学，2017，46（23）：3212-3215，3218.

[3] SATIRAPOJ B，LIMWANNATA P，KLEEBCHAIYAPHUM C，et al.Nutritional status among peritoneal dialysis patients after oral supplement with ONCE dialyze formula[J].Int J Nephrol Renovasc Dis，2017，10：145-151.

[4] KRISHNAMOORTHY V，SUNDER S，MAHAPATRA H S，et al.Evaluation of protein-energy wasting and inflammation on patients undergoing continuous ambulatory peritoneal dialysis and its correlations[J].Nephrourol Mon，2015，7（6）：e33143.

[5] LEE M J，KWON Y E，PARK K S，et al.Changes in geriatric nutritional risk index and risk of major adverse cardiac and cerebrovascular events in incident peritoneal dialysis patients[J].Kidney Res Clin Pract，2017，36（4）：377-386.

[6] 桂志红，吴凌慧，王会玲，等.糖尿病肾病腹膜透析患者蛋白能量消耗状态[J].中国中西医结合肾病杂志，2013，14（03）：219-222.

[7] ARTUNC F，SCHLEICHER E，WEIGERT C，et al.The impact of insulin resistance on the kidney and vasculature[J].Nat Rev Nephrol，2016，12（12）：721-737.

[8] 王启鹏，贾国瑜，刘建香.糖尿病肾脏病与非糖尿病肾脏病透析患者并发蛋白质-能量消耗的对照研究[J].国际生物医学工程杂志，2015，38（6）：361-364.

[9] STEGMAYR B.Dialysis procedures alter metabolic conditions[J].Nutrients，2017，6（6）：548.

[10] 李蕊.不同透析剂量对腹膜透析患者营养状态的影响[J].中国实用医药，2016，11（09）：140-141.

[11] YOOWANNAKUL S，HARRIS L S，DAVENPORT A.Peritoneal Protein Losses Depend on More Than Just Peritoneal Dialysis Modality and Peritoneal Membrane Transporter Status[J].Ther Apher Dial，2018，22（2）：171-177.

[12] LIU Y，HUANG R，GUO Q，et al.Baseline higher peritoneal transport had been associated with worse nutritional status of incident continuous ambulatory peritoneal dialysis patients in Southern China：a 1-year prospective study[J].Br J Nutr，2015，114（3）：398-405.

[13] LU W，PANG W F，JIN L，et al.Peritoneal protein clearance predicts mortality in peritoneal dialysis patients[J].Clin Exp Nephrol，2019，23（4）：551-560.

[14] JERóNIMO T，MALHO GUEDES A，DEL PESO G，et al.Paricalcitol and peritoneal protein loss in peritoneal dialysis：a double-center study[J].Blood Purif，2018，46（2）：103-110.

[15] KANG S H，CHO K H，PARK J W，et al.Impact of heavy proteinuria on clinical outcomes in patients on incident peritoneal dialysis[J].BMC Nephrol，2012，13：171.

[16] 吴珑芝，朱辉.老年腹膜透析患者微炎症与营养状况及透析充分性间关系的探讨[J].临床军医杂志，2012，40（01）：143-144.

[17] 赵郁虹，徐凤艳，李晗笑，等.生物电阻抗分析法评估容量超负荷对腹膜透析患者营养状况的

影响[J].广东医学，2019，40（07）：957-961.

[18] 周长菊，曹娟，章旭，等.维持性腹膜透析患者蛋白质能量消耗发生率及其影响因素分析[J].中国中西医结合肾病杂志，2016，17（12）：1074-1076.

[19] 李小平，冯曦.维持性腹膜透析患者微炎症状态的研究[J].实用临床医药杂志，2016，20（21）：197-199.

[20] 罗敏虹，袁丽萍，曾海鸥，等.腹膜透析患者蛋白质-能量消耗对腹膜炎的影响[J].临床和实验医学杂志，2015，14（02）：95-98.

[21] KAMIJO Y，KANDA E，ISHIBASHI Y，et al.Sarcopenia and frailty in PD：impact on mortality，malnutrition，and inflammation[J].Perit Dial Int，2018，38（6）：447-454.

[22] LIN Y C，LIN Y C，PENG C C，et al.Effects of cholesterol levels on mortality in patients with long-term peritoneal dialysis based on residual renal function[J].Nutrients，2018，10（3）：300.

[23] 苏黛，田娜，陈孟华.红细胞分布宽度在慢性肾脏病发生发展中的意义[J].中国血液净化，2018，17（01）：46-50.

[24] OTERO ALONSO P，PéREZ FONTáN M，LóPEZ IGLESIAS A，et al.High rates of protein intake are associated with an accelerated rate of decline of residual kidney function in incident peritoneal dialysis patients[J].Nephrol Dial Transplant，2019，34（8）：1394-1400.

[25] TENNANKORE K K，BARGMAN J M.Nutrition and the kidney：recommendations for peritoneal dialysis[J].Adv Chronic Kidney Dis，2013，20（2）：190-201.

[26] SETYAPRANATA S，HOLT S G.The gut in older patients on peritoneal dialysis[J].Perit Dial Int，2015，35（6）：650-654.

[27] KIM M，KIM C S，BAE E H，et al.Risk factors for peptic ulcer disease in patients with end-stage renal disease receiving dialysis[J].Kidney Res Clin Pract，2019，38（1）：81-89.

[28] CARRERA-JIMéNEZ D，MIRANDA-ALATRISTE P，ATILANO-CARSI X，et al.Relationship between nutritional status and gastrointestinal symptoms in geriatric patients with end-stage renal disease on dialysis[J].Nutrients，2018，10（4）：425.

[29] 姚灿，王荣珍，刘天喜.血清 klotho 蛋白、FGF23 与腹膜透析患者营养状态相关性分析[J].临床荟萃，2020，35（10）：922-926.

[30] EFTEKHARI M H，RANJBAR-ZAHEDANI M，BASIRATNIA M，et al.Comparison of Appetite-regulating hormones and body composition in pediatric patients in predialysis stage of chronic kidney disease and healthy control group[J].Iran J Med Sci，2015，40（1）：27-33.

[31] LI Z，LIU X，ZHANG P，et al.Comparative transcriptome analysis of hypothalamus-regulated feed intake induced by exogenous visfatin in chicks[J].BMC Genomics，2018，19（1）：249.

[32] AVILA-CARRASCO L，PAVONE M A，GONZáLEZ E，et al.Abnormalities in glucose metabolism，appetite-related peptide release，and pro-inflammatory cytokines play a central role in appetite disorders in peritoneal dialysis[J].Front Physiol，2019，10：630.

[33]TSENG M H，CHENG C J，SUNG C C，et al.Hyponatremia is a surrogate marker of poor outcome in peritoneal dialysis-related peritonitis[J].BMC Nephrol，2014，15：113.

[34]XIA X，HE F，WU X，et al.Relationship between serum uric acid and all-cause and cardiovascular mortality in patients treated with peritoneal dialysis[J].Am J Kidney Dis，2014，64（2）：257-264.

[35] CHEU C，PEARSON J，DAHLERUS C，et al.Association between oral nutritional supplementation and clinical outcomes among patients with ESRD[J].Clin J Am Soc Nephrol，2013，8（1）：100-107.

[36] ZUO M L，YUE W S，YIP T，et al.Prevalence of and associations with reduced exercise capacity in peritoneal dialysis patients[J].Am J Kidney Dis，2013，62（5）：939-946.

[37] SHAHGHOLIAN N，KARIMIFARD O，SHAHIDI S.Effects of aerobic exercise on blood glucose in continuous ambulatory peritoneal dialysis patients[J].Iran J Nurs Midwifery Res，2015，20（2）：165-170.

[38] WAZNY L D，NADURAK S，ORSULAK C，et al.The efficacy and safety of megestrol acetate in protein-energy wasting due to chronic kidney disease：a systematic review[J].J Ren Nutr，2016，26（3）：168-176.

[39] YAMADA S，TSURUYA K，YOSHIDA H，et al.Factors associated with the serum myostatin level in patients undergoing peritoneal dialysis：potential effects of skeletal muscle mass and vitamin D receptor activator use[J].Calcif Tissue Int，2016，99（1）：13-22.

高秀梅（撰写）　张　萍（审校）

第七节　腹膜透析的尿路感染和结石

腹膜透析的尿路感染

一、概述

本章主要讨论发生在 PD 患者身上的尿路感染。尿路感染是 PD 患者常见的临床问题，对于 CAPD 患者而言，研究发现，尿路感染的发生仅次于 PDAP 的发生，位于腹膜透析患者感染的第二位，但由于透析患者对其重视不足，对尿路刺激症状存在一定的耐受性，且由于标本采集的数量及质量有时不足以满足检验标准，常常遗漏诊断，存在治疗延迟。目前关于 PD 尿路感染的研究较少。

二、定义

尿路感染（Urinary Tract Iinfection，UTI），简称尿感，指患者行 PD 治疗后由于尿量逐渐减少，病原体侵犯尿路黏膜或组织引起的尿路炎症。病原菌同普通尿路感染基本一致，如细菌、真菌、支原体、衣原体、病毒、寄生虫等。根据临床症状可分为有症状尿感和无症状尿感，根据感染发生的部位，分为上尿路感染和下尿路感染，上尿路感染即肾盂肾炎，下尿路感染为膀胱炎。

三、流行病学和风险因素

国内一项回顾性研究发现，90 例 CAPD 合并尿培养阳性的患者中，以革兰阴性菌为主，革兰阴性菌中以大肠埃希菌和肺炎克雷伯菌最常见。革兰阳性菌中以粪肠球菌、尿肠球菌和葡萄球菌最常见。目前尚缺乏对 PD 患者尿路感染的发病率的研究。常染色

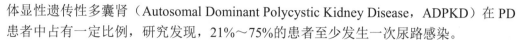

体显性遗传性多囊肾（Autosomal Dominant Polycystic Kidney Disease，ADPKD）在 PD 患者中占有一定比例，研究发现，21%～75%的患者至少发生一次尿路感染。

ESRD 患者由于尿量减少后对尿路的冲刷作用减弱，对细菌的稀释作用降低，尿液不能及时排出体外，从腹膜透析液中吸收的葡萄糖导致患者高糖负荷等，均可导致尿路感染的发生。我国的回顾性单因素分析显示，CAPD 患者尿路感染的发生与女性、24h尿量小于 200mL、腹透龄、血总胆固醇、三酰甘油、空腹血糖、血钙、钙磷乘积等因素有关，有多因素二元回归分析显示女性是 CAPD 患者发生泌尿道感染的独立危险因素。Josef Misael C 报道了一例 13 岁 PD 男孩尿路感染巴斯德（氏）菌的病例，怀疑致病菌来源于他的宠物，同时与他机体抵抗力减低、膀胱造瘘置管和不规范的消毒护理有关。

四、发病机制

与普通尿路感染一样，绝大多数致病菌通过上行感染引起，及致病菌经尿道上行至膀胱、肾盂引起感染。慢性肾脏病患者由于泌尿系统解剖和功能的异常成为尿路感染的高风险人群，而 PD 患者由于存在贫血、低蛋白血症、钙磷代谢紊乱等问题，机体正常的防御能力降低，则更增加了感染的风险。一般来说，机体对细菌入侵尿路有一系列的防御机制，包括调节膀胱排空，尿液流速，调节尿液渗透压，高浓度的尿素和有机酸，黏液屏障等，但对于 PD 患者来说，这些防御机制都无法发挥作用。随着残余肾功能的降低，尿液逐渐减少，尿液的物理冲刷作用几乎消失，尿液及其成分的抗菌活性消失，研究表明尿液的 pH 的变化、血尿、尿糖、升高的尿铁水平均增加的尿路感染的易感性。

研究发现粪肠球菌和铜绿假单胞菌患者尿液的 pH 值偏碱性，大肠杆菌和肺炎克雷伯菌的尿液 pH 值偏酸性，PD 患者常口服碳酸氢钠纠正酸碱失衡，影响了尿液的酸碱平衡也促进了尿路感染的发生。尿道上皮细胞分泌的保护性黏液和正常膀胱壁的抗黏附因子等也在 PD 患者中无法发挥其积极作用。

PD 患者应用不同葡萄糖浓度的腹透液来达到超滤、减轻容量负荷的效果，使用高糖透析液的患者将会吸收更多的糖分，胰腺分泌胰岛素需求增加，同时活动量减少，肥胖导致胰岛素抵抗，胰岛素敏感性降低，最终血糖升高，增加感染风险。

PD 患者常存在原发疾病，包括多囊肾、肾脏先天发育不良、海绵肾、马蹄肾、尿路结石、肿瘤、尿道狭窄、畸形或神经源性膀胱，尿路梗阻引起尿液排泄不畅，细菌在局部大量繁殖，且膀胱挛缩，局部褶皱也为细菌繁殖提供了场所。研究发现，随着进入PD 的时间延长，患者的膀胱顺应性、尿动力学功能逐渐降低，增加尿路感染的风险。

五、临床表现

下尿路感染通常为膀胱炎，典型者与正常肾功能患者相同，表现为尿频、尿急、尿痛，偶可见血尿，甚至肉眼血尿，但由于大多数 PD 患者无尿液排出，仅表现为持续性下腹部和尿道局部的烧灼痛。

上尿路感染表现除了上述表现外，还可出现腰疼、肋脊角及输尿管点压痛，肾区压痛或叩击痛，甚至出现全身症状，如发热、寒战、头痛、恶心、呕吐、食欲下降等，ADPKD患者甚至出现肾脓肿，急性细菌性间质性肾炎。上尿路感染常伴有感染相关指标异常，如血白细胞计数升高、血沉增快、C 反应蛋白和降钙素原等升高。由于无法进行尿液常规检查和细菌培养，常难以获得尿液细菌性诊断依据，通常根据临床表现和血液感染指标的检查做出临床诊断，部分患者可从血培养中获得血液病原学依据。对于上尿路感染，如 ADPKD 的肾脓肿诊断存在一定的困难。有研究发现，18-氟脱氧葡萄糖标记的白细胞 PET/CT 在 ADPKD 患者的肾脓肿诊断中，优于标准 CT 和 MRI。

六、处理措施

泌尿系感染常见致病菌：革兰性阴性菌依次为大肠埃希菌、肺炎克雷白菌，革兰性阳性菌依次为粪肠球菌和屎肠球菌、链球菌、葡萄球菌属，其他如假单胞菌、真菌等，与肾功能正常患者的菌群分布大致相同。随着普通患者尿路感染菌群的耐药率逐年上升，PD 患者由于较高的住院频率，多重耐药菌更容易在 PD 患者中出现。国内研究从 90 例 CAPD 合并泌尿道感染的患者尿培养中，共鉴定出菌种 90 株，革兰阴性菌构成了细菌总数的重要部分，与革兰阳性菌比例为 3∶2。大肠埃希菌作为比例最高的一种细菌，它对氨苄青霉素的耐药率达 76.67%，发现 50%产 ESBL 的菌株。

在治疗 PD 患者尿路感染时，由于缺乏尿病原性诊断依据和药敏试验结果，目前临床上多进行针对上述菌属的经验用药，制定抗感染方案时需要慎重，避免使用无效的抗生素造成二重感染，无效抗感染方案延长治疗时间，增加住院费用。通常抗感染治疗首选对革兰性阴性杆菌有效的抗生素；对于肾实质的深部感染和肾脓肿，尽量选择在尿液和血液中均有较高浓度的抗菌药物，保证药物在肾组织内达到有效浓度，但也有同行对提高尿液中的有效抗菌浓度提出了质疑，报道一例复发性尿路感染且基本无尿的 PD 患者，通过导管收集尿液进行培养，除了根据药敏结果，还借鉴了敏感药物的药代动力学，但效果不佳甚至出现二重感染，提示该类人群抗感染治疗存在很大的难度。抗感染方案需考虑敏感药物在腹膜患者群体中的药代动力学改变，该人群肾脏的滤过和重吸收功能衰竭，抗生素无法在肾脏中达到最大抑菌浓度，体外培养敏感的结果在进行实际治疗中也可能出现抗感染失败的可能。有学者提出，为避免药物在体内高浓度蓄积或产生药物浓度依赖，建议使用左氧氟沙星或环丙沙星作为经验性治疗的首选，对于发生菌血症甚至感染性休克的患者，碳青霉烯类抗生素似乎是更好的选择。

腹透患者需加强各方面的管理，包括对危险因素的积极干预，维持血压、血糖达标，维持钙磷代谢平衡，改善贫血、控制体重、避免营养不良、保持良好卫生习惯等，根据病情酌情应用利尿剂。对于原发疾病需要应用免疫抑制剂治疗的患者，需要更加警惕尿路感染的发生，并预防复发。对于 PD 龄较长，24h 尿量减少的 PD 患者而言，当出现无症状或膀胱刺激症状时，尽量完善尿液培养，必要时在彩超定位下行膀胱穿刺留取尿液标本，完善药敏检查，根据药敏结果制定抗感染方案。对于无症状脓尿的 PD 患者是否需要抗生素治疗目前仍存在争议。

七、预防措施

规律作息、清淡饮食，避免不洁的性活动，保持局部的清洁卫生，增加营养支持，提高自身免疫力，都有助于减少泌尿系统的感染，或者降低泌尿系统感染发病的概率。如果泌尿系统存在基础的病变，比如存在泌尿系统的结石或狭窄，存在残余尿潴留的情况，则需要积极治疗。

对于固有免疫的研究发现，复发的尿路感染与尿道上皮细胞的炎症免疫反应有关，Toll 样受体（Toll-Like Receptors，TLRs）是天然免疫中一类非常重要的模式识别受体，通过病原或损伤相关分子模式（Pathogen-or Damage-Associated Molecular Patterns，PAMPs or DAMPs）识别细菌或微生物，启动固有免疫反应，参与尿路感染的发生。故在未来的抗感染治疗，有望联合应用免疫调节和抗感染治疗，结合患者的年龄、基因表型、免疫状态、病原毒理的特性，制定个体化治疗方案。

腹膜透析的结石问题

一、概述

本章主要讨论发生在 PD 患者身上的泌尿系结石问题。泌尿系结石是泌尿系统的常见病，可导致慢性肾功能衰竭（Chronic Renal Failure，CRF），同时慢性肾脏病、代谢综合征、高血压、糖尿病等又是泌尿系结石形成的危险因素。PD 患者原发病多样，常合并代谢异常，透析后逐渐无尿等，均增加泌尿系结石的发生。

二、定义

泌尿系统内的结石称为泌尿系统结石，又称尿石症，肾盂和肾盏内结石称为肾结石。结石由晶体及基质两种成分组成，比较常见的泌尿系统结石有 4 种：含钙结石，感染性结石，尿酸结石及胱氨酸结石。结石的外观也呈多种多样，有桑葚状，或有突起的晶体呈毛刺状，有鹿角形，也可呈光滑的类圆形结石或粗糙易碎，大多质地坚硬。

三、流行病学和风险因素

据文献报道，我国泌尿系结石的发病率为 6.4%，而研究发现，规律 PD 患者肾结石的发病率为 21.5%。从年龄上，30～50 岁是上尿路结石发病的高峰年龄，男性尿酸结石、胱氨酸结石和混合结石多于女性。大多数结石为单侧单发结石，占 61.4%，左右两侧结石的发病率相同。

研究发现，患者的年龄、性别、区域环境、饮食结构，如高脂和高蛋白饮食以及生活方式密切影响着泌尿系结石的产生和发展。而肥胖、高胆固醇血症、高甘油三酯血症和肾结石的发病率有高度的相关性。CKD 患者常会伴有不同程度的代谢异常，且 PD 会加重脂代谢、糖代谢异常等。另外，PD 患者尿量减少、尿液物质浓度改变及体内钙磷代谢异常均可能与尿路结石的形成相关。血液中尿酸主要是嘌呤类的代谢产物，主要通过肾脏排泄，尿酸排泄＞25mg/d 可明显降低泌尿系结石的发生。PD 尿酸排泄减少，更容易形成尿酸结晶。故高尿酸血症是 PD 患者肾结石形成的危险因素之一。有回归分析显示，男性、高尿酸血症及高胆固醇血症是 PD 患者肾结石患病率的独立危险因素，可增加 PD 并发肾结石的风险。

四、发病机制

泌尿系统结石的病因比较复杂，与代谢异常、局部梗阻、感染和尿路中存在异物等局部因素、应用某些药物有关，慢性肾脏病患者由于尿液减少，肾脏结构改变、继发性肾囊肿、钙磷代谢紊乱等因素常导致泌尿系统结石的发生。

在甲状旁腺功能亢进患者中，甲状旁腺激素（Parathyroid Hormone，PTH）分泌增多，PTH 促进破骨细胞活性增加，血钙增加，肾脏滤过钙增加，导致高尿钙；PTH 抑制肾小管磷的重吸收，使尿磷排出增加，尿钙升高、尿磷升高，造成尿中草酸钙、磷酸钙过度饱和，易产生肾结石。在复发性尿路结石患者中有 5%～10%发现肾石型原发性甲状旁腺功能亢进，其中 90%由单发甲状旁腺腺瘤引起。在尿石症患者中观察到，钠、磷负荷饮食诱发异常的 PTH 和成纤维生长因子 23（Fibroblast Growth Factor 23，FGF23），导致钙磷代谢紊乱。CKD 患者常合并甲状旁腺功能亢进，存在 PTH/FGF23 水平异常，推测与泌尿系结石发病有关。

五、临床表现

普通患者泌尿系结石的临床表现有腰背部疼痛、血尿、尿频尿急尿痛或泌尿系统的梗阻及感染等。肾结石是上尿路结石的代表，更易引发肾脏的感染与损害。PD 患者无尿液排出，观察不到血尿的发生，有时仅表现排尿感和下腹坠痛。严重时可导致肾绞痛，呈阵发性发作，发作时疼痛难忍，伴大汗淋漓、恶心、呕吐，有时可向下腹部、膀胱区及后腰部放射。

PD 患者泌尿系结石的诊断从病史、临床表现和实验室检查可诊断。当 PD 患者出现腰背部疼痛、排尿感、下腹坠痛等表现，完善泌尿系彩超或腹部平片、泌尿系 CT 等检查发现结石，即可明确诊断，并行定位诊断。

六、处理措施

（1）充分液体摄入可降低泌尿系结石这一共识已被广泛接受，而对于 PD 患者，在充分透析的前提下，适当增加液体的摄入对于仍有残存肾功能的患者，可降低泌尿系结石发生风险，同时应避免饮用果汁、矿泉水、果汁、茶、咖啡等。低盐饮食，推荐每日氯化钠摄入＜2g，减少含动物蛋白、草酸食物的摄入。

（2）规律 PD，保证尿毒症毒素清除的充分性，降低尿酸水平，纠正酸碱失衡，控制继发性甲状旁腺功能亢进，维持内环境稳定，降低泌尿系结石发生的风险。

（3）对于大多数无临床症状的泌尿系结石无须特殊处理。对于上尿路结石导致梗阻者，需留置输尿管支架管和经皮肾穿刺留置造瘘管。解除泌尿系梗阻。合并感染者，应进行经验性的抗生素治疗，并根据血、尿药物敏感试验结果调整用药。

（4）目前通过传统手术治疗结石已逐渐减少。对于有外科手术指征的泌尿系结石可首先实施输尿管镜取石术、经皮肾镜取石术等微创手段，后者与输尿管软镜的双镜联合可不受体位限制，漏斗狭窄、脊柱畸形、肾脏解剖异常等复杂情况也可从中获益。结石合并同侧肾脏患有其他泌尿外科疾病时，可通过腹腔镜手术解决。

参考文献

[1] 罗晓妹，张　培，齐向明，等.持续不卧床腹膜透析患者发生泌尿道感染的危险因素及病原学特点[J].安徽医科大学学报，2021，56（10）：1656-1660.

[2] TANDOGDU Z，CAI T，KOVES B，et al.Urinary tract infections in immunocompromised patients with diabetes，chronic kidney disease，and kidney transplant[J].Eur Urol Focus，2016，2（4）：394-399.

[3] CORTEZ J M，IMAM A A，ANG J Y.Pasteurella multocida urinary tract infection in a pediatric patient with end-stage renal disease[J].Pediatr Infect Dis J，2007，26（2）：183-185.

[4] CHEN J L，LEE M C，KUO H C.Reduction of cystometric bladder capacity and bladder compliance with time in patients with end-stage renal disease[J].J Formos Med Assoc，2012，111（4）：209-213.

[5] BOBOT M，GHEZ C，GONDOUIN B，et al.Diagnostic performance of［（18）F］fluorodeoxyglucose positron emission tomography-computed tomography in cyst infection in patients with autosomal dominant polycystic kidney disease[J].Clin Microbiol Infect，2016，22（1）：71-77.

[6] NESS D，OLSBURGH J.UTI in kidney transplant[J].World J Urol，2020，38（1）：81-88.

[7] EL NEKIDY W S，SOONG D，MOOTY M，et al.Treatment of recurrent urinary tract infections in anuric hemodialysis patient，do we really need antimicrobial urinary concentration？[J].IDCases，2020，20：e00748.

[8] GILBERT D N.Urinary tract infections in patients with chronic renal insufficiency[J].Clin J Am Soc Nephrol，2006，1（2）：327-331.

[9] CHING C，SCHWARTZ L，SPENCER J D，et al.Innate immunity and urinary tract infection[J].Pediatr Nephrol，2020，35（7）：1183-1192.

[10] ZENG G，MAI Z，XIA S，et al.Prevalence of kidney stones in China：an ultrasonography based cross-sectional study[J].BJU Int，2017，120（1）：109-116.

[11] TRINCHIERI A.Diet and renal stone formation[J].Minerva Med，2013，104（1）：41-54.

[12] YASUI T，IGUCHI M，SUZUKI S，et al.Prevalence and epidemiologic characteristics of lower urinary tract stones in Japan[J].Urology，2008，72（5）：1001-1005.

[13] MITCHELL T，KUMAR P，REDDY T，et al.Dietary oxalate and kidney stone formation[J].Am J Physiol Renal Physiol，2019，316（3）：F409-F413.

[14] 包婷，陈虹，吴永贵.腹膜透析患者肾结石发病情况及危险因素分析[J].安徽医学，2018，39（1）：17-19.

[15] KASSAHUN W T，JONAS S.Focus on parathyroid carcinoma[J].Int J Surg，2011，9（1）：13-19.

[16] IRZYNIEC T，BORYń M，KASZTALSKA J，et al.The effect of an oral sodium phosphate load on parathyroid hormone and fibroblast growth factor 23 secretion in normo- and hypercalciuric stone-forming patients[J].Clin Nutr，2020，39（12）：3804-3812.

[17] SIENER R.Nutrition and kidney stone disease[J].Nutrients，2021，13（6）：1917.

[18] GOLDFARB D S.Empiric therapy for kidney stones[J].Urolithiasis，2019，47（1）：107-113.

[19] 高宏伟，李杰，孙冲，等.泌尿系结石治疗的方法及最新进展[J].天津医科大学学报，2021，27（1）：103-106.

陈亚巍（撰写）　张　萍（审校）

第五篇　特殊类型血液净化的相关并发症

第一章　连续性肾脏替代治疗 CRRT 的并发症

一、概述

连续性肾脏替代治疗（Continuous Renal Replacement Therapy，CRRT）是指一组体外血液净化的治疗技术，是所有连续、缓慢清除水分和溶质治疗方式的总称。传统 CRRT 应持续治疗 24h 以上，但临床上可根据患者的治疗需求灵活调整治疗时间。CRRT 治疗目的不仅仅局限于替代功能受损的肾脏，近来更扩展到常见危重疾病的急救，成为各种危重病救治中最重要的支持治疗措施之一，尤其在 COVID-19 早期流行期间对重症患者的救治起到了关键的作用。

目前 CRRT 主要包括以下技术：①缓慢连续超滤（Slow Continuous Ultrafiltration，SCUF）；②连续性静-静脉血液滤过（Continuous Venovenous Hemofiltration，CVVH）；③连续性静-静脉血液透析滤过（Continuous Venovenous Hemodiafiltration，CVVHDF）；④连续性静-静脉血液透析（Continuous Venovenous Hemodialysis，CVVHD）；⑤连续性高通量透析（Continuous High Flux Dialysis，CHFD）；⑥连续性高容量血液滤过（High Volume Hemofiltration，HVHF）；⑦连续性血浆滤过吸附（Continuous Plasma Filtration Adsorption，CPFA）。除此之外，CRRT 常需联合使用一些其他血液净化技术，例如血浆置换（PE）、双膜血浆置换（DFPP）、内毒素吸附技术、体外二氧化碳去除技术（ECCO2R）、体外膜肺氧合技术（ECMO）及人工肝技术。

二、主要并发症

CRRT 的并发症包括技术并发症及临床并发症。这两种并发症在临床实践中常常同时存在。1985 年前管道连接不良占整个并发症的 8%。而现在这种并发症的发生率很低，占整个并发症的 0.5%。这些并发症的发生率与设备及医护人员技术水平有关。

（一）技术并发症

技术并发症的发生率与所采用的治疗方法密切相关。如 CAVH 中常见的最严重的并发症是与动脉通路相关的，而采用静脉-静脉通路时相应的并发症的发生率有所减低。

1.血管通路不畅

血管通路血流不畅是严重并发症，可导致体外循环中的血流量下降。CAVH中动脉通路血流通畅是保证足够血流量的关键。动脉内径缩小、插管长度较长或扭曲都可导致血流量急剧下降。CVVH中，因为有血泵辅助，这种并发症少见，但双腔导管可引起血流的再循环，增加体外循环中血流的黏滞度，使滤器凝血，超滤停止。精确地检测循环血流量的压力，采取措施恢复正常的血管通路功能可以克服这一缺陷。

2.血流量下降和体外循环凝血

由于CAVH中依靠动静脉压力差驱动血流循环，常出现血流量不足和凝血。管道内径减小或扭曲，也会使血流量下降或停止，导致体外循环凝血。现在由于血泵的应用，此类并发症的发生大为减少。

3.管道连接不良

体外循环中，血液流量高达50～350mL/min。血路中任何部位都可发生连接不良，如在血泵作用下偶尔因压力变化使管道破裂，都可危及生命（尤其是在无报警和监测条件下）。因此，整个管道必须在可视范围内（未被遮蔽），确保整个管道连接密闭完好。

4.空气栓塞

目前流行的新型CRRT机，配有特殊的空气监测和报警系统，可以预防空气栓塞的发生。除非有机械缺陷，否则一旦有气体进入系统中，机器就会立即停止工作。在CAVH中虽然无血泵，但由于持续正压的存在，亦可以避免空气栓塞，但当静脉通道连接不良时，吸气相负压还是可以将气体吸入静脉系统形成空气栓塞。

5.水、电解质平衡失调

CRRT的另一危险因素是容量负荷突然增多或减少，配液差错引起电解质紊乱。目前流行的新型设备一般有液体平衡系统，可精确调控容量负荷，此并发症的发生率正在逐渐降低。关键是对每一位患者需准确评估其临床情况和危重程度，严密监测液体进出量。另外，要避免因配置大量置换液时出现差错，导致容量和电解质失衡。

6.滤器功能丧失

CAVH滤器是在低血流量及超滤压力平衡的条件下工作的。这使得CAVH中滤器凝血的发生率高，膜功能低下，通透性能显著下降，对溶质的筛选系数趋于减低，系统的有效性减弱。此时，即使可以维持高水平的超滤，但对溶质的有效清除比预期的要低。使用血泵则避免了此类问题，滤器阻力已不再成为循环中的一大问题。

（二）临床并发症

1.出血

应用Seldinger技术置管可导致出血甚至使动静脉穿孔，特别是局部动脉粥样硬化的血管，操作不当易损伤血管壁和斑块，可出现严重出血。因此，当怀疑局部有严重的动脉粥样硬化时需选择其他血管通路，如深静脉导管等。在血滤过程中，抗凝剂的使用是引起出血的另一危险因素，对有出血倾向的重症患者，可采取特殊疗法以维持体外循环中的抗凝作用，如采用无肝素加生理盐水冲管、依前列醇、低分子肝素、枸橼酸、前稀释及其他技术抗凝，以减少出血的风险。CAVH治疗结束后拔除动脉导管时必须小心持续按压，以防出血；如果出血持续，需尽早手术，一旦出现颈部或股部大血肿感染所致脓肿，则难以治疗。

2.血栓

血管局部血栓的发生较为常见（约 3%），特别是在动脉硬化者中，其发生率更高。有时可影响穿刺侧肢体的血液灌注，需立即手术。在 CVVH 时，静脉局部亦可出现血栓，并有可能扩展至腔静脉。因此，应常规监测血管灌注情况（多普勒超声），持续监测体外循环中的静脉压力，有助于早期发现血栓并发症。

3.感染和脓毒症

局部感染（特别是血肿感染）是严重的并发症，可直接威胁动脉灌注。ICU 中患者由于免疫抑制，易于感染。体外循环可成为细菌感染源，管道连接、取样处和管道的外露部分成为细菌侵入的部位。一旦细菌侵入，导致体内内毒素水平升高，患者即可发生脓毒症，污染的透析液中的内毒素可从透析膜小孔进入体内。因此，行体外循环时需高度谨慎，避免出血和血肿。

4.生物相容性和过敏反应

血液长时间与人工膜及塑料导管接触，由于碎裂的塑料颗粒与血、膜的反应及残存消毒液的作用可产生一系列副作用，激活多种细胞因子、补体系统，甚至引发全身性炎症反应综合征，对机体造成严重损伤。目前，CRRT 中多使用生物相容性较好的膜，以最大限度地避免这种并发症的出现。另外，用血管紧张素转换酶抑制剂（ACEI）治疗时，由于缓激肽蓄积，也可使循环中细胞因子水平增加，需特别加以注意。

5.低温

超滤时大量液体交换可导致体温下降。计算能量摄入及评估营养和能量平衡时需考虑体温的负平衡作用。加热置换液可减少此并发症的发生。

6.营养丢失

CRRT 治疗时平均每周丢失 40～50g 蛋白质，与腹膜透析及间歇血液透析治疗时相似，不会明显改变总蛋白和白蛋白浓度，但在肝合成蛋白障碍及长期治疗时，营养丢失就显得比较突出，而维生素丢失，目前尚无报道，真正的缺乏综合征也不常见。经常监测超滤液和血液中的一些电解质、营养素及药物浓度，如治疗时间较长，则可导致维生素、微量元素和氨基酸等丢失，应适当补充。

7.血液净化不充分

CAVH 由于超滤不足，对于有高分解代谢的患者，不能充分清除体内的毒素，随着技术的发展，CVVH、CVVHD、CVVHDF 等的广泛应用，血液净化不充分不再成为制约 CRRT 应用的原因。

8.低钙血症低血压

CRRT 并发症种类与血液透析、血液滤过等技术的并发症基本相同，但由于 CRRT 治疗对象为危重患者，血流动力学常不稳定，且治疗时间长，故一些并发症的发生率较高，且程度较重，处理更为困难。如低血压、低钾血症、低钙血症、低磷血症、酸碱失衡、感染以及机械因素相关并发症。另外，由于治疗时间长，如应用肝素等全身抗凝剂总量过大，容易发生出血或出血倾向；但如果血流量较低、血细胞比容较高或抗凝剂量不足，则容易出现凝血。

参考文献

[1] 陈香美.血液净化标准操作规程（2020版）[DB/OL].https：//wenku.baidu.com/view/89d54ae 52379168884868762caaedd3382c4b558.html，2020.

[2] 李宓.血液透析并发症[M].西安：第四军医大出版社，2007.

[3] 王质刚.血液净化学[M].第4版.北京：北京科学技术出版社，2016.

[4] Alexandre Boyer，Jean-François Timsit，Kada Klouche.Aminoglycosides in critically ill septic patients with acute kidney injury receiving continuous renal replacement therapy：A multicenter，observational study[J].Zelger Clinical Therapeutics，2021，43（6）：1116-1124.

[5] Andreas Körtge，Jolanta Majcher-Peszynska.Antibiotics removal by continuous venovenous hemofiltration with a novel asymmetric triacetate membrane hemofilter：An in vitro study[J].Blood Purify，2021：899-905.

[6] Milo Gatti，Federico Pea.Antimicrobial dose reduction in continuous renal replacement therapy：myth or real need？a practical approach for guiding dose optimization of novel antibiotics[J].Clinical Pharmacokinet，2021，60（10）：1271-1289.

[7] DEATRICK K B，MAZZEFFI M A，GALVAGNO SM J R，et al.Breathing life back into the kidney-continuousrenal replacement therapy and veno-venous extracorporeal membrane Oxygenation[J]. ASAIO Journal，2021，67（2）：208-212.

[8] Khaled Shawwa，Panagiotis Kompotiatis，Brandon M.Wiley.Change in right ventricular systolic function after continuous renal replacement therapy initiation and renal recovery[J].Journal of Critical Care，2021，62：82-87.

[9] Giani M，Scaravilli V，Stefanini F，et al.Continuous renal replacement therapy in veno-venous extracorporeal membrane oxygenation：A retrospective study on regional citrate anticoagulation[J].ASAIO Journal，2020，66（3）：332-338.

[10] Jorge Castaneda，Karthik Kovvuru.Continuous renal replacement therapy（CRRT）in COVID-19 patients[J].Critical Care，2021，25（1）：299.

[11] Jiefeng Xu，Qijiang Chen，Xiaohong Jin，et al.Early initiation of continuous renal replacement therapy induces fast hypothermia and improves post-cardiac arrest syndrome in a porcine model[J].SHOCK，2019，52（4）：456-467.

[12] Molly Wong Vega，Marisa Juarez Calderon.Feeding modality is a barrier to adequate protein provision in children receiving continuous renal replacement therapy（CRRT)[J].Pediatric Nephrology，2019，34（6）：1147-1150.

[13] Rinaldo Bellomo，Johan Mårtensson.Femoral access and delivery of continuous renal replacement therapy dose[J].Blood Purif，2016，41（1-3）：11-17.

[14] Yvelynne P Kelly，Shilpa Sharma.Hypocalcemia is associated with hypotension during CRRT：A secondary analysis of the acute renal failure trial Network Study[J].Journal of Critical Care，2021，65：261-267.

[15] Khaled Shawwa，Panagiotis Kompotiatis，Jacob C Jentzer.Hypotension within one-hour from starting CRRT is associated with in-hospital mortality[J].Journal of Critical Care，2019，54：7-13.

[16] Björn Stessela B，Charlotte Vanvuchelena.Impact of implementation of an individualised

thromboprophylaxis protocol in critically ill ICU patients with COVID-19： A longitudinal controlled before-after study[J].Thrombosis Research，2020，194：209-215.

[17] Weerachai Chaijamorna， Dhakrit Rungkitwattanakul.Meropenem dosing recommendations for critically ill patients receiving continuous renal replacement therapy[J].Journal of Critical Care，2020，60：285-289.

[18] Thanachai Panaput，Sadudee Peerapornratana.Modalities of renal replacement therapy and clinical outcomes of patients with acute kidney injury in a resource-limited setting： Results from a SEA-AKI study[J].Journal of Critical Care，2021，65：18-25.

[19] Khaled Shawwa，Panagiotis Kompotiatis.New-onset atrial fibrillation in patients with acute kidney injury on continuous renal replacement therapy[J].Journal of Critical Care，2021，62：157-163.

[20] Sanwang Li，Feifan Xie.Population pharmacokinetics and simulations of imipenem in critically ill patients undergoing continuous renal replacement therapy[J].International Journal of Antimicrobial Agents，2019，53（1）：98-105.

[21] ANDREA K，HARVEY，Karen E A.Burns.Short-and long-term outcomes of sustained low efficiency dialysis vs continuous renal replacement therapy in critically ill patients with acute kidney injury[J].Journal of Critical Care，2021，62：76-81.

[22] Matthew Foglia，Jonathan Pelletier.Tandem therapeutic plasma exchange reduces continuous renal replacement therapy downtime[J].Blood Purif，2022，51：523-530.

[23] Jong Hyun Jhee，Hye Ah Lee，Seonmi Kim.The interactive effects of input and output on managing fluid balance in patients with acute kidney injury requiring continuous renal replacement therapy[J].Critical Care，2019，23：329.

[24] Hai Wang，Zhenghai Bai，Junhua Lv.The relationship and threshold of serum phosphate with regard to the 28-day mortality risk in sepsis patients undergoing continuous renal replacement therapy[J].Journal of International Medical Research，2020，48（1）：300060519831896.

[25] J LIN，X J JI，A Y WANG.Timing of continuous renal replacement therapy in severe acute kidney injury patients with fluid overload： A retrospective cohort study[J].Journal of Critical Care，2021，64：226-236.

姚晶瑞（撰写） 张悦凤（审校）

第二章　血液灌流的并发症

一、概述

血液灌流（hemoperfusion，HP），是将患者血液从体内引到体外循环系统，通过灌流器中吸附剂（活性炭、树脂等材料）与体内待清除的代谢产物、毒性物质以及药物间的吸附结合，达到清除这些物质的治疗方法。近年来随着新型灌流器的研发及技术进展，除药物或毒物中毒外，在重症感染、严重肝衰竭、终末期 肾脏疾病（尿毒症）以及各种自身免疫性疾病等多种临床严重疾病的抢救与治疗方面得到了更为广泛的应用。

二、血液灌流的适应证及禁忌证

（一）适应证

急性药物或毒物中毒。

终末期肾脏疾病（尿毒症），特别是合并顽固性瘙痒、难治性高血压、高β_2微球蛋白血症、继发性甲状旁腺功能亢进、周围神经病变等患者。 每周 1 次 HA 树脂血液灌流器与血液透析器串联治疗 2h,可显著提高维持性血液透析患者的血清甲状旁腺激素和β_2微球蛋白的清除率，改善瘙痒症状。

重症肝炎，特别是暴发性肝衰竭导致的肝性脑病、高胆红素血症。

系统性炎症反应综合征、脓毒症等重症感染。

银屑病或其他自身免疫性疾病。

其他疾病 如海洛因等药物成瘾、家族性高胆固醇血症、重症急性胰腺炎、甲状腺功能亢进危象、新型冠状病毒肺炎重症患者等。

（二）禁忌证或相对禁忌证

（1）对体外血路管或灌流器等材料过敏者。

（2）伴有严重全身循环功能衰竭者。

（3）重要脏器的严重活动性出血或有全身出血倾向者。

（4）严重血小板减少（低于 50×10^9/L）时应慎重。

三、主要并发症

1.寒战、高热

在进行血液灌流开始后 0.5～1.0h 患者出现寒战、高热，多考虑为热原反应。但如果患者伴有皮疹、胸闷、心悸、腹部痉挛可诊断为过敏反应。严重者将发生呼吸困难、血压下降、休克等症状，使之无法继续进行治疗。常见的原因如下。

1）冬季室温较低（尤其南方无烤暖设备），另外治疗中未采用加温装置或治疗开始时为维持患者的血容量而输入大量温度较低的生理盐水。

2）治疗前血路管及灌流器冲洗不充分或操作过程中受到污染而引起的热原反应。

3）如果患者伴有血小板、白细胞的下降多提示灌流器吸附剂生物相容性较差。

4）过敏体质的患者，治疗时易发生过敏反应。

预防与处理如下。

1）治疗前一定要询问患者有无过敏史，是否是过敏体质。如果有过敏体质，应尽量避免血液灌流治疗。如必须采用血液灌流治疗时，提前使用抗过敏药物以防止或减轻过敏反应的发生。

2）治疗中应注意室内温度，最好选用有加温器装置的机器进行治疗。

3）预充的生理盐水最好加温在37℃左右。

4）治疗前对所应用的血路管及灌流器进行充分的生理盐水冲洗，不能少于2000ml。并严格按照操作规范及产品使用说明书进行，以免造成致热源的污染。

5）治疗中出现寒战、高热等热原反应时，一般不需要终止治疗。如果出现过敏反应可静脉推注地塞米松5mg或异丙嗪（非那根）25～50mg肌内注射。经上述处理后症状不缓解并伴有严重影响生命体征者，应及时终止灌流治疗。同时进行对症处理。

2.凝血

灌流器中的吸附剂对多种药物均有较强的吸附作用。因此在治疗时掌握抗凝剂的用量是非常重要的。目前我国在维持性血液透析治疗尿毒症的患者中大量使用透析串联灌流器的治疗模式，以清除尿毒症体内的中分子物质，来提高患者的长期生存率。但是这种治疗模式在临床中发现凝血现象较多。分析其原因有以下几个方面。

1）灌流器能够吸附部分抗凝剂。在透析串联灌流器的治疗中抗凝剂的用量不足。

2）高黏血症患者如，高脂血症、多发性骨髓瘤、糖尿病、冠心病、肺心病、矽肺、充血性心力衰竭、血中球蛋白增高、纤维蛋白增高、血小板增高等均可造成血液黏度过高易出现凝血风险。

3）治疗中输血、血制品或脂肪乳剂也能增加凝血的发生。

4）使用血路管输液可造成血液暴露于空气中，在血路管中易出现血液泡沫或血液发生湍流也可以引起凝血反应。

5）先进行2小时透析治疗后，再串联灌流器，这会造成透析器的超滤脱水引起血液浓缩，使血液阻力增大而导致灌流器凝血的发生。

预防与处理如下。

1）合理应用肝素，一般使用肝素进行抗凝治疗，由于灌流器能够吸附部分肝素，因此肝素用量较常规血液透析要多。另外个体对肝素敏感性及肝素的效价差异较大，肝素剂量应个体情况而定。如果透析串联灌流器的治疗时，首用量为0.6～1.0mg/kg，追加剂量8～15mg/h。低分子肝素用量120～180U/kg，也可肝素与低分子肝素联用。有条件在治疗前或在治疗中测定凝血酶原时间或活化部分凝血活酶时，随时调整肝素的用量。为了防止凝血现象的发生临床上多采用全身肝素化，先将所需肝素推入静脉10分钟后开始治疗。

2）在透析串联灌流器的治疗中，正确的使用方法是。a.灌流器串联在透析器之前。b.先进行透析串联灌流器治疗2小时，2小时后灌流器拆除，接着再行透析治疗2小时。c.患者超滤脱水每次不超过体重的5%，65岁以上患者不超过体重的3%。

3）对高黏血症的患者在治疗过程中可适当加用抗凝剂的使用。

1030

4）尽量避免在治疗中输入血液、血制品或脂肪乳剂。最好不要使用血路管输液。

5）治疗中严密观察循环血路管、动脉压、静脉压的变化，如出现动脉压升高或静脉压下降应警惕灌流器凝血的发生，必要时可给予生理盐水冲洗血管路及灌流器或者追加肝素。经上述处理仍不见好转，可回血将灌流器拆除只进行透析治疗。体外循环发生全部凝血时应立即终止治疗，如需继续治疗可更换血路管、灌流器、透析器再进行治疗，由于凝血造成一定量的血液丢失及血容量下降患者易出现低血压、贫血等现象。必要时可给予补充血液治疗。

3.血压下降

在血液灌流治疗中常出现血压下降，其发生的原因有以下几点。

1）有效循环血容量减少，单独进行血液灌流时体外循环血量180～200ml，如果透析+灌流治疗时体外循环血量260～300ml，尤其在开始治疗的过程中由于有效循环血容量减少常出现血压下降。

2）灌流器内的吸附剂生物相容性差时，可造成血液中白细胞和血小板减少及损伤，并引起多种血管活性物质的释放导致血压下降。

3）冠状动脉疾病、高血压性心功能损害者，出现心脏储备功能下降，心功能不全，特别是舒张能力下降，超声心动图检查，射血分数在50%以下者易出现血压下降。

4）治疗中进食会使腹腔血管扩张，血液分布到消化系统，因而导致有效循环血量减少使血压下降。

预防与处理如下。

1）血管路连接最好是将静脉及动脉的穿刺针同时连接上，开机时血路管中的预冲液直接从静脉端回流到体内，以维持体内血容量的平衡，必要时还可补充血浆、代血浆及人体白蛋白。

2）在治疗中应尽量避免进食以防有效循环血量减少。

3）对合并心血管并发症的老年患者，因血管顺应差，不能确保血流动力学的稳定更易出现低血压。所以治疗时要严密监测患者血压的变化，一旦发生低血压现象应减慢血液流速，适当补充血容量，必要时可加用多巴胺药物升压治疗

4）如果血压太低经采用各种方法无改善者，应立即终止治疗，改用其他方法。

5）选用生物相容性相对好的灌流器进行治疗。

4.出血

进行血液灌流时，尤其对维持性透析患者及肝衰竭患者可能会发生一些出血并发症，如鼻出血、牙龈出血、皮肤黏膜出血、消化道出血、阴道出血、眼底出血等现象，其发生原因如下。

1）尿毒症及肝衰竭患者常伴有不同程度的出凝血功能障碍，其自身疾病就有随时发生各种出血倾向的可能。

2）部分患者常伴有出血的潜在因素，如胃十二指肠溃疡、食管静脉曲张、严重褥疮。

3）在治疗过程中使用抗凝药物时也是增加出血的危险因素

4）灌流器不仅能够破坏血小板，使血小板数量减少。另外还可吸附一些凝血因子使出血的风险进一步加重。

预防与处理如下。

1）在治疗前对患者的出凝血状况要进行检测并给予评估，确立个体化抗凝治疗方案，选用适合的抗凝剂及用量。既要达到抗凝效果又不要用量过多。

2）对有活动性出血的患者应禁止采用血液灌流治疗，如必须采用血液灌流治疗时，应尽可能将活动性出血控制后再进行治疗。

3）针对不同抗凝剂，治疗后可给予相应的拮抗剂。如肝素抗凝可给予鱼精蛋白将体内剩余肝素中和、枸橼酸钠抗凝可给予补充钙剂治疗。

4）如血小板太低，应尽可能补充适量的血小板浓缩液。

5）治疗后可适量地补充凝血因子，如凝血酶原复合物、新鲜冰冻血浆。

5.颗粒栓塞

由于科学技术的发展吸附剂的包膜材料、灌流器的灌体设计以及血路管滤过装置不断的改进，目前治疗中发现颗粒栓塞的现象极为罕见，但偶有因灌流器和血路管的滤网破损而出现肺内颗粒栓塞的报告。一旦发生吸附剂微粒脱落，其脱落的微粒随血液进入肺循环引起肺栓塞现象。患者可出现进行性呼吸困难、胸闷憋气、血压下降、口唇紫绀。

预防与处理如下。

1）治疗前应严格检查灌流器和循环管路滤网（静脉壶）有无破损，应用生理盐水充分冲洗，如有颗粒溢出应及时更换灌流器。

2）一旦出现颗粒肺栓塞必须停止治疗，吸氧、高压氧治疗。同时配合相应的对症处理。

6.空气栓塞

在临床上偶有发生，少量空气进入体内随血液的流动和心脏的跳动可使少量气体呈微小泡沫样溶解在血液中或进入肺泡内由肺呼出而不发生任何症状，但大量气体（超过5ml以上）进入体内可出现明显的空气栓塞。患者多感突发性呼吸困难、胸闷、气短、咳嗽。严重者表现为发绀、血压下降、甚至昏迷。常见病因如下。

1）应用简易的血泵设备而无空气检测装置。

2）治疗前血路管用生理盐水预冲时气体未完全排除干净。

3）治疗中血管路连接处不牢固，如动脉穿刺针脱落，管路连接松开，以及护士应用血管路进行输液，液体输完后未进行及时处理。

4）治疗结束后，用空气回血。

预防与处理如下。

1）要使用带有各种监测功能的血液灌流设备。

2）上机前严格检查管路有无破损。

3）做好内瘘针或深静脉插管通路的固定，注意管路之间、管路与灌流器之间的连接。

4）在治疗中最好不要利用血液循环管路进行输液。

5）治疗结束后尽量不要空气回血，最好用生理盐水回血。

6）一旦空气栓塞诊断成立马上停止灌流治疗，采取左侧卧位，并头和胸部低、脚高位。吸入高浓度氧气，采用面罩或气管插管。必要时可进行高压氧治疗，如空气较多，有条件者可给予右心房或左心室穿刺抽气。

参考文献

[1] 陈香美.血液净化标准操作规程（2020 版）[M].北京：人民卫生出版社，2020.

[2] 李宓.血液透析并发症[M].西安：第四军医大出版社，2007.

[3] 王质刚.血液净化学[M].第 4 版.北京：北京科学技术出版社，2016.

[4] Farzaneh Dastan，Ali Saffaei，Seyed Mehdi Mortazavi，et al. Continues renal replacement therapy（CRRT）with disposable hemoperfusion cartridge：A promising option for severe COVID-19[J]. Journal of Global Antimicrobial Resistance，2020：340-341.

[5] Xiaoming Li，Chao Liu，et al. Effectiveness of polymyxin B-immobilized hemoperfusion against sepsis and septic shock：A systematic review and meta-analysis[J]. Journal of Critical Care，2021：187-195.

[6] Thibaut Girardot，Antoine Schneider. Blood Purification Techniques for Sepsis and Septic AKI[J]. Seminars in Nephrology，2019：505-514.

[7] Daisuke Katagiri，Masahiro Ishikane，Yusuke Asai，et al. Direct hemoperfusion using a polymyxin B-immobilized polystyrene column for COVID-19[J]. J Clin Apher，2021，36：313-321.

[8] Laping Chu，Guangyao Li，Yafen Yu. Clinical effects of hemoperfusion combined with pulse high-volume hemofiltration on septic shock[J]. Medicine，2020，99（9）e19058.

[9] [Kenji Fujimori，Kunio Tarasawa，Kiyohide Fushimi. Effects of polymyxin B hemoperfusion in patients with sepsis requiring continuous hemodiafiltration：Analysis of a nationwide administrative database in Japan[J]. Ther Apher Dial，2021，25：384-389.

[10] Sepideh Hajian，Nafiseh Rastgoo. The effect of hemoperfusion on the recovery of COVID-19 in hospitalized patients：case series and review study[J]. Immunopathol Persa，2021，7（2）：e13.

姚晶瑞（撰写） 陶新朝（审校）

第三章 血浆置换的并发症

一、概述

血浆置换（plasma exchange，PE）是一种清除血液中大分子物质的血液净化疗法。是将血液引出至体外循环，通过膜式或离心式血浆分离方法，从全血中分离并弃除血浆，再补充等量新鲜冰冻血浆或白蛋白置换液，以非选择性或选择性地清除血液中的致病因子（如自身抗体、免疫复合物、冷球蛋白、轻链蛋白、毒素等），并调节免疫系统、恢复细胞免疫及网状内皮细胞吞噬功能，从而达到治疗疾病的目的。膜式血浆分离置换技术根据治疗模式的不同，分为单重血浆置换和双重血浆置换（double filtration plasmapheresis，DFPP）。单重血浆置换是将分离出来的血浆全部弃除，同时补充等量的新鲜冰冻血浆或白蛋白溶液；DFPP 是将分离出来的血浆再通过更小孔径的膜型血浆成分分离器，弃除含有较大分子致病因子的血浆，同时补充等量的白蛋白溶液。血浆置换对于绝大多数疾病并非病因性治疗，只是更迅速、有效地降低体内致病因子的浓度，减轻或终止由此导致的组织损害。因此，在血浆置换同时，应积极进行病因治疗，使疾病得到有效的控制。

二、血浆置换的适应证及禁忌证

（一）适应证

1.肾脏疾病 ANCA

ANCA 相关的急进性肾小球肾炎（包括显微镜下多血管炎、肉芽肿性血管炎）、抗肾小球基底膜肾病（Good-Pasture 综合征）、肾移植术后复发局灶节段性肾小球硬化症、骨髓瘤性肾病、新月体性 IgA 肾病、新月体性紫癜性肾炎、重症狼疮性肾炎等。

2.免疫性神经系统疾病

急性炎症性脱髓鞘性多发性神经病（GuillainBarrè syndrome）、慢性炎症性脱髓鞘性多发性神经病（chronic inflammatory demyelinating polyneuropathy，CIDP）、重症肌无力（myasthenia gravis，MG）、Lambert-Eaton 肌无力综合征、抗 N-甲基-D-天冬氨酸受体脑炎、多发性硬化、视神经脊髓炎谱系疾病（neuromyelitis optica spectrum disorders，NMOSD）、神经系统副肿瘤综合征（paraneoplastic neurological syndromes，PNS）、激素抵抗的急性播散性脑脊髓炎（acute disseminated encephalomyelitis，ADEM）、桥本脑病、儿童链球菌感染相关性自身免疫性神经精神障碍（pediatric autoimmune neuropsy-chiatric disorders associated with strepto-coccal infection，PANDAS）、植烷酸贮积病（Refsum's disease）、电压门控钾通道复合物相关抗体自身免疫性脑炎、复杂性区域疼痛综合征（complex regional pain syndrome，CRPS）、僵人综合征等。

3.风湿免疫性疾病

重症系统性红斑狼疮、乙型肝炎病毒相关性结节性多动脉炎（hepatitis B

virus-associated polyarteritis nodosa，HBV-PAN）、嗜酸性粒细胞肉芽肿性血管炎（eosinophilic gran-ulomatosis with polyangitis，EGPA）、重症过敏性紫癜、抗磷脂抗体综合征、白塞病（Behcet's disease，BD）等。

4.消化系统疾病

急性肝衰竭、重症肝炎、肝性脑病、胆汁淤积性肝病、高胆红素血症等。

5.血液系统疾病

血栓性微血管病（thrombotic microangiopathy，TMA）、冷球蛋白血症、高黏度单克隆丙球蛋白病、多发性骨髓瘤（伴高黏血症）、自身免疫性溶血性贫血（autoimmune hemolytic anemia，AHA）、新生儿溶血性疾病、输血后紫癜、肝素诱导性血小板减少症（heparin-induced thrombocytopenia，HIT）、难治性免疫性血小板减少症、血友病、纯红细胞再生障碍性贫血、噬血细胞综合征、巨噬细胞活化综合征等。

6.器官移植

器官移植前去除抗体（ABO 血型不相容移植、免疫高致敏受者移植等）、器官移植后排斥反应等。

7.自身免疫性皮肤疾病

大疱性皮肤病、天疱疮、中毒性表皮坏死松解症、硬皮病、特异性皮炎、特异性湿疹等。

8.代谢性疾病

家族性高胆固醇血症和高脂蛋白血症等。

9.药物/毒物中毒

药物中毒（与蛋白结合率高的抗抑郁药物、洋地黄药物中毒等）、毒蕈中毒、动物毒液（蛇毒、蜘蛛毒、蝎子毒等）中毒等。

10.其他

威尔逊病（肝豆状核变性）、干性年龄相关性黄斑变性（agerelated macular degeneration，AMD）、特发性与扩张型心肌病（idiopathic dilated cardiomyopathy，IDCM）、突发性感音神经性聋、新生儿狼疮性心脏病、甲状腺危象、脓毒血症所致多脏器功能衰竭、新型冠状病毒肺炎重症患者等。

（二）禁忌证

无绝对禁忌证，相对禁忌证如下。

（1）对血浆、肝素、血浆分离器、透析管路等有严重过敏史。

（2）药物难以纠正的全身循环衰竭。

（3）非稳定期的心肌、脑梗死。

（4）颅内出血或重度脑水肿伴有脑疝。

（5）存在精神障碍而不能很好配合治疗者。

三、主要并发症

1.过敏和变态反应

大量输入异体血浆或白蛋白，血浆代用品如右旋糖苷、明胶溶液、羟乙基淀粉所致，通常表现为皮疹、皮肤瘙痒、畏寒、寒战、发热，严重者出现过敏性休克。

预防与处理如下。

1）可在血浆或白蛋白输入前适量预防应用糖皮质激素或抗组胺类药物。

2）出现上述症状时减慢或停止血泵，停止输入可疑血浆或白蛋白。

3）可给予抗过敏治疗，出现过敏性休克的按休克处理。

2.低血压

在血浆置换治疗中常出现低血压，其发生的原因有以下几点。

1）与原发病、血管活性药物清除或过敏反应等有关。

2）严重低蛋白血症患者。

3）分离血浆速度比补充血浆速度多，导致有效循环血容量减少。

4）血管活性药物清除所致。

5）严重贫血，水电解质紊乱，心律失常。

预防与处理如下。

1）与原发病、血管活性药物清除或过敏反应等有关，根据不同的原因进行相应处理。

2）注意分离血浆速度和补充血浆速度要匹配。

3）对于治疗前已经有严重低蛋白血症患者，根据患者情况酌情增加人血白蛋白或血浆的使用剂量，以提高血浆胶体渗透压，增加有效血容量并在治疗开始时，减慢血泵速度，阶梯式增加，逐渐至目标血流量。

4）血管活性药物清除所致者，必要时适量使用血管活性药物。

5）过敏反应引起的低血压者按过敏性休克处理。

6）严重贫血患者在血浆置换治疗前需输血纠正贫血，纠正酸碱平衡，电解质紊乱，治疗心律失常。

3.溶血

溶血是血浆置换偶发的并发症，其发生原因如下。

1）输注血浆的血型不符。

2）血泵速度与分离血浆速度比例不合适，分离血浆速度过快易引起跨膜压增大发生溶血。

预防与处理如下。

1）特别注意所输注血浆的血型，如发生溶血，查明原因，停止输注可疑血浆。

2）应注意血泵与分浆泵的速度，以免引起跨膜压增大。

3）溶血发生后，红细胞破坏，细胞内钾离子大量释放，造成高钾血症。同时应严密监测血钾，避免发生高血钾。

4.血源性传染疾病感染

与其他类型的血液净化技术一样，血浆置换存在治疗管路及体外循环操作有关的感染，治疗中需要使用大量异源性血浆，患者有感染肝炎病毒和人类免疫缺陷病毒等血源性感染的潜在危险。

预防与处理如下。

1）选择正规渠道来源的血浆、人血白蛋白、血浆代用品。

2）可酌情预防性使用抗生素。

5.出血

在血浆置换治疗中常出现低血压，其发生的原因有以下几点。

1）大量使用白蛋白置换液可导致凝血因子缺乏。

2）肝衰竭或其他严重疾病的患者常伴有不同程度的出凝血功能障碍，其自身疾病就有随时发生各种出血倾向的可能。

3）抗凝药物使用过量。

预防与处理如下。

1）对于凝血因子缺乏患者可适量地补充凝血因子，如凝血酶原复合物、新鲜冰冻血浆。

2）在治疗前对患者的出凝血状况要进行检测并给予评估，确立个体化抗凝治疗方案，选用适合的抗凝剂及用量。即要达到抗凝效果又不要用量过多。

3）针对不同抗凝剂，治疗后可给予相应的拮抗剂。如肝素抗凝可给予鱼精蛋白将体内剩余肝素中和、枸橼酸钠抗凝可给予补充钙剂治疗。

6.低钙血症

以人体白蛋白为置换液的患者及枸橼酸钠抗凝的患者易出现低钙血症。

预防与处理如下。

可在治疗时静脉输注钙剂，防治低钙血症的发生。

7.脑水肿

由于新鲜冰冻血浆的胶体渗透压（20mmHg）低于体内血浆胶体渗透压（25～30mmHg），血浆置换治疗后水钠潴留可导致脑水肿发生。

预防与处理如下。

发生脑水肿患者给予提高血浆胶体渗透压等对症处置。

8.凝血

患者进行血浆置换治疗过程中若抗凝药物用量不足，则易出现凝血，可表现为血浆分离器和血路管凝血等。

预防与处理如下。

1）注意调整肝素抗凝的剂量。

2）根据患者凝血功能情况，适当加大肝素用量。

3）严重凝血时需要终止治疗，并更换血路管及血浆分离器。

参考文献

[1] 陈香美.血液净化标准操作规程（2020 版）[M].北京：人民卫生出版社，2020.

[2] 李宓.血液透析并发症[M].西安：第四军医大学出版社，2007.

[3] 王质刚.血液净化学[M].第 4 版.北京：北京科学技术出版社，2016.

[4] W F Clark，S S Huang. Introduction to therapeutic plasma exchange[J]. Transfusion and Apheresis Science，2019：228-229.

[5] Huy P. Pham，Elizabeth M. Staley，Joseph Schwartz. Therapeutic plasma exchange-A brief review of indications，urgency，schedule，and technical aspects[J]. Transfusion and Apheresis Science，2019：237-246.

[6] Joanna Zawitkowska， Monika Lejman， Agnieszka Zaucha-Prażmo， Natasza Sekuła. Severe

drug-induced hypertriglyceridemia treated with plasmapheresis in children with acute lymphoblastic leukemia[J]. Transfusion and Apheresis Science，2019：634-637.

[7] Sahar Balagholi，Rasul Dabbaghi，Peyman Eshghi，et al. Potential of therapeutic plasmapheresis in treatment of COVID-19 patients：Immunopathogenesis and coagulopathy[J]. Transfusion and Apheresis Science，2020，102993.

[8] Amber P. Sanchez，Rasheed A. Balogun. Therapeutic plasma exchange in the critically Ill patient：technology and indications[J]. Adv Chronic Kidney Dis，2021，28（1）：59-73.

[9] Balraj Singh，Anusha Manje Gowda，Parminder Kaur，et al. Hypertriglyceridemia induced pancreatitis complicated by compartment syndrome and managed by surgical decompression and plasmapheresis[J]. Radiology Case Reports，2021：618-620.

[10] Lucy Manuel，Laura S. Fong，Andrew Lahanas，et al. How to do it: Plasmapheresis via venoarterial extracorporeal membrane oxygenation circuit for thyroid storm[J]. Annals of Medicine and Surgery，2021：102485.

[11] Enrique Gomez-Figueroa，Alonso Alvarado-Bolanos，Christian García-Estrada，et al. Clinical experience of plasmapheresis for neuromyelitis optica patients in Mexico[J]. Multiple Sclerosis and Related Disorders，2021：103022.

[12] Shireen Bakhsh，Chia Wei Teoh，Elizabeth A. Harvey，Damien G. Noone. Single pass albumin dialysis and plasma exchange for copper toxicity in acute wilson disease[J]. Case Rep Nephrol Dial，2019，9：55-63.

[13] Mercè Boada，Oscar L. López，Javier Olazarán，et al. Neuropsychological，neuropsychiatric，and quality-of-life assessments in Alzheimer's disease patients treated with plasma exchange with albumin replacement from the randomized AMBAR study[J]. Alzheimer's Dement，2021：1-11.

[14] Cheuk Man Ho，Chi Chiu Mok. Therapeutic Plasma Exchange in Patients with Systemic Lupus Erythematosus[J]. Journal of Clinical Rheumatology and Immunology VOLUME，2020，20：65-70.

[15] Franco Díaz，Camila Cores，Omar Atenas，et al. Rationale of therapeutic plasma exchange as rescue immunomodulatory treatment for MIS-C with multiorgan failure[J]. The Pediatric Infectious Disease Journal，2021，40：259-262.

[16] Marianne Hørby Jørgensen，Allan Rasmussen，Vibeke Brix Christensen，et al. Safety of high-volume plasmapheresis in children with acute liver failure[J].JPGN，2021，72：815-819.

[17] Panupong Hansrivijit，Nasrollah Ghahramani. Combined rituximab and plasmapheresis or plasma exchange for focal segmental glomerulosclerosis in adult kidney transplant recipients：a meta-analysis[J]. nternational Urology and Nephrology，2020，52：1377-1387.

姚晶瑞（撰写）　张悦凤　陶新朝（审校）

第四章　血浆吸附的并发症

一、概述

血浆吸附（plasma adsorption，PA）是血液引出后先进入血浆分离器，应用膜式分离技术，将血液的有形成分（血细胞、血小板）和血浆分开，血浆再进入吸附柱进行吸附、清除血浆中特定物质，吸附后血浆与分离的有形成分再回输至体内。

血浆吸附根据吸附剂的特性主要分为两大类，一类是分子筛吸附，即利用分子筛原理通过吸附剂携带的电荷和孔隙，非特异性地吸附电荷和分子大小与之相对应的物质，吸附材料包括活性炭、树脂、碳化树脂和阳离子型吸附剂等。另一类是免疫吸附（immunoadsorption），即利用高度特异性的抗原、抗体或某些有特定物理化学亲和力的物质（配基）结合在吸附材料（载体）上，制成吸附柱，利用其特异性吸附性能，选择性清除血液中内源性中大分子致病物质（配体）的一种血液净化治疗方法。免疫吸附通过吸附作用直接清除血液循环中致病性抗体、循环免疫复合物和炎症因子等中大分子致病物质，并可改善机体免疫状态。与血浆置换比较，无须补充置换液。

二、血浆吸附的适应证及禁忌证

（一）适应证

1.肾脏疾病

狼疮性肾炎、抗肾小球基底膜病、新月体肾炎、局灶节段性 肾小球硬化、溶血性尿毒症综合征、脂蛋白肾病等。

2.风湿免疫系统疾病

重症系统性红斑狼疮、类风湿关节炎、抗磷脂抗体综合征、冷球蛋白血症、单克隆丙种球蛋白血症、Wegener 肉芽肿等。

3.神经系统疾病

重症肌无力、急性炎症性脱髓鞘性多发性神经病（Guillain-Barrè syndrome）、慢性炎症性脱髓鞘性多发性神经病、神经系统副肿瘤综合征、多发性硬化症、视神经脊髓炎、自身免疫性脑炎、突发性感觉神经 性听力损失等。

4.血液系统疾病

血栓性微血管病、血栓性血小板减少性紫癜（thrombotic thrombocytopenic purpura，TTP）、特发性血小板减少性紫癜（idiopathic thrombocytopenic purpura，ITP）、血友病A 等。

5.血脂代谢紊乱

家族性高胆固醇血症、Lp（a）高脂蛋白血症、周围血管病等。

6.消化系统疾病

重症肝炎、免疫性肝病、严重肝衰竭尤其是合并高胆红素血症患者等。

7.器官移植排斥

可在移植前、移植后及 ABO 血型不合移植时减轻排异反应等。

8.自身免疫性皮肤疾病

特异性皮炎、特异性湿疹、寻常性天疱疮等。

9.重症药物或毒物的中毒

化学药物或毒物、生物毒素等。

10.其他疾病

MODS、特发性扩张性心肌病、β_2 微球蛋白相关淀粉样变、甲状腺功能亢进眼病、植烷酸贮积病等。

（二）禁忌证

无绝对禁忌证，相对禁忌证如下。

1）对血浆分离器、吸附柱的膜或管路有过敏史。

2）严重活动性出血或 DIC，药物难以纠正的全身循环衰竭。

3）非稳定期的心、脑梗死，颅内出血或重度脑水肿伴有脑疝等。

4）存在精神障碍而不能配合治疗者。

三、主要并发症

1.低血压

多由体外循环血容量减少引起，在治疗开始将血液引出体外循环，短时间体内血容量迅速减少，而引起低血压反应。

预防及处理。

1）治疗开始缓慢引出血液或将预充液不弃掉，直接接上静脉回流端，使血液进入体内循环以保持血容量的平衡。

2）必要时还可适量补充血浆、白蛋白、代血浆、生理盐水等液体补充血容量，维持血容量的平衡。

2.过敏反应

见血液灌流并发症的处理。

3.溶血

偶有溶血发生，主要原因有以下几点。

1）因血管通路问题造成血流量不足，但血泵和分浆泵仍按原设定速度运行。

2）血泵和分浆泵的比例不合适，血浆速度大于血流速度的35%以上时极易发生溶血，特别是患者的血细胞比容较高、血液黏稠、脱水状态时更容易发生溶血。

3）血浆分离发生溶血的部位在血浆分离器内，最主要的原因为跨膜压过大造成血浆分离器破膜。

4）在进行血浆吸附治疗时出现溶血情况应立即停止分浆泵的运转，调整运行参数，保证血管通路血流通畅，可用生理盐水冲洗管路及血浆分离器。同时应将溶血的血浆弃去，不要送入吸附器内，以免影响血浆吸附的吸附效率。

预防与处理。

1）选择适宜的血管通路，保证足够的血流速度。

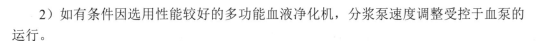

2）如有条件因选用性能较好的多功能血液净化机，分浆泵速度调整受控于血泵的运行。

3）如应用简易设备进行治疗，应调整适宜的分浆泵速度，一般分浆泵速度为血泵速度的30%以内，并严密观察治疗中仪器运行的状况，一旦发现血流量不足应立即停止分浆泵的运行。若出现血浆分离器破膜，应立即更换。

4）适量应用抗凝剂，避免凝血，一旦发生溶血或凝血立即对症处理。

4.出血

见血浆置换的并发症。

5.凝血

包括血浆分离器、血浆吸附器和血路管凝血，多与治疗前肝素使用剂量不足，或患者处于高凝状态，或伴有高脂血症有关。

预防与处理。

1）注意调整肝素抗凝的剂量。尤其对高凝状态的患者要重点关注。

2）治疗中密切观察动静压及跨膜压变化，如发现异常及时追加肝素用量。

3）若出现血浆分离器、血浆吸附器内和血路管凝血，应立即更换。

参考文献

[1] 陈香美.血液净化标准操作规程（2020 版）[M].北京：人民卫生出版社，2020.

[2] 李宓.血液透析并发症[M].西安：第四军医大学出版社，2007.

[3] 王质刚.血液净化学[M].第 4 版.北京：北京科学技术出版社，2016.

[4] KIM S W，KIM M S，LEE J H，et al. A clinicopathologic study of thirty cases of acquired perforating dermatosis in Korea[J]. Ann Dermatol，2014，26：162-171.

[5] RAPINI R P，HERBERT A A，DRUCKER C R. Acquired perforating dermatosis. Evidence for combined transepidermal elimination of both collagen and elastic fibers[J]. Arch Dermatol，1989，1078.

[6] MEHREGAN A H，SCHWARTZ O D，LIVINGOOD C S. Reactive perforating collagenosis[J]. Arch Dermatol，1967，96：277-282.

[7] KIM S W，KIM M S，LEE J H，et al. A clinicopathologic study of thirty cases of acquired perforating dermatosis in Korea[J]. Ann Dermatol，2014，26：162-171.

[8] ZELGER B，HINTNER H，AUBÖCK J，et al. Acquired perforating dermatosis. Transepidermal elimination of DNA material and possible role of leukocytes in pathogenesis[J]. Arch Dermatol，1991，127：695-700.

[9] CHANG P，FERNÁNDEZ V. Acquired perforating disease：report of nine cases[J]. Int J Dermatol，1993，32：874-876.

[10] CHANG P，FERNÁNDEZ V. Acquired perforating disease：report of nine cases[J]. Int J Dermatol，1993，32：874.

[11] HOQUE S R，AMEEN M，HOLDEN C A. Acquired reactive perforating collagenosis：four patients with a giant variant treated with allopurinol[J]. Br J Dermatol，2006，154：759-762.

[12] ALYAHYA G A，HEEGAARD S，PRAUSE J U. Ocular changes in a case of Kyrle's disease. 20-year follow-up[J]. Acta Ophthalmol Scand，2000，78：585-589.

[13] SARAY Y，SEÇKIN D，BILEZIKÇI B. Acquired perforating dermatosis：clinicopathological features in twenty-two cases[J]. J Eur Acad Dermatol Venereol，2006，20：679-688.

[14] WAGNER G，SACHSE M M. Acquired reactive perforating dermatosis[J]. J Dtsch Dermatol Ges，2013，11：723-729.

[15] LÜBBE J，SORG O，MALÉ P J，et al. Sirolimus-induced inflammatory papules with acquired reactive perforating collagenosis[J]. Dermatology，2008，216：239-242.

[16] CARTER V H，CONSTANTINE V S. Kyrle's disease. I. Clinical findings in five cases and review of literature[J]. Arch Dermatol，1968，97：624-632.

姚晶瑞（撰写）　张悦凤　陶新朝（审校）

第五章 其他透析模式的并发症

一、概述

其他透析模式主要包括血液滤过、单纯超滤（Simple Ultrafiltration，SUF）、online HDF（在线 HDF）、高通量血液透析、低流量透析、高流量透析、高流量血液滤过、血液透析滤过（Hemodiafiltration，HDF）。目前透析液流速一般设定为 500mL/min，低流量透析、高流量透析很少用到，高通量血液透析需要将透析液流速设定为 800mL/min。这节我们主要了解 online HDF、血液滤过、HDF 和 SUF 等几种治疗模式。

血液滤过是模仿正常人肾小球滤过和肾小管重吸收原理，以对流方式清除体内过多的水分和尿毒症毒素。血液（主要是指血浆中水分及其所包含的溶质）在跨膜压力的作用下通过透析膜，直接到达膜外侧。为了增加清除量，需要在向血液中补充无菌的"置换液"（Substitution Fluid）。而 online HDF 需要通过特殊的细菌内毒素过滤系统在线（直接利用反渗水、浓缩液/粉）生成无菌置换液。

HDF 是血液透析和血液滤过的结合，具有两种治疗模式的优点，可通过弥散和对流两种机制清除溶质，在单位时间内能比单独的血液透析或血液滤过清除更多的中小分子物质。

SUF 是通过对流转运机制，采用容量控制或压力控制，经过透析器/滤器的半透膜等渗的从全血中除去水分的一种治疗方法。在 SUF 治疗过程中，不需要使用透析液和置换液。SUF 治疗过程中，患者血浆渗透压改变较小，甚至因血液浓缩而略有提高，加快了组织间隙向血管内补充容量，患者血流动力学较为稳定，有利于清除体内过多水分。

二、其他透析模式的适应证及禁忌证

（一）血液滤过的适应证及禁忌证

1.适应证

血液滤过适用于急性肾损伤和慢性肾衰竭的患者，特别是伴有以下情况不能耐受血液透析治疗的患者。

（1）常规透析易发生低血压。

（2）顽固性高血压。

（3）常规透析不能控制的体液过多和心力衰竭。

（4）严重继发性甲状旁腺功能亢进。

（5）尿毒症神经病变、尿毒症心包炎。

（6）心血管功能不稳定、多器官功能障碍综合征（Multiple Organ Dysfunction Syndrome，MODS）及病情危重患者。

2.禁忌证

血液滤过无绝对禁忌证，但出现如下情况时应慎用。

（1）患者处于濒危状态，药物难以纠正的严重休克。

（2）精神障碍不能配合血液净化治疗。

（二）HDF 的适应证及禁忌证

1.适应证

同血液滤过，下列情况更具优势。

（1）透析不充分。

（2）透析相关的淀粉样变。

（3）心血管功能不稳定。

（4）神经系统并发症。

2.禁忌证

同血液滤过。

（三）SUF 的适应证及禁忌证

1.适应证

（1）严重水肿，药物治疗效果不佳。

（2）难治性心力衰竭。

（3）急、慢性肺水肿。

2.禁忌证

无绝对禁忌证，但下列情况应慎用。

（1）严重低血压。

（2）恶性心律失常。

（3）存在血栓栓塞疾病高度风险的患者。

三、主要并发症

（一）血液滤过并发症

血液滤过可能出现与血液透析相同的并发症，除此之外还可出现以下并发症。

1.致热原反应和败血症

（1）原因：血液滤过时需输入大量置换液，如置换液被污染可发生发热和败血症。

（2）防治措施

1）定期检测反渗水、透析液及置换液的细菌和内毒素。

2）定期更换内毒素过滤器。

3）置换液配制过程中无菌操作。

4）使用前必须严格检查置换液、血滤器及管道的包装与有效使用日期，检查置换液的颜色与透明度。

5）出现发热者，应同时做血液和置换液细菌培养及置换液内毒素检测。

6）抗生素治疗。

2.氨基酸与蛋白质丢失

（1）原因：随大量置换液滤出。

（2）治疗：建议增加饮食中的蛋白质摄入量。

3.透析不充分

（1）原因 置换量相对不足，单次血液滤过的 URR 为 40%～50%，透析不充分，患者表现为乏力、食欲不佳。

（2）治疗 建议增加置换量或血液滤过次数，每周治疗 4～5 次，也可考虑改做血液透析滤过。

（二）HDF 并发症

HDF 可能出现与血液透析及血液滤过相同的并发症,除此之外还可出现以下并发症。

1.反超滤

（1）原因：低静脉压、低超滤率或采用高超滤系数的透析器时，在透析器出口，血液侧的压力可能低于透析液侧，从而出现反超滤，严重可致患者肺水肿。

（2）预防：调整适当 TMP（100～400mmHg）及血流量＞250mL/min。

2.耗损综合征

高通量透析膜的应用使得白蛋白很容易丢失，在行 HDF 治疗时，白蛋白丢失增多，尤其是后稀释置换法。同时高通量血液透析能增加可溶性维生素、微量元素和小分子多肽等物质的丢失。因此，在行 HDF 治疗时，应及时补充营养。

（三）SUF 的并发症

SUF 可能出现与血液透析及血液滤过相同的并发症，除此之外还可出现以下并发症。

1.透析器/滤器破膜漏血

由于透析器/滤器质量或运输及存放损坏，或跨膜压过高可导致透析器/滤器破膜，血液进入超滤液内，此时必须立即更换透析器/滤器。

2.透析器/滤器和管路凝血

由于患者存在高凝状态，或使用的抗凝药物剂量不足，或因静脉回血不畅，血流缓慢或血压降低等原因均可导致滤器和管路发生凝血，此时应立即增加抗凝药物（肝素或低分子肝素)剂量；有条件的医院应急检抗凝血酶活性，如果患者抗凝血酶活性低于 50%，应改用阿加曲班作为抗凝药物；若静脉压、跨膜压在短时间内突然升高，管路、滤器颜色加深，应立即回血，避免凝血；若在下机时回血阻力突然升高，怀疑滤器管路有凝血时，应立即停止回血，以免血栓进入体内。

3.出血

使用抗凝药物剂量过大，可引起 SUF 中患者发生出血情况，此时对于使用普通肝素或低分子肝素的患者，应暂时停用，并给予适量的鱼精蛋白拮抗，对于选用阿加曲班作为抗凝药物的患者，应暂时停用阿加曲班 20～30min，然后减量应用。

4.低血压

超滤率过大可导致低血压，通常发生在 SUF 后程或结束前，在血清白蛋白或血红蛋白水平明显降低的患者身上更易发生。患者早期表现为打哈欠、背后发酸、肌肉痉挛，或出现便意等，进而可有恶心、呕吐、出汗、面色苍白、呼吸困难和血压下降。此时应降低超滤率，必要时补充生理盐水或人血白蛋白等胶体制剂，对于经过上述处理后血压仍不能恢复正常的患者，应停止 SUF，并给予积极救治。

5.心律失常、猝死

对于心血管状态不稳定的患者,SUF 过程中有出现恶性心律失常，甚至猝死的可能,如出现上述情况，应立即停止 SUF，并给予积极抢救。对于这样的患者原则上推荐采用缓慢连续性超滤（SCUF）模式治疗。

参考文献

[1] 陈香美.血液净化标准操作规程（2020 版）[DB/OL].https：//wenku.baidu.com/view/89d54ae52379168884868762caaedd3382c4b558.html，2020.

[2] 李宓.血液透析并发症[M].西安：第四军医大出版社，2007.

[3] 王质刚.血液净化学[M].第 4 版.北京：北京科学技术出版社，2016.

[4] Junbo Zheng，Zhidan Sun，Lei Sun，et al.Pharmacokinetics and pharmacodynamics of linezolid in patients with sepsis receiving continuous venovenous hemofiltration and extended daily hemofiltration[J].The Journal of Infectious Diseases，2020，221（Suppl 2）：S279-S287.

[5] G ROMERO-GONZALEZ，I DIAZ-DORRONSORO，S RAVASSA，et al.Association of soluble ST2 and right ventricular dysfunction with mortality in chronic hemodialysis patients[EB/OL].ESC Congress2021-The Digital Experience，2021-08-27/2021-08-30.

[6] JUAN P，BOSCH，GARY J.Mishkin.Hemofiltration and double high flux dialysis：risks and benefits[J]. Nephrol Hypertens，1998，7（6）：643-647.

[7] NORMA J，OFSTHUN，JOHN K，et al.Ultrafiltration and backfiltration during hemodialysis[J]. Arfgiciol Oigiru，1995，19（11）：1143-1161.

[8] H V PATEL，R A ANNIGERI，P C KOWDLE，et al.Bioimpedance spectroscopy-guided ultrafiltration normalizes hydration and reduces intradialytic adverse events in hemodialysis patients[J].Indian J Nephrol，2019，29（1）：1-7.

[9] ALYAHYA G A，HEEGAARD S，PRAUSE J U.Study of biocompatibility of membranes in online hemodiafiltration[J].Blood Purif，2020，49（4）：400-408.

[10] Michio Mineshima，Kei Eguchi.Validity of intermittent infusion hemodiafiltration[J].Blood Purif，2019，48 Suppl 1：7-10.

[11] WNa Haoa，Cheng-Hong，Yangb，et al.Comparison of solute clearance，hospitalization rate，and aortic arch calcification between online hemodiafiltration and high-flux hemodialysis：a 6-year observational study[J].Kidney Blood Press Res，2019，44（2）：264-276.

[12] Javier Reque，Alejandro Pérez Alba，Nayara Panizo，et al.Is Expanded hemodialysis an option to online hemodiafiltration for small-and middle-sized molecules clearance？[J].Blood Purif，2019，47（1-3）：126-131.

[13] Fredrik Uhlina，Anders Fernstrom et al.Long-term follow-up of biomarkers of vascular calcification after switch from traditional hemodialysis to online hemodiafiltration[J].Journal of Clinical and Laboratory Investigation，2019，0036-5513（Print）：1502-7686（Online）.

姚晶瑞（撰写）　张悦凤（审校）

第六篇 特殊人群血液净化相关并发症

第一章 儿童血液净化相关并发症

第一节 儿童血液透析相关并发症

一、失衡综合征

透析患儿全身血量少，血液透析对溶质清除速度快，容易引起颅内渗透压的改变，较成人更容易出现失衡综合征及癫痫样发作。透析时应控制血流速度和治疗时间，限制溶质清除速率；透析液钠浓度等于或稍高于血浆钠浓度；静脉输注甘露醇维持相对高的细胞外液渗透压，避免或改善上述症状。

二、低血压

多发生于开始透析后 30min，主要由于血液在短时间内进入透析器和管路过快以及超滤过多所致。患儿自身血量小，血压调节能力有限，透析间期控制液体摄入的依从性差，因此应限制体外循环血容量少于 8mL/kg，超滤量不超过干体重的 5%以及给予低蛋白血症患儿输注白蛋白以减少低血压的发生。

三、高血压

高血压（Hypertension，HTN）在透析儿童中非常常见，动态血压监测（Ambulatory Blood Pressure Monitoring，ABPM）是 ESRD 患儿血压评估的金标准。引起透析患儿血压升高的原因包括：慢性容量超负荷、残余尿量、超滤量、肾素-血管紧张素-醛固酮系统（RAAS）、交感神经系统活动、内皮功能障碍、透析反应、左心室肥厚、颈动脉收缩、甲状旁腺功能亢进、红细胞生成素、糖皮质激素和钙调磷酸酶抑制剂等药物，其中慢性容量超负荷导致透析间期体重增加（Interdialytic Weight Gain，IDWG）是重要因素。通过准确评估干重、减少膳食钠摄入量、避免透析钠负荷、强化透析、根据每种药物的药代动力学特征选择降压药物控制血压。透析 HTN 多发生在透析中、后期，很少自行缓解，需服用降压药物控制血压，如仍不能控制应终止透析。

四、心血管疾病

心血管疾病占血液透析儿童死亡人数的57%，常见的死亡原因是心脏骤停、心律失常或充血性心力衰竭、心肌病。危险因素包括：贫血、HTN、容量超负荷、血管钙化、继发性甲状旁腺功能亢进症、肾性骨营养不良，使用含钙的磷结合剂以及维生素D。有报道2～4期CKD和透析患儿有颈动脉内膜增厚，可见CKD早期就出现血管钙化；30%～80%的透析儿童患有左心室肥厚（LVH），导致冠状动脉储备减少以及心律失常。在CKD患者中有两种不同的左心室重塑模式：①同心LVH，由压力超负荷引起，如高血压；②偏心LVH，与容量超负荷、钠潴留和贫血有关。

五、贫血

肾性贫血是一种慢性炎症性贫血，接受血液透析的CKD患儿贫血发生率高达95.82%，造成贫血的因素包括促红细胞生成素缺乏、红细胞寿命缩短、出血、缺铁、感染骨髓纤维化。rhEPO可有效改善肾性贫血并避免输血，初始剂量为50U/kg，每周三次，皮下注射或静脉注射，尽管使用rhEPO，63%的长期透析患儿在透析6个月后仍有贫血（血红蛋白<11g/dl）。由于铁供应不足以及损失增加导致铁缺乏，多见于食欲不振、铁调素活性增加引起胃肠道吸收不良、频繁的血液采样、隐匿性胃肠道失血等。慢性疾病使口服铁剂吸收差，甚至有胃肠道副作用。静脉注射铁比口服铁更有效，但静脉铁剂可能会加剧氧化应激、心血管风险、感染和死亡率。罗沙司他是一种口服低氧诱导型脯氨酰羟化酶抑制剂，可刺激红细胞生成并降低铁调素水平。罗沙司他对于高炎症状态并对ESA反应迟钝的肾性贫血有效。

六、营养不良

营养不良是CKD患儿生长迟缓的原因之一，可导致蛋白质能量消耗和死亡率增加。患儿在透析间期限制饮食、胃排空延迟及服用各种药物、透析不充分、慢性炎症、代谢性酸中毒、容量超负荷、透析液中营养丢失容易引起营养不良。膳食蛋白质摄入量维持在膳食营养素参考摄入量（DRI）的100%，蛋白质0.1g/kg/d，同时补充维生素，尤其是维生素B_6、维生素C和叶酸。强化HD或血液透析滤过的儿童不需要限制饮食。

七、心理问题

与同龄人相比，CKD5期患儿，尤其是透析时间较长的患儿更容易出现认知和学习障碍。Bawden等人发现CKD5期患儿的智商和精细运动协调性有轻度缺陷。

第二节　儿童腹膜透析相关并发症

一、插管并发症

腹膜透析管插管可出现局部出血、腹透液外漏、隧道内腹透管扭曲、透析液引流不畅、透析导管移位、导管堵塞等情况。幼儿腹透液开始留腹容量应为 10mL/kg，避免腹膜内压升高引起的腹透液外漏，如果没有外漏可逐渐增加留腹容量；婴儿建议留腹容量不超过 800mL/m²，年龄较大的儿童可以增加留腹容量为 1100mL/m²。导管引流多见于网膜和/或纤维蛋白凝块阻塞，通过透析液中加用肝素和/或使用纤维蛋白溶解剂（链激酶或尿激酶）冲洗导管并防止纤维蛋白积聚，以减少导管堵塞发生。

二、腹膜炎

腹膜炎是腹膜透析最常见并发症之一。金黄色葡萄球菌和表皮葡萄球菌是导管相关感染常见致病菌。导管出口处和隧道感染多见于金黄色葡萄球菌和绿脓杆菌。肠源性细菌包括革兰阴性杆菌、厌氧菌、肠球菌、念珠菌。口腔感染引起的全身及腹腔局部感染，多见于链球菌，但比较少见。维持性腹膜透析（CPD）患者中鼻腔中携带的金黄色葡萄球菌增加腹膜炎发生的风险。此外营养不良和免疫功能低下也可引起腹腔局部感染。腹膜透析患儿免疫功能下降容易处于局部或全身炎症状态、容量负荷、代谢性酸中毒、合成分解代谢异常以及透析相关因素使营养摄入不足、营养丢失出现蛋白能量消耗、低蛋白血症。低蛋白血症是发生腹膜炎的高危因素，白蛋白<29g/L 是一个独立预测腹膜炎发生的指标，因此腹膜透析患儿蛋白摄入量应较推荐值多摄入 0.7~0.8g/（kg·d）。腹膜透析导管置入术前使用抗生素可降低儿童早期腹膜炎的发生率。术中不要在 PD 导管出口处放置缝合线，以减少愈合期间细菌在该部位的定植。术后尽量减少敷料更换频率至每周一次，除非敷料脏污、松动或潮湿。

三、包裹性腹膜硬化症

包裹性腹膜硬化症（EPS）是 CPD 最严重并发症，呈亚急性表现，死亡率高。CPD的持续时间是 EPS 最重要的危险因素。多在 CPD 患儿治疗 4~10 年之间出现 EPS，接受 PD 治疗 5~8 年 EPS 发生率为 2.1%，治疗时间超过 15 年 EPS 发生率为 17.2%。长期 CPD 使腹膜长期暴露于腹透液中引起的持续性损伤，当腹膜炎急性发作（尤其是金黄色葡萄球菌、真菌或铜绿假单胞菌感染）和其他急性腹腔疾病时容易发生 EPS。原发病是局灶节段性肾小球硬化（FSGS）的患儿 EPS 发病率高，可能与高葡萄糖浓度诱导腹膜间皮细胞中转化生长因子β（TGF-β）受体 I 型和 II 型增加，并且 TGF-β信号的过表达导致间皮细胞转分化（上皮细胞至间充质过渡）有关。超滤衰竭（Ultrafiltration Failure, UFF）发生在 CPD 患儿的任何阶段，随着腹膜龄增加而逐渐升高，由于腹膜的大血管表面通透性增加，腹腔内葡萄糖吸收增快，腹腔内有效渗透压梯度维持时间短，导致腹膜的超滤能力降低。腹膜通透性增加是 EPS 的另一个危险因素，因此应常规进行 PET 检查。有学者建议，没有残留尿量、UFF 和接受 CPD 且使用高浓度腹膜透析液进行腹膜透析的患儿，应考虑停止 CPD。

参考文献

[1] MONTINI G，PAGLIALONGA F，EDEFONTI A，et al.Blood pressure management in children on dialysis[J].Pediatr Nephrol，2018，33（2）：239-250.

[2] LEDERMANN S，SHROFF R.Long-term outcome of chronic dialysis in children[J].Pediatr Nephrol，2009，24（3）：463-474.

[3] IAIN C，MACDOUGALL.Iron therapy for managing anaemia in chronic kidney disease[J].Curr Opin Nephrol Hypertens，2018，27（5）：358-363.

[4] Zuo-Lin Li，Yan Tu，Bi-Cheng Liu.Treatment of renal anemia with roxadustat：advantages and achievement[J].Kidney Dis（Basel），2020，6（2）：65-73.

[5] Vanessa Shaw，Nonnie Polderman，José Renken-Terhaerdt，et al.Energy and protein requirements for children with CKD stages 2-5 and on dialysis-clinical practice recommendations from the Pediatric Renal Nutrition Taskforce[J].Pediatric nephrology（Berlin，Germany），2020，35（3）：519-531.

[6] Michel Fischbach，Ariane Zaloszyc，Higel Laetitla，et al.Why does three times per week hemodialysis provide inadequate dialysis for children？[J].Hemodialysis International，2014，18（1）：S39-S42

[7] Lara de Galasso，Stefano Picca，Isabella Guzzo.Dialysis modalities for the management of pediatric acute kidney injury[J].Pediatric nephrology（Berlin，Germany），2020，35（5）：753-765.

[8] Allison Redpath Mahon，Alicia M Neu.A contemporary approach to the prevention of peritoneal dialysis-related peritonitis in children：the role of improvement science[J].Pediatr Nephrol，2017，32（8）：1331-1341.

[9] Enrico Vidal，Alberto Edefonti，Flora Puteo.Encapsulating peritoneal sclerosis in paediatric peritoneal dialysis patients：the experience of the Italian Registry of Pediatric Chronic Dialysis[J].Nephrol Dial Transplant，2013，28（6）：1603-1609.

范立萍（撰写）　张悦凤（审校）

第二章　老年血液净化相关并发症

第一节　老年血液透析相关并发症

一、老年血液透析（HD）心血管并发症

1.低血压

透析性低血压就是最常见的急性并发症之一，发生率可高达 30%。常表现为 2 种形式：①有 5%的透析患者出现与透析有关的慢性持续性低血压。这部分患者透析龄多在 5 年以上。②透析后期出现的症状性低血压，多表现为血压下降、痉挛、恶心呕吐、打哈欠等，多与血流动力学不稳定有关。HD 过程中血流动力学主要依赖液体清除量、清除速率以及心室功能状态。老年透析患者多患有心血管疾病、糖尿病等基础疾病和自主神经功能障碍，血管调节功能障碍，对血浆渗透压降低的应变能力减弱，对液体转移特别敏感，超滤耐受性差。发生低血压时应立即采取平卧位，减少或停止超滤，吸氧，血容量不足时可补充生理盐水或白蛋白。采取透析前停止使用降压药、控制透析间期体重，每次超滤量不超过体重的 4%～5%，预防低血压的发生。

2.高血压

HD 患者在透析过程中平均动脉压较透析前升高，不能随着透析超滤的增加得到有效改善。与原有高血压水平、容量负荷增加、水钠潴留、肾素-血管紧张素系统活跃、交感神经活性增强、血管内皮功能障碍、血黏度增加、红细胞生成素（EPO）作用以及透析对降压药清除有关。预防透析高血压可以采取很多方法，如限制钠盐及液体摄入、控制透析前血压、根据干体重（每 3 个月重新评估 1 次）调整超滤量、调整 EPO 剂量或改服罗沙司他、降低透析液钠离子浓度（如采用钠梯度透析）、延长透析时间、短时每日透析、血液滤过等。

3.缺血性心脏病

高龄对冠心病、左室肥厚（LVH）是一个独立的危险因素，老年 HD 患者比年轻患者更容易患有严重的心血管损伤。常见的危险因素包括：高血压、吸烟、糖尿病、脂质代谢异常、钙磷代谢紊乱导致的血管钙化等。HD 导致心肌血流量急剧减少，尤其是右壁运动异常（RWMA），超滤量大和收缩压降低均可以使 HD 患者发生 RWMA。有研究显示，与透析期间未发生 RWMA 的患者相比，出现 RWMA 患者的死亡率显著增加。动脉僵硬度是一种血管生物标志物。动脉僵硬度增加使心脏负荷增加和冠状动脉灌注压力降低，进而可能导致微血管心肌缺血，即使在轻度肾功能受损的患者中动脉僵硬度也会增加。动脉僵硬度增加和以下致病因素有关：尿毒症毒素（即尿酸、磷酸盐、内皮素-1、晚期糖基化终产物等）对动脉壁的影响，直接或由慢性炎症和氧化应激介导，导致动脉硬化和血管顺应性降低。通过高效 HD、在线 HD 等透析方式，以增加去除中等

分子量的尿毒症毒素（即β_2-微球蛋白，磷酸盐和 TNF）和蛋白激酶 C 减少动脉僵硬，同时降低慢性炎症和死亡风险。内皮素受体拮抗剂、不含钙的磷酸盐结合剂（如盐酸司维拉姆）、他汀类药物等药物可以降低动脉僵硬度。

4.心律失常

心律失常在 HD 老年人中多见，与患者心脏基础疾病密切相关，如 LVH、缺血性心脏病、心力衰竭、心包炎等。透析中电解质紊乱、酸碱紊乱、严重贫血、低氧血症、心肌钙化等均可诱发心律失常（如心房颤动、频发室性期前收缩、室性心动过速、传导阻滞等）。LVH 在 HD 患者中常见，慢性容量负荷、神经激素激活、动静脉内瘘影响、高血压和尿毒症毒素都会引起 LVH。LVH 通过增加冠状动脉外阻力和减少冠状动脉血流储备引起心脏缺血。对于心律失常高危人群透析前应积极纠正贫血、低氧血症、调整透析过程中的超滤速度、根据血钾调整透析液钾浓度。

5.心力衰竭

心力衰竭（HF）在老年人中发病率和患病率最高，也是住院和再入院的最常见原因。常见的危险因素包括：高龄、糖尿病、缺血性心脏病、收缩功能障碍、贫血、低蛋白血症、透析中高血压。一项随机临床试验中显示 PD 和 HD 之间的 5 年生存期无差异，HD 和 HF 两种治疗方式在改善透析心血管方面也没有差异，而在线 HD 滤过则显著降低 30% 全因死亡率。有研究显示血管紧张素转换酶抑制剂（ACEI）或血管紧张素受体阻滞剂（ARB）治疗在心肌梗死、卒中、心血管死亡和全因死亡率方面无差异。但另一项针对 ACEI 和 ARB 在透析患者中的随机对照试验的荟萃分析显示 ARB 可使心力衰竭风险降低 33%。无论使用 ACEI 还是 ARB 均应监测血钾，避免发生高钾血症。HD 引起的心肌缺血使用 β受体阻滞剂可以提高急性冠脉综合征和 HF 患者的生存率。卡维地洛能够改善左心室功能和形态，显著降低透析患者心血管死亡率。同时还应限制盐和液体摄入、戒烟和减肥。

二、老年 HD 血管通路并发症

老年的糖尿病、外周血管动脉粥样硬化性疾病发病率明显高于年轻人，但 HD 血管通路仍首选自体动静脉内瘘（AVF）。AVF 和人造血管通路的使用寿命高于中心静脉导管。AVF 成熟为需要 6～12 周，但老年 HD 患者中高达 60% 的 AVF 未成熟，导致 AVF 不成熟的因素包括：自身血管条件、年龄、并发症、药物、外科手术经验。AVF 会出现急性或慢性窃血综合征或者血栓及纤维鞘的形成，多见有糖尿病基础疾病患者。中心静脉导管最常见的是导管感染，其次是血栓形成。

三、老年 HD 消化道并发症

与肾功能正常患者相比，ESRD 患者更易患胃和十二指肠黏膜病变以及幽门螺杆菌感染，常见的临床症状是胃肠道不适、疼痛甚至出血。老年透析患者中消化道出血非常常见。与以下因素有关：①HD 患者尿素水平升高、慢性贫血和胃肠黏膜血供的波动。②HD 常会出现代谢性碱中毒，引起胃酸降低，使幽门螺杆菌感染的风险增加，ESRD 患者中消化性溃疡（PUD）更容易复发。③ESRD 患者胃肠部位的小动脉钙化以及自主神经系统功能障碍也会引起消化道病变。伴有 PUD 的透析患者比未接受透析患者更容易出血，应作为高危人群进行治疗，静脉注射质子泵抑制剂（PPIs）可以预防尿毒症合并 PUD 早期再出血。进行 HD 的 ESRD 合并难治性 PUD 出血患者对传统的溃疡治疗不理想，与内皮细胞损伤和尿毒症毒素使凝血因子 VIIa 显著增加有关，可以使用重组凝血因子 VIIa 治疗。

第二节　老年腹膜透析相关并发症

一、疝

由于老年人腹部肌肉松弛、脊柱后突、膈肌变宽，加之灌注腹腔的腹透液使腹腔压力增大，容易出现腹股沟疝、闭孔疝以及腹部疝。Shih-Yi Kao 报道了一例 CAPD 患者诊断为闭孔疝（闭孔疝占所有疝气的 0.073%，多见于多产的老年妇女）经手术及术后使用疝气带随访 50 个月未再复发。

二、新发糖尿病

多项研究发现，4.1%～4.75%腹膜透析（PD）患者发生新发糖尿病（New-Onset Diabetes Mellitus，NODM），非糖尿病患者开始 PD 后空腹血糖（FPG）>11.1mmol/L 占 4.4%，FPG 为 7.0～11.1mmol/L，占 19%，PD 患者每天使用 1.5%葡萄糖浓度的腹透液，交换 3 次约 25%发生 NODM。危险因素包括男性、高龄、心血管疾病（CVD）、高血压和慢性阻塞性肺肺病。PD 患者发生 NODM 考虑以下几方面：①与慢性炎症相关。PD 患者内皮功能障碍、缺氧应激、腹透液消毒过程中葡萄糖和葡萄糖降解产物产生局部毒性反应导致腹膜腔宿主防御受损均可导致慢性炎症。②透析开始后食欲改善和食物摄入量增加，体脂质量是 NODM 的预测因子。③蛋白质能量消耗也是影响因素之一。使用艾考糊精透析液进行 PD 可以降低胰岛素抵抗（IR），使发生 NODM 风险降低了 40%。

三、腹膜炎

有研究显示，老年男性、糖尿病、CAPD 患者与腹膜炎风险增加相关，腹膜炎发生率为 1/27 个月，表皮葡萄球菌引起感染发病率为 82%，2 年生存率为 36%。

参考文献

[1] Luca，Zanoli，Paolo，et al.Arterial stiffness in the heart disease of CKD[J].Journal of the American Society of Nephrology：JASN，2019，30（6）：918-928.

[2] T K BARMAN，S ROY，S M，et al.Comparison of cardiac outcome of continuous ambulatory peritoneal dialysis &amp；hemodialysis in CKD5 patients with heart failure[J].Mymensingh medical journal：MMJ，2020，29（4）：793-799.

[3] Shadi Ahmadmehrabi，W H Wilson Tang.Hemodialysis-induced cardiovascular disease[J].Seminars in dialysis，2018，31（3）：258-267.

[4] Youxia Liu，Xinxin Ma，Jie Zheng，et al.Effects of angiotensin-converting enzyme inhibitors and

angiotensin receptor blockers on cardiovascular events and residual renal function in dialysis patients：a meta-analysis of randomised controlled trials[J].Bmc Nephrol，2017，18（1）：206.

[5] Agnes Masengu，Jennifer B Hankol，Alexander P Maxwell.Optimizing outcomes in the elderly with end-stage renal disease-live long and prosper[J].J Vasc Access，2015，16（6）：439-444.

[6] HICKS C W，CANNER J K，ARHUIDESE I，et al.Mortality benefits of different hemodialysis access types are age dependent[J].J Vasc Surg，2015，61（2）：449-456.

[7] WOO K，GOLDMAN D P，ROMLEY J A.Early failure of dialysis access among the elderly in the era of fistula first[J].Clin J Am Soc Nephrol，2015，10：1791-1798.

[8] Alla Turshudzhyan，David Inyangetor.Uremic and post-transplant gastropathy in patients with chronic kidney disease and end-stage renal disease[J].Cureus，2020，12（9）：e10578.

[9] Shih-Yi Kao，Ta-Chung Lee，Zen-Chung Weng，et al.Treatment of obturator hernia in a patient undergoing peritoneal dialysis[J].Perit Dial Int，2014，34（7）：803-805.

[10] Rajashri Yarragudi，Alois Gessl，Andreas Vychytil.New-onset diabetes mellitus in peritoneal dialysis and hemodialysis patients: frequency，risk factors，and prognosis-a review[J].Ther Apher Dial，2019，23（6）：497-506.

[11] Edwina A Brown，Frederic O Finkelstein，Osasuyi U Iyasere，et al.Peritoneal or hemodialysis for the frail elderly patient，the choice of 2 evils？[J].Kidney Int，2017，91（2）：294-303.

范立萍（撰写）　张悦凤（审校）

第三章　妊娠患者透析相关并发症

ESRD 使雌二醇水平降低和催乳素清除减少，导致月经周期紊乱，无法正常排卵，加之下丘脑-垂体-性腺轴的变化，接受透析的育龄期妇女容易出现子宫内膜萎缩，即使发生排卵也很难着床，因此妊娠率非常低，年发生率为 0.3%～2.0%。肾移植妇女的妊娠发生率较接受透析者高，生育率分别为普通人群的 1/10 和 1/100。血清人绒毛膜促性腺激素（HCG）水平用于诊断该人群妊娠，但 HCG 阳性率较低，超声影像检查可以协助诊断。妊娠开始时已经接受透析的患者只要达到良好的透析效果，透析可以以相同的模式继续进行。妊娠期间需要开始透析的患者，应考虑以下问题：患者的偏好，妊娠所处的阶段，预期的透析效果以及肾功能快速丧失的风险。

一、血液透析

1.血液透析治疗剂量与评价指标

透析频率和每周血液透析（HD）小时数与早产和小于胎龄儿（SGA）呈反比关系。长期、高效的 HD 治疗越来越多地用于妊娠期 ESRD 患者。强化 HD（≥36 小时/周）妊娠妇女的婴儿活产率、胎龄、出生体重明显高于低强度 HD（每周<20 小时），成功率为 85%。监测体重变化，评估超滤尤为重要，孕前体重指数正常的妇女建议总共增加 11.5～16kg，孕中期体重增加量为 0.3～0.5kg/周，孕晚期为 0.3～0.5kg/周。每日透析可减少每次透析的超滤量，缓慢超滤可以"温和"地去除体内多余液体，降低透析过程中发生低血压的风险，减少对胎儿的不良影响。

Kt/V 不作为妊娠期透析的衡量标准；透析前 BUN 水平（<50mg/dL）或尿素水平（<100mg/dL）可用作替代衡量标准。

2.透析液与抗凝

透析液钾浓度保持在 3meq/L。为了支持胎儿的正常骨骼发育（胎儿钙总需求量为 25～30g），母体血清钙和磷水平应以正常范围为目标调整透析液钙浓度，每周监测透析前血清钙浓度。

由于普通肝素和低分子肝素不能通过胎盘，无须减少肝素剂量，除非母体有活动性出血。

二、腹膜透析

接受腹膜透析（PD）妇女妊娠和分娩的发生率均较接受 HD 妇女低，SGA 患病率更高。妊娠率低与以下原因有关：①高渗腹液对卵子和囊胚的影响；②接受 PD 的妇女卵巢和输卵管纤维化，PD 诱发正常排卵的机械障碍；③卵子在腹膜内透析液存在情况下无法到达输卵管；④既往发生的腹膜炎导致输卵管阻塞。

1.PD 利与弊

PD 优点：治疗连续，代谢平衡，避免间歇治疗引起的血清肌酐、BUN 及电解质等大幅度波动，从而维持内环境的相对稳定；超滤平稳，最大限度地减少母体血管内容量的变化，不会出现影响胎盘血流的剧烈波动；避免全身性抗凝；减少对妊娠妇女饮食限制（如含钾食物），可以保证营养供给。

PD 的缺点：妊娠晚期子宫增大，腹部胀满感明显，导致透析液交换量减少，导管移位，引流疼痛，透析液引流不畅，胃食管反流，腹腔积血。

2.PD 治疗方案

PD 处方以增加溶质清除为原则，主要通过调整腹透液交换频率和/或留腹时间，减少腹透液交换剂量。大容量腹透液灌入腹腔后耐受性差，特别是在妊娠晚期更明显，因此在 CAPD 处方中增加交换次数，减少交换量。在自动化腹膜透析（APD）中，透析处方应增加每日透析总量和延长治疗时间，减少腹透液交换量并增加循环次数以提高清除率。潮式 PD 可以增加清除率，减轻腹部症状，缓解由于子宫增大引起的导管引流障碍，避免引流疼痛，减少胃食管反流。也可采用左侧或右侧卧位引流腹透液。在妊娠晚期，PD 患者可以增加 HD 作为补充。

与 HD 治疗相同，不使用 Kt/V 和/或腹膜肌酐清除率作为妊娠期透析剂量的衡量标准。腹膜外剖宫产术可在术后 24h 进行 PD，初始时小剂量腹透液交换量，48 小时候逐渐增加交换量。如不能行 PD 者可暂时转为 HD 治疗。

三、并发症

1.羊水过多

羊水过多是妊娠的并发症之一，在透析妊娠妇女中发生率为 5%～53%，持续性羊水过多是增加透析时间的适应证。增加 PD 方案使尿素水平降低，减少严重羊水过多，但应注意母体容量评估，避免过度超滤损害胎盘循环和胎儿肾脏灌注。

2.先兆子痫

透析妇女中发生率在 5%～20%。妊娠 20 周后出现恶性高血压、头痛、视力模糊、上腹部或右上腹疼痛以及溶血、肝酶升高或血小板减少应怀疑先兆子痫。妊娠 20～24 周时子宫动脉血管阻力增加对诊断先兆子痫的发生具有 100% 的特异性，其次循环浓度的胎盘生长因子（PlGF）和/或高浓度的可溶性 FMS 样酪氨酸激酶（sFlt-1）可以预测先兆子痫。妊娠 12 周前给予低剂量阿司匹林（75～150mg）可以预防先兆子痫。

3.贫血

贫血是妊娠透析患者中常见的并发症，与婴儿死亡率、早产和流产密切相关。血红蛋白靶目标为 100～110g/L，HCT 30%～35%。促红细胞生成素（EPO）分子量大，不通过胎盘，已被证实在妊娠期使用是安全的，EPO 剂量需要增加 50%～100%。正常妊娠妇女每日铁需要量为 700～1500mg，透析妊娠期间对铁的需求量增加，口服铁给药更安全，但怀孕后期高达 80%～90% 的肠外铁沉积在胎儿，因此应小剂量给药。正常妊娠期妇女叶酸需求量增加，叶酸缺乏导致胎儿神经系统发育异常，因此补充大剂量叶酸（5mg/d）弥补透析导致的叶酸丢失。维生素 B_{12} 应根据血液中的检测结果补充。

4.低蛋白血症与维生素缺乏

严重的低蛋白血症是胎盘早剥和围产期心肌病的预测因素。当总蛋白<55g/L，分娩时容易发生肺水肿和中枢性浆液性脉络膜视网膜病变。妊娠足月时，胎儿和胎盘共重

约 4kg，其中含蛋白质约 500g，约占妊娠总量的一半，同时妊娠后期的血浆体积比怀孕前增加了 40%～50%，因此，低蛋白血症多发生在妊娠的后期阶段。加之每天透析中丢失氨基酸 10～15g，建议妊娠妇女蛋白质摄入量为 1.5～1.8mg/kg/d。妊娠期间可以服用含钙磷结合剂、钙剂、维生素 D 和维生素 D 类似物。低血镁引起子宫收缩，血清镁水平应维持在 5～7mg/dL，必要时可口服镁剂。

5.血性腹膜透析液

在妊娠期腹膜透析患者中血性腹膜透析液比较少见，可能与子宫受伤、胎盘早剥、流产等有关，应立即卧床休息，超声检查明确病因，确诊后按产科处理方案处理。

参考文献

[1] Andrea L Oliverio，Michelle A Hladunewich.End-stage kidney disease and dialysis in pregnancy[J]. Advances in chronic kidney disease，2020，27（6）：477-485.

[2] Louise E Ross，Pauline A Swift，Sandra M Newbold，et al.An alternative approach to delivering intensive dialysis in pregnancy[J].Peritoneal dialysis international：Journal of the International Society for Peritoneal Dialysis，2016，36（5）：575-577.

[3] Giorgina Barbara Piccoli，Fosca Minelli，Elisabetta Versino，et al.Pregnancy in dialysis patients in the new millennium：a systematic review and meta-regression analysis correlating dialysis schedules and pregnancy outcomes[J].Nephrol Dial Transplant，2016，31（11）：1915-1934.

[4] Gianfranca Cabiddu，Santina Castellino，Giuseppe Gernone，et al.Best practices on pregnancy on dialysis：the Italian Study Group on Kidney and Pregnancy[J].J Nephrol，2015，28（3）：279-288.

[5] Steiger，Ralph M，Batarse，et al.Peritoneal dialysis prescription during the third trimester of pregnancy[J].Peritoneal dialysis international：Journal of the International Society for Peritoneal Dialysis，2015，35（2）：128-134.

[6] Kate Wiles，Leandro de Oliveira.Dialysis in pregnancy[J].Best Pract Clin Obstet Gynaecol，2019，57：33-46.

范立萍（撰写）　张悦凤（审校）

第四章　家庭血液透析并发症

家庭血液透析（Home Hemodialysis，HHD）是指患者在家庭成员的协助下，在家庭环境中完成 HD 治疗的过程。HHD 可以根据个人偏好和临床情况进行，不需要特定的透析时间表，具有灵活和更长时间/更频繁 HD 的特点。全球范围内 HHD 占所有透析治疗的比例不到 5%。强化家庭血液透析（Intensive Home Hemodialysis，IHHD）≥16小时/周为 HD 治疗的首选。

一、HHD 概述

1.HHD 分类

HHD 包括：①每日短时血液透析（SDHD），每周 5～7 次，每次 1.5～3h；②夜间血液透析（Nocturnal Hemodialysis，NHD），每周 5～7 次，每次 6～8h；③常规血液透析（CHD），即与现有的血液净化中心透析模式相类似，每周透析 3 次，每次透析时间约 4h。

2.HHD 优势

提高生存率，生活质量得到改善，降压，改善左心室功能，降低血磷水平，改善睡眠质量、睡眠呼吸障碍（包括阻塞性睡眠呼吸暂停）和不宁腿综合征，提高就业率，更加灵活自由，幸福感增强，家庭关系更加融洽。

二、HHD 并发症

1.溶血性贫血

氯胺是由氯气和氨气组成的，作为消毒剂添加到供水系统。氯胺分子量小，可以通过半透膜，当氯胺与血液直接接触，释放次氯酸、次氯酸和氧自由基，使血红蛋白变性，同时红细胞与含氯胺的透析液反应形成高铁血红蛋白并增加红细胞溶解。当透析水中氯胺浓度超过 0.2～0.25mg/L 时出现溶血性贫血，活性炭吸附可以防止氯胺进入透析液。有报道，因当地采用氯胺进行饮用水消毒（总氯含量在饮用水范围），2 名患者使用单腔碳过滤吸附装置家庭透析机进行 HD，未能完全去除氯胺，发生溶血性贫血。因此采取家庭透析机安装双（内联）碳过滤器吸附氯胺和便携式测试试剂盒进行监测是必要的。

2.心理问题

HHD 患者存在恐惧和焦虑，如对自我插管和缺少专业人员监督的恐惧，孤立感和缺乏支持感，担心给家人带来压力负担，对可能出现出血事件的焦虑。来自一项问卷数据的分析发现，在接受 IHHD 的患者 236 名患者中，超过一半的人对 IHHD 的护理人员（家人、护工、朋友）负担表示担忧，只有通过对患者教育和培训才能克服这些心理障碍。

3.血管通路相关并发症

与动静脉内瘘（AVF）和人工血管动静脉内瘘相比，中心静脉导管更容易发生感染、血栓形成和静脉损伤。一项回顾性研究中发现 AVF 通路组 HHD 患者的菌血症率低于隧道式透析导管（TDC）组，凝固酶阴性葡萄球菌（51.4%）是最常见的，其次是金黄色葡萄球菌（20.3%）。导管相关菌血症是所有形式 HD 死亡的重要原因。

内瘘穿刺方式首选绳梯法穿刺，其次扣眼法，切忌区域法。区域法容易损伤内瘘，导致动脉瘤形成和内瘘狭窄。由于易于穿刺，患者更喜欢扣眼穿刺法（钝针扣眼穿刺法），但其容易导致局部和全身感染，主要由于轮毂在反复穿刺过程中压迫皮肤导致扣眼部位的穿刺口扩大和凹陷区域加重。通过清除扣眼结痂防止细菌入侵，聚维酮碘消毒控制扣眼孔细菌生长，使用局部抗菌剂（如莫匹罗星），正确的无菌技术，使用个人防护设备、清洁场地最大限度地降低纽扣孔中的感染风险。出现隧道感染需要拔除导管和更换隧道，出口部位感染应使用局部抗生素治疗，全身感染需要使用全身性抗生素。

封闭式导管连接器可以预防导管相关感染以及降低 HHD 中出血和空气栓塞的风险。导管血栓形成可在导管端口使用组织纤溶酶原激活剂滴注。

4.残余肾功能下降

一些队列研究表明，残余肾功能（RKF）是 PD 或 HD 患者的死亡率和发病率的极其重要的决定因素。NHD 患者在第 4 个月和第 12 个月分别有 52% 和 67% 出现无尿。NHD 后 RKF 下降与血压和细胞外液量的变化、渗透负荷的减少以及炎症反应和血小板活化增加有关。半强化家用血液透析（每周少于 5 次但超过 3 次，治疗时间为 21h）治疗频率短但持续时间较长，发挥透析强度的优点，也不存在 RKF 下降的风险。

参考文献

[1] Naushad A Junglee，Saeed U Rahman，Mike Wild，et al.When pure is not so pure：chloramine-related hemolytic anemia in home hemodialysis patients[J].Hemodial Int，2010，14：327-332．

[2] Anuradha Jayanti，Milind Nikam，Leonard Ebah，et al.Technique survival in home haemodialysis：a composite success rate and its risk predictors in a prospective longitudinal cohort from a tertiary renal network programme[J].Nephrol Dial Transplant，2013，28（10）：2612-2620

[3] Sandip Mitra，Kunaal Kharbanda，Leonard Ebah.Home haemodialysis：Providing opportunities to reimagine haemodialysis care[J].Nephrol Ther，2021，17：60-63.

[4] Tennankore K K，Christopher T Chan，Simon P Curranl.Intensive home haemodialysis：benefits and barriers[J].Nat Rev Nephrol，2012，8（9）：515-522.

[5] Anil K Agarwal，Khaled Y Boubes，Nabil F Haddad.Essentials of vascular access for home hemodialysis[J].Advances in chronic kidney disease，2021，28（2）：164-169.

[6] Karthik K Tennankore，Annie-Claire Nadeau-Fredette，Amanda J Vinson .Survival comparisons in home hemodialysis：Understanding the present and looking to the future[J].Nephrol Ther，2021，17：64-70.

[7] Koji Tomori，Hirokazu Okada.Home hemodialysis：benefits，risks，and barriers[J].Contrib Nephrol，2018，196（24）：178-183.

[8] Nathan W Levin，Jochen G Raimann，Michael V Rocco.Should the knowledge gained from the Frequent Hemodialysis Network（FHN）trials change dialysis practice？[J].Curr Opin Nephrol Hypertens，2011，20（6）：577-582.

[9] Michael V Rocco，Robert S Lockridge Jr，Gerald J Beck，et al.The effects of frequent nocturnal home hemodialysis：the Frequent Hemodialysis Network Nocturnal Trial[J].Kidney Int，2011，80（10）：1080-1091.

[10] FHN Trial Group；Glenn M Chertow，Nathan W Levin，et al.In-center hemodialysis six times per week versus three times per week[J].N Engl J Med，2010，363（24）：2287-2300.

[11] John T Daugirdas，Tom Greene，Michael V Rocco，et al.Effect of frequent hemodialysis on residual kidney function[J].Kidney Int，2013，83（5）：949-958

范立萍（撰写）　张悦凤（审校）

第五章　透析患者的手术和麻醉

一、术前准备

透析患者应在择期手术当天或前一天进行 HD，以纠正酸碱失衡、电解质紊乱和容量状态，减少出血并发症。高血容量、高钾血症（K＞5.5mmol/L）和酸中毒（pH＞7.25）是手术的相对禁忌证。

（一）控制容量清除毒素

1.容量状态

体内水分过多不利于组织的缝合和伤口愈合，因此必须保证术前无水负荷过重。可以通过血压、周围组织是否水肿、颈静脉是否怒张、有无呼吸困难、影像学监测以及人体成分分析仪等方法评估。低血容量状态也会导致麻醉诱导期和手术过程中发生严重的低血压反应。

2.毒素清除

尿毒症毒素会影响血小板的功能以及成纤维细胞对组织损伤的修复，导致术中出血、伤口延迟愈合。患者应在术前进行充分的透析治疗，术前至少 2～3 次 HD，必要时可在数天内每日 HD，以纠正体内代谢紊乱。术前强化透析治疗时应避免过度脱水、低钾血症、低磷血症。

（二）并发症

1.血钾异常

手术时理想的血钾水平为 4.0～5.5mmol/L。

（1）高钾血症：在手术准备过程中，长时间禁食（＞8h）导致内源性胰岛素被抑制，钾离子从细胞内液转移到细胞外液引起高钾血症，为了防止这种现象发生，应在禁食状态下给予葡萄糖维持液。大量输血也会引起血钾升高。术前最后一次透析应安排在手术前一天，术前一天透析后血钾为 3mmol/L，因此透析液钾浓度应为 2.0mmol/L。但服用地高辛治疗的患者和血流动力学不稳定的患者，透析液钾浓度至少应 3.0mmol/L。地高辛治疗的患者，术前血钾应控制在 4.0mmol/L 水平，术前 12h 内可增加一次透析，采用无肝素法或枸橼酸钠抗凝。

对于烧伤、败血症、严重创伤或内出血等高分解代谢的患者，血钾的升高超过 5.5mmol/L。如出现心电图变化，可给予葡萄糖酸钙、胰岛素、葡萄糖、沙丁胺醇或降钾树脂进行紧急治疗，并立即进行透析。

（2）低钾血症：透析患者低钾血症发生率较低，尤其是心功能不全和地高辛治疗者，麻醉诱导前血钾应维持在 3.5mmol/L 以上。

2.血钠异常

由于术中或术后补液中含钠成分较少，容易出现低钠血症，因此术前应纠正低钠血症，透析时可用调整透析液钠浓度，使术后血钠水平接近正常。

3.酸碱失衡

术前应纠正酸碱平衡紊乱，使 pH 值达到正常水平。如术前已存在碱中毒，麻醉时或过度通气会进一步加重碱中毒，引起心律失常。

4.贫血和出血

（1）贫血：CRF 患者多伴有不同程度贫血。术前血细胞压积（Hct）维持在 20%～35%，尤其有心绞痛、心功能不全以及手术额外失血较多时，可通过 EPO、罗沙司他、输注红细胞，提高患者对手术的耐受性。如术中需输血，应在术前最后一次透析结束后监测血钾浓度。如果血小板功能异常，可考虑使用去氨加压素（DDAVP）和血小板输注。

（2）出血：在透析患者中，尿毒症毒素容易引起凝血功能异常，尤其是血小板聚集功能障碍和血小板-血管壁相互作用的缺陷。出血时间是一项用于评估出血风险的检查，但它不能预测手术相关的出血。为预防出血并发症，术前应保证 Hct 达到 30%以上，充分 HD 或 PD 清除毒素从而减少血小板功能障碍。ESRD 患者冠状动脉疾病的发病率较高，经常使用抗血小板药物（阿司匹林、氯吡格雷），应在术前 1 周停止用药。肝素在透析患者体内平均半衰期为 1h，也有延长至 2～2.5h 的情况，故肝素应在术前 12h 停用。采用无肝素或枸橼酸钠抗凝法，透析后可立即进行手术。PD 不影响出血的危险性，手术前仍可继续进行。

（三）心血管状况评估

40%的 ESRD 患者透析开始时患有冠状动脉疾病，加之老年、高血压、血脂异常、糖尿病、吸烟、电解质紊乱、钙磷代谢异常、炎症等危险因素增加了心血管疾病的风险。心血管疾病是死亡的主要原因，术前心脏病发生率为 50%～80%，心血管疾病占术后患者死亡的 50%，心源性猝死占 60%，尤其是室性心律失常，急性心肌梗死占 20%。

术前应对所有 ESRD 患者进行静息心电图（ECG）和心脏状态评估。左心室功能状态是围手术期心脏事件的良好预测指标。可以通过询问患者进行日常生活活动的能力来评估或者进行压力测试。代谢当量（Metabolite Equivalents，METs）≥4.0 的 ESRD 患者可以继续进行手术。不稳定型心绞痛、近期 30 天内心肌梗死、失代偿性心力衰竭、严重瓣膜性心脏病的患者应由心脏专科进行治疗。

二、手术中

（一）保护血管通路

AVF 是血液透析患者的生命线，在送往手术室过程中、安置在手术台时、手术过程中均应十分小心，不可用常规方法捆绑固定肢体，避免对内瘘侧肢体施压或穿刺。

（二）麻醉

1.麻醉药物诱导

芬太尼、安定、阿托品、氟哌啶可按常规剂量用于透析患者。

2.全身麻醉

有两种方法：一是使用挥发性药物，患者有自主呼吸，适用于短时手术；另一种是肌肉松弛剂，适用于手术时间长，需要肌肉松弛的情况。d-筒箭毒碱为去极化肌松剂受肾功能不全影响最小。甲筒箭毒、泮库溴铵对血流动力学影响较 d-筒箭毒碱弱。琥珀酰胆碱也不受肾功能影响，可按常规剂量给药，但会升高血钾，故应监测血钾变化。季铵

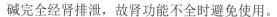

碱完全经肾排泄,故肾功能不全时避免使用。

3.局部麻醉 如动静脉内瘘吻合术可使用局部浸润或臂丛阻滞麻醉,腹膜透析置管术可使用局部浸润麻醉、腹横肌平面阻滞麻醉。肾移植术或移植肾切除术应采用脊髓和硬膜外阻滞麻醉。ESRD 患者肾脏对罗哌卡因活性代谢物的清除率降低,导致中枢神经系统毒性增加(特别是长时间输液时)。

(三)控制水和电解质

尿毒症患者心血管疾病多见,由于心脏结构和功能改变,对容量和压力负荷的代偿能力差,因此手术中应密切监测血容量和心脏灌注压。

三、手术后

术后治疗包括纠正水和电解质紊乱,必要时可考虑每日透析治疗。术后最初几天(眼部或血管手术术后 1~2 周)采用无肝素或局部枸橼酸钠抗凝法。非腹部手术或不存在 PD 相关禁忌证时可在手术结束后立即急性 PD。透析患者术后常见的并发症:高钾血症、低血压、高血压、发热、疼痛、感染、营养不良等。

(一)高钾血症

术中组织损伤、出血,机体内高分解代谢,输血,输注含钾液体,使用麻醉药、肌松剂都会导致高钾血症的发生。术后容易出现麻痹性肠梗阻,部分患者需要胃肠引流,故降钾药物对纠正高钾血症的效果差,可行 HD 治疗。

(二)高血压

导致术后血压升高的原因包括术中、术后补液量过多、术前停用降压药。术后高血压常常反应容量过多,术前通过加强透析等方法清除多余的水和钠,控制液体输入避免高血压的发生,必要时可静脉给药降压治疗。

(三)低血压

麻醉诱导、失血和由手术或透析引起的液体转移增加了围手术期低血压的风险。麻醉诱导后出现低血压是常见的,继发于低血容量和抗高血压药物和尿毒症的交感神经反应减弱。使用 ACEI 或 ARB 治疗高血压患者发生严重或难治性术中低血压的风险更高,待术后血流动力学稳定血压才能恢复。透析可能有助于维持正常血容量和改善血压控制。

术后低血压提示活动性出血或容量不足。术前透析时脱水过多、鼻导管或胃肠引流、肠梗阻时体液滞留肠腔均可导致容量不足,同时也应除外心包积液和急性心肌梗死,以低血压为首发症状。

(四)发热

尿毒症患者免疫力低下,容易并发感染,应给予抗感染治疗(注意调整抗生素剂量)。

(五)贫血

无症状患者术后输血血红蛋白界限为 70~80g/L,有症状患者或有持续失血或有急性冠脉综合征病史的患者的血红蛋白界限为 80~100g/L。

(六)疼痛

术后患者伤口处疼痛,需使用止痛药对症治疗。芬太尼和美沙酮是 ESRD 中首选的阿片类药物,由肝脏代谢,不产生活性代谢物,剂量减少 50%。曲马多可用于中度疼痛控制,最大剂量为 50~100mg,每日 2 次。对乙酰氨基酚用于 ESRD 的轻度疼痛,不调整剂量。虽然 90%的吗啡是由肝脏代谢的，但其代谢物由肾脏排泄，不能被透析清除，应避免使用或短期使用（剂量减少 50%至 75%）。可待因在体内被代谢为吗啡，也应该避免使用或用药间隔延长至 6～24h。ESRD 时哌替啶半衰期延长，应调整给药剂量。阿司匹林延长出血时间，术后不能立即应用。氢吗啡酮和羟考酮使用时需谨慎并调整剂量。

参考文献

[1] Julian O Carlo，Phinit Phisitkul， Kantima Phisitkul，et al.Perioperative implications of end-stage renal disease in orthopaedic surgery[J].The Journal of the American Academy of Orthopaedic Surgeons，2015，23（2）：107-118.

[2] KANDA H，HIRASAKI Y，IIDA T，et al.Perioperative management of patients with endstage renal diseas [J].J Cardiothorac Vasc Anesth，2017，31（6）：2251-2267.

[3] Rainor D，Emma Borthwick， Andrew Ferguson.Perioperative management of the hemodialysis patient[J].Semin Dial，2011，24（3）：314-326

范立萍（撰写）　张悦凤（审校）

第六章　透析与恶性肿瘤

一、维持性透析患者并发恶性肿瘤

ESRD 透析患者恶性肿瘤的发病率约是正常人的 20～40 倍，如淋巴瘤、肾细胞癌、前列腺癌、肝癌、子宫内膜癌、膀胱癌、肺癌、甲状腺癌，其中以肾细胞癌和子宫内膜癌发病率最高。

（一）与尿毒症相关的肿瘤

1.原发病与恶性肿瘤关系

感染性、囊性肾病、止痛剂性肾病引起的尿毒症，恶性肿瘤发生率高。获得性囊肿容易引起囊性癌变。常染色体显性遗传多囊肾（ADPKD）合并 ESRD 患者的肾细胞癌发生率明显高于其他的 ESRD 患者。

2.尿毒症状态与透析患者恶性肿瘤

尿毒症对肿瘤发生与发展起到了促进作用。血液透析管路中塑料添加剂、氧自由基水平增高、超氧化物歧化酶缺乏均会促进恶性疾病的发生。患者血液中清除自由基的酶缺失，使氧自由基水平升高，导致细胞恶变。体内多种尿毒症毒素清除率低，导致体内的蓄积，透析不充分导致尿毒症毒素水平升高可能是这类人恶性肿瘤发生率高的一个重要因素。

3.透析患者免疫抑制状态与恶性肿瘤

透析患者免疫抑制状态是一个常见现象，导致免疫监视功能丧失、自然杀伤细胞缺如、非杀伤性淋巴细胞数量增加以及原癌病毒活化。血液透析患者外周 T 淋巴细胞和 IL-2 减少，对 IL-2 刺激反应明显减低。透析设备不相容性、尿毒症毒素蓄积、维生素 B_6 缺乏也是导致透析患者免疫抑制状态的重要原因。

4.PTH 升高、维生素 D 缺乏与恶性肿瘤

继发性甲状旁腺功能亢进是 CRF 患者常见的并发症。在肺鳞癌、食管癌、皮肤癌、肝癌、乳腺癌中甲状旁腺激素相关蛋白（PTHrP）都是增高的。原发性甲状旁腺功能亢进增加恶性肿瘤发生的机制是通过增加组织与血清中钙离子水平，并促进钙离子向细胞内转移的途径。1，25-$(OH)_2D_3$ 是一种免疫调节激素，透析患者活性维生素 D 缺乏可以进一步恶化尿毒症患者的免疫缺陷。

5.透析过程与恶性肿瘤

透析过程中由于透析膜、透析管路以及透析液生物不相容性导致透析患者免疫功能低下。同时，透析过程中免疫抑制剂性物质以及致癌性物质也参与了恶性肿瘤致病过程。

6.获得性肾囊肿与肾细胞癌

尿毒症患者进入透析后获得性肾囊肿发生率为 6%～22%，透析 10 年后发生率高达 90%，可继发肾肿瘤。肾脏近端小管上皮细胞增殖可能是获得性肾囊肿的主要发病机制，而尿毒症毒素蓄积与肾脏缺血加速了获得性肾囊肿的发生。继发肾肿瘤的原因可能是：

①自身免疫系统功能障碍，免疫功能下降，自身对细胞内 DNA 突变的杀伤能力减弱；②肾囊肿内容物的长期理化作用；③血清毒素和中分子毒素的长期作用。

（二）透析影响恶性肿瘤的因素

1.年龄

年龄是肿瘤发生的独立危险因素，65 岁以上的老龄人群，肿瘤发生率占比最大，约为 55.36%。年龄较低的尿毒症患者恶性肿瘤发生率高于同年龄组正常人，而年龄大于 60 岁的尿毒症患者恶性肿瘤，发生率低于正常人群。

2.透析时间

开始透析的第一年恶性肿瘤发病率明显升高。随着透析时间的延长，恶性肿瘤发生率降低，可能与尿毒症状态改善、致癌物质被清除有关。恶性肿瘤患者均表现为不易纠正的贫血。恶性肿瘤对红细胞破坏增加、骨髓侵犯、失血、溶血等原因导致贫血，常表现为常规应用 EPO 难以纠正。

对长期透析的患者，应定期进行体格检查，如血常规、便常规、肝功能、双肾 B 超、子宫内膜活检、尿脱落细胞检查（尤其是有止痛剂肾病史）、直肠指检、乳腺 B 超、胸片。如患者出现不明原因的贫血加重、消瘦、无痛性血尿、反复肺感染、咯血、浆膜腔积液等都应排除是否有肿瘤存在。

二、恶性肿瘤导致透析

（一）溶瘤综合征

溶瘤综合征（TLS）是指白血病或其他肿瘤化疗过程中，由于肿瘤细胞代谢旺盛或者化疗导致肿瘤细胞大量崩解所引起的一组代谢症候群。TLS 危险因素：低容量、少尿、高尿酸血症、治疗前存在急性肾损伤（AKI）、使用肾毒性药物、肿瘤体积＞10cm、乳酸脱氢酶高于正常上限 2 倍、急性白血病、淋巴瘤、高增生性且治疗敏感的实体肿瘤。临床表现为：高尿酸、高磷、低钙、高钾血症、AKI。

1.诊断标准

（1）TLS 实验室诊断标准：在肿瘤治疗 3 天前或 7 天后出现下列两种及以上代谢紊乱综合征即可诊断 TLS：①高尿酸血症（血尿酸＞475.8μmol/L）；②高钾血症（血钾＞6.0mmol/L）；③高磷血症（血磷＞1.5mmol/L）；④低钙血症（矫正钙＜7.0mg/dl，游离钙＜1.12mg/L）。

（2）TLS 临床诊断标准：满足 TLS 实验室诊断标准至少两条，且具备如下临床表现至少一条者，可诊断 TLS：①血肌酐升高超过正常值上限的 1.5 倍；②心律失常或猝死；③手足抽搐。

2.治疗

预防措施：纠正可逆的危险因素、静脉水化、降低尿酸以及控制血磷水平等维持内环境平衡，排泄蓄积的代谢产物，预防 AKI 的发生以及电解质紊乱和高尿酸血症。

发生 AKI 或严重的水、电解质、酸碱平衡紊乱，经保守治疗措施无效时，需行血液净化治疗。大多数学者主张在肾功能恶化早期进行血液净化治疗，避免发展到不可逆阶段。当患者出现"高尿酸血症、高钾血症、高磷血症和低钙血症"时应首选 HD。尿酸、钾和磷属于小分子物质，可以通过 HD 弥散原理快速有效地清除，将血尿酸、血钾、血磷水平调至正常范围，同时还可以清除体内多余的水分，纠正体内过度的容量负荷。由于肿瘤细胞溶解破坏，细胞内钾离子释放入血，血清钾明显升高。另一方面，肾功能不全，肾脏排钾降低，容易出现高钾血症。当血钾＞6.5mmol/L 时，应立即行 HD。HD 可快速降低血磷水平，但细胞外磷只占身体总磷的 1%，透析后磷再分布使血磷水平回升，因此 HD 只能一过性清除磷，必要时可配合 CRRT。

（二）多发性骨髓瘤肾病

多发性骨髓瘤（MM）系浆细胞异常增生的恶性疾病。MM 患者中 20%～40%有肾功能损害，生存率比无肾功能损害的患者更差。继发于 MM 的肾脏疾病可发生为管型肾病（又称骨髓瘤肾病）、单克隆免疫球蛋白沉积病（MIDD）或 AL 型肾淀粉样变性，其中血中单克隆免疫球蛋白游离轻链增多诱发的骨髓瘤肾病是 MM 中最常见的肾脏疾病。

轻链蛋白包括两种亚型，κ型分子质量为 22500，在血清中以单体形式存在；λ型分子质量为 45000，在血清中以二聚体形式存在。普通 HD 截留的分子质量是 500 以下，无法清除患者体内过多的游离轻链蛋白。高通量 HD 是一种使用高通量膜透析器进行透析方式。高通量膜清除率＞20mL/min，超滤系数＞15mL/（mmHg·h），分子截留量为 15000～20000，且膜生物相容性好。理论上高通量 HD 并不能清除游离轻链蛋白，但有研究发现高通量 HD 能清除游离轻链蛋白。Bourguignon C 等发现高通量 HD 后患者血清κ型和λ型轻链蛋白的下降率分别为 65.5%和 36.6%。高截留量 HD 是一种使用高截留量膜透析器进行透析。膜径通常为 8～10nm，对血液中分子截留量为 50000～60000，能够有效清除患者体内游离轻链蛋白。Halafallah AA 研究发现，尽早开始高截留量 HD 治疗可有效降低其体内的游离轻链蛋白水平，并脱离透析。

参考文献

[1] Grzegorz Kade，Arkadiusz Lubas，Lubomir Bodnar，et al.Malignant tumors in patients with end stage renal failure undergoing renal replacement therapy[J].Contemporary oncology（Poznan，Poland），2012，16（5）：382-387.

[2] 姜埃利，马腾骧.肾衰长期血液透析肾囊肿与肾肿瘤的发生[J].中华肿瘤杂志，1995，17（3）：202-204.

[3] 于海波，魏芳，姜埃利.终末期肾病患者恶性肿瘤发病率及相关因素研究[J].山东医药，2012，52（24）：85-87.

[4] BOURGUIGNON C，CHENINE L，BARGNOUX A S，et al.Hemodia-filtration improves light chain removal and nor-malizes kappa/lambda ratio in hemodialysis patients [J].J Nephrol，2016，29（2）：251-257.

[5] Alhossain A Khalafallah，Sie Wuong Loi，Sarah Love，et al.Early application of high cut-off haemodialysis for de-Novo myeloma nephropathy is associated with long-term dialysis-independency and renal recovery[J].Mediterranean journal of hematology and infectious diseases，2013，5（1）：e2013007.

范立萍（撰写）　张悦凤（审校）

中英文对照名词索引

1，25-（OH）$_2$D$_3$，1，25-Dihydroxyvitamin D$_3$，1，25-二羟维生素 D$_3$

11β-HSD2，11β-Hydroxysteroid Dehydrogenase 2，11β-羟基类固醇脱氢酶 2 型

14-Item UP-Dial Scale，14-Item Uremic Pruritus in Dialysis Patients Scale，14 项尿毒症皮肤瘙痒量表

18-FDG-PET，18-Fluorodeoxyglucose Position Emission Tomography，18-氟脱氧葡萄糖正电子发射断层扫描

1-α-（OH）D$_3$，1-Alpha-Hydroxycholecalciferol，阿法骨化醇

2，3-DPG，2，3-Bisphosphoglyceric Acid，2，3-二磷酸甘油酸

25-OH-D，25-OH-Vitamin-D，25-羟基维生素 D

KLF2，Krüpple Like Factors 2，Krüpple 样转录因子 2

5D-IS，the 5-D Itchscale，5-D 瘙痒量表

5-HT，5-Hydroxytryptamine，5-羟色胺

6MWD，6 Minute Walking Distance，6 分钟步行距离

90CSCL，90Chinese Version of Symptom Checklist，中文版症状自评量表

^{99m}Tc-MDP，Tc-99m-Methylene Diphosphate，^{99m}Tc-亚甲基二磷酸盐

^{99m}Tc-MIBI，Tc-99m-Methoxyisobutylisonitrile，^{99m}Tc-甲氧基异丁基异腈

α-KGDH，α-Ketoglutarate Dehydrogenase，α-酮戊二酸脱氢酶

β$_2$-MG，Beta 2-Microglobulin，β$_2$-微球蛋白

β-LPH，β-Lipotropic Hormone，β-促脂素

β-TG，β-Thromboglobulin，血小板球蛋白

δ-ALA，Delta-Aminolevulinicacid，δ-氨基乙酰丙酸

A

AAE，Antibiotic-Associated Encephalopathy，抗生素相关脑病

AAMI，The Association for the Advancement of Medical Instrumentation，美国医疗仪器促进协会

AAOS，American Academy of Orthopaedic Surgeons，美国骨科医师学会

AAP，American Academy of Periodontology，美国牙周病学会

ABD，Adynamic Bone Disease，无动力骨病

ABP，Androgen Binding Protein，雄激素结合蛋白

ABPM，Ambulatory Blood Pressure Monitoring，动态血压监测

ACC，American College of Cardiology，美国心脏病学会

ACCP，American College of Chest Physicians，美国胸科医师学会

ACD，Anemia of Chronic Disease，慢性病性贫血

ACE，Angiotensin Converting Enzyme，血管紧张素转换酶

ACEI，Angiotensin-Converting Enzyme Inhibitors，血管紧张素转化酶抑制剂

ACIP，Advisory Committee on Immunization Practices，免疫实践咨询委员会

ACS，Acute Coronary Syndrome，急性冠脉综合征

AcSDKP，N-Acetyl-Seryl-Aspartyl-Lysyl-Proline，O-乙酰-丝氨酰-天冬氨酰-赖氨酰-脯氨酸

ACT，Activated Cloting Time，活化凝血时间

ACTH，Adrenocorticotrophic Hormone，促肾上腺皮质激素

AD，Alzheimer's Disease，阿尔茨海默病

ADA，Adenosine Deaminase，腺苷脱氨酶

ADC，Apparent Dispersion Coefficient，表观弥散系数

ADEM，Acute Disseminated Encephalomyelitis，激素抵抗的急性播散性脑脊髓炎

ADH，Antidiuretic Hormone，抗利尿激素

ADM，Adrenomedullin，髓质素

ADMA，Asymmetric Dimethylarginine，不对称二甲基精氨酸

ADP，Adenosine Diphosphate，二磷酸腺苷

ADPKD，Autosomal Dominant Polycystic Kidney Disease，常染色体显性遗传多囊肾

ADS，Antonomic Nervous System，自主神经系统

ADV，Adefovir Dipivoxil，阿德福韦酯

AF，Atrial Fibrillation，心房颤动

AFABP，Adipocyte Fatty Acid Binding Protein，脂肪型脂肪酸结合蛋白

AFC，Alveolar Fluid Clearance，肺泡液清除

AGEs，Advanced Glycation End-Products，晚期糖基化终产物

AGT，Angiotensinogen，血管紧张素原

AH，Aqueous Humor，房水

AHA，American Heart Association，美国心脏协会

AHA，Autoimmune Hemolytic Anemia，自身免疫性溶血性贫血

AHI，Apnea-Hypopnea Index，睡眠呼吸暂停低通气指数

AHR，Aryl Hydrocarbon Receptor，芳香烃受体

AIDS，Acquired Immunodeficiency Syndrome，获得性免疫缺陷综合征

AIF1，Allograft Inflammatory Factor 1，同种异体移植物炎症因子 1

AIP，Acute Intermittent Porphyria，急性间歇性卟啉病

AIS，Athens Insom-nia Scale，阿森斯失眠量表

AKI，Acute Kidney Injury，急性肾损伤

ALB，Albumin，清蛋白

Alb，Serum Albumins，血清白蛋白

ALFF，Amplitude of Low Frequency Fluctuation，低频波动幅度

ALP，Alkaline Phosphatase，碱性磷酸酶

ALS，Agglutinin-Like Sequence，凝集素样序列

ALT，Alanine Aminotransferase，谷丙转氨酶

ALT，Antibiotic Lock Therapy，抗生素封存疗法

AM，Adhesion Molecule，黏附分子

AMD，Age-Related Macular Degeneration，干性年龄相关性黄斑变性

AMD，Age-Related Macular Edema，老年黄斑性水肿

AMI，Acute Myocardial Infarction，急性心肌梗死

AMPA，α-Amino-Hydroxy-Methylisoxazole Propionate Accepter，α-氨基羟甲基恶唑丙酸受体

AMPK，Adenosine Monophosphate-Activated Protein Kinase，一磷酸腺苷活化的蛋白激酶

AND，Autonomic Neuropathy Dysfunction，自主神经功能障碍

ANF，Atrial Natriuretic Peptide，心钠素

AngI，Angiotensin I，血管紧张素 I

AngII，Angiotensin II，血管紧张素 II

ANP，Atrial Natriuretic Peptide，心房钠尿肽

ANP，Autonomic Neuropathy，自主神经病变

AOLC，Acridine-Orange Leucocyte Cytospin，吖啶橙白细胞

AP，Acute Pancreatitis，急性胰腺炎

APACHEII，Acute Physiology and Chronic Health EvaluationII，急性生理及慢性健康状况评分II

APB，Atrial Premature Beat，房性早搏

APC，Antigen-Presenting Cells，抗原呈递细胞

APD，Automated Peritoneal Dialysis，自动化腹膜透析

ApoB，ApolipoproteinsB，载脂蛋白 B

APTT，Activated Partial Thromboplastin Time，部分活化凝血活酶时间

AQPs，Aquaporins，水通道蛋白

AR，Aspirin Resistance，阿司匹林抵抗

ARB，Angiotensin II Receptor Blocker，血管紧张素受体拮抗剂

ARBD，Aluminum Related Bone Disease，铝相关性骨病

ARCD，Acquired Renal Cystic Disease，获得性肾囊肿

ARDS，Acute Respiratory Distress Syndrome，急性呼吸窘迫综合征

ARF，Acute Renal Failure，急性肾功能衰竭

ARMD，Age-related Macular Demeneration，年龄相关性黄斑变性

ARNI，Angiotensin Receptor Neprilysin Inhibitor，血管紧张素受体脑啡肽酶抑制剂

ARPC，Acquired Reactive Perforating Collagenosis，获得性反应性穿通性胶原病

ARPD，Acquired Reactive Perforating Dermatosis，获得性反应性穿通性皮肤病

ART，Antiretroviral Therapy，抗病毒治疗

ARV，Antiretroviral，抗反转录病毒

ASA，American Stroke Association，美国卒中协会

ASA，Asipilin，阿司匹林

ASCVD，Atherosclerotic Coronary Artery Disease，动脉粥样硬化性冠状动脉疾病

ASM，Appendicular Skeletal Mass，四肢骨骼肌质量

AST，Aspartate Aminotransferase，谷草转氨酶

ASV，Asunaprevir，阿舒瑞韦

AT，Antithrombin，抗凝血酶

AT1R，Angiotensin II Type 1 Receptor，血管紧张素 II 1 型受体

ATDP，Adenosine Thiamine Diphosphate，二磷酸硫胺素腺苷

ATL，Acute Toxic Leukoencephalopath，急性中毒性白质脑病

ATP，Adenosine Triphosphate，腺嘌呤核苷三磷酸

ATTP，Adenosine Thiamine Triphosphate，三磷酸硫胺素腺苷

AVD3，Active Vitamin D3，活性维生素 D3

AVF，Arteriovenous Fistula，动静脉内瘘

Avg，Average Cell Size，平均细胞大小

AVP，Arginine Vasopressin，精氨酸加压素

AV-RVO，Arteriovenous-Retinal Vein Occlusion，动静脉交叉视网膜静脉阻塞

AWGS，Asian Working Group for Sarcopenia，亚洲肌少症工作组

B

BAFF，B Cell-Activating Factor，B 细胞激活因子

BALP，Bone Specific Alkaline Phosphatase，骨特异性碱性磷酸酶

BA-NH-NH-BA ，N-[2-（2-Butyrylamino-ethoxy）-ethyl]-butyramide，丁酸衍生物

BAT，Carotid Baroreceptor Activation Therapy，颈动脉窦压力反射治疗

BBB，Blood-Brain Barrier，血脑屏障

BCAKDH E1，Brached-Chain Ketoglutarate Dehydrogenase E1，支链α-酮酸脱氢酶 E1

BCG，Bacillus Calmette-Guerin，卡介苗

BCM，Body Composition Analyzer，人体成分分析仪

BCs，Basal Cells，基底细胞

BCS，Budd-Chiari Syndrome，布加氏综合征

BD，Behcet's Disease，白塞病

BDES，Beaver Dam Eye Research，Beaver Dam 眼科研究

BDI，the Beck Depression Inventory，贝克抑郁量表

BDNF，Brain-Derived Neurotrophic Factor，脑源性神经生长因子

BDT，Basophil Degranulation Test，嗜碱性粒细胞脱粒试验

BFR，Blood Flow Rate，血流速度

BIA，Bioelectrical Impedance，生物电阻抗

BLT，Bright Light Therapy，强光疗法

BMD，Bone Mineral Density，骨密度

BMI，Body Mass Index，体重指数

bNAb，Broadly Neutralizing Antibody，广谱中和抗体

BNP，Brain Natriuretic Peptide，B 型脑钠肽

BP，Bacterial Peritonitis，细菌性腹膜炎

BPA，Balloon Pulmonary Angioplasty，球囊肺动脉成形术

BPI，Brief Pain Inventory，简明疼痛量表

BRAO，Branch Retinal Arterial Occlusion，视网膜分支动脉闭塞

BRVO，Branch Retinal Vein Occlusion，分支视网膜静脉阻塞

BT，Bleeding Time，出血时间

BTM，Bone Turnover Markers，骨转换标记物

BUN，Blood Urea Nitrogen，血浆尿素氮

BVM，Blood Volume Monitoring，血容量监测

C

CABG，Coronary Artery Bypass Grafting，冠状动脉旁路移植术

CAM-1，Intercellular Adhesion Molecule-1，细胞间黏附分子-1

CAP，Community-Acquired Pneumonia，社区获得性肺炎

CAPD，Continuous Ambulatory Peritoneal Dialysis，持续性非卧床腹膜透析

CaSR，Calcium-Sensing Receptor，钙敏感受体

CAVH，Continuous Arterial-Venous Hemodialysis，连续性动脉－静脉血液透析

CAVH，Continuous Arterio-Venous Hemofiltration，连续性动－静脉血液滤过

CBC，Complete Blood Count，全血细胞计数

CBT，Cognitive Behavioral Therapy，认知行为疗法

CBT-I，Cognitive Behavioral Therapy for Insomnia，失眠认知行为疗法

CC，Calcinosis Cutis，皮肤钙质沉着

CCB，Calcium Channel Blockers，钙离子拮抗剂

cccDNA，Covalently Closed Circular DNA，共价闭合环状

CCPD，Continuous Cyclic Peritoneal Dialysis，持续循环式腹膜透析

Ccr，Creatinine Clearance Rate，肌酐清除率

Ccr，Endogenous Creatinine Clearance rate，内生肌酐清除率

CCT，Central Corneal Thickness，中央角膜厚度

CD，Conventional Dialysate，常规血液透析液

CDC，Centers for Disease Control and Prevention，疾病控制和预防中心

CDCS，China Dialysis Calcification Study，中国透析钙化研究

CDFI，Color Doppler Flow Imaging，彩色多普勒血流显像

CDI，Cognitive Depression Index，认知抑郁症指数

CDUS，Color Doppler Ultrasonography，彩色多普勒超声

CE，Cornea，角膜上皮

CEC，Corneal Endothelial Cell，角膜内皮细胞

CFD，Computational Fluid Dynamics，计算流体力学

cfDNA，circulating Free DNA，循环游离 DNA

CFs，Circulating Fibrocytes，循环纤维细胞

CFU-E，Colony Forming Unit-Erythrocyte，红细胞集落单位

CGM，Continuous Glucose Monitoring，动态血糖监测

cGMP，3'-5'-cyclic Guanosine Monophosphate，环磷酸鸟苷

cGMP，Cyclic Guanosine Monophosphate，鸟苷酸环化酶

CGRP，Calcitonin Gene-Related Peptide，降钙素基因相关肽

CH，Cholesterol，胆固醇

CHB，Chronic Hepatitis B，慢性乙型肝炎

CHD，Conventional Hemodialysis，常规血液透析

CHD，Coronary Heart Disease，冠心病

CHF，Congestive Heart Failure，充血性心力衰竭

CHFD，Continuous High Flux Dialysis，连续性高通量透析

CI，Cerebral Infarction，脑梗死

CI，Confidence Intervai，置信区间

CIDP，Chronic Inflammatory Demyelinating Polyneuropathy，慢性炎症性脱髓鞘性多发性神经病

CIS，Cerebral Ischemic Stroke，缺血性脑卒中

CK，Creatine Kinase，肌酸激酶

CKD，Chronic Kidney Disease，慢性肾脏疾病

CKD-MBD，Chronic Kidney Disease-Mineral and Bone Disorder，慢性肾脏病矿物质和骨代谢疾病

CLIA，Chemiluminescence Immunoassay，化学发光法

cMGP，Carboxylation Matrix Gla Protein，羧化基质γ羧基谷氨酸蛋白

CMOS，Complementary Metal Oxide Semiconductor，互补金属氧化物半导体

CMPF，3-Carboxy-4-Methyl-5-Propyl-2-Furanpropanoic Acid，3-羧基-4-甲基-5-丙基呋喃戊酮酸

CMR，Cardiac Cavity/myocardial Ratio，左心腔/心肌计数比值

CNCH，Chondrodermatitis Nodularis Chronica Helicis，结节性软骨皮炎

CO，Carbon Monoxide Content，一氧化碳

CO，Cardiac Output，心输出量

CoNS，Coagulase Negative Staphylococci，凝固酶阴性葡萄球菌

COPD，Chronic Obstructive Pulmonary Disease，慢性阻塞性肺疾病

COVID-19，Corona Virus Disease 2019，新型冠状病毒

COX，Cyclooxygenase，环氧化酶

COX-2，Cyclooxygenase-2，环氧化酶-2

CP，Chronic Pruritus，慢性瘙痒

CPD，Continuous Peritoneal Dialysis，维持性腹膜透析

CPFA，Continuous Plasma Filtration Adsorption，连续性血浆滤过吸附

CPG，Clopidogrel，氯吡格雷

C-PTH，C-terminal Parathyroid Hormone，羧基端 PTH

CQI，Continuous Quality Improvement，持续质量改进

CR，Computed Radio Graphy，计算机 X 线摄影

CR3，Complement receptor 3，补体受体 3

CRA，Central Retinal Artery，视网膜中央动脉

CRAO，Central Retinal Artery Occlusion，视网膜中央动脉闭塞

CRBSI，Catheter Related Bloodstream Infection，导管相关性血流感染

CRE，Carbapenem Resistant Enterobacteriaceae，耐碳青霉烯类肠杆菌科细菌

CRF，Chronic Renal Failure，慢性肾衰竭

CRI，Catheter Related Infection，血液透析导管相关性感染

CRP，C-Reactive Protein，C 反应蛋白

CRPS，Complex Regional Pain Syndrome，复杂性区域疼痛综合征

CRRT，Continuous Renal Replacement Therapy，连续性肾脏替代治疗

CRVO，Central Retinal Vein Occlusion，中央视网膜静脉阻塞

Cs，Cycloserine，环丝氨酸

CSA，Central Sleep Apnea，中枢性睡眠呼吸暂停

CSA，Cervical spondylosis of the vertebral artery type，椎动脉型颈椎病

CSED，Center for Epidemiological Research Depression Scale，流行病学研究中心抑郁量表

CSF，Cerebrospinal Fluid，脑脊液

CT，Calcitonin，降钙素

CT，Computed Tomography，电子计算机断层扫描

CTA，Computed Tomography Angiography，计算机断层扫描血管造影

CTEPH，Chronic Thromboembolic Pulmonary Hypertension，慢性血栓栓塞性肺高血压

CTS，Carpal Tunnel Sydrom，腕管综合征

CTX，Type I Cross-Linked C-Telopeptide，I 型胶原交联羧基端肽区

CV，Cardiovascular，心血管

CV，Coefficient of Variation，变异系数

CVC，Cardiac Valve Calcification，心脏瓣膜钙化

CVC，Central Venous Catheter，中心静脉导管

CAC，Coronary Artery Calcification，冠状动脉钙化

CVD，Cardiovascular Disease，心血管疾病

CVVH，Continuous Veno-Venous Hemofiltration，连续性静脉－静脉血液滤过

CVVHD，Continuous Venovenous Hemodialysis，连续性静－静脉血液透析

CVVHDF，Continuous Venovenous Hemodiafiltration，连续性静－静脉血液透析滤过

CXCR3，Chemotactic Cytokine Receptor 3，趋化性细胞因子受体 3

D

DAA，Direct-Acting Antiviral Agent，直接抗病毒药物

DAE，Double Balloon Enteroscopy，双球囊小肠镜

DAG，Diacylglycerol，二酰基甘油

DSV，Dasabuvir，达塞布韦

DT，Adsorbed Diphtheria and Tetanus Toxoid，吸附白喉破伤风联合疫苗

DXA，Dual-Energy X-Ray Absorptiometry，双能 X 线吸收法

DβH，Dopamine Beta-Hydroxylase，多巴胺β-羟化酶

E

EASL，European Association for the Study of the Liver，欧洲肝脏研究学会

EBPG，European Best Practice Guidelines，欧洲最佳实践指南

EBR，Elbasvir，艾尔巴韦

EC，Extracellular，细胞外区域

ECC，Extracorporeal Circulation，体外循环

ECCO2R，Extracorporeal Carbon Dioxide Removal，体外二氧化碳去除技术

ECD，Endothelial Cell Density，内皮细胞密度

ECF，Extracellular Fluid，细胞外液

ECG，Electrocardiograph，心电图

ECMO，Extracorporeal Membrane Oxygenation，体外膜肺氧合技术

ECP，Extracorporeal Photochemotherapy，体外光分离置换法

ECW，Extracellular Water，细胞外液

ED，Erectile Dysfunction，勃起功能障碍

EDHF，Endothelium-Derived Hyperpolarizing Molecules，内皮源性超极化因子

EDTA，Ethylene Diamine Tetraacetic Acid，乙二胺四乙酸

EDTA，European Dialysis and Transplant Association，欧洲透析与移植委员会

EFNS，European Academy of Neurology，欧洲神经病学学会联盟

EFP，European Federation of Periodontology，欧洲牙周联盟

eGFR，Estimated Glomerular Filtration Rate，估计肾小球滤过率

EGPA，Eosinophilic Granulomatosis with Polyangiitis，嗜酸性肉芽肿性多血管炎

EH，Episode Hypotension，发作性的低血压

EIF，Erythropoiesis-Inhibiting Factor，红细胞生成抑制因子

EK，Endothhelial Keratoplasty，内皮移植术

ELISPOT，Enzyme-linked Immunospot Assay，酶联免疫斑点技术

EMA，European Medicines Agency，欧洲药品管理局

EMB，Ethambutol，乙胺丁醇

EMG，Electromyography，肌电图

EMT，Epithelial-Mesenchymal Transition，上皮间充质细胞转化

EN，Enteral Nutrition，肠内营养

eNOS，Endothelin Nitric Oxide Synthase，内皮型一氧化氮合酶

ENPP1，Exonucleotide Pyrophosphatase Phosphodiesterase1，外切核苷酸焦磷酸酶磷酸二酯酶 1

EPA，Eicosapntemacnioc Acid，二十碳五烯酸

EPO，Erythropoietin，促红细胞生成素

EPOR，Erythropoietin Receptor，促红细胞生成素受体

EPP，Erythropoietic Porphyria，红细胞生成性原卟啉病

EPS，Elastosis Perforans Serpiginosa，匍行性穿通性弹力纤维病

EPS，Encapsulating Peritoneal Sclerosis，包裹性腹膜硬化症

EPS，Extracellular Polymeric Substance，细胞外聚合物

EPT，Extrapulmonary Tuberculosis，肺外结核

ePTFE，Expended Polytetrafluoroethylene，膨体聚四氟乙烯

ERBP，European Renal Best Clinical Practice，欧洲肾脏最佳临床实践

ERI，Erythropoietin Resistance Index，促红素抵抗指数

ERK，Extracellular Signal-Regulated Proteinkinase，细胞外信号调节激酶

ESA，Erythropoiesis Stimulating Factor，红细胞生成刺激剂

ESBL，Extended Spectrum Beta-lactamase，超广谱β-内酰胺酶

ESI，Catheter Exit Site Infection，导管出口处感染

ESRD，End-Stage Renal Disease，终末期肾脏病

ET，Endothelin，内皮素

ET，Exfoliativetoxin，表皮剥脱毒素

ET-1，Endothelin-1，内皮素-1

ET-2，Endothelin-2，内皮素-2

ET-3，Endothelin-3，内皮素-3

ET-4，Endothelin-4，内皮素-4

ETA-R，Endothelin A-Receptor，内皮素 A 型受体

EtO，Ethylene Oxide，环氧乙烷

ETV，Entecavir，恩替卡韦

EURETINA，European Society of Retina Specialists，欧洲视网膜专家协会

EUTox，European Uraemic Toxin Work Group，欧洲尿毒症毒素工作组

EVLW，Extravascular Lung Water，肺血管外液体

EWGSOP，European Working Groupon Sarcopenia in Older People，欧洲老年肌少症工作组

F

FA，Fluorescein Angiogrphy，荧光素血管造影

FBG，Fasting Blood Glucose，空腹血糖

Fbg，Fibrinogen，纤维蛋白原

FDA，Food and Drug Administration，美国食品药品监督管理局

FE，Fungal Endocaiditis，真菌性心内膜炎

FENo，Fractional Exhaled Nitric Oxide，部分呼气中一氧化氮分数

FFA，Free Fatty Acids，游离脂肪酸

FGF，Fibroblast Growth Factor，成纤维细胞生长因子

FGFR，Fibroblast Growth Factor Receptor，成纤维细胞生长因子受体

FINS，Fasting Insulin，空腹胰岛素

FIs，Fusion Inhibitors，膜融合抑制剂

FM，Fat Mass，脂肪重量

FO，Fluid Overload，水负荷过重

FP，Fungal Peritonitis，真菌性腹膜炎

FPG，Fasting Plasma Glucose，空腹血糖

FPN-1，Basolateral Transporter Ferroportin-1，基底侧膜铁转运蛋白

FQs，Fluoroquinolones，氟喹诺酮

FSGS，Focal Segmental Glomerulosclerosis，局灶节段性肾小球硬化

FSH，Follicle-Stimulating Hormone，卵泡刺激素

FSMP，Food for Special Medical Purpose，特殊医学用途配方食品

FTA-ABS，Fluorescent Treponemal Antibody-Absorption Test，脑脊液荧光螺旋体抗体吸收试验

G

G，Gram-Negative，革兰阴性的

GA，Granuloma Annulare，环状肉芽肿性皮肤钙化

GALT3，Galactosyltransferase 3，半乳糖基转移酶 3

GBA，Guanidine Butyric acid，胍丁酸

GBCAs，Gadolinium-Based Contrast Agents，钆对比剂

GCA，Gaint Cell Arteritis，巨细胞动脉炎

GCF，Gingival Crevicular Fluid，龈沟液

GCS，Glasgoe Coma Score，格拉斯哥昏迷量表

GCs，Glucocorticosteroid，糖皮质激素

G-CSF，Granulocyte Colony-Stimulating Factor，粒细胞集落刺激因子

GERD，Gastroesophageal Refluxdisease，胃食管反流病

GERS，Gastroeosophageal Reflux Symptoms，胃食管反流症状

GFR，Glomerular Filtration Rate，肾小球滤过率

GH，Growth Hormone，生长激素

GHRP-Ghrelin，Human Growth Hormone Releasing Peptide-Ghrelin，人生长激素释放肽

GI，Gastrointestinal，胃肠

GICA，Colloidal Gold Immunochromatographic Assay，胶体金免疫层析方法

GLE，Glecaprevir，格卡瑞韦

GLMD，Glucolipid Metabolic Disorders，糖脂代谢紊乱

GLP-1，Glucagon-Like Peptide-1，胰高糖素样肽-1

GLUT4，Glucose Transporter-4，葡萄糖转运蛋白 4

GM，Glactomannan，半乳甘露聚糖抗原

GM-CSF，Granulocyte-Macrophage Colony-Stimulating，粒细胞-巨噬细胞集落刺激因子

GnRH，Gonadotropin-Releasing Hormone，促性腺激素释放激素

GPA，Granulomatosis with Polyangiitis，肉芽肿性多血管炎

GPCR，G-Protein-Coupled Receptors，G 蛋白偶联受体

GS，Glucose-Solution，葡萄糖溶液

GSRS，Gastrointestinal Symptom Rating Scale，胃肠道症状评分

GZR，Grazoprevir，格拉瑞韦

H

HAART，Highly Active Anti-Retroviral Therapy，高效抗逆转录病毒治疗

HADS，the Hospital Anxiety and Depression Scale，医院焦虑抑郁量表

HagA，Hemagglutinin A，血凝素 A

HAP，Hospital-Acquired Pneumonia，医院获得性肺炎

HAS，Hemodialysis-Associated Seizure，血液透析相关性癫痫发作

HAV，Hepatitis A Virus，甲型肝炎病毒

Hb，Hemoglobin，血红蛋白

HbA1c，Hemoglobin A1c，糖化血红蛋白

HBcAg，Hepatitis B Core Antigen，乙型肝炎核心抗原

HBcrAg，Hepatitis B Core-Related Antigen，乙型肝炎核心相关抗原

HBCs，Horizontal Basal Stem Cells，水平基底干细胞

HβD-3，Human Beta Defensin 3，人 β-防御素 3

HBeAg，Hepatitis B e Antigen，乙型肝炎 e 抗原

HBOT，Hyperbaric Oxygen Hherapy，高压氧治疗

HBPM，Home Blood Pressure Measurement，家庭血压自测

HBsAg，Hepatitis B Surface Antigen，乙肝表面抗原

HBV，Hepatitis B Virus，乙型肝炎病毒

HBV-PAN，Hepatitis B Virus-Associated Polyarteritis Nodosa，乙型肝炎病毒相关性结节性多动脉炎

HCC，Hepatocellular Carcinoma，肝细胞癌

hCG，Human Chorionic Gonadotrophin，人绒毛膜促性腺激素

HCP，Haematopoietic Cell Phosphatase，造血细胞磷酸酶

HCP，Hereditary Coprotoporphyria，遗传性粪卟啉症

HCT，Hematocrit，血细胞比容

HCV，Hepatitis C Virus，丙型病毒肝炎

HCV-RNA，Hepatitis C Virus-ribonucleic Acid，丙型肝炎病毒核糖核酸

HCY，Homocysteine，同型半胱氨酸

HD，Haemodialysis，血液透析

HDF，Heamodialysis Filtration，血液透析滤过

HDL，High Density Lipoprotein，高密度脂蛋白

HDV，Hepatitis D Virus，丁型肝炎病毒

HF，Haemofiltration，血液滤过

HF，High Frequency，高频

HFHD，High-Flux Hemodialysis，高通量血液透析

HFmrEF，Heart Failure with Midrange Ejection Fraction，射血分数中间范围的心力衰竭

HFpEF，Heart Failure with Preserved Ejection Fraction，射血分数保留的心力衰竭

HFrEF，Heart Failure with Reduced Ejection Fraction，射血分数降低的心力衰竭

HGS，Hand Grip Strength，手握力

HHcy，High Homocysteine，高同型半胱氨酸

HHD，Home Hemodialysis，家庭血液透析

HIF- PHI，Hypoxia-Inducible Factor Prolyl Hydroxylase Inhibitor，低氧诱导因子脯氨酰羟化酶抑制剂

HIF-1，Hypoxia-Induciblefactors 1，低氧诱导因子 1

HIF1-α，Hypoxia-Inducible Factor1-α，缺氧诱导转录因子 1-α

HIF2-α，Hypoxia-Inducible Factor2-α，缺氧诱导转录因子 2-α

HIF2-β，Hypoxia-Inducible Factor2-β，缺氧诱导转录因子 2-β

HIF3-α，Hypoxia-Inducible Factor3-α，缺氧诱导转录因子 3-α

HIFs，Hypoxia-Inducible Factors，缺氧诱导转录因子

HIF-α，Hypoxia-Inducible Factor-α，缺氧诱导转录因子-α

HIRA，Health Insurance Review and Evaluation，韩国健康保险审查和评估

HIT，Heparin-Induced Thrombocytopenia，肝素诱导性血小板减少症

HITTS，Heparin Induced Thrombocytopenia with Thrombotic Syndrome，肝素诱导的血小板减少症伴血栓形成综合征

HIV，Human Immunodeficiency Virus，人类免疫缺陷病毒

HLA，Human Leukocyte Antigen，人类白细胞抗原

HMG-CoA，3-Hydroxy-3-Methylglutaryl Coenzyme A，3-羟基-3-甲基戊二酰辅酶 A

hNBC-1，heart-Sodium Carbonate Cotransporter-1，心型 NBC-1

Hp，Helicobacter Pylori，幽门螺旋杆菌

HP，Hemoperfusion，血液灌流

HPA，Hypothalamo Pituitary Adrenal，下丘脑-垂体-肾上腺轴

HPLC，High Performance Liquid Chromatography，高效液相色谱法

HR，Hazard Ratio，风险比

HRPC，Hereditary Reactive Perforating Collagenosis，遗传性反应性穿通性胶原病

HR-pQCT，High-Resolution Peripheral Quantitative Computed Tomography，高分辨率外周定量 CT

HRSD，Hamilton Rating Scale for Depression，汉密尔顿抑郁评定量表

HRV，Heart Rate Variability，心率变异性

HRVO，Half-Central Retinal Vein Occlusion，视网膜半中央静脉阻塞

hs-CRP，High-Sensitivity C-Reactive Protein，高敏 C-反应蛋白

Hs-cTNT，High Sensitivity Troponin T，高灵敏度肌钙蛋白 T

HSPs，Heat Shock proteins，热休克蛋白

HTG，Hypertriglyceridemia，高甘油三酯血症

HTN，Hypertension，高血压

HVHF，High Volume Hemofiltration，连续性高容量血液滤过

HVHF，High Volumn Hemodialysis Filtration，高通量血液透析滤过

HWP，Hyphal Wall Protein，菌丝壁蛋白

I

IAP，Intra-Abdominal Pressure，腹腔内压力

IBD，Inflammatory Bowel Disease，炎症性肠病

ICAM，Intercellular Adhesion Molecule，细胞间黏附分子

ICD，Implantable Cardioverter Defibrillator，植入型心律转复除颤器

ICD-10，International Classification of Ciseasea-10，国际疾病分类

ICDs，Impulse Control Disorder，冲动控制障碍

ICH，Intracerebral Hemorrhage，自发性脑出血

ICNDS，Integrative Clinical Nutrition Dialysis Score，综合临床透析营养评分法

ICP-MS，Inductively Coupled Plasma Mass Spectrometry，电感耦合等离子体质谱法

IcTnI，Icardiac Troponin，肌钙蛋白

ICU，Intensive Care Unit，重症监护室

ICW，Intracellular Water，细胞内液

IDCM，Idiopathic Dilated Cardiomyopathy，特发性与扩张型心肌病

IDH，Intradialytic Hypertension，血液透析期间高血压

IDH，Intradialytic Hypotension，透析中低血压

IDL，Intermediate Density Lipoprotein，中等密度脂蛋白

IDWG，Interdialytic Weight Gain，透析间期体重增加

IE，Infective Endocarditis，感染性心内膜炎

IFN，Interferon，干扰素

IFN-α，Interferon-α，干扰素-α

IFN-γ，Interferon-γ，干扰素-γ

IFSI，Intem Ationalforum on the Study of Itch，国际瘙痒研究论坛

IgAV，IgA Vasculitis，IgA 血管炎

IGF-1，Insulin-Like Growth Factor-1，胰岛素样生长因子-1

IGFBP，Lnsulin-Like Growth Factor Binding Protein，胰岛素样生长因子结合蛋白

IgG，Immunoglobulin G，免疫球蛋白 G

IHD，Intermittence Haemodialysis，间歇性血液透析

IHHD，Intensive Home Hemodialysis，强化家庭血液透析

IIEF-5，International Index for Erectile Function-5，勃起功能国际问卷-5

IL，Interleukin，白介素

IL-1，Interleukin 1，白介素-1

IL-10，Interleukin 10，白介素-10

IL-12，Interleukin 12，白介素-12

IL-17-E，Interleukin-17-E，白细胞介素-17-E

IL-1ra，Interleukin-1 Receptor Antagonist，白细胞介素 1 受体拮抗剂

IL-1β，Interleukin-1β，白细胞介素-1β

IL-2，Interleukin-2，白介素-2

IL-2R，Interleukin 2 Receptor，白介素-2 受体

IL-3，Interleukin 3，白介素-3

IL-33，Interleukin-33，白细胞介素-33

IL-6，Interleukin-6，白介素-6

IL-8，Interleukin-8，白介素-8

ILM，Internal Limiting Membrane，内界膜

IMA，Ischemia-Modified Albumin，缺血修饰白蛋白

IN，Integrase，整合酶

INH，Isonicotinic Acid Hydrazide，异烟肼

INR，International Standard Ratio，国际标准化比值

IOP，Intraocular Pressure，眼压

IOPTH，Intraoperative Parathyroid Hormone，术中甲状旁腺激素

IP，Interferon-Inducible Protein，干扰素诱导蛋白

IP，Intraperitoneal Injection，腹腔注射

IP3，Inositol Triphosphate，三磷酸肌醇

IPP，Intraperitoneal Pressure，腹腔压力

iPTH，Intact Parathyroid Hormone，全段甲状旁腺激素

IR，Insulin Resistance，胰岛素抵抗

IRLSSG，the International Restless Legs Syndrome Study Group，国际不安腿综合征研究小组

IRS-1，Insulin Receptor Substrate-1，胰岛素受体底物-1

IS，Indoxyl Sulfate，硫酸吲哚酚

ISPD，International Society for Peritoneal Dialysis，国腹际膜透析协会

ISRNM，International Society of Renal Nutrition and Metabolism，国际肾营养和代谢学会

ItchyQoL，Itchy Quality of Life，瘙痒生活质量表

ITP，Idiopathic Thrombocytopenic Purpura，特发性血小板减少性紫癜

iv，Intravenous Injection，静脉注射

IVCCI，Inferior Vena Cava Collapsibility Index，下腔静脉塌陷指数

IVCD，Inferior Vena Cava Diameter，下腔静脉直径

IVCmax，Inferior Vena Cava Maxium，下腔静脉最大直径

IVCmin，Inferior Vena Cava Minimum，下腔静脉最小直径

IWGS，International Working Group on Sarcopenia，国际肌少症工作组

J

JNC8，The Joint National Committee，全国联合委员会第 8 次报告

JSDT，The Japanese Society for Dialysis Therapy，日本透析治疗学会

K

K/DOQI，Kidney Disease Outcomes Quality Initiative，肾脏病预后质量倡议

KD，Hyperkeratosis Follicularis et Parafollicularis in Cutem Penetrans，Kyrle's diseases，毛囊和毛囊旁角化过度病

KDIGO，Kidney Disease Improving Global Outcomes，肾脏病预后组织

KDQOL-SF，the Kidney Disease Quality of Life Short Form，肾脏疾病生活质量简表

KIM-1，Kidney Injury Molecule-1，尿肾损伤分子-1

KKS，Kallikrein-Kinin System，激肽释放酶-激肽系统

kNBC-1，kidney-Sodium Carbonate Cotransporter-1，肾型 NBC-1

KNHIS-NSC，Korean National Health Insurance Service-National Sample Cohort，韩国国民健康保险服务-国家样本队列

KR，Kidney Recipients，肾脏受者

KT，Keratoacanthoma，角化棘皮瘤

Kt/V，Total Urea Clearance Index，总尿素清除指数

KTR，Kidney Transplant Recipients，肾移植受者

L

L/A，Leptin/Adiponectin，瘦素/脂联素比值

LANAP，Laser-Assisted New Attachment Procedure，激光辅助新附着手术

LBM，Lean Body Mass，瘦体重

LC，Light Chain，轻链

LC，Liposome-Encapsulated Clodronate，氯膦酸二钠脂质体

LCA-CoA，Long-Chain Acyl-CoA，长链酰基辅酶 A

LC-MS，Liquid Chromatography-Mass Spectrometry，液相色谱-质谱联用

LDH，Lactate Dehydrogenase，乳酸脱氢酶

LDL，Low Density Lipoprotein，低密度脂蛋白

LDL，Small Dense LDL Subfractionsd，小而密的 LDL

LDL-C，Low-Density Lipoprotein Cholesterol-C，低密度脂蛋白胆固醇

LdT，Telbivudine，替比夫定

LDV，Ledipasvir，来迪派韦

LEMS，Lambert Eaton Myasthenia Syndrome，兰伯特-伊顿肌无力综合征

LESP，Lower Esophageal Sphincter Pressure，食管下段括约肌压力

LF，Low Frequency，低频

LFA，Lymphocyte Function-Associated Antigen，淋巴细胞功能相关抗原

LFS，Lentiform Fork Sign，豆状核叉征

LGN，Lateral Geniculate Nucleus，外侧膝状核

lGPI，Glycosylated Phosphatidylinosito，糖基化磷脂酰肌醇

LH，Luteinizing Hormone，黄体生成素

LHR，Lung-Heart Ratio，肺/心计数比值

LHRH，Luteinizing Hormone Releasing Hormone，促黄体激素释放激素

Lip，Lipase，脂肪酶

LMPD，Long-Term Maintenance Peritoneal Dialysis，长期维持性腹膜透析

Lp-PLA2，Lipoprotein-Associated PhospholipaseA2，脂蛋白磷脂酶 A2

LPD，Low Protein Diet，低蛋白饮食

LPS，Lipopolysaccharide，脂多糖

LSB，Lumbar Sympatheticblockade，腰部交感神经阻滞

LTBD，Low Turnover Bone Disease，低转运骨病

LTBI，Latent Tuberculosis Infection，潜伏性结核感染

LTT，Lymphocyte Transformation Test，淋巴细胞转化试验

LVEF，Left Ventricular Ejection Fraction，左室射血分数

LVH，Left Ventricular Hypertrophy，左心室肥厚

LZD，Linezolid，利奈唑胺

M

M，Mineralization，矿化

MACCE，Major Adverse Cardiovascular Events，主要不良心脑血管事件

MAMC，Mid-Arm Muscle Circumference，上臂肌围

MAP，Mean Arterial Pressure，平均动脉压

MATE，Multidrug and Toxin Efflux Protein，多药毒素外排蛋白

MBD，Mineral and Bone Disorder，骨矿物质代谢异常

MBD，Mixed Bone Disease，混合性骨病

MBL，Mannose-Binding Lectin，甘露糖结合凝集素

MC，Monocyte，单核细胞

MCH，Mean Corpuscular Hemoglobin，平均红细胞血红蛋白量

MCHC，Mean Corpuscular Hemoglobin Concentration，平均血红蛋白浓度

MCP-1，Monocyte Chemoattractant Protein-1，单核细胞趋化蛋白-1

M-CSF，Macrophage Colony-Stimulating Factor，巨噬细胞集落刺激因子

MCV，Mean Corpuscular Volume，平均红细胞体积

MDA，Malondialdehyde，丙二醛

MDA-LDL，Malondialdehyde-modified Low-density Lipoprotein，丙二醛修饰的低密度脂蛋白

MDR-TB，Multi-Drug Resistant Tuberculosis，多重耐药结核菌

MERS-CoV，Middle East Respiratory Syndrome Coronavirus，中东呼吸综合征病毒

METs，Metabolite Equivalents，代谢当量

MG，Microglobulin，微球蛋白

MG，Myasthenia Gravis，重症肌无力

MGO，Methylglyoxal，甲基乙二醛

MGP，Matrix Gla Protein，基质γ羧基谷氨酸蛋白

MHC II，Major Histocompatibility Complex II，主要组织相容复合体 II

MHC，Major Histocompatibility Complex，主要组织相容性复合体

MHD，Mainteinance Hemodialysis，维持性血液透析

MI，Myocardial Infarction，心肌梗死

MIA，Malnutrition-Inflammation-Atherosclerosis，营养不良-炎症-动脉粥样硬化

MIC，Minimum Inhibitory Concentration，最小抑菌浓度

MICS，Malnutrition-Inflammation Complex Syndrome，营养不良-炎症复合物综合征

MICS，Malnutrition-Inflammation-Cachexia Syndrome，营养不良-炎症-恶病质综合征

MIDD，Monoclonal Immunoglobulin Deposition Disease，单克隆免疫球蛋白沉积病

MIP，Macrophage Inflammatory Protein，巨噬细胞炎性蛋白

MIS，Metabolic Inflammatory Syndrome，代谢性炎症综合征

MM，Multiple Myeloma，多发性骨髓瘤

MMF，Mycophenolate Mofetil，霉酚酸酯

MMP，Matrix Metallopeptidase，基质金属蛋白酶

MMPI，Minnesota Polyphasic Personality Inventory，明尼苏达多相人格量表

MMSE，Mini-Mental State Examination，简易精神状态量表

mNGS，Metagenomics Next Generation Sequencing，新一代病源宏基因组测序技术

MODS，Multiple Organ Dysfunction Syndrome，多器官功能障碍综合征

MOT，Motilin，胃动素

MPA，Microscopic Polyangiitis，显微镜下多血管炎

mPAP，Mean Pulmonary Artery Pressure，平均肺动脉压

MPC，Methacryloyloxyethyl Phosphorylcholine，甲基丙烯酰氧乙基磷酰胆碱

MPO，Myeloperoxidase，髓过氧化物酶

MPQ，McGill Pain Scale，麦吉尔疼痛量表

MQSGA，Modified Quantitative Subjective Global Assessment，改良定量整体主观评估

MR，Mineralocorticoid Receptor，盐皮质激素受体

MRA，Magnetic Resonance Angiography，磁共振血管成像

MRI，Magnetic Resonance Imaging，核磁共振成像

MRS，Magnetic Resonarce Spectroscopy，核磁共振波谱成像

MRSA，Methcillin Resistant Staphylococcus Aureus，耐甲氧西林的金黄色葡萄球菌

MSH，Melanocyte-Stimulating Hormone，黑素细胞刺激素

MSM，Men who have Sex with Men，男男性行为人群

MSSA，Methicillin Susceptible Staphylococcus Aureus，甲氧西林敏感金黄色葡萄球菌

MTB，Mycobactrium Tuberculosis，结核分枝杆菌

MvCs，Microvillar Cells，微绒毛细胞

N

NA，Non-Anticoagulation of Heparin，无肝素抗凝

NAART，North Adult Reading Test，北美成人阅读的测试

NAD，Nicotinamide Adenine Dinucleotide，烟酰胺腺嘌呤二核苷酸

NADPII，Nicotinamide Adenine Dinucleotide Phosphate，还原型辅酶II

Nampt，Nicotinamide Phosphoribosyltransferase，烟酰胺磷酸核糖转移酶

Na-MRI，Sodium Magnetic Resonance Imagin，钠离子磁共振成像

Nas，Nucleostide Analogues，核苷（酸）类似物

NASBA，Nuclear Acid Sequence-Based Amplification，核酸序列依赖性扩增技术

NBC-1，Sodium Carbonate Cotransporter-1，Na^+/HCO_3^-共转运蛋白

NB-UVB，Narrow-Band Ultraviolet B，窄带紫外线

NC，Nucleocapsid Protein，核衣壳蛋白

NCS，Nerveconduction Study，神经传导检测

ND-YAG，N Eodymium-Doped Yttrium Aluminum Garnet，钇铝石榴石晶体

NE，Neutmphil Elastase，中性粒细胞弹性蛋白酶

NeF，Negative Factornef，负调控因子

NESP，New Type of Red Blood Cell Stimulating Protein，新型红细胞刺激蛋白

NETs，Neutrophil Extracellular Traps，中性粒细胞外陷阱

NFD，Nephrogenic Fibrosing Dermopathy，肾源性纤维化性皮肤病

NF-κB，Nuclear Factor-Kappa B，核因子-κB

NGAL，Neutrophil Gelatinase-Associated Lipocalin，中性粒细胞明胶酶相关脂质运载蛋白

NGF，Neurotrophic Grow Factor，神经生长因子

NHANES，National Health and Nutrition Examination Survey，全国健康与营养检查调查

NHD，Nocturnal Hemodialysis，夜间血液透析

NHE2，Na^+/H^+ Exchanger 2，Na^+/H^+交换体 2

NHE3，Na^+/H^+ Exchanger 3，Na^+/H^+交换体 3

NHE3，Ssodium Hydrogen Exchanger Isoform-3，钠/氢交换器 3

NHE8，Na^+/H^+ Exchanger 8，Na^+/H^+交换体 8

NHIRD，National Health Insurance Research Database，国民健康保险研究数据库

NHIS，National Health Insurance Service，健康保险服务数据库

NICE，National Institute for Health and Care Excellence，国家卫生与保健研究所

NIH，Neointimal Hyperplasia，新生内膜增生

NIRS，Nearinfrared Spectroscopy，近红外光谱学

NK，Natural Killer，自然杀伤

NKF，National Kidney Foundation，国家肾脏基金会

NKF-DOQI，National Kidney Foundation-Dialysis Outcomes Quality Initiative，美国肾脏

病基金会制定的透析患者生存质量指导

NL，Necrobiosis Lipoidica，类脂样渐进性坏死

NLR，Neutrophil-Lymphocyte Ratio，中性粒细胞-淋巴细胞比率

NM，Nafamostat Mesylate，甲磺酸奈莫司他

NMDA，N-Methyl Aspartic Acid，N-甲基-D-天（门）冬氨酸

NMOSD，Neuromyelitis Optica Spectrum Disorders，视神经脊髓炎谱系疾病

NNRTIs，Non-Nucleoside Reverse Transcriptase Inhibitors，非核苷类反转录酶抑制剂

NO，Nitric Oxide，一氧化氮

NO-cGMP，Nitric Oxide-Cyclic Guanosine Monophosphate，一氧化氮-环磷酸鸟苷

NODM，New-Onset Diabetes Mellitus，新发糖尿病

NOMI，Nonocclusive Mesenteric Infarction，非闭塞性肠系膜缺血

NONHS-RVO，Non-Optic Nerve Head Swollen，无视神经乳头肿胀视网膜静脉阻塞

NOS，Endothelial NO Synthasee，内皮一氧化氮合成酶

NOS，Nitric Oxide Synthase，一氧化氮合成酶

Nox，Nicotinamide Adenine Dinucleotide Phosphate Oxidase，还原型烟酰胺腺嘌呤二核苷酸磷酸氧化酶

NPC-II，Na-Pi Cotransporter-II，钠磷协调转运因子-II

NPD，Necrotizing Periodontal Diseases，坏死性牙周病

NPI，Neuropsychiatric Inventory，神经精神量表

Npt2a，Sodium Dependent Phosphate Cotransporter 2a，钠磷共转运体 2a

Npt2c，Sodium Dependent Phosphate Cotransporter 2c，钠磷共转运体 2c

N-PTH，N-Terminal Parathyroid Hormone，氨基端 PTH

NPY，Neuropeptide Y，神经肽 Y

NRS，Num Erical Rating Ccale，数值评定量尺

NRTIs，Nucleotide Reverse Transcriptase Inhibitors，核苷类反转录酶抑制剂

NS，Normal Sodium，0.9%生理盐水

NSAIDs，Non-Steroidal Anti-Inflammatory Drugs，非甾体抗炎症药物

NSF，Nephrogenic Systemic Fibrosis，肾源性系统性纤维化

NSTEMI，Non-ST-segment Elevation Myocardial Infarction，非 ST 段抬高型心肌梗死

NT-4，Neurotrophin-4，神经营养因子-4

NTM，Non-Tuberculous Mycobacteria，非结核分枝杆菌

NT-pro-BNP，N-Terminal Pro Bran Natriuretic Peptide，氨基末端 B 型尿钠肽前体

NTX，Type I Cross-Linked N-Telopeptide，I 型胶原交联氨基端肽区

NVG，Neovascular Glaucoma，新生血管性青光眼

O

OAC，Oral Anticoagulant，口服抗凝剂

OAG，Open Angle Glaucoma，开角型青光眼

OAO，Ophthalmic Artery Occlusion，眼动脉闭塞

OAT，Organic Anion Transporter，有机阴离子转运蛋白

OBI，Occult Hepatitis B Virus Infection，隐匿性乙型肝炎病毒感染

OBP，Odorant Binding Protein，气味结合蛋白

OBV，Ombitasvir，奥比他韦

OC，Osteocalcin，骨钙素

OC-RVO，Optic Cup Retinal Vein Occlusion，视杯视网膜静脉阻塞

OCT，Optical Coherence Tomography，光学相干断层扫描

OCTA，Optical Coherence Tomography Angiogram，光学相干断层扫描血管造影

OE，Olfactory Epithelium，嗅觉上皮

OGTT，Oral Glucose Tolerance Test，口服糖耐量试验

OL-HDF，On-Line Hemodiafiltration，在线血液透析滤过

OM，Osteomalacia，骨软化

ONHS-RVO，Optic Nerve Head Swollen，视神经乳头肿胀视网膜静脉阻塞

OR，Odds Ratio，优势比

ORF，Open Reading Frame，开放阅读框

Ors，Odorant Receptors，气味受体

OSA，Obstructive Sleep Apnea，阻塞性睡眠呼吸暂停

OSAHS，Obstructive Sleep Apnea Hypopnea Syndrome，阻塞性睡眠呼吸暂停低通气综合征

OSND，Objective Score of Nutrition on Dialysis，透析营养客观评分法

OSNs，Olfactory Sensory Neurons，嗅感觉神经元

OT，Old Tuberculin，旧结核菌素

ox-LDL，oxidized Low Density Lipoprotein，氧化修饰低密度脂蛋白

P

P1NP，N-Terminal Propeptide of Type 1 Precolagen，Ⅰ型前胶原 N 端前肽

PA，Plasma Adsorption，血浆吸附

PAC，Primary Angle Closure，原发性房角关闭

PACG，Primary Angle-Closure Glaucoma，原发性闭角型青光眼

PAD，Peripheral Arterial Disease，外周动脉疾病

PAH，Pulmonary Artery Hypertension，肺动脉高压

PAI，Proximalization of the Arterial Inflow，动脉流入道近端化

PAI-1，Plasminogen Activator Inhibitor-1，内皮细胞型纤溶酶原激活抑制因子

PAMP，Pathogen-associated Molecular Patterns，病原体相关分子模式

PANDAS，Pediatric Autoimmune Neuropsychiatric Disorders Associated with Streptococcal Infection，儿童链球菌感染相关性自身免疫性神经精神障碍

PAP，Plasmin-Antiplasmincomplex，纤溶酶-抗纤溶酶复合物

PAR-2，Protease-Activated Receptor 2，蛋白酶激活受体-2

PAS，Para-Aminosalicylic Acid，对氨基水杨酸

PBG，Porphobilinogen，卟胆原

PBMC，Peripheral Blood Mononuclear Cell，周围血单核细胞

PBUTs，Protein Bound Uremic Toxins，蛋白质结合毒素

PC-1，Plasma Differentiation Antigen-1，浆细胞分化抗原 1

PCI，Percutaneous Coronary Intervention，经皮冠状动脉介入术

Pco₂，Partial Pressure of Carbon Dioxide，二氧化碳分压

PCOs，Potassium Channel Openers，钾通道开放剂

PCR，Polymerase Chain Reaction，聚合酶链式反应

pCS，p-Cresyl Sulfate，对甲酚硫酸盐

PCT，Delayed Cutaneous Porphyria，迟发性皮肤卟啉病

PCT，Procalcitonin，降钙素原

PCV，Polypoidal Choroidal Vasculopathy，息肉状脉络膜血管病变

PD，Parkinsonian，帕金森病

PD，Penetrating Dermatosis，穿通性皮肤病

PD，Periodontal Depth，牙周袋深度

PD，Peritoneal Dialysis，腹膜透析

PD，Pharmacodynamics，药物效应动力学

PDAP，Peritoneal Dialysis Associated Peritonitis，腹膜透析相关性腹膜炎

PDE，Phosphodiesterase，磷酸二酯酶

PDE5，Phosphodiesterase Type 5，5-磷酸二酯酶

PDHG，Pyruvate Dehydrogenase，丙酮酸脱氢酶

PDK-1，Phosphatidylinositol Protein Kinase-1，磷酸肌醇依赖性蛋白激酶 1

PDOPPS，Peritoneal Dialysis Outcomes and Practice Patterns Study，腹膜透析结果与实践模式研究

PE，Peripheral Neuropathy，周围神经病变

PE，Plasma Exchange，血浆置换

PE，Push Enteroscopy，推进式小肠镜

PEA，Pulmonary Endarterectomy，肺动脉内膜剥脱术

PEEP，Positive End-Expiratory Pressure，高水平呼气末正压

PEG，Percutaneous Endoscopic Gastrostomy，经皮内镜胃造口术

PEO，Polyethylene Oxide，聚环氧乙烷

PES，Polyethersulfone，聚醚砜

PET，Positron Emissin Tomography，正电子发射计算机断层显像

PF，Pemphigus Folia-ceus，落叶性天狍疮

PF，Perforating Folliculitis，穿通性毛囊炎

PF，Peritoneal Fibrosis，腹膜纤维化

PF，Platelet Factor，血小板因子

PF-4，Platelet Factor-4，血小板因子 4

PF-S，Pleural Fluid to Serum，胸腔积液-血清

PG，Prostaglandin，前列腺素

PGE，Partial Graft Resection，部分移植物切除

PGE2，Prostaglandin E2，前列腺素 E2

PGP 9.5，Protein Gene Product 9.5，蛋白基因产物 9.5

pgRNA，RNApre-Genomic RNA，前基因组

PGS，Polysomnography，多导睡眠图

PH，Pulmonary Hypertension，肺高血压

PHD，Praline Hydroxylase，脯氨酸羟化酶

PHPT，Primary Hyperparathyroidism，原发甲状旁腺功能亢进

PHQ-2，Patient Health Questionnaire-2，患者健康问卷-2

PHQ-9，Patient Health Questionnaire-9，患者健康问卷-9

PI3K，Pholnositide-3-Kinase，磷脂酰肌醇-3-激酶

PIB，Pibrentasvir，哌仑他韦

PICC，Peripherally Inserted Central Catheter，经外周中心静脉导管

PICP，C-Terminal Propeptide of Type 1 Precolagen，I 型前胶原 C 端前肽

PIP3，Phosphatidylinositol Trisphosphate，磷脂酰肌醇三磷酸

Pis，Protease Inhibitors，蛋白酶抑制剂

PK，Pharmacokinetics，药物动力学

PKB，Protein Kinase B，蛋白激酶 B

PL，Phospholipase，磷脂酶

PlGF，Placental Growth Factor，胎盘生长因子

PLM，Periodic Limb Movement，周期性肢动

PLMS，Periodic Limb Movements During Sleep，睡眠周期性肢体运动

PMN，Poly Morphonuclear Neutrophil，多形核中性粒细胞

pNBC-1，Pancreas-Sodium Carbonate Cotransporter-1，胰腺型 NBC-1

PNS，Paraneoplastic Neurological Syndromes，神经系统副肿瘤综合征

POAG，Primary Open Angle Glaucoma，原发性开角型青光眼

PPARα，Peroxiisome Proliferator Activated Receptor-α，过氧化物酶体增殖物激活受体α

PPCI，Primary Percutaneous Coronary Intervention，直接经皮冠状动脉介入术

PPD，Primary Perforating Dermatosis，原发性穿通性皮肤病

PPE，Personal Protective Equipment，个人防护用品

PPI，Proton Pump Inhibitors，质子泵抑制剂

PPSV23，23 Valent Pneumococcal Vaccine Polyvalent，23 价肺炎球菌多糖疫苗

PPV，Parsplanavitrectomy，玻璃体切除术

pQCT，Peripheral Quantitative Computed Tomography，外周定量 CT

PR，Proteinase，蛋白酶

PRA，Panel Reactive Antibodies，群体反应性抗体

PRCA，Pure Red Aplastic Anemia，纯红细胞再生障碍性贫血

PrEP，Pre-Exposure Prophylaxis，暴露前预防

PRES，Posterior Reversible Encephalopathy Syndrome，后部可逆性脑病综合征

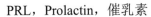

PRL，Prolactin，催乳素

PRL，Prolactin，泌乳素

PRP，Panretinal Laser Photocoagulation，全激光光凝术

PRR，Pattern Recognition Receptor，模式识别受体

PRS，Pegylated Interferon-α Ribavirin and Sofosbuvir，聚乙二醇干扰素α联合利巴韦林或索磷布韦

pRTA，Persistent Isolated Proximal Tubular Acidosis，持久孤立性近端肾小管酸中毒

PS，Phosphatidylserine，磷脂酰丝氨酸

PS，Polysulfone，聚砜

PS，Propensity Score，倾向评分

PSQI，Pittsburgh Sleep Quality Index，匹兹堡睡眠质量指数

PSV，Peak Systolic Velocity，收缩速度峰值

PT，Prothrombin Time，凝血酶原时间

PTA，Posttransplantation Anemia，移植术后贫血

PTB，Pulmonary Tuberculosis，肺结核

PTFE，Polytetrafluoroethylene，聚四氟乙烯

PTH，Parathyroid Hormone，甲状旁腺激素

PTHR1，Parathyroid Hormone Receptor 1，甲状旁腺激素受体 1

PTHrP，Parathyroid Hormone Related Protein，甲状腺激素相关蛋白

Pto，Protionamide，丙硫异烟胺

PTSD，Post-Traumatic Stress Disorder，创伤后应激障碍

PTV，Paritaprevir，帕立瑞韦

PTX，Parathyroidectomy，甲状旁腺切除术

PTX，Pentoxifylline，己酮可可碱

PUD，Peptic Ulcer Disease，消化性溃疡

PUFA，Polyunsaturated Fatty Acid，多不饱和脂肪酸

PUVA，Psoralenplus Ultraviolet-A，补骨脂素长波紫外线

PVC，Polyvinyl Chloride，聚氯乙烯

PVP，Polyvinyl Pyrrolidone，聚乙烯吡咯烷酮

PVWM，Periventricular White Matter，脑室周围白质

PY，Person-Years，人年

PZA，Pyrazinamide，吡嗪酰胺

Q

QA，Quinolinic Acid，喹啉酸

QCT，Quantitative Computed Tomography，定量计算机断层扫描

QD，Quaque Die，一日一次

QUICKI，Quantitative Insulin Sensitivity Check Index，定量胰岛素敏感性指数

R

RA，Rheumatoid Arthritis，类风湿关节炎

RAGE，Receptor for Advanced Glycatio End Products，晚期糖基化终产物受体

RANKL，Receptor Activator of Nuclear Factor-Kappa B Ligand，核因子κB 配体受体激活剂

RAO，Retinal Arterial Occlusion，视网膜动脉闭塞

RAPD，Relative Afferent Pupil Defect，相对传入性瞳孔缺损

RAS，Renin Aniotension System，肾素-血管紧张素系统

RASS，Renin Angiotensinogen Aldosterone System，肾素-血管紧张素-醛固酮系统

RBP4，Retinol Binding Protein4，视黄醇结合蛋白 4

RBV，Red Blood Cell Volume，红细胞容积

RBV，Ribavirin，利巴韦林

RCA，Regional Citrate Anticoagulation，局部枸橼酸抗凝

rcDNA，Relaxed Circular DNA，松弛环状 DNA

RCVS，Reversible Cerebral Vasoconstriction Syndrome，可逆性脑血管综合征

RE，Renal Encephalopathy，肾性脑病

REE，Resting Energy Expend-Iture，静息能量消耗

RERA，Respiratory Effort-Related Arousal，呼吸努力相关微觉醒

RFP，Rifampicin，利福平

RGC，Retinal Ganglion Cell，视网膜神经节细胞

RHC，Right Heart Catheterization，右心导管

RHD，Routine Hemodialysis，常规血液透析

rhGH，Recombinant Human Growth Hormone，重组人生长激素

rhIGF-I，Recombinant Human Insulin-Like Growth Factor-1，重组人胰岛素样生长因子-1

rHuEPO，Recombinant Human Erythropoietin，重组人促红细胞生成素

RKF，Remaining Kidney Function，残余肾功能

RLS，Restless Leg Syndrome，不宁腿综合征

RNA，Ribonucleic Acid，核糖核苷酸

RNFL，Retinal Nerve Fiber Layer，视网膜神经纤维层

RO，Reverse Osmosis，反渗透

ROD，Renal Osteodystrophy，肾性骨营养不良

RON，Radial Optic Neurotomy，放射状视神经切开术

ROS，Reactive Oxygen Species，活性氧

RPC，Reactive Perforating Collagenosis，反应性穿通性胶原病

RPE，Retinal Pigment Epithelium，视网膜下色素上皮

RPR，Rapid Plasma Reagin Circle Card Test，快速血浆反应素环状卡片实验

RR，Relative Risk，相对风险

RRT，Continuous Renal Replacement Therapy，肾脏替代治疗

RR-TB，Rifampicin Resistance-Tuberculosis，利福平耐药结核病

RSD，Renal Sympathetic Denervation，去除肾交感神经治疗

RSL，Reversible Spleniallesions，可逆性脾脏病变

RT，Reverse Transcriptase，反转录酶

RT-3DE，Real-Time Three-Dimensional Echocardiography，实时三维超声心动图

rTMS，High Frequency Repetitive Transcranial Magnetic Stimulation，重复经颅磁刺激

Rt-PA，Recombinant Tissue Plasminogen Activator，阿替普酶

RT-PCR，Reverse Transcription Polymerase Chain reaction，逆转录聚合酶链式反应

RVO，Retinal Vein Occlusion，视网膜静脉阻塞

RWMA，Right Wall Motion Abnormality，右壁运动异常

S

SAA，Serum Amyloid A Protein，血清淀粉样蛋白

SAAG，Serum Ascites Albumin Gradient，血清-腹水白蛋白梯度

SA-BSI，Staphylococcus Aureus Bloodstream Infections，金黄色葡萄球菌血流感染

SAP，Secreted Aspartic Protease，分泌型天冬氨酸蛋白酶

SARS-CoV-2，Severe Acute Respiratory Syndrome Coronavirus 2，严重急性呼吸综合征冠状病毒 2

SAVF，Surgically Created Autogenous Arteriovenous Fistulas，外科建立自体动静脉瘘

SBP，Spontaneous Bacterial Peritonitis，自发性细菌性腹膜炎

SC，Schrimm Tube，施累姆氏管

SC，Sustentacular Cells，支持细胞

SCD，Sudden Cardiac Death，心源性猝死

SCID，Structured Clinical Interview for DSM disorders，结构化临床访谈

SCUF，Slow Continous Ultrafiltration，缓慢连续超滤

SCV，Sensory Nerve Conduction Velocity，感觉神经传导速度

SDHD，Short Daily Hemodialysis，每日短时血液透析

SDHHD，Short Daily Home Hemodialysis，简短日常血液透析

SDRIFE，Symmetric Drug-related Intertriginous and Flexural Exanthema，对称性药物相关性间擦部及屈侧疹

SE，Staphylococal Enterotoxin，葡萄球菌肠毒素

SE，Status Epilepficus，癫痫持续状态

s-EH，soluble Epoxide Hydrolase，可溶性环氧化物水解酶

SF，Serum Ferritin，血清铁蛋白

SF-36，the MOS Item Short From Health Survey，36 项健康调查简表

sFlt-1，soluble FMS-like tyrosine kinase，可溶性 FMS 样酪氨酸激酶

sFRP4，Secreted Frizzled Related Protein 4，分泌型卷曲相关蛋白 4

SG，Salivary Glands，唾液腺

SGA，Small for Gestational Age，小于胎龄儿

SGA，Subjective Global Assessment，综合性营养评估

SGE，Subtotal Graft Resection，移植物次全切除

SGLT-2，Sodium Glucose Co-Transporter 2，钠葡萄糖共转运体 2

SH，Sustained Hypotension，慢性持续性低血压

SHARP，The Study of Heart and Renal Protection，肾脏保护研究

SHPT，Secondary Hyperparathyroidism，继发性甲状旁腺功能亢进症

SHR，Spontaneously Hypertensive Rat，自发性高血压鼠

SLE，Systemic Lupus Erythematosus，系统性红斑狼疮

SMI，Skeletal Mass Index，骨骼肌质量指数=骨骼肌质量/身高^2

SMS，Shrinking Man Syndrome，退缩人综合征

SNR，Sharp Needle Revascularization，锐针血运重建术

SOCS-3，Suppressor Cytokinesignaling 3，细胞因子信号通路抑制因子 3

SOD，Superoxide Dismutase，超氧化物歧化酶

SOF，Sofosbuvir，索磷布韦

SOFA，Sequential Organ Failure Asses，序贯性器官衰竭评分

SOP，Standard Operation Procedure，标准操作规程

SP，Sclerosing Peritonitis，硬化性腹膜炎

SPARCL，Stroke Prevention by Aggressive Reduction in Cholesterol Levels，降低胆固醇预防脑卒中再发研究

SPD，Secondary Perforating Dermatosis，继发性穿通性皮肤病

SPECT，Single-Photon Emission Computed Tomography，单电子发射计算机断层成像术

SPECT/CT，Single-Photon Emission Computed Tomography/Computed Tomography，单光子发射计算机断层显像/计算机断层扫描

Spn，Streptococus Pneumoniae，肺炎链球菌

SPS，Simple Peritoneal Sclerosis，单纯性腹膜硬化

sPTX，Subtotal Parathyroidectomy，甲状旁腺次全切除术

SRIs，Serotonin Reuptake Inhibitors，五羟色胺再摄取抑制剂

SS，Sjogren Syndrome，干燥综合征

SSRIs，Selective Serotonin Reuptake Inhibitor，选择性 5-HT 再摄取抑制剂

SSS，Scalded Skin Syndrome，皮肤烫伤样综合征

SSSS，Staphylococcal Scalded Skin Syndrome，葡萄球菌性烫伤样皮肤综合征

sST2，Soluble Growth Stimulation Expressed Gene 2，血清可溶性生长刺激表达因子-2

SSTIs，Skin and Soft Tissue Infections，皮肤和软组织感染

STEMI，ST-Segment Elevation Myocardial Infarction，ST 段抬高型心肌梗死

STS，Sodium Hyposulfite，硫代硫酸钠

SUF，Simple Ultrafiltration，单纯超滤

SVCS，Superior Vena Caval Syndrome，上腔静脉综合征

SVR，Sustained Virological Response，持续病毒学应答

SVT，Supraventricular Tachycardia，室上性心动过速

SZC，Sodium Zirconium Cyclosilicate，环硅酸锆钠

T

T，Testosterone，睾酮

T，Transformation，转换

T3，Triiodothyronine，三碘甲腺原氨酸

T4，Tetraiodothyronine，四碘甲腺原氨酸

TAF，Tenofovir Alafenamide Fumarate Tablets，富马酸丙酚替诺福韦片

TAFI，Thrombin Activatable Fibrinolysis Inhibitor，凝血酶激活的纤溶抑制物

TAK1，Transforming Growth Factor-Activated Kinase 1，TGF-β活化蛋白激酶 1

TAVI，Transcatheter Aortic Valve Implantation，经导管主动脉瓣植入术

TBP，Tuberculous Peritonitis，结核性腹膜炎

TC，Total Cholesterol，总胆固醇

TCPO，Transcutaneous Oxygen Tension，经皮氧张力

TCR，T Cell Receptor，T 细胞受体

TDC，Tunnel Dialysis Catheter，隧道式透析导管

TDF，Tenofovir Disoproxil Fumarate，富马酸替诺福韦酯

TDP，Thiamine Diphosphate，二磷酸硫胺素

TE，Transient Elastography，瞬时弹性成像

TECs，Thromboembolic Complications，血栓栓塞并发症

TEE，Transesophageal Echocardiography，食管超声心动图

TEN，Toxic Epidermal Necrolysis，表皮坏死松解型药疹

TENS，Transcutaneous Electrical Nerve Stimulation，经皮神经电刺激

TF，Tissue Factor，组织因子

Tfh，Follicular Helper T Cell，滤泡辅助性 T 细胞

TFPI，Tissue Factor Pathway Inhibitor，组织因子途径抑制物

TGE，Total Graft Resection，全移植物切除

TGF-β，Transforming Growth Factor-beta，转化生长因子-β

TGFβ1，Transforming Growth Factor-β1，转化生长因子-β1

TGF-β3，Transforming Growth Factor-β3，转化生长因子-β3

Th，T helper，辅助 T

Th-TM，Thrombin-Thrombomodulin Complex，凝血酶-血栓调节蛋白复合物

TIA，Transient Cerebral Ischemia，短暂性脑缺血发作

TID，Ter in Die，一日三次

Ti-NP，Titanium Dioxide Nanoparticles，二氧化钛纳米粒子

TIPS，Transjugular Intrahepatic Portosystem Stent-shun，经颈静脉肝内门体分流术

TJP，Tight Junction Protein，紧密连接蛋白

TK，Transketolase，转酮醇酶

TLS，Tumor Lysis Syndrome，溶瘤综合征

TM，Trabecular Meshwork，小梁网

TMA，Thrombotic Microangiopathy，血栓性微血管病

TMP，Thiamine Monophosphate，单磷酸硫胺素

TMVL，Transient Monocular Vision Loss，血管短暂性单眼视力丧失

TNF-α，Tumor Necrosis Factor-Alpha，肿瘤坏死因子α

TP，Treponema Pallidum，梅毒螺旋体

t-PA，Tissue Plasminogen Activator，组织纤维蛋白溶酶原激活剂

TPN，Total Parenteral Nutrition，全肠外营养

TPP，Thiamine Pyrophosphate，焦磷酸硫胺素

TPPA，Treponema Pallidum Gelatin Particle Agglutination Assay，梅毒螺旋体明胶颗粒凝集试验

tPTX，Total Parathyroidectomy，甲状旁腺全切术

tPTX+AT，Total Parathyroidectomy+Autotransplantation，甲状旁腺全切术+自体移植术

TRAP5b，Tartrate-Resistant Acid Phosphatase 5b，抗酒石酸酸性磷酸酶 5b

TRH，Thyrotropin Releasing Hormone，促甲状腺素释放激素

TRLs，Triglyceride-Rich Lipoproteins，富含甘油三酯脂蛋白

TRP，Transient Receptor Potential，瞬时受体电位

TRPA-1，Transient Receptor Potential A-1，瞬时受体阳离子通道 A-1

TRPM8，Transient Receptor Potential Melastatin 8，瞬时受体电位 M8

TRPV-1，Transient Potential Vanilloid Receptor1，瞬时受体电位香草素受体-1

TRPV5，Transient Receptor Potential Vanilloid 5，瞬时受体电位香草醛 5

TRPV6，Transient Receptor Potential Vanilloid 6，瞬时受体电位香草醛 6

TRUST，Tolulized Red Unheated Serum Test，甲苯胺红不加热血清试验

TRV，Tricuspid Regurgitation Velocity，三尖瓣反流峰值流速

TSAT，Transferin Saturation，血清转铁蛋白饱和度

TSC，Trisodium Citrate，枸橼酸三钠

tsDCS，Transcranial Direct Current Stimulation，经颅直流电刺激

TSF，Triceps Skinfold Thickness，肱三头肌皮褶厚度

TSH，Thyroid Stimulating Hormone，促甲状腺激素

TSST-1，Toxic Shock Syndrome Toxin-1，毒性休克综合征毒素-1

TT，Thrombin Time，凝血酶时间

TTE，Transthoracic Echocardiography，胸超声心动图

TTP，Thiamine Triphosphate，三磷酸硫胺素

TTP，Thrombotic Thrombocytopenic Purpura，血栓性血小板减少性紫癜

TXA2，Throm Boxane A2，血栓素 A2

U

UAP/UA，Unstable Angina Pectoris，不稳定性心绞痛

UCM，Uremic Cardiomyopathy，尿毒症性心肌病

UCP2，Uncoupling Protein 2，解偶联蛋白 2

UD，Ultra-pure Dialysis fluid，超纯血液透析液

UE，Uremic Encephalopathy，尿毒症脑病

UF，Ultrafiltration，超滤

UFF，ultrafiltration failure，超滤衰竭

UFH，Unfractionated Heparin，普通肝素

UFR，ultrafiltration rate，超滤率

UFV，Ultrafiltration volume，超滤量

ULNT，Upperlimb Neurodynamic/Nerve Test，标准上肢神经动力学/神经试验

UP，Uremic Pruritus，尿毒性瘙痒症

UPS，Ubiquitin-proteasome System，泛素蛋白酶系统

US，Ultrasound，超声

USR，Unheated Serum Reagin，不加热血清反应素试验

USRDS，United States Renal Data System，美国肾脏数据系统

UTI，Urinary Tract Infection，尿路感染

UVA，Ultraviolet A，长波紫外线

UVB，Ultraviolet B，中波紫外线

UWFFA，Ultrawide Angle Lenses-fundus Fluorescein Angiogrphy，超广角视野荧光血管造影

V

V，Volune，体积

VA，Visual Acuity，视觉敏感度

VAS，Visual Analogue Scale，视觉模拟评分

V-ATPase，Vacuolar Proton-Pumping ATPase，液泡质子泵 ATP 酶

VATS，Video-Assisted Thoracoscopic Surgery，电视胸腔镜

VCAM，Vascular Cell Adhesion Molecule，血管细胞间黏附分子

VCAM-1，Vascular Cell Adhesion Molecule-1，血管细胞黏附分子-1

VCD，Vena Cava Diameter，下腔静脉宽度

VCE，Virtual Capsule Endoscopy，虚拟胶囊内镜

Vd，Volume of Distribution，分布容积

VDBP，Vitamin-D Binding Protein，维生素 D 结合蛋白

VDRA，Vitamin D Receptor Agonist，维生素 D 受体激动剂

VDRL，Venereal Disease Research Laboratory Test，性病研究实验室试验

VEGF，Vascular Endothelial Growth Factor，血管内皮生长因子

VEL，Velpatasvir，维帕他韦

VEM，Vitamine E-Combined Membrane，维生素 E 结合或（涂层）的血液透析膜

vif，Viral Infectivity Factor，病毒感染因子

VitE，Vitamine E，维生素 E

VL，Viral Load，病毒载量

VLDL，Very Low-Density Lipoprotein，极低密度脂蛋白

VND，Venous Needle Dislodgement，静脉针脱出

VOX，Voxilaprevir，伏西瑞韦

Vp，Capsid Protein，衣壳蛋白

VP，Variational Porphyria，变异型卟啉病

VPB，Ventricular Premature Beat，室性早搏

VT，Ventricular Tachycardia，室性心动过速

vWF，Von Willebrand Factor，血管性假性血友病因子

VZV，Varicella-Zoster Virus，水痘-带状疱疹病毒

W

WBACT，Whole Blood Activated Clotting Time，全血活化凝血时间

WBCT，Whole Blood Clotting Time，全血凝血时间

WBPTT，Whole-Blood Partial Thromboplastin Time，全血部分凝血活酶时间

WC，Waist Cicumference，腰围

WE，Wernicke Encephalopathy，韦尼克脑病

WED，Willis-Ekbom Disease，不宁腿综合征

WGOC，Working Group for Obesity in China，中国肥胖问题工作组

WHO，World Health Organization，世界卫生组织

WHtR，Waist-Height Ratio，腰围/身高比值

WLR，Wall to Lumen Ratio，血管壁管径比

WM，White Matter，白质

WOD，Without Ocular Disease，无眼部疾病

WSS，Wall Shear Stress，壁面剪应力

wTAOH，weekly Time Average Volume Overload，每周的时间平均容量负荷

WTl，Wilms Tumor Suppressor Gene1，WT 抑癌基因 1

Y

YAG，Yttrium Aluminum Garnet，钇铝石榴石